Arzneiverordnungs-Report 2023

Wolf-Dieter Ludwig · Bernd Mühlbauer · Roland Seifert
Hrsg.

Arzneiverordnungs-Report 2023

Aktuelle Daten, Kosten, Trends und Kommentare

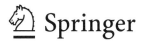

Hrsg.
Prof. Dr. med. Wolf-Dieter Ludwig
Arzneimittelkommission der deutschen
Ärzteschaft (AkdÄ)
Berlin, Deutschland

Prof. Dr. med. Roland Seifert
Institut für Pharmakologie
Medizinische Hochschule Hannover
Hannover, Deutschland

Prof. Dr. med. Bernd Mühlbauer
Klinikum Bremen-Mitte
Bremen, Deutschland

ISBN 978-3-662-68370-5   ISBN 978-3-662-68371-2 (eBook)
https://doi.org/10.1007/978-3-662-68371-2

Die Deutsche Nationalbibliothek verzeichnet diese Publikation in der Deutschen Nationalbibliografie; detaillierte bibliografische Daten sind im Internet über http://dnb.d-nb.de abrufbar.

© Der/die Herausgeber bzw. der/die Autor(en), exklusiv lizenziert an Springer-Verlag GmbH, DE, ein Teil von Springer Nature 2023

Das Werk einschließlich aller seiner Teile ist urheberrechtlich geschützt. Jede Verwertung, die nicht ausdrücklich vom Urheberrechtsgesetz zugelassen ist, bedarf der vorherigen Zustimmung des Verlags. Das gilt insbesondere für Vervielfältigungen, Bearbeitungen, Übersetzungen, Mikroverfilmungen und die Einspeicherung und Verarbeitung in elektronischen Systemen.

Die Wiedergabe von allgemein beschreibenden Bezeichnungen, Marken, Unternehmensnamen etc. in diesem Werk bedeutet nicht, dass diese frei durch jedermann benutzt werden dürfen. Die Berechtigung zur Benutzung unterliegt, auch ohne gesonderten Hinweis hierzu, den Regeln des Markenrechts. Die Rechte des jeweiligen Zeicheninhabers sind zu beachten.

Der Verlag, die Autoren und die Herausgeber gehen davon aus, dass die Angaben und Informationen in diesem Werk zum Zeitpunkt der Veröffentlichung vollständig und korrekt sind. Weder der Verlag noch die Autoren oder die Herausgeber übernehmen, ausdrücklich oder implizit, Gewähr für den Inhalt des Werkes, etwaige Fehler oder Äußerungen. Der Verlag bleibt im Hinblick auf geografische Zuordnungen und Gebietsbezeichnungen in veröffentlichten Karten und Institutionsadressen neutral.

Planung: Dr. Fritz Kraemer
Fotonachweis Umschlag: © nikesidoroff/fotolia.com

Springer ist ein Imprint der eingetragenen Gesellschaft Springer-Verlag GmbH, DE und ist ein Teil von Springer Nature.
Die Anschrift der Gesellschaft ist: Heidelberger Platz 3, 14197 Berlin, Germany

Das Papier dieses Produkts ist recyclebar.

Vorwort der Herausgeber

Erklärtes Ziel des 1985 von den Autoren Ulrich Schwabe und Dieter Paffrath erstmalig herausgegebenen Arzneiverordnungs-Reports war und ist es, eine unabhängige Informationsmöglichkeit über die verschiedenen Segmente des Arzneimittelmarktes sowie die Arzneimittelverordnungen in Deutschland zu schaffen und dadurch einen wichtigen Beitrag zu einer zweckmäßigen, sicheren und wirtschaftlichen Arzneimitteltherapie zu leisten. Die aktuellen Herausgeber des Arzneiverordnungs-Reports 2022, Prof. Dr. Wolf-Dieter Ludwig (Internist und Vorsitzender der Arzneimittelkommission der deutschen Ärzteschaft) sowie die beiden Pharmakologen, Prof. Dr. Bernd Mühlbauer (Klinikum Bremen-Mitte und Universität Bremen) und Prof. Dr. Roland Seifert (Medizinische Hochschule Hannover) halten an dieser bewährten Tradition fest, zusammen mit zahlreichen Autorinnen und Autoren aus unterschiedlichen Bereichen der Medizin, der Pharmakoökonomie und der gesetzlichen Krankenversicherung (GKV). Auch im Jahr 2023 soll dieses Buch anhand einer kritischen Analyse der Verordnungen und Umsätze von Arzneimitteln wegweisende Hilfestellung geben bei der Verordnung einer rationalen und kostengünstigen Arzneitherapie.

Die Herausgeber verfügen über langjährige pharmakotherapeutische Erfahrungen, insbesondere aufgrund von Lehr- und Sachbuchveröffentlichungen (z. B. Basiswissen der Pharmakologie; Medikamente leicht erklärt) und mehrjähriger Herausgabe unabhängiger Informationsblätter zu Arzneimitteln (DER ARZNEIMITTELBRIEF, Arzneiverordnung in der Praxis).

Die Analysen im Arzneiverordnungs-Report 2023 basieren auf den Verordnungsdaten des GKV-Arzneimittelindex für ambulante Patienten, der in der Trägerschaft des AOK Bundesverbandes vom Wissenschaftlichen Institut der AOK (WIdO) erstellt wurde. Ein Beirat, in dem alle relevanten Institutionen im Gesundheitswesen vertreten sind, begleitet den GKV-Arzneimittelindex. In bewährter Weise wurden die Daten zu Verordnungen, Umsätzen, Nettokosten und definierten Tagesdosen (DDD) von Arzneimitteln in den Tabellen und Abbildungen vom WIdO zusammengestellt nach den Vorgaben der Herausgeber sowie Autorinnen und Autoren in Bezug auf Arzneimittelklassifikation und Patentstatus. Informationen über die Datenbasis, die zugrundeliegende Methodik, die Klassifikationen wie auch die Ergebnisse über den Arzneimittelmarkt 2022 werden vom WIdO als eigene Online-Publikation zur Verfügung gestellt (Der GKV-Arzneimittelmarkt: Klassifikation, Methodik und Ergebnisse: ▶ https://www.wido.de/fileadmin/Dateien/Dokumente/Forschung_Projekte/Arzneimittel/wido_arz_gkv_arzneimittelmarkt_klassifikation_methodik_ergebnisse_2023.pdf).

Unser herzlicher Dank gilt allen Autorinnen und Autoren sowie Beraterinnen und Beratern aus Pharmakologie, ärztlicher Praxis, Klinik, Gesundheitsökonomie und Krankenversicherung. Darüber hinaus danken wir allen Mitarbeiterinnen und Mitarbeitern des WIdO, insbesondere Frau S. Enners, Frau V. Paschke und Herrn H. Schröder, die an der Datenlieferung für den Arzneiverordnungs-Report 2023 beteiligt waren und wichtige Anregungen für das Gesamtwerk geliefert haben. Abschließend gilt unser Dank dem

Springer-Verlag, insbesondere Frau B. Karg und Herrn Dr. F. Kraemer, ebenso wie den Mitarbeitern, insbesondere Herrn P. Waltemate, von „le-tex publishing services" GmbH in Leipzig, für die engagierte und professionelle Begleitung der Herausgeber im Rahmen der Erstellung des Arzneiverordnungs-Reports 2023.

Wolf-Dieter Ludwig
Bernd Mühlbauer
Roland Seifert
Berlin, Bremen, Hannover
05.01.2024

Inhaltsverzeichnis

I Allgemeine Verordnungs- und Marktentwicklung

1 Arzneiverordnungen 2022 im Überblick 3
Bernd Mühlbauer und Wolf-Dieter Ludwig

2 Neue Arzneimittel 2022 29
Roland Seifert

3 Therapeutischer Nutzen und Therapiekosten von Gentherapien 53
Kerstin Noëlle Vokinger

4 Überblick über Maßnahmen zur Förderung des Einsatzes von Biosimilars in europäischen Ländern 63
Sabine Vogler, Stanislava Dicheva-Radev, Dimitra Panteli und Reinhard Busse

II Maligne Erkrankungen

5 Hämatologische Neoplasien und solide Tumore 99
Wolf-Dieter Ludwig, Arnold Ganser und Georg Maschmeyer

III Herz-Kreislauf-Erkrankungen

6 Arterielle Hypertonie 177
Thomas Eschenhagen und Joachim Weil

7 Herzerkrankungen 227
Thomas Eschenhagen und Joachim Weil

IV Blut und Gerinnung

8 Anämien 245
Jan Matthes

9 Antithrombotische Therapie 255
Hans Wille

V Erkrankungen des Stoffwechsels und des Gastrointestinaltraktes

10 Diabetes mellitus 291
Marc Freichel und Andreas Klinge

11 Lipidstoffwechselstörungen 311
Bastian Schirmer und Jochen Schuler

12 Magen/Darm- und Lebererkrankungen 329
Kilian Bock und Roland Seifert

13 Gicht 359
Bernd Mühlbauer

14 Osteoporose, Calcium- und Phosphatregulation 365
Bernd Mühlbauer

15 Vitamine und Mineralstoffpräparate 377
Roland Seifert

VI Infektionserkrankungen

16 Bakterielle und virale Infektionserkrankungen und Mykosen 391
Winfried V. Kern

VII Schmerz, Entzündung und Immunsystem

17 Symptomatische Behandlung von Schmerz, Fieber und Entzündung 417
Rainer Böger und Renke Maas

18 Migräne 443
Jan Matthes und Katja Kollewe

19 Krankheitsmodifizierende Arzneistoffe für Autoimmunerkrankungen 455
Rainer Böger und Renke Maas

20 Glucocorticoide und Mineralocorticoide 463
Roland Seifert

21 Immunglobuline und Immunsuppressiva 471
Bernd Mühlbauer und Wolf-Dieter Ludwig

Inhaltsverzeichnis

VIII Erkrankungen des Nervensystems und der Augen

22	**Depression, Angststörungen, bipolare Störung, Schizophrenie, Aufmerksamkeitsdefizit-/Hyperaktivitätsstörung** 483
	Johanna Seifert, Stefan Bleich und Roland Seifert

23	**Multiple Sklerose** 531
	Friedemann Paul und Roland Seifert

24	**Epilepsien** 553
	Christian Brandt und Roland Seifert

25	**Morbus Parkinson** 569
	Günter Höglinger und Roland Seifert

26	**Schlafstörungen** 579
	Agnes Krause und Roland Seifert

27	**Schwindel und Erbrechen** 589
	Klaus Hager und Roland Seifert

28	**Demenzen** 597
	Susanne Petri und Roland Seifert

29	**Augenerkrankungen** 607
	Erik Chankiewitz

IX Erkrankungen der Lungen und der Luftwege

30	**Husten und Auswurf** 631
	Leszek Wojnowski und Tom Schaberg

31	**Asthma und Chronisch-obstruktive Lungenerkrankung** 641
	Tom Schaberg und Leszek Wojnowski

32	**Hals-Nasen- und Ohrenerkrankungen** 659
	Horst Luckhaupt

X Urologische Erkrankungen

33	**Erkrankungen der Harnwege und der Prostata** 671
	Bernd Mühlbauer und Hartmut Oßwald

34	**Diuretika** 683
	Hartmut Oßwald und Bernd Mühlbauer

XI Hauterkrankungen und Allergien

35 Hauterkrankungen 695
Hans Merk und Stephan R. Künzel

36 Allergien 741
Anette Zawinell und Roland Seifert

XII Hormonsystem

37 Schilddrüsenerkrankungen 757
Roland Seifert

38 Sexualhormone 765
Thomas Strowitzki

39 Hypophysen- und Hypothalamushormone 781
Roland Seifert

XIII Erkrankungen des Mundes und der Zähne

40 Oral- und Dentalerkrankungen 791
Monika Daubländer und Klaus Höcherl

Serviceteil 807
Stichwortverzeichnis 809

Verzeichnis der Herausgeber, Autoren und Berater der Herausgeber

Herausgeber

Prof. Dr. med. Wolf-Dieter Ludwig Arzneimittelkommission der deutschen Ärzteschaft (AkdÄ), Herbert-Lewin-Platz 1, 10623 Berlin
wolf-dieter.ludwig@baek.de

Prof. Dr. med. Bernd Mühlbauer Institut für Pharmakologie, Klinikum Bremen-Mitte, St.-Jürgen-Straße 1, 28205 Bremen
muehlbauer@pharmakologie-bremen.de

Prof. Dr. med. Roland Seifert Institut für Pharmakologie, Medizinische Hochschule Hannover, Carl-Neuberg-Straße 1, 30625 Hannover
seifert.roland@mh-hannover.de

Autoren

Prof. Dr. med. Stefan Bleich Klinik für Psychiatrie, Sozialpsychiatrie und Psychotherapie, Medizinische Hochschule Hannover, Carl-Neuberg-Straße 1, 30625 Hannover
bleich.stefan@mh-hannover.de

Dr. med. Kilian Bock Klinik für Gastroenterologie, Hepatologie, Infektiologie und Endokrinologie, Medizinische Hochschule Hannover, Carl-Neuberg-Straße 1, 30625 Hannover
bock.kilian@mh-hannover.de

Prof. Dr. med. Dr. h.c. Rainer Böger Institut für Klinische Pharmakologie und Toxikologie, Universitätsklinikum Hamburg-Eppendorf, Martinistraße 52, 20246 Hamburg
boeger@uke.de

Prof. Dr. med. Christian Brandt Epilepsie-Zentrum Bethel, Krankenhaus Mara gGmbH, v. Bodelschwinghsche Stiftungen Bethel, Universitätsklinikum OWL der Universität Bielefeld, Maraweg 21, 33617 Bielefeld
christian.brandt@mara.de

Prof. Dr. med. Reinhard Busse Fachgebiet Management im Gesundheitswesen, Technische Universität Berlin, Straße des 17. Juni 135 (H80), 10623 Berlin
mig@tu-berlin.de

Dr. med. Erik Chankiewitz Augenklinik, Städtisches Klinikum Braunschweig gGmbH, Salzdahlumer Straße 90, 38126 Braunschweig
augensek@skbs.de

Univ.-Prof. Dr. med. Dr. med. dent. Monika Daubländer Institut für medizinische und pharmazeutische Prüfungsfragen, Rheinstraße 4F, 55116 Mainz
mdaublaender@impp.de

Dr. P.H. Stanislava Dicheva-Radev Arzneimittelkommission der deutschen Ärzteschaft (AkdÄ), Herbert-Lewin-Platz 1, 10623 Berlin
stanislava.dicheva-radev@baek.de

Prof. Dr. med. Thomas Eschenhagen Institut für Experimentelle Pharmakologie und Toxikologie, Universitätsklinikum Hamburg-Eppendorf, Martinistraße 52, 20246 Hamburg
t.eschenhagen@uke.de

Prof. Dr. med. Marc Freichel Pharmakologisches Institut, Universität Heidelberg, Im Neuenheimer Feld 366, 69120 Heidelberg
marc.freichel@pharma.uni-heidelberg.de

Prof. Dr. med. Arnold Ganser Klinik für Hämatologie, Hämostaseologie, Onkologie und Stammzelltransplantation, Medizinische Hochschule Hannover, Carl-Neuberg-Straße 1, 30625 Hannover
ganser.arnold@mh-hannover.de

Prof. Dr. med. Klaus Hager Institut für Allgemeinmedizin und Palliativmedizin, Medizinische Hochschule Hannover, Carl-Neuberg-Straße 1, 30625 Hannover
hager.klaus@mh-hannover.de

Prof. Dr. rer. nat. Klaus Höcherl Institut für medizinische und pharmazeutische Prüfungsfragen, Rheinstraße 4F, 55116 Mainz
khoecherl@impp.de

Prof. Dr. med. Günter Höglinger Neurologische Klinik und Poliklinik der Ludwig-Maximillians-Universität München, Klinikum Campus Großhadern, Marchioninistr. 15, 81377 München
Guenter.Hoeglinger@med.uni-muenchen.de

Prof. Dr. med. Winfried V. Kern Innere Medizin II/Infektiologie, Universitätsklinikum Freiburg, Hugstetter Straße 55, 79106 Freiburg
winfried.kern@uniklinik-freiburg.de

Dr. med. Andreas Klinge Diabetes Schwerpunktpraxis Eidelstedt, Lohkampstraße 11, 22523 Hamburg
klinge@diabetes-eidelstedt.de

Verzeichnis der Herausgeber, Autoren und Berater der Herausgeber

Prof. Dr. med. Katja Kollewe Neurologische Klinik mit klinischer Neurophysiologie, Medizinische Hochschule Hannover, Carl-Neuberg-Straße 1, 30625 Hannover
kollewe.katja@mh-hannover.de

Dr. med. Agnes Krause Institut für Allgemeinmedizin und Palliativmedizin, Medizinische Hochschule Hannover, Carl-Neuberg-Straße 1, 30625 Hannover
krause.agnes@mh-hannover.de

PD Dr. med. Dr. Stephan R. Künzel, MBA Institut für Pharmakologie und Toxikologie, Technische Universität Dresden, Fetscherstraße 74, 1307 Dresden
Stephan.Kuenzel@tu-dresden.de

Dr. med. Horst Luckhaupt Füssmannstraße 6, 44265 Dortmund
dr.h.luckhaupt@web.de

Prof. Dr. med. Wolf-Dieter Ludwig Arzneimittelkommission der deutschen Ärzteschaft (AkdÄ), Herbert-Lewin-Platz 1, 10623 Berlin
wolf-dieter.ludwig@baek.de

Prof. Dr. med. Renke Maas Lehrstuhl für Klinische Pharmakologie und Klinische Toxikologie, Institut für Experimentelle und Klinische Pharmakologie und Toxikologie, Friedrich-Alexander-Universität Erlangen-Nürnberg, Fahrstraße 17, 91054 Erlangen
renke.maas@fau.de

Prof. Dr. med. Georg Maschmeyer Arzneimittelkommission der deutschen Ärzteschaft (AkdÄ), Herbert-Lewin-Platz 1, 10623 Berlin
gm-k@gmx.de

PD Dr. med. Jan Matthes Zentrum für Pharmakologie, Universität zu Köln, Gleueler Straße 24, 50931 Köln
jan.matthes@uni-koeln.de

Prof. Dr. med. Hans Merk Klinik für Dermatologie und Allergologie, RWTH Aachen, Pauwelsstraße 30, 52074 Aachen
Hans.Merk@post.rwth-aachen.de

Prof. Dr. med. Bernd Mühlbauer Institut für Pharmakologie, Klinikum Bremen-Mitte, St.-Jürgen-Straße 1, 28205 Bremen
muehlbauer@pharmakologie-bremen.de

Prof. Dr. med. Hartmut Oßwald Händelstraße 10, 79312 Emmendingen
hartmut.osswald@uni-tuebingen.de

Dr. PH Dimitra Panteli Fachgebiet Management im Gesundheitswesen, Technische Universität Berlin, Straße des 17. Juni 135 (H80), 10623 Berlin
pantelid@obs.who.int

Prof. Dr. med. Friedemann Paul Experimental and Clinical Research Center, Max Delbrück Centrum für Molekulare Medizin und Charité – Universitätsmedizin Berlin, Lindenberger Weg 80, 13125 Berlin
friedemann.paul@charite.de

Prof. Dr. med. Susanne Petri Klinik für Neurologie, Medizinische Hochschule Hannover, Carl-Neuberg-Straße 1, 30625 Hannover
petri.susanne@mh-hannover.de

Prof. Dr. med. Tom Schaberg Birkenweg 15, 27356 Rotenburg
tom-schaberg@t-online.de

Dr. med. Bastian Schirmer Institut für Pharmakologie, Medizinische Hochschule Hannover, Carl-Neuberg-Straße 1, 30625 Hannover
schirmer.bastian@mh-hannover.de

Dr. med. Jochen Schuler Peregrinstrasse 14, 5020 Salzburg, Österreich
schuler@gesund5020.at

PD Dr. med. Johanna Seifert Klinik für Psychiatrie, Sozialpsychiatrie und Psychotherapie, Medizinische Hochschule Hannover, Carl-Neuberg-Straße 1, 30625 Hannover
seifert.johanna@mh-hannover.de

Prof. Dr. med. Roland Seifert Institut für Pharmakologie, Medizinische Hochschule Hannover, Carl-Neuberg-Straße 1, 30625 Hannover
seifert.roland@mh-hannover.de

Prof. Dr. med. Dr. h.c. Thomas Strowitzki Gynäkologische Endokrinologie und Fertilitätsstörungen, Universitäts-Frauenklinik, Im Neuenheimer Feld 440, 69120 Heidelberg
thomas.strowitzki@med.uni-heidelberg.de

Dr. rer. soc. oec. Sabine Vogler Gesundheit Österreich GmbH, Stubenring 6, 1010 Wien, Österreich
sabine.vogler@goeg.at

Prof. Dr. iur. et Dr. med. Kerstin Noëlle Vokinger, LL.M. Professorin für Recht und Medizin, Lehrstuhl für Regulierung in Recht, Medizin und Technologie, Rechtswissenschaftliche Fakultät und Medizinische Fakultät, Universität Zürich, Rämistrasse 74/37, 8001 Zürich,, Schweiz
kerstin.noelle.vokinger@ius.uzh.ch

Prof. Dr. med. Joachim Weil Medizinische Klinik II, Sana Kliniken Lübeck, Kronsforder Allee 71–73, 23560 Lübeck
joachim.weil@sana.de

Dr. med. Hans Wille Institut für Klinische Pharmakologie, Klinikum Bremen-Mitte, St.-Jürgen-Straße 1, 28205 Bremen
Gesundheit Nord gGmbH, St.-Jürgen-Straße 1, 28177 Bremen
h.wille@pharmakologie-bremen.de

Prof. Dr. med. Leszek Wojnowski Institut für Pharmakologie, Universitätsmedizin Mainz, Langenbeckstraße 1, 55131 Mainz
wojnowski@uni-mainz.de

Dr. rer. nat. Anette Zawinell Wissenschaftliches Institut der AOK, Rosenthaler Straße 31, 10178 Berlin
Anette.zawinell@wido.bv.aok.de

Berater der Herausgeber

PD Dr. med. Thomas Held Klinik für Hämatologie und Zelltherapie, Helios Klinikum Berlin-Buch, Schwanebecker Chaussee 50, 13125 Berlin
thomas.held@helios-gesundheit.de

Allgemeine Verordnungs- und Marktentwicklung

Inhaltsverzeichnis

Kapitel 1 Arzneiverordnungen 2022 im Überblick – 3
Bernd Mühlbauer und Wolf-Dieter Ludwig

Kapitel 2 Neue Arzneimittel 2022 – 29
Roland Seifert

Kapitel 3 Therapeutischer Nutzen und Therapiekosten von Gentherapien – 53
Kerstin Noëlle Vokinger

Kapitel 4 Überblick über Maßnahmen zur Förderung des Einsatzes von Biosimilars in europäischen Ländern – 63
Sabine Vogler, Stanislava Dicheva-Radev, Dimitra Panteli und Reinhard Busse

Arzneiverordnungen 2022 im Überblick

Bernd Mühlbauer und Wolf-Dieter Ludwig

Auf einen Blick

Ausgabenprofil Die Arzneimittelnettoausgaben der Gesetzlichen Krankenversicherung (GKV) für Rezepturen und Fertigarzneimittel sind 2022 um 5,2 % auf rund 52,85 Mrd. € gestiegen (WIdO 2023). Bei den gesamten GKV-Leistungsausgaben von ca. 274,23 Mrd. € erreichen die Arzneimittelausgaben an allen Leistungsausgaben der GKV nach den Kosten für Krankenhausbehandlung (88,11 Mrd. €) wiederum den zweitgrößten Posten der GKV-Ausgaben, gefolgt von der vertragsärztlichen Versorgung (46,14 Mrd. €), den Ausgaben für Krankengeld (17,95 Mrd. €) und den Ausgaben für zahnärztliche Behandlung (16,75 Mrd. €) (Bundesministerium für Gesundheit 2023b).

An der Spitze der 40 nettokostenstärksten Arzneimittelgruppen stehen auch 2022 – wie bereits seit 2018 – die Onkologika, deren Nettokosten jedoch nur minimal um 0,03 % auf 10,63 Mrd. € und deren Verordnungen um 3,5 % auf 8,71 Mio. gestiegen sind. Mit deutlichem Abstand folgen an den Positionen 2–4 die Immunsuppressiva (6,10 Mrd. €), Antidiabetika (3,61 Mrd. €), Antithrombotika (3,22 Mrd. €) und Dermatika (3,02 Mrd. €).

Gegensätzlich verhielten sich Umsatz- und Verordnungsvolumina von Generika und Orphan-Arzneimitteln. Während Orphan-Arzneimittel in 2022 trotz des relativ geringen Verordnungsvolumens (32,4 Mio. DDD) ein Umsatzvolumen von 7,1 Mrd. € erreichten, verringerte sich der Kostenanteil der Generika trotz eines hohen Verordnungsanteils am gesamten Arzneimittelmarkt (77,3 %) und betrug in 2022, ähnlich wie in 2021 nur noch 26,5 % des Gesamtumsatzes.

Im Jahr 2022 sind die Arzneimittelnettoausgaben der Gesetzlichen Krankenversicherung (GKV) auf 52,85 Mrd. € gestiegen. Die Zunahme gegenüber 2021 liegt mit 5,2 % unter der Zunahme im Vorjahr (8,8 %). Angesichts der GKV-Gesamtausgaben von ca. 274,23 Mrd. € im Jahr 2022 stieg der Arzneimittelanteil auf 19,3 % der Leistungsausgaben der GKV (Bundesministerium für Gesundheit 2021, 2022). Schon seit Jahren verursachen die Kosten für Krankenhausbehandlung den größten Teil der GKV-Ausgaben. Dies bestätigt sich auch 2022: Sie betrugen 88,11 Mrd. €. Der zweitteuerste Posten sind die Arzneimittelausgaben, danach folgen mit 46,14 Mrd. € die Ausgaben für die vertragsärztliche Versorgung und mit 16,75 Mrd. € die Kosten der zahnärztlichen Behandlung (Europäische Kommission (2023); Gemeinsamer Bundesausschuss (2021); Statista (2023).

An der Spitze der umsatzstärksten Arzneimittelgruppen stehen wie in den Vorjahren mit deutlichem Abstand die Onkologika, deren Nettokosten 2022 wie in 2021 10,6 Mrd. € betragen (◘ Tab. 1.2). Die Arzneimittelnettoausgaben für patentgeschützte Arzneimittel sind 2022 auf 27,78 Mrd. € gestiegen und erreichen inzwischen einen Umsatzanteil am Gesamtmarkt von 52,6 % erreichen (◘ Tab. 1.1).

Trotz des mit 32,4 Mio. DDD relativ geringen Verordnungsvolumens haben Orphan-Arzneimittel auch 2022 ein Umsatzvolumen von 7,13 Mrd. € erzielt (◘ Abb. 1.5) Demgegenüber fiel bei den Generika (ohne patentfreie generikafähige Erstanbieterpräparate) trotz ihres mit 77,3 % weiterhin sehr hohen Verordnungsanteils am gesamten Arzneimittelmarkt ihr Umsatz wie in den Vorjahren geringfügig weiter ab und betrug 2022 nur noch 26,5 % des Gesamtumsatzes (◘ Abb. 1.4).

1.1 Segmente des Arzneimittelmarktes

Die Marktsegmente des GKV-Arzneimittelmarktes gliedern sich in die beiden Hauptbereiche Patentarzneimittel und Nicht-Patentarzneimittel. Auch im Jahr 2022 stehen die Patentarzneimittel mit einem Umsatz von 29 Mrd. € und damit fast 52 % an der Spitze, während die patentfreien mit 23,9 Mrd. € knapp 43 % Marktanteil darstellen (◘ Tab. 1.1). Wesentlich stärker unterscheiden sich die beiden Marktbereiche jedoch nach Verordnungen bzw. verordneten definierten Tagesdosen (DDD). Hier überwiegen bei weitem die patentfreien Arzneimittel, während die Patentarzneimittel einen Anteil von gerade einmal 6,7 % am DDD-Gesamtvolumen haben (◘ Abb. 1.2). Dementsprechend liegen die durchschnittlichen DDD-Kosten 16-fach höher für die unter Patentschutz stehenden Arzneimittel im Vergleich zu den patentfreien Arzneimitteln (◘ Tab. 1.1).

Eine weitere wichtige Differenzierung des Arzneimittelmarktes ist die Klassifikation in Nicht-Biologika und Biologika, die sich vor allem im Herstellungsverfahren unterscheiden. Nicht-Biologika oder chemisch definierte Arzneimittel sind kleinmolekulare Wirkstoffe, die überwiegend chemisch synthetisiert werden und biologisch relativ stabil sind. Eine spezielle Untergruppe sind komplexe Nicht-Biologika („Non-Biological-Complex-Drugs", NBCD) die aus mehreren Elementen bestehen und aufgrund ihrer komplexen Struktur nicht vollständig physikochemisch charakterisierbar sind (liposomale Arzneimittel, Eisen-Zucker-Komplexe, Glatiramoide) (Übersicht bei Schellekens et al. 2014). Biologika sind hochmolekulare Wirkstoffe, die von einem biologischen Organismus hergestellt werden und vorwiegend aus Polypeptiden (Antikörper, Zytokine, Hormone) bestehen. Biologika werden als Impfstoffe schon seit mehr als 200 Jahren angewendet (Übersicht bei Freissmuth 2016).

Die unterschiedlichen Moleküleigenschaften und Herstellungsverfahren der beiden Arzneimittelgruppen bestimmen auch wesentlich den Status nach Ablauf des Patentschutzes. Patentfreie chemisch definierte Arzneimittel werden als Generika oder generikafähige Erstanbieterpräparate bezeichnet und weisen eine identische molekulare Struktur wie der ursprünglich patentgeschützte Wirkstoff auf. Patentfreie biologische Arzneimittel sind in der Regel Biosimilars, die in Bezug auf Struktur, Funktion, Qualität sowie klinische Wirksamkeit und Sicherheit einem zugelassenen biologischen Originalprodukt sehr ähnlich, aber nicht identisch sind (Ausnahme: „Bioidenticals") (Declerck et al. 2016; Arzneimittelkommission der deutschen Ärzteschaft 2021; siehe auch Arzneiverordnungs-Report 2021, Kap. 5). Ein Überblick über die Maßnahmen zur Förderung des Einsatzes von Biosimilars in europäischen Ländern findet sich in ▶ Kap. 4 dieses Buches (Überblick über Maßnahmen zur Förderung des Einsatzes von Biosimilars in europäischen Ländern).

Bei generikafähigen und biosimilarfähigen Erstanbieterpräparaten handelt es sich um ehemals patentgeschützte Arzneimittel, die trotz Verfügbarkeit von generischen Alternativen oder Biosimilars weiterhin in Form der teuren Originalpräparate verordnet werden. Änderungen gegenüber den im Vorjahr publizierten Zahlen ergeben sich zum größten Teil daraus, dass bisher unklassifizierte Arzneimittel den einzelnen Marktsegmenten zugeordnet wurden.

Kapitel 1 · Arzneiverordnungen 2022 im Überblick

Tab. 1.1 Marktsegmente des GKV-Arzneimittelmarktes 2022. Angegeben sind Umsatz (Fertigarzneimittel plus Rezepturarzneimittel), Nettokosten (Umsatz abzüglich gesetzliche Hersteller- und Apothekenabschläge ohne vertragliche Rabatte nach § 130a Abs. 8 SGB V), definierte Tagesdosen (DDD), die jeweiligen Veränderungsraten gegenüber 2021 (in %) und DDD-Kosten

Marktsegmente	Umsatz Mrd. €	Änderung %	Nettokosten Mrd. €	Änderung %	DDD Mrd.	Änderung %	DDD-Kosten €
Arzneimittel (Fertigarzneimittel und Rezepturen)							
Patentarzneimittel	28,97	5,18	27,78	5,26	3,24	7,36	8,56
Nicht-Biologika	14,86	−0,05	14,30	0,02	2,50	4,88	5,71
Biologika	14,12	11,30	13,48	11,47	0,74	16,67	18,21
Nicht Patentarzneimittel	23,92	5,33	22,27	5,36	42,03	2,64	0,53
Generika	14,84	4,55	13,71	4,61	38,68	2,35	0,35
Generikafähige Erstanbieterpräparate	4,91	13,48	4,55	13,40	2,72	5,82	1,67
Biosimilars	2,59	2,13	2,51	2,49	0,17	15,15	14,45
Biosimilarfähige Erstanbieterpräparate*	1,57	−4,41	1,49	−4,56	0,45	4,77	3,31
Unklassifizierte Arzneimittel**	3,14	−5,39	2,81	2,74	2,32	−0,13	1,21
Rezepturen und Fertigarzneimittel	56,03	5,12	52,85	5,17	47,59	2,81	1,11
Nicht-Fertigarzneimittel*							
Rezepturen****	6,55						
In-vitro-Diagnostika	0,45						
Sonstige Apothekenprodukte	1,66						
Nicht-Fertigarzneimittel ohne Rezepturen	2,11						
Gesamtmarkt	58,13						

* Einschließlich weiterer Biologika, die weder Referenzarzneimittel noch Biosimilar sind.
** Arzneimittel ohne Informationen zu Patent- bzw. Schutzfristen, die weder dem geschützten noch dem generikafähigen Markt zugeordnet werden können. Dazu gehören beispielsweise Mineralstoffe und homöopathische Arzneimittel.
*** Neben den Rezepturen und In-vitro-Diagnostika sind unter anderem Pflaster und Verbandsstoffe oder Hilfsmittel enthalten.
**** Individuell hergestellte parenterale Lösungen, Zytostatikazubereitungen, Auseinzelungen und aus Fertigarzneimitteln entnommene, patientenindividuelle Teilmengen, die in allen Arzneimittelgruppen (Rezepturen und Fertigarzneimittel) enthalten sind.

Im Patentmarkt haben die Biologika mit 14,1 Mrd. € inzwischen 49 % des Gesamtumsatzes erreicht. Im Nicht-Patentmarkt dominieren dagegen die chemisch definierten Nicht-Biologika mit 19,75 Mrd. €, die überwiegend in Form von Generika (14,84 Mrd. €) und zu einem geringeren Anteil als generikafähige Erstanbieterpräparate (4,91 Mrd. €) verordnet wurden. Bei den patentfreien Biologika war auch 2022 eine stärkere Verordnungszunahme

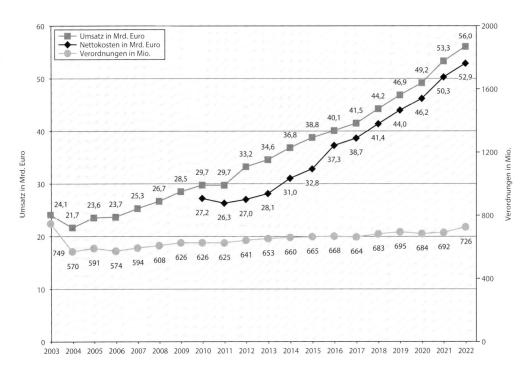

Abb. 1.1 Verordnungen und Umsatz 2003 bis 2022 im GKV-Arzneimittelmarkt (seit 2012 Fertigarzneimittel und Rezepturarzneimittel)

(DDD) bei den preisgünstigeren Biosimilars (+15,2 %) zu beobachten als bei den biosimilarfähigen Erstanbieterpräparaten (+4,8 %), sodass der Umsatz der letzteren gegenüber dem Vorjahr erneut um 4,4 % zurückgegangen ist (◘ Tab. 1.1). Wiederum in allen Arzneimittelgruppen sind wie im vergangenen Jahr Rezepturarzneimittel enthalten, auf die ein Umsatzvolumen von 6,6 Mrd. € und damit fast 12 % des gesamten GKV-Arzneimittelmarktes entfällt. Erst seit Einführung der gesetzlichen Auskunftspflicht für die Herstellung von Rezepturarzneimitteln 2010 ist es möglich, auch den Bereich der Rezepturarzneimittel zu analysieren. Dies betrifft in erster Linie die Onkologika (▶ Kap. 5).

Die pharmakologisch-therapeutischen Analysen werden im AVR auf Basis der Arzneimittelnettokosten (Bruttoumsatz minus gesetzliche Hersteller- und Apothekenabschläge) durchgeführt. Im Jahr 2022 betrugen sie 52,9 Mrd. € (◘ Tab. 1.1). Die von den Krankenkassen ausgehandelten Herstellerrabatte von über 5 Mrd. € sind im Einzelnen nicht öffentlich zugänglich und erscheinen nur als Gesamtsumme in der Statistik KJ1 des Bundesministeriums für Gesundheit. Die Arzneimittelnettokosten sind nicht direkt mit den GKV-Arzneimittelausgaben nach Gesundheitsberichterstattung vergleichbar, weil weitere Ausgaben berücksichtigt werden, die in den Statistiken des Bundesministeriums für Gesundheit nicht enthalten sind (WIdO 2021).

Im GKV-Arzneimittelmarkt hat sich der Umsatz seit 2003 von 24,1 auf 56,03 Mrd. € im Jahre 2022 weit mehr als verdoppelt. Dass seit 2012 zusätzlich zu den Fertigarzneimitteln auch die Umsätze der Rezepturarzneimittel einbezogen werden, verändert diese Feststellung nicht wesentlich (◘ Abb. 1.1). Seit 2003 gab es mehrere gesetzliche Versuche, den überproportionalen Anstieg der Arzneimittelausgaben zu begrenzen (GKV-Modernisierungsgesetz, GMG 2003; Gesetz zur Verbesserung der Wirtschaftlichkeit in der Arzneimittelversorgung, AVWG 2006; GKV-Änderungsgesetz, GKV-ÄG 2010). Diese gesetzlichen Maßnahmen bewirkten jedoch nur marginale Reduktionen der Arzneimittelkosten; die grundsätzlichen Kostenprobleme bekamen sie nie längerfristig in den Griff. Mit dem GKV-Änderungsgesetz 2010 wurde durch die temporäre Erhöhung des gesetzlichen Herstellerabschlages für verschreibungspflichtige Nichtfestbetragsarzneimittel von 6 auf 16 % nur eine relativ kurzfristige Stabilisierung der Arzneimittelnettokosten erreicht, die bereits 2012 durch einen relevanten Anstieg kompensiert war (◘ Abb. 1.1). Dieses Gesetz war eine flankierende Maßnahme zur Vorbereitung des 2011 inkraftgetretenen Gesetzes zur Neuordnung des Arzneimittelmarktes (AMNOG), das zu jährlichen Einsparungen von 2 Mrd. € führen sollte. Der Verlauf der GKV-Arzneimittelausgaben zeigt allerdings, dass der Effekt allenfalls eine sehr schwache Dämpfung der Kostenentwicklung war: Trotz der Einsparungen stiegen die Arzneimittelnettokosten von 2011 bis 2022 auf mehr als das Doppelte (◘ Abb. 1.1).

Der ungebremste Kostenanstieg hat mehrere Ursachen. Hauptursache ist seit vielen Jahren das überproportionale Umsatzwachstum der Patentarzneimittel (siehe ▶ Abschn. 1.4). Eine wesentliche Abschwächung erfuhr das AMNOG durch die Abschaffung der Bestandsmarktüberprüfung. Die ursprüngliche Intention des Gesetzgebers zielte nicht nur darauf ab, den Zusatznutzen neuer patentgeschützter Arzneimittel zu bewerten; es sollte vielmehr auch der Nutzen versorgungsrelevanter Patentarzneimittel des Bestandsmarkts auf den Prüfstand kommen. Trotz der Abweisung der Klage eines großen pharmazeutischen Unternehmens gegen die Nutzenbewertung eines seiner Bestandsmarktprodukte (Landessozialgericht Berlin-Brandenburg 2013) wurde diese für die Versorgungsqualität so wichtige Überprüfung bereits ein Jahr später mit dem 14. SGB V-Änderungsgesetz durch Streichung des § 35a Absatz 6 SGB V nach nur sechs abgeschlossenen Verfahren in einer Indikationsgruppe (DPP-4-Inhibitoren, Typ 2-Diabetes mellitus) wieder aufgehoben.

Der enorme Kostenanstieg ist umso bemerkenswerter, da sich die Zahl der ärztlichen Verordnungen patentgeschützter Arzneimittel nie wieder von dem starken Rückgang um 15 % im Jahr 2004 aufgrund des GKV-Modernisierungsgesetzes erholt hat, sondern seitdem fast stetig abgenommen hat. Seit 2012 beträgt die Gesamtzahl von Verordnungen patentgeschützter Arzneimittel gleichbleibend weniger als 50 Mio. Verordnungen (◘ Abb. 1.3). Ebenfalls bemerkenswert ist, dass die Gesamtzahl aller ärztlichen Verordnungen in demselben Zeitraum nur unwesentlich angestiegen ist: Mit 726 Mio. € liegt sie 2022 gerade einmal 19 % höher als im Jahr 2005 (◘ Abb. 1.1). Die Zahl der GKV-Versicherten ist in diesem Zeitraum jedoch keineswegs zurückgegangen; sie hat im Gegenteil um etwa 4 % zugenommen.

Ganz anders als die Umsatzvolumina hat sich das DDD-Volumen in den einzelnen Gruppen des GKV-Arzneimittelmarktes entwickelt. Hier stehen bei den Nicht-Patentarzneimitteln die Generika (einschließlich generikafähige Erstanbieterpräparate) mit 41,4 Mrd. DDD an der Spitze und haben damit wie im Vorjahr einen Verordnungsanteil von 87 % (◘ Tab. 1.1). Den Rest teilen sich Patentarzneimittel, Biosimilars bzw. biosimilarfähige Erstanbieterpräparate und unklassifizierte Arzneimittel mit erheblich kleineren DDD-Volumina (◘ Abb. 1.2). Seit 2005 ist das Verordnungsvolumen der Generika auf das 3-fache angestiegen und liegt jetzt 13-fach höher als das Verordnungsvolumen der patentgeschützten Arzneimittel. Aus der gegenläufigen Entwicklung der Verordnungsvolumina ergibt sich 2022 erneut ein enormer Unterschied der mittleren DDD-Nettokosten der patentgeschützten Arzneimittel mit 8,56 € im Vergleich zu den DDD-Kosten der Generika und Biosimilars inklusive Erstanbieterpräparaten, die lediglich 0,53 € betragen (◘ Tab. 1.1). Der Vergleich der Tagestherapiekosten offenbart das wesentliche Problem der Kostenentwicklung der Arzneimittel im deutschen GKV-Versorgungsalltag.

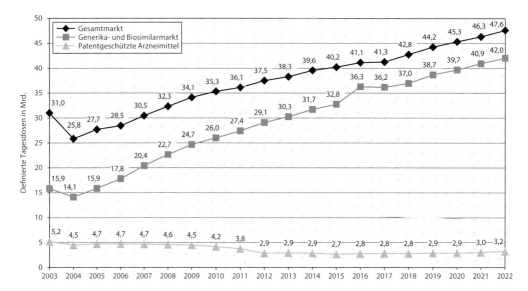

◘ Abb. 1.2 Verordnungsvolumen nach definierten Tagesdosen für Gesamtmarkt, den Generikamarkt und patentgeschützte Arzneimittel von 2003 bis 2022

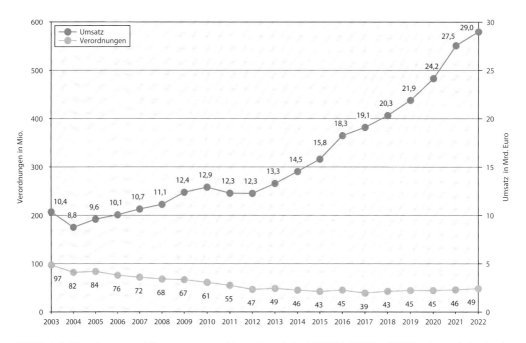

◘ Abb. 1.3 Verordnungen und Umsatz patentgeschützter Arzneimittel 2003 bis 2022 im GKV-Fertigarzneimittelmarkt (ab 2016 ergänzt um Zubereitungen)

Auch wenn das DDD-Volumen der patentgeschützten Arzneimittel 2022 mit 7,4 % noch einmal deutlicher zunahm als im Vorjahr, hat es, gemessen an der Verordnungshäufigkeit insgesamt, im Vergleich zu den Generika nur einen geringen Anteil an der Arzneimittelversorgung (◨ Tab. 1.1).

Im Generikamarkt scheint der Wettbewerb zumindest teilweise zu funktionieren, während im Patentmarkt die sinkenden Marktanteile vorwiegend durch Preiserhöhungen kompensiert wurden. Seit dem Inkrafttreten des Preismoratoriums von 2010, das zuletzt im Mai 2017 durch das GKV-Arzneimittelversorgungsstärkungsgesetz (AMVSG) bis zum 31. Dezember 2022 verlängert wurde, sind Umsatzsteigerungen durch höhere Preise allein bei neu eingeführten Produkten möglich. Die pharmazeutischen Unternehmer haben auch 2022 diese Strategie konsequent verfolgt. Allerdings ist mit Steigerung des Umsatzes um 1,5 Mrd. € (ca. 5 %) im Vergleich zum drastischen Anstieg von 12 % im Vorjahr die Teuerung 2022 geringer ausgefallen (◨ Abb. 1.3). Die mit 16 % sehr hohe Kostensteigerung von 2015 auf 2016 erklärte sich vor allem durch die erstmalige Mitberücksichtigung von pharmazeutischen Zubereitungen.

Vorwiegender Preistreiber bei den Arzneimitteln sind die grundsätzlich hohen Kosten der Onkologika, die sich allerdings 2022 gegenüber dem Vorjahr nicht erhöht haben. Ebenfalls auf hohem Niveau, aber gegenüber dem Vorjahr mit nur moderater Steigerung, waren die Ophthalmika (+3,7 %). Kräftige Zuwächse in den Nettoausgaben wiesen die Antidiabetika (+18,1 %), die Lipidsenker (13,7 %) und die Dermatika (13,5 %) auf (◨ Tab. 1.2).

1.2 Verordnungsschwerpunkte nach Indikationen

Die wichtigsten Entwicklungen der führenden Arzneimittelgruppen 2022 finden sich in der Übersicht der bezogen auf ihre Nettokosten 40 stärksten Arzneimittelgruppen (◨ Tab. 1.2).

Aufgrund der stetig steigenden Kostendynamik der Arzneimitteltherapie werden die therapeutischen Indikationen seit 2016 auf der Basis von Verordnungskosten analysiert. Dadurch sind die Arzneimittelgruppen mit neuen, teuren Patentarzneimitteln auch trotz sehr kleiner Verordnungsvolumina besser erkennbar.

An der Spitze der nach Nettoausgaben stärksten Arzneimittelgruppen stehen mit weitem Abstand die **Onkologika**, die seit 2017 neben den Fertigarzneimitteln einen relevanten Anteil in Form von Rezepturarzneimitteln enthalten (◨ Tab. 1.2). Allerdings sind ihre Nettokosten 2022 nicht wie in den Vorjahren gestiegen, sondern bei knapp 10,63 Mrd. € verblieben. Trotzdem verbleibt ihr Kostenanteil am GKV-Gesamtarzneimittelmarkt (◨ Tab. 1.1) bei über 20 %.

Der größte Umsatzanteil entfällt auf monoklonale Antikörper (4,7 Mrd. €) und Proteinkinaseinhibitoren (2,8 Mrd. €). Hohe Kosten verursachen auch wieder spezielle Arzneimittel zur Behandlung des multiplen Myeloms (vgl. ▶ Kap. 5, ◨ Tab. 5.7 und 5.9).

Das mit deutlichem Abstand größte DDD-Verordnungsvolumen mit einem Anteil von ca. 62 % der Onkologika entfällt weiterhin auf die Gruppe der Hormonantagonisten (Antiöstrogene, Aromatasehemmer, Gonadorelinanaloga und Antiandrogene), die zur Behandlung des Mammakarzinoms und des Prostatakarzinoms eingesetzt werden (▶ Kap. 5, ◨ Tab. 5.10–5.12)

Auf dem zweiten Rang stehen wie im Vorjahr die **Immunsuppressiva**, die ihre Position trotz gleich gebliebener Nettokosten (+0,25 %) mit weiterem Anstieg des DDD-Volumens (+7,2 %) problemlos behaupten konnten (◨ Tab. 1.2). Zu dieser Gruppe gehören gemäß der ATC-Kodierung nicht nur die bekannten zytotoxischen Immunsuppressiva (Azathioprin, Mycophenolsäure) und Calcineurininhibitoren, die in der Transplantationsmedizin unentbehrlich sind (▶ Kap. 21, Immunglobuline und Immunsuppressiva), sondern auch zahlreiche Biologika aus den Gruppen der TNF-α-Inhibitoren, der Interleukin-Inhibitoren und weiterer selektiv wirkender

Tab. 1.2 Nettokostenstärkste Arzneimittelgruppen 2022

Rang	Arzneimittelgruppe	Nettokosten		Verordnungen		DDD	
		Mio.	% Änd.	Mio.	% Änd.	Mio.	% Änd.
1	Onkologika	10.629,10	0,03	8,71	3,47	278,79	2,20
2	Immunsuppressiva	6.097,14	0,25	3,58	3,72	187,86	7,17
3	Antidiabetika	3.605,46	18,14	35,21	7,04	2.717,16	8,50
4	Antithrombotika	3.221,46	5,55	25,54	0,38	2.007,49	0,54
5	Dermatika	3.023,25	13,50	24,82	−0,02	817,55	0,98
6	Antiasthmatika	2.210,43	6,26	27,23	7,31	1.456,09	3,19
7	Analgetika	2.153,84	1,94	63,62	5,97	965,32	3,86
8	Angiotensinhemmstoffe	1.838,29	3,79	67,93	2,07	10.876,03	2,35
9	Psychopharmaka	1.794,19	0,35	50,88	0,55	2.565,76	1,85
10	Ophthalmika	1.625,18	3,73	19,18	7,99	870,98	4,21
11	Virostatika	1.139,04	−0,54	1,87	3,25	60,22	4,82
12	Antihämorrhagika	1.033,36	−1,30	0,66	2,45	4,51	4,76
13	Immunstimulanzien	874,40	−8,46	0,46	−4,45	18,21	−4,80
14	Lipidsenker	840,88	13,70	31,26	7,42	3.652,21	9,11
15	Enzymersatzmittel	801,61	3,77	0,12	8,84	1,18	5,64
16	Immunsera und Immunglobuline	725,33	7,41	0,40	−1,02	6,00	2,14
17	Antiphlogistika und Antirheumatika	635,61	6,98	39,97	11,77	1.119,92	7,28
18	Betarezeptorenblocker	613,84	1,56	43,95	0,36	2.117,60	−1,31
19	Antibiotika	605,70	23,39	30,20	25,07	269,70	23,96
20	Ulkustherapeutika	577,97	2,55	32,09	1,07	3.839,05	0,63
21	Andere Mittel für das Nervensystem	576,95	6,69	5,50	31,56	195,82	30,78
22	Zystische Fibrose-Modulatoren	548,05	16,69	0,07	27,55	1,64	20,92
23	Diuretika	524,05	3,42	25,19	0,27	1.894,68	−1,06
24	Antiepileptika	512,64	2,53	6,73	1,85	324,43	2,28
25	Osteoporosemittel	470,62	13,17	2,70	−0,43	231,90	0,97
26	Allergene	450,89	−3,47	0,94	−3,09	166,45	−7,26
27	Antiparkinsonmittel	447,30	−1,25	6,38	0,16	158,55	−0,95
28	Antianämika	435,65	4,56	5,14	2,67	339,01	2,88
29	Hypophysen- und Hypothalamushormone	424,81	0,01	0,44	2,63	16,66	7,33
30	Schilddrüsentherapeutika	422,47	2,34	30,30	0,62	1.906,32	0,39
31	Blutersatzmittel	377,05	0,78	2,77	0,81	32,65	3,80
32	Sexualhormone	369,33	1,46	10,63	−0,64	1.089,35	0,83

Tab. 1.2 (Fortsetzung)

Rang	Arzneimittelgruppe	Nettokosten Mio.	% Änd.	Verordnungen Mio.	% Änd.	DDD Mio.	% Änd.
33	Urologika	345,71	−1,97	9,11	1,93	798,94	2,08
34	Antihypertonika	308,10	−9,90	5,60	−2,63	391,83	0,39
35	Calciumantagonisten	305,03	2,16	24,24	1,45	2.705,55	2,23
36	Antidiarrhoika	264,67	−1,03	3,20	6,26	115,72	2,11
37	Herztherapeutika	244,40	5,30	5,73	−0,10	307,73	−3,33
38	Muskelrelaxanzien	239,79	6,51	3,82	3,78	197,99	5,24
39	Corticosteroide (systemisch)	189,78	9,74	9,55	6,91	444,49	2,59
40	Calciumhomöostase	145,63	2,41	0,35	0,91	10,82	4,18
	Summe Rang 1–40	**51.648,97**	**3,80**	**666,07**	**4,29**	**45.162,19**	**2,81**
	GKV-Gesamtarzneimittelmarkt	**52.854,69**	**5,17**	**725,97**	**4,92**	**47.592,31**	**2,81**

Immunsuppressiva, die in der Rheumatologie (▶ Kap. 17, Antirheumatika und Antiphlogistika), Gastroenterologie (▶ Kap. 12, Magen-Darm-Mittel und Lebertherapeutika) und Neurologie (▶ Kap. 23, Multiple Sklerose) ihren festen Platz haben.

Auf den dritten Platz vorgeschoben haben sich die **Antidiabetika**, die bei einem um 7 % gestiegenen Verordnungsvolumen eine über 18-prozentige Steigerung der Nettokosten aufweisen als Hinweis für das weitere Vordringen teurer Patentarzneimittel. Zu dem Kostenanstieg haben vor allem die SGLT2-Inhibitoren und die GLP-1-Agonisten beigetragen, die in Leitlinien von Fachgesellschaften und in der Nationalen Versorgungsleitlinie aufgrund positiver renaler und kardiovaskulärer Endpunktstudien neben Sulfonylharnstoffen als gleichwertige Therapie zusätzlich zu Metformin bei Typ-2-Diabetespatienten mit kardiovaskulären Risiken empfohlen werden (▶ Kap. 28).

Damit wurden die **Antithrombotika** trotz eines erneuten Kostenanstiegs (+5,6 %) auf Rang 4 der teuersten Indikationsgruppen verwiesen. Ursache ist die weiter steigende Verordnung der direkten oralen Faktor-Xa-Antagonisten Apixaban, Rivaroxaban und Edoxaban (◻ Tab. 1.3) und des Thrombinantagonisten Dabigatran (◻ Tab. 9.1), die nun sechsmal so häufig wie die traditionellen Vitamin-K-Antagonisten verordnet werden (siehe auch ▶ Kap. 9, Antithrombotika und Antihämorrhagika). Das verursacht seit über zehn Jahren erhebliche Mehrkosten, obwohl die neuen direkten oralen Antikoagulantien in einigen Teilindikationen nur einen geringen Zusatznutzen aufweisen und für die Vitamin-K-Antagonisten in evidenzbasierten Leitlinien meist ein höherer Evidenzgrad vorliegt als für die neuen Arzneistoffe.

Die **Dermatika** haben mit erneut hohem Umsatzanstieg (+13,5 %) Rang 5 der nettokostenstärksten Indikationsgruppen behauptet (◻ Tab. 1.2). Das therapeutische Spektrum der Dermatika wurde über Jahrzehnte durch preisgünstige Lokaltherapeutika geprägt. Das hat sich seit 2018 rasant geändert: Die Ausgaben für Dermatika sind extrem angestiegen, obwohl das DDD-Volumen nur unwesentlich zugenommen hat. Hauptgrund sind die beträchtlichen Kosten von neuen monoklonalen Antikörpern zur systemischen Behandlung der atopischen Dermatitis und der Psoriasis (Dupilumab, Ustekinumab, Secukinumab, Guselkumab), die nahezu die der gesamten dermatologischen Verordnungskosten 2022 von et-

Tab. 1.3 Führende 30 Arzneimittel 2022 nach Nettokosten. Angegeben sind die Nettokosten im Jahr 2022 mit der prozentualen Änderung und der Änderung in Mio. € im Vergleich zu 2021

Rang	Präparat	Wirkstoff	Nettokosten Mio. €	Änderung %	Änderung Mio. €
1	Keytruda	Pembrolizumab	1.308,20	15,82	178,68
2	Eliquis	Apixaban	1.257,07	12,37	138,41
3	Xarelto	Rivaroxaban	861,61	3,83	31,77
4	Stelara	Ustekinumab	804,38	15,84	109,96
5	Darzalex	Daratumumab	685,13	31,95	165,90
6	Eylea	Aflibercept	525,01	6,41	31,63
7	Xtandi	Enzalutamid	473,12	15,53	63,60
8	Opdivo	Nivolumab	467,72	−0,87	−4,09
9	Lucentis	Ranibizumab	465,10	−1,63	−7,71
10	Jardiance	Empagliflozin	462,06	50,31	154,65
11	Lixiana	Edoxaban	457,07	8,21	34,66
12	Forxiga	Dapagliflozin	431,88	135,04	248,13
13	Imbruvica	Ibrutinib	430,93	−1,79	−7,83
14	Entresto	Valsartan und Sacubitril	429,21	17,57	64,15
15	Dupixent	Dupilumab	403,63	39,54	114,38
16	Cosentyx	Secukinumab	356,02	1,36	4,79
17	Jakavi	Ruxolitinib	347,35	10,42	32,77
18	Entyvio	Vedolizumab	332,24	11,19	33,44
19	Ocrevus	Ocrelizumab	322,89	24,47	63,48
20	Kaftrio	Ivacaftor, Tezacaftor und Elexacaftor	318,65	29,94	73,43
21	Foster	Formoterol und Beclometason	299,90	10,84	29,34
22	Zytiga	Abirateron	295,09	−27,07	−109,55
23	Trulicity	Dulaglutid	284,01	21,15	49,58
24	Revlimid	Lenalidomid	281,44	−65,17	−526,55
25	Vyndaqel	Tafamidis	277,42	−10,46	−32,39
26	Remsima	Infliximab	261,91	47,59	84,46
27	Erleada	Apalutamid	257,77	73,34	109,06
28	Tecentriq	Atezolizumab	257,19	14,52	32,61
29	Ibrance	Palbociclib	251,66	3,44	8,36
30	Ultomiris	Ravulizumab	237,60	19,83	39,32
Summe Rang 1–30			13.843,25	9,56	1.208,43
Anteil am Gesamtmarkt			26 %		
Gesamtmarkt			52.854,69	5,17	2.598,65

wa 2,7 Mrd. € verursachen (◐ Tab. 1.2, 35.10 und 35.14). Die Zulassung weiterer monoklonaler Antikörper in diese, Therapiegebiet wird diese Kostenexplosion weiter verschärfen (vgl. ▶ Kap. 35, Dermatika)

Auch die auf Rang 6 stehenden **Antiasthmatika und COPD-Medikamente** haben steigende Nettokosten (+6,3 %). Das ist einerseits durch die zunehmende Verordnung von Muskarin-Rezeptor-Antagonisten und ihren zum Teil sehr teuren Kombinationen bedingt. Ein wesentlicher Anteil der Mehrkosten geht allerdings auf den verstärkten Einsatz monoklonaler Antikörper bei bestimmten Formen des Asthma bronchiale zurück, die mit Omalizumab, Mepolizumab und Benralizumab mit 6,6 Mio. DDD in 2022 zwar ein nur geringes Verordnungsvolumen besaßen, aber mit etwa 316 Mio. € Umsatz über 14 % der gesamten Indikationsgruppe beanspruchten (◐ Tab. 1.2, ▶ Kap. 31, Bronchospasmolytika und Antiasthmatika, ◐ Tab. 31.6). Diese Zahl wird real sogar weit höher liegen, da das ebenfalls in dieser Indikation zugelassene Dupilumb in den bisherigen Ausgaben des Arzneiverordnungsreports entsprechend seiner Erstzulassung unter den entzündungshemmenden und juckreizstillenden Dermatika geführt wird (s. o.). Mit einer Verordnungszunahme um 40,5 % kostete es die Versichertengemeinschaft im Jahr 2022 über 400 Mio. € (◐ Tab. 35.10).

Nachdem die **Analgetika** im Jahr 2020 COVID-19-Pandemie bedingt einen dramatischen Verordnungsrückgang um 21,4 % erfuhren, setzte sich die Zunahme ihres Nettoumsatzes wie schon 2021 (+1,2 %) im Jahr 2022 nur marginal (+1,9 %) fort (◐ Tab. 1.2). Auch im dritten Pandemiejahr war COVID-19 noch ein relevantes Thema in der Bevölkerung, sodass diese Verordnungszahlen durch seltenere fieberhafte Infekte aufgrund von Vorsichtsmaßnahmen gegenüber SARS-CoV-2 einerseits und mit weniger Arztbesuchen in Pandemiezeiten andererseits erklärbar sein könnten.

Wie im Vorjahr ist das DDD-Volumen der **Angiotensinhemmstoffe** 2022 mit 2,4 % geringer angestiegen als die Nettokosten (+3,8 %) (◐ Tab. 1.2). Hier scheint eine Sättigung des generischen Marktes erreicht zu sein. Diese Arzneimittelgruppe verzeichnet seit vielen Jahren die höchsten Verordnungszahlen überhaupt. Auch in 2022 entfällt auf diese Präparate mit knapp 11 Billionen DDD fast ein Viertel aller im GKV Bereich verordneten Tagesdosen. Sie gehören zu den erfolgreichsten Arzneimitteln in der Behandlung von Hypertonie sowie Herz- und Nierenkrankheiten. Zu den Angiotensinhemmstoffen gehören ACE-Inhibitoren, Angiotensin-AT$_1$-Rezeptor-Antagonisten und Renininhibitoren.

Psychopharmaka zeigen gegenüber dem Vorjahr kaum eine Steigerung der Nettokosten (+0,35 %) und der Verordnungen (+0,55 %) (◐ Tab. 1.2). Dies spiegelt wider, dass in den letzten Jahrzehnten keine wirklich innovativen Psychopharmaka hinzugekommen sind und für alle wesentlichen Wirkstoffe einschließlich der früher als atypisch bezeichneten Neuroleptika inzwischen Generika verfügbar sind (▶ Kap. 22, Psychopharmaka, ◐ Tab. 22.8).

Bei den **Ophthalmika** sind im Jahr 2022 die Nettokosten gegenüber 2021 mit 1,63 Mrd. € um 3,7 % gestiegen (◐ Tab. 1.2). In dieser traditionell preisgünstigen Indikationsgruppe mit vielen Generika konzentrieren sich die Kosten schon lange auf Arzneimittel zur Behandlung der altersbedingten neovaskulären Makuladegeneration (Aflibercept, Ranibizumab, Brolucizumab). Die Verordnungskosten dieser drei Präparate betrugen 2022 wie im Vorjahr über 1 Mrd. € und kamen damit auf fast zwei Drittel aller Ophthalmikakosten (▶ Kap. 29, ◐ Tab. 29.9).

Die **Virostatika** befinden sich 2022 weiterhin auf Rang 11 der nettostärksten Arzneimittelgruppen. Nach einem – vermutlich Pandemie-bedingten – Umsatzrückgang im Jahr 2020 war 2021 ein leichter Anstieg der Nettokosten und der Verordnungen zu verzeichnen. Im Jahr 2022 zeigte sich erneut eine Steigerung der verordneten Tagesdosen (+4,8 %), die Nettokosten dagegen stagnierten (−0,5 %), was auf einen Preisrückgang der DDD der entsprechenden Präparate schließen lässt (◐ Tab. 1.2).

Dasselbe ist für die **Antihämorrhagika** zu konstatieren, die auf Rang 12 die letzte Arzneimittelgruppe mit einem Nettokostenvolumen von über einer Milliarde Euro repräsentieren. Die Steigerung des DDD-Verordnungsvolumen (+4,8 %) im Jahr 2022 stand einem stagnierenden Nettoumsatz (−1,3 %) gegenüber, was geringere DDD-Kosten annehmen lässt (◘ Tab. 1.2).

Der bereits im Vorjahr beobachtete Rückgang von Verordnungen (nach DDD) bzw. Nettoumsatz der **Immunstimulanzien** verstärkte sich im Jahr 2022 mit −8,5 % bzw. −4,8 % in 2022 sogar noch (◘ Tab. 1.2). Zu dieser Gruppe gehören gemäß der ATC-Kodierung koloniestimulierende Faktoren (Filgrastim, Lenograstim), Interferone, Glatirameracetat und BCG-Impfstoff sowie weitere Immunstimulanzien (bakterielle, pflanzliche, homöopathische Präparate) ohne spezifische pharmakologische Eigenschaften.

Der größte Kostenanteil dieser Gruppe (ca. 408 Mio. €) entfällt trotz deutlicher (−8,1 %) Verordnungsabnahme mit fast 47 % auf Betainterferone. Weder Glatiramercetat noch Dimethylfumarat erreichten in 2022 die Liste der 30 umsatzstärksten Wirkstoffe (◘ Tab. 1.2). In der Behandlung der Multiplen Sklerose werden in zunehmendem Maße orale Präparate mit alternativen Wirkmechanismen bevorzugt (► Kap. 23, ◘ Tab. 23.1).

Erwähnenswert sind die **Lipidsenker**, weil sie mit 3,65 Mrd. DDD nach Angiotensinhemmstoffen und Ulkustherapeutika das drittgrößte Verordnungsvolumen insgesamt besitzen. Die Verordnungen haben im Jahr 2022 erneut deutlich (+7,4 %) zugenommen, ebenso wie die verordneten DDD (+9,1 %). Der im Vergleich dazu noch höhere Anstieg der Nettokosten (+13,7 %) dieser Arzneimittelgruppe (◘ Tab. 1.2) beruht auf der Zunahme von Verordnungen der preistreibenden neuen Lipidsenker Bempedoinsäure und PCSK9-Inhibitoren (◘ Tab. 11.4), deren therapeutischer Stellenwert bisher nicht geklärt ist. Zurecht wird diese Arzneimittelgruppe verordnungsmäßig dominiert von den Statinen, mit denen in zahlreichen Studien das Risiko für kardiovaskuläre und zerebrovaskuläre Ereignisse gesenkt werden konnte (► Kap. 11, ◘ Tab. 11.1).

1.3 Verordnung führender Arzneimittel

Die aktuelle Entwicklung der 30 nach Nettokosten führenden Präparate verdeutlicht weitere Schwerpunkte der Ausgabendynamik des Arzneimittelmarktes. Die Nettokosten dieser Präparate sind 2022 deutlich angestiegen (+9,6 %) und damit wiederum stärker als die Kosten des Gesamtmarkts (+5,2 %). Sie verursachten Mehrausgaben von 1,21 Mrd. € (◘ Tab. 1.3). Im Jahr 2022 ist über ein Viertel der gesamten Kosten des GKV-Arzneimittelmarkts durch die 30 führenden Arzneimittel verursacht worden (◘ Tab. 1.3).

Die Onkologika sind mit 11 Arzneimitteln *(Keytruda, Darzalex, Xtandi, Opdivo, Imbruvica, Jakavi, Zytiga, Revlimid, Erleada, Tecentriq, Ibrance)* und Nettokosten von 5,055 Mio. € die größte Gruppe der 30 führenden Arzneimittel.

Den größten Umsatzzuwachs unter diesen Onkologika hatte mit über 73 % Apalutamid *(Erleada)*, dass damit erstmals unter die 30 nach Nettokosten führenden Präparate gelangte (◘ Tab. 1.3). Mit 1,3 Mrd. € am umsatzstärksten blieb 2022 wie im Vorjahr der PD-1-Rezeptorantikörper Pembrolizumab *(Keytruda)*, obwohl sich seine Kostensteigerung gegenüber 2021 halbiert hat. Wesentliche Ursache für die häufige Anwendung von Pembrolizumab sind die über 20 zugelassenen Anwendungsgebiete (Fachinformation Keytruda 2022).

Einen deutlichen Nettokostenzuwachs um 32 % konnte auch der monoklonale Antikörper Daratumumab verzeichnen (Nettokosten: 685 Mio. €), der sowohl als Monotherapie als auch in Kombination mit Lenalidomid und Dexamethason oder Bortezomib und Dexamethason zur Behandlung des Multiplen Myeloms (► Kap. 5, ◘ Tab. 5.9) eingesetzt wird.

Ebenfalls mit weiteren Zuwächsen vor allem von Apixaban *(Eliquis)* und deutlich weniger Rivaroxaban (*Xarelto*) aus der Gruppe der neuen direkten oralen Antikoagulantien stehen diese beiden Präparate wie im Vorjahr an Positionen 2 und 3 der 30 nettoumsatzstärksten Arzneimittel. Zusammen mit dem auf Position 11 stehenden Edoxaban (*Lixiana*) kommen sie 2022 auf Nettokosten von 2.576 Mio. € (Vorjahr 2,371 Mio. €).

Einen Wechsel auf der Liste der 30 umsatzstärksten Arzneimittel war in der über viele Jahre nach Nettokosten sehr teuren Gruppe der TNFα-Inhibitoren zu verzeichnen. Weder das Originalpräparat *Humira* mit dem monoklonalen Antikörper Adalimumab noch dessen Biosimilars finden sich 2022 auf dieser Liste. Dafür ist diese Arzneistoffgruppe erstmals mit einem Biosimilar von Infliximab (*Remsima*) vertreten. Dies könnte für ein zunehmendes Kostenbewusstsein der verordnenden Ärzte in Deutschland sprechen. Während die Preisunterschiede zwischen Original- und Biosimilar-Produkten marginal erscheinen, sind die Präparate mit Adalimumab fast 60 % teurer als die mit Infliximab (siehe auch Arzneiverordnungs-Report 2022, Kap. 19).

Während es 2021 mit *Novaminsulfon Lichtenstein* – aufgrund sehr hoher Verordnungszahlen – gerade noch ein chemisch definiertes Generikum auf die Liste der 30 kostenintensivsten Präparate geschafft hatte, ist dies 2022 nicht mehr der Fall. Dies unterstreicht einmal mehr die Rolle des Patentmarktes, v. a. mit Biologika als Kostentreiber bei den GKV-Arzneimittelausgaben. Nach Verordnungen sind bis auf zwei Ausnahmen an den Positionen 16 (Apixaban, *Eliquis*) und 30 (Rivaroxaban, *Xarelto*) die 30 verordnungsstärksten Präparate durchgehend Generika (◘ Tab. 1.4). Die

◘ Tab. 1.4 Führende 30 Arzneimittel 2022 nach Verordnungen. Angegeben sind die Verordnungen und Nettokosten im Jahr 2022 mit der prozentualen Änderung im Vergleich zu 2021

Rang	Präparat	Wirkstoff	Verordnungen in Mio.	Änderung %	Nettokosten in Mio. €	Änderung %
1	Ibuflam/-Lysin	Ibuprofen	16,94	−2,02	193,38	−2,78
2	Novaminsulfon Lichtenstein	Metamizol-Natrium	13,25	−46,19	167,92	−45,19
3	RamiLich	Ramipril	12,50	1,26	159,03	3,68
4	Metamizol Zentiva	Metamizol-Natrium	11,42		144,72	
5	Torasemid AL	Torasemid	10,14	−1,26	146,06	0,41
6	L-Thyroxin Henning	Levothyroxin-Natrium	9,07	0,70	120,74	2,51
7	Biso Lich	Bisoprolol	8,07	41,81	97,19	42,96
8	Amlodipin Dexcel	Amlodipin	7,17	−4,76	77,38	−2,67
9	MetoHEXAL/MetoHEXAL succ	Metoprolol	6,85	1,10	99,92	2,60
10	Metformin Lich	Metformin	6,72	−0,08	96,15	6,87
11	L-Thyrox HEXAL	Levothyroxin-Natrium	6,55	1,16	85,70	2,97
12	Ramipril-1 A Pharma	Ramipril	6,05	−3,47	72,47	−1,53
13	Panto/Pantoprazol Aristo	Pantoprazol	5,89	−22,29	94,05	−21,55

◘ **Tab. 1.4** (Fortsetzung)

Rang	Präparat	Wirkstoff	Verord-nungen in Mio.	Ände-rung %	Netto-kosten in Mio. €	Ände-rung %
14	Ibu-1 A Pharma	Ibuprofen	5,80	76,34	70,06	82,63
15	Atorvastatin Axiromed	Atorvastatin	5,52	4,60	89,13	5,05
16	Eliquis	Apixaban	5,50	10,35	1.257,07	12,37
17	Tilidin AL comp	Tilidin und Naloxon	5,47	1,05	202,77	1,38
18	Lercanidipin Omniapharm	Lercanidipin	5,33	8,46	67,46	10,44
19	BisoHEXAL	Bisoprolol	4,40	4,19	52,42	6,36
20	Pantoprazol-PUREN protect	Pantoprazol	4,18	84,01	68,92	83,25
21	Bisoprolol-1 A Pharma	Bisoprolol	4,07	−3,04	48,02	−0,76
22	Allopurinol Indoco	Allopurinol	4,03	98,52	49,83	102,67
23	Novaminsulfon-1 A Pharma	Metamizol-Natrium	3,66	241,32	46,59	246,04
24	Simva Aristo	Simvastatin	3,62	−6,94	60,53	−5,10
25	Candaxiro	Candesartan	3,50	29,16	67,92	30,15
26	Sultanol	Salbutamol	3,42	1.679,57	56,90	1.575,60
27	Foster	Formoterol und Beclometason	3,34	13,21	299,90	10,84
28	Euthyrox	Levothyroxin-Natrium	3,20	−0,92	43,00	0,80
29	Candecor	Candesartan	3,19	−17,18	73,07	−16,26
30	Xarelto	Rivaroxaban	3,11	2,78	861,61	3,83
Summe Rang 1–30			**191,96**	**7,78**	**4.969,91**	**9,00**

Liste wird angeführt von einem Ibuprofenpräparat (*Ibuflam/-Lysin*), direkt gefolgt von dem erwähnten Produkt *Novaminsulfon Lichtenstein*, dessen Wirkstoff aber mit zwei weiteren Präparaten (*Metamizol Zentiva, Novaminsulfon-1A-Pharma*) vertreten ist, was zu 28 Mio. Verordnungen von über 280 Mio. DDD resultiert (◘ Tab. 17.5 und 40.5). Die große Mehrheit dieser Liste sind mit über 190 Mio. Verordnungen generisch verfügbare Arzneimittel zur Behandlung von Herz-Kreislauf-Erkrankungen, Schmerzen und Stoffwechselstörungen. Onkologika sind nicht vertreten.

1.4 Patentgeschützte Arzneimittel

Patentgeschützte Arzneimittel sind seit vielen Jahre Hauptursache der steigenden GKV-Medikamentenausgaben. Ihre Gesamtumsätze sind von 9 Mrd. € im Jahre 2001 auf 28,97 Mrd. € im Jahre 2022 gestiegen; sie erreichen somit inzwischen einen Umsatzanteil am Gesamtmarkt von 51,7 % (◘ Tab. 1.1, ◘ Abb. 1.3).

Auch das DDD-Volumen von Generika (+2,35 %) und Biosimilars (+15,5 %) nahm zu (◘ Tab. 1.1). Beide Entwicklungen sollten eigentlich einen kostensenkenden Effekt haben. Die dadurch erreichte Kostenreduktion ist aber offensichtlich zu gering, um die Kostensteigerung durch die patentgeschützten Biologika (Umsatz: 14,12 Mrd. €; Anstieg gegenüber 2021: 11,3 %) zu kompensieren. Im Jahr 2022 sind neben dem Umsatz erneut Nettokosten und Tagesdosen leicht gestiegen, nicht jedoch die Tagestherapiekosten (18,21 € in 2022 gegenüber 19,06 € in 2021) (◘ Tab. 1.1).

1.4.1 Kosten neuer Patentarzneimittel

Die hohen Preise neuer Arzneimittel sind kein deutsches Phänomen, sondern werden in vielen Ländern als Belastung für die Patienten und die Gesundheitssysteme angesehen (Schumock und Vermeulen 2017; Ward et al. 2019; Khullar et al. 2020). Auch in den USA waren Ausgaben für neue Produkte der wesentliche kostentreibende Faktor für die gestiegenen Arzneimittelausgaben im Jahre 2019 (Tichy et al. 2020). Insbesondere kritisiert werden die immens gestiegenen Kosten neuer Onkologika, weil sie nicht nur sehr teuer sind, sondern ihr (Zusatz)-Nutzen vielfach unsicher ist, da vor der häufig beschleunigten Zulassung lediglich eine Beeinflussung von Surrogatendpunkten (z. B. Ansprechrate der Tumorerkrankung, progressionsfreies Überleben) gezeigt werden konnte (Bach 2019; Vokinger et al. 2020; Gyawali et al. 2021; Ludwig und Vokinger 2021; Jenei 2022; Akhade et al. 2022; Vokinger 2023). Aktuelle Untersuchungen aus den USA belegen zudem, dass die von der FDA beschleunigt zugelassenen Onkologika trotz negativer Ergebnisse in Studien nach der Zulassung häufig über mehrere Jahre ihre formale Zulassung behalten und auch in Leitlinien trotz der nicht erbrachten Nutzenbelege oft weiterhin empfohlen werden (Gyawali et al. 2021). International werden deshalb auch zunehmend Lösungsansätze diskutiert, die erschwingliche und am Nutzen der Onkologika orientierte Preisfestsetzungen ermöglichen, auch um die Finanzierbarkeit der Gesundheitssysteme nicht zu gefährden (Godman et al. 2021a, b; Vogler 2021a). Die Onkologika waren mit 18 Arzneimitteln auch in Deutschland die größte Gruppe der insgesamt 46 Arzneimittel mit neuen Arzneistoffen im Jahr 2022, hatten aber bei 11 von den 17 bewerteten Arzneistoffen nur einen nicht belegten oder nicht quantifizierbaren Zusatznutzen (siehe ▶ Kap. 2, ◘ Tab. 2.1). Die Jahrestherapiekosten neu eingeführter Arzneimittel sind ein wichtiges Signal für die zukünftige Kostenentwicklung. Wie sich die hohen Jahrestherapiekosten je Patienten auf das reale jährliche Gesamtvolumen der Arzneimittelausgaben auswirken, hängt aber entscheidend von der Anzahl der Patienten ab, die tatsächlich mit einem neuen Arzneimittel behandelt werden.

1.4.2 Internationale Preisvergleiche

Seit vielen Jahren ist bekannt, dass die Arzneimittelpreise für Patentarzneimittel in Deutschland höher liegen als in anderen Ländern (Simoens 2007; Garattini et al. 2008; Jönsson et al. 2008; Europäisches Parlament 2011; Kanavos et al. 2011; Vogler et al. 2014, 2017). Hauptgrund für die großen Preisunterschiede ist die Tatsache, dass Deutschland bis 2010 keinerlei Preiskontrollen bei der Markteinführung patentgeschützter Arzneimittel durchführte. Die Hersteller konnten deren Arzneimittelpreis generell frei festlegen. Das hat sich mit Inkrafttreten des AMNOG zu Beginn des Jahres 2011 geändert. Für Arzneimittel mit neuen Wirkstoffen, die keiner Festbetragsgruppe zugeordnet wurden, vereinbart der GKV-Spitzenverband mit pharmazeutischen Unternehmen innerhalb eines Jahres nach der Markteinführung Erstattungsbeträge gemäß AMNOG (§ 130b Absatz 1 SGB V). Der freie Marktzugang bleibt jedoch erhalten, da neue Arzneimittel im ersten Jahr weiterhin zum geforderten Preis vermarktet werden können. Bei der Festlegung von Erstattungsbeträgen soll auch die Höhe des tatsächlichen Abgabepreises in anderen europäischen Ländern berücksichtigt werden (§ 130b, Absatz 9,

SGB V). Im Sinne einer fairen Preisverhandlung ist es allerdings nicht zielführend, wenn seitens der pharmazeutischen Unternehmer lediglich Listenpreise ohne die auf nationaler Ebene verhandelten, oft hohen Preisabschläge angegeben werden.

Internationale Preisvergleiche unterliegen methodischen Problemen. Solche Untersuchungen werden mit unterschiedlicher Zielsetzung durchgeführt (Wagner und McCarthy 2004; Machado et al. 2011). Aussagekräftige Preisvergleiche erhielte man durch den Vergleich identischer Arzneimittelpackungen. Allerdings erreicht man damit nur ein begrenztes Segment des Arzneimittelmarktes, weil Angaben zu Packungsgrößen und Dosisstärken nicht in allen Ländern verfügbar sind (Wagner und McCarthy 2004). Aus diesem Grunde wurde im Arzneiverordnungs-Report die Methode des Preisvergleichs mit den jeweils umsatzstärksten Arzneimittelpackungen für Schweden, Großbritannien, Niederlande und Frankreich angewendet. Mit dieser Methode wurden erhebliche Einsparpotenziale für den deutschen Patent- und Generikamarkt berechnet. Auch der Vergleich mit Bruttoinlandsprodukt-adjustierten Herstellerabgabepreisen aus 8 europäischen Ländern ergab im deutschen Markt für Patentarzneimittel nach Berücksichtigung des gesetzlichen Herstellerabschlags und der Einsparungen durch Erstattungsbeträge für AMNOG-Arzneimittel ein theoretisches Einsparpotenzial, das für die Jahre 2015 und 2016 1,44 Mrd. € bzw. 1,50 Mrd. € und damit 13 % des Herstellerumsatzes betrug (Arzneiverordnungs-Report 2016 und 2017, Kap. 7, Europäischer Preisvergleich für patentgeschützte Arzneimittel).

Der im Rahmen des AMNOG Verfahrens zwischen GKV-Spitzenverband und pharmazeutischem Unternehmer vereinbarte Erstattungsbetrag für neue Arzneimittel gilt erst ein Jahr nach der Markteinführung und nicht rückwirkend. Diese im ersten Jahr zu viel gezahlten Arzneimittelkosten müssen nicht an die GKV zurückerstattet werden. Angesichts der erbittert geführten öffentlichen Diskussion ist unter Berücksichtigung verfassungsrechtlicher Bedenken allenfalls eine Gültigkeit der Erstattungsbeträge ab dem Beschluss des G-BA zur frühen Nutzenbewertung zu erwarten (Deutsches Ärzteblatt 2016).

Die mangelhafte Transparenz von Arzneimittelpreisen wird seit vielen Jahren kritisiert (z. B. Vogler und Paterson 2017; Vogler 2021b). Kürzlich hat die WHO eine von 20 Mitgliedsstaaten (darunter die EU-Staaten Griechenland, Italien, Luxemburg, Malta, Portugal, Slowenien, Spanien) eingebrachte Resolution zur Verbesserung der Markttransparenz für Arzneimittel, Impfstoffe und andere Gesundheitsprodukte verabschiedet. In der Resolution werden die Mitgliedstaaten aufgefordert, durch wirksame gesetzliche Maßnahmen für mehr Transparenz von Forschungskosten und Preisen für Arzneimittel und Impfstoffe zu sorgen, um den Zugang zu Gesundheitsprodukten weltweit zu verbessern (World Health Organization 2019). Deutschland, Ungarn und das Vereinigte Königreich distanzierten sich förmlich von der angenommenen Resolution, da die Debatte nicht alle möglichen Auswirkungen vollständig berücksichtigt habe. Nach Darstellung des Bundesministeriums für Gesundheit sind die Arzneimittelpreise in Deutschland transparent. Die zwischen pharmazeutischen Unternehmern und Krankenkassen ausgehandelten Arzneimittelrabatte werden dabei als Geschäftsgeheimnisse anerkannt. Diese Position hat für heftigen Streit im deutschen Gesundheitssystem geführt, insbesondere angesichts der zuletzt dramatisch zunehmenden Lieferengpässe.

1.4.3 Patentablauf von Arzneimitteln

Theoretisch entstehen mit dem Ablauf von Arzneimittelpatenten und dem anschließenden Einsatz von Generika und insbesondere Biosimilars hohe Einsparpotenziale bei den Arzneimittelausgaben. Die Realität sieht anders aus. Aufgrund der geringen Preisunterschiede zwischen Originalpräparaten und ihren Biosimilars von Biologika tritt die Kostenreduktion im Biosimilarmarkt deutlich langsamer ein als im Generikamarkt. Der zweite Grund der nur langsamen Kostenreduktion ist die nur verzögerte Markteinführung von Biosimilars und Generika nach ihrem Patentablauf.

Im Jahr 2020 wurden 18 Wirkstoffe in Deutschland patentfrei (Pieloth et al. 2020). Nach den Angaben von INSIGHT Health (Patentdatenbank SHARK) befanden sich darunter fünf umsatzstarke Wirkstoffe, auf die allein 85 % des patentfrei werdenden Umsatzvolumens von 1,13 Mrd. € nach Herstellerabgabepreisen entfallen. Dazu gehören vier Biologika aus der Gruppe der monoklonalen Antikörper (Bevacizumab, Eculizumab, Tocilizumab, Natalizumab) (siehe auch Arzneiverordnungs-Report 2020, Kap. 3) und ein chemisch definiertes Nicht-Biologikum (Tapentadol). Nach den GKV-Verordnungsdaten entfielen auf diese fünf Wirkstoffe im Jahr 2019 Nettokosten von insgesamt 1,216 Mrd. €, die aus den DDD-Werten der jeweiligen DDD-Tabellen berechnet wurden (AVR 2020, Tab. 1.6). Im Jahr 2022 sind vier **Bevacizumab**-Biosimilars (*Zirabev, Mvasi, Aybintio, Oyavas*) gelistet unter den 3.000 am häufigsten verordneten Arzneimittel. Sie vereinen auch die meisten Verordnungen dieses Wirkstoffs auf sich. Das ca. 35 % teurere Originalpräparat *Avastin* erreichte 2022 nur noch 6 % des Bevacizumab-Verordnungsvolumens nach DDD (◘ Tab. 5.9). Bei leicht gestiegenem Verordnungsvolumen gegenüber dem Vorjahr resultierte dies insgesamt in einer Verringerung der Nettokosten für Bevacizumab von lediglich etwa 14 %.

Eculizumab (*Soliris*) wurde 2007 als monoklonaler Antikörper gegen das Komplementprotein C5 zur Behandlung von Patienten mit paroxysmaler nächtlicher Hämoglobinurie und mit atypischem hämolytisch-urämischem Syndrom zugelassen (siehe ▶ Kap. 21). Biosimilars von Eculizumab sind schon länger in der klinischen Entwicklung. **Tocilizumab** (*RoActemra*) ist ein Interleukin-6-Rezeptorantikörper, der 2009 zunächst als Zweitlinientherapie zur Behandlung der mäßig schwer bis schwer verlaufenden rheumatoiden Arthritis zugelassen wurde und wesentlich weniger als die TNFα-Inhibitoren verordnet wird (siehe ▶ Kap. 19, ▶ Abschn. 19.2). Auch Tocilizumab-Biosimilars sind in klinischer Entwicklung. Für keinen der beiden monoklonalen Antikörper wurde bisher ein Biosimilar Präparat in den Markt eingeführt.

Das 2010 zugelassene **Tapentadol** ist ein „Me too" Wirkstoff von Tramadol, unterliegt jedoch im Gegensatz zu diesem den Regularien der Betäubungsmittel-Verschreibungsverordnung (BtMVV) (siehe ▶ Kap. 17, ▶ Abschn. 17.2.7). Der Arzneistoff hat im Vergleich zu anderen stark wirkenden Opioidanalgetika die höchsten DDD-Kosten, vor allem weil die anderen Arzneistoffe dieser Klasse bereits lange als Generika verfügbar sind. Zwar sind mit *Tapentadol Grünenthal* und *Tapentadol Libra-Pharm* zwei Präparate auf dem Markt, die nicht den Handelsnamen des Originalpräparates *Palexia* tragen und damit den Anschein von generischen Produkten erwecken. Eines davon, *Tapentadol Libra-Pharm*, wird auch 2021 auf der Liste der 3.000 am häufigsten verordneten Arzneimittel in Deutschland geführt (◘ Tab. 17.1). Es hat aber den fast identischen Tagestherapiepreis wie *Palexia*, was daran liegt, dass die beiden Anbieter zum Firmengeflecht des Originalherstellers gehören. Vielleicht hält der mit rund 80 % bereits jetzt hohe Rabatt (Pieloth et al. 2020) die einschlägigen Generikahersteller davon ab, entsprechende Konkurrenzpräparate zu entwickeln. Es ist zudem ein Beispiel dafür, dass Hersteller von Originalarzneimitteln immer häufiger selbst frühzeitig in den Generikamarkt einsteigen.

1.5 Generika

Der Verordnungsanteil der Generika ohne patentfreie generikafähige Erstanbieterpräparate am Gesamtmarkt ist seit 2001 von 50,2 % kontinuierlich angestiegen und liegt aktuell bei 77,3 % (◘ Abb. 1.4). Ein wesentliches Hemmnis für eine zügige Bildung von Festbetragsgruppen ist die relativ lange Dauer des Verfahrens und die gesetzliche Vorgabe, dass

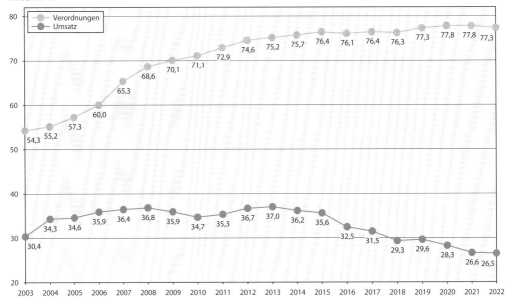

Abb. 1.4 Anteil der Generika am Gesamtmarkt 2003 bis 2022 (ab 2016 einschließlich der (v. a. onkologischen) Zubereitungen)

mindestens ein Fünftel aller Verordnungen und mindestens ein Fünftel aller Packungen zum Festbetrag verfügbar sein müssen (§ 35 Absatz 5 SGB V). So hatten von den 33 Wirkstoffen, die 2017 patentfrei wurden, 13 Wirkstoffe 2018 immer noch einen Verordnungsanteil von weniger als 20 % (Arzneiverordnungs-Report 2019, Kap. 6, Tab. 6.4) und konnten daher nicht unter Festbetrag genommen werden.

Die größte prozentuale Zunahme der Generikaverordnungen gab es im Rahmen des Arzneimittelversorgungs-Wirtschaftlichkeitsgesetzes (AVWG) im Jahr 2007 (Abb. 1.4).

Im Jahre 2004 ist der Anteil der Generika am Gesamtmarktumsatz als Folge der geänderten Arzneimittelpreisverordnung kräftig angestiegen. Nach einem Maximum des Umsatzanteils von 37,0 % im Jahr 2013 war der Anteil der Generika am Gesamtmarktumsatz in den letzten acht Jahren allerdings konstant rückläufig und betrug 2022 nur noch 26,5 % (Abb. 1.4).

Die Verordnung von Generika trägt somit grundsätzlich zur Dämpfung der Arzneimittelausgaben bei. Diese prinzipiell positive Entwicklung wurde allerdings in den letzten Jahren wiederholt durch unterschiedliche Strategien der pharmazeutischen Unternehmen konterkariert, um die negativen Auswirkungen der Beendigung des Patentschutzes für ihre Medikamente zu umgehen (Der Arzneimittelbrief 2013; Vernaz et al. 2013; Jones et al. 2016). Hierzu zählen insbesondere: (a) die Verlängerung des Patentschutzes durch Beantragung neuer Anwendungsgebiete, z. B. für pädiatrische Patienten; (b) „Evergreening"-Strategien wie die Beantragung neuer Patente für Medikamente mit nur geringfügig veränderten chemischen Eigenschaften (z. B. Esomeprazol als aktivem Enantiomer von Omeprazol oder Metabolite; sog. Analog- oder „Me-too"-Präparate) bzw. für eine andere (z. B. retardierte) Arzneiform des Originalpräparates; (c) die Verhinderung des Markteintrittes preisgünstiger Generika, bspw. durch illegale Zahlungen an Hersteller von Generika („Pay for Delay"). Wiederholt wurden deshalb auch wegen Verstößen gegen das Kartellrecht von der Europäischen Kommission Geldbußen gegen den Pharmazeutischen Unternehmen des Originalpräparates und Hersteller der Generika verhängt (z. B. Europäische Kommission 2014).

Besonders nachdrücklich kann am Beispiel von fünf preiswerten Zytostatika mit seit langem abgelaufenen Patentschutz (u. a. Melphalan und Busulfan) verdeutlicht werden, welche gravierenden Folgen aus dem unseriösen Verhalten eines pharmazeutischen Unternehmers (Aspen Holdings) für die Versorgung von onkologischen Patienten resultieren (Anonym 2017; Hawkes 2017). Aspen Holdings stoppte 2014 die Auslieferung dieser dringend benötigten Onkologika (z. B. Melphalan für die Konditionierung vor autologer Blutstammzelltransplantation), um durch diese künstliche Verknappung Preissteigerungen bis auf das 40-fache zu realisieren. Ähnliche Strategien mit dem Ziel, weiterhin maximalen Profit nach Ablauf des Patentschutzes für einen Wirkstoff zu erzielen, verfolgten bspw. Anbieter von einem Arzneimittel zur Behandlung der Toxoplasmose (Pyrimethamin) bzw. der Epilepsie (Phenytoin) (Alpern et al. 2014). Verschiedene Faktoren können deutliche Preisanstiege von Generika auslösen (Dave et al. 2017a; Dyer 2019). Hierzu zählen neben künstlicher Verknappung vor allem Störungen in der Herstellung bzw. Lieferung von Arzneimitteln und vor allem Konsolidierung durch Fusionen von pharmazeutischen Unternehmern im Markt der Generikahersteller, da der Preis von Generika abhängt von der Zahl der konkurrierenden pharmazeutischen Hersteller (Dave et al. 2017b).

Aber auch als Geschäftsgeheimnis unveröffentlichte Rabattverträge zwischen Warenanbietern und Kostenträgern können dazu dienen, den offenen marktwirtschaftlichen Wettbewerb von Produkten zu beeinträchtigen, weil sie den nachvollziehbaren transparenten Preiswettbewerb der Anbieter durch intransparente und somit nicht kontrollierbare Rabattabsprachen ersetzen können, sodass der offizielle Preis der Ware nicht mehr handlungsentscheidend ist.

Um den zuvor genannten Strategien wirksam zu begegnen, wurden inzwischen verschiedene Maßnahmen vorgeschlagen. Hierzu zählen neben der konsequenten Verfolgung strafbarer (meist geheimer) Absprachen unter Generikaherstellern – vor allem um fairen Wettbewerb zu verhindern und Marktanteile zu vereinbaren – die staatliche Unterstützung inländischer Produktion dringend benötigter Wirkstoffe und insbesondere die Förderung des Wettbewerbs im Markt der Generika (Dave et al. 2017a; Hill et al. 2017)

Inzwischen liegen auch aus England von Pharmakologen und Ökonomen Berechnungen vor für hochpreisige onkologische Originalpräparate (Bortezomib, Dasatinib und Everolimus; siehe ▶ Kap. 5 Onkologika, ◘ Tab. 5.7 und 5.8), die belegen, dass auch neue teure Onkologika mittels generischer Herstellung zu erschwinglichen Preisen für Patienten produziert und dann weltweit verfügbar sein könnten.

Seit 2003 haben die Krankenkassen die Möglichkeit, mit Arzneimittelherstellern Rabattverträge abzuschließen, die 2007 mit der Verpflichtung der Apotheker zur Abgabe vor allem der rabattierten Arzneimittel noch effektiver wurden. Bereits 2012 überschritten die Rabatterlöse der Krankenkassen die Grenze von 2 Mrd. € und lagen damit weitaus höher als die seit Jahren stagnierenden Einsparungen durch Generika. Im Jahr 2022 belief sich das Volumen der Rabatterlöse auf rund 5,5 Mrd. € (Vorjahr 5,11 Mrd. €) (Bundesministerium für Gesundheit 2022).

1.6 Biosimilars

Der Markt der Biosimilars ist seit 2010 sprunghaft gewachsen, erkennbar an einer mehr als 30-fachen Zunahme der Nettokosten von 75 Mio. € (siehe Arzneiverordnungs-Report 2020, Kap. 3, Biosimilars, Abb. 3.1) auf 2,51 Mrd. € im Jahre 2022 (◘ Tab. 1.1). Damit ist der Gesamtumsatz der Biosimilars mit 2,59 Mrd. € auch in 2022 deutlich höher als der Umsatz der biosimilarfähigen Erstanbieterpräparate (◘ Tab. 1.1). Das DDD-Volumen der Biosimilars hat ebenfalls zugenommen und beträgt mit 174 Mio. DDD jetzt etwas weniger als ein Drittel der biosimilarfähigen Erstanbieterpräparate (◘ Tab. 1.1).

Biosimilars gelten heute als ein vielversprechender Ansatz, um den nachhaltigen Zugang zu biologischen Arzneimitteln zu ermöglichen. Im ▶ Kap. 4 (Überblick über Maßnahmen zur Förderung des Einsatzes von Biosimilars in europäischen Ländern) werden detailliert unterschiedliche Marktsteuerungsmechanismen in europäischen Ländern hinsichtlich der Verordnung von Biosimilars dargestellt und sowohl angebotsseitige Maßnahmen (z. B. „Preis-Links", Ausschreibungen, Festbetragssystem) als auch nachfrageseitige Maßnahmen (z. B. Verordnungsvorgaben für Ärzte; Substitution bei Biologika, d. h. Abgabe eines Biosimilars anstelle des Referenzarzneimittels) ausführlich besprochen. Darüber hinaus wird anhand eines europäischen Preisvergleichs von Biosimilars zu 10 in den deutschen Markt eingeführten Arzneistoffen auf die weiterhin relativ hohen Preise der Biosimilars in Deutschland sowie auf die geringen Preisabstände zwischen dem Referenz-Arzneimittel und den Biosimilars hingewiesen (siehe auch Arzneiverordnungs-Report 2020, Kap. 5).

1.7 Orphan-Arzneimittel

Orphan-Arzneimittel werden zur Behandlung seltener Krankheiten eingesetzt. Nach europäischer Definition ist eine seltene Krankheit ein lebensbedrohendes oder chronisch verlaufendes Leiden, von dem nicht mehr als fünf von 10.000 Menschen betroffen sind (Europäisches Parlament 2000). Nach dieser Definition gilt eine Krankheit in Deutschland als selten, wenn weniger als 40.000 Patienten daran erkrankt sind. In der EU leben etwa 30 Mio. Menschen, die von mehr als 6.000 unterschiedlichen seltenen Krankheiten betroffen sind (Kranz et al. 2023). Lange Zeit wurde die Entwicklung von Arzneimitteln zur Behandlung seltener Krankheiten von der pharmazeutischen Industrie wegen hoher Kosten und geringer Umsatzerwartungen vernachlässigt (Schieppati et al. 2008). Das hat sich in den USA 1983 mit dem ersten Orphan-Arzneimittelgesetz und in Europa im Jahre 2000 mit der Verordnung des Europäischen Parlaments und des Europäischen Rates über Arzneimittel für seltene Leiden grundlegend geändert (Orphan Drug Act 1983; Europäisches Parlament 2000). Regulatorische und ökonomische Anreize sowie erleichterte Zulassung ohne überzeugenden Nachweis der Wirksamkeit und Marktexklusivität für 10 Jahre haben bewirkt, dass derzeit (Stand: September 2023) in der EU 145 Arzneimittel mit aktivem „Orphan Drug Status" zugelassen sind und 80 Arzneimittel den Orphan Drug Status nicht mehr besitzen, da er nach 10 Jahren abgelaufen ist (Kranz et al. 2023; Evaluate: Orphan Drug Report 2022; Evaluate: Orphan Drugs 2023–2028; VFA 2023). Mehr als ein Fünftel dieser Orphan-Arzneimittel werden bei Krankheiten eingesetzt, an denen in der EU sogar weniger als einer von 5.000 Bürgern leiden (Zitat).

Angesichts sowohl der ökonomischen Anreize und Erleichterungen im Rahmen der Zulassung als auch der hohen Preise für Orphan-Arzneimittel haben pharmazeutische Unternehmer bereits seit einigen Jahren Arzneimittel zur Behandlung seltener Krankheiten als lukratives Geschäftsfeld entdeckt, das durch hohe Wachstumsraten und ständig steigende Umsätze geprägt wird (Viciano und Catanzaro 2021; Evaluate: Orphan Drug Report 2022; Evaluate: Orphan Drugs 2023–2028; siehe auch Arzneiverordnungs-Report 2019, Kap. 5 bzw. Arzneiverordnungs-Report 2020, Kap. 1).

Gleichzeitig haben pharmazeutische Unternehmer diese Anreize genutzt, um für ältere Arzneimittel ohne Patentschutz neue Anwendungsgebiete zu generieren oder Marktmonopole mit Marktexklusivität weit über 10 Jahre hinaus zu erreichen, insbesondere auf dem Gebiet der Onkologika. Beispiele hierfür sind Lenalidomid (Celgene) oder Imatinib (Novartis). Diese Strategie – Nichebuster anstelle von Blockbuster – wurde kürzlich ausführlich analysiert und zu Recht kritisiert (Marselis und Hordijk 2020).

Auch in Deutschland haben Orphan-Arzneimittel im AMNOG besondere Beachtung gefunden. Das Gesetz hat festgelegt, dass der medizinische Zusatznutzen von Orphan-Arzneimitteln bereits durch die europäische Zulassung als belegt gilt (§ 35a Absatz 1 SGB V). Die Arzneimittelkommission der deutschen Ärzteschaft und das Institut für Qualität und Wirtschaftlichkeit im Gesundheitswesen haben sich gegen diese Ausnahmeregelung ausgesprochen, die erst in der Schlussphase des Gesetzgebungsverfahrens eingebracht wurde (Windeler et al. 2010). Diese Kritik hat dazu beigetragen, dass schließlich eine Umsatzobergrenze für die Freistellung von der nationalen Nutzenbewertung in das Gesetz aufgenommen wurde. Übersteigt der Umsatz eines Orphan-Arzneimittels in den letzten 12 Kalendermonaten den Betrag von 50 Mio. €, muss der Zusatznutzen auch für Orphan-Arzneimittel nachgewiesen werden. Die Zweifel an der Eignung der europäischen Zulassung als Basis für den Nutzennachweis von Orphan-Arzneimitteln haben sich in der praktischen Umsetzung voll und ganz bestätigt. So hat der G-BA bei 5 der 10 Orphan-Arzneimittel den Zusatznutzen nicht quantifizieren können und nur bei vier von 10 Orphan-Arzneimitteln des Jahres 2021 einen gesicherten Zusatznutzen (gering N = 2; beträchtlich N = 2) gesehen (▶ Kap. 2, ◘ Tab. 2.1). Für ein im Jahr 2022 zugelassenes Orphan-Arzneimittel lag das Ergebnis der frühen Nutzenbewertung noch nicht vor. Ein wichtiger Schritt in Richtung einer faireren Nutzenbewertung von Orphan-Arzneimitteln wurde bereits durch das Gesetz zu mehr Sicherheit in der Arzneimittelversorgung (GSAV) im § 35a Absatz 1 Satz 12 unternommen, da in die Berechnung der Schwellenwerte für den Umsatz eines Orphan-Arzneimittels künftig auch die stationären Kosten einzubeziehen sind.

Orphan-Arzneimittel hatten bereits 2010 vor dem Inkrafttreten des AMNOG einen Anteil von 30 % an den jährlichen Neueinführungen von Arzneimitteln in Deutschland (vgl. Arzneiverordnungs-Report 2011, Kap. 3, Abb. 3.1).

Unter den 46 Arzneimitteln mit neuen Arzneistoffen im Jahr 2022 befinden sich 10 Orphan-Arzneimittel (▶ Kap. 2, ◘ Tab. 2.1). Gegenüber dem Jahr 2021 (34 % der neuen Arzneimittel waren Arzneistoffe zur Behandlung seltener Krankheiten) hat sich die Zahl der Orphan-Arzneimittel im Jahr 2022 somit leicht reduziert. Orphan-Arzneimittel (ohne Arzneimittel nach Rückzug der Orphan-Designation durch den pharmazeutischen Unternehmer) haben naturgemäß nur kleine Verordnungsvolumina. Sie erreichten 2022 in Deutschland insgesamt nur 32,4 Mio. DDD (◘ Abb. 1.5). Das sind vergleichbar mit 2021 nur 0,07 % des gesamten Verordnungsvolumens von 47,6 Mrd. DDD (◘ Tab. 1.1). Trotz dieses geringen Verordnungsvolumens haben Orphan-Arzneimittel 2022 ein Umsatzvolumen von 7,13 Mrd. € erreicht. Seit 2010 ist der Umsatz aufgrund eines besonders dynamischen Wachstums fast siebenfach angestiegen (◘ Abb. 1.5), während die Verordnungen in diesem Markt in diesem Zeitraum nur etwas mehr als 3-fach zunahmen. Damit erreichte im Jahr 2022 die nach Verordnungen sehr kleine Gruppe der Orphan-Arzneimittel wie im Jahr 2021 etwa 12,7 % des Bruttoumsatzes des gesamten GKV-Arzneimittelmarktes von 56,0 Mrd. € (◘ Tab. 1.1). Errechnet man aus Umsatz und Verordnungen die durchschnittlichen DDD-Kosten, sind Orphan-Arzneimittel mit 220 € um den Faktor 37 teurer als patentgeschützte Nicht Biologika und etwa 17-mal teurer als die Biologika (◘ Tab. 1.1).

Mehrere Wissenschaftler und Organisationen haben Reformen zu Arzneimitteln für seltene Leiden gefordert und bereits Vorschläge unterbreitet, um einen weiteren Missbrauch bestehender Regularien zu vermeiden (Kranz et al. 2023). Inzwischen erfolgte auch durch die Europäische Kommission eine gemeinsame Evaluierung der Verordnung (EG) Nr. 1901/2006 über Kinderarzneimittel und der Verordnung (EG) Nr. 141/2000 über Arzneimittel für seltene Leiden (Europäische Kommission 2018). Als wichtigste Erkenntnisse wurden die stärkere Förderung hinsichtlich der Entwicklung und Verfügbarkeit von Arz-

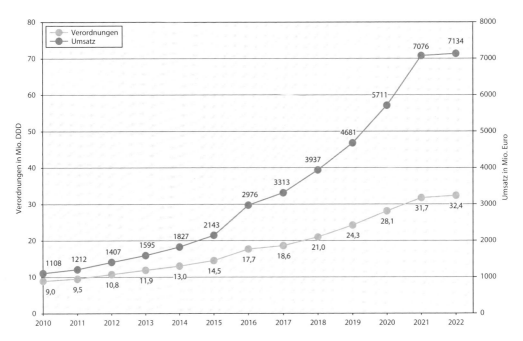

◘ Abb. 1.5 Verordnungen (DDD) und Umsatz von Orphan-Arzneimitteln von 2010 bis 2022 einschließlich aller Arzneimittel nach Ablauf der 10-jährigen Marktexklusivität, aber ohne Arzneimittel nach Rückzug der Orphan-Designation durch Hersteller. Seit 2016 sind neben Fertigarzneimitteln auch Zubereitungen enthalten

neimitteln für Patienten mit seltenen Leiden und Kindern genannt. Gleichzeitig wurde aber auch zu Recht kritisiert, dass es infolge ineffizienter Mechanismen und unerwünschter Auswirkungen nicht gelungen ist, die Entwicklung in jenen Bereichen zu fördern, in denen der Bedarf an Arzneimitteln am größten ist. Angeregt wurde deshalb ein Kompromiss zwischen der erforderlichen Innovationsförderung und der Verfügbarkeit von Arzneimitteln für Patienten mit seltenen Leiden und für Kinder (EC 11.08.2009). Inzwischen wurde am 26.04.2023 im Rahmen der Überarbeitung der „EU pharmaceutical legislation" auch ein Gesetzesentwurf vorgestellt, der sowohl die „Orphan Medicines Regulation 141/2000" als auch die „Paediatric Regulation 1901/2006" überarbeiten und aktualisieren soll (Europäische Kommission (2023).

Darüber hinaus wird derzeit von der EU-Kommission die „Orphan Drug Regulation" auf den Prüfstand gestellt und mehr als 20 Jahre nach ihrem Inkrafttreten eine Novellierung dieses Regelwerks geplant (Piachaud-Moustakis 2023).

1.8 Wirtschaftlichkeitsreserven von Arzneimitteln

Ein sehr wirkungsvolles Instrument zur Ausschöpfung von Wirtschaftlichkeitsreserven ist die Neubildung und Aktualisierung von Festbetragsgruppen für Arzneimittel (§ 35 SGB V). Seit 1989 hat sich das mit dem Gesundheitsreformgesetz (GRG) eingeführte Festbetragssystem mit Erstattungshöchstgrenzen für Arzneimittel als erfolgreiche Maßnahme zur Kostenstabilisierung etabliert. Der G-BA bestimmt die einzelnen Arzneimittelgruppen, für die Festbeträge festgesetzt werden können. Festbeträge stellen dabei eine indirekte Form der Preissteuerung dar, da sie nicht direkt in die Preisfestlegung eingreifen, sondern Erstattungshöchstgrenzen setzen. Referenzpreissysteme werden dabei allgemein als weniger restriktiv angesehen als direkte Preiskontrollen, weil mit diesem Instrument ein wirksamer Preiswettbewerb gefördert wird, ohne dass die therapeutisch notwendige Arzneimittelauswahl und die Versorgungsqualität eingeschränkt werden. Deutschland gehört im internationalen Vergleich zu den Pionieren bei der Etablierung von Referenzpreissystemen. Festbeträge tragen wesentlich zur Begrenzung der Ausgabensteigerung im deutschen Arzneimittelmarkt bei (Kanavos und Reinhardt 2003). Durch die Festbeträge erzielen die Krankenkassen jährliche Einsparungen von über 8 Mrd. € (GKV-Spitzenverband 2019).

Ebenfalls ein Erfolg war 2006 das Gesetz zur Verbesserung der Wirtschaftlichkeit in der Arzneimittelversorgung (AVWG), das Defizite bei der Steuerung der Arzneimittelausgaben beseitigte. Schon bald nach Inkrafttreten des Gesetzes gingen die Einsparpotenziale vor allem von Analogpräparaten zurück (vgl. Arzneiverordnungs-Report 2007, Kap. 1, Tab. 1.8). Hauptgründe waren die Anpassung von Festbeträgen, aber auch Verordnungslenkung von teuren Analogpräparaten hin zu preiswerten Generika.

Ein weiteres Instrument zur Senkung der Arzneimittelkosten haben die Krankenkassen durch die Möglichkeit erhalten, mit Herstellern kassenspezifische Arzneimittelrabattverträge abzuschließen (§ 130a Abs. 8 SGB V). Seit die Apotheken im April 2007 verpflichtet wurden, bei der Arzneimittelabgabe die den kassenspezifischen Rabattverträgen unterliegenden günstigeren Präparate vorrangig zu bedienen, ergab sich daraus eine erhebliche und stetig zunehmende Reduktion der Arzneimittelausgaben; sie erreichte im Jahr 2022 nahezu 5,6 Mrd. € und damit ca. 10 % des jährlichen Arzneimittelumsatzes in Deutschland insgesamt (Bundesministerium für Gesundheit 2023a; ◘ Tab. 1.1 und 1.5). Zu kritisieren ist allerdings die völlig fehlende Transparenz, da die rabattierten Arzneimittelpreise nicht zugänglich und somit rechtlich wie auch wissenschaftlich nicht überprüfbar sind. Wesentlich gravierender ist, dass dieses in sei-

◘ **Tab. 1.5** Einsparpotenziale von Generika mit jeweils preisgünstigen deutschen Präparaten und Rabatterlöse der Krankenkassen gemäß § 130a Abs. 8 SGB V von 2008 bis 2022. (Bundesministerium für Gesundheit 2023a)

Jahr	Rabatterlöse
2004	
2005	
2006	
2007	
2008	310
2009	846
2010	1.309
2011	1.721
2012	2.375
2013	2.972
2014	3.186
2015	3.655
2016	3.888
2017	4.033
2018	4.503
2019	4.965
2020	4.996
2021	5.113
2022	5.593

Generikaeinsparpotenziale sind beim GKV-Spitzenverband anzufragen

nem Einspareffekt hochwirksame Instrument mitverantwortlich sein könnte für die inzwischen omnipräsenten Lieferengpässe vor allem bei niedrigpreisigen Generika, aber auch bei Onkologika, und damit für die regelmäßigen Versorgungsnotstände in Deutschland. Im Oktober 2023 wurden in der Lieferengpass-Datenbank des Bundesinstituts für Arzneimittel und Medizinprodukte (BfArM) 500 solcher Präparate aufgeführt, mit steigender Tendenz (PharmNet Bund 2023). Aufgrund der beschriebenen Intransparenz ist der Zusammenhang mit den Rabattverträgen aber nicht schlüssig zu belegen. Angesichts der Tatsache, dass das Preisniveau patentgeschützter Arzneimittel in Deutschland zu den höchsten im europäischen Vergleich zählt (Vogler 2021b), stellt sich die Frage, ob bei der Ausschöpfung von Wirtschaftlichkeitsreserven durch Rabattverträge nicht am falschen Ende gespart wird.

Mit dem Inkrafttreten des AMNOG wurde erstmals eine verpflichtende Bewertung des Zusatznutzens neu zugelassener Arzneimittel in Deutschland eingeführt und eine jahrzehntelange Sonderstellung des deutschen Arzneimittelmarktes beendet. Die maßgebende Grundlage für die angestrebten Einsparungen waren internationale Preisvergleiche von patentgeschützten Arzneimitteln, mit denen eine Gesamtentlastung von rund 2 Mrd. € pro Jahr für die GKV geschätzt wurde (Deutscher Bundestag 2010). In den ersten vier Jahren lagen die erzielten Sparerfolge unter dieser Erwartung, weil nachträgliche gesetzliche Änderungen zu verschiedenen Abschwächungen des Nutzenbewertungsverfahrens geführt hatten. Dennoch stiegen die erreichten Einsparvolumina durch die auf den Ergebnissen der frühen Nutzenbewertung basierenden Preisverhandlungen stetig an. Im Jahr 2022 sollen – nach eigener Darstellung des Verbands Forschender Arzneimittelhersteller (VFA) – 6,6 Mrd. € Ausgaben für Arzneimittel durch die so genannten Erstattungsbeträge eingespart worden sein (VFA 2023). Die Summe aller AMNOG-Einsparungen in der Zeit von 2012 bis 2022 dürfte somit nahezu 25 Mrd. € erreichen.

Literatur

Akhade A, Sirohi B, Gyawali B (2022) Global consequences of the US FDA's accelerated approval of cancer drugs. Lancet Oncol. https://doi.org/10.1016/S1470-2045(21)00709-9

Alpern JD, Stauffer WM, Kesselheim AS (2014) High-cost generic drugs – implications for patients and policymakers. N Engl J Med 371:1859–1862

Arznei Telegramm (2017) Künstliche Verknappung ... skrupellose Preissteigerungen bei patentfreien Krebsmitteln u.a. Arzneimitteln. 48:41–42

Ärzteschaft der Arzneimittelkommission (2021) Leitfaden „Biosimilars", 2. Auflage. https://www.akdae.de/Arzneimitteltherapie/LF/PDF/Biosimilars.pdf

Bach PB (2019) Insights into the increasing costs of cancer drugs. Clin Adv Hematol Oncol 17:287–298

Bundesministerium für Gesundheit (2021) Gesetzliche Krankenversicherung – Endgültige Rechnungsergebnisse 2020. https://www.bundesgesundheitsministerium.de/fileadmin/Dateien/3_Downloads/Statistiken/GKV/Finanzergebnisse/KJ1_2020_Internet.pdf

Bundesministerium für Gesundheit (2022) Gesetzliche Krankenversicherung. Endgültige Rechnungsergebnisse 2021. https://www.bundesgesundheitsministerium.de/fileadmin/Dateien/3_Downloads/Statistiken/GKV/Finanzergebnisse/KJ1_2021_KA_bf.pdf

Bundesministerium für Gesundheit (2023a) Gesetzliche Krankenversicherung – Endgültige Rechnungsergebnisse 2022. https://www.bundesgesundheitsministerium.de/fileadmin/Dateien/3_Downloads/Statistiken/GKV/Finanzergebnisse/KJ1_2022_Internet.pdf

Bundesministerium für Gesundheit (2023b) https://www.bundesgesundheitsministerium.de/fileadmin/Dateien/3_Downloads/Statistiken/GKV/Kennzahlen_Daten/KF2023Bund_August_2023.pdf

Dave CV, Kesselheim AS, Fox ER, Qiu P, Hartzema A (2017a) High generic prices and market competition. A retrospective cohort study. Ann Intern Med 167:145–151

Dave CV, Hartzema A, Kesselheim AS (2017b) Prices of generic drugs associated with numbers of manufacturers. N Engl J Med 377:2597–2598

Declerck P, Danesi R, Petersel D, Jacobs I (2016) The language of biosimilars: clarification, definitions, and regulatory aspects. Drugs 77:671–677

Der Arzneimittelbrief (2013) „Evergreening"-Strategien pharmazeutischer Unternehmer kurz vor oder nach Ablauf der Patente umsatzstarker Wirkstoffe. AMB 47:64DB01

Deutscher Bundestag (2010) Gesetzentwurf der Fraktionen der CDU/CSU und FDP: Entwurf eines Gesetzes zur Neuordnung des Arzneimittelmarktes in der gesetzlichen Krankenversicherung (Arzneimittelmarktneuordnungsgesetz – AMNOG). Drucksache 17/2413, 17. Wahlperiode, 6. Juli 2010

Deutsches Ärzteblatt (2016) Pro-und-Contra Erstattungsbeträge rückwirkend ab dem ersten Tag. https://www.aerzteblatt.de/nachrichten/65866

Dyer O (2019) Dozens of US states sue 20 generic drug companies over „industry wide conspiracy" to drive up prices. BMJ 365:l2215. https://doi.org/10.1136/bmj.2215

Europäische Kommission (2014) Zehn Jahre Kartellrechtsdurchsetzung auf der Grundlage der Verordnung (EG) Nr. 1/2002 – Ergebnisse und Ausblick. https://eur-lex.europa.eu/legal-content/DE/TXT/PDF/?uri=CELEX:52014DC0453&from=FR

Europäische Kommission (2018) Evaluation of the legislation on medicines for children and rare diseases (medicines for special populations). https://ec.europa.eu/info/law/better-regulation/have-your-say/initiatives/1248-Evaluation-of-the-legislation-on-medicines-for-children-and-rare-diseases-medicines-for-special-populations-/public-consultation_de

Europäische Kommission (2023) Überarbeitung der allgemeinen EU-Arzneimittelvorschriften. https://ec.europa.eu/info/law/better-regulation/have-your-say/initiatives/12963-Uberarbeitung-der-allgemeinen-EU-Arzneimittelvorschriften_de

Europäisches Parlament (2000) Verordnung (EG) Nr. 141/2000 des Europäischen Parlaments und des Rates vom 16. Dezember 1999 über Arzneimittel für seltene Leiden. Amtsblatt der Europäischen Gemeinschaften L18/1 vom 22.1. 2000. http://eur-lex.europa.eu/LexUriServ/LexUriServ.do?uri=OJ:L:2000:018:0001:0005:DE:PDF

Europäisches Parlament (2011) Arzneimittel in der EU – Unterschiede bei Kosten und Zugänglichkeit. http://www.europarl.europa.eu/committees/en/studiesdownload.html?languageDocument=DE&file=66237 (Die Studie wurde vom Ausschuss für Umweltfragen, Volksgesundheit und Lebensmittelsicherheit des Europäischen Parlaments angefordert und von der Generaldirektion interne Politikbereiche, Fachabteilung Wirtschafts- und Wissenschaftspolitik herausgegeben)

Fachinformation Keytruda (2022) https://www.fachinfo.de/suche/stoff/125233/Pembrolizumab

Freissmuth M (2016) Biologika. In: Pharmakologie und Toxikologie. Springer, Berlin, Heidelberg

Garattini L, Motterlini N, Cornago D (2008) Prices and distribution margins of in-patent drugs in pharmacology: a comparison in seven European countries. Health Policy 85:305–313

Gemeinsamer Bundesausschuss (2021) Tragende Gründe zum Beschluss des Gemeinsamen Bundesausschusses über eine Änderung der Arzneimittel-Richtlinie (AM-RL): Anlage IX (Festbetragsgruppenbildung) Imatinib, Gruppe 1, Stufe 1. https://www.g-ba.de/downloads/40-268-7606/2021-06-17_AM-RL-IX_Imatinib_G1S1_TrG.pdf

GKV-Spitzenverband (2019) Pressemitteilung. Erfolgsmodell: Seit 30 Jahren sichern Arzneimittel-Festbeträge bezahlbare und hochwertige Versorgung. https://www.gkv-spitzenverband.de/gkv_spitzenverband/presse/pressemitteilungen_und_statements/pressemitteilung_864192.jsp

Godman B, Simoens S, Kurdi A et al (2021a) Variation in the prices of oncology medicines across Europe and the implications for the future. GaBi. http://gabi-journal.net/pricing-of-oral-generic-cancer-medicines-in-25-european-countries-findings-and-implications.html

Godman B, Hill A, Simoens S et al (2021b) Potential approaches for the pricing of cancer medicines across Europe to enhance the sustainability of healthcare systems and the implications. Expert Rev Pharmacogenomics Outcome Res 21:527–540

Gyawali B, Rome BN, Kesselheim AS (2021) Regulatory and clinical consequences of negative confirmatory trials of accelerated approval cancer drugs: retrospective observational study. BMJ 374:n1959

Hawkes N (2017) Drug company Aspen faces probe over hiking generic prices. BMJ 357:j2417

Hill A, Redd C, Gotham D, Erbacher I, Meldrum J, Harada R (2017) Estimated generic prices of cancer medicines deemed cost-ineffective in England: a cost estimation analysis. BMJ Open 7:e11965

Jenei K (2022) The timing of cancer drug approvals in the United States and Europe. JAMA Network Open 2022(5):e2216191. https://doi.org/10.1001/jamanetworkopen.2022.16191

Jones GH et al (2016) Strategies that delay or prevent the timely availability of affordable generic drugs in the United States. Blood 127:1398–1402

Jönsson B, Kobelt G, Smolen J (2008) The burden of rheumatoid arthritis and access to treatment: uptake of new therapies. Eur J Health Econ 8(Suppl 2):61–86

Kanavos P, Reinhardt U (2003) Reference pricing for drugs: is it compatible with U.S. health care? Health Aff 22:16–30

Kanavos P, Schurer W, Vogler S (2011) The pharmaceutical distribution chain in the European Union: structure and impact on pharmaceutical prices. http://ec.europa.eu/enterprise/sectors/healthcare/files/docs/structimpact_pharmaprices_032011_en.pdf

Khullar D, Ohn JA, Trusheim M, Bach PB (2020) Understanding the rewards of successful drug development – Thinking inside the box. N Engl J Med 382:473–480

Kranz P, McGauron N, Banzi R, Ünal C, Lotz F, Kaiser T (2023) Reforming EU and national orphan drug regulations to improve outcomes for patients with rare diseases. BMJ 381:e72796

Landessozialgericht Berlin-Brandenburg. Urteil 15.05.2013. Az.: L 7 KA 105/12 KL https://sg-cottbus.brandenburg.de/sixcms/media.php/9/l7ka105-12kl.pdf

Ludwig WD, Vokinger KN (2021) Hochpreisigkeit bei Onkologika. In: Schröder H, Thürmann P, Telschow C, Schröder M, Busse R (Hrsg) Arzneimittel-Kompass 2021. Springer, Berlin, Heidelberg, S 79–92

Machado M, O'Brodovich R, Krahn M, Einarson TR (2011) International drug price comparisons: quality assessment. Rev Panam Salud Publica 29:46–51

Marselis D, Hordijk L (2020) From blockbuster to „nichebuster": how a flawed legislation helped create a new profit model for the drug industry. BMJ 370:m2983. https://doi.org/10.1136/bmj.m2983

Orphan Drug Act (1983) An Act to amend the Federal Food, Drug, and Cosmetic Act to facilitate the development of drugs for rare diseases and conditions, and for other purposes. 97th Congress, Jan. 41 1983. Public Law, Bd. 97–414 (http://history.nih.gov/research/downloads/PL97-414.pdf)

PharmNet Bund (2023) https://anwendungen.pharmnet-bund.de/lieferengpassmeldungen/faces/public/meldungen.xhtml

Piachaud-Moustakis B (2023) Revision of the Orphan Medicines Regulation. Pharmaceutical Technology Europe 35(1):7–8

Pieloth K, Zöllner E, Luley C (2020) Patentabläufe 2020 – Biosimilars weiter im Vormarsch. Monit Versorgungsforsch. https://doi.org/10.24945/MVF.01.20.1866-0533.2196

Schellekens H, Stegemann S, Weinstein V, de Vlieger JS, Flühmann B, Mühlebach S, Gaspar R, Shah VP, Crommelin DJ (2014) How to regulate nonbiological complex drugs (NBCD) and their follow-on versions: points to consider. AAPS J 16:15–21

Schieppati A, Henter JI, Daina E, Aperia A (2008) Why rare diseases are an important medical and social issue. Lancet 371:2039–2041

Schumock GT, Vermeulen LC (2017) The rising cost of prescription drugs: causes and solutions. Pharmacotherapy 37:9–11

Simoens S (2007) International comparison of generic medicine prices. Curr Med Res Opin 23:2647–2654

Statista (2023) https://de.statista.com/statistik/daten/studie/309731/umfrage/rabatterloese-und-arzneimittelumsatz-der-gkv-nach-patentstatus/

Tichy EM, Schumock GT, Hoffman JM, Suda KJ, Rim MH, Tadrous M, Stubbings J, Cuellar S, Clark JS, Wiest MD, Matusiak LM, Hunkler RJ, Vermeulen LC (2020) National trends in prescription drug expenditures and projections for 2020. Am J Health Syst Pharm. https://doi.org/10.1093/ajhp/zxaa116

Vernaz N, Haller G, Girardin F, Huttner B, Combescure C, Dayer P, Muscionico D, Salomon J-L, Bonnabry P (2013) Patented drug extension strategies on healthcare spending: a cost-evaluation analysis. PLoS Med 10:e1001460

VFA (2023) AMNOG: Zahlen, Daten, Fakten. https://www.vfa.de/download/faktenblatt-amnog-zahlen-daten-fakten.pdf

Viciano A, Catanzaro M (2021) Von 59 auf 27.513 Euro. https://www.zeit.de/zustimmung?url=https%3A%2F%2Fwww.zeit.de%2Fgesundheit%2F2021-06%2Fpharmaindustrie-seltene-erkrankungen-medikamente-orphan-drugs-europa-gesetzgebung-preise

Vogler S (2021a) Can we achieve affordable cancer medicine prices? Developing a pathway for change. Expert Rev Pharmacoecon Outcomes Res 21:321–325

Vogler S (2021b) Preisregulierungen im internationalen Vergleich. In: Schröder H, Thürmann P, Telschow C, Schröder M, Busse R (Hrsg) Arzneimittel-Kompass 2021. Springer, Berlin Heidelberg, S 125–138 https://doi.org/10.1007/978-3-662-63929-0

Vogler S, Paterson KR (2017) Can price transparency contribute to more affordable patient access to medicines? Pharmacoecon Open 1:145–147

Vogler S, Zimmermann N, Habl C (2014) Kostenintensive Arzneispezialitäten im europäischen Preisvergleich. Wissenschaftlicher Ergebnisbericht. Gesundheit Österreich

Vogler S, Paris V, Ferrario A, Wirtz VJ, de Joncheere K, Schneider P, Pedersen HB, Dedet G, Babar ZU (2017) How can pricing and reimbursement policies improve affordable access to medicines? Lessons learned from European countries. Appl Health Econ Health Policy 15:307–321

Vokinger KN, Hwang TJ, Grischott T, Reichert S, Tibau A, Rosemann T, Kesselheim AS (2020) Prices and clinical benefit of cancer drugs in the USA and Europe: a cost-benefit analysis. Lancet Oncol 21:664–670

Vokinger K (2023) Determinants of cancer drug pricing and how to overcome the cancer premium. Cell 186:1528–1531

Wagner JL, McCarthy E (2004) International differences in drug prices. Annu Rev Public Health 25:475–495

Ward DJ, Doos L, Stevens A (2019) Trends in the costs of drugs launched in the UK between 1981 and 2015: an analysis of the launch price of drugs in five disease areas. BMJ Open. https://doi.org/10.1136/bmjopen-2018-027625

WIdO (2021) Der GKV-Arzneimittelmarkt: Klassifikation, Methodik und Ergebnisse 2021. https://wido.de/forschung-projekte/arzneimittel/methoden/?L=0. Zugegriffen: 25. Okt. 2021

WIdO (2023) Der GKV-Arzneimittelmarkt: Klassifikation, Methodik und Ergebnisse 2023. https://www.wido.de/fileadmin/Dateien/Dokumente/Forschung_Projekte/Arzneimittel/wido_arz_gkv_arzneimittelmarkt_klassifikation_methodik_ergebnisse_2023.pdf

Windeler J, Koch K, Lange S, Ludwig WD (2010) Zu guter Letzt ist alles selten. Dtsch Arztebl 107:A2032–A2034

World Health Organization (2019) Improving the transparency of markets for medicines, vaccines, and other health products. http://apps.who.int/gb/ebwha/pdf_files/WHA72/A72_ACONF2Rev1-en.pdf

Neue Arzneimittel 2022

Roland Seifert

Auf einen Blick

Trend Im Jahr 2022 wurden 46 neue Arzneimittel in Deutschland auf den Markt gebracht und damit deutlich mehr als im Vorjahr (38 Arzneimittel). Die Neueinführungen im Indikationsbereich hämatologische Neoplasien und solide Tumoren haben stark zugenommen (von 10 auf 18 Arzneimittel). Ein Fokus der Arzneimittelzulassungen liegt nach wie vor bei den monoklonalen Antikörpern und Proteinkinase-Inhibitoren. Exemplarisch werden von den neu zugelassenen Arzneimitteln Sacituzumab Govitecan (triple-negativer Brustkrebs), Setmelanotid (seltene genetische Formen der Adipositas), Efgartigimod (Myasthenia gravis) und Vosoritid (Achondroplasie) genauer vorgestellt.

Bewertung Im Rahmen der frühen Nutzenbewertung durch den Gemeinsamen Bundesausschuss konnte für nur weniger als 50 % der Arzneimittel (21 von 46) ein Zusatznutzen festgestellt werden. Der Zusatznutzen von Eravacyclin (komplizierte bakteriell verursachte intraabdominale Infektionen) ist belegt. Ein erheblicher Zusatznutzen wurde für das Antikörper-Zytostatika-Konjugat Sacituzumab Govitecan (triple-negativer Brustkrebs) festgestellt. Ein beträchtlicher Zusatznutzen wurde festgestellt für Enfortumab Vedotin (metastasiertes Urothelkarzinom), Ripretinib (gastrointestinale Stromatumoren), Tebentafusp (metastasiertes uveales Melanom), Trastuzumab-Deruxtecan (HER2-positiver Brustkrebs), Nirmatrelvir (COVID-19), Efgartigimod (Myasthenia gravis), Abrocitinib (atopische Dermatitis) sowie Relugolix (Uterusmyome).

2.1 Übersicht

Im Jahr 2022 wurden in Deutschland 46 neue Arzneimittel in den Markt eingeführt (◘ Tab. 2.1). Dies sind acht mehr als im Vergleich zu 2021 (siehe Kap. 2, AVR 2022). Nach Inkrafttreten des Arzneimittelmarkt-Neuordnungsgesetzes (AMNOG) im Jahre 2011 werden die Ergebnisse der frühen Nutzenbewertungen durch den Gemeinsamen Bundesausschuss (G-BA; ▶ https://www.g-ba.de/beschluesse/zum-unterausschuss/2/) in dieses Kapitel einbezogen. Die Entscheidungen des G-BA finden stellen pharmazeutische Unternehmen nicht immer zufrieden und können einen Marktrückzug schon kurz nach der Zulassung zur Folge haben. Ein Beispiel dafür ist Amivantamab (**1**).

Über neu eingeführte Arzneimittel im Bereich der US-amerikanischen Food and Drug Administration (FDA) existieren sehr gute und informative englischsprachige Zusammenstellungen (Kayki-Mutlu et al. 2023; Mullard 2023).

Wie bereits im AVR 2022 sind auch im AVR 2023 die neu eingeführten Arzneimittel in ◘ Tab. 2.1 entsprechend den Indikationsgebieten im AVR 2023 gelistet (Teile II–XIII). Dadurch wird eine bessere Übersicht erzielt, in welchen Indikationsgebieten viele Neuzulassungen bzw. wenige oder sogar keine Neu-

☐ **Tab. 2.1 Arzneimittel mit neuen Arzneistoffen 2022.** Zusatznutzen gemäß Nutzenbewertung des Gemeinsamen Bundesausschusses (G-BA), bei mehreren Indikationssubgruppen jeweils die höchste Nutzenbewertung. Zulassungsstatus: O = Orphan-Arzneimittel. Einige Arzneimittel, die bereits 2021 zugelassen wurden, sind ebenfalls dargestellt, da sie aus redaktionellen Gründen nicht in Kap. 2 des AVR 2022 behandelt werden konnten

	Arzneistoff	Wirkmechanismus, Zielstruktur	Handelsname, Einführung	Zulassungsinhaber	Indikation (laut G-BA)	Übergeordnetes Indikationsgebiet entsprechend AVR	Zusatznutzen (G-BA)
						Hämatologische Neoplasien und solide Tumore (Teil II)	
1	Amivantamab	Inhibitor von Wachstumsfaktor-Rezeptoren	Rybrevant, 15.01.2022; Marktrücknahme im August 2022	Janssen-Cilag	Erwachsene Patienten mit lokal fortgeschrittenem oder metastasiertem nicht-kleinzelligem Lungenkarzinom (NSCLC) mit aktivierenden epidermalen Wachstumsfaktor-Rezeptor (EGFR)-Exon-20-Insertionsmutationen		Nicht belegt
2	Asciminib	Proteinkinase-Inhibitor	Scemblix (O), 01.10.2022	Novartis Pharma	Erwachsene Patienten mit Philadelphia-Chromosom-positiver chronischer myeloischer Leukämie in der chronischen Phase (Ph+ CML-CP), die zuvor mit zwei oder mehr Tyrosinkinase-Inhibitoren behandelt wurden		Gering
3	Capmatinib	Proteinkinase-Inhibitor	Tabrecta, 15.08.2022	Novartis Pharma	Erwachsene Patienten mit fortgeschrittenem nicht-kleinzelligen Lungenkarzinom (NSCLC) mit MET-Ex14-Skipping (Exon-14-Skipping im mesenchymal-epithelialen Transitionsfaktor-Gen)-Mutation nach Erstlinientherapie		Nicht belegt
4	Duvelisib	Proteinkinase-Inhibitor	Copiktra, 01.02.2022; derzeit nicht im Handel	Secura Bio Limited	Erwachsene Patienten mit follikulärem Lymphom (FL), das gegenüber mindestens zwei vorherigen systemischen Therapien refraktär ist		Nicht belegt

Kapitel 2 · Neue Arzneimittel 2022

Tab. 2.1 (Fortsetzung)

	Arzneistoff	Wirkmechanismus, Zielstruktur	Handelsname, Einführung	Zulassungsinhaber	Indikation (laut G-BA)	Übergeordnetes Indikationsgebiet entsprechend AVR	Zusatznutzen (G-BA)
5	Enfortumab Vedotin	Antikörper-Zytostatika-Konjugat	Padcec, 01.06.2022	Argenx	Erwachsene Patienten mit lokal fortgeschrittenem oder metastasiertem Urothelkarzinom, die zuvor eine platinhaltige Chemotherapie und einen Programmed Death Receptor-1- oder Programmed Death Ligand-1-Inhibitor erhalten haben		Beträchtlich
6	Glucarpidase	Enzym	Voraxaze, 15.04.2022	Serb SAS	Verringerung toxischer MTX-Plasmakonzentrationen bei Erwachsenen und Kindern (im Alter ab 28 Tage) mit verzögerter Ausscheidung von MTX, oder wenn das Risiko einer MTX-Toxizität besteht		Nicht quantifizierbar
7	Idecabtagen Vicleucel	Zelltherapeutikum	Abecma (O), 01.01.2022	Bristol-Myers Squibb	Rezidiviertes und refraktäres multiples Myelom bei erwachsenen Patienten, die mindestens drei vorausgegangene Therapien, einschließlich eines Immunmodulators, eines Proteasominhibitors und eines Anti-CD38-Antikörpers, erhalten und unter der letzten Therapie eine Krankheitsprogression gezeigt haben		Nicht quantifizierbar
8	Lisocabtagen maraleucel	Zelltherapeutikum	Breyanzi, 01.09.2022	Bristol-Myers Squibb	Behandlung des rezidivierten oder refraktären diffus großzelligen B-Zell-Lymphoms (DLBCL), primär mediastinalen großzelligen B-Zell-Lymphoms (PMBCL) und follikulären Lymphoms Grad 3B (FL3B) bei erwachsenen Patienten nach zwei oder mehr Linien einer systemischen Therapie		Nicht belegt

Tab. 2.1 (Fortsetzung)

	Arzneistoff	Wirkmechanismus, Zielstruktur	Handelsname, Einführung	Zulassungsinhaber	Indikation (laut G-BA)	Übergeordnetes Indikationsgebiet entsprechend AVR	Zusatznutzen (G-BA)
9	Mosunetuzumab	Glykoprotein-Inhibitor	Lunsumio (O), 01.07.2022	Roche Pharma	Erwachsene Patienten mit rezidivierendem oder refraktärem follikulärem Lymphom (FL), die bereits mindestens zwei vorherige systemische Behandlungen erhalten haben		Nicht quantifizierbar
10	Pralsetinib	Proteinkinase-Inhibitor	Gavreto, 15.12.2021	Roche Pharma	Monotherapie zur Behandlung von erwachsenen Patienten mit Rearranged-during-Transfection (RET)-Fusions-positivem, fortgeschrittenem nicht-kleinzelligem Lungenkarzinom (NSCLC), die zuvor nicht mit einem RET-Inhibitor behandelt wurden		Nicht belegt
11	Ripretinib	Proteinkinase-Inhibitor	Qinlock (O), 01.01.2022	Diciphera Pharmaceuticals	Erwachsene Patienten mit fortgeschrittenen gastrointestinalen Stromatumoren (GIST), die zuvor eine Behandlung mit drei oder mehr Proteinkinase-Inhibitoren, einschließlich Imatinib, erhalten haben		Beträchtlich
12	Sacituzumab Govitecan	Antikörper-Zytostatika-Konjugat	Trodelvy, 15.12.2021	Gilead Sciences	Erwachsene Patienten mit inoperablem oder metastasiertem triple-negativem Brustkrebs (mTNBC), die mindestens zwei vorangegangene systemische Therapien, davon mindestens eine für die fortgeschrittene Erkrankung, erhalten haben		Erheblich

Kapitel 2 · Neue Arzneimittel 2022

Tab. 2.1 (Fortsetzung)

	Arzneistoff	Wirkmechanismus, Zielstruktur	Handelsname, Einführung	Zulassungsinhaber	Indikation (laut G-BA)	Übergeordnetes Indikationsgebiet entsprechend AVR	Zusatznutzen (G-BA)
13	Selinexor	Inhibitor des nukleären Transportes	Nexpovio, 01.10.2022	Stemline Therapeutics	Erwachsene Patienten mit Multiplem Myelom, die zuvor mindestens vier Therapien erhalten haben und deren Erkrankung gegenüber mindestens zwei Proteasom-Inhibitoren, zwei immunmodulatorischen Arzneimitteln und einem monoklonalen Anti-CD38-Antikörper refraktär ist und bei denen unter der letzten Therapie eine Progression aufgetreten ist		Nicht belegt
14	Sotorasib	Proteinkinase-Inhibitor	Lumykras, 15.02.2022	Amgen	Erwachsene Patienten mit fortgeschrittenem nicht-kleinzelligen Lungenkarzinom (NSCLC) mit KRAS p.G12C-Mutation nach Erstlinientherapie mit einem PD-1/PD-L1-Antikörper als Monotherapie		Nicht belegt
15	Tebentafusp	Glykoprotein-Inhibitor	Kimmtrak, 01.05.2022	Immunocore Ireland	Monotherapie bei der Behandlung von HLA (humanes Leukozyten-Antigen)-A*02:01-positiven erwachsenen Patienten mit inoperablem oder metastasiertem uvealem Melanom		Beträchtlich
16	Tepotinib	Proteinkinase-Inhibitor	Tepmetko, 15.05.2022	Merck Health Care	Erwachsene Patienten mit einem fortgeschrittenen nicht-kleinzelligen Bronchialkarzinom (NSCLC) mit Veränderungen, die zu METex14-Skipping (Exon-14-Skipping im mesenchymalepithelialen Transitionsfaktor-Gen) führen, die eine systemische Therapie nach Platin-basierter Chemotherapie und/oder Behandlung mit Immuntherapie benötigen		Nicht belegt

Tab. 2.1 (Fortsetzung)

	Arzneistoff	Wirkmechanismus, Zielstruktur	Handelsname, Einführung	Zulassungsinhaber	Indikation (laut G-BA)	Übergeordnetes Indikationsgebiet entsprechend AVR	Zusatznutzen (G-BA)
17	Trastuzumab-Deruxtecan	Antikörper-Zytostatika-Konjugat	Enhertu, 01.02.2022	Daiichi Sankyo	Monotherapie zur Behandlung von erwachsenen Patienten mit inoperablem oder metastasiertem HER2-positivem Brustkrebs, die bereits mindestens zwei gegen HER2 gerichtete Vorbehandlungen erhalten haben		Beträchtlich
18	Zanubritinib	Proteinkinase-Inhibitor	Brukinsa, 15.12.2021	Beigene Germany	Marginalzonenlymphom nach mindestens einer Vortherapie mit Anti-CD-20-Antikörper		Information nicht verfügbar
19	Lusutrombopag	Agonist an einem Tyrosinkinase-gekoppelten Rezeptor (Thrombopoetin-Rezeptor)	Mulpleo, 01.12.2021	Shionogi	Erwachsene mit einer schweren Thrombozytopenie aufgrund einer chronischen Lebererkrankung, die sich invasiven Eingriffen unterziehen müssen	Herz-Kreislauf-Erkrankungen (Teil III) Blut und Gerinnung (Teil IV)	Nicht belegt
20	Pegcetacoplan	Enzym-Inhibitor (Komplement C3)	Aspaveli (O), 01.04.2022	Swedish Orphan Biovitrum	Erwachsene Patienten mit paroxysmaler nächtlicher Hämoglobinurie (PNH), die nach Behandlung mit einem C5-Inhibitor für mindestens 3 Monate nach wie vor anämisch sind		Nicht quantifizierbar
21	Valoctocogen Roxaparvovoec	Gentherapeutikum	Roctavian, 15.09.2022	Biomarin	Erwachsene Patienten mit schwerer Hämophilie A (kongenitaler Faktor VIII-Mangel)		Information nicht verfügbar

Kapitel 2 · Neue Arzneimittel 2022

Tab. 2.1 (Fortsetzung)

	Arzneistoff	Wirkmechanismus, Zielstruktur	Handelsname, Einführung	Zulassungsinhaber	Indikation (laut G-BA)	Übergeordnetes Indikationsgebiet entsprechend AVR	Zusatznutzen (G-BA)
22	Voxelotor	Proteinpolymerisierungs-Inhibitor	Oxbryta (O), 15.05.2022	Global Blood Therapeutics Netherlands	Erwachsene, Kinder und Jugendliche ab dem Alter von 12 Jahren zur Behandlung von hämolytischer Anämie infolge Sichelzellkrankheit als Monotherapie oder in Kombination mit Hydroxycarbamid		Nicht quantifizierbar
23	Avalglucosidase alfa	Enzym	Nexviadyme (O), 01.08.2022	Sanofi-Aventis	Morbus Pompe (Mangel an saurer α-Glucosidase)	Erkrankungen des Stoffwechsels und des Gastrointestinaltraktes (Teil V)	Information nicht verfügbar
24	Eladocagene exuparvovec	Gentherapeutikum	Upstaza (O), 15.08.2022	PTC Therapeutics International	Mangel an der aromatischen-L-Aminosäure-Decarboxylase (AADC)		Nicht quantifizierbar
25	Setmelanotid	GPCR-Agonist (MC4-Rezeptor)	Imcivree, 01.06.2022	Rhythm Pharmaceuticals	Erwachsene und Kinder ab sechs Jahren mit Adipositas und unkontrolliertem Hungergefühl		Nicht verfügbar (Lifestyle-Arzneimittel)

Tab. 2.1 (Fortsetzung)

	Arzneistoff	Wirkmechanismus, Zielstruktur	Handelsname, Einführung	Zulassungsinhaber	Indikation (laut G-BA)	Übergeordnetes Indikationsgebiet entsprechend AVR	Zusatznutzen (G-BA)
						Infektionserkrankungen (Teil VI)	
26	Tixagevimab und Cilgavimab	Antikörper mit antiviraler Wirkung	Evusheld, 15.06.2022	AstraZeneca	Präexpositionsprophylaxe bei SARS-CoV 2-Infektion; Behandlung einer COVID-19-Erkrankung bei Erwachsenen und Jugendlichen (ab 12 Jahren mit mindestens 40 kg Körpergewicht), die keine zusätzliche Sauerstoffzufuhr benötigen und bei denen ein erhöhtes Risiko für einen schweren Verlauf von COVID-19 besteht		Gering
27	Eravacyclin	Antibakterieller Arzneistoff	Xerava, 01.08.2022	Paion	Komplizierte bakteriell verursachte intraabdominale Infektionen (cIAI) bei Erwachsenen		Belegt
28	Molnupiravir	Antiviraler Arzneistoff	Lagevrio, 03.01.022	MSD Sharp & Dohme	COVID-10-Erkrankung bei Erwachsenen, die keinen zusätzlichen Sauerstoff benötigen		Information nicht abrufbar
29	Nirmatrelvir	Antiviraler Arzneistoff	Paxlovid (Kombination mit Ritonavir), 25.02.2022	Pfizer Pharma	Erwachsene mit COVID-19, die keine zusätzliche Sauerstoffzufuhr benötigen und ein erhöhtes Risiko haben einen schweren COVID-19-Verlauf zu entwickeln		Beträchtlich

Kapitel 2 · Neue Arzneimittel 2022

Tab. 2.1 (Fortsetzung)

	Arzneistoff	Wirkmechanismus, Zielstruktur	Handelsname, Einführung	Zulassungsinhaber	Indikation (laut G-BA)	Übergeordnetes Indikationsgebiet entsprechend AVR	Zusatznutzen (G-BA)
						Schmerz, Entzündung und Immunsystem (Teil VII)	
30	Anifrolumab	Interferonrezeptor-Inhibitor	Saphnelo, 01.04.2022	AstraZeneca	Erwachsene Patienten mit moderatem bis schwerem, aktivem Autoantikörper-positivem systemischem Lupus erythematodes (SLE), die bereits eine Standardtherapie erhalten		Nicht belegt
31	Avacopan	GPCR-Antagonist (C5a-Rezeptor)	Tavneos (O), 15.02.2022	Fresenius Medical Care	In Kombination mit einem Rituximab- oder Cyclophosphamid-Dosierungsschema indiziert zur Behandlung erwachsener Patienten mit schwerer aktiver Granulomatose mit Polyangiitis (GPA) oder mikroskopischer Polyangiitis (MPA)		Gering
32	Chondrozyten-sphäroide	Zelltherapeutikum (autologe Chondrozyten)	Spherox, 01.07.2022	Codon	Matrixassoziierte autologe Chondrozytenimplantation am Kniegelenk bei symptomatischen Knorpelschäden		Information nicht abrufbar
33	Efgartigimod alfa	Fc-Rezeptor-Inhibitor	Vyvgart (O), 01.09.2022	Argenx BV	Zusätzlich zur Standardtherapie zur Behandlung von erwachsenen Patienten mit generalisierter Myasthenia gravis (gMG) angewendet, die Anti-Acetylcholin-Rezeptor (AChR)-Antikörper positiv sind		Beträchtlich
34	Eptinezumab	GPCR-Inhibitor (CGRP-Rezeptor)	Vyepti, 01.09.2022	Lundbeck	Migräneprophylaxe bei Erwachsenen mit mindestens 4 Migränetagen pro Monat		Nicht belegt

Tab. 2.1 (Fortsetzung)

	Arzneistoff	Wirkmechanismus, Zielstruktur	Handelsname, Einführung	Zulassungsinhaber	Indikation (laut G-BA)	Übergeordnetes Indikationsgebiet entsprechend AVR	Zusatznutzen (G-BA)
						Erkrankungen des Nervensystems und der Augen (Teil VIII)	
35	Desvenlafaxin	Inhibitor der neuronalen Noradrenalin- und Serotonin-Wiederaufnahme	Desveneurax, 01.08.2022	Neuraxpharm	Depression (major depression)		Einordnung in die Festbetragsgruppe der SSNRI
36	Diroximelfumarat	GPCR-Agonisten (HCA2-Rezeptor)	Vumerity, 01.01.2022	Biogen	Schubförmig remittierende Multiple Sklerose		Verfahren ausgesetzt
37	Inebilizumab	Glykoprotein-Inhibitor	Uplizna, 01.08.2022	Horizon Therapeutics	Monotherapie zur Behandlung von erwachsenen Patienten mit Neuromyelitis-optica-Spektrum-Erkrankungen (NMOSD) indiziert, die Anti-Aquaporin-4-Immunglobulin-G(AQP4-IgG)-seropositiv sind		Nicht belegt
						Erkrankungen der Lungen und der Luftwege (Teil IX)	
38	Erdnussprotein	Allergen-Extrakt	Palforzia, 15.10.2021	Aimmune	Patienten im Alter von 4 bis 17 Jahren mit bestätigter Diagnose einer Erdnussallergie indiziert. Die Anwendung mit dem Extrakt kann bei Patienten, die 18 Jahre und älter sind, fortgeführt werden		Nicht belegt

Kapitel 2 · Neue Arzneimittel 2022

Tab. 2.1 (Fortsetzung)

	Arzneistoff	Wirkmechanismus, Zielstruktur	Handelsname, Einführung	Zulassungsinhaber	Indikation (laut G-BA)	Übergeordnetes Indikationsgebiet entsprechend AVR	Zusatznutzen (G-BA)
39	Pneumokokken-Impfstoff	Konjugierte Pneumokokken-Polysacharide	Apexxnar, 15.04.2022	Pfizer Pharma	Aktive Immunisierung von Erwachsenen zur Prävention von invasiven Erkrankungen und Pneumonie, die durch *Streptococcus pneumonie* hervorgerufen werden		Information nicht verfügbar
40	Aviptadil	GPCR-Agonist (VIP-Rezeptor)	Invicorp (Kombination mit Phentolamin), 15.03.2022	Evolan Pharma	Erektile Dysfunktion aufgrund neurogener, vaskulärer, psychogener oder gemischter Ursachen	Urologische Erkrankungen (Teil X)	Information nicht abrufbar (Lifestyle-Arzneimittel)
41	Finerenon	Antagonist an einem nukleären Rezeptor (MC-Rezeptor)	Kerendia, 01.10.2022	Bayer Vital	Stadium 3 und 4 der chronischen Nierenerkrankung		Information nicht abrufbar
42	Abrocitinib	Proteinkinase-Inhibitor	Cibinqo, 15.01.2022	Pfizer Pharma	Atopische Dermatitis	Hauterkrankungen und Allergien (Teil XI)	Beträchtlich

□ Tab. 2.1 (Fortsetzung)

	Arzneistoff	Wirkmechanismus, Zielstruktur	Handelsname, Einführung	Zulassungsinhaber	Indikation (laut G-BA)	Übergeordnetes Indikationsgebiet entsprechend AVR	Zusatznutzen (G-BA)
						Hormonsystem (Teil XII)	
43	Vosoritid	Agonist an einem mebranären Guanylylzyklase-Rezeptor (NP-Rezeptor-B)	Voxzogo, 01.10.2021	Biomarin	Behandlung von Achondroplasie bei Patienten ab 2 Jahren angewendet, bei denen die Epiphysen noch nicht geschlossen sind		Nicht quantifizierbar
44	Macimorelin	GPCR-Agonist (GHS-Rezeptor)	Ghryvelin, 15.06.2022	Consilient Health	Diagnostik eines Wachstumshormonmangels bei Erwachsenen		Information nicht verfügbar
45	Relugolix	GPCR-Antagonist (GnRH-Rezeptor)	Ryeqo (Kombination mit Estradiol und Norethisteronacetat), 01.09.2021	Gedeon Richter	Erwachsene Frauen im gebärfähigen Alter zur Behandlung mäßiger bis starker Symptome von Uterusmyomen		Beträchtlich
46	Somatrogon	Wachstumshormon-Analogon	Ngenla, 01.04.2022	Pfizer Pharma	Kinder und Jugendliche ab 3 Jahren mit Wachstumsstörung durch unzureichender Ausschüttung von Wachstumshormon	**Erkrankungen des Mundes und der Zähne (Teil XIII)**	Nicht quantifizierbar

zulassungen erfolgen. Außerdem können so Zulassungstrends über die Zeit besser erfasst werden.

Wie bereits in den Vorjahren ist das Indikationsgebiet der hämatologischen Neoplasien und soliden Tumoren am stärksten vertreten (◘ Tab. 2.1, **1–18**, Teil II). Im Vergleich zu 2021 erfolgte 2022 eine Steigerung um 8 Zulassungen auf nunmehr 18 Zulassungen. In Teil II (5) werden die Neuzulassungen in diesem Indikationsgebiet ausführlicher beschrieben.

Es fällt auf, dass im Jahr 2022 auch die meisten anderen Indikationsgebiete breiter repräsentiert sind als im Jahr 2021. Platz 2 im Jahr 2022 belegt das Indikationsgebiet Schmerz, Entzündung und Immunsystem (Teil VII; 5 Neuzulassungen; **30–34**). Auf Platz 3 stehen mit jeweils 4 Neuzulassungen die Indikationsgebiete Blut und Gerinnung (Teil IV; **19–22**), Infektionserkrankungen (Teil VI, **26–29**) sowie Hormonsystem (Teil XII, **43–46**). Die Indikationsgebiete Stoffwechsel und Gastrointestinaltrakt (Teil V; **23–25**) und Erkrankungen des Nervensystems und der Augen (Teil VIII, **35–37**) sind mit jeweils drei neuen Arzneimitteln vertreten. Im Jahr 2021 waren die Indikationsgebiete Lungen und Luftwege (Teil IX) sowie urologische Erkrankungen (Teil X) nicht vertreten. Im Jahr 2022 erfolgten für Erkrankungen der Lungen und der Luftwege zwei Neuzulassungen (**38, 39**) und für urologische Erkrankungen ebenfalls zwei Neuzulassungen (**40, 41**). Für das Indikationsgebiet Hauterkrankungen und Allergien (Teil XI) wurde nur ein Arzneistoff zugelassen (**42**). In dem großen Indikationsgebiet der Herz-Kreislauf-Erkrankungen (Teil III) gab es 2022 keine Neuzulassungen. Schon im Jahr 2021 wurden nur 2 Arzneistoffe in diesem Indikationsgebiet zugelassen (Vericiguat und Angiotensin II). Wie auch im Jahr 2021 gab es auch im Jahr 2022 keine Neuzulassungen für Erkrankungen des Mundes und der Zähne (Teil XIII).

Das Gebiet der seltenen Erkrankungen (*orphan diseases*) ist im Vergleich zum Jahr 2021 (13 Arzneimittel) im Jahr 2022 etwas geringer vertreten (10 Arzneimittel; **2, 7, 9, 11, 20, 22, 23, 24, 31, 33**). Bei den seltenen Erkrankungen werden folgende Indikationsgebiete erfasst: hämatologische Neoplasien und solide Tumoren (**2, 7, 9, 11**, Teil II), Erkrankungen des Blutes und Gerinnungssystems (**20, 22**, Teil IV), Erkrankungen des Stoffwechsels und des Gastrointestinaltraktes (**23, 24**, Teil V) sowie Schmerz, Entzündung und Immunsystem (**31, 33**, Teil VII).

In einigen Fällen ist die Zuordnung von Arzneimitteln zu Indikationsgebieten nicht eindeutig, was sich auch in der neuen Gliederung des AVR widerspiegelt. So sind Arzneistoffe zur Behandlung der multiplen Sklerose und der Neuromyelitis optica (**36, 37**) dem Indikationsgebiet Erkrankungen des Nervensystems und der Augen (Teil VIII) zugeordnet, obwohl auch eine Zuordnung zum Teil VII (Schmerz, Entzündung und Immunsystem) möglich gewesen wäre. Abrocitinib (**42**) wurde dem Indikationsbereich Hauterkrankungen und Allergien (Teil IX) zugeordnet, aber auch eine Zuordnung zum Gebiet Schmerz, Entzündung und Immunsystem (Teil VII) wäre denkbar. Insgesamt gab es wie im Jahr 2021 auch im Jahr 2022 6 Zulassungen für Arzneistoffe zur Behandlung von Autoimmunerkrankungen (**30, 31, 33, 36, 37, 42**). Finerenon (**41**; Teil X) könnte auch im Teil III (Herz-Kreislauferkrankungen) besprochen werden.

In den Indikationsgebieten hämatologische Neoplasien und solide Tumoren, seltene Erkrankungen und Autoimmunerkrankungen lassen sich regelmäßig sehr hohe Arzneimittelpreise durchsetzen (Kap. 1, AVR 2021 und 2022). Daher liegt es nahe anzunehmen, dass die Fokussierung der pharmazeutischen Industrie auf diese Indikationsgebiete auch entsprechende Renditepotenziale widerspiegelt, die in anderen Gebieten nicht realisiert werden können, unabhängig vom „medical need".

Betrachtet man die Wirkmechanismen der neu zugelassenen Arzneimittel, so fällt auf, dass im Jahr 2022 wieder mehr Proteinkinase-Inhibitoren (9 Arzneistoffe, **2, 3, 4, 10, 11, 14,**

16, 18, 42) zugelassen wurden als im Jahr 2021 (5 Arzneistoffe). Offenbar gibt es entgegen der im letzten AVR an dieser Stelle geäußerten Vermutung noch immer keine Sättigung dieses finanziell für die pharmazeutische Industrie sehr lukrativen Marktsegmentes. Fast alle (Ausnahme **42**) Neuzulassungen von Proteinkinase-Inhibitoren im Jahr 2022 betreffen hämatologische Neoplasien und solide Tumoren (Teil II (5)). Auffällig ist dabei, dass die klinische Wirksamkeit der neu zugelassenen Proteinkinase-Inhibitoren in den meisten Fällen (Ausnahmen **11** und **42**) nicht überzeugend ist. Dies deckt sich mit Untersuchungen von Obst und Seifert (2023), die zeigen, dass es keinen Zusammenhang zwischen der klinischen Wirksamkeit von Proteinkinase-Inhibitoren und deren Verordnungszahlen bzw. DDD-Kosten gibt. Offensichtlich spielen Marketing-Aspekte hier eine viel größere Rolle als wissenschaftliche Evidenz.

Die Zulassungen im Bereich der monoklonalen Antikörper oder Fusionsproteine haben sich im Vergleich zum Jahr 2021 mit 8 Zulassungen im Jahr 2022 nicht geändert. Die Arzneistoffe umfassen die Indikationsgebiete hämatologische Neoplasien und solide Tumore (**5, 9, 12, 15, 17**), Schmerz, Entzündung und Immunsystem (**30, 34**) sowie Erkrankungen des Nervensystems und der Augen (**37**).

Neue Wirkprinzipien wie Zelltherapeutika (**7, 8, 32**) sowie virale Gentherapeutika (**21, 24**) sind hinsichtlich der Anzahl der Zulassungen auf dem Vormarsch. Hingegen spielen Liganden an G-Protein-gekoppelten Rezeptoren (GPCR-Liganden) in Umkehrung früherer Trends mit 15 % nur noch eine vergleichsweise geringe Rolle bei den Zulassungen (**25, 31, 34, 36, 40, 44, 45**). Insgesamt fällt wie schon im Vorjahr auf, dass die Wirkprinzipien neuer Arzneimittel immer diverser werden. So sind auch Konjugate aus Antikörpern und Zytostatika (**5, 12, 17**), Inhibitoren des nukleären Transportes (**13**), Proteinpolymerisierungs-Inhibitoren (**22**) sowie Agonisten an einem membranären Guanylylzyklaserezeptor (**43**) als innovative Wirkmechanismen vertreten.

Eine weitere wichtige Entwicklung ist die Zunahme der Zulassungsinhaber, die im Vergleich zu 2022 weiter fortgeschritten ist. Insgesamt sind jetzt 37 Firmen (2021; 31 Firmen) vertreten. Führend war im Jahr 2022 Pfizer mit vier Zulassungen (**29, 39, 42, 46**), gefolgt von Argenx (**5, 33**), Bristol-Myers Squibb (**7, 8**), Biomarin (**21, 43**), Roche (**9, 10**) sowie AstraZeneca (**26, 30**) mit jeweils zwei Neuzulassungen. Alle übrigen pharmazeutischen Firmen sind mit jeweils mit nur einem neuen Arzneimittel vertreten, darunter auch sehr große Firmen wie Janssen-Cilag (**1**), Gilead (**12**), Amgen (**14**), Merck (**16**), Lundbeck (**34**), MSD Sharp & Dome (**28**) oder Bayer (**41**). Offensichtlich fällt es großen pharmazeutischen Unternehmen immer schwerer sich mit Innovationen gegen die Konkurrenz kleinerer Firmen durchzusetzen.

Bereits im Jahr 2021 wurde beobachtet, dass die Indikationen für die neu zugelassenen Arzneimittel immer spezieller werden. Dieser Trend hat sich im Jahr 2022 nochmals verstärkt und ist besonders bei den malignen Erkrankungen überdeutlich (**1–18**). Aber auch bei der Therapie von Autoimmunerkrankungen ist der Trend zu immer spezielleren Indikationen sehr deutlich (31, 33, 37).

Schon lange wurde kritisiert, dass es auf dem Gebiet der antibakteriellen Arzneistoffe zu wenig Innovationen gebe und damit die zunehmende Resistenzentwicklung nicht ausreichend bekämpft werde (Gregory und Martin 2022). Im Jahr 2021 wurde dieser Trend durch Zulassung von gleich zwei antibakteriellen Arzneimitteln gebrochen, und immerhin gab es im Jahr 2022 die Zulassung eines weiteren antibakteriellen Arzneistoffs (**27**). Es wurden auch drei Arzneimittel zur Behandlung der durch SARS-CoV 2 verursachten COVID-19 zugelassen (**26, 28, 29**), aber ihre Bedeutung ist u. a. wegen der Abschwächung der Pandemie und dem Rückgang schwerer Krankheitsverläufe nur noch sehr begrenzt. Letztlich erfolgte ihre Zulassung für schwere Verläufe von COVID-19 aus Sicht der Pharmakoepidemiologie zu spät.

Bestimmte sehr häufige chronische Erkrankungen wie Diabetes mellitus, Hypertonie, Angststörungen und Schizophrenie blieben wie 2021 auch 2022 ohne Neuzulassung. Für die Behandlung des Diabetes mellitus und der Hypertonie gibt es zahlreiche wirksame Arzneistoffe. Aber gerade im Bereich der psychiatrischen Erkrankungen ist es sehr schwierig, wirksame Arzneimittel zu entwickeln (Howes et al. 2022), obwohl der „medical need" sehr groß ist. Es ist fraglich, ob das neu zugelassene Desvenlafaxin (**35**) gegenüber dem schon seit langer Zeit auf dem Markt befindlichen Venlafaxin einen therapeutischen Fortschritt darstellt.

2.2 Unterschiedliche Wirkprinzipien und Indikationsgebiete

Exemplarisch werden im Folgenden vier unterschiedliche Wirkprinzipien und Indikationsgebiete von im Jahr 2022 eingeführten Arzneimitteln vorgestellt. Ein Verständnis der Wirkmechanismen von Arzneistoffen ist für jeden Arzt wichtig, um Indikationsgebiete, unerwünschte Wirkungen und Interaktionen besser zu verstehen.

In diesem Jahr werden Arzneistoffe aus den Indikationsgebieten maligne Erkrankungen (Teil II, Sacituzumab Govitecan (**12**); ◘ Tab. 12.1), Erkrankungen des Stoffwechsels und des Gastrointestinaltraktes (Teil V, Setmelanotid (**25**), ◘ Tab. 12.1), Schmerz, Entzündung und Immunsystem (Teil VII, Efgartigimoid (**33**), ◘ Tab. 2.1) sowie Hormonsystem (Teil XII, Vosoritid (**43**), ◘ Tab. 2.1) hinsichtlich Wirkmechanismus, klinischer Wirksamkeit, unerwünschter Wirkungen und Pharmakoökonomie analysiert. Ein neuer molekularer Wirkmechanismus ist nicht automatisch mit einem substanziellen klinisch-therapeutischen Fortschritt gleichzusetzen.

Bei einem Arzneistoff ist das Prinzip des Antikörper-Zytostatika-Konjugates realisiert (**12**), bei zwei Arzneistoffen (**25** und **43**) das Prinzip eines Rezeptoragonisten und bei Arzneistoff **33** das Prinzip eines inhibitorischen Antikörperfragmentes. Für alle Indikationsgebiete (**12**, triple-negativer Brustkrebs; **25**, seltene Formen der Adipositas und Hyperphagie; **33**, Myasthenia gravis; **43**, Achondroplasie) gibt es einen „medical need", da die bisher verfügbaren Therapieoptionen alle sehr limitiert sind.

Obwohl die neu eingeführten und hier diskutierten Arzneimittel alle wirksam sind, so haben sie doch alle auch unerwünschte Wirkungen, die sich in großen Teilen recht gut über den Wirkmechanismus erklären lassen. Leider erklären Fachinformationen nur selten gut, wie Arzneistoffe wirken.

Alle der hier diskutierten Arzneimittel sind durch hohe Preise gekennzeichnet. Der zu beobachtende Trend, dass sehr teure Arzneimittel für immer kleiner werdende Patientenpopulationen zugelassen werden (siehe AVR 2021 und AVR 2022, Kap. 2), wirft schon jetzt die Frage auf, welche Patienten von dem therapeutischen Fortschritt profitieren können, und nach welchen Kriterien die Gesellschaft bereit und überhaupt dazu in der Lage ist, die limitierten finanziellen Ressourcen gerecht und medizinisch optimal zu verteilen. Um eine ethische Diskussion zu diesem Thema werden wir in Deutschland nicht umhinkommen, denn es ist klar erkennbar, dass die für das Jahr 2022 dargestellte Entwicklung in den Folgejahren an Dynamik gewinnen wird.

2.2.1 Sacituzumab Govitecan

Das triple-negative Mammakarzinom (TNBC) ist durch das Fehlen von Rezeptoren für Estrogen (ER), Progesteron (PR) sowie für den epidermalen Wachstumsfaktor Typ 2 (HER2) charakterisiert. Dadurch ist eine Pharmakotherapie mit einer gegen diese Rezeptoren gerichteten Arzneistoffen unmöglich. Dementsprechend schlecht ist die Prognose des TNBC. Es besitzt ein hohes Metastasierungspotenzial, und die Überlebenszeit der Patientinnen ist nur

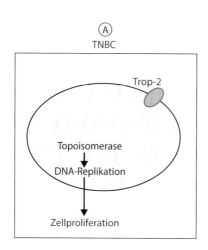 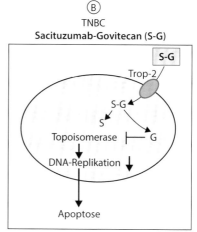

Abb. 2.1 Wirkmechanismus von Sacituzumab Govitecan (**12**). *A* starke Zellproliferation in nicht-behandelten TNBC-Zellen. *B* Induktion der Apoptose in TNBC-Zellen durch Govitecan (G), das die Topoisomerase hemmt

kurz (Leon-Ferre und Goetz 2023). Dementsprechend gibt es einen großen „medical need" für wirksame Pharmakotherapien für diese Patientinnen.

Viele solide Tumoren, u. a. das TNBC, überexprimieren das Trophoblast-Oberflächenantigen-2 (Trop-2), ein Glykoprotein, das in der Zelladhäsion eine Rolle spielt. Die Überexpression von Trop-2 in den TNBC-Zellen kann man nutzen, um Arzneistoffe mit einer gewissen (aber nicht absoluten) Selektivität in die Tumorzellen einzuschleusen.

Sacituzumab Govitecan stellt ein Konjugat aus dem gegen Trop-2 gerichteten monoklonalen Antikörper Sacituzumab und dem Topoisomerase-I-Inhibitor Govitecan dar (Syed 2020; ◘ Abb. 2.1). Nach Bindung an Trop-2 an der Plasmamembran der TNBC-Zellen wird das Antikörper-Govitecan-Konjugat in die Tumorzellen in Endosomen internalisiert. Nach Umwandlung der Endosomen in Lysosomen wird Govitecan aus dem Konjugat durch zelluläre Hydrolasen freigesetzt. Das freie Govitecan hemmt dann die Topoisomerase I. So können DNA-Strangbrüche nicht mehr repariert werden, und die TNBC-Zellen gehen in die Apoptose. Dadurch wird das Tumorwachstum verzögert, aber im Laufe der Therapie entwickeln sich Govitecan-resistente Zellklone, sodass die Wirksamkeit von Govitecan nur temporär ist. Dadurch, dass Trop-2 nicht selektiv in TBNC-Zellen exprimiert wird, können auch normale Körperzellen in ihrer Funktion beeinflusst werden. Außerdem kann intrazellulär freigesetztes Govitecan in benachbarte Zellen diffundieren und dort Apoptose auslösen.

In die ASCENT-III-Studie wurden über 500 Patientinnen mit metastasiertem oder lokal fortgeschrittenem TBNC eingeschlossen. Die Patientinnen hatten zuvor mindestens zwei systemische Tumortherapieregime erhalten. Im Vergleich zu einer Standardchemotherapie (Eribulin, Vinorelbin, Capecitabin oder Gemcitabin) verlängerte Sacituzumab Govitecan die Gesamtüberlebenszeit von 6,9 Monaten auf 11,8 Monate. Allerdings waren Patientinnen unter Sacituzumab Govitecan häufiger von Knochemmarksuppression und Diarrhoe betroffen als Patientinnen unter Standardtherapie (Bardia et al. 2021). In einer Nachfolgeuntersuchung ergaben sich Hinweise für eine verbesserte Lebensqualität unter Sacituzumab Govitecan im Vergleich zur Standardtherapie (Loibl et al. 2023).

Die Jahrestherapiekosten mit Sacituzumab Govitecan betragen ca. 32.000 €.

Fazit TNBC ist eine Erkrankung mit sehr schlechter Prognose, die vor allem junge Frauen betrifft. Daher ist jeder noch so kleine Therapiefortschritt wertvoll, was sich auch in der positiven G-BA-Bewertung niederschlägt (□ Tab. 2.1). Sacituzumab Govitecan hat für erwachsene Patientinnen mit metastasiertem TBNC, die mindestens zwei vorangegangene systemische Therapien erhalten haben, einen erheblichen Zusatznutzen.

2.2.2 Setmelatonid

Die Pharmakotherapie der Adipositas ist bislang sehr unbefriedigend. Dies liegt daran, dass die Appetitregulation sehr komplex ist und alle pharmakotherapeutischen Prinzipien letztlich symptomatisch an einer von vielen Stellschrauben symptomatisch angreifen, ohne kausal zu wirken (Singh und Singh 2020; Shi et al. 2022; Alkhezi et al. 2023). Selbst die momentan stark propagierten GLP1-Rezeptoragonisten haben ihre Limitationen und unerwünschte Wirkungen (Alkhezi et al. 2023).

Vor diesem pathophysiologischen und pharmakotherapeutischen Hintergrund stellt die Einführung von Setmelatonid konzeptionell eine Innovation dar (Markham 2021). Erstmalig besteht nun die Möglichkeit, bei klar definierten monogenetischen Formen der Adipositas das pathophysiologische Defizit zu beheben und damit die Appetitregulation und das Körpergewicht zu normalisieren (□ Abb. 2.2). Das Proteohormon Leptin bindet im Nucleus arcuatus der Medulla oblongata an Leptinrezeptoren (LEPR) der sogenannten Proopiomelanocortin-Neurone (POMC-Neurone). Aus Proopiomelanocortin (POMC) wird unter anderem das Melanozyten-stimulierende Hormon α-MSH (Melanotropin) freigesetzt. α-MSH gelangt dann in die Blutbahn und bindet im Nucleus paraventricularis im Hypothalamus an den Melanocortinrezeptor Subtyp 4 (MC4R). Eine Aktivierung des MC4R erhöht das Sättigungsgefühl, verringert die Nahrungsaufnahme und steigert den Energieverbrauch.

Kommt es nun durch genetische Mutationen zu einem Funktionsdefekt des LEPR oder einem Fehlen von POMC, wird kein α-MSH freigesetzt und der MC4R nicht aktiviert. Die-

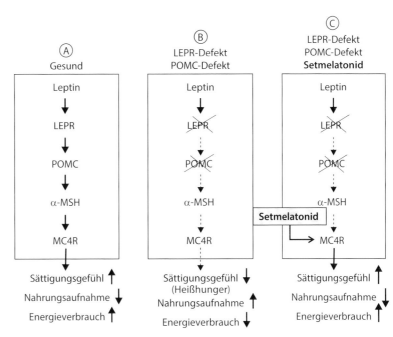

□ **Abb. 2.2** Wirkmechanismus von Setmelatonid (25) *A* Normale Appetitregulation beim gesunden Menschen über das Leptin-POMC-α-MSH-System. *B* Gestörte Appetitregulation bei LEPR- oder POMC-Defekt, die zu Hyperphagie und Adipositas führt. *C* Partielle (!) Wirkung des MC4R-Agonisten Setmelatonid bei LEPR- oder POMC-Defekt

se Patienten leiden unter Hyperphagie und schwerer Adipositas mit gravierenden Folgeerkrankungen wie Diabetes mellitus Typ 2 sowie Hypertonie mit nachfolgender koronarer Herzerkrankung und Schlaganfall. Die Erkrankung setzt bereits im Säuglingsalter ein, und die Patienten haben eine nur sehr geringe Lebenserwartung und eine schlechte Lebensqualität (Clement et al. 2020).

Der rationale Ansatz zur Behandlung des LEPR-Defektes oder des POMC-Mangels besteht deshalb darin, einen MC4R-Agonisten zu substituieren. Setmelatonid ist ein solcher selektiver MC4R-Agonist. Da Setmelatonid ein Peptid ist, muss es parenteral (subkutan) täglich injiziert werden. In zulassungsrelevanten Phase-III-Studien wurde mit Setmelatonid nach einjähriger Therapie bei beiden Patientengruppen eine mindestens 10%ige Gewichtsreduktion festgestellt. Auch eine deutliche Reduktion des Appetits wurde festgestellt. Überraschend war jedoch, dass nicht alle Patienten trotz des klar definierten molekularen Defektes auf Setmelatonid reagierten, sondern es auch Non-Responder gab. Möglicherweise hat dies etwas mit Rezeptordesensitisierung (Verringerung der Anzahl der Rezeptoren auf der Zellmembran, siehe unten) zu tun. Ferner kam es nicht zu einer vollständigen Normalisierung des Körpergewichtes, was möglicherweise daran liegt, dass die Behandlung erst in einem fortgeschrittenen Krankheitsstadium begonnen wurde (bzw. überhaupt erst begonnen werden konnte). Bedingt durch die Natur der genetischen Erkrankung muss die Behandlung lebenslänglich fortgeführt werden. In anderen Worten: Wenn die Therapie mit Setmelatonid beendet wird, steigen Appetit und Körpergewicht sofort wieder an.

Naturgemäß lässt sich zum gegenwärtigen Zeitpunkt noch nicht beurteilen, wie effektiv eine tatsächliche Langzeittherapie über viele Jahre und Jahrzehnte mit Setmelatonid ist. Setmelatonid ist ein Agonist an einem G-Protein-gekoppelten Rezeptor (GPCR), und grundsätzlich gilt bei einer Therapie mit einem GPCR-Agonisten, dass es zur Rezeptordesensitisierung und zum Wirkungsverlust kommen kann. Eine Möglichkeit, solchen Wirkungsverlust zumindest partiell zu kompensieren, besteht darin, die Dosis zu erhöhen. Aber in vielen Fällen ist zur Wiederherstellung der Rezeptorsensitivität ein Absetzen des Arzneistoffs für eine gewisse Zeit (Drug Holiday) notwendig. Aber dies wäre im Fall von LEPR-Defizit oder POMC-Mangel fatal, weil es innerhalb kürzester Zeit wieder zur Appetitstimulation und einem Anstieg des Körpergewichtes käme. Da die Symptome von LEPR-Defekt und POMC-Mangel bereits im Säuglingsalter beginnen, wäre naturgemäß auch ein Therapiebeginn bereits in diesem Lebensstadium sinnvoll. Dafür gibt es jedoch bislang noch keine Therapiekonzepte.

Unter Setmelatonidtherapie kann es zu Reaktionen an der Injektionsstelle kommen. Hyperpigmentierung, (eine Folge der Stimulation von Melanocortinrezeptoren in Melanozyten), Übelkeit Kopfschmerzen, Ermüdung, Erbrechen, Diarrhoe, Mundtrockenheit, Obstipation, Flatulenz, Depression, Schlafstörungen, Myalgien und Schwindel werden als unerwünschte Wirkungen berichtet. Dies ist eine Folge davon, dass Melanocortinrezeptoren eben nicht nur den Appetit regulieren, sondern viele andere Körperfunktionen. Besonders hervorsticht, dass Setmelatonid sexuelle Erregung, und Peniserektionen bis hin zum Priapismus (schmerzhafte Dauererektion) verursachen kann. Eine funktionelle Rolle des MC4R in der Regulation des Peniserektion ist belegt (King et al. 2007).

Ein Hauptproblem bei der therapeutischen Anwendung von Setmelatonid ist der hohe Preis. Die Jahrestherapiekosten für einen Patienten und einer Tagesdosis von 1 mg liegen aktuell bei ca. 125.000 €. Bei höherer Dosis erhöhen sich die Therapiekosten entsprechend. In Anbetracht der limitierten Wirksamkeit von Setmelatonid bei LEPR-Defekt und POMC-Mangel und der erheblichen unerwünschten Wirkungen müssen geeignete Patienten mit einer hohen Adhärenzfähigkeit sorgfältig ausgesucht werden. Es wird aktuell auch untersucht, ob Setmelatonid bei anderen monogenetischen Störungen mit Hyperphagie und Adipositas (Bardet-Biedl-Syndrom) eingesetzt werden kann (Lazareva et al. 2023). Es gibt auch gute biochemische und molekularpharmakologische Hinweise dafür, dass partielle Funktionsverluste des MC4R zu einem erhöhten Körpergewicht und Adipositas führen können (Farooqi et al. 2000; Lotta et al. 2019). Grundsätzlich könnte man bei solchen Patienten auch MC4R-Agonisten wie Setmelatonid einsetzen (Hainer et al. 2020). Allerdings stehen dem die hohen Therapiekosten und unsicheren Erfolgsaussichten in der Langzeittherapie entgegen.

Fazit Mit dem MC4R-Agonisten Setmelatonid steht erstmals eine pathophysiologisch sehr gut begründete Pharmakotherapie für zwei seltene monogenetische Formen der Hyperphagie und Adipositas zur Verfügung. Bei der therapeutischen Anwendung gibt es jedoch eine Reihe von Problemen wie die unklare Langzeitwirksamkeit, das unterschiedliche Ansprechen der Patienten, die unerwünschten Wirkungen und die sehr hohen Therapiekosten. Somit stellt Setmelatonid vor allem eine konzeptionell bedeute Arzneimittel-Neueinführung dar, die aber zur Lösung der viel häufigeren Fälle multifaktoriell verursachter Adipositas keinen Beitrag leisten wird.

2.2.3 Efgartigimod alfa

Die Neurotransmission zwischen den Motoneuronen und der Skelettmuskulatur erfolgt über den Neurotransmitter Acetylcholin (ACh). Läuft ein Aktionspotenzial ein Motoneuron herab, so kommt es zu einem Natrium- und Kalziumeinstrom. Kalzium spielt eine Schlüsselrolle bei der in Quanten (Vesikeln) erfolgenden neuronalen Ach-Freisetzung. Nach der Diffusion durch den synaptischen Spalt bindet ACh an nikotinische ACh-Rezeptoren (nAChR), die wiederum eine Depolarisation der Skelettmuskulatur mit nachfolgendem Kalziumeinstrom aus dem sarkoplasmatischen Retikulum und Aktivierung des kontraktilen Apparates hervorrufen. Die Augenmuskeln haben eine besonders hohe AChR-Dichte, um feinst abgestimmte Augenbewegungen zu ermöglichen.

Die Myasthenia gravis ist eine Autoimmunerkrankung mit bislang nur unvollständig verstandener Pathophysiologie (◘ Abb. 2.3). Sicher ist jedoch, dass es im Rahmen des Autoimmunprozesses bei vielen Patienten zur Bildung von Autoantikörpern (Ak) der Klassen IgG 1 und IgG 3 kommt, bei der der Thymus eine Schlüsselrolle spielt. Die IgG 1-

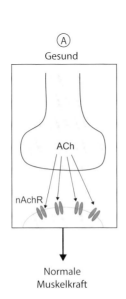 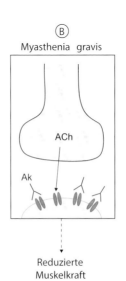 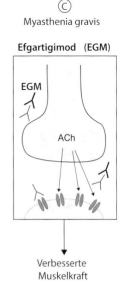

◘ **Abb. 2.3** Wirkmechanismus von Efgartigimod alfa (**33**). *A* Transmission an der neuromuskulären Endplatte beim gesunden Menschen. *B* Reduzierte Transmission an der neuromuskulären Endplatte bei Myasthenia gravis. *C* Verbesserte (aber nicht normalisierte) Transmission an der neuromuskulären Endplatte bei Myasthenia gravis unter Therapie mit Efgartigimod (EGM)

und IgG 3-Antikörper binden an die nAChR der muskulären Endplatte und reduzieren über unterschiedliche Mechanismen die nAChR-Dichte und schwächen so die Neurotransmission und damit die Muskelkraft. Es kommt zu einer Komplementaktivierung, einer Quervernetzung von nAChR mit nachfolgender Internalisierung und zu einer Hemmung der Bindung von Ach an den Rezeptor. Die Myasthenia gravis äußert sich in einer verringerten Muskelkraft und erhöhten muskulären Ermüdbarkeit, die sich zunächst vor allen an den Augenmuskeln und der mimischen Muskulatur manifestiert. In aller Regel ist die Muskelkraft in der zweiten Tageshälfte deutlich geringer als in der ersten Tageshälfte. Die Myasthenia gravis kann in schweren Fällen die gesamte Skelettmuskulatur befallen und zur Atemlähmung führen.

Die Therapie der Myasthenia gravis ist bislang nur symptomatisch. Eine Thymektomie kann die Symptome lindern, ebenso immunsuppressiv wirkende Arzneistoffe wie Glucocorticoide oder Methotrexat (Nair und Jacob 2023). Ferner spielt seit Jahrzehnten die symptomatische Behandlung mit ACh-Esterase (AChE)-Inhibitoren eine große Rolle in der Therapie der Myasthenia gravis. Durch die AChE-Hemmung wird die Ach-Konzentration im synaptischen Spalt erhöht und die Muskelkraft verstärkt. Allerdings ist die Behandlung mit AChE-Inhibitoren von erheblichen unerwünschten Wirkungen begleitet, da ACh nicht nur in der neuromuskulären Endplatte von Bedeutung ist, sondern auch im sympathischen und parasympathischen Nervensystem. Daher wird bei vielen Patienten ein cholinerges Syndrom mit Schwitzen, Atemnot, Akkomodationsstörungen (Kurzsichtigkeit), Darmkrämpfen, Diarrhoe und Blasenkrämpfen beobachtet. Somit ist die Therapie der Myasthenia gravis durch ein ständiges Abwägen von therapeutischen und unerwünschten Wirkungen der AChE-Inhibitoren gekennzeichnet.

Vor diesem Hintergrund stellt die Einführung von Efgartigimod einen konzeptionellen Fortschritt in der Therapie der Myasthenia gravis dar (Heo 2022). Es handelt sich bei Efgartigimod (EGM) um ein Fragment des humanen IgG 1-Antkörpers, der gegen den neonatalen Fc-Rezeptor (FcRn) gerichtet ist. Somit bindet Efgartigimod IgG-Antikörper, die den FcRn tragen. Dazu gehören auch die bei Myasthenia gravis auftretenden Antikörper gegen den nAChR. Diese Antigen-Antikörper-Komplexe werden in Endothelzellen aufgenommen und abgebaut. Letztlich bewirkt Efgartigimod eine Reduktion der Konzentration von nAChR-Antikörpern, und die Neurotransmission bei Myasthenia gravis kann verbessert werden.

In einer zulassungsrelevanten randomisierten, doppelblinden, Placebo-kontrollierten Phase-III-Studie an erwachsenen Patienten mit Myasthenia gravis wurde Efgartigimod als Zusatztherapie zu AChE-Inhibitoren oder unspezifisch immunsuppressiv wirkenden Arzneistoffen untersucht. Der Behandlungserfolg wurde anhand einer für die Myasthenia gravis entwickelten Skelettmuskulaturfunktionsskala untersucht. Es zeigte sich eine 68 %-ige Ansprechrate auf Efgartigimod, im Vergleich zu einer 30 %igen Ansprechrate auf Placebo (Howard et al. 2021).

Efgartigimod ist nicht spezifisch für nAChR-Antikörper, sondern bindet prinzipiell alle FcRn-exprimierenden Antikörper. Dadurch kann es zu einer Schwächung des Immunsystems kommen, was sich in einer erhöhten Inzidenz von Infektionen der oberen Atemwege (Nasopharyngitis) und der Harnwege äußert. Außerdem kann es zu Interferenzen mit Impfungen kommen; allerdings gibt es dazu noch kaum Erfahrungswerte.

Die Behandlung mit Efgartigimod ist sehr teuer. Für einen Patienten mit einem Körpergewicht von 80 kg werden derzeit fast 80.000 € Behandlungskosten pro Zyklus fällig. Bislang ist nicht geklärt, wieviel Behandlungszyklen durchgeführt werden können und wie die Wirksamkeit der Therapie bei Kindern ist. Daher hat die Therapie mit Efgartigimod experimentellen Charakter und muss denjenigen Patienten vorbehalten werden, die nicht oder nur unzureichend auf bisher etablierte und deutlich preiswertere Therapieprinzipien ansprechen.

Fazit Efgartigimod stellt einen neuen Ansatz in der Immuntherapie der Myasthenia gravis dar. Doch müssen noch zahlreiche offene Fragen beantwortet werden, so die Wirksamkeit in der Langzeitanwendung und bei Kindern. Die unerwünschten Wirkungen von Efgartigimod auf das Immunsystem (Infektanfälligkeit) sind moderat. Für Efgartigimod gilt wie für so viele Neueinführungen auf den Arzneimittelmarkt, dass die Therapiekosten sehr hoch sind. Deshalb wird man in der Praxis in Anbetracht von etlichen anderen Behandlungsoptionen die Anwendung von Efgartigimod auf diejenigen Patienten beschränken müssen, die auf alternative und deutlich preiswertere Arzneistoffe nicht oder nur unzureichend angesprochen haben.

2.2.4 Vosoritid

Das Längenwachstum des Menschen findet vor allen in den Epiphysen der langen Röhrenknochen (Femur und Tibia) statt. Dort proliferieren Knorpelstammzellen (Chondroblasten), die sekundär verknöchern. Dieser Prozess wird als endochondrale Ossifikation bezeichnet. Chondroblasten exprimieren den Rezeptor (R) für den Fibroblastenwachstumsfaktor 3 (FGF3). Der FGF3R vermittelt über eine Kaskade von Tyrosinkinase-vermittelten Phosphorylierungsreaktionen eine Hemmung der Chondroblastenproliferation (Abb. 2.4).

Bei der Achondroplasie, die eine Inzidenz von 1:20.000 besitzt, findet man in den allermeisten Fällen eine Punktmutation (G1138A) im FGF3R, die dem Rezeptor eine konstitutive, d. h. FGF3-unabhängige Tyrosinkinaseaktivität verleiht (Murton et al. 2023). Die Folge davon ist eine sehr starke Hemmung der Proliferation von Chondrozyten mit stark reduziertem Längenwachstum. Die von Achondroplasie betroffenen Patienten erreichen häufig nur eine Körpergröße von 120–150 cm. Das Wachstum von Rumpf und Kopf ist hingegen nicht beeinträchtigt, sodass es zu einem disproportionierten Kleinwuchs kommt. Daraus resultieren dann zahlreiche orthopädische Probleme. In den meisten Fällen wird die autosomal-dominante Achondroplasie nicht vererbt, sondern ist Folge einer Neumutation.

Bislang konnte die Achondroplasie nur symptomatisch durch orthopädische und physiotherapeutische Maßnahmen behandelt werden. Eine chirurgische Verlängerung der Röhrenknochen ist sehr aufwändig und mit erheb-

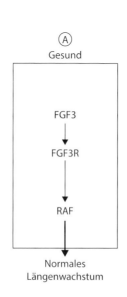
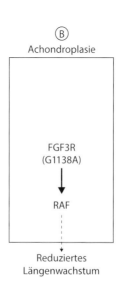
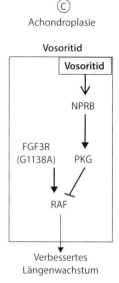

Abb. 2.4 Wirkmechanismus von Vosoritid (**43**). *A* Regulation des Längenwachstums beim gesunden Menschen über den FGF3R. *B* Stark reduziertes Längenwachstum bei Achondroplasie als Folge einer aktivierenden Mutation im FGF3R. *C* Partielle funktionelle Kompensation der aktivierenden FGF3R-Mutation durch Vosoritid, das über den NPRB den cGMP-PKG-Weg aktiviert

lichen Risiken assoziiert. Vor diesem Hintergrund stellt die Einführung von Vosoritid einen konzeptionellen Fortschritt in der Therapie der Achondroplasie dar (Duggan 2021). Vosoritid ist ein chemisch stabiles Analogon des C-natriruretischen Peptids (CNP), welches den Rezeptor B für natriuretische Peptide (NPRB) aktiviert. Dieser Rezeptor besitzt Guanylylzyklaseaktivität und führt zur Produktion des intrazellulären Signalmoleküls („second messenger") $3',5'$-Guanosinmonophosphat (cGMP). cGMP aktiviert die cGMP-abhängige Proteinkinase, die durch Phosphorylierung die Proteinkinase RAF des FGF3R-Signalweges in ihrer Aktivität hemmt. Dadurch wird funktionell (nicht kausal) die konstitutive Aktivität des mutierten FGF3R reduziert und die Hemmwirkung dieses Weges auf die Proliferation von Chondroblasten verringert. Letztlich stellt Vosoritid also eine „Bremse" für den überaktiven FGF3R-Signalweg dar. Dementsprechend kommt es unter einer Dauertherapie mit Vosoritid zu einer Verstärkung des Wachstums der Röhrenknochen, insbesondere von Femur und Tibia.

In einer einjährigen zulassungsrelevanten doppelblinden und placebokontrollierten Phase-III-Studie führte Vosoritid bei Kindern im Alter von 5–17 Jahren mit bestätigter FGF3R-Mutation zu einer Steigerung der jährlichen Wachstumsrate von 4,26 auf 5,61 cm. In der Placebogruppe wurde keine Erhöhung der Wachstumsgeschwindigkeit festgestellt (Savarirayan et al. 2020). In einer weiteren einjährigen Fortsetzung dieser Studie im open-label-Format setzte sich der das Längenwachstum beschleunigende Effekt von Vosoritid fort (Savarirayan et al. 2021). Allerdings ist der Zuwachs an Längenwachstum unter Vosoritid nur gering.

Die wesentlichen unerwünschten Wirkungen von Vosoritid sind lokale Reaktionen an der Injektionsstelle, sowie Blutdruckabfall mit Synkopen. Der Blutdruckabfall ist Folge der vasodilatierenden Wirkung von Vosoritid. Deshalb wird empfohlen, dass Patienten, die mit Vosoritid behandelt werden, ausreichend trinken vor der Injektion. Übelkeit und Erbrechen sind weitere unerwünschte Wirkungen von Vosoritid.

Das Hauptproblem, das einer breiten Anwendung von Vosoritid entgegensteht, ist der hohe Preis. Es entstehen Behandlungskosten von ca. 350.000 € pro Jahr. Daher muss vor Beginn der Therapie eine sehr sorgfältige Auswahl der Patienten und eine klare Definition der gewünschten Therapieziele erfolgen.

Fazit Mit Vosoritid steht erstmals eine symptomatische (nicht kausale!) medikamentöse Behandlungsmöglichkeit für die Achondroplasie zur Verfügung. Die klinische Wirkung von Vosoritid ist allerdings gering. Wie bei praktisch allen orphan drugs so stellen auch bei Vosoritid die hohen Behandlungskosten ein erhebliches Problem dar.

Literatur

Alkhezi O, Alahmed AA, Alfayez OM et al (2023) Comparative effectiveness of glucagon-like peptide-1 receptor agonists for the management of obesity in adults without diabetes: A network meta-analysis of randomized clinical trials. Obes Res 24:e13543

Bardia A, Hurvitz SA, Tolaney SM et al (2021) Sacituzumab govitecan in metastatic triple-negative breast cancer. N Engl J Med 384:1529–1541

Clement K, van den Akker E, Argente J et al (2020) Efficacy and safety of setmelanotide, an MC4R agonist, in individuals with severe obesity due to LEPR or POMC deficiency: single-arm, open-label, multicentre, phase 3 trials. Lancet Diabetes Endocrinol 8:960–970

Duggan S (2021) Vosoritide: first approval. Drugs 81:2057–2062

Farooqi IS, Yeo GS, Keogh JM et al (2000) Dominant and recessive inheritance of morbid obesity associated melanocortin 4 receptor deficiency. J Clin Invest 106:271–279

Gregory E, Martin C (2022) The intersection of antimicrobial stewardship, the pharmaceutical industry, and the federal legislature. Open Forum Infect Dis 9:ofac404

Hainer V, Aldhoon-Hainerova I, Kunesova M et al (2020) Melanocortin pathways: suppressed and stimulated melanocortin-4 receptor (MC4R). Physiol Res 69(Suppl 2):S245–S254

Heo Y-A (2022) Efgartigimod: First approval. Drugs 82:341–348

Howard JF Jr, Bril V, Vu T et al (2021) Safety, efficacy, and tolerability of efgartigimod in patients with generalized myasthenia gravis (ADAPT): a multicentre, randomized, placebo-controlled, phase 3 trial. Lancet Neurol 20:526–536

Howes OD, Thase ME, Pillinger T (2022) Treatment resistance in psychiatry. Mol Psychiatry 27:58–72

Kayki-Mutlu G, Aksoyalp ZS, Wojnowski L, Michel MC (2023) A year in pharmacology: new drugs approved by the US Food and Drug Administration in 2022. Naunyn Schmiedebergs Arch Pharmacol 396:1619–1632

King SH, Mayorov A, Balse-Srinivasan P et al (2007) Melanocortin receptors, melanotropic peptides and penile erection. Curr Top Med Chem 7:1098–1106

Lazareva J, Brady SM, Yanovski JA (2023) An evaluation of setmelanotide injection for chronic weight management in adult and pediatric patients with obesity due to Bardet-Biedl syndrome. Expert Opin Pharmacother 24:667–674

Leon-Ferre RA, Goetz MP (2023) Advances in systemic therapies for triple negative breast cancer. BMJ 381:e71674

Loibl S, Loirat D, Tolaney SM et al (2023) Health-related quality in the phase III ASCENT trial of Sacituzumab govitecan versus stanard chemotherapy in metastatic triple-negative breast cancer. Eur J Cancer 178:23–33

Lotta LA, Mokrosinski J, Mendes de Oliveira E et al (2019) Human gain-of-function MC4R variants show signaling bias and protect against obesity. Cell 177:597–607

Markham A (2021) Setmelanotide: First approval. Drugs 81:397–403

Mullard A (2023) 2022 FDA drug approvals. Nature Rev Drug Discov 22:83–88

Murton MC, Drane EL, Goff-Leggett DM, Shediac R et al (2023) Burden and treatment of achondroplasia: A systematic literature review. Adv Ther 40:3639–2380

Nair SS, Jacob S (2023) Novel immunotherapies for myasthenia gravis. Immunotargets Ther 12:25–45

Obst CS, Seifert R (2023) Critical analysis of the prescription and evaluation of protein kinase inhibitors for oncology in Germany. Naunyn Schmiedebergs Arch Pharmacol 396:2529–2543

Savarirayan R, Tofts L, Irving M et al (2020) Once-daily subcutaneous vosoritide therapy on children with achondroplasia: a randomized, double-bind, phase 3, placebo-controlled, multicentre trial. Lancet 396:684–692

Savarirayan R, Tofts L, Irving M et al (2021) Safe and persistent growth-promoting effects of vosoritide in children with achondroplasia: 2-year results from an open-label, phase 3 extension study. Genet Med 23:2443–2447

Shi Q, Wang Y, Hao Q (2022) Pharmacotherapy for adults with overweight and obesity: a systematic review and network meta-analysis of randomized controlled trials. Lancet 399:259–269

Singh AK, Singh R (2020) Pharmacotherapy in obesity: a systematic review and meta-analysis of randomized controlled trials of anti-obesity drugs

Syed YY (2020) Sacituzumab govitecan: First approval. Drugs 80:1019–1025

Therapeutischer Nutzen und Therapiekosten von Gentherapien

Kerstin Noëlle Vokinger

Auf einen Blick

Gentherapien gelten als innovativ. Sie haben ein großes therapeutisches Potenzial für Krankheiten, die bisher nicht oder nur stark limitiert behandelbar sind. Gleichzeitig handelt es sich auch um kostenintensive, risikoreiche Therapien. In diesem Kapitel werden zunächst die bis Ende 2022 zugelassenen Gentherapien sowie ihr therapeutischer Nutzen analysiert. Danach wird auf die hohen Kosten der Gentherapien eingegangen. Gentherapien gehören zu den Therapien mit den höchsten Preisen. Im Ergebnis zeigte sich, dass zahlreiche Gentherapien zwar einen hohen therapeutischen Nutzen aufweisen, der therapeutische Nutzen mehrerer Gentherapien aber auch nicht analysiert werden konnte, weil es zum Zeitpunkt der Zulassung hierfür an der Evidenz gefehlt hat. Notwendig ist, dass die Daten auch nach Markteintritt systematisch erhoben werden, um die Evidenz zu Wirksamkeit und Sicherheit zu verbessern. Gentherapien gehören zu den Therapien mit den höchsten Preisen; diese können mehr als USD 2 Mio. betragen. Lösungen im Rahmen der Preisfestsetzung und Kostenübernahme von Gentherapien sind notwendig, damit tatsächlich alle betroffenen Patientinnen und Patienten nachhaltigen Zugang zu den Gentherapien erhalten werden. Mögliche Lösungsansätze sind sorgfältig durchdachte und transparente Preismodelle, bei denen der Therapieerfolg und/oder die vorhandene Evidenz berücksichtigt werden, eine größere Verantwortung der Forschungseinrichtungen und ein stärkerer Fokus auf die Kosteneffektivität.

3.1 Definition und Zulassung von Gentherapien

Gentherapien gehören zu den sog. „Arzneimitteln für neuartige Therapien" (ATMPs, „Advanced Therapy Medicinal Products"). Sie sind keine Arzneimittel im traditionellen Sinn, sondern beinhalten einen Wirkstoff, der eine rekombinante Nukleinsäure enthält oder daraus besteht, welcher im Menschen verwendet oder ihm verabreicht wird, um eine Nukleinsäuresequenz zu regulieren, zu reparieren, zu ersetzen, hinzuzufügen oder zu entfernen. Die therapeutische, prophylaktische oder diagnostische Wirkung steht in einem unmittelbaren Zusammenhang mit der rekombinanten Nukleinsäuresequenz, die es enthält, oder mit dem Produkt, das aus der Expression dieser Sequenz resultiert. Die Therapie besteht aus einem Plasmid oder viralen Vektor (*in vivo* Gentherapie) oder genetisch veränderten Zellen (*ex vivo* Gentherapie) (vgl. beispielsweise

© Der/die Autor(en), exklusiv lizenziert an Springer-Verlag GmbH, DE, ein Teil von Springer Nature 2023
W.-D. Ludwig, B. Mühlbauer, R. Seifert (Hrsg.), *Arzneiverordnungs-Report 2023*,
https://doi.org/10.1007/978-3-662-68371-2_3

Gentherapie	Handelsname	FDA Zulassungsdatum	EMA Zulassungsdatum	Swissmedic Zulassungsdatum	Indikation (Zusammenfassung)	Therapeutischer Nutzen
Talimogene Laherparepvec	Imlygic	27. Okt 2015	16. Dez 2015	13. Juli 2016	Melanom	Nicht hoch
Tisagenlecleucel	Kymriah	30. Aug 2017	22. Aug 2018	18. Okt 2018	Akute lymphatische Leukämie (ALL)	Hoch
Axicabtagene Ciloleucel	Yescarta	18. Okt 2017	23. Aug 2018	17. April 2019	Grosszelliges B-Zell Lymphom	Hoch
Voretigene Neparvovec	Luxturna	19. Dez 2017	22. Nov 2018	14. Feb 2020	Netzhautdystrophie	Hoch
Onasemnogene Abeparvovec	Zolgensma	24. Mai 2019	18. Mai 2020	28. Juni 2021	Spinale Muskelatrophie (SMA)	Hoch
Brexucabtagene Autoleucel	Tecartus	24. Juli 2020	14. Dez 2020	25. Aug 2021	Mantelzell-Lymphom (MCL)	Hoch
Lisocabtagene Maraleucel	Breyanzi	05. Feb 2021	04. April 2022	28. März 2022	Grosszelliges B-Zell-Lymphom	Keine Nutzenbewertung
Idecabtagene Vicleucel	Abecma	26. März 2021	18. Aug 2021	20. Aug 2021	Multiples Myelom	Nicht hoch
Ciltacabtagene Autoleucel	Carvykti	28. Feb 2022	25. Mai 2022	08. Aug 2022	Multiples Myelom	Nicht hoch
Betibeglogene Autotemcel	Zynteglo	17. Aug 2022	29. Mai 2019	NA	ß-Thalassämie	Hoch
Elivaldogene Autotemcel	Skysona	16. Sept 2022	16. Juli 2021	NA	Adrenoleukodystrophie	Keine Nutzenbewertung
Etranacogene Dezaparvovec	Hemgenix	22. Nov 2022	NA	NA	HämophilieB (Faktor IX Mangel)	Keine Nutzenbewertung
Nadofaragene Firadenovec	Adstiladrin	16. Dez 2022	NA	NA	Bacillus Calmette-Guérin-unempfindlicher, nicht-muskelinvasiver Hochrisiko-Blasenkrebs mit Carzinoma in situ	Keine Nutzenbewertung
Alipogene Tiparvovec	Glybera	NA	25. Okt 2012	NA	Familiäre Lipoproteinlipase-Defizienz (LPLD)	Nicht hoch
Atidarsagene Autotemcel	Libmeldy	NA	17. Dez 2020	NA	Metachromatische Leukodystrophie MLD)	Hoch
Valoctocogene Roxaparvovec	Roctavian	NA	24. Aug 2022	NA	Hämophilie A (Factor VIII Mangel)	Keine Nutzenbewertung
Autologe CD34+ -angereicherte Zellfraktion	Strimvelis	NA	26. Mai 2016	NA	Schwere kombinierte Immundefizienz durchdue to Adenosin-Desaminase-Mangel (ADA-SCID)	Keine Nutzenbewertung
Eladocagene Exuparvovec	Upstaza	NA	18. Juli 2022	NA	Aromatic L-Aminosäure-Decarboxylase (AADC)-Mangel	Hoch

◘ **Abb. 3.1** Gentherapien, die bis zum 31. Dezember 2022 in den USA, der EU oder der Schweiz zugelassen wurden. NA = Keine Zulassung bis 31. Dezember 2022. (Tabelle beruht auf der Studie Vokinger et al. 2023b)

Swissmedic 2023; High und Roncarolo 2019; Vokinger et al. 2023a; Wong et al. 2023).

Bis Dezember 2022 hat die „US Food and Drug Administration" (FDA) 13 Gentherapien in den USA, die „European Medicines Agency" (EMA) 16 Gentherapien in der EU und Swissmedic 9 Gentherapien in der Schweiz zugelassen. Neun Gentherapien wurden in allen drei Jurisdiktionen zugelassen und 11 in den USA sowie der EU. Von diesen 11 Gentherapien wurden 9 (82 %) zuerst in den USA und 2 (18 %) zuerst in der EU zugelassen (vgl. Vokinger et al. 2023b). Zahlreiche Gentherapien befinden sich gegenwärtig in der Entwicklung, und es ist anzunehmen, dass die Anzahl der zugelassenen Gentherapien in den kommenden Jahren weiter zunehmen wird.

Die bis Ende 2022 zugelassenen Gentherapien sind für die Behandlung verschiedener, häufig (aber nicht immer) seltener Erkrankungen indiziert. Hierzu zählen etwa Onasemnogene Abeparvovec (Zolgensma), eine Gentherapie, die im Jahr 2020 von der EMA für die Therapie der spinalen Muskelatrophie (SMA) zugelassen wurde, Betibeglogene Autotemcel (Zynteglo), zugelassen von der EMA im Jahr 2019 für die Behandlung der β-Thalassämie oder Eladocagene Exuparvovec (Upstaza), zugelassen von der EMA im Jahr 2022 für die Behandlung von Patientinnen und Patienten mit einem Mangel an aromatischer L-Aminosäure-Decarboxylase (AADC). Beispiele für Gentherapien, die zur Behandlung von Krankheiten mit einer höheren Prävalenz zugelassen wurden, sind Idecabtagene Vicleucel (Abecma) und Ciltacabtagene Autoleucel (Carvykti) zur Behandlung des multiplen Myeloms und Talimogene Laherparepvec (Imlygic) zur

Behandlung des Melanoms. Die zugelassenen Gentherapien in den USA, der EU und der Schweiz bis Ende Dezember 2022 sowie ihre Indikationen sind in der ◘ Abb. 3.1 aufgeführt.

3.2 Therapeutischer Nutzen von Gentherapien

Gentherapien gelten als innovativ. Von ihnen wird ein hohes therapeutisches Potenzial für Krankheiten erwartet, die bisher nicht oder nur sehr limitiert behandelbar sind. Gleichzeitig handelt es sich aber auch um risikoreiche Therapien.

In einer Studie wurde der therapeutische Nutzen der bis 31. Dezember 2022 zugelassenen Gentherapien analysiert (Vokinger et al. 2023b). Maßgebend war die Evidenz zum Zeitpunkt der Zulassung. Für die Nutzenbewertung wurden die Nutzenkategorien von Deutschland und Frankreich verwendet. In Deutschland wird zwischen den folgenden Kategorien unterschieden: Nicht quantifizierbar, nicht belegt, gering, geringerer Nutzen, erheblich und beträchtlich (vgl. hierzu auch Ludwig (2020) und Gemeinsamer Bundesausschuss o.J.). Die letzteren zwei Kategorien wurden als „hoher therapeutischer Nutzen" qualifiziert. Wie in Deutschland kennt das französische System verschiedene Abstufungen des therapeutischen Nutzens: kein Zusatznutzen, kleiner Zusatznutzen, moderater Zusatznutzen, wichtiger Zusatznutzen und großer Zusatznutzen. Die letzten drei Kategorien wurden dabei als „hoher therapeutischer Nutzen" klassifiziert (Vokinger 2021). Bei unterschiedlichen Nutzenbewertungen wurde die höhere Bewertung als maßgebend erachtet.

Im Ergebnis zeigte sich, dass von den 12 Gentherapien, für welche Nutzenbewertungen extrahiert werden konnten, 8 (67 %) einen hohen therapeutischen Nutzen aufweisen (Vokinger et al. 2023b). Zu den Gentherapien mit einem hohen therapeutischen Nutzen gehören beispielsweise Tisagenlecleucel (Kymriah), Axicabtagene Ciloleucel (Yescarta), Vvoretigene Neparvovec (Luxturna) oder Onasemnogene Abeparvovec (Zolgensma). Die Nutzenbewertungen für die Gentherapien sind in ◘ Abb. 3.1 aufgeführt. Im Vergleich zu Nutzenbewertungsanalysen anderer Arzneimittel, die keine Gentherapien sind, zeigte sich bei einem höheren Anteil von Therapien ein hoher Nutzen. So haben Studien gezeigt, dass von den neu zugelassenen Arzneimitteln ungefähr ein Drittel bis die Hälfte einen hohen therapeutischen Nutzen aufgewiesen haben (Hwang et al. 2020; Vokinger et al. 2023c). Die Ergebnisse für die Gentherapien sind jedoch mit Vorsicht zu genießen, da bei einer kleinen Anzahl von Nutzenbewertungen jede zusätzliche Nutzenbewertung das Ergebnis substanziell beeinflussen kann. Fehlende Therapiealternativen – was gerade bei seltenen Erkrankungen vorkommt – können ebenfalls das Ergebnis beeinflussen bzw. den therapeutischen Nutzen erhöhen.

Drei von 4 Gentherapien, die keinen hohen therapeutischen Nutzen zum Zeitpunkt der Zulassung aufgewiesen haben, wurde in Deutschland die Kategorie „nicht quantifizierbar" zugewiesen. Es handelte sich hierbei um die Gentherapien Idecabtagene Vicleucel (Abecma), Ciltacabtagene Autoleucel (Carvykti) und Alipogene Tiparvovec (Glybera). Ursache für einen nicht quantifizierbaren Zusatznutzen ist fehlende Evidenz (Ludwig 2020).

Bei den Gentherapien handelt es sich um risikoreiche Therapien mit teilweise schwerwiegenden unerwünschten Wirkungen (Kohn et al. 2023). Gewisse unerwünschte Wirkungen werden im Rahmen der klinischen Studien ersichtlich. Unerwünschte Wirkungen werden aber auch in Studien nach der Zulassung festgestellt. Beispielsweise hat eine Follow-up Studie der Gentherapie Onasemnogene Abeparvovec (Zolgensma) mit 13 Patientinnen und Patienten gezeigt, dass die häufigsten schwerwiegenden unerwünschten Nebenwirkungen Atemstillstand (n = 4,31 %), Pneumonien (n = 4,31 %), Dehydrierung (n = 3,23 %), Atemstörungen (n = 2,15 %) und Bronchiolitis (n = 2,15 %) waren (Mendell et al. 2021). Vor dem Hintergrund, dass es sich bei Gentherapien um risikoreiche Therapien mit – teilweise schwerwiegenden – unerwünschten Wirkungen handelt, ist es von hoher Relevanz, dass Daten auch nach Markteintritt systematisch erhoben werden, um die Evidenz zu Wirksamkeit und Sicherheit zu verbessern (Falk 2020). Es ist wichtig, dass diese neuen Daten auch in den späteren Nutzenbewertungen berücksichtigt werden.

3.3 Kosten von Gentherapien

3.3.1 Problematik der hohen Kosten

In den letzten Jahren hat die Anzahl der hochpreisigen Arzneimittel zugenommen (Rome et al. 2022). Dies nicht nur in den USA, ein Land mit (noch) fehlender Preisregulierung, sondern auch in europäischen Ländern, wo Vorschriften zur Preisfestsetzung gesetzlich verankert sind (Ludwig und Mühlbauer 2022; Leighl et al. 2021). Gentherapien gehören zu den Therapien mit den höchsten Preisen (Harrison und Friedmann 2023; Joffe et al. 2023; Vokinger et al. 2023a; Vokinger et al. 2023b). So beträgt beispielsweise der Listenpreis von Tisagenlecleucel (Kymriah) ungefähr „US-Dollar" (USD) 280.000 in Deutschland und mehr als USD 475.000 in den USA, und der Preis der Gentherapie Onasemnogene Abeparvovec (Zolgensma) liegt bei über USD 2 Mio. sowohl in Deutschland als auch in den USA (Vokinger et al. 2023b). Dies, obwohl es sich bei Gentherapien (auch vergleichsweise) um Therapien mit der schwächsten Datenlage handelt (Haas et al. 2021).

Die hohen Preise werden damit gerechtfertigt, dass erstens die Forschungs- und Entwicklungskosten sehr hoch sind, zweitens die Gentherapien zu einer Heilung führen können und drittens die Therapien häufig nur einmalig verabreicht werden müssen und es sich somit um einmalige Kosten handelt, die in ihrer Summe weniger teuer sein können als eine Alternativtherapie, die über eine lange Zeitdauer verabreicht werden muss. Dem ist folgendes entgegenzuhalten: Studien zeigen, dass die innovativen Schritte im Rahmen der Therapieentwicklung primär von akademischen Einrichtungen bzw. Forschungsinstitutionen erreicht wurden. Danach wurden die Therapien entweder von Spin-Offs oder kleineren Biotechnologie-Unternehmen weiterentwickelt, ehe sie dann von großen pharmazeutischen Unternehmen akquiriert wurden oder letztere über exklusive Lizenzverträge die Rechte an den Therapien erlangten. Diese stellten zu einem wenig späteren Zeitpunkt regelmäßig ein Gesuch um Zulassung der Therapie, wobei bei gewissen Therapien die Zulassung bereits vor der Akquise erfolgt ist (siehe zum Ganzen Vokinger et al. (2023a) sowie auch Newham und Vokinger (2022)). Entsprechende Beispiele für die Gentherapien Voretigene Neparvovec (Luxturna), Onasemnogene Abeparvovec (Zolgensma) und Ciltacabtagene Autoleucel (Carvykti) finden sich in der ◘ Abb. 3.2. Dies zeigt, dass zentrale Schritte in der Forschung im Regelfall nicht von den Zulassungsinhaberinnen selbst entwickelt werden und diese entsprechend auch nicht für diese Risiken und Kosten aufkommen müssen. Kostspielig sind hingegen die Akquisitionskosten bzw. die exklusiven Lizenzverträge – diese Kosten betrugen für gewisse Gentherapien mehrere Milliarden US-Dollar (Vokinger et al. 2023a).

Dass Gentherapien einen hohen therapeutischen Nutzen für Patientinnen und Patienten haben können, wurde bereits im ▶ Abschn. 3.2 dargelegt. Ob dies jedoch pauschal die hohen Preise rechtfertigt, ist fragwürdig. Zum einen weisen nicht alle Gentherapien einen hohen therapeutischen Nutzen auf. Und selbst jene mit einem hohen therapeutischen Nutzen können schwere unerwünschte Nebenwirkungen haben. Zum anderen fehlt es grundsätzlich an Langzeitstudien, die eine langfristige Heilung nachweisen würden.

Die einmalige Administration der Gentherapie (wobei dies nicht auf alle Gentherapien zutrifft) rechtfertigt durchaus höhere Preise im Vergleich zu Therapien, die regelmäßig eingenommen werden müssen und in der Summe gleich oder ähnlich hohe Kosten verursachen. Hier ist jedoch zu beachten, dass selbst ein

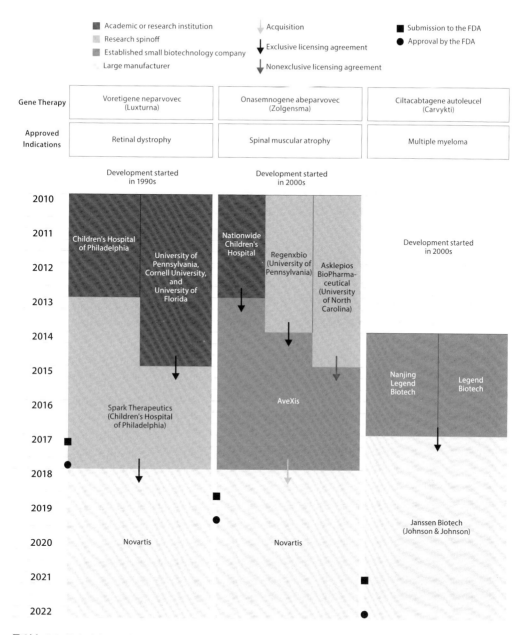

Abb. 3.2 Beispiele von Gentherapien und wie sich die Rechte an diesen Therapien über die Entwicklungszeit verändert haben. (Quelle: Vokinger et al. 2023a)

einmaliger Betrag – wenn dieser so hoch ist wie bei den Gentherapien – trotzdem für zahlreiche Patientinnen und Patienten unbezahlbar (wenn diese selbst für die Kosten aufkommen müssen) oder für das Gesundheitssystem belastend ist (wenn die Kosten von der sozialen Krankenversicherung übernommen werden) (Vokinger et al. 2023b). Die Belastung für das Gesundheitssystem nimmt weiter zu, wenn mehr Gentherapien verabreicht werden – sei es, weil mehr Gentherapien zugelassen werden oder weil mehr Patientinnen und Patienten mit einzelnen Gentherapien behandelt werden. Deutlich wird, dass Lösungen für die Preisfestsetzung und Kostenübernahme notwendig sind, damit tatsächlich allen betroffenen Patientinnen und Patienten den Zugang zu den Gentherapien ermöglicht werden kann.

Weiter ist zu berücksichtigen, dass sich die Kosten nicht nur auf den Preis beschränken, sondern die Behandlung mit Gentherapien mit weiteren assoziierten Kosten verbunden ist, etwa aufgrund der Behandlung der unerwünschten Nebenwirkungen oder den einhergehenden Kosten mit dem stationären Spitalaufenthalt (Trottmann et al. 2023; Bachy et al. 2022). Damit sind die tatsächlichen Behandlungskosten, die mit der Gentherapie einhergehen, noch höher als der Preis der Gentherapie.

Eine Forschergruppe schätzt, dass mehr als 1 Mio. Patientinnen und Patienten bis 2034 mit Gentherapien therapiert werden könnten (Wong et al. 2023). Damit der Zugang tatsächlich gewährt werden kann, bedarf es deshalb nachhaltiger (Preis-)Lösungen.

3.3.2 Lösungsansätze

In der Praxis versuchen gewisse Länder mit der Einführung von sog. Preismodellen (auch „Managed Entry Agreements" genannt) den hohen Preisen bei Gentherapien entgegenzuwirken. Preismodelle sind Sondervereinbarungen für die Festsetzung von Preisen bei Therapien (Vogler 2021). Diese umfassen verschiedene Modelle. Bei Gentherapien wird insbesondere das „Pay for Performance" Modell angewendet. Bei diesem Modell werden die Kosten rückerstattet, wenn die Therapie aufgrund von fehlender Wirkung oder bei unerwünschten Nebenwirkungen abgebrochen werden muss. Beispielsweise besteht in der Schweiz bei Onasemnogene Abeparvovec (Zolgensma) eine Rückvergütungspflicht durch die Zulassungsinhaberin bei einem fehlenden Therapienutzen, der wie folgt definiert wird:

- Tod aufgrund einer Verschlechterung der spinalen Muskelatrophie (SMA), oder
- Patientinnen und Patienten, die neu eine invasive Dauerbeatmung (16 oder mehr Stunden pro Tag an 21 aufeinanderfolgenden Tagen, wenn keine akute reversible Infektion vorliegt) brauchen, oder
- Notwendigkeit einer permanenten Tracheostomie, bei gleichzeitiger Verschlechterung der motorischen Funktionen;
- Gesamtverschlechterung der motorischen Funktion in zwei unterschiedlichen motorischen Scores, bestätigt durch zwei aufeinanderfolgende Messungen, ohne alternative Begründung für die Verschlechterungen:
  – Patientinnen und Patienten im Alter von unter zwei Jahren: CHOP-INTEND (>4 Punkte); RULM (>3 Punkte)
  – Patientinnen und Patienten im Alter von mindestens 2 Jahren: HFMSE (>3 Punkte); RULM (>3 Punkte).

CHOP-INTEND ist eine Abkürzung für „Children's Hospital of Philadelphia Infant Test of Neuromuscular Disorders", HFMSE für „Hammersmith Functional Motor Scale Expanded" und RULM für „Revised Upper Limb Module". Die Preismodelle für Therapien und Arzneimittel sind auf der Spezialitätenliste des Bundesamtes für Gesundheit aufgeführt (Bundesamt für Gesundheit 2023).

Ein ähnliches Preismodell, das diskutiert wird, ist die proportionale Anpassung des Preises an den therapeutischen Nutzen für den jeweils betroffenen Patienten (Editorial 2021; Pani und Becker 2021). Ebenfalls diskutiert wird das Preismodell „coverage with evidence development". Bei diesem Modell werden die Preise an die vorhandene Evidenz angepasst. Das Erheben neuer Daten führt zu einer neuen Nutzenbewertung mit einer möglichen Preisanpassung (vgl. Haas et al. 2021).

Solche Preismodelle ermöglichen es, dass die hohen Preise zumindest nur für jene Patientinnen und Patienten aufgewendet werden müssen, bei denen die Behandlung mit der Gentherapie erfolgreich ist. Preismodelle sind jedoch nicht unumstritten, weil es häufig an Transparenz fehlt. Zudem fehlt es noch an Evidenz, wie viel tatsächlich mit Preismodellen eingespart werden kann (Vogler 2021). Gut abgefasste, transparente und leistungsorientierte Preismodelle können sinnvoll sein, nicht nur als Instrument zum Umgang mit hochpreisigen (Gen-)Therapien, sondern auch zur Generierung von wichtigen Real-World Daten (Vogler 2021).

Ein weiterer Lösungsansatz wäre, dass sich andere Akteure – etwa Forschungsinstitutionen oder Universitätsspitäler – aktiver einbringen würden. So könnten diese Einrichtungen etwa diese Gentherapien herstellen. Forscher an der Universität Pennsylvania führten aus, dass sie eine Methode entwickelt hätten, wie sie viel effizienter als üblich (d. h. innerhalb von 24 h anstatt ungefähr 2 Wochen) T-Zellen in CAR-T-Zellen generieren könnten (Ghassemi et al. 2022). Und in der Schweiz haben die Universitätsspitäler eine Allianz gebildet zur Herstellung von In-House Gentherapien, um die Kosten dieser Therapien zu senken (Waltersperger und Friedli 2019). Auch das Hospital Clinic in Barcelona plant, CAR-T-Therapien selber herzustellen (Joseph 2023). Ebenfalls wird diskutiert, dass die Forschungsinstitutionen anstatt exklusiver Lizenzverträge nicht-exklusive Lizenzverträge mit den Großen pharmazeutischen Unternehmen abschließen könnten, was den Wettbewerb unter den Zulassungsinhaberinnen erhöhen würde und dies in der Folge möglicherweise auch zu tieferen Preisen führen könnte (Vokinger et al. 2023a; Joffe et al. 2023).

Des Weiteren könnte diskutiert werden, dass bei der Preisfestsetzung nicht nur die klinische Effektivität im Zentrum stehen soll, wie dies gegenwärtig mit den Nutzenbewertungssystemen auf zahlreiche Länder zutrifft (der Vergleich des Nutzens einer neuen Therapie mit einer bisherigen Therapie für die gleiche Indikation). Diese erlaubt zwar zu analysieren, dass eine neue Therapie einen höheren therapeutischen Nutzen (oder eben auch nicht) aufweist gegenüber einer Vergleichstherapie.

Sie sagt aber nur aus, dass ein höherer Preis (oder auch nicht) gerechtfertigt ist für die neue Therapie, jedoch nicht, *wie viel* höher (oder tiefer) der Preis für die neue Therapie sein darf (Vokinger 2023). Würde neben der klinischen Effektivität auch eine Kosteneffektivität eingeführt, d. h. ein definierter Geldbetrag pro Nutzeneinheit, könnten die Preise der Gentherapien besser prognostiziert und verhandelt werden (Garrison et al. 2019).

3.4 Fazit

Gentherapien gelten als innovativ. Sie haben ein großes therapeutisches Potenzial für Krankheiten, die bisher nicht oder stark limitiert behandelbar sind. Gleichzeitig handelt es sich auch um kostenintensive, risikoreiche Therapien.

Eine Analyse des therapeutischen Nutzens von Gentherapien zeigte, dass zahlreiche Gentherapien einen hohen therapeutischen Nutzen aufweisen. Bei mehreren Gentherapien konnte jedoch der Zusatznutzen aufgrund der fehlenden Evidenz nicht quantifiziert werden. Es ist sehr wichtig, dass die Daten auch nach Markteintritt systematisch erhoben werden, um die Evidenz zu deren Wirksamkeit und Sicherheit zu verbessern.

Gentherapien gehören zu den Therapien mit den höchsten Preisen, diese können mehr als USD 2 Mio. pro Therapie betragen. Damit wird deutlich, dass Lösungen für die Preisfestsetzung und Kostenübernahme notwendig sind, damit tatsächlich alle betroffenen Patientinnen und Patienten nachhaltigen Zugang zu den Gentherapien erhalten werden. Mögliche Lösungsansätze sind sorgfältig durchdachte und transparente Preismodelle, bei denen der Therapieerfolg und/oder die vorhandene Evidenz berücksichtigt werden, eine größere Verantwortung der Forschungseinrichtungen und ein stärkerer Fokus auf die Kosteneffektivität.

Literatur

Bachy E, Le Gouill S, Di Blasi R, Sesques P, Manson G et al (2022) A real-world comparison of tisagenlecleucel and axicabtagene ciloleucel CAR T cells in relapsed or refractory diffuse large B cell lymphoma. Nat Med 28:2145–2154

Bundesamt für Gesundheit (2023). Spezialitätenliste. https://www.spezialitaetenliste.ch/

Editorial (2021) Gene therapies should be for all. Nature Medicine 27:1311

Falk (2020) Arzneimittelkommission der deutschen Ärzteschaft: Hersteller müssen Daten erheben. Arztebl 117(48):A-2334, B-1968

Garrison LP, Jackson T, Paul D, Kenston M (2019) Value-based pricing for emerging gene therapies: the economic case for a higher cost-effectiveness threshold. J Manag Care Spec Pharm. https://doi.org/10.18553/jmpc.2019.18378

Gemeinsamer Bundesausschuss Ergebnisse der Nutzenbewertung – Kategorien des Zusatznutzens. https://www.g-ba.de/themen/arzneimittel/arzneimittel-richtlinie-anlagen/nutzenbewertung-35a/zusatznutzen/

Ghassemi S, Durgin JS, Nunez-Cruz S, Patel J, Leferovich J et al (2022) Rapid manufacturing of non-activated potent CAR T cells. Nat Biom Eng 6:118–128

Haas A, Mayer T, Tebinka-Olbrich A, Blindzellner M, Beggerow E, Nickel A (2021) Beschleunigte Zulassung von Arzneimitteln: Herausforderungen für Patient:innen, Datenqualität und faire Preise. In: Schröder H, Thürmann P, Telschow C, Schröder M, Busse R (Hrsg) Arzneimittel-Kompass 2021. Springer, Berlin, Heidelberg, New York, S 105–124

Harrison PT, Friedmann T (2023) Cost of gene therapy. Gene Therapy 30:737

High KA, Roncarolo MG (2019) Gene therapy. N Eng J Med 381:455–464

Hwang TJ, Ross JS, Vokinger KN, Kesselheim AS (2020) Association between FDA and EMA expedited approval programs and therapeutic value of new medicines: retrospective cohort study. BMJ 371:m3434

Joffe S, Conti RM, Contreras JL, Largent EA, Fernandez Lynch H, Mitchell D, Sachs RW, Whelan AM, McCoy MS (2023) Access to affordable medicines: obligations of universities and academic medical centers. Gene Ther 30:753–755

Joseph A (2023) In the US, scientists see barriers to the development of CAR-T cell therapies. In: Spain, a hospital brews its own. Stat News (https://bit.ly/4auVwdm)

Kohn DB, Chen YY, Spencer MJ (2023) Successes and challenges in clinical gene therapy. Gene Ther 30:738–746

Leighl NB, Nirmalakumar S, Ezeife DA, Gyawali B (2021) An arm and a leg: The rising cost of cancer drugs and impact on access. Asco Educ Book 41:e1–e12

Ludwig WD (2020) Aktuell. Zehn Jahre AMNOG – Rückblick und Ausblick. In: Schwabe U, Ludwig WD (Hrsg) Arzneiverordnungs-Report 2020. Springer, Berlin, Heidelberg, New York, S 185–200

Ludwig WD, Mühlbauer B (2022) Arzneiverordnungen 2021 im Überblick. In: Ludwig WD, Mühlbauer B, Seifert R (Hrsg) Arzneiverordnungs-Report 2022. Springer, Berlin, Heidelberg, New York, S 3–27

Mendell JR, Al-Zaidy SA, Lehman KJ, McColly M, Lowes LP, Alfano LN, Reash NF, Iammarino MA, Church KR, Kleyn A, Meriggioli MN, Shell R (2021) Five-year extension results of the phase 1 START trial of onasemnogene abeparvovec in spinal muscular atrophy. JAMA 78(7):834–841

Newham M, Vokinger KN (2022) Adverse effects of acquisitions in the pharmaceutical industry. Nat Med 28:1342–1344

Pani L, Becker K (2021) New models for the evaluation of specialized medicinal products: beyond conventional health technology assessment and pricing. Clin Drug Investig 41:529–537

Rome BN, Egilman AC, Kesselheim AS (2022) Trends in prescription drug launch prices, 2008–2021. JAMA 327(21):2145–2147

Swissmedic (2023) Merkblatt Anforderungen Zulassung TpP GT GVO. https://www.swissmedic.ch/swissmedic/de/home/humanarzneimittel/besondere-arzneimittelgruppen--ham-/transplantation-products.html

Trottmann M, Blozik E, Hilbig M, LoVerdi D, Pedruzzi M, Scherer T, Weiss M, Pletscher M, Meier N (2023) Real-world expenditures and survival time after CAR-T treatment for large B-cell lymphoma in Switzerland: a retrospective study using insurance claims data. Swiss Med Wkly 153:3441

Vogler S (2021) Preisregulierung im internationalen Vergleich. In: Schröder H, Thürmann P, Telschow C, Schröder M, Busse R (Hrsg) Arzneimittel-Kompass 2021. Springer, Berlin, Heidelberg, New York, S 125–138

Vokinger KN (2021) Kosten-Nutzen-Bewertung von Arzneimitteln. In: Ludwig WD, Mühlbauer B, Seifert R (Hrsg) Arzneiverordnungs-Report 2021. Springer, Berlin, Heidelberg, New York, S 57–66

Vokinger KN (2023) Determinants of cancer drug pricing and how to overcome the cancer premium. Cell 186(8):1528–1531

Vokinger KN, Avorn J, Vokinger KN (2023a) Sources of innovation in gene therapies – Approaches to achieving affordable prices. N Eng J Med 388:292–295

Vokinger KN, Glaus CEG, Kesselheim AS (2023b) Approval and therapeutic value of gene therapies in the US and Europe. Gene Ther 30:756–760

Vokinger KN, Glaus CEG, Kesselheim AS, Serra-Burriel M, Ross JS, Hwang TJ (2023c) Therapeutic value of first versus supplemental indications of drugs in US and Europe (2011–20): retrospective cohort study. Br Med J 382:e74166

Waltersperger L, Friedli D (2019) Unispitäler steigen in die Krebstherapie ein. NZZ am Sonntag. https://magazin.nzz.ch/wissen/krebsbehandlung-unispitaeler-foerdern-eigene-forschung-ld.1498544?reduced=true

Wong CH, Li D, Wang N, Gruber J, Lo AW, Conti RM (2023) The estimated annual financial impact of gene therapy in the United States. Gene Ther 30:761–773

Weiterführende Literatur

Ärzteblatt (2022) Novartis bestätigt Todesfälle nach Gentherapie Zolgensma. https://www.aerzteblatt.de/nachrichten/136631/Novartis-bestaetigt-Todesfaelle-nach-Gentherapie-Zolgensma

Vokinger KN (2022) Beschleunigte Zulassungen und therapeutischer Nutzen von Arzneimitteln in den USA und Europa. In: Ludwig WD, Mühlbauer B, Seifert R (Hrsg) Arzneiverordnungs-Report 2022. Springer, Berlin, Heidelberg, New York, S 47–56

Überblick über Maßnahmen zur Förderung des Einsatzes von Biosimilars in europäischen Ländern

Sabine Vogler, Stanislava Dicheva-Radev, Dimitra Panteli und Reinhard Busse

Auf einen Blick

Biosimilars gelten als ein vielversprechender Ansatz, um leistbaren und nachhaltigen Zugang zu biologischen Arzneimitteln zu ermöglichen. Um den Einsatz von preisgünstigeren Biosimilars zu fördern, wenden europäische Länder unterschiedliche Marktsteuerungsmechanismen an, die zum einen am Angebot (Preise) und zum anderen an der Nachfrage nach Biosimilars (an Ärztinnen und Ärzte, Apotheker:innen sowie Patientinnen und Patienten gerichtete Maßnahmen) ansetzen. Ein Überblick über relevante Maßnahmen in 30 europäischen Ländern zeigt bei einigen, aber nicht allen Maßnahmen ähnliche Zugänge der Länder, bei anderen Maßnahmen haben Länder unterschiedliche Wege gewählt. Deutschland zählt zu der Minderheit der europäischen Länder, die keine Preis-Link-Politik anwenden, bei welcher die Preise von Biosimilars (wie auch für Generika) als Abschlag des Preises des Referenzarzneimittels festgelegt werden. Die Mehrzahl der europäischen Länder nutzen ein Festbetragssystem, und eine Reihe von Ländern haben mittlerweile Biosimilars darin aufgenommen. Wirkstoffverordnung ist in den europäischen Ländern weit verbreitet, allerdings sind des Öfteren Biologika ausgenommen. Die Verschreibung von Biosimilars wird bei bio-naiven Patienten im Allgemeinen empfohlen, und ein Switch von dem Referenzarzneimittel auf das Biosimilar ist in vielen Ländern unter bestimmten Voraussetzungen möglich. Die Substitution von Biologika auf Apothekenebene wurde bislang nur in wenigen europäischen Ländern eingeführt, aber ist im Kommen. Evidenz über das Einsparpotenzial durch den Biosimilar-Einsatz liegt in einer Reihe von Studien vor, allerdings wird dieses im Allgemeinen nicht im Zusammenhang mit einzelnen Maßnahmen analysiert. Eine Ausnahme sind zum Teil Ausschreibungen, die in der Lage sind, Preise von biologischen Arzneimitteln im patentabgelaufenen Markt maßgeblich zu senken. Allerdings ist es relevant, Ausschreibungen strategisch gut auszugestalten, um auch Versorgungssicherheit zu wahren. Zu nachfrageseitigen Maßnahmen liegt nur wenig Evidenz vor. Einige Good-Practice-Beispiele zeigen die Bedeutung eines Mix aus angebots- und nachfrageseitigen Maßnahmen, um Biosimilars zu fördern und die daraus entstehenden Vorteile zu generieren.

Biologika spielen eine wichtige Rolle bei der Behandlung eines breiten Spektrums von Erkrankungen. Dabei kommen viele dieser Arzneimittel mit sehr hohen Preisen auf den Markt. Die damit verbundenen Ausgaben gefährden perspektivisch die nachhaltige Finanzierung öffentlicher Solidarsysteme. Auch in Deutschland war im letzten Jahrzehnt eine beachtliche Steigerung der Ausgaben für Biologika im GKV-Markt zu beobachten, ausgedrückt an einer fast 30-fachen Steigerung der Nettokosten seit 2020 (s. ▶ Kap. 1). Mittlerweile haben die Biologika im GKV-Patentmarkt mit 12,7 Mrd. € 46 % des Gesamtumsatzes erreicht (Ludwig und Mühlbauer 2023). Der Spagat zwischen bestmöglichem Zugang für Patienten und bewältigbaren Ausgaben für Arzneimittel, insbesondere für Biologika, beschäftigt seit Jahren die Kostenträger, auch in wirtschaftsstarken Ländern wie Deutschland.

Zur Realisierung von Einsparungen spielen sowohl der Preis als auch die Nachfrage nach und die Verordnung bzw. Abgabe von Biosimilars eine Rolle. Somit sind neben Maßnahmen zur Ausgestaltung des Preisbildungs- und Beschaffungsprozesses auch solche von Bedeutung, die an Patientinnen und Patienten und Leistungserbringer:innen wie Ärztinnen/Ärzte und Apotheker:innen gerichtet sind – also „nachfrageseitige Maßnahmen" (Vogler et al. 2019a, b). Darunter fällt zum Beispiel der Austausch innerhalb der Biologika bei der Abgabe in einer öffentlichen Apotheke (Substitution eines Biosimilars anstelle des Referenzarzneimittels bzw. Austausch von Biosimilars untereinander). Solche Maßnahmen – genau wie Mechanismen zur Preisbildung und Erstattung von Medikamenten (Vogler 2018) – sind in den Ländern der Europäischen Union (EU) nationale Angelegenheit und somit unterschiedlich ausgestaltet (Panteli et al. 2016; Moorkens et al. 2017; Ferrario et al. 2020; Vogler et al. 2021b).

Die Marktdurchdringung von Biosimilars war lange Zeit in Deutschland nicht besonders hoch (Dicheva-Radev und Ludwig 2020); darüber hinaus variierte sie zwischen Wirkstoffen und Bundesländern (Moorkens et al. 2020). Im Jahr 2020 kam es zu einem deutlichen Rückgang der biosimilarfähigen Erstanbieterpräparate, sodass sich der GKV-Umsatz erstmals je zur Hälfte auf diese und die Biosimilars verteilte. Dies kann eine Folge von strategisch eingesetzten Marktsteuerungsmaßnahmen sein (EMA und HMA 2022).

In diesem Zusammenhang ist für Entscheidungsträger:innen und weitere Interessierte hilfreich, Kenntnis über Marktsteuerungsmaßnahmen in anderen Ländern zu haben und – falls entsprechende Evidenz verfügbar – zu wissen, welche Auswirkungen (z. B. auf Preise, Kosten für die öffentlichen Zahler, verbesserte Arzneimittelversorgung) diese Maßnahmen haben bzw. wie sie ausgestaltet sein müssen, um ihr volles Potenzial zu entfalten. Vor diesem Hintergrund werden in dem vorliegenden Kapitel auf Biosimilarförderung ausgerichtete Marktsteuerungsmaßnahmen – zum Teil im Vergleich zu jenen für Generika – in Deutschland und in weiteren 29 europäischen Ländern dargestellt und Evidenz über deren Wirkung aufbereitet.

Der europäische Vergleich umfasst alle Mitgliedstaaten der Europäischen Union (EU) mit Ausnahme von Luxemburg (also Belgien (BE), Bulgarien (BG), Dänemark (DK), Deutschland (DE), Estland (EE), Finnland (FI), Frankreich (FR), Griechenland (EL), Irland (IE), Italien (IT), Kroatien (HR), Lettland (LV), Litauen (LT), Malta (MT), die Niederlande (NL), Österreich (AT), Polen (PL), Portugal (PT), Rumänien (RO), Schweden (SE), Slowakei (SK), Slowenien (SI), Spanien (ES), die Tschechische Republik (CZ), Ungarn (HU) und Zypern (CY)) sowie Großbritannien (UK; im Wesentlichen beziehen sich die Regelungen auf England), Island (IS), Norwegen (NO) und die Schweiz (CH). Die Informationen über die Marktsteuerungsmaßnahmen rund um Biosimilars stellen eine Aktualisierung und Erweiterung von Beiträgen der Arzneiverordnungsreports 2020, 2021 and 2022 dar (Vogler et al. 2020, 2021a, 2023). Sie beschreiben die Situation im Oktober 2023 und wurden von Mitgliedern des Pharmaceutical Pricing and Reimbursement Information (PPRI)-

Kapitel 4 · Überblick über Maßnahmen zur Förderung des Einsatzes von Biosimilars

Behördennetzwerks bereit gestellt, vereinzelt ergänzt um Daten aus der Literatur. PPRI ist ein von der Gesundheit Österreich GmbH (GÖG) betriebenes Netzwerk von Behörden für Preisbildung und Erstattung von Arzneimitteln in 50 – schwerpunktmäßig europäischen – Ländern (Vogler et al. 2014; Vogler und Zimmermann 2022).

Da in der Literatur Auswirkungen von biosimilarförderlichen Aktivitäten nicht immer konkret einzelnen Maßnahmen zugeordnet (bzw. Folge eines Maßnahmenbündels) sind, erfolgt die Evidenzaufbereitung nicht pro Maßnahme, sondern gesammelt in einem eigenen Abschnitt (sh. ▶ Abschn. 4.3). Die Informationen wurden im Rahmen eines per September/Oktober 2023 durchgeführten narrativen Literaturreviews zusammengetragen; die Literaturrecherche war nicht auf europäische Länder beschränkt.

4.1 Angebotsseitige Maßnahmen

4.1.1 „Preis-Link"

Bei einer „Preis-Link"-Maßnahme wird der Preis des Nachfolge-Arzneimittels (z. B. des Generikums bzw. des Biosimilars) in Bezug zum Preis des Original- bzw. Referenzarzneimittels gesetzt, und ein bestimmter (Mindest-) Abschlag ist zu gewähren (WHO Collaborating Centre for Pharmaceutical Pricing and Reimbursement Policies 2023). In einigen Ländern bestehen auch Regelungen für weitere Nachfolgeprodukte, deren Preise wiederum einander bedingen, und in ein paar Ländern (z. B. Österreich und Norwegen) wird auch der Preis des Originalpräparats bzw. Referenzarzneimittels gesenkt.

Die Maßnahme eines „Preis-Links" wenden 21 der untersuchten europäischen Länder bei der Preisfestsetzung für Generika an, und mit Ausnahme von Griechenland nutzen diese Länder diese Maßnahme auch für Biosimilars. In Deutschland wird sie nicht regulativ im Arzneimittelmarkt eingesetzt, weder für Generika noch für Biosimilars. Die Festlegung des Apothekenverkaufspreises bei der Markteinführung von Nachfolge-Arzneimitteln obliegt ausschließlich dem pharmazeutischen Unternehmer (pU). In der Regel ist die Differenz zwischen den Einführungspreisen der Nachfolge-Arzneimittel und den Preisen der Originale bei Generika deutlich größer als bei Biosimilars. Dies wird mit der aufwändigeren Zulassung bei Biosimilars als bei Generika begründet, bei der u. a. auch Phase-III-Studien durchzuführen sind (Dicheva-Radev und Ludwig 2019; Weise et al. 2012).

◼ Tab. 4.1 gibt einen Überblick über die Existenz dieser „Link"-Politik bei Biosimilars und im Vergleich dazu bei Generika und stellt auch die Höhe des geforderten Preisabschlags für das Nachfolge-Arzneimittel (Biosimilar bzw. Generikum) dar. 15 der 21 Länder, die diesen Preis-Link anwenden, fordern für Biosimilars einen niedrigeren Preisabschlag als für Generika. In Österreich wurden die differenzierten Preisabschläge für Generika und Biosimilars im Rahmen einer Gesetzesnovelle im Jahr 2017 umgesetzt, allerdings als eine befristete Regelung, die ursprünglich Ende 2021 ausgelaufen wäre und dann um zwei weitere Jahre bis Ende 2023 verlängert wurde. Sollte keine Verlängerung oder andere Regelung bis dahin gefunden werden, würde die zuvor gültige Regelung mit gleichen Abschlagssätzen für alle Nachfolge-Arzneimittel (Generika und Biosimilars) wieder in Kraft treten. Zum Redaktionsschluss (November 2023) war noch nicht klar, ob diese Regelung verlängert oder in Dauerrecht überführt wird.

Italien hat mit 20 % vergleichsweise niedrige Mindestpreisabschläge. Ergänzend führte das Land im Oktober 2020 ein neues Prozedere im Rahmen der Preisbildung und Erstattung von Generika und Biosimilars ein, was in der Praxis zu deutlich höheren Preisabschlägen führen kann: Im Falle eines Angebots eines pU mit Preisabschlägen von 45 bis 75 % (für erstattungsfähige Arzneimittel im niedergelassenen Sektor) und 30 bis 50 % (für erstattungsfähige Arzneimittel im stationären Sektor) kommt ein beschleunigtes Preisfestsetzungsverfahren zur Anwendung, und das

◘ **Tab. 4.1** Preis-Link-Politik bei Biosimilars im Vergleich zu Generika in 30 europäischen Ländern, 2023. (Quelle: Behördennetzwerk Pharmaceutical Pricing and Reimbursement Information (PPRI))

Land	Biosimilar-Preis-Link		Generika-Preis-Link	
	In Kraft	Höhe des Preisabschlags	In Kraft	Höhe des Preisabschlags
DE	Nein	–	Nein	–
Länder in Europa				
AT	Ja	1. Biosimilar: min. −38 % des RAM 2. Biosimilar: min. −15 % des 1. Biosimilars 3. und weitere Biosimilars: min. −10 % des vorigen Biosimilars 4. und weitere Biosimilars: −10 Cent unter dem günstigen Arzneimittel der Gruppe RAM muss 3 Monate nach Aufnahme des 1. Biosimilars in die Erstattung den Preis um 30 % senken	Ja	1. Generikum: min. −50 % des Originals 2. Generikum: min. −18 % des 1. Generikums 3. und weitere Generika: min. −15 % der vorigen Generika 4. und weitere Generika: −10 Cent unter dem günstigen Arzneimittel der Gruppe Original muss 3 Monate nach Aufnahme des 1. Generikums in die Erstattung den Preis um 30 % senken
BE	Ja	Biosimilar: −20 % des RAM Weitere Preissenkungen nach 12 Jahren in der Erstattung (abhängig vom Marktanteil des Wirkstoffes)	Ja	Generika der Kategorie A (essenzielle Arzneimittel): −51,52 % des Originals Generika der Kategorie B (alle anderen erstatteten Arzneimittel): −44,75 % Original muss bei Eintritt von Generika ebenfalls den Preis um −51,52 bzw. −44,75 % senken Weitere Preissenkungen nach 12 Jahren in der Erstattung (abhängig vom Marktanteil des Wirkstoffes)
BG	Ja	Biosimilar: −20 % des RAM	Ja	Generikum: −30 % des Originals
CH	Ja	Biosimilar: −25 % des RAM	Ja	Generikum: −20 % des Originals % abhängig vom Verkaufsvolumen 3 Jahre vor Patentablauf: 20 %, 30 %, 50 %, 60 %, 70 %
CZ	Ja	1. Biosimilar: −30 % des RAM 2. RAM: −15 % des 1. RAM	Ja	1. Generikum: −40 % des Originals 2. Original: −15 % des 1. Originals
DK	Nein	Grundsätzlich keine Preisregulierung (Preise basieren auf Wettbewerb in Prozessen mit Elementen einer Ausschreibung)	Nein	Grundsätzlich keine Preisregulierung (Preise basieren auf Wettbewerb in Prozessen mit Elementen einer Ausschreibung)
EE	Ja	1. Biosimilar: −15 % des RAM	Ja	1. Generikum: −30 % des Originals; 2, 3, 4. Generikum: −10 % des Arzneimittels mit dem günstigsten Preis im Cluster
EL	Nein	–	Ja	Generikum: −35 % des Originals
ES	Ja	Biosimilar: −30 % des RAM (unverbindlicher Richtwert) Bei Bildung von Festbetragsgruppen muss der Preis der des RAM auf den Preis der Biosimilars gesenkt werden	Ja	Generikum: −40 % des *Originals* (unverbindlicher Richtwert) Bei Bildung von Festbetragsgruppen muss der Preis des Originals auf den Preis der Generika gesenkt werden

◘ Tab. 4.1 (Fortsetzung)

Land	Biosimilar-Preis-Link		Generika-Preis-Link	
	In Kraft	Höhe des Preisabschlags	In Kraft	Höhe des Preisabschlags
FI	Ja	1. Biosimilar: −30 % des RAM	Ja	1. Generikum: −50 bzw. −40 % (bei neuerem „Equipment") des Originals
FR	Ja	*Niedergelassen*: Bei Markteintritt der Biosimilars: Biosimilar: −40 % des RAM und Preissenkung des RAM von −20 % Nach 18 und 24 Monaten Preissenkungen, Höhe (5, 10 und 15 %) abhängig vom Marktanteil (< 40 %, 40–60 %, > 60 %) *Stationär*: Biosimilar: −30 % des RAM und Preissenkung des RAM von −30 %	Ja	*Niedergelassen*: Bei Markteintritt des Generikums: Generikum: −60 % des Originals und Preissenkung des Originals von −20 % Nach 18 Monaten Preissenkungen von −7 % bei Generika und −12,5 % bei Originalen *Stationär*: Generika: −40 % des Originals und Preissenkung des Originals von −40 %
HR	Ja	Biosimilar: −20 % RAM und −5 % des vorherigen Biosimilar	Ja	Generikum: −30 % des Originals und −5 % des vorherigen Generikums
HU	Ja	1. Biosimilar: −30 % des RAM 2. Biosimilar: −10 % des 1. Biosimilar 3. Biosimilar: −10 % des 2. Biosimilar	Ja	1. Generikum: −40 % des Originals 2. Generikum: −20 % des 1. Generikums 3. Generikum: −10 % des 2. Generikums 4, 5, 6. Generikum: −5 % vorherigen Generikums 7. & weitere: Generikum niedriger als bisherige Generika
IE	Ja	Biosimilar: −40 % des RAM	Ja	Generikum: −60 % des Originals
IS	Nein	–	Nein	–
IT	Ja	Biosimilar: −20 % des RAM Seit Oktober 2021: Von pU gelegte Angebote mit Abschlägen in einer vorgegebenen Größenordnung berechtigten für automatische Aufnahme in die Erstattung	Ja	Generikum: −20 % des Originals Seit Oktober 2021: Von pU gelegte Angebote mit Abschlägen in einer vorgegebenen Größenordnung berechtigten für automatische Aufnahme in die Erstattung
LT	Ja	1. Biosimilar: −15 % des RAM	Ja	1. Generikum: −30 % des Originals
LV	Ja	1. Biosimilar: −30 % des RAM 2. und 3. Biosimilar: −10 % des vorherigen Biosimilar Weiteres Biosimilar: −5 % des vorherigen Biosimilar	Ja	1. Generikum: −30 % des Originals 2 und 3. Generikum: −10 % des vorherigen Generikums Weiteres Generikum: −5 % des vorherigen Generikums
MT	Nein	–	Nein	–
NL	Nein	Allerdings muss der Preis der Biosimilars unter jenem des RAM liegen	Nein	Allerdings muss der Preis der Generika unter jenem des Originals liegen

◘ **Tab. 4.1** (Fortsetzung)

Land	Biosimilar-Preis-Link		Generika-Preis-Link	
	In Kraft	Höhe des Preisabschlags	In Kraft	Höhe des Preisabschlags
NO	Ja	Biosimilars können den gleichen Preis wie das RAM haben und erfahren dann gemeinsam mit dem RAM-Preissenkungen bei Patentablauf und 6 und 12 Monate danach (Höhe abhängig vom Umsatz) = sogenanntes „Trinnpris"-Modell Für Wirkstoffe, die keine Präparate im „Trinnpris"-Modell haben, wird für Biosimilars mit einer Zulassung in einer biologisch ähnlichen Anwendung oder etablierten Verwendung der niedrigste Preis im Vergleich mit den Referenzländern und innerhalb der Wirkstoffgruppe festgelegt	Ja	Generikum: maximal der Preis des Originals, aber Preissenkungen für Generika und Originale bei Patentablauf und 6 und 12 Monate danach im Rahmen des „Trinnpris"-Modells
PL	Ja	1. Biosimilar: −25 % des RAM	Ja	1. Generikum: −25 % des Originals Weiteres Generikum: gleich oder unter Erstattungspreis in einer Referenzgruppe
PT	Ja	*Erstattungsfähige Arzneimittel – niedergelassen und stationär*: Biosimilar: −20 bzw. −30 % (bei Biosimilar mit Marktanteil pro Wirkstoff von ≥ 5 %) des RAM *Nicht-erstattungsfähige Arzneimittel*: kein Preis-Link	Ja	*Niedergelassen*: Generikum: −50 % des Originals und −25 % anderer Generika, falls FAP < 10,00 € bei allen Arzneimitteln (Packungen) ist. *Erstattungsfähige Arzneimittel – niedergelassen*: Ab dem 5. Generikum: jeweils −5 % des vorigen Generikums, aber max. 20 % des Originals Weitere Generika in der Festbetragsgruppe: −5 % des preisgünstigsten Arzneimittels in der Festbetragsgruppe (Marktanteil von min. 5 %)
RO	Ja	Biosimilar: −20 % des RAM Preissenkung des RAM auf Höhe des Biosimilarpreises	Ja	Generikum: −35 % des Originals Preissenkung des Originals auf Biosimilarpreisniveau
SE	Nein	–	Nein	–
SI	Nein	–	Nein	–
SK	Ja	1. Biosimilar: −20 % des RAM	Ja	1. Generikum: −35 % des Originals
UK	Nein	–	Nein	–

RAM = Referenzarzneimittel

Arzneimittel wird automatisch in die Erstattungsliste aufgenommen. Bei den Abschlägen wird keine Unterscheidung zwischen Generika und Biosimilars vorgenommen; die konkrete Staffelung ist vorgegeben und hängt von den öffentlichen Ausgaben für den Wirkstoff im Laufe der vorangegangenen drei Jahre ab.

4.1.2 Ausschreibungen

In allen untersuchten Ländern werden Biosimilars im stationären Sektor mittels Ausschreibungen beschafft (◘ Tab. 4.2). Ob Ausschreibungen auf zentraler oder regionaler Ebene durchgeführt werden, hängt von dem jeweiligen landesspezifischen Beschaffungssystem für Krankenhäuser ab. In den meisten Ländern ist die Beschaffung von Arzneimitteln auf der Ebene der Krankenhäuser organisiert, wenngleich es auch Einkaufsverbünde und Zusammenschlüsse gibt (z. B. „Beschaffungspools" im Verantwortungsbereich von universitären Kliniken in Finnland). In Frankreich werden gemeinsame Ausschreibungen auf regionaler Ebene als wünschenswert angesehen, aber letztlich steht es den Krankenhäusern frei zu entscheiden, ob sie sich bei der Beschaffung zusammenschließen oder diese individuell als einzelnes Krankenhaus durchführen.

Nach der Arzneimittelpreisverordnung (AMPreisV) gilt in Deutschland für ein von der Ärztin bzw. vom Arzt auf Rezept verordnetes Arzneimittel bundesweit derselbe Arzneimittelpreis. Krankenhausapotheken sind im Gegensatz zu Offizinapotheken in der Gestaltung und Verhandlung von Preisen wesentlich freier. Nach § 1 Abs. 3 Nr. 1 AMPreisV werden keine Preisspannen und Apothekenpreise vorgegeben, wenn Arzneimittel über eine Krankenhausapotheke abgegeben werden. Ausschreibungen sind daher derzeit in Deutschland lediglich im stationären Sektor zulässig und werden in Krankenhausapotheken und klinikversorgenden Apotheken entsprechend eingesetzt. In der Regel sind Krankenhausapotheken in Deutschland in Einkaufsverbünden und -genossenschaften organisiert, um durch hohe Absatzmengen niedrige Einkaufspreise und größtmögliche Rabatte zu erzielen. Für Biosimilars bedeutet dies, dass Krankenhausapotheken durch den Einkauf in Verbünden deutlich niedrigere Preise erzielen können.

Ausschreibungen für Biosimilars und weitere Medikamente, die in Krankenhäusern verwendet werden, erfolgen in Dänemark, Norwegen, Portugal und Großbritannien (England) zentral. In Dänemark, Norwegen und Portugal wurden bei der Einführung der zentralen Beschaffung für die öffentlichen Krankenhäuser Einkaufsagenturen gegründet. In Italien unterstützt die nationale Beschaffungsbehörde Consip die Regionen bei der Beschaffung mancher Medikamente, in dem sich im Rahme des „Dynamic Purchasing System" (DPS) eine zentrale elektronische Plattform anbietet, im Rahmen dessen die Regionen und Krankenhäuser abrufen können. DPS ist ein zweistufiges Beschaffungsverfahren, ähnlich wie einem Rahmenvertrag, wobei die Anbieter laufend sich dem DPS anschließen können (Vogler et al. 2022). In Italien besteht außerdem bei Biosimilars die gesetzliche Verpflichtung für Mehrquellenbeschaffung: Falls mindestens drei Arzneispezialitäten eines biologischen Wirkstoffes am Markt sind, müssen alle Anbieter entsprechend einer bestimmten Aufteilung der Zuschlag erhalten (Vogler et al. 2022).

Eine Beschaffung mittels Ausschreibungen im stationären Sektor kommt auch in Ländern mit Preis-Links zur Anwendung, weil die beschaffenden Institutionen unter Ausnutzung des Wettbewerbs höhere Preisabschläge anstreben.

In Deutschland entsprechen die Rabattverträge dem Konzept der Ausschreibungen im niedergelassenen Sektor (Kanavos et al. 2009; Bauckmann et al. 2017). Seit 2003 können die gesetzlichen Krankenkassen mit den pU im Rahmen von § 130a SGB V individuelle Rabattverträge abschließen, bei denen im Gegenzug für Rabatte der pU das Recht auf exklusive Abgabe an die Versicherten der jeweiligen Krankenkasse erhält. Die automatische

◻ **Tab. 4.2** Rolle von Ausschreibungen und Festbetragssystem für Biosimilars in 30 europäischen Ländern, 2023. (Quelle: Behördennetzwerk Pharmaceutical Pricing and Reimbursement Information (PPRI))

Land	Stationärer Sektor		Niedergelassener Sektor	
	Auss.	Organisation	Ausschreibungen bzw. Ausschreibungselemente	Biosimilars im Festbetragssystem
DE	Ja	Auf der Ebene der Krankenhäuser	Ja, im Rahmen der Rabattverträge	Ja
AT	Ja	Auf der Ebene der Krankenhäuser	Nein	Kein Festbetragssystem
BE	Ja	Auf der Ebene der Krankenhäuser	Nein	Ja
BG	Ja	Wird aktuell auf zentraler Ebene organisiert	Nein	Ja
CH	Ja	–	Nein	Kein Festbetragssystem
CY	Ja	Zentral	Nein	Kein Festbetragssystem
CZ	Ja	Auf der Ebene der Krankenhäuser	Ja	Ja
DK	Ja	Zentral (Einkaufsgesellschaft AMGROS)	Ja, alle zwei Wochen	Nein
EE	Ja	Keine Information	Keine Information	Keine Information
EL	Keine Information	Keine Information	Keine Information	Ja
ES	Ja	Auf der Ebene der Krankenhäuser	Nein	Ja
FI	Ja	Gemeinsame „Beschaffungs-Pools" von Uni-Kliniken	Nein	Nein
FR	Ja	Auf der Ebene der Krankenhäuser bzw. regional	Nein	Nein
HR	Ja	Auf der Ebene der Krankenhäuser	Keine Information	Ja
HU	Ja (teilweise)	Zentral	Ja	Ja
IE	Ja	Auf der Ebene der Krankenhäuser	Nein	Nein
IS	Ja	Zentral	Nein	Nein
IT	Ja	Regional, unterstützt durch die nationale Beschaffungsbehörde	Ja	Nein
LT	Ja	Zentral	Nein	Ja
LV	Ja	Onkologie: Zentral/andere: Auf der Ebene der Krankenhäuser	Nein	Ja
MT	Ja	Zentral	Ja	Kein Festbetragssystem

Kapitel 4 · Überblick über Maßnahmen zur Förderung des Einsatzes von Biosimilars

☐ Tab. 4.2 (Fortsetzung)

Land	Stationärer Sektor		Niedergelassener Sektor	
	Auss.	Organisation	Ausschreibungen bzw. Ausschreibungselemente	Biosimilars im Festbetragssystem
NL	Ja	Auf der Ebene der Krankenhäuser, von Gruppen von Krankenhäusern oder gemeinsam mit Krankenversicherungen	Ja	Ja
NO	Ja	Zentral (Einkaufsgesellschaft Sykehusinnkjop)	Nein	Ja
PL	Keine Information	Keine Information	Keine Information	Keine Information
PT	Ja	Zentral (zentrale Beschaffungsagentur Serviços Partilhados do Ministério da Saúde/SPMS) für manche Arzneimittel	Nein	Nein
RO	Ja	Im Rahmen nationaler Gesundheitsprogramme (HIV/AIDS, Hepatitis, Tuberkulose) und einige Antibiotika: Zentral/andere: Auf der Ebene der Krankenhäuser	Nein	Ja
SE	Ja	Auf regionaler Ebene, Kooperation der Regionen	Nein, nicht für Biosimilars (Art Ausschreibungsverfahren mit dem „Produkt des Monats" ausschließlich für Generika)	Kein Festbetragssystem
SI	Ja	Dezentral	Nein	Ja
SK	Ja	Auf der Ebene der Krankenhäuser	Ja	Ja
UK	Ja	Zentral (NHS England)	Nein	Kein Festbetragssystem, allerdings landesweite Referenz-/Erstattungspreise für Adalimumab

Auss. = Ausschreibungen

Substitution (▶ Abschn. 4.2.2) ist für Biologika in Deutschland derzeit noch nicht zulässig. Klassische Rabattverträge nach § 130a SGB V analog zum Markt der Generika können daher im ambulanten Sektor nicht abgeschlossen werden. Die gesetzlichen Krankenkassen schreiben daher für Biosimilars sog. „Open-house-Verträge" aus, denen alle Anbieter – Referenzarzneimittel und Biosimilars inkl. Parallel- und Reimporte – beitreten können. Jeder pU (Anbieter eines Biosimilars oder des Referenzarzneimittels) kann beitreten, sofern er den Rabatt auf den Listenpreis gewährt. Somit gelten alle Arzneimittel im Rahmen des Open-House-Vertrags als gleich wirtschaftlich. Solche Verträge können daher per se keine Exklusivität und somit auch keinen wettbewerblichen Vorteil erzielen. Wie groß die Ersparnisse der gesetzlichen Krankenkassen durch solche Verträge sind, ist öffentlich nicht bekannt (Geschäftsgeheimnisse). Solche Verträge können derzeit nur dann die Versorgung mit Biosimilars steuern, wenn Ärztinnen und Ärzte aus bestimmten Gründen eines der rabattierten Biosimilars vermehrt verordnen. Dies kann z. B. mittels Informationen begünstigt werden, die auf (vermeintliche) Vorteile von einzelnen Präparaten hinweisen, wie z. B. besonderes Device oder Fehlen bzw. Vorhandenseins eines Hilfsstoffes. Da solche Maßnahmen schwer zu steuern sind, besteht derzeit eine große Anzahl von solchen „Rabattverträgen", die alle Marktteilnehmer – Biosimilars und Referenzarzneimittel – einbeziehen. Die BARMER GEK setzt z. B. bei der Therapie von chronisch entzündlichen Darmerkrankungen (Morbus Crohn und Colitis ulcerosa) einen Open-House-Vertrag in Verbindung mit einem Selektivvertrag (siehe Abschnitt „Ärzte: Verordnungsvorgaben zu bionaiven Patienten und Switch" in ▶ Abschn. 4.2.1) ein und fordert die Ärztinnen und Ärzte auf, vorrangig die rabattierten Arzneimittel zu verordnen (Böhler 2017).

Am Beispiel eines der umsatzstärksten Arzneimittel der letzten 20 Jahre – Adalimumab (*Humira*) – lassen sich solche Verträge gut darstellen. Derzeit sind zu Humira 7 Biosimilars in Deutschland verfügbar. Die Verkaufspreise aller sieben liegen eng beieinander z. B. für die Stärke 40 mg/0,8 ml je 2 Fertigspritzen oder Fertigpens von 940,86 bis 955,92 € (Stand: 15.10.2023, Quelle: Lauer-Taxe). Auch sind die Biosimilars nur gering günstiger als das Referenzarzneimittel *Humira* (990,08 €). Die größten gesetzlichen Krankenkassen Techniker Krankenkasse (TK; 11,1 Mio. Versicherte; TK 2023), BARMER GEK (8,7 Mio. Versicherte; BARMER 2023) und DAK-Gesundheit (5,5 Mio. Versicherte; DAK 2023) sowie die 11 AOK (gemeinsam: 20,9 Mio. Versicherte; AOK 2023) haben alle Rabattvereinbarungen zu allen 7 Biosimilars. TK, BARMER, DAK und drei AOK (Bremen, Rheinland/Hamburg, Rheinland-Pfalz/Saarland) haben sogar zusätzlich noch eine Rabattvereinbarung mit dem Original *Humira* (Stand: 15.10.2023, Quelle: Lauer-Taxe). Letzteres führt sicherlich nicht dazu, dass für die Versicherten dieser Krankenkassen vermehrt Biosimilars verordnet werden. Grundsätzlich mögen solche Verträge kurzfristige Einsparungen für die gesetzlichen Krankenkassen ermöglichen. Sie unterbinden aber die Entwicklung eines echten Wettbewerbs im biologischen Markt, wie es eigentlich nach der Einführung von 7 Biosimilars zu erwarten wäre: die fast gleichen Verkaufspreise, die nur knapp unter dem Festbetrag (▶ Abschn. 4.2.1) liegen, bezeugen dies zweifellos.

In einigen Ländern (z. B. Niederlande, Rumänien) griffen Gerichte oder Wettbewerbsbehörden ein, um Klauseln in den Beschaffungsverträgen der Referenzarzneimittel aufzuheben, die den Einsatz von Biosimilars verhindern. In den Niederlanden gab Pfizer im Februar 2022 bekannt, zukünftig von Klauseln in den Verträgen, welche die Höhe des Rabatts in Abhängigkeit von der bezogenen Menge des Referenzarzneimittels setzten, Abstand zu nehmen. Anlassfall dafür war eine Untersuchung der niederländischen Wettbewerbsbehörde im Fall Enbrel (Etanercept), die zu dem Schluss kam, dass solche Klauseln Wettbewerbsregeln verletzen (Authority for Consumers and Markets 2022). Gegen Roche Romania wurden vom Wettbewerbsrat des Landes millionenhohe Geldstrafen verhängt, weil die Firma den Preis der Referenzarzneimittel für Rituximab und Trastuzumab für Großhändler, die am zentralisierten Beschaffungsprozess und an gesonderten Krankenhausausschreibungen teilnahmen, gegenüber seinem eigenen Angebotspreis erhöht hatte, sodass die Großhändler (die auch Konkurrenzprodukte hätten liefern können) praktisch keine Chance hatten, den nationalen Auftrag zu erhalten (Biosimilar Development 2020).

Ähnlich wie die Rabattverträge in Deutschland führten auch einige weitere europäische Länder Ausschreibungen bzw. Ausschreibungselemente für die Beschaffung von patentfreien Medikamenten, typischerweise Generika, im niedergelassenen Sektor ein (Dylst et al. 2011). Ein bekanntes Beispiel ist die genannte „Präferenzpreispolitik" der Niederlande, bei denen die Krankenversicherungen Wirkstoffe ausschreiben und der Bestbieter den Zuschlag erhält. Für den Vertragszeitraum (aktuell meist ein Jahr) müssen die Apotheken jene Arzneispezialität, welche die Ausschreibung gewonnen hat, als das „bevorzugte" Produkt abgeben, und nur dieses wird erstattet. Falls Patientinnen und Patienten ein anderes Medikament des ausgeschriebenen Wirkstoffes wünschen, müssen sie selbst für die Kosten aufkommen. Das „Präferenzpreissystem" wurde ursprünglich 2005 zentral eingeführt (gemeinsame „Ausschreibungen" der Krankenversicherungen), aber nach einem Gerichtsurteil 2008, das auf den Wettbewerb zwischen den Krankenversicherungen pochte, müssen die Krankenversicherungen individuell ausschreiben. Somit variieren die „bevorzugten" Arzneimittel je nach Krankenversicherung. Ab 2016 weiteten einige Krankenversicherungen das „Präferenzpreissystem" auf Biosimilars aus (Vogler et al. 2017).

Auch im niedergelassenen Sektor Dänemarks wird eine Art Ausschreibungsmodell angewandt, das für alle erstattungsfähigen Arzneimittel (einschließlich Biosimilars) gilt. Die Besonderheit beim dänischen System ist die hohe Frequenz: Im Zwei-Wochen-Rhythmus melden pU Preise für sämtliche Produkte im niedergelassenen Sektor an die dänische Arzneimittelbehörde. Die Arzneimittel mit dem jeweilig günstigsten angebotenen Preis werden als Erstattungsprodukte der ersten Wahl gelistet und von der öffentlichen Hand finanziert. Zur Gewährleistung der Verfügbarkeit rücken bei Lieferengpässen die nächstgereihten Arzneimittel nach und müssen geliefert werden. Ein pU, der nicht liefern kann, wird für die jeweilige Periode von der Preisliste genommen. Die Bearbeitung der Preismeldungen und damit verbundener Änderungen – bis zu 1.500 Preisänderungen pro Preisperiode von zwei Wochen – wird von einem IT-System unterstützt. Logistische Herausforderungen für die öffentlichen Apotheken werden über Kooperationsvereinbarungen mit Großhandel und Pharma-Industrie (z. B. Vereinbarung zur Rücknahme von Arzneimittel nach der Preisperiode) bewältigt (Vogler et al. 2017).

Schweden ist das einzige dieser Länder mit Ausschreibungen oder ausschreibungsähnlichen Mechanismen (neben den genannten Ländern auch in der Tschechischen Republik und Ungarn) im niedergelassenen Sektor, bei dem dieses Modell nur bei Generika, aber nicht bei den Biosimilars angewandt wird.

4.1.3 Festbetragssystem

Die meisten untersuchten Länder (außer Großbritannien, Malta, Österreich, Schweden, Schweiz und Zypern) haben ein Festbetragssystem, bei dem sie wirkstoffidentische bzw. therapeutisch austauschbare Arzneimittel in Gruppen (Festbetragsgruppen) einordnen und einen maximalen Erstattungsbetrag (Festbetrag) pro Gruppe festlegen. Festbetragssysteme unterscheiden sich zwischen den Ländern hinsichtlich der Methodik, wie etwa Festbetragsgruppen oder Festbeträge bestimmt werden. Dies zeigt sich auch bei den Biosimilars: Mindestens 15 der 24 Länder mit einem Festbetragssystem (z. B. Niederlande, Norwegen, Spanien) nehmen – wie Deutschland – Biosimilars in das Festbetragssystem auf, andere (z. B. Dänemark, Island) nicht (◘ Tab. 4.2).

In Deutschland traf der G-BA 2009 die Grundsatzentscheidung, dass biotechnologische Arzneimittel in eine Festbetragsgruppe eingeordnet werden können; damals wurde Somatropin eingeordnet (G-BA 2009). Nach § 16 Abs. 2 VerfO G-BA sind biologische Wirkstoffe im Sinne des SGB V auch bei unterschiedlicher Glykosylierung oder Tertiärstruktur als identisch einzustufen, wenn die Aminosäuresequenzen übereinstimmen. Etwaige Unterschiede in der Herstellung, den Ausgangsmaterialien, Hilfsstoffen, Applikationssystemen und Lagerungsvorschriften stehen aus Sicht des G-BA einer Festbetrags-Gruppenbildung nicht entgegen. 2016 wurde mit Infliximab erstmals eine Festbetragsgruppe von einem Referenzarzneimittel und Biosimilars mit einem monoklonalen Antikörper gebildet (G-BA 2017). Im November 2020 wurden die Wirkstoffe Adalimumab, Certolizumab pegol, Etanercept und Golimumab in einer Festbetragsgruppe der Stufe 2 zusammengefasst (G-BA 2020). Weitere Festbetragsstufen wurden für Filgrastim (Stufe 1) und für Antianämika (Darbepoetin alfa, Epoetin alfa Epoetin beta Epoetin delta Epoetin theta Epoetin zeta, PEG-Erythropoetin Methoxy-Polyethylenglycol-Epoetin beta und PEG-Epoetin beta; Stufe 2) gebildet (DIMDI 2021). Im April 2023 wurde eine Festbetragsgruppe (Stufe I) für Teriparatid gebildet (DIMDI 2023).

Wenngleich England über kein Festbetragssystem verfügt, wurden per 1. April 2019 vom Gesundheitsdienst NHS landesweit einheitliche Referenzpreise für Adalimumab 20 und 40 mg festgelegt, zu denen die Clinical Commissioning Groups (quasi die lokalen Gesundheitsorganisationen) erstattet werden (NHS England 2019).

4.2 Nachfrageseitige Maßnahmen

4.2.1 Ärzte: Verordnungsvorgaben zu bio-naiven Patienten und Switch

Ärztinnen und Ärzten kommt eine zentrale Rolle bei der Förderung des Einsatzes von Biosimilars zu, denn sie verschreiben Biosimilars und informieren Patientinnen und Patienten.

Eine zentrale Maßnahme in diesem Zusammenhang ist die Wirkstoffverordnung, d. h. Ärzte dürfen bzw. müssen die Arzneimittel per Wirkstoffnamen und nicht mit dem Handelsnamen verordnen. In 26 eingeschlossenen Ländern ist Wirkstoffverordnung (zumindest teilweise, z. B. in einem Sektor) erlaubt, und in 10 Ländern ist sie sogar verpflichtend (u. a. Italien, Portugal, Slowakei). ◘ Tab. 4.3 gibt einen Überblick über die Wirkstoffverordnung im Allgemeinen (sowohl für chemisch als auch biotechnologisch hergestellte Arzneimittel): In einer Reihe von Ländern mit Wirkstoffverordnung bestehen spezielle Regelungen betreffend Biosimilars. In England ist zwar Wirkstoffverordnung im Allgemeinen erlaubt und weit verbreitet, aber Biologika, inklusive Biosimilars, müssen entsprechend der Vorgabe der Zulassungsbehörde Medicines and Healthcare products Regulatory Agency (MHRA) mit dem Handelsnamen verschrieben werden (NHS England und NHS Improvement 2019). In Belgien ist Wirkstoffverordnung grundsätzlich für alle Arzneimittel erlaubt, allerdings rät die Zulassungsbehörde Agence Fédérale des Médicaments et des Produits de Santé (AFMPS) bei biologischen Arzneimitteln von der Wirkstoffverordnung ab (AFMPS 2018). Auch in Deutschland wäre eine Wirkstoffverordnung für biosimilarfähige Biologika derzeit als unklare Verordnung einzustufen. Nach § 17 Abs. 5 Apothekenbetriebsordnung müssten Apothekerinnen und Apotheker zunächst Rücksprache mit dem Arzt/der Ärztin halten, bevor das Arzneimittel abgegeben werden darf. Dies wird sich ändern, sobald die automatische Substitution implementiert ist (▶ Abschn. 4.2.2).

In allen untersuchten Ländern werden Ärztinnen und Ärzte dazu angehalten, rational zu verordnen, wenngleich die therapeutische Letztentscheidung stets in der Verantwortung der Ärzteschaft liegt. In Portugal wird Ärztinnen und Ärzten empfohlen, Arzneimittel zu verordnen, für die Biosimilars am Markt sind. In Finnland sind Ärztinnen und Ärzte verpflichtet, die günstigste Therapieoption zu verordnen, falls Biosimilars verfügbar sind. Dies war bereits früher in einer Verordnung des Sozial- und Gesundheitsministeriums geregelt, wurde aber zu Beginn 2023 mit dem Gesetz über die elektronische Verschreibung entsprechend weiter reguliert. Die Sozialversicherung wird die Verordnungen überwachen. Weiters dürfen in Finnland seit Januar 2023 Verordnungen von Biologika nur für ein Jahr

Kapitel 4 · Überblick über Maßnahmen zur Förderung des Einsatzes von Biosimilars

◘ **Tab. 4.3** An Ärztinnen und Ärzte gerichtete Maßnahmen zur Förderung des Biosimilar-Einsatzes in 30 europäischen Ländern, 2023. (Quellen: Behördennetzwerk Pharmaceutical Pricing and Reimbursement Information (PPRI), angeführte Referenzen)

Land	Wirkstoffverordnung (allgemein – sämtliche Medikamente)		Verordnung von Biologika/Biosimilars	
	In Kraft	Form	Verordnungsvorgaben bzw. -empfehlungen	Positionspapiere/Dokumente
DE	Ja	Freiwillig Für Biologika nicht zulässig, weil bei diesen die Wirkstoffverordnung nicht ausreichend für die Identifikation ist (unklare Verordnung) und somit nach Apothekenbetriebsordnung eine Belieferung von Apotheken erst einer Rücksprache mit dem Arzt bedarf	Ja; Arzneimittelvereinbarungen mit Verordnungsquoten und Selektivverträge (integrierte Verträge), Switch von Biologika (außer Bioidenticals) auf Arztebene im Rahmen des Wirtschaftlichkeitsgebots	Hinweise für eine wirtschaftliche Verordnung von biotechnologisch hergestellten biologischen Arzneimitteln gem. § 40a Arzneimittel-Richtlinie; Versorgungs- und Wirtschaftlichkeitsziele für biotechnologisch hergestellten biologischen Arzneimittel in den Arznei- und Heilmittelvereinbarungen nach § 84 SGB V Leitfaden der Arzneimittelkommission der deutschen Ärzteschaft zu „Biosimilars" (August 2017, aktualisiert Januar 2021)[a]

Länder in Europa

AT	Nein	Nicht erlaubt	Ja; Ärzte haben das ökonomisch günstigste Arzneimittel aus mehreren therapeutisch geeigneten Alternativen zu verschreiben (dies gilt auch für Biosimilars)	„Richtlinien über die ökonomische Verschreibweise von Heilmitteln und Heilbehelfen (RöV 2005)" des Dachverbands der Sozialversicherungsträger[b]
BE	Ja	Im Allgemeinen freiwillig, aber bei Biologika nicht empfohlen	Ja; Verordnungsquoten (unterschiedliche Höhe nach Fachrichtung) für „günstige Arzneimittel" (inkl. Biosimilars) Empfehlung der Biosimilar-Verordnung bei bio-naiven Patienten, Switch zu und innerhalb von Biosimilars ist möglich (bei Überwachung)	Vereinbarung[c] aus 2016 zwischen Staat, einigen Fachgesellschaften, der Vereinigung der Krankenhausapotheker und der Pharma-Industrie zur Förderung des Biosimilar-Einsatzes, die auch Teil des Rahmenvertrags mit der pharmazeutischen Industrie („Pakt für die Zukunft") wurde 2020: Einrichtung einer Task Force, um einen dynamischeren Markt zu fördern
BG	Ja	Freiwillig	Keine Vorgaben	–
CH	Ja	Freiwillig	Keine Vorgaben	–

Tab. 4.3 (Fortsetzung)

Land	Wirkstoffverordnung (allgemein – sämtliche Medikamente)		Verordnung von Biologika/Biosimilars	
	In Kraft	Form	Verordnungsvorgaben bzw. -empfehlungen	Positionspapiere/Dokumente
CY	Nein	–	Ja; Empfehlung der Biosimilar-Verordnung bei bio-naiven Patienten, Switch zu und innerhalb von Biosimilars ist nicht empfohlen	–
CZ	Ja	Freiwillig	Ja; Empfehlung der Biosimilar-Verordnung bei bio-naiven Patienten, Switch zu und innerhalb von Biosimilars ist möglich	Guidelines der Ärzteschaft[d]
DK	Nein	Nicht erlaubt	Ja; Empfehlung der Biosimilar-Verordnung bei bio-naiven Patienten und des Switches (im stationären Sektor) Für den niedergelassenen Sektor Empfehlungen der fünf Regionen, die auch die Verschreibung von Biosimilars enthalten können	Empfehlungen des dänischen Gesundheitsrats[e]: seit 2023 können Biosimilars in der Indikation und Zusammensetzung wie ein bereits vom Gesundheitsrat empfohlenes Arzneimittel ohne Bewertung des Gesundheitsrats eingesetzt werden Verordnungsrichtlinien auf der Website der jeweiligen Region
EE	Ja	Verpflichtend, aber bei Biologika nicht erlaubt	Keine Information	Keine Information
EL	Ja	Verpflichtend	Keine Vorgaben	–
ES	Ja	Verpflichtend für Medikation für akute Krankheiten und Erstverordnung bei chronischen Krankheiten, bei Dauermedikation ist im Sinne der Kontinuität bei chronischen Erkrankungen eine Verschreibung des Handelsnamens bei Medikamenten im Festbetragssystem zulässig, aber bei Biologika nicht erlaubt	Ja; Entscheidung über Switch obliegt Arzt; Switch ist möglich	–
FI	Ja	Freiwillig	Ja; Verpflichtung, die günstigste Therapieoption (für alle Patienten, nicht nur bio-naive) zu verordnen, wenn Biosimilars verfügbar sind. Verordnung einer teureren Alternative muss schriftlich in der Patientenakte begründet werden	Dekret des Ministeriums für Soziales und Gesundheit (zur Verordnung von günstigsten Therapieoptionen); Positionspapier der Zulassungsbehörde zur Austauschbarkeit von RAM durch Biosimilars[f]

Kapitel 4 · Überblick über Maßnahmen zur Förderung des Einsatzes von Biosimilars

Tab. 4.3 (Fortsetzung)

Land	Wirkstoffverordnung (allgemein – sämtliche Medikamente)		Verordnung von Biologika/Biosimilars	
	In Kraft	Form	Verordnungsvorgaben bzw. -empfehlungen	Positionspapiere/Dokumente
FR	Ja	Verpflichtend, aber bei Biologika nicht erlaubt	Ja; vertragliche Verpflichtung für Kassenärzte, mind. 20 % Biosimilars bei Insulin Glargin zu verordnen; Empfehlung für Switch seitens der Nationalen Gesundheitsbehörde	Schriftliche Empfehlung durch Nationale Gesundheitsbehörde[g]
HR	Nein	Nur für Krankenhaus empfohlen	Ja; Entscheidung über Switch obliegt Arzt	–
HU	Ja	Freiwillig	Ja; Empfehlung zum Switch bei Infliximab	–
IE	Ja	Freiwillig, aber bei Biologika nicht erlaubt	Ja; Empfehlung für Switch, allerdings unter bestimmten Bedingungen (z. B. stabile, gut betreute Patienten, klinisches Monitoring, Information an die Patienten, dass Biosimilars nicht als austauschbar mit den RAM erachtet werden)	Derzeit noch nicht. Eine nationale Biosimilar-Policy ist in Entwicklung (Konsultationspapier vom August 2017[h])
IS	Ja	Freiwillig	Ja, Verordnungsvorgaben des nationalen Universitätsspitals Landspitali. In der Regel bekommen nur bio-naive Patienten Biosimilars statt dem RAM verschrieben	Empfehlung des nationalen Universitätsspitals (Landspitali)[i]
IT	Ja	Verpflichtend, aber bei Biologika nicht erlaubt	Ja; Entscheidung über Switch obliegt Arzt, aber Verordnung von Biosimilars und Switch wird empfohlen, Verschreibungsquoten in einigen Regionen	Positionspaper der nationalen Arzneimittelbehörde (aktualisierte Version von 2018)[j]
LT	Ja	Verpflichtend für bio-naive Patienten, aber internationaler Freiname und Markenname können in der Verordnung angeführt werden	Nur für einige Wirkstoffe	Dokument des Gesundheitsministeriums
LV	Ja	Verpflichtend für bio-naive Patienten, freiwillig für andere	Keine Information	Keine Information
MT	Ja	Verpflichtend, aber bei Biologika nicht erlaubt	Abhängig von Medikament	Einzelfallentscheidung

◘ Tab. 4.3 (Fortsetzung)

Land	Wirkstoffverordnung (allgemein – sämtliche Medikamente)		Verordnung von Biologika/Biosimilars	
	In Kraft	Form	Verordnungsvorgaben bzw. -empfehlungen	Positionspapiere/Dokumente
NL	Ja	Freiwillig	Ja; Empfehlung für Switch	Position von Zulassungsbehörde und Ärzteschaft auf deren Websites publiziert[k]
NO	Ja	Freiwillig	Ja; Switch wird sicher und im Sinne der finanziellen Nachhaltigkeit als notwendig gesehen	Position der Arzneimittelbehörde NOMA auf deren Website publiziert[l]
PL	Ja	Freiwillig	Keine Information	Keine Information
PT	Ja	Verpflichtend für Generika, freiwillig für Biosimilar	Ja; Empfehlung, Arzneimittel, für die Biosimilars vorhanden sind, zu verordnen und bio-naive Patienten auf die die günstige Arzneimitteltherapie einzustellen; Switch ist unter entsprechenden Voraussetzungen (z. B. Pharmakovigilanz) möglich	Guidelines der Nationalen Arzneimittelkommission auf der Website der Arzneimittelbehörde INFARMED publiziert[m]
RO	Ja	Verpflichtend, aber bei Biologika nicht erlaubt	Ärztliche Entscheidung	
SE	Nein	Nicht erlaubt	Ja; Entscheidung über Auswahl des RAM oder Biosimilars obliegt Arzt. Die Regionen geben Empfehlungen an die Ärzte, welche Präparate sie zuerst verschreiben sollen, unter Berücksichtigung sämtlicher Faktoren (Sicherheit, Wirkung, Preisunterschied zwischen RAM und Biosimilar) die Entscheidung zu treffen	Bericht der Arzneimittelbehörde mit Empfehlungscharakter[n]
SI	Ja	Freiwillig	Ja; Switch ist möglich	–
SK	Ja	Verpflichtend	Ja; Switch ist möglich	Hintergrundpapiere zur Erläuterung von Biosimilars (in erster Linie an Patienten gerichtet)[o]

Kapitel 4 · Überblick über Maßnahmen zur Förderung des Einsatzes von Biosimilars

Tab. 4.3 (Fortsetzung)

Land	Wirkstoffverordnung (allgemein – sämtliche Medikamente)		Verordnung von Biologika/Biosimilars	
	In Kraft	Form	Verordnungsvorgaben bzw. -empfehlungen	Positionspapiere/Dokumente
UK	Ja	Im Allgemeinen freiwillig, aber nicht erlaubt für Biologika	Ja; Entscheidung über Auswahl des RAM oder Biosimilars obliegt Arzt, aber Ärzte werden angehalten, „Best-Value" auszuwählen. Switch ist unter Einhaltung definierter Voraussetzungen (gemeinsame Entscheidung mit Patienten, Überwachungsmechanismen) erlaubt	Guidance-Dokument zu Biosimilars der Zulassungsbehörde[p]

[a] § 40a Arzneimittel-Richtlinie: ▶ https://www.g-ba.de/themen/arzneimittel/arzneimittel-richtlinie-anlagen/biologika-biosimilars; Leitfaden der Arzneimittelkommission der deutschen Ärzteschaft: ▶ https://www.akdae.de/fileadmin/user_upload/akdae/Arzneimitteltherapie/LF/PDF/Biosimilars.pdf

[b] Heilmittel umfasst Arzneimittel, ▶ https://www.ris.bka.gv.at/Dokumente/Avsv/AVSV_2005_0005/AVSV_2005_0005.pdfsig

[c] ▶ https://www.inami.fgov.be/SiteCollectionDocuments/convention_medicaments_biosimilaires_belgique.pdf

[d] ▶ http://www.csgh.info/cs/clanek/doporuceni-pro-podavani-biologicke-lecby-pacientum-s-idiopatickymi-strevnimi-zanety-ctvrte-aktualizovane-vydani-10994

[e] ▶ https://medicinraadet.dk/anbefalinger-og-vejledninger/vurderinger-af-biosimilaere-laegemidler

[f] ▶ https://fimea.fi/laaketurvallisuus_ja_tieto/biosimilaarit/fimean-kanta-biosimilaarien-vaihtokelpoisuuteen

[g] ▶ https://www.has-sante.fr/portail/upload/docs/application/pdf/2017-11/bum_medicaments_biosimilaires_v1.pdf

[h] ▶ https://health.gov.ie/wp-content/uploads/2017/08/National-Biosimilar-Medicines-Policy-Consultation-Paper-2017.pdf

[i] ▶ https://www.landspitali.is/fagfolk/reglur-leidbeiningar-handbaekur-og-frettabref/kliniskar-leidbeiningar/

[j] ▶ http://www.aifa.gov.it/sites/default/files/pp_biosimilari_27.03.2018.pdf

[k] ▶ https://www.cbg-meb.nl/onderwerpen/medicijninformatie-originele-biologische-medicijnen-en-biosimilars/extra-medische-informatie-voor-zorgverleners; ▶ https://www.demedischspecialist.nl/sites/default/files/Standpunt%20Biosimilars%20Federatie%20Medisch%20Specialisten.PDF

[l] ▶ https://www.legemiddelverket.no/en/news/switching-between-a-reference-product-and-a-biosimilar

[m] ▶ http://www.infarmed.pt/documents/15786/1816213/1_Orienta%C3%A7%C3%B5es_CNFT_Completa_Final.pdf/bd4475fc-147b-4254-a546-03b8cd63efff; ▶ http://www.infarmed.pt/documents/15786/1816213/1_Orienta%C3%A7%C3%B5es_CNFT_Resumo_Final.pdf/a0e7f259-ec02-45a4-8700-994e712a4f14

[n] ▶ https://www.lakemedelsverket.se/sv/tillstand-godkannande-och-kontroll/tillverkningstillstand/biologiska-lakemedel#hmainbody1

[o] ▶ https://www.sukl.sk/buxus/docs/odpovede_na_otazky_o_biologickych_liekoch.SUKL.pdf

[p] ▶ https://www.england.nhs.uk/medicines/biosimilar-medicines/

(anstelle von zwei Jahren wie früher) ausgestellt werden. In Deutschland werden im Rahmen der Arzneimittelvereinbarungen gemäß § 84 SGB V zwischen den Landesverbänden der Krankenkassen und den regionalen Kassenärztlichen Vereinigungen Verordnungsquoten (Verordnungsanteile) für Biosimilars definiert. Allerdings bestehen deutliche regionale Unterschiede zwischen den einzelnen Bundesländern hinsichtlich sowohl der Höhe der jeweiligen Quoten als auch der den Quoten unterliegenden Arzneimitteln. Gängig sind in vielen Regionen Zielvereinbarungen zu Epoetinen, Infliximab und Etanercept; darüber hinaus gibt es in einigen Regionen Zielquoten für onkologische Biosimilars (Rituximab und Trastuzumab). Ergänzt werden diese regionalen Verordnungsquoten um Selektivverträge im Rahmen der besonderen bzw. integrierten Versorgung. Die Patienten werden dabei für die Zeitdauer der Einschreibung in den Vertrag an ebenfalls am Vertrag teilnehmende Leistungserbringer gebunden, welche verpflichtet sind, bevorzugt Biosimilars zu verordnen. Der seit Beginn 2018 gültige Rheuma-Vertrag der Techniker Krankenkasse (TK) enthält etwa Zielquoten für die teilnehmenden Ärzte zur Verordnung von Biosimilars (z. B. eine Verordnungsquote von 60 % für Etanercept und von 80 % für Infusionen von Infliximab und Rituximab; Luley und Pieloth 2018).

Auch ein paar andere Länder haben – wie auf GKV-Ebene in Deutschland – Verordnungsquoten für preisgünstige Arzneimittel und erwähnen dabei explizit Biosimilars. In Frankreich beispielsweise wurde vor einigen Jahren die Kopfpauschale um eine leistungsorientierte Vergütung für Ärzte ergänzt (sogenannte „rémunération sur objectifs de santé publique", ROSP), und einige Indikatoren beziehen sich auf Mindestanteile bei verordneten Generika. In die seit Anfang 2017 gültige ROSP 2016 wurde erstmals ein Indikator für Biosimilars aufgenommen: Ein Mindestanteil von 20 % biosimilaren Verordnungen bei Insulin glargin wurde angestrebt (Ministère des Affaires Sociales et de la Santé 2016); dieser Wert wurde 2021 auf einen Zielwert von mindestens 40 % erhöht (Ministère des Affaires Sociales et de la Santé 2021). Seitens der Sozialversicherung wird dieses Instrument positiv bewertet: Der Biosimilar-Anteil bei Insulin glargin konnte von 0,2 % (Dezember 2016) auf 19,7 % (2019) und 32,6 % (2021) erhöht werden (AMELI 2022). Im stationären Sektor Frankreichs besteht mit den von den regionalen Gesundheitsbehörden festgelegten CAQUES (Contrat d'Amélioration de la Qualité et de l'Efficience des Soins) ein ähnliches Steuerungselement. In einigen Regionen enthalten die CAQUES Zielvorgaben für die Verschreibung von Biosimilars. In Belgien variieren die dortigen Verordnungsquoten für „günstige Medikamente" je nach Fachrichtung (zwischen 38 % – Facharzt für Innere Medizin im Bereich Endokrinologie/Diabetologie und 91 % – Zahnarzt; die Verordnungsquote liegt bei den Allgemeinärzten bei 60 %). Als „günstige Medikamente" werden Generika, Biosimilars sowie Originalpräparate bzw. Referenzarzneimittel bezeichnet, für die eine Preissenkung auf die Höhe des Generikumbzw. Biosimilarpreises vorgenommen wurde (INAMI 2018). Im April 2019 wurde die Vorgabe „günstig verschreiben", die sich bislang nur auf den niedergelassenen Sektor bezogen hatte, auf den stationären Sektor ausgeweitet: Nunmehr besteht die Verpflichtung auch für die Verordnung im Krankenhaus, wenn die Arzneimittel durch die Krankenhausapotheke an nicht-stationäre Patienten abgegeben werden (INAMI 2019).

Grundsätzlich kann die Verordnung von Biosimilars für bio-naive Patienten erfolgen, oder im Rahmen eines „Switch", d. h. einer von der verschreibenden Ärztin bzw. dem verschreibenden Arzt vorgenommenen Umstellung vom Referenzarzneimittel auf ein Biosimilar bzw. von einem Biosimilar auf ein anderes. Der „Switch" war ein intensiv diskutiertes Thema, und vor ein paar Jahren war zwar in einigen Ländern die Neueinstellung auf ein Biosimilar gewünscht, jedoch wurde noch kein Switch empfohlen. Mittlerweile hat sich das Bild geändert. Wenngleich – wie in allen untersuchten Ländern betont – die

Letztverantwortung bei dem verschreibenden Arzt liegt, wird der Switch aus nicht-medizinischen Gründen in einem Großteil der Länder möglich. Die Empfehlung für den „Switch" wird dabei an bestimmte Auflagen gebunden (z. B. gemeinsame Entscheidung mit der Patientin bzw. dem Patienten, engmaschiges Monitoring). Dazu wurden in den untersuchten Ländern Positions- bzw. Guidance-Dokumente von den zuständigen Behörden bzw. der Ärzteschaft, in manchen Fällen gemeinsam, publiziert, ähnlich dem Leitfaden „Biosimilars" der Arzneimittelkommission der deutschen Ärzteschaft (AkdÄ 2021). In Deutschland gibt der G-BA in der Arzneimittel-Richtlinie Hinweise für eine wirtschaftliche Verordnung von Biologika für Ärztinnen und Ärzte. Zur weiteren Unterstützung wird in der Anlage VIIa zudem eine Auflistung der in Deutschland zugelassenen Biologika und ihren Biosimilars erstellt, die regelmäßig aktualisiert wird (G-BA 2023c).

4.2.2 Apotheker: Substitution und finanzielle Anreize

Als eine der wichtigsten Maßnahmen zur Förderung des Einsatzes von preisgünstigen Arzneimitteln gilt die Substitution von höherpreisigen durch niedrigpreisige Arzneimittel seitens von Apotheker:innen in einer öffentlichen Apotheke. Generikasubstitution ist mittlerweile ein Standard und in einem Großteil der europäischen Länder (es gibt bei manchem Land spezifische Regelungen, darum ist die Einordnung etwas schwierig) eingeführt (◻ Tab. 4.4).

Substitution bei Biologika (d. h. Abgabe eines Biosimilars anstelle des Referenzarzneimittels bzw. eines anderen Biosimilars) kommt hingegen eher selten vor und ist selbst in Ländern, in denen Generikasubstitution verpflichtend ist, meist nicht erlaubt. In 8 Ländern ist sowohl Generika- als auch Biosimilarsubstitution erlaubt bzw. sogar verpflichtend. Seit Juli 2021 ist die Biosimilarsubstitution in norwegischen Apotheken gesetzlich erlaubt und wurde in den Monaten danach umgesetzt. Sobald biologische Wirkstoffe in die Substitutionsliste aufgenommen sind, gelten für diese auch die Regelungen des „Trinnspreismodells" (vgl. Abschnitt „Preis-Link" in ▶ Abschn. 4.1.1), um entsprechendes Einsparpotenzial für die Sozialversicherung zu generieren. Die für die Biosimilarsubstitution erforderliche Änderung des Apothekengesetzes war bereits 2017 von der norwegischen Arzneimittelbehörde vorgeschlagen worden (NOMA 2017) und folgte einem längeren Konsultationsprozess (Vogler et al. 2020).

In 18 Ländern ist zwar die Generikasubstitution erlaubt (bzw. verpflichtend), aber nicht eine Substitution von biologischen Arzneimitteln. In Spanien beispielsweise ist gesetzlich geregelt, welche Arzneimittel von der Substitution durch den Apotheker ausgeschlossen sind (nur möglich, wenn die verschreibende Ärztin bzw. der verschreibende Arzt seine Zustimmung dazu gibt), und dabei werden Biologika (mit den Beispielen Insuline, Blutderivate, Impfstoffe und biotechnologische Medikamente) explizit von der Anwendbarkeit der Regelung ausgeschlossen. Dieses fünfzehn Jahre alte Gesetz ist immer noch gültig (Ministerio de Sanidad y Consumo 2007). In der Slowakei wird in der gesetzlichen Grundlage für Substitution nicht zwischen Generika und Biosimilars differenziert. Allerdings werden keine Biologika bei der Auflistung der Wirkstoffe, für welche die Substitution vorgeschrieben ist, angeführt.

In drei Ländern (Deutschland, Finnland und Frankreich) wird Biosimilarsubstitution in Vorbereitung. In Finnland wurde die gesetzliche Ermächtigung im Frühling 2023 geschaffen, um schrittweise in den Jahren 2024 bis 2026 Biosimilarsubstitution einzuführen. In Frankreich war grundsätzlich seit der Novelle des Sozialversicherungsgesetzes 2014 die Biosimilarsubstitution gesetzlich ermöglicht, bedurfte aber zur Umsetzung einer Präzisierung der Modalitäten (z. B. Kriterien für die Aufnahme in eine biosimilare Gruppe und in das Biosimilar-Register) mittels einer Verordnung durch die Verwaltungsgerichtsbarkeit (GaBI

Tab. 4.4 An Apotheker:innen gerichtete Maßnahmen zur Förderung des Biosimilar-Einsatzes in 30 europäischen Ländern, 2023. (Quelle: Behördennetzwerk Pharmaceutical Pricing and Reimbursement Information (PPRI))

Land	Biosimilarsubstitution		Generikasubstitution	Finanzielle Anreize zur Abgabe von Biosimilars
	In Kraft	Form		
DE	Derzeit (noch) nein	Erlaubt für bioidentische Biologika (identische Herstellungsstätte, Vertrieb als unterschiedliche FAM); Weiterhin geregelt (erlaubt), aber entsprechende Änderung der AM-RL des G-BA derzeit noch nicht in Kraft getreten: automatische Substitution für parenterale Zubereitungen aus biologischen FAM, die der Patientin oder dem Patienten unmittelbar in der ärztlichen Praxis verabreicht werden	Ja, verpflichtend	Keine finanziellen Anreize

Länder in Europa

Land	In Kraft	Form	Generikasubstitution	Finanzielle Anreize zur Abgabe von Biosimilars
AT	Nein	Nicht erlaubt	Nicht erlaubt	Keine finanziellen Anreize
BE	Nein	Nicht erlaubt	Ja, im Allgemeinen freiwillig (verpflichtend bei Antibiotika und Antimykotika)	Keine finanziellen Anreize
BG	Nein	Nicht erlaubt	Nicht erlaubt	Keine finanziellen Anreize
CH	Nein	Nicht erlaubt	Ja, freiwillig	Keine finanziellen Anreize
CY	Nein	Nicht erlaubt	Ja, freiwillig	Keine Information
CZ	Ja	Nicht explizit verboten, aber wird von Ärzten und Apotheker nicht empfohlen	Ja, freiwillig	Keine Information über finanzielle Anreize
DK	Nein	Nicht erlaubt	Ja, verpflichtend	Keine finanziellen Anreize
EE	Ja	Verpflichtend	Ja, verpflichtend	Keine Information
EL	Nein	Nicht erlaubt	Ja, verpflichtend	Keine Information
ES	Nein	Nicht erlaubt	Ja, verpflichtend	Keine finanziellen Anreize
FI	Nein	Derzeit nicht erlaubt, aber im Frühjahr 2023 wurde die gesetzliche Basis erlassen, um Biosimilarsubstitution einzuführen	Ja, verpflichtend	Keine finanziellen Anreize
FR	Nein	Derzeit nicht erlaubt, aber gesetzliche Basis für Biosimilarsubstitution erlassen	Ja, freiwillig	Ja, im Rahmen des Apotheken-Aufschlagsschemas
HR	Nein	Nicht erlaubt	Nur im Falle von Lieferengpässen erlaubt	Keine Information

Kapitel 4 · Überblick über Maßnahmen zur Förderung des Einsatzes von Biosimilars

Tab. 4.4 (Fortsetzung)

Land	Biosimilarsubstitution In Kraft	Biosimilarsubstitution Form	Generikasubstitution	Finanzielle Anreize zur Abgabe von Biosimilars
HU	Nein	Erlaubt für ausgewählte Biosimilars	Ja, freiwillig	Keine finanziellen Anreize
IE	Nein	Nicht erlaubt	Ja, freiwillig	Keine finanziellen Anreize
IS	Ja	Freiwillig	Ja, freiwillig	Keine finanziellen Anreize
IT	Nein	Nicht erlaubt	Ja, verpflichtend	Keine finanziellen Anreize (höhere Apothekenspanne für Generika als für Originalpräparate und Biosimilars)
LT	Nein	Nicht erlaubt	Ja, freiwillig	Keine finanziellen Anreize
LV	Ja	Freiwillig, allerdings verpflichtend bei Wirkstoffverordnung	Ja, freiwillig, allerdings verpflichtend bei Wirkstoffverordnung	Keine finanziellen Anreize
MT	Ja	Freiwillig, aber Einzelfallentscheidung	Ja, verpflichtend	Keine finanziellen Anreize
NL	Ja	Erlaubt, freiwillig	Ja, freiwillig	Keine finanziellen Anreize
NO	Ja	Erlaubt, freiwillig	Ja, freiwillig	Vermutlich höhere Apothekenspannen auf Biosimilars als auf RAM
PL	Ja	Freiwillig	Ja, freiwillig	Keine Information
PT	Nein	Nicht erlaubt	Ja, verpflichtend (gesetzlich definierte Ausnahmen)	Keine finanziellen Anreize
RO	Nein	Nicht erlaubt	Ja, freiwillig	Keine finanziellen Anreize
SE	Nein	Nicht erlaubt	Ja, verpflichtend	Keine finanziellen Anreize
SI	Nein	Nicht erlaubt	Ja, freiwillig	Keine finanziellen Anreize
SK	Nein	Nicht erlaubt[a]	Ja, verpflichtend	Keine Information
UK	Nein	Nicht erlaubt	Nicht erlaubt	Keine finanziellen Anreize

AM-RL = Arzneimittel-Richtlinie, FAM = Fertigarzneimittel, GSAV = Gesetz für mehr Sicherheit in der Arzneimittelversorgung, G-BA = Gemeinsamer Bundesausschuss, RAM = Referenzarzneimittel

[a] Nicht explizit geregelt, da die gesetzliche Grundlage für die verpflichtende Substitution nicht konkret auf Generika und Biosimilars eingeht. Allerdings werden bei der taxativen Auflistung der Wirkstoffe, für welche die Substitution vorgeschrieben ist, keine Biologika genannt.

Online 2014). Diese Umsetzung erfolgte damals nicht; stattdessen wurde mit dem Sozialversicherungsgesetz 2020 die Ermöglichung der Biosimilarsubstitution wieder rückgängig gemacht (CNOP 2020). Mit dem Sozialversicherungsgesetz 2022 wurde ab 2023 erneut die gesetzliche Ermächtigung von Biosimilars für ausgewählte Wirkstoffe geschaffen. Mittels einer Verordnung wurde die Biosimilarsubstitution für die ersten beiden Wirkstoffe (Filgrastim und Pegfilgrastim) eingeführt (CNOP 2023); bei Sozialversicherungsgesetz 2023 steht die Biosimilarsubstitution (für alle Biosimilars) wieder auf der Agenda.

Auch Deutschland befasst sich mit der Umsetzung zur Vorbereitung der Biosimilarsubstitution. Das „Gesetz für mehr Sicherheit in der Arzneimittelversorgung" (GSAV, § 129, Abs. 1a, SGB V) vom August 2019 sah die Einführung der automatischen Substitution von biologischen Arzneimitteln in der öffentlichen Apotheke ab 2022 vor, unter der Voraussetzung, dass der G-BA die Austauschbarkeit der Präparate festgestellt und die verschreibende Ärztin bzw. der verschreibende Arzt nicht die Substitution ausgeschlossen hat. Die Umsetzung der Maßnahme wurde mit dem GKV-Finanzstabilisierungsgesetz im Juli 2022 um ein Jahr verschoben. Grund war die starke Kritik von mehreren Akteuren, inklusive Hersteller und Apotheker:innen, die eine Beeinträchtigung von Patientensicherheit und Pharmakovigilanz befürchten. Darüber hinaus können in Deutschland bereits seit Jahren bioidentische Arzneimittel (aus der gleichen Produktionslinie) in der Apotheke substituiert werden (GKV-Spitzenverband 2019). Die derzeit noch nicht in Kraft getretene Neuregelung sieht vor, dass der G-BA zunächst die Austauschbarkeit von parenteralen Zubereitungen aus biologischen Fertigarzneimitteln regelt, die zur unmittelbaren ärztlichen Anwendung bei Patientinnen und Patienten vorgesehen sind. Für die Herstellung von parenteralen Zubereitungen mit biotechnologisch hergestellten Arzneimitteln sollen Apotheken wirkstoffbezogen ein preisgünstiges Arzneimittel auswählen. Steht ein Arzneimittel mit Rabattvertrag der gesetzlichen Krankenkasse der oder des Versicherten zur Verfügung, soll damit die Wirtschaftlichkeit sichergestellt sein und kein weiterer Kostenvergleich ist notwendig. Als wesentliche Voraussetzung für den Austausch in der Apotheke wurde verankert, dass das ärztlich verordnete mit dem von der Apotheke verarbeiteten Fertigarzneimittel mindestens in denselben Applikationsarten übereinstimmt. Zudem ist eine Übereinstimmung mindestens für die Anwendungsgebiete des verordneten Fertigarzneimittels erforderlich. Biosimilars, die für eine oder mehrere Indikationen des Referenzarzneimittels nicht zugelassen sind, weil diese z. B. noch patentgeschützt sind, können somit nicht anstatt des Referenzarzneimittels eingesetzt werden. Eine Substitution kann grundsätzlich im Verhältnis eines Referenzarzneimittels zu seinen Biosimilars sowie zwischen Biosimilars untereinander erfolgen, sofern diese mit Bezug auf dasselbe Referenzarzneimittel zugelassen sind (G-BA 2023a). Diese Regelung würde derzeit etwa die Hälfte der biosimilarfähigen Arzneimittel betreffen, zu denen in Deutschland bereits Biosimilars zugelassen sind (9 von 22) (G-BA 2023b). Die Regelung sollte bereits im Oktober 2023 in Kraft treten, allerdings wurde der Beschluss vom Bundesministerium für Gesundheit (BMG) aus formalen Gründen beanstandet. Aus Sicht des BMG war die im Beschlusstext vorgenommene Verwendung des Begriffs „wirkstoffgleich" statt der für Biosimilars verwendeten sozialgesetzlichen Formulierung „im Wesentlichen gleiche biotechnologisch hergestellte biologische Arzneimittel" und der arzneimittelrechtlichen Formulierung „ähnlich" rechtlich nicht vertretbar (BMG 2023).

Von zwei der untersuchten Länder wurden finanzielle Anreize für Apotheker zur Abgabe von Biosimilars berichtet, da ansonsten das in vielen Ländern nach wie vor genutzte System von – zwar degressiv – ausgestalteten Apothekenspannen (Vogler et al. 2019b) tendenziell die Abgabe von eher teureren Medikamenten begünstigt. In Frankreich wird bei Biosimilars (wie bei Generika außerhalb des Festbetragssystems) die Apothekenspanne von dem Referenzarzneimittel aus berechnet; somit erfahren die Apotheker keine finanzielle Benachteiligung bei der Abgabe der preisgünstigeren austauschbaren Medikamente. In Norwegen werden Apotheken für die Medikamentenabgabe mittels einer Kombination aus einem zweistufigen degressiven Apothekenaufschlagsschema und einer fixen Honorierungsbetrag abgegolten, was laut Auskunft der Behörden gegebenenfalls zu höheren Apothekenspannen für Biosimilars gegenüber den Referenzarzneimittel führen könnte.

4.3 Marktsteuerungsmaßnahmen: Auswirkungen und Implikationen

4.3.1 Einsparpotenziale – Maßnahmenunabhängige Evidenz

Ein Großteil der vorliegenden Studien zeigt Einsparpotenziale für die öffentliche Zahler infolge eines verstärkten Einsatzes von Biosimilars auf, allerdings ohne konkrete Angaben, wie die Erhöhung der Biosimilarquote erzielt werden könnte. In einer Reihe von Arbeiten wurden Budget-Impact-Analysen für ausgewählte Wirkstoffe, insbesondere Infliximab (Brodszky et al. 2014, 2016; Jha 2015; Kanters et al. 2017), Etancercept (Aladul et al. 2017; und auch zu Infliximab in dieser Arbeit), Rituximab (Gulácsi et al. 2017) und Bevacizumab (Calleja et al. 2021) durchgeführt. Die Ergebnisse dazu zeigen hohe Potenziale auf: Etwa prognostizierte die letztgenannte Studie (Calleja et al. 2021) bei Bevacizumab Einsparungen für das spanische Gesundheitssystem von 5,1 % im ersten Jahr (angenommene Marktdurchdringung der Bevacizumab-Biosimilars von 30 %), 8,5 % im zweiten Jahr (Annahme: Marktdurchdringung 50 %) und 13,6 % im dritten Jahr (Annahme: Marktdurchdringung 80 %).

Eine zentrale Aussage einiger dieser Budget-Impact-Analysen war der Hinweis, dass dank der Verfügbarkeit der Biosimilars mehr Patientinnen und Patienten behandelt werden können (Jang et al. 2021; zu Deutschland: Hübel et al. 2020). Für ein Rituximab-Biosimilar wurde in einer 2017 publizierten Studie (Gulácsi et al. 2017) eine Steigerung um 6,4 % an mit Rituximab behandelten Patientinnen und Patienten (rund 7.500 Personen in allen EU-Mitgliedstaaten) im ersten Jahr nach Markteinführung von Biosimilars ermittelt, was sich in geschätzten Einsparungen von 90 Mio. € niederschlägt (basierend auf der Annahme von 30 % Marktdurchdringung des Biosimilars und einem Preis von 70 % des Referenzarzneimittels).

Budget-Impact-Analysen zum gesamten Biosimilar-Markt liegen etwa für Spanien, die USA und Deutschland (Vogler et al. 2021b) vor. González Domínguez et al. (2017) bezifferten das Einsparpotenzial auf Grund von Biosimilars im spanischen Markt retrospektiv für die Jahre 2009 bis 2016 auf 478 Mio. € und prospektiv auf 1,965 Mrd. € für die Jahre 2017 bis 2020. In einer späteren Studie zu Spanien wurde das Einsparpotenzial retrospektiv für die Jahre 2009 bis 2019 auf 2,306 Mrd. € in Folge des Einsatzes von Biosimilars geschätzt, wobei drei Wirkstoffe (Infliximab, Somatropin und Epoetin) für 60 % verantwortlich waren. Das für 2019 ermittelte Einsparpotenzial entsprach 3,92 % der Arzneimittelausgaben in Spanien (García-Goñi et al. 2021). Für den US-amerikanischen Markt wurde ein Einsparpotenzial von 38,4 Mrd. USD für die Jahre 2021 bis 2025 ermittelt, was 5,9 % der Ausgaben der Biologika in diesem Zeitraum entspräche (Mulcahy et al. 2022). In dieser Studie wurde angemerkt, dass bei Maßnahmen zur Stärkung der Nachfrage nach Biosimilars das Einsparpotenzial noch höher wäre.

Die prognostizierten bzw. erzielten Einsparungen durch Biosimilars sind eine Folge der niedrigeren Preise von Biosimilars (und auch allfälliger Preissenkungen bei den Referenzarzneimitteln), welche durch angebotsseitige Maßnahmen erzielt werden können (sh. ▶ Abschn. 4.3.2), und/oder des Einsatzes der günstigeren Biosimilar-Medikamente anstelle der Referenzarzneimittel, welcher mittels der nachfrageseitigen Maßnahmen (sh. ▶ Abschn. 4.3.3) erreicht werden sollte. Es ist allerdings zu beachten, dass mit einer (erfolgreichen) Umstellung von Biologika auf Biosimilars auch Kosten anfallen können (z. B. Vorbereitung, Schulungsmaßnahmen, etc.), was im Allgemeinen in Studien nicht mitberücksichtigt wurde (Liu et al. 2019).

4.3.2 Preisentwicklungen – Evidenz über angebotsseitige Maßnahmen

Eine Reihe von Arbeiten zeigte die deutlich niedrigeren Preise von Biosimilars gegenüber den Referenzarzneimitteln auf. Der im Arzneiverordnungsreport 2020 erschienene Beitrag mit einem Preisvergleich zu zehn aus der GKV-Perspektive umsatzstarken biosimilaren Wirkstoffen zeigte für Deutschland variierende Preisabstände zwischen der teuersten Arzneispezialität (im Allgemeinen dem Referenzarzneimittel) und der jeweils niedrigsten Arzneispezialität eines Wirkstoffes, und zwar von 2,1 % (Etanercept und Infliximab) bis 62 % (Enoxaparin). Einige der weiteren 15 eingeschlossenen europäischen Länder wiesen bei manchen Wirkstoffen vergleichsweise deutlich höhere Preisabstände zwischen dem teuersten und dem günstigsten Produkt eines Wirkstoffes (z. B. Schweden: 315 % bei Adalimumab und 272 % bei Bevacizumab, Österreich: 160 % bei Infliximab und Tschechien: 128 % bei Adalimumab) auf (Vogler et al. 2021a).

Relevant für die Ausgaben sind die Preisentwicklungen aller Arzneispezialitäten eines biosimilaren Wirkstoffes. In mehreren europäischen Ländern wurden rund um den Markteintritt des ersten Biosimilars auch die Preise von Referenzarzneimitteln gesenkt, wie in Analysen für den europäischen Markt in früheren Arzneiverordnungs-Reports (Vogler et al. 2019a) und weiteren Studien (z. B. Finnland: Luukkanen et al. 2022; Frankreich: Robinson und Jarrion 2021; Belgien: Vandenplas et al. 2021) gezeigt wurde. Für den US-amerikanischen Zahler Medicare zeichnete sich bei den Preisen von Originalpräparaten vor dem Markteintritt von Biosimilars eine steigende Tendenz ab; danach haben sich diese Preise entweder stabilisiert oder sind gesunken (Dean und Bond 2021).

In manchen europäischen Ländern wurden sogar hohe Preissenkungen für das Referenzarzneimittel bei Markteintritt der Biosimilars beobachtet: zum Beispiel erreichten in Bulgarien die Preisreduktionen bei Antirheumatika fast 50 % (Tachkov et al. 2021). Beim umsatzstarken monoklonalen Antikörper Adalimumab lagen diese in mehreren Ländern bei 80 % des ursprünglichen Preises (Dänemark, Italien, Norwegen und die Niederlande; Moorkens et al. 2021). Am Beispiel Frankreichs wurde ein Zusammenhang zwischen dem Markteintritt von Biosimilars und einer Reihe von Preissenkungen der Referenzarzneimittel, anderer Biologika für ähnliche Indikationen und aller verwandten Biosimilars beobachtet (Robinson und Jarrion 2021).

Niedrigere Preise aufgrund des Wettbewerbs im Biologika/Biosimilar-Markt werden insbesondere mittels Ausschreibungen erzielt. Beispiele dazu kommen aus Norwegen (so etwa ein um 72 % niedrigerer Preis für ein Infliximab-Biosimilar bei einer Ausschreibung im Jahr 2015 (GaBI Online 2015), aber auch aus anderen Ländern (z. B. Ungarn mit Preissenkungen sowohl bei den Referenzarzneimitteln als auch den Biosimilars bei den koloniestimulierenden Faktoren; Hornyák et al. 2019). Die preis- und damit ausgabensenkende Wirkung von Ausschreibungen zeigt sich vor allem bei höherem Einkaufsvolumen, z. B. zentraler Einkauf für ein Land, wie in Norwegen (Dalen et al. 2021) bzw. Zusammenschluss der schwedischen Regionen bei der Beschaffung von hochpreisigen Medikamenten und damit bedeutende Einsparungen bei der Beschaffung von Biosimilars, etwa bei den TNF-Alpha-Inhibitoren (TLV 2020).

Tatsächlich konzentriert sich die Literatur über angebotsseitige Marktsteuerungsmaßnahmen im Zusammenhang mit Biosimilars auf das Instrument der Ausschreibungen. Allerdings sind es vielfach keine empirischen Arbeiten, sondern Kommentare und Positionspapiere, in denen die Sorge geäußert wird, dass durch Betonung der Wettbewerbs-Komponenten (z. B. „Winner-takes-it-all"-Prinzip) zwar niedrige Preise erzielt werden können, aber das Risiko besteht, dass der Markt für pU an Attraktivität verlöre und sich Anbieter zurückzögen. Dies würde die Versorgungssicherheit gefährden und könnte letztlich sogar zu höhe-

Kapitel 4 · Überblick über Maßnahmen zur Förderung des Einsatzes von Biosimilars

ren Preisen führen (Antoñanzas et al. 2023). Empirische Evidenz zu regionalen Ausschreibungen in Italien zu drei biosimilarfähigen Wirkstoffen, die damals am Markt waren, bestätigte die Relevanz einer Anbieter-Vielfalt: bei einem Wirkstoff, zu dem nur wenige pU ein Anbot legten, blieben die Preise stabil, während sie bei den beiden anderen Wirkstoffen sanken (Curto et al. 2014; Curto et al. 2013).

Mittels „strategischer Beschaffungspraktiken" wird Augenmerk darauf gelegt, dass etwa eine ausreichende Anzahl an Anbietern pro Wirkstoff vertreten ist und dass Versorgungssicherheit gewährleistet ist. Methoden für solche strategischen Beschaffungspraktiken umfassen etwa die Vergabe des Zuschlages an mehrere Anbieter (wie etwa in Italien bei Biosimilars vorgeschrieben ist, sh. ▶ Abschn. 4.1.2), weitere Zuschlagskriterien neben dem Preis (z. B. Lieferfähigkeit) und gemeinsame Ausschreibungen von mehreren Einkäufern (z. B. Zusammenschluss von Krankenhäusern). Solche strategischen Zugänge würden sowohl von Einkäufer:innen wie auch Anbieter:innen begrüßt (Vogler et al. 2022; Barbier et al. 2021; WHO Europe 2016). Aufgrund der Neuheit mancher Beschaffungspraktiken fehlen aber Evaluationen über die konkreten Auswirkungen dieser Zugänge auf die Preise, auf Einsparungen bzw. den Patientenzugang.

Zu einer angebotsseitigen Maßnahme mit eher geringerem Einsparpotenzial zählt hingegen der Biosimilar-Preis-Link, insbesondere wenn lediglich der Preis der Biosimilars – und nicht auch jener des Referenzarzneimittels – gesenkt wird, wie Untersuchungen von Einsparpotenzialen für Deutschland ergaben (Vogler et al. 2019a, 2020, 2021b); sh. dazu auch die tendenziell niedrigeren Einsparpotenziale von nachfrageseitigen Maßnahmen im nächsten Abschnitt.

4.3.3 Evidenz über nachfrageseitige Maßnahmen

Voraussetzung dafür, dass Biosimilars verwendet werden, ist das Vertrauen der beteiligten Gesundheitsdienstleister:innen (verschreibende Ärztinnen und Ärzte und Apotheker:innen) in diese Produkte sowie Akzeptanz seitens der Patientinnen und Patienten. Dies setzt – so wie auch bei Generika – Kenntnis über die Biosimilars und deren Anwendung in der klinischen Praxis seitens der Gesundheitsdienstleister:innen voraus (WHO 2020).

Allerdings wiesen Studien – hauptsächlich aus Europa – auf unterschiedliche und mitunter geringe Vertrautheit mit Biosimilars und Kenntnis über die Produkte bei Ärztinnen und Ärzten hin; selbst bei einer positiven Einstellung gegenüber Biosimilars werden diese nicht unbedingt verschrieben (Sarnola et al. 2020; Leonard et al. 2019), wenngleich sich Verbesserungen im Laufe der Zeit zeigten (Barbier et al. 2020b). Mittels Schulungsmaßnahmen und der Bereitstellung von Evidenz kann die Kompetenz und das Vertrauen in die Verordnung von Biosimilar-Medikamenten gesteigert werden (Oskouei und Kusmierczyk 2021). Argumentativ unterstützend können hierbei sogenannte Switch-Studien wirken, in denen Fragen der Sicherheit und Wirksamkeit bei der Umstellung untersucht wurden. Ein Vorreiter war die sogenannte norwegische NOR-SWITCH-Studie (Jørgensen et al. 2017), die den Wechsel bei rheumatologischen Indikationen in ihrer Gesamtheit untersuchte. In den bisherigen Switch-Studien (Allocati et al. 2022; Cohen et al. 2022) wurden keine negativen Auswirkungen auf Sicherheit und Wirksamkeit festgestellt; allerdings wurde auf die Bedeutung von Informationsarbeit und Überwachung hingewiesen (Barbier et al. 2020a).

Wichtige Anleitung für die verschreibenden Ärztinnen und Ärzte kommt Verordnungsrichtlinien zu. Trotta et al. (2017) untersuchten die Auswirkungen von regionalen Verordnungsrichtlinien im Lazium (Italien), welche zur Vermeidung von febriler Neutropenie für Patientinnen und Patienten nach Chemotherapie Granulozyten-koloniestimulierende Faktoren (G-CSF) empfehlen. Nach dem Review der wissenschaftlichen Literatur und klinischer Daten empfahl eine eigens eingesetzte Arbeitsgruppe die Beschaffung und Verschreibung von biosimilaren G-CSF (sowie Monitoring der Umsetzung der Maßnahmen mittels eines bereits bestehenden Registers). Die Verschreibung von Filgrastim-Biosimilars stieg deutlich (von 34 % auf 50 % innerhalb des Jahres, in dem die Guidance publiziert wurde), während der Einsatz anderer G-CSF sank; die Maßnahme schlug sich in geschätzten jährlichen Einsparungen von 500.000 € nieder (Trotta et al. 2017).

Eine Studie über den Einsatz der TNF-Alpha-Inhibitoren Infliximab und Etanercept im GKV-Markt in Deutschland (Daten bis 2018 analysiert) zeigte hohe regionale Unterschiede hinsichtlich der Biosimilarquoten, welche in den Bundesländern Ostdeutschlands deutlich niedriger waren. Als zentrale Gründe wurden mittels Stakeholder-Interviews die regionalen Unterschiede bei den Verordnungsquoten wie auch in ihrer Umsetzung (Monitoring und Sanktionen für fehlende Einhaltung), sowie unterschiedliche Rabattverträge und finanzielle Modelle, bei denen erzielte Einsparungen mit Ärztinnen und Ärzten geteilt wurden, genannt (Moorkens et al. 2020). Letztere (sogenannte „Benefit-Sharing/Gain-Sharing"-Modelle) gibt bzw. gab es in einigen europäischen Ländern vereinzelt, und laut vorläufigem Forschungsstand haben diese Maßnahmen grundsätzlich das Potenzial, einen Beitrag zur Erhöhung der Biosimilarquoten zu leisten. Allerdings zeigten sich immer wieder Schwierigkeiten in der Fortführung dieser Modelle (z. B. in Folge von Änderungen im regulatorischen Umfeld bzw. bei den Erstattungsentscheidungen) (Barcina Lacosta et al. 2022).

Auch auf die Bedeutung von Positionspapieren über die Sicherheit von Switches wurde in der Literatur hingewiesen (Moorkens et al. 2020). Vor diesem Hintergrund unterstützt die gemeinsame Stellungnahme der Europäischen Arzneimittel-Agentur (European Medicines Agency, EMA) und der Leiter:innen der nationalen Zulassungsbehörden für Human- und Tierarzneimittel (Heads of Medicines Agencies, HMA) vom 19. September 2022, dass in der EU zugelassene Biosimilar-Arzneimittel mit ihrem Referenzarzneimittel oder mit einem gleichwertigen Biosimilar austauschbar („interchangeable") sind, nationale Behörden, welche für die Marktsteuerungsmaßnahmen zur Erhöhung des Biosimilareinsatzes verantwortlich sind.

Auch bei den Apotheker:innen wurde international Bedarf an weiteren Informationen zu Biosimilars und Interesse an Schulungen ermittelt, da dieser Berufsgruppe eine zentrale Rolle zukommt, sollte in mehr Ländern etwa die Biosimilarsubstitution eingeführt werden (Arnet et al. 2021). Ergänzend wiesen aber auch Apotheker:innen, insbesondere jene, die in Krankenhäusern arbeiten, auf ihren Beitrag bei der Beschaffung von Biosimilars und ihrer an Ärztinnen und Ärzte gerichteter Informationsarbeit hin (Vogler et al. 2022).

Abgesehen von Studien, welche den Wissensstand der Patientinnen und Patienten zu Biosimilars und deren Akzeptanz untersuchten und Verbesserungsbedarf sahen (Barbier et al. 2020b), liegen kaum Studien vor, welche entsprechende Interventionen evaluierten (sh. auch unten ▶ Abschn. 4.3.4 zum Maßnahmenmix). Gasteiger et al. (2020) zeigten in einer neuseeländischen Studie, dass bei entsprechend positivem Framing der Information zum Switch auf ein Biosimilar die Bereitschaft der Patientinnen und Patienten dazu deutlich höher ist.

Nachfrageseitige Maßnahmen zielen darauf hin, die Nachfrage nach Biosimilars (Switch vom Referenzarzneimittel auf ein Biosimilar bzw. im Falle von Unterversorgung eine Neueinstellung) zu erhöhen und eine adäquate Versorgung zu sichern. Es besteht darüber hinaus die Erwartung, dass aufgrund der niedrigeren Biosimilar-Preise trotz eventuell höherer Menge Einsparungen erzielt werden (können). Eine Abschätzung des Einsparpotenzials für ausgewählte Wirkstoffe in Deutschland zeigte, dass die untersuchten nachfrageseitigen Maßnahmen in den angenommenen Szenarien (Erhöhung der Verordnungsquoten um 50 %, Einführung von Biosimilarsubstitution mit einer Substitutionsquote von 50 %) niedrigeres Einsparpotenzial als eine Ausweitung des Festbetragssystems und auch eine Preis-Link-Politik (mit Preissenkungen für das Referenzarzneimittel) aufwiesen (Vogler et al. 2020); internationale Studien zum Einsparpotenzial von nachfrageseitigen Maßnahmen existieren kaum.

4.3.4 Maßnahmenmix

Angebots- und nachfrageseitige Maßnahmen können einen Beitrag leisten, um die Biosimilarquote zu erhöhen und zu Preis- und Ausgabensenkungen bei den patentabgelaufenen Biologika-Wirkstoffen zu führen. Allerdings ist im Allgemeinen nicht klar (und wurde bislang nicht ausreichend untersucht), welchen Anteil dabei die einzelnen Maßnahmen haben. Dies zeigt sich etwa in der Arbeit von Moorkens et al. (2021), welche die Preisentwicklungen bei Adalimumab nach Patentablauf und die angebots- und nachfrageseitigen Maßnahmen in europäischen Ländern darstellt, aber keine Quantifizierung des Effekts derselben vornimmt.

Es kann davon ausgegangen werden, dass der Erfolg einer Initiative von mehreren Komponenten, die einander verstärken und schwer einzeln bewertet werden können, getragen wird. Ein aussagekräftiges Beispiel hierfür war die erfolgreiche Umstellung auf Biosimilars bei Patentablauf von Adalimumab in Dänemark, welche zeitgerecht vorbereitet wurde. Verschreibende Ärztinnen und Ärzte wurden über die Sicherheit und die Vorteile einer Umstellung informiert, einschließlich des Einsparpotenzials von 87 %. Für Patientinnen und Patienten wurden maßgeschneiderte Informationsmaterialien vorbereitet. Die dänische Arzneimittelkommission publizierte entsprechend Behandlungsempfehlungen und mittels der zentralisierten Beschaffung durch AMGROS, der nationalen Beschaffungsbehörde für den Krankenhaussektor, standen die passenden Biosimilars zur Verfügung. Innerhalb von wenigen Wochen erhöhte sich der Marktanteil der Adalimumab-Biosimilars auf 95,1 %. Im Folgejahr betrugen die Ausgaben für diesen Wirkstoff nur ein Fünftel von jenen vor dem Markteintritt von Biosimilars, obwohl mehr Patientinnen und Patienten behandelt wurden. Ähnlich erfolgreiche Umstellungen konnte Dänemark auch bei Infliximab und Etanercept durchführen (Jensen et al. 2020a, b).

4.4 Fazit

Biosimilars leisten einen Beitrag für eine nachhaltige Versorgung mit Arzneimitteln. Um aber das Einsparpotenzial optimal zu nutzen, müssen sowohl auf der Preis- als auch auf der Mengenebene Anreize gesetzt werden. Internationale Vergleiche tragen in diesem Zusammenhang dazu bei, evidenzbasiert Ideen für die Entwicklung bzw. Umsetzung von Maßnahmen im eigenen Land zu generieren; damit können Erkenntnisse zu „Best Practice(s)" gewonnen und entsprechende Maßstäbe abgeleitet werden.

Daher untersuchte der vorliegende Beitrag die Ausgestaltung von unterschiedlichen Marktsteuerungsmaßnahmen in Deutschland und 29 anderen europäischen Ländern, die entweder an den Preisen der Arzneimittel (mit der Absicht, sie zu senken = angebotsseitige Maßnahmen) oder am Verbrauch (= nachfrageseitige Maßnahmen zur Steigerung des Biosimilar-Anteils) ansetzen. Die untersuchten Mechanismen unterscheiden sich in Deutschland mit wenigen Ausnahmen kaum von jenen in den Vergleichsländern. Allerdings zeigt sich bei manchen Maßnahmen ein unterschiedlicher Stand der Umsetzung zwischen den Ländern (z. B. Aufnahme von Biosimilars in das Festbetragssystem, Ausschluss von Biologika von der Wirkstoffverordnung), während sich bei anderen Maßnahmen die Mehrheit der Länder ziemlich geschlossen für eine bestimmte Richtung entschieden hat (z. B. Preis-Link, Empfehlung der Verordnung von Biosimilars bei bio-naiven Patientinnen und Patienten).

Tatsächlich lässt sich auf der Angebotsseite bestätigen, dass Deutschland weiterhin zu den wenigen Ländern zählt, die keinen **Biosimilar-Preis-Link** anwenden. Allerdings hat sich gezeigt, dass das Sparpotenzial bei den Preis-Link-Ansätzen vergleichsweise gering gegenüber anderen angebotsseitigen Maßnahmen ist, vor allem wenn damit nicht auch die Preise der Referenzarzneimittel beeinflusst werden (Vogler et al. 2021b). **Biosimilar-Ausschreibungen** hingegen werden als eine effektive Option gesehen, um Preiswettbewerb zu fördern und Einsparungen zu generieren (Maniadakis et al. 2018; Panayiotopoulou et al. 2020). Ausschreibungen werden im stationären Sektor aller untersuchten Länder eingesetzt, aber im niedergelassenen Bereich deutlich seltener. Interessant ist, dass jene Länder, die Ausschreibungen für patentfreie Wirkstoffe im niedergelassenen Sektor anwenden, im Allgemeinen dies auch für Biosimilars machen (Ausnahme Schweden). Ausschreibungsprozesse können optimiert werden, wenn ein vielfältiger Anbietermarkt gewährleistet wird, ein transparentes und objektives Verfahren zugrunde liegt und Vergabekriterien über den Preis hinaus berücksichtigt werden (Barbier et al. (2021) schlagen mögliche Qualitäts-, Leistungs- und Patientenkriterien vor; sh. auch Vogler et al. (2022) zu Good-Practice-Beispielen). Klar ist, dass hier die Balance gefunden werden muss und dass Versorgungssicherheit und andere Ziele, z. B. klimafreundliche Beschaffung mit tendenziell höheren Preisen einher gehen. Einen weiteren erfolgsversprechenden Ansatz, um Einsparpotenziale zu generieren, stellt die Aufnahme von biosimilaren Wirkstoffen in das **Festbetragssystem** dar, was in Deutschland und einer Reihe von europäischen Ländern möglich ist.

Aber auch der Einsatz von preisgünstigeren Biosimilars muss gefördert werden, um Einsparungen zu generieren. Bei den nachfrageseitigen Maßnahmen weist Deutschland einige Initiativen auf. Es zählt zu den wenigen Ländern, welche den Biosimilar-Einsatz mittels (regionaler) **Verordnungsquoten** zu steigern versuchen. Diese tragen nicht nur zu Einsparungen für die GKV bei, sondern scheinen zusätzlich einen Anreiz für Anbieter von Biosimilars zu schaffen und mögen einen Beitrag zur Steigerung der Biosimilar-Umsatzanteile im Jahr 2020 (Ludwig und Mühlbauer 2021) geleistet haben. Es zeigen sich jedoch erhebliche Unterschiede zwischen den Bundesländern (vgl. auch Moorkens et al. 2020). Auch bei der **Biosimilarsubstitution** auf Apothekenebene schien Deutschland mit der geplanten Einführung zu den Pionierländern zu zählen, da diese Maßnahme in einer eher geringen Anzahl an europäischen Ländern zu Anwendung kommt. Nach der Verschiebung des Inkrafttretens durch das GKV-Finanzstabilisierungsgesetz wurde nun zunächst die Austauschbarkeit von parenteralen Zubereitungen aus biologischen Fertigarzneimitteln geregelt, die zur unmittelbaren ärztlichen Anwendung bei Patientinnen und Patienten vorgesehen sind. Steht ein Arzneimittel mit Rabattvertrag der gesetzlichen Krankenkasse der oder des Versicherten zur Verfügung, soll damit die Wirtschaftlichkeit sichergestellt sein. Diese Regelung wird sicherlich zu einem schnellen Abschluss zahlreicher Rabattverträge durch die gesetzlichen Krankenkassen führen und dadurch zumindest ein Teil des Biosimilarmarkts umstrukturieren.

Im Gegensatz zu einer Substitution auf Apothekenebene ist der Switch aus nicht-medizinischen Gründen – unter klar definierten Voraussetzungen – in einer Reihe von Ländern möglich und auch empfohlen. Neue Übersichtsarbeiten (Allocati et al. 2022; Cohen et al. 2022) scheinen die medizinische Unbedenklichkeit der Umstellung zwischen Biosimilars zu unterstützen; nichtsdestotrotz sind patientenrelevante Bedenken nicht außer Acht zu lassen. Hier (wie auch bei anderen nachfrageseitigen Maßnahmen) ist es kritisch, das Vertrauen der Gesundheitsdienstleister:innen (Ärztinnen/Ärzte und Apotheker:innen) und der Patientinnen und Patienten zu gewinnen und zu fördern. Die aktuelle Praxis, vor allem hinsichtlich der Information von Patientinnen und Patienten, bedarf weiterer Optimierung (Vandenplas et al. 2021).

Das volle Potenzial der Biosimilars kann nur dann ausgeschöpft werden, wenn die Akteure entsprechend eingebunden werden und/oder sich der Vorteile des Einsatzes von Biosimilars bewusst sind (Barbier et al. 2020b, c).

Insgesamt ist eine gesamtheitliche Strategie für die Förderung von Biosimilars erforderlich, die sowohl angebots- als auch nachfrageseitige Maßnahmen umfasst und den Patientennutzen im Fokus hat.

Wie die einzelnen Marktsteuerungsmaßnahmen zur Biosimilarförderung wirken und welche Auswirkungen auf Preise, Mengen und letztlich Patientenzugang deren Ausgestaltung hat, bleibt vergleichsweise wenig erforscht. Daher ist es weiterhin – wie es für alle Politikmaßnahmen guter Standard sein sollte – unerlässlich, bestehende und neu einzuführende Interventionen kontinuierlich zu beobachten und zu evaluieren und robuste Evidenz zu generieren.

Danksagung Die Mitglieder des PPRI-Behördennetzwerks in den untersuchten Ländern stellten auch 2023 Informationen über Änderungen bei den Marktsteuerungsmaßnahmen in ihren Ländern zur Verfügung.

Literatur

AFMPS (2018) Switch et substitution des médicaments biologiques. https://www.afmps.be/fr/switch_et_substitution_des_medicaments_biologiques

AkdÄ (2021) Leitfaden „Biosimilars" der Arzneimittelkommission der deutschen Ärzteschaft. 2. Auflage, Version 1.0. http://www.akdae.de/fileadmin/user_upload/akdae/Arzneimitteltherapie/LF/PDF/Biosimilars.pdf

Aladul MI, Fitzpatrick RW, Chapman SR (2017) Impact of infliximab and etanercept biosimilars on biological disease-modifying antirheumatic drugs utilisation and NHS budget in the UK. BioDrugs 31(6):533–544

Allocati E, Godman B, Gobbi M, Garattini S, Banzi R (2022) Switching among biosimilars: a review of clinical evidence. Front Pharmacol 13:917814

AMELI (2022) La Rémunération sur objectifs de santé publique en 2021. https://assurance-maladie.ameli.fr/sites/default/files/2022-04-26-CP-Rosp-2021.pdf

Antoñanzas F, Juárez-Castelló C, Rodríguez-Ibeas R (2023) Tenders for generics and biosimilars: a challenging purchasing policy. Eur J Health Econ 24(4):485–487

AOK (2023) https://www.aok.de/pk/struktur-verwaltung/wir-ueber-uns/

Arnet I, Verbeek M, Almarsdóttir AB, Barbier L, Clifford R, Eickhoff C et al (2021) Community pharmacists' preparedness for substituting biologics and dispensing biosimilars – Lessons learned from a multinational survey. Explor Res Clin Soc Pharm 4:100084

Authority for Consumers and Markets (2022) Drug manufacturer Pfizer to discontinue its steering pricing structure for Enbrel following discussions with ACM. https://www.acm.nl/en/publications/drug-manufacturer-pfizer-discontinue-its-steering-pricing-structure-enbrel-following-discussions-acm?utm_source=POLITICO.EU&utm_campaign=5ded7c77d7-EMAIL_CAMPAIGN_2022_02_14_06_00&utm_medium=email&utm_term=0_10959edeb5-5ded7c77d7-190517957

Barbier L, Ebbers HC, Declerck P, Simoens S, Vulto AG, Huys I (2020a) The efficacy, safety, and Immunogenicity of switching between reference biopharmaceuticals and biosimilars: a systematic review. Clin Pharmacol Ther 108(4):734–755

Barbier L, Simoens S, Vulto AG, Huys I (2020b) European stakeholder learnings regarding biosimilars: Part I – Improving biosimilar understanding and adoption. BioDrugs 34(6):783–796

Barbier L, Simoens S, Vulto AG, Huys I (2020c) European stakeholder learnings regarding biosimilars: Part II – Improving biosimilar use in clinical practice. BioDrugs 34(6):797–808

Barbier L, Simoens S, Soontjens C, Claus B, Vulto AG, Huys I (2021) Off-patent biologicals and biosimilars tendering in Europe – A proposal towards more sustainable practices. Pharmaceuticals 14(6):499

Barcina Lacosta T, Vulto AG, Turcu-Stiolica A, Huys I, Simoens S (2022) Qualitative analysis of the design and implementation of benefit-sharing programs for biologics across Europe. BioDrugs 36(2):217–229

BARMER (2023) https://www.barmer.de/ueberuns/barmer/unternehmen-1056674

Bauckmann J, Laitenberger U, Schröder M, Telschow C (2017) Rabattverträge. In: Schwabe U, Paffrath D, Ludwig W-D, Klauber J (Hrsg) Arzneiverordnungs-Report 2017. Springer, Heidelberg, Berlin, S 181–194

Biosimilar Development (2020) The competition council sanctioned Roche Romania with fines of 128 million Euro. https://www.biosimilardevelopment.com/doc/the-competition-council-sanctioned-roche-romania-with-fines-of-million-euro-0001

BMG (2023): Schreiben an den G-BA vom 14.08.2023: Beschluss des Gemeinsamen Bundesausschusses (G-BA) gem. § 91 SGB V vom 15. Juni 2023 hier: Änderung der Arzneimittel-Richtlinie: § 40b (neu) – Austausch von biotechnologisch hergestellten biologischen Fertigarzneimitteln durch Apotheken bei parenteralen Zubereitungen zur unmittelbaren ärztlichen Anwendung.

Böhler D (2017) Handbuch biosimilars 2017. https://probiosimilars.de/presse/handbuch-biosimilars-2017-2/

Brodszky V, Baji P, Balogh O, Péntek M (2014) Budget impact analysis of biosimilar infliximab (CT-P13) for the treatment of rheumatoid arthritis in six Central and Eastern European countries. Eur J Health Econ 1(Suppl 1):65–71

Brodszky V, Rencz F, Péntek M, Baji P, Lakatos PL, Gulácsi L (2016). A budget impact model for biosimilar infliximab in Crohn's disease in Bulgaria, the Czech Republic, Hungary, Poland, Romania, and Slovakia. Expert Rev Pharmacoecon Outcomes Res 16(1):119–125

Calleja MA, Albanell J, Aranda E, García-Foncillas J, Feliu A, Rivera F et al (2021) Budget impact analysis of bevacizumab biosimilars for cancer treatment in adult patients in Spain. Eur J Hosp Pharm 30(e1):e40–e47

CNOP (2020) Biosimilaires: la loi de financement de la Sécurité sociale pour 2020 supprime le droit de substitution. http://www.ordre.pharmacien.fr/Communications/Les-actualites/Biosimilaires-la-loi-de-financement-de-la-Securite-sociale-pour-2020-supprime-le-droit-de-substitution (Erstellt: 12. Febr. 2020)

CNOP (2023) La substitution en officine est autorisée pour deux premiers groupes biologiques similaires. https://www.ordre.pharmacien.fr/les-communications/focus-sur/les-actualites/la-substitution-en-officine-est-autorisee-pour-deux-premiers-groupes-biologiques-similaires#:~:text=La%20substitution%20en%20officine%20est%20autoris%C3%A9e%20pour%20deux%20premiers%20groupes%20biologiques%20similaires,-21%2F04%2F2022&text=Un%20arr%C3%AAt%C3%A9%20du%2012%20avril,place%20du%20m%C3%A9dicament%20biologique%20prescrit (Erstellt: 21. Apr. 2022)

Cohen HP, Hachaichi S, Bodenmueller W, Kvien TK, Danese S, Blauvelt A (2022) Switching from one biosimilar to another biosimilar of the same reference biologic: a systematic review of studies. BioDrugs 36(5):625–637

Curto A, Van de Vooren K, Garattini L, Lo Muto R, Duranti S (2013) Regional tenders on biosimilars in Italy: potentially competitive? Generics Biosimilars Initiative J 2(3):123–127

Curto S, Ghislandi S, van de Vooren K, Duranti S, Garattini L (2014) Regional tenders on biosimilars in Italy: an empirical analysis of awarded prices. Health Policy 116(2):182–187

DAK (2023) https://www.dak.de/dak/unternehmen/ueber-uns_12010

Dalen DM, Strøm S, Locatelli M (2021) Biosimilar bidding in centralized tenders in Norway. Nord J Health Econ 9(1):11–23

Dean EB, Bond AM (2021) Changes in medicare part B spending for biologic drugs after biosimilar entry into the market. JAMA Health Forum 2(9):e212634

Dicheva-Radev S, Ludwig WD (2019) Biologika und Biosimilars. In: Schwabe U, Paffrath D, Ludwig W-D, Klauber J (Hrsg) Arzneiverordnungs-Report 2019. Springer, Berlin, Heidelberg, S 177–212

Dicheva-Radev S, Ludwig W-D (2020) Biologika und Biosimilars. In: Schwabe U, Ludwig W-D (Hrsg) Arzneiverordnungs-Report 2020. Springer, Berlin, Heidelberg, S 151–184

DIMDI (2021) Festbetragsarzneimittel nach § 35 SGB V. Stand: 15.10.2021. https://www.dimdi.de/dynamic/.downloads/arzneimittel/festbetraege/2021/festbetraege-20211015.pdf

DIMDI (2023) Festbetragsarzneimittel nach § 35 SGB V. Stand: 15.10.2023. https://portal.dimdi.de/festbetragsrecherche/

Dylst P, Vulto A, Simoens S (2011) Tendering for outpatient prescription pharmaceuticals: What can be learned from current practices in Europe? Health Policy 101(2):146–152

EMA, HMA (2022) Statement on the scientific rationale supporting interchangeability of biosimilar medicines in the EU. 19 September 2022 EMA/627319/2022. European Medicines Agency and Heads of Medicines Agencies. https://www.ema.europa.eu/en/documents/public-statement/statement-scientific-rationale-supporting-interchangeability-biosimilar-medicines-eu_en.pdf

Ferrario A, Dedet G, Humbert T, Vogler S, Suleman F, Pedersen HB (2020) Strategies to achieve fairer prices for generic and biosimilar medicines. BMJ 368:l5444

GaBI Online (2014) France to allow biosimilars substitution. http://gabionline.net/Policies-Legislation/France-to-allow-biosimilars-substitution

GaBI Online (2015) Huge discount on biosimilar infliximab in Norway. Generics and Biosimilars Initiative. http://www.gabionline.net/Biosimilars/General/Huge-discount-on-biosimilar-infliximab-in-Norway

García-Goñi M, Río-Álvarez I, Carcedo D, Villacampa A (2021) Budget impact analysis of biosimilar products in Spain in the period 2009–2019. Pharmaceuticals 14(4):348

Gasteiger C, Jones AS, Kleinstäuber M, Lobo M, Horne R, Dalbeth N et al (2020) Effects of message framing on patients' perceptions and willingness to change to a biosimilar in a hypothetical drug switch. Arthritis & Rheumatism 72(9):1323–1330

G-BA (2009) Grundsatzentscheidung des G-BA: Festbetragsgruppe auch für biotechnologische Arzneimittel. https://www.g-ba.de/presse/pressemitteilungen/283/

G-BA (2017) Beschluss des Gemeinsamen Bundesausschusses über eine Änderung der Arzneimittel-Richtlinie (AM-RL): Anlage IX – Festbetragsgruppenbildung Infliximab, Gruppe 1, in Stufe 1 nach § 35 Abs. 1 SGB V. https://www.g-ba.de/downloads/39-261-3132/2017-11-17_AM-RL-IX_Infliximab_G1S1_BAnz.pdf

G-BA (2020) Beschluss des Gemeinsamen Bundesausschusses über eine Änderung der Arzneimittel-Richtlinie (AM-RL): Anlage IX (Festbetragsgruppenbildung) und Anlage X (Vergleichsgrößenaktualisierung) – TNF-alpha-Inhibitoren, Gruppe 1, in Stufe 2. https://www.g-ba.de/beschluesse/4550/

G-BA (2023a) Zubereitungen aus Biologika: G-BA regelt Austauschbarkeit in Apotheken. Pressemitteilung vom 15.06.2023. https://www.g-ba.de/presse/pressemitteilungen-meldungen/1111/

G-BA (2023b) Anlage VIIa zum Abschnitt M der Arzneimittel-Richtlinie. Biotechnologisch hergestellte biologische Referenzarzneimittel und im Wesentlichen gleiche biotechnologisch hergestellte biologische Arzneimittel nach § 129 Absatz 1a Satz 3 SGB V. https://www.g-ba.de/downloads/83-691-851/AM-RL-VIIa-Biosimilars_2023-10-18.pdf

G-BA (2023c) https://www.g-ba.de/themen/arzneimittel/arzneimittel-richtlinie-anlagen/biologika-biosimilars/

GKV-Spitzenverband (2019) Rahmenvertrag über die Arzneimittelversorgung nach § 129 Absatz 2 SGB V in der Fassung vom 1. Januar 2019 zwischen dem Spitzenverband Bund der Krankenkassen und dem Deutschen Apothekerverband e. V. https://www.gkv-spitzenverband.de/media/dokumente/krankenversicherung_1/arzneimittel/rahmenvertraege/apotheken/20190101_AM_Rahmenvertrag_129_Absatz-2_SGB-V.pdf

González Domínguez A, Ivanova Markova Y, Zozaya Gonzále N, Jiménez Torres M, Hidalgo Vega A (2017) La Introducción de los Biosimilares en España. Estimación del Ahorro Para el Sistema Nacional de Salud; Fundación Weber: Madrid, España, 2017. https://weber.org.es/wp-content/uploads/2017/11/dt_002_introduccion_de_los_biosimilares_en_espana_vf.pdf

Gulácsi L, Brodszky V, Baji P, Rencz F, Péntek M (2017) The rituximab biosimilar CT-P10 in rheumatology and cancer: a budget impact analysis in 28 European countries. Adv Ther 34(5):1128–1144

Hornyák L, Nagy Z, Ilku L, Tálos Z, Endrei D, Ágoston I et al (2019) Price competition and reimbursement of biosimilar granulocyte-colony stimulating factor in Hungary. Expert Rev Pharmacoeconomics Outcomes Res 19(6):725–731

Hübel K, Kron F, Lux MP (2020) Biosimilars in oncology: effects on economy and therapeutic innovations. Eur J Cancer 139:10–19

INAMI (2018) Prescrire « bon marché ». https://www.inami.fgov.be/fr/professionnels/sante/medecins/soins/Pages/prescrire-bon-marche-20150101.aspx

INAMI (2019) Remboursement des médicaments: ce qui a changé au 1er avril 2019. https://www.inami.fgov.be/fr/professionnels/autres/industrie-pharmaceutique/Pages/remboursement-medicaments-01042019.aspx

Jang M, Simoens S, Kwon T (2021) Budget impact analysis of the introduction of rituximab and trastuzumab intravenous biosimilars to EU-5 markets. BioDrugs 35(1):89–101

Jensen TB, Bartels D, Sædder EA, Poulsen BK, Andersen SE, Christensen MMH et al (2020a) The Danish model for the quick and safe implementation of infliximab and etanercept biosimilars. Eur J Clin Pharmacol 76(1):35–40

Jensen TB, Kim SC, Jimenez-Solem E, Bartels D, Christensen HR, Andersen JT (2020b) Shift from adalimumab originator to biosimilars in Denmark. JAMA Intern Med. https://doi.org/10.1001/jamainternmed.2020.0338

Jha A, Upton A, Dunlop WCN, Akehurst R (2015) The budget impact of biosimilar infliximab (Remsima®) for the treatment of autoimmune diseases in five European countries. Adv Ther 32(8):742–756

Jørgensen KK, Olsen IC, Goll GL, Lorentzen M, Bolstad N, Haavardsholm EA et al (2017) Switching from originator infliximab to biosimilar CT-P13 compared with maintained treatment with originator infliximab (NOR-SWITCH): a 52-week, randomised, double-blind, non-inferiority trial. Lancet 389(10086):2304–2316

Kanters TA, Stevanovic J, Huys I, Vulto AG, Simoens S (2017) Adoption of biosimilar infliximab for rheumatoid arthritis, ankylosing spondylitis, and inflammatory bowel diseases in the EU5: a budget impact analysis using a delphi panel. Front Pharmacol 8:322

Kanavos P, Seeley L, Vandoros S (2009) Tender systems for outpatient pharmaceuticals in the European Union: Evidence from the Netherlands, Germany and Belgium. European Medicines Information Network (EMINet). http://ec.europa.eu/DocsRoom/documents/7607/attachments/1/translations/en/renditions/pdf

Leonard E, Wascovich M, Oskouei S, Gurz P, Carpenter D (2019) Factors affecting health care provider knowledge and acceptance of biosimilar medicines: a systematic review. J Manag Care Specialty Pharm 25(1):102–112

Liu Y, Yang M, Garg V, Wu EQ, Wang J, Skup M (2019) Economic impact of non-medical switching from originator biologics to biosimilars: a systematic literature review. Adv Ther 36:1851–1877

Ludwig W-D, Mühlbauer B (2021) Arzneiverordnungen 2020 im Überblick. In: Ludwig W-D, Mühlbauer B, Seifert R (Hrsg) Arzneiverordnungs-Report 2021. Springer, Berlin Heidelberg, S 3–35

Ludwig W-D, Mühlbauer B (2023) Arzneiverordnungen 2021 im Überblick. In: Ludwig W-D, Mühlbauer B, Seifert R (Hrsg) Arzneiverordnungs-Report 2022 Aktuelle Daten, Kosten, Trends und Kommentare. Springer, Berlin, S 3–27

Luley C, Pieloth K (2018) Biologika: Steuern Selektivverträge die Verordnung? Monit Versorgungsforsch 11(06):10–11

Luukkanen SV, Tolonen HM, Airaksinen M, Saarukka LSM (2022) The price and market share evolution of the original biologics and their biosimilars in Finland. BioDrugs 36(4):537–547

Maniadakis N, Holtorf A-P, Corrêa JO, Gialama F, Wijaya K (2018) Shaping pharmaceutical tenders for effectiveness and sustainability in countries with expanding healthcare coverage. Appl Health Econ Health Policy 16(5):591–607

Ministère des Affaires Sociales et de la Santé (2016) Arrêté du 20 octobre 2016 portant approbation de la convention nationale organisant les rapports entre les médecins libéraux et l'assurance maladie signée le 25 août 2016. 23. https://convention2016.ameli.fr/wp-content/uploads/2016/12/Arrete_du_20-10-16__JO_23-10-16_-convention_medicale.pdf

Ministère des Affaires Sociales et de la Santé (2021) Décision du 23 avril 2020 de l'Union nationale des caisses d'assurance maladie relative à la modification du dispositif de la rémunération sur objectifs de santé publique (ROSP) des médecins libéraux conventionnés. https://www.legifrance.gouv.fr/download/pdf?id=iJClOn0MEBmBnbkbdavd27mCxJ-mC_f1ilDVx1TFCBg=

Ministerio de Sanidad y Consumo (2007) Orden SCO/2874/2007, de 28 de septiembre, por la que se establecen los medicamentos que constituyen excepción a la posible sustitución por el farmacéutico con arreglo al artículo 86.4 de la Ley 29/2006, de 26 de julio ((de garantías y uso racional de los medicamentos y productos sanitarios))

Moorkens E, Vulto AG, Huys I, Dylst P, Godman B, Keuerleber S et al (2017) Policies for biosimilar uptake in Europe: an overview. PLoS ONE 12(12):e190147

Moorkens E, Barcina Lacosta T, Vulto AG, Schulz M, Gradl G, Enners S et al (2020) Learnings from regional market dynamics of originator and biosimilar Infliximab and Etanercept in Germany. Pharmaceuticals 13(10):324

Moorkens E, Godman B, Huys I, Hoxha I, Malaj A, Keuerleber S et al (2021) The expiry of Humira® market exclusivity and the entry of adalimumab biosimilars in europe: an overview of pricing and national policy measures. Front Pharmacol 11:591134

Mulcahy A, Buttorff C, Finegold K, El-Kilani Z, Oliver JF, Murphy S et al (2022) Projected US savings from biosimilars, 2021–2025. Am J Manag Care 28(7):329–335

NHS England (2019) Reference prices for adalimumab: letter from Matthew Swindells. https://www.england.nhs.uk/publication/reference-prices-for-adalimumab-letter-from-matthew-swindells/

NHS England, NHS Improvement (2019) What is a biosimilar medicine? https://www.england.nhs.uk/wp-content/uploads/2019/05/what-is-a-biosimilar-medicine-guide-v2.pdf

NOMA (2017) Switching between a reference product and a biosimilar. https://legemiddelverket.no/nyheter/switching-between-a-reference-product-and-a-biosimilar

Oskouei ST, Kusmierczyk AR (2021) Biosimilar uptake: the importance of healthcare provider education. Pharm Med 35(4):215–224

Panayiotopoulou EA, Charalambous G, Kaitelidou D, Jelastopulu E (2020) Assessment of effectiveness of tendering procedure in pharmaceuticals: the Cyprus experience. Ann Pharmacol Pharm 5(2):1179

Panteli D, Arickx F, Cleemput I, Dedet G, Eckhardt H, Fogarty E et al (2016) Pharmaceutical regulation in 15 European countries: review. Health Syst Transit 18(5):1–118

Robinson J, Jarrion Q (2021) Competition from biosimilars drives prices reductions for biologics in the French single-payer health system. Health Aff 40(8):1190–1197. https://doi.org/10.1377/hlthaff.2021.00070

Sarnola K, Merikoski M, Jyrkkä J, Hämeen-Anttila K (2020) Physicians' perceptions of the uptake of biosimilars: a systematic review. BMJ Open 10(5):e34183

Tachkov K, Mitkova Z, Boyadzieva V, Petrova G (2021) Did the introduction of biosimilars influence their prices and utilization? The case of biologic disease modifying antirheumatic drugs (bDMARD) in Bulgaria. Pharmaceuticals 14(1):64

TK (2023) https://www.tk.de/presse/themen/gesundheitssystem/selbstverwaltung/tk-jahresrechnung-2022-2130632?tkcm=aaus

TLV (2020) Uppföljning av läkemedelskostnader. Tandvårds – och läkemedelsförmånsverket: Stockholm. https://www.tlv.se/download/18.212f92221729db4753e678f0/1592224501102/uppfoljning_av_lakemedelskostnader%202020.pdf

Trotta F, Mayer F, Mecozzi A, Amato L, Addis A (2017) Impact of guidance on the prescription patterns of G-CSFs for the prevention of febrile Neutropenia following anticancer chemotherapy: a population-based utilization study in the Lazio region. BioDrugs 31(2):117–124

Vandenplas Y, Simoens S, Van Wilder P, Vulto AG, Huys I (2021) Informing patients about biosimilar medicines:

the role of European patient associations. Pharmaceuticals 14(2):117. https://doi.org/10.3390/ph14020117

Vogler S (2018) Marktzugang, Erstattung und Preissetzung neuer patentgeschützter Arzneimittel in der Europäischen Union. In: Schwabe U, Paffrath D, Ludwig W-D, Klauber J (Hrsg) Arzneiverordnungs-Report 2018. Springer, Berlin, Heidelberg, S 239–260

Vogler S, Zimmermann N (2022) Improving medicines access in Brazil through collaboration in the PPRI network. Revista Brasileira De Farmácia Hosp E Serviços De Saúde 13(2):677

Vogler S, Leopold C, Zimmermann N, Habl C, de Joncheere K (2014) The Pharmaceutical Pricing and Reimbursement Information (PPRI) initiative – Experiences from engaging with pharmaceutical policy makers. Health Policy Technol 3(2):139–148

Vogler S, Gombocz M, Zimmermann N (2017) Tendering for off-patent outpatient medicines: lessons learned from experiences in Belgium, Denmark and the Netherlands. J Pharm Health Serv Res 8(3):147–158

Vogler S, Schneider P, Panteli D, Busse R (2019a) Biosimilars in Deutschland und im europäischen Vergleich – Entwicklungen und Potenziale. In: Schwabe U, Paffrath D, Ludwig W-D, Klauber J (Hrsg) Arzneiverordnungs-Report 2019. Springer, Berlin, Heidelberg, S 321–353

Vogler S, Haasis MA, Zimmermann N (2019b) PPRI report 2018. Wien: Pharmaceutical pricing and reimbursement information. https://ppri.goeg.at/sites/ppri.goeg.at/files/inline-files/PPRI%20Report2018_final.pdf

Vogler S, Schneider P, Panteli D, Busse R (2020) Biosimilars in Deutschland und im europäischen Vergleich – Marktsteuerungsmechanismen und Einsparpotenziale. In: Schwabe U, Ludwig W-D (Hrsg) Arzneiverordnungs-Report 2020. Springer, Berlin, Heidelberg, S 201–225

Vogler S, Panteli D, Busse R (2021a) Biologika und Biosimilars in Deutschland und im europäischen Vergleich – Marktsteuerungsmechanismen und Preisvergleich. In: Ludwig W-D, Mühlbauer B, Seifert R (Hrsg) Arzneiverordnungs-Report 2021. Springer, Berlin, Heidelberg, S 75–107

Vogler S, Schneider P, Zuba M, Busse R, Panteli D (2021b) Policies to encourage the use of biosimilars in European countries and their potential impact on pharmaceutical expenditure. Front Pharmacol 12:625296

Vogler S, Salcher-Konrad M, Habimana K (2022) Study on best practices in the public procurement of medicines: final report. European Commission, European Health and Digital Executive Agency, Publications Office of the European Union, Brussels https://doi.org/10.2925/044781

Vogler S, Panteli D, Zimmermann N, Busse R (2023) Überblick über Maßnahmen zur Förderung des Einsatzes von Biosimilars in europäischen Ländern. In: Ludwig W-D, Mühlbauer B, Seifert R (Hrsg) Arzneiverordnungs-Report 2022 Aktuelle Daten, Kosten, Trends und Kommentare. Springer, Berlin, S 57–81

Weise M, Bielsky MC, De Smet K et al (2012) Biosimilars: what clinicians should know. Blood 120(26):5111–5117

WHO (2020) WHO guideline on country pharmaceutical pricing policies, 2. Aufl. World Health Organization, Geneva (https://apps.who.int/iris/rest/bitstreams/1309649/retrieve)

WHO Collaborating Centre for Pharmaceutical Pricing and Reimbursement Policies (2023) Glossary of pharmaceutical terms. Gesundheit Österreich, Wien (https://ppri.goeg.at/ppri-glossary)

WHO Europe (2016) Challenges and opportunities in improving access to medicines through efficient public procurement in the WHO European Region. World Health Organization Regional Office for Europe, Copenhagen (http://www.euro.who.int/__data/assets/pdf_file/0003/323598/Challenges-opportunities-improving-access-medicines-efficient-public-procurement.pdf?ua=1)

Maligne Erkrankungen

Inhaltsverzeichnis

Kapitel 5   Hämatologische Neoplasien und solide
               Tumore – 99
               Wolf-Dieter Ludwig, Arnold Ganser und
               Georg Maschmeyer

Hämatologische Neoplasien und solide Tumore

Wolf-Dieter Ludwig, Arnold Ganser und Georg Maschmeyer

Auf einen Blick

Verordnungsprofil Das höchste Verordnungsvolumen unter den Onkologika haben erstmals in 2022 die monoklonalen Antikörper (30 %), gefolgt von den Hormonantagonisten zur Behandlung des Mammakarzinoms und des Prostatakarzinoms, auf die 25 % der definierten Tagesdosen (DDD) entfallen (◘ Tab. 5.1). An dritter Stelle stehen die klassischen Zytostatika (22 %) mit der führenden Gruppe der Antimetabolite, was vor allem auf den häufigen Verordnungen von 5-Fluorouracil beruht. Als nächste Gruppen folgen Proteinkinaseinhibitoren, deren Verordnungsvolumen erneut leicht um 8,3 % gegenüber 2021 zugenommen hat. Führende Gruppe der monoklonalen Antikörper sind erneut Antikörper gegen PD-1-Rezeptoren und PD-L1-Liganden, die für ein stetig wachsendes Spektrum von onkologischen Indikationen zugelassen sind, gefolgt von HER2-Antikörpern zur Behandlung des HER2-positiven Mammakarzinoms. Die inzwischen verfügbaren 4 Biosimilars zu Trastuzumab übertreffen wie auch bereits in 2021 deutlich das Verordnungsvolumen des Originalpräparats (*Herceptin*). Führende Vertreter der Proteinkinaseinhibitoren hinsichtlich ihres Verordnungsvolumens sind die CDK-Inhibitoren für die Behandlung des hormonrezeptorpositiven, fortgeschrittenen Mammakarzinoms (4,2 Mio. DDD), gefolgt gleichauf (jeweils 3,5 Mio. DDD) von den BCR-ABL-Tyrosinkinaseinhibitoren zur Behandlung der chronischen myeloischen Leukämie sowie die Rezeptor-Tyrosinkinaseinhibitoren zur Behandlung u. a. des nichtkleinzelligen Lungenkarzinoms, des Nierenzellkarzinoms, von gynäkologischen Tumoren (Mamma- bzw. Ovarialkarzinom) und Weichteilsarkomen, aber auch von nicht malignen Erkrankungen (z. B. idiopathische Lungenfibrose, interstitielle Lungenerkrankung). Einen Anstieg der Verordnungen zeigen auch die Bruton-Tyrosinkinaseinhibitoren, insbesondere Acalabrutinib zur Behandlung der chronischen lymphatischen Leukämie bzw. niedrig-maligner Lymphome (z. B. M. Waldenström), der Januskinaseinhibitor Ruxolitinib, die BRAF-/MEK-/, ALK- sowie die PARP-Inhibitoren sowie der BCL-2 Inhibitor Venclyxto. Weitere Proteinkinaseinhibitoren werden eingesetzt vor allem zur Behandlung der primären Myelofibrose (MF) und der nach Polycythämia Vera bzw. Essenzieller Thrombozythämie auftretenden MF.

Kosten Onkologika sind auch in 2022 mit Nettokosten in Höhe von 10,66 Mrd. € die mit deutlichem Abstand umsatzstärkste Indikationsgruppe des GKV-Arzneimittelmarktes, obwohl Onkologika wie auch im Jahr 2021 nur 1,2 % aller Verordnungen im Arzneimittelmarkt der GKV ausmachen. Die höchsten Kosten verursachen weiterhin monoklonale Antikörper

---

© Der/die Autor(en), exklusiv lizenziert an Springer-Verlag GmbH, DE, ein Teil von Springer Nature 2023
W.-D. Ludwig, B. Mühlbauer, R. Seifert (Hrsg.), *Arzneiverordnungs-Report 2023*,
https://doi.org/10.1007/978-3-662-68371-2_5

(4,67 Mrd. €), gefolgt von Proteinkinaseinhibitoren (2,76 Mrd. €), weiteren Zytostatika (1,07 Mrd. €) und Hormonantagonisten (1,4 Mrd. €). Deutlich geringere Kosten entfallen auf die einzelnen Wirkstoffklassen der klassischen Zytostatika.

In der medikamentösen Therapie onkologischer Erkrankungen werden heutzutage zahlreiche Wirkstoffklassen mit unterschiedlichen Wirkmechanismen eingesetzt. Die wichtigsten Gruppen der Onkologika sind Zytostatika, Hormone, Hormonantagonisten und zahlreiche Arzneimittel für sog. zielgerichtete Therapien, zu denen vor allem Proteinkinaseinhibitoren, monoklonale Antikörper und in den letzten Jahren zunehmend auch Immuntherapien, wie z. B. Checkpoint-Inhibitoren und Arzneimittel für neuartige Therapien wie CAR-T-Zellen, gehören (Übersicht bei June und Sadelain 2018; Tang et al. 2018; Falzone et al. 2018).

Zytostatika waren die ersten Arzneimittel, die vor mehr als 70 Jahren die Ära der antineoplastischen Chemotherapie einleiteten (Devita und Rosenberg 2012). Auch heute sind sie weiterhin häufig angewendete Arzneimittel in der Krebstherapie. Durch ihren Einsatz als Monotherapie, vor allem aber in empirisch entwickelten Polychemotherapien, wurden große Fortschritte in der Behandlung von hämatologischen Neoplasien (z. B. akute Leukämien, maligne Lymphome) erzielt. Auch bei fortgeschrittenen soliden Tumoren werden heute mit alleiniger Polychemotherapie Heilungen erzielt, so beispielsweise bei Keimzell- bzw. Hodentumoren. Darüber hinaus sind Zytostatika weiterhin ein unverzichtbarer Bestandteil im Rahmen (neo-)adjuvanter multimodaler Therapiestrategien – meist in Kombination mit operativen und strahlentherapeutischen Verfahren. Zu den klassischen Zytostatika zählen vor allem alkylierende Substanzen, Antimetabolite, Alkaloide und sonstige Naturstoffe (z. B. Podophyllotoxinderivate, Taxane), Anthrazykline, Platinverbindungen, Camptothecinderivate sowie sonstige Wirkstoffe (z. B. Bleomycin, Mitomycin). Die Nebenwirkungen der Zytostatika resultieren aus ihren pharmakologischen Wirkungen (z. B. zytotoxische Effekte durch Beeinträchtigung der DNS-, RNS- oder Proteinsynthese; Hemmung der Zellteilung; Auslösung von Apoptose). Da die zytostatische Wirkung unspezifisch ist und auch schnell proliferierende normale Zellen schädigt, betreffen früh auftretende Nebenwirkungen vor allem das Knochenmark (Myelosuppression mit infektiösen Komplikationen) sowie Schleimhautschäden im Bereich der Mundhöhle und des Gastrointestinaltrakts (z. B. Stomatitis, Mukositis, Diarrhö). Zytostatika gehören zu den Arzneimitteln mit der geringsten therapeutischen Breite und bei Überdosierung besteht die Gefahr vermehrter, mitunter lebensbedrohlicher Nebenwirkungen.

Große Fortschritte auf dem Gebiet der Grundlagenforschung – vor allem in den beiden letzten Jahrzehnten – waren Voraussetzung für ein besseres Verständnis der (molekular-)genetischen Heterogenität von Tumorerkrankungen und ermöglichten die Einteilung von morphologisch bzw. histologisch homogen erscheinenden Tumorerkrankungen in klinisch relevante Subgruppen (Vogelstein et al. 2013). Dadurch wurde die Entwicklung neuer Wirkstoffe ermöglicht, die sich genauer gegen molekulare Mechanismen richten, die für die Pathogenese der Tumorentstehung und des Tumorwachstums wichtig sind (Hanahan 2014), und gleichzeitig eine neue Ära in der medikamentösen Behandlung von Tumorerkrankungen einleiteten (Dobbelstein und Moll 2014). Hierzu zählen neben neuartigen Hormonantagonisten vor allem Proteinkinaseinhibitoren, die charakteristische, das Tumorwachstum beeinflussende Merkmale (z. B. Onkoproteine, resultierend aus Mutationen oder Überexpression) ausschalten sollen, sowie monoklonale Antikörper, die heute teilweise in Kombination mit zytotoxischen Wirkstoffen als Antikörper-Wirkstoff-Konjugate (Thomas et al. 2016) eingesetzt werden.

Außerdem stehen inzwischen verschiedene Immuntherapien zur Verfügung (Cleveland Clinic 2022), wie beispielsweise monoklonale Antikörper, bispezifische T-Zell-aktivierende Antikörper (z. B. Blinatumomab; Kantarjian et al. 2017), ein Antikörper-Wirkstoff-Konjugat (Brentuximab Vedotin) zur Behandlung maligner Lymphome und als erste Vertreter neuartiger Therapien CAR-T-Zellen (siehe Arzneiverordnungs-Report 2019, Kap. 2, Zulassungsverfahren für neue Arzneimittel in Europa, Abschn. 2.2.4), die in klinischen Studien bei einigen hämatologischen Neoplasien und inzwischen auch bei soliden Tumoren erfolgreich eingesetzt werden (Übersicht bei June und Sadelain 2018). Grundlage dieser neuen therapeutischen Prinzipien in der Onkologie sind große Fortschritte im Verständnis der Funktion tumorreaktiver T-Lymphozyten im Rahmen der Tumorimmunologie und der Nachweis von Tumorrückbildung durch Checkpoint-Inhibitoren. Als Zielstrukturen werden derzeit vor allem das „cytotoxic T-lymphocyte antigen 4" (CTLA-4), der „Programmed (Cell) Death"-1 (PD-1)-Rezeptor und PD-Ligand 1 (PD-L1) therapeutisch genutzt (Marin-Acevedo et al. 2018). Diese neuartigen Immuntherapien haben teilweise jedoch auch schwere Nebenwirkungen, die vor allem durch die nicht gegen Tumorzellen, sondern gegen körpereigene Strukturen gerichtete Aktivierung des Immunsystems erklärt werden können (Übersicht bei Wang et al. 2018 und Baraibar et al. 2019). Durch die Kombination von Wirkstoffen mit unterschiedlichen Angriffspunkten (z. B. Zytostatika plus monoklonale Antikörper oder Proteinkinaseinhibitoren; Checkpoint- plus Proteinkinaseinhibitoren) sollen synergistische antineoplastische Wirkungen erzielt, Resistenzentwicklungen verzögert und unerwünschte zytotoxische Wirkungen reduziert werden (Marin-Acevedo et al. 2018).

Die Entwicklung einer Vielzahl neuer „zielgerichteter" Wirkstoffe sowie die Identifizierung von prädiktiven Biomarkern (Lyman und Moses 2016), die das Ansprechen individueller Patienten auf spezielle Wirkstoffe vorhersagen, haben dazu beigetragen, dass heute die Onkologie eine Vorreiterrolle in der Präzisionsmedizin einnimmt (Collins und Varmus 2015; Tannock und Hickman 2016). Das Potenzial der Onkologika wird auch daran erkennbar, dass sie seit vielen Jahren die größte und umsatzstärkste Arzneimittelgruppe unter den jährlichen Neuzulassungen bilden (IQVIA 2021; Mullard 2021). Unter den 46 neuen Arzneimitteln des Jahres 2022 sind die Onkologika mit 17 neuen Arzneimitteln (10 für die Behandlung von soliden Tumoren und 7 für hämatologische Neoplasien) vertreten, darunter erneut zahlreiche Proteinkinaseinhibitoren und monoklonale Antikörper (vgl. ▶ Kap. 2, ◘ Tab. 2.1; vfa 2022).

5.1 Verordnungsspektrum

Die Auswertung der Verordnungen von Onkologika zeigt schon in der Übersicht einige bemerkenswerte Ergebnisse. Für GKV-Patienten wurden 2022 insgesamt 8,7 Mio. Verordnungen von Onkologika ausgestellt. Dies entspricht hinsichtlich aller im GKV-Arzneimittelmarkt verordneten Arzneimittel einem Anteil von nur 1,2 % (◘ Tab. 5.1). Demgegenüber verursachen die Onkologika mit 10,66 Mrd. € und einem Umsatzanteil von 21,1 % die höchsten Nettokosten des GKV-Arzneimittelmarktes (◘ Tab. 5.1). Sie liegen damit deutlich höher als die Kosten der Immunsuppressiva (6,09 Mrd. €), Antidiabetika (3,60 Mrd. €) und Antithrombotika (3,22 Mrd. €; Kap. 1, Arzneiverordnungen 2022 im Überblick, Tab. 1.2).

Die Zusammenstellung der einzelnen Arzneimittelgruppen der Onkologika zeigt, dass die traditionellen Hormonantagonisten, die vor allem beim Mammakarzinom und Prostatakarzinom eingesetzt werden, mit 172,6 Mio. DDD das mit großem Abstand höchste Verordnungsvolumen haben (◘ Tab. 5.10, 5.11, 5.1). Wesentlich geringere DDD-Volumina zeigen alle übrigen onkologischen Arzneimittel (◘ Abb. 5.1). Verordnungsstärkste Gruppe der klassischen Zytostatika sind die Antimetaboli-

Tab. 5.1 Verordnungen von Onkologika 2022. Angegeben sind Gesamtverordnungen, definierte Tagesdosen (DDD) und Nettoumsatz 2022

Arzneimittelgruppe	Verordnungen	Änderung	DDD	Änderung	Nettoumsatz	Änderung
	Mio.	%	Mio.	%	Mio. Euro	%
Alkylanzien	0,3	−3,1	3,5	−6,6	105,7	−5,2
Antimetabolite	0,9	0,4	20,2	−0,7	305,9	−11,4
Platinverbindungen	0,3	−1,6	5,1	0,6	58,1	3,0
Anthracycline	0,1	−9,2	1,9	−8,3	38,1	−12,3
Topoisomerasehemmstoffe	0,2	−4,0	1,8	−3,5	52,2	−2,8
Taxane	0,4	−6,6	4,8	−6,4	128,6	−12,2
Vincaalkaloide	0,1	−8,8	0,5	−11,1	23,0	−15,7
Proteinkinaseinhibitoren	0,8	8,3	20,7	8,0	2.767,3	3,6
Monoklonale Antikörper	2,6	7,2	26,3	7,8	4.675,0	8,1
Hormonantagonisten	2,2	4,5	174,3	1,9	1.430,5	7,2
Weitere Zytostatika	0,9	3,1	19,6	1,3	1.044,9	−30,9
Summe	**8,7**	**3,5**	**278,8**	**2,2**	**10.629,1**	**0,0**
Anteil am GKV-Arzneimittelmarkt	1,2		0,6		20,1	
GKV-Arzneimittelmarkt	**726,0**		**47.592,3**		**52.854,7**	

te, was vor allem auf die häufigen Verordnungen von 5-Fluorouracil zurückzuführen ist.

Monoklonale Antikörper und Proteinkinaseinhibitoren sind auch 2022 mit deutlichem Abstand die umsatzstärksten Onkologika. Die seit langer Zeit angewendeten Hormonantagonisten und klassischen Zytostatika weisen dagegen trotz teilweise sehr viel höherer DDD-Volumina niedrigere Nettokosten auf (◘ Tab. 5.1). Eine Untersuchung der in den USA zwischen 2009 und 2013 von der FDA zugelassenen Onkologika ergab keine Korrelation zwischen Innovationsgrad bzw. klinischem Nutzen und den Preisen, die von pharmazeutischen Unternehmern bei Markteintritt für die neuen Wirkstoffe verlangt werden. Diese fehlende Korrelation zwischen Nutzen und Preis bei neuen Onkologika wurde inzwischen in mehreren Publikationen aus den USA und Europa bestätigt, wobei allerdings die Preise in den USA für Onkologika weiterhin deutlich höher sind als in Europa. Diese sehr hohen Kosten der Onkologika belasten jedoch zunehmend solidarisch finanzierte Gesundheitssysteme. Anhand aktueller Untersuchungen konnte zudem gezeigt werden, dass die Kosten für Forschung und Entwicklung, die von pharmazeutischen Unternehmern häufig als Begründung für die sehr hohen Preise genannt wurden (VFA 2022), deutlich niedriger liegen (im Median ca. 548 Mio. €) und somit die durch Onkologika erzielten Erträge die Kosten für Forschung und Entwicklung bei weitem übersteigen (Prasad und Mailankody 2017; Tay-Teo und Hill 2019; Vokinger et al. 2021). Die immens gestiegenen Kosten neuer Onkologika werden vor allem auch kritisiert, weil ihr Nutzen im Rahmen beschleunigter Zulassungsverfahren meist nur anhand einer Beeinflussung von Surrogatendpunkten

Kapitel 5 · Hämatologische Neoplasien und solide Tumore

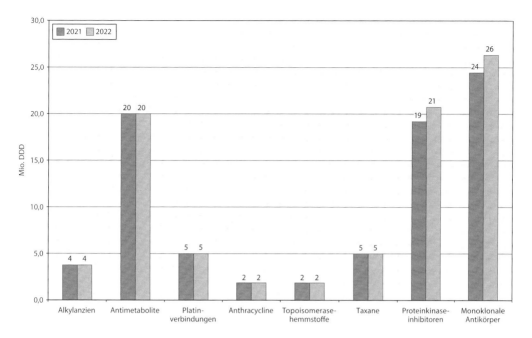

◘ **Abb. 5.1** Verordnungen von Onkologika 2022. Gesamtverordnungen nach definierten Tagesdosen

gezeigt werden konnte und somit unsicher ist (Gellad und Kesselheim 2017; Vokinger et al. 2020; Ludwig und Vokinger 2021; Franzen et al. 2022; Vokinger 2022; Vokinger et al. 2022). Eine 2022 gegründete Initiative („Common Sense Oncology") hat angesichts der zunehmenden Entwicklung von neuen teuren Onkologika mit fragwürdigem Zusatznutzen, insbesondere für die Behandlung solider Tumoren, kürzlich Leitsätze formuliert, die u. a. eine gemeinsame Entscheidungsfindung – von Patienten und den sie behandelnden Onkologen – ermöglichen sollen und auf Prinzipien der evidenzbasierten Medizin basieren (Booth et al. 2023).

Die Verordnungsdaten der Onkologika des Jahres 2022 wurden auf der Basis einer Vollerfassung von 8,7 Mio. Verordnungen mit mehr als 100.000 definierten Tagesdosen (DDD) pharmakologisch-therapeutisch analysiert. Seit 2014 werden die Verordnungsdaten der Onkologika als Fertigarzneimittel und Rezepturarzneimittel gemeinsam dargestellt. Ein besonderes Merkmal der Onkologika ist die Tatsache, dass über 50 % der Nettokosten auf Rezepturarzneimittel für die intravenöse Infusion entfallen, die zeitnah zur Anwendung hergestellt werden müssen. Die Berechnung der angegebenen Nettokosten erfolgte mit den zwischen GKV-Spitzenverband und Deutschem Apothekerverband vereinbarten Abrechnungspreisen der Apothekenzuschläge für Zubereitungen aus Stoffen der Arzneimittelpreisverordnung (§ 5 Abs. 4 und 5 AMPreisV). Dabei wurden auch weitere Bestandteile der Rezepturen (Trägerlösungen, Behältnisse, weitere Hilfsmittel) und die in der Arzneimittelpreisverordnung ausgewiesenen Apothekenaufschläge für die verschiedenen parenteralen Lösungen berücksichtigt. In einigen Fällen ohne vereinbarte Abrechnungspreise wurden ersatzweise der Apothekeneinkaufspreis verwendet oder ggf. ein von der abrechnenden Apotheke niedrigerer angegebener Preis.

5.2 Zytostatika, Proteinkinaseinhibitoren, monoklonale Antikörper, Hormonantagonisten

Die verschiedenen Zytostatika-Substanzgruppen, Proteinkinaseinhibitoren, monoklonalen Antikörper und Hormonantagonisten wurden ausführlich in den vergangenen Jahren im Arzneiverordnungs-Report besprochen, zuletzt im Arzneiverordnungs-Report 2022 (siehe Kap. 5, Hämatologische Neoplasien und solide Tumore). Die Wirkmechanismen, Verordnungen und Kosten der Onkologika, die für die Behandlung der im Folgenden besprochenen hämatologischen Neoplasien und soliden Tumore relevant sind, werden indikationsbezogen in den jeweiligen Abschnitten (hämatologische Neoplasien: ▶ Abschn. 5.3.1–5.3.6 und solide Tumoren: ▶ Abschn. 5.4.1–5.4.8) dargestellt. In den ◘ Tab. 5.2–5.12 finden sich Übersichten zu den Verordnungen in onkologischen Arzneimittelgruppen, jeweils mit Angabe verordneter Tagesdosen („defined daily dose", DDD), deren Änderung gegenüber 2021 sowie der Nettoumsätze, ebenfalls mit deren Änderung gegenüber 2021.

◘ **Tab. 5.2 Verordnungen von Alkylanzien 2022.** Angegeben sind die 2022 verordneten Tagesdosen, die Änderungen gegenüber 2021 und die DDD-Nettokosten 2021

Präparat	Bestandteile	DDD	Änderung	DDD-Nettokosten
		Mio.	%	Euro
Cyclophosphamid				
Endoxan	Cyclophosphamid	0,34	(−5,7)	18,00
Cyclophosphamid HEXAL	Cyclophosphamid	0,16	(−11,4)	24,78
		0,50	**(−7,6)**	**20,17**
Temozolomid				
Temozolomid Accord	Temozolomid	0,53	(−9,2)	63,85
Temomedac	Temozolomid	0,19	(+65,8)	63,80
		0,71	**(+3,1)**	**63,84**
Mitomycin				
Mitomycin medac/Mito medac	Mitomycin	0,70	(−9,3)	27,26
Weitere Alkylanzien				
Cecenu	Lomustin	0,55	(+1,6)	2,75
Bendamustin Accord	Bendamustin	0,10	(−25,4)	28,41
		0,65	**(−3,9)**	**6,81**
Uroprotektor				
Uromitexan	Mesna	0,09	(−0,1)	12,79
Summe		**2,7**	**(−4,3)**	**30,23**

Kapitel 5 · Hämatologische Neoplasien und solide Tumore

◻ Tab. 5.3 Verordnungen von Antimetaboliten 2022. Angegeben sind die 2022 verordneten Tagesdosen, die Änderungen gegenüber 2021 und die DDD-Nettokosten 2022

Präparat	Bestandteile	DDD Mio.	Änderung %	DDD-Nettokosten Euro
5-Fluorouracil				
5-FU medac	Fluorouracil	8,4	(+9,8)	6,78
Fluorouracil Accord	Fluorouracil	1,6	(−11,3)	6,99
Fluorouracil Hikma	Fluorouracil	1,2	(neu)	6,92
Ribofluor	Fluorouracil	0,42	(−76,1)	7,07
Fluorouracil Phares	Fluorouracil	0,18	(neu)	8,08
		11,8	**(+4,8)**	**6,85**
Folinate				
Calciumfolinat Kabi	Calciumfolinat	0,67	(+108,3)	6,67
FOLI-cell	Calciumfolinat	0,43	(−11,7)	8,06
Calciumfolinat HEXAL	Calciumfolinat	0,41	(−29,2)	9,24
Oncofolic	Natriumfolinat	0,35	(+52,6)	29,83
Ribosofol	Natriumfolinat	0,32	(+106,3)	27,28
Bendafolin	Calciumfolinat	0,21	(+7,8)	12,64
Folinsäure Aurobindo	Calciumfolinat	0,19	(−18,8)	8,36
Ribofolin	Calciumfolinat	0,15	(−5,7)	9,64
		2,7	**(+15,7)**	**13,41**
Gemcitabin				
Gemcitabin HEXAL	Gemcitabin	0,82	(+0,4)	16,69
Gemcitabin Accord	Gemcitabin	0,13	(−26,8)	16,84
		0,94	**(−4,4)**	**16,71**
Capecitabin				
Capecitabin Accord	Capecitabin	1,2	(−5,2)	7,56
Capecitabin medac	Capecitabin	0,16	(+67,5)	7,58
Capecitabin HEXAL	Capecitabin	0,10	(+17,6)	7,89
		1,4	**(+1,1)**	**7,59**
Folsäureantagonisten				
Methotrexat Lederle Tabl.	Methotrexat	0,82	(+17,7)	0,37
Pemetrexed NeoCorp	Pemetrexed	0,21	(+68,5)	61,27
Albotiva	Pemetrexed	0,17	(+49,0)	58,76
		1,2	**(+28,1)**	**19,05**

◘ **Tab. 5.3** (Fortsetzung)

Präparat	Bestandteile	DDD Mio.	Änderung %	DDD-Nettokosten Euro
Weitere Antimetabolite				
Azacitidin HEXAL	Azacitidin	0,26	(+41,7)	101,55
Reblozyl	Luspatercept	0,24	(+23,1)	170,03
Puri-Nethol	Mercaptopurin	0,22	(−11,0)	3,38
Lonsurf	Trifluridin Tipirac	0,22	(+4,6)	117,12
Dacogen	Decitabin	0,14	(−4,0)	143,50
Azacitidin Zentiva	Azacitidin	0,10	(−21,3)	105,81
Azacitidin betapharm	Azacitidin	0,08	(+4,4)	99,96
Azacitidine Accord	Azacitidin	0,04	(+37,7)	112,23
		1,3	**(+7,2)**	**105,20**
Summe		**19,3**	**(+6,8)**	**15,62**

◘ **Tab. 5.4** Verordnungen von Platinverbindungen 2022. Angegeben sind die 2022 verordneten Tagesdosen, die Änderungen gegenüber 2021 und die mittleren Kosten je DDD 2022

Präparat	Bestandteile	DDD Mio.	Änderung %	DDD-Nettokosten Euro
Cisplatin				
Cisplatin Neocorp	Cisplatin	0,33	(+27,8)	10,37
Cisplatin Accord	Cisplatin	0,20	(−11,7)	10,26
Cisplatin TEVA	Cisplatin	0,10	(−25,4)	10,43
		0,64	**(+1,6)**	**10,35**
Carboplatin				
Carbomedac	Carboplatin	0,57	(−13,7)	9,31
Carboplatin Accord	Carboplatin	0,46	(−26,6)	10,50
Carboplatin Hikma	Carboplatin	0,43	(neu)	9,95
Neocarbo	Carboplatin	0,42	(+39,0)	10,38
Carboplatin Kabi	Carboplatin	0,33	(+36,5)	10,19
Carboplatin-GRY	Carboplatin	0,14	(−26,0)	9,92
Ribocarbo L	Carboplatin	0,13	(−71,3)	9,59
		2,5	**(+0,5)**	**9,99**

Kapitel 5 · Hämatologische Neoplasien und solide Tumore

◘ Tab. 5.4 (Fortsetzung)

Präparat	Bestandteile	DDD Mio.	Änderung %	DDD-Nettokosten Euro
Oxaliplatin				
Oxaliplatin HEXAL	Oxaliplatin	0,34	(+11,7)	13,62
Oxaliplatin Accord	Oxaliplatin	0,33	(−5,5)	13,14
Oxaliplatin Kabi	Oxaliplatin	0,28	(+62,6)	13,55
Oxaliplatin Ribosepharm	Oxaliplatin	0,26	(+20,8)	13,13
Medoxa	Oxaliplatin	0,23	(+3,6)	13,40
		1,4	**(+13,9)**	**13,37**
Summe		**4,6**	**(+4,5)**	**11,10**

◘ Tab. 5.5 **Verordnungen von Anthrazyklinen und Topoisomerasehemmstoffen 2022.** Angegeben sind die 2022 verordneten Tagesdosen, die Änderungen gegenüber 2021 und die mittleren Kosten je DDD 2022

Präparat	Bestandteile	DDD Mio.	Änderung %	DDD-Nettokosten Euro
Doxorubicin				
Caelyx	Doxorubicin	0,22	(−16,4)	107,28
Doxorubicin HEXAL	Doxorubicin	0,19	(+6,4)	8,23
DOXO-cell	Doxorubicin	0,14	(+3,1)	8,10
Doxorubicin HCL TEVA	Doxorubicin	0,12	(−23,4)	6,55
Adrimedac	Doxorubicin	0,10	(+20,9)	8,33
		0,76	**(−5,7)**	**35,95**
Epirubicin				
Epirubicin HEXAL	Epirubicin	0,29	(−15,2)	7,35
Epimedac	Epirubicin	0,25	(+44,3)	7,29
Epi TEVA	Epirubicin	0,17	(+2,3)	7,15
Riboepi	Epirubicin	0,15	(−24,5)	7,21
		0,85	**(−2,0)**	**7,27**
Irinotecan				
Irinotecan Kabi	Irinotecan	0,25	(+5,1)	19,11
Irinotecan Accord	Irinotecan	0,18	(−8,1)	19,46
Onivyde	Irinotecan	0,11	(−1,7)	194,86
		0,53	**(−1,1)**	**54,53**

◘ **Tab. 5.5** (Fortsetzung)

Präparat	Bestandteile	DDD Mio.	Änderung %	DDD-Nettokosten Euro
Etoposid				
Etoposid HEXAL	Etoposid	0,24	(+4,8)	15,03
Eto-GRY	Etoposid	0,11	(−3,5)	13,60
		0,35	**(+2,0)**	**14,57**
Summe		**2,5**	**(−2,5)**	**27,13**

◘ **Tab. 5.6** Verordnungen von Taxanen und Vincaalkaloiden 2022. Angegeben sind die 2022 verordneten Tagesdosen, die Änderungen gegenüber 2021 und die mittleren Kosten je DDD 2022

Präparat	Bestandteile	DDD Mio.	Änderung %	DDD-Nettokosten Euro
Paclitaxel				
NeoTaxan	Paclitaxel	1,7	(+4,3)	16,64
Pazenir	Paclitaxel	0,55	(+41,7)	79,16
Paclitaxel Kabi	Paclitaxel	0,39	(+21,1)	17,00
Abraxane	Paclitaxel	0,22	(−46,8)	72,91
Paclitaxel Onkovis	Paclitaxel	0,11	(−20,2)	16,38
Paclitaxel Aqvida	Paclitaxel	0,11	(+74,2)	16,13
		3,1	**(+4,1)**	**31,73**
Docetaxel				
Docetaxel Accord	Docetaxel	0,40	(−25,9)	13,98
Docetaxel Ever Valinject	Docetaxel	0,22	(+9,8)	13,54
Docetaxel Aqvida	Docetaxel	0,15	(−25,2)	13,99
		0,77	**(−18,2)**	**13,86**
Vincaalkaloide und Eribulin				
Halaven	Eribulin	0,11	(−15,9)	95,57
Cellcristin	Vincristin	0,08	(+29,3)	23,76
		0,18	**(−1,8)**	**66,01**
Summe		**4,1**	**(−1,2)**	**29,93**

Kapitel 5 · Hämatologische Neoplasien und solide Tumore

Tab. 5.7 Verordnungen von weiteren Zytostatika 2022. Angegeben sind die 2022 verordneten Tagesdosen, die Änderungen gegenüber 2021 und die mittleren Kosten je DDD 2022

Präparat	Bestandteile	DDD Mio.	Änderung %	DDD-Nettokosten Euro
Mittel zur Behandlung der essentiellen Thrombozythämie				
Hydroxycarbamid Devatis	Hydroxycarbamid	2,9	(+29,6)	2,85
Syrea	Hydroxycarbamid	1,5	(+2,5)	5,05
Litalir	Hydroxycarbamid	0,34	(−29,4)	3,76
Anagrelid Heumann	Anagrelid	0,26	(−27,9)	8,65
Hydroxycarbamid-1 A Pharma	Hydroxycarbamid	0,20	(−60,2)	5,46
Anagrelid beta	Anagrelid	0,19	(−27,7)	9,37
Xagrid	Anagrelid	0,15	(−14,7)	9,58
Anagrelid AbZ	Anagrelid	0,14	(+100,6)	11,11
Anagrelid Ribosepharm	Anagrelid	0,12	(+126,3)	11,51
Siklos	Hydroxycarbamid	0,11	(+5,2)	37,00
Anagrelid-ratiopharm	Anagrelid	0,10	(+149,2)	10,27
		6,0	**(+4,4)**	**5,27**
Mittel zur Behandlung des Multiplen Myeloms				
Revlimid	Lenalidomid	0,97	(−66,1)	291,20
Kyprolis	Carfilzomib	0,35	(+19,3)	188,56
Lenalidomid AbZ	Lenalidomid	0,26	(neu)	17,30
Imnovid	Pomalidomid	0,24	(+12,8)	385,87
Lenalidomid HEXAL	Lenalidomid	0,22	(neu)	58,28
Bortezomib STADA	Bortezomib	0,20	(−21,1)	109,58
Lenalidomid Zentiva	Lenalidomid	0,20	(neu)	12,95
Lenalidomid PUREN	Lenalidomid	0,18	(neu)	20,63
Lenalidomid beta	Lenalidomid	0,16	(neu)	45,85
Lenalidomid Mylan	Lenalidomid	0,15	(neu)	21,31
Lenalidomid AL	Lenalidomid	0,14	(neu)	22,14
Lenalidomid-ratiopharm	Lenalidomid	0,14	(neu)	88,38
Bortezomib HEXAL	Bortezomib	0,13	(+3,6)	111,72
Lenalidomid Accord	Lenalidomid	0,12	(neu)	221,98
Lenalidomid STADA	Lenalidomid	0,12	(neu)	25,34
Lenabdor	Lenalidomid	0,10	(neu)	46,72
		3,7	**(−1,6)**	**152,95**
Summe		**9,6**	**(+2,0)**	**61,57**

Tab. 5.8 Verordnungen von Proteinkinaseinhibitoren und weiteren antineoplastischen Wirkstoffen 2022. Angegeben sind die 2022 verordneten Tagesdosen, die Änderungen gegenüber 2021 und die mittleren Kosten je DDD 2022

Präparat	Bestandteile	DDD Mio.	Änderung %	DDD-Nettokosten Euro
BCR-ABL-Tyrosinkinaseinhibitoren				
Tasigna	Nilotinib	0,88	(−0,5)	134,48
Imatinib-ratiopharm	Imatinib	0,56	(+510,8)	4,35
Imatinib Devatis	Imatinib	0,41	(−26,7)	5,34
Sprycel	Dasatinib	0,37	(−12,1)	163,99
Imatinib BASICS	Imatinib	0,26	(+7,5)	4,25
Imatinib Accord	Imatinib	0,22	(+420,5)	5,99
Imatinib Denk	Imatinib	0,19	(−33,2)	4,34
Imatinib beta	Imatinib	0,16	(−19,7)	4,97
Bosulif	Bosutinib	0,15	(+11,1)	88,41
Imatinib-1 A Pharma	Imatinib	0,13	(+816,0)	4,69
Imatinib Zentiva	Imatinib	0,11	(−0,7)	6,05
Imatinib HEXAL	Imatinib	0,11	(+80,1)	6,03
		3,5	**(+16,4)**	**57,36**
Bruton-Tyrosinkinaseinhibitoren				
Imbruvica	Ibrutinib	2,1	(−2,9)	208,81
Calquence	Acalabrutinib	0,50	(+192,4)	210,20
		2,6	**(+11,6)**	**209,08**
Januskinaseinhibitoren				
Jakavi	Ruxolitinib	2,3	(+9,9)	153,45
Rezeptor-Tyrosinkinaseinhibitoren				
Ofev	Nintedanib	1,4	(+19,9)	102,19
Tagrisso	Osimertinib	0,86	(+11,1)	209,67
Inlyta	Axitinib	0,38	(+3,1)	127,19
Cabometyx	Cabozantinib	0,28	(+5,9)	278,20
Votrient	Pazopanib	0,17	(−14,8)	151,03
Lenvima	Lenvatinib	0,17	(+23,6)	133,14
Vargatef	Nintedanib	0,12	(−17,4)	93,39
Kisplyx Eisai	Lenvatinib	0,10	(+137,0)	100,33
		3,5	**(+12,4)**	**148,61**

Kapitel 5 · Hämatologische Neoplasien und solide Tumore

Tab. 5.8 (Fortsetzung)

Präparat	Bestandteile	DDD Mio.	Änderung %	DDD-Nettokosten Euro
BRAF- und MEK-Inhibitoren				
Mekinist	Trametinib	0,40	(−7,5)	146,01
Tafinlar	Dabrafenib	0,38	(−7,5)	194,42
Braftovi	Encorafenib	0,16	(−5,0)	223,05
Mektovi	Binimetinib	0,13	(−6,1)	103,26
		1,1	**(−7,0)**	**169,95**
m-TOR-Inhibitoren				
Votubia	Everolimus	0,14	(+17,2)	205,03
ALK-Inhibitoren				
Alecensa	Alectinib	0,27	(+3,6)	201,23
CDK-Inhibitoren				
Ibrance	Palbociclib	2,6	(+2,4)	98,66
Kisqali	Ribociclib	0,98	(+20,7)	90,98
Verzenios	Abemaciclib	0,63	(+66,4)	83,40
		4,2	**(+13,0)**	**94,54**
PARP-Inhibitoren				
Lynparza	Olaparib	0,86	(+21,5)	172,02
Zejula	Niraparib	0,21	(+21,5)	202,74
		1,1	**(+21,5)**	**178,17**
BCL-2-Inhibitoren				
Venclyxto	Venetoclax	0,81	(+16,7)	211,95
Summe		**19,4**	**(+12,1)**	**135,48**

Tab. 5.9 Verordnungen von monoklonalen Antikörpern 2022. Angegeben sind die 2022 verordneten Tagesdosen, die Änderungen gegenüber 2021 und die mittleren Kosten je DDD 2022

Präparat	Bestandteile	DDD Mio.	Änderung %	DDD-Nettokosten Euro
HER2-Antikörper				
Perjeta	Pertuzumab	1,7	(−9,4)	123,49
Herzuma	Trastuzumab	0,90	(−13,5)	66,10
Kanjinti	Trastuzumab	0,82	(−25,5)	65,58
Kadcyla	Trastuzumab emtansin	0,57	(−11,8)	212,85
Trazimera	Trastuzumab	0,51	(+44,0)	64,89
Ontruzant	Trastuzumab	0,50	(+43,4)	66,96
Herceptin	Trastuzumab	0,44	(−21,8)	111,30
Enhertu	Trastuzumab deruxtecan	0,15	(neu)	393,19
		5,6	**(−5,7)**	**111,01**
VEGF-Antikörper				
Zirabev	Bevacizumab	1,1	(+4,9)	124,79
Mvasi	Bevacizumab	0,91	(+3,2)	122,06
Cyramza	Ramucirumab	0,36	(−4,9)	160,81
Aybintio	Bevacizumab	0,21	(−23,3)	125,07
Oyavas	Bevacizumab	0,21	(+847,3)	121,78
Avastin	Bevacizumab	0,15	(−56,3)	188,08
		2,9	**(−0,5)**	**131,51**
EGFR-Antikörper				
Vectibix	Panitumumab	0,33	(+2,1)	183,36
Erbitux	Cetuximab	0,32	(−2,1)	182,61
		0,65	**(+0,0)**	**182,99**
CD20-Antikörper				
Rixathon	Rituximab	1,1	(+5,5)	84,63
Truxima	Rituximab	0,66	(−24,8)	86,80
Gazyvaro	Obinutuzumab	0,41	(−2,4)	151,48
Mabthera	Rituximab	0,20	(−18,3)	119,54
Ruxience	Rituximab	0,17	(+131,9)	85,15
		2,6	**(−4,2)**	**98,50**

Kapitel 5 · Hämatologische Neoplasien und solide Tumore

Tab. 5.9 (Fortsetzung)

Präparat	Bestandteile	DDD Mio.	Änderung %	DDD-Nettokosten Euro
PD-1-Rezeptorantikörper				
Keytruda	Pembrolizumab	5,0	(+16,1)	264,09
Opdivo	Nivolumab	2,3	(+2,6)	202,34
Tecentriq	Atezolizumab	1,4	(+14,3)	182,46
Imfinzi	Durvalumab	0,48	(+16,2)	200,25
Libtayo	Cemiplimab	0,20	(+37,8)	203,32
		9,4	**(+12,6)**	**231,94**
Weitere monoklonale Antikörper				
Darzalex	Daratumumab	3,6	(+30,6)	188,99
Yervoy	Ipilimumab	0,26	(+11,0)	397,70
Bavencio	Avelumab	0,23	(+40,3)	220,38
Empliciti	Elotuzumab	0,20	(−6,1)	180,79
Sarclisa	Isatuximab	0,10	(+179,7)	317,82
Trodelvy	Sacituzumab govitecan	0,09	(>1.000)	394,21
Minjuvi	Tafasitamab	0,05	(+508,0)	267,81
		4,6	**(+32,8)**	**210,09**
Summe		**25,6**	**(+7,1)**	**175,68**

Tab. 5.10 Verordnungen von Antiöstrogenen 2022. Angegeben sind die 2022 verordneten Tagesdosen, die Änderungen gegenüber 2021 und die mittleren Kosten je DDD 2022

Präparat	Bestandteile	DDD Mio.	Änderung %	DDD-Nettokosten Euro
Tamoxifen				
Tamoxifen HEXAL	Tamoxifen	29,6	(+34,6)	0,21
Tamoxifen Farmos	Tamoxifen	3,9	(neu)	0,45
Tamoxifen AL	Tamoxifen	3,1	(−46,1)	0,24
Tamoxifen Aristo	Tamoxifen	2,1	(−63,6)	0,21
Nolvadex	Tamoxifen	0,72	(+698,2)	0,72
Tamoxifen Heumann	Tamoxifen	0,12	(−98,7)	0,21
		39,6	**(−7,4)**	**0,24**

◘ **Tab. 5.10** (Fortsetzung)

Präparat	Bestandteile	DDD Mio.	Änderung %	DDD-Nettokosten Euro
Fulvestrant				
Fulvestrant HEXAL	Fulvestrant	0,66	(+3,0)	10,78
Fulvestrant Ever Pharma	Fulvestrant	0,62	(+47,1)	11,02
Fulvestrant beta	Fulvestrant	0,29	(−34,8)	11,47
Fulvestrant Mylan	Fulvestrant	0,20	(+59,3)	10,73
Faslodex	Fulvestrant	0,14	(−76,7)	27,67
Fulvestrant Zentiva	Fulvestrant	0,13	(+91,3)	8,01
Fulvestrant-ratiopharm	Fulvestrant	0,12	(−16,1)	20,89
Fulvestrant-1A Pharma	Fulvestrant	0,11	(+58,3)	9,65
		2,3	(−9,9)	12,32
Summe		**41,9**	**(−7,5)**	**0,90**

◘ **Tab. 5.11 Verordnungen von Aromatasehemmern 2022.** Angegeben sind die 2022 verordneten Tagesdosen, die Änderungen gegenüber 2021 und die mittleren Kosten je DDD 2022

Präparat	Bestandteile	DDD Mio.	Änderung %	DDD-Nettokosten Euro
Anastrozol				
Anastrozol Accord	Anastrozol	9,8	(+34,6)	0,49
Anastrozol Heumann	Anastrozol	3,6	(−54,0)	0,47
Anastrozol Glenmark	Anastrozol	2,8	(+34,7)	0,48
Anastrozol Sun	Anastrozol	1,3	(+444,3)	0,41
Anastrozol Amarox	Anastrozol	0,53	(neu)	0,33
Anastrozol-1 A Pharma	Anastrozol	0,46	(+48,4)	0,56
Anastrozol beta	Anastrozol	0,29	(−27,3)	0,35
Anastrozol Aristo	Anastrozol	0,25	(−11,6)	0,56
Anastrozol Denk	Anastrozol	0,20	(−10,0)	0,35
AnastroHEXAL	Anastrozol	0,18	(−7,7)	0,56
Anablock	Anastrozol	0,18	(−21,2)	0,56
Anastrozol Devatis	Anastrozol	0,13	(+26,8)	0,36
		19,7	**(+2,7)**	**0,48**

Kapitel 5 · Hämatologische Neoplasien und solide Tumore

◘ Tab. 5.11 (Fortsetzung)

Präparat	Bestandteile	DDD Mio.	Änderung %	DDD-Nettokosten Euro
Letrozol				
Letrozol Bluefish	Letrozol	22,8	(+35,6)	0,40
Letrozol Sun	Letrozol	3,7	(+223,0)	0,52
Letrozol Accord	Letrozol	2,7	(−25,7)	0,52
Letrozol Devatis	Letrozol	2,3	(−30,2)	0,39
Letrozol Glenmark	Letrozol	1,7	(−60,4)	0,52
Letrozol Heumann	Letrozol	1,6	(+16,3)	0,39
Letrozol Denk	Letrozol	0,90	(+284,0)	0,38
Letrozol beta	Letrozol	0,65	(−67,1)	0,40
Letropuren/Letrozol-PUREN	Letrozol	0,64	(+412,3)	0,41
Letrozol STADA	Letrozol	0,53	(+203,8)	0,38
Letrozol-1 A Pharma	Letrozol	0,51	(+14,5)	0,53
Letrozol Aristo	Letrozol	0,35	(+0,2)	0,52
Letrozol Winthrop	Letrozol	0,30	(−0,2)	0,52
LetroHEXAL	Letrozol	0,30	(+15,7)	0,51
Letrozol AbZ	Letrozol	0,29	(+6,8)	0,52
Letrozol Amarox	Letrozol	0,16	(neu)	0,53
Letroblock	Letrozol	0,14	(−16,8)	0,52
Letrozol-ratiopharm	Letrozol	0,13	(+8,0)	0,52
		39,7	**(+13,6)**	**0,43**
Exemestan				
Exemestan Pfizer	Exemestan	3,0	(−15,5)	1,26
Exemestan Accord	Exemestan	2,2	(+86,4)	1,02
Exemestan AL	Exemestan	0,64	(−54,1)	1,13
Exemestan Heumann	Exemestan	0,63	(−9,4)	0,97
Exemestan beta	Exemestan	0,61	(+64,3)	1,01
Exemestan STADA	Exemestan	0,18	(+117,1)	0,95
Exemestan-1 A Pharma	Exemestan	0,16	(+15,1)	1,23
Exemestan Devatis	Exemestan	0,14	(+118,3)	0,95
Exemestan Aristo	Exemestan	0,12	(−17,1)	1,26
		7,7	**(+1,1)**	**1,12**
Summe		**67,1**	**(+8,6)**	**0,52**

◘ **Tab. 5.12** Verordnungen von Gonadorelinanaloga und Antiandrogenen 2022. Angegeben sind die 2022 verordneten Tagesdosen, die Änderungen gegenüber 2021 und die mittleren Kosten je DDD 2022

Präparat	Bestandteile	DDD Mio.	Änderung %	DDD-Nettokosten Euro
Leuprorelin				
Trenantone	Leuprorelin	16,6	(+6,0)	5,64
Leuprone HEXAL	Leuprorelin	6,7	(−9,8)	4,28
Eligard	Leuprorelin	4,0	(−4,2)	5,01
Leupro Sandoz	Leuprorelin	2,8	(+56,9)	3,95
Leuprolin-ratiopharm	Leuprorelin	2,1	(−8,7)	4,10
Leugon	Leuprorelin	1,2	(+103,0)	4,68
Sixantone	Leuprorelin	0,77	(−5,4)	5,18
Enantone	Leuprorelin	0,68	(+3,5)	5,66
Lutrate depot	Leuprorelin	0,24	(+0,9)	5,18
		35,2	**(+4,3)**	**5,04**
Weitere Gonadorelinanaloga				
Pamorelin	Triptorelin	4,9	(−2,3)	5,88
Profact	Buserelin	3,3	(−13,8)	5,50
Zoladex	Goserelin	2,6	(+14,4)	5,61
		10,7	**(−2,9)**	**5,70**
Gonadorelinantagonisten				
Firmagon	Degarelix	0,75	(−4,3)	5,81
Bicalutamid				
Bicalutamid Bluefish	Bicalutamid	3,2	(−3,8)	3,22
Bicalutamid Heumann	Bicalutamid	2,3	(−7,0)	2,36
Bicalutamid Winthrop	Bicalutamid	0,90	(−18,6)	3,40
Bicalutin	Bicalutamid	0,46	(−13,2)	3,52
Bicalutamid medac	Bicalutamid	0,26	(−47,4)	3,06
Bicalutamid TEVA	Bicalutamid	0,19	(−24,5)	3,03
		7,4	**(−10,6)**	**2,98**

◘ **Tab. 5.12** (Fortsetzung)

Präparat	Bestandteile	DDD Mio.	Änderung %	DDD-Nettokosten Euro
Weitere Antiandrogene				
Xtandi	Enzalutamid	4,0	(+20,2)	118,13
Erleada	Apalutamid	2,6	(+76,6)	101,06
Zytiga	Abirateron	2,4	(−26,6)	124,85
Nubeqa	Darolutamid	0,20	(+98,6)	129,39
Abirateron Zentiva	Abirateron	0,16	(neu)	35,71
Flutamid AL	Flutamid	0,13	(−19,7)	1,04
Abibam	Abirateron	0,11	(neu)	62,95
Abiratel	Abirateron	0,11	(neu)	36,15
		9,6	(+16,5)	111,02
Summe		63,6	(+2,6)	20,95

5.3 Chronische myeloproliferative Neoplasien (CMPN)

5.3.1 Polycythämia vera und primäre Myelofibrose

Die Polycythämia vera (PV) und die primäre Myelofibrose (PMF) sind chronische klonale Erkrankungen der hämatopoetischen Stammzellen. Bei PV ist zu 98 % eine Mutation des *JAK 2*-Gens nachweisbar; therapeutisch stehen Aderlass, niedrig-dosierte Acetylsalicylsäure (100 mg/Tag) und eine zytoreduktive Therapie mit Hydroxycarbamid im Vordergrund. Bei der PMF findet sich eine *JAK-2*-Mutation bei 60 %, eine *Calreticulin*-Mutation bei 25 % und eine *MPLW515*-Mutation bei 6 %. Die einzig kurative Therapie ist die allogene Stammzelltransplantation (Übersicht bei Kröger et al. 2015).

Ruxolitinib (*Jakavi*) wurde 2012 als erster Januskinaseinhibitor (JAK-Inhibitor) als Orphan-Arzneimittel zugelassen für die Behandlung von krankheitsbedingter Splenomegalie oder anderer krankheitsbezogener Symptome bei PMF und Post-PV- bzw. Post-Essenzieller Thrombozythämie (ET)-Myelofibrose (Übersicht bei Cervantes 2014). Als selektiver JAK 1/JAK 2-Inhibitor hemmt Ruxolitinib inflammatorische Zytokinsignale und wirkt sowohl antiproliferativ als auch proapoptotisch, führt jedoch nicht zu anhaltenden molekularen oder pathologischen Remissionen bei Myelofibrose (Übersicht bei Pardanani und Tefferi 2018). In einer placebokontrollierten Phase-3-Studie an Patienten mit fortgeschrittener Myelofibrose und stark vergrößerter Milz erreichten 41,9 % der mit Ruxolitinib behandelten Patienten in Woche 24 den primären Endpunkt, eine 35 %ige Abnahme des Milzvolumens im Vergleich zu 0,7 % unter Placebo (Verstovsek et al. 2012). Weiterhin verbesserte Ruxolitinib Allgemeinsymptome (50 % Besserung von Nachtschweiß, Juckreiz, Völlegefühl, Bauchschmerzen, Inaktivität) stärker als Placebo (45,9 % versus 5,3 %). Das Risiko hämatologischer Nebenwirkungen (Anämie, Thrombozytopenie) und nicht hämatologischer Toxizitäten (Neuropathie, Infektionen) war jedoch erhöht (Übersicht bei Pardanani und Tefferi 2018).

Die Nutzenbewertung von Ruxolitinib durch den G-BA ergab einen Anhaltspunkt für einen beträchtlichen Zusatznutzen, da das Gesamtüberleben teilweise signifikante Ergebnisse zugunsten von Ruxolitinib zeigte (G-BA 2014a). Eine gepoolte Analyse der beiden COMFORT-Studien bestätigte, dass Ruxolitinib das Gesamtüberleben im Vergleich zur Kontrollgruppe verlängert (5,3 versus 3,8 Jahre; Verstovsek et al. 2017).

Inzwischen wurde Ruxolitinib 2015 auch für die Behandlung der PV bei Resistenz oder Intoleranz gegen Hydroxycarbamid zugelassen. In einer Phase-3-Studie an 222 Patienten wurde gezeigt, dass Ruxolitinib gegenüber einer Standardtherapie bei Patienten mit unzureichendem Ansprechen oder inakzeptablen Nebenwirkungen von Hydroxycarbamid den Hämatokritwert besser kontrollierte, das Milzvolumen verkleinerte und Symptome verbesserte (Vannucchi et al. 2015). *Jakavi* wurde 2022 erneut mehr verordnet (◘ Tab. 5.8) und ist auch 2022 mit 347,35 Mio. € unter den 30 führenden Arzneimitteln nach Nettokosten (Rank 13) vertreten (◘ Tab. 1.3).

Pegyliertes Interferon-alpha (**Ropeginterferon alfa-2b**; *Besremi*) ist seit November 2021 für PV-Patienten ohne symptomatische Splenomegalie ohne Altersbegrenzung alternativ zu Hydroxycarbamid zur Zytoreduktion zugelassen. Es wird 14-täglich appliziert. In einer randomisierten Phase-3-Studie bei unbehandelten oder mit Hydroxycarbamid vorbehandelten Hochrisikopatienten mit einer Nachverfolgung über 5 Jahre zeigte sich eine Überlegenheit gegenüber Hydroxyurea oder bester verfügbarer Therapie mit komplettem hämatologischem Ansprechen bei 71 % versus 51 % (Gisslinger et al. 2020).

Mit **Fedratinib** (*Inrebic*) wurde 2021 ein weiterer JAK-Inhibitor zugelassen für die Behandlung von krankheitsbedingter Splenomegalie oder von Symptomen bei erwachsenen Patienten mit PMF, Post-PV- oder Post-ET-Myelofibrose als Erstbehandlung oder nach Behandlung mit Ruxolitinib (Pardanani et al. 2021).

5.3.2 Essenzielle Thrombozythämie

Die Essenzielle Thrombozythämie (ET) ist eine myeloproliferative Neoplasie, die durch die Proliferation von klonalen Megakaryozyten im Knochenmark und durch eine erhöhte Thrombozytenzahl im peripheren Blut gekennzeichnet ist. Standardtherapie ist bei allen Patienten mit Niedrig- oder Intermediärrisiko „Watch and Wait" oder bei Mikrozirkulationsstörungen niedrig dosierte Acetylsalicylsäure (50–100 mg/Tag; Übersicht bei Spivak 2017 sowie bei Tefferi und Pardanani 2019). Nur bei Hochrisikopatienten (anamnestisch bekannte thromboembolische Komplikationen oder schwere Blutungen; Alter > 60 Jahre; Thrombozyten > 1.500.000/µl) wird die Einleitung einer zytoreduktiven Therapie mit Hydroxycarbamid oder bei dessen Unverträglichkeit bzw. bei Nichtansprechen Anagrelid empfohlen (Onkopedia-Leitlinie 2021a: Essenzielle [oder primäre] Thrombozythämie [ET]; Übersicht bei Guglielmelli und Vannucchi 2020).

Hydroxycarbamid wird als älterer Antimetabolit vorwiegend eingesetzt zur Behandlung chronischer myeloproliferativer Erkrankungen sowie zur raschen Zytoreduktion bei Hyperleukozytose im Rahmen chronischer und akuter myeloischer Leukämien. Bei PV und ET ist Hydroxycarbamid weiterhin die am häufigsten eingesetzte Erstlinientherapie, durch die zumeist eine Zytoreduktion bei gesteigerter Myeloproliferation erreicht wird (Übersicht bei Guglielmelli und Vannucchi 2020). Die Verordnungen und DDD-Nettokosten 2022 der Hydroxycarbamid-haltigen Arzneimittel sind in ◘ Tab. 5.7 dargestellt.

Anagrelid (*Xagrid*) ist ein Imidazo-Chinazolinderivat und wird bei Risikopatienten mit ET eingesetzt, wenn diese ihre bisherige Therapie nicht vertragen oder nicht ausreichend darauf ansprechen. Anagrelid senkt die erhöhte Thrombozytenzahl durch Hemmung der Megakaryozytenreifung. Im direkten Vergleich mit der Standardtherapie war es weniger wirksam (Harrison et al. 2005). Daher ist

Hydroxycarbamid in Kombination mit niedrig dosierter Acetylsalicylsäure weiterhin die Primärtherapie von Hochrisikopatienten mit ET (Übersicht bei Tefferi und Pardanani 2019). Eine neuere Untersuchung hat verdeutlicht, dass auch 10 Jahre nach der Zulassung durch die EMA unklar ist, ob Anagrelid erhöhte Thrombozytenwerte besser senkt bzw. thrombotische oder hämorrhagische Komplikationen wirksamer verhindert als Hydroxycarbamid (Joppi et al. 2016). Nach dem Patentablauf von *Xagrid* sind inzwischen fünf Generika von Anagrelid vertreten, deren Verordnungen gegenüber 2021 erneut deutlich angestiegen sind (◘ Tab. 5.7).

Pegyliertes Interferon-α wird vorwiegend bei jüngeren Hochrisikopatienten mit ET und in der Schwangerschaft eingesetzt oder bei unzureichendem Ansprechen bzw. Unverträglichkeit auf die zuvor genannten Wirkstoffe, ist allerdings „off-label".

5.3.3 Chronische myeloische Leukämie

Die chronische myeloische Leukämie (CML) gehört ebenfalls zu den CMPN mit erworbener Fusion des Abelson-Murine-Leukemia (*ABL*)-Gens auf Chromosom 9 mit dem Breakpoint-Cluster-Region-(*BCR*)-Gen auf Chromosom 22, woraus das Fusionsgen *BCR::ABL 1* entsteht, das eine konstitutiv aktive BCR-ABL-Tyrosinkinase kodiert (Arber et al. 2016).

Imatinib (*Glivec*) wurde 2001 zur Behandlung von Patienten mit Philadelphia-Chromosom-positiver CML eingeführt, für die damals eine allogene Stammzelltransplantation als Erstbehandlung nicht in Betracht kam. Als potenter kompetitiver Inhibitor der BCR-ABL-Tyrosinkinase erzielte Imatinib bei Patienten mit CML erstmals stabile, komplette zytogenetische und molekulare Remissionen (O'Brien et al. 2003). Nach einer medianen Beobachtungsdauer von 10,9 Jahren bestätigte sich die sehr gute Wirksamkeit von Imatinib (Gesamtüberlebensrate 83,3 %, komplette zytogenetische Remission 82,8 %) ohne schwerwiegende kumulative Toxizität oder spät auftretende Nebenwirkungen (Hochhaus et al. 2017). Seit der Einführung von Imatinib ist die jährliche Mortalität der CML von 10–20 % auf 1–2 % gesunken. Inzwischen haben die meisten Patienten mit CML eine normale Lebenserwartung, sodass die Lebensqualität eine zusätzliche Bedeutung bekommen hat. Ein wichtiger Schritt in diese Richtung ist das Absetzen der Imatinibtherapie nach Erreichen einer stabilen tiefen molekularen Remission. Die erste prospektive Studie zum weiteren klinischen und molekularen Verlauf nach Beendigung der Therapie mit Imatinib zeigte nach 77 Monaten bei 38 % der Patienten eine stabile molekulare Remission ohne weitere Therapie (Etienne et al. 2017). Bei Patienten mit einem molekularen Rückfall wurde die Therapie mit Imatinib erneut begonnen. Fast alle Patienten (96 %) erreichten wiederum eine tiefe molekulare Remission und bei keinem Patienten kam es zu einer Progression der CML in eine akzelerierte Phase oder Blastenkrise. Nach den aktuellen Empfehlungen des European LeukemiaNet kann daher bei Patienten mit dauerhafter tiefer molekularer Remission als weiteres Ziel ein Absetzversuch in Betracht gezogen werden (Hochhaus et al. 2020a). Der wichtigste prädiktive Parameter ist die Dauer der tiefen molekularen Remission (Saussele et al. 2018).

Dasatinib (*Sprycel*) und **Nilotinib** (*Tasigna*) wurden 2006 bzw. 2007 ebenfalls für die Erstlinienbehandlung der CML sowie zusätzlich für Patienten mit Resistenz gegenüber oder Unverträglichkeit von Imatinib zugelassen. Mit beiden Tyrosinkinaseinhibitoren wurden in klinischen Studien rascher als mit Imatinib tiefe molekulare Remissionen erreicht.

Bosutinib (*Bosulif*) wurde 2013 als weiterer Tyrosinkinaseinhibitor zur Behandlung der CML in der chronischen, der akzelerierten und der Blastenkrise zugelassen für Patienten, die mindestens mit einem Tyrosinkinaseinhibitor vorbehandelt wurden und bei denen Imatinib, Dasatinib und Nilotinib nicht als geeignete Behandlungsoption angesehen wurden. Seit 2018 ist Bosutinib auch zur Erstlinienbehandlung der CML zugelassen. Das Nebenwirkungsprofil dieser 3 Tyrosinkinaseinhibitoren unterscheidet sich von Imatinib. Dasatinib sollte nicht bei Patienten eingesetzt werden, bei denen ein Risiko besteht, Pleuraergüsse zu entwickeln (z. B. Herzinsuffizienz, Lungenerkrankungen) und Nilotinib infolge der Auslösung von Hyperglykämien nicht bei Patienten mit Diabetes mellitus (Rassaf et al. 2020; Steegmann et al. 2016). Bosutinib führt häufig zu vorübergehenden Diarrhoen und Erhöhung der Transaminasen. Auch aus diesem Grund wird empfohlen, die neuen Tyrosinkinaseinhibitoren nur bei Patienten einzusetzen, die nicht optimal auf Imatinib ansprechen oder schon bei der Diagnose hohe Risikoscores aufweisen (Übersicht bei Jabbour und Kantarjian 2018). Die Verordnungen der neuen BCR-ABL-Tyrosinkinaseinhibitoren haben 2022 leicht abgenommen (Nilotinib, Dasatinib) bzw. leicht (Bosutinib) zugenommen (◘ Tab. 5.8).

Standard in der Erstlinienbehandlung der CML ist derzeit die Gabe von Imatinib oder einem der bisher zugelassenen Tyrosinkinaseinhibitoren der zweiten Generation (Dasatinib, Nilotinib, Bosutinib). Die Tyrosinkinaseinhibitoren der zweiten Generation sind hinsichtlich des Erreichens einer tiefen molekularen Remission wirksamer als Imatinib, verbessern aber das 10 Jahresüberleben (unter Imatinib etwa 83 %) bisher nicht. Die Auswahl der Erstlinientherapie erfolgt individuell und orientiert sich vor allem am Patientenwunsch (z. B. rasches Erreichen einer tiefen molekularen Remission), am unterschiedlichen Nebenwirkungsspektrum, individuellen Risikofaktoren und Begleiterkrankungen. Tyrosinkinaseinhibitoren der zweiten Generation werden heute vor allem bei Hochrisikopatienten (Pfirrmann et al. 2020) sowie bei Resistenz oder Unverträglichkeit gegenüber Imatinib verabreicht. Bei Patienten mit niedrigem Risiko gilt Imatinib weiterhin als Standard in der Erstlinientherapie, da es bei der Mehrzahl der Patienten wirksam ist, 20 Jahre therapeutische Erfahrungen mit Imatinib vorliegen und schwere oder späte unerwartete toxische Effekte nicht aufgetreten sind. Imatinibgenerika sind derzeit die kostengünstigste Erstbehandlung bei chronischer CML (Übersicht bei Hochhaus et al. 2020a). Sowohl bei Therapie von neu diagnostizierten Patienten mit CML mit einem Generikum wie auch beim Wechsel von *Glivec* auf ein Imatinib-Generikum besteht kein Unterschied in der Wirksamkeit und im Nebenwirkungsprofil (Erkaliskan et al. 2021). Die bei der Entwicklung der TKI führenden Forscher haben 2023 vorgeschlagen, die Tagesdosierung der TKI zu senken, um ihre Toleranz zu verbessern und die Inzidenz und Schwere von unerwünschten Ereignissen zu senken, ohne dass dies einen Einfluss auf die Lebenserwartung hätte; bei jährlichen Therapiekosten über US$ 30.000–40.000 seien auch alternative Therapieverfahren, wie die allogene Stammzelltransplantation, zu erwägen (Kantarjian et al. 2023). Mittlerweile werden neun Imatinib-Generika verordnet, von denen 2022 vier deutlich zugelegt haben. Die Verordnung des Originalpräparates (*Glivec*) ist eingestellt (◘ Tab. 5.8).

Ponatinib (*Iclusig*), ein Tyrosinkinaseinhibitor der dritten Generation mit breitem Wirkspektrum, wurde 2013 zugelassen für Patienten mit BCR-ABL1 T315I-Mutation und für Patienten, die resistent sind gegenüber Dasatinib bzw. Nilotinib oder diese Tyrosinkinaseinhibitoren nicht vertragen (Cortes et al. 2018; Übersicht bei Hochhaus et al. 2020b).

Im Juni 2022 wurde **Asciminib** (*Scemblix*) zur Behandlung von erwachsenen Patienten mit Philadelphia-Chromosom-positiver CML in der chronischen Phase, die zuvor mit zwei oder mehr Tyrosinkinase-Inhibitoren behandelt wurden, zugelassen. Anders als Imatinib, Nilotinib, Dasatinib, Bosutinib und Ponatinib hemmt Asciminib die ABL1-Kinaseaktivität von BCR-ABL1, indem es an die ABL1-Myristoyltasche bindet, wodurch die Wirkung von Asciminib auch nicht durch bekannte Mutationen der ATP-Bindungsstelle beeinflusst wird. In der zulassungsrelevanten Phase-3-Studie ASCEMBL an CML-Patienten in chronischer Phase, die zuvor mit mindestens zwei anderen TKIs behandelt worden waren, zeigte Asciminib eine Überlegenheit bei der molekularen Ansprechrate gegenüber Bosutinib (25 % vs. 13 %) nach 24 Wochen (= primärer Endpunkt; Réa et al. 2021). Vom G-BA wurde 2023 ein geringer Zusatznutzen bestätigt (G-BA 2023g).

5.3.4 Multiples Myelom

Etwa seit 20 Jahren werden beim multiplen Myelom (MM) durch die Behandlung mit neuen Wirkstoffen deutliche Fortschritte erzielt mit Verlängerung der medianen Überlebensdauer aller Patienten von 3 auf 6 Jahre (Goldschmidt et al. 2019).

Wesentliche Therapieziele bei der Behandlung des MM sind Symptomlinderung, Verhinderung von Organkomplikationen und Lebenszeitverlängerung. Um eine länger andauernde komplette oder sehr gute partielle Remission zu erzielen, erhalten jüngere Patienten ohne gravierende Begleiterkrankungen zunächst eine Induktionstherapie (z. B. mit der Kombination von Bortezomib plus Cyclophosphamid plus Dexamethason) und anschließend eine hoch dosierte Chemotherapie mit Melphalan und nachfolgender autologer Stammzelltransplantation. Die ebenfalls wirksame Induktionstherapie mit Bortezomib, Lenalidomid und Dexamethason ist zwar nicht in der Erstbehandlung zugelassen, wird aber dennoch basierend auf aktuellen Leitlinien (Dimopoulos et al. 2021) vielfach als „chemotherapiefreie" Kombination eingesetzt. Die Kombination des CD38-Antikörpers Daratumumab mit Lenalidomid und Dexamethason (Facon et al. 2019) oder mit Bortezomib-basierten Therapieprotokollen ist ebenfalls für die Initialtherapie zugelassen (Mateos 2020). Nach der autologen SZT besteht heute die Möglichkeit einer Erhaltungstherapie mit Thalidomid, Lenalidomid oder Bortezomib. Bei gesichertem Vorteil hinsichtlich einer Verlängerung des Gesamtüberlebens bestehen aber gravierende Probleme hinsichtlich Verträglichkeit und Spättoxizität (z. B. Auslösung von Zweitneoplasien). Bei Rezidiv oder Progression können bereits etablierte Wirkstoffe wie Immunmodulatoren (Lenalidomid, Pomalidomid) oder Proteasominhibitoren (Bortezomib, Carfilzomib, Ixazomib), in der Regel kombiniert mit Glukokortikosteroiden oder monoklonalen Antikörpern (Daratumuab, Isatuximab, Elotuzumab), eingesetzt werden (Rajkumar 2020). Zur Rezidivtherapie wurde im Jahr 2021 erstmals auch ein Antikörper gegen das B-Zell-Reifungsantigen (BCMA), gekoppelt mit einem zytotoxischen Wirkstoff zugelassen (Belantamab-Mafodotin), seit 2022 auch ein bispezifischer Antikörper, Teclistamab (anti-CD3xBCMA). Seit 2021 wurden auch zwei Verfahren zur Chimären Antikörper-Rezeptor-T-Zelltherapie (CART) eingeführt (Idecabtagene vicleucel und Ciltacabtagen autoleucel). Für intensiv vorbehandelte Pat. wurde ab der 5. Therapielinie der gegen das nukleäre Exportprotein XPO1 gerichtete Wirkstoff Selinexor zugelassen. Neu verfügbar ist auch Melphalanflufenamid (Melflufen; *Pepaxti*), ein Melphalan-Peptidkonjugat, welches zu einer höheren intrazellulären Melphalankonzentration führt. Es ist nur für Pat. nach ≥ 3 Therapielinien bzw. ≥ 3 Jahren anhaltender Remission nach autologer Stammzelltransplantation zugelassen. Es wurde allerdings in den USA wegen überhöhter Sterblichkeitsraten 2022 wieder vom Markt genommen und vom G-BA ohne Zusatznutzen bewertet (G-BA 2023a) und spielt bislang in der Myelomtherapie keine relevante Rolle.

Viele Patienten kommen auf Grund ihrer Komorbidität für eine Hochdosistherapie und autologe Stammzelltransplantation nicht in Frage und werden mit Kombinationen der heute verfügbaren Wirkstoffe behandelt. Als initiale Therapie werden Bortezomib plus Lenalidomid plus Dexamethason (VRD) oder Bortezomib, Cyclophosphamid und Dexamethason (VCD) empfohlen, sofern eine Dreifachkombination toleriert wird. Daneben bleibt Lenalidomid plus niedrigdosiertes Dexamethason als Dauertherapie eine Behandlungsoption für ältere und gebrechliche Patienten (Facon et al. 2018; Rajkumar 2020). Bei Patienten mit rezidiviertem oder refraktärem MM wurde durch neue Wirkstoffe in Kombination mit Dexamethason, Proteasominhibitoren oder Immunmodulatoren eine deutliche Verlängerung des progressionsfreien Überlebens erreicht (Kastritis et al. 2022; Rajkumar und Kyle 2016). Hier ist der CD38-Antikörper Daratumumab von besonderer Bedeutung (Dimopoulos et al. 2016; Palumbo et al. 2016). Trotz dieser Fortschritte ist eine Heilung des MM weiterhin sehr selten (Goldschmidt et al. 2019). Die erfreuliche Zunahme der Therapieoptionen, verbunden allerdings mit häufig sehr hohen Kosten für die medikamentösen Therapien, führt zu komplexen Behandlungsalgorithmen, jeweils unter Berücksichtigung der schon verabreichten Wirkstoffe, für die 1.–4. sowie weitere Therapielinien. Dies erfordert eine besonders kritische Bewertung publizierter Studienergebnisse bei der Entscheidung über die Therapiesequenz des MM (Najjar et al. 2023).

Lenalidomid gehört neben Thalidomid und Pomalidomid zur Gruppe der immunmodulatorischen Arzneimittel und hat gegenüber Thalidomid stärkere antiangiogene und tumorhemmende Wirkungen. In einer Metaanalyse verbesserte Lenalidomid als Erhaltungstherapie beim Myelom nicht nur das progressionsfreie Überleben (52,8 vs. 23,5 Monate), sondern auch das Gesamtüberleben um 25 % (McCarthy et al. 2017). Lenalidomid ist auch zur Behandlung von myelodysplastischen Syndromen, Mantelzell-Lymphomen und follikulären Lymphomen zugelassen und hat je nach Dosierung Jahrestherapiekosten von bis zu 102.000 €. Im Jahr 2022 ging das Verordnungsvolumen gegenüber 2021 um insgesamt 1,4 % auf 2,76 Mio DDD zurück, wobei das Originalpräparat Revlimid einen Rückgang um 65,2 % aufwies. Revlimid steht deshalb mit Nettokosten von 281 Mio. € nur an Stelle 24 der hinsichtlich Nettokosten führenden 30 Arzneimittel (siehe ▶ Kap. 1, ◘ Tab. 1.3).

Pomalidomid (*Imnovid*) ist ebenfalls ein immunmodulatorischer Wirkstoff (IMiD). Er verlängert in Kombination mit Dexamethason die Gesamtüberlebenszeit im Vergleich mit Dexamethason (12,7 vs. 8,1 Monate; San Miguel et al. 2013). Nach der frühen Nutzenbewertung des G-BA war das Ausmaß des Zusatznutzens von Pomalidomid beträchtlich. Trotz besonders hoher Jahrestherapiekosten (147.000 €, G-BA-Angaben) sind die Verordnungen 2022 gegenüber 2021 erneut um 12,8 % angestiegen auf ein Volumen von nun 0,24 Mio. DDD (◘ Tab. 5.7).

Bortezomib ist ein Proteasominhibitor. Im Vergleich zum klassischen MP-Schema (Melphalan, Prednisolon) verlängert die zusätzliche Gabe von Bortezomib bei zuvor unbehandelten, älteren Patienten das Gesamtüberleben (56,4 vs. 43,1 Monate) und senkt das Mortalitätsrisiko um 31 % (Palumbo und Mina 2013). Die heute bevorzugte Dreifachkombination bei Patienten mit neu diagnostiziertem MM besteht aus Bortezomib, Lenalidomid, Dexamethason (VRD), die das Gesamtüberleben im Vergleich mit Lenalidomid plus Dexamethason signifikant verbesserte (75 vs. 64 Monate) und trotz höherer Abbruchraten (23 % vs. 10 %) ein akzeptables Nutzen-Risiko-Profil hatte (Durie et al. 2017). Die Bortezomib-Jahrestherapiekosten liegen seit Einführung generischer Präparate nun bei knapp 32.000 €. Das Verordnungsvolumen ist 2022 gegenüber 2021 um 21,1 % auf 0,33 Mio. DDD zurückgegangen (◘ Tab. 5.7).

Ixazomib (*Ninlaro*) ist ein oraler Proteasominhibitor. Im placebokontrollierten Vergleich zu Lenalidomid und Dexamethason führte Ixazomib zu einer Verlängerung des progressionsfreien Überlebens (Moreau et al. 2016), aber nicht des Gesamtüberlebens (Richardson et al. 2021). Als eine der wesentlichen Nebenwirkungen wird eine periphere Neuropathie bei 25 % der Ixazomib-behandelten Patienten angegeben. Der G-BA konstatierte in einer Neubewertung 2022 (G-BA 2022a) einen Anhaltspunkt für einen nicht quantifizierbaren Zusatznutzen, weil die wissenschaftliche Datengrundlage eine Quantifizierung nicht zulässt. Verordnungsvolumina wurden auch 2022 nicht in relevanter Größenordnung dokumentiert. Die Jahrestherapiekosten werden mit 78.851,37 € angegeben.

Carfilzomib (*Kyprolis*) ist ebenfalls ein Proteasominhibitor. Die Dreifachkombination mit Lenalidomid und Dexamethason führte im Vergleich zur Zweifachkombination Lenalidomid mit Dexamethason zur Verbesserung des PFS und des OS (Siegel et al. 2018); sie war im Vergleich mit der Dreifachkombination Bortezomib-Lenalidomid-Dexamethason jedoch nicht wirksamer (Kumar et al. 2020). Kardiovaskuläre Nebenwirkungen Grad ≥ 3 treten bei 18,1 % der mit Carfilzomib behandelten Myelompatienten auf, insbesondere eine ausgeprägte Blutdruckerhöhung (Dimopoulos et al. 2016; Dimopoulos et al. 2017 Waxman et al. 2018). Eine erneute Nutzenbewertung des G-BA ergab einen Anhaltspunkt für einen beträchtlichen Zusatznutzen gegenüber Lenalidomid mit Dexamethason bzw. Bortezomib mit Dexamethason (G-BA 2021a). Die Verordnungen von Carfilzomib sind 2022 gegenüber 2021 um 19,3 % angestiegen auf ein Volumen von 0,35 Mio. DDD (◘ Tab. 5.7). Die Carfilzomib-Jahrestherapiekosten liegen bei 167.100 € (G-BA-Angaben).

Daratumumab (*Darzalex*) ist der erste humane CD38-Antikörper zur Myelombehandlung. Es ist auch bei stark vorbehandelten Patienten wirksam und ist sowohl als Monotherapie als auch in Dreifach- oder Vierfachkombinationen zugelassen (Varga et al. 2018). Seit August 2018 besteht auch eine Zulassung zur Behandlung von Patienten mit neu diagnostiziertem MM. Die frühe Nutzenbewertung der neuen Indikation ergab einen Anhaltspunkt für einen beträchtlichen Zusatznutzen, da das Gesamtüberleben im Vergleich zur zweckmäßigen Vergleichstherapie verlängert werden konnte (G-BA 2019a). Daratumumab zeigte 2022 eine erneute deutliche Zunahme der Verordnungen um 30,6 % gegenüber 2021, die in 2022 3,6 Mio. DDD betrugen (◘ Tab. 5.9). Der CD38-Antikörper liegt nun mit 685 Mio. € an Position 5 der 30 führenden Arzneimittel nach Nettokosten. Die Jahrestherapiekosten betragen im ersten Behandlungsjahr 122.000 bis 134.000 € je nach Therapieprotokoll (G-BA-Angaben).

Isatuximab (*Sarclisa*) wurde 2021 als zweiter CD38-Antikörper zur Behandlung in Dreifachkombinationen bei Pat. mit rezidiviertem Myelom zugelassen. In der IKEMA-Studie (Moreau et al. 2021) wurde unter der Kombination Isatuximab plus Carfilzomib und Dexamethason im Vergleich zu Carfilzomib plus Dexamethason eine Verlängerung des progressionsfreien Überlebens von 19,2 auf 35,7 Monate erreicht. Daten zum Gesamtüberleben liegen jedoch weiterhin (Stand August 2023) nicht vor. In der ICARIA MM-Studie wurde durch Isatuximab in Kombination mit Pomalidomid und Dexamethason im Vergleich zu Pomalidomid plus Dexamethason eine Verlängerung des Gesamtüberlebens von 17,7 auf 24,6 Monate erreicht (Richardson et al. 2022). Die Zulassung gilt in Kombination mit Pomalidomid und Dexamethason zur Behandlung des rezidivierten und refraktären MM nach mindestens zwei vorausgegangenen Therapien, darunter Lenalidomid und einen Proteasom-Inhibitor, sowie in Kombination mit Carfilzomib und Dexamethason zur Behandlung des MM bei Erwachsenen, die mindestens eine vorausgegangene Therapie erhalten haben. Für die erste Indikation wurde durch den G-BA ein geringer Zusatznutzen konstatiert (G-BA 2021b), für die zweite Indikation konnte kein Zusatznutzen gegenüber einer zweckmäßigen Vergleichstherapie festgestellt werden (G-BA 2021c). Verordnungsvolumina lagen 2022 mit 0,1 Mio. DDD um 179,7 % höher als 2021. Die Jahrestherapiekosten werden mit 343.000 € angegeben.

Elotuzumab (*Empliciti*) ist ein humanisierter monoklonaler Antikörper gegen das „Signaling Lymphocytic Activation Molecule Family Member 7" (SLAMF7). Der Wirkmechanismus beruht sowohl auf einer Antikörper-abhängigen zellvermittelten Zytotoxizität sowie auf einer Aktivierung von NK-Zellen. In einer Phase III-Studie an Patienten mit MM und 1–3 vorangegangenen Therapien wurde für Elotuzumab in Kombination mit Lenalidomid und Dexamethason eine Verlängerung des progressionsfreien Überlebens und eine Verlängerung des medianen Gesamtüberlebens (48,3 vs. 39,6 Monate) gezeigt (Dimopoulos et al. 2020). Die Nutzenbewertung des G-BA ergab 2021 einen Anhaltspunkt für einen beträchtlichen Zusatznutzen (G-BA 2021d). Das Verordnungsvolumen von Elotuzumab ist 2022 gegenüber 2021 um 6,1 % gesunken und liegt bei 0,20 Mio. DDD (◘ Tab. 35.9). Die Jahrestherapiekosten betragen ca. 88.000 €.

Belantamab-Mafodotin (*Blenrep*) ist ein Konjugat aus dem BCMA-Antikörper Belantamab und dem zytotoxischen Wirkstoff Maleimidocaproyl-Monomethyl-Auristatin F (mcMMAF). Es ist zugelassen zur Monotherapie des MM bei Patienten, die bereits mindestens vier Therapien erhalten haben und deren Erkrankung refraktär gegenüber mindestens einem Proteasominhibitor, einem Immunmodulator und einem monoklonalen CD38-Antikörper ist, und die während der letzten Therapie eine Krankheitsprogression zeigten. Nach epidemiologischen Daten aus Europa (Raab et al. 2016) erreichen 1 % der Myelompatienten diese fünfte oder weitere Therapielinie. In einer „Real-World"-Analyse von 106 multipel vorbehandelten Pat. wurde ein Ansprechrate von 45,5 %, ein PFS von 4,7 Monaten und ein Gesamtüberleben von 14,5 Mo. im Median beobachtet (Shragai et al. 2023). Eine gravierende Nebenwirkung dieses Konjugates ist eine okuläre Keratopathie, die bei 72 % der Patienten dokumentiert wurde (Lonial et al. 2021). Deshalb wurde der Hersteller zur Bereitstellung spezieller Schulungsunterlagen für die behandelnden Ärzte verpflichtet (Paul-Ehrlich-Institut 2021). Der G-BA hat Belantamab-Mafodotin 2020 einen „nicht quantifizierbaren Zusatznutzen" bescheinigt, weil die wissenschaftliche Datengrundlage eine Quantifizierung nicht zulässt (G-BA 2021e). Relevante Verordnungsvolumina liegen für 2022 nicht vor. Die Jahrestherapiekosten werden mit 277.000 € veranschlagt. Da eine Ende 2023 publizierte Phase-III-Studie zum Vergleich von Belantamab-Mafodotin mit Pomalidomid und Dexamethason (DREAMM-3) keinen Vorteil des Antikörperkonjugates gezeigt hat (Dimopoulos et al. 2023), wurde die Zulassung in den USA im Februar 2023 wieder zurückgezogen, und auch die EMA hat die Rücknahme der Zulassung empfohlen (Stand 23.10.2023).

Idecabtagene vicleucel (*Abecma*) ist die erste zur Gentherapie rezidivierter und refraktärer MM zugelassene CAR-T-Zell-Therapie. Hier werden autologe T-Zellen ex vivo durch Gentransfer mit einem Rezeptor ausgestattet, der das B-Zell-Reifungsantigen (BCMA) auf der Oberfläche von Myelomzellen erkennt und eine zytotoxische T-Zellreaktion induziert (CART-Therapie). In der zulassungsrelevanten Phase II-Studie KarMMa (Munshi et al. 2021) zeigten Patienten, die nach ≥ 3 vorherigen Therapielinien (incl. Proteasominhibitor, Immunmodulatoren und CD38-Antikörper) rezidiviert und refraktär waren, zu 73 % ein Ansprechen, dabei 33 % eine komplette Remission, und zu 26 % eine Negativität für die messbare residuelle Resterkrankung (MRD). Patienten, die nur eine partielle Remission erreichten, hatten mit einer medianen Überlebenszeit von 4,5 Monaten keinen Nutzen von dieser Therapie. Die hauptsächlichen Nebenwirkungen waren eine Neutropenie in 91 % und ein Zytokinfreisetzungssyndrom in 84 %, nach deren Überwindung ein signifikanter Anstieg der Lebensqualität dokumentiert wurde (Delforge et al. 2022). Die Kosten für die einmalige Behandlung mit Abecma werden mit 350.000 € (G-BA-Angaben) veranschlagt, die Nutzenbewertung ergab 2022 einen nicht quantifizierbaren Zusatznutzen (G-BA 2022b). Verbrauchsdaten für 2022 liegen nicht vor.

Ciltacabtagene autoleucel (*CARVYKTI*) wurde 2022 als zweite gentherapeutische CAR-T-Zell Therapie zur Behandlung rezidivierter und refraktärer MM zugelassen. Ciltacabtagene autocel ist ein auf genetisch veränderten autologen Zellen basierendes Arzneimittel, das T-Lymphozyten enthält, welche *ex vivo* mit einem replikationskompetenten Vektor transduziert wurden, der für einen chimären Antigenrezeptor (CAR) gegen das B-Zell-Reifungsgen (BCMA, „B cell maturation antigen") kodiert. Die Ansprechrate bei 113 Patienten mit ≥ 3 Therapielinien Vorbehandlung in der Phase Ib/II-Studie CARTITUDE-1 lag bei 97,9 %, das Gesamtüberleben und das progressionsfreie Überleben nach 27 Monaten Nachbeobachtung bei 70,4 % bzw. 54,9 %

(Martin et al. 2023). Die Kosten liegen pro Pat. bei 420.000 € (G-BA-Angaben), Verbrauchsdaten liegen bislang nicht vor. In der Nutzenbewertung des G-BA wurde betont, dass aufgrund der offenen, einarmigen Studie die Ergebnisse, insbesondere hinsichtlich der subjektiven, patientenberichteten Endpunkte, als potentiell hochverzerrt anzusehen sind. Der Effekt von Ciltacel auf die Morbidität kann auf Grundlage der vorgelegten Daten deshalb nicht beurteilt werden (G-BA 2023b) werden.

Teclistamab (*Tecvaily*) ist ein bispezifischer, gegen CD3 und BCMA gerichteter Antikörper, der bei 165 Patienten mit MM und Vorbehandlung mit ≥ 3 Therapielinien zu einer Ansprechrate von 63 % mit einer medianen progressionsfreien Überlebenszeit von 11,3 Mo. geführt hat (Moreau et al. 2022).

Wesentliche Nebenwirkungen waren Zytokinfreisetzungssyndrom (72 % der Pat.), neurologische Störungen (14,5 %), Infektionen (76 %) und Myelosuppression (71 %). Die Zulassung erfolgte 2022 als Monotherapie zur Behandlung von Pat. mit rezidiviertem und refraktärem MM, die zuvor bereits mindestens drei Therapien erhalten haben, darunter einen immunmodulatorischen Wirkstoff, einen Proteasom-Inhibitor, und einen Anti-CD38-Antikörper, und während der letzten Therapie eine Krankheitsprogression gezeigt haben. Therapiekosten sind noch nicht bekannt, da die Anwendung in der regulären Krankenversorgung noch nicht stattfindet (Stand August 2023). Das Nutzenbewertungsverfahren zu Teclistamab (MM, mindestens 3 Vortherapien) hat am 01.09.2023 begonnen und die Beschlussfassung ist für Mitte Februar 2024 vorgesehen (G-BA 2023e).

Selinexor (*Nexpovio*) ist ein reversibler, kovalenter, selektiver Inhibitor des nukleären Exports (SINE), der spezifisch Exportin 1 (XPO1) blockiert und Zellzyklus-Arrest und Apoptose fördert. Als erster Vertreter dieser Wirkstoffklasse wurde Selinexor 2021 in Kombination mit Dexamethason zur Myelombehandlung bei Pat., die mindestens vier vorangegangene Therapien erhalten haben und deren Erkrankung gegenüber mindestens zwei Proteasomeninhibitoren, zwei immunmodulatorisch wirkenden Arzneitherapien und einem monoklonalen Anti-CD38-Antikörper refraktär ist und die ein Fortschreiten der Erkrankung unter der letzten Therapie gezeigt haben, zugelassen. In der Phase II-Studie „STORM" wurde ein medianes progressionsfreies Überleben von 3,7 Monaten und ein medianes Gesamtüberleben von 8,6 Monaten erreicht (Chari et al. 2019). Eine randomisierte Phase III-Studie („BOSTON") zum Vergleich von Selinexor plus Bortezomib und Dexamethason mit Bortezomib plus Dexamethason bei Patienten mit 1–3 vorherigen Therapielinien ergab eine Verlängerung des progressionsfreien Überlebens von 9,46 auf 13,93 Monate (Grosicki et al. 2020). Die Zulassung wurde 2022 erweitert auf die Myelombehandlung in Kombination mit einmal wöchentlich verabreichtem Bortezomib und niedrig dosiertem Dexamethason bei Erwachsenen, die mindestens eine vorherige Therapie erhalten haben. Als hauptsächliche Nebenwirkungen in der Kombinationstherapie mit Dexamethason werden Übelkeit, Thrombozytopenie, Müdigkeit, Anämie, Appetitlosigkeit, Gewichtsabnahme, Durchfall, Erbrechen, Hyponatriämie, Neutropenie und Leukopenie angegeben. Die Nutzenbewertung durch den G-BA im März 2023 ergab keinen belegten Zusatznutzen (G-BA 2023f). Relevante Verordnungsvolumina für 2022 sind nicht bekannt. Die Jahrestherapiekosten pro Pat. betragen ca. 206.000 € (G-BA-Angaben).

5.3.5 Maligne Lymphome und akute lymphatische Leukämie

Die Strategien für die medikamentöse Behandlung der **chronischen lymphatischen Leukämie** (CLL) haben sich in den letzten 5 Jahren deutlich verändert. Grund hierfür ist die Zulassung neuer Arzneimittel, die durch Hemmung von Kinasen (Ibrutinib, Acalabrutinib, Zanubrutinib, Idelalisib), die Signalübertragung über den B-Zell-Rezeptor bei Patienten mit CLL unterbrechen bzw. das antiapoptotisch wirkende Protein BCL-2 hemmen (Venetoclax) (AWMF 2018; NCCN 2020). Diese neuen Arzneimittel wurden zunächst bei Patienten mit rezidivierter bzw. refraktärer CLL untersucht, inzwischen aber auch bei Patienten in der Erstlinientherapie verglichen mit der bisherigen Standardtherapie (Chemo-/Immuntherapie: Kombination verschiedener Zytostatika mit den monoklonalen Antikörpern Rituximab und Obinutuzumab, die gegen das CD20-Antigen auf B-Lymphozyten gerichtet sind; Übersicht bei Dreger et al. 2018; Der Arzneimittelbrief 2019).

Ibrutinib (*Imbruvica*) ist ein selektiver, potenter und irreversibler Inhibitor der Bruton-Tyrosinkinase (BTK), der 2014 als Orphan-Arzneimittel zunächst zur Zweitlinientherapie der CLL sowie zur Erstlinientherapie bei 17p-Deletion oder *TP53*-Mutation eingeführt wurde. Inzwischen ist Ibrutinib auch in der Erstlinienbehandlung der CLL als Monotherapie uneingeschränkt zugelassen (Der Arzneimittelbrief 2019). Ibrutinib ist auch in Kombination mit Rituximab oder Obinutuzumab oder Venetoclax zur Behandlung erwachsener Patienten mit nicht vorbehandelter CLL oder in Kombination mit Bendamustin und Rituximab zur Behandlung erwachsener Patienten mit CLL, die mindestens eine vorangehende Therapie erhalten haben, zugelassen. Ibrutinib wurde inzwischen auch als Monotherapie für die Behandlung des rezidivierten oder refraktären Mantelzell-Lymphoms und für Patienten mit Morbus Waldenström zugelassen, die mindestens eine vorangehende Therapie erhalten haben, oder zur Erstlinientherapie bei Patienten, die für eine Chemo-/Immuntherapie nicht geeignet sind. Bei Patienten mit Morbus Waldenström ist die Kombination von Ibrutinib mit Rituximab ebenfalls zugelassen. Beim Einsatz von Ibrutinib zur Behandlung von Patienten mit nicht vorbehandelter B-CLL ist jedoch zu berücksichtigen, dass inzwischen neue Ergebnisse zu teilweise schweren kardiovaskulären Nebenwirkungen unter „Real-World" Bedingungen (Übersicht bei Salem et al. 2019; Der Arzneimittelbrief 2020) publiziert wurden, die bei dem Einsatz dieses BTK-Inhibitors zur Behandlung der häufig älteren Patienten mit B-CLL und kardiovaskulären Risikofaktoren bedacht werden müssen. Die Rate an klinisch signifikantem Vorhofflimmern verdoppelte sich in einer dreijährigen Beobachtungsperiode unter Ibrutinib im Vergleich zu nicht mit Ibrutinib behandelten CLL-Patienten von 11,7 auf 22,7 %, die der Herzinsuffizienz von 3,6 auf 7,7 %, wogegen die Rate an Herzinfarkten und Schlaganfällen sich nicht erhöhte (Übersicht bei Abdel-Qadir et al. 2021). Außerdem muss beachtet werden, dass Blutungsereignisse, manche mit tödlichem Ausgang, beobachtet worden sind. Bei gleichzeitiger Einnahme von *Imbruvica* mit gerinnungshemmenden Substanzen oder Thrombozytenaggregationshemmern wird dieses Risiko erhöht. Obwohl die Verordnungen von *Imbruvica* 2022 leicht abnahmen (−2,9 %; ◘ Tab. 5.8), steht derzeit *Imbruvica* trotzdem mit Nettokosten in Höhe von 431 Mio. € an Position 13 der 30 umsatzstärksten Arzneimittel (◘ Tab. 1.3).

Acalabrutinib (*Calquence*) ist ebenfalls ein BTK-Inhibitor und als Monotherapie oder in Kombination mit Obinutuzumab zur Behandlung von erwachsenen Patienten mit nicht vorbehandelter CLL zugelassen, wie auch als Monotherapie zur Behandlung von erwachsenen Patienten mit CLL, die mindestens eine Vorbehandlung erhalten haben. Acalabrutinib ist seit dem 01.01.2020 in den deutschen Markt eingeführt (siehe ▶ Kap. 2, ◘ Tab. 2.1) und sein Zusatznutzen wurde – abhängig von der zweckmäßigen Vergleichstherapie – als nicht belegt, gering oder beträchtlich bewertet (G-BA 2021f). Bei vorbehandelter CLL ist Acalabrutinib einer Kombinationstherapie mit Idelalisib/Rituximab oder Bendamustin/Rituximab bezüglich des progressionsfreien Überlebens signifikant überlegen (Ghia et al. 2020). Auch unter Therapie mit Acalabrutinib wurden schwere Blutungen beschrieben. In einem direkten randomisierten Vergleich von Ibrutinib und Acalabrutinib bei 533 vorbehandelten CLL-Patienten zeigte sich für Acalabrutinib keine Unterlegenheit bezüglich des progressionsfreien Überlebens (im Median 38,4 Monate in beiden Armen); allerdings traten unter Acalabrutinib kardiale Ereignisse (überwiegend Vorhofflimmern; 24,1 % versus 30,0 %), Hypertonie (9,4 % versus 23,2 %) und Blutungen (38,0 % versus 51,3 %) seltener auf (Byrd et al. 2021). *Calquence* erreichte 2022 einen sehr starken Zuwachs der Verordnungen (+192 %).

Zanubrutinib (*Brukinsa*) ist ein weiterer BTK-Inhibitor und seit November 2021 als orale Monotherapie zur Behandlung erwachsener Patienten mit Morbus Waldenström (MW), die mindestens eine vorherige Therapie erhalten haben, oder zur Erstlinientherapie bei Patienten, die für eine Chemo-Immuntherapie nicht geeignet sind, zugelassen. Die Zulassung als Monotherapie wurde erweitert auf die Behandlung erwachsener Patienten mit Marginalzonenlymphom (MZL), die mindestens eine vorherige Therapie mit einem Anti-CD20-Antikörper erhalten haben, sowie auf die Behandlung erwachsener Patienten mit CLL. In der Nutzenbewertung durch den G-BA wurde für erwachsene Patienten mit MW, die mindestens eine vorherige Therapie erhalten haben, oder zur Erstlinientherapie bei Patienten für die eine Chemoimmuntherapie nicht geeignet ist, der Zusatznutzen als nicht belegt bewertet (G-BA 2022c).

Venetoclax (*Venclyxto*) ist der erste Inhibitor des antiapoptotisch wirkenden B-Zell-Lymphom-2-Proteins (BCL-2), der zuerst 2016 für die Monotherapie von Patienten mit einer B-CLL zugelassen wurde (siehe Arzneiverordnungs-Report 2018, Kap. 3, Abschn. 3.1.34; Übersicht bei Hallek et al. 2018). In den Zulassungsstudien zeigte Venetoclax eine gute Wirksamkeit, auch bei gegenüber Chemotherapie refraktären Patienten und in molekulargenetischen CLL-Hochrisikogruppen. Venetoclax ist zugelassen in Kombination mit Obinutuzumab zur Behandlung erwachsener Patienten mit nicht vorbehandelter CLL, sowie in Kombination mit Rituximab zur Behandlung erwachsener Patienten mit CLL, die mindestens eine vorherige Therapie erhalten haben. Venetoclax wird als Monotherapie außerdem angewendet bei Erwachsenen zur Behandlung einer CLL, die eine 17p-Deletion oder TP53-Mutation aufweisen und die für eine Behandlung mit einem Inhibitor des B-Zell-Rezeptor-Signalwegs nicht geeignet sind oder ein Therapieversagen zeigten, oder die keine 17p-Deletion oder TP53-Mutation aufweisen und bei denen sowohl unter einer Chemoimmuntherapie als auch unter einem Inhibitor des B-Zell-Rezeptor-Signalwegs ein Therapieversagen auftrat. In einer großen Phase-3 Studie mit 926 randomisierten fitten CLL-Patienten ohne *TP53*-Aberration zeigte sich die Kombination von Venetoclax und Obinutuzumab (mit oder ohne Ibrutinib) der Chemo-Immuntherapie (Fludarabin–Cyclophosphamid–Rituximab oder Bendamustin–Rituximab) überlegen (Eichhorst et al. 2023). Der G-BA hat allerdings in seinem Beschluss von 2020 festgestellt, dass ein Zusatznutzen nicht belegt ist (G-BA 2020j). Venetoclax wurde 2022 erneut häufiger verordnet (+16,7 %) als 2021 und die DDD-Nettokosten sind mit 212 € sehr hoch (◘ Tab. 5.8).

Idelalisib (*Zydelig*) ist ein selektiver Inhibitor der Phosphatidylinositol-3-Kinase (PI3Kδ), die eine wichtige Rolle bei der B-Zell-Rezeptor-induzierten Signalübertragung in reifen B Lymphozyten spielt. Seit 2014 ist Idelalisib in Kombination mit Rituximab zur Behandlung von erwachsenen Patienten mit CLL zugelassen, die mindestens eine vorangehende Therapie erhalten haben, oder als Erstlinientherapie bei Vorliegen einer 17p-Deletion oder einer *TP53*-Mutation bei CLL-Patienten, für die keine anderen Therapien geeignet sind. Idelalisib wird außerdem als Monotherapie zur Behandlung von erwachsenen Patienten mit follikulärem Lymphom, das refraktär nach zwei vorausgegangenen Therapielinien ist, angewendet (Furman et al. 2014). Schwere Nebenwirkungen der Therapie mit Idelalisib können Diarrhoe, Kolitis und infektiöse Pneumonien, u. a. mit Pneumocystis jirovecii, sein, sodass eine antibiotische Prophylaxe und Monitoring einer möglichen CMV-Infektion notwendig sind.

Der monoklonale bi-spezifische Antikörper **Mosunetuzumab** (*Lonsumeo*) bindet an CD20 und an CD3 und ist seit April 2020 als Monotherapie zur Behandlung des FL ab dem zweiten Rezidiv zugelassen. Der G-BA sieht Anhaltspunkte für einen nicht-quantifizierbaren Zusatznutzen, weil die wissenschaftliche Datengrundlage eine Quantifizierung nicht zulässt (G-BA 2022d).

Mogamulizumab (*Poteligeo*) ist als humanisierter Antiköper gegen den Chemokinrezeptor-4 (CCR4) gerichtet, der auf der Oberfläche maligner T-Lymphozyten überexprimiert wird. Er ist seit 2018 als Orphan Drug zur Behandlung von erwachsenen Patienten mit Mycosis fungoides oder Sézary-Syndrom, die mindestens eine vorherige systemische Therapie erhalten haben, zugelassen. In der Bewertung des G-BA wurde kein Zusatznutzen gegenüber Vorinostat festgestellt (G-BA 2020k).

In der Behandlung der **hochmalignen Non-Hodgkin-Lymphome (NHL)** wird heutzutage in Abhängigkeit von der Expression bestimmter Zelloberflächenmoleküle auf den malignen Zellen die Chemotherapie kombiniert mit monoklonalen Antikörpern, die eine spezifische Aktivität gegen diese Zelloberflächenmoleküle besitzen (Immunchemotherapie). Die bisherige Standardtherapie besteht aus Rituximab-CHOP (Cyclophosphamid, Doxorubicin, Vincristin, Prednisolon) mit einer Heilungsrate von 60–70 % (Coiffier et al. 2010). Die Kombination R-CHP-Polatuzumab-Vedotin (Rituximab, Doxorubicin, Prednisolon, Polatuzumab-Vedotin) zeigte in einer randomisierten Studie mit 879 Patienten bei gleicher Toxizität eine signifikante Verbesserung des progressionsfreien Überlebens nach 2 Jahren (76,7 % vs. Ta 70,2 %), allerdings keinen signifikanten Unterschied im Gesamtüberleben nach einer medianen Beobachtungszeit von 28 Monaten (p = 0,75; Tilly et al. 2022). Der G-BA sieht wegen einer nicht ausreichenden Datenlage für diese Kombinationstherapie lediglich einen Anhaltpunkt für einen nicht quantifizierbaren Zusatznutzen (G-BA 2020a; G-BA 2022m).

Rituximab (*MabThera*) wurde 1997 als erster gentechnisch hergestellter chimärer monoklonaler Antikörper in die Onkologie eingeführt für die Behandlung von Non-Hodgkin-Lymphomen (follikuläres Lymphom, diffuses großzelliges B-Zelllymphom; Übersicht bei Cheson und Leonard 2008). Rituximab ist gegen das Oberflächenantigen CD20 auf B-Lymphozyten gerichtet, welches die frühen Schritte im Aktivierungsprozess des Zellzyklus und der Zelldifferenzierung reguliert. CD20 kommt auf allen B-Lymphozyten und auf der Mehrzahl der B-Zell Non-Hodgkin-Lymphome vor. Durch Bindung an CD20 fördert Rituximab Komplement-vermittelte sowie Antikörper-abhängige zelluläre Zytotoxizität und induziert Zelllyse sowie Apoptose.

Bei älteren, zuvor unbehandelten Patienten mit diffusem großzelligen B-Zell-Lymphom (DLCBL) erhöhte die zusätzliche Gabe von Rituximab zur Chemotherapie mit CHOP (Cyclophosphamid, Doxorubicin, Vincristin, Prednison) das Zweijahresüberleben (70 % versus 57 %) ohne Zunahme einer klinisch relevanten Toxizität (Coiffier et al. 2002). Bei unterschiedlichen Subtypen des Non-Hodgkin-Lymphoms wurde in zahlreichen Studien bestätigt, dass Rituximab die Krankheitskontrolle und das Gesamtüberleben im Vergleich zu alleiniger Chemotherapie verbessert (Übersicht bei Shankland et al. 2012). Die Verordnungen von Rituximab haben sich auch 2022 weiter zu den Biosimilars verlagert (◘ Tab. 5.9; vgl. Arzneiverordnungs-Report 2023; Kap. 4 Maßnahmen zur Förderung des Einsatzes von Biosimilars). Allerdings sind die Unterschiede der DDD-Kosten zum Originalpräparat relativ gering, anders als in den Niederlanden, wo die Listenpreise der Biosimilars bereits 38 % niedriger als die von *MabThera* in Deutschland sind (Vogler et al. 2021).

Neue CD20-Antikörper wie **Obinutuzumab** (*Gazyvaro*) konnten in randomisierten kontrollierten Studien die beim diffusen großzelligen B-Zell-Lymphom mit Rituximab erzielten Behandlungsergebnisse nicht signifikant verbessern (Vitolo et al. 2017). Ga-

zyvaro ist jedoch seit 2014 in Kombination mit Chlorambucil bei erwachsenen Patienten mit nicht vorbehandelter CLL zugelassen, bei denen aufgrund von Begleiterkrankungen eine Therapie mit einer vollständigen Dosis von Fludarabin nicht geeignet ist. Seit 2017 besteht eine Zulassung zur Behandlung des follikulären Lymphoms (FL) in Kombination mit Chemotherapie, gefolgt von einer *Gazyvaro* Erhaltungstherapie bei Patienten mit einem Therapieansprechen. Trotz der nicht eindeutigen therapeutischen Überlegenheit gegenüber Rituximab und hoher DDD-Nettokosten (151 €) wurde Obinutuzumab auch nahezu 2022 unverändert häufig verordnet (−2,4 %; siehe ◘ Tab. 5.9) im Vergleich zu 2021, möglicherweise aufgrund einer Empfehlung in der Onkopedia Leitlinie 2020 zur Behandlung der CLL (Onkopedia 2020). Laut Beschluss des G-BA vom November 2021 ist ein Zusatznutzen von Obinutuzumab weder für die Erstlinientherapie der CLL noch das Rezidiv des FL belegt (G-BA 2021g, 2021h, 2021i).

Polatuzumab Vedotin (*Polivy*) ist ein Antikörper-Wirkstoff-Konjugat, das 2019 in Europa zugelassen und 2020 in den deutschen Markt eingeführt wurde. *Polivy* besteht aus dem Mitosehemmstoff Monomethyl-Auristatin-E (MMAE), der über einen Peptid-Linker kovalent an einen gegen CD79b gerichteten monoklonalen Antikörper gebunden ist. *Polivy* in Kombination mit Bendamustin und Rituximab ist seit Januar 2020 zur Behandlung erwachsener Patienten mit rezidiviertem oder refraktärem DLBCL, die nicht für eine hämatopoetische Stammzelltransplantation in Frage kommen, zugelassen (siehe ► Kap. 2, ◘ Tab. 2.1). In der Zulassungsstudie an 80 Patienten mit rezidiviertem/refraktären DLBCL führte *Polivy* in Kombination mit Bendamustin/Rituximab zu einer Steigerung der kompletten Remission (40 versus 17,5 %), einer Verlängerung des progressionsfreien Überlebens (HR 0,36; Median 5,8 Monate) und der Gesamtüberlebenszeit (HR 0,42; Median 7,7 Monate; Sehn et al. 2020). Der G-BA (2020a) bewertete den Zusatznutzen von Polatuzumab (in Kombination mit Bendamustin und Rituximab) als nicht quantifizierbar, weil die wissenschaftliche Datengrundlage eine Quantifizierung nicht zuließ. Polatuzumab Vedotin ist seit Mai 2022 von der EMA in Kombination mit Rituximab, Cyclophosphamid, Doxorubicin und Prednisolon zur Erstlinienbehandlung erwachsener Patienten mit diffus-großzelligen B-NHL (DLBCL) zugelassen (G-BA 2022m).

Mit dem Fusionsantikörper **Brentuximab Vedotin** (*Adcetris*) steht inzwischen auch ein gegen das Zelloberflächenmolekül CD30 gerichtetes Antikörper-Wirkstoffkonjugat zur Verfügung, das zusammengesetzt ist aus einem gegen CD30 gerichteten monoklonalen Antikörper, an den kovalent der Antimikrotubuli-Wirkstoff Monomethyl-Auristatin E (MMAE) gebunden ist. Brentuximab Vedotin ist zugelassen zur Behandlung des CD30-positiven Hodgkin-Lymphoms sowie der CD30 exprimierenden T-Zell-Lymphome bzw. des systemischen anaplastischen großzelligen Lymphoms (ALCL). In einer randomisierten kontrollierten Phase-III Studie (ECHELON-2) wurden bei 452 Patienten mit CD30-positivem peripherem T-Zell Lymphom (PTCL) und einem Altersmedian von 58 Jahren (45–67 Jahre) Wirksamkeit und Sicherheit von Brentuximab Vedotin (BV) plus CHP (Cyclophosphamid, Doxorubicin, Prednisolon) mit einer CHOP-Therapie verglichen (Horwitz et al. 2019). Es zeigte sich eine signifikante Verbesserung der CR-Rate für die BV-CHP Therapie (68 %) gegenüber CHOP (56 %), eine Verlängerung des medianen progressionsfreien Überlebens von 20,8 auf 48,8 Monate, jedoch keine signifikante Verbesserung der Überlebenszeit nach 5 Jahren. Gegenwärtig besteht eine EMA-Zulassung für BV in Kombination mit CHP in der Erstlinie für systemische ALCL (ALK+ und ALK−). Der G-BA sieht einen geringen Zusatznutzen (G-BA 2021j). Daten zum Vergleich mit dem in Deutschland für geeignete Patienten häufig eingesetzten CHOEP-Regime liegen nicht vor.

Tafasitamab (*Minjuvi*) ist ein humanisierter, gegen CD19 gerichteter, Fc-modifizierter, zytotoxischer Antikörper, der zusammen mit Lenalidomid in einer Phase 2 Studie bei Patienten mit rezidiertem oder refraktärem DLBCL geprüft worden ist (Duell et al. 2021). Er ist seit August 2021 in Kombination mit Lenalidomid gefolgt von einer Tafasitamab-Monotherapie für die Behandlung bei erwachsenen Patienten mit rezidiviertem oder refraktärem DLBCL, für die eine autologe Stammzelltransplantation (ASZT) nicht infrage kommt, zugelassen. Eine Bewertung des Zusatznutzens ist laut Beschluss des G-BA vom März 2022 derzeit nicht möglich (G-BA 2022e). *Minjuvi* erreichte 2022 einen sehr starken Zuwachs der Verordnungen (+508 %).

Glofitamab (*Columvi*) ist ein T-Zell-aktivierender, bispezifischer Anti-CD20/Anti-CD3-Antikörper mit einer 2:1-Bindungsstruktur, der seit Juli 2023 von der EMA als Monotherapie zur Behandlung erwachsener Patienten mit rezidiviertem oder refraktärem DLBCL nach mindestens zwei vorangegangenen systemischen Therapien zugelassen ist. Das komplette Ansprechen lag in der Phase-1/2-Zulassungsstudie bei 39,4 % (Dickinson et al. 2022). Für die gleiche Indikation wurde im September 2023 von der EMA der bispezifische T-Zell-aktivierende Anti-CD20/Anti-CD3-Antikörper **Epcoritamab** (*Tepkinly*) zugelassen; die komplette Ansprechrate lag in der Phase 1/2-Zulassungsstudie bei 45 % (Hutchings et al. 2019).

Mit **Nivolumab** (*Opdivo*) und **Pembrolizumab** (*Keytruda*) stehen zwei humanisierte monoklonale Antikörper gegen PD-1 zum Einsatz bei klassischen Hodgkin-Lymphom zur Verfügung. Nivolumab ist als Monotherapie zur Behandlung des rezidivierenden oder refraktären klassischen Hodgkin-Lymphoms bei Erwachsenen nach einer autologen Stammzelltransplantation (ASCT) und Behandlung mit Brentuximab Vedotin zugelassen. Pembrolizumab ist indiziert als Monotherapie bei rezidivierendem oder refraktärem klassischen Hodgkin-Lymphom bei Kindern und Jugendlichen ab 3 Jahren und Erwachsenen nach Versagen einer autologen Stammzelltransplantation (auto-SZT) oder nach mindestens zwei vorangegangenen Therapien, wenn eine auto-SZT nicht in Frage kommt.

Die adoptive Zelltherapie mit genetisch modifizierten autologen zytolytischen T-Zellen, die einen chimären Antigenrezeptor (CAR) mit spezifischer Bindedomäne besitzen (**CAR-T-Zell-Therapie**), wird in Zukunft die zellbasierte Immuntherapie bestimmen (Übersicht bei June und Sadelain 2018). Zugelassen zur Behandlung rezidivierter und refraktärer DLBCL sind **Tisagenlecleucel** (*Kymriah*), **Axicabtagen Ciloleucel** (*Yescarta*) und **Lisocabtagen Maraleucel** (*Breyanzi*). Tisagenlecleucel hat außerdem noch eine Zulassung zur Behandlung von Patienten im Alter bis 25 Jahren mit rezidivierter akuter lymphatischer Leukämie der B-Zellreihe sowie für rezidivierte follikuläre Lymphome und Axicapatagen Ciloleucel für primär mediastinale B-Zell-Lymphome. **Brexucabtagen Autoleucel** (*Tecartus*) ist für die auf Bruton-Tyrosinkinase-Inhibitoren refraktären Mantelzelllymphome zugelassen. Wegen der spezifischen Nebenwirkungsprofile ist die CAR-T-Zell-Therapie zertifizierten Behandlungszentren vorbehalten, die auch über ausreichende Erfahrungen mit der allogenen Stammzelltransplantation verfügen. Der G-BA sieht für die CAR-T-Zell-Präparate zumeist den Anhalt für einen nicht quantifizierbaren Zusatznutzen, da eine ausreichende wissenschaftliche Datengrundlage fehlt (G-BA 2022f). In einer Bewertung von Lisocaptagen Maraleucel ist der G-BA im April 2023 jedoch in einem nur bis Oktober 2023 gültigen Beschluss zur Auffassung gekommen, dass für die zugelassenen Indikationen kein Zusatznutzen gegenüber zweckmäßigen Vergleichstherapien besteht (G-BA 2023c).

Als erstes allogenes CAR-T-Zelltherapeutikum wurde im Dezember 2022 **Tabelecleucel** (*Ebvallo*) zugelassen, das sich gegen CD19+ B-Zellen richtet, und zwar zur Behandlung der seltenen Epstein-Barr-Virus positiven Posttransplantations-lymphoproliferativen Erkrankung (EBV+PTLD); der G-BA sieht einen nicht quantifizierbaren Zusatznutzen (G-BA 2023d). Für die Behandlung rezidivierter und refraktärer B-Vorläuferzell-ALL sind bisher zwei Antikörper zugelassen. **Blinatumomab** (*Blincyto*) ist ein bispezifischer, gegen CD19 gerichteter Antikörper, der CD3-positive T-Zellen aktiviert (Kantarjian et al. 2017). Blinatumomab wird wegen seiner kurzen Halbwertszeit als 4-Wochen-Dauerinfusion appliziert. Erstmals beinhaltet die Zulassung auch den Einsatz bei molekularer Resterkrankung („minimal residual disease", MRD) von mindestens 0,1 %. Das CD22-Antikörper-Wirkstoff-Konjugat **Inotuzumab Ozogamicin** (*Besponsa*) enthält das Zellgift Calicheamicin. Die Substanz ist zugelassen für Erwachsene mit rezidivierter oder refraktärer CD22-positiver B-Vorläuferzell-ALL (Kantarjian et al. 2016). Wegen der spezifischen und mitunter schwerwiegenden ZNS-Nebenwirkungen ist die Therapie spezialisierten onkologischen Zentren vorbehalten.

5.3.6 Myelodysplastische Syndrome (MDS) und akute myeloische Leukämie (AML)

Die Therapie der MDS erfolgt risikoadaptiert, wobei die Unterscheidung in Risikogruppen nach Zahl und Ausmaß der Blutbildveränderungen sowie zytogenetischen Veränderungen erfolgt (Greenberg et al. 2012). Basistherapie ist die supportive Therapie vor allem mit Gabe von Erythropoese stimulierenden Faktoren (ESF), Erythrozytenkonzentraten (EK) und ggf. notwendig werdender Eisenchelation. Für Patienten mit fortgeschrittenem MDS, welche für die Durchführung einer allogenen Stammzelltransplantation nicht geeignet sind, stellt Azacitidin eine wirksame und verträgliche Therapie dar, die ambulant durchführbar ist (Onkopedia 2021b).

Die Therapie der AML berücksichtigt leukämie- und patientenspezifische Parameter (Übersicht bei Heuser et al. 2020). Ist der Patient für eine intensive Chemotherapie geeignet, erfolgt heutzutage meist eine Chemotherapie mit einem Anthrazyklin und Ara-C („3+7-Schema"); nach Erreichen einer kompletten Remission folgt eine Konsolidationstherapie aus mittelhochdosiertem Ara-C oder eine allogene Stammzelltransplantation. Die Wahl der Konsolidationstherapie wie auch zusätzlicher zielgerichteter Medikamente richtet sich nach zyto- und molekulargenetischen Parametern, Expression bestimmter Oberflächenantigene (z. B. CD33) sowie nach dem Ansprechen auf die Induktionstherapie.

Luspatercept (*Reblozyl*) wurde 2020 von der EMA zugelassen für die Behandlung erwachsener Patienten mit transfusionsabhängiger Anämie aufgrund von myelodysplastischen Syndromen (MDS) mit Ringsideroblasten mit sehr niedrigem, niedrigem oder intermediärem Risiko; sie dürfen auf eine Erythropoetin-basierte Therapie nicht zufriedenstellend angesprochen haben oder dafür nicht geeignet sein (siehe ▶ Kap. 2, ◘ Tab. 2.1). Luspatercept ist ein rekombinantes Fusionsprotein und vom humanen Activinrezeptor-III abgeleitet. Es bindet an Liganden der TGFß-Superfamilie und steigert hierdurch die Ausreifung der Erythrozyten. *Reblozyl* wurde am 01.08.2020 in den deutschen Markt eingeführt und sein Zusatznutzen vom G-BA mit nicht quantifizierbar beurteilt, weil die wissenschaftliche Datengrundlage eine Quantifizierung nicht zuließ (G-BA 2021k). In einem Beschluss vom 02.11.2023 sieht der G-BA gegenüber einer bedarfsgerechten Transfusionstherapie mit Erythrozytenkonzentraten in Kombination mit einer Chelattherapie gemäß der Zulassung keinen Zusatznutzen für die Behandlung der transfusionsabhängigen Anämie bei β-Thalassämie (G-BA 2023j). Im Vergleich zu 2021 hat die Verordnung von Reblozyl 2022 bei hohen DDD-Nettokosten (170 €) deutlich zugenommen (+23 %). Reblozyl wird dreiwöchentlich in einer Dosierung von 1–1,75 mg/kg Körpergewicht infundiert und führt bei 38 % der Patienten zur einer länger als 8 Wochen anhaltenden Transfusionsfreiheit gegenüber 13 % in der Plazebogruppe (Fenaux et al. 2020). Allerdings wurden häufig Infektionen der Atem- und Harnwege, Ermüdung, Asthenie, Diarrhoe und Rückenschmerzen berichtet. In einer prospektiv-randomisierten Phase-3 Studie bei transfusionsabhängigen Patienten mit Niedrigrisiko-MDS war Luspatercept einer Therapie mit ESA bezüglich des kombinierten Endpunktes von Transfusionsunabhängigkeit für mindestens 12 Wochen und Hb-Anstieg um 1,5 g/dL signifikant überlegen (59 % versus 31 %; Platzbecker et al. 2023). Das IQWiG sah jedoch in seiner Stellungnahme zu Luspatercept in der Indikation: Erwachsene mit tranfusionsabhängiger Anämie aufgrund von myelodysplastischem Syndrom anhand der vorliegenden Ergebnisse den Zusatznutzen als nicht belegt an (IQWiG 2023).

Azacitidin (*Vidaza*) ist ein Pyrimidin-Analogon, das anstelle von Cytosin in die DNA eingebaut wird. Es ist somit direkt zytotoxisch für proliferierende Zellen und verhindert zudem die Methylierung von CpG-Abschnitten in der DNA durch Hemmung der DNA-Methyltransferase (DNMT). Eine Behandlung mit Azacitidin bei Patienten mit Hochrisiko-MDS konnte in zwei unabhängigen randomisierten kontrollierten Studien einen Vorteil gegenüber einer alleinigen Supportivtherapie aufweisen (Silverman et al. 2002; Fenaux et al. 2009). Das mediane Überleben wurde in der randomisierten AZA-001 Studie signifikant von 15,0 auf 24,5 Monate verlängert gegenüber einer Standardtherapie mit alleiniger Supportivbehandlung oder mit niedrig dosiertem Cytosinarabinosid („low-dose Ara-C") oder intensiver anthrazyklinbasierter Chemotherapie. Allerdings war die Zahl der in den Subgruppen der Standardtherapie behandelten Patienten zu niedrig, um in der Subgruppenanalyse eine signifikante Verbesserung gegenüber niedrig-dosiertem Ara-C oder intensiver Chemotherapie zeigen zu können. Das Standardschema *AZA-7* wird in der Dosierung von 75 mg/m^2 an 7 Tagen subkutan oder i.v. verabreicht. Die Zyklen werden in 28-tägigen Abständen wiederholt. Mindestens 4–6 Zyklen Azacitidin sollten verabreicht werden, bevor eine Beurteilung des Ansprechens vorgenommen wird. Etwa die Hälfte der Patienten erreicht ein Ansprechen im Sinne einer Verbesserung der peripheren Blutwerte oder einer Remission im Knochenmark. Bei Ansprechen (mindestens Verbesserung der peripheren Blutwerte) sollte die Therapie bis zum Verlust des Ansprechens fortgeführt werden. Azacitidin ist seit 2008 zugelassen zur Behandlung von erwachsenen Patienten, die für eine Transplantation hämatopoetischer Stammzellen nicht geeignet sind und erkrankt sind entweder an einem MDS mit intermediärem Risiko 2 oder hohem Risiko nach „International Prognostic Scoring System" (IPSS) oder einer chronischen myelomonozytären Leukämie mit 10–29 % Knochenmarkblasten ohne myeloproliferative Störung bzw. einer AML mit 20–30 % Blasten und Mehrlinien-Dysplasie oder einer AML mit > 30 % Blasten im Knochenmark gemäß WHO-Klassifikation (Greenberg et al. 2012; Arber et al. 2016). Mittlerweile stehen vier Azacitidin-Generika zur Verfügung, deren DDD-Nettokosten mit 100–112 € etwa 35 % unter dem früher verordneten Originalpräparat liegen (◘ Tab. 5.3).

Ähnlich wie Azacitidin wirkt **Decitabin** (*Dacogen*; Übersicht bei Ma et al. 2019). Es ist zugelassen zur Behandlung erwachsener Patienten mit neu diagnostizierter *de novo* oder sekundärer akuter myeloischer Leukämie (AML) gemäß WHO-Klassifikation, für die eine Standard-Induktionstherapie nicht in Frage kommt. Der G-BA sieht einen geringen Zusatznutzen (G-BA 2013). Direkt vergleichende Studien der beiden Antimetabolite Azacitidin und Decitabin in der Behandlung myelodysplastischer Syndrome liegen jedoch nicht vor. Die Verordnungen von Dacogen sind im Jahre 2022 etwa gleich geblieben und geringer als die von Azacitidin. Die DDD Nettokosten liegen deutlich über dem Bereich von Azacitidin (◘ Tab. 5.3).

Orales Azacitidin (*Onureg*) ist seit Juni 2021 zugelassen für die Erhaltungstherapie bei Erwachsenen mit akuter myeloischer Leukämie (AML), die eine komplette Remission (complete remission, CR) oder eine komplette Remission mit unvollständiger Regeneration des Blutbildes (complete remission with incomplete blood count recovery, CRi) nach einer Induktionstherapie mit oder ohne Konsolidierungstherapie erreicht haben und die nicht für eine Transplantation hämatopoetischer Stammzellen (HSZT) geeignet sind, einschließlich derer, die sich dagegen entschieden haben. Die Zulassung basiert auf den Daten der QUAZAR-AML001 Studie (Wei et al. 2020). Durch Erhaltungstherapie mit oralem Azacitidin konnte das mediane Überleben bei insgesamt 472 randomisierten Patienten über 55 Jahren von 14,8 Monaten auf 24,7 Monaten verlängert werden (P < 0,001).

Seit Mai 2021 können die hypomethylierenden Substanzen Azacitidin und Decitabin in Kombination mit **Venetoclax** (*Venclyxto*) angewendet werden zur Behandlung erwachsener Patienten mit neu diagnostizierter AML, die für eine intensive Chemotherapie nicht geeignet sind. Die Zulassung basiert auf Daten der VIALE-A-Studie, bei der Patienten mit neu diagnostizierter AML, die ≥ 75 Jahre alt waren oder Begleiterkrankungen hatten, die eine intensive Induktionschemotherapie ausschlossen, Venetoclax in Kombination mit Azacitidin oder Azacitidin alleine erhielten. Venetoclax + Azacitidin zeigte im Vergleich zu Placebo + Azacitidin eine Verringerung des Mortalitätsrisikos um 34 % (p < 0,001; DiNardo et al. 2020). Der G-BA sieht in seinem Beschluss vom Dezember 2021 Anhaltspunkte für einen beträchtlichen Zusatznutzen im Vergleich zu einer zweckmäßigen Vergleichstherapie mit hypomethylierenden Substanzen – Azacitidin oder Decitabin – alleine oder Glasdegib in Kombination mit niedrig dosiertem Cytarabin (G-BA 2021l).

Ebenfalls seit 2020 zugelassen für die Behandlung von neu diagnostizierter *de novo* oder sekundärer AML bei erwachsenen Patienten, die nicht für eine Standard-Induktionschemotherapie infrage kommen, ist der Hedgehog-Signalweg-Inhibitor **Glasdegib** (*Daurismo*), der in Kombination mit „low-dose" Ara-C (LDAC) verabreicht wird. In einer 2:1 Randomisierung von 132 Patienten betrug das mediane Überleben der mit der Kombination behandelten Patienten 8,8 Monate gegenüber 4,9 Monate in der LDAC-Kohorte (Cortes et al. 2019) *Daurismo* wurde am 15.08.2020 in den deutschen Markt eingeführt und sein Zusatznutzen vom G-BA mit beträchtlich beurteilt (G-BA 2021m; siehe ▶ Kap. 2, ◘ Tab. 2.1).

Midostaurin (*Rydapt*) wurde 2017 für die Kombination mit Standard-Induktionschemotherapie, Chemokonsolidierung und als Erhaltungstherapie für zwölf 28-Tage-Zyklen bei Patienten mit neudiagnostizierter *FLT3*-mutierter AML zugelassen. Patienten mit *FLT3*-ITD oder *FLT3*-TKD-Mutation sollten von Tag 8–21 der Induktionstherapie Midostaurin erhalten. Nach den Daten einer randomisierten, placebokontrollierten Studie verlängert Midostaurin in Kombination mit Standard-Chemotherapie bei *FLT3*-mutierten AML-Patienten bis 60 Jahre das mediane Überleben signifikant von 25,6 Monate auf 74,7 Monate (Stone et al. 2017). Der G-BA sieht einen beträchtlichen Zusatznutzen (G-BA 2018b). Midostaurin ist seit 2017 als Monotherapie auch zur Behandlung erwachsener Patienten mit aggressiver systemischer Mastozytose (ASM), systemischer Mastozytose mit assoziierter hämatologischer Neoplasie (SM-AHN) oder Mastzellleukämie (MCL) zugelassen; gleiches gilt seit September 2020 für den Kinaseinhibitor **Avabritinib** (*Ayvakyt*) nach zumindest einer systemischen Therapie.

Für Patienten mit therapieassoziierter AML (tAML) oder AML mit MDS-charakteristischen Veränderungen ist seit 2018 **CPX-351** (*Vyxeos liposomal*) in der Induktionstherapie zugelassen, eine fixe Kombination aus liposomalem Daunorubicin und Ara-C als Ersatz für die klassische Kombination aus Anthracyclin und Ara-C. Es wird erwartet, dass die Liposomen länger als herkömmliche Arzneimittel mit Ara-C und Daunorubicin im Körper verbleiben und sich im Knochenmark des Patienten anreichern. Die Liposomen schützen die Zytostatika vor einem frühen Abbau. Die Zulassung basiert auf einem signifikanten Überlebensvorteil von 9,6 Monaten gegenüber 5,9 Monaten nach „7+3" in der randomisierten Zulassungsstudie (HR 0,69) (Lancet et al. 2018). Der G-BA sieht einen beträchtlichen Zusatznutzen (G-BA 2018c).

Gemtuzumab Ozogamicin (*Mylotarg*) ist ein Antikörper-Wirkstoff-Konjugat und besteht aus einem kovalent an den zytotoxischen Wirkstoff Calicheamicin gebundenen und gegen CD33 gerichteten monoklonalen Antikörper. Es ist seit 2018 zugelassen für die Kombinationstherapie mit Daunorubicin und AraC zur Behandlung von Patienten ab 15 Jahren mit nicht vorbehandelter *de novo* CD33-positiver AML, ausgenommen akuter Promyelozytenleukämie (Lambert et al. 2019). Metaanalysen zeigen, dass Gemtuzumab Ozogamicin vor allem bei CD33-positiver „Core-Binding-Factor"-AML (CBF-AML) und CD33-positiver AML mit *NPM1*-Mutation aber ohne *FLT3*-Mutation wirksam ist (Thol und Schlenk 2014).

Gilteritinib (*Xospata*) ist seit 2019 zugelassen als Monotherapie zur Behandlung von erwachsenen Patienten mit rezidivierter oder refraktärer akuter myeloischer Leukämie (AML) mit einer *FLT3*-Mutation (Perl et al. 2019). Der G-BA sieht einen beträchtlichen Zusatznutzen (G-BA 2020l).

Für eine seltene, aber sehr aggressive Unterform der akuten Leukämie mit häufig starkem Hautbefall, die blastische plasmacytoide dentrische Zellneoplasie (BPDCN), ist seit Januar 2021 **Tagraxofusp** (*Elzonris*) als Monotherapie zur Erstbehandlung erwachsener Patienten zugelassen. Tagraxofusp ist ein Diphtherietoxin-Interleukin-3 Fusionsprotein (Pemmaraju et al. 2019). Die Jahrestherapiekosten liegen bei 2,5 Mio. €, Derzeit liegen keine Daten vor, die dem G-BA eine Quantifizierung des Zusatznutzens ermöglichen (G-BA 2021n).

Trotz eines mit 20,7 Mio. DDD nur geringen Anteils (8,6 %) am Verordnungsvolumen der Onkologika erreichten die in der Tumortherapie eingesetzten Proteinkinaseinhibitoren 2022 mit 2,76 Mrd. € die zweitgrößten Nettokosten und hatten wie bereits 2019 und 2020 von allen Onkologika die höchste Zuwachsrate des DDD-Volumens (+8,0 %; ◘ Tab. 5.1). Wegen der zahlreichen Wirkstoffe werden die Arzneimittel dieser Gruppe in einer indikationsbezogenen Gliederung dargestellt. CDK-Inhibitoren werden ausschließlich zur Behandlung des Mammakarzinoms eingesetzt und deshalb zusammen mit den Hormonantagonisten dargestellt.

5.4 Solide Tumoren

5.4.1 Kleinzelliges und nicht-kleinzelliges Lungenkarzinom (SCLC, NSCLC)

Für die Behandlung des **nicht-kleinzelligen Lungenkarzinoms (NSCLC)** wurden in den letzten Jahren verschiedene neue medikamentöse Therapieoptionen entwickelt. Der frühere Standard der platinbasierten Chemotherapie ist in vielen histologisch und molekular definierten Untergruppen durch zielgerichtete Wirkstoffe und Immuntherapien ergänzt oder abgelöst worden. Dazu gehören seit einigen Jahren die Epidermal Growth Factor Receptor (EGFR)-Tyrosinkinaseinhibitoren (TKI: Erlotinib, Afatinib, Nintedanib, Osimertinib), Anaplastische Lymphomkinase (ALK)-Inhibitoren (Crizotinib, Alectinib, Brigatinib, Lorlatinib) und gegen PD- bzw. PD-L1 gerichtete (Nivolumab, Pembrolizumab, Atezolizumab, Durvalumab, Cemiplimab) und gegen CTLA4 gerichtete Antikörper (Tremelimumab; Hanna et al. 2021; Thai 2021; Onkopedia 2022a). Neu verfügbar sind die gegen die RET-Rezeptortyrosinkinase (sowie gegen VEGFR-1 und -2) gerichteten TKI Selpercatinib als Zweit-/Drittlinientherapie, Pralsetinib als Erstlinientherapie bei NSCLC mit RET-Fusion (1–2 % der NSCLC) sowie Sotorasib als Inhibitor der KRAS-Mutation G12C, die bei 13 % der NSCLC auftritt (Drilon et al. 2020; Gainor et al. 2021; Skoulidis et al. 2021). Ebenfalls hinzugekommen sind die TKI Tepotinib und Capmatinib zur Behandlung des NSCLC mit MET Exon 14 Skipping-Mutation ab der zweiten Therapielinie.

Beim **kleinzelligem Lungenkarzinom (SCLC)** hat sich in den letzten Jahren der Therapiestandard im nicht kurativ behandelbaren Stadium IV geändert. Hier wird zur Erstlinientherapie mit Cis-/Carboplatin und Etoposid nun ein PD-L1-gerichteter Antikörper (Atezolizumab oder Durvalumab) hinzugefügt und bei positivem Ansprechen als Erhaltungstherapie weitergeführt (Onkopedia 2023a).

Führender Vertreter der EGFR-gerichteten TKI ist **Osimertinib** (*Tagrisso*), das auch für die Erstlinienbehandlung von NSCLC mit aktivierender EGFR-Mutation, insbesondere mit der T790M-Mutante, zugelassen ist. In einer Phase-3-Studie an 556 Patienten mit fortgeschrittenem oder metastasiertem NSCLC mit aktivierender EGFR-Mutation wurde das Gesamtüberleben durch Osimertinib im Vergleich zu zwei anderen EGFR-TKI (Gefitinib, Erlotinib) signifikant verlängert (38,6 vs. 31,8 Monate; Ramalingam et al. 2020). In der frühen Nutzenbewertung erhielt Osimertinib deshalb einen Anhaltspunkt für einen beträchtlichen Zusatznutzen (G-BA 2019b). Osimertinib wird nun als Erstlinienoption für Patienten mit EGFR-mutiertem NSCLC (einschließlich der Resistenzmutante T790M) gesehen (Onkopedia 2022a). Das Osimertinib-Verordnungsvolumen hat sich 2022 gegenüber 2021 um weitere 11,1 % auf 0,86 Mio. DDD erhöht. Die Jahrestherapiekosten liegen laut G-BA bei 71.000 €.

Der EGFR-TKI **Afatinib** (*Giotrif*) ist zur Erstlinienbehandlung des lokal fortgeschrittenen oder metastasierten NSCLC mit aktivierenden EGFR-Mutationen und zur Zweitlinientherapie bei NSCLC vom Plattenepithel-Typ nach Vorbehandlung mit platinbasierter Chemotherapie zugelassen. Bei Patienten mit Adenokarzinom im Stadium IIIB oder IV und aktivierenden EGFR-Mutationen verlängerte Afatinib im Vergleich zur Chemotherapie mit Cisplatin und Pemetrexed das progressionsfreie Überleben (13,9 versus 6,9 Monate), aber nicht das Gesamtüberleben (Yang et al. 2015). In der Zweitlinientherapie bei Plattenepithelkarzinom nach primärer Chemotherapie führte Afatinib im randomisierten Vergleich mit Erlotinib zu einer marginalen Verlängerung des progressionsfreien Überlebens von 1,9 auf 2,4 Monate und einer Verlängerung des Gesamtüberlebens von 6,8 auf 7,8 Monate (Goss et al. 2021; Soria et al. 2015). Die Verordnungen von Afatinib lagen 2021 bei 0,11 Mio. DDD und 2022 unterhalb der Relevanzschwelle zur Erfassung.

Nintedanib (*Ofev* bzw. *Vargatef*) ist ein weiterer EGFR-TKI, der zunächst eine Zulassung in Kombination mit Docetaxel zur Behandlung des lokal fortgeschrittenen, metastasierten oder lokal rezidivierten Adenokarzinoms, später auch zur primären Behandlung dieses NSCLC-Subtyps erhielt. In einer Phase-3-Studie an 1.314 Patienten mit rezidiviertem NSCLC (Stadium IIIB/IV) nach Progression unter Erstlinienchemotherapie verlängerte Nintedanib plus Docetaxel mit Adenokarzinom das Gesamtüberleben im Vergleich zu Docetaxel (12,6 Monate vs. 10,3 Monate; Reck et al. 2014). In den aktuellen Leitlinien zum NSCLC (Onkopedia 2022a) wird Nintedanib nachrangig erwähnt. Die Verordnungen sind 2022 gegenüber 2021 bei *Ofev* um 19,9 % gestiegen und *Vargatef* um 17,4 % gesunken und beträgt insgesamt 1,52 Mio. DDD (◘ Tab. 35.8).

Pralsetinib (*Gavreto*) ist ein TKI, der zugelassen ist als Monotherapie zur Behandlung von erwachsenen Patienten mit Rearranged-during-Transfection (RET)-Fusions-positivem, fortgeschrittenem NSCLC, die zuvor nicht mit einem RET-Inhibitor behandelt wurden. In einer Phase II-Studie wurde bei 281 Pat. eine Ansprechrate von 72 % mit einem progressionsfreien Überleben von 13–16,5 Monaten (je nach Vorbehandlung) beobachtet (Griesinger et al. 2022). Pralsetinib wurde als Monotherapie in der Erstlinienbehandlung von NSCLC mit RET-Fusion in seinem Zusatznutzen in 5 verschiedenen Szenarien mit jeweils unterschiedlichen zweckmäßigen Vergleichstherapien vom G-BA bewertet. In Ermangelung aussagekräftiger Daten wurde in keiner dieser Konstellationen ein Zusatznutzen bescheinigt (G-BA 2022g). Die Jahrestherapiekosten wurden vom G-BA mit ca. 116.000 € angegeben, die Verordnungsvolumina für 2022 lagen unterhalb der Relevanzschwelle zur Erfassung.

Auch **Selpercatinib** (*Retsevmo*) ist zugelassen für die Erstlinientherapie des NSCLC mit Nachweis einer RET-Fusion, die in 1–2 % der NSCLC vorkommen. Im G-BA-Nutzenbewertungsverfahren im Vergleich zu diversen zweckmäßigen Vergleichstherapien wurde mangels aussagekräftiger Daten kein belegter

Zusatznutzen bescheinigt (G-BA 2021o) Die Jahrestherapiekosten liegen nach G-BA-Angaben um 51.000 €, Verordnungsvolumina 2022 lagen unterhalb der Relevanzschwelle zur Erfassung.

Capmatinib (*Tabrecta*) ist ebenfalls ein Proteinkinasehemmer, der zugelassen ist zur Behandlung von Pat. mit fortgeschrittenem NSCLC mit Mutationen, die zu METex14-Skipping führen, die eine systemische Therapie nach Platin-basierter Chemotherapie und/oder einer Behandlung mit Immuntherapie benötigen. In einer Phase II-Studie bei 364 Pat. mit METex14-Skipping oder MET-Amplifikation wurden Ansprechraten von 68 % bei unvorbehandelten und von 41 % bei vorbehandelten Pat. und eine mediane Remissionsdauer von 12,6 bzw. 9,7 Monaten beobachtet (Wolf et al. 2020). Die mediane Überlebenszeit liegt bei unvorbehandelten Pat. bei 20 Monaten. Der G-BA stellte im Februar 2023 für Capmatinib im Vergleich zu Chemo- und Immuntherapien keinen belegten Zusatznutzen fest (G-BA 2023h). Die Jahrestherapiekosten betragen laut G-BA 116.000 €. Zahlen zur Anwendung von Capmatinib liegen bislang nicht vor.

Auch **Tepotinib** (*Tepmetko*) ist ein TKI, der zugelassen ist zur Behandlung von Pat. mit fortgeschrittenem NSCLC mit Mutationen, die zu METex14-Skipping führen, die eine systemische Therapie nach Platin-basierter Chemotherapie und/oder einer Behandlung mit Immuntherapie benötigen. Diese Mutation findet sich bei 3–4 % der NSCLC. In einer Phase II-Studie bei 152 Pat. mit dieser Mutation (und ohne aktivierende EGFR- oder ALK-Mutation) ergab sich eine Ansprechrate von 46 % mit einer medianen Remissionsdauer von 11,1 Monaten (Paik et al. 2020) Neben gastrointestinalen Nebenwirkungen wurden bei den Pat. insbesondere Ödeme (63 %) und eine Hypalbuminämie (16 %) beobachtet. Die mediane Überlebensdauer wurde mit ca. 17 Monaten angegeben. Der G-BA stellte 2022 für Tepotinib im Vergleich zu Chemo- oder Immuntherapien unabhängig von der Behandlungsphase keinen Zusatznutzen fest (G-BA 2022l). Die Jahrestherapiekosten werden vom G-BA mit ca. 120.000 € angegeben, die Verbrauchszahlen für 2022 lagen unterhalb der Relevanzschwelle zur Erfassung.

Alectinib (*Alecensa*) ist ein TKI, der zur Erstlinientherapie sowie zur Zweitlinientherapie nach Vorbehandlung mit Crizotinib von Patienten mit einem ALK-positiven, fortgeschrittenen NSCLC zugelassen ist. Vorteil im Vergleich mit Crizotinib ist eine höhere ZNS-Wirksamkeit, da es kein Substrat des Effluxtransporters P-Glykoprotein an der Bluthirnschranke ist. In einer Phase III-Studie an zuvor unbehandelten Pat. mit fortgeschrittenem ALK-positivem NSCLC war das mediane progressionsfreie Überleben unter Alectinib höher als unter Crizotinib (34,8 vs. 10,9 Monate), ebenso wie die 5-Jahres-Überlebensrate (62,5 % vs. 45,5 %). Die Progressionsrate von Hirnmetastasen war mit Alectinib niedriger als mit Crizotinib (12 % vs. 45 %; Mok et al. 2020). In der aktuellen Onkopedia-Leitlinie wird Alectinib neben anderen ALK-TKI zur Erstlinientherapie ALK-positiver NSCLC empfohlen. Die Nutzenbewertung ergab einen Anhaltspunkt für einen nicht-quantifizierbaren Zusatznutzen von Alectinib für die Erstbehandlung von Patienten mit fortgeschrittenem ALK-positivem NSCLC (G-BA 2018d). Die Jahrestherapiekosten liegen laut G-BA bei 73.000 €. Das Verordnungsvolumen ist 2022 im Vergleich zu 2021 um 3,6 %% auf 0,27 Mio. DDD gestiegen (◘ Tab. 35.8).

Brigatinib (*Alunbrig*) ist ein weiterer ALK-TKI, der bei ALK-positivem NSCLC zur Erstlinienbehandlung sowie nach Versagen von Crizotinib zugelassen ist. Auch Brigatinib weist eine deutlich bessere ZNS-Gängigkeit und dementsprechend höhere Ansprechrate bei Hirnmetastasen im Vergleich zu Crizotinib auf (Camidge et al. 2018 und Camidge et al. 2021). In der Erstlinientherapie wird gegenüber Crizotinib eine Verlängerung des medianen progressionsfreien Überlebens von 11,1 auf 24,0 Monate erreicht, eine Verbesserung des Gesamtüberlebens ist bislang noch nicht nachgewiesen (Camidge et al. 2021). Der G-BA bescheinigte 2020 Brigatinib im Vergleich zu Crizotinib einen beträchtlichen Zusatznutzen (G-BA 2020b). Die Jahrestherapiekosten liegen laut G-BA bei 73.000 €. Die DDD lagen im Jahr 2022 noch unterhalb der Relevanzschwelle zur Erfassung.

Lorlatinib (*Lorquiva*) ist zugelassen als Monotherapie zur Behandlung erwachsener Patienten mit Anaplastische-Lymphomkinase (ALK)-positivem, fortgeschrittenen nichtkleinzelligen Lungenkarzinom (non-small cell lung cancer, NSCLC), die zuvor nicht mit einem ALK-Inhibitor behandelt wurden. Es wurde in einer Phase III-Studie mit Crizotinib verglichen und führte zu einer Ansprechrate von 76 % vs. 58 % und einem 3-Jahres-PFS von 64 % vs. 19 % (Solomon et al. 2023). Lorlatinib hat eine hohe Wirksamkeit sowohl zur Verhinderung als auch zur Behandlung von Hirnmetastasen, jedoch auch eine besonders hohe Rate an neuropsychiatrischen Nebenwirkungen. Da zum Gesamtüberleben sowie zum direkten Vergleich mit Brigatinib keine Daten vorliegen, wurde Lorlatinib vom G-BA kein belegter Zusatznutzen bescheinigt (G-BA 2022h). Die Jahrestherapiekosten liegen laut G-BA bei 62.000 €, Verbrauchszahlen für 2022 lagen unterhalb der Relevanzschwelle zur Erfassung.

Crizotinib (*Xalkori*) wird zur Erstlinienbehandlung ROS-Protoonkogen-1-translozierter NSCLC empfohlen (Onkopedia 2022a). Da diese aber nur ca. 0,014 % aller NSCLC ausmachen (Moro-Sibilot et al. 2019) und mittlerweile auch der TKI Entrectinib für diese Indikation zugelassen ist, ist das Verordnungsvolumen für Crizotinib nicht mehr unter den meistverordneten Onkologika vertreten (◘ Tab. 35.8). Gleiches gilt für **Ceritinib** (*Cycadia*).

Sotorasib (*Lumykras*) ist ein Kinaseinhibitor, der gegen das KRAS-G12C-Protein gerichtet ist. Die Zulassung ist (Januar 2022) beschränkt auf die Therapie von NSCLC mit KRAS-G12C-Mutation ab der Zweitlinienbehandlung. In einer Phase-II-Studie (CodeBreak-100) wurde eine Ansprechrate von 41 % von 124 Patienten dokumentiert (Skoulidis et al. 2021). Die mediane Dauer des Ansprechens betrug 12,5 Monate und die 2-Jahres-Überlebensrate 33 % (Dy et al. 2023). Das G-BA-Verfahren zur Bewertung des Zusatznutzens im Vergleich mit verschiedenen anderen Zweitlinienoptionen (Docetaxel ± Nintedanib, Pemetrexed, PD1/PD-L1-Antikörper) erbrachte keinen belegten Zusatznutzen (G-BA 2022n). Die Jahrestherapiekosten werden mit 53.000 € angegeben, die Verordnungsvolumina lagen 2022 unterhalb der Relevanzschwelle zur Erfassung.

Entrectinib (*Rozlytrek*) und **Larotrectinib** (*Vitrakvi*) sind wirksam bei NSCLC mit Neurotropher Tyrosinrezeptorkinase (*NTRK*)-Genfusion (Doebele et al. 2020). Eine NTRK-Fusion kommt bei soliden Tumoren mit einer Häufigkeit von 0,0026 % (Solomon et al. 2020) und bei NSCLC von < 0,5 % (Hanna et al. 2021) vor. Kontrollierte randomisierte Studie zur Behandlung von NSCLC liegen nicht vor, sondern nur Ergebnisse von Sammelstudien (Doebele et al. 2020). Der G-BA hat auf Grund der spärlichen Datenlage keinen Zusatznutzen dieser NTRK-gerichteten Substanzen festgestellt (G-BA 2020d, 2021q). Die Jahrestherapiekosten werden vom G-BA mit 75.000–122.000 € für Entrectinib und 76.000–228.000 € für Larotrectinib angegeben. Die Verordnungsvolumina 2022 lagen unterhalb der Relevanzschwelle zur Erfassung.

Nivolumab (*Opdivo*) ist ein humanisierter monoklonaler Antikörper gegen PD-1, der neben zahlreichen anderen Indikationen auch zur Behandlung des NSCLC zugelassen ist, und zwar in Kombination mit Ipilimumab und 2 Zyklen platinbasierter Chemotherapie für die Erstlinientherapie des metastasierten NSCLC bei Erwachsenen, deren Tumoren keine sensitivierende EGFR-Mutation oder ALK-Translokation aufweisen, als Monotherapie zur Behandlung des lokal fortgeschrittenen oder metastasierten NSCLC nach vorheriger Chemotherapie und in Kombination mit platinbasierter Chemotherapie für die neoadjuvante Behandlung des resezierbaren NSCLC mit Tumorzell-PD-L1-Expression ≥ 1 % bei Erwachsenen mit hohem Rezidivrisiko. Die Jahrestherapiekosten liegen nach G-BA-Angaben bei 73.000 €. Das Verordnungsvolumen für alle zugelassenen Indikationen ist 2022 gegenüber 2021 um 2,6 % angestiegen und liegt bei 2,3 Mio. DDD.

Pembrolizumab (*Keytruda*) ist ein humanisierter monoklonaler Antikörper gegen PD-1, der neben zahlreichen anderen Indikationen zur Behandlung von Patienten mit NSCLC als Monotherapie zugelassen ist, und zwar in der Erstlinientherapie bei PD-L1-Expression Tumor Proportion Score $\geq 50\%$ ohne EGFR- oder ALK-Mutation oder in Kombination mit Cis-/Carboplatin und Pemetrexed oder Carboplatin und Paclitaxel/nab-Paclitaxel sowie als Monotherapie im Rezidiv nach anderweitiger Primärtherapie bei einem TPS $\geq 1\%$. Die Jahrestherapiekosten nach G-BA-Angaben liegen bei 94.000 €. Die Verordnungen von Pembrolizumab für alle zugelassenen Indikationen haben 2022 gegenüber 2021 um weitere 16,1 % zugenommen auf 5,0 Mio. DDD (◘ Tab. 35.9). Pembrolizumab steht auch 2022 mit Nettokosten in Höhe von 1.308 Mio. € und einer prozentualen Änderung von 15,8 % im Vergleich zu 2021 an Position 1 der führenden 30 Arzneimittel (◘ Tab. 1.3).

Atezolizumab (*Tecentriq*) ist ein im Fc-Teil modifizierter humanisierter monoklonaler Antikörper gegen PD-L1. Er ist als Monotherapie zugelassen bei erwachsenen Patienten zur Behandlung des lokal fortgeschrittenen oder metastasierten Urothelkarzinoms und zur adjuvanten Behandlung des NSCLC mit einer PD-L1-Expression auf $\geq 50\%$ der Tumorzellen nach vollständiger Resektion und platinbasierter Chemotherapie bei erwachsenen Patienten mit hohem Risiko für ein Rezidiv. Darüber hinaus wird Atezolizumab angewendet in unterschiedlichen Kombinationstherapien (mit Bevacizumab, Paclitaxel, Carboplatin) in der Behandlung des lokal fortgeschrittenen oder metastasierten NSCLC. Weitere zugelassene Anwendungsgebiete von Atezolizumab sind das kleinzellige Lungenkarzinom in fortgeschrittenem Stadium (in Kombination mit Carboplatin und Etoposid), das nicht resezierbare, lokal fortgeschrittene oder metastasierte Triple-negative Mammakarzinom (in Kombination mit nab-Paclitaxel), dessen Tumore eine PD-L1-Expression $\geq 1\%$ aufweisen (ohne vorherige Chemotherapie) und das hepatozelluläre Karzinom in Kombination mit Bevacizumab.

In einer doppelblinden, Placebo-kontrollierten, randomisierten Phase III Studie (IMpassion131) bei Frauen mit nicht resezierbarem, lokal fortgeschrittenem oder metastasiertem „Triple-negativem" Mammakarzinom konnte in der finalen Auswertung jedoch weder hinsichtlich des progressionsfreien noch des Gesamtüberlebens eine Verbesserung der Kombination Atezolizumab plus Paclitaxel gegenüber Paclitaxel allein gezeigt werden (Miles et al. 2021). Auf der Basis der Ergebnisse der IMpower 133-Studie (Liu et al. 2021) wurde Atezolizumab für die Therapie bei Patienten mit kleinzelligem Lungenkarzinom (SCLC) in gutem Allgemeinzustand zur Primärtherapie in Kombination mit Carboplatin und Etoposid zugelassen (Onkopedia 2023b). Die Evidenz dafür ist jedoch schwach und die Nutzenbewertung des G-BA 2020 stellte einen Anhaltspunkt für einen nur geringen Zusatznutzen fest (G-BA 2020c). In einer offenen Studie von Medizinern am US National Cancer Institute wurde kürzlich an 52 Patienten (medianes Alter: 33 Jahre) mit alveolärem Weichteilsarkom, einem ausgesprochen seltenen Tumor, eine vollständige Remission und bei 18 Patienten eine partielle Remission erzielt. Die US-Arzneimittelbehörde (FDA) hat daraufhin die Indikation von Atezolizumab auf die Behandlung von Patienten mit alveolärem Weichteilsarkom ausgedehnt (Chen et al. 2023). Die Jahrestherapiekosten liegen laut G-BA bei 68.000–72.000 €. Da Atezolizumab mittlerweile eine Zulassung für die Behandlung anderer Krebserkrankungen wie fortgeschrittener/metastasierter Urothelkarzinome, triple-negativer Mammakarzinome oder hepatozellulärer Karzinome erhalten hat, sind seine Verordnungen 2022 gegenüber 2021 um 14,3 % auf 1,4 Mio. DDD gestiegen (◘ Tab. 35.9). Atezolizumab gehörte 2022 mit Nettokosten in Höhe von 257 Mio. € erstmalig zu den führenden 30 Arzneimitteln nach Nettokosten (◘ Tab. 1.3; Position 28). Am

Beispiel von Atezolizumab wurden aufgrund des Rückzugs der Indikation Brustkrebs in den USA durch den pharmazeutischen Unternehmer (Roche) kürzlich in Nature von einem Wissenschaftsjournalisten die Probleme diskutiert (Madhusoodanan 2023), die immer häufiger aus beschleunigten Zulassungen durch die FDA resultieren.

Durvalumab (*Imfinzi*) ist ein weiterer monoklonaler Antikörper gegen PD-L1, der in Kombination mit dem CTLA4-Antikörper Tremelimumab zur Erstlinienbehandlung, als Monotherapie zur Zweilinienbehandlung des lokal fortgeschrittenen, inoperablen NSCLC nach platinbasierter Radiochemotherapie sowie für die Erstlinientherapie von SCLC in Kombination mit Cis-/Carboplatin und Etoposid zugelassen ist. Im Vergleich zur Chemotherapie mit Platin plus Etoposid allein wurde bei SCLC eine Verlängerung des Gesamtüberlebens von 10,5 auf 12,9 Monate erreicht (Goldman et al. 2021). Der Gemeinsame Bundesausschuss stellte in dieser Indikation einen Anhaltspunkt für einen geringen Zusatznutzen fest (G-BA 2021p). Die Jahrestherapiekosten inklusive Erhaltungstherapie liegen laut G-BA bei 98.000 €. 2022 wurde Durvalumab mit 0,48 Mio. DDD verordnet. Dies entspricht einem Anstieg von 16,2 % gegenüber 2021 (◘ Tab. 35.9).

Cemiplimab (*Libtayo*) ist ein weiterer PD1-Antikörper, der zugelassen ist zur palliativen Monotherapie des NSCLC mit ≥ 50 % PD-L1-Expression, sein Haupteinsatzgebiet jedoch bei der Immuntherapie kutaner Plattenepithelkarzinome. Im Vergleich zu einer platinbasierten Chemotherapie wurde in einer Phase III-Studie bei 563 Pat. eine Ansprechrate von 36,5 % vs. 20,6 % und eine (bislang nur als Kongressbericht publizierte) mediane Überlebenszeit von 26,1 vs. 13,3 Monaten erreicht (Özgüroğlu et al 2023). Der G-BA hat 2022 in der Nutzenbewertung im Vergleich zu Pembrolizumab keinen belegten Zusatznutzen konstatiert (G-BA 2022i). Die Jahrestherapiekosten werden vom G-BA mit ca. 75.000 € angegeben, das Verordnungsvolumen (v. a. kutane Plattenepithelkarzinome) ist 2022 gegenüber 2021 um 37 % auf 0,20 Mio. angestiegen.

Tremelimumab (*Tremelimumab AstraZeneca*) ist ein gegen CTLA4 gerichteter Immuncheckpointinhibitor, der zugelassen ist in Kombination mit Durvalumab und einer platinbasierten Chemotherapie zur Erstlinienbehandlung des metastasierten nicht-kleinzelligen Lungenkarzinoms NSCLC ohne sensibilisierende EGFR-Mutationen oder ALK-positive Mutationen. In einer Phase III-Studie zum randomisierten Vergleich mit Chemotherapie allein wurde durch die Hinzunahme der Kombination Durvalumab/Tremelimumab das mediane progressionsfreie Überleben von 4,8 auf 6,2 Monate und das Gesamtüberleben von 11,7 auf 14,0 Monate jeweils signifikant verbessert (Johnson et al. 2023). Das Nutzenbewertungsverfahren des G-BA zu der genannten Indikation ergab im Oktober 2023 keinen belegten Zusatznutzen (G-BA 2023k). **Tremelimumab** ist unter dem Handelsnamen *Imjudo* von der gleichen Herstellerfirma in Kombination mit Durvalumab zur Erstlinienbehandlung des hepatozellulären Karzinoms zugelassen (s. dort). Die Jahrestherapiekosten für Tremelimumab liegen bei 120.000–150.000 €. Das Verordnungsvolumen lag 2022 unterhalb der Relevanzschwelle zur Erfassung.

5.4.2 Fortgeschrittenes Melanom

Dabrafenib (*Tafinlar*) ist nach Vemurafenib (*Zelboraf*) der zweite BRAF-Inhibitor und ist zugelassen als Monotherapie oder in Kombination mit Trametinib zur Behandlung von erwachsenen Patienten mit nicht-resezierbarem oder metastasiertem Melanom mit einer BRAF-V600-Mutation sowie in Kombination mit Trametinib zur adjuvanten Behandlung von erwachsenen Melanom-Patienten im Stadium III mit einer BRAF-V600-Mutation nach vollständiger Resektion (Hauschild et al. 2012). **Trametinib** (*Mekinist*) ist ein MEK-Inhibitor und zugelassen als Monotherapie oder in Kombination mit Dabrafenib zur Behandlung von erwachsenen Patienten mit nicht-resezierbarem oder metastasiertem Melanom mit einer BRAF-V600-Mutation sowie in Kombination mit Dabrafenib zur adjuvanten Behandlung von erwachsenen Melanom-Patienten im Stadium III mit einer BRAF-V600-Mutation nach vollständiger Resektion. Diese kombinierte Behandlung erhielt bei der Nutzenbewertung einen beträchtlichen Zusatznutzen (G-BA 2019c). Dabrafenib und Trametinib sind auch zur Behandlung des BRAF-V600E-mutierten NSCLC zugelassen. Beide wurden 2022 gegenüber 2021 um 7,5 % weniger verordnet und haben nun gemeinsam ein Verordnungsvolumen von 0,78 Mio. DDD (◘ Tab. 5.8). Die Jahrestherapiekosten der Kombination der beiden Proteinkinaseinhibitoren sind mit ca. 125.000 € sehr hoch (◘ Tab. 35.8).

Immuncheckpointinhibitoren sind beim fortgeschrittenen Melanom zugelassen sowohl in der Metastasierung bzw. bei nicht resezierbarer Ausbreitung (**Nivolumab** als Monotherapie oder in Kombination mit **Ipilimumab**, Ipilimumab sowie **Pembrolizumab** jeweils als Monotherapie) als auch zur adjuvanten Therapie nach Resektion von (Lymphknoten-)Metastasen (Ipilimumab in Kombination mit Nivolumab, Nivolumab sowie Pembrolizumab jeweils als Monotherapie). Der adjuvanten Therapie mit Nivolumab wurde vom G-BA ein beträchtlicher Zusatznutzen bescheinigt (G-BA 2021r); für Pembrolizumab wurde in dieser Indikation ein nicht quantifizierbarer Zusatznutzen konstatiert (G-BA 2019d). Der **Kombination von Nivolumab und Ipilimumab** wurde im Vergleich zur Monotherapie mit Nivolumab oder Pembrolizumab beim nicht-resezierbaren oder metastasierten Melanom vom G-BA ein geringer Zusatznutzen bescheinigt (G-BA 2019e). Der **Monotherapie mit Ipilimumab** wurde im Vergleich zur Chemotherapie mit Dacarbazin kein belegbarer Zusatznutzen zugesprochen (G-BA 2014b).

Ipilimumab (*Yervoy*) ist ein monoklonaler Antikörper gegen CTLA4 (cytotoxic T-lymphocyte-associated antigen 4), der zugelassen ist zur Therapie des Melanoms (metastasiert und adjuvant), sowie anderer Krebserkrankungen wie des fortgeschrittenen Nierenzellkarzinoms, des metastasierten nicht-kleinzelligen Lungenkarzinoms (in Kombination mit Nivolumab und 2 Zyklen Chemotherapie), des fortgeschrittenen Pleuramesothelioms (in Kombination mit Nivolumab) oder des rezidivierten/metastasierten Kolorektalkarzinoms mit Mikrosatelliteninstabilität (in Kombination mit Nivolumab). Auf Grund der breiten Zulassung der Kombinationstherapie mit Nivolumab ist das Verordnungsvolumen von Ipilimumab 2022 gegenüber 2021 um weitere 11 % auf 0,26 Mio. DDD angestiegen.

Zu den Verordnungsvolumina von **Nivolumab und Pembrolizumab** siehe Abschnitt „Lungenkarzinome".

5.4.3 Gastrointestinale Tumoren

In der Therapie gastrointestinaler Malignome spielen klassische zytotoxische Chemotherapeutika weiterhin eine entscheidende Rolle. Bei lokal fortgeschrittenen plattenepithelialen Karzinomen des oberen und mittleren **Ösophagus** bilden Cis- oder Carboplatin in Kombination mit einem Fluoropyrimidin wie 5-Fluorouracil (5-FU) oder einem Taxan die Grundlage für die palliative Systemtherapie sowie für die neoadjuvante Radiochemotherapie („CROSS") mit dem Ziel der sekundären R0-Resektion in kurativer Intention. Neu ist die (auch zugelassene) Gabe von Nivolumab als adjuvante Therapie, wenn histologisch im Resektat nach Radiochemotherapie noch Tumorgewebe nachweisbar ist. Beim Einsatz dieser Therapieregime zur palliativen Therapie ist keine Verbesserung des Gesamtüberlebens gesichert (AWMF 2022a). Bei Adenokarzinomen des unteren **Ösophagus** und des **ösophagogastralen Übergangs** wird in palliativer Zielsetzung ebenfalls ein Fluoropyrimidin (5-FU oder Capecitabin) in Kombination mit Cis- oder Oxaliplatin verabreicht, in Einzelfällen auch unter Hinzunahme eines Taxans (AWMF 2019a). Dies gilt insbesondere für den Fall, dass das Tumorgewebe keine Überexpression des humanen epidermalen Wachstumsfaktors

HER-2 aufweist (Onkopedia Magen 2023b). In gleicher Weise gilt dies auch für das Adenokarzinom des **Magens**. Bei HER2-positivem Adenokarzinom wird in der Erstlinientherapie ein Trastuzumab-haltiges Regime zusätzlich zur Chemotherapie verabreicht, ab der zweiten Linie ist hier nun auch das Wirkstoffkonjugat Trastuzumab deruxtecan zugelassen. In kurativer Zielsetzung neoadjuvant behandelte Patienten erhalten bei Adenokarzinom des unteren Ösophagusdrittels oder des gastrointestinalen Übergangs entweder ebenfalls eine Radiochemotherapie (s. o.) oder die Kombination „FLOT" aus 5-FU, Calciumfolinat, Oxaliplatin und Docetaxel (Onkopedia Ösophagus 2023c). Bei rezidivierten oder refraktären Ösophagus- oder Magenkarzinomen kommen neben Zytostatika wie Irinotecan oder Pacli-/Docetaxel auch der gegen den „Vascular Endothelial Growth Factor" (VEGFR)-Rezeptor-2 gerichtete monoklonale Angiogenesehemmer Ramucirumab und PD1-gerichtete Checkpointinhibitoren zum Einsatz. Letztere sind bei nachweisbarer PD-L1-Expression auch zur Erstlinientherapie in Kombination mit Chemotherapie indiziert. Alternativ kann hier bei metastasierten Plattenepithelkarzinomen auch die Kombination von Nivolumab und Ipilimumab verwendet werden. Ab der zweiten Therapielinie kommt auch eine Monotherapie mit Nivolumab (unabhängig von der PD-L1-Expression) oder Pembrolizumab (bei nachgewiesener hoher Mikrosatelliten-Instabilität) in Betracht.

Die systemische Standardtherapie (AWMF 2021a) der nicht kurativ resezierbaren Adenokarzinome des **Pankreas** besteht, je nach Allgemeinzustand und Belastbarkeit der betroffenen Patienten, aus Gemcitabin, der Kombination von Gemcitabin mit nanoalbumingebundenem (nab-)Paclitaxel oder der Kombination aus 5-FU, Calciumfolinat, Irinotecan und Oxaliplatin (FOLFIRINOX) mit einer Ansprechrate von ca. 8 %, 23 % und 32 %. Bei Therapieversagen nach Gemcitabin/nab-Paclitaxel oder FOLFIRINOX wird im Einzelfall ein weiterer Therapieversuch mit dem jeweils anderen der beiden Regime unternommen. Checkpoint-Inhibitoren oder molekular zielgerichtete Therapiekonzepte waren bisher in der Therapie von kurativ nicht resezierbaren Pankreas Adenokarzinomen nicht erfolgreich. In der adjuvanten Therapie nach R0- oder R1-Resektion hat sich (modifiziertes) FOLFIRINOX oder Gemcitabin in Kombination mit Capecitabin (Conroy et al. 2018; Neoptolemos et al. 2017) als Standard etabliert. Capecitabin und Gemcitabin sind jeweils für diese Indikation nicht zugelassen (Stand August 2023).

Beim nicht erfolgreich lokal behandelbaren **hepatozellulären Karzinom** ist der Tyrosinkinasehemmer Sorafenib als langjähriger Standard der palliativen Systemtherapie im Jahre 2020 abgelöst worden durch die Kombination aus dem Angiogenesehemmer Bevacizumab mit dem PD-L1-Inhibitor Atezolizumab (Finn et al. 2020). Die 12-Monats-Überlebensrate wurde von 54,6 % auf 67,2 % verbessert. Zu beachten ist hier, dass Atezolizumab/Bevacizumab nur bei mäßiger Leberfunktionseinschränkung entsprechend einem Child-Pugh-Score von ≤ 1 zugelassen ist, während Sorafenib im Einzelfall auch bei einem Score von 2 gegeben werden kann. Im randomisierten Vergleich zwischen Lenvatinib und Sorafenib ergab sich eine Verbesserung des medianen progressionsfreien Überlebens von 3,7 auf 7,4 Monate, jedoch keine signifikante Verlängerung des Gesamtüberlebens (Kudo et al. 2018). Als neue Erstlinientherapieoption wurde die doppelte Immuncheckpointblockade mit dem PD-L1-Inhibitor Durvalumab und dem CTLA4-Inhibitor Tremelimumab zugelassen. Im randomisierten Vergleich mit Sorafenib bei 782 Pat. wurde eine signifikante Verlängerung der Gesamtüberlebenszeit von 13,8 auf 16,4 Monaten im Median erreicht (Abou-Alfa et al. 2022).

Die systemische Therapie **biliärer Karzinome** erfolgt bei Patienten in ausreichendem Allgemeinzustand mit einer Kombination aus Gemcitabin und Cisplatin (Valle et al. 2010) oder Gemcitabin und Oxaliplatin (Sharma et al. 2010). Gegenüber der alleinigen Supportivtherapie wird unter Gemcitabin/Oxaliplatin eine Verlängerung des Gesamtüberlebens von

4,5 auf 9,6 Monate (Sharma et al. 2010) erreicht. Neu ist hier die Hinzunahme des PD-L1-Inhibitors Durvalumab zu Cisplatin/Gemcitabin mit anschließender Durvalumab-Erhaltungstherapie, worunter in einer Phase III-Studie bei 685 Pat. eine Verbesserung des medianen Gesamtüberlebens von 11,5 auf 12,8 Monate gegenüber der Chemotherapiekombination allein erreicht wurde (Oh et al. 2022). Im Falle einer primären Operabilität wird nach R0- oder R1-Resektion eine adjuvante Chemotherapie mit Capecitabin über 6 Monate als Standard betrachtet (Shroff et al. 2019), wobei allerdings die dieser Empfehlung zugrunde liegende klinische Studie keine signifikante Verlängerung des Gesamtüberlebens gegenüber alleiniger onkologischer Nachsorge ergeben hatte (Primrose et al. 2019). Capecitabin ist für diese Indikation nicht zugelassen (Stand August 2023). Die AWMF-Leitlinie 2022 empfiehlt auch, eine Zweitlinientherapie anzubieten, beispielsweise FOLFOX, oder die Inanspruchnahme eines molekularen Tumorboards (AWMF 2022b). Neu zugelassen für die Zweitlinien-Monotherapie von lokal fortgeschrittenen oder metastasierten Cholangiokarzinomen mit einer Fibroblasten-Wachstumsfaktor-Rezeptor-2 (FGFR2-Fusion oder einem FGFR2-Rearrangement) ist der FGFR1-3-Inhibitor **Pemigatinib** (*Pemazyre*). In der FIGHT-202-Studie wurde bei 107 mit dieser FGFR2-Mutation eine Ansprechrate von 35,5 % erzielt (Abou-Alfa et al. 2020), das mediane progressionsfreie Überleben betrug 7,0 Monate (Bibeau et al. 2022). Als besondere Toxizität wurde eine Hyperphosphatämie bei 60 % der Patienten beobachtet. Die frühe Nutzenbewertung durch den G-BA ergab einen Anhaltspunkt für einen nicht quantifizierbaren Zusatznutzen, weil die wissenschaftliche Datengrundlage eine Quantifizierung nicht zulässt (G-BA 2021s). Die Jahrestherapiekosten werden mit 156.451,75 € angegeben, Verordnungsvolumina für 2021 liegen nicht vor.

In der adjuvanten Therapie R0-resezierter **Kolonkarzinome** im Stadium III (Onkopedia 2022b) hat sich auf der Basis der aus 6 weltweiten Studien bestehenden IDEA-Studie (André et al. 2020a) mittlerweile für einen Großteil der Patienten eine auf 3 Monate verkürzte Therapie aus Capecitabin und Oxaliplatin (CAPOX) durchgesetzt, während eine 6-monatige Therapie mit dieser Kombination oder 5-FU, Folinsäure und Oxaliplatin (FOLFOX) bei Patienten mit pT4-Tumoren oder ausgeprägter regionaler Lymphknotenbeteiligung (pN2) zum Einsatz kommt. Bei Patienten >70 Jahren wird die adjuvante Therapie nur mit Capecitabin als Monotherapie durchgeführt.

Beim nicht primär kurativ resezierbaren Kolonkarzinom besteht die Standardtherapie aus einer Kombination von 5-FU und Calciumfolinat mit Oxaliplatin (FOLFOX) oder mit Irinotecan (FOLFIRI), meist unter Zusatz eines monoklonalen Antikörpers gegen den EGFR-Rezeptor (Cetuximab oder Panitumumab) oder gegen den VEGF-Rezeptor (Bevacizumab). Ein EGFR-Antikörper kommt jedoch nur in Frage, wenn das Tumorgewebe keine RAS-Mutation aufweist und der Tumor nicht im rechten Hemikolon lokalisiert ist. Bei Therapieversagen wird ein Wechsel auf das jeweils andere Chemotherapie-Regime vorgenommen. Nachdem eine Ende 2020 publizierte Studie bei Patienten mit hochgradig mikrosatelliteninstabilen Kolonkarzinomen einen Überlebensvorteil unter Behandlung mit dem PD-1-Inhibitor Pembrolizumab gegenüber der Standard-Chemotherapie gezeigt hat (André et al. 2020b), ist die Bestimmung des Mikrosatellitenstatus und die Primärbehandlung mit Pembrolizumab bei Mikrosatelliteninstabilität (MSI) nun auch in die klinischen Leitlinien aufgenommen worden (NCCN 2021). In die adjuvante Therapie im Stadium III (oder Stadium II mit Risikofaktoren) haben weder die EGFR-/VEGFR-gerichteten monoklonalen Antikörper noch Checkpointinhibitoren bislang Eingang gefunden, da Nachweise für ihre klinische Wirksamkeit bisher fehlen.

In der neoadjuvanten Therapie lokal fortgeschrittener, aber perspektivisch kurativ resezierbarer **Adenokarzinome des mittleren und unteren Rektumdrittels** (Onkopedia

2022b) basiert das Standardvorgehen seit vielen Jahren auf einer Kombination von Strahlentherapie und der Gabe eines Fluoropyrimidins (5-FU, Capecitabin). Hier hat sich als Alternative die „totale neoadjuvante Therapie (TNT)" mit neoadjuvanter Radiochemo- und Chemotherapie etabliert, zudem die Option des abwartenden Beobachtens und Verzichts auf die Operation bei Erreichen einer klinischen Vollremission nach Neoadjuvanz. Die adjuvante Gabe von 5-FU nach erfolgreicher R0-Resektion ist, obwohl Bestandteil der zugrunde liegenden Studie (Sauer et al. 2004), in ihrem Stellenwert gegenüber alleiniger onkologischer Nachsorge nicht gesichert (AWMF 2019b). Das perioperative Vorgehen bei hochsitzenden Rektumkarzinomen (≥ 12 cm ab ano) entspricht in wesentlichen Zügen dem beim Kolonkarzinom.

Beim **Analkarzinom** besteht der Therapiestandard seit vielen Jahren in einer primären Radiochemotherapie unter Verwendung der Zytostatika 5-FU und Mitomycin C. Bei Inoperabilität kommen Therapiekonzepte wie Carboplatin/Paclitaxel oder FOLFOX in Frage. Erst nach Ausschöpfung dieser Optionen werden individuelle Behandlungsversuche mit PD1-Inhibitoren empfohlen (NCCN 2023a). Eine Zulassung für diese Indikation besteht aber bislang nicht.

Mitomycin, ein alkylierendes Antibiotikum, ist als Monotherapie oder in Kombination mit anderen Zytostatika zur Therapie fortgeschrittener Tumoren im Gastrointestinaltrakt zugelassen, z. B. beim kolorektalen Karzinom (KRK) oder dem Analkanalkarzinom. Darüber hinaus wird es auch zur Radiochemotherapie bei fragilen Patienten mit Kopf-Hals-Tumoren oder Vulvakarzinomen eingesetzt.

5-Fluorouracil ist ein essenzieller Bestandteil der Zytostatikatherapie zahlreicher solider Tumoren, insbesondere der adjuvanten Therapie des Kolonkarzinoms und der fortgeschrittenen oder metastasierten Erkrankung. Es ist ein Antimetabolit des endogenen Uracils, der nach intrazellulärer Phosphorylierung die Thymidilatsynthetase hemmt und somit auch die DNS-Synthese blockiert. 5-Fluorouracil wird zusammen mit **Calciumfolinat (Folinsäure)** infundiert, welches die Bindung von 5-FU an die Thymidilatsynthetase stabilisiert und dadurch die Blockade der DNS-Synthese verstärkt. Bei Patienten mit fortgeschrittenem KRK verlängert die Kombination mediane Gesamtüberleben von 6 auf 11 Monate. Auch neuere Kombinationstherapien mit Oxaliplatin (◘ Tab. 35.4) und Irinotecan (◘ Tab. 35.5) sowie den monoklonalen Antikörpern Bevacizumab, Cetuximab oder Panitumumab (◘ Tab. 35.9) enthalten 5-FU und Folinsäure als wesentliche Bestandteile. Bei der adjuvanten Behandlung des Kolonkarzinoms mit Kombinationstherapien wie FOLFOX oder CAPOX liegt inzwischen das erkrankungsfreie Überleben nach 3 Jahren bei 75 % (Schilsky 2018). Mit den Kombinationstherapien beträgt das Gesamtüberleben von Patienten mit metastasiertem KRK heute ≥ 30 Monate und ist damit mehr als doppelt so lang wie vor 20 Jahren (van Cutsem et al. 2016).

Capecitabin ist ein oral einzunehmendes Prodrug von 5-FU, das nach der Resorption in drei enzymatischen Stufen in Leber- und Tumorzellen zu 5-FU aktiviert wird. Die letzte Stufe wird durch eine Thymidinphosphorylase katalysiert, die im Tumor deutlich aktiver als im gesunden Gewebe ist und dadurch im Tumor dreifach höhere 5-FU-Spiegel erzeugt. Capecitabin ist zugelassen zur adjuvanten Behandlung von Patienten nach Operation eines Kolonkarzinoms im Stadium III, zur Behandlung des metastasierten Kolorektalkarzinoms, in Kombination mit einem platinhaltigen Regime als Erstlinientherapie des fortgeschrittenen Magenkarzinoms sowie als Monotherapie oder in Kombination mit Docetaxel zur Behandlung von Patienten mit lokal fortgeschrittenem oder metastasiertem Mammakarzinom nach Versagen einer zytotoxischen Chemotherapie mit Taxanen und Anthracyclinen oder wenn eine weitere Anthracyclinbehandlung nicht angezeigt ist. Vergleichende Studien bei Patienten mit metastasiertem KRK haben gezeigt, dass Capecitabin gegenüber infundiertem 5-FU plus Calciumfolinat bezüglich des

Gesamtüberlebens gleichwertig. Die Nebenwirkungen sind ähnlich, wobei unter Capecitabin häufiger ein Hand-Fuß-Syndrom und seltener Neutropenien auftreten. Capecitabin in generischer Form hat in seinem Verordnungsvolumen 2022 gegenüber 2021 weiter um 1,1 % zugenommen und liegt nun bei 1,4 Mio. DDD.

Vor dem Einsatz von 5-FU oder Capecitabin ist seit 2020 eine genetische Testung auf einen Mangel an Dihydropyrimidin-Dehydrogenase (DPD) erforderlich. Ca. 9 % der Normalbevölkerung weisen eine Variante mit verminderter DPD-Aktivität auf, die je nach Ausprägung zur Vermeidung oder Dosisreduktion führt (DGHO et al. 2020).

Gemcitabin hemmt nach intrazellulärer Umwandlung in Gemcitabintriphosphat die DNS-Synthese und wirkt wie 5-FU spezifisch in der S-Phase, aber auch in der G1-/S-Phase des Zellzyklus. Die Kombination mit Nanopartikel-Albumin-gebundenem (nab)-Paclitaxel wird beim metastasierten Pankreaskarzinom als Alternative zu FOLFIRINOX eingesetzt und ist bei einer breiteren Patientenpopulation anwendbar. Gemcitabin ist, teils in Kombination mit anderen Zytostatika, auch zur Behandlung verschiedener fortgeschrittener solider Tumoren zugelassen (Urothelkarzinom, NSCLC, Ovarialkarzinom, Mammakarzinom). Gemcitabin erzielte 2022 ein Verordnungsvolumen von 0,94 Mio. DDD mit einem Rückgang von 4,4 % gegenüber 2021. Die Jahrestherapiekosten werden vom G-BA mit 8.200 € angegeben.

Das Kombinationspräparat **Trifluridin/Tipiracil** (*Lonsurf*) ist zugelassen als Monotherapie zur Behandlung von erwachsenen Patienten mit metastasiertem kolorektalem Karzinom, die bereits mit verfügbaren Therapien behandelt wurden oder die für diese nicht geeignet sind (Fluoropyrimidin-, Oxaliplatin- und Irinotecan-basierte Chemotherapien, Anti-VEGF- und Anti-EGFR-Substanzen). Beim Magenkarzinom besteht eine Zulassung als Monotherapie zur Behandlung von erwachsenen Patienten mit metastasiertem Magenkarzinom einschließlich Adenokarzinom des gastroösophagealen Übergangs, die bereits mit ≥ 2 systemischen Therapieregimen für die fortgeschrittene Erkrankung behandelt worden sind. In dieser Indikation sieht der G-BA einen Hinweis auf einen geringen Zusatznutzen gegenüber einer zweckmäßigen Vergleichstherapie (G-BA 2021t). Es besteht aus der zytostatischen Komponente Trifluridin und dem Thymidinphosphorylaseinhibitor Tipiracil, der den Abbau von Trifluridin hemmt und über den dadurch erhöhten Plasmaspiegel eine gesteigerte Phosphorylierung zu dem zytostatisch wirkenden Trifluridintriphosphat ermöglicht. Bei mehrfach vorbehandelten Patienten mit metastasiertem kolorektalen Karzinom erhöhte die Trifluridinkombination das mediane Gesamtüberleben im Vergleich zu Placebo (7,1 versus 5,3 Monate; Mayer et al. 2015). Die Nutzenbewertung von Trifluridin-Tipiracil beim metastasierten kolorektalen Karzinom ergab einen Anhaltspunkt für einen geringen Zusatznutzen (G-BA 2021t). Vor dem Einsatz von Trifluridin/Tipiracil ist keine DPD-Testung erforderlich. Das Verordnungsvolumen von Trifluridin/Tipiracil ist 2022 gegenüber 2021 um 4,6 % gestiegen und liegt nun bei 0,22 Mio. DDD. Die Jahrestherapiekosten wurden 2020 mit 43.985,80 € angegeben.

Oxaliplatin ist zugelassen Kombination mit einem Fluoropyrimidin (5-FU oder Capecitabin) zur adjuvanten Behandlung des operierten kolorektalen Karzinoms und des metastasierten KRK. FOLFOX/CAPOX in Kombination mit Cetuximab oder Panitumumab werden zur palliativen Erstbehandlung von Patienten mit RAS- und BRAF-Wildtyp empfohlen (van Cutsem et al. 2016), bei RAS-Mutation wird statt Cetuximab/Panitumumab der VEGF-Antikörper Bevacizumab eingesetzt. Das Verordnungsvolumen der 5 verfügbaren Oxaliplatin-Generika lag 2022 bei 1,4 Mio. DDD mit einem Anstieg von 13,9 % gegenüber 2021. Die Jahrestherapiekosten liegen laut G-BA bei 4.500 €.

Das Camptothecinderivat **Irinotecan** beim metastasierten KRK als Erstlinientherapie in Kombination mit 5-FU und Folinsäure (FOLFIRI) sowie mit (V)EGF-Antikörpern (Cetuximab, Bevacizumab) zugelassen und in gültigen

Leitlinien als Alternative zu FOLFOX empfohlen (Onkopedia 2022c; AWMF 2019b). Die zwei verfügbaren Irinotecan-Präparate haben 2022 Verordnungsvolumina von 0,43 Mio. DDD verzeichnet. Die Jahrestherapiekosten werden vom G-BA 2023 mit 17.000 € veranschlagt. Das **pegylierte nanoliposomale Irinotecan** (*Onivyde*) ist zugelassen zur Behandlung des metastasierten Adenokarzinoms des Pankreas in Kombination mit 5-Fluorouracil und Folinsäure bei erwachsenen Patienten, deren Erkrankung unter einer Gemcitabin-basierten Therapie fortgeschritten ist. Das Verordnungsvolumen ist 2022 gegenüber 2021 um 1,7 % zurückgegangen auf 0,11 Mio DDD. Bei Gabe alle 2 Wochen lägen die Jahrestherapiekosten bei 94.000 €.

Taxane sind antimikrotubuläre Wirkstoffe, die den Aufbau der Mikrotubuli fördern und deren Depolymerisation verhindern. Dadurch kommt es zu einer Störung der Mitose in proliferierenden Zellen mit einer Blockade am Übergang der Meta- zur Anaphase. Dosislimitierender Faktor der Taxane ist die Myelosuppression, als persistierende Hauptnebenwirkung verursachen sie in Abhängigkeit von der kumulativen Dosis eine periphere Neuropathie (PNP). Überempfindlichkeitsreaktionen treten ohne medikamentöse Prophylaxe bei 30 % und mit Prophylaxe bei ca. 1–3 % der Patienten auf.

Paclitaxel wird für ein breites Spektrum solider Tumoren eingesetzt, etwa beim Ösophaguskarzinom, dem nicht-kleinzelligen Lungenkarzinom, dem Urothelkarzinom oder dem Mammakarzinom. Das Verordnungsvolumen der 5 generischen Paclitaxel-Präparate lag 2022 bei 2,87, im Jahr 2021 bei 2,78 Mio. DDD.

Das Nanopartikel-Albumin-gebundene **(nab)-Paclitaxel** (*Abraxane*) ist für die Erstlinienbehandlung des metastasierten Pankreaskarzinoms in Kombination mit Gemcitabin zugelassen als Alternative zu FOLFIRINOX. In Kombination mit Carboplatin für die Erstlinienbehandlung des NSCLC führt es im Vergleich mit Paclitaxel zu einem vergleichbaren Gesamtüberleben. Zudem besteht eine Zulassung für die Behandlung des metastasierten Mammakarzinoms ab der zweiten Therapielinie bei Anthrazyklin-ungeeigneten Pat. (s. dort). Das Präparat hatte 2022 ein Verordnungsvolumen von 0,22 Mio DDD mit einem Rückgang gegenüber 2021 von 46,8 %.

Docetaxel ist zugelassen zur Behandlung des Kardia- und des Magenkarzinoms sowie für die Therapie des Mammakarzinoms, des NSCLC, des Prostatakarzinoms und der Kopf-Hals-Plattenepithelkarzinome (Montero et al. 2005). Obwohl die zytostatischen Wirkungen von Paclitaxel und Docetaxel sehr ähnlich sind, bestehen Unterschiede bezüglich der Kreuzresistenz, denn Docetaxel kann als Zweitlinienbehandlung auch bei Patienten mit Paclitaxel-resistenten Tumoren eingesetzt werden. Das Verordnungsvolumen der drei generischen Docetaxel-Präparate lag 2022 bei 0,77 Mio DDD gegenüber 1,1 im Jahr 2021 (−18,2 %).

Bevacizumab ist ein rekombinanter humanisierter Antikörper gegen den vaskulären endothelialen Wachstumsfaktor (VEGF), der zur Erstlinienbehandlung des metastasierten KRK in Kombination mit einer Fluoropyrimidin-basierten Chemotherapie (FOLFIRI, FOLFOX, CAPOX, CAPIRI) sowie für die Kombinationsbehandlung bei anderen fortgeschrittenen soliden Tumoren (Mammakarzinom, NSCLC, Nierenzellkarzinom, Ovarialkarzinom, Zervixkarzinom) zugelassen ist. Hauptsächliche Nebenwirkungen sind arterielle Hypertonie, Fatigue, Schwäche und abdominelle Beschwerden, zu den schweren Nebenwirkungen gehören Blutungen, Magen-Darm-Perforationen/Fisteln, Herzinsuffizienz und Thromboembolien. In einer Metaanalyse klinischer Studien wurde gezeigt, dass Bevacizumab bei der Erstlinienbehandlung des metastasierten KRK in Kombination mit FOLFOX oder FOLFIRI das progressionsfreie Überleben, aber nicht das Gesamtüberleben verlängert (Baraniskin et al. 2019). Das Originalpräparat *Avastin* ist zwar 2022 gegenüber 2021 weiter um 56,3 % im Verordnungsvolumen zurückgegangen, die drei verfügbaren Biosimilars haben aber Zuwächse von bis zu 850 %, so dass die DDD von 2,52 auf 2,75 Mio. weiter angestiegen sind. Die Jahrestherapiekosten wurden 2021 mit 38.259 € veranschlagt.

Aflibercept (*Zaltrap*) ist in Kombination mit FOLIFIRI zur Zweitlinientherapie metastasierter kolorektaler Karzinome nach Versagen einer oxaliplatinhaltigen Therapie zugelassen. Relevante Verordnungsvolumina wurden 2022 in dieser Indikation nicht verzeichnet. In einer weiteren (ophthalmologischen) Indikation ist es unter dem Handelsnamen *Eylea* zugelassen und hat dort 2022 mit 28,5 Mio. DDD exorbitante Verordnungsvolumina erzielt.

Ramucirumab (*Cyramza*) ist ein humaner monoklonaler VEGF-Rezeptor-2-Antagonist, der für die Zweitlinientherapie des fortgeschrittenen Adenokarzinoms des Magens und des gastroösophagealen Übergangs mit Tumorprogress nach vorausgegangener Platin- und Fluoropyrimidin-haltiger Chemotherapie zugelassen ist. Die Monotherapie und die Kombinationstherapie mit Paclitaxel verlängerten hier das Gesamtüberleben geringfügig (1,4 bzw. 2,2 Monate) und zeigen die typischen Nebenwirkungen einer Angiogenesehemmung. Die frühe Nutzenbewertung durch den G-BA ergab für beide Indikationen einen geringen Zusatznutzen. Seitdem wurde Ramucirumab für weitere Indikationen (metastasiertes kolorektales Karzinom, lokal fortgeschrittenes oder metastasiertes nicht-kleinzelliges Lungenkarzinom, fortgeschrittenes hepatozelluläres Karzinom) zugelassen. Die frühe Nutzenbewertung für das fortgeschrittene hepatozelluläre Karzinom ergab einen Beleg für einen geringen Zusatznutzen, weil Ramucirumab einen geringen Überlebensvorteil gegenüber Placebo zeigte (G-BA 2020e). Bei allen anderen Indikationen war ein Zusatznutzen nicht belegt. Das Verordnungsvolumen von Ramucirumab ist in Anbetracht der Indikationserweiterungen 2022 gegenüber 2021 um 4,9 % zurückgegangen und liegt nun bei 0,36 Mio. DDD. Die Jahrestherapiekosten wurden 2020 mit 56.850,15 € angegeben.

Der chimäre EGFR-Antikörper **Cetuximab** (*Erbitux*) ist zugelassen zur Behandlung des EGFR-exprimierenden metastasierten KRK mit Wildtyp-RAS-Gen in Kombination mit verschiedenen Chemotherapieprotokollen sowie des Plattenepithelkarzinoms im Kopf- und Halsbereich in Kombination mit Strahlentherapie oder platinbasierter Chemotherapie. Bei Erstlinienbehandlung metastasierter KRK mit Cetuximab in Kombination mit FOLFIRI wird das mediane Gesamtüberleben im Vergleich zu FOLFIRI allein verlängert (23,5 vs. 20,0 Monate; Van Cutsem et al. 2011). In Kombination mit FOLFOX war Cetuximab jedoch hinsichtlich einer Verbesserung des Gesamtüberlebens nicht besser wirksam als FOLFOX allein. In aktuellen Leitlinien sind Kombinationen von Cetuximab oder Panitumumab (siehe unten) mit FOLFOX- oder FOLFIRI die Erstbehandlungsoptionen für RAS- und BRAF-Wildtyp-Patienten. Das Verordnungsvolumen von Cetuximab ist 2022 gegenüber 2021 um 5,4 % angestiegen auf 0,33 Mio. DDD. Die Jahrestherapiekosten wurden 2020 mit 72.253 € angegeben.

Panitumumab (*Vectibix*) ist ein humaner monoklonaler EGFR-Antikörper, der zur Behandlung des metastasierten KRK mit nichtmutiertem RAS zugelassen in mehreren Therapiemodalitäten zugelassen ist. Bei Patienten mit RAS-Wildtyp-Tumoren wird eine Verlängerung des Gesamtüberlebens mit der Panitumumab-FOLFOX-4-Kombination im Vergleich zur alleinigen Chemotherapie mit FOLFOX-4 (26,0 vs. 20,2 Monate) erreicht (Douillard et al. 2013). Das Verordnungsvolumen von Panitumumab ist 2022 gegenüber 2021 um 2,1 % angestiegen und liegt bei 0,33 Mio. DDD. Die Jahrestherapiekosten lagen 2022 bei 79.785,09 €.

Trastuzumab deruxtecan (*Enhertu*) ist als Wirkstoffkonjugat neben seinem Haupteinsatzgebiet beim Mammakarzinom auch zugelassen als Monotherapie zur Behandlung von erwachsenen Patienten mit fortgeschrittenem HER2-positivem Adenokarzinom des Magens oder des gastro-ösophagealen Übergangs, die bereits ein vorhergehendes Trastuzumab-basiertes Therapieschema erhalten haben. Im randomisierten Vergleich mit einer Chemotherapie wurden hier bei 187 Pat. Ansprechraten von 51 % vs. 14 % und ein medianes Gesamtüberleben von 12,5 vs. 8,4 Monaten beobachtet (Shitara et al. 2020). Als besondere Nebenwirkung wird eine interstitielle Lungenentzündung (Pneumonitis) beschrieben, die bei 6 bis 24 % der mit Trastuzumab deruxtecan behandelten Pat. auftritt. Das Präparat erzielte 2022 ein Verordnungsvolumen von 1,5 Mio. DDD, die Jahrestherapiekosten liegen laut G-BA bei 151.000 €.

Sorafenib ist ein multimodaler Proteinkinaseinhibitor, der zur oralen Behandlung des Leberzellkarzinoms, für die Zweitlinientherapie des fortgeschrittenen Nierenzellkarzinoms nach Versagen einer Zytokin-basierten Therapie sowie des metastasierten, differenzierten, Jod-refraktären Schilddrüsenkarzinoms zugelassen ist. Sein Nebenwirkungsspektrum ist infolge der Hemmung zahlreicher Tyrosinkinasen sehr breit, wobei im Vordergrund Fatigue, gastrointestinale Beschwerden (Durchfall, Obstipation, Übelkeit, Erbrechen), Schleimhautentzündungen, Hautausschläge und das Hand-Fuß-Syndrom stehen. Das Sorafenib-Verordnungsvolumen ist 2022 unter die Relevanzschwelle zur Erfassung zurückgegangen.

Nivolumab, Pembrolizumab, Atezolizumab, Durvalumab und Tremelimumab: siehe Abschnitt Lungenkarzinome.

5.4.4 Nierenzellkarzinom

Als wichtige Neuerung beim Nierenzellkarzinom (RCC) ist die adjuvante Therapie mit dem PD1-gerichteten Immuncheckpointinhibitor Pembrolizumab nach partieller oder radikaler Nephrektomie bei lokal begrenzten sowie auch bei oligometastasierten Erkrankungen (nach Metastasenresektion) hervorzuheben. Bei 994 Pat. in der Phase III-Studie KEYNOTE-564 wurde ein signifikant besseres krankheitsfreies Überleben nach 30 Monaten (75,2 % vs. 65,5 %) beobachtet (Powles et al. 2022). Die Kaplan-Meier-Kurve für das Gesamtüberleben zeigt eine Verbesserung durch die adjuvante Pembrolizumab-Therapie mit einer Hazard Ratio von 0,58 (0,31–0,86), aber die endgültige Analyse des Gesamtüberlebens steht noch aus. Pembrolizumab ist in dieser Indikation zugelassen. Für die Erst- und Zweitlinientherapie des fortgeschrittenen oder metastasierten RCC werden heute vor allem Tyrosinkinaseinhibitoren (TKI; Cabozantinib, Sunitinib, Sorafenib, Pazopanib, Axitinib), mTOR-Inhibitoren (Temsirolimus, Everolimus), VEGF-Inhibitoren (Bevacizumab, evtl. plus Interferon) und PD1-Antikörper (Pembrolizumab, Nivolumab) oder PD-L1 Antikörper (Avelumab) eingesetzt. Das Gesamtüberleben der betroffenen Patienten ist darunter auch in umfangreichen studienübergreifenden Analysen im Vergleich zur Prognose vor 10 Jahren deutlich verbessert worden (Chakiryan et al. 2021). Als Primärtherapie wird in Leitlinien (AWMF 2021b; NCCN 2023b; Onkopedia 2022c) für alle Risikogruppen eine Kombination aus Pembrolizumab + Axitinib (Rini et al. 2019), Pembrolizumab + Lenvatinib (Motzer et al. 2021), Nivolumab + Cabozantinib (Choueiri et al. 2021) oder Avelumab + Axitinib (Motzer et al. 2019) empfohlen. Die Kombination Pembrolizumab + Lenvatinib wurde 2021 neu für die Erstlinienbehandlung zugelassen. Im randomisierten Vergleich zum früheren Standard Sunitinib hat die Kombination aus Pembrolizumab + Axitinib bei 861 Patienten einen signifikanten Überlebensvorteil (Median 45,7 vs. 40,1 Mo.) gezeigt (Powles et al. 2020; Plimack et al. 2023). Der G-BA hat dieser Kombination im Vergleich zur Monotherapie mit Sunitinib einen beträchtlichen Zusatznutzen bescheinigt (G-BA 2020f). Die Studienergebnisse der letzten Jahre beziehen sich überwiegend auf klarzellige RCC, welche bis zu 80 % der RCC repräsentieren, und sind weniger fundiert für die diverse Gruppe der nicht-klarzelligen RCC (Barthélémy et al. 2021). Für die Zweitlinientherapie wird der Einsatz eines zuvor nicht verabreichten TKI wie Cabozantinib empfohlen, während mTOR-Inhibitoren wie Everolimus oder Temsirolimus sowie hochdosiertes Interferon-alpha nur in individuellen Indikationen eingesetzt werden (AWMF 2021b; NCCN 2023b; Onkopedia 2022c).

Sunitinib (*Sutent*) ist als multimodaler TKI für die Erstlinientherapie von fortgeschrittenen/metastasierten RCC zugelassen und verbesserte das Gesamtüberleben im Vergleich zu Interferon-alpha von 21,8 auf 26,4 Monate (Motzer et al. 2009). Es gehört nach wie vor zur Standardtherapie für diese Indikation, wenn die o. g. Erstlinientherapie nicht gegeben werden kann (AWMF 2021b; NCCN 2023b). Ein randomisierter Vergleich zwischen Sunitinib/Checkpointinhibitor und Axitinib/Checkpointinhibitor existiert nicht. Es ist anzunehmen, dass diese beiden Kombinationen hinsichtlich des Gesamtüberlebens keinen signifikanten Unterschied zeigen (Hofmann et al. 2020). Es besteht für Sunitinib zudem eine Zulassung zur Behandlung gastrointestinaler Stromatumoren (GIST) und pankreatischer neuroendokriner Tumoren. Die Jahrestherapiekosten liegen laut G-BA 2020 bei 55.000 €. Das Verordnungsvolumen von Sunitinib ist 2022 unter die Relevanzschwelle zur Erfassung gesunken.

Sorafenib s. Abschnitt „Gastrointestinale Tumoren".

Ein weiterer multimodaler TKI beim fortgeschrittenen RCC ist **Pazopanib** (*Votrient*), das in einer placebokontrollierten Studie als Erstlinientherapie oder an Zytokin-vorbehandelten Patienten eine deutliche Verlängerung des progressionsfreien Überlebens zeigte (11,1 vs. 2,8 Monate). Der direkte Vergleich mit Sunitinib ergab keine Unterschiede im Gesamtüberleben, aber Vorteile für Pazopanib bei Verträglichkeit und Lebensqualität (Motzer et al. 2013a). Das Arzneimittel ist zugelassen zur Erst- und Zweitlinientherapie des RCC sowie zur Behandlung von Patienten mit speziellen Subtypen von Weichteilsarkomen. Die Jahrestherapiekosten wurden 2020 vom G-BA mit 54.000 € angegeben. Das Verordnungsvolumen von Pazopanib ist 2022 gegenüber 2021 weiter um 14,8 % zurückgegangen auf 0,17 Mio. DDD.

Cabozantinib (*Cabometyx*), ein weiterer multimodaler TKI, ist als Monotherapie oder in Kombination mit Nivolumab zur Erstlinientherapie sowie als Monotherapie zur Zweitlinientherapie nach Versagen einer VEGF-gerichteten Therapie beim Nierenzellkarzinom zugelassen. Daneben besteht eine Zulassung zur Behandlung des Radiojod-refraktären differenzierten Schilddrüsenkarzinoms sowie zur Behandlung des Leberzellkarzinoms nach Vorbehandlung mit Sorafenib. Im randomisierten Vergleich mit Sunitinib in der Erstlinientherapie des RCC mit intermediärem oder ungünstigen Risikoprofil wurde das mediane Überleben durch Cabozantinib von 21,2 auf 26,6 Monate verlängert, was bei einer Patientenzahl von 79 vs. 78 nicht signifikant war (Choueiri et al. 2018). Die Nutzenbewertung durch den G-BA ergab keinen belegbaren Zusatznutzen im Vergleich zu Sunitinib, Pazopanib oder Temsirolimus (G-BA 2019f). In einer randomisierten Phase III-Studie bei 658 Patienten mit Therapieversagen unter einem Erstlinien-TKI führte Cabozantinib im Vergleich mit Everolimus an 658 Patienten zu einer Verlängerung des Gesamtüberlebens auf 21,4 vs. 16,5 Monate (Choueiri et al. 2016). Die Nutzenbewertung von Cabozantinib zur Behandlung des fortgeschrittenen RCC ergab jedoch nur einen geringen Zusatznutzen, weil es im Vergleich zu Everolimus eine Zunahme schwerer unerwünschter Ereignisse zeigte. In der Indikation Monotherapie des Leberzellkarzinoms erhielt Cabozantinib trotz eines positiven Effekts auf das Gesamtüberleben wegen negativer Effekte (schwere Nebenwirkungen, fehlende Daten zur Lebensqualität) nur einen geringen Zusatznutzen. Das Präparat wurde 2022 mit einem Zuwachs von 5,9 % gegenüber 2021 in einem Verordnungsvolumen von 0,28 Mio. DDD eingesetzt.

Axitinib (*Inlyta*) ist ein Inhibitor der VEGF-Rezeptoren 1–3 und ist als Monotherapeutikum zugelassen für die Behandlung des RCC nach Versagen von Sunitinib oder einem anderen TKI. In Kombination mit Pembrolizumab ist Axitinib zur RCC-Erstlinientherapie zugelassen, basierend auf den Ergebnissen der Studie Keynote-426. Hier wurde (trotz eines Wechsels von Sunitinib auf ein anderes Therapieregime wegen Therapieversagens bei 73 %

der Patienten) eine mediane Überlebensverlängerung von 5,6 Monaten durch die Kombinationstherapie erzielt (Rini et al. 2019, Plimack et al. 2023). Als eine der häufigsten Nebenwirkungen wurde eine teils schwergradige arterielle Hypertonie bei 45 % der Patienten in beiden Therapiearmen dokumentiert (Rini et al. 2019). Die Jahrestherapiekosten liegen laut G-BA 2022 bei 47.000 €. Das Verordnungsvolumen von Axitinib ist 2022 im Vergleich zu 2021 um 3,1 % auf nunmehr 0,38 Mio. DDD angestiegen.

Der VEGF-Inhibitor **Tivozanib** (*Fotivda*) ist zugelassen zur Erstlinientherapie des RCC. Im randomisierten Vergleich mit Sorafenib zur Dritt- oder Viertlinientherapie bei 350 Pat. wurde das mediane progressionsfreie Überleben signifikant von 3,9 auf 5,6 Monate verbessert, das Gesamtüberleben jedoch nicht (Rini et al. 2020). Auch in der Erstlinientherapie zeigte sich eine knapp signifikante Verbesserung des progressionsfreien Überlebens gegenüber Sorafenib von 9,1 auf 11,9 Monate ohne Verbesserung des Gesamtüberlebens (Motzer et al. 2013b). Die Jahrestherapiekosten wurden 2018 vom G-BA mit 56.000 € veranschlagt. Das Verordnungsvolumen lag 2022 unterhalb der Relevanzschwelle zur Erfassung.

Lenvatinib (*Lenvima* und *Kisplyx*) ist ein Inhibitor der VEGF-Rezeptoren 1–3 sowie FGFR 1–4, PDGFR α, RET, und KIT. *Kisplyx* ist in Kombination mit Pembrolizumab zur Erstlinienbehandlung und in Kombination mit Everolimus ab der zweiten Therapielinie zugelassen beim fortgeschrittenen RCC. *Lenvima* ist als Monotherapeutikum zur Erstlinienbehandlung hepatozellulärer Karzinome und differenzierter Schilddrüsenkarzinome sowie in Kombination mit Pembrolizumab zur Therapie fortgeschrittener oder rezidivierter Endometriumkarzinome nach platinbasierter Vorbehandlung zugelassen. Im Vergleich zu anderen Kombinationstherapie wie Pembrolizumab + Axitinib wurde der Kombination Pembrolizumab + Lenvatinib zur Therapie des RCC im Nutzenbewertungsverfahren vom G-BA kein Zusatznutzen bescheinigt (G-BA 2022j). Im randomisierten Vergleich zu Sunitinib wurde unter dieser Kombination eine Verbesserung des progressionsfreien und des Gesamtüberlebens (Motzer et al. 2021) bei einer schlechteren gesundheitsbezogenen Lebensqualität (Motzer et al. 2022) festgestellt. Das Verordnungsvolumen von Lenvatinib ist 2022 im Vergleich zu 2021 um 23,6 % (*Lenvima*) bzw. 137 % (*Kisplyx*) gestiegen auf 0,27 Mio. DDD. Die Jahrestherapiekosten wurden 2022 vom G-BA mit 34.000 € angegeben.

Everolimus (*Afinitor*; *Everolimus ratiopharm*; *Everolimus Mylan*) ist ein Inhibitor von mTOR (mammalian target of rapamycin), der zur Zweitlinientherapie des fortgeschrittenen RCC nach Versagen einer Anti-VEGF-Therapie zugelassen wurde. Es ist außerdem zugelassen (in Kombination mit Exemestan) zur Behandlung des hormonrezeptorpositiven Mammakarzinoms nach Versagen einer Behandlung mit einem nicht-steroidalen Aromataseinhibitor sowie zur Behandlung inoperabler und nicht endokrin aktiver neuroendokriner Tumoren. Das Verordnungsvolumen der genannten Arzneimittel mit Everolimus für 2022 liegt unterhalb der Relevanzschwelle zur Erfassung.

Temsirolimus (*Torisel*) ist ebenfalls ein mTOR-Inhibitor, der für die Erstlinienbehandlung des RCC mit ungünstigem Risikoprofil zugelassen ist. Im randomisierten Vergleich mit Interferon-alpha zeigte sich ein Überlebensvorteil (7,3 versus 10,9 Monate), der durch die Kombination von Temsirolimus mit IFN-alpha nicht weiter verbessert wurde (Hudes et al. 2007). Für die Therapie des RCC wird Temsirolimus heute nur noch in wenigen Ausnahmeindikationen in Betracht gezogen. Obwohl mit der Therapie rezidivierter Mantelzelllymphome noch eine weitere Zulassung für Temsirolimus besteht, ist es für die Verordnungsvolumina von Onkologika 2022 nicht mehr relevant.

Avelumab (*Bavencio*) ist ein gegen PD-L1 gerichteter Antikörper (Immuncheckpointinhibitor), der in Kombination mit Axitinib ist zur Erstlinientherapie bei Pat. mit fortgeschrittenem Nierenzellkarzinom sowie als Monotherapie zur Behandlung des metastasierten Merkelzellkarzinoms und als Monotherapie in der Erstlinienerhaltungstherapie bei lokal fortgeschrittenem oder metastasiertem Urothelkarzinom nach Ansprechen auf einer platinbasierten Chemotherapie zugelassen ist. Bei RCC führte die Kombination mit Axitinib gegenüber Sunitinib zu einer höheren Ansprechrate (51,4 % vs. 25,7 %) und einer Verlängerung des progressionsfreien Überlebens (13,8 vs. 8,4 Monate; Choueiri et al. 2020). Eine endgültige Analyse des medianen Gesamtüberlebens liegt weiterhin nicht vor (Stand August 2023). Das Verordnungsvolumen ist 2022 gegenüber 2021 um 40,3 % angestiegen auf nunmehr 0,23 Mio. DDD, die Jahrestherapiekosten werden vom G-BA für Avelumab auf 82.000 € und für die Kombination mit Axitinib auf 129.000 € beziffert.

Weitere Immuntherapeutika (Nivolumab, Pembrolizumab, Ipilimumab): s. Abschnitt Lungenkarzinome.

5.4.5 Ovarialkarzinom

Bei epithelialen Ovarialkarzinomen besteht der kurative Therapieansatz in einer R0-Resektion, bei lokal fortgeschrittenen Erkrankungen, ggf. nach einer neoadjuvanten platinbasierten Chemotherapie. Bei Patientinnen mit lokal fortgeschrittenem Ovarialkarzinom (jenseits Stadium IA Grad 1) wird eine solche platinbasierte Chemotherapie (in der Regel Carboplatin und Paclitaxel) als adjuvante systemische Therapie empfohlen. Ab dem Stadium FIGO III high-grade wird eine Kombination dieser Chemotherapie mit dem VEGF-Antagonisten Bevacizumab empfohlen (NCCN 2022a; Onkopedia 2022d; Onkopedia 2023c; AWMF 2022c). Hinsichtlich des progressionsfreien Überlebens hat sich eine anschließende Erhaltungstherapie mit einem Poly-ADP-Ribose-Polymerase (PARP)-Inhibitor, in erster Linie Olaparib, als vorteilhaft erwiesen. Eine Verbesserung des Gesamtüberlebens ist jedoch durch diese Erhaltungstherapie bislang nicht erreicht worden (Ledermann et al. 2016). Wegen der besonderen Wirksamkeit solcher PARP-Inhibitoren bei BRCA-mutierten Tumoren konnte bei Ovarialkarzinomen mit nachgewiesener BRCA-Mutation eine Verbesserung des Gesamtüberlebens durch eine Erhaltungstherapie mit einem PARP-Inhibitor wie Olaparib nachgewiesen werden (Pujade-Lauraine et al. 2017). Im Rezidiv wird erneut Carboplatin/Paclitaxel (alternativ Gemcitabin oder liposomales Doxorubicin statt Paclitaxel) verabreicht, wenn die rezidivfreie Zeit zuvor mehr als 6 Monate betragen hat. Bei Rezidiv oder Progress innerhalb 6 Monaten nach platinhaltiger Therapie erfolgt eine Zweitlinientherapie, in der Regel als Monotherapie mit pegyliertem liposomalem Doxorubicin, Gemcitabin, Topotecan oder oralem Treosulfan. Die aktuelle Onkopedia-Leitlinie empfiehlt nach erfolgreicher platinbasierter Primärtherapie eine Erhaltungstherapie mit Niraparib unabhängig vom BRCA-Mutationsstatus oder Olaparib (bei Vorliegen einer somatischen oder Keimbahn-BRCA-Mutation). Bei Rezidiv nach erfolgreicher platinbasierter Therapie wird die Gabe eines PARP-Inhibitors unabhängig vom BRCA-Mutationsstatus empfohlen, sofern nicht zuvor schon eine Behandlung mit einem PARP-Inhibitor erfolgt war (Tew et al. 2020).

Olaparib (*Lynparza*) ist der erste PARP-Inhibitor, der für die Erhaltungstherapie von Patientinnen mit einem platinsensitiven Rezidiv eines Ovarialkarzinoms, Eileiterkarzinoms oder primären Peritonealkarzinoms zugelassen ist. Gegenüber Placebo verlängert es bei nicht selektierten Patientinnen das progressionsfreie Überleben (11,2 vs. 4,3 Monate), nicht aber das Gesamtüberleben (34,9 vs. 31,9 Monate; Ledermann et al. 2016). Bei Vorliegen einer BRCA-Keimbahnmutation wird auch eine Verlängerung des Gesamtüberlebens erreicht (Pujade-Lauraine et al. 2017). Das Ausmaß des Zusatznutzens war nach der Bewertung des G-BA nicht quantifizierbar, da der medizinische Zusatznutzen von Orphan-Arzneimitteln durch die Zulassung als belegt gilt. Mittlerweile erhielt Olaparib weitere Zulassungen für die Therapie beim Mammakarzinom mit BRCA 1-/2-Mutation, das Prostatakarzinom und das BRCA-mutierte Pankreaskarzinom. Die Nutzenbewertung ergab für das Mammakarzinom wegen der besseren Verträglichkeit einen geringen Zusatznutzen, nicht aber für Ovarialkarzinom, Eileiterkarzinom oder primäres Peritonealkarzinom. Das Verordnungsvolumen ist 2022 gegenüber 2021 um weitere 21,5 % auf nunmehr 0,86 Mio. DDD angestiegen. Die Jahrestherapiekosten liegen nach G-BA-Angaben 2023 bei 58.000 €.

Niraparib (*Zejula*) ist ein weiterer PARP-Inhibitor, der für die Erhaltungstherapie bei Pat. mit rezidiviertem Ovarial-, Peritoenal- oder Tubenkarzinom zugelassen ist. Die zulassungsrelevante Studie war eine placebokontrollierte Phase-3-Studie an 553 Pat. mit platinsensitivem Ovarialkarzinom, Tubenkarzinom oder primärem Peritonealkarzinom, die zuvor mindestens zwei platinbasierte Behandlungen mit partiellem oder komplettem Ansprechen erhalten hatten und in über 50 % eine BRCA-Mutation in der Keimbahn oder im Tumor aufwiesen (Mirza et al. 2016). Niraparib verlängerte das progressionsfreie Überleben bei Patientinnen mit einer BRCA-Mutation im Vergleich zu Placebo (21,0 vs. 5,5 Monate) und ohne BRCA-Mutation (12,9 vs. 3,8 Monate), verbesserte aber nicht das Gesamtüberleben. Der G-BA hat keinen Zusatznutzen von Niraparib im Vergleich zu einer Erhaltungstherapie mit Bevacizumab festgestellt (G-BA 2021u). Das Verordnungsvolumen lag 2022 bei 0,21 Mio. DDD, der Anstieg gegenüber 2021 betrug 21,5 %. Die Jahrestherapiekosten liegen laut G-BA bei 81.000 €.

Rucaparib (*Rubraca*) ist ein weiterer PARP-Inhibitor, der zur Erhaltungstherapie nach gutem Ansprechen auf eine platinbasierte Chemotherapie sowie zur Drittlinientherapie bei nachgewiesener BRCA-Mutation zugelassen ist. Der G-BA hat Rucaparib zur Erhaltungstherapie im Vergleich zu Olaparib oder abwartendem Verhalten keinen Zusatznutzen zugebilligt (G-BA 2019g). Gleiches gilt für die Drittlinientherapie im Vergleich zu Topotecan oder liposomalem Doxorubicin (G-BA 2019h). Nachdem eine Interimsanalyse der „ARIEL4-Studie" zum Vergleich von Rucaparib gegen eine Chemotherapie in der Drittlinie einen signifikanten Überlebensnachteil für Rucaparib ergeben hat, veröffentlichte die EMA im April 2022 einen entsprechenden Warnhinweis (EMA 2022), und Anfang Mai 2022 wurde ein Rote-Hand-Brief zum Einsatz von Rucaparib in dieser Indikation herausgegeben. Die Jahrestherapiekosten wurden 2019 vom G-BA mit 106.000 € beziffert. Verordnungsvolumina für Rucaparib lagen 2022 unterhalb der Relevanzschwelle zur Erfassung.

Bei Patientinnen mit fortgeschrittenem Ovarialkarzinom erhöht **Bevacizumab** in Kombination mit der Standardchemotherapie das progressionsfreie Überleben bei Erst- und Zweitlinientherapie, nicht jedoch das Gesamtüberleben (Tewari et al. 2019). Zu Verordnungsvolumina und Kosten siehe Abschnitt „Gastrointestinale Tumoren".

Pegyliertes liposomales Doxorubicin (*Caelyx*) gehört zur Wirkstoffklasse der Anthrazykline, wobei es eine geringere Kardiotoxizität als Doxorubicin aufweist. Es wird beim rezidivierten Ovarialkarzinom als Monotherapie oder in Kombination mit Trabectedin eingesetzt. Dabei werden Ansprechraten von 15–20 % (vergleichbar mit Topotecan) beobachtet. Das Präparat ist auch zur Behandlung beim Mammakarzinom, beim multiplen Myelom und beim AIDS-assoziierten Kaposi-Sarkom zugelassen und erzielte 2022 ein Verordnungsvolumen von 0,22 Mio. DDD mit einem Rückgang um 16,4 % gegenüber 2021. Die Jahrestherapiekosten wurden 2023 vom G-BA mit 37.000 € beziffert.

Trabectedin (*Yondelis*) ist ein synthetisches Alkaloid, das in Kombination mit pegyliertem liposomalem Doxorubicin bei rezidiviertem platinsensiblen Ovarialkarzinom zugelassen ist. Die Ansprechraten liegen bei ca. 28 %, das mediane PFS bei ca. 8 Monaten. Die Jahrestherapiekosten wurden im AVR 2008 mit 125.000 € angegeben. Die Kombination ist nicht wirksamer als eine Kombination von PLD mit Carboplatin bei ungünstigerem Nebenwirkungsprofil. Das Verordnungsvolumen lag 2022 unterhalb der Relevanzschwelle zur Erfassung.

5.4.6 Mammakarzinom

In der medikamentösen Therapie des Mammakarzinoms wird heute unterschieden zwischen der systemischen (neo-)adjuvanten Therapie, die als endokrine, Chemo- und/oder Antikörpertherapie erfolgt, und der systemischen Therapie des metastasierten Mammakarzinoms (AWMF 2021c; Übersicht bei Waks und Winer 2019) bei Vorliegen von Fernmetastasen. Entscheidend hierfür sind neben Tumorgröße, Lymphknotenstatus und Grading vor allem die molekularen Subtypen, die eine immunhistochemische Untersuchung folgender Parameter erfordert: Östrogen-/Progesteron-Rezeptoren (ER/PgR) und epidermaler Wachstumsfaktor Rezeptor HER2/neu (human epidermal growth factor receptor 2 – offizieller Name heute: ERBB2). Bei Fehlen dieser 3 Marker (ER, PgR und HER2/neu) liegt ein sog. triple-negatives Mammakarzinom vor. Mehr als 90 % der Mammakarzinome sind zum Zeitpunkt der Diagnose lokal begrenzt, und Therapieziele sind operative Entfernung des Tumors sowie Vermeidung eines Rezidivs. Beim triple-negativen Mammakarzinom treten Rezidive häufiger auf als bei den beiden zuvor genannten (ER+/PgR+ bzw. HER2/neu) Subtypen.

Die systemische Therapie des nicht-metastasierten Mammakarzinoms ist abhängig vom Subtyp. Während Patientinnen mit Hormonrezeptor-positivem Mammakarzinom (ER+/PgR+) eine antihormonelle Therapie erhalten und nur selten Chemotherapie benötigen, werden Patientinnen mit HER2/neu-positivem Mammakarzinom mit Antikörpern gegen HER2/neu (Trastuzumab, Pertuzumab) kombiniert mit Chemotherapie (z. B. Taxane, Platinverbindungen, Anthrazykline) und ggf. bei positivem Hormonrezeptorstatus Antiöstrogenen bzw. Aromatasehemmern behandelt. Aufgrund der meist ungünstigen Prognose des triple-negativen Mammakarzinoms erhalten alle Patientinnen mit diesem Subtyp und einem Tumor >5 mm eine Chemotherapie (z. B. Anthrazykline in Kombination mit Cyclophosphamid und/oder Taxanen). Die medikamentöse Therapie des metastasierten Mammakarzinoms hat als wesentliche Ziele die Verlängerung der Lebenszeit und Linderung krankheitsbedingter Symptome. Sie orientiert sich am Subtyp des Mammakarzinoms (Übersicht bei Waks und Winer 2019; Harbeck et al. 2019; AWMF 2021c). Initial werden beim Hormonrezeptor-positiven Mammakarzinom vor allem Aromatasehemmer plus CDK 4/6-Inhibitoren empfohlen, nicht jedoch eine Kombination von Chemo- und endokriner Therapie (AWMF 2021c). Beim metastasierten HER2/neu-positiven Mammakarzinom sollten in der Erstlinientherapie eine duale Blockade mit Trastuzumab und Pertuzumab und einem Taxan eingesetzt werden bzw. bei Positivität der Hormonrezeptoren auch eine Kombination von Antikörpern mit endokriner Therapie oder Trastzumab Emtansin (AWMF 2021c; Denkert et al. 2022). Beim triple-negativen Mammakarzinom wird zunächst eine Monochemotherapie empfohlen mit Taxanen, Platinverbindungen oder Anthrazyklinen und als Zweitlinientherapie mit Capecitabin, Eribulin, Vinorelbin, Gemcitabin oder bei Vorliegen einer BRCA 1/2 Mutation mit Olaparib oder Talazoparib (Übersicht bei Waks und Winer 2019).

Die adjuvante Standardtherapie des Mammakarzinoms ist bei prä- und perimenopausalen Patientinnen mit positivem Hormonrezeptorstatus und negativem HER2/neu-Status weiterhin die endokrine Therapie, die ggf. kombiniert mit einer zielgerichteten Therapie angeboten wird. Die rein endokrine Monotherapie ist nicht indiziert bei Patientinnen, bei denen die Indikation für eine schnelle Remission zur Vermeidung ausgeprägter Symptome des betroffenen Organs besteht. Adjuvante endokrine Therapien wie Tamoxifen und Aromatasehemmer reduzieren signifikant die Wahrscheinlichkeit eines Rezidivs um ca. 40 % und die Wahrscheinlichkeit des Versterbens um ca. 30 % (AWMF 2021c). Für prä- oder perimenopausale Patientinnen wird **Tamoxifen** als Mittel der Wahl für eine Dauer von mindestens 5 Jahren empfohlen. Abhängig vom Rezidivrisiko und vom Wunsch der Patientin soll die antiöstrogene Therapie über 5 Jahre hinaus bis insgesamt 10 Jahre bzw. bis zum Rezidiv erfolgen. Diese Leitlinienempfehlung basiert auf neueren Langzeitdaten, die eine weitere Senkung der Mortalität durch eine Verlängerung der Tamoxifentherapie auf 10 Jahre gezeigt haben. Bei hohem Rezidivrisiko und prämenopausaler Situation nach adjuvanter Chemotherapie soll eine Ovarialsuppression (Gonadorelinanaloga, bilaterale Ovarektomie) zusätzlich zu Tamoxifen oder einem Aromatasehemmer erwogen werden. Postmenopausale Patientinnen, die zuvor 5 Jahre mit Tamoxifen behandelt wurden, sollte die Wahl einer über 5 Jahre fortgesetzten Therapie mit Tamoxifen oder ein Wechsel zu einem Aromatasehemmer angeboten werden. Nach Metastasierung sollte bei postmenopausalen Patientinnen zunächst ein Aromatasehemmer eingesetzt werden, wenn adjuvant ausschließlich Tamoxifen eingesetzt wurde (AWMF 2021c). Die Verordnungen von Tamoxifen waren 2022 mit 39,6 Mio. DDD gering rückläufig gegenüber denen von 2021. Auffällig 2022 war die deutliche Zunahme der Verordnungen des Präparats Nolvadex (◘ Tab. 5.10).

Hormonantagonisten Als Hormonantagonisten werden in diesem Abschnitt Gonadorelinanaloga, Antiöstrogene (Tamoxifen, Fulvestrant), Aromatasehemmer, Antiandrogene (Bicalutamid, Flutamid, Enzalutamid, Apalutamid) und ein Androgensynthesehemmer (Abirateronacetat) für onkologische Indikationen dargestellt (vgl. ▶ Abschn. 5.4.7). Weitere Gonadorelinanaloga für gynäkologische Indikationen finden sich im Kapitel Hypophysen- und Hypothalamushormone (▶ Kap. 39). Das Verordnungsvolumen der Hormonantagonisten für die endokrine Therapie übertrifft mit 171,0 Mio. DDD deutlich alle anderen Arzneimittelgruppen der Onkologika und umfasst wie im Jahr 2020 etwa 63 % aller onkologischen Verordnungen (◘ Tab. 5.1). Die beiden wesentlichen Indikationen der Hormonantagonisten sind das Prostatakarzinom und das Mammakarzinom, an denen sich die Verordnungsanalyse orientiert.

Fulvestrant ist der erste rein steroidale Östrogenrezeptorantagonist ohne die agonistische Restaktivität von Tamoxifen. Trotz seiner pharmakologischen Vorteile hatte Fulvestrant bei postmenopausalen Patientinnen mit fortgeschrittenem oder metastasiertem Mammakarzinom keinen klinischen Zusatznutzen im direkten Vergleich mit Tamoxifen (Howell et al. 2004) oder mit Anastrozol bei eingetretener Tamoxifenresistenz (Howell et al. 2002; Osborne et al. 2002). Seit 2009 ist Fulvestrant in einer doppelt so hohen Dosis (500 mg/Monat) wie bisher zugelassen, die aber gegenüber der 250 mg-Dosis das Gesamtüberleben nur wenig erhöhte (26,4 versus 22,5 Monate; Di Leo et al. 2014). Die Erstlinientherapie mit Fulvestrant (500 mg) oder Anastrozol (1 mg) zeigte in einer Phase-2-Studie an 205 postmenopausalen Patientinnen mit fortgeschrittenem Hormonrezeptor-positivem Mammakarzinom zunächst nur eine ähnliche klinische Wirksamkeit (objektives Ansprechen plus stabiler Krankheitsverlauf) von 72,5 % versus 67,0 % (Robertson et al. 2009). Eine spätere Auswertung des medianen Gesamtüberlebens ergab einen geringen Vorteil für Fulvestrant (54,1 versus 48,4 Monate) (Ellis et al. 2015). Auch in einem Cochrane-Review (9 Studien, 4.514 Frauen) war Fulvestrant (250 mg) für die Behandlung des fortgeschrittenen hormonsensitiven Mammakarzinoms bei postmenopausalen Patientinnen ähnlich wirksam wie die anderen drei endokrinen Standardtherapien. Nur in einer der 9 Studien wurde Fulvestrant in der neuen Standarddosis (500 mg) verglichen mit Anastrozol und zeigte Überlegenheit in Bezug auf die Zeit bis zur Progression und das Überleben (Übersicht bei Lee et al. 2017). Ein Vorteil für Kombinationstherapien von Fulvestrant plus andere endokrine Therapie war nicht nachweisbar. Die Verordnungen von Fulvestrant haben 2022 gegenüber 2021 erneut um knapp 10 % abgenommen (◘ Tab. 5.10). Überwiegend werden heute Generika verordnet, die aber auch weiterhin – trotz deutlicher Preisreduktion in 2021 – relativ hohe DDD-Kosten (8–27 €; durchschnittlich 12 €) haben, während in den Niederlanden die Tagestherapiekosten (9,33 €) deutlich niedriger liegen.

Aromatasehemmer wurden auch 2022 häufiger als Tamoxifen verordnet und zeigen ähnlich wie in 2021 auch 2022 einen Verordnungszuwachs von 8,6 % (◘ Tab. 5.11). Sie galten in den vergangenen Jahren als Standard der adjuvanten Therapie in der Postmenopause, da eine direkte Vergleichsstudie von Anastrozol und Tamoxifen bei postmenopausalen Patientinnen in der adjuvanten Situation Vorteile für den Aromatasehemmer Anastrozol gezeigt hatte. Die 10-Jahresergebnisse dieser Studie haben bestätigt, dass Anastrozol das krankheitsfreie Überleben verbessert und die Zahl der Rezidive vermindert. Unterschiede im Gesamtüberleben bestehen aber nicht (Goss et al. 2016). Die adjuvante endokrine Therapie für postmenopausale Patientinnen mit einem hormonrezeptorpositiven Mammakarzinom sollte daher einen Aromatasehemmer enthalten (AWMF 2021c).

Beim fortgeschrittenen Mammakarzinom war bisher eine Chemotherapie die erste Therapieoption. Mit der Einführung von Hemmstoffen (Palbociclib, Ribociclib) der Cyclinabhängigen Kinasen 4 und 6 (CDK4/6) stehen jetzt erstmals Wirkstoffe für eine weitere medikamentöse Behandlung vor einer Chemotherapie zur Verfügung, die bereits als neuer Standard in der Erstlinientherapie von Patientinnen mit fortgeschrittenem bzw. metastasiertem Hormonrezeptor-positivem Mammakarzinom gesehen werden (Übersicht bei Rugo 2019).

CDK4/6-Inhibitoren blockieren die Cyclin-abhängigen Kinasen 4 und 6, die beim Östrogenrezeptor-positiven Mammakarzinom infolge einer Überexpression von Cyclin D1 häufig verstärkt aktiviert werden und zu einer unkontrollierten Proliferation sowie einer Resistenzentwicklung gegen die endokrine Therapie des Mammakarzinoms führen. Als erster CDK4/6-Inhibitor wurde **Palbociclib** (*Ibrance*) zur Behandlung des Östrogenrezeptor-positiven, ERBB2-negativen fortgeschrittenen Mammakarzinoms in Kombination mit einem Aromatasehemmer oder Fulvestrant zugelassen. In Kombination mit Palbociclib verlängerte Letrozol das progressionsfreie Überleben im Vergleich zur Monotherapie mit Letrozol (24,8 versus 14,5 Monate), hatte aber wegen häufiger Therapieabbrüche infolge von Nebenwirkungen (Neutropenie) keinen signifikanten Effekt auf das Gesamtüberleben (Finn et al. 2016). Daher ergab die frühe Nutzenbewertung durch den G-BA keinen Beleg für einen Zusatznutzen in allen vier Subgruppen (siehe Arzneiverordnungs-Report 2017, Kap. 3, Neue Arzneimittel 2017, Abschn. 3.1.21). Auch in einer Phase-3-Studie erreichte Palbociclib in Kombination mit Fulvestrant keinen signifikanten Effekt auf das Gesamtüberleben (34,6 versus 28,9 Monate; Turner et al. 2018), sodass auch für diese Kombination kein Zusatznutzen belegt war (G-BA 2019i). Trotz des fehlenden Zusatznutzens und hoher Jahrestherapiekosten von 40.573 € erreichte *Ibrance* auch in 2021 einen geringen Verordnungsanstieg (◘ Tab. 5.8) und gehört trotz einer fast 50 %igen Preissenkung mit Nettokosten von 251 Mio. € weiterhin zu den 30 umsatzstärksten Arzneimitteln (◘ Tab. 1.3).

Ribociclib (*Kisqali*) ist der zweite CDK4/6-Inhibitor, der 2017 zur Behandlung von postmenopausalen Frauen mit einem Hormonrezeptor-positiven, HER2-negativen, lokal fortgeschrittenen oder metastasierten Mammakarzinom zugelassen wurde. Für die Zulassung relevant war eine placebokontrollierte Phase-3-Studie an 668 postmenopausalen Frauen mit Hormonrezeptor-positivem, HER2-negativem, rezidiviertem oder metastasiertem Brustkrebs, in der die Erstlinientherapie mit Ribociclib in Kombination mit Letrozol das progressionsfreie Überleben im Vergleich zur Kontrollgruppe (63,0 % versus 42,2 %) nach 18 Monaten verlängerte (Hortobagyi et al. 2016). Die frühe Nutzenbewertung durch den G-BA ergab keinen Zusatznutzen von Ribociclib, weil kein statistisch signifikanter Unterschied für das Gesamtüberleben zwischen den Studienarmen bestand (G-BA 2018a). Im Dezember 2018 wurde Ribociclib für eine erweiterte Indikation zur Behandlung von Frauen mit einem Hormonrezeptor-positiven, ERBB2-negativen, lokal fortgeschrittenen oder metastasierten Mammakarzinom in Kombination mit einem Aromatasehemmer oder Fulvestrant als initiale endokrin-basierte Therapie oder bei Frauen mit vorangegangener endokriner Therapie zugelassen. Die Kombination mit Fulvestrant wurde in einer Phase-3-Studie an 726 postmenopausalen Patientinnen mit einem Hormonrezeptor-positiven, ERBB2-negativen, lokal fortgeschrittenen oder metastasierten Mammakarzinom untersucht, die Ribociclib in Kombination mit Fulvestrant oder Fulvestrant allein erhielten (Slamon et al. 2020). Nach 42 Monaten war das Gesamtüberleben (sekundärer Endpunkt) in der Gesamtpopulation im Vergleich zur Kontrollgruppe (57,8 % versus 45,9 %) signifikant verlängert, jedoch nicht in den beiden Subgruppen von Patientinnen ohne oder mit vorangegangener endokriner Therapie. Schwere Nebenwirkungen unter Ribociclib (Grad 3 oder 4) waren wiederum Neutropenie (57,1 % versus 0,8 %) und hepatobiliäre Störungen (13,7 % versus 5,8 %). Auch die frühe Nutzenbewertung der neuen Kombinationstherapie (Ribociclib in Kombination mit einem Aromatasehemmer) ergab daher zunächst in allen Subgruppen keinen Zusatznutzen (G-BA 2019j). In einem weiteren Nutzenbewertungsverfahren zu Ribociclib (HR+, HER2−, Kombination mit Fulvestrant) wurde dann ein Hinweis auf einen geringen Zusatznutzen gesehen (G-BA 2020g). Trotz des zunächst fehlenden Zusatznutzens und ebenfalls hoher DDD-Nettokosten (90,9 €) zeigten die Verordnungen von *Kisqali* erneut einen Anstieg um knapp 21 % (◘ Tab. 5.8)

Abemaciclib (*Verzenios*) ist ein weiterer CDK4/6-Inhibitor, der 2018 zugelassen wurde zur Behandlung von Frauen mit Hormonrezeptor-positivem, ERBB2 negativem, lokal fortgeschrittenem oder metastasiertem Brustkrebs in Kombination mit einem Aromatasehemmer oder Fulvestrant als initiale endokrine Therapie oder bei Frauen mit vorausgehender endokriner Therapie. Die erste Nutzenbewertung für Abemaciclib in Kombination mit verschiedenen Aromatasehemmern oder Fulvestrant ergab keinen Zusatznutzen. Nur für postmenopausale Frauen mit Hormonrezeptor-positivem, ERBB2-negativem, lokal fortgeschrittenem oder metastasiertem Brustkrebs mit vorangegangener endokriner Therapie wurde in der Nutzenbewertung ein geringer Zusatznutzen festgestellt (G-BA 2019k). Die Verordnungen sind auch 2022 gegenüber 2021 erneut stark angestiegen (+66 %) und entsprechen inzwischen fast zwei Drittel der Verordnungen von Ribociclib (◘ Tab. 5.8).

Im Jahr 2020 wurden zwei weitere Proteinkinaseinhibitoren, **Alpesilib** und **Talazoparib**, zugelassen zur Behandlung des Hormonrezeptor-positiven, HER2-negativen, lokal fortgeschrittenen oder metastasierten Mammakarzinoms mit PIK3CA-Mutation (*Piqray*) bzw. des HER2-negativen, lokal fortgeschrittenen oder metastasierten Mammakarzinoms mit BRCA 1/2-Mutationen (*Talzenna*). Alpelisib ist ein Inhibitor der Phosphoinositid-3-Kinase (PI3K), der in Kombination mit dem Antiöstrogen Fulvestrant verabreicht werden sollte. Novartis hat jedoch *Piqray* bereits zum 1. Mai 2021 wieder vom Markt genommen und als Begründung angegeben, dass in den Preisverhandlungen mit dem GKV-SV kein vernünftiger Erstattungsbetrag gefunden wurde (Jahrestherapiekosten: über 70.000 €; Medscape 2021). Der G-BA hatte für Alpelisib keinen Zusatznutzen in der zuvor genannten Indikation gesehen (G-BA 2021v) und zudem auf die schweren Nebenwirkungen (u. a. erhöhte Blutzuckerwerte, Kreatininanstieg, erhöhte Leberenzyme) hingewiesen. Talazoparib ist ein PARP-Inhibitor, der für vorbehandelte Frauen und Männer mit einem fortgeschrittenen HER2-negativen Mammakarzinom mit BRCA 1/2-Mutationen in der Keimbahn (gBRCA1/2) zugelassen wurde. Beide Proteinkinaseinhibitoren unterliegen einer zusätzlichen Überwachung aufgrund möglicherweise schwerer Nebenwirkungen.

Seit November 2021 ist Sacituzumab Govitecan (*Trodelvy*) zugelassen als Monotherapie zur Behandlung von erwachsenen Patienten mit nicht resezierbarem oder metastasiertem triple-negativem Mammakarzinom („metastatic Triple-Negative Breast Cancer", mTNBC), die zuvor zwei oder mehr systemische Therapien erhalten haben, darunter mindestens eine gegen das mTNBC. Sacituzumab Govitecan ist ein gegen das von vielen soliden Tumoren exprimierte Oberflächenprotein Trop-2 gerichtetes Antikörper-Wirkstoff-Konjugat, bei dem Sacituzumab als ein humanisierter monoklonaler Antikörper Trop-2 erkennt (Rugo et al. 2023). Das kleine zytotoxische Molekül Govitecan (SN-38) ist ein Topoisomerase-I-Inhibitor, der über einen hydrolysierbaren Linker kovalent an den Antikörper gebunden ist. Die in 2022 erstmals ermittelten Verordnungen betragen 0,09 Mio. DDD, wobei die DDD-Nettokosten (394,21 €) die sehr hohen Jahrestherapiekosten von *Trodelvy* (170.024 €) verursachen. Die Nutzenbewertung des G-BA ergab für die zuvor genannte Indikation von *Trodelvy* einen Anhaltspunkt für einen erheblichen Zusatznutzen (G-BA 2022k).

5.4.7 Prostatakarzinom

Neben dem Mammakarzinom und den Kolon- bzw. Rektumkarzinomen gehört das Prostatakarzinom (PCa) zu den häufigsten Krebsarten und ist das häufigste Karzinom bei Männern in Deutschland, wobei 3 von 4 Tumoren in einem lokalisierten Krankheitsstadium diagnostiziert werden (Robert Koch-Institut 2019; Knipper et al. 2021). Die medikamentöse Therapie des PCa orientiert sich an der Ausbreitung der Erkrankung, die entsprechend TNM-Klassifikation folgende Stadien unterscheidet: das lokal begrenzte PCa (T1-2 N0 M0), das lokal fortgeschrittene PCa (T3-4 N0 M0), das PCa mit Lymphknotenmetastasierung im kleinen Becken (T3-4 N1 M0) sowie das fortgeschrittene oder metastasierte PCa (M1; Knipper et al. 2021). Die medikamentöse individuelle Therapie berücksichtigt neben dem Tumorstadium auch das Alter, die Komorbiditäten und die Patientenpräferenz (AWMF 2021d). Falls sich Patienten mit lokal begrenztem PCa gegen eine kurativ intendierte Therapie (radi-kale Prostatektomie) entscheiden, sollten sie heute über „Watchful Waiting" als spezielle Behandlungsstrategie mit symptomabhängiger palliativer Intervention und über eine sofortige hormonablative Therapie aufgeklärt werden (AWMF 2021d). Als hormonablative Therapie stehen neben einer Therapie mit dem Ziel einer medikamentösen Kastration (Gonadorelinanaloga, Gonadorelinantagonisten) vor allem Antiandrogene (Bicalutamid, Abirateron, Enzalutamid, Flutamid, Apalutamid und seit 2020 auch Daralutamid) zur Verfügung (◘ Tab. 5.12).

Die Androgendeprivationstherapie (ADT) ist weiterhin das wichtigste Prinzip der systemischen Therapie nach einem biochemischen Rezidiv des fortgeschrittenen Prostatakarzinoms (Übersicht bei Kinsey et al. 2020; AWMF 2021d).

Wegen der besseren Verträglichkeit werden zwar hormonelle Mittel generell für die Erstlinientherapie bevorzugt. Eine aktuelle Metaanalyse (8 Studien, 643 Patienten) hat jedoch einen ersten Hinweis auf ein verbessertes progressionsfreies Überleben für eine Abirateronacetat-Enzalutamid-Sequenz ergeben, nicht jedoch für das Gesamtüberleben (Mori et al. 2020).

In den letzten zehn Jahren haben sich die Behandlungsoptionen des Androgenentzugs durch die Einführung neuartiger Arzneimittel wesentlich verbessert. Bei Patienten mit neu diagnostiziertem metastasiertem kastrationsnaivem Prostatakarzinom hat deshalb die Therapie einen erheblichen Wandel erfahren, weil neben der alleinigen ADT neue Kombinationstherapien mit Androgendeprivation plus Docetaxel sowie selektiv wirkende Antiandrogene (Abirateronacetat, Enzalutamid, Apalutamid) in Kombination mit dem Androgenentzug einen Überlebensvorteil gezeigt haben. Obwohl keine direkten Vergleichsstudien durchgeführt wurden, scheint die Wirksamkeit dieser Arzneimittel ähnlich zu sein. Es gibt aber deutliche Unterschiede hinsichtlich ihrer Nebenwirkungsprofile (Übersicht bei Sartor und de Bono 2018; Hall et al. 2020; AWMF 2021d).

Für Patienten mit einem metastasierten kastrationsresistenten, asymptomatischen oder gering symptomatischen PCa stehen heute – falls sich der Patient gegen ein abwartendes Verhalten entscheidet – folgende medikamentöse Therapieoptionen zur Verfügung: Abirateron (in Kombination mit Prednison/Prednisolon), Docetaxel, Enzalutamid.

Gonadorelinanaloga werden am häufigsten eingesetzt für die Androgendeprivation beim hormonabhängigen PCa mit dem Ziel, das Serumtestosteron auf Kastrationsniveau zu senken. Führendes Arzneimittel für die Langzeittherapie des PCa ist auch 2022 Leuprorelin; deutlich geringere Verordnungsvolumina entfallen auf Triptorelin (*Pamorelin*), Buserelin (*Profact*) und Goserelin (*Zoladex*; ◘ Tab. 5.12). Leuprorelin und Goserelin sind Wirkstoffe mit einer relativ langen Halbwertszeit, die deshalb abhängig vom Arzneistoff als subkutane Depotimplantate im Abstand von 1–3 Monaten injiziert werden. Auch Buserelin (*Profact*) kann beim PCa als Depotimplantat alle 2–3 Monate gegeben werden. Insgesamt haben die Verordnungen der Gonadorelinanaloga 2022 gegenüber 2021 nur minimal zugenommen (◘ Tab. 5.12).

Der Gonadorelinantagonist **Degarelix** (*Firmagon*) wurde 2009 zur Behandlung des fortgeschrittenen hormonabhängigen PCa zugelassen (siehe Arzneiverordnungs-Report 2010, Kap. 2, Neue Arzneimittel 2009). Trotz theoretischer Vorteile spielt er im Vergleich zu den Gonadorelinanaloga nur eine untergeordnete Rolle (◘ Tab. 5.12). Nach retrospektiven Daten soll Degarelix im Vergleich zu Gonadorelinanaloga Vorteile in Bezug auf Gesamtüberleben und kardiovaskuläre Risiken haben (Rosario et al. 2016).

Antiandrogene werden als Alternative zu den Gonadorelinanaloga oder Gonadorelinantagonisten als Monotherapie angewendet, wenn Patienten eine Erhaltung der Sexualfunktion anstreben und bereit sind, Nebenwirkungen (Gynäkomastie) und ggf. eine verkürzte Überlebenszeit zu akzeptieren (Übersicht bei National Institute for Health and Clinical Excellence 2019). Ein Cochrane-Review über 11 klinische Studien mit 3.060 Patienten mit fortgeschrittenem PCa hat bestätigt, dass nicht-steroidale Antiandrogene (Bicalutamid, Flutamid) in Bezug auf Gesamtüberleben, klinische Progression und Therapieversagen weniger wirksam sind als die medikamentöse oder chirurgische Kastration (Übersicht bei Kunath et al. 2014). Auch die kombinierte Androgenblockade zusammen mit Gonadorelinanaloga hat kaum zusätzliche Effekte, aber negative Auswirkungen auf die Lebensqualität (AWMF 2021d).

Hauptvertreter der nicht-steroidalen Antiandrogene ist **Bicalutamid**, das 1996 zur Behandlung des lokal fortgeschrittenen PCa mit hohem Progressionsrisiko eingeführt wurde. Es leitet sich von Flutamid ab, hat aber eine deutlich längere Halbwertszeit (7 Tage) und ist besser verträglich als das nur noch eine untergeordnete Rolle einnehmende Flutamid (◘ Tab. 5.12). In einer großen Studie an über 8.000 Patienten mit lokal fortgeschrittenem PCa verbesserte Bicalutamid nach 9,7 Jahren das progressionsfreie Überleben, nicht aber das Gesamtüberleben (Iversen et al. 2010). Häufigste Nebenwirkungen waren Brustschmerzen und Gynäkomastie. Die Verordnungen von Bicalutamid waren auch 2022 erneut leicht rückläufig (◘ Tab. 5.12).

Der Androgensynthesehemmer **Abirateronacetat** (*Zytiga*) wurde 2011 zunächst zur Behandlung des metastasierten kastrationsresistenten PCa in Kombination mit Prednison oder Prednisolon im Progress nach einer Docetaxel-haltigen Chemotherapie zugelassen (Übersicht bei Sartor und de Bono 2018). Durch die Hemmung des Enzyms CYP17 wird auch die extragonadale Androgenbiosynthese im Tumor und Metastasen gehemmt (siehe Arzneiverordnungs-Report 2012, Kap. 2, Neue Arzneimittel 2011). Die Nutzenbewertung von Abirateronacetat durch den G-BA ergab für Patienten, die für eine erneute Behandlung mit Docetaxel nicht in Frage kommen – im Vergleich mit bestmöglicher supportiver Therapie – einen Hinweis auf einen beträchtlichen Zusatznutzen. Im Januar 2013 wurde Abirateronacetat auch für Patienten mit metastasiertem kastrationsresistentem PCa und asymptomatischem oder mild symptomatischem Verlauf zugelassen, bei denen nach Versagen der Androgenentzugstherapie aus onkologischer Sicht eine Chemotherapie noch nicht indiziert ist. Eine klinische Studie an 1.088 Patienten ohne vorangehende Chemotherapie hatte in der finalen Analyse gezeigt, dass Abirateronacetat in Kombination mit Prednison das mediane Gesamtüberleben im Vergleich zu Prednison gering verbessert (34,7 versus 30,3 Monate; Ryan et al. 2015). Im Oktober 2017 wurde als dritte Indikation für Abirateron das neu diagnostizierte metastasierte hormonsensitive Hochrisiko-PCa in Kombination mit einer Androgenentzugstherapie zugelassen. Basis der Zulassung war eine Phase-3-Studie an 1.199 Patienten mit neu diagnostiziertem metastasierten Hochrisiko-PCa, in der Abirateron in Kombination mit einer Androgenentzugstherapie im Vergleich zu einer alleinigen Androgenentzugstherapie die Gesamtüberlebensrate nach 3 Jahren (66 % versus 49 %) erhöhte (Fizazi et al. 2017). Ähnliche Ergebnisse zeigte eine weitere Studie an 1.917 Hochrisikopatienten (James et al. 2017). Die frühe Nutzenbewertung dieser Indikation von Abirateron ergab einen Hinweis auf einen beträchtlichen Zusatznutzen (siehe Arzneiverordnungs-Report 2018, Kap. 3, Neue Arzneimittel 2017, Abschn. 3.2.1). Die Verordnungen von *Zytiga* sind 2022 gegenüber 2021 deutlich (27 %) gefallen, vermutlich infolge der Verfügbarkeit von 3 Generika. Zytiga liegt deshalb in 2022 nur an Position 22 (Nettokosten 295 Mio. €) unter den führenden 30 Arzneimitteln nach Nettokosten (zum Vergleich 2021: Position 13 mit 404 Mio. €; ◻ Tab. 1.3).

Enzalutamid (*Xtandi*) ist ein reiner Androgenrezeptorantagonist, der eine 10-fach höhere Rezeptoraffinität hat als Bicalutamid und daher auch bei Überexpression des Rezeptors und bei Resistenz gegen andere Antiandrogene tumorhemmend wirkt. Enzalutamid wurde 2013 zunächst zur Behandlung von Patienten mit metastasiertem kastrationsresistentem PCa zugelassen, deren Krankheit während oder nach einer Chemotherapie mit Docetaxel fortschreitet. Grundlage waren die Ergebnisse einer placebokontrollierten Studie an 1.199 Patienten mit kastrationsresistentem metastasiertem PCa im Progress nach einer Chemotherapie mit Docetaxel, die eine Verlängerung des medianen Gesamtüberlebens (18,4 Monate versus 13,6 Monate) zeigte (Scher et al. 2012). In einer weiteren doppelblinden placebokontrollierten Studie vor einer Chemotherapie betrug nach 12 Monaten die Rate des radiologisch belegten progressionsfreien Überlebens 65 % gegenüber 14 % nach Placebo und nach 22 Monaten wurde eine Senkung des Mortalitätsrisikos durch Enzalutamid um 29 % beobachtet (Beer et al. 2014). Mit diesen Daten wurde Enzalutamid auch für Patienten zugelassen, bei denen nach Versagen der medikamentösen Androgendeprivation eine Chemotherapie noch nicht indiziert ist. Für beide Indikationen hat die frühe Nutzenbewertung durch den G-BA einen Hinweis auf einen beträchtlichen Zusatznutzen ergeben (siehe Arzneiverordnungs-Report 2014, Kap. 2, Neue Arzneimittel 2013). Weiterhin verlängerte Enzalutamid als zusätzliche Gabe zur Testosteronsuppression nach 36 Monaten auch das Gesamtüberleben bei Patienten mit metastasiertem hormonsensitiven PCa im Vergleich zur Standardtherapie (80 % versus 72 %; Davis et al. 2019). Die Verordnungen von Enzalutamid (*Xtandi*) 2022 zeigen wie 2021 einen weiteren Anstieg um 20 % (◻ Tab. 5.12) und dementsprechend auch einen Anstieg der Nettokosten um 17,5 % auf 473,2 Mio. €. Auch *Xtandi* (an Position 7) mit Nettokosten von 473 Mio. € (Zunahme um 15,8 % gegenüber 2021) gehört somit weiterhin zu den 30 führenden Arzneimitteln nach Nettokosten (◻ Tab. 1.3).

Apalutamid (*Erleada*) ist der zweite, im Januar 2019 zugelassene selektive Androgenrezeptorantagonist, der auch 2022 einen deutlichen Anstieg der Verordnungen auf 2,6 Mio. DDD (+76,6 %) aufweist (◻ Tab. 5.12). Die Zulassung erfolgte für die Behandlung des nicht-metastasierten kastrationsresistenten PCa (nmCRPCa) mit einem hohen Risiko für die Entwicklung von Metastasen. Basis der Zulassung war eine Phase-3-Studie (Chi et al.

2019) an Patienten mit nmCRPCa und einer Verdopplungszeit des prostataspezifischen Antigens (PSA) von bis zu 10 Monaten. Durch Apalutamid wurde das metastasenfreie Überleben im Vergleich zu Placebo verlängert (40,5 Monate versus 16,2 Monate). Die frühe Nutzenbewertung durch den G-BA ergab einen Anhaltspunkt für einen geringen Zusatznutzen (Arzneiverordnungs-Report 2020, Kap. 2, Neue Arzneimittel 2019, Abschn. 2.1.3). Im Januar 2020 wurde eine erste Indikationserweiterung für Apalutamid zugelassen (metastasiertes hormonsensitives PCa in Kombination mit ADT). Für diese Indikation wurde 2020 in der frühen Nutzenbewertung im Vergleich mit Docetaxel und Androgenentzug ein Anhaltspunkt für einen beträchtlichen Zusatznutzen von Apalutamid und Androgenentzug festgestellt (G-BA 2020i; ◘ Tab. 5.12).

Darolutamid (*Nubeqa*) wurde 2020 als weiterer Androgenrezeptorantagonist der 2. Generation zur Behandlung erwachsener Männer mit nmCRPCa zugelassen, die ein hohes Risiko für die Entwicklung von Metastasen aufweisen. Die Wirksamkeit und Sicherheit von Darolutamid wurden in einer randomisierten doppelblinden, placebokontrollierten, multizentrischen Phase-3-Studie bei Patienten mit nicht-metastasiertem kastrationsresistenten PCa untersucht (Fizazi et al. 2019). Im Vergleich zu Placebo ergab diese Studie eine Verbesserung des primären Wirksamkeitsendpunkts (metastasenfreies Überleben) und einen positiven Trend hinsichtlich des Gesamtüberlebens. Die frühe Nutzenbewertung durch den G-BA ergab einen Anhaltspunkt für einen beträchtlichen Zusatznutzen (Arzneiverordnungs-Report 2021, Kap. 2, Tab. 2.1). Darolutamid zeigte 2022, ebenso wie Apalutamid, einen deutlichen Anstieg der Verordnungen auf 0,2 Mio. DDD (+ 98,6 %) und war 2022 mit 129,39 € das Antiandrogen mit den höchsten DDD Nettokosten.

Bisher fehlt jedoch weiterhin ausreichende Evidenz für die optimale Behandlungssequenz des metastasierten PCa sowie die am besten geeignete Kombinationstherapie, die heute bei vielen Tumorkrankheiten erfolgreich angewendet wird (Übersicht bei Sartor und de Bono 2018). In der aktuellen S3-Leitlinie für das metastasierte CRPCa wird bei den Empfehlungen zwischen asymptomatischen bzw. gering symptomatischen Patienten und symptomatischen Patienten bzw. Patienten nach Vortherapie (entweder mit neuem hormonellen Wirkstoff oder Docetaxel) unterschieden und nach Hormontherapie ein Wechsel des hormonellen Wirkstoffs bzw. bei Nachweis einer BRCA 1/2 Mutation eine Therapie mit dem PARP-Inhibitor Olaparib empfohlen (AWMF 2021d).

Wegen der besseren Verträglichkeit werden antihormonell wirkende Arzneimittel generell für die Erstlinientherapie bevorzugt. Eine 2020 publizierte Metaanalyse (8 Studien, 643 Patienten) hat einen ersten Hinweis auf ein verbessertes progressionsfreies Überleben für eine Abirateronacetat-Enzalutamid-Sequenz ergeben, jedoch nicht für das Gesamtüberleben (Übersicht bei Mori et al. 2020).

5.4.8 Kopf-Hals-Karzinome

Eine medikamentöse Tumortherapie bei Kopf-Hals-Karzinomen ist in mehreren Konstellationen indiziert: a) als Induktionschemotherapie bei Nasopharynxkarzinomen, b) als primäre kombinierte Radiochemotherapie bei lokal fortgeschrittenen inoperablen Tumoren, c) als adjuvante Radiochemotherapie nach operativer R0- oder R1-Resektion und d) als palliative Therapie bei rezidivierter oder metastasierter Erkrankung.

Die in Leitlinien (AWMF 2019c, 2021e, NCCN 2022b) als Standardkonzepte ausgewiesenen Therapieregime (für a: **Gemcitabin + Cisplatin**, für b: Cisplatin mono oder in Kombination mit **5-FU**, **Carboplatin** statt Cisplatin, **Cetuximab**, für c: Cis- oder Carboplatin mit oder ohne 5-FU oder **Mitomycin C** mit oder ohne 5-FU und für d: **Cisplatin, Pembrolizumab, Nivolumab, Cetuximab, Paclitaxel, Docetaxel, Methotrexat**) sind in dieser Indikation nur teilweise zugelassen. 5-FU als Standard für adjuvante und palliative Therapie sowie als Kombinationspartner für eine Induktionstherapie ist für die Therapie von Kopf-Hals-Tumoren nicht für alle derzeit im Handel befindlichen Präparate zugelassen. Gleiches gilt für Carboplatin, während **Paclitaxel** in dieser Indikation nicht zugelassen ist.

Der PD1-Inhibitor **Pembrolizumab** ist als Primärtherapie (mit oder ohne 5-FU und Cisplatin, je nach Expression von PD-L1 am Tumorgewebe) zugelassen. Basis dafür war ein Überlebensvorteil im Vergleich zur bisherigen Standard-Chemotherapie, dem „EXTREME"-Protokoll (Vermorken et al. 2008), in der randomisierten Studie „KEYNOTE"-048 (Burtness et al. 2019). Der PD1-Inhibitor **Nivolumab** ist als Monotherapie für Cisplatin-vorbehandelte Patienten zugelassen und hat in einem randomisierten Vergleich mit MTX, Cetuximab oder Docetaxel (jeweils als Monosubstanz) in der Studie „CheckMate-141" einen Überlebensvorteil gezeigt (Ferris et al. 2018). Der G-BA hat Pembrolizumab als Erstlinientherapeutikum in der o. g. Indikation einen beträchtlichen Zusatznutzen bescheinigt (G-BA 2020h). Die Bewertung von Nivolumab ergab beim Vergleich mit MTX einen beträchtlichen Zusatznutzen, während jedoch im Vergleich zu einer erneuten platinbasierten Kombinationstherapie kein belegbarer Zusatznutzen festgestellt wurde (G-BA 2017). Als Chemotherapie-Alternative zum „EXTREME"-Protokoll hat sich das besser verträgliche „TPex"-Protokoll durchgesetzt, in dem anstelle von 5-FU Docetaxel verwendet wird (Guigay et al. 2021).

Der EGFR-Inhibitor **Cetuximab** ist in Kombination mit Radiotherapie oder für die rezidivierte/metastasierte Erkrankung in Kombination mit platinbasierter Therapie sowie als anschließende Erhaltungstherapie bis zur Tumorprogredienz als Monosubstanz zugelassen.

Die **Umsatz- und Verordnungszahlen** zu den genannten Immun- und Chemotherapeutika werden im Abschnitt „Gastrointestinale Tumoren" bzw. „Lungenkarzinome" beschrieben.

Literatur

Abdel-Qadir H, Sabrie N, Leong D et al (2021) Cardiovascular risk associated with ibrutinib use in CLL. J Clin Oncol 39:3453–3462

Abou-Alfa GK, Lau G, Kudo M et al (2020) Pemigatinib for previously treated, locally advanced or metastatic cholangiocarcinoma: a multicentre, open-label, phase 2 study. Lancet Oncol 21:671–684

Abou-Alfa GK, Lau G, Kudo M et al (2022) Tremelimumab plus durvalumab in unresectable hepatocellular carcinoma. N Eng J Med Evid 1(8)

André T, Meyerhardt J, Iveson T et al (2020a) Effect of duration of adjuvant chemotherapy for patients with stage III colon cancer (IDEA collaboration): final results from a prospective, pooled analysis of six randomised, phase 3 trials. Lancet Oncol 21:1620–1629

André T, Shiu KK, Kim TW et al (2020b) Pembrolizumab in microsatellite-instability-high advanced colorectal cancer. N Engl J Med 383:2207–2218

Arber DA, Orazi A, Hasserjian R et al (2016) The 2016 revision to the World Health Organization classification of myeloid neoplasms and acute leukaemia. Blood 127:2391–2405

AWMF Arbeitsgemeinschaft der der wissenschaftlichen medizinischen Fachgesellschaften (2018) S3-Leitlinie zur Diagnostik, Therapie und Nachsorge für Patienten mit einer chronischen lymphatischen Leukämie. Langversion 1.0 – März 2018, AWMF-Registernummer: 018-032OL. https://www.leitlinienprogramm-onkologie.de/fileadmin/user_upload/Downloads/Leitlinien/CLL/LL_CLL_Langversion_1.0.pdf

AWMF Arbeitsgemeinschaft der der wissenschaftlichen medizinischen Fachgesellschaften (2019a) S3-Leitlinie Magenkarzinom. Diagnostik und Therapie der Adenokarzinome des Magens und ösophagogastralen Übergangs. Langversion 2.0 – August 2019, AWMF-Registernummer: 032/009OL. https://www.awmf.org/uploads/tx_szleitlinien/032-009l_S3_Magenkarzinom_Diagnostik_Therapie_Adenokarzinome_oesophagogastraler_Uebergang_2019-12.pdf

AWMF Arbeitsgemeinschaft der wissenschaftlichen medizinischen Fachgesellschaften (2019b) S3-Leitlinie Kolorektales Karzinom. Langversion 2.1 – Januar 2019, AWMF-Registernummer: 021-007OL. https://www.awmf.org/uploads/tx_szleitlinien/021-007OLl_S3_Kolorektales-Karzinom-KRK_2019-01.pdf

AWMF Arbeitsgemeinschaft der wissenschaftlichen medizinischen Fachgesellschaften (2019c) S3-Leitlinie Diagnostik, Therapie und Nachsorge des Larynxkarzinoms. Langversion 1.1 – November 2019, AWMF-Registernummer: 017-076OL. https://www.awmf.org/uploads/tx_szleitlinien/017-076OLl_S3_Larynxkarzinom_2019-11.pdf

AWMF Arbeitsgemeinschaft der Wissenschaftlichen Medizinischen Fachgesellschaften e.V. (2021a) S3-Leitlinie zum exokrinen Pankreaskarzinom. Langversion 2.0 – Dezember 2021, AWMF-Registernummer: 032-010OL. https://www.awmf.org/uploads/tx_szleitlinien/032-010OLl_Exokrines-Pankreaskarzinom_2022-01.pdf

AWMF Arbeitsgemeinschaft der wissenschaftlichen medizinischen Fachgesellschaften e.V. (2021b) 3-Leitlinie Diagnostik, Therapie und Nachsorge des Nierenzellkarzinoms. Langversion 3.0 – November 2021, AWMF-Registernummer: 043-017OL. https://www.awmf.org/uploads/tx_szleitlinien/043-017OLl_S3_Diagnostik-Therapie-Nachsorge-Nierenzellkarzinom_2021-12.pdf

AWMF Arbeitsgemeinschaft der Wissenschaftlichen Medizinischen Fachgesellschaften e.V. (2021c) Interdisziplinäre S3-Leitlinie für die Früherkennung, Diagnostik, Therapie und Nachsorge des Mammakarzinoms – Langversion 4.4 Juni 2021, AWMF-Registernummer: 032-045OL. https://www.awmf.org/uploads/tx_szleitlinien/032-045OLl_S3_Mammakarzinom_2021-07.pdf

AWMF Arbeitsgemeinschaft der Wissenschaftlichen Medizinischen Fachgesellschaften e.V. (2021d) S3-Leitlinie Prostatakarzinom. Langversion 6.2 – Oktober 2021, AWMF-Register-Nummer 043/022OL. https://www.awmf.org/uploads/tx_szleitlinien/043-022OLl_S3_Prostatakarzinom_2021-10.pdf

AWMF Arbeitsgemeinschaft der der wissenschaftlichen medizinischen Fachgesellschaften (2021e) S3-Leitlinie Diagnostik und Therapie des Mundhöhlenkarzinoms. Langversion 3.0 – März 2021, AWMF-Register-Nummer 007/100OL. https://www.awmf.org/uploads/tx_szleitlinien/007-100OLl_S3-Diagnostik-Therapie-Mundhoehlenkarzinom_2021-03.pdf

AWMF Arbeitsgemeinschaft der wissenschaftlichen medizinischen Fachgesellschaften e.V. (2022a) S3-Leitlinie Diagnostik und Therapie der Plattenepithelkarzinome und Adenokarzinome des Ösophagus. Version 3.1 – Juni 2022, AWMF-Registernummer: 021-023OL. https://www.awmf.org/uploads/tx_szleitlinien/021-023OLl_S3_Plattenepithel_Adenokarzinom_Oesophagus_2022-07.pdf

AWMF Arbeitsgemeinschaft der wissenschaftlichen medizinischen Fachgesellschaften e.V. (2022b) S3-Leitlinie Diagnostik und Therapie des Hepatozellulären Karzinoms und biliärer Karzinome. Version 3.0 – Juli 2022, AWMF-Registernummer: 032-053OL. https://www.awmf.org/uploads/tx_szleitlinien/032-053OLl_S3_Diagnostik-Therapie-Hepatozellulaere-Karzinom-biliaere-Karzinome_2022-07.pdf

AWMF Arbeitsgemeinschaft der wissenschaftlichen medizinischen Fachgesellschaften e.V. (2022c) S3-Leitlinie Diagnostik, Therapie und Nachsorge maligner Ovarialtumoren. Version 5.1 – Mai 2022, AWMF-Registernummer: 032-035OL. https://www.awmf.org/uploads/tx_szleitlinien/032-035OLl_S3_Diagnostik-Therapie-Nachsorge-maligner-Ovarialtumoren_2022-06.pdf

Baraibar I, Melero I, Ponz-Sarvise M, Castanon E (2019) Safety and tolerability of immune checkpoint inhibitors (PD-1 and PD-L1) in cancer. Drug Saf 42:281–294

Baraniskin A, Buchberger B, Pox C et al (2019) Efficacy of bevacizumab in first-line treatment of metastatic colorectal cancer: a systematic review and meta-analysis. Eur J Cancer 106:37–44

Barthélémy P, Rioux-Leclercq N, Thibault C et al (2021) Non-clear cell renal carcinomas: Review of new molecular insights and recent clinical data. Cancer Treat Rev 97:102191

Beer TM, Armstrong AJ, Rathkopf DE et al (2014) Enzalutamide in metastatic prostate cancer before chemotherapy. N Engl J Med 371:424–433

Bibeau K, Féliz L, Lihou CF et al (2022) Progression-free survival in patients with cholangiocarcinoma with or without FGF/FGFR alterations: a FIGHT-202 post hoc analysis of prior systemic therapy response. Jco Precis Oncol 6:e2100414

Booth CM, Sengar M, Goodman A et al (2023) Common sense oncology: outcomes that matter. Lancet Oncol 24:833–835

Burtness B, Harrington KJ, Greil R et al (2019) Pembrolizumab alone or with chemotherapy vs cetuximab with chemotherapy for recurrent or metastatic squamous cell carcinoma of the head and neck (KEYNOTE-048): a randomised, open-label, phase 3 study. Lancet 394:1915–1928

Byrd JC, Hillmen P, Ghia P et al (2021) Acalabrutinib versus ibrutinib in previously treated chronic lymphocytic leukemia: results of the first randomized phase III trial. J Clin Oncol 39:3441–3452

Camidge DR, Kim HR, Ahn MJ et al (2018) Brigatinib versus crizotinib in ALK-positive non-small-cell lung cancer. N Engl J Med 379:2017–2039

Camidge DR, Kim HR, Ahn MJ et al (2021) Brigatinib versus crizotinib in ALK inhibitor-naive advanced ALK-positive NSCLC: final results of phase 3 ALTA-1L trial. J Thorac Oncol 16:2091–2108

Cervantes F (2014) How I treat myelofibrosis. Blood 124:2635–2642

Chakiryan NH, Jiang DD, Gillis KA et al (2021) Real-world survival outcomes associated with first-line immunotherapy, targeted therapy, and combination therapy for metastatic clear cell renal cell carcinoma. JAMA Netw Open 4:e2111329

Chari A, Vogl DT, Gavriatopoulou M et al (2019) Oral selinexor-dexamethasone for triple-class refractory multiple myeloma. N Engl J Med 38:727–738

Chen AP, Sharon E, O'Sullivan-Coyne G et al (2023) Atezolizumab for advanced alveolar soft part sarcoma. N Engl J Med 389:911–992

Cheson BD, Leonard JP (2008) Monoclonal antibody therapy for B-cell non-Hodgkin's lymphoma. N Engl J Med 359:613–626

Chi KN, Agarwal N, Bjartell A et al (2019) Apalutamide for metastatic, castration-sensitive prostate cancer. N Engl J Med 381:13–24

Choueiri TK, Escudier B, Powles T et al (2016) Cabozantinib vs everolimus in advanced renal cell carcinoma (METEOR): final results from a randomised, open-label, phase 3 trial. Lancet Oncol 17:917–927

Choueiri TK, Hessel C, Halabi S et al (2018) Cabozantinib versus sunitinib as initial therapy for metastatic renal cell carcinoma of intermediate or poor risk (Alliance A031203 CABOSUN randomised trial): Progression-free survival by independent review and overall survival update. Eur J Cancer 94:115–125

Choueiri TK, Motzer RJ, Rini BI et al (2020) Updated efficacy results from the JAVELIN Renal 101 trial: first-line avelumab plus axitinib versus sunitinib in patients with advanced renal cell carcinoma. Ann Oncol 31:1030–1039

Choueiri TK, Powles T, Burotto M et al (2021) Checkmate 9ER investigators. Nivolumab plus cabozantinib versus sunitinib for advanced renal-cell carcinoma. N Engl J Med 384:829–841

Cleveland Clinic (2022) How immunotherapy works to treat cancer. https://my.clevelandclinic.org/health/treatments/11582-immunotherapy

Coiffier B, Lepage E, Briere J et al (2002) CHOP chemotherapy plus rituximab compared with CHOP alone in elderly patients with diffuse large-B-cell lymphoma. N Engl J Med 346:235–242

Coiffier B, Thieblemont C, Van Den Neste E et al (2010) Long-term outcome of patients in the LNH-98.5 trial, the first randomized study comparing rituximab-CHOP to standard CHOP chemotherapy in DLBCL patients: a study by the Groupe d'Etudes des Lymphomes de l'Adulte. Blood 116:2040–2045

Collins FS, Varmus H (2015) A new initiative on precision medicine. N Engl J Med 372:793–795

Conroy T, Hammel P, Hebbar M et al (2018) FOLFIRINOX or gemcitabine as adjuvant therapy for pancreatic cancer. N Engl J Med 379:2395–2406

Cortes JE, Kim DW, Pinilla-Ibarz J et al (2018) Ponatinib efficacy and safety in Philadelphia chromosome-positive leukemia: final 5-year results of the phase 2 PACE trial. Blood 132:393–404

Cortes JE, Heidel FH, Hellmann A et al (2019) Randomized comparison of low dose cytarabine with or without glasdegib in patients with newly diagnosed acute myeloid leukemia or high-risk myelodysplastic syndrome. Leukemia 33:379–389

Davis ID, Martin AJ, Stockler MR et al (2019) Enzalutamide with standard first-line therapy in metastatic prostate cancer. N Engl J Med 381:121–131

Delforge M, Shah N, Miguel JSF et al (2022) Health-related quality of life with idecabtagene vicleucel in relapsed and refractory multiple myeloma. Blood Adv 6:1309–1318

Denkert C, Lebeau A, Schildhaus HU et al (2022) Neue Therapiemöglichkeiten beim metastasierten HER2-low-Mammakarzinom. Pathologie 43:457–466

Der Arzneimittelbrief (2019) Chronische lymphatische Leukämie: Erstlinientherapie mit neuen Wirkstoffen. AMB 53:49

Der Arzneimittelbrief (2020) Ibrutinib: neue Erkenntnisse zu kardiovaskulären Nebenwirkungen unter „Real-World"-Bedingungen. AMB 54:1

DeVita VT, Rosenberg SA (2012) Two hundred years of cancer research. N Engl J Med 366:2207–2214

DGHO Deutsche Gesellschaft für Hämatologie und Medizinische Onkologie et al (2020) Positionspapier Dihydropyrimidin-Dehydrogenase (DPD) – Testung vor Einsatz von 5-Fluorouracil, Capecitabin und Tegafur – Juni 2020. https://www.dgho.de/publikationen/stellungnahmen/gute-aerztliche-praxis/dpd-testung/dpd-positionspapier-2020-konsens_logos_final.pdf

Dickinson MJ, Carlo-Stella C, Morschhauser F et al (2022) Glofitamab for relapsed or refractory diffuse large B-cell lymphoma. N Engl J Med 387:2220–2231

Di Leo A, Jerusalem G, Petruzelka L et al (2014) Final overall survival: fulvestrant 500 mg vs 250 mg in the randomized CONFIRM trial. J Natl Cancer Inst 106:djt337

Dimopoulos MA, Oriol A, Nahi H et al (2016) Daratumumab, lenalidomide, and dexamethasone for multiple myeloma. N Engl J Med 375:1319–1331

Dimopoulos MA, Goldschmidt H, Niesvizky R et al (2017) Carfilzomib or bortezomib in relapsed or refractory multiple myeloma (ENDEAVOR): an interim overall survival analysis of an open-label, randomised, phase 3 trial. Lancet Oncol 18:1327–1337

Dimopoulos MA, Lonial S, White D et al (2020) Elotuzumab, lenalidomide, and dexamethasone in RRMM: final overall survival results from the phase 3 randomized ELOQUENT-2 study. Blood Cancer J 10:91

Dimopoulos MA, Moreau P, Terpos E et al (2021) Multiple myeloma: EHA-ESMO clinical practice guidelines for diagnosis, treatment and follow-up. HemaSphere 5:e528

Dimopoulos MA, Hungria VTM, Radinoff A et al (2023) Efficacy and safety of single-agent belantamab mafodotin versus pomalidomide plus low-dose dexamethasone in patients with relapsed or refractory multiple myeloma (DREAMM-3): a phase 3, open-label, randomised study. Lancet Haematol 10:e801–e812

DiNardo CD, Jonas BA, Pullarkat V et al (2020) Azacitidine and venetoclax in previously untreated acute myeloid leukemia. N Engl J Med 383:617–629

Dobbelstein M, Moll U (2014) Targeting tumour-supportive cellular machineries in anticancer drug development. Nat Rev Drug Discov 13:179–196

Doebele RC, Drilon A, Paz-Ares L et al (2020) Entrectinib in patients with advanced or metastatic NTRK fusion-positive solid tumours: integrated analysis of three phase 1–2 trials. Lancet Oncol 21:271–282

Douillard JY, Oliner KS, Siena S et al (2013) Panitumumab-FOLFOX4 treatment and RAS mutations in colorectal cancer. N Engl J Med 369:1023–1034

Dreger P, Ghia P, Schetelig J et al (2018) High-risk chronic lymphocytic leukemia in the era of pathway inhibitors: integrating molecular and cellular therapies. Blood 132:892–902

Drilon A, Oxnard GR, Tan DSW et al (2020) Efficacy of selpercatinib in RET fusion-positive non-small-cell lung cancer. N Engl J Med 383:813–824

Durie BG, Hoering A, Abidi MH et al (2017) Bortezomib with lenalidomide and dexamethasone vs lenalidomide and dexamethasone alone in patients with newly diagnosed myeloma without intent for immediate autologous stem-cell transplant (SWOG S0777): a randomised, open-label, phase 3 trial. Lancet 389:519–527

Duell J, Maddocks KJ, González-Barca E et al (2021) Long-term outcomes from the Phase II L-MIND study of tafasitamab (MOR208) plus lenalidomide in patients with relapsed or refractory diffuse large B-cell lymphoma. Haematologica 106:2417–2426

Dy GK, Govindan R, Velcheti V et al (2023) Long-term outcomes and molecular correlates of sotorasib efficacy in patients with pretreated KRAS G12C-mutated non-small-cell lung cancer: 2-year analysis of CodeBreaK 100. J Clin Oncol 41:3311–3317

Eichhorst B, Niemann CU, Kater AP et al (2023) First-line venetoclax combinations in chronic lymphocytic leukemia. N Engl J Med 388:1739–1754

Ellis MJ, Llombart-Cussac A, Feltl D et al (2015) Fulvestrant 500 mg versus anastrozole 1 mg for the first-line treatment of advanced breast cancer: overall survival analysis from the phase II FIRST study. J Clin Oncol 33:3781–3787

Erkaliskan A, Erdogan DS, Eskazan AE (2021) Current evidence on the efficacy and safety of generic imatinib in CML and the impact of generics on health care costs. Blood Adv 5:3344–3353

Etienne G, Guilhot J, Rea D et al (2017) Long-term follow-up of the french stop imatinib (STIM1) study in patients with chronic myeloid leukemia. J Clin Oncol 35:298–305

European Medicines Agency (2022) Rubraca (Rucaparib): interim data from Study CO-338-043 (ARIEL4) show a decrease in overall survival compared to standard of care. https://www.ema.europa.eu/en/documents/dhpc/direct-healthcare-professional-communication-dhpc-rucaparib-rubracar-interim-data-study-co-338-043_en.pdf

Facon T, Dimopoulos MA, Dispenzieri A et al (2018) Final analysis of survival outcomes in the phase 3 FIRST trial of up-front treatment for multiple myeloma. Blood 131:301–310

Facon T, Kumar S, Plesner T et al (2019) Daratumumab plus lenalidomide and dexamethasone for untreated myeloma. N Engl J Med 380:2104–2115

Falzone L, Salomone S, Libra M (2018) Evolution of cancer pharmacological treatments at the turn of the third millennium. Front Pharmacol 9:1300

Fenaux P, Mufti GJ, Hellstrom-Lindberg E et al (2009) Efficacy of azacitidine compared with that of conventional care regimens in the treatment of higher-risk myelodysplastic syndromes: a randomised, open-label, phase III study. Lancet Oncol 10:223–232

Fenaux P, Platzbecker U, Mufti GJ et al (2020) Luspatercept in patients with lower-risk myelodysplastic syndromes. N Engl J Med 382:140–151

Ferris RL, Blumenschein G Jr, Fayette J (2018) Nivolumab vs investigator's choice in recurrent or metastatic squamous cell carcinoma of the head and neck: 2-year long-term survival update of CheckMate 141 with analyses by tumor PD-L1 expression. Oral Oncol 81:45–51

Finn RS, Martin M, Rugo HS et al (2016) Palbociclib and letrozole in advanced breast cancer. N Engl J Med 375:1925–1936

Finn RS, Qin S, Ikeda M et al (2020) Atezolizumab plus bevacizumab in unresectable hepatocellular carcinoma. N Engl J Med 382:1894–1905

Fizazi K, Tran N, Fein L et al (2017) Abiraterone plus prednisone in metastatic, castration-sensitive prostate cancer. N Engl J Med 377:352–360

Fizazi K, Shore N, Tammela TL et al (2019) Daralutamide in nonmetastatic, castration-resistant prostate cancer. N Engl J Med 380:1235–1246

Franzen N, Romagnoli G, Ziegler A et al (2022) Improving the affordability of anticancer medicines demand evidence-based solutions. Cancer Discov 12:299–302

Furman RR, Sharman JP, Coutre SE et al (2014) Idelalisib and rituximab in relapsed chronic lymphocytic leukemia. N Engl J Med 370:997–1007

Gainor JF, Curigliano G, Kim DW et al (2021) Pralsetinib for RET fusion-positive non-small-cell lung cancer (ARROW): a multi-cohort, open-label, phase 1/2 study. Lancet Oncol 22:959–969

Gellad WF, Kesselheim AS (2017) Accelerated approval and expensive drugs – A challenging combination. N Engl J Med 376:2001–2004

Gemeinsamer Bundesausschuss (2013) Nutzenbewertung Decitabin (Akute myeloische Leukämie). https://www.g-ba.de/bewertungsverfahren/nutzenbewertung/42/

Gemeinsamer Bundesausschuss (2014a) Nutzenbewertung Ruxolitinib. https://www.g-ba.de/downloads/39-261-2357/2015-10-15_AM-RL-XII_Ruxolitinib_Änderung_2014-05-15-D-108_BAnz.pdf

Gemeinsamer Bundesausschuss (2014b) Nutzenbewertung Ipilimumab (neues Anwendungsgebiet). https://www.g-ba.de/downloads/39-261-2002/2014-06-05_AM-RL-XII_Ipilimumab_nAwg_2013-12-15-D-090_BAnz.pdf

Gemeinsamer Bundesausschuss (2017) Nutzenbewertung Nivolumab (neues Anwendungsgebiet: Plattenepithelkarzinom im Kopf-Hals-Bereich). https://www.g-ba.de/downloads/39-261-3128/2017-11-17_AM-RL-XII_Nivolumab_D-291_BAnz.pdf

Gemeinsamer Bundesausschuss (2018a) Nutzenbewertung Ribociclib. https://www.g-ba.de/downloads/39-261-3253/2018-03-16_AM-RL-XII_Ribociclib-D-307_BAnz.pdf

Gemeinsamer Bundesausschuss (2018b) Nutzenbewertung Midostaurin. https://www.g-ba.de/downloads/92-975-2154/2017-10-15_Nutzenbewertung-G-BA-Teil-A_Midostaurin-D-319.pdf

Gemeinsamer Bundesausschuss (2018c) https://www.g-ba.de/downloads/92-975-2597/2018-09-05_Modul2_Liposomales_Daunorubicin_und_Cytarabin.pdf

Gemeinsamer Bundesausschuss (2018d) Nutzenbewertung zum Wirkstoff Alectinib (nicht-kleinzelliges Lungenkarzinom, ALK+, Erstlinie). https://www.g-ba.de/bewertungsverfahren/nutzenbewertung/339/

Gemeinsamer Bundesausschuss (2019a) Nutzenbewertung Daratumumab (neues Anwendungsgebiet: neu diagnostiziertes Multiples Myelom). https://www.g-ba.de/downloads/39-261-3724/2019-03-22_AM-RL-XII_Daratumumab_BAnz.pdf

Gemeinsamer Bundesausschuss (2019b) Nutzenbewertung Osimertinib (neues Anwendungsgebiet: lokal fortgeschrittenes oder metastasiertes nicht-kleinzelliges Lungenkarzinom, Erstlinientherapie). https://www.g-ba.de/downloads/39-261-3646/2019-01-17_AM-RL-XII_Osimertinib_D-369_BAnz.pdf

Gemeinsamer Bundesausschuss (2019c) Nutzenbewertung Dabrafenib (neues Anwendungsgebiet: Melanom, in Kombination mit Trametinib, BRAF-V600-Mutation, adjuvante Behandlung). https://www.g-ba.de/downloads/39-261-3721/2019-03-22_AM-RL-XII_Dabrafenib_D-383_BAnz.pdf

Gemeinsamer Bundesausschuss (2019d) Nutzenbewertung Pembrolizumab (neues Anwendungsgebiet: Melanom, adjuvante Therapie). https://www.g-ba.de/downloads/39-261-3962/2019-09-19_AM-RL-XII_Pembrolizumab_nAWG_D-446_BAnz.pdf

Gemeinsamer Bundesausschuss (2019e) Nutzenbewertung Nivolumab (Melanom; in Kombination mit Ipilimumab; Neubewertung nach Fristablauf). https://www.g-ba.de/downloads/39-261-3624/2018-12-20_AM-RL-XII_Nivolumab_D-370_BAnz.pdf

Gemeinsamer Bundesausschuss (2019f) Nutzenbewertung Cabozantinib. https://www.g-ba.de/downloads/39-261-3683/2019-02-21_AM-RL-XII_Cabozantinib_D-367_BAnz.pdf

Gemeinsamer Bundesausschuss (2019g) Nutzenbewertung Rucaparib (Erhaltungstherapie). https://www.g-ba.de/downloads/39-261-3927/2019-08-15_AM-RL-XII_Rucaparib_D-444_BAnz.pdf

Gemeinsamer Bundesausschuss (2019h) Nutzenbewertung Rucaparib (nach mind. 2 Vortherapien, mit BRCA-Mutationen). https://www.g-ba.de/downloads/39-261-3928/2019-08-15_AM-RL-XII_Rucaparib_D-438_BAnz.pdf

Gemeinsamer Bundesausschuss (2019i) Nutzenbewertung Palbociclib (Therapiekosten). https://www.g-ba.de/downloads/39-261-3884/2019-07-18_AM-RL-XII_Palbociclib_D-395_BAnz.pdf

Gemeinsamer Bundesausschuss (2019j) Nutzenbewertung Ribociclib (neues Anwendungsgebiet: Brustkrebs, in Kombination mit einem Aromatasehemmer). https://www.g-ba.de/downloads/39-261-3862/2019-07-04_AM-RL-XII_Ribociclib-Aromatasehemmer_D-430_BAnz.pdf

Gemeinsamer Bundesausschuss (2019k) Nutzenbewertung Abemaciclib (Mammakarzinom, HR+, HER2−, Kombination mit Fulvestrant). https://www.g-ba.de/bewertungsverfahren/nutzenbewertung/409/

Gemeinsamer Bundesausschuss (2020a) Nutzenbewertung Polatuzumab Vedotin (diffus großzelliges B-Zell-Lymphom, Kombination mit Bendamustin und Rituximab). https://www.g-ba.de/downloads/39-261-4429/2020-08-20_AM-RL-XII_Polatuzumab-Vedotin_D-507_BAnz.pdf

Gemeinsamer Bundesausschuss (2020b) Nutzenbewertung Brigatinib (neues Anwendungsgebiet: NSCLC, ALK+, ALK-Inhibitor-naive Patienten). https://www.g-ba.de/downloads/39-261-4498/2020-10-15_AM-RL_XII_Brigatinib_D-542_BAnz.pdf

Gemeinsamer Bundesausschuss (2020c) Nutzenbewertung Atezolizumab (neues Anwendungsgebiet: fortgeschrittenes, kleinzelliges Lungenkarzinom, Erstlinie, Kombination mit Carboplatin und Etoposid). https://www.g-ba.de/downloads/39-261-4238/2020-04-02_AM-RL-XII_Atezolizumab_nAWG_D-491_BAnz.pdf

Gemeinsamer Bundesausschuss (2020d) Nutzenbewertung Larotrectinib (solide Tumore, Histologie-unabhängig). https://www.g-ba.de/downloads/39-261-4242/2020-04-02_AM-RL-XII_Larotrectinib_D-495_BAnz.pdf

Gemeinsamer Bundesausschuss (2020e) Nutzenbewertung Ramucirumab (neues Anwendungsgebiet: hepatozelluläres Karzinom). https://www.g-ba.de/downloads/39-261-4168/2020-02-20_AM-RL-XII_Ramucirumab_D-474_BAnz.pdf

Gemeinsamer Bundesausschuss (2020f) Nutzenbewertung Pembrolizumab (neues Anwendungsgebiet: Nierenzellkarzinom, Erstlinie, Kombination mit Axitinib). https://www.g-ba.de/downloads/39-261-4289/2020-05-14_AM-RL-XII_Pembrolizumab-RCC_D-502_BAnz.pdf

Gemeinsamer Bundesausschuss (2020g) Nutzenbewertung Ribociclib (Neubewertung nach Fristablauf: Mammakarzinom, HR+, HER2−, Kombination mit Fulvestrant). https://www.g-ba.de/downloads/39-261-4428/2020-08-20_AM-RL-XII_Ribociclib_D-518_BAnz.pdf

Gemeinsamer Bundesausschuss (2020h) Nutzenbewertung Pembrolizumab (neues Anwendungsgebiet: Plattenepithelkarzinom Kopf-Hals-Bereich, Erstlinie, Monotherapie). https://www.g-ba.de/downloads/39-261-4284/2020-05-14_AM-RL-XII_Pembrolizumab_D-501_BAnz.pdf

Gemeinsamer Bundesausschuss (2020i) Nutzenbewertung Apalutamid (Prostatakarzinom, nicht metastasiert, hohes Metastasenrisiko). https://www.g-ba.de/bewertungsverfahren/nutzenbewertung/437/

Gemeinsamer Bundesausschuss (2020j) Nutzenbewertung Venetoclax (Neues Anwendungsgebiet: chronische lymphatische Leukämie, Erdstlinie, in Kombination mit Obinutuzumab). https://www.g-ba.de/bewertungsverfahren/nutzenbewertung/544/

Gemeinsamer Bundesausschuss (2020k) Nutzenbewertung Mogamulizumab (Mycosis fungoides; Sézary Syndrom). https://www.g-ba.de/bewertungsverfahren/nutzenbewertung/558/letzte-aenderungen/

Gemeinsamer Bundesausschuss (2020l) Nutzenbewertung Gilterinib (Akute myeloische Leukämie, FLT3-Mutation). https://www.g-ba.de/bewertungsverfahren/nutzenbewertung/509/

Gemeinsamer Bundesausschuss (2021a) Nutzenbewertung Carfilzomib (neues Anwendungsgebiet: Multiples Myelom, mindestens 1 Vortherapie, Kombination mit Daratumumab und Dexamethason). https://www.g-ba.de/downloads/39-261-4927/2021-07-15_AM-RL-XII_Carfilzomib_D-617_BAnz.pdf

Gemeinsamer Bundesausschuss (2021b) Nutzenbewertung Isatuximab (Multiples Myelom, mind. 2 Vortherapien, Kombination mit Pomalidomid und Dexamethason). https://www.g-ba.de/downloads/39-261-5104/2021-11-04_AM-RL-XII_Isatuximab_D-675_BAnz.pdf

Gemeinsamer Bundesausschuss (2021c) Nutzenbewertung Isatuximab (neues Anwendungsgebiet: Multiples Myelom, mind. 1 Vortherapie, Kombination mit Carfilzomib und Dexamethason). https://www.g-ba.de/downloads/39-261-5107/2021-11-04_AM-RL-XII_Isatuximab_nAWG_D-676_BAnz.pdf

Gemeinsamer Bundesausschuss (2021d) Nutzenbewertung Elotuzumab (Neubewertung nach Fristablauf: Multiples Myelom, mind. 2 Vortherapien, Kombination mit Pomalidomid und Dexamethason). https://www.g-ba.de/downloads/39-261-5174/2021-12-16_AM-RL-XII_Elotuzumab_D-708_BAnz.pdf

Gemeinsamer Bundesausschuss (2021e) Nutzenbewertung Belantamab-Mafodotin (Multiples Myelom, mind. 4 Vortherapien, Monotherapie). https://www.g-ba.de/downloads/39-261-4731/2021-03-04_AMRL-XII_Belantamab-Mafodotin_D-582_BAnz.pdf

Gemeinsamer Bundesausschuss (2021f) Nutzenbewertung Acalabrutinib (chronische lymphatische Leukämie, nach mindestens 1 Vorbehandlung). https://www.g-ba.de/downloads/39-261-4963/2021-08-05_AM-RL-XII_Acalabrutinib_D-594_BAnz.pdf

Gemeinsamer Bundesausschuss (2021g) Nutzenbewertung Obinutuzumab (Überschreitung 50 Mio. € Grenze: Chronische Lymphatische Leukämie, Kombination mit Chlorambucil, Erstlinie.). https://www.g-ba.de/downloads/39-261-5110/2021-11-04_AM-RL-XII_Obinutuzumab_D-662_BAnz.pdf

Gemeinsamer Bundesausschuss (2021h) Nutzenbewertung Obinutuzumab (Überschreitung 50 Mio. € Grenze: Folliculäres Lymphom, Kombination mit Bendamustin, Rituximab-refraktär). https://www.g-ba.de/downloads/39-261-5108/2021-11-04_AM-RL-XII_Obinutuzumab_D-673_BAnz.pdf

Gemeinsamer Bundesausschuss (2021i) Nutzenbewertung Obinutuzumab (Überschreitung 50 Mio. € Grenze: Folliculäres Lymphom, Kombination mit Chemotherapie, Erstlinie). https://www.g-ba.de/downloads/39-261-5106/2021-11-04_AM-RL-XII_Obinutuzumab_D-674_BAnz.pdf

Gemeinsamer Bundesausschuss (2021j) Nutzenbewertung Brentuximab Vedotin (Neubewertung nach Fristablauf: Systemisches anaplastisches großzelliges Lymphom; Erstlinie; Kombination mit Cyclophosphamid, Doxorubicin und Prednison). https://www.g-ba.de/downloads/39-261-5178/2021-12-16_AM-RL_XII_Brentuximab-Vedotin_D-709_BAnz.pdf

Gemeinsamer Bundesausschuss (2021k) Nutzenbewertung Luspatercept (Myelodysplastische Syndrome (MDS)). https://www.g-ba.de/downloads/39-261-4666/2021-01-21_AM-RL-XII_Luspatercept_MDS_D-561_BAnz.pdf

Gemeinsamer Bundesausschuss (2021l) Nutzenbewertung Venetoclax (Neues Anwendungsgebiet: Akute Myeloische Leukämie, Kombinationstherapie, Erstlinie). https://www.g-ba.de/downloads/39-261-5156/2021-12-02_AM-RL-XII_Venetoclax_D-696_BAnz.pdf

Gemeinsamer Bundesausschuss (2021m) Nutzenbewertung Glasdegib (akute myeloische Leukämie, Kombination mit Cytarabin (LDAC)). https://www.g-ba.de/downloads/39-261-4705/2021-02-18_AM-RL-XII_Glasdegib_D-565_BAnz.pdf

Gemeinsamer Bundesausschuss (2021n) Nutzenbewertung Tagraxofusp (Blastische plasmazytoide dendritische Zellneoplasie, Erstlinie). https://www.

Gemeinsamer Bundesausschuss (2021o) Nutzenbewertung Selpercatinib (Lungenkarzinom, nicht-kleinzelliges, RET-Fusion-positiv, nach Platinbasierter Chemo- und/oder Immuntherapie). https://www.g-ba.de/downloads/39-261-4998/2021-09-02_AM-RL-XII_Selperacitinib_D-655_BAnz.pdf

Gemeinsamer Bundesausschuss (2021p) Nutzenbewertung Durvalumab (neues Anwendungsgebiet: kleinzelliges Lungenkarzinom, Erstlinie, Kombination mit Etoposid und entweder Carboplatin oder Cisplatin). https://www.g-ba.de/downloads/39-261-4767/2021-04-01_AM-RL-XII_Durvalumab_nAWG_D-589_BAnz.pdf

Gemeinsamer Bundesausschuss (2021q) Nutzenbewertung Entrectinib (ROS1-positives, fortgeschrittenes nicht kleinzelliges Lungenkarzinom). https://www.g-ba.de/downloads/39-261-4714/2021-02-18_AM-RL-XII_Entrectinib_D-558_BAnz.pdf

Gemeinsamer Bundesausschuss (2021r) Nutzenbewertung Nivolumab (Neubewertung nach Fristablauf (Melanom, adjuvante Therapie)). https://www.g-ba.de/downloads/39-261-5020/2021-09-16_AM-RL-XII_Nivolumab_D-668_BAnz.pdf

Gemeinsamer Bundesausschuss (2021s) Nutzenbewertung Pemigatinib (Cholangiokarzinom mit FGFR2-Fusion oder FGFR2-Rearrangement, nach mindestens 1 Vortherapie). https://www.g-ba.de/downloads/39-261-5049/2021-10-07_AM-RL-XII_Pemigatinib_D-670_BAnz.pdf

Gemeinsamer Bundesausschuss (2021t) Nutzenbewertung Trifluridin/Tipiracil (neues Anwendungsgebiet: metastasiertes Magenkarzinom, vorbehandelte Patienten). https://www.g-ba.de/downloads/39-261-4245/2020-04-02_AM-RL-XII_TrifluridinTipiracil_D-493_BAnz.pdf

Gemeinsamer Bundesausschuss (2021u) Nutzenbewertung Niraparib (neues Anwendungsgebiet: Ovarialkarzinom, Eileiterkarzinom oder primäres Peritonealkarzinom, FIGO-Stadien III und IV, Erhaltungstherapie). https://www.g-ba.de/downloads/39-261-4839/2021-05-20_AM-RL-XII_Niraparib_D-607_BAnz.pdf

Gemeinsamer Bundesausschuss (2021v) Nutzenbewertung Alpelisib in Kombination mit Fulvestrant (Mammakarzinom mit PIK3CA-Mutation, HR+, HER2−, Kombination mit Fulvestrant). https://www.g-ba.de/downloads/39-261-4706/2021-02-18_AM-RL-XII_Alpelisib_D-574_BAnz.pdf

Gemeinsamer Bundesausschuss (2022a) Nutzenbewertung Ixazomib (Neubewertung nach Fristablauf: Multiples Myelom, mind. 1 Vortherapie, Kombination mit Lenalidomid und Dexamethason). https://www.g-ba.de/downloads/39-261-5385/2022-04-21_AM-RL-XII_Ixazomib_D-753_BAnz.pdf

Gemeinsamer Bundesausschuss (2022b) Nutzenbewertung Idecabtagen vicleucel (Multiples Myelom, mind. 3 Vortherapien). https://www.g-ba.de/bewertungsverfahren/nutzenbewertung/781/

Gemeinsamer Bundesausschuss (2022c) Nutzenbewertung Zanubrutinib (Morbus Waldenström, Erstlinie (Chemo-Immuntherapie ungeeignet) oder nach mind. 1 Vortherapie). https://www.g-ba.de/downloads/39-261-5471/2022-06-16_AM-RL-XII_Zanubrutinib_D-761_BAnz.pdf

Gemeinsamer Bundesausschuss (2022d) Nutzenbewertung Mosunetuzumab (follikuläres Lymphom nach ≥ 2 Vortherapien). https://www.g-ba.de/bewertungsverfahren/nutzenbewertung/848/

Gemeinsamer Bundesausschuss (2022e) Nutzenbewertung Tafasitamab (diffus großzelliges B-Zell-Lymphom, Kombination mit Lenalidomid). https://www.g-ba.de/downloads/39-261-5314/2022-03-03_AM-RL-XII_Tafasitamab_D-732_BAnz.pdf

Gemeinsamer Bundesausschuss (2022f) Einleitung eines Stellungnahmeverfahrens: ATMP-Qualitätssicherungs-Richtlinie – Anlage I (CAR-T-Zellen bei B-Zell Neoplasien). https://www.g-ba.de/beschluesse/5526/

Gemeinsamer Bundesausschuss (2022g) Nutzenbewertung Pralsetinib (Lungenkarzinom, nicht-kleinzelliges, RET-Fusion+). https://www.g-ba.de/downloads/39-261-5465/2022-06-16_AM-RL-XII_Pralsetinib_D-757_BAnz.pdf

Gemeinsamer Bundesausschuss (2022h) Nutzenbewertung Lorlatinib (Nicht-kleinzelliges Lungenkarzinom, ALK+, Erstlinie). https://www.g-ba.de/downloads/39-261-5607/2022-09-01_AM-RL-XII_Lorlatinib_D-792_BAnz.pdf

Gemeinsamer Bundesausschuss (2022i) Nutzenbewertung Cemiplimab (nicht-kleinzelliges Lungenkarzinom, Erstlinie). https://www.g-ba.de/downloads/39-261-5231/2022-01-20_AM-RL-XII_Cemiplimab_D-705_BAnz.pdf

Gemeinsamer Bundesausschuss (2022j) Nutzenbewertung Pembrolizumab (neues Anwendungsgebiet: fortgeschrittenes Nierenzellkarzinom, Erstlinie, Kombination mit Lenvatinib). https://www.g-ba.de/downloads/39-261-5520/2022-07-07_AM-RL-XII_Pembrolizumab_D-763_BAnz.pdf

Gemeinsamer Bundesausschuss (2022k) Nutzenbewertung Sacituzumab Govitecan (Mammakarzinom, triple-negativ, mindestens 2 Vortherapien). https://www.g-ba.de/downloads/39-261-5437/2022-05-19_AM-RL-XII_Sacituzumab%20Govitecan_D-750_BAnz.pdf

Gemeinsamer Bundesausschuss (2022l) Nutzenbewertung zum Wirkstoff Tepotinib (nicht-kleinzelliges Lungenkarzinom, METex14-Skipping, vorbehandelte Patienten). https://www.g-ba.de/bewertungsverfahren/nutzenbewertung/807/

Gemeinsamer Bundesausschuss (2022m) Nutzenbewertung zum Wirkstoff Polatuzumab Vedotin (Neues Anwendungsgebiet: Diffus-großzelliges B-Zell-Lympghom, Kombination mit Rituximab, Cyclophosphamid, Doxorubicin und Prednison. https://www.g-ba.de/bewertungsverfahren/nutzenbewertung/839/. Zugegriffen: R-CHP

Gemeinsamer Bundesausschuss (2022n) Nutzenbewertungsverfahren zum Wirkstoff Sotorasib (Lungenkarzinom, nicht-kleinzelliges KRAS G12C_Mutation, ≥ 1 Vortherapie). https://www.g-ba.de/bewertungsverfahren/nutzenbewertung/799/

Gemeinsamer Bundesausschuss (2023a) Nutzenbewertungsverfahren zum Wirkstoff Melphalanflufenamid (Multiples Myelom nach mind. 3 Vortherapien, Kombination mit Dexamethason). https://www.g-ba.de/beschluesse/5905/

Gemeinsamer Bundesausschuss (2023b) Nutzenbewertungsverfahren Ciltacabtagene Autoleucel (Ciltacel). Als Orphan Drug zugelassen zur Behandlung von erwachsenen Patienten mit rezidiviertem und refraktärem Multiplen Myelom, die zuvor bereits mindestens drei Therapien erhalten haben, darunter einen Immunmodulator, einen Proteasom-Inhibitor sowie einen anti-CD38-Antikörper, und die während der letzten Therapie eine Krankheitsprogression zeigten. https://www.g-ba.de/downloads/92-975-6402/2023-02-15_Nutzenbewertung-G-BA_Ciltacabtagene%20autoleucel-D-919.pdfG-BA

Gemeinsamer Bundesausschuss (2023c) Nutzenbewertungsverfahren zum Wirkstoff Lisocabtagen maraleucel (Diffus großzelliges B-Zell-Lymphom, primär mediastinales großzelliges B-Zell-Lymphom und follikuläres Lymphom Grad 3B, nach ≥ 2 Vortherapien). https://www.g-ba.de/bewertungsverfahren/nutzenbewertung/869/

Gemeinsamer Bundesausschuss (2023d) Nutzenbewertungsverfahren zu Tabelecleucel (zur Behandlung der seltenen Epstein-Barr-Virus positiven Posttransplantations-lymphoproliferativen Erkrankung [EBV+PTLD]). https://www.g-ba.de/bewertungsverfahren/nutzenbewertung/947/

Gemeinsamer Bundesausschuss (2023e) NutzenbewertungsverfahrenTeclistamab (multiples Myelom, mind. 3 Vortherapien). https://www.g-ba.de/downloads/92-975-6402/2023-02-15_

Gemeinsamer Bundesausschuss (2023f) Nutzenbewertungsverfahren zum Wirkstoff Selinexor (Multiples Myelom, mind. 4 Vortherapien, Kombination mit Dexamethason). https://www.g-ba.de/bewertungsverfahren/nutzenbewertung/885/

Gemeinsamer Bundesausschuss (2023g) Nutzenbewertungsverfahren zum Wirkstoff Asciminib (chronische myeloische Leukämie, Ph+, nach ≥ 2 Vortherapien). https://www.g-ba.de/bewertungsverfahren/nutzenbewertung/884/

Gemeinsamer Bundesausschuss (2023h) Nutzenbewertungsverfahren zum Wirkstoff Capmatinib (Nichtkleinzelliges Lungenkarzinom, METex14-Skipping Mutation, vorbehandelte Patienten). https://www.g-ba.de/bewertungsverfahren/nutzenbewertung/867

Gemeinsamer Bundesausschuss (2023j) Nutzenbewertungsverfahren zum Wirkstoff Luspatercept (Neubewertung Orphan >30 Mio: β-Thalassämie, transfusionsabhängige Anämie). https://www.g-ba.de/bewertungsverfahren/nutzenbewertung/956/

Gemeinsamer Bundesausschuss (2023k) Nutzenbewertungsverfahren zum Wirkstoff Tremelimumab (nichtkleinzelliges ungenkarzinom, EGFR/ALK-negativ, Erstlinie, Kombination mit Durvalumab und platinbasierter Chemotherapie). https://www.g-ba.de/bewertungsverfahren/nutzenbewertung/942/

Ghia P, Pluta A, Wach M et al (2020) ASCEND: Phase III, randomized trial of acalabrutinib versus idelalisib plus rituximab or bendamustine plus rituximab in relapsed or refractory chronic lymphocytic leukemia. J Clin Oncol 38:2849–2861

Gisslinger H, Klade C, Georgiev P et al (2020) Ropeginterferon alfa 2-b versus standard therapy for plycythemia vera (PROUD-PV and CONTINUATION-PV): a randomised, non-inferiority, phase 3 trial and its extension study. Lancet Haematol 7:e196–e208

Goldman JW, Dvorkin M, Chen Y et al (2021) Durvalumab, with or without tremelimumab, plus platinum-etoposide vs platinum-etoposide alone in first-line treatment of extensive-stage SCLC (CASPIAN): updated results from a randomised, controlled, open-label, phase 3 trial. Lancet Oncol 22:51–65

Goldschmidt H, Ashcroft J, Szabo Z et al (2019) Navigating the treatment landscape in multiple myeloma: which combinations to use and when? Ann Hematol 98:1–18

Goss PE, Ingle JN, Pritchard KI et al (2016) Extending aromatase-inhibitor adjuvant therapy to 10 years. N Engl J Med 375:209–219

Goss GD, Cobo M, Lu S et al (2021) Afatinib versus erlotinib as second-line treatment of patients with advanced squamous cell carcinoma of the lung: Final analysis of the randomised phase 3 LUX-Lung 8 trial. EClinicalMedicine 37:100940

Greenberg PL, Tuechler H, Schanz J et al (2012) Revised international prognostic scoring system for myelodysplastic syndromes. Blood 120:2454–2465

Griesinger F, Curigliano G, Thomas M (2022) Safety and efficacy of pralsetinib in RET fusion-positive non-small-cell lung cancer including as first-line therapy: update from the ARROW trial. Ann Oncol 33:1168–1178

Grosicki S, Simonova M, Spicka I et al (2020) Once-per-week selinexor, bortezomib, and dexamethasone vs twice-per-week bortezomib and dexamethasone in patients with multiple myeloma (BOSTON): a randomised, open-label, phase 3 trial. Lancet 396:1563–1573

Guglielmelli P, Vannucchi AM (2020) Current management strategies for polycythemia vera and essential thrombocythemia. Blood Rev 42:100714

Guigay J, Aupérin A, Fayette J et al (2021) Cetuximab, docetaxel, and cisplatin versus platinum, fluorouracil, and cetuximab as first-line treatment in patients with recurrent or metastatic head and neck squamous-cell carcinoma (GORTEC 2014-01 TPExtreme): a multicentre, open-label, randomised, phase 2 trial. Lancet Oncol 22:463–475

Hall ME, Huelster HL, Luckenbaugh AN et al (2020) Metastatic hormone-sensitive prostate cancer: current perspective on the evolving therapeutic landscape. Onco Targets Ther 13:3571–3581

Hallek M, Shanafelt TD, Eichhorst B (2018) Chronic lymphocytic leukaemia. Lancet 391:1524–1537

Hanahan D (2014) Rethinking the war on cancer. Lancet 383:558–563

Hanna NH, Robinson AG, Temin S et al (2021) Therapy for stage IV non-small-cell lung cancer with driver alterations: ASCO and OH (CCO) joint guideline update. J Clin Oncol 39:1040–1091

Harbeck N, Penault-Llorca F, Cortes J et al (2019) Breast cancer. Nat Rev Dis Prim 5:66

Harrison CN, Campbell PJ, Buck G et al (2005) Hydroxyurea compared with anagrelide in high-risk essential thrombocythemia. N Engl J Med 353:33–45

Hauschild A, Grob JJ, Demidov LV et al (2012) Dabrafenib in BRAF-mutated metastatic melanoma: a multicentre, open-label, phase 3 randomised controlled trial. Lancet 380:358–365

Heuser M, Ofran Y, Boissel N et al (2020) Acute myeloid leukaemia in adult patients: ESMO Clinical Practice Guidelines for diagnosis, treatment and follow-up. Ann Oncol 31:697–712

Hochhaus A, Larson RA, Guilhot F et al (2017) Long-term outcomes of imatinib treatment for chronic myeloid leukemia. N Engl J Med 376:917–927

Hochhaus A, Baccarani M, Silver RT et al (2020a) European LeukemiaNet 2020 recommendations for treating chronic myeloid leukemia. Leukemia 34:966–984

Hochhaus A, Breccia M, Saglio G et al (2020b) Expert opinion-management of chronic myeloid leukemia after resistance to second-generation tyrosine kinase inhibitors. Leukemia 34:1495–1502

Hofmann F, Hwang EC, Lam TB et al (2020) Targeted therapy for metastatic renal cell carcinoma. Cochrane Database Syst Rev. https://doi.org/10.1002/14651858.CD012796.pub2

Hortobagyi GN, Stemmer SM, Burris HA et al (2016) Ribociclib as first-line therapy for HR-positive, advanced breast cancer. N Engl J Med 375:1738–1748

Horwitz S, O'Connor OA, Pro B et al (2019) Brentuximab vedotin with chemotherapy for CD30-positive peripheral T-cell lymphoma (ECHELON-2): a global, double-blind, randomised, phase 3 trial. Lancet 393:229–240

Howell A, Robertson JFR, Quaresma AJ et al (2002) Fulvestrant (ICI 182,780) is as effective as anastrozole in postmenopausal women with advanced breast cancer progressing progressing after prior endocrine treatment. J Clin Oncol 20:3396–3403

Howell A, Robertson JF, Abram P et al (2004) Comparison of fulvestrant versus tamoxifen for the treatment of advanced breast cancer in postmenopausal women previously untreated with endocrine therapy: a multinational, double-blind, randomized trial. J Clin Oncol 22:1605–1613

Hudes G, Carducci M, Tomczak P et al (2007) Temsirolimus, interferon alfa, or both for advanced renal-cell carcinoma. N Engl J Med 356:2271–2281

Hutchings M, Mous R, Clausen MR et al (2019) Dose escalation of subcutaneous epcoritamab in patients with relapsed or refractory B-cell non-Hodgkin lymphoma: an open-label, phase 1/2 study. Lancet 398(10306):1157–1169

IQWi G (2023) Projekte A23-44] Luspatercept (myelodysplastische Syndrome) – Nutzenbewertung gemäß § 35a SGB V. https://www.iqwig.de/projekte/a23-44.html

IQVIA Institute for Human Data Science (2021) Global oncology trends 2021: outlook to 2025. https://www.iqvia.com/insights/the-iqvia-institute/reports/global-oncology-trends-2021

Iversen P, McLeod DG, See WA et al (2010) Antiandrogen monotherapy in patients with localized or locally advanced prostate cancer: final results from the bicalutamide early prostate cancer program at a median follow-up of 9.7 years. BJU Int 105:1074–1081

Jabbour E, Kantarjian H (2018) Chronic myeloid leukemia: 2018 update on diagnosis, therapy and monitoring. Am J Hematol 93:442–459

James ND, de Bono JS, Spears MR et al (2017) Abiraterone for prostate cancer not previously treated with hormone therapy. N Engl J Med 377:338–351

Johnson ML, Cho BC, Luft A et al (2023) Durvalumab with or without tremelimumab in combination with chemotherapy as first-line therapy for metastatic non-small-cell lung cancer: the phase III POSEIDON study. J Clin Oncol 41:1213–1227

Joppi R, Gerardi C, Bertele V et al (2016) Letting postmarketing bridge the evidence gap: the case of orphan drugs. BMJ 353:i2978

June CH, Sadelain M (2018) Chimeric antigen receptor therapy. N Engl J Med 379:64–72

Kantarjian H, DeAngelo DJ, Stelljes M et al (2016) Inotuzumab ozogamicin versus standard therapy for acute lymphoblastic leukemia. N Engl J Med 375:740–753

Kantarjian H, Stein A, Gökbuget N et al (2017) Blinatumomab versus chemotherapy for advanced acute lymphoblastic leukemia. N Engl J Med 376:836–847

Kantarjian HM, Welch MA, Jabbour E (2023) Revisiting six established practices in the treatment of chronic myeloid leukaemia. Lancet Haematol 10:e860–e864

Kastritis E, Terpos E, Dimopoulos MA (2022) How I treat relapsed multiple myeloma. Blood 139:2904–2917

Kinsey EN, Zhang T, Armstrong AJ (2020) Metastatic hormone-sensitive prostate cancer. A review of the current treatment landscape. Cancer J 26:64–75

Knipper S, Ott S, Schlemmer H-P et al (2021) Kurative Therapieoptionen des lokal begrenzten Prostatakarzinoms. Dtsch Ärztebl 118:228–235

Kröger NM, Deeg JH, Olavarria E et al (2015) Indication and management of allogeneic stem cell transplantation in primary myelofibrosis: a consensus process by an EBMT/ELN international working group. Leukemia 29:2126–2133

Kumar SK, Jacobus SJ, Cohen AD et al (2020) Carfilzomib or bortezomib in combination with lenalidomide and dexamethasone for patients with newly diagnosed multiple myeloma without intention for immediate autologous stem-cell transplantation (ENDURANCE): a multicentre, open-label, phase 3, randomised, controlled trial. Lancet Oncol 21:1317–1330

Kudo M, Finn RS, Qin S et al (2018) Lenvatinib vs sorafenib in first-line treatment of patients with unresectable hepatocellular carcinoma: a randomised phase 3 non-inferiority trial. Lancet 391:1163–1173

Kunath F, Grobe HR, Rücker G et al (2014) Non-steroidal antiandrogen monotherapy compared with luteinising hormone-releasing hormone agonists or surgical castration monotherapy for advanced prostate cancer. Cochrane Database Syst Rev. https://doi.org/10.1002/14651858.CD009266.pub2

Lambert J, Pautas C, Terré C et al (2019) Gemtuzumab ozogamicin for *de novo* acute myeloid leukemia: final efficacy and safety updates from the open-label, phase III ALFA-0701 trial. Haematologica 104:113–119

Lancet JE, Uy GL, Cortes JE et al (2018) CPX-351 (cytarabine and daunorubicin) liposome for injection versus conventional cytarabine plus daunorubicin in older patients with newly diagnosed secondary Acute Myeloid Leukemia. J Clin Oncol 36:2684–2692

Ledermann JA, Harter P, Gourley C et al (2016) Overall survival in patients with platinum-sensitive recurrent serous ovarian cancer receiving olaparib maintenance monotherapy: an updated analysis from a randomised, placebo-controlled, double-blind, phase 2 trial. Lancet Oncol 17:1579–1589

Lee CI, Goodwin A, Wilcken N (2017) Fulvestrant for hormone-sensitive metastatic breast cancer. Cochrane Database Syst Rev. https://doi.org/10.1002/14651858.CD011093.pub2

Liu SV, Reck M, Mansfield AS et al (2021) Updated overall survival and PD-L1 subgroup analysis of patients with extensive-stage small-cell lung cancer treated with atezolizumab, carboplatin, and etoposide (IMpower133). J Clin Oncol 39:619–630

Lonial S, Nooka AK, Thulasi P et al (2021) Management of belantamab mafodotin-associated corneal events in patients with relapsed or refractory multiple myeloma (RRMM). Blood Cancer J 11:103

Ludwig WD, Vokinger KN (2021) Hochpreisigkeit bei Onkologika. In: Schröder H (Hrsg) Arzneimitttel-Kompass 2021 (https://www.springer.com/gp/book/9783662639283)

Lyman GH, Moses HL (2016) Biomarker tests for molecularly targeted therapies – the key to unlocking precision medicine. N Engl J Med 375:4–6

Ma YY, Zhao M, Liu Y et al (2019) Use of decitabine for patients with refractory or relapsed acute myeloid leukemia: a systematic review and meta-analysis. Hematology 24:507–515

Marin-Acevedo JA, Soyano AE, Dholaria B et al (2018) Cancer immunotherapy beyond immune checkpoint inhibitors. J Hematol Oncol 11:8

Madhusoodanan J (2023) Fast-track troubles: How US drug policy could be harming people with cancer around the world. Nature 620:264–267

Martin T, Usmani SZ, Berdeja JG et al (2023) Ciltacabtagene autoleucel, an anti-B-cell maturation antigen chimeric antigen receptor T-cell therapy, for relapsed/refractory multiple myeloma: CARTITUDE-1 2-year follow-up. J Clin Oncol 41:1265–1274

Mateos MV, Cavo M, Blade J et al (2020) Overall survival with daratumumab, bortezomib, melphalan, and prednisone in newly diagnosed multiple myeloma (ALCYONE): a randomised, open-label, phase 3 trial. Lancet 395:132–141

Mayer RJ, Van Cutsem E, Falcone A et al (2015) Randomized trial of TAS-102 for refractory metastatic colorectal cancer. N Engl J Med 372:1909–1919

McCarthy PL, Holstein SA, Petrucci MT et al (2017) Lenalidomide maintenance after autologous stem-cell transplantation in newly diagnosed multiple myeloma: a meta-analysis. J Clin Oncol 35:3279–3289

Medscape (2021) PI3K-Inhibitor Alpelisib als neuestes AMNOG-Opfer? Selbst nach 10 Jahren sehen Verbände Schwächen bei der Nutzenbewertung. https://deutsch.medscape.com/artikelansicht/4909963

Miles D, Gligorov J, André F et al (2021) Primary results from IMpassion131, a double-blind, placebo-controlled randomised phase III trial of first-line paclitaxel with or without atezolizumab for unresectable locally advanced/metatstatic triple-negative breast cancer. Ann Oncol 32:9945–1004

Mirza MR, Monk BJ, Herrstedt J et al (2016) Niraparib maintenance therapy in platinum-sensitive, recurrent ovarian cancer. N Engl J Med 376:2154–2164

Mok T, Camidge DR, Gadgeel SM et al (2020) Updated overall survival and final progression-free survival data for patients with treatment-naive advanced ALK-positive non-small-cell lung cancer in the ALEX study. Ann Oncol 31:1056–1064

Montero A, Fossella F, Hortobagyi G et al (2005) Docetaxel for treatment of solid tumours: a systematic review of clinical data. Lancet Oncol 6:229–239

Moreau P, Masszi T, Grzasko N et al (2016) Oral ixazomib, lenalidomide, and dexamethasone for multiple myeloma. N Engl J Med 374:1621–1634

Moreau P, Dimopoulos MA, Mikhael J et al (2021) Isatuximab, carfilzomib, and dexamethasone in relapsed multiple myeloma (IKEMA): a multicentre, open-label, randomised phase 3 trial. Lancet 397:2361–2371

Moreau P, Garfall AL, van de Donk NWCJ et al (2022) Teclistamab in relapsed or refractory multiple myeloma. N Engl J Med 387:495–505

Mori K, Miura N, Mostafaei H et al (2020) Sequential therapy of abiraterone and enzalutamide in castration-resistant prostate cancer: a systematic review and meta-analysis. Prostate Cancer Prostatic Dis 23:539–548

Moro-Sibilot D, Cozic N, Pérol M et al (2019) Crizotinib in c-MET- or ROS1-positive NSCLC: results of the AcSé phase II trial. Ann Oncol 30:1985–1991

Motzer RJ, Hutson TE, Tomczak P et al (2009) Overall survival and updated results for sunitinib compared with interferon alfa in patients with metastatic renal cell carcinoma. J Clin Oncol 27:3584–3590

Motzer RJ, Hutson TE, Cella D et al (2013a) Pazopanib versus sunitinib in metastatic renal-cell carcinoma. N Engl J Med 369:722–731

Motzer RJ, Nosov D, Eisen T et al (2013b) Tivozanib vs sorafenib as initial targeted therapy for patients with metastatic renal cell carcinoma: results from a phase III trial. J Clin Oncol 31:3791–3799

Motzer RJ, Penkov K, Haanen J et al (2019) Avelumab plus axitinib versus sunitinib for advanced renal-cell carcinoma. N Engl J Med 380:1103–1115

Motzer R, Alekseev B, Rha SY et al (2021) Lenvatinib plus pembrolizumab or everolimus for advanced renal cell carcinoma. N Engl J Med 384:1289–1300

Motzer R, Porta C, Alekseev B et al (2022) Health-related quality-of-life outcomes in patients with advanced renal cell carcinoma treated with lenvatinib plus pembrolizumab or everolimus versus sunitinib (CLEAR): a randomised, phase 3 study. Lancet Oncol 23:768–780

Mullard A (2021) 2020 FDA drug approvals. Nature Rev Drug Discov 20:85–90

Munshi NC, Anderson LD Jr, Shah N et al (2021) Idecabtagene vicleucel in relapsed and refractory multiple myeloma. N Engl J Med 384:705–716

Najjar M, McCarron J, Cliff ERS et al (2023) Adverse event reporting in randomized clinical trials for multiple myeloma. Jama Netw Open 6:e2342195

National Institute for Health and Care Excellence (2019) Prostate cancer: diagnosis and management. NICE guideline (NG131). http://www.nice.org.uk/guidance/ng131

NCCN National Comprehensive Cancer Network (2020) Clinical practice guidelines chronic lymphocytic leukemia 4.2020. https://jnccn.org/view/journals/jnccn/18/2/article-p185.xml

National Comprehensive Cancer Network (2021) Clinical Practice Guidelines Colon Cancer Version 3.2023. https://www.nccn.org/professionals/physician_gls/pdf/colon.pdf

NCCN National Comprehensive Cancer Network (2022a) Clinical practice guidelines ovarian cancer. Version 3.2022. https://www.nccn.org/professionals/physician_gls/pdf/ovarian.pdf

NCCN National Comprehensive Cancer Network (2022b) Clinical practice guidelines head and neck cancers. Version 2.2022. https://www.nccn.org/professionals/physician_gls/pdf/head-and-neck.pdf

NCCN National Comprehensive Cancer Network (2023a) Clinical practice guidelines anal carcinoma version 3.2023. https://www.nccn.org/professionals/physician_gls/pdf/anal.pdf

NCCN National Comprehensive Cancer Network (2023b) Clinical Practice Guidelines. Kidney Cancer Version 1.2023. https://www.nccn.org/professionals/physician_gls/pdf/kidney.pdf

Neoptolemos JP, Palmer DH, Ghaneh P et al (2017) Comparison of adjuvant gemcitabine and capecitabine with gemcitabine monotherapy in patients with resected pancreatic cancer (ESPAC-4): a multicentre, open-label, randomised, phase 3 trial. Lancet 389:1011–1024

O'Brien SG, Guilhot F, Larson RA et al (2003) Imatinib compared with interferon and low-dose cytarabine for newly diagnosed chronic-phase chronic myeloid leukemia. N Engl J Med 348:994–1004

Oh DY, He AR, Qin S et al (2022) Durvalumab plus gemcitabine and cisplatin in advanced biliary tract cancer. N Eng J Med Evid 1(8)

Onkopedia-Leitlinie (2020) Chronische Lymphatische Leukämie. https://www.onkopedia.com/de/onkopedia/guidelines/chronische-lymphatische-leukaemie-cll/@@guideline/html/index.html

Onkopedia-Leitlinie (2021a) Essentielle (oder primäre) Thrombozythämie (ET). https://www.onkopedia.com/de/onkopedia/guidelines/essentielle-oder-primaere-thrombozythaemie-et/@@guideline/html/index.html

Onkopedia-Leitlinie (2021b) Myelodysplastische Syndrome (MDS). https://www.onkopedia.com/de/onkopedia/guidelines/essentielle-oder-primaere-thrombozythaemie-et/@@guideline/html/index.html

Onkopedia-Leitlinie (2022a) Nichtkleinzelliges Lungenkarzinom. https://www.onkopedia.com/de/onkopedia/guidelines/lungenkarzinom-nicht-kleinzellig-nsclc/@@guideline/html/index.html

Onkopedia-Leitlinie (2022b) Kolonkarzinom. https://www.onkopedia.com/de/onkopedia/guidelines/kolonkarzinom/@@guideline/html/index.html

Onkopedia-Leitlinie (2022c) Nierenzellkarzinom (Hypernephrom). https://www.onkopedia.com/de/onkopedia/guidelines/nierenzellkarzinom-hypernephrom/@@guideline/html/index.html

Onkopedia Leitlinie (2022d) Ovarialkarzinom. https://www.onkopedia.com/de/onkopedia/guidelines/ovarialkarzinom/@@guideline/html/index.html

Onkopedia-Leitlinie (2023a) Kleinzelliges Lungenkarzinom. https://www.onkopedia.com/de/onkopedia/guidelines/lungenkarzinom-kleinzellig-sclc/@@guideline/html/index.html

Onkopedia Leitlinie (2023b) Magenkarzinom. https://www.onkopedia.com/de/onkopedia/guidelines/magenkarzinom/@@guideline/html/index.html

Onkopedia Leitlinie (2023c) Ösophaguskarzinom. https://www.onkopedia.com/de/onkopedia/guidelines/oesophaguskarzinom/@@guideline/html/index.html

Osborne CK, Pippen J, Jones SE et al (2002) A double-blind, randomized trial comparing the efficacy and tolerability of fulvestrant with anastrozole in postmenopausal women with advanced breast cancer progressing on prior endocrine therapy: results of a north American trial. J Clin Oncol 20:3386–3395

Özgüroğlu M, Kilickap S, Sezer A et al (2023) First-line cemiplimab monotherapy and continued cemiplimab beyond progression plus chemotherapy for advanced non-small-cell lung cancer with PD-L1 50% or more (EMPOWER-Lung 1): 35-month follow-up from a mutlicentre, open-label, randomised, phase 3 trial. Lancet Oncol 24:989–1001

Paik PK, Felip E, Veillon R et al (2020) Tepotinib in non-small-cell lung cancer with MET exon 14 skipping mutations. N Engl J Med 383:931–943

Palumbo A, Mina R (2013) Management of older adults with multiple myeloma. Blood Rev 27:133–142

Palumbo A, Chanan-Khan A, Weisel K et al (2016) Daratumumab, bortezomib, and dexamethasone for multiple myeloma. N Engl J Med 375:754–766

Pardanani A, Tefferi A (2018) How I treat myelofibrosis after failure of JAK inhibitors. Blood 132:492–500

Pardanani A, Tefferi A, Masszi T et al (2021) Updated results of the placeo-controlled, phaseIII JAKARTA trial of fedratinib in patients with intermediate-2 or high-risk myelofibrosis. Br J Haematol 195:244–248

Paul-Ehrlich-Institut (2021) Belantamab-Mafodotin. Wichtige Sicherheitsinformationen zur Minimierung des Risikos kornealer Nebenwirkungen. https://www.pei.de/SharedDocs/schulungsmaterial/Blenrep-Schulungsmaterial-Aerzte_Version-2_Broschuere-Haematologe.pdf?__blob=publicationFile&v=3

Pemmaraju N, Lane AA, Sweet KL et al (2019) Tagraxofusp in blastic plasmacytoid dendritic-cell neoplasm. N Engl J Med 380:1628–1637

Perl AE et al (2019) Gilteritinib or chemotherapy for relapsed or refractory *FLT3*-mutated AML. N Engl J Med 381:1728–1740

Pfirrmann M, Clark RE, Prejzner W et al (2020) The EUTOS long-term survival (ELTS) score is superior to the Sokal score for prediting survival in chronic myeloid leukemia. Leukemia 34:2138–2149

Platzbecker U, Porta DMG, Santini V et al (2023) Efficacy and safety of luspatercept versus epoetin alfa in erythropoiesis-stimulating agent-naive, transfusion-dependent, lower-risk myelodysplastic syndromes (COMMANDS): interim analysis of a phase 3, open-label, randomised controlled trial. Lancet 402:373–385

Plimack ER, Powles T, Stus V et al (2023) Pembrolizumab plus axitinib versus sunitinib as first-line treatment of advanced renal cell carcinoma: 43-month follow-up of the phase 3 KEYNOTE-426 study. Eur Urol 84:449–454

Powles T, Plimack ER, Soulières D et al (2020) Pembrolizumab plus axitinib vs sunitinib monotherapy as first-line treatment of advanced renal cell carcinoma (KEYNOTE-426): extended follow-up from a randomised, open-label, phase 3 trial. Lancet Oncol 21:1563–1573

Powles T, Tomczak P, Park SH et al (2022) Pembrolizumab versus placebo as post-nephrectomy adjuvant therapy for clear cell renal cell carcinoma (KEYNOTE-564): 30-month follow-up analysis of a multicentre, randomised, double-blind, placebo-controlled, phase 3 trial. Lancet Oncol 23:1133–1144

Prasad V, Mailankody S (2017) Research and development spending to bring a single cancer drug to market and revenues after approval. JAMA Intern Med 177:1569–1575

Primrose JN, Fox RP, Palmer DH et al (2019) Capecitabine compared with observation in resected biliary tract cancer (BILCAP): a randomised, controlled, multicentre, phase 3 study. Lancet Oncol 20:663–673

Pujade-Lauraine E, Ledermann JA, Selle F et al (2017) Olaparib tablets as maintenance therapy in patients with platinum-sensitive, relapsed ovarian cancer and a BRCA1/2 mutation (SOLO2/ENGOT-Ov21): a double-blind, randomised, placebo-controlled, phase 3 trial. Lancet Oncol 18:1274–1284

Raab MS, Cavo M, Delforge M et al (2016) Multiple myeloma: practice patterns across Europe. Br J Haematol 175:66–76

Rajkumar SV (2020) Multiple myeloma: 2020 update on diagnosis, risk-stratification and management. Am J Hematol 95:548–567

Rajkumar SV, Kyle RA (2016) Progress in myeloma – a monoclonal breakthrough. N Engl J Med 375:1390–1392

Ramalingam SS, Vansteenkiste J, Planchard D et al (2020) Overall survival with osimertinib in untreated, EGFR-mutated advanced NSCLC. N Engl J Med 382:41–50

Rassaf T, Totzeck M, Backs J et al (2020) Oncocardiology: consensus paper of the German cardiac society, the German society for pediatric cardiology and congenital heart defects and the German society for hematology and medical oncology. Clin Res Cardiol 109:1197–1222

Réa D, Mauro MJ, Boquimpani C et al (2021) A phase 3, open-label, randomized study of asciminib, a STAMP inhibitor, vs bosutinib in CML after 2 or more prior TKIs. Blood 138:2031–2041

Reck M, Kaiser R, Mellemgaard A et al (2014) Docetaxel plus nintedanib vs docetaxel plus placebo in patients with previously treated non-small-cell lung cancer (LUME-Lung 1): a phase 3, double-blind, randomised controlled trial. Lancet Oncol 15:143–155

Richardson PG, Kumar SK, Masszi T et al (2021) Final overall survival analysis of the TOURMALINE-MM1 phase III trial of ixazomib, lenalidomide, and dexamethasone in patients with relapsed or refractory multiple myeloma. J Clin Oncol 39:2430–2442

Richardson PG, Perrot A, San-Miguel J et al (2022) Isatuximab plus pomalidomide and low-dose dexamethasone versus pomalidomide and low-dose dexamethasone in patients with relapsed and refractory multiple myeloma (ICARIA-MM): follow-up analysis of a randomised, phase 3 study. Lancet Oncol 23:416–427

Rini BI, Plimack ER, Stus V et al (2019) Pembrolizumab plus axitinib versus sunitinib for advanced renal-cell carcinoma. N Engl J Med 380:1116–1127

Rini BI, Pal SK, Escudier BJ et al (2020) Tivozanib vs sorafenib in patients with advanced renal cell carcinoma (TIVO-3): a phase 3, multicentre, randomised, controlled, open-label study. Lancet Oncol 21:95–104

Robert Koch-Institut (2019) Neue Zahlen zu Krebs in Deutschland. https://www.rki.de/DE/Content/Service/Presse/Pressemitteilungen/2019/16_2019.html;jsessionid=4B7743F94C9E76F670328C05135FD8C0.internet082

Robertson JF, Llombart-Cussac A, Rolski J et al (2009) Activity of fulvestrant 500 mg versus anastrozole 1 mg as first-line treatment for advanced breast cancer: results from the FIRST study. J Clin Oncol 27:4530–4535

Rosario DJ, Davey P, Green J et al (2016) The role of gonadotrophin-releasing hormone antagonists in the treatment of patients with advanced hormone-dependent prostate cancer in the UK. World J Urol 34:1601–1609

Rugo HS (2019) Achieving improved survival outcomes in advanced breast cancer. N Engl J Med 381:371–372

Rugo HS, Bardia A, Marmé et al (2023) Overall survival with sacituzumab govitecan in hormone receptor-positive and human epidermal growth factor receptor 2-negative metastatic breast cancer (TROPiCS-02): a randomised, open-label, multicentre, phase 3 trial. Lancet 402:1423–1433

Ryan CJ, Smith MR, Fizazi K et al (2015) Abiraterone acetate plus prednisone versus placebo plus prednisone in chemotherapy-naive men with metastatic castration-resistant prostate cancer (COU-AA-302): final overall survival analysis of a randomised, double-blind, placebo-controlled phase 3 study. Lancet Oncol 16:152–160

Salem JE, Manouchehri A, Bretagne M et al (2019) Cardiovascular toxicities associated with ibrutinib. J Am Coll Cardiol 74:1667–1678

San Miguel J, Weisel K, Moreau P et al (2013) Pomalidomide plus low-dose dexamethasone vs high-dose dexamethasone alone for patients with relapsed and refractory multiple myeloma (MM-003): a randomised, open-label, phase 3 trial. Lancet Oncol 14:1055–1066

Sartor O, de Bono JS (2018) Metastatic prostate cancer. N Eng J Med 378:645–657

Sauer R, Becker H, Hohenberger W et al (2004) Preoperative vs postoperative chemoradiotherapy for rectal cancer. N Engl J Med 351:1731–1740

Saussele S, Richter J, Guilhot J et al (2018) Discontinuation of tyrosine kinase inhibitor therapy in chronic myeloid leukaemia (EURO-SKI): a prespecified interim analysis of a prospective, multicentre, non-randomised trial. Lancet Oncol 19:747–757

Scher HI, Fizazi K, Saad F et al (2012) Increased survival with enzalutamide in prostate cancer after chemotherapy. N Engl J Med 367:1187–1197

Schilsky RL (2018) A new IDEA in adjuvant chemotherapy for colon cancer. N Engl J Med 378:1242–1244

Sehn LH, Herrera AF, Flowers CR et al (2020) Polatuzumab vedotin in relapsed of refractory diffuse large B-cell lymphoma. J Clin Oncol 38:155–165

Shankland KR, Armitage JO, Hancock BW (2012) Non-Hodgkin lymphoma. Lancet 380:848–857

Shragai T, Magen H, Lavi N et al (2023) Real-world experience with belantamab mafodotin therapy for relapsed/refractory multiple myeloma: a multicentre retrospective study. Br J Haematol 200:45–53

Sharma A, Dwary AD, Mohanti BK et al (2010) Best supportive care compared with chemotherapy for unresectable gall bladder cancer: a randomized controlled study. J Clin Oncol 28:4581–4586

Shitara K, Bang YJ, Iwasa S et al (2020) Trastuzumab deruxtecan in previously treated HER2-positive Gastric cancer. N Engl J Med 382:2419–2430

Shroff RT, Kennedy EB, Bachini M et al (2019) Adjuvant therapy for resected biliary tract cancer: ASCO clinical practice guideline. J Clin Oncol 37:1015–1027

Siegel DS, Dimopoulos MA, Ludwig H et al (2018) Improvement in overall survival with carfilzomib, lenalidomide, and dexamethasone in patients with relapsed or refractory multiple myeloma. J Clin Oncol 36:728–734

Silverman LR, Demakos EP, Peterson BL et al (2002) Randomized controlled trial of azacitidine in patients with the myelodysplastic syndrome: a study of the cancer and leukemia group B. J Clin Oncol 20:2429–2440

Skoulidis F, Li BT, Dy GK et al (2021) Sotorasib for lung cancers with KRAS p.G12C mutation. N Engl J Med 384:2371–2381

Slamon DJ, Neven P, Chia S et al (2020) Overall survival with ribociclib plus fulvestrant in advanced breast cancer. N Engl J Med 382:514–524

Solomon JP, Linkov I, Rosado A et al (2020) NTRK fusion detection across multiple assays and 33,997 cases: diagnostic implications and pitfalls. Mod Pathol 33:38–46

Solomon BJ, Bauer TM, Mok TSK et al (2023) Efficacy and safety of first-line lorlatinib versus crizotinib in patients with advanced, ALK-positive non-small-cell lung cancer: updated analysis of data from the phase 3, randomised, open-label CROWN study. Lancet Respir Med 11:354–366

Soria JC, Felip E, Cobo M et al (2015) Afatinib vs erlotinib as second-line treatment of patients with advanced squamous cell carcinoma of the lung (LUX-Lung 8): an open-label randomised controlled phase 3 trial. Lancet Oncol 16:897–907

Spivak JL (2017) Myeloproliferative neoplasms. N Engl J Med 376:2168–2181

Steegmann JL, Baccarani M, Breccia M et al (2016) European LeukemiaNet recommendations for the management and avoidance of adverse events of treatment in chronic myeloid leukaemia. Leukemia 30:1648–1671

Stone RM, Mandrekar SJ, Sanford BL et al (2017) Midostaurin plus chemotherapy for acute myeloid leukemia with a FLT3 mutation. N Engl J Med 377:454–464

Tang J, Shalabi A, Hubbard-Lucey VM (2018) Comprehensive analysis of the clinical immune-oncology landscape. Ann Oncol 29:84–91

Tannock IF, Hickman JA (2016) Limits to personalized medicine. N Engl J Med 375:1289–1294

Tay-Teo K, Hill SR (2019) Comparison of sales income and research and development costs for FDA-approved cancer drugs sold by originator drug companies. JAMA Netw Open 2(1):e186875

Tefferi A, Pardanani A (2019) Essential thrombocythemia. N Engl J Med 381:2135–2144

Tew WP, Lacchetti C, Ellis A et al (2020) PARP inhibitors in the management of ovarian cancer: ASCO guideline. J Clin Oncol 38:3468–2493

Tewari KS, Burger RA, Enserro D et al (2019) Final overall survival of a randomized trial of bevacizumab for primary treatment of ovarian cancer. J Clin Oncol 37:2317–2328

Thai AA (2021) Lung cancer. Lancet 398:535–554

Tilly H, Morschhauser F, Sehn LH et al (2022) Polatuzumab vedotin in previously untreated diffuse large B-cell lymphoma. N Engl J Med 386:351–363

Thol F, Schlenk RF (2014) Gemtuzumab ozogamicin in acute myeloid leukemia revisited. Expert Opin Biol Ther 14:1185–1195

Thomas A, Teicher BA, Hassan RR (2016) Antibody-drug conjugates for cancer therapy. Lancet Oncol 17:e254–e262

Turner NC, Slamon DJ, Ro J et al (2018) Overall survival with palbociclib and fulvestrant in advanced breast cancer. N Engl J Med 379:1926–1936

Valle J, Wasan H, Palmer DH et al (2010) Cisplatin plus gemcitabine vs gemcitabine for biliary tract cancer. N Engl J Med 362:1273–1281

Van Cutsem E, Köhne CH, Láng I et al (2011) Cetuximab plus irinotecan, fluorouracil, and leucovorin as first-line treatment for metastatic colorectal cancer: updated analysis of overall survival according to tumor KRAS and BRAF mutation status. J Clin Oncol 29:2011–2019

Van Cutsem E, Cervantes A, Adam R et al (2016) ESMO consensus guidelines for the management of patients with metastatic colorectal cancer. Ann Oncol 27:1386–1422

Vannucchi AM, Kiladjian JJ, Griesshammer M et al (2015) Ruxolitinib versus standard therapy for the treatment of polycythemia vera. N Engl J Med 372:426–435

Varga C, Maglio M, Ghobrial IM et al (2018) Current use of monoclonal antibodies in the treatment of multiple myeloma. Br J Haematol 181:447–459

Vfa (2022) Innovationsbilanz 2022: Die neuen Medikamente und Anwendungsgebiete. https://www.vfa.de/de/arzneimittel-forschung/woran-wir-forschen/neue-medikamente-und-anwendungsgebiete

Vermorken JB, Mesia R, Rivera F et al (2008) Platinum-based chemotherapy plus cetuximab in head and neck cancer. N Engl J Med 359:1116–1127

Verstovsek S, Mesa RA, Gotlib J et al (2012) A double-blind, placebo-controlled trial of ruxolitinib for myelofibrosis. N Engl J Med 366:799–807

Verstovsek S, Gotlib J, Mesa RA et al (2017) Long-term survival in patients treated with ruxolitinib for myelofibrosis: COMFORT-I and -II pooled analyses. J Hematol Oncol 10:156

VFA https://www.vfa.de/de/arzneimittel-forschung/woran-wir-forschen/neue-medikamente-und-anwendungsgebiete-2022

Vitolo U, Trneny M, Belada D et al (2017) Obinutuzmab or rituximab plus cyclophosphamide, doxorubin, vincristine and prednisone in previously untreated diffuse large B-cell lymphoma. J Clin Oncol 35:3529–3537

Vogelstein B, Papadopoulos N, Velculescu VE et al (2013) Cancer genome landscapes. Science 339:1546–1558

Vogler S, Panteli D, Busse R (2021) Biologika und Biosimilars in Deutschland und im europäischen Vergleich – Marktsteuerungsmechanismen und Preisvergleich. In: Ludwig WD, Mühlbauer B, Seifert R (Hrsg) Arzneiverordnungs-Report 2021. Springer, Berlin

Vokinger KN, Hwang TJ, Grischott T et al (2020) Prices and clinical benefit of cancer drugs in the USA and Europe: a cost-benefit analysis. Lancet Oncol 21:664–670

Vokinger KN, Hwang TJ, Daniore P et al (2021) Analysis of Launch and postapproval cancer drug pricing, clinical benefit and policy implications in the US and Europe. JAMA Oncol 7:e212026

Vokinger KN (2022) Beschleunigte Zulassungen und therapeutischer Nutzen von Arzneimitteln in den USA und Europa. In: Ludwig WD, Mühlbauer B, Seifert R (Hrsg) Arzneiverordnungs-Report 2022. Springer, Berlin

Vokinger KN, Hwang TJ, Carl DI et al (2022) Price changes and within-class competition of cancer drugs in the USA and Europe: a comparative analysis. Lancet Oncol 23:514–520

Waks AG, Winer EP (2019) Breast cancer treatment. JAMA 321:288–300

Wang DY, Salem JE, Cohen JV et al (2018) Fatal toxic effects associated with immune checkpoint inhibitors: a systematic review and meta-analysis. JAMA Oncol 4:1721–1728

Waxman AJ, Clasen S, Hwang WT et al (2018) Carfilzomib-associated cardiovascular adverse events: a systematic review and meta-analysis. JAMA Oncol 4:e174519

Wei AH, Döhner H, Pocock C et al (2020) Oral azacitidine maintenance therapy for acute myeloid leukemia in first remission. N Engl J Med 383:2526–2537

Wolf J, Seto T, Han JY et al (2020) Capmatinib in MET exon 14-mutated or MET-amplified non-small-cell lung cancer. N Engl J Med 383:944–957

Yang JC, Wu YL, Schuler M et al (2015) Afatinib vs cisplatin-based chemotherapy for EGFR mutation-positive lung adenocarcinoma (LUX-Lung 3 and LUX-Lung 6): analysis of overall survival data from two randomised, phase 3 trials. Lancet Oncol 16:141–151

Weiterführende Literatur

Franzen N, Retel V, Schats W, van Harten WH (2020) Evidence underlying policy proposals for sustainable anticancer drug prices. JAMA Oncol 6:906–916

Herz-Kreislauf-Erkrankungen

Inhaltsverzeichnis

Kapitel 6   **Arterielle Hypertonie** – 177
Thomas Eschenhagen und Joachim Weil

Kapitel 7   **Herzerkrankungen** – 227
Thomas Eschenhagen und Joachim Weil

Arterielle Hypertonie

Thomas Eschenhagen und Joachim Weil

Auf einen Blick

In diesem Kapitel werden die Antihypertonika gemeinsam auf der Basis der aktuellen Empfehlungen zur antihypertensiven Therapie dargestellt. Damit werden die früher getrennten Kapitel zu Hemmstoffen des Renin-Angiotensin Systems, Calciumkanalblockern, β-Adrenozeptor-Antagonisten (Betablocker) sowie speziellen Antihypertonika wie α-Adrenozeptor-Antagonisten und zentral wirkenden Antisympathotonika zusammengeführt. Dies trägt der Tatsache Rechnung, dass es sich bei der antihypertensiven Therapie um eine in alle Bereiche der kardiovaskulären Medizin reichende Basistherapie handelt, die einen integrierten Ansatz erfordert. Die als Antihypertonika ebenfalls wichtigen Diuretika und Aldosteronrezeptorantagonisten werden gesondert in ▶ Kap. 34 besprochen. Zusätzlich wird auf unvermeidbare Überschneidungen mit den Kardiaka in ▶ Kap. 7 verwiesen.

Trend Antihypertonika sind seit Jahren die mit Abstand am häufigsten eingenommenen Arzneistoffe und steigen im Trend weiter an. Mit 18 Mrd. DDD für die gesamte Gruppe lässt sich bei Annahme einer im Durchschnitt verordneten Zweierkombination errechnen, dass aktuell über 25 Mio. Menschen eine regelmäßige antihypertensive Arzneitherapie erhalten. Dabei entfällt ein zunehmend großer Anteil auf die vier wichtigsten Gruppen der Antihypertonika (ACE-Hemmer, Angiotensinrezeptorantagonisten [Sartane], Calciumkanalblocker, Diuretika in Mono- und Kombinationspräparaten). Während Sartane 2022 mit +8 % und Kombinationspräparate von Sartanen mit Calciumkanalblockern (+7 %) und Aldosteronrezeptorantagonisten (+6,8 %) gegenüber 2021 weiter ansteigen, fällt die Verordnung von β-Adrenozeptor-Antagonisten (−0,7 %) inklusive der Kombinationspräparate mit Diuretika −5,5 % leicht ab. Verordnungen von α-Adrenozeptor-Antagonisten und zentral wirkenden Antisympathotonika stabilisieren sich auf niedrigem Niveau.

Bewertung Die zunehmende Verordnung von Antihypertensiva sowie der Trend zu Hemmstoffen des Renin-Angiotensin-Systems, Calciumkanalblockern, Aldosteronrezeptorantagonisten und Kombinationspräparaten spiegeln aktuelle Empfehlungen zur antihypertensiven Therapie wider und sind zu begrüßen. Die eher abnehmende Verordnung von Diuretika ist nicht durch Studien begründet. Kritisch zu sehen sind auch die immer noch deutliche Dominanz von Hydrochlorothiazid gegenüber dem länger wirksamen Chlortalidon und das weitgehende Fehlen sinnvoller Kombinationspräparate mit Chlortalidon.

Teile dieses Kapitels wurden mit Zustimmung der Autoren Manfred Anlauf und Franz Weber den Kapiteln „Antihypertonika" und „Hemmstoffe des Renin-Angiotensin-Systems" in den Ausgaben des Arzneiverordnungs-Reports bis 2021 entnommen, ohne besonders gekennzeichnet zu sein.

© Der/die Autor(en), exklusiv lizenziert an Springer-Verlag GmbH, DE, ein Teil von Springer Nature 2023
W.-D. Ludwig, B. Mühlbauer, R. Seifert (Hrsg.), *Arzneiverordnungs-Report 2023*,
https://doi.org/10.1007/978-3-662-68371-2_6

Eine arterielle Hypertonie besteht in Deutschland wie in allen westlichen und zunehmend auch Schwellenländern bei einem großen Teil der Bevölkerung. Erfreulich ist die gegenüber den 90er Jahren deutlich verbesserte Behandlung und Kontrollhäufigkeit in Deutschland. Im Vergleich von zwölf wohlhabenden Ländern betrug in Deutschland auf der Grundlage von Daten aus 2008–2011 (NCD 2019) die Hypertonieprävalenz bei Frauen 44 % und die Kontrollhäufigkeit 58 %, bei Männern lag die Prävalenz bei 46 % und die Kontrollhäufigkeit bei 48 % (Platz eins bzw. drei). Im Alter von 18 bis 79 Jahre leidet in Deutschland etwa jeder Dritte an einer arteriellen Hypertonie (Kintscher et al. 2014). Die Prävalenz der Hypertonie steigt mit dem Alter, isolierte systolische Hypertonien (ISH) werden häufiger als systolisch-diastolische Blutdruckerhöhungen (Neuhauser et al. 2016) beobachtet. Aber auch bei 18–49-Jährigen ist eine ISH nicht selten und risikosteigernd (Yano et al. 2015). Sie begünstigt das Auftreten von Apoplexie, Demenz, Herzinfarkt, Herzinsuffizienz, Vorhofflimmern, Niereninsuffizienz und peripherer arterieller Verschlusskrankheit (The Blood Pressure Lowering Treatment Trialists' Collaboration 2021).

Der günstige Effekt einer konsequenten antihypertensiven Arzneitherapie auf Morbidität und Mortalität ist durch zahlreiche Studien belegt. Für den Nutzen einer antihypertensiven Therapie ergibt sich nach einer letzten Metaanalyse der Hochdrucktherapieforscher (BPLTTC 2021) eine einfache Faustregel: Eine Senkung des systolischen Blutdrucks um 5 mmHg reduziert das Risiko für größere kardiovaskuläre Ereignisse um etwa 10 %. Dies ist unabhängig davon, ob bereits eine kardiovaskuläre Erkrankung besteht und gilt sogar für Patienten mit so genannten normalen oder hochnormalen Blutdruckwerten. Selbst bei Patienten mit und ohne kardiovaskulärer Vorerkrankung zeigte sich keine Abnahme des relativen Nutzens einer antihypertensiven Therapie bei systolischen Ausgangswerten von unter 120 mmHg. Damit werden einfache numerische Grenzen zwischen normalem und erhöhtem Blutdruck relativiert.

Dies drückt sich auch in aktuell unterschiedlichen Grenzwertdefinitionen der amerikanischen und europäischen Fachgesellschaften aus. Während die American Heart Association (AHA) Grenzwerte für einen normalen Blutdruck von < 130/80 mmHg definiert (Whelton et al. 2018), gibt die European Society of Cardiology (ESC) und die European Society of Hypertension (ESH) einen Grenzwert von < 140 mmHg systolisch und einen Zielwert von „nah an 130 mmHg systolisch" an (Williams et al. 2018).

Neben der Blutdruckhöhe dominiert in den Leitlinien seit Jahren das kardiovaskuläre Gesamtrisiko als zusätzliche Information zur Indikation und Intensität der antihypertensiven Therapie. Es wird bestimmt durch demographische Faktoren, Labor-Parameter vor allem des Lipid- und Glukosestoffwechsels, hochdruckbedingte Organschäden sowie manifeste kardiovaskuläre und renale Erkrankungen (Williams et al. 2018; Whelton et al. 2018). Den Nutzen einer Orientierung am kardiovaskulären Gesamtrisiko bestätigt eine retrospektive Verlaufsanalyse über 4,3 Jahre an 1,2 Mio. Patienten in Großbritannien (Herrett et al. 2019). Die Messung möglichst repräsentativer Blutdruckwerte außerhalb der Praxis (standardisierte Selbstmessung, 24 h-Blutdruckmessung) ist zur Vermeidung blutdrucksteigernder, seltener auch drucksenkender Weißkitteleffekte in der Regel unumgänglich (Agarwal 2017; Anlauf und Weber 2018; Stergiou et al. 2021.)

Auch im Alter senkt eine antihypertensive Therapie die kardiovaskuläre Morbidität und Mortalität, selbst bei über 80-jährigen, wenn die Komorbidität niedrig ist (Beckett et al. 2008, 2011; Williamson et al. 2016). Dabei wurden systolische Druckwerte auch unter 130 mmHg vertragen (Byrne et al. 2020).

6.1 Arzneimittelauswahl

Für die medikamentöse Hochdruckbehandlung steht eine große Zahl von Arzneistoffen mit vielfältigen Angriffspunkten zur Verfügung. Die Diskussion um die Wahl der besten Antihypertensiva war lange Zeit geprägt durch vermeintliche substanz- oder klassenspezifische Vorteile und nicht zuletzt ökonomische Interessen. Diese Situation hat sich durch große unabhängige Vergleichsstudien, Metaanalysen und die weitgehende Angleichung der Preise entspannt. Inzwischen ist unstrittig, dass es vor allem um die effektive Blutdrucksenkung und weniger um spezifische Wirkungen geht, auch wenn diese im Einzelfall eine Rolle bei der patientenindividuellen Auswahl spielen kann. Ebenfalls klar ist, dass die meisten Patienten mindestens zwei, viele sogar drei Arzneistoffe aus verschiedenen Klassen benötigen, um ihren Blutdruck in den Zielbereich zu bringen. Daher ist die Frage nach der besten Initialtherapie eher akademisch. Unstrittig ist dagegen die Bedeutung einer guten Therapietreue, was für die zunehmende Verwendung von Kombinationspräparaten und die konsequente Beachtung von unerwünschten Wirkungen spricht.

Bedeutsam für die Auswahl sind der Nachweis einer Wirksamkeit auf hochdruckassoziierte Erkrankungen, Wirkungsprofil und Nebenwirkungen sowie positive oder negative Wirkungen auf zusätzlich bestehende Krankheiten, Gesundheitsrisiken und deren Therapie. Vor allem bei koronarer Herzkrankheit, Herzinsuffizienz und Nephropathie können Zusatzwirkungen, z. B. der β-Adrenozeptor-Antagonisten oder der Hemmstoffe des Renin-Angiotensin-Aldosteron-Systems genutzt werden.

Eine Zusammenfassung der Erfahrungen mit ACE-Hemmern/Angiotensinrezeptorantagonisten Calciumantagonisten und Diuretika weisen diese als weitgehend gleichwertig aus. Dies begründet die einheitliche Empfehlung amerikanischer (Whelton et al. 2018) und europäischer Fachgesellschaften (Williams et al. 2018), die initiale Therapie bevorzugt mit Substanzen aus diesen drei Gruppen vorzunehmen. Zusätzlich wird empfohlen, in der Regel bereits mit einer Kombinationstherapie (möglichst in einer Tablette) zu beginnen. Diese sollte einen Hemmstoff des Renin-Angiotensin-Systems enthalten, was Ausdruck der besonderen Bedeutung dieser Arzneistoff-Klasse bei der Hypertonie ist. Ebenfalls einheitlich ist inzwischen die Empfehlung, β-Adrenozeptor-Antagonisten primär nur noch dann einzusetzen, wenn Zusatzindikationen vorliegen (z. B. koronare Herzkrankheit oder Herzinsuffizienz), weil der Effekt in Bezug auf die Verhinderung von klinischen Endpunkten bei isolierter Hypertonie wahrscheinlich geringer ist als der der drei Hauptgruppen (Ettehad et al. 2016; Williams et al. 2018; NICE 2019). Sollte der Blutdruck mit einer Zweifachkombination nicht ausreichend eingestellt sein, werden alle drei Substanzgruppen kombiniert. Als dritte Stufe bietet sich die Hinzunahme von Spironolacton in niedriger Dosis (25–50 mg/d) an, weil bei dieser sogenannten „therapierefraktären Hypertonie" häufig ein subklinischer Hyperaldosteronismus mit Natriumretention vorliegt, der gut auf Spironolacton (oder auch auf Amilorid) reagiert (Williams et al. 2018).

Alpha$_1$-Rezeptorenblocker gelten vorzugsweise als Kombinationspartner bei Therapieresistenz (3. Stufe), sind allerdings in dieser Situation im Schnitt weniger wirksam als Spironolacton (Williams et al. 2015). Das Gleiche gilt für Clonidin (Krieger et al. 2018). Die klassischen Antisympathotonika (Clonidin, Moxonidin) und direkte Vasodilatatoren (Dihydralazin, Minoxidil) sind aufgrund zahlreicher Nebenwirkungen nur noch Reservemittel.

6.1.1 Geltende Empfehlungen

Eine medikamentöse Therapie sollte erwogen werden, wenn eine Hypertonie durch wiederholte Messungen bestätigt und eine „Praxishypertonie" ausgeschlossen wurde, insbesondere durch ambulante Blutdruck-Langzeitmessung oder die standardisierte Blutdruckmessung zuhause. Ein unverzüglicher Beginn ist notwendig ab 160/100 mmHg und ab 140/90 mmHg bei Risikopatienten mit kardiovaskulären Erkrankungen, Niereninsuffizienz oder hochdruckvermittelten Organschäden (Williams et al. 2018). Bei allen Schweregraden des Hochdrucks werden den Blutdruck senkende Änderungen des Lebensstils empfohlen, auch bereits bei sogenanntem hochnormalen Druck (130–139/85–89 mmHg). Liegt eine Hypertonic des Schweregrades 1 (140–159/90–99 mmHg) mit leichtem Risiko und ohne eine der genannten Organveränderungen vor, kann die Wirkung nichtmedikamentöser Maßnahmen über 3–6 Monate abgewartet werden, bevor mit einer zusätzlichen medikamentösen Therapie begonnen wird.

Eine Monothcrapie mit Wechsel der Substanzgruppe bei unbefriedigendem Therapieerfolg oder der langsame Aufbau einer Kombinationstherapie („Stufentherapie") werden lediglich noch für gebrechliche Patienten oder bei Hypertonie Grad 1 empfohlen. In allen übrigen Fällen wird eine primäre Kombinationstherapie mit zwei oder sogar drei (Williams et al. 2018; Salam et al. 2019) Antihypertensiva verschiedener Gruppen bevorzugt, zur Erhaltung der Compliance soweit möglich in Form einer einzigen Tablette. Da seit Jahrzehnten Innovationen bei der medikamentösen Hochdrucktherapie ausgeblieben sind, treten möglichst wirkungsvolle Anwendungen der bestehenden Therapiemöglichkeiten in den Vordergrund (Beispiele siehe: Chow et al. 2017; Williams et al. 2018).

Ziel der Blutdruckeinstellung waren bisher in der Regel Werte unter 140/90 mmHg. In der aktuellen europäische Leitlinie werden bei Messungen in der Praxis für Erwachsene folgende niedrigere Zielwertkorridore empfohlen (Williams et al. 2018): Systolisch bis zum 65. Lebensjahr 120–130 mmHg. Dies gilt auch für Patienten mit Diabetes mellitus, mit koronarer Herzkrankheit und Monate zurück liegendem Schlaganfall oder TIA. Für über 65-Jährige, aber auch chronisch nierenkranke Jüngere gelten 130–139 mmHg. Diastolisch gilt für alle ein Korridor von 70–79 mmHg. Damit wurden die Europäischen Empfehlungen den US-amerikanischen weitgehend angeglichen (Whelton et al. 2018). Bei Hypertonikern unter Therapie wurde wiederholt ein j-förmiger Zusammenhang zwischen Blutdruckhöhe, insbesondere diastolisch, und kardiovaskulärem Risiko dokumentiert (Khan et al. 2018; Williams et al. 2018). Blutdruckwerte unter 120/70 mmHg sollten danach nicht angestrebt werden, auch wenn in einer epidemiologischen Untersuchung therapieunabhängig keine j-förmige Relation zwischen Blutdruckhöhe und Morbiditätsrisiko gefunden wird (Rapsomaniki et al. 2014). In einer Kohortenstudie an fast 400.000 Personen lagen die Risikotiefpunkte bei 137/79 mmHg, bei Diabetikern bei 131/69 mmHg und bei über 69-Jährigen dagegen bei 140/70 mmHg (Sim et al. 2014). Bei Niedrigrisikopatienten wurde in einer Metaanalyse ein erhöhtes Schadenspotential bei niedrigen Zielwerten festgestellt (Sheppard et al. 2018). Einiges spricht für eine Unterschätzung der bei niedrigen Zielwerten in Kauf genommenen Risiken (Sexton et al. 2017; Mancia und Corrao 2018). Die aktuelle Metaanalyse stützt wiederum die Sorge um das j-Phänomen nicht (BPLTTC 2021).

Bemerkenswert ist, dass das National Institute for Health and Care Excellence (NICE 2019) seine allgemeine Zielwertempfehlung von unter 140/90 mmHg, von unter 150/90 mmHg bei 80-jährigen und älteren seit Jahren nicht geändert hat. Hypertension Canada (2020) betrachtet bei nichtdiabetischen Hypertonikern Praxis-Zielwerte von unter 140/90 mmHg als einen Kompromiss, da Patienten mit niedrigem Risiko davon kaum einen Nutzen hätten, während Hochrisikopatienten von niedrigeren Werten profitieren könnten. Bei sorgfältiger Beobachtung der Behandelten einschließlich Fremdanamnese sind auch bei über 80-jährigen niedrige Blutdruckwerte unter Therapie zu tolerieren. Insbesondere sollten orthostatische oder postprandiale Hypotonien u. a. wegen der Gefahr von Stürzen erkannt werden. In SPRINT lagen die Werte in diesem Alter unter intensivierter Therapie im Mittel bei 127/62 mmHg und reduzierten das kardiovaskuläre Risiko (SPRINT Research Group 2015; Byrne et al. 2020).

Im Einzelfall entscheiden antihypertensive Effektivität, Verträglichkeit und Begleiterkrankungen über die Wahl der antihypertensiven Wirkstoffgruppe. Für Patienten mit unkomplizierter Hypertonie, mit koronarer Herzkrankheit (KHK), mit chronischer Nierenerkrankung (CNE), mit Herzinsuffizienz und reduzierter bzw. erhaltener Ejektionsfraktion (HFrEF bzw. HFpEF) und mit Vorhofflimmern (Afib) entwerfen ESH/ESC jeweils eigene Therapieschemata und Eskalationsstufen unter Betonung einer möglichst niedrigen Tablettenzahl/Tag (Egan et al. 2012; Chow et al. 2017; Weisser et al. 2020). In der Initialtherapie, möglichst in fixer Kombination einmal täglich, sollten nicht fehlen: Bei KHK oder HFrEF ein β-Adrenozeptor-Antagonist, bei CNE oder HFrEF ein RAS-Hemmer. Bei Herzinsuffizienz (HFrEF und wohl auch HFpEF) ist initial auch ein Diuretikum indiziert. Für den weiteren Aufbau einer antihypertensiven Therapie gilt, dass prinzipiell jede Antihypertensivagruppe mit jeder kombiniert werden kann. Zu vermeiden sind jedoch Nicht-Dihydropyridin-Calciumantagonisten plus β-Adrenozeptor-Antagonisten wegen Bradykardiegefahr, Diuretikum plus β-Adrenozeptor-Antagonist bei metabolischem Syndrom und ACE-Hemmer plus Angiotensinrezeptorantagonist wegen Hyperkaliämiegefahr.

6.1.2 Weitere Gesichtspunkte

Beim Einsatz von Diuretika und β-Adrenozeptor-Antagonisten ist ihre diabetogene Wirkung zu bedenken, u. a. wegen der zunehmenden Prävalenz des metabolischen Syndroms vor allem auch bei jüngeren Patienten. In ALLHAT und ASCOT trat bei Diuretika- bzw. Betarezeptorenblocker-basierter Therapie jährlich pro 140 bis 240 Patienten ein Diabetesfall mehr auf als unter den neueren Antihypertensiva (The ALLHAT Officers and Coordinators 2002; Dahlöf et al. 2005). In einer Netzwerkmetaanalyse von 22 Studien (Elliott und Meyer 2007) wurde folgende Rangfolge (nach Odds Ratio) für die Gefährdung aufgestellt, unter Therapie einen Diabetes mellitus zu entwickeln: Diuretika (diabetogenes Risiko: 1), β-Adrenozeptor-Antagonist (0,9), Placebo (0,77), Calciumantagonisten (0,75), ACE-Hemmer (0,67), Angiotensinrezeptorantagonisten (0,57). Die pathogene Bedeutung der Veränderungen des Glukosestoffwechsels wird jedoch unterschiedlich eingeschätzt. Nach Absetzen von Diuretika ist der Diabetes häufig reversibel, auch bei Vermeidung einer Hypokaliämie kann er weitgehend verhindert werden. Die wenigen Ergebnisse der hier notwendigen Langzeitbeobachtungen zum kardiovaskulären Risiko der diabetisch gewordenen Patienten (Verdecchia et al. 2004; Kostis et al. 2005; u. a.) sind methodisch problematisch und widersprüchlich. In einer Vergleichsstudie über 24 Wochen verhinderte der kombinierte Einsatz von Amilorid und Hydrochlorothiazid eine Verschlechterung der Glukosetoleranz, die unter Hydrochlorothiazid-Monotherapie auftrat (Brown et al. 2016).

Die Frage, ob Chlortalidon gegenüber Hydrochlorothiazid bevorzugt werden sollte, wird seit Jahren diskutiert. In den ESH/ESC-Empfehlungen von 2018 (Williams et al. 2018) werden Chlortalidon, Thiaziddiuretika und Indapamid weiterhin gleichstellt. Ein systematischer Überblick mit einer Netzwerkmetaanalyse kam zu dem Ergebnis, dass Chlortalidon dem Hydrochlorothiazid in der Verhinderung kardiovaskulärer Ereignisse überlegen ist. Hierfür werden eine stärkere Wirkung auf den systolischen Blutdruck, eine längere Wirkdauer sowie pleomorphe Effekte verantwortlich gemacht (Roush et al. 2012). Eine Studie an einem kleinen Kollektiv von Patienten mit leicht erhöhtem Blutdruck bestätigte die gegenüber HCT stärkere, mittels 24 Std-Messung gemessene Blutdrucksenkung unter Chlortalidon insbesondere nachts (Pareek et al. 2016). Eine große pragmatische Vergleichsstudie kommt jetzt aber zu dem Ergebnis, dass die Umstellung von Patienten, die unter einer Therapie mit 25–50 mg Hydrochlorothiazid standen, auf 12,5–25 mg Chlortalidon nicht effektiver in der Verhinderung von Endpunkten war als die Weitergabe von Hydrochlorothiazid. Global war keine Veränderung der systolischen Blutdruckwerte oder des Kaliums zu beobachten, allerdings war in der Chlorthalidon Gruppe eine gering höhere Rate an Hypokaliämie zu sehen (Ishani et al. 2022). Die Daten sprechen nicht für eine generelle Überlegenheit von Chlortalidon. Der Nachweis einer Erhöhung des Hautkrebsrisikos unter HCT, bisher aber nicht unter Chlortalidon, ist ein weiteres Argument für Chlortalidon (Arzneimittelkommission der Deutschen Ärzteschaft 2019; siehe auch ▶ Kap. 34). Offenbar erfolgt zurzeit eine entsprechende Verlagerung der Verordnungen (siehe ◘ Tab. 34.1, auch Mahfoud et al. 2020a). Bemerkenswert ist allerdings, dass bis auf Kombinationen von Chlortalidon mit Atenolol und Metoprolol (◘ Tab. 6.12) weiterhin keine Kombinationen mit Hemmstoffen des Renin-Angiotensin-Systems oder Calciumkanalblockern auf dem deutschen Markt erhältlich sind. Insgesamt muss allerdings beachtet werden, dass auch Chlortalidon (und Indapamid) eine Sulfonamidgrundstruktur aufweisen, die für eine Photosensibilisierung und damit möglicherweise für das erhöhte Hautkrebsrisiko unter HCT verantwortlich ist (Vargas und Mendez 1999).

Ob Antihypertensiva generell, in der Kombinationstherapie zumindest teilweise abends eingenommen werden sollten, wie es die Studien einer Arbeitsgruppe nahelegen (u. a. Hermida et al. 2019), ist strittig (Middeke et al. 2020). Neuere Daten weisen darauf hin, dass der Einnahmezeitpunkt unerheblich ist (MacKenzie et al. 2022). Bei Patienten mit befriedigend eingestelltem Blutdruck hatte die morgendliche oder abendliche Medikamenteneinnahme keinen unterschiedlichen Einfluss auf das 24-Stunden Blutdruckniveau (Poulter et al. 2018). Dies reflektiert wahrscheinlich nicht zuletzt die lange Halbwertszeit und dadurch gute *trough-peak-ratio* (Unterschied zwischen der höchsten und niedrigsten Plasmakonzentration) der bevorzugten Arzneistoffe (z. B. Ramipril 15–17 h, Candesartan 9 h, Amlodipin 30–50 h, Chlortalidon 48 h, Bisoprolol 10–12 h).

6.2 Verordnungsspektrum der Antihypertensiva (gesamt)

Die in ◘ Abb. 6.1 dargestellten DDD zeigen, dass 2022 im Vergleich zum Vorjahr insgesamt nur 2 % mehr antihypertensiv wirkende Arzneimittel verordnet wurden. Dieser Anstieg ist deutlich geringer als noch vor 10 Jahren, was aber nachvollziehbar ist, wenn man das erreichte Gesamtvolumen von 18 Mrd. DDD

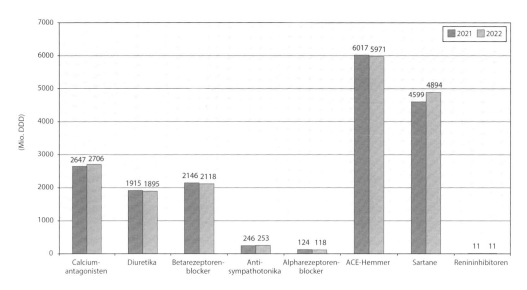

◘ **Abb. 6.1** Verordnungen von Antihypertonika 2022. Gesamtverordnungen nach definierten Tagesdosen

berücksichtigt. Dies reicht aus, um mehr als jeden zweiten Deutschen mit einem Antihypertensivum oder, realistischer, 25 Mio. mit einer Zweierkombination zu versorgen. Wenn man von einer Prävalenz der Hypertonie von einem Drittel der Bevölkerung zwischen 18 und 79 Jahren ausgeht (Kintscher et al. 2014) und anlegt, dass aktuell etwa 70 Mio. Menschen 18 Jahre und älter sind, kommt man auf 23 Mio. Hypertoniker. Die Verordnungszahlen passen also gut zu der insgesamt besseren Kontrollrate in Deutschland.

6.3 Hemmstoffe des Renin-Angiotensin-Systems

▪▪ Verordnungsprofil

Hemmstoffe des Renin-Angiotensin-Systems (RAS) sind die mit Abstand am häufigsten verordneten Arzneimittel zur Behandlung von Hypertonie, Herz- und Nierenkrankheiten. ACE-Hemmer dominieren weiterhin die Substanzgruppe, zeigen aber erstmals einen leichten Verordnungsrückgang (−1 %), während Angiotensinrezeptorantagonisten („Sartane") größere Gewinne verbuchen (6,4 %) (◘ Abb. 6.2, ◘ Tab. 6.1, 6.4). Die Verordnungen der Hemmstoffe des Renin-Angiotensin-Systems machten 2022 10,9 Mrd. DDD aus, d. h. 60,5 % des Verordnungsvolumens der Antihypertensiva. Die günstigsten Tagestherapiekosten für Monopräparate haben weiterhin die ACE-Hemmer (0,04 €), deutlich höher liegen Sartane (0,10 €).

▪▪ Bewertung

ACE-Hemmer und Sartane werden nach aktuellen Leitlinien als erste Wahl zur antihypertensiven Therapie empfohlen. Sartane verursachen weniger unerwünschte Wirkungen als ACE Hemmer, haben aber keine klaren Vor- oder Nachteile in Bezug auf ihre Wirkung. Eine Kombination von RAS-Hemmern wird wegen besonderer Gefahren nicht empfohlen.

Hemmstoffe des Renin-Angiotensin-Systems vermindern die Bildung bzw. Wirkung des stark vasokonstriktorisch wirkenden Angiotensin II, das über Kurz- und Langzeiteffekte maßgeblich an der Blutdruckregulation beteiligt ist. Zusätzlich hat es zahlreiche indirekte Effekte u. a. auf Gefäße, da es die Frei-

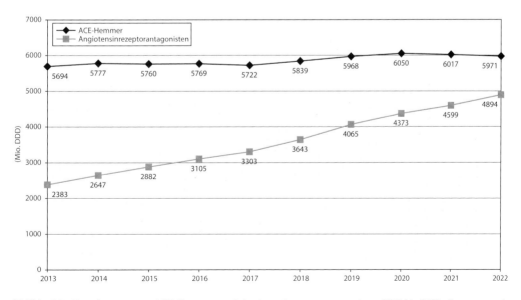

◘ **Abb. 6.2** Verordnungen von ACE-Hemmern und Angiotensinrezeptorantagonisten 2013 bis 2022. Gesamtverordnungen nach definierten Tagesdosen

Tab. 6.1 Verordnungen von ACE-Hemmern 2022 (Monopräparate). Angegeben sind die 2022 verordneten Tagesdosen, die Änderungen gegenüber 2021 und die mittleren Kosten je DDD 2022

Präparat	Bestandteile	DDD Mio.	Änderung %	DDD-Nettokosten Euro
Captopril				
Captopril AbZ	Captopril	10,4	(−8,3)	0,16
Captopril AL	Captopril	2,5	(−23,2)	0,09
		12,9	**(−11,6)**	**0,14**
Enalapril				
Enalapril AL	Enalapril	170,9	(−17,2)	0,10
Corvo	Enalapril	78,4	(+79,1)	0,12
Enalapril-1 A Pharma	Enalapril	18,3	(+4,3)	0,09
Enalapril-ratiopharm	Enalapril	13,0	(−47,3)	0,14
Enalapril AbZ	Enalapril	12,3	(−46,7)	0,08
		292,9	**(−7,2)**	**0,10**
Lisinopril				
Lisi Lich	Lisinopril	114,3	(−8,0)	0,11
Lisinopril AbZ	Lisinopril	62,3	(−15,0)	0,10
Lisinopril-1 A Pharma	Lisinopril	16,3	(+61,4)	0,10
Lisinopril STADA	Lisinopril	2,9	(+86,9)	0,10
Lisinopril AL	Lisinopril	2,6	(−16,4)	0,12
Lisinopril-ratiopharm	Lisinopril	2,5	(−11,0)	0,12
LisiHEXAL	Lisinopril	1,6	(+121,4)	0,12
		202,4	**(−6,2)**	**0,11**
Ramipril				
RamiLich	Ramipril	2.546,9	(+0,4)	0,06
Ramipril-1 A Pharma	Ramipril	1.295,3	(−1,5)	0,06
Ramipril AbZ	Ramipril	486,5	(−16,4)	0,06
Ramipril HEXAL	Ramipril	280,4	(+100,4)	0,07
Ramipril-PUREN	Ramipril	90,2	(+14,4)	0,05
Ramipril AL	Ramipril	42,0	(−27,7)	0,04
Ramipril-ratiopharm	Ramipril	27,2	(−16,1)	0,07
Ramipril STADA	Ramipril	12,0	(+11,8)	0,06
Delix/-protect	Ramipril	7,3	(−40,1)	0,12
Ramipril-CT	Ramipril	3,8	(−33,1)	0,06
		4.791,5	**(+0,4)**	**0,06**

Kapitel 6 · Arterielle Hypertonie

Tab. 6.1 (Fortsetzung)

Präparat	Bestandteile	DDD Mio.	Änderung %	DDD-Nettokosten Euro
Weitere ACE-Hemmer				
Benazepril AL	Benazepril	4,4	(−10,5)	0,09
Benazepril-1 A Pharma	Benazepril	2,7	(−9,6)	0,09
Fosino-TEVA	Fosinopril	1,7	(−8,4)	0,21
		8,8	(−9,8)	0,11
Summe		5.308,6	(−0,3)	0,06

setzung von Noradrenalin, die adrenale Aldosteronsynthese, die tubuläre Natriumrückresorption und die Bildung von Wachstumsfaktoren (Myokardhypertrophie, Remodeling) erhöht. Alle diese Angiotensinwirkungen werden über AT_1-Rezeptoren vermittelt. Renininhibitoren hemmen die Bildung von Angiotensin I aus Angiotensinogen, ACE-Hemmer reduzieren die Bildung von Angiotensin II durch Hemmung der Konversion aus seinem Vorläufer Angiotensin I. Hemmung des ACE (= Kininase I) hemmt gleichzeitig den Abbau von Bradykinin und verlängert dadurch seine vasodilatierenden und antiproliferativen Effekte auf die Gefäße. Angiotensinrezeptorantagonisten (AT_1-Rezeptorantagonisten, Sartane) blockieren selektiv den Angiotensin-AT_1-Rezeptor und verhindern dadurch die Wirkungen von Angiotensin II. Die zentrale Bedeutung von Angiotensin II an den Gefäßen, dem Herzen und der Niere begründet die über die Therapie der Hypertonie hinausgehenden Indikationen für HFrEF und Nephropathien und ist sicher ein Grund für die Empfehlungen der Fachgesellschaften, Hemmstoffe des Renin-Angiotensin-Systems als Mittel der ersten Wahl einzusetzen. Immer wieder vorgebrachte Bedenken hinsichtlich des Einsatzes von Angiotensinhemmstoffen bei bestehender Niereninsuffizienz wurden in einer retrospektiven Studie ausgeräumt (Qiao et al. 2020). Bei Patienten, die unter Angiotensinhemmstoffen innerhalb von 6 Monaten eine Niereninsuffizienz entwickelten, führte das Absetzen dieser Medikamente zu einer signifikant höheren Mortalität als die weitere Einnahme (35,1 % vs. 29,4 %). Das Risiko einer terminalen Niereninsuffizienz nach 5 Jahren war in beiden Gruppen nicht unterschiedlich (ca. 7 %).

Das SARS-CoV-2-Virus interagiert mit dem Angiotensin-Konversionsenzym-2 und nutzt dieses zum Eintritt in die Zelle. Die anfänglich bestehenden Bedenken bzgl. des Einsatzes von Hemmstoffen des Renin-Angiotensin-Systems bei Covid-19-Patienten konnten zwischenzeitlich ausgeräumt werden (Trump et al. 2020; Lopes et al. 2021).

6.3.1 ACE-Hemmer

ACE-Hemmer wiesen als Monopräparate 2022 eine geringfügige Abnahme der Verordnungen um 1 % auf (Abb. 6.2). Der Hauptteil der Patienten wurde mit Ramipril als Monopräparat (90 % von gesamt) behandelt. Der Anteil der fixen ACE-Hemmer-Diuretika-Kombinationen sinkt (−5,2 %), der der ACE-Hemmer-Calciumantagonisten-Kombinationen steigt (+7,7 %; Tab. 6.2, 6.3). Die abnehmenden Verordnungen der Diuretika-Kombinationen sind wenig verständlich; insgesamt entspricht der geringe Anteil der fixen Kombinationspräparate nicht den aktuellen Empfehlungen. Er ist möglicherweise

Tab. 6.2 Verordnungen von ACE-Hemmer-Diuretika-Kombinationen 2022. Angegeben sind die 2022 verordneten Tagesdosen, die Änderungen gegenüber 2021 und die mittleren Kosten je DDD 2022

Präparat	Bestandteile	DDD Mio.	Änderung %	DDD-Nettokosten Euro
Captopril und Hydrochlorothiazid				
Captopril comp AbZ	Captopril Hydrochlorothiazid	6,3	(−9,3)	0,19
Ramipril und Diuretika				
RamiLich comp	Ramipril Hydrochlorothiazid	192,5	(−2,0)	0,22
Ramiplus AL	Ramipril	58,7	(−5,7)	0,19
Ramipril-1 A Pharma plus	Ramipril Hydrochlorothiazid	24,3	(−24,0)	0,19
Ramipril comp AbZ	Ramipril Hydrochlorothiazid	14,3	(−19,4)	0,19
Ramipril Piretanid Winthrop	Ramipril Piretanid	4,9	(−8,3)	0,60
Ramipril-ratiopharm comp	Ramipril Hydrochlorothiazid	4,4	(−24,6)	0,19
Ramipril-comp PUREN	Ramipril Hydrochlorothiazid	2,7	(+186,2)	0,19
Ramipril HEXAL comp	Ramipril Hydrochlorothiazid	2,5	(−15,6)	0,23
		304,3	**(−5,9)**	**0,21**
Enalapril und Hydrochlorothiazid				
Enalapril plus-1 A Pharma	Enalapril Hydrochlorothiazid	29,0	(+56,0)	0,19
Enaplus AL	Enalapril Hydrochlorothiazid	7,8	(−40,5)	0,23
Enalapril comp AbZ	Enalapril Hydrochlorothiazid	2,5	(−61,4)	0,18
Enalapril HCT AAA Pharma	Enalapril Hydrochlorothiazid	1,9	(−27,7)	0,19
		41,3	**(+0,7)**	**0,20**
Lisinopril und Hydrochlorothiazid				
Lisi Lich comp	Lisinopril Hydrochlorothiazid	25,7	(+0,9)	0,22
Lisinopril comp AbZ	Lisinopril Hydrochlorothiazid	13,0	(−29,2)	0,19

◘ **Tab. 6.2** (Fortsetzung)

Präparat	Bestandteile	DDD Mio.	Änderung %	DDD-Nettokosten Euro
Lisinopril-comp-PUREN	Lisinopril Hydrochlorothiazid	2,7	(+10,4)	0,19
Lisinopril-1 A Pharma plus	Lisinopril Hydrochlorothiazid	1,6	(+50,3)	0,19
		43,0	(−9,2)	0,21
Quinapril und Hydrochlorothiazid				
Quinaplus AL	Quinapril Hydrochlorothiazid	2,3	(−19,5)	0,23
Benazepril und Hydrochlorothiazid				
Benazeplus AL	Benazepril Hydrochlorothiazid	1,5	(−25,1)	0,23
Benazepril-1 A Pharma comp	Benazepril Hydrochlorothiazid	1,4	(−3,5)	0,23
		2,9	(−16,2)	0,23
Weitere ACE-Hemmer und Diuretika				
Preterax/Bipreterax	Perindopril Indapamid	30,1	(+0,7)	0,58
Perindopril Indapamid-ratiopharm	Perindopril Indapamid	4,8	(+22,4)	0,61
Perindopril dura plus	Perindopril Indapamid	1,5	(−5,1)	0,60
Perindopril/Indapamid-1 A Pharma	Perindopril Indapamid	1,3	(−8,3)	0,60
		37,8	(+2,4)	0,59
Summe		**437,9**	**(−5,2)**	**0,24**

in dem 4- bzw. 8-fach höheren mittleren Preis der Kombinationspräparate begründet.

6.3.1.1 Monopräparate

Ramipril ist das verordnungsstärkste Monopräparat. Unterschiede zwischen den ACE-Hemmern sind gering und liegen vor allem in der Pharmakokinetik. Während Captopril und Lisinopril keine „Prodrugs" sind, werden alle übrigen ACE-Hemmer in der Leber in die aktive Substanz umgewandelt. Die Plasmahalbwertszeiten der aktiven Substanzen werden in den Fachinformationen mit 2 h (Captopril), 3 h (Quinapril), 11 h (Enalapril), 11,5 h (Fosinopril), 12,6 h (Lisinopril), 13–17 h (Ramipril), 15 h (Benazepril), 17 h (Perindopril) angegeben. Damit sind Captopril und Quinapril für die angestrebte einmal tägliche Gabe in der Regel nicht ausreichend, und auch für Enalapril wird, zumindest in der Therapie der HFrEF, regelhaft eine zweimal tägliche Gabe empfohlen. Die drei ACE Hemmer sind daher keine idealen Antihypertensiva. Captopril, Fosinopril, Lisinopril, Perindopril und Ramipril überwinden die Blut-Hirn-Schranke, Benazepril, Enalapril und Quinapril nicht (Ho et al. 2021).

Fosinopril sowie in geringerem Maße Benazepril, Quinapril, Ramipril und Spirapril haben neben einem renalen auch einen hepatischen Ausscheidungsweg. Für die Behandlung der Hypertonie sind alle Präparate, für die Herzinsuffizienz alle Monopräparate außer dem hier nicht vertretenen Spirapril, bei diabetischer Nephropathie Captopril (nur Typ I Diabetes), Lisinopril und Ramipril zugelassen, für kardiovaskuläre Hochrisikopatienten, periphere arterielle Verschlusskrankheit und nichtdiabetische glomeruläre Nephropathie mit großer Proteinurie nur Ramipril, bei akutem Herzinfarkt Captopril, Ramipril und Lisinopril.

Die mittleren DDD-Kosten für ACE-Hemmer-Monopräparate lagen im Berichtszeitraum bei 0,06 €. Bei den niedrigen DDD-Kosten der ACE-Hemmer ist zu berücksichtigen, dass die realen Kosten höher liegen, da insbesondere Ramipril am häufigsten mit einer höheren Tagesdosis (5 mg) als der WHO-DDD (2,5 mg) verordnet wird.

6.3.1.2 Kombinationen

Kombinationen von ACE-Hemmern mit Diuretika verstärken die Blutdrucksenkung. Als diuretischer Kombinationspartner wird weiterhin überwiegend Hydrochlorothiazid verwendet. Ausnahmen sind lediglich zwei sehr teure Kombinationen mit Indapamid oder Piretanid (◘ Tab. 6.2). Es ist zu fordern, dass auf dem deutschen Markt endlich Kombinationen aus ACE-Hemmern und dem länger wirkenden Chlortalidon eingeführt werden, möglichst auch mit geringerer Dosis (12,5 mg).

Die Verordnungsentwicklung fixer Diuretika-Kombinationen war insgesamt wie-

◘ **Tab. 6.3** Verordnungen von ACE-Hemmer-Calciumantagonisten-Kombinationen 2022. Angegeben sind die 2022 verordneten Tagesdosen, die Änderungen gegenüber 2021 und die mittleren Kosten je DDD 2022

Präparat	Bestandteile	DDD	Änderung	DDD-Nettokosten
		Mio.	%	Euro
Amlodipinkombinationen				
Ramidipin	Ramipril Amlodipin	43,0	(+0,5)	0,28
Ramipril/Amlodipin AL	Ramipril Amlodipin	31,9	(> 1.000)	0,49
Tonotec	Ramipril Amlodipin	20,3	(+23,5)	0,51
Ramipril Aristo plus Amlodipin	Ramipril Amlodipin	17,2	(−57,5)	0,36
Viacoram	Perindopril Amlodipin	11,8	(+7,6)	0,51
Ramipril HEXAL plus Amlodipin	Ramipril Amlodipin	10,9	(−26,1)	0,51
Ramipril/Amlodipin-ratiopharm	Ramipril Amlodipin	2,2	(+12,2)	0,45
Ramipril/Amlodipin AbZ	Ramipril Amlodipin	2,0	(+58,8)	0,37
		139,3	(+8,3)	0,41

◘ **Tab. 6.3** (Fortsetzung)

Präparat	Bestandteile	DDD Mio.	Änderung %	DDD-Nettokosten Euro
Lercanidipinkombinationen				
Zanipress	Enalapril Lercanidipin	21,9	(−2,3)	0,51
Enalapril/Lercanidipin AbZ	Enalapril Lercanidipin	4,2	(−24,1)	0,49
Enalaprilmaleat/Lercanidipinhydrochlorid AL	Enalapril Lercanidipin	3,1	(−24,0)	0,41
Enalapril/Lercanidipin Micro Labs	Enalapril Lercanidipin	2,9	(+387,5)	0,44
		32,1	**(−1,5)**	**0,49**
Weitere Kombinationen				
Viacorind	Perindopril Amlodipin Indapamid	16,0	(+20,7)	0,85
Tonotec HCT	Ramipril Amlodipin Hydrochlorothiazid	4,8	(+49,4)	0,62
Delmuno	Ramipril Felodipin	3,0	(−6,8)	0,52
Eneas	Enalapril Nitrendipin	1,9	(−10,4)	0,51
		25,7	**(+17,9)**	**0,74**
Summe		**197,0**	**(+7,7)**	**0,47**

derum negativ (−5,2 %, ◘ Tab. 6.2) mit Ausnahme der teuren Perindopril-Indapamid-Kombinationen. Diuretika-Fixkombinationen (0,24 €/DDD) kosten im Schnitt so viel wie die Summe der entsprechenden Monopräparate (ACE-Hemmer 0,06 €/DDD, Hydrochlorothiazid 0,18 €/DDD). Im günstigsten Fall betragen die DDD-Kosten einer ACE-Hemmer-Hydrochlorothiazid-Kombination allerdings 0,18 € und kosten damit fast genau so viel wie das günstigste Hydrochlorothiazidpräparat (0,17 €, ◘ Tab. 34.1).

Die Kombinationen von ACE-Hemmern und Calciumantagonisten stiegen 2022 weiterhin an (+7,7 %, ◘ Tab. 6.3). Die kombinierte Gabe eines ACE-Hemmers und eines Calciumantagonisten ist prinzipiell sinnvoll und durch Endpunktstudien gut begründet. Die DDD-Kosten der günstigsten ACE-Hemmer-Calciumantagonisten-Kombination ist mit 0,28 € etwas höher als die der günstigsten ACE-Hemmer-Diuretika-Kombination. Bei Betrachtung der Preise ist zu beachten, dass selbst ein Unterschied von 0,01 € in dieser verordnungsstarken Gruppe einen Unterschied von 60 Mio € ausmacht.

6.3.1.3 Therapeutische Aspekte

Hypertonie Die Attraktivität der ACE-Hemmer für die Behandlung der Hypertonie besteht u. a. in der guten Verträglichkeit sowie in der eindeutigen Prognoseverbesserung bei Hypertonikern sowie Patienten mit HFrEF oder Nephropathie. Der wesentliche Unterschied der ACE-Hemmer zu Angiotensinrezeptorantagonisten besteht in der häufigeren Rate an trockenem Reizhusten. Dieser war aber als Grund eines Therapieabbruchs in kontrollierten Studien wie On-Target mit 4,2 % (Ramipril) vs. 1,1 % (Telmisartan) bei weitem nicht so häufig wie oft angegeben (The ONTARGET-Investigators 2008). Es gibt Hinweise auf ein selteneres Auftreten des Hustens in der Kombinationstherapie oder bei abendlicher Medikamenteneinnahme und auch auf einen spontanen Rückgang (Sato und Fukuda 2015). Das lebensbedrohliche ACE-Hemmer-induzierte Angioödem trat in derselben Studie in 0,3 % vs. 0,1 % auf, was angesichts der Verordnungszahlen der ACE-Hemmer immer noch ein hochrelevantes Risiko ist. ACE-Hemmer haben keine unerwünschten Stoffwechselwirkungen, die das bei Hypertonikern häufig anzutreffende metabolische Syndrom verstärken können.

Zahlreiche Einzelstudien sowie auch Metaanalysen der Vergangenheit wiesen auf die zu anderen Antihypertensiva ähnliche Wirksamkeit der ACE-Hemmer bzgl. der Vermeidung kardiovaskulärer Folgeschäden hin (BPLTT Collaboration 2000, 2021; Czernichow et al. 2011). Allerdings erwiesen sich die ACE-Hemmer in der aktuell umfangreichsten Metaanalyse von 123 Interventionsstudien (Ettehad et al. 2016) etwas weniger geeignet bei der Vermeidung des Schlaganfalls als die übrigen Substanzgruppen. Eine retrospektive Analyse der Daten von 4,9 Mio. Patienten zur initialen antihypertensiven Monotherapie zeigt, dass Thiazid- und Thiazid-ähnliche Diuretika den ACE-Hemmern in der Vermeidung des Schlaganfalls (HR 0,83) aber auch des Herzinfarktes (HR 0,84) und der Hospitalisierung wegen einer Herzinsuffizienz (HR 0,83) überlegen sind (Suchard et al. 2019).

Obwohl bei Patienten mit hohem kardiovaskulären Risiko eine Überlegenheit von Amlodipin im Vergleich zu Hydrochlorothiazid als Kombinationspartner von Benazepril in der ACCOMPLISH-Studie belegt wurde (Jamerson et al. 2008) kam erst 2013 eine entsprechende Fixkombination aus Calciumantagonisten und ACE-Hemmer auf den deutschen Markt. Beim Einsatz von Calciumantagonisten sollte die Komedikation mit Clarithromycin bzw. Erythromycin, zwei Hemmern des Cytochrome P450 3A4, wegen der zwar geringen aber signifikant erhöhten Gefahr eines akuten Nierenversagens vermieden werden (Gandhi et al. 2013).

Selbst bei sehr alten Hypertonikern (Durchschnittsalter 84 Jahre) senkte eine antihypertensive Therapie mit Indapamid und ggf. zusätzlich Perindopril die Gesamtmortalität um 21 %, die Mortalität an Schlaganfall um 39 % und die Herzinsuffizienzrate um 64 % (Beckett et al. 2008). Die über ein Jahr zu behandelnden Patienten (NNT = number needed to treat) für die Vermeidung eines kardiovaskulären Ereignisses betrug 58, eines vorzeitigen Todesfalles 80. In der über 1 Jahr erfolgenden Nachbeobachtung war trotz Angleichung der Blutdruckwerte am Jahresende die Gesamtmortalität der ursprünglichen Placebogruppe noch doppelt so hoch wie in der Verumgruppe (Beckett et al. 2011). Eine Metaanalyse von Patienten älter als 80 Jahre (7.653 Pat. aus 7 randomisierten, kontrollierten Studien) zeigte, dass diese von einer antihypertensiven Therapie sowohl hinsichtlich des Schlaganfalls als auch der Herzinsuffizienz profitierten (NNT 15). Dabei waren Hemmstoffe des Renin-Angiotensin-Systems gleich wirksam wie Diuretika und Calciumantagonisten (Thomopoulos et al. 2018). In der SPRINT-Studie (SPRINT Research Group 2016) kam es unter einer intensiveren Blutdrucksenkung (123/62 vs. 135/67 mmHg) bei 2.510 älteren Patienten ($\geq$ 75 Jahre) zu signifikant weniger kardiovaskulären Endpunkten, ohne dass darunter gravierende Komplikationen wie akutes

Nierenversagen, Synkopen oder Sturzverletzungen häufiger auftraten. RAS-Inhibitoren (bei 52,2 % der Patienten unter Standardtherapie und 70,6 % unter intensivierter Therapie) waren die in dieser Studie am häufigsten eingesetzten Antihypertensiva. Die absolute Risikoreduktion durch eine intensive Blutdrucksenkung war in der Gruppe der ≥ 80-Jährigen in der SPRINT-Kohorte am größten, das Risiko für Komplikationen nicht größer als das der < 80-Jährigen (Byrne et al. 2020). Die Vermeidung kardiovaskulärer Endpunkte bestätigte sich in einer Folgeuntersuchung mit längerer Nachbeobachtung (SPRINT Research Group 2021). Allerdings hat eine umfangreiche Beobachtungsstudie darauf hingewiesen, dass dieses Ergebnis nicht für Ältere mit höherem Gebrechlichkeitsstatus gilt (Masoli et al. 2020). Die die Blut-Hirn-Schranke überwindenden ACE-Hemmer waren solchen ohne diese Fähigkeit in der Erhaltung des Erinnerungsvermögens über 3 Jahre bei älteren Hypertonikern überlegen (Ho et al. 2021). Eine Metaanalyse von 46 Studien mit 182.248 Hochrisikopatienten wies darauf hin, dass der Therapieerfolg mit zunehmender Blutdrucksenkung (> 140 mmHg, 130–139 mmHg, < 130 mmHg) bei diabetischen Patienten eher abnahm, bei nicht diabetischen Patienten dagegen zunahm (Thomopoulos et al. 2017a). In einer weiteren Metaanalyse waren RAS-Inhibitoren im Vergleich zu anderen Antihypertensiva bei Diabetikern gering, jedoch signifikant effektiver in der kardiovaskulären Prävention, nicht aber bei Nichtdiabetikern (Thomopoulos et al. 2017b).

Herzinsuffizienz ACE-Hemmer sind seit den frühen 90er Jahren fester Bestandteil der prognoseverbessernden Therapie der HFrEF und sollten allen Patienten mit eingeschränkter linksventrikulärer Funktion verordnet werden (McDonagh et al. 2021). Angiotensinrezeptorantagonisten sind bei HFrEF nur bei Unverträglichkeit von ACE-Hemmern indiziert, weil bislang keine Studie einen lebensverlängernden Effekt bei HFrEF dokumentiert hat (McDonagh et al. 2021). Dagegen reduzierte die Kombination von Sacubitril und Valsartan den primären Kombinationsendpunkt sowie die Gesamtmortalität gegenüber Enalapril um 20 % bzw. 16 % (McMurray et al. 2014) und wird seit 2021 als Standardtherapie bei HFrEF alternativ zu ACE-Hemmern empfohlen.

Anders als bei HFrEF gibt es bislang keine Evidenz für einen prognoseverbessernden Effekt von Hemmern des Renin-Angiotensin-Systems bei Patienten mit Herzinsuffizienz und erhaltener EF (HFpEF). Dies gilt auch für Sacubitril/Valsartan (Solomon et al. 2019) und Aldosteronrezeptorantagonisten (Pitt et al. 2014).

Koronare Herzkrankheit Eine Metaanalyse (Bangalore et al. 2017) von 24 Studien an Patienten mit einer stabilen koronaren Herzkrankheit ohne manifeste Herzinsuffizienz ergab für ACE-Hemmer bzw. Angiotensinrezeptorantagonisten nur bei Patienten mit stark erhöhtem kardiovaskulären Risiko einen Vorteil gegenüber anderen Medikamenten.

Nephropathie In vielen Leitlinien werden ACE-Hemmer als Mittel der Wahl zur antihypertensiven Therapie bei Patienten mit Nephropathie empfohlen. Nach einer Metaanalyse haben ACE-Hemmer wie auch Angiotensinrezeptorantagonisten einen größeren antiproteinurischen Effekt als gleich stark blutdrucksenkende Calciumantagonisten (Kunz et al. 2008; weitere Einzelheiten siehe unten). Die Kombination aus Perindopril und Indapamid bei Patienten mit Diabetes mellitus Typ 2 ergab einen Überlebensvorteil und eine Reduktion kardiovaskulärer Komplikationen vor allem bei Patienten mit Nephropathie (ADVANCE-Studie, Heerspink et al. 2010). In der ACCOMPLISH-Studie wurde unter Benazepril plus Amlodipin nahezu eine Halbierung der kombinierten Endpunkte aus Dialysepflichtigkeit und Verdopplung des Serumkreatinins gefunden im Vergleich zu Benazepril plus Hydrochlorothiazid (Bakris et al. 2010). Zu bedenken ist allerdings eine unter der ersten Kombination gering bessere Blutdruckeinstellung, vor allem aber auch die Möglichkeit, dass es sich bei den Kreatininanstiegen unter der zweiten Kombination um potenziell reversible hämodynamische Effekte gehandelt haben könnte (Heerspink und de Zeeuw 2010). Nach einer Metaanalyse von Studien an Patienten mit nicht-diabetischer chronischer Nephropathie war eine intensivere Blutdrucksenkung renoprotektiv zumindest bei Patienten mit Proteinurie, jedoch ohne klaren Einfluss auf Mortalität und kardiovaskuläre Ereignisse (Lv et al. 2013). Metaanalytisch (Ettehad et al. 2016) profitierten bei der Vermeidung bedeutender kardiovaskulärer Ereignisse auch Patienten mit manifester Nierenerkrankung von einer intensiveren Blutdrucksenkung (< 130 mmHg), wenn auch proportional nicht so stark wie Patienten ohne renale Erkrankung.

Normaler Blutdruck mit leicht erhöhtem kardiovaskulärem Risiko Nach einer Metaanalyse von 20 Studien mit über 1,1 Mio. Teilnehmern waren schon noch normale („high-normal") Blutdruckwerte von 130–139/85–89 mmHg mit einem erhöhten Schlaganfallrisiko verbunden, jedoch ohne Einfluss auf die Gesamtmortalität (Huang et al. 2014). Mit 5 mg Ramipril ließ sich innerhalb von 3 Jahren die Anzahl der Patienten, die von noch normalen Blutdruckwerten ausgehend die Normotoniegrenze von 140/90 mmHg überschritten von 42,9 auf 34,4 % signifikant reduzieren (Lüders et al. 2008). Nach Metaanalysen zeigte die antihypertensive Therapie selbst normotoner Patienten mit kardiovaskulären Vorerkrankung bzw. Risikofaktoren protektive Wirkungen (Ettehad et al. 2016), bei Hochrisikopatienten verhinderte sie Schlaganfälle (Thomopoulos et al. 2017c). Die American Heart Association schlägt in einer neuen Empfehlung für Patienten mit Blutdruckwerten zwischen 130–139/80–89 mmHg und einem niedrigen kardiovaskulären Risiko (< 10 Jahres-Risiko für kardiovaskulären Tod) die medikamentöse antihypertensive Therapie vor, wenn ihr Blutdruck durch nicht-medikamentöse Maßnahmen innerhalb von 6 Monaten nicht < 130/80 mmHg gesenkt werden kann (Daniel et al. 2021). Unter Nutzung individueller Patientendaten aus 48 randomisierten klinischen Interventionsstudien konnte die BPLTT-Gruppe in einer Untergruppe von Probanden ohne Vorerkrankungen mit einem systolischen Eingangsblutdruck von unter 130 mmHg zeigen, dass eine 5 mmHg Blutdrucksenkung das relative Risiko ähnlich effektiv senkte wie bei höherem Blutdruck (BPLTT Collaboration 2021).

Blutdruckunabhängige Wirkungen? Der besondere Stellenwert von ACE-Hemmern und Angiotensinrezeptorantagonisten in der Hochdruckbehandlung ist zum Teil damit begründet, dass der Substanzklasse protektive Wirkungen zugesprochen werden, die über die Blutdrucksenkung hinausgehen (siehe z. B. AVR 2020). Diese Sicht ist nicht zuletzt Folge der HOPE Studie (The Heart Outcomes Prevention Evaluation Study Investigators 2000), die vorzeitig abgebrochen wurde, weil bei Hochrisikopatienten ohne klinische Zeichen der Herzinsuffizienz die Gabe von 10 mg Ramipril die Rate von Todesfällen, Herzinfarkten und Schlaganfällen zusammen genommen um 22 % reduzierte, dabei aber den mittleren Blutdruck nur um 3/2 mmHg senkte. Ähnlich günstige Ergebnisse wurden mit Perindopril in der Europa Studie gezeigt (The EURopean trial On reduction of cardiac events with Perindopril in stable coronary Artery disease Investigators 2003), nicht jedoch mit Trandolapril bei gleichzeitig effektiv eingestellten LDL-Werten (Pitt 2004, PEACE) erzielt. Zu beachten ist hier aber, dass in HOPE fast 50 % der Patienten hypertensiv waren. Eine 24-Stunden-Blutdruckmessungen in einer kleinen Subgruppe von HOPE weist tatsächlich auf eine deutlich stärkere Blutdrucksenkung durch den ACE-Hemmer hin, vor allem in der durch die Studienmessungen nicht abgedeckten nächtlichen Werte (−17/8 mmHg; Svensson et al. 2001). Angesichts der inzwischen klar dokumentierten und oben diskutierten prognoseverbessernden Blutdrucksenkung auch bei normalem oder hochnormalem Ausgangsblutdruck ist also nicht klar, wie stark blutdruckunabhängige Effekte von ACE-Hemmern tatsächlich sind.

Karzinogenität In zwei großen Kohortenstudien war die langfristige Einnahme eines ACE-Hemmers im Vergleich zu einem Angiotensinrezeptorantagonisten mit einem erhöhten Lungenkrebsrisiko (Hicks et al. 2018; Lin et al. 2020), in einer anderen Studie mit einem gering, aber signifikant erhöhtem Prostatakrebsrisiko assoziiert (Smith et al. 2020). Die Einordnung dieser Befunde fällt zurzeit schwer (Hausberg et al. 2019).

6.3.2 Angiotensinrezeptorantagonisten

Angiotensinrezeptorantagonisten werden ebenfalls primär zur Behandlung der Hypertonie eingesetzt. Einige Vertreter (Losartan, Valsartan, Candesartan) sind zusätzlich zur Behandlung der Herzinsuffizienz (bei Unverträglichkeit von ACE-Hemmern) und zur Behandlung bei diabetischer Nephropathie (Irbesartan, Losartan) zugelassen, Losartan zur Schlaganfallprävention bei linksventrikulärer Hypertrophie, Telmisartan wie Ramipril bei kardiovaskulären Hochrisikopatienten. Unterschiede zwischen den einzelnen Angiotensinrezeptorantagonisten bestehen in der Pharmakokinetik. Trotz etwas unterschiedlicher Halbwertszeiten wird eine einmal (bei Losartan auch zweimal) tägliche Gabe empfohlen. Der Prozentsatz renal eliminierter Substanz liegt zwischen 2 % (Telmisartan) und 59 % (Candesartan). Im Unterschied zu Eprosartan, Telmisartan und Olmesartan werden alle anderen Sartane über das Cytochrom P450-System metabolisiert, was sie anfällig für Interaktionen mit Komedikamenten macht (Yang et al. 2016). Telmisartan und Candesartan überwinden die Blut-Hirn-Schranke, Olmesartan, Eprosartan, Irbesartan und Losartan nicht (Ho et al. 2021).

Bei allen anderen Eigenschaften überwiegen aufgrund des gemeinsamen Wirkungsmechanismus die Ähnlichkeiten in der Gesamtgruppe, wenngleich sich inzwischen leichte Wirksamkeitsunterschiede andeuten und Besonderheiten bei den Nebenwirkungen auffallen (siehe unten).

6.3.2.1 Verordnungen

Die Verordnungen der Angiotensinrezeptorantagonisten haben auch 2022 mit einem Anstieg von 6,4 % gegenüber dem Vorjahr die seit 2001 zu beobachtende Dynamik behalten (◻ Tab. 6.4). Der Anteil der fixen Kombinationen mit Hydrochlorothiazid ist mit 0,7 % weiterhin rückläufig, der mit Amlodipin steigt an (+7,0 %; ◻ Tab. 6.5 und 6.6). Die mittleren Tagesbehandlungskosten für Angiotensinrezeptorantagonisten sind bei den Monopräparaten mit 0,12 € immer noch deutlich höher als bei ACE-Hemmer-Monopräparaten (0,06 €), gleiches gilt für die Diuretika-Kombinationen (0,28 € versus 0,24 €). Bei den Calciumantagonisten-Kombinationen fällt die Differenz nicht mehr ganz so stark aus wie in den Vorjahren (0,68 € versus 0,47 €) (◻ Tab. 6.2–6.6).

6.3.2.2 Therapeutische Aspekte

Wie in On-Target und einer aktuellen multinationalen Kohortenstudie gezeigt, haben Angiotensinrezeptorantagonisten bei vergleichbaren Indikationen keine den ACE-Hemmern überlegene Wirksamkeit, sind aber besser verträglich (Chen et al. 2021). Sie gelten daher als indiziert, wenn ACE-Hemmer wegen Reizhustens unverträglich sind (Williams et al. 2018). Neu ist, dass unter ACE-Hemmern signifikant häufiger eine Pankreatitis oder gastrointestinale Blutung beobachtet wurden (Chen et al. 2021). Patienten mit diesen Erkrankungen in der Anamnese sollten ebenfalls Angiotensinrezeptorantagonisten erhalten. Allerdings ist nicht sicher, ob es sich bei den Sartanen um eine homogene Medikamentengruppe handelt. Eine nur unter Olmesartan beobachtete schwere Sprue-ähnliche Enteropathie (Rubio-Tapia et al. 2012) führte zu einer entsprechenden Warnung der FDA (FDA Drug Safety Communication 2013).

Die Nebenwirkungsrate ist insgesamt sehr gering, wenn auch nicht, wie gelegentlich be-

◻ **Tab. 6.4** **Verordnungen von Angiotensinrezeptorantagonisten 2022.** Angegeben sind die 2022 verordneten Tagesdosen, die Änderungen gegenüber 2021 und die mittleren Kosten je DDD 2022

Präparat	Bestandteile	DDD Mio.	Änderung %	DDD-Nettokosten Euro
Losartan				
Losartan Axiromed	Losartan	82,5	(+34,9)	0,19
Losartan HEXAL	Losartan	14,1	(−4,7)	0,18
Losartan-Kalium TAD	Losartan	12,3	(−6,3)	0,20
Losartan-1 A Pharma	Losartan	6,6	(−82,9)	0,17
Losartan AbZ	Losartan	5,2	(+317,1)	0,17
Losartan Aristo	Losartan	2,3	(−86,0)	0,17
		122,9	**(−15,3)**	**0,19**
Valsartan				
Valsartan BASICS	Valsartan	196,6	(+20,9)	0,12
Valsartan dura	Valsartan	83,3	(−28,2)	0,13
Valsartan-1 A Pharma	Valsartan	74,1	(+20,2)	0,12
Valsartan AL	Valsartan	66,3	(+263,1)	0,10
Valsacor	Valsartan	52,7	(−40,0)	0,12
Valsartan STADA	Valsartan	14,9	(+106,3)	0,11
Valsartan HEXAL	Valsartan	10,1	(+229,6)	0,13
Valsartan Zentiva	Valsartan	4,2	(>1.000)	0,11
		502,1	**(+9,9)**	**0,12**
Candesartan				
Candaxiro	Candesartan	695,0	(+33,1)	0,10
Candecor	Candesartan	544,4	(−17,4)	0,13
Candesartan-1 A Pharma	Candesartan	490,2	(+2,7)	0,12
Candesartan Zentiva	Candesartan	486,3	(+3,0)	0,13
Candesartan Heumann	Candesartan	254,8	(−0,5)	0,12
Candesartan BASICS	Candesartan	209,1	(−4,1)	0,10
Candesartan-ratiopharm	Candesartan	189,2	(+62,7)	0,11
Candesartan AbZ	Candesartan	75,5	(+250,0)	0,12
Candesartan AL	Candesartan	53,6	(>1.000)	0,12
Candesartan-biomo	Candesartan	20,7	(+257,9)	0,11
Candesartan STADA	Candesartan	17,0	(+75,4)	0,12
Candesartan HEXAL	Candesartan	10,8	(−3,4)	0,13

◘ **Tab. 6.4** (Fortsetzung)

Präparat	Bestandteile	DDD Mio.	Änderung %	DDD-Nettokosten Euro
Candesartan AAA Pharma	Candesartan	4,5	(+19,2)	0,12
Candesartan/-cilexetil Mylan	Candesartan	4,1	(−71,2)	0,13
Atacand	Candesartan	3,8	(−6,6)	0,37
Candesartancilexetil Hennig	Candesartan	3,3	(+9,5)	0,11
		3.062,2	**(+9,5)**	**0,12**
Irbesartan				
Irbesartan Micro Labs	Irbesartan	19,4	(+66,2)	0,18
Irbesartan AL	Irbesartan	18,9	(+49,3)	0,16
Irbesartan-1 A Pharma	Irbesartan	9,9	(−61,6)	0,18
Ifirmasta TAD	Irbesartan	6,7	(+76,7)	0,17
Irbesartan Fair Med	Irbesartan	4,5	(+127,1)	0,18
Irbesartan HEXAL	Irbesartan	3,9	(−43,5)	0,18
		63,1	**(+0,8)**	**0,17**
Olmesartan				
Olmesartan AL	Olmesartan	34,7	(+26,2)	0,17
Olmesartan Medoxomil Accord	Olmesartan	10,1	(−42,3)	0,21
Olmesartan Glenmark	Olmesartan	9,3	(+660,7)	0,26
Olmesartan-1 A Pharma	Olmesartan	2,5	(−40,4)	0,23
Olmesartan HEXAL	Olmesartan	2,2	(−42,5)	0,21
		58,8	**(+8,3)**	**0,19**
Telmisartan				
Telmisartan Micro Labs	Telmisartan	41,9	(+42,2)	0,16
Telmisartan Heumann	Telmisartan	26,8	(−54,0)	0,18
Telmisartan Zentiva	Telmisartan	23,0	(+63,4)	0,16
Telmisartan Glenmark	Telmisartan	21,9	(+23,1)	0,17
Telmisartan-1 A Pharma	Telmisartan	11,5	(+17,4)	0,16
Telmisartan AbZ	Telmisartan	8,3	(+23,1)	0,20
Telmisartan Fair-Med	Telmisartan	7,4	(−24,5)	0,15
Telmisartan STADA	Telmisartan	7,0	(+32,3)	0,13
Telmisartan AL	Telmisartan	6,3	(+67,5)	0,13

◻ **Tab. 6.4** (Fortsetzung)

Präparat	Bestandteile	DDD Mio.	Änderung %	DDD-Nettokosten Euro
Telmisartan-ratiopharm	Telmisartan	5,3	(+34,3)	0,19
Telmisartan HEXAL	Telmisartan	3,6	(−6,1)	0,16
		163,0	**(+0,1)**	**0,17**
Eprosartan				
Eprosartan-ratiopharm	Eprosartan	1,4	(+0,9)	0,47
Summe		**3.973,6**	**(+8,0)**	**0,12**

◻ **Tab. 6.5** Verordnungen von Kombinationen aus Angiotensinrezeptorantagonisten und Diuretika 2022. Angegeben sind die 2022 verordneten Tagesdosen, die Änderungen gegenüber 2021 und die mittleren Kosten je DDD 2022

Präparat	Bestandteile	DDD Mio.	Änderung %	DDD-Nettokosten Euro
Losartankombinationen				
Losartan-Kalium HCTad	Losartan Hydrochlorothiazid	11,1	(+54,4)	0,32
Losartan HCT Aristo	Losartan Hydrochlorothiazid	6,2	(−60,2)	0,28
Losartan-HCT Zentiva	Losartan Hydrochlorothiazid	4,5	(+171,8)	0,27
Losartan comp Axiromed	Losartan Hydrochlorothiazid	3,9	(+47,7)	0,29
Losartan HCT Dexcel	Losartan Hydrochlorothiazid	3,6	(+17,6)	0,29
		29,3	**(−2,9)**	**0,30**
Valsartankombinationen				
Valsartan-1 A Pharma plus	Valsartan Hydrochlorothiazid	37,2	(+3,7)	0,25
Valsacor comp	Valsartan Hydrochlorothiazid	21,3	(−29,4)	0,31
Valsartan Zentiva comp	Valsartan Hydrochlorothiazid	20,7	(+61,2)	0,27
Valsartan/HCT Mylan	Valsartan Hydrochlorothiazid	10,0	(−37,1)	0,28
Valsartan/HCT AL	Valsartan Hydrochlorothiazid	6,1	(+200,9)	0,26

◘ Tab. 6.5 (Fortsetzung)

Präparat	Bestandteile	DDD Mio.	Änderung %	DDD-Nettokosten Euro
Valsartan HCT STADA	Valsartan Hydrochlorothiazid	2,9	(−26,4)	0,27
		98,2	**(−2,5)**	**0,27**
Candesartankombinationen				
Candecor comp	Candesartan Hydrochlorothiazid	146,8	(−14,9)	0,28
Candesartan comp AbZ	Candesartan Hydrochlorothiazid	37,8	(+75,4)	0,26
Candesartan Zentiva comp	Candesartan Hydrochlorothiazid	24,4	(+16,6)	0,27
Candesartan plus-1 A Pharma	Candesartan Hydrochlorothiazid	23,2	(+9,7)	0,26
Candesartancilexetil/HCT Mylan	Candesartan Hydrochlorothiazid	16,8	(−22,8)	0,29
Candesartan/HCT Heumann	Candesartan Hydrochlorothiazid	16,0	(+80,6)	0,26
Candesartan-ratiopharm comp	Candesartan Hydrochlorothiazid	6,0	(+32,3)	0,27
Candesarplus AL	Candesartan Hydrochlorothiazid	3,1	(+198,4)	0,26
Candesartan HEXAL comp	Candesartan Hydrochlorothiazid	1,6	(−11,6)	0,30
		275,7	**(+0,6)**	**0,28**
Irbesartankombinationen				
Irbesartan comp BASICS	Irbesartan Hydrochlorothiazid	13,8	(+6,0)	0,31
Irbesartan comp HEXAL	Irbesartan Hydrochlorothiazid	3,7	(+7,2)	0,31
Irbesartan Hydrochlorothiazid Micro Labs	Irbesartan Hydrochlorothiazid	2,2	(+19,6)	0,31
Irbesartan/HCT AL	Irbesartan Hydrochlorothiazid	1,4	(−48,8)	0,31
		21,0	**(+0,4)**	**0,31**
Telmisartankombinationen				
Telmisartan/HCT Zentiva	Telmisartan Hydrochlorothiazid	10,7	(−12,4)	0,32
Telmisartan/Hydrochlorothiazid Axiromed	Telmisartan Hydrochlorothiazid	9,2	(+17,3)	0,30

◘ **Tab. 6.5** (Fortsetzung)

Präparat	Bestandteile	DDD Mio.	Änderung %	DDD-Nettokosten Euro
Telmisartan/Hydrochlorothiazid Heumann	Telmisartan Hydrochlorothiazid	7,3	(−12,2)	0,30
Telmisartan/HCT Micro Labs	Telmisartan Hydrochlorothiazid	6,5	(−8,6)	0,29
		33,7	**(−5,0)**	**0,30**
Weitere Kombinationen				
Olmesartan/Hydrochlorothiazid AL	Olmesartan medoxomil Hydrochlorothiazid	8,2	(+13,8)	0,27
Olmecor HCT TAD	Olmesartan medoxomil Hydrochlorothiazid	1,9	(−33,4)	0,31
Eprosartan-ratiopharm comp	Eprosartan Hydrochlorothiazid	1,6	(−5,0)	0,60
		11,6	**(−0,4)**	**0,32**
Summe		**469,5**	**(−0,7)**	**0,28**

◘ **Tab. 6.6** Verordnungen von Kombinationen aus Angiotensinrezeptorantagonisten und Calciumantagonisten 2022. Angegeben sind die 2022 verordneten Tagesdosen, die Änderungen gegenüber 2021 und die mittleren Kosten je DDD 2022

Präparat	Bestandteile	DDD Mio.	Änderung %	DDD-Nettokosten Euro
Valsartankombinationen				
Valsamtrio	Valsartan Amlodipin Hydrochlorothiazid	38,7	(+28,3)	0,90
Amlodipin/Valsartan Mylan	Valsartan Amlodipin	30,3	(−6,2)	0,62
Amlodipin/Valsartan AL	Valsartan Amlodipin	11,6	(+55,1)	0,55
Exforge HCT	Valsartan Amlodipin Hydrochlorothiazid	10,3	(−30,6)	0,93
Exforge	Valsartan Amlodipin	7,8	(−28,9)	0,85
Amlo-Valsacor TAD	Valsartan Amlodipin	7,8	(−6,0)	0,60

Kapitel 6 · Arterielle Hypertonie

Tab. 6.6 (Fortsetzung)

Präparat	Bestandteile	DDD Mio.	Änderung %	DDD-Nettokosten Euro
Amlodipin/Valsartan Heumann	Valsartan Amlodipin	6,2	(+245,3)	0,56
Amlodipin/Valsartan/Hydrochlorothiazid Heumann	Valsartan Amlodipin Hydrochlorothiazid	3,5	(+200,1)	0,88
Amlodipin/Valsartan/HCT AL	Valsartan Amlodipin Hydrochlorothiazid	3,1	(+49,9)	0,86
Amlodipin/Valsartan/HCT-1 A Pharma	Valsartan Amlodipin Hydrochlorothiazid	2,5	(−53,3)	0,91
		121,8	**(+6,5)**	**0,76**
Olmesartankombinationen				
Olmesartan/Amlodipin AL	Olmesartan Amlodipin	19,8	(+76,0)	0,59
Olmesartanmedoxomil/Amlodipin Accord	Olmesartan Amlodipin	11,8	(−57,4)	0,62
Sevikar HCT	Olmesartan Amlodipin Hydrochlorothiazid	10,0	(−38,7)	0,93
Olmeamlo HCT TAD	Olmesartan medoxomil Amlodipin Hydrochlorothiazid	7,2	(+41,7)	0,49
Vocado HCT	Olmesartan Amlodipin Hydrochlorothiazid	7,0	(−63,2)	0,99
Olmesartan Amlodipin HCT Zentiva	Olmesartan medoxomil Amlodipin Hydrochlorothiazid	6,2	(+98,2)	0,49
Sevikar	Olmesartan Amlodipin	6,2	(+15,0)	0,70
Olmesartanmedoxomil/Amlodipin Mylan	Olmesartan medoxomil Amlodipin	5,1	(+253,2)	0,59
Vocado	Olmesartan Amlodipin	4,9	(−36,5)	1,03
Olmesartan/Amlodipin/HCT AL	Olmesartan medoxomil Amlodipin Hydrochlorothiazid	4,8	(+591,7)	0,48

◨ **Tab. 6.6** (Fortsetzung)

Präparat	Bestandteile	DDD Mio.	Änderung %	DDD-Nettokosten Euro
Olmesartan/Amlodipin/HCT Accord	Olmesartan medoxomil Amlodipin Hydrochlorothiazid	4,7	(+380,1)	0,48
Olmesartan Amlodipin Zentiva	Olmesartan medoxomil Amlodipin	4,4	(+375,2)	0,42
Olmeamlo TAD	Olmesartan Amlodipin	3,6	(−35,5)	0,60
Olmesartan/Amlodipin-1 A Pharma	Olmesartan medoxomil Amlodipin	3,5	(+260,7)	0,61
Olmesartan/Amlodipin/HCT ratiopharm	Olmesartan medoxomil Amlodipin Hydrochlorothiazid	3,0	(+260,8)	0,47
Olmesartan Amlodipin HCT beta	Olmesartan medoxomil Amlodipin Hydrochlorothiazid	1,6	(+157,5)	0,48
Olmesardipin Mylan plus	Olmesartan medoxomil Amlodipin Hydrochlorothiazid	1,4	(+78,4)	0,45
		105,1	**(−3,0)**	**0,64**
Weitere Kombinationen				
Candeamlo HEXAL	Candesartan Amlodipin	33,0	(+295,5)	0,77
Caramlo	Candesartan Amlodipin	18,1	(−25,7)	0,45
Camlostar	Candesartan Amlodipin	12,5	(−19,7)	0,40
Candecor-Amlo	Candesartan Amlodipin	7,7	(+7,3)	0,45
Twynsta	Telmisartan Amlodipin	4,6	(−11,8)	0,81
Losamlo	Losartan Amlodipin	3,0	(+32,6)	0,52
		79,0	**(+25,4)**	**0,60**
Summe		**305,9**	**(+7,0)**	**0,68**

hauptet, gleich der von Placebos. Für die durch Fall-Kontrollstudien geweckten Bedenken hinsichtlich der Kanzerogenität von Angiotensinrezeptorblockern ergaben sich in Reviews bzw. Metaanalysen keine Hinweise (Datzmann et al. 2019; Berrido und Byrd 2020).

Hypertonie Angiotensinrezeptorantagonisten zeigten in Vergleichsstudien mit ACE-Hemmern und anderen Antihypertonika eine etwa gleich starke antihypertensive und kardiovaskulär protektive Wirkung (Julius et al. 2004; Yusuf et al. 2008; Chen et al. 2021). Die die Blut-Hirn-Schranke überwindenden Angiotensinrezeptorblocker waren solchen ohne diese Fähigkeit in der Erhaltung des Erinnerungsvermögens über 3 Jahre überlegen (Ho et al. 2021).

Herzinsuffizienz, koronare Herzkrankheit und Vorhofflimmern Insgesamt ist die Evidenz für positive Effekte von Angiotensinrezeptorantagonisten bei HFrEF weniger überzeugend als die für ACE-Hemmer (und fehlt bei HFpEF). Sie sind daher nur bei Unverträglichkeit von ACE-Hemmern indiziert (Ausnahme wie oben besprochen Sacubitril/Valsartan).

Bei der koronaren Herzkrankheit besteht als solches ebenso wie bei ACE-Hemmern keine eigenständige Indikation, solange die linksventrikuläre Funktion normal ist. Valsartan verhinderte bei normotensiven Patienten und umfangreicher Basismedikation nicht das Wiederauftreten von Vorhofflimmern (The GISSI-AF Investigators 2009). Irbesartan verhinderte bei Patienten mit Vorhofflimmern nicht das Auftreten kardiovaskulärer Ereignisse (The ACTIVE I Investigators 2011). Die Datenlage zur postulierten Wirkung von Angiotensinrezeptorantagonisten in der Prävention von Vorhofflimmern ist nicht überzeugend (Schneider et al. 2010).

Nephropathie Es ist von einer weitgehenden Gleichwertigkeit der Sartane und ACE-Hemmer auszugehen. Entsprechend werden in Leitlinien beide Gruppen als gleichwertig behandelt (Williams et al. 2018).

Noch normaler Blutdruck In der HOPE-3-Studie (Lonn et al. 2016) wurden 12.705 Patienten mit intermediärem Risiko ohne manifeste kardiovaskuläre Erkrankung (62 % Normotoniker, mittlerer Blutdruck 132/82 mmHg) mit 16 mg Candesartan +12,5 mg Hydrochlorothiazid oder Placebo behandelt. Nach im Median 5,6 Jahren bestand kein Unterschied im kombinierten Endpunkt von kardiovaskulärem Tod, nicht-tödlichem Herzinfarkt oder Apoplex. Lediglich die Patienten mit erhöhtem Eingangsblutdruck profitierten von der Therapie, was wiederum die dominante Bedeutung der Blutdrucksenkung *per se* untermauert.

Karzinogenität Im Nachgang zu den im Jahr 2018 aufgefallenen Produktionsproblemen zunächst bei Valsartan, später auch bei anderen Sartanen konnte in einer deutschen Kohortenstudie (Gomm et al. 2021) an über 780.000 Personen mit zwischen 2012–2017 eingelösten Valsartan-Verschreibungen keine Assoziation zwischen der Einnahme von Valsartan und dem Krebsrisiko insgesamt nachgewiesen werden, allerdings bestand eine geringe aber statistisch signifikante Assoziation zu Leberkrebs im Vergleich zu nicht mit NDMA-kontaminiertem Valsartan (HR (95 % KI): 1,16 (1,03, 1,31)).

6.3.3 Renininhibitoren

Seit 2012 nehmen die Verordnungen des ersten oralen Renininhibitors Aliskiren (*Rasilez®*) jährlich ab, 2022 stiegen sie erstmals um 11,9 % (◘ Tab. 6.7). Nach verordneten DDD erhielten ca. 28.000 Patienten ein Aliskirenpräparat. Die DDD-Kosten (0,77 €) liegen weiterhin höher als bei den Sartanen.

Die Blutdrucksenkung in der Mono- und Kombinationstherapie entspricht den übrigen hier besprochenen Substanzen, die Verträglichkeit ist gut, die häufigste Nebenwirkung sind Hautausschläge und Durchfälle, die bei 1–3 % liegen und bei Überschreiten der zugelassenen Dosis von 300 mg/Tag zunehmen.

☐ **Tab. 6.7** Verordnungen von Renininhibitoren 2002. Angegeben sind die 2022 verordneten Tagesdosen, die Änderungen gegenüber 2021 und die mittleren Kosten je DDD 2022

Präparat	Bestandteile	DDD	Änderung	DDD-Nettokosten
		Mio.	%	Euro
Renininhibitoren				
Rasilez	Aliskiren	10,1	(+11,9)	0,77
Summe		**10,1**	**(+11,9)**	**0,77**

Aliskiren als Monotherapeutikum hat sich in der ATMOSPHERE-Studie Enalapril in der Therapie der chronischen Herzinsuffizienz nicht als überlegen erwiesen (McMurray et al. 2016). Bei Patienten mit manifester koronarer Herzkrankheit und 2 weiteren kardiovaskulären Risikofaktoren, jedoch systolischen Blutdruckwerten zwischen 125 und 139 mmHg („Prähypertonie"), stellte eine australische Untersuchergruppe mittels intrakoronarem Ultraschall unter Aliskiren (300 mg) keine Progressionshemmung der Atherosklerose fest (Nicholls et al. 2013).

6.3.4 Kombination von Hemmstoffen des Renin-Angiotensin-Systems

Wegen des Risikos der Nierenfunktionsverschlechterung, der Gefahr einer Hyperkaliämie und der symptomatischen Hypotonie wird vor der Kombination eines Angiotensinrezeptorantagonisten mit einem ACE-Hemmer bzw. Aliskiren ausdrücklich gewarnt (NICE Guideline 2019; Williams et al. 2018).

6.4 Calciumkanalblocker

▪▪ Verordnungsprofil

Calciumkanalblocker sind, nach den Hemmstoffen des Renin-Angiotensin-Systems und den Statinen, die Arzneistoffklasse mit den drittstärksten Verordnungszahlen. Hauptgruppen sind die Dihydropyridine und die stärker kardiodepressiv wirkenden Substanzen Verapamil und Diltiazem. Das Gesamtverordnungsvolumen steigt weiterhin langsam an und ist unverändert mit einem Trend zu langwirkenden Dihydropyridinen und einer Abnahme der Calciumkanalblocker vom Verapamiltyp verbunden. Die Verordnung von Kombinationspräparaten aus Calciumkanalblocker und ACE-Inhibitoren steigt weiter relativ stark an (+7,7 %), was leitliniengerecht ist.

▪▪ Bewertung

Die langwirkenden Dihydropyridine werden alternativ zu den Thiaziden als Standardkombinationspartner von RAS Hemmern für die erste Stufe der Hypertoniebehandlung empfohlen. Amlodipin und Lercanidipin sind die kostengünstigsten Calciumkanalblocker und liegen in einem ähnlichen Bereich wie die generischen ACE-Inhibitoren.

Calciumkanalblocker hemmen am Herzen und an der glatten Muskulatur den Einstrom von Calciumionen aus dem Extrazellulärraum. Dies führt zu einer Vasodilatation vorwiegend der präkapillären Widerstandsgefäße mit Reduktion der Nachlast des Herzens und am Herzen selbst zu einer Abnahme von Kontraktionskraft und Herzfrequenz, die allerdings durch eine adrenerge Gegenregulation infolge der Vasodilatation kompensiert wird. Bei kurz- und schnellwirksamen Calciumkanalblocker vom Nifedipintyp (Dihydropyridine) bewirkt dieser als ungünstig anzusehende Mechanismus nicht selten eine reflektorische Tachykardie und Flush-Symptomatik.

Die Abnahme von Herzkraft und Herzfrequenz einerseits und die Gefäßerweiterung andererseits sind qualitativ bei allen Calciumkanalblocker gleich. Allen Calciumkanalblocker gemeinsam ist auch, dass die Vasodilatation im Vergleich zur Kardiodepression bei niedrigeren Konzentrationen auftritt. Allerdings ist der Abstand zwischen vasodilatierend und kardiodepressiv wirkenden Konzentrationen unterschiedlich. Bei einigen Dihydropyridinen (z. B. Felodipin, Nisoldipin und Nitrendipin) ist der Abstand 10- bis 100-fach, bei Nifedipin und Amlodipin etwa 3- bis 10-fach und bei Verapamil und Diltiazem 1- bis 3-fach. Diese quantitativen Unterschiede rechtfertigen den weit verbreiteten Nomenklaturunterschied „gefäßwirksame" und „herzwirksame" Calciumkanalblocker nicht. Ein qualitativer Unterschied besteht nur in Bezug auf die AV-Überleitung, die Calciumkanalblocker vom Verapamil- und Diltiazemtyp hemmen, die Dihydropyridine jedoch nicht.

6.4.1 Verordnungsspektrum

Das Gesamtverordnungsvolumen der Calciumkanalblocker ist 2022 wiederum leicht angestiegen (◘ Abb. 6.1, 6.3, ◘ Tab. 6.8, 6.9, vgl. ◘ Tab. 1.2). Innerhalb der Gruppe nehmen die Verordnungen der langwirkenden Dihydropyridine Amlodipin und Lercanidipin kontinuierlich zu (◘ Abb. 6.4). Fast alle anderen Calciumkanalblocker haben weiter abgenommen und machen zusammen nur noch etwa 6 % aus. Mit einer Verordnungshäufigkeit von 2.706 Mio. DDD sind Calciumkanalblocker nach Angiotensinhemmstoffen die zweitstärkste kardiovaskuläre Arzneistoffgruppe (vgl. ◘ Tab. 1.2).

Während lange Zeit vor allem die Verordnungen der kurzwirksamen Calciumkanalblocker Nifedipin, Verapamil und Diltiazem kontinuierlich rückläufig waren, gehen seit einigen Jahren auch die der anderen länger wirkenden Dihydropyridine wie Nitrendipin und Felodipin zurück (◘ Tab. 6.8, 6.9). Der generelle Trend zu Amlodipin (70 % von gesamt) und die weiter deutliche Zunahme bei Lercanidi-

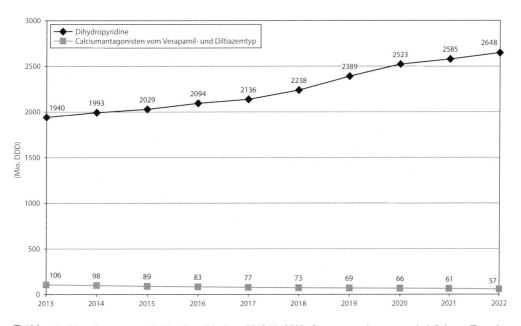

◘ **Abb. 6.3** Verordnungen von Calciumkanalblockern 2013 bis 2022. Gesamtverordnungen nach definierten Tagesdosen

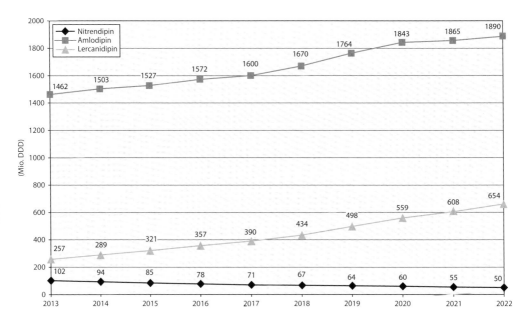

◨ **Abb. 6.4** Verordnungen von langwirkenden Calciumkanalblockern 2013 bis 2022. Gesamtverordnungen nach definierten Tagesdosen

◨ **Tab. 6.8** Verordnungen von Calciumantagonisten (Verapamil-Typ) 2022. Angegeben sind die 2022 verordneten Tagesdosen, die Änderungen gegenüber 2021 und die mittleren Kosten je DDD 2022

Präparat	Bestandteile	DDD Mio.	Änderung %	DDD-Nettokosten Euro
Verapamil				
Verapamil-1 A Pharma	Verapamil	11,7	(+1,5)	0,32
Verapamil AbZ	Verapamil	10,1	(+52,3)	0,30
VeraHEXAL	Verapamil	8,9	(+8,5)	0,36
Isoptin	Verapamil	8,3	(−43,4)	0,34
Verapamil-ratiopharm	Verapamil	6,7	(+34,5)	0,41
Verapamil Hennig	Verapamil	2,1	(−58,1)	0,35
Verapamil AL	Verapamil	0,82	(−18,3)	0,37
		48,7	**(−6,6)**	**0,34**
Diltiazem				
Diltiazem Ethypharm	Diltiazem	4,3	(−6,4)	0,41
Diltiazem AbZ	Diltiazem	3,3	(−2,9)	0,48
Dilzem	Diltiazem	0,91	(−17,0)	0,55
		8,5	**(−6,4)**	**0,45**
Summe		**57,2**	**(−6,5)**	**0,36**

Tab. 6.9 Verordnungen von Dihydropyridinen 2022. Angegeben sind die 2022 verordneten Tagesdosen, die Änderungen gegenüber 2021 und die mittleren Kosten je DDD 2022

Präparat	Bestandteile	DDD Mio.	Änderung %	DDD-Nettokosten Euro
Nifedipin				
Nifedipin AL	Nifedipin	7,6	(−5,4)	0,30
Nifedipin-ratiopharm	Nifedipin	6,0	(+20,7)	0,48
Nifedipin AbZ	Nifedipin	1,5	(−45,8)	0,18
		15,1	**(−4,1)**	**0,36**
Nitrendipin				
Nitrendipin Aristo	Nitrendipin	28,4	(−17,6)	0,17
Nitrendipin AL	Nitrendipin	11,6	(+1,9)	0,17
Nitrendipin-ratiopharm	Nitrendipin	9,4	(+14,6)	0,19
		49,4	**(−8,6)**	**0,18**
Amlodipin				
Amlodipin Dexcel	Amlodipin	845,9	(−5,5)	0,09
Amlodipin-1 A Pharma	Amlodipin	286,1	(−20,5)	0,11
Amlodipin HEXAL	Amlodipin	281,5	(+72,2)	0,11
Amlodipin besilat AbZ	Amlodipin	231,5	(+100,7)	0,09
Amlodipin Winthrop	Amlodipin	184,6	(−9,3)	0,11
Amlodipin Fair-Med	Amlodipin	33,2	(−68,7)	0,11
Amlodipin axcount	Amlodipin	9,5	(+565,3)	0,10
Amlodipin-ratiopharm N	Amlodipin	7,8	(−2,1)	0,13
Amlodipin AAA Pharma	Amlodipin	2,1	(−3,4)	0,11
Amlodipin-CT N	Amlodipin	1,9	(−8,0)	0,11
		1.884,1	**(+1,5)**	**0,10**
Felodipin				
Felodipin-ratiopharm	Felodipin	16,6	(+0,9)	0,33
Felocor	Felodipin	8,7	(+28,0)	0,30
Felodipin AbZ	Felodipin	5,1	(−41,3)	0,27
Felodipin Heumann	Felodipin	3,9	(+3,2)	0,29
Felodipin STADA	Felodipin	1,7	(+96,4)	0,28
		36,0	**(−1,7)**	**0,31**

◘ **Tab. 6.9** (Fortsetzung)

Präparat	Bestandteile	DDD	Änderung	DDD-Nettokosten
		Mio.	%	Euro
Lercanidipin				
Lercanidipin Omniapharm	Lercanidipin	637,5	(+8,0)	0,11
Carmen	Lercanidipin	9,6	(−12,8)	0,17
Lercanidipin STADA	Lercanidipin	2,5	(+11,8)	0,14
Corifeo	Lercanidipin	2,0	(−21,0)	0,21
		651,5	(+7,5)	0,11
Summe		2.636,1	(+2,6)	0,11

pin dürften nicht zuletzt dem geringen Preis geschuldet sein (◘ Tab. 6.9). Da Amlodipin dazu auch der am besten in klinischen Studien untersuchte Calciumantagonist ist und Lercanidipin weniger häufig periphere Ödeme verursacht, erscheint diese Entwicklung sinnvoll. Auch die Zunahme der fixen Kombinationen von ACE-Inhibitoren und Amlodipin oder Lercanidipin (◘ Tab. 6.3) erscheint sinnvoll. Bei dem günstigsten Präparat (Amlodipin + Ramipril, ◘ Tab. 6.3) ist der Preis allerdings mit 0,28 € immer noch deutlich höher als die Summe der Einzelkomponenten.

6.4.2 Therapeutische Gesichtspunkte

▪▪ Pharmakologische Eigenschaften
Alle Calciumkanalblocker wirken über ihre gefäßerweiternde, nachlastsenkende Wirkung antianginös und antihypertensiv. In ihrem sonstigen Wirkungsspektrum sind die einzelnen Calciumkanalblocker jedoch nicht identisch. Wegen der Reflextachykardie können Dihydropyridine gut mit Betarezeptorenblockern kombiniert werden, während dies wegen der Gefahr von AV-Blockierungen und Hemmung der kardialen Kontraktionskraft bei Calciumkanalblockern vom Verapamil- und Diltiazemtyp kontraindiziert ist. Weiterhin erlaubt die unterschiedlich ausgeprägte kompensatorische Kardiostimulation differenzialtherapeutische Überlegungen insofern, als Verapamil und Diltiazem vor allem bei Patienten mit höherer Herzfrequenz, Dihydropyridine dagegen bei solchen mit Bradykardie eingesetzt werden. Dihydropyridine können bei Patienten mit zusätzlicher Störung der Sinusknotenfunktion eingesetzt werden, Verapamil und Diltiazem dagegen nicht. Die unterschiedliche Beeinflussung des AV-Knotens hat keine Bedeutung für die antihypertensive und antiischämische Wirkung der Calciumkanalblocker.

Alle Calciumkanalblocker werden gut aus dem Magen-Darm-Trakt resorbiert, unterliegen jedoch einem beträchtlichen First-pass-Metabolismus, so dass ihre Bioverfügbarkeit relativ gering ist. Der Metabolismus verläuft über das enterale und hepatische CYP3A4 Isoenzym, was insbesondere bei dem starken CYP3A4-Hemmer Verapamil zu Arzneimittelinteraktionen z. B. mit Statinen, Erythromycin, Clarithromycin, HIV-Proteaseinhibitoren, Ciclosporin und vielen anderen führt. Verapamil hemmt zusätzlich das enterale P-Glykoprotein (MDR1) und verursacht darüber einen Anstieg der Bioverfügbarkeit von Digoxin, Ciclosporin, Tacrolimus und vielen anderen. Angesichts dieses hohen Interaktionspotentials ist die abnehmende Verordnung von Verapamil zu begrüßen.

Die langwirkenden Calciumkanalblocker, insbesondere Amlodipin, Felodipin und Lercanidipin, haben neben der längeren Wirkdauer einen relativ langsamen Wirkungseintritt und verursachen damit nur eine geringe oder keine reflektorische Tachykardie. Dies ist als therapeutischer Vorteil gegenüber dem kurzwirkenden Nifedipin anzusehen, das heute bei instabiler Angina pectoris und akutem Myokardinfarkt innerhalb der ersten vier Wochen nach Infarkteintritt kontraindiziert ist. Schnell freisetzende Arzneiformen von Nifedipin dürfen auch bei Hypertonie und chronischer Angina pectoris nur noch eingesetzt werden, wenn andere Arzneimittel nicht angezeigt sind. Sie sind damit praktisch obsolet (Ausnahme Prinzmetal-Angina). Lercanidipin scheint seltener zu Unterschenkelödemen zu führen als Amlodipin oder andere Dihydropyridine der 1. Generation (Felodipin, Nifedipin) (Makarounas-Kirchmann et al. 2009) und bietet sich daher insbesondere bei Patienten mit Ödemen unter der Therapie mit Amlodipin als Alternative an. Dabei ist allerdings zu beachten, dass auch die häufig praktizierte gleichzeitige Gabe eines Hemmstoffs des Renin-Angiotensin-Systems zu einer Reduktion der Ödemrate führt.

▪▪ Hypertoniebehandlung

Aktuelle Leitlinien empfehlen die Gabe eines langwirkenden Dihydropyridins (oder eines Thiazid) in der ersten Stufe der Hypertoniebehandlung zusammen mit einem ACE-Hemmer oder bei Unverträglichkeit Angiotensinrezeptorantagonisten, idealerweise in einer fixen Kombination (Williams et al. 2018). Die gegenüber β-Adrenozeptor-Antagonisten oder anderen älteren Antihypertensiva herausgehobene Rolle der Dihydropyridin-Calciumkanalblocker basiert auf mehreren Argumenten. Sie haben wenige unerwünschte Wirkungen (vor allem Unterschenkelödeme) und sind stoffwechselneutral, erhöhen also anders als Diuretika und β-Adrenozeptor-Antagonisten nicht die Rate an Diabetes (siehe ▶ Abschn. 6.1.2). Und Metaanalysen kommen zu dem Schluss, dass Dihydropyridin-Calciumkanalblocker insgesamt ebenso effektiv die Rate an harten kardiovaskulären Endpunkten senken wie andere Arzneistoffklassen (Ettehad et al. 2016). Möglicherweise ist die Verhinderung von Herzinsuffizienz etwas geringer als bei anderen (Williams et al. 2018).

Amlodipin und Felodipin können im Gegensatz zu anderen Calciumkanalblocker auch bei Patienten mit eingeschränkter linksventrikulärer Funktion eingesetzt werden, weil sie in klinischen Studien keinen negativen Einfluss auf die Prognose hatten (Packer et al. 1996; Cohn et al. 1995). Die ALLHAT-Studie hat gezeigt, dass Amlodipin bei Hypertoniepatienten mit mindestens einem weiteren Risikofaktor die Zahl der Herzinfarkte und die Gesamtletalität nicht anders beeinflusste als das Diuretikum Chlortalidon oder der ACE-Inhibitor Lisinopril (The ALLHAT Officers and Coordinators 2002). Die unter Amlodipin in der ALLHAT-Studie beobachtete höhere Rate an Herzinsuffizienz ist auch bei Lisinopril gesehen worden und mit einiger Wahrscheinlichkeit auf das Studiendesign zurückzuführen. In einer placebokontrollierten Vergleichsstudie an Patienten mit koronarer Herzkrankheit und normalem Blutdruck schnitt Amlodipin bei gleicher Blutdrucksenkung und ähnlicher Verträglichkeit (mehr Ödeme, weniger Husten) bezüglich der Senkung kardiovaskulärer Ereignisse sogar besser ab als Enalapril (Nissen et al. 2004). In der ASCOT-BPA Studie war bei Hypertonikern mit mindestens drei weiteren Risikofaktoren ein auf der Erstgabe von Amlodipin basiertes Therapieregime (zweite Stufe + Perindopril) einem primär auf dem Betarezeptorenblocker Atenolol (zweite Stufe + Thiazid) basierten überlegen (Dahlöf et al. 2005). Die Kombination aus Benazepril und Amlodipin zeigte sich in Bezug auf verschiedene kardiovaskuläre Endpunkte der einer Kombination mit Hydrochlorothiazid um etwa 20 % überlegen (Jamerson et al. 2008). Möglicherweise ist ein Teil des Vorteils von Amlodipin auf eine stärkere Senkung der intraindividuellen Blutdruckschwankung zurückzuführen (Rothwell et al. 2010). Auch in der ALLHAT-Studie war die Blutdrucksenkung unter Amlodipin (vor allem gegenüber Lisinopril) am stabilsten (Muntner et al. 2014). Diese günstigen Daten haben zu einer Aufwertung von Calciumkanalblockern (neben ACE Hemmern/AT1R-Antagonisten und Diuretika) gegenüber β-Adrenozeptor-Antagonisten in den Leitlinien geführt (Bakris et al. 2019).

Koronare Herzkrankheit
Bei der koronaren Herzkrankheit ist die Bedeutung der Calciumkanalblocker in den letzten Jahren ähnlich wie die der Nitrate zurückgegangen. Dies hat mehrere Gründe. Einerseits hat die symptomatische medikamentöse antianginöse Therapie insgesamt an Bedeutung gegenüber interventionellen und sekundärprophylaktischen Therapiemaßnahmen (Lipidsenkung, Thrombozytenaggregationshemmung) verloren. Zweitens wurden β-Adrenozeptor-Antagonisten lange als erste Wahl für die Angina-pectoris-Prophylaxe empfohlen, wenn keine Kontraindikationen vorliegen (Bundesärztekammer 2014), da für β-Adrenozeptor-Antagonisten, nicht aber für Calciumkanalblocker und Nitrate, bei verschiedenen Formen der koronaren Herzkrankheit (Zustand nach Infarkt, Herzinsuffizienz) eine Verbesserung der Prognose erwiesen ist. Aktuelle Leitlinien empfehlen β-Adrenozeptor-Antagonisten und Calciumkanalblocker als gleichwertige erste Wahl (Knuuti et al. 2020). Insgesamt ist die Datenlage beim chronischem Koronarsyndrom aber für beide Klassen schwach.

Andere Indikationen
Nimodipin, ein Dihydropyridin, ist bei hirnorganisch bedingten Leistungsstörungen im Alter zugelassen und wird in oraler Darreichung als Prophylaxe verzögert auftretender ischämischer Defizite nach Subarachnoidalblutungen (SAB) empfohlen. Retardiertes Nimodipin verursachte in einer kleinen randomisierten Studie an Patienten mit SAB weniger periphere Hypotension und war mit weniger zerebraler Ischämie und Notfalltherapie assoziiert als unretardiertes Nimodipin (Hänggi et al. 2017). Es gibt Hinweise, dass die Gabe von Calciumkanalblockern bei im Mittel gleicher Blutdrucksenkung mit einer geringeren Demenz-Rate einhergeht (van Middelaar et al. 2017). Allerdings war eine placebokontrollierte Interventionsstudie mit Nilvadipin bei Patienten mit milder Alzheimerdemenz neutral (Lawlor et al. 2018). Weder Nimodipin noch Nilvadipin finden sich unter den 3.000 am häufigsten verordneten Arzneistoffen in Deutschland.

Die vermutete Wirkung von Dihydropyridinen bei Nierensteinen konnte in einer kontrollierten klinischen Studie nicht bestätigt worden (Pickard et al. 2015). Dagegen zeigte Nifedipin eine ähnliche Effektivität zur Verhinderung vorzeitiger Geburten wie ein Oxytozinrezeptorantagonist (van Vliet et al. 2016). Retardiertes Nifedipin normalisierte den Blutdruck in einer randomisierten Studie bei Schwangerschaftshypertonie in einem etwas höheren Prozentsatz als die Standardsubstanzen Labetolol und Methyldopa, war aber auch mit einer etwas höheren Rate an Intensivpflichtigkeit der Neugeborenen verbunden (Easterling et al. 2019). Eine kleine Studie weist darauf hin, dass Verapamil bei Patienten mit einem kürzlich aufgetretenen Typ-1 Diabetes mellitus das Fortschreiten der Erkrankung verlangsamt, möglicherweise über ein verbessertes Überleben von pankreatischen Betazellen (Ovalle et al. 2018). Der Effekt scheint vom R-Enantiomer des normalerweise racemischen Verapamil auszugehen, das eine > 10-geringere Potenz in Bezug auf negativ dromotrope und inotrope Effekte hat als S-Verapamil (Wang et al. 2022).

6.5 β-Adrenozeptor-Antagonisten

Verordnungsprofil
β-Adrenozeptor-Antagonisten sind unter den Medikamenten mit blutdrucksenkender Wirkung weiterhin die Arzneimittelklasse mit den viertstärksten Verordnungszahlen. Wichtigste Gruppe bei den Monopräparaten sind die $β_1$-selektiven Betarezeptorenblocker (> 95 % von gesamt) ohne wesentliche Änderungen im Gesamtverordnungsvolumen (◘ Tab. 6.10). Kombinationspräparate mit Diuretika (Hydrochlorothiazid oder Chlortalidon) werden mit der Ausnahme zweier Kombinationen von Bisoprolol und Amlodipin zunehmend weniger verordnet (−8,4 %; ◘ Tab. 6.12). Diese Trends

spiegeln aktuelle Empfehlungen wider und sind zu begrüßen.

▪▪ Bewertung

β-Adrenozeptor-Antagonisten gehören zusammen mit ACE-Hemmern/ARNI, Aldosteronrezeptorantagonisten und SGLT2 Inhibitoren zu der sogenannten „grundlegenden Kombinationstherapie" in der Behandlung der chronischen Herzinsuffizienz (McDonagh et al. 2021) und spielen weiterhin eine wichtige Rolle in der Behandlung der koronaren Herzkrankheit und tachykarden Herzrhythmusstörungen. In der Hypertoniebehandlung sind sie nur noch bei spezifischen anderen Indikationen indiziert, die allerdings sehr häufig sind.

β-Adrenozeptor-Antagonisten konkurrieren mit Noradrenalin und Adrenalin, den Transmittern des sympathischen Nervensystems, um die Wirkung an adrenergen β-Adrenozeptoren ($β_1/β_2$). Sie wirken daher an allen Organen, die mit diesen Rezeptoren ausgestattet sind. Dazu gehören insbesondere das Herz ($β_1 > β_2$), die Macula densa der Niere ($β_1 > β_2$), die Leber ($β_1 < β_2$) und die glatte Muskulatur von Bronchien ($β_1 < β_2$) und Blutgefäßen ($β_1 < β_2$). Therapeutisch bedeutsam sind die Senkung der Herzfrequenz, des kardialen Sauerstoffverbrauchs, der Reninausschüttung aus der Niere und die Erniedrigung des Augeninnendrucks (▶ Kap. 29). Nachteilig kann sich der Antagonismus von β-Adrenozeptoren auf die Herzkraft, die kardiale Erregungsleitung, die Bronchialfunktion (Gefahr des Bronchospasmus) und die Gefäßmuskulatur (Durchblutungsstörungen) auswirken.

β-Adrenozeptor-Antagonisten werden nach ihrer unterschiedlichen Wirkung auf die Rezeptorsubtypen folgendermaßen eingeteilt:
— nichtselektive β-Adrenozeptor-Antagonisten,
— $beta_1$-selektive β-Adrenozeptor-Antagonisten,
— β-Adrenozeptor-Antagonisten mit vasodilatierenden Eigenschaften (sogenannte 3. Generation).

Für die Verwendung und die Abschätzung potentieller unerwünschter Wirkungen von β-Adrenozeptor-Antagonisten ist von Bedeutung, dass die nichtselektiven Antagonisten die β-Adrenozeptoren in allen Organen hemmen. $Beta_1$-selektive Antagonisten wirken bevorzugt auf die β-Adrenozeptoren von Herz und Niere, führen weniger leicht zu einer Verlängerung Insulin-bedingter hypoglykämischer Perioden und zu einer Verringerung der Durchblutung und erzeugen erst in höheren Dosierungen die therapeutisch nicht erwünschte Blockade der $β_2$-Adrenozeptoren in Bronchien und Gefäßen. Die Selektivität an $β_1$-Adrenozeptoren ist aber nur relativ und erfordert daher, dass die üblichen Kontraindikationen für Betarezeptorenblocker weiterhin zu beachten sind. β-Adrenozeptor-Antagonisten mit vasodilatierenden Eigenschaften haben zusätzliche $α_1$-Adrenozeptor-antagonistische Wirkung (Carvedilol, Labetalol), setzen NO frei (Nebivolol) oder haben eine ISA an $β_2$-Adrenozeptoren (Celiprolol). Sie haben möglicherweise Vorteile bei Patienten mit einer peripheren arteriellen Verschlusskrankheit. Allerdings ist die Datenlage zu Celiprolol nicht ausreichend, um die Bedeutung dieser Substanz einschätzen zu können (Wong et al. 2014).

6.5.1 Verordnungsspektrum

Im Jahr 2022 waren 48 Präparate mit 8 verschiedenen β-Adrenozeptor-Antagonisten unter den 3.000 verordnungshäufigsten Arzneimitteln vertreten (◘ Tab. 6.10 und 6.11). Die $β_1$-selektiven Adrenozeptor-Antagonisten sind seit vielen Jahren die therapeutisch bedeutsamste Gruppe unter den β-Adrenozeptor-Antagonisten mit einem Verordnungsanteil von 95 % (◘ Abb. 6.5). 2022 hat erstmalig Bisoprolol Metoprolol als führenden Wirkstoff abgelöst, was angesichts des besseren pharmakokinetischen Profils sinnvoll erscheint. Generika haben über 95 % der Verordnungen erreicht (◘ Tab. 6.10). Als weitere $β_1$-selektive

◨ **Tab. 6.10 Verordnungen von β₁-selektiven β-Adrenozeptor-Antagonisten 2022.** Angegeben sind die 2022 verordneten Tagesdosen, die Änderungen gegenüber 2021 und die mittleren Kosten je DDD 2022

Präparat	Bestandteile	DDD Mio.	Änderung %	DDD-Nettokosten Euro
Metoprolol				
MetoHEXAL/MetoHEXAL Succ	Metoprolol	315,1	(+1,0)	0,32
Metoprolol/Metoprololsuccinat-1 A Pharma	Metoprolol	139,7	(−8,4)	0,31
Metoprolol/Metoprololsuccinat-ratiopharm	Metoprolol	115,9	(+14,6)	0,32
Metoprolol/Metoprololsuccinat/-Z AL	Metoprolol	90,8	(−29,9)	0,28
Metoprolol/Metoprololsuccinat AbZ	Metoprolol	58,4	(+44,4)	0,21
Metodura/Metoprololsuccinat dura	Metoprolol	46,2	(−8,9)	0,35
Metobeta	Metoprolol	12,2	(−4,7)	0,21
Metoprolol/Metoprololsuccinat Heumann	Metoprolol	11,5	(+14,6)	0,31
Beloc	Metoprolol	9,1	(−9,2)	0,75
Metoprolol/Metoprololsuccinat/-Zot STADA	Metoprolol	3,2	(−36,0)	0,30
		802,0	**(−2,7)**	**0,31**
Bisoprolol				
Biso Lich	Bisoprolol	355,2	(+33,0)	0,27
BisoHEXAL	Bisoprolol	178,0	(+4,8)	0,29
Bisoprolol-1 A Pharma	Bisoprolol	167,3	(−0,2)	0,29
Bisoprolol-ratiopharm	Bisoprolol	90,8	(−47,2)	0,30
Bisoprolol AbZ	Bisoprolol	18,6	(−11,6)	0,25
Bisoprolol Dexcel	Bisoprolol	14,6	(−49,5)	0,39
Concor	Bisoprolol	7,5	(+33,3)	0,52
Bisoprolol Accord/Healthcare	Bisoprolol	6,1	(> 1.000)	0,27
Bisoprolol-CT	Bisoprolol	4,1	(+22,1)	0,27
Bisoprolol STADA	Bisoprolol	3,6	(+62,0)	0,23
Biso-Hennig	Bisoprolol	2,5	(+48,8)	0,23
Bisoprolol AL	Bisoprolol	2,1	(+43,2)	0,22
Bisobeta	Bisoprolol	1,8	(−5,0)	0,22
		852,3	**(+1,1)**	**0,29**

◘ Tab. 6.10 (Fortsetzung)

Präparat	Bestandteile	DDD Mio.	Änderung %	DDD-Nettokosten Euro
Atenolol				
Atenolol-1 A Pharma	Atenolol	6,0	(+43,5)	0,22
Atenolol AL	Atenolol	5,2	(+18,8)	0,22
Atenolol Heumann	Atenolol	3,5	(−58,5)	0,21
Atenolol-ratiopharm	Atenolol	3,4	(−9,6)	0,29
Atenolol AbZ	Atenolol	1,9	(+16,6)	0,26
Atenolol STADA	Atenolol	1,4	(+46,8)	0,20
		21,3	**(−8,4)**	**0,23**
Celiprolol				
Celipro Lich	Celiprolol	3,0	(−10,3)	0,24
Nebivolol				
Nebivolol Glenmark	Nebivolol	166,6	(+7,4)	0,13
Nebivolol STADA	Nebivolol	24,8	(−26,0)	0,15
Nebivolol AL	Nebivolol	3,1	(−9,6)	0,19
Nebilet	Nebivolol	3,0	(−7,8)	0,32
		197,5	**(+1,1)**	**0,13**
Weitere Wirkstoffe				
Kerlone	Betaxolol	1,7	(−9,7)	0,28
Summe		**1.877,8**	**(−0,7)**	**0,28**

◘ Tab. 6.11 Verordnungen von nichtselektiven β-Adrenozeptor-Antagonisten 2022. Angegeben sind die 2022 verordneten Tagesdosen, die Änderungen gegenüber 2021 und die mittleren Kosten je DDD 2022

Präparat	Bestandteile	DDD Mio.	Änderung %	DDD-Nettokosten Euro
Propranolol				
Dociton	Propranolol	6,9	(−22,1)	0,78
Propra-ratiopharm	Propranolol	5,8	(+2,8)	0,82
Obsidan	Propranolol	3,2	(−6,8)	0,84
Propranolol AL	Propranolol	1,9	(+74,7)	0,64
Propranolol PUREN	Propranolol	1,5	(> 1.000)	0,83
Hemangiol	Propranolol	0,59	(+6,2)	9,04
		20,0	**(+1,8)**	**1,03**

◘ Tab. 6.11 (Fortsetzung)

Präparat	Bestandteile	DDD Mio.	Änderung %	DDD-Nettokosten Euro
Carvedilol				
Carvedilol AL	Carvedilol	28,1	(−27,3)	0,41
Carvedilol-1 A Pharma	Carvedilol	20,1	(+46,1)	0,37
Carve TAD	Carvedilol	13,6	(+40,1)	0,43
Carvedilol HEXAL	Carvedilol	9,8	(+12,8)	0,31
Carvedilol Aurobindo	Carvedilol	0,72	(−79,5)	0,48
Carvedilol-TEVA	Carvedilol	0,66	(−14,0)	0,38
Carvedilol Atid	Carvedilol	0,54	(−39,0)	0,49
		73,5	(−3,3)	0,39
Summe		**93,5**	**(−2,3)**	**0,53**

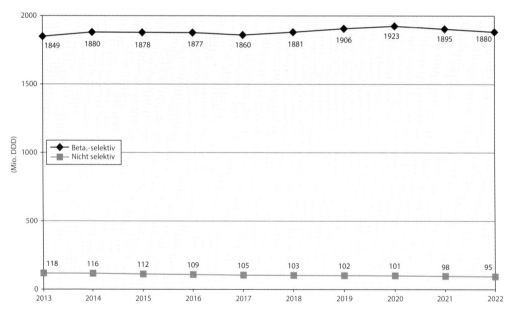

◘ Abb. 6.5 Verordnungen von β_1-selektiven und nichtselektiven Betarezeptorenblockern 2013 bis 2022. Gesamtverordnungen nach definierten Tagesdosen

Adrenozeptor-Antagonisten sind Atenolol (−8,4 %), Nebivolol und Betaxolol unter den verschreibungshäufigsten Arzneimitteln vertreten. Zusätzlich taucht hier Celiprolol auf, das zusätzliche ISA an β_2-Adrenozeptoren hat (Wolf et al. 1985; Trafford et al. 1989). Die abnehmenden Verordnungen (−10,3 %) erscheinen angesichts des unklaren therapeutischen Stellenwerts der Substanz gerechtfertigt. Die Verordnungen der nichtselektiven Substanzen (Carvedilol, Propranolol) sank weiter (−2,2 %). Bei den Kombinationspräparaten

◘ **Tab. 6.12** Verordnungen von β-Adrenozeptor-Antagonisten Kombinationen 2022. Angegeben sind die 2022 verordneten Tagesdosen, die Änderungen gegenüber 2021 und die mittleren Kosten je DDD 2022

Präparat	Bestandteile	DDD Mio.	Änderung %	DDD-Nettokosten Euro
Metoprololkombinationen				
MetoHEXAL comp/MetoHEXAL succ comp	Metoprolol Hydrochlorothiazid	12,3	(−16,0)	0,35
Metoprololsuccinat plus-1 A Pharma/Metoprolol plus HCT-1 A Pharma	Metoprolol Hydrochlorothiazid	7,8	(−27,1)	0,40
Metodura comp	Metoprolol Hydrochlorothiazid	6,3	(+14,3)	0,19
Metoprolol comp AbZ	Metoprolol Hydrochlorothiazid	4,7	(+61,1)	0,19
Mobloc	Felodipin Metoprolol	2,4	(−10,4)	0,49
		33,5	**(−8,1)**	**0,32**
Atenololkombinationen				
Atenolol AL comp	Atenolol Chlortalidon	2,5	(−22,2)	0,31
Atenocomp-1 A Pharma	Atenolol Chlortalidon	1,7	(+16,8)	0,31
		4,3	**(−9,9)**	**0,31**
Bisoprololkombinationen				
Bisoprolol-ratiopharm comp	Bisoprolol Hydrochlorothiazid	33,9	(+3,6)	0,24
Bisoprolol comp AbZ	Bisoprolol Hydrochlorothiazid	24,7	(+4,3)	0,18
Biramlo	Bisoprolol Amlodipin	7,4	(+13,0)	0,41
Bisoprolol dura plus	Bisoprolol Hydrochlorothiazid	7,1	(+26,4)	0,23
Bisoprolol plus-1 A Pharma	Bisoprolol Hydrochlorothiazid	6,8	(−48,0)	0,18
Bisodipin TAD	Bisoprolol Amlodipin	4,6	(+7,9)	0,39
BisoHEXAL plus	Bisoprolol Hydrochlorothiazid	3,4	(−41,8)	0,24
		88,0	**(−4,2)**	**0,24**
Summe		**125,8**	**(−5,5)**	**0,26**

(◘ Tab. 6.12) dominieren weiterhin Kombinationen (◘ Tab. 6.12) aus Bisoprolol oder Metoprolol mit Hydrochlorothiazid (85,3 %), die aber insgesamt stark abfallen (−5,5 %). Das Gleiche gilt für die Kombinationen aus Atenolol und Chlortalidon (−9,9 %). Zwei Kombinationspräparate mit einem Dihydropyridin (Amlodipin, Felodipin) machen etwa 10 % der Kombinationspräparate aus. Timolol wird zur Lokaltherapie des Glaukoms eingesetzt und dort besprochen (vgl. ▶ Kap. 29).

6.5.2 Therapeutische Gesichtspunkte

Hypertoniebehandlung β-Adrenozeptor-Antagonisten wurden früher alternativ zu ACE-Hemmern, Angiotensinrezeptorantagonisten, Calciumkanalblockern und Diuretika als Erstlinientherapie beim arteriellen Hypertonus empfohlen, sind inzwischen aber von den meisten Fachgesellschaften heruntergestuft worden (Whelton et al. 2018; Williams et al. 2018). Dies folgt mit Verzögerung den Empfehlungen der britischen NICE, die β-Adrenozeptor-Antagonisten bereits 2006 als Mittel der Wahl in der Behandlung der unkomplizierten Hypertonie entfernt haben. Hintergrund waren Metaanalysen, die zu dem Schluss kamen, dass diese (heterogene) Substanzklasse zwar effektiv den peripheren Blutdruck senkt und klinisch relevanten Nutzen gegenüber Placebo hat, kardiovaskuläre Endpunkte wie den Schlaganfall aber weniger effektiv reduziert als andere Klassen (Lindholm et al. 2005). Eine mögliche Ursache wird in einem geringeren Effekt auf den zentralen systolischen Blutdruck gesehen (Morgan et al. 2004). Außerdem erhöhen β-Adrenozeptor-Antagonisten die Rate an Diabetes mellitus (siehe oben; z. B. The ALLHAT Studie 2002) und sind insgesamt mit mehr unerwünschten Effekten assoziiert als die RAAS-Inhibitoren oder Calciumkanalblocker (z. B. kalte Extremitäten und depressive Verstimmung; ASCOT Studie, Dahlöf et al. 2005). Zusammen genommen werden β-Adrenozeptor-Antagonisten in der Hypertoniebehandlung nur noch zusätzlich zu der Standardtherapie bei allen Patienten mit spezifischen Indikationen empfohlen, also z. B. HFrEF, nach Herzinfarkt, bei chronischer Angina pectoris, Vorhofflimmern, Migräne (Williams et al. 2018). Anzumerken ist, dass die neuesten Empfehlungen der Europäischen Gesellschaft für Hypertonie Betablocker wieder in die erste Wahl genommen haben, ohne dass sich die Datenlage relevant geändert hat (Mancia et al. 2023).

In der Regel ist die Wirkung der verschiedenen β-Adrenozeptor-Antagonisten auf den Ruheblutdruck bei äquivalenter Dosierung gleich. Unterschiede bestehen in den Nebenwirkungen, die unter $β_1$-selektiven Adrenozeptor-Antagonisten geringer ausfallen (siehe oben). COPD ist anders als Asthma bronchiale keine Kontraindikation für den Einsatz von $β_1$-selektiven Adrenozeptor-Antagonisten (anders als z. B. Propranolol; Gulea et al. 2021). Besonders Patienten mit metabolischem Syndrom sollten nicht primär mit β-Adrenozeptor-Antagonisten, besonders nicht als Diuretika-Kombination, behandelt werden. Es gibt Hinweise darauf, dass die vasodilatierenden β-Adrenozeptor-Antagonisten weniger oder gar keine metabolischen Nebenwirkungen haben. Große kontrollierte Vergleichsstudien fehlen aber, um die klinische Relevanz dieses Unterschieds beziffern zu können. Metaanalysen deuten eine Unterlegenheit des inzwischen seltener verordneten Atenolol z. B. im Vergleich zu Metoprolol an (Lindholm et al. 2005). Dies hängt möglicherweise damit zusammen, dass diese hydrophile Substanz weniger die Blut-Hirn-Schranke überwindet als die eher lipophilen Substanzen Bisoprolol, Metoprolol und Propranolol (Zhang et al. 2017), was für eine antiarrhythmische Wirkung notwendig sein könnte (Ablad et al. 2007).

Herzinsuffizienzbehandlung β-Adrenozeptor-Antagonisten gehören zusammen mit ACE-Hemmern/ARNI, Aldosteronrezeptorantagonisten und SGLT2 Inhibitoren zu der sogenannten „grundlegenden Kombinationstherapie" in der Behandlung der HFrEF (McDonagh et al. 2021). Wie bei den anderen Herzinsuffizienz-Therapeutika (mit Ausnahme der SGLT2-Inhibitoren) fehlt bislang jeder Hinweis auf einen Nutzen bei HFpEF. Zugelassen sind zur Behandlung der HFrEF Bisoprolol, Carvedilol, Metoprolol-Succinat und Nebivolol (nur bei Patienten > 70 Jahren). Die frühen Ergebnisse mit dem nichtselektiven Carvedilol in der COPERNICUS-Studie (Packer et al. 2001) sowie mit den β_1-Adrenozeptor-Antagonisten Bisoprolol (CIBIS II Study 1999) und Metoprolol-Succinat (MERIT-HF Study 1999) zeigten im Mittel eine Verminderung der Mortalität um 33 %. Eine Netzwerkanalyse kam zu dem Schluss, dass Nebivolol geringer wirksam ist als die anderen drei und nicht besser vertragen wird (Wikstrand et al. 2013). Von Interesse ist, dass in einer Metaanalyse von 13 Studien mit β-Adrenozeptor-Antagonisten bei Herzinsuffizienz mit Hyperglykämie, Diarrhö, Schwindelgefühl, Claudicatio, Bradykardie nur 5 der 33 bekannten Nebenwirkungen häufiger als unter Placebo auftraten (Barron et al. 2013), was auf eine deutliche Überschätzung der unerwünschten Wirkungen von β-Adrenozeptor-Antagonisten hinweist.

Koronare Herzkrankheit Frühe Studien haben gezeigt, dass beim akuten Herzinfarkt die frühzeitige intravenöse Applikation von β-Adrenozeptor-Antagonisten die Letalität senkt. Auch wurden Inzidenz und Letalität von Reinfarkten, plötzlichem Herztod und Herzinsuffizienz nach einem Infarkt durch Langzeittherapie mit Propranolol, Atenolol oder Metoprolol signifikant gesenkt (Sackner-Bernstein 2005; Kintscher et al. 2014; Williams et al. 2018). Es ist nicht klar, ob die positiven Effekte auch unter der heute deutlich verbesserten Kombinationstherapie aus invasiven und medikamentösen Verfahren sichtbar wären. Eine prospektive, allerdings nicht blutdruckangepasste Studie bei Postinfarktpatienten zeigte, dass die intravenöse Gabe von Metoprolol in den ersten Stunden nach Infarkt die Rate an kardiogenem Schock von 3,9 % auf 5 % steigerte (Chen et al. 2005). Dies spricht für die strikte Beachtung der üblichen Kontraindikationen. Eine aktuellere Kohortenstudie an 179.810 Überlebenden eines akuten Herzinfarktes ohne eingeschränkte linksventrikuläre Funktion konnte keinen sicheren prognostisch günstigen Effekt einer chronischen Gabe von β-Adrenozeptor-Antagonisten festmachen (Dondo et al. 2017). Angesichts fehlender, ausreichend gepowerter prospektiver Studien ist die wichtige Frage der Postinfarkt Therapie mit β-Adrenozeptor-Antagonisten also ungeklärt.

Eine aktuelle Registeranalyse aus Dänemark stellt den Nutzen einer dauerhaften Betablocker-Therapie erneut in Zweifel (Holt et al. 2021). Eine nach drei Monaten fortgesetzte Behandlung bei 30.177 Infarktpatienten führte zu keiner Veränderung der Prognose. Das Risiko für kardiovaskulären Tod und erneuten Infarkt war nicht geringer als ohne eine solche Behandlung (absolutes Risiko: 1,5 % vs. 1,4 % bzw. 7,1 % vs. 6,9 %). Es ließ sich nach drei Monaten bis drei Jahre auch keine Reduktion für die kombinierte Ereignisrate aus kardiovaskulärem Tod, Herzinfarkt, Herzinsuffizienz, Schlaganfall, stabiler Angina und Notwendigkeit für kardiale Prozeduren nachweisen (22,9 % vs. 21,6 %). Unerwünschte Ereignisse kamen unter dem Betablocker allerdings nicht häufiger vor (13,0 % vs. 13,3 %).

Andere Indikationen β-Adrenozeptor-Antagonisten sind die einzigen Antiarrhythmika (Klasse II; ▶ Kap. 7) mit einem eindeutigen prognostischen Nutzen, vor allem bei HFrEF. Kleinere Studien weisen darauf hin, dass β-Adrenozeptor-Antagonisten das Wiederauftreten von Vorhofflimmern bei Patienten mit dem sogenannten Vorhofflimmern ohne weitere kardiale Erkrankung (plus/minus Hypertonus) um 60 % verringern (Van Noord et al. 2004). Außerdem sind sie Mittel der Wahl zur Frequenzkontrolle beim Vorhofflimmern. β-Adrenozeptor-Antagonisten sind ebenfalls gut wirksam in der Migräneprophylaxe mit stärkster Evidenz für Propranolol und Metoprolol, weniger für Bisoprolol oder Atenolol (Danesh und Gottschalk 2019) und Therapie bei hyperkinetischem Herzsyndrom. Propranolol ist

Mittel der Wahl bei der akuten Hyperthyreose, weil es zusätzlich zur kardialen und Stoffwechselwirkung auch die Konversion von T4 zu T3 hemmt. Labetalol (nicht-selektiver α/β-Adrenozeptor-Antagonist, aktuell in Deutschland nicht mehr erhältlich) ist Mittel der Wahl in der antihypertensiven Behandlung während der Schwangerschaft. Andere β-Adrenozeptor-Antagonisten sollten wegen der Bradykardie des Feten nur in ausgewählten Fällen gegeben werden, Atenolol sollte vermieden werden (Williams et al. 2018).

6.6 α-Adrenozeptor-Antagonisten

Die Gruppe der α_1-Adrenozeptor-Antagonisten, vertreten durch Doxazosin und Urapidil, pendelt sich auf niedrigem Niveau ein (−4,8 %; ◘ Tab. 6.13, < 1 % aller Antihyper-

◘ Tab. 6.13 Verordnungen von α_1-Adrenozeptor-Antagonisten und Vasodilatatoren 2022. Angegeben sind die 2022 verordneten Tagesdosen, die Änderungen gegenüber 2021 und die mittleren Kosten je DDD 2022

Präparat	Bestandteile	DDD	Änderung	DDD-Nettokosten
		Mio.	%	Euro
Doxazosin				
Doxagamma	Doxazosin	36,1	(+42,4)	0,29
Doxazosin AL	Doxazosin	15,4	(−46,6)	0,30
Doxazosin/-Cor-1 A Pharma	Doxazosin	11,6	(+31,4)	0,27
Doxazosin Aurobindo	Doxazosin	9,6	(+23,7)	0,28
Doxazosin AAA-Pharma	Doxazosin	8,4	(+23,8)	0,27
Doxazosin STADA	Doxazosin	3,6	(+306,9)	0,29
Doxazosin-ratiopharm	Doxazosin	3,4	(+12,0)	0,24
Doxazosin Heumann	Doxazosin	2,5	(−14,4)	0,27
		90,6	**(+7,4)**	**0,28**
Weitere Alpha₁-Rezeptorenblocker				
Ebrantil	Urapidil	18,1	(−22,9)	1,06
Urapidil Stragen	Urapidil	7,5	(−49,6)	0,83
		25,6	**(−33,2)**	**0,99**
Direkte Vasodilatatoren				
Nepresol	Dihydralazin	14,5	(+10,2)	0,79
Lonolox	Minoxidil	2,2	(−4,5)	5,52
		16,7	**(+8,0)**	**1,40**
Vasodilatatoren bei pulmonaler Hypertonie				
Sildenafil Heumann PAH	Sildenafil	0,71	(−23,2)	16,50
Opsumit	Macitentan	0,70	(+0,3)	67,89
		1,4	**(−13,1)**	**41,98**
Summe		**134,2**	**(−3,9)**	**0,99**

tensiva). Doxazosin wird nach dem negativen Ergebnis der ALLHAT-Studie (siehe oben) nicht mehr für die Monotherapie und Zweifachkombinationen empfohlen. Eine Ausnahme bilden herzgesunde Männer mit prostatabedingten Miktionsstörungen, die sich unter Doxazosin bessern. Außerdem wird es als vierter Kombinationspartner bei nicht ausreichend blutdrucksenkender Dreifachkombination eingesetzt. Große Unterschiede in den Änderungen der Verordnungszahlen einzelner Präparate korrelieren nicht mit unterschiedlichen DDD-Kosten, möglicherweise infolge der intransparenten Rabattverträge. Urapidil wirkt nicht nur alpha$_1$-blockierend, sondern auch geringfügig alpha$_2$-stimulierend und serotoninantagonistisch und blieb viermal bzw. dreimal so teuer wie Doxazosin (◘ Tab. 6.13).

6.7 Vasodilatatoren

Die Verordnungen von Vasodilatatoren sind insgesamt auf sehr niedrigem Niveau stabil (+3 %; ◘ Tab. 6.13). Minoxidil (*Lonolox*®), das seit langem teuerste Antihypertensivum (DDD 5,52 €), zeigt 2022 eine Verordnungsabnahme. Es handelt sich um ein Reserveantihypertensivum, das eine ausgeprägte reflektorische Tachykardie und Natrium- und Wasserretention (periphere Ödem) verursacht. Die Behandlung erfolgt daher grundsätzlich mit einem β-Adrenozeptor-Antagonisten und einem hochdosierten Diuretikum. Deutlich häufiger verordnet wird das preiswertere Dihydralazin (*Nepresol*), das jedoch im Gegensatz zu Minoxidil mehrmals täglich gegeben werden muss. Die Verordnungen nahmen 2022 zu (+10,2 %). Es sollte ebenfalls ausschließlich in der Kombinationstherapie verwendet werden (◘ Tab. 6.13). α$_1$-Adrenozeptor-Antagonisten und Vasodilatatoren können neben den oben genannten Hauptgruppen als Reserveantihypertensiva mit gleichen Kombinationsmöglichkeiten zusammengefasst werden (Williams et al. 2018; Weber und Anlauf 2014).

6.8 Pulmonale Hypertonie

Der Endothelinrezeptorantagonist Macitentan (*Opsumit*, DDD 0,70 Mio., Änderung +0,3 %, DDD-Nettokosten 67,9 €) ist 2022 als einziger Wirkstoff in der Gruppe der Arzneimittel gegen pulmonale Hypertonie vertreten. Die 2022 verordneten DDD wären ausreichend für eine Dauerbehandlung von ca. 1.920 Patienten. Zu Therapiemöglichkeiten der pulmonalen Hypertonie siehe Hopkins und Rubin (2021), sowie Barnes et al. (2019).

Macitentan hemmt im Vergleich zu Bosentan den Endothelinrezeptor A deutlich stärker als den Endothelinrezeptor B. In einer Studie an 242 Patienten steigerte Macitentan innerhalb von 6 Monaten die 6-Minuten-Gehstrecke placebokontrolliert um 22 m (Pulido et al. 2013). Nach einer mittleren Behandlungsdauer von 27 Monaten trat der kombinierte Endpunkt (Tod, atriale Septotomie, Lungentransplantation, parenterale Prostanoidbehandlung, Verschlechterung der pulmonalen arteriellen Hypertonie) bei 31,4 % der mit Macitentan Behandelten auf, unter Placebo dagegen bei 46,4 %. Die Mortalität an pulmonaler Hypertonie war jedoch insgesamt gering und nicht signifikant unterschiedlich (2,1 bzw. 2,0 % der Patienten). Positiv beeinflusst wurde die gesundheitsbezogene Lebensqualität.

6.9 Antisympathotonika

Bei den Antisympathotonika ist Moxonidin mit zahlreichen Generika seit mehreren Jahren mit jetzt wiederum 93 % der DDD der dominierende Vertreter dieser Gruppe (◘ Tab. 6.14). Es zeigt insgesamt eine leichte Verordnungszunahme (+3,3 %). Die blutdrucksenkende Wirkung von Moxonidin wird genauso wie die Wirkung von Clonidin (und Methyldopa) über postsynaptische α$_{2A}$-Adrenozeptoren vermittelt, da beide Substanzen bei α$_{2A}$-Adrenozeptor-Knockoutmäusen wirkungslos sind (Zhu et al. 1999). Wirkungen und Dosisbereich von Moxonidin sind denen von Clonidin ähnlich. Die Wirkdauer ist je-

Tab. 6.14 Verordnungen von Antisympathotonika 2022. Angegeben sind die 2022 verordneten Tagesdosen, die Änderungen gegenüber 2021 und die mittleren Kosten je DDD 2022

Präparat	Bestandteile	DDD Mio.	Änderung %	DDD-Nettokosten Euro
Methyldopa				
Presinol	Methyldopa	2,4	(−24,8)	1,00
Methyldopa STADA	Methyldopa	2,2	(+242,3)	0,94
Dopegyt	Methyldopa	0,39	(−50,0)	1,10
		5,0	**(+7,6)**	**0,98**
Clonidin				
Clonidin-ratiopharm	Clonidin	8,8	(−0,4)	0,54
Cloni STADA	Clonidin	2,0	(−40,5)	0,39
Catapresan	Clonidin	0,86	(+40,6)	0,72
		11,7	**(−9,1)**	**0,52**
Moxonidin				
Moxonidin Heumann	Moxonidin	137,3	(+6,7)	0,22
Moxonidin-1 A Pharma	Moxonidin	65,4	(+33,4)	0,22
Moxonidin AL	Moxonidin	10,5	(−55,6)	0,27
Moxonidin AAA Pharma	Moxonidin	9,2	(−47,4)	0,23
Moxonidin AbZ	Moxonidin	9,0	(+49,7)	0,21
Moxonidin STADA	Moxonidin	2,0	(+70,5)	0,24
		233,4	**(+3,3)**	**0,22**
Summe		**250,0**	**(+2,7)**	**0,25**

doch länger, und die Häufigkeit von Nebenwirkungen (vor allem Müdigkeit, verstopfte Nase) soll bei leichter bis mittelschwerer Hypertonie niedriger sein. Der Markterfolg von Moxonidin hat jedoch keine Evidenzbasis in einer Senkung kardiovaskulärer Hochdruckkomplikationen. Im Gegensatz zu β-Adrenozeptor-Antagonisten kann die Substanz bei Patienten mit Herzinsuffizienz (NYHA II–IV) sogar gefährlich sein und ist hier deshalb kontraindiziert (Cohn et al. 2003). Moxonidin sollte bei Hochdruckpatienten mit Herzinsuffizienz nicht eingesetzt werden.

Methyldopa hat hohe DDD-Kosten, ist aber bei Schwangerschaftshypertonie das Antihypertensivum erster Wahl neben einzelnen Kalziumantagonisten und Labetalol (nicht auf dem deutschen Markt) (Williams et al. 2018). Methyldopa zeigt 2022 eine weitere Zunahme auf niedrigem Niveau (+ 7,6 %; Tab. 6.14).

6.10 Schlussbemerkung

Vorrangig für die Wahl eines Antihypertensivums ist die Wahrscheinlichkeit, mit der Morbidität und Mortalität der Behandelten gesenkt werden. Anschaulich drückt sich dies in der Zahl der Patienten aus, die über einen gewissen Zeitraum behandelt werden muss, um ein kardiovaskuläres Ereignis zu vermeiden (NNT, Number Needed to Treat). Sie ist umso kleiner je stärker der Patient durch die Gesamtheit seiner Risikofaktoren oder bereits manifeste Erkrankungen gefährdet ist. Die Wirksamkeit von Antihypertensiva ist in zahlreichen kontrollierten Großstudien geprüft worden. Umfangreiche Metaanalysen haben unsere Kenntnisse vertieft und ermöglichen weitere allgemeine Schlussfolgerungen, wie den Vorrang der antihypertensiven Wirkung gegenüber besonderen organprotektiven Substanzeigenschaften. Dies gilt allerdings nicht für jedwede Organprotektion wie z. B. der besonders wirksame Einsatz von Hemmstoffen des Renin-Angiotensin-Systems bei Herzinsuffizienz oder Nephropathien zeigt. Da seit über fünfzehn Jahren fast ausschließlich Vergleichsstudien zwischen verschiedenen Antihypertensiva publiziert werden (Ausnahme Beckett et al. 2008, 2011), gerät bei Diskussionen der differentiellen Nettoeffekte einzelner Antihypertensivagruppen häufig der Basis- oder Bruttonutzen jeglicher medikamentöser Blutdrucksenkung aus dem Blick. Cum grano salis kann auf Bevölkerungsebene angenommen werden, dass die zurzeit verfügbaren Substanzen der vier großen Gruppen ACE-Hemmer, Calciumantagonisten, Angiotensinrezeptorantagonisten und Diuretika bei Anwendung über mehrere Jahre in ihrer präventiven kardiovaskulären Potenz weitgehend gleichwertig sind. Zur Beantwortung der Frage, für welches Antihypertensivum bzw. welche Kombination sich der Arzt entscheiden soll, sind im Einzelfall neben Daten aus kontrollierten Studien und deren Metaanalysen Begleiterkrankungen, Verträglichkeit, Dosierungshäufigkeit und Preis wichtige zusätzlichen Entscheidungskriterien.

Entscheidend ist jedoch die konsequente Anwendung der vorhandenen Therapiemöglichkeiten. Dass dies zunehmend gelingt, zeigen sowohl Daten aus England als auch aus Deutschland. In England steigerte sich die Kontrollrate zwischen 1994 und 2011 von 33 % auf 63 % (Falaschetti et al. 2014). In Deutschland, das sich vor 20 Jahren noch als das westliche Land mit der höchsten Rate an nicht oder schlecht eingestellten Hypertonus und einer sehr hohen Schlaganfall-Mortalität darstellte (Wolf-Maier et al. 2004; Mills et al. 2016), zeigen neuere Untersuchungen nun eine vergleichsweise niedrige Hypertonie-Prävalenzrate an (Mills et al. 2016). Dazu passt der mittlere Rückgang der durchschnittlichen Blutdruckwerte zwischen 1997–1999 und 2008–2011 in ganz Deutschland (−4,2 mmHg systolisch) und Mecklenburg-Vorpommern (−7,2 mmHg systolisch; Neuhauser et al. 2016).

Dennoch gelingt bei einer prozentual kleinen, absolut aber bedeutenden Zahl von Patienten konservativ keine befriedigende Blutdruckeinstellung. Für sie, aber auch andere Subgruppen von Hypertonikern, werden gerätebasierte Hochdruckbehandlungen wie die Carotis-Sinus-Nerv-Stimulation und insbesondere die erfolgreichere renale Denervation (Mahfoud et al. 2020b) entwickelt.

Trotz der verfügbaren verschiedenen Substanzklassen werden wahrscheinlich nicht alle blutdruckerhöhenden Mechanismen neutralisiert. Zudem sollten Arzneimittel nicht nur den Blutdruck senken, sondern vor allem helfen, hochdruckbegleitende Erkrankungen zu verhindern oder zu behandeln. Unter diesen Gesichtspunkten sind eine Reihe neuer Substanzen von Interesse bzw. von bereits erwiesenem Nutzen: duale Angiotensinrezeptor-Neprilysin-Inhibitoren, lösliche Guanylatcyclase-Stimulatoren, nichtsteroidale Dihydropyridin-basierte Aldosteronrezeptorantagonisten sowie SGLT2-Inhibitoren (Azizi et al. 2019). Neuere Ansätze, bisher allerdings erst in Tierversuchen erprobt, sind die Hemmung der Angiotensinogenbildung in der Leber durch small interfering RNA (Uijl et al. 2019) bzw. durch CRISPR/Cas9 vermittelte Zerstörung des Angiotensinogen-Gens (Sun et al. 2021).

Literatur

Ablad B, Bjurö T, Björkman JA, Edström T (2007) Prevention of ventricular fibrillation requires central beta-adrenoceptor blockade in rabbits. Scand Cardiovasc J 41:221–229

Agarwal R (2017) Implications of blood pressure measurement technique for implementation of systolic blood pressure intervention trial (SPRINT). J Am Heart Assoc 6:e4536. https://doi.org/10.1161/JAHA.116.004536

Anlauf M, Weber F (2018) Blutdruckmessungen zur Hochdruckbekämpfung sollten i. d. R. mit Automaten erfolgen. Dtsch Med Wochenschr 143:59–60

Arzneimittelkommission der Deutschen Ärzteschaft (2019) Hydrochlorothiazid: Risiko von nichtmelanozytärem Hautkrebs – Empfehlungen der AkdÄ zur Behandlung von Hypertonie und Herzinsuffizienz. Arzneiverordn Prax 46:1–2

Azizi M, Rossignol P, Hulot JS (2019) Emerging drug classes and their potential use in hypertension. Hypertension 74:1075–1083

Bakris G, Ali W, Parati G (2019) ACC/AHA versus ESC/ESH on hypertension guidelines: JACC guideline comparison. J Am Coll Cardiol 73:3018–3026

Bakris GL, Sarafidis PA, Weir MR, Dahlöf B, Pitt B (2010) Renal outcomes with different fixed-dose combination therapies in patients with hypertension at high risk for cardiovascular events (ACCOMPLISH): a prespecified secondary analysis of a randomised controlled trial. Lancet 375:1173–1181

Bangalore S, Fakheri R, Wandel S, Toklu B, Wandel J, Messerli FH (2017) Renin angiotensin system inhibitors for patients with stable coronary artery disease without heart failure: systematic review and meta-analysis of randomized trials. BMJ 356:j4. https://doi.org/10.1136/bmj.j4

Barnes H, Brown Z, Burns A, Williams T (2019) Phosphodiesterase 5 inhibitors for pulmonary hypertension. Cochrane Database Syst Rev. https://doi.org/10.1002/14651858.CD012621.pub2

Barron AJ, Zaman N, Cole GD, Wensel R, Okonko DO, Francis DP (2013) Sytematic review of genuine versus spurious side-effects of beta-blockers in heart failure using placebo control: recommendations for patient information. Int J Cardiol 168:3572–3579

Beckett NS, Peters R, Fletcher AE, Staessen JA, Liu L, Dumitrascu D, Stoyanovsky V, Antikainen RL, Nikitin Y, Anderson C, Belhani A, Forette F, Rajkumar C, Thijs L, Banya W, Bulpitt CJ, HYVET Study Group (2008) Treatment of hypertension in patients 80 years of age or older. N Engl J Med 358:1887–1898

Berrido AM, Byrd JB (2020) Angiotensin receptor blockers and the risk of cancer: insights from clinical trials and recent drug recalls. Curr Hypertens Rep 22:20

BPLTTC The Blood Pressure Lowering Treatment Trialists' Collaboration (2021) Pharmacological blood pressure lowering for primary and secondary prevention of cardiovascular disease across different levels of blood pressure: an individual participant-level data meta-analysis. Lancet 397:1625–1636

British Hypertension Society Studies Group, Williams B, MacDonald TM, Morant S, Webb DJ, Sever P et al (2015) Spironolactone versus placebo, bisoprolol, and doxazosin to determine the optimal treatment for drug-resistant hypertension (PATHWAY-2): a randomised, double-blind, crossover trial. Lancet 386:2059–2068

British Hypertension Society's Prevention and Treatment of Hypertension with Algorithm-based Therapy (PATHWAY) Studies Group, Brown MJ, Williams B, Morant SV, Webb DJ, Caulfield MJ et al (2016) Effect of amiloride, or amiloride plus hydrochlorothiazide, versus hydrochlorothiazide on glucose tolerance and blood pressure (PATHWAY-3): a parallel-group, double-blind randomised phase 4 trial. Lancet Diabetes Endocrinol 4:136–147

Bundesärztekammer, Kassenärztliche Bundesvereinigung, Arbeitsgemeinschaft der Wissenschaftlichen Medizinischen Fachgesellschaften (2014) Nationale Versorgungsleitlinie Chronische KHK. Langfassung, 3. Auflage, Version 1, Dezember 2014, AWMF-Register-Nr.: nvl-004. http://www.leitlinien.de/nvl/khk/

Byrne C, Pareek M, Vaduganathan M, Biering-Sørensen T, Qamar A et al (2020) Intensive blood pressure lowering in different age categories: insights from the Systolic Blood Pressure Intervention Trial. Eur Heart J Cardiovasc Pharmacother 6:356–363

Canadian Hypertension Canadian hypertension. https://guidelines.hypertension.ca/prevention-treatment/uncomplicated-hypertension-goals-of-therapy/. Zugegriffen: 23. Mai 2020

Chen R, Suchard MA, Krumholz HM, Schuemie MJ, Shea S et al (2021) Comparative first-line effectiveness and safety of ACE (Angiotensin-Converting Enzyme) inhibitors and Angiotensin receptor blockers: a multinational cohort study. Hypertension 78:591–603

Chow CK, Thakkar Z, Bennett A, Hillis G, Burke M et al (2017) Quarter-dose quadruple combination therapy for initial treatment of hypertension: placebo-controlled, crossover, randomised trial and systematic review. Lancet 389:1035–1042

CIBIS II Study (1999) The cardiac insufficiency bisoprolol study II (CIBIS II): a randomised trial. Lancet 353:9–13

Cohn JN, Ziesche SM, Loss LE, Anderson GF, V-HeFT Study Group (1995) Effect of felodipine on short-term exercise and neurohormone and long-term mortality in heart failure: results of V-HeFT VIII. Circulation 92:1–143

COMMIT (ClOpidogrel and Metoprolol in Myocardial Infarction Trial) collaborative group, Chen ZM, Pan HC, Chen YP, Peto R, Collins R et al (2005) Early intravenous then oral metoprolol in 45,852 patients with acute myocardial infarction: randomised placebo-controlled trial. Lancet 366:1622–1632

Czernichow S, Zanchetti A, Turnbull F, Barzi F, Ninomiya T et al (2011) The effects of blood pressure reduction and of different blood pressure-lowering regimens on major cardiovascular events according to baseline blood pressure: meta-analysis of randomized trials. J Hypertens 29:4–16

Dahlöf B, Sever PS, Neil R, Poulter NP, Wedel H (2005) Prevention of cardiovascular events with an antihypertensive regimen of amlodipine adding perindopril as required versus atenolol adding bendrofumethiazide as required, in the Anglo-Scandinavian Cardiac Outcomes Trial-Blood Pressure Lowering Arm (ASCOT-BPLA): a multicentre randomised controlled trial. Lancet 366:895–906

Danesh AH, Gottschalk PCH (2019) Beta-blockers for migraine prevention: a review article. Curr Treat Options Neurol 21:20

Daniel WJ, Whelton PK, Allen N, Clark D III, Gidding SS et al (2021) Management of stage 1 hypertension in adults with a low 10-year risk for cardiovascular disease: filling a guidance gap. A scientific statement from the American Heart Association. Hypertension 77:e58–e67

Datzmann T, Fuchs S, Andree D, Hohenstein B, Schmitt J et al (2019) Systematic review and meta-analysis of randomised controlled clinical trial evidence refutes relationship between pharmacotherapy with angiotensin-receptor blockers and an increased risk of cancer. Eur J Intern Med 64:1–9

Dondo TB, Hall M, West RM, Jernberg T, Lindahl B et al (2017) β-blockers and mortality after acute myocardial infarction in patients without heart failure or ventricular dysfunction. J Am Coll Cardiol 69:2710–2720

Easterling T, Mundle S, Bracken H, Parvekar S, Mool S et al (2019) Oral antihypertensive regimens (nifedipine retard, labetalol, and methyldopa) for management of severe hypertension in pregnancy: an open-label, randomised controlled trial. Lancet 394:1011–1021

Egan BM, Bandyopadhyay D, Shaftman SR, Wagner CS, Zhao Y et al (2012) Initial monotherapy and combination therapy and hypertension control the first year. Hypertension 59:1124–1131

Elliott WJ, Meyer PM (2007) Incident diabetes in clinical trials of antihypertensive drugs: a network meta-analysis. Lancet 369:201–207

Ettehad D, Emdin CA, Kiran A, Anderson SG, Callender T et al (2016) Blood pressure lowering for prevention of cardiovascular disease and death: a systematic review and meta-analysis. Lancet 387:957–967

Falaschetti E, Mindell J, Knott C, Poulter N (2014) Hypertension management in England: a serial cross-sectional study from 1994 to 2011. Lancet 383:1912–1919

FDA Drug Safety Communication (2013) FDA approves label changes to include intestinal problems (sprue-like enteropathy) linked to blood pressure medicine olmesartan medoxomil. https://www.fda.gov/drugs/drug-safety-and-availability/fda-drug-safety-communication-fda-approves-label-changes-include-intestinal-problems-sprue

Gandhi S, Fleet JL, Bailey DG, McArthur E, Wald R et al (2013) Calcium-channel blocker-clarithromycin drug interactions and acute kidney injury. JAMA 310:2544–2553

Gomm W, Röthlein C, Schüssel K, Brückner G, Schröder H et al (2021) N-nitrosodimethylamine-contaminated valsartan and the risk of cancer – A longitudinal cohort study based on German health insurance data. Dtsch Ärztebl Int 118:357–362

Gulea C, Zakeri R, Alderman V, Morgan A, Ross J et al (2021) Beta-blocker therapy in patients with COPD: a systematic literature review and meta-analysis with multiple treatment comparison. Resp Res 22:64

Hänggi D, Etminan N, Aldrich F, Steiger HJ, Mayer SA, NEWTON Investigators (2017) Randomized, open-label, phase 1/2a study to determine the maximum tolerated dose of intraventricular sustained release nimodipine for subarachnoid hemorrhage (NEWTON [Nimodipine microparticles to enhance recovery while reducing toxicity after subarachnoid hemorrhage]). Stroke 48:145–151

Hausberg M, Trenkwalder P, Weisser B, Krämer BK (2019) Antihypertensiva: Verunsicherung durch potenziell gravierende Nebenwirkungen. Dtsch Ärztebl 116:A366–A370

Heerspink HL, de Zeeuw D (2010) Composite renal endpoints: was ACCOMPLISH accomplished? Lancet 375:1140–1142

Heerspink HJ, Ninomiya T, Perkovic V, Woodward M, Zoungas S et al (2010) Effects of a fixed combination of perindopril and indapamide in patients with type 2 diabetes and chronic kidney disease. Eur Heart J 31:2888–2896

Herrett E, Gadd S, Jackson R, Bhaskaran K et al (2019) Eligibility and subsequent burden of cardiovascular disease of four strategies for blood pressure-lowering treatment: a retrospective cohort study. Lancet 394(10199):663–671

Hicks BM, Filion KB, Yin H, Sakr L, Udell JA et al (2018) Angiotensin converting enzyme inhibitors and risk of lung cancer: population based cohort study. BMJ 363:k4209

Ho JK, Moriarty F, Manly JJ, Larson EB, Evans DA et al (2021) Blood-brain barrier crossing renin-angiotensin drugs and cognition in the elderly. A meta-analysis. Hypertension. https://doi.org/10.1161/HYPERTENSIONAHA.121.17049

Holt A, Blanche P, Zareini B, Rajan D, El-Sheikh M et al (2021) Effect of long-term beta-blocker treatment following myocardial infarction among stable, optimally treated patients without heart failure in the reperfusion era: a Danish, nationwide cohort study. Eur Heart J 42:907–914

Hopkins W, Rubin LJ (2021) Treatment of pulmonary arterial hypertension (group 1) in adults: pulmonary hypertension-specific therapy. https://www.uptodate.com/contents/treatment-of-pulmonary-arterial-hypertension-group-1-in-adults-pulmonary-hypertension-specific-therapy?source=history_widget

Huang Y, Su L, Cai X, Mai W, Wang S et al (2014) Association of all-cause and cardiovascular mortality with prehypertension: a meta-analysis. Am Heart J 167:160–168

Hermida RC, Crespo JJ, Domínguez-Sardiña M, Otero A, Moyá A et al (2019) Bedtime hypertension treatment improves cardiovascular risk reduction: the Hygia chronotherapy trial. Eur Heart J. https://doi.org/10.1093/eurheartj/ehz754

HYVET Study Group, Beckett N, Peters R, Tuomilehto J, Swift C, Sever P et al (2011) Immediate and late benefits of treating very elderly people with hypertension: results from active treatment extension to Hypertension in the Very Elderly randomised controlled trial. BMJ 344:d7541

Ishani A, Cushman WC, Leatherman SM, Lew RA, Woods P, Glassman PA, Taylor AA, Hau C, Klint A, Huang GD, Brophy MT, Fiore LD, Ferguson RE (2022) Chlorthalidone vs. hydrochlorothiazide for hypertension-cardiovascular events. N Engl J Med 387(26):2401–2410. https://doi.org/10.1056/NEJMoa2212270

Jamerson K, Weber MA, Bakris GL, Dahlöf B, Jamerson K et al (2008) Benazepril plus amlodipine or hydrochlorothiazide for hypertension in high-risk patients. N Engl J Med 359:2417–2428

Julius S, Kjeldsen SE, Weber M, Brunner HR, Ekman S et al (2004) Outcomes in hypertensive patients at high cardiovascular risk treated with regimens based on valsartan or amlodipine: the VALUE randomised trial. Lancet 363:2022–2031

Khan NA, Rabkin SW, Zhao Y et al (2018) Effect of lowering diastolic pressure in patients with and without cardiovascular disease: analysis of the SPRINT (systolic blood pressure intervention trial). Hypertension 71:840–847

Kintscher U, Böhm M, Goss F, Kolloch R, Kreutz R et al (2014) Kommentar zur 2013-ESH/ESC-Leitlinie zum Management der arteriellen Hypertonie. Kardiologie 8:223–230

Knuuti J, Wijns W, Saraste A, Capodanno D, Barbato E et al (2020) 2019 ESC guidelines for the diagnosis and management of chronic coronary syndromes. Eur Heart J 41:407–477

Krieger EM, Drager LF, Giorgi DMA et al (2018) Spironolactone versus clonidine as a fourth-drug therapy for resistant hypertension: the ReHOT Randomized Study (Resistant Hypertension Optimal Treatment). Hypertension 71:681–690

Kunz R, Friedrich C, Wolbers M, Mann JFE (2008) Meta-analysis: effect of monotherapy and combination therapy with inhibitors of the renin angiotensin system on proteinuria in renal disease. Ann Intern Med 148:30–48

Lawlor B, Segurado R, Kennelly S, Rikkert OMGM, Howard R, NILVAD Study Group et al (2018) Nilvadipine in mild to moderate Alzheimer disease: a randomised controlled trial. PLoS Med 15:e1002660

Lin SY, Lin CL, Lin CC, Hsu WH, Lin CD et al (2020) Association between Angiotensin-converting enzyme inhibitors and lung cancer – A nationwide, population-based, propensity score-matched cohort study. Cancers 12(3):747. https://doi.org/10.3390/cancers12030747

Lindholm LH, Carlberg B, Samuelsson O (2005) Should betablockers remain first choice in the treatment of primary hypertension? A meta-analysis. Lancet 366:1545–1553

Lonn EM, Bosch J, López-Jaramillo P, Zhu J, Liu L et al (2016) Blood-pressure lowering in intermediate-risk persons without cardiovascular disease. N Engl J Med 374:2009–2020

Lopes RD, Macedo AVS, de Barros E, Silva PGM, Moll-Bernardes RJ et al (2021) Effect of discontinuing vs continuing angiotensin-converting enzyme inhibitors and angiotensin II receptor blockers on days alive and out of the hospital in patients admitted with COVID-19: a randomized clinical trial. JAMA 325(3):254–264

Lüders S, Schrader J, Berger J, Unger T, Zidek W et al (2008) The PHARAO study: prevention of hypertension with the angiotensin-converting enzyme inhibitor ramipril in patients with high-normal blood pressure – A prospective, randomized, controlled prevention trial of the German Hypertension League. J Hypertens 26:1487–1496

Lv J, Ehteshami P, Sarnak MJ, Tighiouart H, Jun M et al (2013) Effects of intensive blood pressure lowering on the progression of chronic kidney disease: a systematic review and meta-analysis. CMAJ 185:949–957

Mackenzie IS, Rogers A, Poulter NR, Williams B, Brown MJ et al (2022) Cardiovascular outcomes in adults with hypertension with evening versus morning dosing of usual antihypertensives in the UK (TIME study): a prospective, randomised, open-label, blinded-endpoint clinical trial. Lancet 400:1417–1425

Mahfoud F, Kieble M, Enners S, Werning J, Laufs U et al (2020a) „Dear Doctor" warning letter (Rote-Hand-Brief) on hydrochlorothiazide and its impact on antihypertensive prescription. Dtsch Ärztebl Int 117:687–688

Mahfoud F, Aziz M, Ewen S, Pathak A et al (2020b) Proceedings from the 3rd European clinical consensus conference for clinical trials in device-based hypertension therapies. Eur Heart J 41:1588–1599

Makarounas-Kirchmann K, Glover-Koudounas S, Ferrari P (2009) Results of a meta-analysis comparing the tolerability of lercanidipine and other dihydropyridine calcium channel blockers. Clin Ther 31:1652–1663

Mancia G, Corrao G (2018) Global impact of the 2017 American College of Cardiology/American heart association hypertension guidelines: a perspective from Italy. Circulation 137:889–890

Mancia G, Kreutz R, Brunström M, Burnier M, Grassi G et al (2023) 2023 ESH Guidelines for the management of arterial hypertension The Task Force for the management of arterial hypertension of the European Society of Hypertension: Endorsed by the International Society of Hypertension (ISH) and the European Renal Association (ERA). J Hypertens 41:1874–2071

Masoli JAH, Delgado J, Pilling L, Strain D, Melzer D (2020) Blood pressure in frail older adults: associations with cardiovascular outcomes and all-cause mortality. Age Ageing 49:807–813

McDonagh TA, Metra M, Adamo M, Gardner RS, Baumbach A et al (2021) 2021 ESC Guidelines for the diagnosis and treatment of acute and chronic heart failure. Eur Heart J 42:3599–3726

McMurray JJ, Krum H, Abraham WT, Dickstein K, Køber LV et al (2016) Aliskiren, enalapril, or aliskiren and enalapril in heart failure. N Engl J Med 374:1521–1532

McMurray JJ, Packer M, Desai AS, Gong J, Lefkowitz MP, Rizkala AR, Rouleau JL, Shi VC, Solomon SD, Swedberg K, Zile MR (2014) Angiotensin-neprilysin inhibition versus enalapril in heart failure. N Engl J Med 371:993–1004

MERIT-HF Study (1999) Effect of metoprolol CR/XL in chronic heart failure: Metoprolol CR/XL randomised intervention trial in congestive heart failure. Lancet 353:2001–2007

Middeke M, Lemmer B, Kreutz R, Schrader J, Holzgreve H (2020) Antihypertensiva nicht generell abends nehmen. MMW Fortschr Med 162:34–36

van Middelaar T, van Vught LA, van Charante EPM, Eurelings LSM, Ligthart SA et al (2017) Lower dementia risk with different classes of antihypertensive medication in older patients. J Hypertens 35:2095–2101

Mills KT, Bundy JD, Kelly TN, Reed JE, Kearney PM et al (2016) Global disparities of hypertension prevalence and control: a systematic analysis of population-based studies from 90 countries. Circulation 134:441–450

Morgan T, Lauri J, Bertram D, Anderson A (2004) Effect of different antihypertensive drug classes on central aortic pressure. Am J Hypertens 17:118–123

MOXCON Investigators, Cohn JN, Pfeffer MA, Rouleau J, Sharpe N, Swedberg K et al (2003) Adverse mortality effect of central sympathetic inhibition with sustained-release moxonidine in patients with heart failure. Eur J Heart Fail 5:659–667

Muntner P, Levitan EB, Lynch AI, Simpson LM, Whittle J et al (2014) Effect of chlorthalidone, amlodipine, and lisinopril on visit-to-visit variability of blood pressure: results from the Antihypertensive and Lipid-Lowering Treatment to Prevent Heart Attack Trial. J Clin Hypertens 16:323–330

NCD Risk Factor Collaboration (NCD-RisC) (2019) Long-term and recent trends in hypertension awareness, treatment, and control in 12 high-income countries: an analysis of 123 nationally representative surveys. Lancet 394(10199):639–651

Neuhauser H, Diederichs C, Boeing H, Felix SB, Jünger C et al (2016) Bluthochdruck in Deutschland – Daten aus sieben bevölkerungsbasierten epidemiologischen Studien (1994–2012). Dtsch Ärztebl Int 113:809–815

NICE, National Institute for Health and Care Excellence (2019) Hypertension in adults: diagnosis and management. https://www.nice.org.uk/guidance/ng136/chapter/Recommendations#starting-antihypertensive-drug-treatment. Zugegriffen: 23. Mai 2020

Nicholls SJ, Bakris GL, Kastelein JJ, Menon V, Williams B et al (2013) Effect of aliskiren on progression of coronary disease in patients with prehypertension: the AQUARIUS randomized clinical trial. JAMA 310:1135–1144

Nissen SE, Tuzcu EM, Libby P, Thompson PD, Ghali M et al (2004) Effect of antihypertensive agents on cardiovascular events in patients with coronary disease and normal blood pressure: the CAMELOT study: a randomized controlled trial. JAMA 292:2217–2225

Ovalle F, Grimes T, Xu G, Patel AJ, Grayson TB et al (2018) Verapamil and beta cell function in adults with recent-onset type 1 diabetes. Nat Med 24:1108–1112

Packer M, O'Connor CM, Ghali JK, Pressler ML, Carson PE et al (1996) Effect of amlodipine on morbidity and mortality in severe chronic heart failure. N Engl J Med 335:1107–1114

Packer M, Coats AJS, Fowler MB, Katus HA et al (2001) Effect of carvedilol on survival in severe chronic heart failure. N Engl J Med 344:1651–1658

Pareek AK, Messerli FH, Chandurkar NB, Dharmadhikari SK, Godbole AV et al (2016) Efficacy of low-dose chlorthalidone and hydrochlorothiazide as assessed by 24-h ambulatory blood pressure monitoring. J Am Coll Cardiol 67:379–389

Pickard R, Starr K, MacLennan G, Lam T, Thomas R et al (2015) Medical expulsive therapy in adults with ureteric colic: a multicentre, randomised, placebo-controlled trial. Lancet 386:341–349

Pitt B (2004) ACE inhibitors for patients with vascular disease without left ventricular dysfunction – may they rest in PEACE? N Engl J Med 351:2115–2117

Pitt B, Pfeffer MA, Assmann SF, Boineau R, Anand IS et al (2014) TOPCAT Investogators Spironolactone for heart failure with preserved ejection fraction. N Engl J Med 370:1383–1392

Poulter NR, Savopoulos C, Anjum A, Apostolopoulou M et al (2018) Randomized crossover trial of the impact of morning or evening dosing of antihypertensive agents on 24-hour ambulatory blood pressure. Hypertension 72(4):870–873

Pulido T, Adzerikho I, Channick RN, Delcroix M, Galiè N et al (2013) Macitentan and morbidity and mortality in pulmonary arterial hypertension. N Engl J Med 369:809–818

Qiao Y, Shin JI, Teresa K, Chen TK, Inker LA et al (2020) Association between renin-angiotensin system blockade discontinuation and all-cause mortality among persons with lowestimated glomerular filtration rate. JAMA Intern Med. https://doi.org/10.1001/jamainternmed.2020.0193

Rapsomaniki E, Timmis A, George J, Pujades-Rodriguez M, Shah AD et al (2014) Blood pressure and incidence of twelve cardiovascular diseases: lifetime risks, healthy life-years lost, and age-specific associations in 1.25 million people. Lancet 383:1899–1911

Rothwell PM, Howard SC, Dolan E, O'Brian E, Dobson JE, ASCOT-BPLA MRC Trial Investigators et al (2010) Effects of β blockers and calcium channel blockers on within-individual variability and risk of stroke. Lancet Neurol 9:469–480

Roush GC, Holford TR, Guddati AK (2012) Chlorthalidone compared with hydrochlorothiazide in reducing cardiovascular events: systematic review and network meta-analyses. Hypertension 59:1110–1117

Rubio-Tapia A, Herman ML, Ludvigsson JF, Kelly DG, Mangan TF et al (2012) Severe spruelike enteropathy associated with olmesartan. Mayo Clin Proc 87:732–738

Sackner-Bernstein J (2005) Reducing the risks of sudden death and heart failure post myocardial infarction: utility of optimized pharmacotherapy. Clin Cardiol 28(11 Suppl 1):19–27

Salam A, Atkins ER, Hsu B, Webster R, Patel A, Rodgers A (2019) Efficacy and safety of triple versus dual combination blood pressure-lowering drug therapy: a systematic review and meta-analysis of randomized controlled trials. J Hypertens 37:1567–1573

Sato A, Fukuda S (2015) A prospective study of frequency and characteristics of cough during ACE inhibitor treatment. Clin Exp Hypertens 37:563–568

Schneider MP, Hua TA, Böhm M, Wachtell K, Kjeldsen SE et al (2010) Prevention of atrial fibrillation by renin-angiotensin system inhibition a meta-analysis. J Am Coll Cardiol 55:2299–2307

Sexton DJ, Canney M, O'Connell MDL, Moore P, Little MA et al (2017) Injurious falls and syncope in older community-dwelling adults meeting inclusion criteria for SPRINT. JAMA Intern Med 177:1385–1387

SHEP Collaborative Research Group, Kostis JB, Wilson AC, Freudenberger RS, Cosgrove NM, Pressel SL et al (2005) Long-term effect of diuretic-based therapy on fatal outcomes in subjects with isolated systolic hypertension with and without diabetes. Am J Cardiol 95:29–35

Sheppard JP, Stevens S, Stevens R, Martin U, Mant J et al (2018) Benefits and harms of antihypertensive treatment in low-risk patients with mild hypertension. JAMA Intern Med 178:1626–1634

Sim JJ, Shi J, Kovesdy CP, Kalantar-Zadeh K, Jacobsen SJ (2014) Impact of achieved blood pressures on mortality risk and end-stage renal disease among a large, diverse hypertension population. J Am Coll Cardiol 64:588–597

Smith L, Parris C, Veronese N, Shang C, Lopez-Sanchez GF et al (2020) Cross-sectional associations between angiotensin-converting enzyme inhibitor use and cancer diagnosis in US adults. Clin Exp Med. https://doi.org/10.1007/s10238-020-00622-7

Solomon SD, McMurray JJV, Anand IS, Ge J, Lam CSP et al (2019) PARAGON-HF investigators and committees angiotensin-neprilysin inhibition in heart failure with preserved ejection fraction. N Engl J Med 381:1609–1620

SPRINT Research Group, Williamson JD, Supiano MA, Applegate WB, Berlowitz DR, Campbell RC et al (2016) Intensive vs standard blood pressure control and cardiovascular disease outcomes in adults aged ≥75 years: A randomized clinical trial. JAMA 315:2673–2682

SPRINT Research Group, Lewis CE, Fine LJ, Beddhu S, Cheung AK, Cushman WC (2021) Final report of a trial of intensive versus standard blood-pressure control. N Engl J Med 384:1921–1930

Stergiou GS, Palatini P, Parati G, O'Brien E et al (2021) 2021 European Society of Hypertension practice guidelines for office and out-of-office blood pressure measurement. J Hypertens 39:1293–1302

Suchard MA, Schuemie MJ, Krumholz HM, You SC, Chen R et al (2019) Comprehensive comparative effectiveness and safety of first-line antihypertensive drug classes: a systematic, multinational, large-scale analysis. Lancet 394:1816–1826

Sun H, Hodgkinson CP, Pratt RE, Dzau VJ (2021) CRISPR/Cas9 mediated deletion of the angiotensinogen gene reduces hypertension: a potential for cure? Hypertension 77:1990–2000

Svensson P, de Faire U, Sleight P, Yusuf S, Östergren JJ (2001) Comparative effects of ramipril on ambulatory and office blood pressures. A HOPE substudy. Hypertension 38:e28–e32

The ACTIVE I Investigators (2011) Irbesartan in patients with atrial fibrillation. N Engl J Med 364:928–938

The ALLHAT Officers and Coordinators for the ALLHAT Collaborative Research Group (2002) Major outcomes in hypertensive patients randomized to angiotensin-converting enzyme inhibitor or calcium channel blocker vs diuretic: the antihypertensive and lipid-lowering treatment to prevent heart attack trial (ALLHAT). JAMA 288:2981–2997

The Blood Pressure Lowering Treatment Trialists' Collaboration (2000) Effects of ACE inhibitors, calcium antagonists, and other blood-pressure-lowering drugs: results of prospectively designed overviews of randomised trials. Lancet 356:1955–1964

The Blood Pressure Lowering Treatment Trialists' Collaboration (2021) Pharmacological blood pressure lowering for primary and secondary prevention of cardiovascular disease across different levels of blood pressure: an individual participant-level data meta-analysis. Lancet 397(10285):1625–1636

The EURopean trial On reduction of cardiac events with Perindopril in stable coronary Artery disease Investigators (2003) Efficacy of perindopril in reduction of cardiovascular events among patients with stable coronary artery disease: randomised, double-blind, placebo-controlled, multicentre trial (the EUROPA study). Lancet 362:782–788

The GISSI-AF Investigators (2009) Valsartan for prevention of recurrent atrial fibrillation. N Engl J Med 360:1606–1617

The Heart Outcomes Prevention Evaluation (HOPE) Study Investigators (2000) Effects of an angiotensin-converting-enzyme inhibitor, ramipril, on cardiovascular events in high-risk patients. N Engl J Med 342:145–153

The ONTARGET Investigators (2008) Telmisartan, ramipril or both in patients at high risk for vascular events. N Engl J Med 358:1547–1559

The SPRINT Research Group (2015) A randomized trial of intensive versus standard blood pressure control. N Engl J Med 373:2103–2116

Thomopoulos C, Parati G, Zanchetti A (2017a) Effects of blood-pressure-lowering treatment on outcome incidence in hypertension. 11. Effects of total cardiovascular risk and achieved blood pressure: overview and meta-analyses of randomized trials. J Hypertens 35:2138–2149

Thomopoulos C, Parati G, Zanchetti A (2017b) Effects of blood-pressure-lowering treatment on outcome incidence in hypertension: 10 – Should blood pressure management differ in hypertensive patients with and without diabetes mellitus? Overview and meta-analyses of randomized trials. J Hypertens 35:922–944

Thomopoulos C, Parati G, Zanchetti A (2017c) Effects of blood-pressure-lowering treatment on outcome incidence. 12. Effects in individuals with high-normal and normal blood pressure: overview and meta-analyses of randomized trials. J Hypertens 35:2150–2160

Thomopoulos C, Parati G, Zanchetti A (2018) Effects of blood pressure-lowering treatment on cardiovascular outcomes and mortality: 14 – effects of different classes of antihypertensive drugs in older and younger patients: overview and meta-analysis. J Hypertens 36:1637–1647

Trafford JA, Latta D, Little PS, Parsley J, Ankier SI et al (1989) A multi-centre, placebo controlled comparative study between 200 mg and 400 mg celiprolol in patients with mild to moderate essential hypertension. Curr Med Res Opin 11:550–556

Trump S, Lukassen S, Anker MS, Chua RL, Liebig J et al (2020) Hypertension delays viral clearance and exacerbates airway hyperinflammation in patients with COVID-19. Nat Biotechnol 39:705–716

Uijl E, Mirabito Colafella KM, Sun Y, Ren L et al (2019) Strong and sustained antihypertensive effect of small interfering RNA targeting liver angiotensinogen. Hypertension 73:1249–1257

Van Noord T, Tieleman RG, Bosker HA, Kingma T, van Veldhuisen DJ et al (2004) Beta-blockers prevent subacute recurrences of persistent atrial fibrillation only in patients with hypertension. Europace 6:343–350

Vargas F, Mendez H (1999) Study of the photochemical and in vitro phototoxicity of chlortalidone [2-chloro-5-(1-hydroxy-3-oxo-1-isoindolinyl)benzene sulfonamide. Pharmazie 54:920–922

Verdecchia P, Reboldi G, Angeli F, Borgioni C, Gattobigio R et al (2004) Adverse prognostic significance of new diabetes in treated hypertensive subjects. Hypertension 43:963–969

van Vliet E, Nijman T, Schuit E, Heida KY, Opmeer BC et al (2016) Nifedipine versus atosiban for threatened preterm birth (APOSTEL III): a multicentre, randomised controlled trial. Lancet 387:2117–2124

Wang CY, Huang KC, Lu CW, Chu CH, Huang CN et al (2022) A randomized controlled trial of R-form Verapamil added to ongoing Metformin therapy in patients with type 2 diabetes. J Clin Endocrinol Metab 107:e4063–e4071

Weber F, Anlauf M (2014) Treatment resistant hypertension – Investigation and conservative management. Dtsch Ärztebl Int 111:425–431

Weisser B, Predel HG, Gillessen A, Hacke C et al (2020) Single pill regimen leads to better adherence and clinical outcome in daily practice in patients suffering from hypertension and/or dyslipidemia: results of a meta-analysis. High Blood Press Cardiovasc Prev 27(2):157–164

Whelton PK, Carey RM, Aronow WS, Casey DE Jr, Collins KJ et al (2018) 2017 ACC/AHA/AAPA/ABC/ACPM/AGS/APhA/ASH/ASPC/NMA/PCNA Guideline for the prevention, detection, evaluation, and management of high blood pressure in adults: A report of the American College of Cardiology/American Heart Association Task Force on Clinical Practice Guidelines. Hypertension 71:e13–e115

Wikstrand J, Wedel H, Castagno D, McMurray JJV (2013) The large-scale placebo-controlled beta-blocker studies in systolic heart failure revisited: results from CIBIS-II, COPERNICUS and SENIORS-SHF compared with stratified subsets from MERIT-HF. J Intern Med 275:134–143

Williams B, Mancia G, Spiering W, Rosei EA et al (2018) 2018 ESC/ESHGuidelines for the management of arterial hypertension. J Hypertens 36:1953–2041

Wolf PS, Smith RD, Khandwala A, Van Inwegen RG, Gordon RJ et al (1985) Celiprolol – Pharmacological profile of an unconventional beta-blocker. Br J Clin Pract Suppl 40:5–11

Wolf-Maier K, Cooper RS, Kramer H, Banegas JR, Giampaoli S et al (2004) Hypertension treatment and control in five European countries, Canada, and the United States. Hypertension 43:10–17

Wong GWK, Boyda HN, Wright JM (2014) Blood pressure lowering efficacy of partial agonist beta blocker monotherapy for primary hypertension. Cochrane Database Syst Rev. https://doi.org/10.1002/14651858.CD007450.pub2

Yang R, Luo Z, Liu Y, Sun M, Zheng L et al (2016) Drug interactions with angiotensin receptor blockers: role of human cytochromes P450. Curr Drug Metab 17:681–691

Yano Y, Stamler J, Garside DB, Daviglus ML, Franklin SS et al (2015) Isolated systolic hypertension in young and middle-aged adults and 31-year risk for cardiovascular mortality: the Chicago Heart Association Detection Project in Industry study. J Am Coll Cardiol 65:327–335

Yusuf S, Diener HC, Sacco RL, Cotton D, Ôunpuu S (2008) Telmisartan to prevent recurrent stroke and cardiovascular events. N Engl J Med 359:1225–1237

Zhang Y, Sun N, Jiang X, Xi Y (2017) Comparative efficacy of β-blockers on mortality and cardiovascular outcomes in patients with hypertension: a systematic review and network meta-analysis. J Am Soc 11:394–401

Zhu QM, Lesnick JD, Jasper JR, MacLennan SJ, Dillon MP et al (1999) Cardiovascular effects of rilmenidine, moxonidine and clonidine in conscious wild-type and D79N alpha2A-adrenoceptor transgenic mice. Br J Pharmacol 126:1522–1530

Herzerkrankungen

Thomas Eschenhagen und Joachim Weil

Auf einen Blick

Herzglykoside werden in der Therapie der chronischen Herzinsuffizienz zunehmend von der aktuell empfohlenen Leitlinienmedikation inklusive Sacubitril und Valsartan verdrängt. Nitrovasodilatatoren (Nitrate und Molsidomin) gehen in ihren Verordnungen kontinuierlich zurück, während sich Ivabradin und Ranolazin auf niedrigem Niveau stabilisiert haben. Die Abnahme in dem Gesamtsegment ist wahrscheinlich der Abnahme von Patienten mit stabiler Angina pectoris geschuldet. Antiarrhythmika werden vor allem bei Vorhofflimmern mit einem über die letzten Jahre stabil niedrigen Volumen verordnet. Die in der Therapie der Herzinsuffizienz zentralen ACE-Hemmer, Angiotensinrezeptorantagonisten und β-Adrenozeptor-Antagonisten werden in ▶ Kap. 6 (Antihypertonika), SGLT2 Inhibitoren in ▶ Kap. 10 (Antidiabetika) und Aldosteronrezeptorantagonisten in ▶ Kap. 34 (Diuretika) besprochen.

Herztherapeutika umfassen Antiarrhythmika, Koronarmedikamente und Kardiaka inklusive Sacubitril/Valsartan, dessen Verordnungen 2022 trotz hoher Therapiekosten weiter stark zugenommen haben und inzwischen die der Herzglykoside bei weitem übersteigen. Die Klassifikation orientiert sich primär an therapeutischen Kriterien und weniger an pharmakologischen Effekten, weil Nitrate, Molsidomin und auch Sacubitril/Valsartan ihren Hauptangriffspunkt nicht am Herzmuskel oder den Koronargefäßen, sondern an peripheren Gefäßen haben bzw. in die neurohumorale Systemkontrolle eingreifen. Die Zusammenfassung folgt dem ATC-System der WHO.

7.1 Herzglykoside

Herzglykoside sind positiv inotrop wirkende Arzneimittel zur Behandlung der Herzinsuffizienz mit reduzierter Pumpfunktion (HFrEF) mit zusätzlichen antiarrhythmischen Eigenschaften. Die Bedeutung der Herzglykoside insgesamt nimmt mit dem erfolgreichen Einsatz von ACE-Hemmern, β-Adrenozeptor-Antagonisten, Aldosteronrezeptor-Antagonisten, Sacubitril/Valsartan und neuerdings auch SGLT2 Inhibitoren (siehe ▶ Kap. 10) bei Herzinsuffizienz und von β-Adrenozeptor-Antagonisten bei Vorhofflimmern immer weiter ab.

7.1.1 Verordnungsspektrum

Wie in den vorangehenden Jahren nahm die Verordnungshäufigkeit aller Herzglykoside 2022 gegenüber dem Vorjahr ab (−5 %; ◻ Tab. 7.1, ◻ Abb. 7.1). Dagegen nehmen die Verordnungen der anderen Arzneistoffklassen in der Therapie der chronischen Herzinsuffizienz weiter zu, was die Bedeutung der jeweiligen Gruppen in der leitliniengerechten Behandlung der Herzinsuffizienz widerspiegelt. Unter den häufig verordneten Digitalisglykosiden dominiert zunehmend Digitoxin. Dies

◘ **Tab. 7.1** Verordnungen von Herzglykosiden und Neprilysin-Inhibitoren 2022. Angegeben sind die 2022 verordneten Tagesdosen, die Änderungen gegenüber 2021 und die mittleren Kosten je DDD 2022

Präparat	Bestandteile	DDD Mio.	Änderung %	DDD-Nettokosten Euro
Digoxinpräparate				
Novodigal	β-Acetyldigoxin	6,6	(−7,8)	0,39
Lanicor	Digoxin	2,1	(+20,0)	0,16
Lanitop	Metildigoxin	0,83	(+0,8)	0,32
		9,6	**(−2,1)**	**0,33**
Digitoxin				
Digitoxin AWD	Digitoxin	29,6	(−1,4)	0,20
Digimerck	Digitoxin	26,5	(−17,3)	0,20
		56,0	**(−9,6)**	**0,20**
Neprilysin-Inhibitoren				
Entresto	Sacubitril Valsartan	90,5	(+33,5)	4,74
Summe		**156,1**	**(+11,9)**	**2,84**

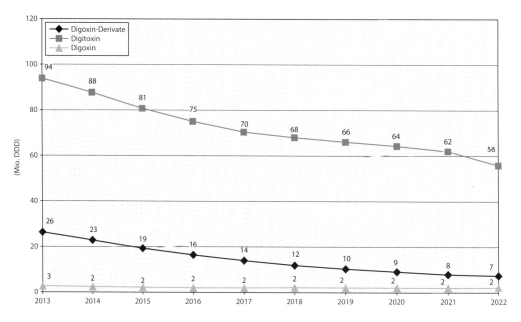

◘ **Abb. 7.1** Verordnungen von Herzglykosiden 2013 bis 2022. Gesamtverordnungen nach definierten Tagesdosen

ist durchaus kritisch zu sehen, weil überprüfte Normalwerte der Plasmakonzentration und kontrollierte Studien fehlen. Darüber hinaus ist die Steuerbarkeit aufgrund der langen Halbwertszeit (5–8 d) schwieriger als bei Digoxin (24–48 h).

7.1.2 Therapeutische Gesichtspunkte

Herzglykoside werden bei der chronischen Herzinsuffizienz mit reduzierter Pumpfunktion (HFrEF) und zur Reduktion der Kammerfrequenz bei Vorhofflimmern eingesetzt. Für Digoxin (und nur dafür!) ist gezeigt worden, dass es die Notwendigkeit von Krankenhausaufnahmen bei Herzinsuffizienz senkt. Die Letalität wurde nicht signifikant gesenkt (The Digitalis Investigation Group 1997). Interessanterweise war dieses Ergebnis dem der SHIFT-Studie zu Ivabradin sehr ähnlich, ist aber anders bewertet worden (Castagno et al. 2012). Die Leitlinien der European Society of Cardiology (McDonagh et al. 2021) empfehlen Herzglykoside bei HFrEF und Sinusrhythmus seit Jahren nur noch als Therapieoption in ausgewählten Fällen. Herzglykoside bei Herzinsuffizienz und tachyarrhythmischem Vorhofflimmern wurden lange Zeit empfohlen (z. B. Bundesärztekammer et al. 2013). Allerdings ist auch dies kritisch zu sehen, weil sie anders als β-Adrenozeptor-Antagonisten (Betablocker) die Anfallsfrequenz bei paroxysmalem Flimmern nicht senken und ihre frequenzsenkende Wirkung unter körperlicher Belastung nachlässt. Metaanalysen zur Wirkung von Herzglykosiden auf die Prognose von Patienten mit Vorhofflimmern ergaben Hinweise auf ein erhöhtes Sterberisiko (Vamos et al. 2015) oder waren neutral (Ziff et al. 2015). In einer kleinen prospektiven Vergleichsstudie bei Patienten mit permanentem Vorhofflimmern und Symptomen der Herzinsuffizienz (mittlere Ejektionsfraktion [EF] 56 %) unterschieden sich Digoxin und Bisoprolol nicht signifikant in Bezug auf den primären Endpunkt Lebensqualität, doch Digoxin war mit weniger unerwünschten Wirkungen verbunden (Kotecha et al. 2020). Insgesamt ist die Bedeutung der Herzglykoside bei Herzinsuffizienz mit oder ohne Vorhofflimmern also nicht ausreichend geklärt, insbesondere nicht auf Basis der erweiterten Leitlinienmedikation. Eine seit über 10 Jahren laufende prospektive Placebo-kontrollierte Studie mit Digitoxin (aktuell bis 2024 verlängert) könnte hier wichtige Evidenz bringen.

Herzglykoside haben eine bekannt geringe therapeutische Breite und potentiell lebensbedrohliche Nebenwirkungen, vor allem Herzrhythmusstörungen. Die Häufigkeit von Herzglykosidüberdosierungen hat zwar abgenommen, sie lag aber nach einer Studie in den Niederlanden noch 2007 bei 0,04 % aller Krankenhauseinweisungen oder 1,94 Krankenhauseinweisungen/1.000 Patientenjahre (Aarnoudse et al. 2007). Die Rate war bei Frauen um 40 % höher als bei Männern, ein Befund, der in einer deutschen Studie bestätigt wurde (Schmiedl et al. 2007). Frauen erhielten hier in einem deutlich höheren Prozentsatz eine zu hohe Tagesdosis von Digitoxin (> 1 µg/kg). Diese Daten weisen auf die Notwendigkeit einer körpergewichtsadaptierten Digitoxindosis hin, was problematisch ist, weil es das am häufigsten verordneten Digitoxinpräparat (*Digitoxin AWD*) nur in der 0,07 mg Dosis gibt. Insbesondere für schlanke Frauen steht daher zurzeit nur *Digimerck pico* (0,05 mg) zur Verfügung und sollte bevorzugt eingesetzt werden. Ein Vorteil der langen Halbwertszeit von Digitoxin ist, dass das versehentliche Auslassen einer Tagesdosis unproblematisch ist und dass damit gezielt eine dauerhafte Reduktion der Tagesdosis bei schlanken Patienten möglich ist.

Digoxin und Digoxinderivate sind in entsprechender galenischer Zubereitung gut bioverfügbar und ausreichend gut steuerbar. Allerdings muss bei Digoxinpräparaten die Dosis bei eingeschränkter Nierenfunktion und damit insbesondere im Alter reduziert werden, was bei Digitoxin nicht der Fall ist. Retrospektive Auswertungen der DIG Studie (s. o.) weisen darauf hin, dass niedrige Digoxin-Plasmakonzentrationen (0,5–0,8 ng/ml) mit einem Vorteil, höhere (> 1,2 ng/ml) aber mit einem signifikanten Überlebensnachteil einhergingen (Rathore et al. 2003). Die alten „Normalwerte" von 0,8–2,0 ng/ml müssen daher als eindeutig zu hoch gelten. Leider fehlt eine prospektive Überprüfung der niedrigen Digoxindosen. Eine weitere Nachauswertung der DIG-Studie zeigte aber, dass Digoxingabe in den ersten 12 Monaten im gesamten Kollektiv mit einer signifikanten Abnahme der Gesamtletalität verbunden war (Ahmed et al. 2009). Dieser überraschende Befund lässt sich möglicherweise damit erklären, dass die insgesamt zu hohen Dosen im ersten Jahr bei im Schnitt jüngeren Patienten mit besserer Nierenfunktion noch zu „therapeutischen" Plasmakonzentrationen führten. Die oben genannte Studie könnte hier aussagefähige Daten liefern, wenn auch zu Digitoxin.

Anhand des Verordnungsvolumens von ca. 66 Mio. definierten Tagesdosen (DDD) lässt sich abschätzen, dass 2022 nur noch etwa 180.000 Patienten eine Dauertherapie mit Herzglykosiden erhielten. Da Herzglykoside auch bei Vorhofflimmern verordnet werden, kann man davon ausgehen, dass deutlich weniger als 10 % aller Patienten mit Herzinsuffizienz Herzglykoside einnehmen.

7.1.3 Wirtschaftliche Gesichtspunkte

Digitoxinpräparate sind deutlich preisgünstiger als Digoxinderivate, was wahrscheinlich – neben dem zunehmenden Lebensalter mit möglicher Nierenfunktionseinschränkung – für das Überwiegen von Digitoxin mitverantwortlich ist. Es erstaunt aber, dass Digoxin, das unter allen Herzglykosiden den niedrigsten DDD-Preis und die wegen der größeren Verbreitung in angelsächsischen Ländern mit Abstand beste Datenlage aufweist, mit am wenigsten verordnet wird.

7.2 Angiotensinrezeptor/ Neprilysin-Inhibitoren (ARNI)

Mit der fixen Kombination des AT1R-Antagonisten Valsartan mit dem Neprilysin-Inhibitor Sacubitril (Folge: Steigerung der pathophysiologisch günstigen BNP Konzentration im Blut) ist 2015 ein neues Prinzip zur Behandlung der chronischen HFrEF eingeführt worden (Fricke et al. 2017). Die weltweite Zulassung erfolgte auf der Basis der PARADIGM Studie (McMurray et al. 2014), die bei über 8.000 Patienten mit mittelschwerer Herzinsuffizienz im Vergleich zu dem ACE-Hemmer Enalapril eine um etwa 20 % geringere kardiovaskuläre und Gesamtmortalität gezeigt hat. Unter Sacubitril/Valsartan war der mittlere Blutdruck etwas geringer als unter Enalapril (−3,2 mm Hg). Symptomatische Hypotonie wurde bei 14 vs. 9 % beobachtet. Bemerkenswert ist, dass dies mit weniger Nebenwirkungen an der Niere oder Hyperkaliämien einherging (z. B. 3,3 vs. 4,5 % Kreatininanstieg auf > 2,5 mg/dl). Letzteres unterscheidet die Therapie wesentlich von den (gescheiterten) Versuchen, die Wirkung von ACE-Hemmern durch Hinzunahme von AT1R-Antagonisten oder dem Renininhibitor Aliskiren zu steigern. Anders als Omapatrilat, einer Substanz, die gleichzeitig ACE und Neprilysin hemmt, wurden unter Sacubitril/Valsartan nicht vermehrt Angioödeme beobachtet. Eine Kombination mit ACE-Hemmern ist aber wegen dieses Risikos kontraindiziert. Ähnlich wie amerikanische Leitlinien empfiehlt auch die ESC Sacubitril/Valsartan inzwischen als primäre Alternative zu ACE-Hemmern. Das ist verbunden mit der Empfehlung einer parallelen Initiierung einer 4-fach Kombination und ggf. symptomorientiert Diuretika (McDonagh et al. 2021) und reflektiert die Überlegung, die Prognose von Patienten mit HFrEF durch die möglichst frühzeitige Gabe aller 4 Prinzipien der in prospektiven Studien dokumentierten lebensverlängernden Therapie (ACE-Hemmer oder ARNI, Aldosteronrezeptorantagonisten, β-Adrenozeptor-Antagonisten und SGLT2 Inhibitoren) zu verbessern. Welche Patienten primär mit ACE Hemmern und welche mit Sacubitril/Valsartan behandelt werden sollen, ist nicht spezifiziert. Hinweise gibt eine Studie zu den Einschlusskriterien (Pellicori et al. 2017).

Arzneistoffe der 2. Wahl bei HFrEF umfassen neben Herzglykosiden und Ivabradin neuerdings auch den Stimulator der löslichen Guanylylcyclase, Vericiguat (*Verquvo*®). Diese NO-abhängig vasodilatierende Substanz ist 2021 auf der Basis der Victoria Studie (Armstrong et al. 2020) bei Patienten mit symptomatischer Herzinsuffizienz zugelassen worden, die nach einer kürzlich aufgetretenen Dekompensation, die eine i. v. Therapie erforderte, stabilisiert wurden. Vericiguat wurde lediglich ein Anhaltspunkt für einen geringen Zusatznutzen zuerkannt (Gemeinsamer Bundesausschuss 2022). Es ist nicht unter den 3.000 verordnungsstärksten Arzneistoffen vertreten.

Die klinische Anwendung von Sacubitril/ Valsartan wird vor allem durch die relativ ausgeprägte Blutdrucksenkung eingeschränkt. Da die genetische Ausschaltung von Neprilysin bei Mäusen mit einer vermehrten Amyloidablagerung einherging, klären derzeit laufende Studien die langfristige Sicherheit der Substanz in Bezug auf die Alzheimer Erkrankung. Auswertungen der PARADIGM-HF-Studie sprechen nicht für eine Zunahme von dementiellen Symptomen (Cannon et al. 2017). Ein Studie zum Vergleich von Sacubitril/Valsartan gegen Enalapril bei 800 Patienten mit akut dekompensierter Herzinsuffizienz fand eine stärkere Abnahme des Herzinsuffizienz-Biomarkers NT-bro-BNP unter Sacubitril/Valsartan, aber keine signifikanten Unterschiede bei klinischen Endpunkten (Velazquez et al. 2019, PIONEER-HF). Die PARAGON-HF-Studie bei Patienten mit Herzinsuffizienz mit erhaltener linksventrikulärer Funktion (HFpEF; mittlere EF 58 %) zeigte keine Überlegenheit von Sacubitril/Valsartan gegenüber Valsartan (Solomon et al. 2019). Das Verordnungsvolumen von *Entresto*® (90 Mio. DDD) hat 2022 gegenüber dem Vorjahr wiederum um 33 % zugenommen (◘ Tab. 7.1), danach wurden etwa 250.000 Patienten mit *Entresto*® behandelt, was weniger ist als den Leitlinienempfehlungen entspricht. Der Grund dürfte einerseits in dem ungewöhnlich hohen DDD Preis (4,74 € gegenüber 0,06 € bei Ramipril), andererseits in den oben erwähnten Blutdruckeffekten mit der Befürchtung hypotoner Situationen begründet liegen.

7.3 Antiarrhythmika

Antiarrhythmika werden zur Behandlung von tachykarden Rhythmusstörungen verwendet und hier hauptsächlich bei Vorhofflimmern. Die wichtigsten Antiarrhythmika sind β-Adrenozeptor-Antagonisten, weil sie bei vielen kardiovaskulären Grunderkrankungen auch lebensverlängernd wirken. Sie werden aber in der Regel nicht primär als Antiarrhythmika verordnet und daher unter β-Adrenozeptor-Antagonisten besprochen (▶ Kap. 20). Ausnahme ist das Klasse III-Antiarrhythmikum Sotalol, das zusätzlich zu seinen Kaliumkanalblockierenden Effekten mit seinem L-Enantiomer auch ein β-Adrenozeptor-Antagonist ist (◘ Tab. 7.2).

Bradyarrhythmien werden vorwiegend nichtmedikamentös behandelt (Schrittmachertherapie), Parasympatholytika wie Ipratropiumbromid oder Betasympathomimetika sind nur überbrückend geeignet. Lebensbedrohliche tachykarde ventrikuläre Herzrhythmusstörungen werden primär durch Implantation von Defibrillatoren/Cardiovertern behandelt (Moss et al. 2002; Sanders et al. 2005). Antiarrhythmika werden in Anlehnung an Vaughan Williams (1975) nach ihren elektrophysiologischen Wirkungen in vier Klassen eingeteilt:

1. *Membranstabilisierende Substanzen* bewirken eine Hemmung des schnellen Natriumeinstroms. *Chinidinartige* (Klasse I A) verbreitern das Aktionspotential aufgrund einer zusätzlichen Kaliumkanal-Hemmung (= Klasse III), während solche vom *Lidocaintyp* (Klasse I B) das Aktionspotential geringgradig verkürzen. *Flecainid*

Tab. 7.2 Verordnungen von Antiarrhythmika 2022. Angegeben sind die 2022 verordneten Tagesdosen, die Änderungen gegenüber 2021 und die mittleren Kosten je DDD 2022

Präparat	Bestandteile	DDD Mio.	Änderung %	DDD-Nettokosten Euro
Flecainid				
Flecainidacetat PUREN	Flecainid	4,3	(−43,4)	1,07
Flecainid-1 A Pharma	Flecainid	4,3	(+42,1)	0,84
Flecainid AAA Pharma	Flecainid	3,1	(−21,4)	0,82
Flecainidacetat Aurobindo	Flecainid	2,4	(+157,5)	0,80
Flecainid Tillomed	Flecainid	2,2	(+118,9)	0,65
Tambocor	Flecainid	0,80	(−8,9)	1,02
		17,1	**(−1,4)**	**0,87**
Propafenon				
Propafenon Heumann	Propafenon	1,4	(−15,5)	0,49
Rytmonorm	Propafenon	0,84	(−2,0)	0,66
Propafenon-ratiopharm	Propafenon	0,56	(−4,6)	0,59
Propafenon AL	Propafenon	0,53	(+9,7)	0,54
		3,3	**(−7,0)**	**0,56**
Amiodaron				
Amiodaron Winthrop	Amiodaron	29,2	(+42,5)	0,47
Amiogamma	Amiodaron	9,9	(−5,7)	0,47
Amiodaron Heumann	Amiodaron	5,2	(−39,6)	0,39
Amiodaron Aurobindo	Amiodaron	2,2	(−47,0)	0,37
		46,5	**(+6,2)**	**0,46**
Dronedaron				
Multaq	Dronedaron	3,0	(−27,3)	3,17
Dronedaron AL	Dronedaron	0,93	(+785,1)	2,50
		3,9	**(−7,3)**	**3,01**
Sotalol				
Sotalol AbZ	Sotalol	2,7	(−8,0)	0,27
SotaHEXAL	Sotalol	1,9	(−3,3)	0,30
Sotalol-1 A Pharma	Sotalol	1,6	(−16,2)	0,29
		6,2	**(−9,0)**	**0,28**
Summe		**77,2**	**(+1,7)**	**0,67**

und *Propafenon* (Klasse I C) beeinflussen die Aktionspotentialdauer nicht wesentlich und haben eine besonders lange Verweildauer am Kanal. Bei Propafenon kommen betarezeptorenblockierende Eigenschaften hinzu.
2. *β-Adrenozeptor-Antagonisten* hemmen vor allem die durch Calciumionen vermittelten arrhythmogenen und herzfrequenzsteigernden Wirkungen der endogenen Katecholamine. Sie sind die einzigen Antiarrhythmika, für die lebensverlängernde Wirkungen bei strukturellen Herzerkrankungen nachgewiesen sind.
3. *Repolarisationshemmende Substanzen* verbreitern durch Hemmung von Kaliumauswärtsströmen das Aktionspotential und führen dadurch zu einer Verlängerung der Refraktärzeit. In diese Gruppe gehören Amiodaron, Dronedaron und der β-Adrenozeptor-Antagonist Sotalol.
4. *Calciumkanalblocker* hemmen den langsamen Calciumeinstrom. Prototypen dieser Gruppe sind Verapamil und Diltiazem.

Mit ähnlicher Indikation wie Calciumkanalblocker werden Herzglykoside und (akut, nur zur Konversion einer AV-Knotentachykardie) Adenosin wegen ihrer negativ dromotropen Wirkung am AV-Knoten eingesetzt.

Die traditionelle Einteilung der Antiarrhythmika darf in ihrer Bedeutung für die klinische Differentialtherapie nicht überschätzt werden, da sich die Wirksamkeit einer Substanz bei einer bestimmten Arrhythmieform nur bedingt vorhersagen lässt. Eine Vorbedingung jeder antiarrhythmischen Medikation ist eine eindeutige kardiologische Diagnose und eine Klassifikation der Rhythmusstörung. Aufgrund der allen Antiarrhythmika eigenen proarrhythmischen Wirkungen muss die Indikationsstellung streng erfolgen. Dies gilt insbesondere für eine Kombinationstherapie, die, wenn überhaupt, nur mit Substanzen aus verschiedenen Klassen durchgeführt werden sollte (z. B. Amiodaron + β-Adrenozeptor-Antagonisten). Es muss realisiert werden, dass bei Klasse I und III Antiarrhythmika antiarrhythmische und proarrhythmische Mechanismen untrennbar miteinander verbunden sind. Eine Natriumkanalhemmung (Klasse I) kann langsame kreisende Erregungen unterbrechen, erhöht aber über die mit ihr verbundene Leitungsverlangsamung die Wahrscheinlichkeit von kreisenden Erregungen. Klasse III Antiarrhythmika können diese durch Verlängerung der Refraktärzeit unterbrechen, erhöhen aber über den mit der Aktionspotentialverlängerung verbundenen vermehrten Calciumeinstrom die Gefahr von Automatien im Ventrikel.

7.3.1 Verordnungsspektrum

Unter den 3.000 am häufigsten verordneten Präparaten befinden sich 2022 gegenüber 11 verschiedenen Wirkstoffen 1994 nur noch 5 auf dieser Liste: die Klasse-III-Antiarrhythmika Amiodaron, Dronedaron und Sotalol sowie die Natriumkanalblocker (Klasse IC) Flecainid und Propafenon (◘ Abb. 7.2, ◘ Tab. 7.2).

Das Gesamtverordnungsvolumen der Antiarrhythmika hatte sich in den letzten Jahren stabilisiert. War Sotalol 2009 noch das am häufigsten verwendete Antiarrhythmikum, liegt das Verordnungsniveau heute deutlich unter dem von Flecainid und nahm gegenüber 2021 weiter ab (◘ Abb. 7.2, ◘ Tab. 7.2). Der Erfolg einer nebenwirkungsreichen Substanz wie Amiodaron ist wahrscheinlich auf seine gute Wirksamkeit bei nahezu allen Arrhythmien und sein relativ geringes proarrhythmisches Potential zurückzuführen. Die Verordnung von Flecainid war 2022 trotz des deutlichen proarrhythmischen Risikos bei strukturellen Herzerkrankungen als Folge seiner guten Wirksamkeit bei supraventrikulären Arrhythmien („pill in the pocket" Konzept bei Vorhofflimmern) weiterhin stabil. Mit Dronedaron ist 2010 das erste Mal seit Jahrzehnten ein neues orales Antiarrhythmikum auf den Markt gekommen und bereits ein Jahr später aufgrund von Toxizität und Übersterblichkeit erheblich in seiner Indikation eingeschränkt worden ist. Die Verordnungen scheinen sich inzwischen auf niedrigem Niveau zu stabilisieren.

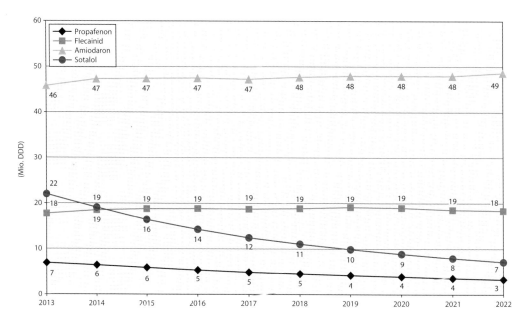

◘ Abb. 7.2 Verordnungen von Antiarrhythmika 2013 bis 2022. Gesamtverordnungen nach definierten Tagesdosen

7.3.2 Therapeutische Gesichtspunkte

Die Gruppe der Antiarrhythmika bietet besondere Auffälligkeiten, nachdem in der CAST-Studie bei Patienten nach Myokardinfarkt mit Flecainid oder Encainid mehr Todesfälle als in der Placebogruppe beobachtet worden waren (Echt et al. 1991). Dies hat 1989 zu einer Zulassungsbeschränkung für Flecainid geführt, die 1993 auf alle Antiarrhythmika der Klassen I A und I C sowie in abgeschwächter Form auf die Substanzen der Klassen I B und III ausgedehnt wurde. Außerdem wurde ein Hinweis auf den fehlenden lebensverlängernden Effekt in die Gebrauchsinformation aufgenommen. Insgesamt hat sich die Erkenntnis durchgesetzt, dass Klasse I und III Antiarrhythmika insbesondere bei struktureller Herzkrankheit, z. B. Herzinsuffizienz oder koronarer Herzkrankheit nach abgelaufenem Infarkt, mehr Schaden als Nutzen bewirken. Bei einzelnen Formen der ventrikulären Rhythmusstörungen kommen heute auch interventionelle Verfahren (z. B. Ablation monomorpher ventrikulärer Tachykardien) in Frage. Auch hier ist die exakte Diagnose der Rhythmusstörung Voraussetzung für die Durchführung des Verfahrens. Zur Verhinderung des arrhythmogenen plötzlichen Herztodes sind vor allem eine optimierte Herzinsuffizienztherapie und eine Verhinderung von Hypokaliämien in der Hypertoniebehandlung geeignet. Die Indikation zur Implantation eines elektrischen Defibrillators/Cardioverters (ICD) bei der Herzinsuffizienz stützt sich auf Daten vor der breiten Verwendung beispielsweise von β-Adrenozeptor-Antagonisten und Aldosteronrezeptor-Antagonisten (Moss et al. 2002; Sanders et al. 2005). Neuere Studien weisen darauf hin, dass ICD bei Patienten mit einer nichtischämischen Herzinsuffizienz (= ohne Narben) nicht lebensverlängernd wirken (Køber et al. 2016). Häufig werden Amiodaron oder β-Adrenozeptor-Antagonisten adjuvant zur Reduktion der Auslösewahrscheinlichkeit von ICD-Schocks verordnet.

Mit dem besseren Verständnis der molekularen Ursachen des genetisch bedingten LQT-Syndroms sind auch die durch Arzneimittel verursachten Formen des LQT-Syndroms verstärkt in das Bewusstsein gelangt. Viele der proarrhythmischen Wirkungen von Antiarrhythmika sind Folge einer Hemmung kardialer Kaliumkanäle mit Aktionspotentialverlängerung und dem Risiko für *Torsade de pointes*-Arrhythmien. Dies gilt nicht nur (definitionsgemäß) für das Klasse III-Antiarrhythmikum Sotalol, sondern auch für Chinidin („Chinidinsynkope") und andere Vertreter der Klasse IA (Ajmalin, Disopyramid, Procainamid) sowie in geringerem Umfang auch für Amiodaron. Patienten mit einem LQT3 Syndrom, dessen Ursache eine unvollständige Inaktivierung des Natriumkanals ist, reagieren gut auf das oral verfügbare Klasse IB Antiarrhythmikum Mexiletin. Allerdings ist die Substanz aktuell nur noch zur Behandlung der Myotonie bei Erwachsenen mit nicht-dystrophischen myotonischen Erkrankungen zugelassen. Die Wirkung scheint von der Art der Mutation abzuhängen, was Anlass für eine genetisch begründete individualisierte Therapie sein kann (Zhu et al. 2019).

Amiodaron hat neben seiner Kaliumkanalblockierenden, Klasse III-Wirkung ein breites Spektrum von Wirkungen auf Natrium- und Calciumkanäle sowie α- und β-Adrenozeptoren. Wahrscheinlich ist daher sein arrhythmogenes Potential geringer als das anderer Antiarrhythmika. Es ist Mittel der Wahl zur Behandlung sonst therapierefraktärer, symptomatischer supraventrikulärer und ventrikulärer Rhythmusstörungen bei Patienten mit struktureller Herzerkrankung. In klinischen Studien an Patienten mit Herzinsuffizienz oder Vorhofflimmern hatte es weder einen positiven noch negativen Effekt auf die Überlebensprognose (Bardy et al. 2005; Roy et al. 2008). Die relativ häufige Verordnung ist kritisch zu sehen. Einerseits hat Amiodaron viele und z. T. schwere unerwünschte Wirkungen, z. B. Über- und Unterfunktion der Schilddrüse und Einlagerung in zahlreiche Gewebe (z. B. reversible Corneaablagerungen, cave irreversible Lungenfibrose) und macht daher eine regelmäßige klinische Kontrolle der Patienten zwingend notwendig. Andererseits gehört es über Hemmung von Cytochrom P450 2C9 und 3A4 zu den Arzneimitteln mit hohem Interaktionspotential (z. B. Phenprocoumon, Statine).

Dronedaron (*Multaq*) ist ein jodfreies Amiodaronderivat, das in frühen Studien eine gegenüber Amiodaron um 50 % geringere Wirksamkeit bei Vorhofflimmern hatte (36,5 vs. 24,3 % Wiederauftreten des Vorhofflimmerns nach Kardioversion), aber auch weniger Nebenwirkungen (Le Heuzey et al. 2010, DIONYSOS). Eine vorangegangene Studie an Patienten mit Herzinsuffizienz oder schwerer linksventrikulärer Dysfunktion musste wegen erhöhter kardialer Mortalität unter Dronedaron abgebrochen werden (Køber et al. 2008, ANDROMEDA). Zulassungsrelevant war die ATHENA Studie bei Patienten mit Vorhofflimmern, bei der Dronedaron einen kombinierten Endpunkt aus Hospitalisierung wegen kardiovaskulärer Indikation und Tod im Vergleich zu Placebo relativ um 24 % senkte (Hohnloser et al. 2009). Im Januar 2011 warnte ein Rote-Hand-Brief vor schweren Leberschäden unter Dronedaron, darunter zwei Fälle, in denen eine Lebertransplantation notwendig war. Die PALLAS-Studie bei Patienten mit permanentem Vorhofflimmern wurde abgebrochen, weil Dronedaron mit einer etwa 2-fachen Erhöhung der Sterblichkeit und anderer Endpunkte assoziiert war (Connolly et al. 2011). Die Indikation ist daraufhin im September 2011 erheblich eingeschränkt worden. Die Mortalität in der PALLAS-Studie war mit der gleichzeitigen Gabe von Digoxin assoziiert, was zusammen mit einer deutlichen Erhöhung der mittleren Digoxin-Plasmakonzentrationen von 1,1 gegenüber 0,7 ng/ml in der Dronedaron-Gruppe für die Bedeutung einer über gp-170-Hemmung vermittelten pharmakokinetischen Interaktion spricht (Hohnloser et al. 2014).

Die bei weitem häufigste Indikation für eine antiarrhythmische Therapie ist Vorhofflimmern. β-Adrenozeptor-Antagonisten reduzieren bei permanentem Vorhofflimmern die Kammerfrequenz, bei paroxysmalem Vorhofflimmern möglicherweise auch die Anfallshäufigkeit, insbesondere bei adrenerg induziertem Vorhofflimmern (Deutsche Gesellschaft für Kardiologie – Herz- und Kreislaufforschung 2017). Sie sind daher Mittel der Wahl.

Flecainid wird, bei strukturell gesundem Herzen, als Standby-Medikation zur Unterbrechung von Anfällen empfohlen. Studien zur Rezidivprophylaxe nach Kardioversion haben gezeigt, dass eine 6-monatige Gabe von Flecainid geringgradig effektiver war als eine 4-wöchige, beides aber auf niedrigem Niveau (61 vs. 54 % Freiheit von Vorhofflimmern; Kirchhof et al. 2012). In ähnlicher Weise hatten schon frühere Studien gezeigt, dass eine dauerhaft gegebene Fixkombination aus Chinidin und Verapamil (*Cordichin*) oder Sotalol wenig effektiv in der Verhinderung von erneutem Vorhofflimmern sind und mit einer Zunahme lebensbedrohlicher Herzrhythmusstörungen, bei Sotalol vor allem *Torsade de pointes*, assoziiert waren (Fetsch et al. 2004; Patten et al. 2004). Mehrere große Studien sprechen dafür, dass bei persistierendem Vorhofflimmern eine Kontrolle der Frequenz und Antikoagulation der medikamentösen Rhythmuskontrolle ebenbürtig ist (Wyse et al. 2002; Roy et al. 2008). Bei hochsymptomatischen Patienten ist die Indikation zur kurativen Vorhofflimmerablation zu erwägen (Hocini et al. 2005). Diese ist bei Patienten mit paroxysmalem Vorhofflimmern hocheffektiv, bei persistierendem nur dann, wenn die Dauer des Vorhofflimmerns kürzer als etwa 1 Jahr beträgt. Die EAST-AFNET Studie hat nun gezeigt, dass eine konsequente Rhythmisierung (medikamentös oder durch Ablation) bei frühen Formen des Vorhofflimmerns die Frequenz kardiovaskulärer Endpunkte um 21 % verringern kann (Kirchhof et al. 2020).

7.4 Koronarmedikamente

In der Indikationsgruppe Koronarmedikamente sind Arzneimittel zur *symptomatischen* Behandlung der koronaren Herzkrankheit zusammengefasst. Die wichtigsten Vertreter dieser Gruppe sind organische Nitrate und Molsidomin (NO-Donatoren). Außerdem werden zur symptomatischen Behandlung der koronaren Herzkrankheit Calciumkanalblocker und β-Adrenozeptor-Antagonisten, unter prognostischen Gesichtspunkten β-Adrenozeptor-Antagonisten (vergl. ▶ Kap. 6), Statine (▶ Kap. 11) und Thrombozytenaggregationshemmer (▶ Kap. 9) eingesetzt.

Die seit Jahren rückläufige Verordnung der Koronarmedikamente hat sich bei den Langzeitnitraten und Molsidomin auch 2022 fortgesetzt (◘ Abb. 7.3). Standardmittel zur Kupierung des akuten Angina-pectoris-Anfalls ist Glyceroltrinitrat. Mengenmäßig bedeutsamer ist die Verordnung der Langzeitnitrate Isosorbiddinitrat (ISDN) und Isosorbidmononitrat (ISMN) sowie Molsidomin zur symptomatischen antianginösen Dauertherapie.

7.4.1 Verordnungsspektrum

Das tendenziell weiter rückläufige Verordnungsvolumen der ganzen Indikationsgruppe erscheint nachvollziehbar, da es für NO-Donatoren in der Dauertherapie keine überzeugenden Belege für eine Reduktion von kardiovaskulärer Morbidität und Letalität gibt. Außerdem könnte es ein Ausdruck der Tatsache sein, dass Patienten mit koronarer Herzkrankheit heute mehrheitlich interventionell behandelt werden, was die Zahl symptomatischer Patienten verringert.

Pentaerythrityltetranitrat (PETN, *Pentalong*®) war lange Zeit das am häufigsten eingesetzte Nitrat zur Dauertherapie (◘ Tab. 7.3), weil es weniger Toleranz auslösen soll als Isosorbiddinitrat (ISDN) und Isosorbidmononitrat (ISMN). Überzeugende Studien zu dieser Frage sind bislang nicht veröffentlicht worden. Nach jahrelangem Rechtsstreit um die Nachzulassung ist *Pentalong*® seit Juli 2017 formal zugelassen und damit wieder erstattungsfähig. Das dürfte der Grund sein, warum es auch 2022 in den Verordnungszahlen zugelegt hat.

In der Gruppe der anderen Koronarmittel ist der Hemmstoff des Schrittmacherstroms If, Ivabradin, weiterhin das führende Präparat. Ranolazin (*Ranexa*), das zur Therapie der sta-

Kapitel 7 · Herzerkrankungen

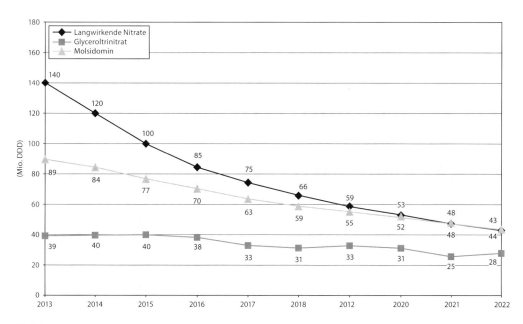

Abb. 7.3 Verordnungen von Koronarmedikamenten 2013 bis 2022. Gesamtverordnungen nach definierten Tagesdosen

Tab. 7.3 Verordnungen von Nitraten 2022. Angegeben sind die 2022 verordneten Tagesdosen, die Änderungen gegenüber 2021 und die mittleren Kosten je DDD 2022

Präparat	Bestandteile	DDD Mio.	Änderung %	DDD-Nettokosten Euro
Glyceroltrinitrat				
Nitrolingual	Glyceroltrinitrat	27,7	(+10,4)	0,46
Nitronal	Glyceroltrinitrat	0,19	(+18,7)	2,80
		27,9	**(+10,5)**	**0,47**
Isosorbiddinitrat				
Isoket	Isosorbiddinitrat	9,6	(+26,3)	0,31
ISDN AL	Isosorbiddinitrat	8,8	(−32,5)	0,20
		18,4	**(−10,9)**	**0,26**
Isosorbidmononitrat				
IS 5 mono-ratiopharm	Isosorbidmononitrat	10,3	(+0,5)	0,18
ISMN STADA	Isosorbidmononitrat	1,2	(+7,9)	0,19
		11,5	**(+1,2)**	**0,18**
Pentaerythrityltetranitrat				
Pentalong	Pentaerythrityltetranitrat	10,8	(+5,7)	0,65
Summe		**68,6**	**(+1,7)**	**0,40**

bilen Angina pectoris 2009 zugelassen worden ist, hat trotz des sehr hohen Preises wiederum zugenommen.

7.4.2 Therapeutische Gesichtspunkte

Die ◘ Tab. 7.3 und 7.4 zeigen, dass zur symptomatischen Therapie der koronaren Herzkrankheit vor allem Molsidomin, ISDN und ISMN verwendet werden. Mit ISDN und ISMN kann eine wirksame Anfallsprophylaxe durchgeführt werden. Allerdings ist zur Vermeidung einer Toleranzentwicklung zu beachten, dass die Dosis nicht zu hoch gewählt und dass ein nitratfreies bzw. nitratarmes Intervall eingehalten wird. Das wird am besten dadurch erreicht, dass die Nitrate *un*gleichmäßig über den Tag verteilt eingenommen werden (z. B. morgens und mittags). ISMN hat gegenüber ISDN lediglich theoretische Vorzüge, z. B. eine höhere Bioverfügbarkeit, die jedoch außer bei der Dosisfindung praktisch keine Bedeutung besitzen. Außerdem ist ISMN wegen seiner relativ langsamen Resorption auch bei sublingualer Applikation im Gegensatz zu ISDN nicht zur Behandlung akuter Anginapectoris-Anfälle geeignet. ISMN ist in diesem Sinne also kein „Universalpräparat".

Molsidomin wirkt ähnlich wie die Nitrate, soll aber nach experimentellen Daten eine geringere Toleranzentwicklung induzieren, weil aus Molsidomin das letztlich in der Zelle wirkende Stickstoffmonoxid (NO) nichtenzymatisch freigesetzt wird. Klinische Vergleichsstudien zeigen jedoch, dass die antiischämischen Effekte nicht nur von Isosorbiddinitrat, sondern auch von Molsidomin bereits nach 1–4 Tagen deutlich abgeschwächt sind (Wagner et al. 1991; Lehmann et al. 1998). Deshalb ist auch die früher gängige Kombination von Isosorbiddinitrat am Tag mit Molsidomin in der Nacht („Schaukeltherapie") nicht ausreichend begründet. Grundsätzlich problematisch an Molsidomin ist, dass es keine kontrollierten Endpunktstudien gibt. Eine Studie zur Beeinflussung der endothelialen Dysfunktion kam zu einem negativen Ergebnis (Barbato et al. 2015).

Ivabradin hemmt spezifisch den Schrittmacherstrom I_f im Sinusknoten des Herzens. Dies senkt die Herzfrequenz und damit den Energieverbrauch, ohne negative Inotropie. Studien weisen auf eine β-Adrenozeptor-Antagonisten vergleichbare Verlängerung der symptomfreien Belastungszeit hin (Tardif et al. 2005; Tardif 2007). In der ersten Endpunktstudie (Fox et al. 2008) an Patienten mit stabiler Angina pectoris und eingeschränkter linksventrikulärer Funktion hatte die zusätzliche Gabe von Ivabradin (zu β-Adrenozeptor-Antagonisten) keinen Einfluss auf den primären Endpunkt aus kardiovaskulärem Tod und Hospitalisierung wegen Infarkt oder Verschlechterung einer Herzinsuffizienz. In einer Folgestudie an 6.500 Patienten mit Herzinsuffizienz, deren Herzfrequenz unter β-Adrenozeptor-Antagonisten nicht ausreichend (< 70/min) gesenkt war, reduzierte Ivabradin die Hospitalisierungsrate (−26 %), hatte aber keinen signifikanten Einfluss auf die kardiovaskuläre oder Gesamtsterblichkeit (Swedberg et al. 2010, SHIFT). Auffällig war, dass die mittlere Ausgangsherzfrequenz der Patienten mit 80/min vor Beginn der Ivabradintherapie nicht niedriger lag als in vergleichbaren Studien ohne Vorbehandlung mit β-Adrenozeptor-Antagonisten. Tatsächlich erhielten nur 26 % die Zieldosis des jeweiligen β-Adrenozeptor-Antagonisten, was den Wert der Studie einschränkt, andererseits aber auch den Praxisalltag widerspiegelt. Ivabradin ist zugelassen zur symptomatischen Behandlung der chronischen Angina pectoris bei Patienten mit einer Ruhe-Herzfrequenz ≥ 70 Schläge pro Minute, die β-Adrenozeptor-Antagonisten nicht vertragen oder trotz einer optimalen Betarezeptorenblockerdosis unzureichend eingestellt sind. 2012 erfolgte die Indikationserweiterung auf Patienten mit chronischer Herzinsuffizienz und systolischer Dysfunktion im Stadium II–IV mit einer Herzfrequenz > 75/min unter Standardtherapie mit β-Adrenozeptor-Antagonisten oder bei Unverträglichkeit gegenüber denselben. Eine Studie an Patienten

◘ **Tab. 7.4** **Verordnungen von Molsidomin und weiteren Mitteln 2022.** Angegeben sind die 2022 verordneten Tagesdosen, die Änderungen gegenüber 2021 und die mittleren Kosten je DDD 2022

Präparat	Bestandteile	DDD Mio.	Änderung %	DDD-Nettokosten Euro
Molsidomin				
Molsidomin STADA	Molsidomin	32,2	(+28,1)	0,15
Corvaton	Molsidomin	11,0	(−45,5)	0,29
		43,1	(−4,6)	0,19
Ivabradin				
Ivabradin Axiromed	Ivabradin	9,7	(+142,4)	0,73
Ivabradin-1 A Pharma	Ivabradin	4,9	(−2,9)	0,80
Ivabalan TAD	Ivabradin	4,4	(+14,3)	0,78
Ivabradin beta	Ivabradin	1,7	(−52,8)	0,88
Ivabradin Heumann	Ivabradin	1,4	(−78,4)	0,77
Ivabradin-ratiopharm	Ivabradin	1,4	(+53,3)	0,77
Ivabradin Zentiva	Ivabradin	0,92	(+64,8)	0,64
Ivabradin-PUREN	Ivabradin	0,84	(+121,1)	0,76
		25,3	(+1,2)	0,76
Weitere Mittel				
Ranexa	Ranolazin	19,9	(+3,3)	4,27
Cardiodoron/-RH	Onopordum acanth. flos Hyoscyamus niger herba Primula veris flos	4,1	(−0,2)	0,43
		23,9	(+2,7)	3,62
Summe		92,3	(−1,3)	1,23

mit stabiler Angina pectoris und *normaler* linksventrikulärer Funktion zeigte, dass die zusätzliche Gabe von Ivabradin bei mehrheitlich mit β-Adrenozeptor-Antagonisten behandelten Patienten (83 %) keinen günstigen symptomatischen Effekt hatte und sogar einen Trend zur Zunahme von kardiovaskulären Endpunkten und eine Zunahme von Bradykardien, Vorhofflimmern und QT-Verlängerungen verursachte (Fox et al. 2014). Dies wirft grundsätzliche Fragen zur Bedeutung der Herzfrequenz einer nicht herzinsuffizienten Patientengruppe und den Wert der Substanz bei stabiler Angina auf. Die 2014 erlassene Zulassungsbeschränkung listet nun die gleichzeitige Behandlung mit Verapamil oder Diltiazem als Kontraindikationen auf und weist auf das erhöhte Risiko für Vorhofflimmern hin. Die Daten mahnen zu einer sorgfältigen Überprüfung der Indikation.

Ranolazin wird als selektiver Hemmstoff des späten Natriumstroms eingeordnet, hat aber auch eine Reihe weiterer Effekte auf das Herz (z. B. Hemmung des Natrium-Spitzenstroms und repolarisierender Kaliumströme, Hemmung der Fettsäureoxidation, Betarezeptorblockade), deren Bedeutung unklar ist. Die Senkung der intrazellulären Natrium- und konsekutiv Calciumkonzentration in der Herzmuskulatur soll die diastolische Funktion verbessern, was letztlich zu einer verbesserten Belastbarkeit beiträgt. Dies könnte auch bei Herzinsuffizienz und Herzrhythmusstörungen von Vorteil sein. Im Gegensatz zu β-Adrenozeptor-Antagonisten und Calciumkanalblockern senkt Ranolazin in üblicher Dosis nicht die Herzfrequenz oder den Blutdruck und kann daher bei stabiler Angina pectoris zusätzlich eingesetzt werden, wenn erstere nicht ausreichend wirksam sind. In einer Subgruppe von Patienten mit akutem Koronarsyndrom und erhöhten BNP-Spiegeln hatte es einen günstigen Einfluss auf einen kombinierten Endpunkt aus kardiovaskulärem Tod, Infarkt und wiederkehrende Ischämien (Morrow et al. 2010). Die Gabe von Ranolazin bei Typ 2 Diabetikern und chronischer stabiler Angina war mit einer moderaten Reduktion der Angina-Symptomatik und Verbesserung der Lebensqualität verbunden (Arnold et al. 2014), hatte aber in einer großen prospektiven Studie an Patienten nach interventioneller Revaskularisierung keinen Einfluss auf harte Endpunkte wie Revaskularisierung oder Hospitalisierung (Weisz et al. 2016) oder auf Angina oder Lebensqualität (Alexander et al. 2016). Bei Patienten mit inkompletter Revaskularisierung hatte die Substanz nach 12 Monaten keinen Effekt auf die Anginasymptomatik (Fanaroff et al. 2017). Schließlich war auch in einer placebokontrollierten Studie bei Patienten hypertrophischer Kardiomyopathie kein Effekt von Ranolazin nachweisbar (Olivotto et al. 2018). Bei Patienten mit einem ICD senkte Ranolazin die Auslöserate leicht, hatte aber keinen Effekt auf den primären Endpunkt Kammertachykardien/flimmern oder Tod und verursachte mehr unerwünschte Ereignisse wie Schwindel, Übelkeit und Verstopfung (Zareba et al. 2018). Als CYP3A4 und P-Glykoprotein Substrat unterliegt Ranolazin den typischen Arzneimittelinteraktionen dieser Systeme. Die minimale Effektivität und das relevante Nebenwirkungs- und Interaktionsprofil stellen den therapeutischen Nutzen der Substanz zunehmend in Frage.

Mit *Cardiodoron RH* befindet sich weiterhin ein pflanzliches Arzneimittel auf der Liste der 3.000 verordnungsstärksten Arzneimittel. Das erstaunt, weil es für dieses und andere Phytopharmaka weder studienbasierte Evidenz für günstige Wirkungen bei Koronarer Herzkrankheit noch Leitlinienempfehlungen gibt.

7.4.3 Wirtschaftliche Gesichtspunkte

Die Preisunterschiede zwischen den beiden Langzeitnitraten ISDN und ISMN, die noch vor wenigen Jahren bei über 60 % lagen, sind heute weniger relevant (◐ Tab. 7.3). Der Preis des generisch erhältlichen Ivabradins ist gesunken. Die Substanz konkurriert aber mit den deutlich günstigeren β-Adrenozeptor-Antagonisten, gegenüber denen es therapeutisch eindeutig nur 2. Wahl ist. Die DDD-Kosten von Ranolazin liegen besonders hoch, obwohl sowohl die symptomatische als auch prognostische Wirksamkeit der Substanz in Frage steht. Insgesamt ist das Einsparpotential im Bereich der Koronarmedikamente durch Umstellung aber eher gering und am ehesten durch Überprüfung der Indikation gegeben.

Literatur

Aarnoudse AL, Dieleman JP, Stricker BH (2007) Age- and gender-specific incidence of hospitalisation for digoxin intoxication. Drug Saf 30:431–436

Ahmed A, Waagstein F, Pitt B, White M, Zannad F, Young JB, Rahimtoola S (2009) Effectiveness of digoxin in reducing one-year mortality in chronic heart failure in the digitalis investigation group trial. Am J Cardiol 103:82–87

Alexander KP, Weisz G, Prather K, James S, Mark DB et al (2016) Effects of ranolazine on angina and quality of life after percutaneous coronary intervention with incomplete revascularization: results from the ranolazine for incomplete vessel revascularization (RIVER-PCI) trial. Circulation 133:39–47

Armstrong PW, Pieske B, Anstrom KJ, Ezekowitz J, Hernandez AF et al (2020) Vericiguat in patients with heart failure and reduced ejection fraction. N Engl J Med 382:1883–1893

Arnold SV, Kosiborod M, McGuire DK, Li Y, Yue P, Ben-Yehuda O, Spertus JA (2014) Effects of ranolazine on quality of life among patients with diabetes mellitus and stable angina. JAMA Intern Med 174:1403–1405

Barbato E, Herman A, Benit E, Janssens L, Lalmand J et al (2015) Long-term effect of molsidomine, a direct nitric oxide donor, as an add-on treatment, on endothelial dysfunction in patients with stable angina pectoris undergoing percutaneous coronary intervention: results of the MEDCOR trial. Atherosclerosis 240:351–354

Bardy GH, Lee KL, Mark DB, Poole JE, Packer DL et al (2005) Amiodaron or an implantable cardioverter-defibrillator for congestive heart failure. N Engl J Med 352:225–237

Bundesärztekammer, Kassenärztliche Bundesvereinigung, Arbeitsgemeinschaft der Wissenschaftlichen Medizinischen Fachgesellschaften (2013) Nationale Versorgungsleitlinie Chronische Herzinsuffizienz. Kurzfassung, 1. Aufl. (Version 7, Dezember 2009, zuletzt geändert: August 2013. AWMF-Reg.-Nr.: nvl/006)

Cannon JA, Shen L, Jhund PS, Kristensen SL, Køber L et al (2017) Dementia-related adverse events in PARADIGM-HF and other trials in heart failure with reduced ejection fraction. Eur J Heart Fail 19:129–137

Castagno D, Petrie MC, Claggett B, McMurray J (2012) Should we SHIFT our thinking about digoxin? Observations on ivabradine and heart rate reduction in heart failure. Eur Heart J 33:1137–1141

Connolly SJ, Camm AJ, Halperin JL, Joyner C, Alings M et al (2011) Dronedarone in high-risk permanent atrial fibrillation. N Engl J Med 365:2268–2276

Deutsche Gesellschaft für Kardiologie – Herz- und Kreislaufforschung e.V. (2017) ESC Pocket Guidelines. Management von Vorhofflimmern, Version 2016. Börm Bruckmeier Verlag GmbH, Grünwald. Kurzfassung der „ESC Guidelines for the Management of Atrial Fibrillation". Eur Heart J. https://doi.org/10.1093/eurheartj/ehw210

Echt DS, Liebson PR, Mitchell LB, Peters RW, Obias-Manno D, Barker AH et al (1991) Mortality and morbidity in patients receiving encainide, flecainide, or placebo. N Engl J Med 324:781–788

Fanaroff AC, James SK, Weisz G, Prather K, Anstrom KJ et al (2017) Ranolazine after incomplete percutaneous coronary revascularization in patients with versus without diabetes mellitus: RIVER-PCI trial. J Am Coll Cardiol 69:2304–2313

Fetsch T, Bauer P, Engberding R, Koch HP, Lukl J et al (2004) Prevention of atrial fibrillation after cardioversion: results of the PAFAC trial. Eur Heart J 25:1385–1394

Fox K, Ford I, Steg PG, Tendera M, Ferrari R (2008) Ivabradine for patients with stable coronary artery disease and left-ventricular dysfunction (BEAUTIFUL): a randomised, double-blind, placebo-controlled trial. Lancet 372:807–816

Fox K, Ford I, Steg PG, Tardif JC, Tendera M, Ferrari R (2014) Ivabradine in stable coronary artery disease without clinical heart failure. N Engl J Med 371:1091–1099

Fricke U, Hein L, Schwabe U (2017) Neue Arzneimittel 2016. In: Schwabe U, Paffrath D, Ludwig WD, Klauber J (Hrsg) Arzneiverordnungsreport. Springer (Kapitel 3.1.24)

Gemeinsamer Bundesausschuss (2022) Beschluss über eine Änderung der Arzneimittel-Richtlinie: Anlage XII – Nutzenbewertung von Arzneimitteln mit neuen Wirkstoffen nach § 35a des Fünften Buches Sozialgesetzbuch (SGB V): Vericiguat (chronische Herzinsuffizienz) BAnz AT 14.04.2022 B9. https://www.g-ba.de/downloads/39-261-5312/2022-03-03_AM-RL-XII_Vericiguat_D-724_BAnz.pdf

Le Heuzey JY, De Ferrari GM, Radzik D, Santini M, Zhu J, Davy JM (2010) A short-term, randomized, double-blind, parallel-group study to evaluate the efficacy and safety of dronedarone versus amiodarone in patients with persistent atrial fibrillation: the DIONYSOS study. J Cardiovasc Electrophysiol 21:597–605

Hocini M, Jais P, Sanders P, Takahashi Y, Rotter M et al (2005) Techniques, evaluation, and consequences of linear block at the left atrial roof in paroxysmal atrial fibrillation: a prospective randomized study. Circulation 112:3688–3696

Hohnloser SH, Crijns HJ, van Eickels M, Gaudin C, Page RL, Torp-Pedersen C, Connolly SJ (2009) Effect of dronedarone on cardiovascular events in atrial fibrillation. N Engl J Med 360:668–678

Hohnloser SH, Halperin JL, Camm AJ, Gao P, Radzik D, Connolly SJ (2014) Interaction between digoxin and dronedarone in the PALLAS trial. Circ Arrhythm Electrophysiol 7:1019–1025

Kirchhof P, Andresen D, Bosch R, Borggrefe M, Meinertz T et al (2012) Short-term versus long-term antiarrhythmic drug treatment after cardioversion of atrial fibrillation (Flec-SL): a prospective, randomised, open-label, blinded endpoint assessment trial. Lancet 380:238–246

Kirchhof P, Camm AJ, Goette A, Brandes A, Eckardt L et al (2020) Early rhythm-control therapy in patients with atrial fibrillation. N Engl J Med 383:1305–1316

Køber L, Torp-Pedersen C, McMurray JJ, Gøtzsche O, Lévy S et al (2008) Increased mortality after dronedarone therapy for severe heart failure. N Engl J Med 358:2678–2687

Køber L, Thune JJ, Nielsen JC, Haarbo J, Videbæk L et al (2016) Defibrillator implantation in patients with nonischemic systolic heart failure. N Engl J Med 375:1221–1230

Kotecha D, Bunting KV, Gill SK, Mehta S, Stanbury M et al (2020) Effect of digoxin vs bisoprolol for heart rate control in atrial fibrillation on patient-reported quality of life: the RATE-AF randomized clinical trial. JAMA 324:2497–2508

Lehmann G, Reiniger G, Beyerle A, Schomig A (1998) Clinical comparison of antiischemic efficacy of isosorbide dinitrate and molsidomine. J Cardiovasc Pharmacol 31:25–30

McDonagh TA, Metra M, Adamo M, Gardner RS, Baumbach A et al (2021) 2021 ESC Guidelines for the diagnosis and treatment of acute and chronic heart failure. Eur Heart J 42:3599–3726

McMurray JJ, Packer M, Desai AS, Gong J, Lefkowitz MP et al (2014) Angiotensin-neprilysin inhibition versus enalapril in heart failure. N Engl J Med 371:993–1004

Morrow DA, Scirica BM, Sabatine MS, de Lemos JA, Murphy SA et al (2010) B-type natriuretic peptide and the effect of ranolazine in patients with non-ST-segment elevation acute coronary syndromes: observations from the MERLIN-TIMI 36 (metabolic efficiency with ranolazine for less ischemia in non-ST-elevation acute coronary-thrombolysis in myocardial infarction 36) trial. J Am Coll Cardiol 55:1189–1196

Moss AJ, Zareba W, Hall WJ, Klein H, Wilber DJ et al (2002) Prophylactic implantation of a defibrillator in patients with myocardial infarction and reduced ejection fraction. N Engl J Med 346:877–883

Olivotto I, Camici PG, Merlini PA, Rapezzi C, Patten M et al (2018) Efficacy of ranolazine in patients with symptomatic hypertrophic cardiomyopathy: the RESTYLE-HCM randomized, double-blind, placebo-controlled study. Circ Heart Fail 11:e4124

Patten M, Maas R, Bauer P, Luderitz B, Sonntag F et al (2004) Suppression of paroxysmal atrial tachyarrhythmias – results of the SOPAT trial. Eur Heart J 25:1395–1404

Pellicori P, Urbinati A, Shah P, MacNamara A, Kazmi S et al (2017) What proportion of patients with chronic heart failure are eligible for sacubitril-valsartan? Eur J Heart Fail 19:768–778

Rathore SS, Curtis JP, Wang Y, Bristow MR, Krumholz HM (2003) Association of serum digoxin concentration and outcomes in patients with heart failure. JAMA 289:871–878

Roy D, Talajic M, Nattel S, Wyse DG, Dorian P et al (2008) Rhythm control versus rate control for atrial fibrillation and heart failure. N Engl J Med 358:2667–2677

Sanders GD, Hlatky MA, Owens DK (2005) Cost-effectiveness of implantable cardioverter-defibrillators. N Engl J Med 353:1471–1480

Schmiedl S, Szymanski J, Rottenkolber M, Hasford J, Thürmann PA (2007) Re: Age- and gender-specific incidence of hospitalisation for digoxin intoxication. Drug Saf 30:1171–1173 (author reply 1173–1174)

Solomon SD, McMurray JJV, Anand IS, Ge J, Lam CSP et al (2019) Angiotensin-neprilysin inhibition in heart failure with preserved ejection fraction. N Engl J Med 381:1609–1620

Swedberg K, Komajda M, Böhm M, Borer JS, Ford I (2010) Ivabradine and outcomes in chronic heart failure (SHIFT): a randomised placebo-controlled study. Lancet 376:875–885

Tardif JC (2007) Clinical results of I(f) current inhibition by ivabradine. Drugs 67(Suppl 2):35–41

Tardif JC, Ford I, Tendera M, Bourassa MG, Fox K (2005) Efficacy of ivabradine, a new selective I(f) inhibitor, compared with atenolol in patients with chronic stable angina. Eur Heart J 26:2529–2536

The Digitalis Investigation Group (1997) The effect of digoxin on mortality and morbidity in patients with heart failure. N Engl J Med 336:525–533

Vamos M, Erath JW, Hohnloser SH (2015) Digoxin-associated mortality: a systematic review and meta-analysis of the literature. Eur Heart J 36:1831–1838

Williams VEM (1975) Classification of antidysrhythmic drugs. Pharmacol Ther B 1:115–138

Velazquez EJ, Morrow DA, DeVore AD, Duffy CI, Ambrosy AP, McCague K, Rocha R, Braunwald E (2019) Angiotensin-neprilysin inhibition in acute decompensated heart failure. N Engl J Med 380:539–548

Wagner F, Gohlke-Barwolf C, Trenk D, Jähnchen E, Roskamm H (1991) Differences in the antiischaemic effects of molsidomine and isosorbide dinitrate (ISDN) during acute and short-term administration in stable angina pectoris. Eur Heart J 12:994–999

Weisz G, Généreux P, Iñiguez A, Zurakowski A, Shechter M et al (2016) Ranolazine in patients with incomplete revascularisation after percutaneous coronary intervention (RIVER-PCI): a multicentre, randomised, double-blind, placebo-controlled trial. Lancet 387:136–145

Wyse DG, Waldo AL, DiMarco JP, Domanski MJ, Rosenberg Y, Atrial Fibrillation Follow-up Investigation of Rhythm Management (AFFIRM) Investigators et al (2002) A comparison of rate control and rhythm control in patients with atrial fibrillation. N Engl J Med 347:1825–1833

Zareba W, Daubert JP, Beck CA, Huang DT, Alexis JD et al (2018) Ranolazine in high-risk patients with implanted cardioverter-defibrillators: the RAID trial. J Am Coll Cardiol 72:636–645

Zhu W, Mazzanti A, Voelker TL, Hou P, Moreno JD et al (2019) Predicting patient response to the antiarrhythmic mexiletine based on genetic variation. Circ Res 124:539–552

Ziff OJ, Lane DA, Samra M, Griffith M, Kirchhof P et al (2015) Safety and efficacy of digoxin: systematic review and meta-analysis of observational and controlled trial data. BMJ 351:h4451

Blut und Gerinnung

Inhaltsverzeichnis

Kapitel 8 **Anämien** – 245
Jan Matthes

Kapitel 9 **Antithrombotische Therapie** – 255
Hans Wille

Anämien

Jan Matthes

Auf einen Blick

Verordnungsprofil Der größte Teil der Verordnungen von Antianämika entfällt weiterhin auf Eisenpräparate, gefolgt von Folsäure und Epoetinpräparaten mit jeweils deutlich geringeren Verordnungsvolumina. Seit 2013 nahmen die Verordnungszahlen aller drei Gruppen der Antianämika zu. Das Beispiel der Herzinsuffizienz zeigt, dass sich die Korrektur eines Eisenmangels auch auf Begleiterkrankungen positiv auswirkt. Bereits 2021 wurde mit Roxadustat ein Inhibitor der HIF-PH (Hypoxie-induzierbarer Faktor-Prolylhydroxylase) zugelassen, der wie Epoetine die Erythropoese stimuliert, aber oral verfügbar ist. 2023 folgte die EU-Zulassung von Vadadustat und die Europäische Arzneimittelbehörde (EMA) hat sich kürzlich für die Zulassung von Daprodustat ausgesprochen, das wie die beiden anderen HIF-PH-Inhibitoren bei renaler Anämie zum Einsatz kommen soll.

Eine Anämie kann viele Ursachen haben, die vor der Therapie mit Antianämika abgeklärt werden sollten (Kaufner und von Heymann 2018). Am häufigsten ist die Eisenmangelanämie durch mangelnde Zufuhr, ungenügende Resorption, gesteigerten Bedarf oder Verlust von Eisen, z. B. durch okkulte Blutungen. Auch bei Blutspendern kommt es zu einer Verringerung des Hämoglobins (Hb), der durch eine niedrig dosierte Eisensupplementation verkürzt wird (Kiss et al. 2015). Daneben gibt es sekundäre Anämien bei bspw. Leber- oder Nierenkrankheiten, Tumoren, Infektionen oder Zytostatikatherapie sowie weitere Anämieformen mit gestörter Erythrozytenbildung (z. B. aplastische Anämie) oder mit gesteigertem Erythrozytenabbau (hämolytische Anämien). Bei älteren Menschen liegt die Prävalenz der Anämie bei bis zu 40 % (Bach et al. 2014). Gerade die Betrachtung der Anämie bei Älteren unterstreicht die Bedeutung der Multikausalität (Röhrig et al. 2019).

Unter den 3.000 am häufigsten verordneten Arzneimitteln befanden sich 2022 als Antianämika Eisenpräparate, Folsäure sowie Epoetine. Nachdem 2021 schon Deferoxamin nicht mehr unter den meistverordneten Arzneistoffen war, gilt das 2022 auch für Deferasirox, sodass die Gruppe der Eisenchelatoren derzeit nicht vertreten ist. Ebenfalls nicht unter den 3.000 am häufigsten verordneten Arzneimitteln ist der in der Therapie der renalen Anämie eingesetzte Inhibitor des Enzyms HIF-PH (Hypoxie-induzierbarer Faktor-Prolylhydroxylase) Roxadustat (*Evrenzo*). Das 2022 zur Behandlung der Sichelzellanämie zugelassene Voxeletor (*Oxbryta*) ist wie Roxadustat zwar als Innovation zu bewerten (Hemmung der Polymerisation von Sichelzellhämoglobin durch Steigerung der Affinität von Hämoglobin zu Sauerstoff), wird aber angesichts seiner Indikation als „orphan drug" wohl nicht unter die meistverordneten Arzneistoffe kommen.

8.1 Eisenpräparate

Die Verordnung von Eisenpräparaten war 2004 als Folge des GKV-Modernisierungsgesetzes auf die Hälfte eingebrochen. Danach nahm sie wieder deutlich zu, blieb aber zwischen 2009 und 2013 weitgehend konstant. Die Verordnungszahlen stiegen seither wieder an und

© Der/die Autor(en), exklusiv lizenziert an Springer-Verlag GmbH, DE, ein Teil von Springer Nature 2023
W.-D. Ludwig, B. Mühlbauer, R. Seifert (Hrsg.), *Arzneiverordnungs-Report 2023*,
https://doi.org/10.1007/978-3-662-68371-2_8

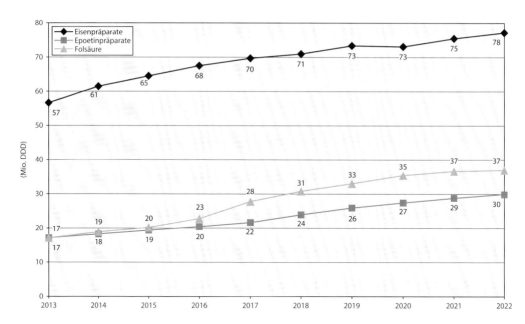

Abb. 8.1 Verordnungen von Antianämika 2013 bis 2022. Gesamtverordnungen nach definierten Tagesdosen

waren nur 2020 im Vergleich zum Vorjahr unverändert (Abb. 8.1). Der frühere Rückgang war wenig plausibel, da Eisenpräparate zwar nicht verschreibungspflichtig, aber als wirksame Standardtherapeutika einer gesicherten Eisenmangelanämie nach der Ausnahmeliste gemäß § 34 Abs. 1 SGB V weiterhin erstattungsfähig sind.

8.1.1 Orale Eisenpräparate

Die orale Eisensubstitution ist Therapie der Wahl einer Eisenmangelanämie, da sie wirksam, relativ sicher, einfach und kostengünstig ist. Neben einer Ernährungsberatung werden bei (alimentärem) Eisenmangel Tagesdosen von 2–6 mg/kg Eisen täglich empfohlen (Behnisch et al. 2021; Camaschella 2015). In Deutschland überwiegt bei weitem die Verordnung von Medikamenten mit Eisen(II)glycinsulfat-Komplex (Tab. 8.1), aus dem das Eisen in Magen und Dünndarm (*Ferro sanol*) bzw. erst im Duodenum (magensaftresistent überzogene Pellets in *Ferro sanol duodenal*) freigesetzt wird. Die orale Bioverfügbarkeit von Eisen(II)sulfat-Präparaten liegt bei 10–15 %, während die Bioverfügbarkeit von Eisen(III)sulfat wegen der geringen Löslichkeit 3–4-fach niedriger ist (Santiago 2012). Neben *Ferrum Hausmann* (Eisen(III)hydroxid-Polymaltose-Komplex) steht *Feraccru* (Eisen(III)-maltol) als orales Präparat mit dreiwertigem Eisen zur Verfügung. Der weiter anhaltende Zuwachs bei den Verordnungen von *Feraccru* dürfte durch die 2019 erfolgte Erweiterung der Indikation auf alle Erwachsenen mit Eisenmangel erklärt werden. Die vergleichsweise sehr hohen DDD-Kosten spielen angesichts des geringen Marktanteils keine wesentliche Rolle, mahnen aber zur kritischen Beobachtung des Verordnungsanstiegs von *Feraccru*. Unter oralen Eisenpräparaten treten sehr häufig gastrointestinale Störungen auf, unter Eisen(II)sulfat und Eisen(II)gluconat (derzeit nicht unter den meistverordneten Eisenpräparaten vertreten) wohl noch häufiger als unter Eisen(II)glycinsulfat (Cancelo-Hidalgo et al. 2013).

Die Verordnung der Kombination von Eisen(II)glycinsulfat mit Folsäure (*Ferro sanol*

Kapitel 8 · Anämien

◘ Tab. 8.1 Verordnungen von Eisenpräparaten und Eisenchelatoren 2022. Angegeben sind die 2022 verordneten Tagesdosen, die Änderungen gegenüber 2021 und die mittleren Kosten je DDD 2022

Präparat	Bestandteile	DDD Mio.	Änderung %	DDD-Nettokosten Euro
Eisensulfat				
Tardyferon	Eisen(II)sulfat	10,1	(+3,7)	0,55
Eisentabletten AbZ	Eisen(II)sulfat	2,6	(−5,0)	0,41
Eisentabletten-ratiopharm	Eisen(II)sulfat	0,78	(−12,7)	0,49
Eisensulfat Lomapharm	Eisen(II)sulfat	0,55	(−6,9)	0,39
		14,1	**(+0,5)**	**0,51**
Weitere Eisensalze				
Ferro sanol/Ferro sanol duodenal	Eisen(II)glycinsulfat	53,9	(+3,5)	0,54
Feraccru	Eisen(III)maltol	1,4	(+22,9)	3,20
Ferrum Hausmann	Eisen(III)hydroxid-Polymaltose-Komplex	0,52	(+0,6)	0,70
		55,8	**(+3,9)**	**0,60**
Eisensulfatkombinationen				
Tardyferon-Fol	Eisen(II)sulfat Folsäure	1,4	(+16,6)	0,27
Ferro sanol comp	Eisen(II)glycinsulfat Folsäure Cyanocobalamin	1,1	(−3,3)	0,98
		2,5	**(+6,7)**	**0,59**
Parenterale Eisenpräparate				
Ferinject	Eisen(III)hydroxid-Polymaltose-Komplex	1,8	(+12,1)	33,46
Ferrlecit	Eisen(III)Natrium-D-gluconat-Komplex	0,86	(−1,0)	7,45
Fermed	Eisen(III)oxid-Saccharose-Komplex	0,39	(+3,6)	15,30
Monofer	Eisen(III)Derisomaltose	0,16	(+23,8)	29,58
		3,2	**(+7,7)**	**24,11**
Summe		**75,6**	**(+3,5)**	**1,59**

comp) ist entgegen der Vorjahre leicht rückläufig (◘ Tab. 8.1), die der Kombination aus Eisen(II)sulfat und Folsäure (*Tardyferon-Fol*) hat hingegen erneut deutlich zugenommen. Die Indikation für die Verordnung dieser Kombinationen sollte gut geprüft werden. Während z. B. die Folsäuregabe ab circa vier Wochen vor Konzeption und im ersten Schwangerschaftsdrittel sinnvoll ist, um Neuralrohrdefekten beim Fetus vorzubeugen (siehe unten), ist eine Eisensupplementation nur bei nachgewiesenem Eisenmangel indiziert und kommt oft erst ab dem zweiten Trimenon in Frage, wenn der Eisenbedarf ansteigt. Generell sind Fixkombinationen von Arzneistoffen kritisch zu hinterfragen, da die Möglichkeiten der individuellen Dosierung in der Regel eingeschränkt sind. Es gibt keine überzeugenden Belege, dass eine routinemäßige pränatale Eisensubstitution die mütterliche und kindliche Gesundheit verbessert (Koletzko et al. 2018). In einer systematischen Übersicht zur täglichen Supplementation in der Schwangerschaft schien – obwohl nicht direkt verglichen – die Kombination von Eisen und Folsäure der alleinigen Gabe von Eisen bezüglich der mütterlichen Anämie nicht effektiver zu sein (Peña-Rosas et al. 2015).

8.1.2 Parenterale Eisenpräparate

Die parenterale Eisenbehandlung war früher Ausnahmefällen vorbehalten, wenn die orale Gabe nicht möglich oder kontraindiziert war. Grund waren zahlreiche Risiken durch hochmolekulare Dextranpräparate, insbesondere schwere anaphylaktoide Reaktionen mit zahlreichen Todesfällen in den USA (Fishbane 2003). Durch dextranfreie parenterale Eisenpräparate mit verbessertem Sicherheitsprofil hat sich die parenterale Eisenbehandlung gewandelt. Darüber hinaus ist die gastrointestinale Verträglichkeit parenteraler Eisenpräparate deutlich besser als die oraler Präparate (Tolkien et al. 2015). Da die intravenöse Applikation außerdem die problematische enterale Eisenresorption umgeht, werden die Hb-Werte schneller und wirksamer erhöht als mit oralen Präparaten (Girelli et al. 2018). Ein Cochrane-Review über Studien bei Menschen mit chronischer Niereninsuffizienz zeigte, dass mit parenteralen Eisenpräparaten höhere Hb-Werte, höhere Eisenplasmaspiegel und wohl auch ein geringerer Epoetinbedarf als mit oralen Eisenpräparaten erreicht werden (O'Lone et al. 2019). Bei chronisch entzündlichen Darmkrankheiten und Eisenmangelanämie zeigten sich unter parenteraler Eisentherapie ebenfalls höhere Anstiege von Hb und Ferritin (Lee et al. 2012). Die Unterschiede zur oralen Gabe waren jedoch gering und ihr klinischer Nutzen ungewiss, während Therapieabbrüche häufiger waren. In einer neueren systematischen Übersicht und Netzwerk-Metaanalyse waren in derselben Indikation Eisencarboxymaltose-Komplexe die effektivsten parenteralen Präparate und die einzigen, die oralem Eisen bezüglich der Hb-Steigerung überlegen waren (Aksan et al. 2017). Ein entsprechender Cochrane-Review bestätigt die Überlegenheit parenteraler Eisencarboxymaltose-Komplexe gegenüber intravenösen Eisensaccharose-Präparaten und parenteraler gegenüber oraler Substitution (Gordon et al. 2021). Liegt bei Menschen mit Tumorleiden ein Eisenmangel vor (Prävalenz 30–60 %), wird bevorzugt die intravenöse Eisensubstitution empfohlen (Hastka et al. 2022). Der Nationalen Versorgungsleitlinie „Chronische Herzinsuffizienz" von 2019 zufolge „kann" bei Menschen mit Herzinsuffizienz und reduzierter Pumpfunktion (HFrEF), bei denen ein Eisenmangel vorliegt, eine i.v. Eisensupplementierung „erwogen werden" (Bundesärztekammer et al. 2019). Die Zurückhaltung wird mit unzureichenden Daten zu „harten" Endpunkten (Dekompensationen, Krankenhausbehandlungen, Mortalität) begründet, die eher weite Indikation („Eisenmangel") beruht auf der in Studien fehlenden Differenzierung zwischen anämischen und nicht-anämischen Menschen. Die Europäischen Gesellschaft für Kardiologie (ESC) empfiehlt in der Aktualisierung ihrer Herzinsuffizienz-Leitlinie 2023 eine Eisensupplementierung bei reduzierter Auswurffraktion und Eisenmangel zur symptomatischen Behandlung (McDonagh et al. 2023). Ein prognostischer Nutzen zeichnete sich bisher jedoch nicht ab (Graham et al. 2023). Von der oralen Supplementierung wurde mit Verweis auf deren Unwirksamkeit hinsichtlich der Leistungsfähigkeit eindeutig abgeraten (McDonagh et al. 2021).

Das parenterale Eisenpräparat *Fermed* (Eisen(III)hydroxid-Saccharose-Komplex) zeigte erneut einen geringen Anstieg der Verordnungszahlen (◘ Tab. 8.1). Nachdem die insgesamt geringe Verordnung von *Monofer* (Eisen(III)-Derisomaltose) 2021 deutlich abnahm, war in 2022 wieder ein Zuwachs um knapp ein Viertel zu verzeichnen. In der Vergangenheit waren Berichte über schwere anaphylaktische Reaktionen für diesen Wirkstoff vergleichsweise häufig, sodass noch 2017 die Spanische Arzneimittelbehörde vor der Anwendung warnte (Nathell et al. 2020). Zwei randomisierte kontrollierte Studien mit einer Fallzahl > 3.000 konnten zwar diesbezüglich kein erhöhtes Risiko im Vergleich zu einer Eisen(III)hydroxid-Saccharose-Verbindung zeigen, dürften aber angesichts des Zeitpunkts der Publikation der Ergebnisse keinen wesentlichen Einfluss auf die 2019 im Vergleich zum Vorjahr um 200 % angestiegene Verordnung gehabt haben (Auerbach et al. 2019; Bhandari et al. 2020). Eisen(III)-Derisomaltose (im Englischen: „iron isomaltoside") ist dextranfrei, zeigte aber in einem Immunoassay eine Reaktion auf einen Antidextran-Antikörper (Lipp 2016). Die Stabilität parenteraler Eisen-Komplexe nimmt in der Reihenfolge Gluconat-, Saccharose-, Maltose-Komplexe zu. Je stabiler der Komplex, umso größer der Anteil an Eisen, der von Makrophagen aufgenommen wird (Girelli et al. 2018). Hiermit wird u. a. auch eine bessere Verträglichkeit erklärt. Die hohe Stabilität der Eisen-Maltose-Komplexe erlaubt außerdem die rasche Applikation hoher Dosen, was ggf. die Verabreichung der Gesamtdosis mit einer Gabe ermöglicht. *Ferinject* (Eisen(III)hydroxid-Polymaltose-Komplex) und *Monofer* (Eisen(III)-Derisomaltose) können bis zu einer Einzeldosis von 1.000 mg intravenös infundiert werden (Lipp 2016). Die hohe Dosierung erfordert weniger Einzelinfusionen, ist aber etwa viermal so teuer wie die Verwendung von *Ferrlecit* (Eisen(III)natrium-Gluconat-Komplex). *Fermed* (Eisen(III)hydroxid-Saccharose-Komplex) wird bis zu einer Einzeldosis von 500 mg intravenös infundiert, ist aber doppelt so teuer wie *Ferrlecit Ampullen*. *Ferinject* (Eisen(III)hydroxid-Polymaltose-Komplex) führt die Verordnungszahlen parenteraler Eisenpräparate weiterhin an, ist dabei aber das Präparat mit den höchsten DDD-Kosten in dieser Gruppe.

8.2 Folsäure

Die Verordnungszahlen von Folsäurepräparaten haben sich in den letzten zehn Jahren mehr als verdoppelt (◘ Abb. 8.1). Wichtig ist Folsäure vor allem in der Schwangerschaft, sodass Frauen, die eine Schwangerschaft planen, zusätzlich zu einer ausgewogenen Ernährung 400 µg Folsäure pro Tag oder äquivalente Dosen anderer Folate in Form eines Supplements empfohlen werden (Koletzko et al. 2018). Die Einnahme soll mindestens vier Wochen vor der Konzeption beginnen und bis zum Ende des 1. Schwangerschaftsdrittels fortgesetzt werden. Die Rationale dahinter ist, dass die Zufuhr von Folatäquivalenten über die Nahrung deutlich geringer ist, als für Erwachsene im Allgemeinen und für Schwangere im Besonderen empfohlen wird. Andererseits zeigen epidemiologische Studien und Metaanalysen, dass die perikonzeptionelle Folsäuresupplementation das Risiko für kindliche Fehlbildungen des Nervensystems (Neuralrohrdefekte) reduziert. Leider hat die Prävalenz von Neuralrohrdefekten in Europa zwischen 1991 und 2011 nicht abgenommen (Khoshnood et al. 2015). Grund dürfte u. a. eine mangelnde Umsetzung der Empfehlung sein, Folsäure perikonzeptionell zu substituieren, wie epidemiologische Daten und der Vergleich der Anzahl jährlicher Schwangerschaften und verordneter DDD (◘ Tab. 8.2) nahelegen (Koletzko et al. 2018).

Tab. 8.2 Verordnungen von Folsäure und Epoetinpräparaten 2022. Angegeben sind die 2022 verordneten Tagesdosen, die Änderungen gegenüber 2021 und die mittleren Kosten je DDD 2022

Präparat	Bestandteile	DDD Mio.	Änderung %	DDD-Nettokosten Euro
Folsäure				
Folsäure AbZ	Folsäure	12,1	(−12,2)	0,27
Folsan	Folsäure	9,3	(−11,6)	0,23
Fol Lichtenstein	Folsäure	9,2	(+46,8)	0,29
Folsäure Sanavita	Folsäure	2,5	(−4,7)	0,24
Dreisafol	Folsäure	1,4	(> 1.000)	0,29
Folsäure Lomapharm	Folsäure	0,96	(−45,1)	0,26
		35,6	**(+1,5)**	**0,27**
Epoetin alfa				
Epoetin alfa HEXAL	Epoetin alfa	6,4	(+2,4)	8,00
Abseamed	Epoetin alfa	2,4	(−0,3)	7,93
Binocrit	Epoetin alfa	2,2	(+43,4)	7,51
Erypo	Epoetin alfa	1,6	(−1,3)	8,05
		12,6	**(+6,6)**	**7,91**
Weitere Epoetinpräparate				
Silapo	Epoetin zeta	4,5	(+3,7)	7,74
Retacrit	Epoetin zeta	2,0	(+10,5)	7,70
Neorecormon	Epoetin beta	1,0	(−1,3)	7,93
		7,5	**(+4,7)**	**7,76**
Langwirkende Epoetinanaloga				
Aranesp	Darbepoetin alfa	6,9	(+0,1)	9,98
Mircera	Methoxy-Polyethylenglycol-Epoetin beta	2,4	(+1,9)	9,21
		9,3	**(+0,6)**	**9,79**
Summe		**65,0**	**(+2,7)**	**3,98**

8.3 Erythropoetin

Das Glykoprotein Erythropoetin wird vorwiegend in den Nieren gebildet und ist essenziell für die Bildung der roten Blutkörperchen. Rekombinante Verbindungen mit gleicher Proteinstruktur werden Epoetine genannt. Rekombinantes humanes Epoetin alfa (z. B. *Erypo*) wurde 1988 in die Therapie eingeführt, gefolgt von Epoetin beta (*NeoRecormon*). Seit 2007 haben mehrere Biosimilars von Epoetin eine Zulassung der Europäischen Arzneimittel-Agentur (EMA) erhalten, u. a. auch Epoetin zeta (*Silapo* und *Retacrit*). Das Verordnungsvolumen der Epoetinpräparate hat seit 2013 stetig zugenommen (◘ Abb. 8.1). Die Zahlen waren nur für Epoetin beta (*NeoRecormon*) 2022 (erneut) leicht rückläufig (◘ Tab. 8.2).

Das 2001 eingeführte Epoetinanalogon Darbepoetin alfa (*Aranesp*) unterscheidet sich von Erythropoetin in fünf Aminosäuren und enthält fünf statt drei Stickstoff-gebundene Kohlenhydratseitenketten. Dadurch ist die terminale Eliminationshalbwertszeit drei- bis fünfmal (nach i.v.-Gabe) bzw. zwei- bis dreimal (nach s.c.-Applikation) so lang wie bei den kurzwirksamen Epoetinen. Für Darbepoetin alfa reicht in der Erhaltungsphase die wöchentliche, gegebenenfalls sogar die zweiwöchentliche oder monatliche Gabe (Hörl 2013). *Aranesp* ist etwa 30 % teurer als andere Epoetinderivate, wird aber nach Epoetin alfa weiterhin am häufigsten verordnet.

Seit 2007 ist mit Methoxy-Polyethylenglycol-Epoetin beta (*Mircera*) ein weiteres langwirkendes Epoetinanalogon im Handel. Die Konjugation von Epoetin beta mit einer Methoxy-Polyethylenglycol-Polymerkette resultiert in einer deutlich verlängerten Halbwertszeit, weshalb die Substanz als CERA („Continuous Erythropoietin Receptor Activator") bezeichnet wird und eine monatliche Verabreichung ausreichen kann. Die Affinität zum Epoetinrezeptor ist allerdings durch die Veränderung des Epoetinmoleküls deutlich reduziert (Hörl 2013). Mehrere Vergleichsuntersuchungen mit Epoetin alfa und beta zeigten eine nahezu identische Wirksamkeit und Verträglichkeit (Curran und McCormack 2008; Saglimbene et al. 2017). Etwa 8 % der Epoetinverordnungen entfallen auf *Mircera*. Die Tagestherapiekosten liegen etwas unter denen für Darbepoetin alfa, damit aber ebenfalls über denen anderer Epoetinpräparate (◘ Tab. 8.2).

Eine systematische Übersicht und Metaanalyse deutete einerseits darauf hin, dass die Wirksamkeit der verschiedenen Epoetine bei Menschen mit Anämie im Rahmen einer chronischen Niereninsuffizienz weitestgehend vergleichbar ist, andererseits war aber die Qualität der zugrunde gelegten Studien sehr heterogen (Amato et al. 2018). Auch eine aktualisierte Netzwerkmetaanalyse der Cochrane Collaboration lässt für diese Indikation keine sichere Aussage zu Unterschieden in der Wirksamkeit zwischen diesen Arzneistoffen zu (Chung et al. 2023). Vor diesem Hintergrund ist bemerkenswert, dass das Verordnungsvolumen der fast ein Drittel teureren Epoetinanaloga Darboetin alfa und Methoxy-Polyethylenglycol-Epoetin beta zusammen immerhin fast drei Viertel der Verordnungen von Epoetin alfa enthaltenden Präparaten beträgt.

Die hochdosierte Gabe von Epoetinen bei renaler Anämie ist mit einem gesteigerten kardiovaskulären Risiko assoziiert (Wright et al. 2015). Die erforderlichen Dosen sind bei s.c.-Applikation der kurzwirksamen Epoetinpräparate geringer als bei i.v.-Gabe, die Wirksamkeit ist bei adäquater Dosierung aber vergleichbar (Hörl 2013; Wright et al. 2015). Es sollte außerdem keine Normalisierung des Hb-Wertes angestrebt werden, da dies prognostisch ungünstig ist (Phrommintikul et al. 2007) und die Lebensqualität bei subnormalen Zielwerten auch nicht reduziert ist (Collister et al. 2016). Evidenzbasierte Leitlinien empfehlen heute einen Hb-Zielbereich von 10–12 g/dl (Locatelli et al. 2013; Mikhail et al. 2017). Eine ergänzende Eisensupplementation kann helfen, die erforderliche Epoetindosis weiter zu reduzieren (Roger et al. 2017). Dies mag auch das Risiko für einen sekundären Eisenmangel verringern, der entstehen kann, falls nicht rechtzeitig mit Gabe von Eisen dem erhöhten Bedarf vorgebeugt wird. Es gibt jedoch keine generelle Empfehlung zur präventiven Eisensupplementation bei Epoetingabe (Locatelli et al. 2013).

Die o. g. Daten zu Risiken der Hb-Normalisierung bei renaler Anämie, insbesondere mittels hochdosierter Epoetingabe, waren ein wichtiger Grund für den zwischenzeitlich deutlichen Rückgang der Verordnungszahlen vom Maximum im Jahre 2007 (27 Mio. DDD) bis 2013 (17 Mio. DDD, siehe Arzneiverordnungs-Report 2014, Abb. 8.1). Seitdem ist die Verordnungshäufigkeit allerdings erneut stetig angestiegen und lag 2022 mit > 29 Mio. DDD über dem Wert von 2007 (◘ Abb. 8.1).

Epoetine können grundsätzlich auch bei Anämien wirksam sein, die mit bestimmten anderen chronischen Grunderkrankungen assoziiert sind. Allerdings ist hier die Nutzen-Schaden-Relation einer Therapie oft noch unklar. Bei Menschen mit Krebsleiden (überwiegend solide Tumore) zeigten sich z. B. eine Übersterblichkeit und ein gesteigertes Risiko venöser thrombembolischer Ereignisse (Bohlius et al. 2009; Gao et al. 2014). Die Empfehlungen zum Einsatz von Erythropoese-stimulierenden Arzneistoffen bei Vorliegen von Eisenmangel bzw. Eisenmangelanämie und einem Tumorleiden sind deshalb weiterhin sehr zurückhaltend (Hastka et al. 2022). Ähnlich sieht es bei chronischer Herzinsuffizienz aus (Anand und Gupta 2020). Der Nutzen von Epoetinen zur Behandlung einer Anämie ist hier nicht eindeutig belegt (Desai et al. 2010; Ngo et al. 2010), während es Hinweise auf ein gesteigertes Risiko für thrombembolische Ereignisse unter Darboetin alfa gibt, sodass die aktuellen Leitlinien bei chronischer Herzinsuffizienz von der Behandlung einer Anämie mit Erythropoese-stimulierenden Substanzen abraten (Bundesärztekammer et al. 2019; McDonagh et al. 2021).

Mit Roxadustat (*Evrenzo*) ist 2021 der erste orale Inhibitor des Enzyms HIF-PH (Hypoxie-induzierbarer Faktor-Prolylhydroxylase) zur Behandlung renaler Anämien zugelassen worden (Yan und Xu 2020). Roxadustat verhindert die Inaktivierung von HIF, wodurch u. a. die Erythropoetin-Synthese gesteigert und die Hepcidin-Bildung verringert wird. Infolge dessen wird die Erythropoese angeregt und die Eisenaufnahme gefördert. *Evrenzo* wird dreimal pro Woche an nicht aufeinanderfolgenden Tagen oral eingenommen und hat in Vergleichsstudien zumindest die Gleichwertigkeit mit Epoetin-Analoga gezeigt. Roxadustat könnte somit ein ernst zu nehmender Konkurrent der Epoetine sein, obwohl Sicherheitsbedenken bestehen (Arzneimittelbrief 2022; Zheng et al. 2022). Mittlerweile wurden mit Vadadustat (*Vafseo*) und Daprodustat zwei weitere Vertreter der HIF-PH-Inhibitoren in der EU zugelassen bzw. zur Zulassung empfohlen. An dieser Stelle sei Luspatercept (*Reblozyl*) erwähnt, ein 2020 zugelassener Arzneistoff, der durch Interaktion mit Zytokinen der TGFβ-Familie deren Hemmwirkung auf die Erythrozyten-Reifung antagonisiert und damit die Erythropoese fördert. In einer aktuellen Bewertung kommen das Institut für Qualität und Wirtschaftlichkeit im Gesundheitswesen (IQWIG) und die Arzneimittelkommission der deutschen Ärzteschaft (AkdÄ) allerdings übereinstimmend zur Schlussfolgerung, dass bei Erwachsenen mit einer transfusionsabhängigen Anämie aufgrund von Myelodysplastischem Syndrom mit $\geq 15\%$ Ringsideroblasten und sehr niedrigem, niedrigem oder intermediärem Risiko, die auf eine Epoetin-basierte Therapie nicht zufriedenstellend angesprochen haben oder für die diese nicht geeignet sind, ein Zusatznutzen für Luspatercept nicht belegt ist.

Literatur

Aksan A, Işık H, Radeke HH, Dignass A, Stein J (2017) Systematic review with network meta-analysis: comparative efficacy and tolerability of different intravenous iron formulations for the treatment of iron deficiency anaemia in patients with inflammatory bowel disease. Aliment Pharmacol Ther 45:1303–1318

Amato L, Addis A, Saulle R, Trotta F, Mitrova Z, Davoli M (2018) Comparative efficacy and safety in ESA biosimilars vs. originators in adults with chronic kidney disease: a systematic review and meta-analysis. J Nephrol 31:321–332

Anand I, Gupta P (2020) How I treat anemia in heart failure. Blood 136:790–800

Arzneimittelbrief (2022) Roxadustat zur Behandlung der symptomatischen Anämie bei chronischer Niereninsuffizienz. 56:20

Auerbach M, Henry D, Derman RJ, Achebe MM, Thomsen LL, Glaspy J (2019) A prospective, multi-center, randomized comparison of iron isomaltoside 1000 versus iron sucrose in patients with iron deficiency anemia; the FERWON-IDA trial. Am J Hematol 94:1007–1014

Bach V, Schruckmayer G, Sam I, Kemmler G, Stauder R (2014) Prevalence and possible causes of anemia in the elderly: a cross-sectional analysis of a large European university hospital cohort. Clin Interv Aging 9:1187–1196

Behnisch W, Muckenthaler M, Kulozik A (2021) AWMF-S1-Leitlinie 025-021 „Eisenmangelanämie". https://

www.awmf.org/leitlinien/detail/ll/025-021.html;. Zugegriffen: 4. Aug. 2022

Bhandari S, Kalra PA, Berkowitz M, Belo D, Thomsen LL, Wolf M (2020) Safety and efficacy of iron isomaltoside 1000/ferric derisomaltose versus iron sucrose in patients with chronic kidney disease: the FERWON-NEPHRO randomized, open-label, comparative trial. Nephrol Dial Transplant 12:gfaa11. https://doi.org/10.1093/ndt/gfaa011

Bohlius J, Schmidlin K, Brillant C, Schwarzer G, Trelle S, Seidenfeld J, Zwahlen M, Clarke M, Weingart O, Kluge S, Piper M, Rades D, Steensma DP, Djulbegovic B, Fey MF, Ray-Coquard I, Machtay M, Moebus V, Thomas G, Untch M, Schumacher M, Egger M, Engert A (2009) Recombinant human erythropoiesis-stimulating agents and mortality in patients with cancer: a meta-analysis of randomised trials. Lancet 373:1532–1542

Bundesärztekammer (BÄK), Kassenärztliche Bundesvereinigung (KBV), Arbeitsgemeinschaft der Wissenschaftlichen Medizinischen Fachgesellschaften (AWMF) (2019) Nationale VersorgungsLeitlinie Chronische Herzinsuffizienz. Langfassung, 3. Aufl. https://doi.org/10.6101/AZQ/000465

Camaschella C (2015) Iron-deficiency anemia. N Engl J Med 372:1832–1843

Cancelo-Hidalgo MJ, Castelo-Branco C, Palacios S, Haya-Palazuelos J, Ciria-Recasens M, Manasanch J, Pérez-Edo L (2013) Tolerability of different oral iron supplements: a systematic review. Curr Med Res Opin 29:291–303

Chung EY, Palmer SC, Saglimbene VM, Craig JC, Tonelli M, Strippoli GF (2023) Erythropoiesis-stimulating agents for anaemia in adults with chronic kidney disease: a network meta-analysis. Cochrane Database Syst Rev. https://doi.org/10.1002/14651858.CD010590.pub3

Collister D, Komenda P, Hiebert B, Gunasekara R, Xu Y, Eng F, Lerner B, Macdonald K, Rigatto C, Tangri N (2016) The effect of erythropoietin-stimulating agents on health-related quality of life in anemia of chronic kidney disease: a systematic review and meta-analysis. Ann Intern Med 164:472–478

Curran MP, McCormack PL (2008) Methoxy polyethylene glycol-epoetin beta: a review of its use in the management of anaemia associated with chronic kidney disease. Drugs 68:1139–1156

Desai A, Lewis E, Solomon S, McMurray JJ, Pfeffer M (2010) Impact of erythropoiesis-stimulating agents on morbidity and mortality in patients with heart failure: an updated, post-TREAT meta-analysis. Eur J Heart Fail 12:936–942

Fishbane S (2003) Safety in iron management. Am J Kidney Dis 41(5 Suppl):18–26

Gao S, Ma JJ, Lu C (2014) Venous thromboembolism risk and erythropoiesis-stimulating agents for the treatment of cancer-associated anemia: a meta-analysis. Tumour Biol 35:603–613

Girelli D, Ugolini S, Busti F, Marchi G, Castagna A (2018) Modern iron replacement therapy: clinical and pathophysiological insights. Int J Hematol 107:16–30

Gordon M, Sinopoulou V, Iheozor-Ejiofor Z, Iqbal T, Allen P, Hoque S, Engineer J, Akobeng AK (2021) Interventions for treating iron deficiency anaemia in inflammatory bowel disease. Cochrane Database Syst Rev. https://doi.org/10.1002/14651858.CD013529.pub2/full

Graham FJ, Pellicori P, Kalra PR, Ford I, Bruzzese D, Cleland JGF (2023) Intravenous iron in patients with heart failure and iron deficiency: an updated meta-analysis. Eur J Heart Fail 25:528–537

Hastka J, Metzgeroth G, Gattermann N (2022) Eisenmangel und Eisenmangelanämie. https://www.onkopedia.com/de/onkopedia/guidelines/eisenmangel-und-eisenmangelanaemie/@@view/html/index.html

Hörl WH (2013) Differentiating factors between erythropoiesis-stimulating agents: an update to selection for anaemia of chronic kidney disease. Drugs 73:117–130

Kaufner L, von Heymann C (2018) S3 Leitlinie Präoperative Anämie. AWMF Registernummer, Bd. 001-0024

Khoshnood B, Loane M, de Walle H, Arriola L, Addor MC, Barisic I, Beres J, Bianchi F, Dias C, Draper E, Garne E, Gatt M, Haeusler M, Klungsoyr K, Latos-Bielenska A, Lynch C, McDonnell B, Nelen V, Neville AJ, O'Mahony MT, Queisser-Luft A, Rankin J, Rissmann A, Ritvanen A, Rounding C, Sipek A, Tucker D, Verellen-Dumoulin C, Wellesley D, Dolk H (2015) Long term trends in prevalence of neural tube defects in Europe: population based study. BMJ 351:h5949

Kiss JE, Brambilla D, Glynn SA, Mast AE, Spencer BR, Stone M, Kleinman SH, Cable RG (2015) Oral iron supplementation after blood donation: a randomized clinical trial. JAMA 313:575–583

Koletzko B, Cremer M, Flothkötter M, Graf C, Hauner H, Hellmers C, Kersting M, Krawinkel M, Przyrembel H, Röbl-Mathieu M, Schiffner U, Vetter K, Weißenborn A, Wöckel A (2018) Ernährung und Lebensstil vor und während der Schwangerschaft – Handlungsempfehlungen des bundesweiten Netzwerks Gesund ins Leben. Geburtshilfe Frauenheilkd 78:1262–1282

Lee TW, Kolber MR, Fedorak RN, van Zanten SV (2012) Iron replacement therapy in inflammatory bowel disease patients with iron deficiency anemia: a systematic review and meta-analysis. J Crohns Colitis 6:267–275

Lipp HP (2016) Eisen i.v. und die Aut-idem Problematik. Klinischer Stellenwert, Produktunterschiede und Grenzen der Austauschbarkeit. Dtsch Apothekerztg 9:64–69

Locatelli F, Bárány P, Covic A, De Francisco A, Del Vecchio L, Goldsmith D, Hörl W, London G, Vanholder

R, Van Biesen W (2013) Kidney disease: improving global outcomes guidelines on anaemia management in chronic kidney disease: a European Renal Best Practice position statement. Nephrol Dial Transplant 28:1346–1359

McDonagh TA, Metra M, Adamo M, Gardner RS, Baumbach A, Böhm M, Burri H, Butler J, Čelutkienė J, Chioncel O, Cleland JGF, Coats AJS, Crespo-Leiro MG, Farmakis D, Gilard M, Heymans S, Hoes AW, Jaarsma T, Jankowska EA, Lainscak M, Lam CSP, Lyon AR, McMurray JJV, Mebazaa A, Mindham R, Muneretto C, Piepoli FM, Price S, Rosano GMC, Ruschitzka F, Skibelund KA, ESC Scientific Document Group (2021) 2021 ESC Guidelines for the diagnosis and treatment of acute and chronic heart failure. Eur Heart J 42:3599–3726

McDonagh TA, Metra M, Adamo M, Gardner RS, Baumbach A, Böhm M, Burri H, Butler J, Čelutkienė J, Chioncel O, Cleland JGF, Crespo-Leiro MG, Farmakis D, Gilard M, Heymans S, Hoes AW, Jaarsma T, Jankowska EA, Lainscak M, Lam CSP, Lyon AR, McMurray JJV, Mebazaa A, Mindham R, Muneretto C, Piepoli FM, Price S, Rosano GMC, Ruschitzka F, Skibelund KA, ESC Scientific Document Group (2023) 2023 Focused Update of the 2021 ESC Guidelines for the diagnosis and treatment of acute and chronic heart failure. Eur Heart J. https://doi.org/10.1093/eurheartj/ehad195

Mikhail A, Brown C, Williams JA, Mathrani V, Shrivastava R, Evans J, Isaac H, Bhandari S (2017) Renal association clinical practice guideline on anaemia of chronic kidney disease. BMC Nephrol 18:345

Nathell L, Gohlke A, Wohlfeil S (2020) Reported severe hypersensitivity reactions after intravenous iron administration in the European Economic Area (EEA) before and after implementation of risk minimization measures. Drug Saf 43:35–43

Ngo K, Kotecha D, Walters JA, Manzano L, Palazzuoli A, van Veldhuisen DJ, Flather M (2010) Erythropoiesis-stimulating agents for anaemia in chronic heart failure patients. Cochrane Database Syst Rev. https://doi.org/10.1002/14651858.CD007613.pub2

O'Lone EL, Hodson EM, Nistor I, Bolignano D, Webster AC, Craig JC (2019) Parenteral versus oral iron therapy for adults and children with chronic kidney disease. Cochrane Database Syst Rev. https://doi.org/10.1002/14651858.CD007857.pub3

Peña-Rosas JP, De-Regil LM, Garcia-Casal MN, Dowswell T (2015) Daily oral iron supplementation during pregnancy. Cochrane Database Syst Rev. https://doi.org/10.1002/14651858.CD004736.pub5

Phrommintikul A, Haas SJ, Elsik M, Krum H (2007) Mortality and target haemoglobin concentrations in anaemic patients with chronic kidney disease treated with erythropoietin: a meta-analysis. Lancet 369:381–388

Roger SD, Tio M, Park HC, Choong HL, Goh B, Cushway TR, Stevens V, Macdougall IC (2017) Intravenous iron and erythropoiesis-stimulating agents in haemodialysis: a systematic review and meta-analysis. Nephrology 22:969–976

Röhrig G, Gütgemann I, Gurlit S, Jabs HU, Kolb G, Leischker A (2019) Anämie als geriatrisches Syndrom – Zusammenfassung des Symposiums der AG Anämie anlässlich der Jahrestagung der Deutschen Gesellschaft für Geriatrie 2018 in Köln. Z Gerontol Geriatr. https://doi.org/10.1007/s00391-019-01545-z

Saglimbene VM, Palmer SC, Ruospo M, Natale P, Craig JC, Strippoli GF (2017) Continuous erythropoiesis receptor activator (CERA) for the anaemia of chronic kidney disease. Cochrane Database Syst Rev. https://doi.org/10.1002/14651858.CD009904.pub2

Santiago P (2012) Ferrous versus ferric oral iron formulations for the treatment of iron deficiency: a clinical overview. ScientificWorldJournal 2012:846824

Tolkien Z, Stecher L, Mander AP, Pereira DI, Powell JJ (2015) Ferrous sulfate supplementation causes significant gastrointestinal side-effects in adults: a systematic review and meta-analysis. PLoS ONE 10:e117383

Wright DG, Wright EC, Narva AS, Noguchi CT, Eggers PW (2015) Association of erythropoietin dose and route of administration with clinical outcomes for patients on hemodialysis in the United States. Clin J Am Soc Nephrol 10:1822–1830

Yan Z, Xu G (2020) A novel choice to correct inflammation-induced anemia in CKD: oral hypoxia-inducible factor prolyl hydroxylase inhibitor roxadustat. Front Med 7:393

Zheng L, Tian J, Liu D, Zhao Y, Fang X, Zhang Y, Liu Y (2022) Efficacy and safety of roxadustat for anaemia in dialysis-dependent and non-dialysis-dependent chronic kidney disease patients: A systematic review and meta-analysis. Br J Clin Pharmacol 88:919–932

Antithrombotische Therapie

Hans Wille

Auf einen Blick

Trend Die Gesamtverordnungen der Thrombozytenaggregationshemmer sind 2022 gegenüber dem Vorjahr gering gesunken, die der oralen Antikoagulantien absolut im gleichen Maße wie im Vorjahr weiter angestiegen.. Die Verordnungen der Vitamin-K-Antagonisten nahmen auch 2022 weiter deutlich ab, während die der Thrombin- und Faktor Xa-Antagonisten gegenüber 2021 nochmals um knapp 10 % zugenommen haben. Der Verordnungsanteil der Vitamin-K-Antagonisten an allen oralen Antikoagulantien beträgt jetzt nur noch 13,6 %. Die Kosten aller Antithrombotika sind 2022 auf 3.004 Mio. € gestiegen. Der Anstieg gegenüber 2021 um 6,2 % ist auch diesmal allein durch die neuen direkten oralen Antikoagulantien bedingt. Bei den Antihämorrhagika sind die Faktor-VIII-Präparate die umsatzstärkste Gruppe. Modifizierte rekombinante Gerinnungsfaktoren sowie ein monoklonaler Antikörper (Emicizumab) als Faktor VIIIa-Mimetikum erweitern die Therapieoptionen bei Patienten mit angeborener Hämophilie A oder B.

Bewertung Acetylsalicylsäure ist weiter der wichtigste Thrombozytenaggregationshemmer. $P2Y_{12}$-ADP-Rezeptorantagonisten haben allein oder in Kombination mit Acetylsalicylsäure nur in bestimmten kardiovaskulären Spezialindikationen einen nachgewiesenen Zusatznutzen. Ticagrelor und möglicherweise auch Prasugrel zeigen bei einzelnen Patientengruppen mit akutem Koronarsyndrom Vorteile gegenüber Clopidogrel. Die direkt wirkenden oder auch neuen Antikoagulantien reduzieren das Risiko ischämischer Schlaganfälle bei Vorhofflimmern ähnlich wie Vitamin K-Antagonisten, lösen aber weniger Hirnblutungen aus. Validierte, in der Praxis verfügbare Labortests existieren für die neuen oralen Antikoagulantien weiterhin nicht. Vitamin-K-Antagonisten werden in Leitlinien zwar nach wie vor zur Thromboembolieprophylaxe bei Patienten mit nichtvalvulärem Vorhofflimmern empfohlen, inzwischen jedoch meist nachrangig zu den neuen oralen Antikoagulantien. Dennoch sind sie für viele Patienten weiterhin als Therapieoption und Mittel der Wahl anzusehen für Patienten nach Klappenersatz mit einer Indikation für eine Antikoagulation. Die Verordnungszahlen der neuen oralen Antikoagulantien stiegen seit 2012 nahezu linear an, zeigen seit 2020 aber eine minimale Abflachung. Sie sind bis zu 20-fach teurer und haben allein 2022 Kosten von 2,485 Mrd. € verursacht.

Antithrombotika (Antikoagulantien und Thrombozytenaggregationshemmer) werden bei venösen und arteriellen thromboembolischen Gefäßkrankheiten mit unterschiedlichen therapeutischen Zielen eingesetzt. Die akute Antikoagulation mit Heparin und nachfolgender Gabe oraler Vitamin-K-Antagonisten gehört weiter zu den Standardtherapien für akute tiefe Venenthrombosen und Lungenembolien. Häufiger als bei venösen Thromboembolien werden Vitamin-K-Antagonisten zur

Prophylaxe kardiogener Embolien bei nicht valvulärem Vorhofflimmern sowie bei Herzklappenerkrankungen und nach Klappenersatz angewendet. Bei nicht valvulärem Vorhofflimmern werden seit 2011 in weiterhin nahezu konstant zunehmendem Maße die direkt wirkenden Thrombin- und Faktor Xa-Antagonisten verwendet, die anfänglich nur zur Prophylaxe venöser Thromboembolien nach großen orthopädischen Operationen zugelassen waren. Sie können mittlerweile auch zur Therapie akuter venöser Thromboembolien eingesetzt werden, der Faktor Xa-Antagonist Rivaroxaban zudem bei weiteren kardiovaskulären Indikationen. Niedermolekulare Heparine werden überwiegend zur Prophylaxe venöser thromboembolischer Komplikationen bei immobilisierten Patienten, seltener auch für die Therapie akuter tiefer Venenthrombosen bei ambulanten Patienten und im Rahmen von Hämodialysen verwendet.

Thrombozytenaggregationshemmer sind vor allem zur Sekundärprophylaxe nach Herzinfarkten und bei peripheren sowie bei zerebrovaskulären Durchblutungsstörungen wie transitorischen ischämischen Attacken (TIA) oder ischämischen Insulten indiziert. Wichtigster Vertreter dieser Gruppe ist die Acetylsalicylsäure, die bereits in Tagesdosen von 50–100 mg eine irreversible Acetylierung der thrombozytären Cyclooxygenase auslöst und dadurch die Plättchenaggregation über mehrere Tage hemmt. Die $P2Y_{12}$-ADP-Rezeptorantagonisten Clopidogrel, Prasugrel (seit 2009) oder Ticagrelor (seit 2011) können für eine begrenzte Zeit zusätzlich zur Acetylsalicylsäure bei speziellen kardiologischen Indikationen wie dem akuten Koronarsyndrom und der Implantation koronarer Stents verordnet werden, Clopidogrel in Kombination mit Acetylsalicylsäure auch für wenige Wochen bei leichten akuten ischämischen Schlaganfällen oder TIAs. Sie blockieren den thrombozytären $P2Y_{12}$-ADP-Rezeptor und hemmen damit zusätzlich die ADP-vermittelte Aggregation. Von den $P2Y_{12}$-ADP-Rezeptorantagonisten kann nur Clopidogrel auch als Monotherapie bei atherosklerotischen Erkrankungen eingesetzt werden und ist dann beispielsweise bei der peripheren arteriellen Verschlusskrankheit oder bei Kontraindikationen gegen Acetylsalicylsäure eine Option.

Die therapeutisch bedeutsamste Gruppe der Antihämorrhagika sind die Faktor-VIII-Präparate zur Behandlung der Hämophilie A.

9.1 Antikoagulantien

Die Verordnungen für Heparine stiegen bis 2012 stetig an, nehmen jedoch seit 2015 langsam aber stetig wieder ab. Vitamin K-Antagonisten werden seit 2012 kontinuierlich seltener verordnet; im Jahr 2022 beträgt die Abnahme gegenüber 2012, als erstmals in relevantem Maße neue orale Antikoagulantien bei nicht valvulärem Vorhofflimmern eingesetzt wurden, 65 %. Parallel dazu steigen die Verordnungen der Thrombin- und Faktor Xa-Antagonisten kontinuierlich an und liegen 2022 um 9 % höher als 2021 (◘ Abb. 9.1). Ihr Anteil an den Verordnungen aller oralen Antikoagulantien beträgt mittlerweile 86 %. Die Verordnungen für orale Antikoagulantien insgesamt sind seit 2010 auf das 2,8-Fache gestiegen, die Kosten von 75 Mio. € auf 2.521 Mio. € im Jahr 2022, womit sie innerhalb von 13 Jahren auf das 34-Fache zugenommen haben.

9.1.1 Vitamin-K-Antagonisten

Vitamin-K-Antagonisten zählen weiter zu den wichtigsten Antikoagulantien für die Prophylaxe systemischer Embolien und embolischer Schlaganfälle bei Vorhofflimmern. Zur Sekundärprävention nicht embolischer Schlaganfälle und transitorisch ischämischer Attacken bieten sie dagegen keine Vorteile gegenüber der Thrombozytenaggregationshemmung mit Acetylsalicylsäure (De Schryver et al. 2012). Bei der chronischen koronaren Herzerkrankung können sie statt Acetylsalicylsäure eingesetzt werden, wenn beispielsweise aus anderen Gründen wie Vorhofflimmern eine Indikation zur oralen Antikoagulation besteht.

Kapitel 9 · Antithrombotische Therapie

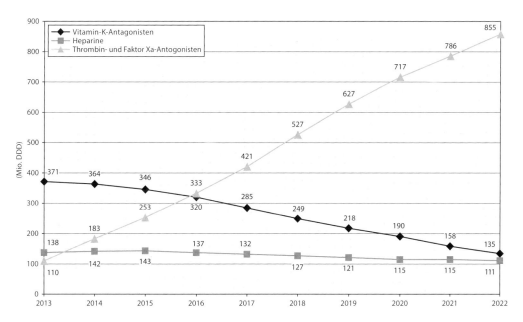

Abb. 9.1 Verordnungen von Antikoagulantien 2013 bis 2022. Gesamtverordnungen nach definierten Tagesdosen

Eine Kombination aus Vitamin-K-Antagonisten und Acetylsalicylsäure bietet hier keinen relevanten Zusatznutzen, erhöht aber deutlich die Rate schwerer Blutungen (Dentali et al. 2007). Auch bei Patienten mit Arteriosklerose peripherer Arterien vermindert die Kombination von Vitamin-K-Antagonisten mit Acetylsalicylsäure die Rate an kardiovaskulären Todesfällen, Herzinfarkten oder Schlaganfällen nicht effektiver als die alleinige Therapie mit Acetylsalicylsäure (The Warfarin Antiplatelet Vascular Evaluation Trial Investigators 2007). Dagegen nimmt das Risiko lebensbedrohlicher Blutungen auf das 3,4-Fache zu. Als Vitamin-K-Antagonisten werden in Deutschland Phenprocoumon und in sehr geringem Umfang auch Warfarin verordnet. Die Verordnungen dieser Arzneimittel haben 2022 gegenüber dem Vorjahr erneut deutlich abgenommen (−14,7 %), seit 2013 um 64 % (◘ Tab. 9.1, ◘ Abb. 9.1).

Vitamin-K-Antagonisten hemmen die Vitamin-K-abhängige Bildung funktionsfähiger Gerinnungsfaktoren (z. B. Prothrombin) in der Leber. Das Ausmaß der gerinnungshemmenden Wirkung wird durch individuelle Faktoren, Ernährungsgewohnheiten und durch Arzneimittelinteraktionen beeinflusst, die bei zahlreichen Begleitmedikationen möglich sind. Deswegen und aufgrund der geringen therapeutischen Breite ist eine Therapieüberwachung erforderlich, wofür sich die Bestimmung der „International Normalized Ratio" (INR) etabliert hat. Der INR-Wert sollte auch bei stabiler Antikoagulation mit Vitamin K-Antagonisten in der Regel mindestens einmal im Monat bestimmt werden. Die Selbstmessung und vor allem das Selbstmanagement der Therapie durch Patienten, die hierzu in der Lage sind, kann die Qualität der oralen Antikoagulation verbessern und die Rate thromboembolischer Ereignisse und die Gesamtsterblichkeit reduzieren, ohne die Blutungsrate zu erhöhen (Heneghan et al. 2016). Durch ein Selbstmanagement mit Vitamin K-Antagonisten lassen sich bei nicht valvulärem Vorhofflimmern vergleichbare Ergebnisse wie mit neuen oralen Antikoagulantien erzielen (Ng et al. 2020).

Tab. 9.1 Verordnungen von oralen Antikoagulantien 2022. Angegeben sind die 2022 verordneten Tagesdosen, die Änderungen gegenüber 2021 und die mittleren Kosten je DDD 2022

Präparat	Bestandteile	DDD	Änderung	DDD-Nettokosten
		Mio.	%	Euro
Vitamin-K-Antagonisten				
Marcumar	Phenprocoumon	61,0	(−12,3)	0,23
Phenprogamma	Phenprocoumon	28,9	(−18,4)	0,19
Falithrom	Phenprocoumon	26,4	(−16,9)	0,20
Phenprocoumon acis	Phenprocoumon	11,4	(−17,6)	0,17
Phenpro-ratiopharm	Phenprocoumon	4,1	(−0,7)	0,17
Coumadin	Warfarin	2,2	(−4,5)	0,42
		133,9	**(−14,7)**	**0,21**
Thrombinantagonisten				
Pradaxa	Dabigatranetexilat	28,8	(−7,0)	3,74
Faktor Xa-Antagonisten				
Eliquis	Apixaban	403,6	(+14,0)	3,11
Xarelto	Rivaroxaban	263,8	(+3,6)	3,27
Lixiana	Edoxaban	158,7	(+8,4)	2,88
		826,1	**(+9,4)**	**3,12**
Summe		**988,9**	**(+4,9)**	**2,74**

9.1.2 Direkte Faktor Xa- und Thrombininhibitoren

Seit 2008 wurden vier neue, direkt wirkende orale Antikoagulantien zugelassen: Dabigatran (*Pradaxa*, 2008), Rivaroxaban (*Xarelto*, 2008), Apixaban (*Eliquis*, 2011) und zuletzt Edoxaban (*Lixiana*, 2015) (◘ Tab. 9.1). Dabigatran ist ein direkter Hemmstoff von Thrombin (Faktor IIa), während Apixaban, Edoxaban und Rivaroxaban durch direkte Blockade von Faktor Xa die Thrombinaktivierung hemmen. Dabigatran, Rivaroxaban und Apixaban wurden zunächst zur Prophylaxe von Venenthrombosen nach chirurgischem Hüft- oder Kniegelenksersatz zugelassen, eine Indikation, die Edoxaban in Deutschland nicht besitzt. Seit 2011 können Dabigatran und Rivaroxaban zur Reduktion von Thromboembolien bei nicht-valvulärem Vorhofflimmern eingesetzt werden, so wie Apixaban seit 2012 und Edoxaban seit 2015. Alle vier neuen oralen Antikoagulantien sind auch zur Therapie und Sekundärprophylaxe von tiefen Venenthrombosen und Lungenembolien zugelassen. Rivaroxaban besitzt zudem seit 2013 eine Zulassung für das akute Koronarsyndrom mit erhöhten kardialen Biomarkern und seit 2018 auch für die Prophylaxe atherothrombotischer Ereignisse bei Patienten mit stabiler koronarer Herzkrankheit oder mit symptomatischer peripherer arterieller Verschlusskrankheit und hohem Risiko. Rivaroxaban und Dabigatran können mittlerweile auch zur Behandlung von venösen Thromboembolien bei Kindern und Jugendlichen eingesetzt werden. Seit 2019 ist nicht mehr Rivaroxaban, sondern Apixaban das am häufigsten verordnete neue orale Antikoagulans (◘ Tab. 9.1). Die Verordnungen von Dabigatran haben gegenüber dem Vorjahr erneut leicht abgenommen. Seit einigen Jahren liegen mit Idarucizumab (*Praxbind*, seit 2015) für Dabigatran sowie mit Andexanet alfa (*Ondexxya*, seit 2019) für Apixaban und Rivaroxaban Antidota für drei der vier direkt wirkenden oralen Antikoagulantien vor.

Zur Prophylaxe tiefer Venenthrombosen und Lungenembolien nach elektivem Hüft- oder Kniegelenksersatz wurde Rivaroxaban in mehreren randomisierten Studien mit Enoxaparin verglichen. Nach gepoolten Analysen traten unter täglich 10 mg Rivaroxaban symptomatische tiefe Venenthrombosen zwar signifikant seltener auf als unter täglich 40 mg Enoxaparin (0,2 gegenüber 0,8 %) (Ning et al. 2016); schwere Blutungen waren jedoch signifikant häufiger (2,1 gegenüber 1,3 %). Für symptomatische Lungenembolien und Todesfälle fanden sich keine Unterschiede. Auch Metaanalysen von randomisierten Vergleichsstudien für Dabigatran und Apixaban ergaben keinen klinisch relevanten Zusatznutzen gegenüber Enoxaparin zur Thromboembolieprophylaxe bei Hüft- und Kniegelenksersatz: Die Rate an Lungenembolien oder Todesfällen unterschied sich nicht signifikant; symptomatische tiefe Venenthrombosen traten gleich häufig oder geringfügig seltener auf, dann aber unter vergleichbarer Zunahme schwerer Blutungen (Gómez-Outes et al. 2012; Neumann et al. 2012). Eine Metaanalyse der relevanten Studien findet eine vergleichbare Wirksamkeit und Sicherheit für die neuen oralen Antikoagulantien gegenüber Enoxaparin in der Thromboembolieprophylaxe bei Hüftgelenksersatz (Alfarhan 2022). Sie sind bisher zur Prophylaxe venöser Thromboembolien bei anderen chirurgischen Eingriffen oder medizinischen Indikationen sowie von Tumor-assoziierten venösen Thromboembolien nicht zugelassen.

Bei Vorhofflimmern wurden Wirksamkeit und Sicherheit der direkten Thrombin- und Faktor Xa-Inhibitoren in randomisierten Studien mit Warfarin verglichen. Hierbei wurde Dabigatran in zwei Dosierungen bei Patienten mit einem mittleren CHADS$_2$-Score von 2,1 geprüft. Unter täglich zweimal 150 mg traten weniger Schlaganfälle und arterielle Thromboembolien auf (1,11 %/Jahr) als unter Warfarin (1,69 %/Jahr), und auch ischämische Schlaganfälle waren signifikant seltener (0,92 gegenüber 1,20 %/Jahr) (Connolly et al. 2009). Die Häufigkeit schwerer Blutungen unterschied sich jedoch nicht signifikant (3,11 gegenüber 3,36 %/Jahr). In der Dosierung von zweimal 110 mg/Tag war Dabigatran ebenso wirksam wie Warfarin, jedoch traten weniger schwere Blutungen auf (2,71 gegenüber 3,36 %/Jahr). Das Risiko für die prognostisch bedeutsamen intrakraniellen Blutungen war unter beiden Dabigatran-Dosierungen signifikant geringer (0,30 bzw. 0,23 %/Jahr) als unter Warfarin (0,74 %/Jahr). Da Dabigatran überwiegend renal eliminiert wird, steigen die Plasmaspiegel und damit das Blutungsrisiko mit zunehmender Nierenfunktionseinschränkung an (Stangier et al. 2010). Nachauswertungen der Zulassungsstudie konnten den Zusammenhang bestätigen (Reilly et al. 2014). Bereits kurz nach Zulassung von Dabigatran zur Schlaganfallprophylaxe bei Vorhofflimmern fiel eine Häufung tödlicher Blutungen vor allem bei Patienten mit schwerer Niereninsuffizienz auf (European Medicines Agency 2011). Bei Patienten mit künstlichen Herzklappen erhöht Dabigatran im Vergleich zu Warfarin nicht nur das Risiko von Blutungen, sondern auch von Thromboembolien (Eikelboom et al. 2013) und ist deshalb bei diesen Patienten kontraindiziert.

Rivaroxaban reduzierte Schlaganfälle oder systemische Embolien bei Patienten mit Vorhofflimmern und einem mittleren CHADS$_2$-Score von 3,5 im Vergleich zu Warfarin nicht signifikant (1,7 gegenüber 2,2 %/Jahr) (Patel et al. 2011). Schwere Blutungen waren insgesamt gleich häufig (5,6 gegenüber 5,4 %/Jahr), intrakranielle Blutungen jedoch signifikant seltener (0,5 gegenüber 0,7 %/Jahr) und schwere gastrointestinale Blutungen signifikant häufiger (3,2 gegenüber 2,2 %/Jahr). Unter Apixaban traten bei Patienten mit Vorhofflimmern und einem mittleren CHADS$_2$-Score von 2,1 sowohl Schlaganfälle oder systemische Embolien (1,27 gegenüber 1,60 %/Jahr) als auch schwere Blutungen seltener auf als unter Warfarin (2,13 gegenüber 3,09 %/Jahr) (Granger et al. 2011). Auch die Rate intrakranieller Blutungen war signifikant geringer (0,33 gegenüber 0,80 %/Jahr), die der gastrointestinalen Blutungen unterschied sich nicht (0,76 gegenüber 0,86 %/Jahr).

Edoxaban wurde bei Patienten mit Vorhofflimmern und einem mittleren $CHADS_2$-Score von 2,8 zunächst in zwei Dosierungen untersucht (Giugliano et al. 2013). Unter einmal 30 mg/Tag Edoxaban waren Schlaganfälle oder systemische Embolien ähnlich häufig wie unter Warfarin (1,61 gegenüber 1,50 %/Jahr), ischämische Schlaganfälle jedoch signifikant häufiger (1,77 gegenüber 1,25 %/Jahr). Diese Dosierung wurde deshalb nur für Patienten zugelassen, bei denen die höhere Edoxaban-Dosierung, z. B. wegen eingeschränkter Nierenfunktion, reduziert werden muss. Einmal 60 mg/Tag Edoxaban waren Warfarin weder in der Prophylaxe von Schlaganfällen oder systemischen Embolien (1,57 gegenüber 1,80 %/Jahr) noch von ischämischen Schlaganfällen (je 1,25 %/Jahr) signifikant überlegen. Schwere (2,75 gegenüber 3,43 %/Jahr), intrakranielle (0,39 gegenüber 0,85 %/Jahr) und gastrointestinale Blutungen (1,23 gegenüber 1,51 %/Jahr) traten aber unter 60 mg Edoxaban seltener auf. Allerdings hatte bei Edoxaban die Nierenfunktion einen hochsignifikanten Einfluss auf die Ergebnisse: Bei normaler Kreatininclearance ($\geq$ 80 ml/min) war die Schlaganfall- und Embolierate unter Edoxaban höher als unter Warfarin und Nichtunterlegenheit nicht zu belegen (European Medicines Agency 2015). In den USA darf Edoxaban bei einer Kreatininclearance über 95 ml/min deshalb nicht eingesetzt werden (U.S. Food & Drug Administration 2015).

Zur Initialbehandlung und anschließenden Erhaltungstherapie von tiefen Venenthrombosen und Lungenembolien wurden Apixaban, Dabigatran, Edoxaban und Rivaroxaban mit der Standardtherapie aus Enoxaparin und nachfolgendem Warfarin verglichen. Apixaban (Agnelli et al. 2013a), Dabigatran (Schulman et al. 2009, 2014), Edoxaban (The Hokusai-VTE Investigators 2013) und Rivaroxaban (The EINSTEIN-Investigators 2010; The EINSTEIN-PE-Investigators 2012) waren der sequenziellen Gabe von Enoxaparin und Warfarin nicht unterlegen. Schwere Blutungen traten unter Apixaban signifikant seltener auf als unter Warfarin (0,6 gegenüber 1,8 %), sonst nur unter Rivaroxaban bei der Behandlung von Lungenembolien (1,1 gegenüber 2,2 %) (The EINSTEIN-PE-Investigators 2012). Neue orale Antikoagulantien gelten mittlerweile auch zur Therapie Tumor-assoziierter tiefer Venenthrombosen oder Lungenembolien als Option (Xiong 2021; Lyman et al. 2021) und werden in einzelnen Leitlinien bereits zu den Mitteln der Wahl gezählt (Farge et al. 2022). Der Reduktion symptomatischer Thromboembolierezidive könnte jedoch im Vergleich zu niedermolekularen Heparinen eine ähnliche Zunahme schwerer bzw. klinisch relevanter Blutungen gegenüberstehen; die Mortalität blieb unbeeinflusst (Desai und Gyawali 2020; Frere et al. 2022). Apixaban und Rivaroxaban bieten den praktischen Vorteil, dass sie von Beginn an zur Behandlung venöser Thromboembolien eingesetzt werden können, während bei Dabigatran und Edoxaban anfangs für mindestens fünf Tage parenteral ein Heparin gegeben werden muss. Eine aktuelle US-amerikanische Leitlinie gibt den neuen oralen Antikoagulantien und besonders den Faktor Xa-Inhibitoren eine gewisse Präferenz gegenüber Vitamin K-Antagonisten zur Therapie venöser Thromboembolien (Stevens et al. 2021).

Apixaban, Dabigatran, Edoxaban und Rivaroxaban können nach venösen Thromboembolien im Anschluss an die meist drei- bis sechsmonatige initiale Erhaltungstherapie auch zur sogenannten verlängerten Erhaltungstherapie eingesetzt werden, wenn eine Antikoagulation weiterhin indiziert ist. Nur für Dabigatran ist in der verlängerten Erhaltungstherapie aber die Nichtunterlegenheit gegenüber Warfarin gezeigt worden (Schulman et al. 2013), für Apixaban (Agnelli et al. 2013b) und für Rivaroxaban (Romualdi et al. 2011) lediglich die Überlegenheit gegenüber Placebo. Für Edoxaban liegen hierzu keine auswertbaren Daten vor. Sind Erhaltungstherapien über mehr als sechs Monate nötig, sollten die Dosierungen für Apixaban und Rivaroxaban halbiert werden (Stevens et al. 2021).

Die bisherigen Erfahrungen mit den Antidota Idarucizumab für Dabigatran und Andexanet alfa für Apixaban und Edoxaban sind noch begrenzt, insgesamt aber eher enttäuschend. Vorteile gegenüber Prothrombin-Komplex-Präparaten hinsichtlich effektiver Blutstillung und Sterblichkeit sind nicht erkennbar (Shrestha et al. 2021); unter Andexanet alfa scheinen sogar häufiger thrombotische Komplikationen aufzutreten (Gómez-Outes et al. 2021).

9.1.3 Heparine

Für die ambulante Heparinbehandlung werden fast nur noch niedermolekulare Heparine verwendet (◘ Tab. 9.2). Diese werden durch Spaltung oder Depolymerisierung aus nativem Heparin gewonnen und weisen mit 4.000–6.000 Dalton etwa ein Drittel des Molekulargewichts von unfraktioniertem Heparin auf. Ihre Bioverfügbarkeit nach subkutaner Applikation ist mit 87–98 % drei- bis sechsfach höher und zudem konstanter als bei unfraktioniertem Heparin. Die längere Halbwertszeit (3–6 h) ermöglicht die einmal tägliche Gabe. Standarddosen zur Thromboembolieprophylaxe können bei normaler Nierenfunktion ohne Laborkontrollen angewendet werden (Hao et al. 2019).

Nach Marktrücknahme von Reviparin 2020 sind noch fünf niedermolekulare Heparine verfügbar. Sie gehören weiter zu den 3.000 am häufigsten verordneten Arzneimitteln. Ihr Verordnungsvolumen ist gegenüber 2021 leicht gesunken (◘ Tab. 9.2). Ähnlich wie 2021 entfällt mit 80,3 % der Großteil der Verordnungen niedermolekularer Heparine auf das in klinischen Studien am besten untersuchte Enoxaparin einschließlich seiner Biosimilars. Enoxaparin wird nur noch zu gut einem Drittel als Originalpräparat verordnet (35,2 %) und überwiegend als Biosimilar (64,8 %). Letztere sind gut 30 % preisgünstiger und können in allen für das Original zugelassenen Indikationen eingesetzt werden (◘ Tab. 9.2). In den wenigen direkten Vergleichsstudien wurden keine klinisch bedeutsamen Unterschiede zwischen den einzelnen niedermolekularen Heparinen gefunden (White und Ginsberg 2003). Da sich biologische Aktivität und pharmakokinetische Parameter der einzelnen Mittel unterscheiden, sollte jedoch das für die jeweilige Indikation am besten untersuchte niedermolekulare Heparin eingesetzt werden (Hao et al. 2019).

Niedermolekulare Heparine sind für die Thromboembolieprophylaxe in der Allgemein- und Viszeralchirurgie gemäß Metaanalysen genauso wirksam und sicher wie Standardheparine (Mismetti et al. 2001; Koch et al. 2001). Nach größeren orthopädischen Eingriffen (z. B. Hüft- und Kniegelenksersatz) schützen sie sicherer vor proximalen tiefen Venenthrombosen und Lungenembolien (Koch et al. 2001; Sobieraj et al. 2012). Bei medizinisch akut Erkrankten verhindern sie venöse Thromboembolien so effektiv wie Standardheparine, verursachen aber weniger Blutungen (Alikhan und Cohen 2009). Zur Initialbehandlung der tiefen Venenthrombose und Lungenembolie sind sie geringfügig sicherer und effektiver als Standardheparine, ohne dass jedoch eine Beeinflussung der Mortalität nachgewiesen ist (Robertson und Jones 2017). Stationär werden Heparine bei akuten Koronarsyndromen (instabile Angina pectoris, Herzinfarkt mit und ohne ST-Hebung) im Rahmen unterschiedlicher Behandlungsstrategien und meist zusätzlich zu anderen Antithrombotika eingesetzt. Metaanalysen zeigen hier entweder keine signifikanten Unterschiede (Bangalore et al. 2014; Kodumuri et al. 2011) oder geringe Vorteile für niedermolekulare Heparine (Iqbal et al. 2012) im Vergleich zu Standardheparinen bezüglich der Herzinfarkt- bzw. Reinfarktrate und Mortalität. Bei Anwendung im Rahmen von perkutanen Koronarinterventionen sind Heparine dem teureren direkten Thrombininhibitor

◘ **Tab. 9.2** Verordnungen von Heparinen und weiteren Wirkstoffen zur Blutgerinnungshemmung und Fibrinolytika 2022. Angegeben sind die 2022 verordneten Tagesdosen, die Änderungen gegenüber 2021 und die mittleren Kosten je DDD 2022

Präparat	Bestandteile	DDD Mio.	Änderung %	DDD-Nettokosten Euro
Enoxaparin				
Enoxaparin Becat	Enoxaparin	31,8	(+48,7)	1,82
Clexane	Enoxaparin	28,3	(−34,8)	2,66
Enoxaparin Ledraxen	Enoxaparin	8,0	(+260,0)	1,84
Hepaxane	Enoxaparin	5,5	(−24,2)	1,71
Inhixa	Enoxaparin	3,5	(−13,0)	1,82
Crusia	Enoxaparin	3,1	(−39,6)	1,94
		80,3	**(−3,9)**	**2,12**
Weitere niedermolekulare Heparine				
Mono-Embolex	Certoparin	11,6	(−3,2)	4,03
Innohep	Tinzaparin	10,0	(−5,9)	3,50
Fragmin	Dalteparin	7,0	(+17,3)	3,88
Fraxiparin	Nadroparin	1,3	(−24,7)	3,91
		29,9	**(−1,3)**	**3,81**
Unfraktionierte Heparine				
Heparin-ratiopharm	Heparin	0,60	(−19,7)	5,26
Weitere Wirkstoffe				
Arixtra	Fondaparinux	2,0	(−3,6)	7,30
Argatra	Argatroban	0,02	(+2,9)	191,21
Actilyse	Alteplase	0,00	(−44,1)	2.083,73
		2,1	**(−3,6)**	**11,69**
Summe		**112,9**	**(−3,3)**	**2,76**

Bivalirudin mindestens gleichwertig (Verdoia et al. 2016). Nach akutem ischämischen Schlaganfall verhindern niedermolekulare Heparine tiefe Venenthrombosen effektiver als Standardheparine; eine Verbesserung des neurologischen Outcomes ist jedoch nicht bewiesen (Sandercock und Leong 2017).

Mit der einfacheren Handhabung sind niedermolekulare Heparine auch zur Behandlung ambulanter Patienten einsetzbar. Gemäß Metaanalysen randomisierter Studien ist bei tiefen Venenthrombosen oder Lungenembolien eine häusliche Behandlung mit niedermolekularen Heparinen so sicher und effektiv wie die stationäre Therapie mit Standardheparinen (Othieno et al. 2007; Piran et al. 2013). Zur Erhaltungstherapie nach der Akutbehandlung venöser Thromboembolien sind sie mindestens so wirksam wie Vitamin-K-Antagonisten, bei Patienten mit fortgeschrittenen Tumorkrankheiten wahrscheinlich effektiver (Akl et al. 2011). Sie sind jedoch erheblich teurer als Vitamin-K-Antagonisten (◘ Tab. 9.2) und kommen seit Zulassung der direkten Thrombin- und Anti-Xa-Hemmer für diese Indikation auch bei Kontraindikationen für Vitamin-K-Antagonisten im ambulanten Bereich nur noch selten in Betracht.

Heparininduzierte Thrombozytopenien Typ II (HIT II) nach operativen Eingriffen sind nach einer neueren Metaanalyse unter Standardheparinen etwa 5-fach häufiger als unter niedermolekularen Heparinen, pro 58 Anwendungen tritt ein Ereignis mehr auf (Junqueira et al. 2017). Bei Anwendung zur Prophylaxe bei großen chirurgischen Eingriffen ist das Risiko höher als bei kleineren Eingriffen oder bei medizinischen Patienten (Greinacher und Warkentin 2008). Tritt eine HIT II unter Standardheparinen auf, besteht eine hohe Gefahr von „Kreuzreaktionen" gegenüber niedermolekularen Heparinen, demgegenüber jedoch nur eine sehr geringe unter Anwendung des Heparinoids Danaparoid. Die Symptomatik einer HIT II in Form venöser und arterieller thromboembolischer Komplikationen mit Thrombozytenabfall wird mittlerweile meist frühzeitig erkannt. Nach Absetzen des auslösenden Heparins kommt eine Ersatzantikoagulation mit Danaparoid oder dem direkten Thrombininhibitor Argatroban infrage (Greinacher 2015).

Das synthetische Pentasaccharid Fondaparinux verstärkt die Antithrombin-vermittelte Hemmung von Faktor Xa. Die Verordnungszahlen blieben 2022 gegenüber dem Vorjahr auf niedrigem Niveau stabil (◘ Tab. 9.2). Fondaparinux ist zugelassen zur Thromboembolieprophylaxe bei Patienten mit erhöhtem venösen Thromboserisiko sowie zur Behandlung akuter Koronarsyndrome, tiefer Venenthrombosen, Lungenembolien und symptomatischer, oberflächlicher Venenthrombosen der unteren Extremität. Zur Therapie venöser Thromboembolien ist es den niedermolekularen Heparinen gleichwertig (Kearon et al. 2012) und zur Therapie akuter Koronarsyndrome mindestens so effektiv (Qiao et al. 2016). Seine Anwendung bei heparininduzierter Thrombozytopenie ist formal nicht zugelassen, bei länger zurückliegender HIT II kann es jedoch zur Prophylaxe venöser Thromboembolien eingesetzt werden (Greinacher 2015), nach US-amerikanischen Leitlinien bei stabilen Patienten mit HIT II auch zur initialen Therapie (Cuker et al. 2018).

9.1.4 Therapieempfehlungen zu Antikoagulantien und offene Fragen

Wichtigste Indikation für orale Antikoagulantien ist das nicht-valvuläre Vorhofflimmern, das in Deutschland etwa 1 Mio. Patienten betrifft. In Leitlinien werden orale Antikoagulantien derzeit für Patienten empfohlen, die einen Schlaganfall oder eine transitorisch ischämische Attacke (TIA) erlitten haben oder einen CHA_2DS_2-VASc Score von 2 oder größer aufweisen (January et al. 2019; Hindricks et al. 2021). Die 2019 aktualisierte US-amerikanische Leitlinie sieht für Vitamin K-Antagonisten (INR-Wert 2,0 bis 3,0) einen höheren Evidenzgrad (Level A) als für die neuen oralen Antikoagulantien (Level B für Dabigatran, Rivaroxaban, Apixaban, Edoxaban). Dennoch empfiehlt sie (Level A), die neuen Wirkstoffe bei denjenigen Patienten bevorzugt zu verordnen, bei denen sie eingesetzt werden können, da sie als Gruppe den Vitamin-K-Antagonisten nicht unterlegen und mit weniger Blutungen assoziiert sind (January et al. 2019). Die 2021 aktualisierte Leitlinie des NICE zur Behandlung des Vorhofflimmerns empfiehlt die neuen oralen Antikoagulantien jetzt ebenfalls bevorzugt und Vitamin-K-Antagonisten nur bei Patienten mit Kontraindikationen gegen erstere oder bei Patienten, die bereits gut und stabil auf Vitamin-K-Antagonisten eingestellt sind (National Institute for Health and Care Excellence 2021). In der aktuellen ESC-Leitlinie aus 2021 werden die neuen oralen Antikoagulantien weiterhin gegenüber Vitamin-K-Antagonisten bevorzugt (IA-Empfehlung). Bei einem CHA_2DS_2-VASc Score von 1 oder höher soll eine Antikoagulation bei Männern individuell erwogen werden, ab einem Score-Wert von 2 wird sie für den Regelfall empfohlen. Bei Frauen gelten entsprechende Empfehlungen bei Score-Werten von 2 bzw. 3 (Hindricks et al. 2021).

Wesentliches Problem aller Zulassungsstudien der neuen oralen Antikoagulantien für die Indikation nicht valvuläres Vorhofflimmern ist die mangelhafte Qualität der Antikoagulation mit Vitamin-K-Antagonisten bei den Patienten der Kontrollgruppen, bei denen die INR-Werte unter Warfarin im Median nur in 58–68 % der Zeit im therapeutischen Bereich von 2–3 lagen. Dass die Wirksamkeit und Sicherheit einer Therapie mit Vitamin K-Antagonisten von der Güte der INR-Einstellung abhängen, ist lange bekannt und wurde beispielsweise durch Analysen eines nationalen schwedischen Registers nochmals unter Beweis gestellt (Björck et al. 2016). INR-Werte über 70 % der Zeit im therapeutischen Bereich gelten als Ziel (De Caterina et al. 2013), welches viele europäische Zentren in den Zulassungsstudien auch erreicht haben, beispielsweise die deutschen, vor allem aber die skandinavischen Zentren. Für alle vier Mittel konnte gezeigt werden, dass eventuelle Vorteile gegenüber Warfarin bezüglich thromboembolischer und/oder Blutungskomplikationen umso geringer ausfielen oder nicht vorhanden waren, je besser die INR-Einstellung unter Warfarin in den Kontrollgruppen gelang (Wallentin et al. 2010, 2013; Piccini et al. 2014; Daiichi Sankyo Deutschland GmbH 2015). Ergebnisse des schwedischen AURICULA-Registers haben gezeigt, dass auch unter Versorgungsbedingungen eine optimale Warfarintherapie mit INR-Werten über 75 % der Zeit im therapeutischen Bereich möglich ist und dann Schlaganfälle oder Embolien sowie schwere und auch intrakranielle Blutungen ähnlich selten auftreten wie unter den neuen Wirkstoffen (Sjögren et al. 2015).

Neue orale Antikoagulantien sind zur Antikoagulation wegen Herzklappenersatz kontraindiziert bzw. nicht empfohlen und dürfen bei Patienten mit mechanischen Herzklappen, die aus anderen Gründen antikoaguliert werden müssen, nicht eingesetzt werden. Nach kathetergestützter perkutaner Implantation (TAVI) von Bioprothesen in Aortenklappenposition haben sie auch niedrig dosiert weder als Alternative noch zusätzlich zu einem Thrombozytenaggregationshemmer einen Zusatznutzen (Kuno et al. 2020). Besteht beispielsweise wegen Vorhofflimmerns unabhängig von der TAVI eine Indikation für orale Antikoagulantien, bieten die neuen Mittel keine Vorteile gegenüber Vitamin K-Antagonisten (Van Mieghem et al. 2021; Collet et al. 2022). Für diese Indikation sind sie weder zugelassen noch konkret empfohlen (Otto et al. 2021). Trotz begrenzter Datenlage gilt ihr Einsatz laut einer europäischen Leitlinie bei Patienten mit bioprothetischen Herzklappen dennoch als akzeptabel, wenn eine Langzeitprophylaxe von Thromboembolien wegen Vorhofflimmern nötig ist (Steffel et al. 2021). Eine zeitnahe Klärung scheint notwendig. Immerhin war Apixaban in einer neuen randomisierten Studie bei Patienten nach mechanischem Aortenklappenersatz Warfarin unterlegen (Wang et al. 2023) und für Rivaroxaban misslang der Nachweis der Nichtunterlegenheit gegenüber Warfarin bei Patienten mit Vorhofflimmern im Rahmen von rheumatischen Herzerkrankungen (Connolly et al. 2022).

Nicht abschließend geklärt ist das optimale Vorgehen bei Patienten, die beispielsweise wegen Vorhofflimmerns antikoaguliert sind und aufgrund eines akuten Koronarsyndroms oder einer elektiven perkutanen Koronarintervention zusätzlich Thrombozytenaggregationshemmer benötigen. Lange galt eine Triple-Therapie aus Vitamin K-Antagonisten (INR-Einstellung auf 2 bis 2,5), Acetylsalicylsäure und Clopidogrel als Verfahren der Wahl, wobei die Dauer unter anderem vom Stenttyp und von der klinischen Situation abhängig war. Mittlerweile liegen für alle neuen oralen Antikoagulantien randomisierte Vergleichsstudien zur Triple-Therapie vor (Gibson et al. 2016; Cannon et al. 2017; Lopes et al. 2019; Vrancks et al. 2019). Wegen unterschiedlicher, teils kritikwürdiger Studiendesigns sind die Ergebnisse zwar nicht widerspruchsfrei interpretierbar. Gepoolte Auswertungen lassen aber den Schluss zu, dass eine Zweifachkombination aus neuem oralen Antikoagulans mit Clopidogrel zu weniger intrakraniellen und anderen schweren Blutungen führt als die klassische Triple-Therapie, ohne die Gesamtrate kardiovaskulärer Ereignisse oder die Sterblichkeit zu erhöhen. Myokardinfarkte könnten allerdings geringfügig zunehmen (Gargiulo et al. 2021). Nach einer Netzwerkmetaanalyse scheint speziell die Kombination von Apixaban mit einem $P2Y_{12}$-ADP-Rezeptorantagonisten bezüglich Blutungen am sichersten zu sein und die Kombination von Warfarin mit einem $P2Y_{12}$-ADP-Rezeptorantagonisten am effektivsten (Liang et al. 2022). Die VersorgungsLeitlinie chronische koronare Herzerkrankung und die europäische Leitlinie zum akuten Koronarsyndrom mit oder ohne ST-Hebung empfehlen nach perkutanen Koronarinterventionen die Triple-Therapie nur noch bei hohem Ischämierisiko und für möglichst kurze Zeit – und für den Regelfall eine Kombination der oralen Antikoagulation mit nur einem Aggregationshemmer und hier vorzugsweise Clopidogrel (Bundesärztekammer et al. 2019; Collet et al. 2021; Byrne et al. 2023).

Viel diskutiert wird aktuell die Frage eines Screenings nach Vorhofflimmern, um asymptomatische Episoden zu entdecken, die ein Risiko für embolisch bedingte Schlaganfälle und gegebenenfalls eine Indikation für orale Antikoagulantien darstellen könnten (Jones et al. 2020). Gegen dieses Konzept sprachen schon die Ergebnisse der Studien RE-SPECT ESUS und NAVIGATE ESUS (Diener et al. 2019; Hart et al. 2018). Patienten mit vorangegangenen embolisch bedingten Schlaganfällen, bei denen Vorhofflimmern als Quelle vermutet wird, jedoch mit der üblichen Diagnostik nicht nachzuweisen war, erhielten zur Sekundärprophylaxe Dabigatran bzw. Rivaroxaban oder Acetylsalicylsäure. Unter den Antikoagulantien traten Schlaganfallrezidive nicht seltener auf als unter Acetylsalicylsäure, Blutungskomplikationen aber häufiger. Zwei größere Studien konnten für verschiedene Screening-Strategien, die bei Nachweis die Option zur Antikoagulation einschlossen, jedoch keinen relevanten Nutzen für die Patienten nachweisen (Svendsen et al. 2021; Svennberg et al. 2021). Die U.S. Preventive Services Task Force kommt auf Basis ihres aktuellen Evidenzberichts zum Ergebnis, dass keine ausreichenden Erkenntnisse zum Nutzen und Schaden eines Screenings auf Vorhofflimmern mit daraufhin gegebenenfalls eingeleiteter Antikoagulation vorliegen und das Screening deshalb nicht empfohlen werden kann (Kahwati et al. 2022; U.S. Preventive Services Task Force 2022).

Effizienz und Sicherheit der neuen oralen Antikoagulantien in der Versorgungssituation bleiben in der Diskussion. Aussagen hierzu erlauben am ehesten Analysen populationsbezogener Register oder repräsentativer Krankenversicherungen. Nach Auswertung der Daten von knapp 120.000 Patienten des Dänischen Nationalen Verschreibungsregisters, die wegen nicht valvulären Vorhofflimmerns mit Warfarin oder Rivaroxaban, Apixaban oder Dabigatran in Standard- (Larsen et al. 2016) oder reduzierter Dosierung (Nielsen et al. 2017) antikoaguliert wurden, sind ischämische Schlaganfälle unter neuen oralen Antikoagulantien vergleichbar häufig wie unter Warfarin, Blutungen unter Apixaban und Dabigatran dagegen seltener. Nahezu die Hälfte der Patienten erhielt die neuen oralen Antikoagulantien aus Altersgründen oder wegen Begleiterkrankungen in reduzierter Dosierung; sie wiesen unter Apixaban (15,5 %/Jahr) und Rivaroxaban (15,8 %/Jahr) eine höhere Sterblichkeit auf als Patienten unter Warfarin (10,1 %/Jahr). Ob substanzspezifische Effekte oder unbekannte bzw. nicht erfasste „Confounder" Ursache waren, ist nicht zu entscheiden. Die meisten „Real-World"-Analysen zu neuen oralen Antikoagulantien vergleichen retrospektiv die Verordnungsdaten an Patientenkollektiven, bei denen unklar ist, ob sie ausreichend vergleichbar und repräsentativ sind. Eine umfangreiche Metaanalyse von 34 solcher Untersuchungen mit knapp 2,3 Mio. Patienten fand im Vergleich zu Warfarin eine geringere Rate an Todesfällen, Schlaganfällen und Blutungen, außer gastrointestinalen Blutungen, unter den neuen Mitteln (Waranugraha et al. 2021).

Auch aus Deutschland liegen mehrere Analysen von Versichertendaten zur Effizienz und Sicherheit neuer Antikoagulantien bei Patienten mit Vorhofflimmern vor, jedoch im Vergleich zu Phenprocoumon statt gegenüber Warfarin. Eine vom pharmazeutischen Unternehmer gesponserte Untersuchung mit Daten von 61.205 Versicherten fand nur unter Apixaban und Dabigatran ein signifikant geringeres Risiko für Schlaganfälle, Embolien und schwere Blutungen (Hohnloser et al. 2018). Unter Rivaroxaban waren dagegen schwere gastrointestinale Blutungen und Todesfälle signifikant häufiger auf als unter Phenprocoumon. In einer von einer großen Krankenversicherung unterstützten Analyse der Daten von 175.994 Versicherten unterschied sich das Risiko für ischämische Schlaganfälle unter Rivaroxaban oder Phenprocoumon nicht, war aber unter Apixaban signifikant erhöht (Ujeyl et al. 2018). Schwere Blutungen traten unter Apixaban oder Dabigatran seltener auf als unter Phenprocoumon, unter Rivaroxaban gleich häufig. Auch hier wiesen mit Rivaroxaban Behandelte eine höhere Sterblichkeit auf. Einer weiteren Analyse standen Daten 837.430 gesetzlich Versicherter aus den Jahren 2010 bis 2017 zur Verfügung (Paschke et al. 2020). Das Risiko für Schlaganfälle war unter den neuen Antikoagulantien um 32 % höher als unter Phenprocoumon, das Risiko für Blutungen um 12 % geringer. Die Mortalität war unter den neuen Antikoagulantien numerisch höher. Als Einzelsubstanz wies allein Edoxaban keine nachteiligen Effekte gegenüber Phenprocoumon auf, bei jedoch deutlich geringerer Datenbasis.

Diese Post-Marketing-Analysen werfen relevante Fragen auf. Der Einsatz oraler Antikoagulantien ist in Deutschland seit Zulassung der neuen Mittel für nicht-valvuläres Vorhofflimmern erheblich ausgeweitet worden: 2022 wurden orale Antikoagulantien fast dreimal so häufig verordnet wie noch 2012 – bei gleichzeitigem Rückgang der Verordnungen für Vitamin K-Antagonisten um etwa 65 %. Die Indikationsausweitung und Mehrverordnung der neuen Wirkstoffe betrifft vorwiegend Ältere: In den deutschen Versorgungsanalysen waren beispielsweise 61,5 % der mit neuen oralen Antikoagulantien Behandelten älter als 75 Jahre (Ujeyl et al. 2018), in den Zulassungsstudien nur 31 bis 41 % (Ruff et al. 2014). Ob eine Ausdehnung der Indikation für neue orale Antikoagulantien auf ältere und gebrechliche Patienten mehr nutzt als schadet, ist unklar. Es könnte aber den häufigen Einsatz von Rivaroxaban und Apixaban in reduzierter Dosis erklären (Coleman et al. 2015; Hohnloser et al. 2018). Nicht indizierte Dosisreduktionen können das Risiko für Todesfälle und Schlaganfälle deutlich erhöhen, zu hohe Dosierungen zusätzlich das Blutungsrisiko (Wu et al. 2021; Kong et al. 2021). Eine neue Metaanalyse von Beobachtungsdaten weist auf eine erhöhte Mortalität bei nicht indizierter Dosisreduktion der neuen Antikoagulantien hin, während ein Einfluss auf Schlaganfälle und vor allem schwere Blutungen nicht nachweisbar war; bei Überdosierung waren letztere signifikant häufiger (Caso et al. 2023). Da validierte Tests zur Therapiekontrolle in der Versorgungssituation nicht zur Verfügung stehen, können bei Therapie mit neuen oralen Antikoagulantien weder Adhärenz noch Güte der Einstellung überwacht werden. Nach US-amerikanischen Versicherungsdaten weisen nur etwa 50 % der mit neuen oralen Antikoagulantien Behandelten eine ausreichende Adhärenz auf. Die Behandlungserfolge wurden dadurch negativ beeinflusst (Yao et al. 2016).

Fragen zur Sicherheit und Effektivität neuer oraler Antikoagulantien im Vergleich zu Vitamin K-Antagonisten, im Vergleich untereinander und in einzelnen Patientengruppen sowie Fragen zur Dosierung, Adhärenz und Beachtung der Empfehlungen zur sicheren Verordnung waren Gegenstand einer Untersuchung der Europäischen Arzneimittel-Agentur EMA (European Medicines Agency 2020). Sie kommt zum Schluss, dass auch in der Versorgung die nichtunterlegene Wirksamkeit gegenüber Vitamin K-Antagonisten ausreichend belegt ist, intrakranielle Blutungen unter allen vier Wirkstoffen seltener, gastrointestinale Blutungen aber unter Dabigatran und Rivaroxaban häufiger sind. Gegenwärtig sieht die EMA keine Notwendigkeit, die Empfehlungen zur Dosierung, speziell auch bei Älteren, oder die allgemeinen Hinweise zur sachgerechten Anwendung der neuen oralen Antikoagulantien zu ändern.

Seit 2018 können zweimal täglich 2,5 mg Rivaroxaban zusätzlich zu Acetylsalicylsäure zur Prophylaxe atherothrombotischer Ereignisse bei Patienten mit stabiler koronarer Herzerkrankung oder symptomatischer peripherer arterieller Verschlusserkrankung und hohem Risiko für ischämische Ereignisse eingesetzt werden. Basis der Zulassungserweiterung ist die COMPASS-Studie, in der neben zweimal täglich 5 mg Rivaroxaban allein zweimal täglich 2,5 mg Rivaroxaban zusätzlich zu täglich 100 mg Acetylsalicylsäure untersucht wurden (Eikelboom et al. 2017). Innerhalb von 23 Monaten traten unter zusätzlich zweimal 2,5 mg Rivaroxaban signifikant weniger kardiovaskuläre Todesfälle, Herzinfarkte oder Schlaganfälle auf als unter Acetylsalicylsäure allein (4,1 gegenüber 5,4 %). Schwere (3,1 gegenüber 1,9 %) und kleinere Blutungen (9,2 gegenüber 5,5 %) waren allerdings häufiger. Patienten ab 75 Jahren profitierten nicht, hatten jedoch häufiger Blutungskomplikationen, sodass die Nutzen-Schaden-Bilanz hier negativ ausfiel. Eine Mortalitätsreduktion sieht die EMA als nicht belegt an (European Medicines Agency 2017). Patienten mit koronarer Herzerkrankung (91 %) oder peripherer Verschlusskrankheit (27 %) wiesen vergleichbare Ergebnisse wie das Gesamtkollektiv auf (Connolly et al. 2018; Anand et al. 2018). Ähnlich fand die VOYAGER PAD-Studie bei Patienten nach Revaskularisation wegen peripherer Verschlusskrankheit unter zweimal 2,5 mg Rivaroxaban plus einmal 100 mg Acetylsalicylsäure gegenüber Acetylsalicylsäure allein eine Reduktion von Gefäßereignissen, aber auch eine Zunahme schwerer Blutungen (Bonaca et al. 2020). Clopidogrel gilt derzeit bei symptomatischer peripherer arterieller Verschlusskrankheit als Mittel der Wahl mit Vorteilen gegenüber Acetylsalicylsäure (Willems et al. 2022) und wäre für diese Patientengruppe als Vergleichstherapie sinnvoller gewesen. Zweimal 5 mg Rivaroxaban allein boten in COMPASS gegenüber zweimal 2,5 mg zusätzlich zu Acetylsalicylsäure keine Vorteile und erhielten folglich keine Zulassung für diese Indikation. Leitlinien empfehlen die niedrige Dosis zusätzlich zu Acetylsalicylsäure allenfalls bei hohem Gefäß- und niedrigem Blutungsrisiko (Frank et al. 2019).

Nicht zugelassene Indikationen für neue orale Antikoagulantien betreffen zum einen die Prophylaxe von Thromboembolien bei linksventrikulären Thromben. Hier sind sie möglicherweise effektiver und sicherer als Vitamin K-Antagonisten, allerdings anhand begrenzt belastbarer Datenlage (Huang et al. 2022; Chen et al. 2022). Zur Therapie zerebraler Venenthrombosen scheinen sie ähnlich wirksam und sicher zu sein (Bose et al. 2021). Beim Antiphospholipidsyndrom gelten dagegen Vitamin K-Antagonisten weiterhin als Mittel der Wahl. Ob die neuen orale Antikoagulantien bei niedrigem Risiko eine Option darstellen (Pastori et al. 2021), erscheint nach Daten einer neuen Metaanalyse, die unter Vitamin K-Antagonisten deutlich weniger arterielle Komplikationen und keine relevanten Subgruppeneffekte fand, eher zweifelhaft (Khairani et al. 2023).

9.2 Thrombozytenaggregationshemmer

9.2.1 Acetylsalicylsäure

Bei den Thrombozytenaggregationshemmern entfällt der Hauptteil der Verordnungen weiterhin auf Acetylsalicylsäurepräparate (◘ Abb. 9.2 und ◘ Tab. 9.3). Sie stiegen nach einer steilen Abnahme aus regulatorischen Gründen im Jahre 2004 in den folgenden Jahren bis 2020 kontinuierlich an (seit 2010 um 15 %), sind aber 2022 wie schon 2021 leicht rückläufig.

◻ **Tab. 9.3 Verordnungen von Thrombozytenaggregationshemmern 2022.** Angegeben sind die 2022 verordneten Tagesdosen, die Änderungen gegenüber 2021 und die mittleren Kosten je DDD 2022

Präparat	Bestandteile	DDD Mio.	Änderung %	DDD-Nettokosten Euro
Acetylsalicylsäure				
ASS 100/-protect-1 A Pharma	Acetylsalicylsäure	278,9	(+14,5)	0,03
ASS Dexcel 100/-protect	Acetylsalicylsäure	155,9	(−0,7)	0,03
ASS AbZ protect/-TAH	Acetylsalicylsäure	128,4	(+0,4)	0,03
ASS TAD protect	Acetylsalicylsäure	45,7	(+63,2)	0,04
ASS AL TAH/-protect	Acetylsalicylsäure	44,0	(−59,8)	0,03
ASS-ratiopharm TAH/-protect-100/ Herz ASS-ratiopharm	Acetylsalicylsäure	20,2	(−12,9)	0,04
ASS 100 HEXAL/-protect	Acetylsalicylsäure	7,9	(−16,3)	0,04
Aspirin N/-protect	Acetylsalicylsäure	6,2	(−13,7)	0,12
ASS Fair-Med 100	Acetylsalicylsäure	5,6	(−61,9)	0,03
ASS STADA 100	Acetylsalicylsäure	2,5	(−21,9)	0,04
Godamed	Acetylsalicylsäure	2,4	(−15,9)	0,05
ASS Aristo	Acetylsalicylsäure	1,8	(+111,1)	0,03
		699,5	**(−3,9)**	**0,03**
Clopidogrel				
Clopidogrel Zentiva	Clopidogrel	93,0	(−2,7)	0,32
Clopidogrel Heumann	Clopidogrel	47,1	(−9,9)	0,31
Clopidogrel Glenmark	Clopidogrel	17,6	(+105,7)	0,25
		157,7	**(+0,8)**	**0,31**
Weitere ADP-Rezeptorantagonisten				
Brilique	Ticagrelor	17,1	(−8,6)	2,56
Prasillt TAD	Prasugrel	8,6	(+250,9)	1,64
Prasugrel AL	Prasugrel	2,7	(+11,3)	1,45
Prasugrel Accord	Prasugrel	2,6	(−61,0)	1,25
Prasugrel-PUREN	Prasugrel	2,6	(+85,2)	1,43
Prasugrel beta	Prasugrel	2,5	(−41,6)	1,49
Prasugrel-ratiopharm	Prasugrel	1,6	(+341,4)	1,47
		37,6	**(+3,9)**	**1,99**
Summe		**894,9**	**(−2,8)**	**0,16**

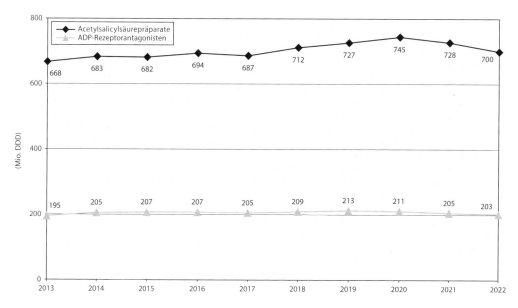

☐ **Abb. 9.2** Verordnungen von Thrombozytenaggregationshemmern 2013 bis 2022. Gesamtverordnungen nach definierten Tagesdosen

Für die Rezidivprophylaxe mit niedrig dosierter Acetylsalicylsäure nach Herzinfarkten und Schlaganfällen ist der therapeutische Nutzen in zahlreichen Studien belegt und auch in Metaanalysen evaluiert worden (Antithrombotic Trialists' Collaboration 2009). In Laboranalysen lässt sich bei bis zu 10 % der Behandelten ein fehlendes Ansprechen selbst auf Tagesdosen von 325 mg nachweisen (Gum et al. 2001). Solche oft als „non-responder" bezeichnete Patienten weisen ein 3,5-fach höheres Risiko auf, an kardiovaskulären Leiden zu versterben (Eikelboom et al. 2003). Ob sie von einer ersatzweisen oder zusätzlichen Gabe von $P2Y_{12}$ ADP-Rezeptorantagonisten profitieren, ist durch klinische Studien weiterhin nicht abschließend geklärt. Zum Einsatz von Acetylsalicylsäure für die Primärprävention von Gefäßereignissen sind in vergangenen Jahren nochmals mehrere größere randomisierte Studien veröffentlicht worden. Auch bei gepoolter Auswertung aller Studien ist ein Nutzen nicht erkennbar, ein erhöhtes Blutungsrisiko dagegen möglich (Christiansen et al. 2019). Die „US Preventive Services Task Force" rät von Acetylsalicylsäure für die Primärprävention bei über 60 Jahre alten Personen ab, im Alter zwischen 40 und 59 Jahre hält sie eine Entscheidung zur Primärprävention auf individueller Basis für vertretbar, wenn ein hohes kardiovaskuläres Risiko besteht (Davidson et al. 2022).

9.2.2 Clopidogrel

Clopidogrel ist mit einem gegenüber dem Vorjahr konstanten Verordnungsanteil von 81 % nach wie vor der Hauptvertreter der $P2Y_{12}$-ADP-Rezeptorantagonisten, deren Verordnungen in den letzten 10 Jahren ähnlich wie die der Acetylsalicylsäure zugenommen haben, aber auf niedrigerem und zuletzt weitgehend stabilem Niveau (☐ Abb. 9.2).

Clopidogrel zeigt in der Monotherapie zur Sekundärprävention ischämischer Gefäßereignisse im Vergleich zu Acetylsalicylsäure nur eine marginale Überlegenheit. In der CAPRIE-Studie betrug das jährliche Risiko für Schlaganfall, Myokardinfarkt oder vaskulär bedingten Todesfall mit Clopidogrel 5,32 % und mit Acetylsalicylsäure 5,82 % (CAPRIE Steering

Committee 1996). Das Institut für Qualität und Wirtschaftlichkeit im Gesundheitswesen sieht einen Zusatznutzen nur bei Patienten mit symptomatischer peripherer arterieller Verschlusskrankheit (IQWiG 2006). Der Gemeinsame Bundesausschuss hat daraufhin die Verordnungsfähigkeit von Clopidogrel in der Monotherapie zu Lasten der gesetzlichen Krankenkassen auf diese Patienten sowie auf solche mit Acetylsalicylsäure-Unverträglichkeit begrenzt (Bundesministerium für Gesundheit 2012a). Eine aktuelle Metaanalyse von fünf randomisierten Studien fand für Clopidogrel in der Monotherapie zur Sekundärprävention ischämischer Gefäßereignisse nur eine geringfügige Abnahme nichtfataler Herzinfarkte gegenüber Acetylsalicylsäure. Für die Mortalität und die Rate an Schlaganfällen und Blutungen fand sich kein Unterschied (Tasoudis et al. 2022).

Bei gastrointestinaler Unverträglichkeit von Acetylsalicylsäure ist Clopidogrel jedoch keine zweckmäßige Option: Patienten mit blutenden Magenulzera unter Acetylsalicylsäure entwickelten nach Umstellung auf Clopidogrel wesentlich häufiger Blutungsrezidive als unter einer Kombination von Acetylsalicylsäure mit Esomeprazol (8,6 gegenüber 0,7 %) (Chan et al. 2005). Nach gastrointestinalen Blutungen unter Acetylsalicylsäure ist die zusätzliche Gabe eines Protonenpumpenhemmers deshalb sinnvoller als ein Wechsel auf einen $P2Y_{12}$-ADP-Rezeptorantagonisten.

Die Kombination aus Acetylsalicylsäure und Clopidogrel bleibt weiter speziellen kardiovaskulären Indikationen vorbehalten. In der CURE-Studie traten bei Patienten mit akutem Koronarsyndrom innerhalb von drei bis zwölf Monaten unter Clopidogrel plus Acetylsalicylsäure kardiovaskuläre Todesfälle, Herzinfarkte und Schlaganfälle seltener auf als unter Acetylsalicylsäure allein (9,3 gegenüber 11,4 %), schwerere Blutungen allerdings häufiger (3,7 gegenüber 2,7 %) (The Clopidogrel in Unstable Angina to Prevent Recurrent Events Trial Investigators 2001). Bei schließlich interventionell behandelten Patienten nahmen unter der zusätzlichen Gabe von Clopidogrel kardiovaskuläre Ereignisse sowohl vor als auch nach der Intervention ab (Mehta et al. 2001). Die PCI-CLARITY- und die COMMIT-Studie konnten ähnliche Ergebnisse auch bei Patienten mit ST-Hebungsinfarkt bestätigen (Sabatine et al. 2005; Chen et al. 2005). Die Kombination aus Clopidogrel plus Acetylsalicylsäure gilt seither als Referenztherapie für Patienten mit akuten Koronarsyndromen. Eine auf wenige Wochen begrenzte Therapie mit Acetylsalicylsäure plus Clopidogrel zeigt auch bei leichten akuten ischämischen Schlaganfällen einen Nutzen (weniger Re-Insulte ohne Zunahme schwerer Blutungen) und wird in Leitlinien für ausgewählte Patienten ohne Indikation einer Thrombolyse empfohlen (Brown et al. 2021; Powers et al. 2019). Eine aktuelle Studie findet bei leichten akuten Schlaganfällen oder transitorisch ischämischen Attacken sogar eine Gleichwertigkeit mit einer systemischen Thrombolyse (Chen et al. 2023). Dieses Ergebnis bedarf jedoch noch einer Bestätigung durch weitere Studien.

Die Kombination aus Acetylsalicylsäure plus Clopidogrel gehört seit Jahren zum Standard nach Implantation koronarer Stents. Lange war strittig, für welche Dauer Clopidogrel in Abhängigkeit vom Stenttyp und von der klinischen Situation zusätzlich verabreicht werden soll. Die gepoolte Auswertung der Studien „REAL-LATE" und „ZEST-LATE" fand für eine duale Plättchenhemmung über ein Jahr nach Stentimplantation hinaus keinen Vorteil gegenüber der Monotherapie mit Acetylsalicylsäure (Park et al. 2010). In der DAPT-Studie verminderte die duale Plättchenhemmung nach Implantation beschichteter Stents über zwölf Monate hinaus zwar weiter Stentthrombosen und Herzinfarkte, erhöhte aber die Blutungsrate und Mortalität (Mauri et al. 2014). Ähnlich war das Ergebnis einer umfassenden Metaanalyse randomisierter Studien (Yin et al. 2019): Mit zunehmender Dauer der dualen Plättchenhemmung nahm vor allem das Risiko schwerer Blutungen zu, nach mehr als zwölf Monaten auch die nicht-kardiale Sterblichkeit. Ein klarer Nutzen war dann nicht mehr erkennbar, und bei beschichteten Stents der neueren Generation (Everolimus, Zotarolimus) die Gesamtsterblichkeit sogar höher. Europäische und US-amerikanische Leitlinien empfehlen daher, die Dauer der dualen Plättchenhemmung nach Stentimplantation individuell festzulegen. Abhängig vom Risiko für Gefäßereignisse einerseits und Blutungen andererseits kann eine Verkürzung von zwölf Monaten auf sechs oder drei Monate oder gar einen Monat gerechtfertigt sein, ebenso wie eine Ausdehnung über zwölf Monate hinaus. Bei unbeschichteten Stents reicht in der Regel eine duale Plättchenhemmung für vier Wochen, wenn es sich um elektive Eingriffe handelt (Valgimigli et al. 2018; Lawton et al. 2022). Eine Verkürzung der dualen Plättchenhemmung reduziert vor allem dann das Blutungsrisiko, wenn die Plättchenhemmung nicht mit Acetylsalicylsäure, sondern mit einem $P2Y_{12}$-ADP-Rezeptor-Inhibitor wie Clopidogrel fortgesetzt wird (Valgimigli et al. 2021). In Leitlinien gilt diese Strategie bereits als eine Option (Lawton et al. 2022).

Bei Patienten nach einem kathetergestützten perkutanen Aortenklappenersatz galt zunächst die Kombination von Clopidogrel mit Acetylsalicylsäure als Verfahren der Wahl. In der POPular TAVI-Studie erwies sich die Kombination aber nicht als effektiver als Acetylsalicylsäure allein und war mit häufigeren Blutungen behaftet (Brouwer et al. 2020). Eine aktuelle Netzwerkmetaanalyse bestätigte die Ergebnisse: Eine duale Plättchenhemmung ist nicht effektiver als eine Monotherapie, erhöht aber die Blutungsrate, eine Plättchenhemmung kombiniert mit oralen Antikoagulantien sogar die Mortalität (Ke et al. 2022). Die Monotherapie mit Acetylsalicylsäure gilt derzeit als Standard (Otto et al. 2021).

In der CHARISMA-Studie wurden Clopidogrel und Acetylsalicylsäure zur Sekundärprophylaxe bei kardiovaskulären Risikopatienten untersucht (Bhatt et al. 2006). Die Kombination verminderte gegenüber Acetylsalicylsäure allein nach 28 Monaten weder kardiovaskuläre Todesfälle noch Herzinfarkte oder Schlaganfälle (6,7 gegenüber 7,2 %). Die kardiovaskuläre Sterblichkeit war in einer Subgruppe mit multiplen Risikofaktoren sogar erhöht. Die MATCH-Studie verglich Clopidogrel plus Acetylsalicylsäure mit Clopidogrel allein bei Patienten mit kurz zuvor aufgetretenen ischämischen Schlaganfällen oder transienten ischämischen Attacken (Diener et al. 2004). Die Kombination verhinderte vaskuläre Ereignisse über 18 Monate nicht effektiver als Clopidogrel allein (15,7 gegenüber 16,7 %), ging jedoch mit einer signifikant höheren Rate lebensbedrohlicher Blutungen einher (2,6 gegenüber 1,3 %). Eine Netzwerkmetaanalyse fand vergleichbare Ergebnisse für die Kombination von Acetylsalicylsäure auch mit anderen Plättchenhemmern (Tornyos et al. 2022). Nach aktuellen Leitlinien bleibt die Plättchenhemmung mit Acetylsalicylsäure als Monotherapie beim chronischen Koronarsyndrom (Knuuti et al. 2019), zur Sekundärprävention nach ischämischem Schlaganfall bei intrakraniellen Stenosen (Olma et al. 2022) und bei der peripheren arteriellen Verschlusskrankheit die Strategie der Wahl (Frank et al. 2019).

Patienten mit nicht valvulärem Vorhofflimmern, bei denen Vitamin-K-Antagonisten nicht indiziert waren, erlitten unter der Kombination Acetylsalicylsäure plus Clopidogrel innerhalb von 3,6 Jahren weniger Schlaganfälle, Embolien, Herzinfarkte oder kardiovaskuläre Todesfälle (6,8 gegenüber 7,6 %/Jahr), aber häufiger schwere Blutungen als unter Acetylsalicylsäure allein (2,0 gegenüber 1,3 %/Jahr) (The ACTIVE Investigators 2009). In der AVERROES-Studie reduzierte Apixaban in einer vergleichbaren Situation Schlaganfälle und Embolien jedoch deutlicher als Acetylsalicylsäure allein (1,6 % gegenüber 3,7 %/Jahr), ohne dass Blutungen zunahmen (Connolly et al. 2011). Die ACTIVE-W-Studie verglich Clopidogrel plus Acetylsalicylsäure bei Patienten mit Vorhofflimmern mit Warfarin (INR-Zielwerte 2–3); sie musste nach 1,3 Jahren vorzeitig beendet werden, da Schlaganfälle, Embolien, Herzinfarkte oder kardiovaskuläre Todesfälle unter Warfarin seltener waren (5,60 gegenüber 3,93 %/Jahr) (The ACTIVE Writing Group of the ACTIVE Investigators 2006). Die Kombination aus Clopidogrel plus Acetylsalicylsäure wird seither in Leitlinien nur noch für spezielle Situationen oder als seltene Option empfohlen (January et al. 2019; Hindricks et al. 2021).

Clopidogrel ist ein inaktives Prodrug, das durch Cytochrom CYP2C19 aktiviert wird, weswegen genetische Polymorphismen von CYP2C19 zur Variabilität des pharmakologischen Effektes beitragen (Collet et al. 2009; Simon et al. 2009). Eine durch Gen- oder Thrombozytenfunktionstests gesteuerte Plättchenhemmung im Rahmen perkutaner Koronarinterventionen könnte gegenüber bisherigen Strategien die Rate an Herzinfarkten und Stentthrombosen vermindern, ohne dass aber schwere Blutungen und die Sterblichkeit abnehmen (Galli et al. 2021). Solche Tests könnten für spezielle Situationen individualisierte Dosierungen ermöglichen (Sibbing und Kastrati 2021). Einzelne Leitlinien haben solche Strategien bereits als Option aufgenommen (Collet et al. 2021).

Das Cytochrom CYP2C19 kann auch durch Arzneimittel wie einzelne Protonenpumpenhemmer inhibiert werden. In der randomisierten COGENT-Studie hatte die gleichzeitige Therapie mit Omeprazol zusätzlich zur dualen Plättchenhemmung mit Clopidogrel und Acetylsalicylsäure jedoch keinen negativen Effekt auf die Rate kardiovaskulärer Ereignisse (Bhatt et al. 2010). Die klinische Bedeutung dieser Interaktion scheint aber vor allem bei Hochrisikopatienten noch nicht ausreichend geklärt (Bauer et al. 2011). Die Europäische Gesellschaft für Kardiologie empfiehlt ein pragmatisches Vorgehen, wenn nötig auf Protonenpumpenhemmer wie Pantoprazol mit geringer Inhibition von CYP2C19 auszuweichen und auf Omeprazol und Esomeprazol zu verzichten (Collet et al. 2021).

9.2.3 Prasugrel

Auch Prasugrel ist die inaktive Vorstufe eines aktiven Metaboliten, der die $P2Y_{12}$ ADP-Rezeptoren irreversibel blockiert. Anders als Clopidogrel wird Prasugrel in der Leber vor allem durch CYP3A4 und CYP2B6 aktiviert. Maximale Plasmaspiegel des aktiven Metaboliten werden bereits nach 30 min erreicht. In der TRITON-TIMI 38 Studie wurden Prasugrel und Clopidogrel jeweils in Kombination mit Acetylsalicylsäure bei Patienten mit akutem Koronarsyndrom und Indikation für eine perkutane Koronarintervention miteinander verglichen (Wiviott et al. 2007). Kardiovaskuläre Todesfälle, Herzinfarkte oder Schlaganfälle traten unter Prasugrel seltener auf als unter Clopidogrel (9,9 gegenüber 12,1 %). Schwere Blutungen waren jedoch häufiger (2,4 gegenüber 1,8 %), insbesondere bei Patienten über 75 Jahre oder wenn eine Bypass-Operation notwendig wurde. Das Institut für Qualität und Wirtschaftlichkeit im Gesundheitswesen (2011) sieht keinen Beleg für einen Zusatznutzen von Prasugrel gegenüber Clopidogrel, da die publizierten Ergebnisse durch systematische Fehler in der Studienanlage und -auswertung verzerrt waren. Die Therapie mit Prasugrel sollte daher laut Therapiehinweis des Gemeinsamen Bundesausschusses auf Patienten mit hohem Risiko für kardiovaskuläre Mortalität und niedrigem Blutungsrisiko beschränkt bleiben (Bundesministerium für Gesundheit 2010).

Die 2019 publizierte ISAR-REACT-5-Studie fand bei Patienten mit akutem Koronarsyndrom und geplanter perkutaner Koronarintervention unter einer Therapiestrategie mit Prasugrel statt Ticagrelor, jeweils kombiniert mit Acetylsalicylsäure, jedoch weniger Todesfälle, Infarkte oder Schlaganfälle (6,9 gegenüber 9,3 % pro Jahr) (Schüpke et al. 2019). Die Gesamtmortalität und die Rate schwerer Blutungen unterschieden sich nicht. Kritikpunkte an der Studie sind das offene Design, die geringe Fallzahl und die nicht plausible Fallzahlkalkulation. Zudem stehen die Ergebnisse im Widerspruch zur PRAGUE-18-Studie (Motovska et al. 2018), die bei einem akuten Koronarsyndrom unter Prasugrel in der Tendenz mehr Todesfälle, Infarkte oder Schlaganfälle fand als unter Ticagrelor (6,6 gegenüber 5,7 %). Eine Metaanalyse neun randomisierter Vergleiche von Prasugrel mit Ticagrelor bei akutem Koronarsyndrom, deren Ergebnisse wesentlich durch ISAR-REACT-5 und PRAGUE-18 geprägt sind, fand keine signifikanten Unterschiede für Herzinfarkte, Schlaganfälle, kardiovaskuläre Todesfälle, Stentthrombosen, schwere Blutungen oder Todesfälle insgesamt (Ray et al. 2021). Die europäische Leitlinie regt derzeit jedoch an, Prasugrel unter den $P2Y_{12}$-ADP-Rezeptorantagonisten bei akutem Koronarsyndrom und geplanter Koronarintervention zu bevorzugen (Collet et al. 2021). Zur Klärung hat der Gemeinsame Bundesausschuss bei dem Institut für Qualität und Wirtschaftlichkeit im Gesundheitswesen eine vergleichende Nutzenbewertung von Clopidogrel, Prasugrel und Ticagrelor, jeweils in Kombination mit Acetylsalicylsäure, bei Patienten mit akutem Koronarsyndrom und primärer oder verzögerter perkutaner Koronarintervention in Auftrag gegeben, (Gemeinsamer Bundesausschuss 2021). Das Institut kam kürzlich zu dem Schluss, dass auf Basis der verfügbaren Daten weder für Clopidogrel noch für Ticagrelor und Prasugrel ein Beleg, Hinweis oder Anhaltspunkt für einen größeren oder geringeren Nutzen bzw. Schaden im Vergleich zu den jeweils anderen Wirkstoffen abgeleitet werden kann. Allerdings waren aufgrund mangelnder Datenlieferung des Herstellers von Prasugrel Aussagen zu relevanten Teilpopulationen (akute Koronarsyndrome mit oder ohne STEMI und mit oder ohne Koronarintervention) nicht möglich (IQWiG 2023).

Die Verordnungszahlen für das anders als Ticagrelor auch generisch verfügbare Prasugrel sind 2022 gegenüber dem Vorjahr erneut, aber nur noch mäßig um 8,4 % gestiegen (◘ Tab. 9.3).

9.2.4 Ticagrelor

Im Gegensatz zu Clopidogrel und Prasugrel ist Ticagrelor ein direkt wirkender und reversibler Antagonist am $P2Y_{12}$-ADP-Rezeptor, der keine hepatische Aktivierung erfordert. Ticagrelor hemmt die Thrombozytenfunktion auch ohne „Loading-Dose" rascher als Clopidogrel und ähnlich schnell wie Prasugrel.

Nach Absetzen hält die Thrombozytenaggregationshemmung kürzer an als nach Clopidogrel. Zusätzlich zur Blockade des $P2Y_{12}$-ADP-Rezeptors hemmt Ticagrelor den Nukleosidtransporter ENT1, der für die zelluläre Aufnahme von Adenosin verantwortlich ist. Der Anstieg des Adenosinplasmaspiegels (Bonello et al. 2014) könnte dafür verantwortlich sein, dass nach Ticagrelor häufiger Dyspnoe beobachtet wird als nach Clopidogrel (13,8 gegenüber 7,8 %).

In der PLATO-Studie wurden über zwölf Monate die Kombinationen aus Acetylsalicylsäure mit Ticagrelor oder Clopidogrel bei Patienten mit akutem Koronarsyndrom verglichen, die rein medikamentös, mit perkutaner Intervention oder einem Koronarbypass behandelt wurden (Wallentin et al. 2009). Vaskuläre Todesfälle, Herzinfarkte und Schlaganfälle wurden durch Ticagrelor gegenüber Clopidogrel reduziert (9,8 gegenüber 11,7 %). Auch die Gesamtmortalität (4,5 gegenüber 5,9 %), kardiovaskuläre Mortalität (4,0 gegenüber 5,1 %) und Herzinfarktrate (5,8 gegenüber 6,9 %) waren geringer, ohne dass schwere Blutungen häufiger als unter Clopidogrel auftraten (11,6 gegenüber 11,2 %). Derzeit wird geprüft, ob nach akuten Koronarsyndromen die duale Plättchenhemmung deeskaliert werden kann, beispielsweise durch Verkürzung der Dauer und Therapie mit Ticagrelor oder Clopidogrel als Monotherapie im Anschluss an die duale Plättchenhemmung. Nach Implantation neuerer beschichteter Stents scheinen ein bis drei Monate duale Plättchenhemmung auszureichen und schwere Blutungen seltener zu sein, wenn anschließend auf einen $P2Y_{12}$-ADP-Rezeptorantagonisten allein umgestellt wird (Giacoppo et al. 2021).

Bei Patienten mit stabiler, aber symptomatischer peripherer arterieller Verschlusskrankheit erwies sich die Monotherapie mit Ticagrelor in der EUCLID-Studie einer Behandlung mit Clopidogrel als nicht überlegen (Hiatt et al. 2017): Nach 30 Monaten unterschied sich die Rate an kardiovaskulären Todesfällen, Myokardinfarkten und ischämischen Schlaganfällen nicht (10,8 vs. 10,6 %) und auch akute Ischämien der Extremitäten und Blutungen waren gleich häufig. Eine Zulassung erhielt Ticagrelor in dieser Indikation deshalb nicht. In der PEGASUS-TIMI 54-Studie wurde Ticagrelor wiederum zusätzlich zu Acetylsalicylsäure in der Langzeittherapie bei Patienten mit Herzinfarkt in der Vorgeschichte geprüft (Bonaca et al. 2015). Innerhalb von drei Jahren verminderte Ticagrelor in einer Dosierung von 2 × 60 mg/d gegenüber Placebo signifikant kardiovaskuläre Todesfälle, Herzinfarkte und Schlaganfälle (7,77 gegenüber 9,04 %), allerdings unter vergleichbarer Zunahme schwerer Blutungen (2,30 gegenüber 1,06 %) und ohne Einfluss auf die Gesamtmortalität. Die Zulassung für Ticagrelor wurde daraufhin 2016 entsprechend erweitert. Bei leichteren akuten ischämischen Schlaganfällen zeigte eine zeitlich begrenzte duale Plättchenhemmung mit Acetylsalicylsäure plus Ticagrelor einen Nutzen gegenüber Acetylsalicylsäure allein (Brown et al. 2021). Effektivität und Sicherheit unterschieden sich hierbei nicht gegenüber einer Plättchenhemmung mit Acetylsalicylsäure plus Clopidogrel (Lun et al. 2022). Beide Kombinationen werden in einigen Leitlinien für ausgewählte Patienten empfohlen; nur Clopidogrel ist hierfür aber bisher zugelassen (Powers et al. 2019; Ringleb et al. 2021).

Ticagrelor war 2011 das erste Arzneimittel, bei dem der Zusatznutzen entsprechend dem Arzneimittelmarktneuordnungsgesetz (AMNOG) gegenüber Clopidogrel bei den verschiedenen Formen des akuten Koronarsyndroms separat bewertet wurde. Nur bei Patienten mit instabiler Angina pectoris oder Nicht-ST-Hebungsinfarkt (NSTEMI) sah der Gemeinsame Bundesausschuss für Ticagrelor einen beträchtlichen Zusatznutzen, während für Patienten mit ST-Hebungsinfarkt (STEMI) keine ausreichenden Daten vorlagen (Bundesministerium für Gesundheit 2012b). Im Jahr 2016 wurde für die erweiterte Indikation nach zurückliegenden Herzinfarkten auf Basis der PEGASUS-TIMI 54-Studie (Bonaca et al. 2015) ein Anhalt für einen geringen Zusatznutzen konstatiert (Bundesministerium für Gesundheit 2016). Aus Sicht der Arzneimittelkommission der deutschen Ärzteschaft bestehen allerdings weiter große Unklarheiten, ob diese Kombination für die Langzeittherapie nach Herzinfarkten in der Gesamtbilanz Vorteile bringt (Arzneiverordnungen in der Praxis 2017). Ticagrelor wird in dieser Indikation auch in der aktuellen VersorgungsLeitlinie zur chronischen koronaren Herzkrankheit (Bundesärztekammer et al. 2019) und in der Leitlinie der europäischen kardiologischen Gesellschaft zum chronischen Koronarsyndrom nicht empfohlen (Knuuti et al. 2019).

Die Verordnungen für das noch nicht generisch verfügbare Ticagrelor haben 2022 erneut gegenüber dem Vorjahr abgenommen, diesmal um 8,6 % und damit geringer als zuvor (◘ Tab. 9.3).

9.3 Antihämorrhagika

9.3.1 Blutgerinnungsfaktoren

Die umsatzstärkste Gruppe der Antihämorrhagika sind die Faktor-VIII-Präparate (◘ Tab. 9.4), die zur Prophylaxe und Therapie von Blutungen bei Patienten mit angeborenem Faktor VIII-Mangel (Hämophilie A) eingesetzt werden. Standardtherapie ist heute die primäre Prophylaxe durch regelmäßige intravenöse Infusion von Faktor VIII, die der bedarfsgesteuerten Behandlung bezüglich Blutungskomplikationen und Gelenkfunktion deutlich überlegen ist (Srivastava et al. 2020). Im Vergleich zur Bedarfstherapie reduziert die prophylaktische Gabe die jährliche Blutungsrate je nach Dosierung um etwa 70 bis 90 % (Delgado-Flores et al. 2022). Die Hämophilie gehört zu den seltenen Erkrankungen mit besonderen Krankheitsverläufen, welche hoch spezialisierte Leistungen erfordern, die als ambulante Behandlung im Krankenhaus erfolgen können (§ 116 b Absatz 3 SGB V). Ein großer Teil der Faktor-VIII-Präparate wird über Direktverträge an Krankenhäuser geliefert, die in den hier dargestellten DDD-Nettokosten nicht erfasst werden. Eine Direktlieferung an Ärzte und deren Einrichtungen ist dage-

Kapitel 9 · Antithrombotische Therapie

Tab. 9.4 Verordnungen von Antihämorrhagika 2022. Angegeben sind die 2022 verordneten Tagesdosen, die Änderungen gegenüber 2021 und die mittleren Kosten je DDD 2022

Präparat	Bestandteile	DDD Mio.	Änderung %	DDD-Nettokosten Euro
Blutgerinnungsfaktoren				
Elocta	Efmoroctocog alfa	0,13	(+26,5)	632,70
Advate	Octocog alfa	0,07	(−18,5)	976,34
Kovaltry	Octocog alfa	0,06	(−15,9)	920,72
Idelvion	Albutrepenonacog alfa	0,06	(+8,5)	922,06
Beriate	Gerinnungsfaktor VIII	0,04	(−13,1)	915,60
Jivi	Damoctocog alfa pegol	0,04	(+40,3)	753,40
Adynovi	Rurioctocog alfa pegol	0,04	(+14,4)	688,73
Afstyla	Lonoctocog alfa	0,04	(+3,9)	728,63
Haemoctin	Gerinnungsfaktor VIII	0,03	(−6,8)	849,79
Haemate P	Gerinnungsfaktor VIII Von-Willebrand-Faktor	0,02	(−13,6)	1.013,60
Wilate	Gerinnungsfaktor VIII Von-Willebrand-Faktor	0,02	(−5,6)	963,11
Octanate	Gerinnungsfaktor VIII	0,02	(−1,8)	732,81
Faktor VIII SDH Intersero	Gerinnungsfaktor VIII	0,02	(−13,9)	977,17
		0,59	**(+1,2)**	**819,30**
Antifibrinolytika				
Cyklokapron	Tranexamsäure	0,45	(+2,9)	3,70
Thrombopoetin-Rezeptoragonisten				
Revolade	Eltrombopag	1,2	(+7,2)	92,10
Nplate	Romiplostim	0,75	(+5,2)	96,28
		2,0	**(+6,4)**	**93,68**
Faktor VIIIa-Mimetikum				
Hemlibra	Emicizumab	0,16	(+28,1)	907,44
Summe		**3,2**	**(+5,8)**	**256,07**

gen gemäß Gesetz für mehr Sicherheit in der Arzneimittelversorgung seit September 2020 nicht mehr möglich (Bundesgesetzblatt 2019). Verordnungen und DDD-Nettokosten der Gerinnungsfaktoren sind daher unvollständig (◘ Tab. 9.4).

Derzeit stehen 22 Faktor-VIII-Präparate zur Behandlung von Patienten mit Hämophilie A zur Verfügung, darunter zehn aus humanem Plasma durch Reinigungsverfahren gewonnene und zwölf gentechnologisch hergestellte Faktoren (Deutsche Hämophiliegesellschaft 2023). Zur gentechnischen Herstellung der rekombinanten Faktoren wie Octocog alfa werden meist Zelllinien von Hamsterovarien oder Hamsternieren verwendet. Bei vier der gentechnischen Präparate ist die Halbwertzeit des Faktor-VIII verlängert worden, bei Efmoroctocog alfa (Elocta) durch Fusion des Gerinnungsfaktors VIII mit dem Fc-Teil des humanen Immunglobulins IgG 1, bei den anderen wie Rurioctocog alfa pegol (Adynovi) durch Pegylierungen. Für Patienten mit Hämophilie A und hemmenden Antikörpern gegen Faktor VIII (Hemmkörper) ist seit 2018 das Faktor VIIIa-Mimetikum Emicizumab (*Hemlibra*) verfügbar. Es ist ein bi-spezifischer monoklonaler Antikörper, der an die Gerinnungsfaktoren IX und X bindet und dadurch die Funktion des fehlenden Faktor VIII nachahmt. Mehrere plasmatische Faktor-VIII-Präparate (Haemate P, Wilate u. a.) enthalten ausreichende Mengen an Von-Willebrand-Faktor und können auch zur Behandlung des angeborenen Von-Willebrand-Syndroms eingesetzt werden. Ein rekombinanter Von-Willebrand-Faktor, Vonicog alfa (Veyvondi), wurde erstmalig 2019 zugelassen. Er enthält nur noch Spuren des rekombinanten Blutgerinnungsfaktors VIII.

Faktor-IX-Präparate zur Prophylaxe und Therapie von Blutungen bei Patienten mit dem selteneren angeborenem Faktor IX-Mangel (Hämophilie B) sind unter den meistverordneten Arzneimitteln nicht vertreten. Neben vier Faktorkonzentraten aus Humanplasma stehen fünf modifizierte rekombinante Faktor IX-Präparate zur Verfügung, von denen drei gegenüber den Plasmapräparaten aufgrund einer verlängerten Plasmahalbwertszeit mit einem deutlich längeren Dosierungsintervall verabreicht werden können (Deutsche Hämophiliegesellschaft 2023).

9.3.2 Thrombopoietin-Rezeptoragonisten

Eltrombopag (*Revolade*) ist ein oral applizierbarer Agonist des Thrombopoietinrezeptors und fördert im Knochenmark die Bildung neuer Thrombozyten. Er wurde 2010 zugelassen und kann zur Behandlung therapierefraktärer Patienten mit Immunthrombozytopenie (ITP), Thrombozytopenie bei chronischer Hepatitis C oder bei erworbener schwerer aplastischer Anämie eingesetzt werden. Der Thrombopoietin-Rezeptoragonist Romiplostim (*Nplate*) ist ein Fc-Peptid-Fusionsprotein, das bei Patienten mit ITP einmal wöchentlich subkutan appliziert wird. Beide Thrombopoietin-Rezeptoragonisten sind auch 2022 häufiger als im Vorjahr verordnet worden (◘ Tab. 9.4). Seit Juni 2019 ist Avatrombopag (*Doptelet*) als oraler Thrombopoietin-Rezeptor-Agonist zugelassen, und zwar nicht nur für die primäre chronische ITP, die auf andere Therapien nicht angesprochen (Glukokortikoide, Immunglobuline) hat, sondern auch bei Patienten mit Thrombozytopenien durch chronische Lebererkrankungen, bei denen ein invasiver Eingriff geplant ist. Für diese Situation gab es bisher kein zugelassenes Medikament.

Literatur

Agnelli G, Buller HR, Cohen A, Curto M, Gallus AS, Johnson M, Masiukiewicz U, Pak R, Thompson J, Raskob GE, Weitz JI, AMPLIFY Investigators (2013a) Oral apixaban for the treatment of acute venous thromboembolism. N Engl J Med 369:799–808

Agnelli G, Buller HR, Cohen A, Curto M, Gallus AS, Johnson M, Porcari A, Raskob GE, Weitz JI (2013b) Apixaban for extended treatment of venous thromboembolism. N Engl J Med 368:699–708 (Investigators P-E)

Akl EA, Labedi N, Barba M, Terrenato I, Sperati F, Muti P, Schünemann H (2011) Anticoagulation for the long-term treatment of venous thromboembolism in patients with cancer. Cochrane Database Syst Rev. https://doi.org/10.1002/14651858.CD006650.pub3

Alfarhan MFA (2022) Efficacy and safety of enoxaparin versus new oral anticoagulants to prevent venous thromboembolism after total hip replacement: a systematic review and meta-analysis. J Pers Med 12:107. https://doi.org/10.3390/jpm12010107

Alikhan R, Cohen AT (2009) Heparin for the prevention of venous thromboembolism in general medical patients (excluding stroke and myocardial infarction). Cochrane Database Syst Rev. https://doi.org/10.1002/14651858.CD003747.pub2

Anand SS, Bosch J, Eikelboom JW, Connolly SJ, Diaz R, Widimsky P, Aboyans V, Alings M, Kakkar AK, Keltai K, Maggioni AP, Lewis BS, Störk S, Zhu J, Lopez-Jaramillo P, O'Donnell M, Commerford PJ, Vinereanu D, Pogosova N, Ryden L, Fox KAA, Bhatt DL, Misselwitz F, Varigos JD, Vanassche T, Avezum AA, Chen E, Branch K, Leong DP, Bangdiwala SI, Hart RG, Yusuf S (2018) Rivaroxaban with or without aspirin in patients with stable peripheral or carotid artery disease: an international, randomised, double-blind, placebo-controlled trial. Lancet 391:219–229 (COMPASS Investigators)

Antithrombotic Trialists' Collaboration (2009) Aspirin in the primary and secondary prevention of vascular disease: collaborative meta-analysis of individual participant data from randomised trials. Lancet 373:1849–1860

Arzneiverordnungen in der Praxis (2017) Ticagrelor (Brilique®) (frühe Nutzenbewertung). https://www.akdae.de/Arzneimitteltherapie/AVP/Artikel/201701/029h/index.php

Bangalore S, Toklu B, Kotwal A, Volodarskiy A, Sharma S, Kirtane AJ, Feit F (2014) Anticoagulant therapy during primary percutaneous coronary intervention for acute myocardial infarction: a meta-analysis of randomized trials in the era of stents and P2Y12 inhibitors. BMJ 349:g6419

Bauer T, Bouman HJ, van Werkum JW, Ford NF, ten Berg JM, Taubert D (2011) Impact of CYP2C19 variant genotypes on clinical efficacy of antiplatelet treatment with clopidogrel: systematic review and meta-analysis. BMJ 343:d4588

Björck F, Sandén P, Renlund H, Svensson PJ, Själander A (2016) Warfarin treatment quality is consistently high in both anticoagulation clinics and primary care setting in Sweden. Thromb Res 136:216–220

Bonaca MP, Bauersachs RM, Anand SS, Debus ES, Nehler MR, Patel MR, Fanelli F, Capell WH, Diao L, Jaeger N, Hess CN, Pap AF, Kittelson JM, Gudz I, Mátyás L, Krievins DK, Diaz R, Brodmann M, Muehlhofer E, Haskell LP, Berkowitz SD, Hiatt WR (2020) Rivaroxaban in peripheral artery disease after revascularization. N Engl J Med 382:1994–2004. https://doi.org/10.1056/NEJMoa2000052

Bonello L, Laine M, Kipson N, Mancini J, Helal O, Fromonot J, Gariboldi V, Condo J, Thuny F, Frere C, Camoin-Jau L, Paganelli F, Dignat-George F, Guieu R (2014) Ticagrelor increases adenosine plasma concentration in patients with an acute coronary syndrome. J Am Coll Cardiol 63:872–877

Bose G, Graveline J, Yogendrakumar V, Shorr R, Fergusson DA, Le Gal G, Coutinho J, Mendonça M, Viana-Baptista M, Nagel S, Dowlatshahi D (2021) Direct oral anticoagulants in treatment of cerebral venous thrombosis: a systematic review. BMJ Open 11:e40212. https://doi.org/10.1136/bmjopen-2020-040212

Brouwer J, Nijenhuis VJ, Delewi R, Hermanides RS, Holvoet W, Dubois CLF, Frambach P, De Bruyne B, van Houwelingen GK, Van Der Heyden JAS, Toušek P, van der Kley F, Buysschaert I, Schotborgh CE, Ferdinande B, van der Harst P, Roosen J, Peper J, Thielen FWF, Veenstra L, Yin CPDRPP, Swaans MJ, Rensing BJWM, van 't Hof AWJ, Timmers L, Kelder JC, Stella PR, Baan J, Ten Berg JM (2020) Aspirin with or without clopidogrel after transcatheter aortic-valve implantation. N Engl J Med 383:1447–1457

Brown DL, Levine DA, Albright K, Kapral MK, Leung LY, Reeves MJ, Sico J, Strong B, Whiteley WN, American Heart Association Stroke Council (2021) Benefits and risks of dual versus single antiplatelet therapy for secondary stroke prevention: a systematic review for the 2021 guideline for the prevention of stroke in patients with stroke and transient Ischemic attack. Stroke 52:e468–e479. https://doi.org/10.1161/STR.0000000000000377

Bundesärztekammer (BÄK), Kassenärztliche Bundesvereinigung (KBV), Arbeitsgemeinschaft der Wissenschaftlichen Medizinischen Fachgesellschaften (AWMF) (2019) Nationale VersorgungsLeitlinie Chronische KHK – Langfassung, 5. Aufl. Bd. 1. https://doi.org/10.6101/AZQ/000419

Bundesgesetzblatt (2019) Gesetz für mehr Sicherheit in der Arzneimittelversorgung. BGB Jahrgang 2019 Teil I Nr. 30, S 1202–1220

Bundesministerium für Gesundheit (2010) Bekanntmachung eines Beschlusses des Gemeinsamen Bundesausschusses über eine Änderung der Arzneimittel-Richtlinie (AM-RL) in Anlage IV: Therapiehinweis zu Prasugrel. BAnz. Nr. 137 (S. 3108) vom 10._Sept. 2010

Bundesministerium für Gesundheit (2012a) Bekanntmachung eines Beschlusses des Gemeinsamen Bundesausschusses über eine Korrektur der Arzneimittel-Richtlinie (AMR) in Anlage 10: Clopidogrel. BAnz. Nr. 161 (S. 3 814) vom 23._Okt. 2008

Bundesministerium für Gesundheit (2012b) Bekanntmachung eines Beschlusses des Gemeinsamen Bundesausschusses über eine Änderung der Arzneimittel-Richtlinie (AM-RL) (Anlage XII – Beschlüsse über die Nutzenbewertung von Arzneimitteln mit neuen Wirkstoffen nach § 35a des Fünften Buches Sozialgesetzbuch (SGB V) Ticagrelor vom 15._Dezember 2011, BAnz Nr. 11 vom 19._Jan. 2012)

Bundesministerium für Gesundheit (2016) Bekanntmachung eines Beschlusses des Gemeinsamen Bundesausschusses über eine Änderung der Arzneimittel-Richtlinie (AM-RL) (Anlage XII – Beschlüsse über die Nutzenbewertung von Arzneimitteln mit neuen Wirkstoffen nach § 35a des Fünften Buches Sozialgesetzbuch (SGB V) – Ticagrelor (neues Anwendungsgebiet): BAnz AT 9._Nov. 2016 B3)

Byrne RA, Rossello X, Coughlan JJ, Barbato E, Berry C, Chieffo A, Claeys MJ, Dan GA, Dweck MR, Galbraith M, Gilard M, Hinterbuchner L, Jankowska EA, Jüni P, Kimura T, Kunadian V, Leosdottir M, Lorusso R, Pedretti RFE, Rigopoulos AG, Rubini Gimenez M, Thiele H, Vranckx P, Wassmann S, Wenger NK, Ibanez B, ESC Scientific Document Group (2023) Eur Heart J. https://doi.org/10.1093/eurheartj/ehad191

CAPRIE Steering Committee (1996) A randomised, blinded, trial of clopidogrel versus aspirin in patients at risk of ischaemic events (CAPRIE). Lancet 348:1329–1339

Caso V, de Groot JR, Sanmartin Fernandez M, Segura T, Blomström-Lundqvist C, Hargroves D, Antoniou S, Williams H, Worsley A, Harris J, Caleyachetty A, Vardar B, Field P, Ruff CT (2023) Outcomes and drivers of inappropriate dosing of non-vitamin K antagonist oral anticoagulants (NOACs) in patients with atrial fibrillation: a systematic review and meta-analysis. Heart 109:178–185. https://doi.org/10.1136/heartjnl-2022-321114

Chan FK, Ching JY, Hung LC, Wong VW, Leung VK, Kung NN, Hui AJ, Wu JC, Leung WK, Lee VW, Lee KK, Lee YT, Lau JY, To KF, Chan HL, Chung SC, Sung JJ (2005) Clopidogrel versus aspirin and esomeprazole to prevent recurrent ulcer bleeding. N Engl J Med 352:238–244

CHARISMA Investigators, Bhatt DL, Fox KAA, Hacke W, Berger PB, Black HR, Boden WE, Cacoub P, Cohen EA, Creager MA, Easton JD, Flather MD, Haffner SM, Hamm CW, Hankey GJ, Johnston SC, Mak KH, Mas JL, Montalescot G, Pearson TA, Steg PG, Steinhubl SR, Weber MA, Brennan DM, Fabry-Ribaudo L, Booth J, Topol EJ (2006) Clopidogrel and aspirin versus aspirin alone for the prevention of atherothrombotic events. N Engl J Med 354:1706–1717

Chen HS, Cui Y, Zhou ZH, Zhang H, Wang LX, Wang WZ, Shen LY, Guo LY, Wang EQ, Wang RX, Han J, Dong YL, Li J, Lin YZ, Yang QC, Zhang L, Li JY, Wang J, Xia L, Ma GB, Lu J, Jiang CH, Huang SM, Wan LS, Piao XY, Li Z, Li YS, Yang KH, Wang DL, Nguyen TN, ARAMIS Investigators (2023) Dual antiplatelet therapy vs alteplase for patients with minor nondisabling acute Ischemic stroke: the ARAMIS randomized clinical trial. JAMA 329(24):2135–2144

Chen Y, Zhu M, Wang K, Xu Q, Ma J (2022) Direct oral anticoagulants versus vitamin K antagonists for the treatment of left ventricular thrombus: an updated meta-analysis of cohort studies and randomized controlled trials. J Cardiovasc Pharmacol 79:935–940. https://doi.org/10.1097/FJC.0000000000001270

Christiansen M, Grove EL, Hvas AM (2019) Primary prevention of cardiovascular events with aspirin: toward more harm than benefit – a systematic review and meta-analysis. Semin Thromb Hemost. https://doi.org/10.1055/s-0039-1687905

COGENT Investigators, Bhatt DL, Cryer BL, Contant CF, Cohen M, Lanas A, Schnitzer TJ, Shook TL, Lapuerta P, Goldsmith MA, Laine L, Scirica BM, Murphy SA, Cannon CP (2010) Clopidogrel with or without omeprazole in coronary artery disease. N Engl J Med 363:1909–1917

Coleman C, Antz M, Simard E, Evers T, Bowrin K, Bonnemeier H, Cappato R (2015) Real-world evidence on stroke prevention in patients with atrial fibrillation in the United States REVISIT-US. http://www.clinicaltrialresults.org/Slides/REVISIT_US_Slides.pptx

Collet JP, Hulot JS, Pena A, Villard E, Esteve JB, Silvain J, Payot L, Brugier D, Cayla G, Beygui F, Bensimon G, Funck-Brentano C, Montalescot G (2009) Cytochrome P450 2C19 polymorphism in young patients treated with clopidogrel after myocardial infarction: a cohort study. Lancet 373:309–317

Collet JP, Thiele H, Barbato E, Barthélémy O, Bauersachs J, Bhatt DL, Dendale P, Dorobantu M, Edvardsen T, Folliguet T, Gale CP, Gilard M, Jobs A, Jüni P, Lambrinou E, Lewis BS, Mehilli J, Meliga E, Merkely B, Mueller C, Roffi M, Rutten FH, Sibbing D, Siontis GCM, ESC Scientific Document Group (2021) 2020 ESC Guidelines for the management of acute coronary syndromes in patients presenting without persistent ST-segment elevation. Eur Heart J 42:1289–1367

Collet JP, Van Belle E, Thiele H, Berti S, Lhermusier T, Manigold T, Neumann FJ, Gilard M, Attias D, Beygui F, Cequier A, Alfonso F, Aubry P, Baronnet F, Ederhy S, Kasty ME, Kerneis M, Barthelemy O, Lefèvre T, Leprince P, Redheuil A, Henry P, Portal JJ, Vicaut E, Montalescot G, ATLANTIS Investigators of the ACTION Group (2022) Apixaban vs. standard of care after transcatheter aortic valve implantation: the ATLANTIS trial. Eur Heart J 43:2783–2797

COMMIT (ClOpidogrel and Metoprolol in Myocardial Infarction Trial) collaborative group, Chen ZM, Jiang LX, Chen YP, Xie JX, Pan HC, Peto R, Collins R, Liu LS (2005) Addition of clopidogrel to aspirin in 45,852 patients with acute myocardial infarction: randomised placebo-controlled trial. Lancet 366:1607–1621

Connolly SJ, Ezekowitz MD, Yusuf S, Eikelboom J, Oldgren J, Parekh A, Pogue J, Reilly PA, Themeles E, Varrone J, Wang S, Alings M, Xavier D, Zhu J, Diaz R, Lewis BS, Darius H, Diener HC, Joyner CD, Wallentin L, RE-LY Steering Committee and Investigators (2009) Dabigatran versus warfarin in patients with atrial fibrillation. N Engl J Med 361:1139–1151

Connolly SJ, Eikelboom J, Joyner C, Diener HC, Hart R, Golitsyn S, Flaker G, Avezum A, Hohnloser SH, Diaz R, Talajic M, Zhu J, Pais P, Budaj A, Parkhomenko A, Jansky P, Commerford P, Tan RS, Sim KH, Lewis BS, Van Mieghem W, Lip GY, Kim JH, Lanas-Zanetti F, Gonzalez-Hermosillo A, Dans AL, Munawar M, O'Donnell M, Lawrence J, Lewis G, Afzal R, Yusuf S, AVERROES Steering Committee and Investigators (2011) Apixaban in patients with atrial fibrillation. N Engl J Med 364:806–817

Connolly SJ, Eikelboom JW, Bosch J, Dagenais G, Dyal L, Lanas F, Metsarinne K, O'Donnell M, Dans AL, Ha JW, Parkhomenko AN, Avezum AA, Lonn E, Lisheng L, Torp-Pedersen C, Widimsky P, Maggioni AP, Felix C, Keltai K, Hori M, Yusoff K, Guzik TJ, Bhatt DL, Branch KRH, Cook Bruns N, Berkowitz SD, Anand SS, Varigos JD, Fox KAA, Yusuf S, COMPASS investigators (2018) Rivaroxaban with or without aspirin in patients with stable coronary artery disease: an international, randomised, double-blind, placebo-controlled trial. Lancet 391:205–218

Connolly SJ, Karthikeyan G, Ntsekhe M, Haileamlak A, El Sayed A, El Ghamrawy A, Damasceno A, Avezum A, Dans AML, Gitura B, Hu D, Kamanzi ER, Maklady F, Fana G, Gonzalez Hermosillo JA, Musuku J, Kazmi K, Zühlke L, Gondwe L, Ma C, Paniagua M, Ogah OS, Molefe-Baikai OJ, Lwabi P, Chillo P, Sharma SK, Cabral TTJ, Tarhuni WM, Benz A, van Eikels M, Krol A, Pattath D, Balasubramanian K, Rangarajan S, Ramasundarahettige C, Mayosi B, Yusuf S, INVICTUS Investigators (2022) Rivaroxaban in rheumatic heart disease-associated atrial fibrillation. N Engl J Med 387:978–988

Cuker A, Arepally GM, Chong BH, Cines DB, Greinacher A, Gruel Y, Linkins LA, Rodner SB, Selleng S, Warkentin TE, Wex A, Mustafa RA, Morgan RL, Santesso N (2018) American Society of Hematology 2018 guidelines for management of venous thromboembolism: heparin-induced thrombocytopenia. Blood Adv 27:3360–3392

Daiichi Sankyo Deutschland (2015) Dossier zur Nutzenbewertung gemäß § 35a SGB V Edoxaban (Lixiana®). https://www.g-ba.de/downloads/92-975-901/2015-07-17_Modul4A_Edoxaban.pdf

Davidson KW, Barry MJ, Mangione CM, Cabana M, Chelmow D, Coker TR, Davis EM, Donahue KE, Jaén CR, Krist AH, Kubik M, Li L, Ogedegbe G, Pbert L, Ruiz JM, Stevermer J, Tseng CW, Wong JB, US Preventive Services Task Force (2022) Aspirin use to prevent cardiovascular disease: US preventive services task force recommendation statement. JAMA 327:1577–1584

De Caterina R, Husted S, Wallentin L, Andreotti F, Arnesen H, Bachmann F, Baigent C, Huber K, Jespersen J, Kristensen SD, Lip GY, Morais J, Rasmussen LH, Siegbahn A, Verheugt FW, Weitz JI (2013) Vitamin K antagonists in heart disease: current status and perspectives (Section III). Position paper of the ESC Working Group on Thrombosis – Task Force on Anticoagulants in Heart Disease. Thromb Haemost 110:1087–1107

De Schryver EL, Algra A, Kappelle LJ, van Gijn J, Koudstaal PJ (2012) Vitamin K antagonists versus antiplatelet therapy for preventing further vascular events after transient ischaemic attack or minor stroke of presumed arterial origin. Cochrane Database Syst Rev. https://doi.org/10.1002/14651858.CD001342.pub3

Delgado-Flores CJ, García-Gomero D, Salvador-Salvador S, Montes-Alvis J, Herrera-Cunti C, Taype-Rondan A (2022) Effects of replacement therapies with clotting factors in patients with hemophilia: a systematic review and meta-analysis. Plos One 17:e262273. https://doi.org/10.1371/journal.pone.0262273

Dentali F, Douketis JD, Lim W, Crowther M (2007) Combined aspirin-oral anticoagulant therapy compared with oral anticoagulant therapy alone among patients at risk for cardiovascular disease: a meta-analysis of randomized trials. Arch Intern Med 167:117–124

Desai A, Gyawali B (2020) Assessing the benefits and harms of direct oral anticoagulants in patients with cancer for the prophylaxis and treatment of venous thromboembolism: a systematic review and meta-analysis. ecancer. https://doi.org/10.3332/ecancer.2020.1091

Deutsche Hämophiliegesellschaft zur Bekämpfung von Blutungskrankheiten e. V. (2023) Gerinnungspräparate. https://www.dhg.de/behandlung/gerinnungspraeparate.html. Zugegriffen: 3. Sept. 2023

Diener HC, Bogousslavsky J, Brass LM, Cimminiello C, Csiba L, Kaste M, Leys D, Matias-Guiu J, Rupprecht HJ, MATCH investigators (2004) Aspirin and clopidogrel compared with clopidogrel alone after recent ischaemic stroke or transient ischaemic attack in high-risk patients (MATCH): randomised, double-blind, placebo-controlled trial. Lancet 364:331–337

Diener HC, Sacco RL, Easton JD, Granger CB, Bernstein RA, Uchiyama S, Kreuzer J, Cronin L, Cotton D, Grauer C, Brueckmann M, Chernyatina M, Donnan G, Ferro JM, Grond M, Kallmünzer B, Krupinski J, Lee BC, Lemmens R, Masjuan J, Odinak M, Saver JL, Schellinger PD, Toni D, Toyoda K, RE-SPECT ESUS Steering Committee and Investigators (2019) Dabigatran for prevention of stroke after embolic stroke of undetermined source. N Engl J Med 380:1906–1917

Eikelboom JW, Hirsh J, Weitz JI, Johnston M, Yi Q, Yusuf S (2003) Aspirin-resistant thromboxane biosynthesis and the risk of myocardial infarction, stroke, or cardiovascular death in patients at high risk for cardiovascular events. Circulation 105:1650–1655

Eikelboom JW, Connolly SJ, Brueckmann M, Granger CB, Kappetein AP, Mack MJ, Blatchford J, Devenny K, Friedman J, Guiver K, Harper R, Khder Y, Lobmeyer MT, Maas H, Voigt JU, Simoons ML, RE-ALIGN Investigators (2013) Dabigatran versus warfarin in patients with mechanical heart valves. N Engl J Med 369:1206–1214

Eikelboom JW, Connolly SJ, Bosch J, Dagenais GR, Hart RG, Shestakovska O, Diaz R, Alings M, Lonn EM, Anand SS, Widimsky P, Hori M, Avezum A, Piegas LS, Branch KRH, Probstfield J, Bhatt DL, Zhu J, Liang Y, Maggioni AP, Lopez-Jaramillo P, O'Donnell M, Kakkar AK, Fox KAA, Parkhomenko AN, Ertl G, Störk S, Keltai M, Ryden L, Pogosova N, Dans AL, Lanas F, Commerford PJ, Torp-Pedersen C, Guzik TJ, Verhamme PB, Vinereanu D, Kim JH, Tonkin AM, Lewis BS, Felix C, Yusoff K, Steg PG, Metsarinne KP, Cook Bruns N, Misselwitz F, Chen E, Leong D, Yusuf S, COMPASS Investigators (2017) Rivaroxaban with or without aspirin in stable cardiovascular disease. N Engl J Med 377:1319–1330

European Medicines Agency (2011) Updates on safety of PRADAXA; Pressemitteilung. http://www.ema.europa.eu/docs/en_GB/document_library/Press_release/2011/11/WC500117818.pdf (Erstellt: 18. Nov. 2011)

European Medicines Agency (2015) Assessment report (EPAR) LIXIANA, Stand 23._April 2015, EMA/321083/2015. http://www.ema.europa.eu/docs/en_GB/document_library/EPAR_-_Public_assessment_report/human/002629/WC500189047.pdf

European Medicines Agency (2017) Assessment report (EPAR) XARELTO, Stand 26._Juli 2018, EMA/556022/2018. https://www.ema.europa.eu/en/documents/variation-report/xarelto-h-c-944-ii-0058-epar-assessment-report-variation_en.pdf

European Medicines Agency (2020) Assessment report for Article-5(3) procedure: direct oral anticoagulants (DOACs), Stand 28._April 2020, EMA/194375/2020. https://www.ema.europa.eu/documents/referral/assessment-report-article-53-procedure-direct-oral-anticoagulants-doacs_en.pdf

Farge D, Frere C, Connors JM, Khorana AA, Kakkar A, Ay C, Muñoz A, Brenner B, Prata PH, Brilhante D, Antic D, Casais P, Esposito MCG, Ikezoe T, Abutalib SA, Meillon-García LA, Bounameaux H, Pabinger I, Douketis J, International Initiative on Thrombosis and Cancer (ITAC) advisory panel (2022) 2022 international clinical practice guidelines for the treatment and prophylaxis of venous thromboembolism in patients with cancer, including patients with COVID-19. Lancet Oncol 23:e334–e347

Frank U, Nikol S, Belch J, Boc V, Brodmann M, Carpentier PH, Chraim A, Canning C, Dimakakos E, Gottsäter A, Heiss C, Mazzolai L, Madaric J, Olinic DM, Pécsváradv Z, Poredoš P, Quéré I, Roztocil K, Stanek A, Vasic D, Visonà A, Wautrecht JC, Bulvas M, Colgan MP, Dorigo W, Houston G, Kahan T, Lawall H, Lindstedt I, Mahe G, Martini R, Pernod G, Przywara S, Righini M, Schlager O, Terlecki P (2019) ESVM Guideline on peripheral arterial disease. Vasa 48(Suppl 102):1–79

Frere C, Farge D, Schrag D, Prata PH, Connors JM (2022) Direct oral anticoagulant versus low molecular weight heparin for the treatment of cancer-associated venous thromboembolism: 2022 updated systematic review and meta-analysis of randomized controlled trials. J Hematol Oncol 15:69. https://doi.org/10.1186/s13045-022-01289-1

Galli M, Benenati S, Capodanno D, Franchi F, Rollini F, D'Amario D, Porto I, Angiolillo DJ (2021) Guided versus standard antiplatelet therapy in patients undergoing percutaneous coronary intervention: a systematic review and meta-analysis. Lancet 397:1470–1483

Gargiulo G, Cannon CP, Gibson CM, Goette A, Lopes RD, Oldgren J, Korjian S, Windecker S, Esposito G, Vranckx P, Valgimigli M (2021) Safety and efficacy of double vs. triple antithrombotic therapy in patients with atrial fibrillation with or without acute coronary syndrome undergoing percutaneous coronary intervention: a collaborative meta-analysis of non-vitamin K antagonist oral anticoagulant based randomized clinical trials. Eur Heart J Cardiovasc Pharmacother 7:f50–f60

Gemeinsamer Bundesausschuss (2021) Beauftragung IQWiG: Nutzenbewertung von Clopidogrel, Prasugrel und Ticagrelor (Rapid Report). Beschlussdatum: 1. https://www.g-ba.de/beschluesse/4773/. Zugegriffen: 04.2021

Giacoppo D, Matsuda Y, Fovino LN, D'Amico G, Gargiulo G, Byrne RA, Capodanno D, Valgimigli M, Mehran R, Tarantini G (2021) Short dual antiplatelet therapy followed by P2Y12 inhibitor monotherapy vs. prolonged dual antiplatelet therapy after percutaneous coronary intervention with second-generation drug-eluting stents: a systematic review and meta-analysis of randomized clinical trials. Eur Heart J 42:308–319

Gibson CM, Mehran R, Bode C, Halperin J, Verheugt FW, Wildgoose P, Birmingham M, Ianus J, Burton P, van Eickels M, Korjian S, Daaboul Y, Lip GY, Cohen M, Husted S, Peterson ED, Fox KA (2016) Prevention of bleeding in patients with atrial fibrillation undergoing PCI. N Engl J Med 375:2423–2434

Giugliano RP, Ruff CT, Braunwald E, Murphy SA, Wiviott SD, Halperin JL, Waldo AL, Ezekowitz MD, Weitz JI, Špinar J, Ruzyllo W, Ruda M, Koretsune Y, Betcher J, Shi M, Grip LT, Patel SP, Patel I, Hanyok JJ, Mercuri M, Antman EM, ENGAGE AF-TIMI 48 Investigators (2013) Edoxaban versus warfarin in patients with atrial fibrillation. N Engl J Med 369:2093–2104

Gómez-Outes A, Terleira-Fernández AI, Suárez-Gea ML, Vargas-Castrillón E (2012) Dabigatran, rivaroxaban, or apixaban versus enoxaparin for thromboprophylaxis after total hip or knee replacement: systematic review, meta-analysis, and indirect treatment comparisons. BMJ 344:e3675

Gómez-Outes A, Alcubilla P, Calvo-Rojas G, Terleira-Fernández AI, Suárez-Gea MA, Lecumberri R, Vargas-Castrillón E (2021) meta-analysis of reversal agents for severe bleeding associated with direct oral anticoagulants. J Am Coll Cardiol 77:2987–3001

Granger CB, Alexander JH, McMurray JJ, Lopes RD, Hylek EM, Hanna M, Al-Khalidi HR, Ansell J, Atar D, Avezum A, Bahit MC, Diaz R, Easton JD, Ezekowitz JA, Flaker G, Garcia D, Geraldes M, Gersh BJ, Golitsyn S, Goto S, Hermosillo AG, Hohnloser SH, Horowitz J, Mohan P, Jansky P, Lewis BS, Lopez-Sendon JL, Pais P, Parkhomenko A, Verheugt FW, Zhu J, Wallentin L, ARISTOTLE Committees and Investigators (2011) Apixaban versus warfarin in patients with atrial fibrillation. N Engl J Med 365:981–992

Greinacher A (2015) Heparin-induced thrombocytopenia. N Engl J Med 373:252–261

Greinacher A, Warkentin TE (2008) Risk of heparin-induced thrombocytopenia in patients receiving thromboprophylaxis. Expert Rev Hematol 1:75–85

Gum PA, Kottke-Marchant K, Poggio ED, Gurm H, Welsh PA, Brooks L, Sapp SK, Topol EJ (2001) Profile and prevalence of aspirin resistance in patients with cardiovascular disease. Am J Cardiol 88:230–235

Hao C, Sun M, Wang H, Zhang L, Wang W (2019) Low molecular weight heparins and their clinical applications. Prog Mol Biol Transl Sci 163:21–39

Hart RG, Sharma M, Mundl H, Kasner SE, Bangdiwala SI, Berkowitz SD, Swaminathan B, Lavados P, Wang Y, Wang Y, Davalos A, Shamalov N, Mikulik R, Cunha L, Lindgren A, Arauz A, Lang W, Czlonkowska A, Eckstein J, Gagliardi RJ, Amarenco P, Ameriso SF, Tatlisumak T, Veltkamp R, Hankey GJ, Toni D, Bereczki D, Uchiyama S, Ntaios G, Yoon BW, Brouns R, Endres M, Muir KW, Bornstein N, Ozturk S, O'Donnell MJ, De Vries Basson MM, Pare G, Pater C, Kirsch B, Sheridan P, Peters G, Weitz JI, Peacock WF, Shoamanesh A, Benavente OR, Joyner C, Themeles E, Connolly SJ, NAVIGATE ESUS Investigators (2018) Rivaroxaban for stroke prevention after embolic stroke of undetermined source. N Engl J Med 378:2191–2201

Heneghan CJ, Garcia-Alamino JM, Spencer EA, Ward AM, Perera R, Bankhead C, Coello AP, Fitzmaurice D, Mahtani KR, Onakpoya IJ (2016) Self-monitoring and self-management of oral anticoagulation. Cochrane Database Syst Rev. https://doi.org/10.1002/14651858.CD003839.pub3

Hiatt WR, Fowkes FG, Heizer G, Berger JS, Baumgartner I, Held P, Katona BG, Mahaffey KW, Norgren L, Jones WS, Blomster J, Millegård M, Reist C, Patel MR, EUCLID Trial Steering Committee and Investigators (2017) Ticagrelor versus clopidogrel in symptomatic peripheral artery disease. N Engl J Med 376:32–40

Hindricks G et al (2021) 2020 ESC Guidelines for the diagnosis and management of atrial fibrillation developed in collaboration with the European Association of Cardio-Thoracic Surgery (EACTS). Eur Heart J 42:373–498. https://doi.org/10.1093/eurheartj/ehaa612

Hohnloser SH, Basic E, Hohmann C, Nabauer M (2018) Effectiveness and safety of non-vitamin K oral anticoagulants in comparison to phenprocoumon: data from 61,000 patients with atrial fibrillation. Thromb Haemost 118:526–538

Huang L, Tan Y, Pan Y (2022) Systematic review of efficacy of direct oral anticoagulants and vitamin K antagonists in left ventricular thrombus. Esc Heart Fail. https://doi.org/10.1002/ehf2.14084

Institut für Qualität und Wirtschaftlichkeit im Gesundheitswesen (2006) Clopidogrel versus Acetylsalicylsäure in der Sekundärprophylaxe vaskulärer Erkrankungen. Abschlussbericht A04/01A. https://www.iqwig.de/download/A04-01A_Abschlussbericht_Clopidogrel_versus_ASS_in_der_Sekundaerprophylaxe.pdf. Zugegriffen: 30. Juni 2006

Institut für Qualität und Wirtschaftlichkeit im Gesundheitswesen (2011) Prasugrel bei akutem Koronarsyndrom. Abschlussbericht A09-02. https://www.iqwig.de/download/A09-02_Abschlussbericht_Prasugrel_bei_akutem_Koronarsyndrom.pdf. Zugegriffen: 11. Juli 2011

Institut für Qualität und Wirtschaftlichkeit im Gesundheitswesen (2023) Clopidogrel, Prasugrel und Ticagrelor beim akuten Koronarsyndrom. Rapid Report A21-41. https://www.iqwig.de/download/a21-41_clopidogrel-prasugrel-und-ticagrelor-beim-akuten-koronarsyndrom_rapid-report_v1-0.pdf. Zugegriffen: 3. Sept. 2023

Iqbal Z, Hasan O, Cohen M (2012) Unfractionated heparin and low molecular weight heparin in Ischemic heart disease. In: Moliterno DJ, Kristensen SD, De Caterina R (Hrsg) Therapeutic advances in thrombosis, 2. Aufl. Wiley, https://doi.org/10.1002/9781118410875.ch8

January CT, Wann LS, Calkins H, Chen LY, Cigarroa JE, Cleveland JC Jr, Ellinor PT, Ezekowitz MD, Field ME, Furie KL, Heidenreich PA, Murray KT, Shea JB, Tracy CM, Yancy CW (2019) AHA/ACC/HRS focused update of the 2014 AHA/ACC/HRS guideline for the management of patients with atrial fibrillation. Circulation. https://doi.org/10.1161/CIR.0000000000000665

Jones NR, Taylor CJ, Hobbs FDR, Bowman L, Casadei B (2020) Screening for atrial fibrillation: a call for evidence. Eur Heart J 41:1075–1085

Junqueira DR, Zorzela LM, Perini E (2017) Unfractionated heparin versus low molecular weight heparins for avoiding heparin-induced thrombocytopenia in postoperative patients. Cochrane Database Syst Rev. https://doi.org/10.1002/14651858.CD007557.pub3

Kahwati LC, Asher GN, Kadro ZO, Keen S, Ali R, Coker-Schwimmer E, Jonas DE (2022) Screening for atrial fibrillation: updated evidence report and systematic review for the US preventive services task force. JAMA 327:368–383

Ke Y, Wang J, Wang W, Guo S, Dai M, Wu L, Bao Y, Li B, Ju J, Xu H, Jin Y (2022) Antithrombotic strategies after transcatheter aortic valve implantation: a systematic review and network meta-analysis of randomized controlled trials. Int J Cardiol 62:139–146

Kearon C, Akl EA, Comerota AJ, Prandoni P, Bounameaux H, Goldhaber SZ, Nelson ME, Wells PS, Gould MK, Dentali F, Crowther M, Kahn SR, American College of Chest Physicians (2012) Antithrombotic therapy for VTE disease: Antithrombotic therapy and prevention of thrombosis, 9th ed: American college of chest physicians evidence-based clinical practice guidelines. Chest 141(2 Suppl):e419S–e494S

Khairani CD, Bejjani A, Piazza G, Jimenez D, Monreal M, Chatterjee S, Pengo V, Woller SC, Cortes-Hernandez J, Connors JM, Kanthi Y, Krumholz HM, Middeldorp S, Falanga A, Cushman M, Goldhaber SZ, Garcia DA, Bikdeli B (2023) Direct oral anticoagulants vs vitamin K antagonists in patients with antiphospholipid syndromes: meta-analysis of randomized trials. J Am Coll Cardiol 81:16–30. https://doi.org/10.1016/j.jacc.2022.10.008

Knuuti J, Wijns W, Saraste A, Capodanno D, Barbato E, Funck-Brentano C, Prescott E, Storey RF, Deaton C, Cuisset T, Agewall S, Dickstein K, Edvardsen T, Escaned J, Gersh BJ, Svitil P, Gilard M, Hasdai D, Hatala R, Mahfoud F, Masip J, Muneretto C, Valgimigli M, Achenbach S, Bax JJ, ESC Scientific Document Group (2019) 2019 ESC Guidelines for the diagnosis and management of chronic coronary syndromes. Eur Heart J 41:407–477

Koch A, Ziegler S, Breitschwerdt H, Victor N (2001) Low molecular weight heparin and unfractionated heparin in thrombosis prophylaxis: meta-analysis based on original patient data. Thromb Res 102:295–309

Kodumuri V, Adigopula S, Singh P, Swaminathan P, Arora R, Khosla S (2011) Comparison of low molecular weight heparin with unfractionated heparin during percutaneous coronary interventions: a meta-analysis. Am J Ther 18:180–189

Kong X, Zhu Y, Pu L, Meng S, Zhao L, Zeng W, Sun W, Wu G, Li H (2021) Efficacy and safety of non-recommended dose of new oral anticoagulants in patients with atrial fibrillation: a systematic review and meta-analysis. Front Cardiovasc Med 8:774109. https://doi.org/10.3389/fcvm.2021.774109

Kuno T, Takagi H, Sugiyama T, Ando T, Miyashita S, Valentin N, Shimada YJ, Kodaira M, Numasawa Y, Kanei Y, Hayashida K, Bangalore S (2020) Antithrombotic strategies after transcatheter aortic valve implantation: insights from a network meta-analysis. Catheter Cardiovasc Interv 96:E177–E186. https://doi.org/10.1002/ccd.28498

Larsen TB, Skjøth F, Nielsen PB, Kjældgaard JN, Lip GY (2016) Comparative effectiveness and safety of non-vitamin K antagonist oral anticoagulants and warfarin in patients with atrial fibrillation: propensity weighted nationwide cohort study. BMJ 353:i3189

Lawton JS, Tamis-Holland JE, Bangalore S, Bates ER, Beckie TM, Bischoff JM, Bittl JA, Cohen MG, DiMaio JM, Don CW, Fremes SE, Gaudino MF, Goldberger ZD, Grant MC, Jaswal JB, Kurlansky PA, Mehran R, Metkus TS Jr, Nnacheta LC, Rao SV, Sellke FW, Sharma G, Yong CM, Zwischenberger BA (2022) 2021 ACC/AHA/SCAI guideline for coronary artery revascularization: a report of the American college of cardiology/American heart association joint committee on clinical practice guidelines. J Am Coll Cardiol 79:e21–e129

Liang B, Zhu YC, Gu N (2022) Comparative safety and efficacy of eight antithrombotic regimens for patients with atrial fibrillation undergoing percutaneous coronary intervention. Front Cardiovasc Med 9:832164. https://doi.org/10.3389/fcvm.2022.832164

Lopes RD, Heizer G, Aronson R, Vora AN, Massaro T, Mehran R, Goodman SG, Windecker S, Darius H, Li J, Averkov O, Bahit MC, Berwanger O, Budaj A, Hijazi Z, Parkhomenko A, Sinnaeve P, Storey RF, Thiele H, Vinereanu D, Granger CB, Alexander JH, AUGUSTUS Investigators (2019) Antithrombotic therapy after acute coronary syndrome or PCI in atrial fibrillation. N Engl J Med 380:1509–1524

Lun R, Dhaliwal S, Zitikyte G, Roy DC, Hutton B, Dowlatshahi D (2022) Comparison of Ticagrelor vs Clopidogrel in addition to aspirin in patients with minor Ischemic stroke and transient Ischemic attack: a network meta-analysis. JAMA Neurol 79:141–148

Lyman GH, Carrier M, Ay C, Di Nisio M, Hicks LK, Khorana AA, Leavitt AD, Lee AYY, Macbeth F, Morgan RL, Noble S, Sexton EA, Stenehjem D, Wiercioch W, Kahale LA, Alonso-Coello P (2021) American Society of Hematology 2021 guidelines for management of venous thromboembolism: prevention and treatment in patients with cancer. Blood Adv 5:927–974

Mauri L, Kereiakes DJ, Yeh RW, Driscoll-Shempp P, Cutlip DE, Steg PG, Normand SL, Braunwald E, Wiviott SD, Cohen DJ, Holmes DR Jr, Krucoff MW, Hermiller J, Dauerman HL, Simon DI, Kandzari DE, Garratt KN, Lee DP, Pow TK, Ver LP, Rinaldi MJ, Massaro JM, DAPT Study Investigators (2014) Twelve or 30 months of dual antiplatelet therapy after drug-eluting stents. N Engl J Med 371:2155–2166

Mehta SR, Yusuf S, Peters RJG, Bertrand ME, Lewis BL, Natarajan MK, Malmberg K, Rupprecht H, Zhao F, Chrolavicius S, Copland I, Fox KA, Clopidogrel in Unstable angina to prevent Recurrent Events trial (CURE) Investigators (2001) Effects of pretreatment with clopidogrel and aspirin followed by long-term therapy in patients underoing percutaneous coronary intervention: the PCI-CURE study. Lancet 358:527–533

Mismetti P, Laporte S, Darmon J-Y, Buchmüller A, Decousus H (2001) Meta-analysis of low molecular weight heparin in the prevention of venous thromboembolism in general surgery. Br J Surg 88:913–930

Motovska Z, Hlinomaz O, Kala P, Hromadka M, Knot J, Varvarovsky I, Dusek J, Jarkovsky J, Miklik R, Rokyta R, Tousek F, Kramarikova P, Svoboda M, Majtan B, Simek S, Branny M, Mrozek J, Cervinka P, Ostransky J, Widimsky P, PRAGUE-18 Study Group (2018) 1-Year outcomes of patients undergoing primary angioplasty for myocardial infarction treated with prasugrel versus ticagrelor. J Am Coll Cardiol 71:371–381

National Institute for Health and Care Excellence (2021) Atrial fibrillation: diagnosis and management. Published: 27 April 2021. NICE clinical guideline 196 (guidance.nice.org.uk/cg196)

Neumann I, Rada G, Claro JC, Carrasco-Labra A, Thorlund K, Akl EA, Bates SM, Guyatt GH (2012) Oral direct Factor Xa inhibitors versus low-molecular-weight heparin to prevent venous thromboembolism in patients undergoing total hip or knee replacement: a systematic review and meta-analysis. Ann Intern Med 156:710–719

Ng SS, Lai NM, Nathisuwan S, Jahan NK, Dilokthornsakul P, Kongpakwattana K, Hollingworth W, Chaiyakunapruk N (2020) Comparative efficacy and safety of warfarin care bundles and novel oral anticoagulants in patients with atrial fibrillation: a systematic review and network meta-analysis. Sci Rep 10:662. https://doi.org/10.1038/s41598-019-57370-2

Nielsen PB, Skjøth F, Søgaard M, Kjældgaard JN, Lip GY, Larsen TB (2017) Effectiveness and safety of reduced dose non-vitamin K antagonist oral anticoagulants and warfarin in patients with atrial fibrillation: propensity weighted nationwide cohort study. BMJ 356:j510

Ning GZ, Kan SL, Chen LX, Shangguan L, Feng SQ, Zhou Y (2016) Rivaroxaban for thromboprophylaxis after total hip or knee arthroplasty: a meta-analysis with trial sequential analysis of randomized controlled trials. Sci Rep 6:23726. https://doi.org/10.1038/srep23726

Olma MC, Röther J, Grau A, Kurth T (2022) Sekundärprophylaxe ischämischer Schlaganfall und transitorische ischämische Attacke – Teil 2, S2k-Leitlinie, Deutsche Gesellschaft für Neurologie (DGN) und Deutsche Schlaganfall-Gesellschaft (DSG) (www.dgn.org/leitlinien. Zugegriffen: 12. Sept. 2022)

Othieno R, Affan AM, Okpo E (2007) Home versus inpatient treatment for deep vein thrombosis. Cochrane Database Syst Rev. https://doi.org/10.1002/14651858.CD003076.pub2

Otto CM, Nishimura RA, Bonow RO, Carabello BA, Erwin JP 3rd, Gentile F, Jneid H, Krieger EV, Mack M, McLeod C, O'Gara PT, Rigolin VH, Sundt TM 3rd, Thompson A, Toly C (2021) ACC/AHA guideline for the management of patients with valvular heart disease. Circulation 143:e72–e227. https://doi.org/10.1161/CIR.0000000000000923

Park SJ, Park DW, Kim YH, Kang SJ, Lee SW, Lee CW, Han KH, Park SW, Yun SC, Lee SG, Rha SW, Seong IW, Jeong MH, Hur SH, Lee NH, Yoon J, Yang JY, Lee BK, Choi YJ, Chung WS, Lim DS, Cheong SS, Kim KS, Chae JK, Nah DY, Jeon DS, Seung KB, Jang JS, Park HS, Lee K (2010) Duration of dual antiplatelet therapy after implantation of drug-eluting stents. N Engl J Med 362:1374–1382

Paschke LM, Klimke K, A!tiner A, von Stillfried D, Schulz M (2020) Comparing stroke prevention therapy of direct oral anticoagulants and vitamin K antagonists in patients with atrial fibrillation: a nationwide retrospective observational study. BMC Med 18:254. https://doi.org/10.1186/s12916-020-01695-7

Pastori D, Menichelli D, Cammisotto V, Pignatelli P (2021) Use of direct oral anticoagulants in patients with antiphospholipid syndrome: a systematic review and comparison of the international guidelines. Front Cardiovasc Med 8:715878. https://doi.org/10.3389/fcvm.2021.715878

Patel MR, Mahaffey KW, Garg J, Pan G, Singer DE, Hacke W, Breithardt G, Halperin JL, Hankey GJ, Piccini JP, Becker RC, Nessel CC, Paolini JF, Berkowitz SD, Fox KA, Califf RM, ROCKET AF Investigators (2011) Rivaroxaban versus warfarin in nonvalvular atrial fibrillation. N Engl J Med 365:883–891

PEGASUS-TIMI 54 Steering Committee and Investigators, Bonaca MP, Bhatt DL, Cohen M, Steg PG, Storey RF, Jensen EC, Magnani G, Bansilal S, Fish MP, Im K, Bengtsson O, Ophuis OT, Budaj A, Theroux P, Ruda M, Hamm C, Goto S, Spinar J, Nicolau JC, Kiss RG, Murphy SA, Wiviott SD, Held P, Braunwald E, Sabatine MS (2015) Long-term use of ticagrelor in patients with prior myocardial infarction. N Engl J Med 372:1791–1800

Piccini JP, Hellkamp AS, Lokhnygina Y, Patel MR, Harrell FE, Singer DE, Becker RC, Breithardt G, Halperin JL, Hankey GJ, Berkowitz SD, Nessel CC, Mahaffey KW, Fox KA, Califf RM, ROCKET AF Investigators (2014) Relationship between time in therapeutic range and comparative treatment effect of rivaroxaban and warfarin: results from the ROCKET AF trial. J Am Heart Assoc. https://doi.org/10.1161/JAHA.113.000521

Piran S, Le Gal G, Wells PS, Gandara E, Righini M, Rodger MA, Carrier M (2013) Outpatient treatment of symptomatic pulmonary embolism: a systematic review and meta-analysis. Thromb Res 132:515–519

Powers WJ, Rabinstein AA, Ackerson T, Adeoye OM, Bambakidis NC, Becker K, Biller J, Brown M, Demaerschalk BM, Hoh B, Jauch EC, Kidwell CS, Leslie-Mazwi TM, Ovbiagele B, Scott PA, Sheth KN, Southerland AM, Summers DV, Tirschwell DL (2019) Guidelines for the early management of patients with acute Ischemic stroke: 2019 update to the 2018 guidelines for the early management of acute Ischemic stroke: a guideline for healthcare professionals from the American Heart Association/American Stroke Association. Stroke 50:e344–e418. https://doi.org/10.1161/STR.0000000000000211

Qiao J, Zhang X, Zhang J, Li P, Xu B, Wang S, Jiang H, Shen Y, Wang K (2016) Comparison between fondaparinux and low-molecular-weight heparin in patients with acute coronary syndrome: a meta-analysis. Cardiology 133:163–172

Ray A, Najmi A, Khandelwal G, Jhaj R, Sadasivam B (2021) Prasugrel versus Ticagrelor in patients with acute coronary syndrome undergoing percutaneous coronary intervention: a systematic review and meta-analysis of randomized trials. Cardiovasc Drugs Ther 35:561–574

RE-DUAL PCI Steering Committee and Investigators, Cannon CP, Bhatt DL, Oldgren J, Lip GYH, Ellis SG, Kimura T, Maeng M, Merkely B, Zeymer U, Gropper S, Nordaby M, Kleine E, Harper R, Manassie J, Januzzi JL, Ten Berg JM, Steg PG, Hohnloser SH (2017) Dual antithrombotic therapy with dabigatran after PCI in atrial fibrillation. N Engl J Med 377:1513–1524

Reilly PA, Lehr T, Haertter S, Connolly SJ, Yusuf S, Eikelboom JW, Ezekowitz MD, Nehmiz G, Wang S, Wallentin L, RE-LY Investigators (2014) The effect of dabigatran plasma concentrations and patient characteristics on the frequency of ischemic stroke and major bleeding in atrial fibrillation patients: the RE-LY Trial (Randomized Evaluation of Long-Term Anticoagulation Therapy). J Am Coll Cardiol 63:321–328

Ringleb P, Köhrmann M, Jansen O (2021) Akuttherapie des ischämischen Schlaganfalls, S2e-Leitlinie. In: Deutsche Gesellschaft für Neurologie (Hrsg) Leitlinien für Diagnostik und Therapie in der Neurologie (www.dgn.org/leitlinien. Zugegriffen: 12. Sept. 2022)

Robertson L, Jones LE (2017) Fixed dose subcutaneous low molecular weight heparins versus adjusted dose unfractionated heparin for the initial treatment of venous thromboembolism. Cochrane Database Syst Rev. https://doi.org/10.1002/14651858.CD001100.pub4

Romualdi E, Donadini MP, Ageno W (2011) Oral rivaroxaban after symptomatic venous thromboembolism: the continued treatment study (EINSTEIN-extension study). Expert Rev Cardiovasc Ther 9:841–844

Ruff CT, Giugliano RP, Braunwald E, Hoffman EB, Deenadayalu N, Ezekowitz MD, Camm AJ, Weitz JI, Lewis BS, Parkhomenko A, Yamashita T, Antman EM (2014) Comparison of the efficacy and safety of new oral anticoagulants with warfarin in patients with atrial fibrillation: a meta-analysis of randomised trials. Lancet 383:955–962

Sabatine MS, Cannon CP, Gibson CM, López-Sendón JL, Montalescot G, Theroux P, Lewis BS, Murphy SA, McCabe CH, Braunwald E, Clopidogrel as Adjunctive Reperfusion Therapy (CLARITY)-Thrombolysis in Myocardial Infarction (TIMI) 28 Investigators (2005) Effect of clopidogrel pretreatment before percutaneous coronary intervention in patients with ST-elevation myocardial infarction treated with fibrinolytics: the PCI-CLARITY study. JAMA 294:1224–1232

Sandercock PA, Leong TS (2017) Low-molecular-weight heparins or heparinoids versus standard unfractionated heparin for acute ischaemic stroke. Cochrane Database Syst Rev. https://doi.org/10.1002/14651858.CD000119.pub4

Schulman S, Kearon C, Kakkar AK, Mismetti P, Schellong S, Eriksson H, Baanstra D, Schnee J, Goldhaber SZ, Group R-CS (2009) Dabigatran versus warfarin in the treatment of acute venous thromboembolism. N Engl J Med 361:2342–2352

Schulman S, Kearon C, Kakkar AK, Schellong S, Eriksson H, Baanstra D, Kvamme AM, Friedman J, Mismetti P, Goldhaber SZ, RE-MEDY Trial Investigators, RE-SONATE Trial Investigators (2013) Extended use of dabigatran, warfarin, or placebo in venous thromboembolism. N Engl J Med 368:709–718

Schulman S, Kakkar AK, Goldhaber SZ, Schellong S, Eriksson H, Mismetti P, Christiansen AV, Friedman J, Le Maulf F, Peter N, Kearon C, Investigators R-CIT (2014) Treatment of acute venous thromboembolism with dabigatran or warfarin and pooled analysis. Circulation 129:764–772

Schüpke S, Neumann FJ, Menichelli M, Mayer K, Bernlochner I, Wöhrle J, Richardt G, Liebetrau C, Witzenbichler B, Antoniucci D, Akin I, Bott-Flügel L, Fischer M, Landmesser U, Katus HA, Sibbing D, Seyfarth M, Janisch M, Boncompagni D, Hilz R, Rottbauer W, Okrojek R, Möllmann H, Hochholzer W, Migliorini A, Cassese S, Mollo P, Xhepa E, Kufner S, Strehle A, Leggewie S, Allali A, Ndrepepa G, Schühlen H, Angiolillo DJ, Hamm CW, Hapfelmeier A, Tölg R, Trenk D, Schunkert H, Laugwitz KL, Kastrati A, ISAR-REACT 5 Trial Investigators (2019) Ticagrelor or prasugrel in patients with acute coronary syndromes. N Engl J Med 381:1524–1534

Shrestha DB, Budhathoki P, Adhikari A, Shrestha S, Khati N, Mir WAY, Joshi T, Shrestha A (2021) Efficacy and safety of Andexanet alfa for bleeding caused by factor Xa inhibitors: a systematic review and meta-analysis. Cureus 13:e20632. https://doi.org/10.7759/cureus.20632

Sibbing D, Kastrati A (2021) Guided P2Y12 inhibitor therapy after percutaneous coronary intervention. Lancet 397:1423–1425

Simon T, Verstuyft C, Mary-Krause M, Quteineh L, Drouet E, Méneveau N, Steg PG, Ferrières J, Danchin

N, Becquemont L, French Registry of Acute ST-Elevation and Non-ST-Elevation Myocardial Infarction (FAST-MI) Investigators (2009) Genetic determinants of response to clopidogrel and cardiovascular events. N Engl J Med 360:363–375

Sjögren V, Grzymala-Lubanski B, Renlund H, Friberg L, Lip GY, Svensson PJ, Själander A (2015) Safety and efficacy of well managed warfarin. A report from the Swedish quality register Auricula. Thromb Haemost 113:1370–1377

Sobieraj DM, Coleman CI, Tongbram V, Chen W, Colby J, Lee S, Kluger J, Makanji S, Ashaye A, White CM (2012) Comparative effectiveness of low-molecular-weight heparins versus other anticoagulants in major orthopedic surgery: a systematic review and meta-analysis. Pharmacotherapy 32:799–808

Srivastava A, Santagostino E, Dougall A, Kitchen S, Sutherland M, Pipe SW, Carcao M, Mahlangu J, Ragni MV, Windyga J, Llinás A, Goddard NJ, Mohan R, Poonnoose PM, Feldman BM, Lewis SZ, van den Berg HM, Pierce GF, WFH Guidelines for the Management of Hemophilia panelists and co-authors (2020) WFH guidelines for the management of hemophilia, 3rd edition. Haemophilia 26(Suppl 6):1–158

Stangier J, Rathgen K, Stahle H, Mazur D (2010) Influence of renal impairment on the pharmacokinetics and pharmacodynamics of oral dabigatran etexilate: an open-label, parallel-group, single-centre study. Clin Pharmacokinet 49:259–268

Steffel J, Collins R, Antz M, Cornu P, Desteghe L, Haeusler KG, Oldgren J, Reinecke H, Roldan-Schilling V, Rowell N, Sinnaeve P, Vanassche T, Potpara T, Camm AJ, Heidbüchel H (2021) 2021 European Heart Rhythm Association Practical Guide on the Use of Non-Vitamin K Antagonist Oral Anticoagulants in Patients with Atrial Fibrillation. Europace. https://doi.org/10.1093/europace/euab065 (External reviewers:, Lip GYH, Deneke T, Dagres N, Boriani G, Chao TF, Choi EK, Hills MT, Santos IS, Lane DA, Atar D, Joung B, Cole OM, Field M)

Stevens SM, Woller SC, Baumann Kreuziger L, Bounameaux H, Doerschug K, Geersing GJ, Huisman MV, Kearon C, King CS, Knighton AJ, Lake E, Murin S, Vintch JRE, Wells PS, Moores LK (2021) Antithrombotic therapy for VTE disease: second update of the CHEST guideline and expert panel report. Chest 160:e545–e608

Svendsen JH, Diederichsen SZ, Højberg S, Krieger DW, Graff C, Kronborg C, Olesen MS, Nielsen JB, Holst AG, Brandes A, Haugan KJ, Køber L (2021) Implantable loop recorder detection of atrial fibrillation to prevent stroke (The LOOP Study): a randomised controlled trial. Lancet 398:1507–1516

Svennberg E, Friberg L, Frykman V, Al-Khalili F, Engdahl J, Rosenqvist M (2021) Clinical outcomes in systematic screening for atrial fibrillation (STROKESTOP): a multicentre, parallel group, unmasked, randomised controlled trial. Lancet 398:1498–1506

Tasoudis PT, Kyriakoulis IG, Sagris D, Diener HC, Ntaios G (2022) Clopidogrel monotherapy versus aspirin monotherapy in patients with established cardiovascular disease: systematic review and meta-analysis. Thromb Haemost 122:1879–1887

The ACTIVE Investigators (2009) Effect of clopidogrel added to aspirin in patients with atrial fibrillation. N Engl J Med 360:2066–2078

The ACTIVE Writing Group of the ACTIVE Investigators (2006) Clopidogrel plus aspirin versus oral anticoagulation for atrial fibrillation in the Atrial fibrillation Clopidogrel Trial with Irbesartan for prevention of Vascular Events (ACTIVE W): a randomised controlled trial. Lancet 367:1903–1912

The Clopidogrel in Unstable Angina to Prevent Recurrent Events Trial Investigators (2001) Effects of clopidogrel in addition to aspirin in patients with acute coronary syndromes without ST-segment elevation. N Engl J Med 345:494–502

The EINSTEIN Investigators (2010) Oral rivaroxaban for symptomatic venous thromboembolism. N Engl J Med 363:2499–2510

The EINSTEIN-PE Investigators (2012) Oral rivaroxaban for the treatment of symptomatic pulmonary embolism. N Engl J Med 366:1287–1297

The Hokusai-VTE Investigators (2013) Edoxaban versus warfarin for the treatment of symptomatic venous thromboembolism. N Engl J Med 369:1406–1415

The Warfarin Antiplatelet Vascular Evaluation Trial Investigators (2007) Oral anticoagulant and antiplatelet therapy and peripheral arterial disease. N Engl J Med 357:217–227

Tornyos D, Komócsi A, Bálint A, Kupó P, El Abdallaoui OEA, Szapáry L, Szapáry LB (2022) Antithrombotic therapy for secondary prevention in patients with stroke or transient ischemic attack: a multiple treatment network meta-analysis of randomized controlled trials. Plos One 17:e273103. https://doi.org/10.1371/journal.pone.0273103

U.S. Food & Drug Administration (2015) SAVAYSA (edoxaban) tablets for oral use. http://www.accessdata.fda.gov/drugsatfda_docs/label/2015/206316lbl.pdf

U.S. Preventive Services Task Force (2022) Screening for atrial fibrillation – US preventive services task force recommendation statement. JAMA 327:360–367

Ujeyl M, Köster I, Wille H, Stammschulte T, Hein R, Harder S, Gundert-Remy U, Bleek J, Ihle P, Schröder H, Schillinger G, Zawinell A, Schubert I (2018) Comparative risks of bleeding, ischemic stroke and mortality with direct oral anticoagulants versus phenprocoumon in patients with atrial fibrillation. Eur J Clin Pharmacol 74:1317–1325

Valgimigli M, Bueno H, Byrne RA, Collet JP, Costa F, Jeppsson A, Jüni P, Kastrati A, Kolh P, Mauri L,

Montalescot G, Neumann FJ, Petricevic M, Roffi M, Steg PG, Windecker S, Zamorano JL, Levine GN, ESC Scientific Document Group, ESC Committee for Practice Guidelines (CPG), ESC National Cardiac Societies (2018) 2017 ESC focused update on dual antiplatelet therapy in coronary artery disease developed in collaboration with EACTS: the Task Force for dual antiplatelet therapy in coronary artery disease of the European Society of Cardiology (ESC) and of the European Association for Cardio-Thoracic Surgery (EACTS). Eur Heart J 39:213–260

Valgimigli M, Gragnano F, Branca M, Franzone A, Baber U, Jang Y, Kimura T, Hahn JY, Zhao Q, Windecker S, Gibson CM, Kim BK, Watanabe H, Song YB, Zhu Y, Vranckx P, Mehta S, Hong SJ, Ando K, Gwon HC, Serruys PW, Dangas GD, McFadden EP, Angiolillo DJ, Heg D, Jüni P, Mehran R (2021) P2Y12 inhibitor monotherapy or dual antiplatelet therapy after coronary revascularisation: individual patient level meta-analysis of randomised controlled trials. BMJ 373:n1332. https://doi.org/10.1136/bmj.n1332

Van Mieghem NM, Unverdorben M, Hengstenberg C, Möllmann H, Mehran R, López-Otero D, Nombela-Franco L, Moreno R, Nordbeck P, Thiele H, Lang I, Zamorano JL, Shawl F, Yamamoto M, Watanabe Y, Hayashida K, Hambrecht R, Meincke F, Vranckx P, Jin J, Boersma E, Rodés-Cabau J, Ohlmann P, Capranzano P, Kim HS, Pilgrim T, Anderson R, Baber U, Duggal A, Laeis P, Lanz H, Chen C, Valgimigli M, Veltkamp R, Saito S, Dangas GD, ENVISAGE-TAVI AF Investigators (2021) Edoxaban versus Vitamin K Antagonist for Atrial Fibrillation after TAVR. N Engl J Med 385:2150–2160

Verdoia M, Schaffer A, Barbieri L, Suryapranata H, De Luca G (2016) Bivalirudin versus unfractionated heparin in acute coronary syndromes: an updated meta-analysis of randomized trials. Rev Esp Cardiol 69:732–745

Vranckx P, Valgimigli M, Eckardt L, Tijssen J, Lewalter T, Gargiulo G, Batushkin V, Campo G, Lysak Z, Vakaliuk I, Milewski K, Laeis P, Reimitz PE, Smolnik R, Zierhut W, Goette A (2019) Edoxaban-based versus vitamin K antagonist-based antithrombotic regimen after successful coronary stenting in patients with atrial fibrillation (ENTRUST-AF PCI): a randomised, open-label, phase 3b trial. Lancet 394:1335–1343

Wallentin L, Becker RC, Budaj A, Cannon CP, Emanuelsson H, Held C, Horrow J, Husted S, James S, Katus H, Mahaffey KW, Scirica BM, Skene A, Steg PG, Storey RF, Harrington RA, Thorsén M, PLATO Investigators (2009) Ticagrelor versus clopidogrel in patients with acute coronary syndromes. N Engl J Med 361:1045–1057

Wallentin L, Yusuf S, Ezekowitz MD, Alings M, Flather M, Franzosi MG, Pais P, Dans A, Eikelboom J, Oldgren J, Pogue J, Reilly PA, Yang S, Connolly SJ, RE-LY investigators (2010) Efficacy and safety of dabigatran compared with warfarin at different levels of international normalised ratio control for stroke prevention in atrial fibrillation: an analysis of the RE-LY trial. Lancet 376:975–983

Wallentin L, Lopes RD, Hanna M, Thomas L, Hellkamp A, Nepal S, Hylek EM, Al-Khatib SM, Alexander JH, Alings M, Amerena J, Ansell J, Aylward P, Bartunek J, Commerford P, De Caterina R, Erol C, Harjola VP, Held C, Horowitz JD, Huber K, Husted S, Keltai M, Lanas F, Lisheng L, McMurray JJ, Oh BH, Rosenqvist M, Ruzyllo W, Steg PG, Vinereanu D, Xavier D, Granger CB, Apixaban for Reduction in Stroke and Other Thromboembolic Events in Atrial Fibrillation (ARISTOTLE) Investigators (2013) Efficacy and safety of apixaban compared with warfarin at different levels of predicted international normalized ratio control for stroke prevention in atrial fibrillation. Circulation 127:2166–2176

Wang TY, Svensson LG, Wen J, Vekstein A, Gerdisch M, Rao VU, Moront M, Johnston D, Lopes RD, Chavez A, Ruel M, Blackstone EH, Becker RC, Thourani V, Puskas J, Al-Khalidi HR, Cable DG, Elefteriades JA, Pochettino A, Wolfe A, Graeve A, Sultan I, Sabe AA, Michelena HI, Alexander JH, PROACT Xa Investigators (2023) Apixaban or warfarin in patients with an on-X mechanical aortic valve. NEJM Evid. https://doi.org/10.1056/EVIDoa2300067

Waranugraha Y, Rizal A, Syaban MFR, Faratisha IFD, Erwan NE, Yunita KC (2021) Direct comparison of non-vitamin K antagonist oral anticoagulant versus warfarin for stroke prevention in non-valvular atrial fibrillation: a systematic review and meta-analysis of real-world evidences. Egypt Heart J 73:70. https://doi.org/10.1186/s43044-021-00194-1

White RH, Ginsberg JS (2003) Low-molecular-weight heparins: are they all the same? Br J Hematol 121:12–20

Willems LH, Maas DPMSM, Kramers K, Reijnen MM-PJ, Riksen NP, Ten CH, van der Vijver-Coppen RJ, de Borst GJ, Mees BME, Zeebregts CJ, Hannink G, Warlé MC (2022) Antithrombotic therapy for symptomatic peripheral arterial disease: a systematic review and network meta-analysis. Drugs. https://doi.org/10.1007/s40265-022-01756-6

Wiviott SD, Braunwald E, McCabe CH, Montalescot G, Ruzyllo W, Gottlieb S, Neumann FJ, Ardissino D, De Servi S, Murphy SA, Riesmeyer J, Weerakkody G, Gibson CM, Antman EM, TRITON-TIMI 38 Investigators (2007) Prasugrel versus clopidogrel in patients with acute coronary syndromes. N Engl J Med 357:2001–2015

Wu X, Hu L, Liu J, Gu Q (2021) Off-label underdosing or overdosing of non-vitamin K antagonist oral anticoagulants in patients with atrial fibrillation: a meta-analysis. Front Cardiovasc Med 8:724301. https://doi.org/10.3389/fcvm.2021.724301

Xiong W (2021) Current status of treatment of cancer-associated venous thromboembolism. Thromb J 19:21. https://doi.org/10.1186/s12959-021-00274-x

Yao X, Abraham NS, Alexander GC, Crown W, Montori VM, Sangaralingham LR, Gersh BJ, Shah ND, Noseworthy PA (2016) Effect of adherence to oral anticoagulants on risk of stroke and major bleeding among patients with atrial fibrillation. J Am Heart Assoc 5:e3074

Yin SH, Xu P, Wang B, Lu Y, Wu QY, Zhou ML, Wu JR, Cai JJ, Sun X, Yuan H (2019) Duration of dual antiplatelet therapy after percutaneous coronary intervention with drug-eluting stent: systematic review and network meta-analysis. BMJ 365:l2222

Erkrankungen des Stoffwechsels und des Gastrointestinaltraktes

Inhaltsverzeichnis

Kapitel 10 Diabetes mellitus – 291
Marc Freichel und Andreas Klinge

Kapitel 11 Lipidstoffwechselstörungen – 311
Bastian Schirmer und Jochen Schuler

Kapitel 12 Magen/Darm- und Lebererkrankungen – 329
Kilian Bock und Roland Seifert

Kapitel 13 Gicht – 359
Bernd Mühlbauer

Kapitel 14 Osteoporose, Calcium- und Phosphatregulation – 365
Bernd Mühlbauer

Kapitel 15 Vitamine und Mineralstoffpräparate – 377
Roland Seifert

Diabetes mellitus

Marc Freichel und Andreas Klinge

Auf einen Blick

Trend Die Arzneitherapie des Diabetes mellitus hat in den letzten zehn Jahren weiter zugenommen. Insulinverordnungen stagnierten lange Zeit. Sie sind seit drei Jahren rückläufig, da bei kontinuierlichem Rückgang der Humaninsuline jetzt auch Insulinanaloga weniger verordnet wurden. Auch die Metforminverordnungen stagnierten seit 2013, sind aber in den letzten fünf Jahren wieder angestiegen. Die Sulfonylharnstoffverordnungen sind seit 2013 etwa um zwei Drittel zurückgegangen. Die Verordnungen der DPP-4-Hemmer sind 2022 leicht zurückgegangen. Glinide sind nur noch mit einer Substanz vertreten. SGLT-2-Inhibitoren und GLP-1-Agonisten werden in der aktuellen Nationalen Versorgungsleitlinie aufgrund der Ergebnisse kardiovaskulärer Endpunktstudien für Typ-2-Diabetespatienten mit kardiovaskulären Risiken empfohlen, bei Patienten mit manifesten kardiovaskulären Erkrankungen sogar (in Kombination mit Metformin) als Erstlinientherapie. Zum Einsatz von SLGT2-Inhibitoren bei Herzinsuffizienz mit und ohne Diabetes wird auf ▶ Kap. 6, 7 und 34 verwiesen. Die Studiendaten haben vermutlich dazu beigetragen, dass sowohl SGLT-2-Inhibitoren als auch GLP-1-Agonisten 2022 jeweils erneut um 40 % mehr verordnet wurden.

Kosten Die Antidiabetika haben mit 3,6 Mrd € den zweithöchsten Nettokostenzuwachs (+18,1 %) gegenüber dem Vorjahr und damit Rang 3 der umsatzstärksten Arzneimittelgruppen erreicht. Erneut haben die oralen Antidiabetika einen deutlich höheren Kostenanteil als die Insulinpräparate. Dies liegt eindeutig an den teuren Präparaten der neueren Wirkstoffgruppen der SGLT2-Inhibitoren und der GLP-1-Agonisten.

Ziele der Diabetestherapie sind Symptomfreiheit, Verbesserung der Lebensqualität und Vermeidung von Sekundärkomplikationen. Diese werden nach den Daten der vorliegenden Studien immer noch in erster Linie durch eine möglichst optimale Blutzuckereinstellung erreicht, wobei sich in den letzten Jahren gezeigt hat, dass optimal nicht mit möglichst niedrig gleichzusetzen ist. Für den Typ-1-Diabetes ist die Wirkung der Blutzuckereinstellung durch die klassische DCCT-Studie gesichert (Diabetes Control and Complications Trial Research Group 1993). Eine Nachuntersuchung der Patienten bestätigte, dass sogar 17 Jahre nach Beendigung der DCCT-Studie das Risiko für kardiovaskuläre Ereignisse durch die intensivierte Therapie um 42 % gesenkt wurde (The Diabetes Control and Complications Trial und Epidemiology of Diabetes Interventions and Complications (DCCT/EDIC) Study Research Group 2005). Eine weitere Optimierung wird mit der Insulinpumpentherapie angestrebt, die vor allem bei Kleinkindern indiziert und verordnungsfähig ist (Ziegler und Neu 2018).

Für den Typ-2-Diabetes haben die Ergebnisse der UKPDS-Studie gezeigt, dass eine intensivierte Diabetestherapie mit einem HbA_{1c}-Wert auf 7 % im Vergleich zu 7,9 % über die ersten zehn Jahre nach der Diagnose die Häufigkeit mikrovaskulärer und – in geringerem Ausmaß – makrovaskulärer Komplikationen senkt (UK Prospective Diabetes Study Group 1998a; Stratton et al. 2000). Auch 10 Jahre nach Beendigung der UKPDS-Studie wurde eine andauernde Risikoreduktion für Diabetesendpunkte, Herzinfarkte und Mortalität beobachtet, obwohl die ursprünglichen Unterschiede in der Blutglucosekontrolle (HbA_{1c}) bald verschwunden waren (Holman et al. 2008).

Einige Studien haben jedoch die Grenzen der sehr strikten Therapieziele (HbA_{1c} <6,5 %) des Typ-2-Diabetes gezeigt. In der ADVANCE-Studie änderten sich kardiovaskuläre Endpunkte und die Mortalität nicht, lediglich die Nephropathie wurde reduziert (The ADVANCE Collaborative Group 2008). In der ACCORD-Studie wurde die Mortalität im Vergleich zu Standardtherapiezielen sogar erhöht (The Action to Control Cardiovascular Risk in Diabetes Study Group 2008). Eine Metaanalyse fünf großer randomisierter Studien mit 33.040 Patienten hat bestätigt, dass die Intensivtherapie lediglich koronare Ereignisse um 15 % senkt, während die Häufigkeit von Schlaganfällen und die Mortalität nicht beeinflusst wurden (Ray et al. 2009). Die 2021 aktualisierte deutsche Nationale Versorgungsleitlinie zur Therapie des Typ-2-Diabetes trägt dem mit einem individualisierten HbA_{1c}-Zielkorridor von 6,5–8,5 % Rechnung (AWMF 2021).

2008 wurden von der amerikanischen FDA und 2010 von der EMA Sicherheitsrichtlinien für die Zulassung neuer Antidiabetika festgelegt. Neue Antidiabetika sollten nicht nur eine blutzuckersenkende Wirkung nachweisen, sondern auch kardiovaskuläre Risiken ausschließen, die bei Rosiglitazon zur Einschränkung der Zulassung durch die FDA und in Europa zur Marktrücknahme geführt hatten. Insgesamt wurden über 25 klinische Sicherheitsstudien mit 195.000 Teilnehmern begonnen und teilweise auch schon abgeschlossen. Die meisten dieser kardiovaskulären Endpunktstudien verwendeten einen kombinierten Endpunkt aus drei unerwünschten kardiovaskulären Ereignissen (kardiovaskulärer Tod, nichttödlicher Herzinfarkt, nichttödlicher Schlaganfall). Es sind die Ergebnisse von zahlreichen Studien publiziert worden, davon vier mit DPP4-Inhibitoren, drei mit einem SGLT2-Inhibitor und acht mit GLP-1-Rezeptoragonisten. In diesen Studien wurde ein inakzeptables kardiovaskuläres Risiko für Insulin glargin und degludec, Sitagliptin, Alogliptin, Saxagliptin, Lixisenatid und für einmal wöchentlich appliziertes Exenatid ausgeschlossen. In fünf Studien wurde eine Senkung der kardiovaskulären Mortalität mit den SGLT2-Inhibitoren Empagliflozin und Canagliflozin sowie den GLP-1-Rezeporagonisten Liraglutid, Semaglutid und Albiglutid nachgewiesen (Übersicht bei Hinnen und Kruger 2019). Die Ergebnisse dieser Studien werden bei den einzelnen Antidiabetika dargestellt.

Nach wie vor ist eine Lebensstiländerung mit Ernährungsanpassungen, körperlicher Aktivität und soweit möglich einer Gewichtsreduktion die Grundlage der Diabetestherapie (Davies et al. 2018). Die Ersteinstellung übergewichtiger Menschen mit Typ-2-Diabetes mit relevanter Absenkung des HbA_{1c}-Wertes ist häufig allein durch eine Veränderung von Essen und Trinken und soweit möglich einer Steigerung der körperlichen Aktivität möglich. Erst wenn diese Maßnahmen nicht (mehr) den gewünschten Effekt haben, ist eine Arzneitherapie des Typ-2-Diabetes zur Kontrolle der Blutglucose erforderlich. Wichtigstes Ziel der Diabetestherapie ist der Erhalt oder die Wiederherstellung der Lebensqualität sowie die Verringerung des Risikos von Langzeitkomplikationen. Der Nutzen einer solchen Therapie wurde ursprünglich mit Metformin, Sulfonylharnstoffen und Insulin gezeigt. Inzwischen haben mehrere Endpunktstudien eine Risikoreduktion kardiovaskulärer Ereignisse mit neueren Antidiabetika aus der Gruppe der SGLT2-Inhibitoren und der GLP-1-Agonisten gezeigt. Da 15–25 % der Typ-2-Diabetespatienten kardiovaskuläre Krankheiten haben, ist es wichtig, das kardiovaskuläre Risiko in einem frühen Schritt der Therapieplanung zu berücksichtigen. Für die initiale Monotherapie ist Metformin zusammen mit einer umfassenden Lebensstiländerung weiterhin das orale Antidiabetikum der ersten Wahl. Wird der individuelle (s. o.) HbA_{1c}-Zielwert innerhalb von 3–6 Monaten nicht erreicht, wird in Abhängigkeit vom kardiovaskulären Risiko ein zweites Antidiabetikum zusätzlich als Zweifachtherapie gegeben, was die wichtigste Änderung gegenüber den bisherigen Leitlinien darstellt. Bei Patienten mit atherosklerotischen kardiovaskulären Krankheiten, Herzinsuffizienz oder chronischen Nierenkrankheiten werden GLP-1-Agonisten oder SGLT2-Inhibitoren mit nachgewiesenem kardiovaskulärem Nutzen empfohlen. Bei Patienten ohne kardiovaskuläre Krankheiten oder chronische Nierenkrankheiten kommen DPP-4-Inhibitoren, GLP-1-Agonisten oder SGLT2-Inhibitoren in Betracht, wenn ein möglichst geringes Hypoglykämierisiko erforderlich ist, bei übergewichtigen Patienten dagegen vor allem GLP-1-Agonisten oder SGLT2-Inhibitoren.

Für viele Patienten ohne kardiovaskuläre Erkrankungen, die nach der bisherigen Datenlagen keinen Vorteil von SGLT2-Inhibitoren oder GLP1-Agonisten haben, stellen nach wie vor Sulfonylharnstoffpräparate eine Evidenzgestützte Alternative dar (AWMF 2021).

Angesichts der Prävalenzentwicklung des Diabetes mellitus Typ 2 nicht überraschend hat dessen Arzneitherapie im Verordnungsvolumen stetig zugenommen. Die gesamte Indikationsgruppe der Antidiabetika steht 2022 mit der zweithöchsten Steigerung der Nettokosten (+18,1 %) insgesamt mit 3,6 Mrd. € auf Rang 3 der umsatzstärksten Arzneimittelgruppen (◐ Tab. 1.2).

10.1 Orale Antidiabetika

10.1.1 Metformin

Bei den meisten Patienten gilt Metformin nach wie vor das Mittel der ersten Wahl für die Behandlung des Typ-2-Diabetes, weil die Monotherapie wichtige Vorteile hat (hohe Wirksamkeit, niedrige Kosten, geringes Hypoglykämierisiko, Gewichtsreduktion) (Davies et al. 2018).

Die primäre antidiabetische Wirkung beruht auf einer Hemmung der hepatischen Glukoseproduktion, woran höchstwahrscheinlich eine Hemmung der mitochondrialen Atmungskette mit nachfolgendem ATP-Abfall und indirekter Stimulation der AMP-Kinase sowie eine Hemmung der Fettsäuresynthese beteiligt sind. Daneben ist nach neueren Untersuchungen eine Hemmung der Fructose-1,6-Bisphosphatase und der mitochondrialen Glycerin-3-phosphat-Dehydrogenase für die akute Hemmung der Gluconeogenese durch Metformin bedeutsam. Daraus lässt sich auch die verminderte Metabolisierung von Laktat zu Pyruvat und damit das Zustandekommen von Laktatazidosen unter Metformintherapie erklären (Übersicht bei Foretz et al. 2019). HbA_{1c}-Werte werden unter Metformin-Behandlung um 1–2 Prozentpunkte gesenkt (Inzucchi und McGuire 2008). Im Gegensatz zu den insulinotropen Antidiabetika löst Metformin kaum Hypoglykämien und keine Gewichtszunahme aus und wird daher vor allem für übergewichtige Menschen mit Typ-2-Diabetes empfohlen. In einer 10-Jahresstudie senkte Metformin die Gesamtletalität von übergewichtigen Menschen mit Typ-2-Diabetes um 36 % im Vergleich zu Patienten, die mit Sulfonylharnstoffen (Glibenclamid, Chlorpropamid) oder Insulin behandelt wurden (UK Prospective Diabetes Study Group 1998b). Die mit Metformin behandelten Patienten zeigten außerdem eine geringere Gewichtszunahme und seltener Hypoglykämien. Die Laktatspiegel ändern sich unter den therapeutischen Dosierungen nicht. Bei Beachtung der Kontraindikationen (z. B. Niereninsuffizienz, Leberfunktionsstörungen, schwere Herzinsuffizienz) ist das Auftreten einer Laktatazidose daher unwahrscheinlich. Metformin kann seit 2015 in reduzierter Dosis bis zu einer Kreatinin-Clearance von 30 ml/min eingesetzt werden (Bundesinstitut für Arzneimittel und Medizinprodukte 2015). Eine Metaanalyse fand im Unterschied zur UKPDS-Studie allerdings keine Reduktion der Mortalität (Boussageon et al. 2012).

Die Verordnung von Metformin ist seit über 20 Jahren kontinuierlich angestiegen, stagnierte von 2013 bis 2017 auf einem Ni-

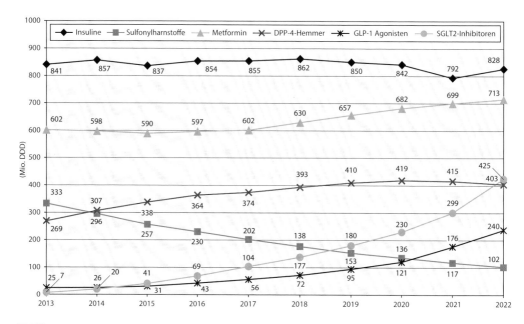

◘ **Abb. 10.1** Verordnungen von Antidiabetika 2013 bis 2022. Gesamtverordnungen nach definierten Tagesdosen

◘ **Tab. 10.1** Verordnungen von Metformin 2022. Angegeben sind die 2022 verordneten Tagesdosen, die Änderungen gegenüber 2021 und die mittleren Kosten je DDD 2022

Präparat	Bestandteile	DDD	Änderung	DDD-Nettokosten
		Mio.	%	Euro
Metformin				
Metformin Lich	Metformin	454,8	(+0,5)	0,21
Metformin-1 A Pharma	Metformin	152,0	(+21,1)	0,22
Juformin	Metformin	39,3	(−36,1)	0,22
Metformin Atid	Metformin	20,3	(+8,5)	0,22
Siofor	Metformin	18,6	(+22,6)	0,41
Metformin HEXAL	Metformin	15,7	(+90,0)	0,22
Metformin axcount	Metformin	2,6	(−65,9)	0,20
Metformin-ratiopharm	Metformin	2,5	(+66,3)	0,24
Metformin AL	Metformin	2,2	(−42,7)	0,22
Glucophage	Metformin	2,1	(+2,3)	0,33
Metformin STADA	Metformin	1,5	(−19,5)	0,21
		711,6	(+1,9)	0,22
Summe		711,6	(+1,9)	0,22

veau von etwa 600 Mio. DDD und ist seitdem wieder um mehr als 18 % angestiegen (◘ Abb. 10.1, ◘ Tab. 10.1). Die Arzneimittelkommission der deutschen Ärzteschaft (2013) beobachtete eine Zunahme der Spontanberichte über Laktatazidosen unter Metformin, darunter auch Fälle mit tödlichem Ausgang, möglicherweise als Folge der breiteren Anwendung bei älteren Patienten, bei denen häufig eine eingeschränkte Nierenfunktion besteht (Köberle und Daul 2017).

10.1.2 Sulfonylharnstoffe

Sulfonylharnstoffderivate verzeichnen weiterhin einen kontinuierlichen Rückgang und haben in den letzten 10 Jahren viel von ihrer früheren Bedeutung als ehemals führende Antidiabetika verloren (◘ Abb. 10.1). Glimepirid wird seit vielen Jahren weitaus mehr als Glibenclamid verordnet (◘ Tab. 10.2). Sulfonylharnstoffe steigern die Sekretion von Insulin aus den B-Zellen der Pankreasinseln. Eine noch vorhandene Funktionsfähigkeit des Inselorgans ist daher Voraussetzung für ihre Anwendung. Sulfonylharnstoffe senken den HbA_{1C} ähnlich stark wie Metformin (um 1–2 Prozentpunkte, Inzucchi und McGuire 2008), haben jedoch den Nachteil der Hypoglykämie insbesondere bei älteren Patienten. Es kann zu einem geringen Anstieg des Körpergewichts (um ca. 1,5 kg) kommen.

Glibenclamid ist der bislang einzige insulinotrope Wirkstoff, für den ein positives Langzeitergebnis auf mikrovaskuläre diabetische Sekundärkomplikationen nachgewiesen wurde (UK Prospective Diabetes Study Group 1998a). Die Anwendung von Glibenclamid ist allerdings dadurch belastet, dass seine Kombination mit Metformin mit einer Zunahme von Diabetes-bedingten Todesfällen assoziiert war (UK Prospective Diabetes Group 1998b). Eine direkte Vergleichsstudie zwischen dem Sulfonylharnstoff Glimepirid und dem DPP4-Hemmer Linagliptin aus 2019 (Rosenstock et al. 2019) zeigte allerdings keinen Nachteil hinsichtlich des kardiovaskulären Risikos.

Glimepirid verbessert die Stoffwechselkontrolle von Menschen mit Typ-2-Diabetes vergleichbar wie andere Sulfonylharnstoffe, hat aber keine überlegene Wirkung auf Nüchternplasmaglucose und HbA_{1c}-Werte (Dills und Schneider 1996; Draeger et al. 1996). Der relevante Vorteil des Glimepirid im Vergleich zu Glibenclamid ist die Möglichkeit der Einmalgabe. Hinsichtlich des Einsatzes bei einer eingeschränkten Nierenfunktion unterscheiden sie sich nicht. Unterhalb einer Kreatinin-Clearance von 60 ml/min ist ihr Einsatz nur mit Vorsicht und in reduzierter Dosis angeraten. Sulfonylharnstoffe haben ein günstiges Kosten-Nutzenverhältnis. Bei Beachtung eines nicht zu niedrigen HbA1c-Zielbereichs sind sie bei Beachtung der Vorsichtsmaßnahmen weiterhin eine vernünftige Wahl (Davies et al. 2018).

10.1.3 Glinide

Glinide haben denselben Wirkmechanismus wie die Sulfonylharnstoffe. Sie senken die Blutglukose durch die Stimulation der Insulinsekretion an den pankreatischen Beta-Zellen. Ihre Eliminationshalbwertszeit von 1–2 h ist so kurz, dass sie zu jeder Mahlzeit gegeben werden müssen. Repaglinid wird hauptsächlich hepatisch eliminiert, was den Einsatz auch bei einer stärker eingeschränkten Nierenfunktion ermöglicht. Seit 2015 ist der Einsatz durch einen Beschluss des G-BA nur noch für Patienten mit einer Kreatin-Clearance von <25 ml/min zu Lasten der gesetzlichen Krankenkassen möglich. Hierdurch ist zu erklären, warum die Verordnungen von Repaglinid trotz eines neuen Generikumpräparates (*Repaglinid-1 A Pharma*) in den letzten Jahren kontinuierlich und in 2022 erneut um 10 % zurückgegangen sind (◘ Tab. 10.2).

10.1.4 α-Glucosidasehemmer

α-Glucosidashemmer verzögern den Abbau von Di- und Polysacchariden im Darm und hemmen damit die Resorption von Glucose.

◘ **Tab. 10.2** Verordnungen von Sulfonylharnstoffen, Gliniden und Acarbose 2022. Angegeben sind die 2022 verordneten Tagesdosen, die Änderungen gegenüber 2021 und die mittleren Kosten je DDD 2022

Präparat	Bestandteile	DDD Mio.	Änderung %	DDD-Nettokosten Euro
Glibenclamid				
Glib-ratiopharm	Glibenclamid	4,2	(−16,7)	0,19
Glibenclamid AbZ	Glibenclamid	3,5	(+17,2)	0,18
Maninil	Glibenclamid	1,3	(−53,2)	0,22
		9,0	**(−16,3)**	**0,19**
Glimepirid				
Glimepirid Winthrop	Glimepirid	79,2	(−13,7)	0,14
Glimepirid Heumann	Glimepirid	7,0	(+39,7)	0,13
Glimepirid-1 A Pharma	Glimepirid	4,4	(−1,4)	0,13
		90,6	**(−10,5)**	**0,14**
Repaglinid				
Repaglinid-1 A Pharma	Repaglinid	1,4	(+1,7)	0,86
Repaglinid AL	Repaglinid	0,91	(−24,3)	0,91
		2,4	**(−10,2)**	**0,88**
Acarbose				
Acarbose AL	Acarbose	0,57	(+32,5)	1,25
Acarbose Genevida	Acarbose	0,54	(−33,5)	1,19
		1,1	**(−10,5)**	**1,22**
Summe		**103,0**	**(−11,0)**	**0,17**

Acarbose vermindert bei Menschen mit Typ-2-Diabetes selektiv postprandiale Hyperglykämien und senkt das glykosylierte Hämoglobin um 0,5–0,8 Prozentpunkte (Chiasson et al. 1994). Zudem reduziert Acarbose nach der STOP-NIDDM-Studie das Fortschreiten von gestörter Glucosetoleranz zu Typ-2-Diabetes um ca. 25 % (Chiasson et al. 2002). Nach einem Cochrane-Review bleibt unklar, ob α-Glucosidaseinhibitoren Mortalität und Morbidität von Patienten mit Typ-2-Diabetes beeinflussen (Van de Laar et al. 2005). Auch die ACE-Studie, die Acarbose im Hinblick auf kardiovaskuläre Komplikationen an 6.522 Patienten in China untersuchte, zeigte keinen Nutzen (Holman et al. 2017). Die Verordnung der α-Glucosidasehemmer hat seit 1996 um über 90 % abgenommen und ist 2022 weiter rückläufig war (◘ Tab. 10.2).

10.1.5 SGLT2-Inhibitoren

Als erster Vertreter der Natrium-Glucose-Kotransporter-2-Inhibitoren (SGLT2-Inhibitoren) kam Dapagliflozin (*Forxiga*) 2012 in Deutschland auf den Markt. Im März 2014 wurde Canagliflozin (*Invokana*) als zweiter Vertreter dieser Substanzklasse eingeführt, der vom Gemeinsamen Bundesausschuss keinen Beleg für einen Zusatznutzen erhalten hat und daher vom Hersteller ab September 2014 in Deutschland aus dem Handel genommen wurde (Arzneiverordnungs-Report 2015, Kap. 2, Neue Arzneimittel 2014). Führende Vertreter der SGLT2-Inhibitoren sind das 2014 zugelassene Empagliflozin (*Jardiance*) und Dapaglifozim, das auch als Kombinationspräparat mit Metformin (*Xigduo*) sehr häufig verordnet wird (◘ Tab. 10.3).

SGLT2-Inhibitoren hemmen die Rückresorption von Glucose und Natrium im proximalen Tubulus der Niere und senken durch eine vermehrte renale Glucoseausscheidung die Blutglucose (Übersicht bei Bailey 2011). Die damit verbundene osmotische Diurese führt zu Gewichtsverlust und Blutdrucksenkung ohne durch den Wirkmechanismus bedingtes Hypoglykämierisiko. Weitere zusätzliche Effekte von SGLT2-Inhibitoren, die bei der Beurteilung der Langzeitwirkungen dieser Substanzen in Betracht gezogen werden müssen, umfassen eine Senkung der Harnsäurespiegel sowie Reduktion von oxidativem Stress (Inzucchi et al. 2015). Die Wirksamkeit ist aber nicht von der Betazellfunktion oder der Insulinsensitivität abhängig. SGLT2-Inhibitoren fanden bereits Einzug in den ADA/EASD-Consensus Report als Kombinationstherapie mit Metformin sowie in verschiedenen Kombinationen einer Tripletherapie (Davies et al. 2018). Aufgrund des Wirkungsmechanismus wird die Anwendung bei Volumenmangel, Hypotonie, Elektrolytstörungen, Harnwegsinfektionen und Patienten über 85 Jahre nicht empfohlen. Die relative Kontraindikation Niereninsuffizienz wurde mittlerweile revidiert. Aufgrund der positiven Daten der DAPA-CKD Studie (Heerspink et al. 2020) wurde Dapagliflozin inzwischen sogar zur Behandlung der chronischen Niereninsuffizienz bei diabetischen und nicht-diabetischen Patienten zugelassen (s. u.).

Unerwünschte Wirkungen aller SGLT-2-Inhibitoren sind Harnwegs- und Genitalinfektionen. Außerdem wurden national und international etliche Verdachtsberichte über Krankenhausaufnahmen wegen diabetischer Ketoazidose oder Ketose unter SGLT-2-Inhibitoren dokumentiert (Food and Drug Administration 2015). Im Januar 2019 berichteten die Zulassungsinhaber von Arzneimitteln mit SGLT-2-Inhibitoren, dass Fälle von Fournier Gangränen (Nekrotisierende Fasziitis des Perineums) mit der Anwendung von SGLT2-Inhibitoren in Verbindung gebracht werden (Arzneimittelkommission der deutschen Ärzteschaft 2019).

Dapagliflozin (*Forxiga*) ist zugelassen für die Monotherapie bei Unverträglichkeit bzw. Kontraindikationen von Metformin sowie in Kombination mit anderen antihyperglykämisch wirkenden Substanzen inklusive Insulin. In den USA wurde Dapagliflozin erst nach zweijähriger Verzögerung im Januar 2014 mit Auflagen zur Abklärung eines Blasenkrebsrisikos bei Patienten zugelassen (Food and Drug Administration 2014). Die Nutzenbewertung durch den Gemeinsamen Bundesausschuss ergab keinen Zusatznutzen von Dapagliflozin im Verhältnis zur zweckmäßigen Vergleichstherapie mit den Sulfonylharnstoffen bzw. mit Metformin (Bundesministerium für Gesundheit 2013a). Wegen Uneinigkeit bei der Preisverhandlung wurde Dapagliflozin im Dezember 2013 vom Markt genommen, ist aber seit Februar 2014 mit einem um fast 50 % reduzierten Preis wieder im Handel. Inzwischen stehen die Daten einer großen placebokontrollierten Sicherheitsstudie an 17.160 Diabetespatienten mit einem Risiko für atherosklerotische kardiovaskuläre Krankheiten zur Verfügung, in der Dapagliflozin die Hospitalisierungsrate wegen Herzinsuffizienz senkte, aber die Rate kardiovaskulärer Ereignisse (kardiovaskulärer Tod, nichttödlicher Herzinfarkt, nichttödlicher Schlaganfall) nicht änderte (Wiviott et al. 2019, DECLARE–TIMI 58). Bei Patienten mit Herzinsuffizienz und reduzierter Ejektionsfraktion mit oder ohne Diabetes trat unter Dapagliflozin der primäre Endpunkt, eine Kombination aus Verschlechterung der Herzinsuffizienz oder kardiovaskulär bedingtem Tod, signifikant seltener auf (McMurray et al. 2019, DAPA-HF). In einer Nutzenbewertung wurde 2021 für Dapaglifozin mittlerweile ein beträchtlicher Zusatznutzen bei Patienten mit chronischer Herzinsuffizienz beschieden

◘ **Tab. 10.3** Verordnungen von weiteren Antidiabetika 2022. Angegeben sind die 2022 verordneten Tagesdosen, die Änderungen gegenüber 2021 und die mittleren Kosten je DDD 2022

Präparat	Bestandteile	DDD Mio.	Änderung %	DDD-Nettokosten Euro
SGLT2-Inhibitoren				
Jardiance	Empagliflozin	196,1	(+35,8)	2,36
Forxiga	Dapagliflozin	165,7	(+53,5)	2,61
Xigduo	Metformin Dapagliflozin	52,2	(+26,3)	1,61
Steglujan	Sitagliptin Ertugliflozin	5,3	(+6,3)	2,26
Steglatro	Ertugliflozin	5,2	(> 1.000)	1,14
Glyxambi	Linagliptin Empagliflozin	1,4	(+44,6)	2,32
		426,1	**(+42,1)**	**2,34**
DPP-4-Inhibitoren				
Januvia	Sitagliptin	105,7	(−11,8)	1,47
Janumet	Sitagliptin Metformin	92,1	(−8,3)	1,30
Velmetia	Sitagliptin Metformin	82,1	(−6,4)	1,30
Xelevia	Sitagliptin	70,7	(−6,0)	1,46
Komboglyze	Saxagliptin Metformin	9,7	(−11,1)	0,96
Onglyza	Saxagliptin	7,4	(−12,9)	1,06
Icandra	Vildagliptin Metformin	6,7	(+2,2)	0,92
Sitagavia Met	Sitagliptin Metformin	3,9	(neu)	0,59
Sitagavia	Sitagliptin	3,9	(neu)	0,49
Jalra	Vildagliptin	3,0	(−11,6)	1,03
Sitagliptin HEXAL	Sitagliptin	2,6	(neu)	0,59
Sitagliptin-ratiopharm	Sitagliptin	2,0	(neu)	0,51
Sitagliptin Metformin HEXAL	Sitagliptin Metformin	1,4	(neu)	0,64
Eucreas	Vildagliptin Metformin	1,4	(−12,5)	0,92
Sitagliptin Zentiva	Sitagliptin	1,1	(neu)	0,41
Sitagliptin AL	Sitagliptin	1,1	(neu)	0,40
		394,8	**(−4,7)**	**1,32**

Tab. 10.3 (Fortsetzung)

Präparat	Bestandteile	DDD Mio.	Änderung %	DDD-Nettokosten Euro
GLP-1-Agonisten				
Trulicity	Dulaglutid	142,6	(+41,9)	1,99
Ozempic	Semaglutid	71,6	(+54,7)	2,84
Victoza	Liraglutid	24,3	(−10,7)	4,70
Suliqua	Insulin glargin Lixisenatid	4,5	(+31,4)	2,20
		243,0	(+36,9)	2,52
Summe		**1.063,9**	**(+19,3)**	**2,00**

(Bundesministerium für Gesundheit 2021a). Ein Nachweis der nephroprotektiven Wirkung von Dapagliflozin zeigte sich kürzlich in der DAPA-CDK Studie bei Patienten mit Niereninsuffizienz und einem kombinierten Endpunkt aus eGFR Abnahme um ≥ 50 %, terminaler Niereninsuffizienz sowie kardiovaskulär oder renal bedingtem Tod (Heerspink et al. 2020). *Forxiga* wurde 2022 um 53 % häufiger verordnet als im Vorjahr (◘ Tab. 10.3). Auch die fixe Kombination aus Dapagliflozin und Metformin (*Xigduo*) wurde trotz fehlenden Zusatznutzens häufiger verordnet als in 2021.

Die Verordnungshäufigkeit von Empagliflozin (*Jardiance*) hat 2022 nach bereits drastischen Anstiegen in den Jahren seit 2016 auch 2022 erneut um 35 % zugenommen (◘ Tab. 10.3). In der ersten Nutzenbewertung des G-BA war ein Zusatznutzen nicht belegt (Arzneiverordnungs-Report 2015, Kap. 2, Neue Arzneimittel 2014). Ein Grund für den starken Verordnungsanstieg sind Ergebnisse der EMPA-REG-OUTCOME Studie. Hier führte Empagliflozin bei 7.020 Typ 2-Diabetespatienten mit hohem kardiovaskulären Risiko nach 3,1 Jahren im Vergleich zur Standardtherapie zu einer Reduktion des primären kombinierten Endpunktes (kardiovaskuläre Mortalität, nichttödlicher Herzinfarkt, nichttödlicher Schlaganfall) (10,5 % versus 12,1 %) sowie der Gesamtsterblichkeit (5,7 % versus 8,3 %) (Zinman et al. 2015). Aufgrund der neuen wissenschaftlichen Erkenntnisse wurde vom pharmazeutischen Unternehmer eine neue Nutzenbewertung beantragt, die für vier Patientensubgruppen mit manifester kardiovaskulärer Beteiligung aufgrund der Senkung der Mortalität einen Anhaltspunkt für einen beträchtlichen Zusatznutzen von Empagliflozin für diese Subgruppen ergab (Bundesministerium für Gesundheit 2016). In einer nachfolgenden Analyse sekundärer Endpunkte der EMPA-REG OUTCOME-Studie wurde berichtet, dass auch die Verschlechterung der Nierenfunktion (Progression von Albuminurie bzw. Verdopplung des Serumkreatinin) unter Empaglifozin signifikant vermindert war (Wanner et al. 2016). Wahrscheinlich sind diese Effekte weniger auf die Senkung des Blutzuckerspiegels zurückzuführen als auf andere Wirkungen wie Diurese bzw. Blutdrucksenkung. Neuere Untersuchungen führen zu der Hypothese, nach der SGLT2-Inhibitoren die intrazelluläre Natriumionenkonzentration in Kardiomyozyten herzinsuffizienter Patienten durch Inhibition der Na^+/H^+ Austauschers hemmen und dadurch die mitochondriale Energiebilanz und den Redoxstatus günstig beeinflussen (Übersicht in Bertero et al. 2018). In der EMPEROR-Reduced Studie wurde bei Patienten mit Herzinsuffizienz (HFrEF, NYHA II-IV) durch Dapagliflozin eine Reduktion des kombinierten primären Endpunktes aus kardiovaskulärer Mortalität oder durch Herzinsuffizienz bedingter Hospitalisierung gezeigt (Packer et al. 2020). Obwohl der Effekt auf die kardiovaskuläre Mortalität in der Analyse der individuellen Endpunkte nicht signifikant war, legt eine Metaanalyse der Daten aus EMPEROR-Reduced und DAPA-HF nahe, dass Glifozine die kardiovaskuläre Mortalität günstig beeinflussen (Zannad et al. 2020). In der EMPEROR-preserved Studie konnte 2021 gezeigt werden, dass auch bei Herzinsuffizienzpatienten mit erhaltener Ejektionsfunktion die Behandlung mit Empaglifozin den kombinierten Endpunkt aus kardiovaskulärem Tod oder Hospitalisierung reduziert (Anker et al. 2021). Damit ist dieses Therapieprinzip das erste, das klinische Endpunkte bei dieser Form der Herzinsuffizienz positiv beeinflussen kann. Dies wurde im letzten Jahr in einem ähnlichen Patientenkollektiv mit erhaltener oder nur milder Reduktion der Ejektionsfrequenz auch für Dapaglifozin bestätigt (DELIVER Studie, Solomon et al. 2022).

Auch das in Deutschland nicht verfügbare Canagliflozin (siehe oben) erreichte in einer placebokontrollierten Langzeitstudie (188 Wochen) an 10.142 Patienten mit Typ-2-Diabetes und hohem kardiovaskulären Risiko zusätzlich zur Standardtherapie eine signifikante Senkung des primären Endpunktes aus Herzinfarkt, Schlaganfall oder kardiovaskulär bedingten Tod (26,9 % versus 31,5 %) (Neal et al. 2017, CANVAS). Bei den unerwünschten Wirkungen fiel allerdings eine zweifache Zunahme der Amputationen (6,3 % versus 3,4 %) auf. In der CREDENCE Studie zeigte sich bei Menschen mit Typ-2-Diabetes mit eingeschränkter Nierenfunktion (eGFR von 30–90 ml/min/1,73 m^2 und Albuminurie) ein Vorteil von Canaglifozin hinsichtlich des kombinierten Endpunkts aus terminaler Niereninsuffizienz, Verdopplung des Serumkreatininanstiegs sowie kardiovaskulär oder renal bedingtem Tod (Perkovic et al. 2019).

Ertugliflozin wurde als vierter Vertreter dieser Wirkstoffgruppe 2018 zugelassen. In der VERTIS CV Studie hat sich Ertugliflozin bei Patienten mit Typ-2-Diabetes und etablierten atherosklerotischen Erkrankungen als sicher erwiesen. Anders als für Empagliflozin und Dapagliflozin konnte aber kein Effekt auf kardiovaskuläre oder renale Ereignisse gezeigt werden (Cannon et al. 2020). Es wird seit 2022 nicht nur in fixer Kombination mit Sitagliptin (Steglujan®) sondern auch als Monotherapie (Steglatro®) angeboten und erreicht mit etwa 2 % bislang nur einen vernachlässigbaren Verordnungsanteil unter den SGLT2-Inhibitoren (◘ Tab. 10.3). Der G-BA hat keinen Zusatznutzen zuerkannt (IQWiG 2018).

Die zahlreichen Endpunktstudien unterstreichen die Bedeutung der SGLT2 Inhibitoren bei der Behandlung von Patienten mit chronischer Niereninsuffizienz sowie Herzinsuffizienz mit reduzierter linksventrikulärer Ejektionsfraktion (HFrEF), erhaltener linksventrikulärer Ejektionsfraktion (HprEF), wobei die Wirkungen nach derzeitigem Kenntnisstand unabhängig von der Senkung der Blutglukosekonzentration sind (Seoudy et al. 2021).

10.2 Inkretinmimetika

Zwei Wirkstoffgruppen stehen für die Inkretinbasierte Therapie des Typ-2-Diabetes zur Verfügung: Hemmstoffe des Enzyms Dipeptidylpeptidase-4 (DPP-4-Hemmer, Gliptine) und metabolisch stabile GLP-1-Agonisten. Nach der Aufnahme von Nahrung werden Glucagon-like Peptide-1 (GLP-1) und Glucose-abhängiges insulinotropes Polypeptid (GIP) als sogenannte Inkretine vom Dünndarm sezerniert. Von besonderem Interesse für die Diabetestherapie ist das Glucagon-like peptide-1, weil es bei Patienten mit Typ-2-Diabetes weniger gebildet wird. Es stimuliert die Insulinsekretion nach oraler Glucoseaufnahme, es hemmt die postprandiale Glucagonfreisetzung, verzögert die Magenentleerung, steigert das Sättigungsgefühl und regt das Wachstum von Betazellen an. Das endogene Hormon ist nicht zur Behandlung des Diabetes geeignet, weil es im Körper durch die Dipeptidylpeptidase-4 (DPP-4) rasch abgebaut wird (Übersicht bei Drucker und Nauck 2006).

10.2.1 DPP-4-Hemmer (Gliptine)

Als erster DPP-4-Hemmer wurde 2007 Sitagliptin (*Januvia*) eingeführt. Es folgten 2008 Vildagliptin (*Galvus*) und 2009 Saxagliptin (*Onglyza*). DPP-4-Hemmer zeigen trotz eines Therapiehinweises durch den Gemeinsamen Bundesausschuss (siehe unten) seit 10 Jahren hohe Zuwachsraten (◘ Abb. 10.1). Für Sitagliptin wurden in 2022 mehrere Generika-Präparate verfügbar, allerdings ist die Verordnungshäufigkeit der Gliptine erstmals gegenüber dem Vorjahr rückläufig (◘ Tab. 10.3).

DPP-4-Hemmer wirken auf eine zellmembranständige Serinprotease, die den Abbau von Inkretinen einschließlich Glucagon-like Peptide-1 (GLP-1) regelt. Dadurch werden die oben beschriebenen Effekte der Inkretine verstärkt. Die Senkung des HbA_{1c} liegt bei 0,5–0,8 Prozentpunkten (Inzucchi und McGuire 2008) und ist damit geringer als bei der Erstlinientherapie mit Metformin (Übersicht bei Richter et al. 2008). Im Vergleich zu Sulfonylharnstoffen soll das Hypoglykämierisiko geringer sein. Es ist aber niemals klar geworden, ob dieser Unterschied in der klinischen Realität tatsächlich existiert oder auf dem rigiden Protokoll der Zulassungsstudien beruht.

Risiken der Inkretinmimetika (DPP-4-Hemmer, GLP-1-Agonisten) sind akute Pankreatitiden und Pankreaskarzinome, auf die wiederholt hingewiesen wurde (Arzneimittelkommission der deutschen Ärzteschaft 2008; Food and Drug Administration 2009; Elashoff et al. 2011; Singh et al. 2013). Nach Bekanntwerden einer weiteren Studie mit möglichen pankreatischen Sicherheitssignalen (Butler et al. 2013), haben FDA und EMA unabhängig voneinander die Befunde umfassend analysiert. Beide Zulassungsbehörden stimmten darin überein, dass die gegenwärtige Datenlage keinen kausalen Zusammenhang zwischen der Anwendung von Inkretinmimetika und dem Auftreten von Pankreatitis bzw. Pankreaskarzinomen belegt (Egan et al. 2014). Neu ist die Diskussion, ob die Anwendung GLP1-Agonisten zu einer Zunahme von suizidalen Gedanken oder gar Handlungen führen kann. Aufgrund eines Sicherheitssignals wird dieser Zusammenhang aktuell von der Europäischen Arzneimittel-Agentur untersucht (EMA 2023).

Aus einer Sicherheitsstudie geht hervor, dass die Gabe von Sitagliptin zusätzlich zur Standardtherapie bei nahezu 15.000 Diabetespatienten das Risiko kardiovaskulärer Ereignisse nicht erhöhte. Allerdings wurden auch keine klinisch relevanten kardiovaskulären Ereignisse verhindert (Green et al. 2015, TECOS). Gleiches gilt für den DPP-4-Hemmer Alogliptin (in Deutschland nicht im Handel), der in einer 18-monatigen Studie an 5.380 Patienten mit Diabetes und akutem Koronarsyndrom untersucht wurde (White et al. 2013, EXAMINE). Dagegen zeigte eine placebokontrollierte Studie mit Saxagliptin bei 16.492 Patienten mit kardiovaskulären Risikofaktoren eine erhöhte Inzidenz für Hospitalisierung wegen Herzinsuffizienz (Scirica et al. 2013, SAVOR-TIMI 53), was möglicherweise den erneuten Rückgang in den Verordnungen erklärt.

10.2.2 GLP-1-Agonisten

Die zweite Gruppe der Inkretinmimetika sind die Glucagon-like-Peptide-1-Agonisten (GLP-1-Agonisten). Sie haben eine ähnliche Aktivität wie das endogene Hormon, werden jedoch nicht wie dieses schnell abgebaut (s. o.). Als erster GLP-1-Agonist wurde 2007 Exenatid (*Byetta*) eingeführt. Nach subkutaner Injektion hat es eine Bioverfügbarkeit von 65–75 %, eine Halbwertszeit von 2–3 h und eine Wirkungsdauer von etwa 10 h. Die Senkung des HbA_{1c} beträgt 0,5–1,0 % (Inzucchi und McGuire 2008). Vorteilhaft ist eine stärkere Gewichtsabnahme als mit Placebo (Übersicht bei Keating 2005).

Liraglutid (*Victoza*) ist ein acyliertes Derivat des humanen GLP-1 mit einer 97 %igen

Strukturhomologie mit dem nativen Peptid. Durch Änderungen von zwei Aminosäuren und Einführung einer Fettsäure wird die Plasmaalbuminbindung erhöht und damit der Abbau durch die Dipeptidylpeptidase-4 verzögert. Daraus resultieren eine langsamere Anflutung und eine längere Plasmahalbwertszeit von 12,5 h, so dass eine einmal tägliche Gabe möglich ist (Übersicht bei Deacon 2009).

In einer direkten Vergleichsstudie bei Patienten mit Typ-2-Diabetes, die zuvor unzureichend mit oralen Antidiabetika einstellbar waren, senkten die zusätzliche Gabe von Liraglutid (1,8 mg/Tag s. c.) den HbA_{1c} um 1,12 % und von Exenatid (10 μg s. c. 2 mal/Tag) um 0,79 % (Buse et al. 2009, LEAD-6). Auch in dieser Studie war Übelkeit die Hauptnebenwirkung beider Inkretinmimetika, die initial etwa gleich häufig (13 %) auftrat, sich aber nach 6 Wochen mit Liraglutid schneller als mit Exenatid zurückbildete. In einer direkten Vergleichsstudie mit wöchentlich injiziertem Exenatid war Liraglutid ebenfalls effektiver (HbA_{1c} −1,48 % versus −1,28 %) aber schlechter verträglich, da es häufiger Übelkeit, Diarrhö und Erbrechen verursachte (Buse et al. 2013). Ungeklärt ist die Bedeutung Liraglutid-induzierter C-Zelltumoren der Schilddrüse in tierexperimentellen Untersuchungen (Joffe 2009). Sie waren Anlass für einen entsprechenden Warnhinweise in den Fachinformation. In einer kardiovaskulären Sicherheitsstudie an Patienten mit Typ-2-Diabetes und hohem Risiko für kardiovaskuläre Ereignisse zeigten sich überraschend eine geringere gesamte und kardiovaskuläre Mortalität sowie eine verminderte Rate an Herzinfarkten und renalen Komplikationen (Marso et al. 2016, LEADER). Exenatide hat ähnlich wie der dritte Vertreter der GLP-1-Rezeptoragonisten, Lixisenatid, das allerdings nur in Fixkombination mit Insulin glargin (*Suliqua*) verfügbar ist, die geringste Verordnungshäufigkeit innerhalb der Gruppe von GLP1-Analoga (Bundesministerium für Gesundheit 2013b).

Bei Dulaglutid (Zulassung 2014) sind zwei modifizierte GLP-1-Moleküle kovalent an das schwere Kettenfragment eines modifizierten humanen Immunglobulin G4 gekoppelt. Dadurch wird die Eliminationshalbwertszeit auf 5 Tage verlängert. Wie die anderen GLP-1-Agonisten wurde auch Dulaglutid in einer großen kardiovaskulären Sicherheitsstudie an 9.901 Patienten mit Typ-2-Diabetes und hohem kardiovaskulären Risiko untersucht. Nach einer Nachbeobachtungszeit von 5,4 Jahren trat der kombinierte Endpunkt (kardiovaskulärer Tod, nichttödlicher Herzinfarkt, nichttödlicher Schlaganfall) unter Dulaglutid seltener auf als unter Placebo auf (12,0 % versus 13,4 % der Teilnehmer) (Gerstein et al. 2019, REWIND). Die Verordnung von Dulaglutid (*Trulicity*) stieg auch 2022 erneut um 42 % an und ist damit weiterhin der führende Vertreter dieser Wirkstoffgruppe (◘ Tab. 10.3). Ein Grund ist vermutlich neben dem positiven Ergebnis der frühen Nutzenbewertung die Senkung des Erstattungsbetrages um 37 % (Arzneiverordnungs-Report 2016, Kap. 3, Neue Arzneimittel 2015, Abschn. 3.1.11). Damit hat *Trulicity* jetzt die günstigsten DDD-Kosten aller GLP-1-Agonisten.

Seit Februar 2020 ist Semaglutid, das sich für eine einmal wöchentliche Gabe eignet, wieder in Deutschland verfügbar und im gleichen Jahr bereits unter den verordnungsstärksten Präparaten vertreten (◘ Tab. 10.3). In der SUSTAIN 6 Studie, die als Sicherheitsstudie ausgelegt war, zeigte sich unter Semaglutid eine signifikante Reduktion des Risikos für schwere kardiovaskulärer Ereignisse. Die Testung auf Überlegenheit war jedoch nicht präspezifiziert. Der G-BA sah auch nach erneuter Bewertung keinen Zusatznutzen (Bundesministerium für Gesundheit 2021b). Die Verordnungshäufigkeit von Semaglutid (*Ozempic*) stieg im Vergleich zum Vorjahr um 54 %.

Die positiven Ergebnisse der kardiovaskulären Sicherheitsstudien haben wesentlich dazu beigetragen, dass GLP-1-Agonisten für Diabetespatienten mit manifesten kardiovaskulären Vorerkrankungen in Leitlinien und Disease-Management-Programmen empfohlen werden (Davies et al. 2018; Gemeinsamer Bundesausschuss 2019; Cosentino et al.

2020). Dabei ist die Evidenz für einen kardiovaskulären Nutzen für Liraglutid am stärksten, für Semaglutid als günstig und als weniger sicher für Exenatid einzuschätzen, das 2022 nicht mehr unter den verordnungsstärksten Präparaten vertreten ist.

Der GLP-1-Agonist Semaglutid hat als Präparat *Wegovy* neben der Diabetesbehandlung eine Zulassung für die Behandlung der Adipositas (BMI > 30 oder BMI > 27 plus adipositas-assoziierter Begleiterkrankung). *Wegovy* ist erst seit Juli 2023 in Deutschland verfügbar. In der Bevölkerung, speziell getrieben durch die soziale Medien, hatte sich aber bereits herumgesprochen, dass Semaglutid auch bei Personen ohne Diabetes zu einer relevanten Gewichtsabnahme führen kann. Dies hat zu einem medialen Hype und zu massiven Off-Label-Verordnungen von Semaglutid als *Ozempic* geführt. Da diese Verordnungen ausschließlich über Privat-Rezepte erfolgen, sind die Verordnungszahlen hier – im Rahmen des Arzneiverordnungsreports – nicht erhebbar. Der Umfang dürfte aber beträchtlich sein.

10.3 Insuline

10.3.1 Humaninsuline

Die am meisten verschriebenen Insulinpräparate sind die kurz- und langwirkenden Insulinanaloga (◻ Tab. 10.4). Mit Abstand folgen kurzwirksame Insuline, Verzögerungsinsuline mit Protamin als Depotfaktor (NPH-Prinzip) und Mischinsuline. Ursache ist die seit Jahrzehnten etablierte intensivierte Insulintherapie nach dem Basis-Bolus-Prinzip (Holman et al. 1983). Die intensivierte Insulintherapie ist die Standardtherapie beim Typ-1-Diabetes und wird auch bei einem Teil der Menschen mit Typ 2-Diabetes durchgeführt, auch wenn ein genereller Vorteil für Menschen mit Typ 2-Diabetes bisher nicht nachgewiesen werden konnte.

◻ **Tab. 10.4 Verordnungen von Insulinpräparaten 2022.** Angegeben sind die 2022 verordneten Tagesdosen, die Änderungen gegenüber 2021 und die mittleren Kosten je DDD 2022

Präparat	Bestandteile	DDD Mio.	Änderung %	DDD-Nettokosten Euro
Kurzwirkende Insuline				
Actrapid human	Humaninsulin	41,6	(−10,4)	1,19
Insuman Rapid/-Infusat	Humaninsulin	16,8	(−11,4)	1,20
Huminsulin Normal	Humaninsulin	10,9	(−9,2)	1,13
Berlinsulin H Normal	Humaninsulin	7,1	(−15,4)	1,10
		76,4	**(−11,0)**	**1,17**
Verzögerungsinsuline				
Protaphane	Humaninsulin	14,9	(−11,4)	1,20
Huminsulin Basal	Humaninsulin	7,9	(−11,7)	1,12
Insuman Basal	Humaninsulin	5,6	(−11,0)	1,19
Berlinsulin H Basal	Humaninsulin	4,4	(−15,4)	1,12
		32,8	**(−12,0)**	**1,17**

◘ **Tab. 10.4** (Fortsetzung)

Präparat	Bestandteile	DDD Mio.	Änderung %	DDD-Nettokosten Euro
Mischinsuline				
Actraphane	Humaninsulin	18,2	(−15,4)	1,19
Insuman Comb	Humaninsulin	6,0	(−15,9)	1,18
Huminsulin Profil	Humaninsulin	2,9	(−13,8)	1,13
Berlinsulin H	Humaninsulin	2,7	(−17,9)	1,10
		29,8	**(−15,6)**	**1,17**
Kurzwirkende Insulinanaloga				
Novorapid	Insulin aspart	112,4	(+18,2)	1,65
Humalog	Insulin lispro	105,0	(+9,1)	1,45
Apidra	Insulin glulisin	51,0	(+1,2)	1,60
Liprolog	Insulin lispro	43,7	(+4,0)	1,49
Fiasp	Insulin aspart	32,3	(+39,3)	1,65
Lyumjev	Insulin lispro	10,7	(+84,9)	1,46
Insulin Lispro Sanofi	Insulin lispro	9,7	(+14,2)	1,37
Humalog Mix	Insulin lispro	9,4	(−11,6)	1,50
Liprolog Mix	Insulin lispro	4,6	(−11,9)	1,50
Novomix	Insulin aspart	3,2	(−12,9)	1,69
Insulin Aspart Sanofi	Insulin aspart	1,2	(+78,2)	1,24
		383,1	**(+12,2)**	**1,55**
Langwirkende Insulinanaloga				
Lantus	Insulin glargin	95,8	(−5,3)	1,87
Toujeo	Insulin glargin	90,1	(+7,4)	1,82
Tresiba	Insulin degludec	43,3	(+29,8)	1,30
Levemir	Insulin detemir	38,3	(−0,2)	1,97
Abasaglar	Insulin glargin	32,4	(+2,4)	1,63
Semglee	Insulin glargin	1,8	(neu)	1,15
		301,7	**(+4,6)**	**1,75**
Summe		**823,8**	**(+4,5)**	**1,56**

10.3.2 Insulinanaloga

Die Verordnung der Insulinanaloga hat seit der Einführung des ersten Präparates im Jahre 1996 einen rasanten Aufschwung erfahren. Bis 2016 hat die Verordnung von Insulinanaloga rapide zugenommen und liegt mittlerweile mehr als 4-fach höher als die von Humaninsulinen (◘ Abb. 10.2). Kurzwirkende Analoga des Humaninsulins werden nach s. c. Injektion schneller als reguläre Humaninsulin resorbiert. Die Wirkung setzt bereits nach 15 min ein und hält nur 2–3 h an. Als Vorteile werden angeführt der Fortfall des Spritz-Ess-Abstandes, niedrigere postprandiale Blutzuckerspiegel und die Entbehrlichkeit von Zwischenmahlzeiten zur Vermeidung von Hypoglykämien (Wilde und McTavish 1997). Die klinische Relevanz dieser theoretischen Vorteile wurde allerdings nicht überzeugend nachgewiesen.

So ließ sich auf die Langzeitkontrolle des Diabetes ein nur moderater Effekt der Analoga nachweisen. In einem Cochrane-Review über 42 kontrollierte Studien zeigten die Patienten mit Typ-1-Diabetes nur eine geringe Abnahme der HbA_{1c}-Werte von 0,1 % zugunsten der kurzwirkenden Insulinanaloga, während bei Patienten mit Typ-2-Diabetes kein Unterschied nachweisbar war (Siebenhofer et al. 2004). Auch bei der Summe aller Hypoglykämien waren die Unterschiede bei beiden Diabetestypen gering. Der Gemeinsame Bundesausschuss (2006) hat daraufhin beschlossen, dass kurzwirksame Insulinanaloga zur Behandlung von Typ-2-Diabetespatienten grundsätzlich nur dann verordnungsfähig sind, wenn sie nicht teurer als reguläres Humaninsulin sind. Die Insulinhersteller haben mit eigentlich allen Krankenkassen Rabattverträge für kurzwirkende Insulinanaloga abgeschlossen, die eine Lieferung zu Preisen von regulärem Humaninsulin ermöglichen. Nach einem aktuellen Cochrane-Review (10 Studien, 2.751 Teilnehmer) ist weiterhin nicht gesichert, ob kurzwirksame Insulinanaloga für die langfristige Blutzuckerkontrolle oder für die Verringerung von Hypoglykämien besser sind als normales Humaninsulin (Fullerton et al. 2018). Die Verordnung der langwirkenden Insulinanaloga hat 2022 wieder leicht zugenommen (◘ Tab. 10.4). Nach der Einführung von In-

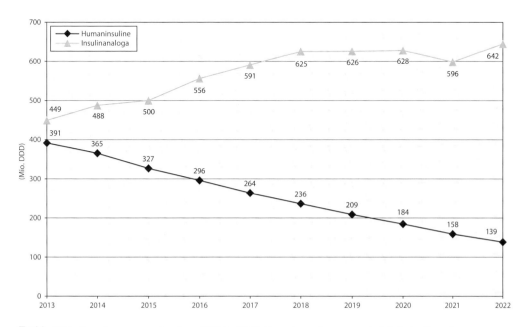

◘ Abb. 10.2 Verordnungen von Insulinen 2013 bis 2022. Gesamtverordnungen nach definierten Tagesdosen

sulin-glargin-Biosimilars (z. B. *Abasaglar*) ist die Verordnung vom Originalpräparat *Lantus* weiter rückläufig. Erneut ansteigend sind die Verordnungen von Insulin degludec (*Tresiba*). Ihm wurde in der Nutzenbewertung kein Beleg für einen Zusatznutzen zugesprochen, so dass es 2016 der Hersteller in Deutschland vom Markt nahm, nachdem auch die Preisverhandlungen mit der Schiedsstelle gescheitert waren (vgl. Arzneiverordnungs-Report 2016, Kap. 14). Nach einer erneuten Nutzenbewertung hat sich der Hersteller mit dem GKV-Spitzenverband auf einen Erstattungsbetrag geeinigt, der auf dem Niveau von Humaninsulin liegt (Apotheke Adhoc 2019).

Im Juli 2023 erklärte der Hersteller Sanofi, dass er die Produktion und den Vertrieb von Humaninsulinen mit sofortiger Wirkung einstellt (AkdÄ und DEGAM 2023). Die hierdurch fehlenden Produktionskapazitäten werden die verbliebenen Hersteller von Humansinsulinen nicht vollständig kompensieren können. Es ist daher davon auszugehen, dass es auch hierdurch in 2023 zu einem weiteren Rückgang der Verordnungszahlen von Humaninsulinen kommen wird.

Insulin glargin senkt die Häufigkeit nächtlicher Hypoglykämien im Vergleich zu NPH-Insulin, verbessert aber nicht die Langzeitkontrolle der Blutglucose, so dass die Inzidenz mikrovaskulärer und kardiovaskulärer Komplikationen des Diabetes wahrscheinlich nicht gesenkt wird (Warren et al. 2004). Auch nach einem Cochrane-Review hat die Behandlung mit langwirksamen Insulinanaloga bei Patienten mit Typ-2-Diabetes im Vergleich zu NPH-Insulinen in Bezug auf symptomatische nächtliche Hypoglykämien nur einen geringen klinischen Nutzen (Horvath et al. 2007). Nach dem Abschlussbericht des IQWiG (2009) gab es keinen Beleg für einen Zusatznutzen von langwirkenden Insulinanaloga gegenüber NPH-Insulin. Der G-BA beschloss daraufhin, dass langwirksame Insulinanaloga nicht verordnungsfähig sind, solange sie mit Mehrkosten im Vergleich zu intermediär wirkendem Humaninsulin verbunden sind und ein Zusatznutzen nicht erkennbar ist (Bundesministerium für Gesundheit 2010). Diese Regelungen gelten nicht für Patienten, bei denen im Rahmen einer intensivierten Insulintherapie in Einzelfällen ein hohes Risiko für schwere Hypoglykämien bestehen bleibt.

Die Nettokosten aller erfassten Insulinpräparate betrugen 2022 ca. 1,3 Mrd. € (◘ Tab. 10.4). Damit liegt ihr Anteil bei nur noch 36 % der Gesamtkosten der Antidiabetika in Höhe von 3,6 Mrd. € (◘ Tab. 1.2). Dies erklärt sich durch die Verordnungszunahme der teuren SGLT-2-Inhibitoren und Glucagon-Mimetika. Bei den kurzwirkenden Insulinanaloga wurde das Einsparpotenzial weitgehend durch Rabattverträge der Hersteller mit den Krankenkassen realisiert, da diese Präparate nicht verordnungsfähig sind, solange sie mit Mehrkosten im Vergleich mit kurzwirkendem Humaninsulin verbunden sind (Gemeinsamer Bundesausschuss 2006).

Literatur

AkdÄ und DEGAM 2023, Gemeinsame Stellungnahme zur Einstellung von Produktion und Vertrieb sämtlicher Humaninsuline. https://www.akdae.de/fileadmin/user_upload/akdae/Stellungnahmen/Weitere/20230623.pdf aberufen am 15. Okt. 2023

Anker SD, Butler J, Filippatos G, Ferreira JP, Bocchi E, Böhm M, Brunner-La RH-P, Choi D-J, Chopra V, Chuquiure-Valenzuela E, Giannetti N, Gomez-Mesa JE, Janssens S, Januzzi JL, Gonzalez-Juanatey JR, Merkely B, Nicholls SJ, Perrone SV, Piña IL, Ponikowski P, Senni M, Sim D, Spinar J, Squire I, Taddei S, Tsutsui H, Verma S, Vinereanu D, Zhang J, Carson P, Lam CSP, Marx N, Zeller C, Sattar N, Jamal W, Schnaidt S, Schnee JM, Brueckmann M, Pocock SJ, Zannad F, Packer M, EMPEROR-Preserved Trial Investigators (2021) Empagliflozin in heart failure with a preserved ejection fraction. New Engl J Med 385:1451–1461

Apotheke Adhoc (2019) Erstattungsbetrag für Tresiba. https://www.apotheke-adhoc.de/nachrichten/detail/pharmazie/erstattungsbetrag-fuer-tresiba-diabetes/

Arzneimittelkommission der deutschen Ärzteschaft (2008) Pankreatitis unter Exenatid. Dtsch Arztebl 105:A 409

Arzneimittelkommission der deutschen Ärzteschaft (2013) Aus der UAW-Datenbank: Zunahme von Spontanberichten über Metformin-assoziierte Laktatazidosen. Dtsch Arztebl 110:A 464. http://www.

akdae.de/Arzneimittelsicherheit/Bekanntgaben/20130308.html

Arzneimittelkommission der deutschen Ärzteschaft (2019) Risiko einer Fournier Gangrän (Nekrotisierende Fasziitis des Perineums) bei der Anwendung von SGLT2-Inhibitoren („Sodium-Glucose-Co-Transporter 2 Inhibitors"). https://www.akdae.de/Arzneimittelsicherheit/RHB/Archiv/2019/index.html

AWMF (2021) Nationale VersorgungsLeitlinie (NVL) Typ-2-Diabetes. https://www.awmf.org/uploads/tx_szleitlinien/nvl-001l_S3_Typ_2_Diabetes_2021-03.pdf

Bailey CJ (2011) Renal glucose reabsorption inhibitors to treat diabetes. Trends Pharmacol Sci 32:63–71

Bertero E, Prates RL, Ameri P, Maack C (2018) Cardiac effects of SGLT2 inhibitors: the sodium hypothesis. Cardiovasc Res 114:12–18

Boussageon R, Supper I, Bejan-Angoulvant T, Kellou N, Cucherat M, Boissel JP, Kassai B, Moreau A, Gueyffier F, Cornu C (2012) Reappraisal of metformin efficacy in the treatment of type 2 diabetes: a meta-analysis of randomized controlled trials. PLoS Med 9(4):e1001204. https://doi.org/10.1371/journal.pmed.1001204

Bundesinstitut für Arzneimittel und Medizinprodukte (2015) Metformin: Aktualisierung der Fach- und Gebrauchsinformation hinsichtlich der Kontraindikation bei Patienten mit eingeschränkter Nierenfunktion. http://www.bfarm.de/SharedDocs/Risikoinformationen/Pharmakovigilanz/DE/RI/2015/RI-metformin.html

Bundesministerium für Gesundheit (2010): Bekanntmachung eines Beschlusses des Gemeinsamen Bundesausschusses über eine Änderung der Arzneimittel-Richtlinie (AM-RL): – Anlage III – Übersicht der Verordnungseinschränkungen und -ausschlüsse Lang wirkende Insulinanaloga zur Behandlung des Diabetes mellitus Typ 2 vom 18. März 2010, Banz. Nr. 103 (S. 2422) vom 14. Juli 2010

Bundesministerium für Gesundheit (2013a): Bekanntmachung eines Beschlusses des Gemeinsamen Bundesausschusses über eine Änderung der Arzneimittel-Richtlinie (AM-RL): – Anlage XII – Beschlüsse über die Nutzenbewertung von Arzneimitteln mit neuen Wirkstoffen nach § 35a des Fünften Buches Sozialgesetzbuch (SGB V) Dapagliflozin vom 6. Juni 2013 veröffentlicht am Dienstag, 16. Juli 2013, Banz AT 16. Juli 2013 B2

Bundesministerium für Gesundheit (2013b): Bekanntmachung eines Beschlusses des Gemeinsamen Bundesausschusses über eine Änderung der Arzneimittel-Richtlinie (AM-RL): – Anlage XII – Beschlüsse über die Nutzenbewertung von Arzneimitteln mit neuen Wirkstoffen nach § 35a des Fünften Buches Sozialgesetzbuch (SGB V) Lixisenatid vom 5. September 2013, veröffentlicht Mittwoch, 2. Oktober 2013, Banz AT 2. Okt. 2013, B4

Bundesministerium für Gesundheit (2016) Bekanntmachung eines Beschlusses des Gemeinsamen Bundesausschusses über eine Änderung der Arzneimittel-Richtlinie (AM-RL): Anlage XII – Beschlüsse über die Nutzenbewertung von Arzneimitteln mit neuen Wirkstoffen nach § 35a des Fünften Buches Sozialgesetzbuch (SGB V) Empagliflozin vom 1. September 2016, veröffentlicht am Donnerstag, 15. September 2016 Banz AT 15. Sept. 2016, B1

Bundesministerium für Gesundheit (2021a) Bekanntmachung eines Beschlusses des Gemeinsamen Bundesausschusses über eine Änderung der Arzneimittel-Richtlinie (AM-RL): – Anlage XII – Nutzenbewertung von Arzneimitteln mit neuen Wirkstoffen nach § 35a des Fünften Buches Sozialgesetzbuch (SGB V) Dapagliflozin (neues Anwendungsgebiet: chronische Herzinsuffizienz) vom 20. Mai 2021

Bundesministerium für Gesundheit (2021b) Bekanntmachung eines Beschlusses des Gemeinsamen Bundesausschusses über eine Änderung der Arzneimittel-Richtlinie (AM-RL): – Anlage XII – Nutzenbewertung von Arzneimitteln mit neuen Wirkstoffen nach § 35a des Fünften Buches Sozialgesetzbuch (SGB V) Semaglutid (Diabetes mellitus Typ 2) vom 15. April 2021

Buse JB, Rosenstock J, Sesti G, Schmidt WE, Montanya E, Brett JH, Zychma M, Blonde L, LEAD-6 Study Group (2009) Liraglutide once a day versus exenatide twice a day for type 2 diabetes: a 26-week randomized, parallel-group, multinational, open-label trial (LEAD-6). Lancet 374:39–47

Buse JB, Nauck M, Forst T, Sheu WH, Shenouda SK, Heilmann CR, Hoogwerf BJ, Gao A, Boardman MK, Fineman M, Porter L, Schernthaner G (2013) Exenatide once weekly versus liraglutide once daily in patients with type 2 diabetes (DURATION-6): a randomized, open-label study. Lancet 381:117–124

Butler AE, Campbell-Thompson M, Gurlo T, Dawson DW, Atkinson M, Butler PC (2013) Marked expansion of exocrine and endocrine pancreas with incretin therapy in humans with increased exocrine pancreas dysplasia and the potential for glucagon-producing neuroendocrine tumors. Diabetes 62:2595–2604

Cannon CP, Pratley R, Dagogo-Jack S et al (2020) Cardiovascular outcomes with ertugliflozin in type 2 diabetes. N Engl J Med 383(15):1425–1435

Chiasson JL, Josse RG, Hunt JA, Palmason C, Rodger NW, Ross SA, Ryan EA, Tan MH, Wolever TM (1994) The efficacy of acarbose in the treatment of patients with non-insulin-dependent diabetes mellitus. Ann Intern Med 121:928–935

Chiasson JL, Josse RG, Gomis R, Hanefeld M, Karasik A, Laakso M, STOP-NIDDM Trail Research Group (2002) Acarbose for prevention of type 2 diabetes mellitus: the STOP-NIDDM randomized trial. Lancet 359:2072–2077

Cosentino F, Grant PJ, Aboyans V, Bailey CJ, Ceriello A, Delgado V, Federici M, Filippatos G, Grobbee DE, Hansen TB, Huikuri HV, Johansson I, Jüni P, Lettino M, Marx N, Mellbin LG, Östgren CJ, Rocca B, Roffi M, Sattar N, Seferović PM, Sousa-Uva M, Valensi P, Wheeler DC, ESC Scientific Document Group (2020) 2019 ESC Guidelines on diabetes, pre-diabetes, and cardiovascular diseases developed in collaboration with the EASD. Eur Heart J 41:255–323

Davies MJ, D'Alessio DA, Fradkin J, Kernan WN, Mathieu C, Mingrone G, Rossing P, Tsapas A, Wexler DJ, Buse JB (2018) Management of hyperglycemia in type 2 diabetes, 2018. A consensus report by the American Diabetes Association (ADA) and the European Association for the Study of Diabetes (EASD). Diabetes Care 41:2669–2701

Deacon CF (2009) Potential of liraglutide in the treatment of patients with type 2 diabetes. Vasc Health Risk Manag 5:199–211

Diabetes Control and Complications Trial Research Group (1993) The effect of intensive treatment of diabetes on the development and progression of long-term complications in insulin-dependent diabetes mellitus. N Engl J Med 329:977–986

Dills DG, Schneider J (1996) Clinical evaluation of glimepiride versus glyburide in NIDDM in a double-blind comparative study. Glimepiride/Glyburide Research Group. Horm Metab Res 28:426–429

Draeger KE, Wernicke-Panten K, Lomp H-J, Schüler E, Roßkamp R (1996) Long-term treatment of type 2 diabetic patients with the new oral antidiabetic agent glimepiride (Amaryl®): a double-blind comparison with glibenclamide. Horm Metab Res 28:419–425

Drucker DJ, Nauck MA (2006) The incretin system: glucagon-like peptide-1 receptor agonists and dipeptidyl peptidase-4 inhibitors in type 2 diabetes. Lancet 368:1696–1705

Egan AG, Blind E, Dunder K, de Graeff PA, Hummer BT, Bourcier T, Rosebraugh C (2014) Pancreatic safety of incretin-based drugs – FDA and EMA assessment. N Engl J Med 370:794–797

Elashoff M, Matveyenko AV, Gier B, Elashoff R, Butler PC (2011) Pancreatitis, pancreatic and thyroid cancer with Glucagon-like peptide-1-based therapies. Baillieres Clin Gastroenterol 141:150–156

European Medicines Agency 2023, EMA Statement on ongoing review of GLP-1 receptor agonists, https://www.ema.europa.eu/en/news/ema-statement-ongoing-review-glp-1-receptor-agonists, abgerufen am 15.10.23

Food and Drug Administration (2009) Information for health care professionals – Acute pancreatitis and itagliptin (marketed as Januvia and Janumet). http://www.fda.gov/Drugs/DrugSafety/Postmarket DrugSafetyInformationforPatientsandProviders/DrugSafetyInformationforHeathcareProfessionals/ucm183764.htm

Food and Drug Administration (2014) FDA approves Farxiga to treat type 2 diabetes. http://www.fda.gov/NewsEvents/Newsroom/PressAnnouncements/ucm380829.htm

Food and Drug Administration (2015) FDA Drug Safety Communication: FDA warns that SGLT2 inhibitors for diabetes may result in a serious condition of too much acid in the blood. http://www.fda.gov/drugs/drugsafety/ucm446845.htm

Foretz M, Guigas B, Viollet B (2019) Understanding the glucoregulatory mechanisms of metformin in type 2 diabetes mellitus. Nat Rev Endocrinol 15:569–589

Fullerton B, Siebenhofer A, Jeitler K, Horvath K, Semlitsch T, Berghold A, Gerlach FM (2018) Short-acting insulin analogues versus regular human insulin for adult, non-pregnant persons with type 2 diabetes mellitus. Cochrane Database Syst Rev. https://doi.org/10.1002/14651858.CD013228

Gemeinsamer Bundesausschuss (2006) Medizinische Versorgung von Diabetes-Typ-2-Patienten gesichert. G-BA schützt Solidargemeinschaft vor überteuerten Pharmapreisen. Pressemitteilung. http://www.g-ba.de/downloads/39-261-313/2006-07-18-AMR-Insulinanaloga_BAnz.pdf. Zugegriffen: 18. Juli 2006

Gemeinsamer Bundesausschuss (2019) DMP-Anforderungen-Richtlinie: Änderung der Anlage 1 (DMP Diabetes mellitus Typ 2). Beschlussdatum 17.01.2019, Inkrafttreten 23. März 2019. Tragende Gründe. https://www.g-ba.de/beschluesse/3662/

Gerstein HC, Colhoun HM, Dagenais GR, Diaz R, Lakshmanan M, Pais P, Probstfield J, Riesmeyer JS, Riddle MC, Rydén L, Xavier D, Atisso CM, Dyal L, Hall S, Rao-Melacini P, Wong G, Avezum A, Basile J, Chung N, Conget I, Cushman WC, Franek E, Hancu N, Hanefeld M, Holt S, Jansky P, Keltai M, Lanas F, Leiter LA, Lopez-Jaramillo P, Cardona Munoz EG, Pirags V, Pogosova N, Raubenheimer PJ, Shaw JE, Sheu WH, Temelkova-Kurktschiev T, REWIND Investigators (2019) Dulaglutide and cardiovascular outcomes in type 2 diabetes (REWIND): a double-blind, randomised placebo-controlled trial. Lancet. https://doi.org/10.1016/S0140-6736

Green JB, Bethel MA, Bethel MA, Armstrong PW, Buse JB, Engel SS, Garg J, Josse R, Kaufman KD, Koglin J, Korn S, Lachin JM, McGuire DK, Pencina MJ, Standl E, Stein PP, Suryawanshi S, Van de Werf F, Peterson ED, Holman RR, TECOS Study Group (2015) Effect of sitagliptin on cardiovascular outcomes in type 2 diabetes. N Engl J Med 373:232–242

Heerspink HJL, Stefánsson BV, Correa-Rotter R et al (2020) Dapagliflozin in patients with chronic kidney disease. N Engl J Med 383(15):1436–1446

Hinnen D, Kruger DF (2019) Cardiovascular risks in type 2 diabetes and the interpretation of cardiovascular outcome trials. Diabetes Metab Syndr Obes 12:447–455

Holman RR, Mayon White V, Orde-Peckar C, Steemson J, Smith B, Barbour D, McPherson K, Poon P, Rizza

C, Mann JI, Knight AH, Bron AJ, Turner RC (1983) Prevention of deterioration of renal and sensory-nerve function by more intensive management of insulin-dependent diabetic patients: a two-year randomized prospective study. Lancet 321:204–208

Holman RR, Paul SK, Bethel MA, Matthews DR, Neil HA (2008) 10-year follow-up of intensive glucose control in type 2 diabetes. N Engl J Med 359:1577–1589

Holman RR, Coleman RL, Chan JCN, Chiasson JL, Feng H, Ge J, Gerstein HC, Gray R, Huo Y, Lang Z, McMurray JJ, Rydén L, Schröder S, Sun Y, Theodorakis MJ, Tendera M, Tucker L, Tuomilehto J, Wei Y, Yang W, Wang D, Hu D, Pan C, ACE Study Group (2017) Effects of acarbose on cardiovascular and diabetes outcomes in patients with coronary heart disease and impaired glucose tolerance (ACE): a randomized, double-blind, placebo-controlled trial. Lancet Diabetes Endocrinol 5:877–886

Horvath K, Jeitler K, Berghold A, Ebrahim SH, Gratzer TW, Plank J, Kaiser T, Pieber TR, Siebenhofer A (2007) Long-acting insulin analogues versus NPH insulin (human isophane insulin) for type 2 diabetes mellitus. Cochrane Database Syst Rev. https://doi.org/10.1002/14651858.CD005613.pub3

Institut für Wirtschaftlichkeit und Qualität im Gesundheitswesen (IQWiG) (2009) Langwirksame Insulinanaloga zur Behandlung des Diabetes mellitus Typ 2. Abschlussbericht. http://www.iqwig.de/download/A05-03_Abschlussbericht_Langwirksame_Insulinanaloga_bei_Diabetes_mellitus_Typ_2_V1.1.pdf

Institut für Wirtschaftlichkeit und Qualität im Gesundheitswesen (IQWiG) (2018) Ertugliflozin/Sitagliptin (Diabetes mellitus Typ 2) – Nutzenbewertung gemäß § 35a SGB V. https://www.g-ba.de/downloads/92-975-2420/2018-09-06_Nutzenbewertung-IQWiG_Ertugliflozin-Sitagliptin_D-361.pdf

Inzucchi SE, McGuire DK (2008) New drugs for the treatment of diabetes: part II: Incretin-based therapy and beyond. Circulation 117:574–584

Inzucchi SE, Zinman B, Wanner C, Ferrari R, Fitchett D, Hantel S, Espadero RM, Woerle HJ, Broedl UC, Johansen OE (2015) SGLT-2 inhibitors and cardiovascular risk: proposed pathways and review of ongoing outcome trials. Diab Vasc Dis Res 12:90–100

Joffe HV (2009) Endocrinologic and metabolic drugs advisory committee meeting advisory committee, April 1 and April 2. http://www.fda.gov/downloads/AdvisoryCommittees/CommitteesMeetingMaterials/Drugs/EndocrinologicandMetabolicDrugsAdvisoryCommittee/UCM151114.pdf

Keating GM (2005) Exenatide. Drugs 65:1681–1692

Köberle U, Daul A (2017) Laktat- und Ketoazidose unter Therapie mit Metformin und Dapagliflozin. Arznei-verordn Prax 44:197–200

Marso SP, Daniels GH, Brown-Frandsen K, Kristensen P, Mann JF, Nauck MA, Nissen SE, Pocock S, Poulter NR, Ravn LS, Steinberg WM, Stockner M, Zinman B, Bergenstal RM, Buse JB, LEADER Steering Committee, LEADER Trial Investigators (2016) Liraglutide and cardiovascular outcomes in type 2 diabetes. N Engl J Med 375:311–322

McMurray JJV, Solomon SD, Inzucchi SE, Køber L, Kosiborod MN, Martinez FA, Ponikowski P, Sabatine MS, Anand IS, Bělohlávek J, Böhm M, Chiang CE, Chopra VK, de Boer RA, Desai AS, Diez M, Drozdz J, Dukát A, Ge J, Howlett JG, Katova T, Kitakaze M, Ljungman CEA, Merkely B, Nicolau JC, O'Meara E, Petrie MC, Vinh PN, Schou M, Tereshchenko S, Verma S, Held C, DeMets DL, Docherty KF, Jhund PS, Bengtsson O, Sjöstrand M, Langkilde AM, DAPA-HF Trial Committees and Investigators (2019) Dapagliflozin in patients with heart failure and reduced ejection fraction. N Engl J Med 381:1995–2008

Neal B, Perkovic V, Mahaffey KW, de Zeeuw D, Fulcher G, Erondu N, Shaw W, Law G, Desai M, Matthews DR, CANVAS Program Collaborative Group (2017) Canagliflozin and cardiovascular and renal events in type 2 diabetes. N Engl J Med 377:644–657

Packer M, Anker SD, Butler J et al (2020) Cardiovascular and renal outcomes with empagliflozin in heart failure. N Engl J Med 383(15):1413–1424

Perkovic V, Jardine MJ, Neal B et al (2019) Canagliflozin and renal outcomes in type 2 diabetes and nephropathy. N Engl J Med 380(24):2295–2306

Ray KK, Seshasai SR, Wijesuriya S, Sivakumaran R, Nethercott S, Preiss D, Erqou S, Sattar N (2009) Effect of intensive control of glucose on cardiovascular outcomes and death in patients with diabetes mellitus: a meta-analysis of randomized controlled trials. Lancet 373:1765–1772

Richter B, Bandeira-Echtler E, Bergerhoff K, Lerch C (2008) Emerging role of dipeptidyl peptidase-4 inhibitors in the management of type 2 diabetes. Vasc Health Risk Manag 4:753–768

Rosenstock J, Kahn SE, Johansen OE, Zinman B, Espeland MA, Woerle HJ, Pfarr E, Keller A, Mattheus M, Baanstra D, Meinicke T, George JT, von Eynatten M, McGuire DK, Marx N for the CAROLINA Investigators (2019) Effect of linagliptin vs glimepiride on major adverse cardiovascular outcomes in patients with type 2 diabetes the CAROLINA randomized clinical trial. JAMA 322:1155–1166

Scirica BM, Bhatt DL, Braunwald E, Steg PG, Davidson J, Hirshberg B, Ohman P, Frederich R, Wiviott SD, Hoffman EB, Cavender MA, Udell JA, Desai NR, Mosenzon O, McGuire DK, Ray KK, Leiter LA, Raz I, SAVOR-TIMI 53 Steering Committee and Investigators (2013) Saxagliptin and cardiovascular outcomes in patients with type 2 diabetes mellitus. N Engl J Med 369:1317–1326

Seoudy AK, Schulte DM, Hollstein T, Böhm R, Cascorbi I, Laudes M (2021) Gliflozins for the treatment of congestive heart failure and renal failure in type 2 diabetes. Dtsch Arztebl Int 118:122–129

Siebenhofer A, Plank J, Berghold A, Narath M, Gfrerer R, Pieber TR (2004) Short acting insulin analogues versus regular human insulin in patients with diabetes mellitus. Cochrane Database Syst Rev. https://doi.org/10.1002/14651858.CD003287.pub4

Singh S, Chang HY, Richards TM, Weiner JP, Clark JM, Segal JB (2013) Glucagonlike peptide 1-based therapies and risk of hospitalization for acute pancreatitis in type 2 diabetes mellitus: a population-based matched case-control study. JAMA Intern Med 173:534–539

Solomon SD, McMurray JVV, Claggett B, de Boer RA, DeMets D, Hernandez AF, Inzucchi SE, Kosiborod MN, Lam CSP, Martinez F, Shah SJ, Desai AS, Jhund PS, Belohlavek J, Chiang C, Borleffs CJW, Comin-Colet J, Dobreanu D, Drozdz J, Fang JC, Alcocer-Gamba MA, Al Habeeb W, Han Y, Cabrera Honorio JW, Janssens SP, Katova T, Kitakaze M, Merkely B, O'Meara E, Kerr Saraiva JF, Tereshchenko SN, Thierer J, Vaduganathan M, Vardeny O, Verma S, Nguyen Pham V, Wilderäng U, Zaozerska N, Bachus E, Lindholm D, Petersson M, Langkilde AM et al (2022) Dapagliflozin in heart failure with mildly reduced or preserved ejection fraction. N Engl J Med 387:1089–1098

Stratton IM, Adler AI, Neil HA, Matthews DR, Manley SE, Holman RR (2000) Association of glycemia with macrovascular and microvascular complications of type 2 diabetes (UKPDS 35): prospective observational study. Brit Med J 321:405–412

The Action to Control Cardiovascular Risk in Diabetes Study Group (2008) Effects of intensive glucose lowering in type 2 diabetes. N Engl J Med 358:2545–2559

The ADVANCE Collaborative Group (2008) Intensive blood glucose control and vascular outcomes in patients with type 2 diabetes. N Engl J Med 358:2560–2572

The Diabetes Control and Complications Trial, Epidemiology of Diabetes Interventions and Complications (DCCT/EDIC) Study Research Group (2005) Intensive diabetes treatment and cardiovascular disease in patients with type 1 diabetes. N Engl J Med 353:2643–2653

UK Prospective Diabetes Study (UKPDS) Group (1998a) Intensive glood-glucose control with sulphonylureas or insulin compared with conventional treatment and risk of complications in patients with type 2 diabetes (UKPDS 33). Lancet 352:837–853

UK Prospective Diabetes Study (UKPDS) Group (1998b) Effect of intensive blood-glucose control with metformin on complications in overweight patients with type 2 diabetes (UKPDS 34). Lancet 352:854–865

Van De Laar FA (2005) Lucassen PL, Akkermans RP, Van De Lisdonk EH. Rutten GE, Van Weel C (Alpha-glucosidase inhibitors for type 2 diabetes mellitus. Cochrane Database Syst Rev. https://doi.org/10.1002/14651858.CD003639.pub2)

Wanner C, Inzucchi SE, Lachin JM, Fitchett D, von Eynatten M, Mattheus M, Johansen OE, Woerle HJ, Broedl UC, Zinman B, EMPA-REG OUTCOME Investigators (2016) Empagliflozin and progression of kidney disease in type 2 diabetes. N Engl J Med 375:323–334

Warren E, Weatherley-Jones E, Chilcott J, Beverley C (2004) Systematic review and economic evaluation of a long-acting insulin analogue, insulin glargine. Health Technol Assess 8:1–57

White WB, Cannon CP, Heller SR, Nissen SE, Bergenstal RM, Bakris GL, Perez AT, Fleck PR, Mehta CR, Kupfer S, Wilson C, Cushman WC, Zannad F, EXAMINE Investigators (2013) Alogliptin after acute coronary syndrome in patients with type 2 diabetes. N Engl J Med 369:1327–1335

Wilde MI, McTavish D (1997) Insulin Lispro. A review of its pharmacological properties and therapeutic use in the management of diabetes mellitus. Drugs 54:597–614

Wiviott SD, Raz I, Bonaca MP, Mosenzon O, Kato ET, Cahn A, Silverman MG, Zelniker TA, Kuder JF, Murphy SA, Bhatt DL, Leiter LA, McGuire DK, Wilding JPH, Ruff CT, Gause-Nilsson IAM, Fredriksson M, Johansson PA, Langkilde AM, Sabatine MS, DECLARE–TIMI 58 Investigators (2019) Dapagliflozin and cardiovascular outcomes in type 2 diabetes. N Engl J Med 380:347–357

Zannad F, Ferreira JP, Pocock SJ et al (2020) SGLT2 inhibitors in patients with heart failure with reduced ejection fraction: a meta-analysis of the EMPEROR-Reduced and DAPA-HF trials. Lancet 396(10254):819–829

Ziegler R, Neu A (2018) Diabetes mellitus im Kindes- und Jugendalter. Leitliniengerechte Diagnostik, Therapie und Langzeitbetreuung. Dtsch Arztebl Int 115:146–156

Zinman B, Wanner C, Lachin JM, Fitchett D, Bluhmki E, Hantel S, Mattheus M, Devins T, Johansen OE, Woerle HJ, Broedl UC, Inzucchi SE, EMPA-REG OUTCOME Investigators (2015) Empagliflozin, cardiovascular outcomes, and mortality in type 2 diabetes. N Engl J Med 373:2117–2128

Lipidstoffwechselstörungen

Bastian Schirmer und Jochen Schuler

Auf einen Blick

Verordnungsprofil Die Verordnungen von Pharmaka zur Behandlung von Lipidstoffwechselstörungen sind erneut um etwa 10 % innerhalb eines Jahres angestiegen. Die Verordnungszahlen haben sich im Vergleich zum Jahr 2013 nahezu verdoppelt.

Den größten relativen Zuwachs im Vergleich zu den vorigen Jahren zeigen Präparate mit dem ACL-Inhibitor Bempedoinsäure (+138 %), gefolgt von Ezetimibhaltigen Präparaten (+30,6 %) und den PCSK9-Inhibitoren (+32,5 %), wobei das Verordnungsvolumen der teuren PCSK9-Inhibitoren insgesamt niedrig bleibt und die PCSK9-Inhibitoren in dieser Hinsicht bereits durch den neuesten lipidmodulierenden Arzneistoff Bempedoinsäure überholt worden sind. Bei den Statinen (Zuwachs +8,2 %) hält der Trend zur Verordnung von Atorvastatin und Rosuvastatin an. Simvastatin, Pravastatin und Lovastatin verlieren weiter an Marktanteilen.

Bewertung Die Statine haben 2022 ein Verordnungsvolumen erreicht, das die tägliche Behandlung von 9 Mio. Patienten mit Standarddosierungen ermöglicht. Alle übrigen lipidsenkenden Arzneistoffe müssen sich bezüglich ihrer Effekte auf patientenrelevante Endpunkte an den Statinen messen lassen. Bisher überzeugen sie in den klinischen Studien aber überwiegend bei Surrogatvariablen und sekundären klinischen Endpunkten.

Derzeit existiert keine allgemein akzeptierte **Definition für die Hyperlipidämie**. Die Grenz- bzw. Zielwerte von Gesamt-Cholesterin und LDL-Cholesterin (LDL-C) wurden durch verschiedene Gremien immer wieder verschoben, vor allem anhand indirekter Belege für eine log-linear ansteigende Morbidität und Mortalität aus epidemiologischen Studien. Pragmatisch definiert liegt eine Hyperlipidämie vor, wenn Gesamt-Cholesterin, Non-HDL-C, LDL-C-, Triglycerid- oder Lipoprotein(a)-Spiegel über dem 90. Perzentil bzw. HDL-C oder ApoA-1-Spiegel unter dem 10. Perzentil für die Allgemeinbevölkerung liegen. „Normal" wäre demnach die 50. Perzentile. Diese liegt beispielsweise für das LDL-C in Dänemark zwischen 113–131 mg/dL (41.–60. Perzentile) (Johannesen et al. 2020).

Neben den Diskussionen um die Normal- und Grenzwerte existieren Hypothesen über schädigende und schützende Wirkungen einzelner Lipidfraktionen und deren Verhältnis zueinander. Die klinische Bedeutung solcher Quotienten (z. B. HDL/LDL-Ratio) ist jedoch unklar. Um die Pathophysiologie des Lipidstoffwechsels besser abzubilden wird zur Risikoabschätzung bzw. Therapiesteuerung neuerdings vermehrt auf die lebenszeitliche Exposition mit dem in allen atherogenen Lipoproteinen enthaltenen Apolipoprotein B (ApoB) bzw. dem Non-HDL-Cholesterin geblickt (kausale und kumulative Effekte; Sniderman et al. 2022). Insgesamt ist festzustellen, dass die derzeitigen, sich primär an einzelnen LDL-C-Werten orientierenden Risikoeinschätzungen und darauf basierende Therapieempfehlungen zu wenig auf die sehr heterogene Patientenklientel eingehen und zukünftige Therapieempfehlungen sich stärker an der individuellen Krankheitsdynamik und noch besser herauszuarbeitenden Risikoprädiktoren (sog. „*Risk-Enhancer*" und „*Risk-Reducer*") orientieren sollten.

Die ermittelten **Prävalenzen von Lipidstoffwechselstörungen** variieren mit der verwendeten Definition, der untersuchten Region und Population (Lebensalter, Geschlecht, Ethnie, usw.). Die höchsten Prävalenzen (Definition > 90. bzw. < 10. Perzentile) werden bei Patienten mit vorzeitiger koronarer Herzerkrankung gefunden (75–85 %). Damit sind Patienten gemeint, die deutlich früher als zu erwarten einen Herzinfarkt erleiden: Männer < 55 Jahre und Frauen < 65 Jahre. Bei gleichaltrigen Kontrollen ohne koronare Herzerkrankung liegt die Prävalenz für eine Lipidstoffwechselstörung unter 50 % (Genest et al. 1992). Interessanterweise sinkt die Prävalenz an Lipidstoffwechselstörungen in den westlichen Ländern derzeit, was möglicherweise auf die weitverbreitete Anwendung von Statinen zurückzuführen ist. Zugleich steigt sie in vielen asiatischen Ländern an, parallel mit dem Wohlstand in diesen Gesellschaften und dem damit verbundenem Lebensstil (Pirillo et al. 2021).

11.1 Klassifikation der Lipidstoffwechselstörungen

Lipidstoffwechselstörungen lassen sich in primäre und sekundäre Formen unterscheiden, wobei es in vielen Fällen Überlappungen gibt. Während bei der Therapie der primären Lipidstoffwechselstörungen eine Pharmakotherapie möglichst gezielt die ursächlichen, gestörten Signalwege des Lipidstoffwechsels behandelt werden, zielt die Therapie der sekundären Störungen zunächst auf die Modifikation des Lebensstiles und Korrektur möglicher Ursachen ab. Lipidsenkende Arzneimittel kommen dann in zweiter Linie und bei unzureichenden Effekten zum Einsatz.

Primäre Lipidstoffwechselstörungen beruhen auf Mutationen an den Genen wichtiger Proteine, die an der Regulation des Lipidstoffwechsels beteiligt sind. Dazu zählen der LDL-Rezeptor, der ApoB-100-Ligand auf den atherogenen Lipoproteinen und das Proprotein Convertase Subtilisin Kexin 9 (PCSK9), welches den LDL-Rezeptor in der Leber bindet und für dessen endosomalen Abbau markiert.

Die wichtigste monogenetisch autosomal vererbte Lipidstoffwechselstörung ist die *Familiäre Hypercholesterinämie* (FH), die nur sehr selten (1:300.000) homozygot vorkommt, aber in der heterozygoten Form zu den häufigsten vererbten Erkrankungen überhaupt zählt (1:300–1:500). Die Betroffenen haben einen Defekt am LDL-Rezeptor und LDL-C-Serumkonzentrationen > 190 mg/dL. Viele Betroffene haben Cholesterinablagerungen in der Haut, den Sehnen und Gelenken (Xanthome, Xanthelasmen) und eine positive (Familien-)Anamnese hinsichtlich vorzeitiger kardiovaskulärer Erkrankungen. An homozygoter FH (HoFH) Erkrankte haben von Geburt an sehr hohe LDL-C-Serumkonzentrationen und können schon vor dem Erwachsenenalter einen Herzinfarkt oder Schlaganfall erleiden. Um dies zu verhindern oder hinauszuzögern werden teils sehr aggressive Verfahren wie Operationen zur Unterbrechung des enterohepatischen Kreislaufs der Gallensäuren (ilealer Bypass) und regelmäßige Lipidapheresen eingesetzt. 2021 wurde für HoFH-Patienten ab 12 Jahren der Antikörper Evinacumab zugelassen, der durch Bindung des hepatozellulären Angiopoietin-like-3-Protein (ANGPTL3) zu erheblichen LDL-C Absenkungen führt. In Kombination mit anderen Lipidsenkern konnte in der Zulassungsstudie bei knapp der Hälfte der Behandelten das LDL-C auf < 100 mg/dl gesenkt werden (Der Arzneimittelbrief 2022a).

Abzugrenzen von der monogenetischen FH ist unter anderem die *Polygene Hypercholesterinämie*. Bei den Betroffenen besteht eine Vielzahl von Genvarianten, die jede für sich einen Beitrag zu einem erhöhten LDL-C leistet. Meist sind die LDL-Werte bei den Betroffenen weniger stark erhöht als bei der monogenetischen FH. Mit Hilfe einer Sequenzierung des gesamten Genoms wird versucht, sogenannte „polygene Scores" zu entwickeln, um das kardiovaskuläre Risiko der Betroffenen voraussagen zu können. Bei einer genetischen Untersuchung von 2.081 US-Amerikanern mit vorzeitigem Myokardinfarkt (mittleres Alter 48 Jahre, 66 % Frauen) fanden sich bei 1,7 % eine FH und bei 17,3 % ein hoher polygener Risk-Score (Khera et al. 2019). Es bleibt abzuwarten, ob und wann solch ein genetisches Screening in den Praxisalltag einzieht.

Derzeit wird – vermutlich motiviert durch die Entwicklung neuer Medikamente – dem *Lipoprotein(a)* (LP(a)) vermehrt Aufmerksamkeit geschenkt. Das LP(a) ähnelt dem LDL-C und besitzt neben dem ApoB-100 Liganden an seiner Oberfläche auch das Glykoprotein Apo(a). Dies hat Ähnlichkeit mit Plasminogen und interagiert mit dem Fibrinolysesystem. LP(a) wirkt daher nicht nur atherogen, sondern kann auch die Gerinnung aktivieren. Lp(a) gilt als unabhängiger Risikofaktor für kardiovaskuläre Erkrankungen und auch für die Entstehung von Aortenklappenstenosen. In den gegenwärtig gebräuchlichen Risikorechnern (s. u.) gilt ein erhöhtes LP(a) nur als ein Risiko-erhöhender Faktor (sog. „Risk-Enhancer"). Nach einer britischen Untersuchung liegt der mediane LP(a) Spiegel in der Bevölkerung bei 19,6 nmol/L (25.–75. Perzentile: 7,6–74,8). Das relative Risiko für kardiovaskuläre Ereignisse steigt ab 20 nmol/L an, etwa um 11 % pro 50 nmol/L (Patel et al. 2020). Betroffene mit sehr hohen LP(a)-Spiegeln und manifester KHK werden derzeit auch mit einer Lipapherese behandelt (Leebmann et al. 2013), jedoch befinden sich mit dem Antisense-Oligonukleotid Pelacarsen und der siRNA Olpasiran auch spezifische Arzneimittel in fortgeschrittener klinischer Prüfung.

Es gibt viele weitere primäre Lipidstoffwechselstörungen mit einem teils sehr heterogenen laborchemischen und klinischen Phänotyp (Mosca et al. 2022). Verdächtig auf primäre Lipidstoffwechselstörungen sind Personen mit einer positiven Familienanamnese für früh auftretenden Herzinfarkt, Schlaganfall oder plötzlichen Herztod, charakteristischen Stigmata an Haut, Augen und Sehnen und mit sehr auffälligen Blutlipiden.

Formal sind von den primären die **sekundären und reaktiven Lipidstoffwechselstörungen** abzugrenzen. Diese Unterscheidung ist in der Praxis allerdings oft schwierig, weil Überlappungen bestehen. Maßgebliche Risikofaktoren sind ein inaktiver Lebensstil und eine ungünstige Ernährung. Industriell verarbeitete Lebensmittel, die reich an schädlichen Trans-Fetten und Zucker sind, können sehr negative Auswirkungen auf den Lipidstoffwechsel haben und begünstigen neben der Atherosklerose auch Adipositas, Fettleber und das metabolische Syndrom.

Bei etwa einem Viertel der Patienten mit Lipidstoffwechselstörung finden sich weitere Faktoren und Erkrankungen, die den Lipidstoffwechsel ungünstig beeinflussen (Vodnala et al. 2012). Dazu zählen regelmäßiger Alkoholkonsum, ein schlecht kontrollierter Diabetes Mellitus, das nephrotische Syndrom, Hypothyreose und cholestatische Lebererkrankungen. Es gibt auch Medikamente, die Lipidstoffwechselstörungen verursachen bzw. begünstigen. Dazu zählen Psychopharmaka wie Clozapin, Olanzapin, virale Protease-Inhibitoren, diuretisch wirkende Arzneistoffe vom Thiazidtyp, östrogenhaltige Kontrazeptiva und β_1-Adrenozeptor-Antagonisten („Beta-Blocker").

11.2 Therapie der Lipidstoffwechselstörungen

Die wichtigste Komplikation von Lipidstoffwechselstörungen ist die Atherosklerose mit ihren Folgeerkrankungen Herzinfarkt und Schlaganfall. Weitere Komplikationen sind Fettleber und selten auch eine Pankreatitis. Die Atherosklerose ist ein chronisch-degenerativer Prozess, der durch entzündliche, metabolische, mechanische und genetische Faktoren verursacht und unterhalten wird. Atherosklerotische Prozesse in der Gefäßwand sind selbst bei Personen ohne homozygote FH schon ab der dritten Lebensdekade nachweisbar. Da die Lipidstoffwechselstörungen neben dem Rauchen, Diabetes und der Hypertonie zu den bedeutsamsten Treibern atherosklerotischer Prozesse zählen, stehen sie zu Recht im Mittelpunkt der Präventionsbemühungen. Allerdings ist das optimale Lipidmanagement Gegenstand vieler wissenschaftlicher Kontroversen.

Unstrittig ist, dass bei Hochrisikopatienten sehr intensive Bemühungen erfolgen sollten, den Atheroskleroseprozess zu bremsen. Patienten mit hohem Risiko sind solche, die bereits ein kardiovaskuläres Ereignis hatten (**Tertiärprävention**), nachweislich signifikante atherosklerotische Ablagerungen in den Arterien haben (**Sekundärprävention**) und/oder an einer primären und bekannterweise komplikationsreich verlaufenden Lipidstoffwechselstörung leiden. In dieser Situation können auch Behandlungen mit mehreren Arzneistoffen erforderlich sein und darüber hinaus invasive Verfahren. Welche Therapieziele dabei angestrebt werden sollten und mit welchen Medikamenten und Maßnahmen diese verfolgt werden, ist jedoch umstritten. In einer Analyse von 22 Leitlinien zur Tertiärprävention einer koronaren Herzerkrankung (KHK) im Jahr 2020 fanden sich 8 verschiedene LDL-Zielwerte (zwischen 1,0 und 2,6 mM), wobei am häufigsten ein Wert < 1,8 mM genannt wurde. Einigkeit bestand nur darin, dass primär Statine eingesetzt werden sollen. Fünf dieser Leitlinien verzichteten gar auf Zielwerte und empfahlen generell nur Statine in der höchsten tolerierten Dosis zu geben (Brown et al. 2020). Auch in der aktualisierten *Nationalen Versorgungsleitlinie Chronische KHK* sowie dem neuen Leitfaden zur medikamentösen Cholesterinsenkung der Arzneimittelkommission der deutschen Ärzteschaft wird der Konflikt zwischen zielwertorientierter Therapiestrategie und der Strategie der festen Statindosis bei manifester KHK nicht aufgelöst (Bundesärztekammer et al. 2022; Einhart und Wille 2023). Es werden *de facto* zwei Empfehlungen gegeben: Zum einen soll allen Patienten eine Fixdosis-Statintherapie empfohlen werden, sofern keine Kontraindikationen bestehen (nach AWMF 2017 und Stone et al. 2014); zum anderen soll das LDL-C auf den Zielwert < 1,8 mM gesenkt, oder – wenn der Ausgangswert zwischen 1,8 und 3,5 mM liegt – eine mindestens 50 %ige Reduktion angestrebt werden (nach DGIM, DGK, DGPR, DGRW und ESC/EAS). In der LODESTAR-Studie konnte kürzlich erstmals ein Beweis für eine „Nicht-Unterlegenheit" der zielwertorientierten Therapie gegenüber der fixen Hochdosistherapie (Atorvastatin 40–80 mg/d oder Rosuvastatin 20–40 mg/d) präsentiert werden (Hong et al. 2023). Es fehlen aber weiterhin direkte Belege für einen Vorteil für eine der beiden Strategien. Bemerkenswert ist, dass selbst unter Studienbedingungen nur knapp 60 % der Patienten die vorgegebenen LDL-Zielwerte erreichen und unter Alltagsbedingungen noch deutlich weniger (Der Arzneimittelbrief 2023).

Noch umstrittener ist, ob und wie gesunde Personen ohne atherosklerotische Manifestationen behandelt werden sollten, bei denen also allein auf Grund einer erhöhten LDL-C-Konzentration ein erhöhtes kardiovaskuläres Risiko angenommen wird (**Primärprävention**). Es sind vor allem zwei europäische Fachgesellschaften, die in ihren Präventionsleitlinien in den vergangenen Jahren immer niedrigere LDL-C-Zielwerte und Interventionsschwellen setzen und die Grenzen zwischen Primär-, Sekundär- und Tertiärprävention aufweichen (Mach et al. 2019). Diese Empfehlungen basieren mehr auf Annahmen als auf Belegen und die sehr ambitionierten LDL-C-Zielwerte wurden weder durch Interventionsstudien oder systematische Reviews überprüft. Zudem fehlt bei vielen der zum Erreichen der Zielwerte empfohlenen Arzneistoffe der Nachweis, dass sie die Gesamt- oder zumindest die kardiovaskuläre Mortalität günstig beeinflussen (Tab. 11.1). Trotzdem folgen viele Behandler diesen Empfehlungen, was nicht selten in einer Verschreibungskaskade mit Verordnung von mehreren Lipidsenkern resultiert. Dies dürfte eine Erklärung sein für die stetig steigenden Verordnungszahlen einiger Lipidsenker mit fraglichem klinischem Nutzen. Es sei an dieser Stelle daran erinnert, dass die Absenkung von LDL-

Tab. 11.1 Kenndaten der meistverordneten Arzneistoffe zur Therapie von Lipidstoffwechselstörungen. (Modifiziert nach Khan et al. (2022), Lin et al. (2022), Riaz et al. (2019), Rosenson (2022), Zhan et al. (2018))

Arzneistoff/ Arzneistoffgruppe	Wirkmechanismus	Effekte auf Lipide	Effekte auf klinische Endpunkte
„Statine"	HMG-CoA-Reduktase-Inhibition → Hemmung der endogenen Cholesterinsynthese	LDL-C: −30–60 % HDL-C: +1–10 % TG: −10–20 %	Ges.-Mortalität ↓ KV-Mortalität ↓ Herzinfarkt ↓ Schlaganfall ↓
„Fibrate"	PPARα-Aktivierung → u. a. gesteigerter Triglyceridabbau und vermehrte HDL-Synthese	LDL-C: −5–15 % HDL-C: +5–20 % TG: −35–50 %	Ges.-Mortalität ↔ KV-Mortalität ↔ Herzinfarkt (↓) Schlaganfall?
Bempedoinsäure	ACL-Inhibition → Hemmung der endogenen Cholesterinsynthese	LDL-C: −15–20 % HDL-C: neutral TG: neutral	Ges.-Mortalität ↔ KV-Mortalität ↔ Herzinfarkt (↓) Schlaganfall?
Ezetimib	NPC1L1-Inhibition → Hemmung der Cholesterinresorption im Darm	LDL-C: −15–20 % HDL-C: neutral TG: −5–10 %	Ges.-Mortalität ↔ KV-Mortalität ↔ Herzinfarkt (↓) Schlaganfall (↓)
Evolocumab/ Alirocumab	PCSK9-Inhibition → Vermehrte LDL-Rezeptor-Expression auf Hepatozyten	LDL-C: −35–75 % HDL-C: +5–10 % TG: −5–25 %	Ges.-Mortalität ↔ KV-Mortalität ↔ Herzinfarkt (↓) Schlaganfall (↓)

C-Serumkonzentrationen nur ein Surrogatparameter ist und dass bei den patientenrelevanten Endpunkten zwischen klinisch bedeutsamem und statistisch signifikantem Nutzen unterschieden werden sollte (Der Arzneimittelbrief 2002; Einhart und Wille 2023).

Andere Gremien wählen in der Primär-, Sekundär und Tertiärprävention übrigens einen viel pragmatischeren Ansatz. Sie empfehlen bei erhöhtem kardiovaskulärem Risiko nur eine mittlere Dosis eines Statins (US Preventive Services Task Force 2022; Einhart und Wille 2023). Die Uneinigkeit der Experten und Fachgremien in der Bewertung der vorliegenden Evidenz und die oft erheblichen Verbindungen von Fachgesellschaften und Leitlinien-Autoren mit den Herstellern von Lipidsenkern (Der Arzneimittelbrief 2019) verunsichern viele Behandler und Patienten und stehen offenbar einer ausreichend guten Therapieadhärenz im Wege (Ray et al. 2021).

Das **therapeutische Armamentarium** bei Lipidstoffwechselstörungen ist mittlerweile sehr umfangreich und wächst von Jahr zu Jahr. Es reicht von Lebensstil-/Ernährungsinterventionen über eine Vielzahl von Arzneimitteln (Übersicht bei Mach et al. 2019) bis hin zu invasiven Therapieverfahren.

Die bei weitem am besten untersuchten Wirkstoffe mit der besten Evidenz für einen klinischen Nutzen sind die Statine. Laut einer viel zitierten Metaanalyse ist pro 1 mM LDL-Cholesterinsenkung mit einer 21 % relativen Risikoreduktion kardiovaskulärer Ereignisse zu rechnen (Cholesterol Treatment Trialists' Collaboration 2010). Außerdem sinkt bei konsequenter Einnahme von Statinen die kardiovaskuläre und die Gesamtmortalität, wobei der absolute Nutzen umso höher ist, je größer das Ausgangsrisiko der Behandelten ist. Diese Effekte sind bei nahezu allen Personengruppen nachweisbar, inklusive älteren

Menschen, zumindest bis 75 Jahren. Zu den wenigen Ausnahmen zählen Dialysepatienten und wahrscheinlich auch Menschen mit einer Herzinsuffizienz (Mach et al. 2019; Preiss et al. 2015). Dies dürfte aber weniger darin begründet sein, dass die Statine hier unwirksam sind, sondern weil die Grunderkrankung so aggressiv verläuft.

Alle übrigen lipidsenkenden Arzneistoffe müssen sich bezüglich ihrer Effekte auf patientenrelevante Endpunkte an den Statinen messen lassen und sind auch größtenteils nur mit diesen in Kombination verordnungsfähig, oder als Alternative bei Statinunverträglichkeit. Diese tritt nach einer aktuellen Metaanalyse bei ca. 9 % der behandelten Personen auf und ist somit wesentlich häufiger, als dies aus den randomisierten kontrollierten Studien berichtet wurde (Bytyçi et al. 2022). Praktisch ist es dabei gar nicht wichtig, ob die Unverträglichkeit pharmakologisch begründet ist, oder ob sie auf der viel häufigeren Nocebo-Reaktion basiert, da sie in beiden Fällen vermehrt zum Absetzen des Statins führt. Denn für die Prognose der Patienten hat die Therapieadhärenz zu Statinen eine größere Bedeutung als das Erreichen von Zielwerten (Mazhar et al. 2022).

11.3 Verordnungsspektrum

Die Verordnungen von Lipidsenkern sind erneut um mehr als 10 % innerhalb eines Jahres angestiegen, die Verordnungszahlen haben sich somit in den letzten 10 Jahren verdoppelt.

Im Vergleich zu den vorigen Jahren führen 2022 die Bempedoinsäure-Präparate die Liste der Arzneimittel mit den größten relativen Zuwächsen im Verordnungsvolumen an, die teuren PCSK9-Inhibitoren und die Ezitimibpräparate rangieren hier erneut vor den Statinen (◘ Tab. 11.2 und 11.3).

Gemessen an den insgesamt verordneten *defined daily doses* (DDD) sind die Statine mit 3,28 Mrd. DDD jedoch immer noch die mit großem Abstand meistverordneten Pharmaka zur Therapie von Lipidstoffwechselstörungen.

Auch die Verordnungen von PCSK9-Inhibitoren nehmen weiter zu (◘ Tab. 11.4). Alirocumab ist nun wieder unter den 3.000

◘ Tab. 11.2 Verordnungen von Statinen 2022. Angegeben sind die 2022 verordneten Tagesdosen, die Änderungen gegenüber 2021 und die mittleren Kosten je DDD 2022

Präparat	Bestandteile	DDD Mio.	Änderung %	DDD-Nettokosten Euro
Simvastatin				
Simva Aristo	Simvastatin	335,6	(−5,6)	0,18
Simva BASICS	Simvastatin	286,2	(−18,5)	0,17
Simvastatin-1 A Pharma	Simvastatin	138,9	(−9,8)	0,18
SimvaHEXAL	Simvastatin	106,2	(+64,9)	0,18
Simvastatin-ratiopharm	Simvastatin	25,9	(−47,5)	0,18
Simvastatin AbZ	Simvastatin	7,1	(+66,0)	0,18
Simvabeta	Simvastatin	3,9	(−26,8)	0,18
Simvastatin STADA	Simvastatin	3,1	(−33,5)	0,15
Simvastatin AL	Simvastatin	1,9	(−66,9)	0,17
		908,9	**(−8,6)**	**0,18**

Kapitel 11 · Lipidstoffwechselstörungen

Tab. 11.2 (Fortsetzung)

Präparat	Bestandteile	DDD Mio.	Änderung %	DDD-Nettokosten Euro
Pravastatin				
Pravastatin-ratiopharm	Pravastatin	23,5	(−7,3)	0,20
Prava TEVA	Pravastatin	13,1	(−4,9)	0,16
Pravastatin-1 A Pharma	Pravastatin	10,6	(+0,5)	0,19
Pravastatin HEXAL	Pravastatin	5,9	(−2,0)	0,18
Pravastatin Heumann	Pravastatin	2,1	(+12,1)	0,19
		55,3	**(−4,1)**	**0,19**
Fluvastatin				
Fluvastatin Holsten	Fluvastatin	7,5	(+81,8)	0,36
Fluvastatin-PUREN	Fluvastatin	4,8	(+36,8)	0,23
Fluvastatin-ratiopharm	Fluvastatin	4,0	(−28,7)	0,47
		16,3	**(+23,1)**	**0,35**
Atorvastatin				
Atorvastatin Axiromed	Atorvastatin	731,4	(+2,1)	0,12
Atorvastatin-ratiopharm	Atorvastatin	378,9	(+16,3)	0,12
Atorvastatin BASICS	Atorvastatin	192,2	(+6,9)	0,12
Atorvastatin Aristo	Atorvastatin	178,9	(+8,1)	0,12
Atorvastatin AbZ	Atorvastatin	62,6	(+159,7)	0,11
Atorvastatin Zentiva	Atorvastatin	59,7	(−6,4)	0,10
Atorvastatin Accord	Atorvastatin	59,3	(+3,9)	0,11
Atorvastatin-1 A Pharma	Atorvastatin	47,7	(+14,0)	0,12
Atorvastatin STADA	Atorvastatin	22,0	(+64,1)	0,10
Atorvastatin Vivanta	Atorvastatin	17,3	(>1.000)	0,10
Atorvastatin Micro Labs	Atorvastatin	11,0	(>1.000)	0,09
Atorvastatin AL	Atorvastatin	6,3	(+7,1)	0,12
Atorvastatin HEXAL	Atorvastatin	5,6	(−17,2)	0,12
Atorvastatin Aurobindo	Atorvastatin	3,5	(+445,5)	0,08
Atorvastatin Hennig	Atorvastatin	2,5	(−30,3)	0,12
		1.778,8	**(+10,8)**	**0,12**

Tab. 11.2 (Fortsetzung)

Präparat	Bestandteile	DDD Mio.	Änderung %	DDD-Nettokosten Euro
Rosuvastatin				
Rosuvastatin Axiromed	Rosuvastatin	245,9	(+19,6)	0,13
Rosuvastatin-ratiopharm	Rosuvastatin	139,6	(+118,3)	0,14
Rosuvastatin Aristo	Rosuvastatin	60,7	(+43,9)	0,12
RosuHEXAL	Rosuvastatin	37,3	(+58,2)	0,12
Rosuvastatin Aurobindo	Rosuvastatin	8,9	(−7,6)	0,14
Rosuvastatin Denk	Rosuvastatin	8,3	(+32,0)	0,12
Rosuvastatin Elpen	Rosuvastatin	5,5	(+151,0)	0,10
Crestor	Rosuvastatin	4,6	(>1.000)	0,95
Rosuvastatin-1A Pharma	Rosuvastatin	1,7	(>1.000)	0,14
		512,5	**(+44,9)**	**0,14**
Weitere Statine und Kombinationen				
Iltria	Atorvastatin Acetylsalicylsäure Ramipril	3,5	(+11,0)	0,62
Lovabeta	Lovastatin	0,62	(−69,8)	0,39
		4,1	**(−20,7)**	**0,58**
Summe		**3.276,0**	**(+8,2)**	**0,14**

verordnungsstärksten Arzneimitteln zu finden, nachdem im Jahr 2019 eine vorübergehende Marktrücknahme erfolgt war. Der vermutlich dadurch bedingte „Boom" an Evolocumab-Verordnungen aus dem Jahr 2020 flaut weiter ab.

Die Verordnungszahlen des Ende 2020 eingeführten ACL-Inhibitor Bempedoinsäure steigen hingegen im Vergleich zum Vorjahreszeitraum auf mehr als das Doppelte.

11.3.1 HMG-CoA-Reduktase-Inhibitoren („Statine")

Die Gesamtverordnungen der Statine sind von 3,05 Mrd. DDD im Jahr 2021 auf nun 3,29 Mrd. DDD angestiegen; damit bleiben sie die mit großem Abstand am häufigsten verschriebenen Pharmaka bei Lipidstoffwechselstörungen (◘ Abb. 11.1). Auch dieses Jahr nehmen die Verordnungen von Simvastatin (−8,6 %) und Pravastatin (−4,1 %) weiter ab. Atorvastatin baut seinen Vorsprung als meistverordnetes Statin weiterhin aus (+10,8 %) und erreicht nunmehr ein Verordnungsvolumen von knapp 1,8 Mrd. DDD. Die stärksten relativen Zuwächse weisen Rosuvastatin (+44,9 %) und Fluvastatin (+23,1 %) auf, während Lovastatin im Vergleich zum Vorjahr deutlich weniger verordnet worden ist (−69,8 %) (◘ Tab. 11.2).

Der Trend zur Verordnung von Arzneistoffen, die eine stärkere Senkung des LDL-Cholesterins pro mg Arzneistoff aufweisen als z. B. Simvastatin und Pravastatin setzt sich

Kapitel 11 · Lipidstoffwechselstörungen

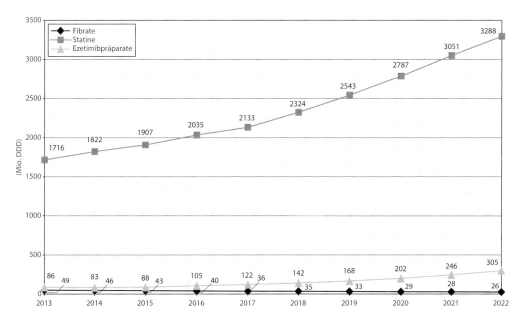

◘ Abb. 11.1 Verordnungen von Pharmaka mit Wirkung auf den Lipidstoffwechsel 2013 bis 2022. Gesamtverordnungen nach definierten Tagesdosen

also fort. Atorvastatin (40–80 mg/Tag) und Rosuvastatin (20–40 mg/Tag) sind hinsichtlich der LDL-C-Absenkung die wirkstärksten Statine und bei Monotherapie in der Lage, die Serumkonzentration an LDL-C um mehr als 50 % zu reduzieren (Jones et al. 2003). Zudem wird Rosuvastatin nicht signifikant durch Cytochrom P450 (CYP)-Transformation eliminiert und Atorvastatin in vergleichbar geringem Maß durch CYP3A4, sodass diese beiden Arzneistoffe auch weniger anfällig für pharmakinetische Interaktionen sind als beispielsweise Simvastatin. Ob sich die HMG-CoA-Reduktase-Inhibitoren neben ihrer Wirkstärke in Bezug auf die LDL-C-Senkung auch in ihrer Auswirkung auf Mortalität bzw. Morbidität unterscheiden ist umstritten, da es bisher nur wenige Studien mit Direktvergleichen zwischen den einzelnen Arzneistoffen gibt. Orientiert man sich bei der Arzneimittelauswahl an der vorliegenden Studienevidenz, sind bestimmte Statine wie Simvastatin und Atorvastatin bei Personen mit manifester kardiovaskulärer Erkrankung zu bevorzugen (Cholesterol Treatment Trialists' Collaboration 2010). So wurde die klinische Effektivität von Rosuvastatin in der Tertiärprävention nie in einer größeren Studie untersucht. Dies ist darin begründet, dass dieser HMG-CoA-Reduktase-Inhibitor erst 20 Jahre nach dem „*first in class*"-Wirkstoff Lovastatin als sechstes Analogpräparat in Deutschland zugelassen wurde und eine Prüfung gegen Placebo in dieser etablierten Indikation zu diesem Zeitpunkt nicht mehr vertretbar war (Der Arzneimittelbrief 2011). Grundsätzlich besteht jedoch wenig Zweifel, dass es sich beim klinischen Nutzen der HMG-CoA-Reduktase-Inhibitoren um einen Klasseneffekt handelt.

Auch aus pharmakoökonomischer Sicht sind Atorvastatin und Rosuvastatin eine gute Alternative, da die Nettokosten von Atorvastatin (0,12 €/DDD) und Rosuvastatin (0,14 €/DDD) im Vergleich zu Simvastatin (0,18 €/DDD) und Pravastatin (0,19 €/DDD) geringer sind. Angesichts der zahlreichen kostengünstigen Alternativen ist es erstaunlich, dass Crestor® sich trotz seines bis zu neunmal höheren Preises pro DDD (im Vergleich zu generischen Rosuvastatin-Präparaten) mit

11.3.2 Cholesterinresorptionshemmer

Eine weitere Senkung der LDL-C-Serumkonzentration kann bei gegebener Statin-Dosis durch Hinzunahme des Cholesterinresorptionshemmers Ezetimib bewirkt werden. Mit 10 mg Ezetimib ist mit einer LDL-C Absenkung von durchschnittlich 17 % zu rechnen (Knopp et al. 2003). Bei etwa einem von acht behandelten Personen kommt es auf Grund einer genetischen Variante in der Zielstruktur, dem Niemann-Pick C1 like 1 (NPC1L1) Protein in der Leber und im Darm, zu LDL-C-Absenkungen um bis zu 36 % (Hegele et al. 2005). Das im Allgemeinen gut verträgliche Ezetimib kann bei Statinunverträglichkeit auch als Monotherapie bei einer primären Hyperlipidämie verordnet werden (Zhan et al. 2018).

Allerdings konnte in den bislang durchgeführten Interventionsstudien auch bei kardiovaskulären Hochrisikopatienten keine Absenkung der Gesamtmortalität bzw. der kardiovaskulären Mortalität für die Addition von Ezetimib zu einer optimierten Therapie mit Statinen belegt werden (Khan et al. 2022). Die Kombinationsbehandlung mit Statin reduziert jedoch geringfügig das Risiko eines nicht tödlichen Myokardinfarkts (Abnahme von 105 auf 92/1.000) und nicht-tödlichen Schlaganfalls (Abnahme von 32 auf 27/1.000, Zhan et al. 2018). Die geringe Effektgröße rechtfertigt einen zusätzlichen Einsatz bei Patienten mit hohem bis sehr hohem kardiovaskulären Risiko und wahrscheinlich auch bei Personen mit sehr hohen LDL-C-Werten, die höhere Statindosen nicht tolerieren (Khan et al. 2022; Der Arzneimittelbrief 2022b).

Tab. 11.3 Verordnungen von Ezetimibpräparaten 2022. Angegeben sind die 2022 verordneten Tagesdosen, die Änderungen gegenüber 2021 und die mittleren Kosten je DDD 2022

Präparat	Bestandteile	DDD	Änderung	DDD-Nettokosten
		Mio.	%	Euro
Ezetimib				
Ezetimib Micro Labs	Ezetimib	51,8	(+160,1)	0,28
Ezetimib Axiromed	Ezetimib	23,7	(+263,2)	0,37
Ezetimib Zentiva	Ezetimib	19,5	(> 1.000)	0,34
Ezetimib-1 A Pharma	Ezetimib	17,3	(−35,6)	0,36
Ezetimib Glenmark	Ezetimib	11,9	(−63,7)	0,35
Ezetimib Ascend	Ezetimib	10,1	(+178,3)	0,30
Ezetimib beta	Ezetimib	10,1	(−3,2)	0,28
Ezetimib Denk	Ezetimib	9,1	(+30,0)	0,28
Ezetimib Accord	Ezetimib	6,2	(+37,9)	0,29
Ezetad TAD	Ezetimib	5,2	(−28,0)	0,28
Ezetimib-ratiopharm	Ezetimib	3,4	(−57,2)	0,37
Ezetimib AL	Ezetimib	3,4	(−27,9)	0,29

Kapitel 11 · Lipidstoffwechselstörungen

Tab. 11.3 (Fortsetzung)

Präparat	Bestandteile	DDD Mio.	Änderung %	DDD-Nettokosten Euro
Ezetimib AbZ	Ezetimib	2,6	(+57,8)	0,33
Ezetimib Aristo	Ezetimib	1,5	(−56,3)	0,29
		175,8	**(+27,9)**	**0,32**
Ezetimibkombinationen				
Atorimib	Atorvastatin Ezetimib	37,2	(+37,4)	0,72
Ezehron Duo	Rosuvastatin Ezetimib	12,9	(+99,3)	0,73
Rosuvastatin/Ezetimib Elpen	Rosuvastatin Ezetimib	11,3	(+102,9)	0,73
Ezetimib/Simvastatin Glenmark	Simvastatin Ezetimib	10,2	(+259,8)	0,72
Ezetimib/Simvastatin AL	Simvastatin Ezetimib	8,0	(−31,3)	0,57
Ezetimib/Simva BASICS	Simvastatin Ezetimib	5,8	(+42,2)	0,72
Rosuzet	Rosuvastatin Ezetimib	5,2	(−17,4)	0,73
Antilia	Rosuvastatin Ezetimib	4,6	(−9,2)	0,73
Atozet	Atorvastatin Ezetimib	4,4	(−41,6)	2,48
Ezetimib/Atorvastatin-ratiopharm	Atorvastatin Ezetimib	4,2	(>1.000)	0,72
Ezetimib/Simvastatin Mylan	Simvastatin Ezetimib	4,0	(−60,9)	0,65
Ezeatorva HEXAL	Atorvastatin Ezetimib	2,9	(+327,8)	0,65
Ezetimib/Simvastatin beta	Simvastatin Ezetimib	2,9	(+30,4)	0,57
Zenon	Rosuvastatin Ezetimib	2,8	(neu)	0,73
Ezetimib Simvastatin Zentiva	Simvastatin Ezetimib	2,7	(+303,6)	0,56
Ezetimib/Atorvastatin Mylan	Atorvastatin Ezetimib	2,5	(neu)	0,60
		121,6	**(+34,6)**	**0,76**
Summe		**297,4**	**(+30,6)**	**0,50**

Immerhin sind Ezetimibpräparate mit Nettokosten von durchschnittlich 0,32 € pro DDD eine günstige und gut verträgliche Therapieoption, falls eine Add-On-Therapie zu Statinen erforderlich erscheint. Die Verordnungszahlen preisgünstiger Ezetimib-Generika sind 2022 erneut angestiegen (+27,9 %) (◘ Tab. 11.3). Insbesondere fixe Kombinationen mit diversen Statinen werden häufiger verordnet (+34,6 %). Beachtenswert ist, dass diese Kombinationspräparate trotz Senkung der Nettokosten (2020: 1,41 €/DDD; 2021: 0,83 €/DDD; 2022: 0,76 €/DDD) im Durchschnitt immer noch 1,5–1,7fach teurer sind als die Verordnung der einzelnen Monopräparate.

Auch die Kombination von Ezetimib mit Bempedoinsäure weist einen starken Verordnungszuwachs auf (s. ACL-Inhibitoren).

◘ **Tab. 11.4** Verordnungen von weiteren lipidsenkenden Mitteln 2022. Angegeben sind die 2022 verordneten Tagesdosen, die Änderungen gegenüber 2021 und die mittleren Kosten je DDD 2022

Präparat	Bestandteile	DDD Mio.	Änderung %	DDD-Nettokosten Euro
Fibrate				
Fenofibrat Heumann	Fenofibrat	11,1	(−9,1)	0,34
Cedur	Bezafibrat	3,6	(+78,3)	0,43
Cil	Fenofibrat	3,5	(+20,6)	0,39
Lipidil	Fenofibrat	3,3	(−25,9)	0,44
Fenofibrat Ethypharm	Fenofibrat	2,3	(+11,4)	0,23
Bezafibrat AL	Bezafibrat	1,7	(−28,7)	0,51
		25,6	**(−2,1)**	**0,37**
Colestyramin				
Colestyramin-1 A Pharma	Colestyramin	1,2	(+38,2)	2,18
Colestyramin-ratiopharm	Colestyramin	1,2	(−13,8)	1,77
Lipocol	Colestyramin	0,33	(+6,0)	3,66
		2,7	**(+6,9)**	**2,18**
PCSK9-Inhibitoren				
Repatha	Evolocumab	7,9	(+12,4)	15,67
Praluent	Alirocumab	2,3	(+233,2)	10,30
		10,2	**(+32,5)**	**14,43**
ACL-Inhibitor				
Nustendi	Bempedoinsäure Ezetimib	8,7	(+175,1)	2,51
Nilemdo	Bempedoinsäure	4,3	(+87,4)	2,74
		13,0	**(+138,0)**	**2,58**
Summe		**51,5**	**(+23,1)**	**3,81**

11.3.3 Fibrate

Im Gegensatz zu den kontinuierlich ansteigenden Verordnungszahlen der Statine sinken die Verordnungen der Fibrate in den letzten Jahrzehnten stetig, im letzten Jahr um weitere 2,1 % (◘ Tab. 11.4). Fibrate wirken bevorzugt auf den Triglyceridstoffwechsel. Sie können die Serumtriglyceride um bis zu 50 % senken. Auch das Lipoprotein(a) sinkt um ca. 25 % und das HDL-C steigt um 5–20 %. Das LDL-C bleibt dagegen weitestgehend unbeeinflusst. Daher spielen die Fibrate in der Behandlung von Hypercholesterinämien praktisch kaum eine Rolle. Auch konnte mit Fibraten in klinischen Studien keine Senkung der kardiovaskulären Mortalität bzw. der Gesamtmortalität nachgewiesen werden. Lediglich kardiovaskuläre bzw. koronare Ereignisse könnten nach einer Meta-Analyse etwas reduziert werden, vorwiegend bei Personen mit gemischten Lipidstoffwechselstörungen (Jun et al. 2010). Bei der Verordnung von Fibraten ist eine erhöhte Muskeltoxizität zu beachten, insbesondere, wenn sie mit Statinen kombiniert werden.

11.3.4 Anionenaustauscher

Anionenaustauscher binden Gallensäuren im Darm und reduzieren deren Rückresorption. Es resultiert eine Verringerung des körpereigenen Cholesterinpools und eine vermehrte Synthese von LDL-Rezeptoren. Diese binden LDL-C aus dem Plasma, was zu einer weiteren Senkung der Cholesterinkonzentrationen führt. Colestyramin war überhaupt der erste Arzneistoff, für den eine präventive Wirkung gegen die koronare Herzkrankheit (KHK) bei Männern mit Hypercholesterinämie belegt werden konnte und war daher lange Mittel der Wahl bei familiären Hypercholesterinämien (Lipid Research Clinics Program 1984). Ähnlich wie bei Ezetimib kann mit niedrigen Dosen (8 g/d) das LDL-C um 10–15 % und mit hohen Dosen (bis 30 g/d) um über 20 % gesenkt werden. Limitierend bei der Anwendung von Anionenaustauschern sind jedoch die häufig auftretenden Nebenwirkungen wie Übelkeit, Blähungen, Krämpfe und ein Anstieg der Leberenzyme. Außerdem besteht auf Grund des Wirkmechanismus ein bedeutsames Interaktionspotenzial mit anderen Medikamenten und fettlöslichen Vitaminen.

Interessanterweise wird seit 2009 wieder vermehrt Colestyramin verordnet, das auch im Jahr 2022 im Vergleich zum Vorjahr erneut einen Anstieg der DDD um 6,9 % aufweist (◘ Tab. 11.4). Dies kann aber auch daran liegen, dass Colestyramin nicht nur zur LDL-C-Senkung verordnet wird, sondern auch zur Behandlung von chologener Diarrhö und Pruritus. Während die DDD-Nettokosten für Statine und Ezetimibpräparate über die letzten Jahre deutlich gesunken sind, stagnieren die Kosten für Colestyramin auf einem relativ hohen Niveau, bzw. sind im Vergleich zu den Vorjahren sogar gestiegen (2020: 2,04 €/DDD; 2021: 2,12 €/DDD; 2022: 2,18 €/DDD).

11.3.5 PCSK9-Inhibitoren

Die vom GBA beschlossene Verordnungseinschränkung für PCSK9-Inhibitoren gilt auch weiterhin, sodass diese teuren Arzneistoffe (DDD-Nettokosten von durchschnittlich 14,43 €) erst verordnungsfähig sind, wenn die Therapie mit kostengünstigeren Arzneimittelgruppen (Statine, Anionenaustauscher, Cholesterinresorptionshemmer) ausgereizt ist. Trotzdem wurde Evolocumab (Repatha) im Vergleich zum Vorjahr um 12,4 % häufiger verordnet (◘ Tab. 11.4). Im November 2021 erhielt Evolocumab auch die Zulassung für die Anwendung bei 10- bis 17-Jährigen mit familiärer Hypercholesterinämie, was die Verordnungszahlen in den nächsten Jahren weiter steigern dürfte. Der zweite in Deutschland zugelassene PCSK9-Inhibitor Alirocumab (Praluent) hat es nach seiner Marktrücknahme wegen eines Patentstreits im Juli 2019 und anschließenden Wiedereinführung im November 2020 (Deutsche Apothekerzeitung 2019) nun mit einem Verordnungszuwachs von stolzen 233,2 % im

Vergleich zum Vorjahr erstmals wieder unter die 3.000 verordnungsstärksten Arzneimittel geschafft.

Vermutlich werden PCSK9-Inhibitoren aber weiterhin zu häufig verordnet: Die 10,2 Mio. DDD der PCSK9-Inhibitoren stehen für 27.945 mit diesen Arzneistoffen behandelten Patienten. Diese Zahl ist etwa achtmal höher als die Anzahl der Patienten, die bei der Nutzenbewertung als Zielpopulation definiert wurde: 1.750 Patienten, bei denen Statine keine therapeutische Option sind, 1.500 Patienten, bei denen nichtmedikamentöse und medikamentöse Optionen ausgeschöpft sind und 60 bis 70 Patienten mit homozygoter familiärer Hypercholesterinämie (Gemeinsamer Bundesausschuss 2016). Mit Jahrestherapiekosten von 5.720 € (Evolocumab) bzw. 3.760 € (Alirocumab) sind die PCSK9-Inhibitoren zwar deutlich preiswerter als eine Lipidapherese, die bei der Nutzenbewertung nach Lauer-Taxe mit 23.012 bis 67.293 € angesetzt worden ist (Bundesministerium für Gesundheit 2018). Mit den Statinen (51 €/Jahr), Ezetimib (117 €/Jahr), Colestyramin (796 €/Jahr) und neuerdings auch Bempedoinsäure (942 €/Jahr) existieren aber günstigere medikamentöse Alternativen, die vor Verordnung eines PCSK9-Inhibitors ausgeschöpft werden können.

Der Einsatz eines so teuren Medikamentes wäre in Anbetracht günstigerer Alternativen nur zu rechtfertigen, wenn ein relevanter klinischer Nutzen bestünde. Bislang konnte für die PCSK9-Inhibitoren ein additiver Effekt auf die Gesamt- und kardiovaskuläre Mortalität gegenüber einer Statin-Monotherapie in der maximal tolerierten Dosis jedoch nicht nachgewiesen werden, auch nicht bei Personen mit sehr hohem kardiovaskulärem Risiko (Khan et al. 2022). Es bestehen jedoch positive Effekte auf die Rate nicht-tödlicher Myokardinfarkte und Schlaganfälle. Die absoluten Behandlungseffekte sind jedoch klein und bewegen sich im Bereich von 11–21 verhinderten Ereignissen pro 1.000 Personen bei einer 5-jährigen Therapie. Dies entspricht einer „Number Needed to Treat" (NNT) von 50 bis 100 über die gesamte Studiendauer (Der Arzneimittelbrief 2022b), auf ein Jahr bezogen wären es sogar 250 bis 500. Subgruppenanalysen weisen zudem darauf hin, dass Personen europäischer Herkunft bzw. mit einer Serum-LDL-C-Ausgangskonzentration < 100 mg/dL weniger von PCSK9-Inhibitoren profitieren (Einhart und Wille 2023). Zur Beurteilung des klinischen Nutzens von PCSK9-Inhibitoren bei Statinintoleranz liegen keine ausreichenden Studiendaten vor.

11.3.6 ACL-Inhibitoren

Seit November 2020 ist in Deutschland der Arzneistoff Bempedoinsäure zugelassen, dessen aktiver Metabolit ein der HMG-CoA-Reduktase vorgelagertes Enzym der Cholesterinbiosynthese, die ATP-Citrat-Lyase (ACL), inhibiert. In den Zulassungsstudien konnte der ACL-Inhibitor bei zusätzlicher Anwendung mit einem Statin nach 4 Wochen eine weitere Reduktion der LDL-C-Serumkonzentration um 15–16 % und absolut um 20–25 mg/dL im Vergleich zu Placebo erzielen (Ballantyne et al. 2018). Da nur rund die Hälfte der Patienten eine hohe Dosis Statin erhielten, nur wenige Ezetimib und einige sogar wegen Unverträglichkeit gar keine Lipidsenker, muss der Vergleich mit Placebo jedoch unter Vorbehalt interpretiert werden. Die Mortalität wurde nicht beeinflusst und der Sicherheitsendpunkt „nicht-tödlicher Myokardinfarkt" nur sehr knapp. Es müssen durchschnittlich 91 Personen mit hohem kardiovaskulärem Risiko und ohne oder mit sehr geringer Statindosis über 3,4 Jahre Bempedoinsäure erhalten, um einen einzigen Herzinfarkt zu verhindern (Einhart und Wille 2023). Die Häufigkeit von Schlaganfällen wird nicht beeinflusst, und es gibt Hinweise darauf, dass Personen mit kardiovaskulären Vorerkrankungen noch weniger von Bempedoinsäure profitieren.

Bempedoinsäure wurde auch bei Statin-Intoleranz geprüft. In der CLEAR-Outcomes-Studie zeigte sich, dass der ACL-Inhibitor bei Statin-intoleranten Personen mit hohem kardiovaskulärem Risiko eine LDL-C-Senkung um 20 % und eine signifikante Reduktion der Myokardinfarktrate bewirkte. Im Gegensatz zu den HMG-CoA-Reduktase-Inhibitoren wurde aber das Gesamtüberleben nicht verbessert (Nissen et al. 2023). Somit reiht sich auch die Bempedoinsäure hinsichtlich seines Nutzens nur in die zweite Reihe der cholesterinsenkenden Arzneistoffe ein, neben Ezetimib und PCSK9-Hemmern.

Bempedoinsäure führte in den Studien im Vergleich zu Placebo zu signifikant häufigeren Therapieabbrüchen (RR: 1,43; CI: 1,12–1,84) wegen Nebenwirkungen (Der Arzneimittelbrief 2021). Zu den auch in der aktuellen CLEAR-Outcomes-Studie im Vergleich zur Placebogruppe vermehrt beobachteten Nebenwirkungen zählten Cholelithiasis, Gichtanfälle sowie Anstiege von Harnsäure, Kreatinin bzw. Transaminasen (Nissen et al. 2023). Die Anstiege von Kreatinin- und Harnsäurewerten sind erwartbar, da der Wirkstoff den renalen OATP-2 hemmt. In vorherigen Studien zeigten mit Bempedoinsäure behandelte Personen auch ein erhöhtes Risiko für Bronchitiden, Rückenschmerzen und Myalgien. Da auf Grund von Interaktionen mit Statinen deren Plasmaspiegel und daher auch das Myopathierisiko steigen kann, kann die Komedikation von Statinen mit Bempedoinsäure zu unerwarteten muskulären Problemen führen und ist mit > 40 mg/d Simvastatin sogar kontraindiziert (Der Arzneimittelbrief 2021).

Weil der pharmazeutische Unternehmer bislang keine überzeugenden Daten zu relevanten klinischen Endpunkten vorgelegt hat, sieht der GBA bisher keinen Zusatznutzen gegenüber der optimierten Therapie mit Statinen und ggf. Ezetimib (Gemeinsamer Bundesausschuss 2021).

Aus wirtschaftlichen Erwägungen heraus ist der ACL-Inhibitor mit Nettokosten von 2,58 € pro DDD deutlich preiswerter als PCSK9-Inhibitoren. Sowohl das Bempedoinsäure-Monopräparat *Nilemdo*® als auch das Kombinationspräparat aus Bempedoinsäure und Ezetimib *Nustendi*® weisen eine ausgeprägte Zunahme der Verordnungszahlen auf: Während *Nilemdo*® um 87,4 % auf 4,3 Mio. DDD zugelegt hat, wurde *Nustendi*® mit 8,7 Mio. DDD sogar fast dreimal häufiger als im Vorjahr verordnet (+175 % Anstieg der DDD) (◘ Tab. 11.4).

Literatur

AWMF Arbeitsgemeinschaft der wissenschaftlichen medizinischen Fachgesellschaften (2017) S3-Leitlinie zur Hausärztlichen Risikoberatung zur kardiovaskulären Prävention. AWMF-Register-Nr. 053-024

Ballantyne CM, Banach M, Mancini GBJ, Lepor NE, Hanselman JC, Zhao X, Leiter LA (2018) Efficacy and safety of bempedoic acid added to ezetimibe in statin-intolerant patients with hypercholesterolemia: A randomized, placebo-controlled study. Atherosclerosis 277:195–203. https://doi.org/10.1016/j.atherosclerosis.2018.06.002

Brown RE, Welsh P, Logue J (2020) Systematic review of clinical guidelines for lipid lowering in the secondary prevention of cardiovascular disease events. Open Heart 7(2):e1396. https://doi.org/10.1136/openhrt-2020-001396

Bundesärztekammer, Kassenärztliche Bundesvereinigung, Arbeitsgemeinschaft der Wissenschaftlichen Medizinischen Fachgesellschaften (2022) Nationale VersorgungsLeitlinie Chronische KHK, Version 6. https://www.leitlinien.de/themen/khk/version-6

Bundesministerium für Gesundheit (2018) Bekanntmachung eines Beschlusses des Gemeinsamen Bundesausschusses über eine Änderung der Arzneimittel-Richtlinie (AM-RL) (Anlage XII – Beschlüsse über die Nutzenbewertung von Arzneimitteln mit neuen Wirkstoffen nach § 35a des Fünften Buches Sozialgesetzbuch (SGB V) Evolocumab (Neubewertung aufgrund neuer Wissenschaftlicher Erkenntnisse) vom 6. September 2018, BAnz AT 2. Okt. 2018 B4)

Bytyçi I, Penson PE, Mikhailidis DP, Wong ND, Hernandez AV, Sahebkar A, Thompson PD, Mazidi M, Rysz J, Pella D, Reiner Ž, Toth PP, Banach M (2022) Prevalence of statin intolerance: a meta-analysis. Eur Heart J 43(34):3213–3223. https://doi.org/10.1093/eurheartj/ehac015

Cholesterol Treatment Trialists Collaboration, Baigent C, Blackwell L, Emberson J, Holland LE, Reith C, Bhala N, Peto R, Barnes EH, Keech A, Simes J, Collins R (2010) Efficacy and safety of more intensive lowering of LDL cholesterol: a metaanalysis of data from 170,000 participants in 26 randomised trial. Lancet 376(9753):1670–1681. https://doi.org/10.1016/S0140-6736(10)61350-5

Der Arzneimittelbrief (2002) Neue, unabhängige Empfehlungen zur kardiovaskulären Primärprävention mit Statinen aus den USA. AMB 56, S 65

Der Arzneimittelbrief (2011) Neue Arzneimittel 2009. AMB 45, S 1

Der Arzneimittelbrief (2019) Kritik an den Leitlinien kardiologischer Fachgesellschaften. AMB 53, S 08DB01

Der Arzneimittelbrief (2021) Neue Lipidsenker Teil 1: Inclisiran und Bempedoinsäure. AMB 55, S 97–99

Der Arzneimittelbrief (2022a) Neue Lipidsenker Teil 2: Evinacumab. AMB 56, S 5–6

Der Arzneimittelbrief (2022b) Hypercholesterinämie: Zusatzbehandlung mit Ezetimib oder PCSK9-Hemmern zu Statinen. Neue Therapieempfehlungen ohne Interessenkonflikte. AMB 56, S 33–36

Der Arzneimittelbrief (2023) Zur Bedeutung von Zielvorgaben bei der Cholesterinsenkung. AMB 57, S 29

Deutsche Apothekerzeitung (2019) Patentstreit um PCSK9-Hemmer. Nun doch: Praluent nicht mehr verfügbar. https://www.deutsche-apotheker-zeitung.de/news/artikel/2019/08/07/nun-doch-praluent-nicht-mehr-verfuegbar

Einhart N, Wille H (2023) Medikamentöse Cholesterinsenkung zur Vorbeugung kardiovaskulärer Ereignisse. Arzneiverordn Prax 50:7–13 (https://www.akdae.de/fileadmin/user_upload/akdae/Arzneimitteltherapie/LF/PDF/Cholesterinsenkung.pdf)

Gemeinsamer Bundesausschuss (2016) Evolocumab. https://www.g-ba.de/downloads/91-1385-354/2018-09-06_Geltende-Fassung_Evolocumab_D-345.pdf

Gemeinsamer Bundesausschuss (2021) Bempedoinsäure. https://www.g-ba.de/downloads/39-261-4785/2021-04-15_AM-RL-XII_Bempedoinsäure_D-601_BAnz.pdf

Genest JJ Jr, Martin-Munley SS, McNamara JR, Ordovas JM, Jenner J, Myers RH, Silberman SR, Wilson PW, Salem DN, Schaefer EJ (1992) Familial lipoprotein disorders in patients with premature coronary artery disease. Circulation 85(6):2025–2033. https://doi.org/10.1161/01.cir.85.6.2025

Hegele RA, Guy J, Ban MR, Wang J (2005) NPC1L1 haplotype is associated with inter-individual variation in plasma low-density lipoprotein response to ezetimibe. Lipids Health Dis 4:16. https://doi.org/10.1186/1476-511X-4-16

Hong SJ, Lee YJ, Lee SJ, Hong BK, Kang WC, Lee JY, Lee JB, Yang TH, Yoon J, Ahn CM, Kim JS, Kim BK, Ko YG, Choi D, Jang Y, Hong MK, LODESTAR Investigators (2023) Treat-to-target or high-intensity Statin in patients with coronary artery disease: a randomized clinical trial. JAMA 329(13):1078–1087. https://doi.org/10.1001/jama.2023.2487

Johannesen CDL, Langsted A, Mortensen MB, Nordestgaard BG (2020) Association between low density lipoprotein and all cause and cause specific mortality in Denmark: prospective cohort study. BMJ 371:m4266. https://doi.org/10.1136/bmj.m4266 (Erratum in BMJ 372:n422)

Jones PH, Davidson MH, Stein EA, Bays HE, McKenney JM, Miller E, Cain VA, Blasetto JW (2003) STELLAR Study Group. Comparison of the efficacy and safety of rosuvastatin versus atorvastatin, simvastatin, and pravastatin across doses (STELLAR* Trial). Am J Cardiol 92(2):152–160. https://doi.org/10.1016/s0002-9149(03)00530-7

Jun M, Foote C, Lv J, Neal B, Patel A, Nicholls SJ, Grobbee DE, Cass A, Chalmers J, Perkovic V (2010) Effects of fibrates on cardiovascular outcomes: a systematic review and meta-analysis. Lancet 375(9729):1875–1884. https://doi.org/10.1016/S0140-6736(10)60656-3

Khan SU, Yedlapati SH, Lone AN, Hao Q, Guyatt G, Delvaux N, Bekkering GE, Vandvik PO, Bin Riaz I, Li S, Aertgeerts B, Rodondi N (2022) PCSK9 inhibitors and ezetimibe with or without statin therapy for cardiovascular risk reduction: a systematic review and network meta-analysis. BMJ 377:e69116. https://doi.org/10.1136/bmj-2021-069116

Khera AV, Chaffin M, Zekavat SM, Collins RL, Roselli C, Natarajan P, Lichtman JH, D'Onofrio G, Mattera J, Dreyer R, Spertus JA, Taylor KD, Psaty BM, Rich SS, Post W, Gupta N, Gabriel S, Lander E, Chen IYD, Talkowski ME, Rotter JI, Krumholz HM, Kathiresan S (2019) Whole-genome sequencing to characterize monogenic and polygenic contributions in patients hospitalized with early-onset myocardial infarction. Circulation 139(13):1593–1602. https://doi.org/10.1161/CIRCULATIONAHA.118.035658

Knopp RH, Gitter H, Truitt T, Bays H, Manion CV, Lipka LJ, LeBeaut AP, Suresh R, Yang B, Veltri EP, Ezetimibe Study Group (2003) Effects of ezetimibe, a new cholesterol absorption inhibitor, on plasma lipids in patients with primary hypercholesterolemia. Eur Heart J 24(8):729–741. https://doi.org/10.1016/s0195-668x(02)00807-2

Leebmann J, Roeseler E, Julius U, Heigl F, Spitthoever R, Heutling D, Breitenberger P, Maerz W, Lehmacher W, Heibges A, Klingel R (2013) Lipoprotein apheresis in patients with maximally tolerated lipid-lowering therapy, lipoprotein(a)-hyperlipoproteinemia, and progressive cardiovascular disease: prospective observational multicenter study. Circulation 128(24):2567–2576. https://doi.org/10.1161/CIRCULATIONAHA.113.002432

Lin Y, Parco C, Karathanos A, Krieger T, Schulze V, Chernyak N, Icks A, Kelm M, Brockmeyer M, Wolff G (2022) Clinical efficacy and safety outcomes of bempedoic acid for LDL-C lowering therapy in patients at high cardiovascular risk: a systematic review and meta-analysis. BMJ Open 12(2):e48893. https://doi.org/10.1136/bmjopen-2021-048893

Lipid Research Clinics Program (1984) Lipid research clinics coronary primary prevention trial results. I.

reduction in incidence of coronary heart disease. II. relationship of reduction in incidence of coronary heart disease to cholesterol lowering. JAMA 251:351–374

Mach F, Baigent C, Catapano AL, Koskinas KC, Casula M, Badimon L, Chapman MJ, De Backer GG, Delgado V, Ference BA, Graham IM, Halliday A, Landmesser U, Mihaylova B, Pedersen TR, Riccardi G, Richter DJ, Sabatine MS, Taskinen MR, Tokgozoglu L, Wiklund O, ESC Scientific Document Group (2019) 2019 ESC/EAS Guidelines for the management of dyslipidaemias: lipid modification to reduce cardiovascular risk. Eur Heart J 41(1):111–188. https://doi.org/10.1093/eurheartj/ehz455 (Erratum in: Eur Heart J. 2020 Nov 21;41(44):4255)

Mazhar F, Hjemdahl P, Clase CM, Johnell K, Jernberg T, Sjölander A, Carrero JJ (2022) Intensity of and adherence to lipid-lowering therapy as predictors of major adverse cardiovascular outcomes in patients with coronary heart disease. J Am Heart Assoc 11(14):e25813. https://doi.org/10.1161/JAHA.122.025813

Mosca S, Araújo G, Costa V, Correia J, Bandeira A, Martins E, Mansilha H, Tavares M, Coelho MP (2022) Dyslipidemia diagnosis and treatment: risk stratification in children and adolescents. J Nutr Metab. https://doi.org/10.1155/2022/4782344

Nissen SE, Lincoff AM, Brennan D, Ray KK, Mason D, Kastelein JJP, Thompson PD, Libby P, Cho L, Plutzky J, Bays HE, Moriarty PM, Menon V, Grobbee DE, Louie MJ, Chen CF, Li N, Bloedon L, Robinson P, Horner M, Sasiela WJ, McCluskey J, Davey D, Fajardo-Campos P, Petrovic P, Fedacko J, Zmuda W, Lukyanov Y, Nicholls SJ, CLEAR Outcomes Investigators (2023) Bempedoic acid and cardiovascular outcomes in Statin-intolerant patients. N Engl J Med 388(15):1353–1364. https://doi.org/10.1056/NEJMoa2215024

Patel AP, Wang M, Pirruccello JP, Ellinor PT, Ng K, Kathiresan S, Khera AV (2020) Lp(a) (lipoprotein[a]) concentrations and incident atherosclerotic cardiovascular disease: new insights from a large national biobank. Arterioscler Thromb Vasc Biol 41(1):465–474. https://doi.org/10.1161/ATVBAHA.120.315291

Pirillo A, Casula M, Olmastroni E, Norata GD, Catapano AL (2021) Global epidemiology of dyslipidaemias. Nat Rev Cardiol 18(10):689–700. https://doi.org/10.1038/s41569-021-00541-4

Preiss D, Campbell RT, Murray HM, Ford I, Packard CJ, Sattar N, Rahimi K, Colhoun HM, Waters DD, LaRosa JC, Amarenco P, Pedersen TR, Tikkanen MJ, Koren MJ, Poulter NR, Sever PS, Ridker PM, MacFadyen JG, Solomon SD, Davis BR, Simpson LM, Nakamura H, Mizuno K, Marfisi RM, Marchioli R, Tognoni G, Athyros VG, Ray KK, Gotto AM, Clearfield MB, Downs JR, McMurray JJ (2015) The effect of statin therapy on heart failure events: a collaborative meta-analysis of unpublished data from major randomized trials. Eur Heart J 36:1536–1546. https://doi.org/10.1093/eurheartj/ehv072

Ray KK, Molemans B, Schoonen WM, Giovas P, Bray S, Kiru G, Murphy J, Banach M, De Servi S, Gaita D, Gouni-Berthold I, Hovingh GK, Jozwiak JJ, Jukema JW, Kiss RG, Kownator S, Iversen HK, Maher V, Masana L, Parkhomenko A, Peeters A, Clifford P, Raslova K, Siostrzonek P, Romeo S, Tousoulis D, Vlachopoulos C, Vrablik M, Catapano AL, Poulter NR (2021) EU-wide cross-sectional observational study of lipid-modifying therapy use in secondary and primary care: the DA VINCI study. Eur J Prev Cardiol 28(11):1279–1289. https://doi.org/10.1093/eurjpc/zwaa047

Riaz H, Khan SU, Rahman H, Shah NP, Kaluski E, Lincoff AM, Nissen SE (2019) Effects of high-density lipoprotein targeting treatments on cardiovascular outcomes: a systematic review and meta-analysis. Eur J Prev Cardiol 26(5):533–543. https://doi.org/10.1177/2047487318816495

Rosenson RS (2022) Effects of lipid-lowering drugs on serum lipid levels. In: Shefner JM (Hrsg) UpToDate. UpToDate, Waltham

Sniderman AD, Navar AM, Thanassoulis G (2022) Apolipoprotein B vs low-density lipoprotein cholesterol and non-high-density lipoprotein cholesterol as the primary measure of apolipoprotein B lipoprotein-related risk: the debate is over. JAMA Cardiol 7(3):257–258. https://doi.org/10.1001/jamacardio.2021.5080

Stone NJ, Robinson JG, Lichtenstein AH, Bairey Merz CN, Blum CB, Eckel RH, Goldberg AC, Gordon D, Levy D, Lloyd-Jones DM, McBride P, Schwartz JS, Shero ST, Smith SC Jr, Watson K, Wilson PW (2014) 2013 ACC/AHA Guideline on the Treatment of Blood Cholesterol to Reduce Atherosclerotic Cardiovascular Risk in Adults: A Report of the American College of Cardiology/American Heart Association Task Force on Practice Guidelines. J Am Coll Cardiol 63:2889–2934. https://doi.org/10.1016/j.jacc.2013.11.002

US Preventive Services Task Force (2022) Statin use for the primary prevention of cardiovascular disease in adults: US preventive services task force recommendation statement. JAMA 328(8):746–753. https://doi.org/10.1001/jama.2022.13044

Vodnala D, Rubenfire M, Brook RD (2012) Secondary causes of dyslipidemia. Am J Cardiol 110(6):823–825. https://doi.org/10.1016/j.amjcard.2012.04.062

Zhan S, Tang M, Liu F, Xia P, Shu M, Wu X (2018) Ezetimibe for the prevention of cardiovascular disease and all-cause mortality events. Cochrane Database Syst Rev. https://doi.org/10.1002/14651858.CD012502.pub2

Magen/Darm- und Lebererkrankungen

Kilian Bock und Roland Seifert

Auf einen Blick

Verordnungsprofil Zu den Magen-Darm-Medikamenten werden verschiedene Arzneimittelgruppen zur Behandlung von Krankheiten des Gastrointestinaltrakts gezählt. Protonenpumpeninhibitoren (PPI) haben hierbei gemessen an den definierten Tagesdosen (DDD) mit 3,8 Mrd. Tagesdosen mit Abstand das größte Verordnungsvolumen, gefolgt von Laxanzien, intestinalen Antiphlogistika, Prokinetika und Carminativa, Lebertherapeutika, Pankreatin und Antidiarrhoika. Für die PPI zeigt sich im Jahr 2022 im Vergleich zu 2021 ein nahezu konstant hohes Verordnungsvolumen (+0,7 %). Die Verordnung von PPI erreichte im Jahr 2016 ihren Höchstwert und steigt nach einem Rückgang in 2017 tendenziell jährlich an. Wie auch in 2021 sind in 2022 für den Antikörper Vedolizumab weitere Verschreibungszunahmen berichtet. Die Verordnung der Pankreatinpräparate hat leicht zugenommen. Geringe Verordnungsvolumina entfallen auf Antidiarrhoika und Laxanzien. Die reale Medikation kann hier vor dem Hintergrund der Tatsache, dass z. B. Laxanzien nur für spezielle Indikationen rezeptierbar sind, höher sein.

Hervorzuheben ist eine deutlich angestiegene Verordnung von Hepatitis B Medikamenten (+27,6 %), im Besonderen Tenofovirdisoproxil (+157,7 %) im Jahr 2022 im Vergleich zum Jahr 2021. Dies geht einher mit einer deutlich erhöhten Meldungsrate an Hepatitis B Infektionen in Deutschland.

Unterschiedliche Arzneimittelgruppen, die in der Behandlung von gastrointestinalen Erkrankungen eingesetzt werden, werden als Magen-Darm-Medikamente zusammengefasst.

Protonenpumpeninhibitoren (PPI) haben unter diesen Medikamenten mit ca. 3,8 Mrd. Tagesdosen das höchste Verordnungsvolumen, gefolgt von Laxanzien, intestinalen Antiphlogistika, Prokinetika und Carminativa, Lebertherapeutika, Pankreatin und Antidiarrhoika (◘ Abb. 12.1, 12.2).

Die Verordnung der PPI ist im Vergleich zum Vorjahr nahezu konstant (+0,7 %, ◘ Tab. 12.1). Sie erreichte im Jahr 2016 ihren Höchstwert und steigt nach einem leichten Rückgang der Verordnungszahlen seit 2017 tendenziell jährlich an, wobei der Höchstwert aus 2016 bis dato noch nicht überschritten worden ist (◘ Abb. 12.1). Diese Daten enthalten jedoch nur die Verordnungszahlen der GKV, sodass die reale Medikation durch Erwerb von Over-the-Counter-Präparaten wahrscheinlich höher liegt.

TNFα-Inhibitoren wie Infliximab, Adalimumab und Golimumab, die auch bei chronisch entzündlichen Darmerkrankungen zur Anwendung kommen, werden im Kapitel Krankheitsmodifizierende Arzneistoffe für Autoimmunerkrankungen Antirheumatika und

© Der/die Autor(en), exklusiv lizenziert an Springer-Verlag GmbH, DE, ein Teil von Springer Nature 2023
W.-D. Ludwig, B. Mühlbauer, R. Seifert (Hrsg.), *Arzneiverordnungs-Report 2023*,
https://doi.org/10.1007/978-3-662-68371-2_12

◘ **Tab. 12.1 Verordnungen von Protonenpumpenhemmern 2022.** Angegeben sind die 2022 verordneten Tagesdosen, die Änderungen gegenüber 2021 und die mittleren Kosten je DDD 2022

Präparat	Bestandteile	DDD Mio.	Änderung %	DDD-Nettokosten Euro
Omeprazol				
Omeprazol AL	Omeprazol	146,1	(−30,1)	0,17
Omeprazol Heumann	Omeprazol	138,4	(+76,1)	0,15
Omeprazol-1 A Pharma	Omeprazol	134,0	(+26,8)	0,16
Omeprazol Mylan	Omeprazol	84,2	(−16,7)	0,16
Omeprazol-ratiopharm	Omeprazol	60,7	(−19,7)	0,17
Omep	Omeprazol	9,7	(−5,4)	0,20
Omeprazol STADA	Omeprazol	2,9	(+4,7)	0,15
Omeprazol Dexcel/Omepradex	Omeprazol	1,8	(−86,2)	0,17
Antra	Omeprazol	1,2	(−20,8)	0,51
		578,9	(−3,1)	0,16
Pantoprazol				
Panto/Pantoprazol Aristo	Pantoprazol	729,6	(−22,2)	0,13
Pantoprazol-PUREN protect	Pantoprazol	549,0	(+77,7)	0,13
Pantoprazol Aurobindo	Pantoprazol	333,7	(−17,9)	0,12
Pantoprazol-1 A Pharma	Pantoprazol	298,4	(+23,6)	0,15
Pantoprazol BASICS	Pantoprazol	285,7	(−50,9)	0,13
Pantoprazol TAD	Pantoprazol	211,9	(+208,3)	0,15
Pantoprazol Heumann	Pantoprazol	191,2	(+64,3)	0,13
Pantoprazol-ratiopharm	Pantoprazol	117,4	(−25,5)	0,15
Pantoprazol Micro Labs	Pantoprazol	110,7	(+126,2)	0,13
Pantoprazol Nyc	Pantoprazol	13,4	(+59,2)	0,14
Pantoprazol Hennig	Pantoprazol	12,6	(+85,0)	0,14
Pantoprazol AL	Pantoprazol	11,6	(+169,8)	0,13
Pantoprazol STADA	Pantoprazol	11,1	(+266,6)	0,12
Pantoprazol dura	Pantoprazol	9,6	(+45,1)	0,13
Pantoprazol Denk	Pantoprazol	9,2	(> 1.000)	0,09
Pantoprazol beta	Pantoprazol	8,7	(> 1.000)	0,12
Pantoprazol HEXAL	Pantoprazol	8,0	(+49,0)	0,21
Pantoprazol Winthrop	Pantoprazol	7,2	(+452,8)	0,12
Pantopra-Q	Pantoprazol	4,9	(+147,6)	0,14

Tab. 12.1 (Fortsetzung)

Präparat	Bestandteile	DDD Mio.	Änderung %	DDD-Nettokosten Euro
Pantoprazol-CT	Pantoprazol	4,8	(+151,5)	0,15
Pantozol	Pantoprazol	3,1	(>1.000)	1,09
Pantoprazol-biomo	Pantoprazol	2,4	(+274,8)	0,13
Pantoprazol AbZ	Pantoprazol	2,3	(+193,1)	0,12
Pantoprazol ADGC	Pantoprazol	0,19	(+21,9)	0,29
		2936,7	**(+0,9)**	**0,13**
Lansoprazol				
Lansoprazol-ratiopharm	Lansoprazol	7,5	(+558,5)	0,13
Lansoprazol Aurobindo	Lansoprazol	5,3	(−64,1)	0,14
Lansoprazol AbZ	Lansoprazol	3,7	(+82,9)	0,14
Lansoprazol-1 A Pharma	Lansoprazol	2,9	(+52,1)	0,13
		19,4	**(−1,5)**	**0,14**
Esomeprazol				
Esomeprazol Ethypharm	Esomeprazol	87,7	(+88,6)	0,15
Esomeprazol TAD	Esomeprazol	66,3	(+11,6)	0,15
Esomeprazol Aristo	Esomeprazol	42,5	(+34,5)	0,16
Esomeprazol BASICS	Esomeprazol	37,0	(−43,8)	0,16
Esomeprazol AbZ	Esomeprazol	6,5	(−63,7)	0,15
Esomeprazol-ratiopharm	Esomeprazol	2,3	(−53,0)	0,15
Esomep	Esomeprazol	2,0	(−49,6)	0,15
Nexium	Esomeprazol	1,6	(−7,6)	1,33
		245,9	**(+6,1)**	**0,16**
Rabeprazol				
Rabeprazol-PUREN	Rabeprazol	5,4	(+179,6)	0,13
Kombinationen				
Zacpac	Pantoprazol Amoxicillin Clarithromycin	0,29	(−16,1)	14,37
Summe		**3786,5**	**(+0,7)**	**0,14**

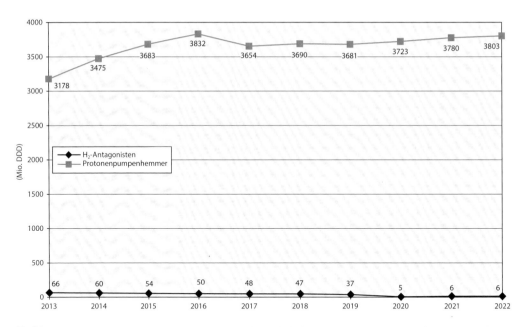

◻ **Abb. 12.1** Verordnungen von Ulkustherapeutika 2013 bis 2022. Gesamtverordnungen nach definierten Tagesdosen

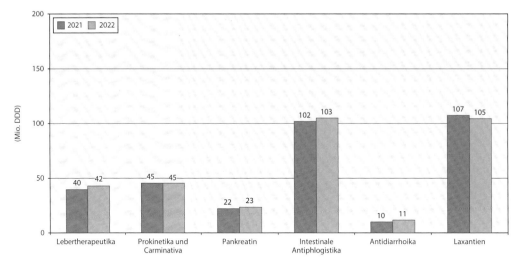

◻ **Abb. 12.2** Verordnungen von Darm- und Lebertherapeutika 2021 und 2022. Gesamtverordnungen nach definierten Tagesdosen

Antiphlogistika (▶ Kap. 19, ◻ Tab. 19.2) aufgeführt.

Ebenso wird Ustekinumab, ein monoklonaler Antikörper gegen Interleukin 12/23, der auch zur Therapie von M. Crohn zugelassen ist, bei seinem Hauptindikationsgebiet, der schweren bis mittelschweren Plaque-Psoriasis aufgelistet (▶ Kap. 35, Dermatika, ◻ Tab. 35.14). Glucocorticoide (mit Ausnahme von Budesonid; ◻ Tab. 12.6) werden im Kapitel Glucocorticoide (▶ Kap. 20, ◻ Tab. 20.1) besprochen. Bezüglich Immunsuppressiva wie Azathioprin wird auf das Kapitel Immuntherapeutika (▶ Kap. 21) verwiesen. Zytostatika zur Behandlung gastrointestinaler Neoplasien sind im Kapitel Onkologika enthalten (▶ Kap. 5).

12.1 Ulkustherapeutika

12.1.1 Helicobacter-pylori-Infektion

Mit der Entdeckung der Rolle von Helicobacter pylori für die Ulkusentstehung und dem Nachweis, dass dessen Eradikation die Heilung von Ulcera ventriculi bzw. Ulcera duodeni fördert und die Rezidivrate bei Patienten mit H. pylori verursachter Ulkuskrankheit relevant senkt, hat sich die Ulkustherapie grundlegend gewandelt. Durch die Eradikation von H. pylori kann die infektionsbedingte Ulkuskrankheit geheilt werden. Aufgrund der verbesserten hygienischen Voraussetzungen in vielen Industrienationen sowie den erfolgreichen H. pylori Eradikationstherapien der letzten Jahrzehnte nimmt die Prävalenz der Helicobacter-pylori-Infektion ab. Dies dürfte die Ursache der Abnahme Helicobacter-pylori-bedingter Krankheiten wie der gastroduodenalen Ulkuskrankheit und dem Magenkarzinom sein. Probleme ergeben sich jedoch aus der zunehmenden Resistenz gegen antibakterielle Arzneistoffe (Antibiotika), insbesondere gegen das häufig verwendete Clarithromycin (Savoldi et al. 2018).

Die Resistenzentwicklung hat zu neuen Empfehlungen zur medikamentösen Eradikationstherapie von Helicobacter pylori geführt. Die Empfehlung zur Erstlinientherapie ist eine Vierfachtherapie mit Bismuth, die aus einer Dreifachkombination (*Pylera*, Hartkapsel in äußerer Hülle 140 mg Bismutsubcitrat und 125 mg Metronidazol, im Inneren 125 mg Tetracyclin) sowie Omeprazol (je 20 mg vor dem Frühstück und vor dem Abendessen) besteht (Fischbach et al. 2022). Entsprechend dieser Empfehlung, ist es im Jahr 2022 zu einem weiteren Anstieg der Bismut-haltigen Quadrupeltherapie gekommen (+16,5 %), der aufgrund der angepassten Leitlinienempfehlung weiter zunehmen dürfte (◘ Tab. 12.2). Hierdurch begründet sich am ehesten auch der Rückgang

◘ **Tab. 12.2 Verordnungen von weiteren Ulkusmitteln 2022.** Angegeben sind die 2022 verordneten Tagesdosen, die Änderungen gegenüber 2021 und die mittleren Kosten je DDD 2022

Präparat	Bestandteile	DDD Mio.	Änderung %	DDD-Nettokosten Euro
Ulkusmittel				
Famotidin STADA	Famotidin	3,0	(+36,0)	0,31
Gastrozepin	Pirenzepin	2,7	(−1,2)	0,59
Famotidin-ratiopharm	Famotidin	1,6	(−47,3)	0,34
Pylera	Bismutsubcitrat Tetracyclin Metronidazol	1,2	(+16,5)	9,46
Sucrabest	Sucralfat	0,87	(−1,6)	1,48
Cimetidin acis	Cimetidin	0,77	(+38,0)	0,42
H2 Blocker-ratiopharm	Cimetidin	0,04	(+8,6)	8,22
		10,1	(−2,9)	1,58
Summe		10,1	(−2,9)	1,58

der Verordnung des Präparates *Zacpac* bestehend aus Pantoprazol, Amoxicillin und Clarithromycin um 16,1 % (◘ Tab. 12.1). In diesen Daten nicht berücksichtigt ist, dass Amoxicillin, Clarithromycin und Pantoprazol auch jeweils gesondert verschrieben werden können, sodass theoretisch auch eine Veränderung im Verschreibungsverhalten ursächlich für die Regredienz bezüglich der Verordnung von *Zacpac* sein könnte.

Die Zweitlinientherapie soll unter Berücksichtigung der Resistenztestung als Standard-Triple-Therapie oder Fluorchinolon-haltige Triple-Therapie über jeweils 14 Tage erfolgen (Fischbach et al. 2022). Weitere antibakterielle Arzneistoffe für die Eradikationstherapie von Helicobacter pylori, z. B. für die italienische Tripeltherapie (PPI, Metronidazol, Clarithromycin), Rifabutin, Levofloxacin, sind im ▶ Kap. 16 aufgelistet.

Da die Prävalenz von H. pylori abnimmt, und die Testverfahren auch falsch positive Befunde ergeben können, wird zur adäquaten Diagnostik empfohlen, dass zwei Tests positiv ausfallen müssen (z. B. Histologie, HUT-Test, Stuhl-Antigen-Nachweis; Fischbach et al. 2022). In manchen Situationen, wie bei Nachweis eines Ulcus duodeni, ist auch die Positivität nur eines Tests ausreichend um die Diagnose zu begründen (Fischbach et al. 2022).

12.1.2 Protonenpumpeninhibitoren

In den vergangenen Jahren wurde kritisch hinterfragt, ob der hohen Verordnungshäufigkeit von PPIs eine adäquate Verordnungsindikation gegenübersteht.

Eine französische Studie zeigte, dass im Jahr 2015 > 15 Millionen Menschen in Frankreich PPIs einnahmen, was 29,8 % der gesamten erwachsenen Bevölkerung entspricht (Lassalle et al. 2020). Circa 7,4 Millionen dieser Patienten hatten keine PPIs im vorherigen Jahr eingenommen (Lassalle et al. 2020). Der häufigste Grund zur Verschreibung von PPIs unter den Patienten, die im Vorjahr keine PPIs eingenommen haben war in dieser Studie eine Co-Medikation mit Cyclooxygenase-Inhibitoren (COX-Inhibitoren); auch als nicht-steroidale Antirheumatika (NSAR bezeichnet), wobei für die meisten Patienten (79,7 %) hierfür kein adäquater Grund detektiert werden konnte, Deshalb gehen die Autoren von einer übermäßigen Nutzung von PPIs in Frankreich aus und sprechen sich für angemessene Indikationen aus (Lassalle et al. 2020). Daten aus der französischen Region Pays de la Loire zeigen dennoch, dass die Rate der Beendigung der Einnahme von PPIs bei chronischen Verbrauchern (3 Monate) zwischen 2017 und 2020 bei 12,5 % lag und stagnierte (Gendre et al. 2022). Es ist sehr wahrscheinlich, dass für Deutschland ähnliche Verordnungsgewohnheiten von PPI wie für Frankreich vorliegen.

Vermutlich werden PPI nach wie vor, in Ermangelung anderer Medikamente, bei dem sehr häufigen Krankheitsbild des Reizmagensyndroms eingesetzt. Allerdings zeigen nur wenige Studien eine nur schwache Evidenz in dieser Indikation (Pinto-Sanchez et al. 2017).

Auch wenn multimorbide ältere Patienten in der Regel eine Vielzahl von Medikamenten gleichzeitig bekommen und ein Schutzeffekt vor COX-Inhibitor-bedingten Läsionen des Magens und Duodenums durch PPI in Studien gezeigt wurde, muss von einem zu großzügigen Einsatz von PPI im Rahmen einer unkritischen Polypragmasie ausgegangen werden (Savarino et al. 2018).

Bei der Verordnung von PPI gab es auch 2022 unterschiedlichste Fluktuationen innerhalb der Verschreibungen (◘ Tab. 12.1). Die durchschnittlichen Kosten der DDD sind mit 0,14 € gegenüber dem Vorjahr gleichgeblieben.

Pantoprazol ist unverändert der am häufigsten eingesetzte PPI, obgleich keine Studien vorliegen, die eine therapeutische Überlegenheit des Wirkstoffes gegenüber anderen PPI belegen (Mössner 2016). Für Pantoprazol wird eine geringere Arzneimittelinteraktion im Rahmen des Cytochrom-P450-Stoffwechsels der Leber beschrieben. Eine durch klinische

Studien belegte Relevanz dieser geringeren Interaktionen ist aber bislang nicht publiziert.

Der häufige Einsatz von PPI reflektiert die Wirksamkeit dieser Substanzen bei der Ulkuskrankheit, der Refluxkrankheit und bei der Prävention und Therapie von Erosionen und Ulzerationen, die unter der Einnahme von COX-Inhibitoren und low-dose-ASS (zur Sekundärprophylaxe kardiovaskulärer Erkrankungen) im Magen und Duodenum entstehen (Übersicht bei Stedman und Barclay 2000). Die Indikation zur PPI-Therapie sollte kritischer gestellt werden, da sich Berichte über unerwünschte Wirkungen bei einer Langzeittherapie häufen; z. B. erhöhtes Risiko für Infektionen u. a. mit Clostridium difficile, für Osteoporose aufgrund verminderter Calciumresorption (Mössner 2016), Vitamin B_{12}-Mangel, Magnesiummangel, hepatische Enzephalopathie. Insgesamt können PPI bezogen auf die Häufigkeit ihrer Verordnung jedoch als sichere Medikamente angesehen werden (Koop 2018).

Worauf der leichte Rückgang von 2016 auf 2017 und die seitdem stabile bis tendenziell erneut ansteigende Verordnungsmenge beruhen, lässt sich nur spekulieren. Eine Möglichkeit wären Doppelverschreibungen von Ärzten verschiedener Fachrichtungen, die ihren Patienten mit einer PPI-Therapie „etwas Gutes gegen Stress" tun wollen. Eine Rolle mag auch spielen, dass Ärzte möglicherweise Arzneimittel nach Handelsnamen und nicht nach internationalen Freinamen verschreiben und es daher zu Doppelverschreibungen von Präparaten kommt, die vom Handelsnamen her nicht als PPI zu erkennen sind (z. B. *Esomep, Nexium, Antra*). Um Doppelverschreibungen in Zukunft effektiver zu vermeiden, wurde jüngst das Erlernen wichtiger INN-Endungen in das Curriculum des Medizinstudiums übernommen. PPI kann man an der INN (international non-proprietary name)-Endung _prazol erkennen. Vor dem Hintergrund einer zunehmenden Digitalisierung werden Doppelverschreibungen möglicherweise im weiteren Verlauf abnehmen. Dennoch sollten Behandler es sich zur Gewohnheit machen, bei allen ihren Patienten eine (vielleicht sogar dem Patienten gar nicht bewusste) PPI-Verschreibung abzuklären. ◘ Tab. 12.1 listet die in Deutschland am häufigsten verschriebenen PPI auf.

In der Laienpresse gab es viele, oft übertrieben kritische Berichte über unerwünschte Wirkungen einer Langzeit-Therapie mit PPI. Außerdem ist in der Statistik die wahrscheinlich nicht unerhebliche rezeptfreie Einnahme nicht berücksichtigt. Auch die Deutsche Gesellschaft für Gastroenterologie, Verdauungs- und Stoffwechselkrankheiten (DGVS) kritisiert den unkritischen, nicht indikationsgerechten Einsatz der PPI (Ueberschaer und Allescher 2017).

Für alle verfügbaren PPI ist ihre Effizienz durch zahlreiche Studien nachgewiesen. Zur Langzeittherapie der Refluxkrankheit reichen häufig niedrige Dosierungen. So zeigte Esomeprazol (20 mg/Tag) bei der Erhaltungstherapie der Refluxösophagitis eine Überlegenheit gegenüber Pantoprazol (20 mg/Tag; Labenz et al. 2005). Zur Langzeittherapie einer nichterosiven Refluxösophagitis ist auch eine sogenannte Bedarfstherapie zu empfehlen (Bour et al. 2005). Bei abgeheilter erosiver Refluxösophagitis ist eine Dauertherapie mit PPI der Bedarfstherapie zur Prophylaxe des Rezidivs überlegen (Sjöstedt et al. 2005). Die Ergebnisse klinischer Studien haben Eingang in nationale und internationale Leitlinien und Therapieempfehlungen gefunden (Malfertheiner et al. 2007; Arzneimittelkommission der deutschen Ärzteschaft 2009; Koop et al. 2014; National Institute for Health and Care Excellence 2014). Der sehr breite Einsatz von PPI zur Prophylaxe von Stressulcera bei Intensivpatienten, der häufig zu einer Dauertherapie nach Entlassung führt, ist in einer großen kontrollierten Studie überprüft worden (Krag et al. 2018). Zwar wurde die Blutungsrate reduziert, ein Gesamtnutzen konnte jedoch nicht nachgewiesen werden. Daher sollte hier in Zukunft eine sehr viel strengere Indikationsstellung erfolgen.

PPI werden auch zur Prophylaxe von Magen-Duodenal-Läsionen bei Gabe von COX-Inhibitoren oder low-dose-ASS eingesetzt. Eine aktuelle Meta-Analyse bestätigt zwar die prophylaktische Wirksamkeit von PPI, allerdings war auch hier kein Effekt auf die Mortalität nachweisbar, so dass eine weitere Zurückhaltung anzuraten wäre (Scally et al. 2018). Da bei der großen Zahl der Verschreibungen von COX-Inhibitoren (insbesondere Ibuprofen; siehe ▶ Kap. 17) eine generelle Prävention gastroduodenaler Läsionen mit einem PPI zu Mehrkosten und einer Zunahme PPI-bedingter Nebenwirkungen führen würde, sollen nur jene Patienten eine Präventivtherapie erhalten, bei denen das Risiko für die Ausbildung von Komplikationen besonders hoch ist, wie Alter über 60 Jahre, gastrointestinale Blutung in der Anamnese, bekannte Ulkuskrankheit sowie gleichzeitige Behandlung mit Glucocorticoiden oder Antikoagulanzien. Insbesondere Patienten unter einer Mehrfach-Antikoagulation, z. B. bei koronarer Herzkrankheit, die mit Arzneimittel-freisetzenden Stents behandelt wurde, oder Vorhofflimmern, das zur Schlaganfallsprophylaxe mit Vitamin-K-Antagonisten behandelt wird, zeigen ein deutlich erhöhtes gastrointestinales Blutungsrisiko. Dieses Risiko ist auch erhöht, wenn Vitamin-K-Antagonisten durch direkt wirkende orale Antikoagulanzien (Faktor Xa- oder Thrombininhibitoren) ersetzt werden.

Durch die Verordnung von selektiven Cyclooxygenase-2 (COX-2)-Inhibitoren („Coxibe") kann die Häufigkeit schwerer gastrointestinaler Nebenwirkungen gegenüber nichtselektiven COX-Inhibitoren vermindert werden (Bombardier et al. 2000). Allerdings ist in der Prävention von Ulzerationen durch COX-Inhibitoren, z. B. Diclofenac, die gleichzeitige Gabe von Omeprazol ähnlich wirksam wie der Austausch der (nicht-selektiven) COX-Inhibitoren durch den COX-2-Inhibitor Celecoxib (Chan et al. 2002). Den klassischen COX-Inhibitoren (wie Ibuprofen und Diclofenac) in Kombination mit einem PPI wird gegenüber einem COX-2-Hemmer nach wie vor der Vorzug gegeben. Das Risiko von Dünndarmläsionen durch COX-Inhibitoren lässt sich mit PPI nicht reduzieren. Möglicherweise wäre dies eine „Indikationsnische" für Coxibe, sobald ihr kardiovaskuläres Risiko und das der traditionellen COX-Inhibitoren besser angegeben werden kann. Kommt es unter niedrig dosierter ASS zu einer Ulkusblutung, ist der Ersatz durch Clopidogrel keine Alternative. Auch hier ist die prophylaktische Gabe eines PPI überlegen (Chan et al. 2005).

Wie oben erwähnt, gibt es Berichte über Nebenwirkungen der PPI wie Oberschenkelhalsfrakturen, Osteoporose, Infektionen und Vitamin B_{12}-Mangel (Corley et al. 2010; Lam et al. 2013; Mössner 2016; Malfertheiner et al. 2017). Eine Studie der Veterans Affairs Administration zeigte eine, allerdings rein assoziativ erhöhte Gesamtmortalität bei PPI-Nutzern, was auch an entsprechenden Ko-Morbiditäten liegen mag (Xie et al. 2019). Säurehemmung allein ohne Vorliegen weiterer Risikofaktoren für das Auftreten einer Osteoporose scheint das Frakturrisiko aber nicht zu erhöhen. Bei der extrem hohen Zahl an Verordnungen muss daher unverändert festgestellt werden, dass es sich bei den PPI um sehr sichere Medikamente handelt.

Eine kontroverse Diskussion hatte sich zur Frage möglicher Stentthrombosen infolge von Arzneimittelinteraktionen der PPI mit Clopidogrel entwickelt, da sie in der Leber das Cytochrom-P450-Enzym CYP2C19 hemmen, das wesentlich an der Bildung des aktiven Metaboliten von Clopidogrel beteiligt ist (Einzelheiten siehe Thrombozytenaggregationshemmer, ◘ Tab. 9.3 und 9.4). Nach mehreren Studien zu diesem Thema scheint aber kein klinisch relevantes Risiko vorzuliegen und der Nutzen der Prophylaxe gastrointestinaler Blutungen durch PPI zu überwiegen (Depta und Bhatt 2012).

Ein wesentliches Problem der PPI ist, dass es nach Absetzen einer Gabe über mehrere Wochen oder Monate, auch bei rein prophylaktischer Indikation, zu einem Rebound-Phänomen mit vermehrter Säuresekretion und gastrointestinalen Beschwerden kommen kann (Niklasson et al. 2010; Reimer et al. 2009). Dies führt häufig dazu, dass die Medikamente erneut angesetzt werden und so eine Art körperlicher Abhängigkeit entsteht. PPI sollten deswegen, insbesondere nach längerer Einnahme, schrittweise ausgeschlichen werden.

12.1.3 H$_2$-Rezeptorantagonisten und weitere Ulkusmittel

Die verordneten Tagesdosen der H$_2$-Rezeptorantagonisten waren bereits seit Jahren rückläufig (◘ Abb. 12.2). Nach Bekanntwerden der herstellungsbedingten Verunreinigung von Ranitidin-Präparaten mit dem potentiell karzinogenen N-Nitrosodimethylamin (NDMA) kam es in 2020 zu einem EMA-weiten Aussetzen der Zulassung und damit zum abrupten Verschwinden von Ranitidin aus der Liste der 3.000 am häufigsten verordneten Präparate. Es sind aus dieser Wirkstoffgruppe nur noch Verordnungen von Famotidin (*Famotidin STADA, Famotidin-ratiopharm*) und Cimetidin (*Cimetidin acis*) aufgeführt. H$_2$-Rezeptorantagonisten werden wahrscheinlich bei Nichtulkuserkrankungen wie z. B. der funktionellen Dyspepsie (Nichtulkus-Dyspepsie, Reizmagen-Syndrom) und der nicht-erosiven Refluxkrankheit (Stadium 0 nach Savary und Miller) eingesetzt. Ein weiteres Einsatzgebiet von H$_2$-Rezeptorantagonisten ist sicherlich die Onkologie, da diese Arzneistoffgruppe und insbesondere Ranitidin zur Vermeidung von Hypersensitivitätsreaktionen in der Vergangenheit häufig fester Bestandteil der Prämedikation in verschiedenen Chemotherapieprotokollen war. Es ist davon auszugehen, dass gerade im Bereich der Onkologie im Rahmen des Aussetzens der Zulassung von Ranitidin im Jahr 2020 die Protokolle in Hinblick auf die Therapie mit Ranitidin kritisch überprüft worden sind und die Prämedikation mit Ranitidin zu Gunsten anderer Medikamente verlassen worden ist. Dabei ist es gut möglich, dass die geänderten Protokolle keine H$_2$-Rezeptorantagonisten mehr enthalten. Gerade für die Gruppe der Taxane, z. B. Paclitaxel und Cabazitaxel wird in der Fachinformation eine Prämedikation mit H$_2$-Rezeptorantagonisten verlangt, die aber kritisch zu hinterfragen ist. Es ist davon auszugehen, dass hier Ranitidin durch andere H$_2$-Rezeptorantagonisten, z. B. Cimetidin, welches auch intravenös verabreicht werden kann, ersetzt worden ist. Allerdings ist Cimetidin wegen seiner CYP-Interaktionen sehr problematisch. Auch vor dem Hintergrund des EMA Aufrufs haben sich einige Studien mit der Frage beschäftigt ob das Risiko für Hypersensitivitätsreaktionen unter Paclitaxel höher ist, wenn auf die Prämedikation mit Ranitidin verzichtet wird. Haine et al. analysierten in ihrer retrospektiven Studie die Inzidenz von Hypersensitivitätsreaktionen unter Paclitaxel mit und ohne Prämedikation mit Ranitidin und konnten keinen Unterschied feststellen (Haine et al. 2022). In einer kürzlich publizierten, multizentrischen prospektiven Studie aus Spanien konnte gezeigt werden, dass das Weglassen von Ranitidin in der Prämedikation von Paclitaxel im Vergleich zur Verabreichung von H$_2$-Rezeptorantagonisten im Hinblick auf die Entwicklung von Hypersensitivitätsreaktionen nicht unterlegen ist (Montero Pérez et al. 2023). Auch aus pathophysiologischen Überlegungen heraus gibt es keinen triftigen Grund für die Verordnung von H$_2$-Rezeptorantagonisten in diesem Setting. Es ist davon auszugehen, dass mit zunehmenden Daten die Verordnung von H$_2$-Rezeptorantagonisten im Verlauf weiter regredient sein wird.

Weitere Ulkusmedikamente (Pirenzepin, Sucralfat) sind nur noch von marginaler Bedeutung (◘ Tab. 12.2). In Anbetracht der sehr guten Wirksamkeit der PPI und der deutlich niedrigeren DDD-Kosten dieser Arzneistoffgruppe im Vergleich zu den H$_2$-Rezeptorantagonisten, Pirenzepin und Sucralfat sind letztere aus pharmakoökonomischer und pharmakotherapeutischer Sicht obsolet geworden. Im abnehmenden Trend der Verordnungszahlen letztgenannter Arzneistoffe reflektieren sich auch die Prinzipien der evidenzbasierten Medizin.

12.2 Lebertherapeutika

Im Laufe der letzten Jahre haben sich die Behandlungsmöglichkeiten für einige Leberkrankheiten erheblich verbessert. Das gilt insbesondere für die antivirale Therapie der Hepatitis C. Seit 2020 sind die Verordnungen dieser Medikamente, die im Jahr 2015 noch Kosten von 1,3 Mrd. € verursacht hatten, nicht mehr unter den 3.000 am häufigsten verordneten Arzneimittel aufgeführt. Dies ist vermutlich darauf zurückzuführen, dass inzwischen die meisten infizierten Patienten erfolgreich behandelt wurden und die Zahl der Neuinfektionen glücklicherweise niedrig ist. Die bedeutsamen Fortschritte der interferonfreien Therapie sind in der Leitlinie der Deutschen Gesellschaft für Gastroenterologie, Verdauungs- und Stoffwechselkrankheiten zur Therapie der Hepatitis C dargestellt sowie in den Empfehlungen der European Association for the Study of the Liver (Zimmermann et al. 2018; European Association for the Study of the Liver 2018).

Zu weiteren Fortschritten ist es in der Therapie der Autoimmunkrankheiten der Leber gekommen. Die Autoimmunhepatitis wird standardmäßig mit Glucocorticoiden (Prednisolon) und Immunsuppressiva (Azathioprin) behandelt, die bei Glucocorticoiden (▶ Kap. 20) und Immuntherapeutika (▶ Kap. 21) dargestellt werden. Bei noch nicht vorliegender Leberzirrhose kann auch das Glucocorticoid Budesonid gegeben werden, dessen Wertigkeit aber in der Erhaltungstherapie nicht durch Studien belegt und daher umstritten ist. Eine aktuelle Analyse zeigte, dass eine Vielzahl von Patienten in Deutschland keine Leitlinien-gerechte Therapie erhält, und dass gerade Budesonid häufig gegeben wird, obwohl eigentlich eine glucocorticoidfreie Erhaltungstherapie angestrebt werden sollte (Sebode et al. 2020).

Bei primär biliärer Cholangitis (PBC) gilt Ursodesoxycholsäure als Therapie der Wahl, nicht jedoch bei primär sklerosierender Cholangitis (PSC). Für die häufige nichtalkoholische Fettleber gibt es keine zugelassenen Arzneimittel. Hier stehen Maßnahmen zur Senkung der Risikofaktoren (Gewichtsreduktion, Besserung der Stoffwechsellage) im Vordergrund.

12.2.1 Hepatitis B

Die erfolgreiche Einführung der Hepatitis-B-Impfung im Jahre 1981 hat zwar die Inzidenz der Infektion und des hepatozellulären Karzinoms auf dem Boden einer chronischen Hepatitis B deutlich gesenkt, andererseits erreichen europäische Kliniken durch Migration aus Endemiegebieten immer neue Patienten mit einer chronischen Hepatitis B. Die Inzidenz des hepatozellulären Karzinoms als Folgekomplikation insbesondere der Fettleberhepatitis, aber auch allen Formen der Leberzirrhose, ist hingegen deutlich gestiegen und steigt weiter. Die akute Hepatitis-B-Infektion ist bei 95 % der immunkompetenten Patienten selbstlimitierend, so dass eine antivirale Therapie nur bei schweren Verläufen erforderlich ist. Bei Patienten mit chronischer Hepatitis B ist dagegen eine antivirale Therapie in Abhängigkeit von der Virusreplikation, den Serumtransaminasen sowie dem Entzündungs- und Fibrosestatus der Leber indiziert. Für die Behandlung der chronischen Hepatitis B-Infektion sind in Deutschland sieben Arzneimittel zugelassen: Kurzwirkendes Interferon alfa, langwirkendes Peginterferon alfa, drei Nukleosid-Analoga (Lamivudin, Entecavir, Telbivudin) und zwei Nukleotid-Analoga (Adefovir, Tenofovir). Mit wenigen Ausnahmen wird die an unerwünschten Wirkungen reiche Therapie mit Interferonen nicht mehr empfohlen, sondern die Anwendung der hochwirksamen und allgemein sehr gut verträglichen Nukleosid/Nukleotid-Analoga mit hoher genetischer Resistenzbarriere (Entecavir oder Tenofovir). Die notwendige Therapiedauer ist Gegenstand von Studien. Die heute noch relevanten Hepatitis B-Präparate sind Entecavir und Tenofovir (European Association for the Study of the Liver 2017). Insgesamt ergab sich ein deutlicher Anstieg in der Verordnung von Hepatitis B Medikamenten um 27,6 %, wobei gerade der Anteil an Tenofovirdisoproxil (+157,7 %) deutlich gestiegen ist (◘ Tab. 12.3). Die Verordnungshäufigkeit von Entecavir hingegen ist leicht gesunken (−4,3 %).

Die Ursachen für einen so deutlichen Anstieg liegen mit hoher Wahrscheinlichkeit darin begründet, dass im Jahr 2022 deutlich mehr Hepatitis B-Fälle als im Vorjahr detektiert worden sind. Daten des RKI belegen, dass im Jahr 2022 16.144 HBV-Infektionen an das RKI übermittelt wurden im Vergleich zu 8.240 in 2021 (RKI 2023). Einer der Gründe, die für den Anstieg der Hepatitis B Meldungen im Jahr 2022 diskutiert werden ist die Implementierung der Testung auf Hepatitisinfektionen im Rahmen der Gesundheitsuntersuchungen. Diese ist seit Herbst 2021 für gesetzlich Krankenversicherte möglich und könnte ihre Auswirkung auf die Statistik im Jahr 2022 vollständig entfaltet haben (RKI 2023, 03.08.2023). Weitere diskutierte Ursachen sind die Fluchtmigration aus der Ukraine, in der höhere Prävalenzen für aktive Hepatitis B Infektionen als für Deutschland berichtet worden sind (1 % in der Ukraine vs. 0,3 % in Deutschland), sowie die Einführung der elektronischen Labormeldung über DEMIS (RKI 2023). Aufgrund von Meldemodalitäten werden ebenfalls Dopplungen diskutiert (RKI 2023). Sofern nicht andere Ursachen zur Verordnung von Hepatitis B Therapeutika, z. B. die prophylaktische Gabe im Rahmen einer B-Zell depletierenden Therapie bei Patienten mit ausgeheilter Hepatitis B in der Vergangenheit gerade in 2022 deutlich angestiegen sind, wovon im Vergleich zu 2021 nicht auszugehen ist, kann geschlussfolgert werden, dass der Anstieg in der Verschreibung von Tenofovirdisoproxil höchstwahrscheinlich aus dem Anstieg der Detektion von Hepatitis B Infektionen in 2022 resultiert und dass dieser Anstieg real ist und nicht lediglich auf veränderten Meldemodalitäten basiert, würde sonst doch keine ansteigende Therapieindikation und somit Verordnungshäufigkeit bestehen.

Tenofoviralafenamid, das im Vergleich zu dem herkömmlichen Tenofovirdisoproxil eine etwas geringere Nephrotoxizität und Osteopenie aufweisen soll, erschien wie schon 2020 nicht mehr unter den 3.000 am meisten verordneten Hepatitis-B-Therapeutika. Als Kombinationspräparat wird es in anderer Indikation (v. a. HIV) dagegen nach wie vor sehr häufig eingesetzt (vgl. ▶ Kap. 16, ◘ Tab. 16.10).

12.2.2 Ursodesoxycholsäure

Ursodesoxycholsäure (UDCA) ist eine Gallensäure mit vergleichsweise geringen hepatotoxischen Eigenschaften. Durch eine kompetitive Hemmung der intestinalen Resorption endogener Gallensäuren ersetzt sie bis zu 50 % des gesamten Gallensäurepools. Inwiefern auch eine immunologische Wirkung von UDCA besteht, ist umstritten. Ursodesoxycholsäure gilt seit langem als Mittel der Wahl für die Behandlung der primär biliären Cholangitis (PBC). Auch wenn der Nutzen von UDCA bei der Therapie der PBC vor allem für die Frühformen der Erkrankung nachgewiesen ist, so konnte ein aktuelle große Studie der Global PBC Study Group zeigen, dass das Transplantat-freie Überleben bei allen Patienten verlängert wird, selbst bei denjenigen, bei denen kein überzeugendes klinisch-biochemisches Ansprechen nachzuweisen ist (Harms et al. 2019). Ursodesoxycholsäure (*Ursofalk* sowie Generika) wurde 2022 um 3,1 % häufiger als im Vorjahr verordnet (◘ Tab. 12.3). Epidemiologische Erhebungen deuten an, dass ein erheblicher Prozentsatz der PBC-Patienten diese Standardtherapie nicht erhält (Sebode et al. 2020). Ursodesoxycholsäure wird sicher nicht nur indikationsgerecht bei PBC eingesetzt, sondern außerhalb sicherer Evidenz als „hepatoprotektives" Medikament bei verschiedensten Erkrankungen, die mit einer Cholestase verbunden sind. Inwiefern der Einsatz von UDCA bei rezidivierender Choledocholithiasis oder Gallengangsstenose gerechtfertigt ist, ist unklar.

Die 2017 zur Behandlung der PBC bei Patienten, die nicht auf Ursodesoxycholsäure ansprechen, zugelassene Obeticholsäure (Nevens et al. 2016) ist 2022 nicht unter den 3.000 am häufigsten verordneten Arzneistoffen gelistet. Als Alternative zeigte sich in einer kontrollier-

◘ **Tab. 12.3** Verordnungen von Lebertherapeutika 2022. Angegeben sind die 2022 verordneten Tagesdosen, die Änderungen gegenüber 2021 und die mittleren Kosten je DDD 2022

Präparat	Bestandteile	DDD	Änderung	DDD-Nettokosten
		Mio.	%	Euro
Hepatitis-B-Therapeutika				
Entecavir Heumann	Entecavir	2,2	(−4,3)	6,80
Tenofovirdisoproxil Heumann	Tenofovirdisoproxil	1,4	(+157,7)	5,76
		3,6	**(+27,6)**	**6,39**
Ursodeoxycholsäure				
Ursofalk	Ursodeoxycholsäure	15,3	(+8,6)	1,17
Ursonorm	Ursodeoxycholsäure	8,9	(+2,1)	1,14
Urso-1A Pharma	Ursodeoxycholsäure	2,7	(−26,9)	1,24
Urso Heumann	Ursodeoxycholsäure	2,1	(+15,7)	1,27
Tillhepo	Ursodeoxycholsäure	1,1	(+29,3)	1,13
		30,0	**(+3,1)**	**1,17**
Weitere Mittel				
Hepa-Merz Granulat/Infusion	Ornithinaspartat	1,8	(−3,6)	4,05
Summe		**35,5**	**(+4,8)**	**1,85**

ten Studie Bezafibrat mit besserer Wirksamkeit und besserem Nebenwirkungsprofil, es ist aber bisher nicht für diese Indikation zugelassen (Corpechot et al. 2018).

12.3 Spasmolytika

Spasmolytika sind nach dem massiven Einbruch der Verordnungen im Jahre 2004 zu einer kleinen Randgruppe mit nur noch wenigen Präparaten geschrumpft. Das Verordnungsvolumen ist seit 1992 von 63 Mio. DDD (Arzneiverordnungs-Report 2002) auf 7,4 Mio. DDD in 2022 zurückgegangen (◘ Tab. 12.4). Mebeverin ist weiterhin das am häufigsten verordnete Spasmolytikum. Mebeverin wirkt pleiotrop, d. h. über verschiedene Mechanismen wie eine Kalziumkanalblockade, eine lokalanästhetische Wirkung und einen Muskarinrezeptorantagonismus relaxierend auf die glatte Darmmuskulatur und wird speziell für die Behandlung des Reizdarmsyndroms eingesetzt. Nach einer Metaanalyse lindern einige Spasmolytika die Beschwerden des Reizdarmsyndroms, ihre Wirkung wird jedoch durch antimuskarinerge unerwünschte Wirkungen limitiert (Ford et al. 2014). Die Evidenz ist gering, Mebeverin wird nicht erwähnt. Bezüglich Diagnostik und Therapie des Reizdarmsyndroms darf auf die S3-Leitlinie der Deutschen Gesellschaft für Gastroenterologie, Verdauungs- und Stoffwechselkrankheiten (DGVS) verwiesen werden (Layer et al. 2021).

Butylscopolamin (*Buscopan*) ist ein Scopolaminderivat und wirkt über einen Muskarinrezeptor-Antagonismus relaxierend auf die glatte Darmmuskulatur (◘ Tab. 12.4). Nach parenteraler Gabe ist Butylscopolamin (20 mg i. v.) bei Kolikschmerzen durch Gallensteine sicher wirksam, allerdings langsamer als Analgetika (Schmieder et al. 1993). Die

Tab. 12.4 Verordnungen von Spasmolytika, Prokinetika und Carminativa 2022. Angegeben sind die 2022 verordneten Tagesdosen, die Änderungen gegenüber 2021 und die mittleren Kosten je DDD 2022

Präparat	Bestandteile	DDD Mio.	Änderung %	DDD-Nettokosten Euro
Spasmolytika				
Duspatal/-retard	Mebeverin	6,4	(−4,1)	0,83
Mebeverin-PUREN	Mebeverin	0,77	(+7,5)	0,89
Buscopan	Butylscopolamin	0,22	(−2,9)	4,76
		7,4	**(−3,0)**	**0,95**
Metoclopramid				
MCP AL	Metoclopramid	16,8	(−9,7)	0,81
MCP-ratiopharm	Metoclopramid	1,6	(−8,2)	1,58
MCP HEXAL	Metoclopramid	1,5	(+97,5)	0,85
MCP STADA	Metoclopramid	1,4	(+109,5)	0,74
Paspertin	Metoclopramid	0,36	(+577,8)	0,54
MCP AbZ	Metoclopramid	0,35	(−1,1)	3,84
		22,1	**(−0,6)**	**0,91**
Domperidon				
Domperidon AbZ	Domperidon	5,2	(−4,6)	0,81
Motilium	Domperidon	0,87	(−11,5)	1,70
Domperidon HEXAL	Domperidon	0,61	(+24,6)	0,79
		6,7	**(−3,5)**	**0,92**
Prucaloprid				
Resolor	Prucaloprid	2,2	(−19,7)	2,98
Pflanzliche Mittel				
Carum Carvi Baby-Kümmelzäpfchen	Carum Carvi	0,66	(+5,4)	1,19
Iberogast/-Classic	Bittere Schleifenblume Angelikawurzel Kamillenblütenextrakt Kümmeltinktur Schöllkrauttinktur Mariendistelfrüchtetinktur Melissenblättertinktur Süßholzwurzeltinktur Pfefferminzblättertinktur	0,63	(+36,0)	1,40
Carum Carvi Wala	Atropa belladonna D2 Chamomilla recutita ø Nicotiana tabacum D4	0,14	(−20,0)	1,27
		1,4	**(+13,1)**	**1,29**

◘ **Tab. 12.4** (Fortsetzung)

Präparat	Bestandteile	DDD Mio.	Änderung %	DDD-Nettokosten Euro
Dimeticon				
Sab simplex	Dimeticon	0,84	(−8,7)	1,96
Lefax	Dimeticon	0,75	(−5,8)	2,08
Espumisan	Dimeticon	0,20	(−5,4)	1,79
		1,8	(+4,8)	1,99
Summe		41,6	(−2,6)	1,09

Wirksamkeit der oralen oder rektalen Gabe ist nicht durch kontrollierte Studien dokumentiert, und wegen des hohen hepatischen First-Pass-Effektes zumindest für die orale Gabe sehr fraglich.

12.4 Motilitätssteigernde Mittel

Hauptvertreter ist unverändert Metoclopramid, das vor allem zur Behandlung von Übelkeit und Erbrechen eingesetzt wird (Bouras und Scolapio 2004). Metoclopramid führt über einen Dopamin D_2-Rezeptor-Antagonismus zu einer Normalisierung der gestörten Darmperistaltik und einen Angriff in der Area postrema zu einer Hemmung des Brechreizes. Dagegen wird seine Anwendung bei diabetischer Gastroparese angesichts des problematischen Profils unerwünschter Wirkungen (insbesondere extrapyramidale Bewegungsstörungen vom Dyskinesie-Typ) bei Langzeittherapie kontrovers beurteilt (Smith und Ferris 2003). Die oft unkritische Verordnung von Metoclopramid ist bezüglich Dosis und Indikation mit deutlichen Auflagen versehen worden (Bundesinstitut für Arzneimittel und Medizinprodukte 2014). Die Verschreibungshäufigkeit von Metoclopramid war 2022 leicht regredient, wie auch die Verschreibungshäufigkeit von Domperidon, das einen ähnlichen Wirkmechanismus und ähnliche unerwünschte Wirkungen wie Metoclopramid besitzt.

Das pflanzliche Kombinationspräparat *Iberogast* kann auf GKV-Rezept bei Kindern verordnet werden. Bei Erwachsenen erfolgt nur von einigen gesetzlichen Krankenkassen die Erstattung nach Einreichung eines Privatrezepts. Mehrere Meldungen über schwere Leberschäden bis hin zum Leberversagen (Teschke et al. 2012; Pantano et al. 2017), am ehesten bedingt durch das enthaltene Schöllkraut, für das es schon früher solche Berichte gab, haben nach langen Widerständen der Firma im September 2018 zu entsprechenden Warnhinweisen geführt (Deutsche Apothekerzeitung 2018). Im Gegensatz zum Jahr 2021 kam es 2022 zu einem deutlichen Anstieg in der Verschreibungshäufigkeit (+36 %), der aus wissenschaftlicher Sicht nicht nachvollziehbar ist. Möglicherweise spielt eine umfangreiche Bewerbung des Präparates eine Rolle oder ein „Vergessen" der Warnhinweise in der Ärzteschaft. Wie hoch der Anteil an Iberogast, welches als Over-the-Counter-Präparat verkauft wurde ist, ist unbekannt. Es ist zu erwarten, dass es sich hierbei um einen nicht unerheblichen Anteil handelt.

Eine deutliche Regredienz in der Verschreibung zeigt sich bei Prucaloprid (*Resolor*; ◘ Tab. 12.4). Dieser Wirkstoff stimuliert über serotonerge 5-HT_4-Rezeptoren die Acetylcholinfreisetzung. Im Gegensatz zu dem aufgrund seiner QT-Zeit-Verlängerungen vom Markt genommenen Cisaprid hat Prucaloprid weniger kardiale unerwünschte Wirkungen.

Prucaloprid ist für die symptomatische Behandlung chronischer Obstipation bei Erwachsenen zugelassen, bei denen Laxanzien keine ausreichende Wirkung erzielen. Die grundsätzlichen Arzneimittelrichtlinien für die Verschreibung von Laxanzien müssen allerdings beachtet werden (Gemeinsamer Bundesausschuss 2023). Prucaloprid ist auch bei dem sehr seltenen Krankheitsbild der intestinalen Pseudoobstruktion wirksam (Emmanuel et al. 2012).

12.5 Carminativa

Unter den Carminativa werden Dimeticonpräparate und pflanzliche Präparate mit ätherischen Ölen zusammengefasst, die die Magen-Darm-Motorik anregen und dadurch Völlegefühl und Blähungen beseitigen sollen. Im Vordergrund steht das Silikonöl Dimeticon. Bei dieser Substanz handelt es sich um Polydimethylsiloxan (Dimeticon), das mit Siliziumdioxid aktiviert wurde und wegen seiner oberflächenspannungssenkenden Wirkung als Entschäumer verwendet wird. Dieses Mittel hat unter anderem die Indikation Meteorismus mit gastrointestinalen Beschwerden und wird zur Entfernung abnormer Gasansammlungen im Gastrointestinaltrakt empfohlen. Dimeticon ist auch speziell bei Säuglingskoliken geprüft worden, war dabei aber nicht besser wirksam als Placebo (Metcalf et al. 1994). Zur Vorbereitung diagnostischer Untersuchungen im Abdominalbereich liegen ältere positive Studiendaten vor (Sudduth et al. 1995; Kark et al. 1995), aber eine Wirksamkeit bei wiederholtem oder dauerhaftem Einsatz ist sehr fraglich. Außerdem wird Dimeticon in der gastrointestinalen Endoskopie gelegentlich zur Sichtverbesserung bei Schaumbildung über den Biopsie/Absaugkanal des Endoskops eingespritzt. Die Verordnung von Dimeticon ist im Vergleich zum Vorjahr leicht regredient und liegt bei nun bei knapp 1,8 Mio. DDD (◘ Tab. 12.4).

12.6 Pankreasenzympräparate

Pankreasenzympräparate werden zur Behandlung der exokrinen Pankreasinsuffizienz im fortgeschrittenen Stadium eingesetzt. Die Enzymsubstitution ist erst dann indiziert, wenn die tägliche Stuhlfettausscheidung 15 g überschreitet oder der Patient an Gewicht abnimmt. Indikationen sind die chronische Pankreatitis und ein Zustand nach ausgedehnten Pankreasoperationen. Aber auch bei Zustand nach akuter nekrotisierender Pankreatitis mit Defektheilung oder bei Pankreaskarzinom wird Pankreatin eingesetzt. Nach Magenresektionen, insbesondere Gastrektomien, kann es zu einer funktionellen Pankreasinsuffizienz im Rahmen einer pankreatiko-cibalen Dyssynchronie kommen. Hiermit ist gemeint, dass eine adäquate Durchmischung des Chymus mit dem Pankreassekret, z. B. aufgrund einer zu schnellen Passage der Speisen in den Dünndarm aus dem (Rest-)Magen oder durch Sekretion von Pankreasenzymen in tiefer liegende Schlingen nach Pankreatikojejunostomie, ausbleibt (Mössner & Keim 2003). Placebokontrollierte Vergleichsstudien, ob sich das Körpergewicht steigern lässt, liegen allerdings nicht vor. Ein weiterer zugelassener Einsatzbereich ist die Maldigestion bei Mukoviszidose (zystische Fibrose).

Zur Substitution wird meist Pankreatin vom Schwein verwendet. Für den therapeutischen Erfolg ist der Lipasegehalt der Enzympräparate von Bedeutung. Als Richtdosis werden initial 20.000–40.000 FIP-Einheiten Lipase pro Mahlzeit angegeben, bei nicht ausreichender Wirksamkeit Erhöhung bis auf 240.000 Einheiten pro Tag (Beyer et al. 2022). Die Präparate müssen galenisch so hergestellt werden, dass sie bei der Magenpassage nicht durch die Salzsäure inaktiviert werden. Hierzu haben sich säuregeschützte Minitabletten oder Mikropellets mit einem Durchmesser nicht über 2 mm bewährt (Halm et al. 1999). Bezüglich Indikation und Evidenz des Einsatzes von

Tab. 12.5 Verordnungen von Pankreatinpräparaten 2022. Angegeben sind die 2022 verordneten Tagesdosen, die Änderungen gegenüber 2021 und die mittleren Kosten je DDD 2022

Präparat	Bestandteile	DDD Mio.	Änderung %	DDD-Nettokosten Euro
Pankreatinpräparate				
Kreon	Pankreatin	8,3	(−7,4)	3,82
Pangrol	Pankreatin	7,7	(+31,8)	3,95
Pankreatan	Pankreatin	4,0	(+42,1)	4,22
Pankreatin Nordmark	Pankreatin	1,7	(+16,2)	3,59
Panzytrat	Pankreatin	0,51	(−61,7)	3,93
Pankreatin-ratiopharm	Pankreatin	0,27	(−19,9)	3,82
		22,5	(+8,3)	3,92
Weitere Enzympräparate				
Nortase	Rizolipase Enzymkonzentrat aus Aspergillus oryzae	0,37	(+25,5)	3,85
Summe		22,8	(+8,3)	3,92

Pankreatinpräparaten sei auf die S3-Leitlinie zur chronischen Pankreatitis verwiesen (Beyer et al. 2022).

Die Verschreibung von Pankreatinpräparaten hat auch 2022 leicht zugenommen, die Nettokosten betrugen ca. 88,2 Mio. € (◘ Tab. 12.5). Die Erstattung erfolgt nur bei nachgewiesener Pankreasinsuffizienz. Hierzu ist neben der Bestimmung der Fettausscheidung im über drei Tage gesammelten Stuhl in Deutschland praktisch nur die Messung der Pankreas-Elastase im Stuhl üblich. Der ^{13}C-Triolein Atemtest mit höherer Sensitivität wird nur an wenigen Zentren eingesetzt. Die Bestimmung der Stuhl Elastase Aktivität führt beispielsweise bei Diarrhö oft zu falsch-niedrigen Werten und weist erst bei mittelschwerer bis schwerer Pankreasinsuffizienz pathologisch niedrige Werte auf (Siegmund et al. 2004). Damit lässt sich oft keine valide Aussage zum Grad der eingeschränkten Pankreasfunktion treffen. Unter Bezug auf die S3-Leitlinie sollte bei Patienten mit durch Bildgebung gesicherter chronischer Pankreatitis und Gewichtsverlust (mit und ohne Diarrhö) eine Erstattung von Pankreatin möglich sein. Kontraproduktiv ist der vielfach ungerechtfertigte Einsatz von Enzympräparaten bei dyspeptischen Beschwerden. Der Einsatz von Enzympräparaten in dieser Indikation ist ineffektiv und teuer. Hier ergibt sich ein erhebliches Kosten-Einsparpotenzial, das durch eine kritische Indikationsprüfung leicht realisiert werden kann.

12.7 Arzneimittel gegen chronisch-entzündliche Darmerkrankungen

Mesalazin (auch als 5-Aminosalizylsäure oder 5-ASA bezeichnet; NICHT mit Acetylsalicylsäure [ASS] zu verwechseln!) und Sulfasalazin werden in der Behandlung des Morbus Crohn und der Colitis ulcerosa eingesetzt. Zwar wird Mesalazin bei Morbus Crohn im milden Schub oft angewandt, jedoch ist die Studienlage hierzu nicht homogen, sodass die aktuelle DGVS Leitlinie den Einsatz von Mesalazin im akuten Schub bei Morbus Crohn nicht mit hinreichender Evidenz empfiehlt (Empfehlung offen; Sturm et al. 2022). Auch für die Anwendung in der Remissionserhaltung werden die Daten für Mesalazin bei Morbus Crohn von der DGVS Leitlinie als nicht eindeutig bewertet, jedoch kann eine Remissionserhaltung mit Mesalazin postoperativ erfolgen (Sturm et al. 2022). Bei Colitis ulcerosa sind die Empfehlungen des Einsatzes für Mesalazin eindeutiger. Je nach Lokalisation ist empfohlen ein topisches Mesalazinpräparat z. B. in Form von Schäumen mit oralen Mesalazin freisetzenden Präparaten zu kombinieren (Kucharzik et al. 2023). Dabei wird in der aktuellen Leitlinie empfohlen (Evidenzgrad 1, Empfehlungsgrad B), dass eher Mesalazin als Sulfasalazin bei Colitis ulcerosa eingesetzt wird, da es mit weniger Nebenwirkungen einhergeht (Kucharzik et al. 2023). Es ist möglich, dass aufgrund der Leitlinienempfehlungen eine Umstellung der Therapie mit Sulfasalazin auf Mesalazin erfolgt und sich hieraus auch die regrediente Verordnungshäufigkeit von Sulfasalazin und leicht ansteigende Verordnungshäufigkeit von Mesalazin erklärt. Dennoch sollte beachtet werden, dass Sulfasalazin auch für rheumatische Erkrankungen rezeptiert wird, sodass sich die regrediente Verordnungshäufigkeit sicherlich nicht ausschließlich durch einen Wechsel von Sulfasalazin auf Mesalazin bei Colitis ulcerosa erklären. Es ist davon auszugehen, dass Patienten mit Morbus Crohn die bereits Mesalazin erhalten und davon profitieren weiterhin das Medikament erhalten. Auch die Leitlinie berichtet von einem häufigen Einsatz von Mesalazin bei Morbus Crohn und erklärt dies mit dem geringen Nebenwirkungsprofil des Medikamentes und dem bestehenden Patientenwunsch (Sturm et al. 2022).

Die Verschreibung von Mesalazin hat wie in den Vorjahren geringfügig zugenommen (◘ Tab. 12.6). Ein zusätzlicher Grund hierfür könnte sein, dass für 5-ASA ein karzinomprotektiver Effekt bei Colitis Ulcerosa nachgewiesen ist, sodass eine Langzeittherapie bei der Colitis ulcerosa empfohlen wird (Kucharzik et al. 2023). Im Vergleich zu Mesalazin wird Sulfasalazin 8-mal weniger häufig verordnet. Sulfasalazin wird wegen seines breiteren Indikationsspektrums (außer bei chronisch-entzündlichen Darmerkrankungen auch bei rheumatoider Arthritis) in ▸ Kap. 19 diskutiert.

Als weitere Gruppe werden in ◘ Tab. 12.6 Glucocorticoide aufgeführt. Budesonid wird infolge eines hohen First-Pass-Effekts in der Leber rasch metabolisiert und hat daher geringere systemische Nebenwirkungen. Es wird bei entzündlichen Darmerkrankungen mit Befall des terminalen Ileums oral oder mit Befall des Rektosigmoids als Klysma verabreicht. Budesonid ist bei mildem bis moderatem klinischen Schweregrad des M. Crohn in der Therapie mit Mesalazin vergleichbar (Tromm et al. 2011). Budesonid verhindert nicht Rezidive, kann aber die Remissionsdauer verlängern. Nach vorausgegangener chirurgischer Behandlung eines Morbus Crohn erwies es sich als nicht wirksam in der Rezidivverhinderung (Hellers et al. 1999). Das oral einzunehmende Budesonid-Retardpräparat *Cortiment* gibt den Wirkstoff erst im Kolon frei. *Cortiment* erhielt die Zulassung für die leichte bis mittelschwere Colitis, die auf Mesalazin nicht anspricht, und ist hier eine sinnvolle Ergänzung des Therapiespektrums. Seine Verschreibungshäufigkeit hat erneut leicht zugenommen (◘ Tab. 12.6). Als topische Therapie mit wenigen unerwünschten Wirkungen stellen Klysmen mit Budesonid eine effektive Behandlungsform dar, vorwiegend bei linksseitig lokalisierten entzündlichen Darmerkrankungen.

Ausschließlich zur Behandlung der eosinophilen Ösophagitis zugelassen wurde *Jorveza*, eine 1 mg Budesonid enthaltende Schmelztablette. Die Verschreibungshäufigkeit von *Jorveza* hat wie schon in den Vorjahren zugenommen und ist in 2022 deutlich angestiegen (18,6 %, ◘ Tab. 12.6). Es ist möglich, dass es in der klinischen Praxis zunehmend zu einer Umstellung der remissionserhaltenden Therapie auf Jorveza erfolgt. Dies gerade in Fällen, in denen inhalative Glucocorticoide (z. B. Fluticason) in der Vergangenheit

Tab. 12.6 Verordnungen von Arzneimitteln gegen chronisch-entzündliche Darmerkrankungen 2022. Angegeben sind die 2022 verordneten Tagesdosen, die Änderungen gegenüber 2021 und die mittleren Kosten je DDD 2022

Präparat	Bestandteile	DDD Mio.	Änderung %	DDD-Nettokosten Euro
Mesalazin				
Salofalk	Mesalazin	49,6	(+6,9)	1,44
Pentasa	Mesalazin	16,3	(−1,7)	1,20
Claversal	Mesalazin	12,1	(−14,4)	1,56
Mezavant	Mesalazin	6,8	(−0,3)	1,14
Asacol	Mesalazin	1,9	(+26,5)	1,49
		86,7	**(+1,5)**	**1,39**
Glucocorticoide				
Budenofalk	Budesonid	10,2	(+1,1)	4,79
Entocort	Budesonid	1,6	(−4,2)	4,61
Cortiment	Budesonid	1,4	(+1,6)	5,07
Jorveza	Budesonid	1,2	(+18,6)	7,37
		14,3	**(+1,8)**	**5,01**
Monoklonale Antikörper				
Entyvio	Vedolizumab	9,0	(+14,0)	36,75
Summe		**110,1**	**(+2,4)**	**4,76**

zur Behandlung der eosinophilen Ösophagitis genutzt worden sind. Ebenfalls denkbar ist, dass das Medikament off-label eingesetzt wird. Mögliche Anwendungsgebiete wären z. B. die durch eine Immuntherapie initiierte Mukositis in der Krebstherapie. Publikationen hierzu finden sich bis dato allerdings nicht, sodass der Grund für den Anstieg in der Verordnung von Jorveza nur spekuliert werden kann. Kürzlich wurde gezeigt, dass Dupilumab, ein monoklonaler Antikörper gegen Interleukin 4 und Interleukin 3, der auch für atopische Dermatitis und Asthma eingesetzt wird, sich bei der eosinophilen Ösophagitis wirksam zeigt (Dellon et al. 2022). Mit der Indikationserweiterung des Medikamentes für die eosinophile Ösophagitis steht seit 2023 somit ein weiteres Medikament zusätzlich zu PPI und Jorveza auch in Deutschland zur Verfügung. Mit Netto DDD Kosten von 50,12 € (vgl. aktueller Arzneimittelreport Tab. 35.10) ist das Medikament jedoch fast circa 7 mal teurer als Jorveza. Dennoch ist zu erwarten, dass gerade in Fällen, die nicht auf Budesonid ansprechen, Dupilumab als weitere Option rezeptiert wird. Gerade vor dem Hintergrund der anderen Indikationen dieses Medikamentes (Asthma, atopische Dermatitis, chronische Rhinosinusitis, Prurigo nodularis) kann es eine mögliche Therapieoption im Rahmen interdisziplinärer Therapieansätze sein, wenn Patienten mit einer eosinophilen Ösophagitis gleichzeitig eine andere Erkrankung haben, die mit dem Medikament behandelt werden könnte. Durch die Zulassung von Dupilumab kann es sein, dass die aktuell deutlich steigende Verordnung im weiteren Verlauf weniger stark ansteigt, es ist jedoch nicht zu erwarten, dass ob der hohen Kosten die primäre Therapie der eosinophilen Ösophagitis mit Dupilumab erfolgt.

Antikörpertherapien werden in der Gastroenterologie jedoch nicht nur bei der eosinophilen Ösophagitis eingesetzt, sondern finden in einem viel stärkeren Ausmaß Anwendung bei chronisch entzündlichen Darmerkrankungen. Bei der Behandlung des schweren Morbus Crohn und der Colitis ulcerosa kommen TNFα-Inhibitoren (wie Infliximab und Adalimumab), IL-12/IL23-Inhibitoren (wie Ustekinumab) und Jak-Inhibitoren (Filgotinib, Tofacitinib, Upadacitinib) in Frage. Der TNFα-Inhibitor Golimumab (*Simponi*) hat neben den rheumatologischen Indikationen (rheumatoide Arthritis, M. Bechterew, Psoriasis Arthritis) bislang nur die Zulassung bei Colitis ulcerosa. Die TNFα-Inhibitoren werden bei den krankheitsmodifizierenden Arzneistoffen für Autoimmunerkrankungen (▶ Kap. 19) besprochen. Gerade bei den TNF-Inhibitoren, z. B. bei Adalimumab und Infliximab kommen auch sogenannte *Biosimilars*, also Nachahmerpräparate zum Einsatz. Diese können sicher und auch effektiv eingesetzt werden. In der NOR-SWITCH Studie konnten Jorgensen et al. zeigen, dass die Umstellung vom Infliximab-Originalpräparat auf das Biosimilar CT-P13 einer fortgeführten Behandlung mit dem Originial-Infliximabpräparat nicht unterlegen war (Jørgensen et al. 2017). Auch die European Crohn's and Colitis Organisation (ECCO) hat den Wechsel des Originalpräparat auf ein Biosimilar bei chronisch entzündlichen Darmerkrankungen als akzeptabel bewertet (Danese et al. 2017).

Auch auf die bedeutsamen Einsparpotentiale durch Ersatz der sogenannten *Biosimilars* wird hier nicht eingegangen (siehe ▶ Kap. 4, Maßnahmen zur Förderung des Einsatzes von Biosimilars in europäischen Ländern).

Vedolizumab (*Entyvio*) wurde für die Behandlung von M. Crohn und Colitis ulcerosa als „first line"-Therapeutikum zugelassen. Es ist ein humanisierter monoklonaler Antikörper gegen das Adhäsionsmolekül Integrin α4β7 auf der Oberfläche von aktivierten Lymphozyten, der die Lymphozyteneinwanderung in die Darmmukosa und damit die gastrointestinale Entzündung ohne eine systemische Immunsuppression blockiert. Der therapeutische Effekt tritt aufgrund des Wirkmechanismus erst verzögert ein, da in der Mukosa bereits vorhandene Lymphozyten nicht tangiert werden. Die Verschreibungshäufigkeit hat auch in 2022 noch einmal deutlich zugenommen.

2017 ist ein weiterer monoklonaler Antikörper, Ustekinumab (*Stelara*), gerichtet gegen Interleukin-12 und -23 zur Therapie des M. Crohn und seit 2019 auch für die Colitis ulcerosa zugelassen worden (Feagan et al. 2016; Sands et al. 2019a). Ustekinumab wird bereits seit 2009 zur Therapie der mittelschweren Plaque-Psoriasis und der Psoriasis-Arthritis eingesetzt (vgl. Dermatika, ▶ Kap. 35, ◘ Tab. 35.14). Eine prospektive, doppelblinde Studie verglich unterschiedliche monoklonale Antikörper in dieser Indikation miteinander: darin schien Vedolizumab im direkten Vergleich mit dem TNFα-Inhibitoren Adalimumab bei Patienten mit Colitis ulcerosa effektiver zu sein (Sands et al. 2019b). Retrospektive Daten deuten ebenfalls auf eine Überlegenheit von Vedolizumab gegenüber Infliximab in Biologika naiven Patienten hin (Sablich et al. 2023). Des Weiteren wurden 2018 Tofacitinib und 2021 Filgotinib, beides JAK-Inhibitoren, für die Behandlung der Colitis ulcerosa zugelassen (Sandborn et al. 2017; Feagan et al. 2021). Ein weiterer JAK-Inhibitor, Upadacitinib wurde 2022 für die Colitis ulcerosa und 2023 für Morbus Crohn zugelassen.

Ozanimod ein S1P1/1P5 Rezeptorligand, der zu einer reversiblen Retention Lymphozyten in den Lymphknoten führt, wurde ebenfalls 2021 für die Behandlung der Colitis ulcerosa zugelassen (Sandborn et al. 2021). Tofacitinib, Filgotinib und Ozanimod werden bei Immunglobulinen und Immunsuppressiva (▶ Kap. 21, ◘ Tab. 21.3) dargestellt.

12.8 Antidiarrhoika

Grundlage der Behandlung akuter Durchfallerkrankungen ist eine ausreichende Zufuhr von Flüssigkeit und Salzen, die vorzugsweise als enterale Elektrolytlösungen gegeben werden sollen. Die Anwendung von Arzneimitteln aus der Gruppe der obstipierenden Arzneistoffe und antibakteriellen Arzneistoffe ist nur dann notwendig, wenn die allgemeinen Maßnahmen nicht ausreichen, und sollte mit Vorsicht erfolgen. Viele Präparate sind nicht verschreibungspflichtig und damit auch nicht erstattungsfähig. Der nicht resorbierbare antibakterielle Arzneistoff Rifaximin (*Xifaxan*), welcher die Zulassung zur Prophylaxe der Reisediarrhö und der Therapie und Prophylaxe der hepatischen Enzephalopathie hat, zeigte in placebokontrollierten Studien eine Wirksamkeit in der Therapie der hepatischen Enzephalopathie (Bass et al. 2010; Kimer et al. 2014; Wu et al. 2013). Die Verordnungen von *Xifaxan* sind 2022 im Vergleich zum Vorjahr gestiegen (Tab. 12.7). Dies dürfte vor allem auf den Einsatz bei hepatischer Enzephalopathie zurückzuführen sein. Eine Reisediarrhö sollte gemäß Leitlinie der DGVS primär gar nicht antibakteriell behandelt werden; in schweren Fällen und bei besonderen Umständen kann eine probatorische Therapie, am ehesten mit Azithromycin, versucht werden (Hagel et al. 2015).

12.8.1 Loperamid

Loperamid wird bei Diarrhoe am häufigsten verordnet, es zeigte eine leichte Zunahme im Vergleich zum Vorjahr (Tab. 12.7). Es wirkt über eine Stimulation der Opioidrezeptoren im Darm. Neben der Hemmung der Propulsivmotorik vermindert Loperamid auch die intestinale Flüssigkeitssekretion. Loperamid wird zur symptomatischen Therapie von Diarrhoen, wie chemotherapieassoziierter Diarrhoen eingesetzt. Opioide sollten keinesfalls bei bakteriellen Darminfektionen eingesetzt werden, die mit Fieber und blutiger Diarrhö einhergehen. Bei Kindern unter zwei Jahren ist die Substanz kontraindiziert. Bei Säuglingen und Kleinkindern penetriert Loperamid die Bluthirnschranke und kann schwere Atemdepres-

Tab. 12.7 Verordnungen von Antidiarrhoika 2022. Angegeben sind die 2022 verordneten Tagesdosen, die Änderungen gegenüber 2021 und die mittleren Kosten je DDD 2022

Präparat	Bestandteile	DDD	Änderung	DDD-Nettokosten
		Mio.	%	Euro
Loperamid				
Loperamid Heumann	Loperamid	1,7	(+38,1)	1,56
Loperamid AL	Loperamid	0,85	(−20,7)	1,45
Loperamid-ratiopharm	Loperamid	0,69	(−15,9)	1,42
Loperamid STADA	Loperamid	0,43	(+23,0)	1,76
Loperamid-1 A Pharma	Loperamid	0,38	(−6,7)	1,69
Imodium	Loperamid	0,27	(−29,9)	1,93
Loperamid /-akut Aristo	Loperamid	0,22	(−9,3)	1,52
Loperamid-Puren	Loperamid	0,16	(> 1.000)	1,55
Lopedium	Loperamid	0,14	(+14,6)	1,65
		4,8	(+4,3)	1,57

◘ **Tab. 12.7** (Fortsetzung)

Präparat	Bestandteile	DDD Mio.	Änderung %	DDD-Nettokosten Euro
Hefepräparate				
Perenterol	Saccharomyces boulardii	0,84	(+45,4)	2,10
Yomogi	Saccharomyces boulardii	0,10	(+65,0)	2,21
		0,94	**(+47,2)**	**2,11**
Bakterienpräparate				
Mutaflor Kapseln	Escherichia coli	1,2	(−2,9)	1,94
Mutaflor Suspension	Escherichia coli	0,35	(+18,6)	6,06
		1,6	**(+1,1)**	**2,84**
Weitere Mittel				
Xifaxan	Rifaximin	2,0	(+8,1)	13,56
Dropizol	Opiumtinktur	0,91	(+32,1)	5,65
Oralpädon 240	Natriumchlorid Kaliumchlorid Glucose Natriumhydrogencitrat	0,37	(−4,7)	2,16
Elotrans	Glucose Natriumchlorid Natriumcitrat Kaliumchlorid	0,07	(+327,7)	1,98
Infectodiarrstop LGG	Lactobacillus rham. Natriumcitrat Kaliumchlorid Natriumchlorid Glucose	0,06	(+98,0)	5,36
		3,4	**(+14,7)**	**9,78**
Summe		**10,7**	**(+9,7)**	**4,39**

sionen verursachen. Dies stellt eine erhebliche Gesundheitsgefahr dar, vor allem vor dem Hintergrund, dass Loperamid nicht rezeptpflichtig ist und „over the counter" erworben werden kann. Gerade die Tatsache, dass es „over the counter" zu erwerben ist, birgt auch das Risiko für einen Missbrauch der Substanz. Tatsächlich konnte gezeigt werden, dass Loperamid online zur (Selbst-)Behandlung von Entzugsbehandlungen unter Opioidabhängigen diskutiert worden ist und zwar in deutlich höheren Dosierungen als empfohlen (Daniulaityte et al. 2013). Mehrere Fallberichte konnten zeigen, dass ein Missbrauch von Loperamid mit Einnahme hoher Dosierungen mit teilweise lebensbedrohlichen Arrythmien und QTc Verlängerungen einhergeht (O'Connell et al. 2016, Marraffa et al. 2014, Larsen et al. 2018). Auch die FDA hat im Jahr 2016 bereits vor einer höheren als empfohlenen Einnahme von

Loperamid mit dem Hinweis auf kardiale Ereignisse gewarnt und im Jahr 2019 die Packungsgröße begrenzt.

12.8.2 Probiotika

Die Trockenhefepräparate von Saccharomyces boulardii (*Perenterol, Yomogi*) wurden im Vergleich zu 2021 deutlich häufiger verordnet (+45,4 %). Das Bakterienpräparat E. coli Nissle (*Mutaflor*) wurde nahezu auf dem Niveau von 2021 verordnet (◘ Tab. 12.7). Der zwischenzeitliche Rückgang der Verordnungshäufigkeit im Rahmen der Covid-19-Pandemie scheint sich wieder auszugleichen. Probiotische Mikroorganismen (Lactobacillus rhamnosus, Lactobacillus acidophilus, Escherichia coli Stamm Nissle 1917) und probiotische Hefepräparate (Saccharomyces boulardii) sind in zahlreichen kleineren Studien untersucht worden, größere Interventionsstudien fehlen jedoch, so dass die Indikationen umstritten bleiben. Die meisten Studien erfüllen nicht moderne wissenschaftliche Kriterien (McFarland und Go 2019; Wei et al. 2018). Studien zur Wirksamkeit zur Prävention der Clostridium diff. Colitis haben entgegen den Erwartungen auch keine Wirksamkeit zeigen können. Allerdings kann wegen der geringen Inzidenz der Colitis in der Studie ein eventueller positiver Effekt auch unterschätzt worden sein (Ehrhardt et al. 2016). E. coli Nissle hingegen kann im Rahmen der Colitis ulcerosa Therapie Anwendung im Rahmen der Remissionserhaltung finden und ist 5-Aminosalicylsäure in dieser Indikation nicht unterlegen (Kucharzik et al. 2023). Gerade bei Patienten mit Colitis ulcerosa, die 5-ASA Präparate nicht vertragen kann die Einnahme von E. coli Nissle daher sinnvoll sein. Auch bei Patienten mit Colitis ulcerosa, die eine Langzeittherapie mit Medikamenten grundsätzlich ablehnen kann das Präparat in der Remissionserhaltung möglicherweise zu einer besseren Therapieadhärenz beitragen und sinnvoll Anwendung finden.

12.9 Laxanzien

Die Gruppe der Laxanzien umfasst in ihrem Wirkungsmechanismus unterschiedliche Wirkstoffe wie osmotische Laxanzien (Lactulose, Macrogolkombinationen, ◘ Tab. 12.8) sowie antiresorptive/hydragoge Laxanzien (z. B. Bisacodyl), Quellstoffe sowie rektale Laxanzien in Form von Klysmen (Gleitmittel, salinische Laxanzien; ◘ Tab. 12.9).

Die Gruppe der Laxanzien zeigte im Vergleich zum Vorjahr eine gering niedrigere Verordnungshäufigkeit (◘ Tab. 12.8). Gemäß § 13 der Richtlinie über die Verordnung von Arzneimitteln in der vertragsärztlichen Versorgung sind Abführmittel als verschreibungs-

◘ **Tab. 12.8 Verordnungen von osmotischen Laxanzien 2022.** Angegeben sind die 2022 verordneten Tagesdosen, die Änderungen gegenüber 2021 und die mittleren Kosten je DDD 2022

Präparat	Bestandteile	DDD	Änderung	DDD-Nettokosten
		Mio.	%	Euro
Lactulose				
Bifiteral	Lactulose	12,9	(−15,5)	0,32
Lactulose-1 A Pharma	Lactulose	2,3	(+214,0)	0,31
Lactulose AbZ	Lactulose	1,7	(−13,9)	0,31
Lactulose AL	Lactulose	0,61	(−16,6)	0,34
		17,4	**(−6,5)**	**0,32**

Kapitel 12 · Magen/Darm- und Lebererkrankungen

Tab. 12.8 (Fortsetzung)

Präparat	Bestandteile	DDD Mio.	Änderung %	DDD-Nettokosten Euro
Macrogolpräparate				
Movicol	Macrogol 3350 Natriumchlorid Natriumhydrogencarbonat Kaliumchlorid	27,5	(−1,9)	1,47
Macrogol-1 A Pharma	Macrogol 3350 Natriumchlorid Natriumhydrogencarbonat Kaliumchlorid	5,6	(+66,3)	0,98
Macrogol AL	Macrogol 3350 Natriumchlorid Natriumhydrogencarbonat Kaliumchlorid	4,8	(+66,0)	0,97
Macrogol AbZ	Macrogol 3350 Natriumchlorid Natriumhydrogencarbonat Kaliumchlorid	4,4	(−9,3)	1,19
Macrogol beta plus Elektrolyte	Macrogol 3350 Natriumchlorid Natriumhydrogencarbonat Kaliumchlorid	4,2	(−37,8)	0,97
Laxbene/-junior	Macrogol	3,6	(+21,8)	1,69
Kinderlax elektrolytfrei	Macrogol	3,5	(+9,9)	1,49
Macrogol dura	Macrogol 3350 Natriumchlorid Natriumhydrogencarbonat Kaliumchlorid	1,4	(−13,7)	1,01
Juniorlax	Macrogol 3350 Natriumchlorid Natriumhydrogencarbonat Kaliumchlorid	1,2	(+10,3)	0,74
Macrogol-ratiopharm Balance	Macrogol 3350 Natriumchlorid Natriumhydrogencarbonat Kaliumchlorid	0,63	(−53,9)	1,12
Macrogol HEXAL plus/ Macrogol HEXAL	Macrogol 3350 Natriumchlorid Natriumhydrogencarbonat Kaliumchlorid	0,63	(−0,8)	1,20
Laxofalk	Macrogol	0,59	(−8,4)	0,59
Plenvu	Macrogol 3350 Natriumsulfat Natriumchlorid Kaliumchlorid	0,02	(−3,5)	66,97

◘ Tab. 12.8 (Fortsetzung)

Präparat	Bestandteile	DDD Mio.	Änderung %	DDD-Nettokosten Euro
Moviprep	Macrogol 3350 Natriumsulfat Natriumchlorid Kaliumchlorid Ascorbinsäure Natriumascorbat	0,02	(−3,6)	86,97
		58,0	(+1,1)	1,34
Weitere Mittel				
Eziclen	Natriumsulfat Magnesiumsulfat Kaliumsulfat	0,04	(+4,8)	22,80
Summe		75,5	(−0,7)	1,12

pflichtige Arzneimittel von der Versorgung ausgeschlossen, es sei denn es handelt sich um eine Verschreibung in Zusammenhang mit einem Tumorleiden, Mukoviszidose, Divertikulose, neurogener Darmlähmung, Megacolon oder vor diagnostischen Eingriffen (Gemeinsamer Bundesausschuss 2023). Insofern sind die meisten dieser Präparate nicht verordnungsfähig. Allerdings ist von einer deutlich höheren Einnahme durch den Kauf von over the counter-Produkten auszugehen. Dies insbesondere deshalb, da Obstipationsbeschwerden ein häufiges Problem sind. Es ist gut vorstellbar, dass gerade in alternden Bevölkerungen der Gebrauch von Laxanzien daher zunehmen wird, was sich allerdings aufgrund des Erwerbs „over the counter" nicht auf die Verordnungszahlen auswirken muss. Neben der Anwendung bei Obstipationen ist ein Missbrauch von Laxanzien auch bei Patienten mit Essstörungen beschrieben. So konnte in einer Studie zur Bulimia nervosa gezeigt werden, dass 67 % der befragten Patienten angaben, schon einmal Laxanzien mit der Intention das Körpergewicht zu kontrollieren oder „Essen loszuwerden" eingenommen zu haben (Steffen et al. 2007). Auch wenn der Gebrauch von Laxanzien nicht die häufigste Maßnahme zur Gewichtsreduktion bei Sportlern ist, so wurde die Einnahme zur Induktion einer raschen Gewichtsabnahme für Sportarten wie z. B. Sambo (Figlioli et al. 2021) oder Mixed Martial Arts (Santos-Junior et al. 2020) beschrieben.

Der überwiegende Anteil der verordneten Tagesdosen entfällt auf Macrogolkombinationen und Lactulosepräparate, die nach Versagen diätetischer Maßnahmen und von Quellstoffen indiziert sind. Macrogol ist ein Polyethylenglycol mit einem Molekulargewicht von 4.000, das nicht resorbiert oder metabolisiert wird und daher bis in den Dickdarm gelangt, um dort seine osmotische Wirkung zu entfalten. Die Hauptindikation ist die prophylaktische Gabe bei Schmerztherapie mit MOR-Agonisten (Opioidanalgetika).

Lactulose ist ein schwer resorbierbares Disaccharid, das im Darmlumen osmotisch Flüssigkeit bindet und erst im Dickdarm bakteriell zu Milchsäure und Essigsäure gespalten wird. Durch die kolonspezifische Wirkung werden potentielle Risiken anderer Laxanzien vermieden. Nach einem Cochrane-Review ist Macrogol für die Behandlung der chronischen Obstipation zu bevorzugen, da es Lactulose in Bezug auf Stuhlfrequenz, Bauchschmerzen und Zusatzmedikationen überlegen ist (Lee-Robichaud et al. 2010). Lactulose hat seine eigentliche Indikation bei der Behandlung und

◻ **Tab. 12.9** Verordnungen von weiteren Laxantien 2022. Angegeben sind die 2022 verordneten Tagesdosen, die Änderungen gegenüber 2021 und die mittleren Kosten je DDD 2022

Präparat	Bestandteile	DDD Mio.	Änderung %	DDD-Nettokosten Euro
Hydragoge Laxantien				
Laxoberal	Natriumpicosulfat	10,4	(+18,9)	0,28
Laxans-ratiopharm Pico	Natriumpicosulfat	2,7	(−48,7)	0,20
Dulcolax	Bisacodyl	1,4	(−6,3)	0,59
Laxans AL	Bisacodyl	0,71	(+2,3)	0,16
Laxans-ratiopharm	Bisacodyl	0,17	(−7,7)	0,57
Pyrilax	Bisacodyl	0,10	(+0,8)	0,57
Citrafleet	Natriumpicosulfat Magnesiumoxid Citronensäure	0,03	(+10,8)	21,93
Picoprep	Natriumpicosulfat Magnesiumoxid Citronensäure Kaliumhydrogencarbonat	0,03	(+8,2)	20,75
		15,5	**(−6,0)**	**0,37**
Quellstoffe				
Mucofalk	Plantago-ovata-Samenschalen	2,4	(−2,1)	0,60
Rektale Laxantien				
Microlax	Natriumcitrat Dodecylsulfoacetat Sorbitol	1,3	(−0,6)	1,69
Lecicarbon CO2-Laxans	Natriumhydrogencarbonat Natriumdihydrogenphosphat	0,86	(+0,1)	0,57
Freka Clyss	Natriumdihydrogenphosphat Natriummonohydrogenphosphat	0,51	(−3,9)	2,99
Babylax	Glycerol	0,18	(−8,6)	1,92
Glycilax	Glycerol	0,18	(−3,4)	0,80
Klistier Fresenius	Natriumdihydrogenphosphat Natriummonohydrogenphosphat	0,15	(+1,8)	3,08
Klysma-Salinisch	Natriumdihydrogenphosphat Natriummonohydrogenphosphat	0,12	(−4,1)	2,59
		3,3	**(−1,6)**	**1,66**
Weitere Mittel				
Moventig	Naloxegol	1,8	(+11,3)	4,42
Summe		**23,1**	**(−3,8)**	**0,90**

Prophylaxe der hepatischen Enzephalopathie (Prasad et al. 2007), wo es das Mittel der Wahl ist, und erst bei Versagen der Therapie zusätzlich Rifaximin gegeben werden sollte (Gerbes et al. 2019). Bei schwerer Enzephalopathie sind zusätzlich auch Lactuloseeinläufe indiziert.

Interessanterweise steigt die Verordnung von *Citrafleet* (+10,8 %), *Picoprep* (+8,2 %) und *Eziclen* (+4,8 %) bei regredienter Verordnung von *Moviprep* (−3,6 %) und *Plenvu* (−3,5 %). Die genauen Gründe hierfür können jedoch nur spekuliert werden. Alle diese Mittel können im Rahmen einer Vorbereitung auf eine endoskopische Untersuchung angewandt werden. Es ist möglich, dass sich der Trend abzeichnet, dass möglichst wenig von einer salzig schmeckenden Flüssigkeit zur Vorbereitung getrunken werden müssen. Allerdings erklärt dies nicht die Regredienz der Verordnung von *Plenvu* (insgesamt kumulativ 1 l Präparat) und Anstieg von *Eziclen* (ebenfalls insgesamt 1 l Präparat).

Literatur

Arzneimittelkommission der deutschen Ärzteschaft (2009) Arzneiverordnungen. Empfehlungen zur rationalen Pharmakotherapie, 22. Aufl. Medizinische Medien, Neu-Isenburg, S 823–835

Bass NM, Mullen KD, Sanyal A, Poordad F, Neff G, Leevy CB, Sigal S, Sheikh MY, Beavers K, Frederick T, Teperman L, Hillebrand D, Huang S, Merchant K, Shaw A, Bortey E, Forbes WP (2010) Rifaximin treatment in hepatic encephalopathy. N Engl J Med 362:1071–1081

Beyer G, Hoffmeister A, Michl P, Gress TM, Huber W, Algül H, Neesse A, Meining A, Seufferlein TW, Rosendahl J, Kahl S, Keller J, Werner J, Friess H, Bufler P, Löhr MJ, Schneider A, Lynen Jansen P, Esposito I, Grenacher L, Mössner J, Lerch MM, Mayerle J (2022) Collaborators:. S3-Leitlinie Pankreatitis – Leitlinie der Deutschen Gesellschaft für Gastroenterologie, Verdauungs- und Stoffwechselkrankheiten (DGVS) – September 2021 – AWMF Registernummer 021-003. Z Gastroenterol 60(3):419–521. https://doi.org/10.1055/a-1735-3864

Bombardier C, Laine L, Reicin A, Shapiro D, Burgos-Vargas R, Davis B, Day R, Ferraz MB, Hawkey CJ, Hochberg MC, Kvien TK, Schnitzer TJ, VIGOR Study Group (2000) Comparison of upper gastrointestinal toxicity of rofecoxib and naproxen in patients with rheumatoid arthritis. N Engl J Med 343:1520–1528

Bour B, Staub JL, Chousterman M, Labayle D, Nalet B, Nouel O, Pariente A, Tocque E, Bonnot-Marlier S (2005) Long-term treatment of gastro-oesophageal reflux disease patients with frequent symptomatic relapses using rabeprazole: on-demand treatment compared with continuous treatment. Aliment Pharmacol Ther 21:805–812

Bouras EP, Scolapio JS (2004) Gastric motility disorders: management that optimizes nutritional status. J Clin Gastroenterol 38:549–557

Bundesinstitut für Arzneimittel und Medizinprodukte (2014) Metoclopramidhaltige Arzneimittel: Umsetzung des Durchführungsbeschlusses der EU-Kommission. https://www.bfarm.de/SharedDocs/Risikoinformationen/Pharmakovigilanz/DE/RV_STP/m-r/metoclopramid.html

Chan FK, Hung LC, Suen BY, Wu JC, Lee KC, Leung VK, Hui AJ, To KF, Leung WK, Wong VW, Chung SC, Sung JJ (2002) Celecoxib versus diclofenac and omeprazole in reducing the risk of recurrent ulcer bleeding in patients with arthritis. N Engl J Med 347:2104–2110

Chan FK, Ching JY, Hung LC, Wong VW, Leung VK, Kung NN, Hui AJ, Wu JC, Leung WK, Lee VW, Lee KK, Lee YT, Lau JY, To KF, Chan HL, Chung SC, Sung JJ (2005) Clopidogrel versus aspirin and esomeprazole to prevent recurrent ulcer bleeding. N Engl J Med 352:238–244

Corley DA, Kubo A, Zhao W, Quesenberry C (2010) Proton pump inhibitors and histamine-2 receptor antagonists are associated with hip fractures among at-risk patients. Gastroenterol 139:93–101

Corpechot C, Chazouillères O, Rousseau A, Le Gruyer A, Habersetzer F, Mathurin P, Goria O, Potier P, Minello A, Silvain C, Abergel A, Debette-Gratien M, Larrey D, Roux O, Bronowicki JP, Boursier J, de Ledinghen V, Heurgue-Berlot A, Nguyen-Khac E, Zoulim F, Ollivier-Hourmand I, Zarski JP, Nkontchou G, Lemoinne S, Humbert L, Rainteau D, Lefèvre G, de Chaisemartin L, Chollet-Martin S, Gaouar F, Admane FH, Simon T, Poupon R (2018) A placebo-controlled trial of bezafibrate in primary biliary cholangitis. N Engl J Med 378:2171–2181

Danese S et al (2017) ECCO position statement on the use of biosimilars for inflammatory bowel disease – an update. J Crohn's Colitis 11(1):26–34. https://doi.org/10.1093/ecco-jcc/jjw198

Daniulaityte R, Carlson R, Falck R, Cameron D, Perera S, Chen L, Sheth A (2013) "I just wanted to tell you that loperamide WILL WORK": a web-based study of extra-medical use of loperamide. Drug Alcohol Depend 130(1-3):241–244. https://doi.org/10.1016/j.drugalcdep.2012.11.003

Dellon ES, Rothenberg ME, Collins MH, Hirano I, Chehade M, Bredenoord AJ, Lucendo AJ, Spergel JM, Aceves S, Sun X, Kosloski MP, Kamal MA, Hamilton JD, Beazley B, McCann E, Patel K, Mannent LP, Laws E, Akinlade B, Amin N, Lim WK, Wipperman MF, Ruddy M, Patel N, Weinreich DR, Yancopoulos GD, Shumel B, Maloney J, Giannelou A, Shabbir A (2022) Dupilumab in adults and adolescents with eosinophilic esophagitis. N Engl J Med 387(25):2317–2330. https://doi.org/10.1056/NEJMoa2205982

Depta JP, Bhatt DL (2012) Antiplatelet therapy and proton pump inhibition: cause for concern? Curr Opin Cardiol 27:642–650

Deutsche Apothekerzeitung (2018) Bayer knickt ein – Iberogast-Packungsbeilage wird geändert. https://www.deutsche-apotheker-zeitung.de/news/artikel/2018/09/12/bayer-knickt-ein-iberogast-packungsbeilage-wird-geaendert

Ehrhardt S, Guo N, Hinz R, Schoppen S, May J, Reiser M, Schroeder MP, Schmiedel S, Keuchel M, Reisinger EC, Langeheinecke A, de Weerth A, Schuchmann M, Schaberg T, Ligges S, Eveslage M, Hagen RM, Burchard GD, Lohse AW (2016) Saccharomyces boulardii to prevent antibiotic-associated diarrhea: a randomized, double-masked, placebo-controlled trial. Open Forum Infect Dis 3:ofw11

Emmanuel AV, Kamm MA, Roy AJ, Kerstens R, Vandeplassche L (2012) Randomised clinical trial: the efficacy of prucalopride in patients with chronic intestinal pseudo-obstruction—a double-blind, placebo-controlled, cross-over, multiple n = 1 study. Aliment Pharmacol Ther 35:48–55

European Association for the Study of the Liver (2017) Clinical Practice Guidelines on the management of hepatitis B virus infection. J Hepatol 67:370–398

European Association for the Study of the Liver (2018) EASL recommendations on treatment of hepatitis C 2018. J Hepatol 69:461–511

Feagan BG, Sandborn WJ, Gasink C, Jacobstein D, Lang Y, Friedman JR, Blank MA, Johanns J, Gao LL, Miao Y, Adedokun OJ, Sands BE, Hanauer SB, Vermeire S, Targan S, Ghosh S, de Villiers WJ, Colombel JF, Tulassay Z, Seidler U, Salzberg BA, Desreumaux P, Lee SD, Loftus EV Jr, Dieleman LA, Katz S, Rutgeerts P, UNITI-IM-UNITI Study Group (2016) Ustekinumab as induction and maintenance therapy for Crohn's disease. N Engl J Med 375:1946–1960

Feagan BG, Danese S, Loftus EV Jr, Vermeire S, Schreiber S, Ritter T, Fogel R, Mehta R, Nijhawan S, Kempiński R, Filip R, Hospodarskyy I, Seidler U, Seibold F, Beales ILP, Kim HJ, McNally J, Yun C, Zhao S, Liu X, Hsueh CH, Tasset C, Besuyen R, Watanabe M, Sandborn WJ, Rogler G, Hibi T, Peyrin-Biroulet L (2021) Filgotinib as induction and maintenance therapy for ulcerative colitis (SELECTION): a phase 2b/3 double-blind, randomised, placebo-controlled trial. Lancet 397:2372–2384

Figlioli F, Bianco A, Thomas E, Stajer V, Korovljev D, Trivic T, Maksimovic N, Drid P (2021) Rapid weight loss habits before a competition in sambo athletes. Nutrients 13(4):1063. https://doi.org/10.3390/nu13041063

Fischbach W, Bornschein J, Hoffmann JC, Koletzko S, Link A, Macke L, Malfertheiner P, Schütte K, Selgrad DM, Suerbaum S, Schulz Ch (2022) Aktualisierte S2k-Leitlinie Helicobacter pylori und gastroduodenale Ulkuskrankheit der Deutschen Gesellschaft für Gastroenterologie, Verdauungs- und Stoffwechselkrankheiten (DGVS) Juli 2022. AWMF-Registernummer: 021 – 001

Ford AC, Moayyedi P, Lacy BE, Lembo AJ, Saito YA, Schiller LR, Soffer EE, Spiegel BM, Quigley EM, Task Force on the Management of Functional Bowel Disorders (2014) American College of Gastroenterology monograph on the management of irritable bowel syndrome and chronic idiopathic constipation. Am J Gastroenterol 109(Suppl 1):2–26

Gemeinsamer Bundesausschuss (2023) Richtlinie des Gemeinsamen Bundesausschusses über die Verordnung von Arzneimitteln in der vertragsärztlichen Versorgung, in der Fassung vom 18. Dezember 2008/22. Januar 2009 veröffentlicht im Bundesanzeiger Nr. 49a (Beilage) vom 31. März 2009, in Kraft getreten am 1. April 2009, zuletzt geändert am 15. Juni 2023, veröffentlicht im Bundesanzeiger (BAnz AT 17. Aug. 2023 B2) in Kraft getreten am 18. August 2023, https://www.g-ba.de/downloads/62-492-3221/AM-RL-2023-06-15_iK-2023-08-18_AT-17-08-2023-B2.pdf

Gendre P, Mocquard J, Artarit P, Chaslerie A, Caillet P, Huon JF (2022) (De)Prescribing of proton pump inhibitors: what has changed in recent years? an observational regional study from the French health insurance database. BMC Prim Care 23(1):341. https://doi.org/10.1186/s12875-022-01941-2

Gerbes AL, Labenz J, Appenrodt B, Dollinger M, Gundling F, Gülberg V, Holstege A, Lynen-Jansen P, Steib CJ, Trebicka J, Wiest R, Zipprich A (2019) Aktualisierung der S2k-Leitlinie der Deutschen Gesellschaft für Gastroenterologie, Verdauungs- und Stoffwechselkrankheiten (DGVS) „Komplikationen der Leberzirrhose". Z Gastroenterol 57:611–680

Hagel S, Epple H-J, Feurle GE, Kern WV, Lynen Jansen P, Malfertheiner P, Marth T, Meyer E, Mielke M, Moos V, von Müller L, Nattermann J, Nothacker M, Pox C, Reisinger E, Salzberger B, Salzer HJ, Weber M, Weinke T, Suerbaum S, Lohse AW, Stallmach A (2015) S2k-Leitlinie Gastrointestinale Infektionen und Morbus Whipple. Z Gastroenterol 53:418–459

Haine AI, Notenboom CMAW, Tan LVP, Ruiter R, van der Deure WM (2022) Ranitidine and the incidence of hypersensitivity reactions to paclitaxel: a retrospective cohort study. Pharmacol Res Perspect 10(4):e985. https://doi.org/10.1002/prp2.985

Halm U, Löser C, Löhr M, Katschinski M, Mössner J (1999) A double-blind, randomized, multicentre, crossover study to prove equivalence of pancreatin minimicrospheres versus microspheres in exocrine pancreatic insufficiency. Aliment Pharmacol Ther 13:951–957

Harms MH, van Buuren HR, Corpechot C, Thorburn D, Janssen HLA, Lindor KD, Hirschfield GM, Parés A, Floreani A, Mayo MJ, Invernizzi P, Battezzati PM, Nevens F, Ponsioen CY, Mason AL, Kowdley KV, Lammers WJ, Hansen BE, van der Meer AJ (2019) Ursodeoxycholic acid therapy and liver transplant-free survival in patients with primary biliary cholangitis. J Hepatol 71:357–365

Hellers G, Cortot A, Jewell D, Leijonmarck CE, Löfberg R, Malchow H, Nilsson LG, Pallone F, Pena S, Persson T, Prantera C, Rutgeerts P (1999) Oral budesonide for prevention of postsurgical recurrence in Crohn's disease. Gastroenterol 116:294–300

Jørgensen KK, Olsen IC, Goll GL, Lorentzen M, Bolstad N, Haavardsholm EA, Lundin KEA, Mørk C, Jahnsen J, Kvien TK, NOR-SWITCH study group (2017) Switching from originator infliximab to biosimilar CT-P13 compared with maintained treatment with originator infliximab (NOR-SWITCH): a 52-week, randomised, double-blind, non-inferiority trial. Lancet 389(10086):2304–2316. https://doi.org/10.1016/S0140-6736(17)30068-5 (Erratum in: Lancet. 2017 Jun 10;389(10086):2286. PMID: 28502609)

Kark W, Krebs-Richter H, Hotz J (1995) Improving the effect of orthograde colonic lavage with golytely solution by adding dimethicone. Z Gastroenterol 33:20–23

Kimer N, Krag A, Møller S, Bendtsen F, Gluud LL (2014) Systematic review with meta-analysis: the effects of rifaximin in hepatic encephalopathy. Aliment Pharmacol Ther 40:123–132

Koop H (2018) Verordnungspraxis und Risiken von Protonenpumpenblockern – Fiktion und Fakten? Z Gastroenterol 56:264–274

Koop H, Fuchs KH, Labenz J, Lynen Jansen P, Messmann H, Miehlke S, Schepp W, Wenzl TG, Mitarbeiter der Leitliniengruppe (2014) Gastroösophageale Refluxkrankheit unter Federführung der Deutschen Gesellschaft für Gastroenterologie, Verdauungs- und Stoffwechselkrankheiten (DGVS) AWMF Register Nr. 021-013. Z Gastroenterol 52:1299–1346

Krag M, Marker S, Perner A, Wetterslev J, Wise MP, Schefold JC, Keus F, Guttormsen AB, Bendel S, Borthwick M, Lange T, Rasmussen BS, Siegemund M, Bundgaard H, Elkmann T, Jensen JV, Nielsen RD, Liboriussen L, Bestle MH, Elkjær JM, Palmqvist DF, Bäcklund M, Laake JH, Bådstøløkken PM, Grönlund J, Breum O, Walli A, Winding R, Iversen S, Jarnvig IL, White JO, Brand B, Madsen MB, Quist L, Thornberg KJ, Møller A, Wiis J, Granholm A, Anthon CT, Meyhoff TS, Hjortrup PB, Aagaard SR, Andreasen JB, Sørensen CA, Haure P, Hauge J, Hollinger A, Scheuzger J, Tuchscherer D, Vuilliomenet T, Takala J, Jakob SM, Vang ML, Pælestik KB, Andersen KLD, van der Horst ICC, Dieperink W, Fjølner J, Kjer CKW, Sølling C, Sølling CG, Karttunen J, Morgan MPG, Sjøbø B, Engstrøm J, Agerholm-Larsen B, Møller MH, SUP-ICU trial group (2018) Pantoprazole in patients at risk for gastrointestinal bleeding in the ICU. N Engl J Med 379:2199–2208

Kucharzik T, Dignass A, Atreya R, Bokemeyer B, Esters P, Herrlinger K, Kannengiesser K, Kienle P, Langhorst J, Lügering A, Schreiber S, Stallmach A, Stein J, Sturm A, Teich N, Siegmund B, Collaborators (2023) Aktualisierte S3-Leitlinie Colitis ulcerosa (Version 6.1) – Februar 2023 – AWMF-Registriernummer: 021-009. Z Gastroenterol 61(8):1046–1134. https://doi.org/10.1055/a-2060-0935

Labenz J, Armstrong D, Lauritsen K, Katelaris P, Schmidt S, Schutze K, Wallner G, Juergens H, Preiksaitis H, Keeling N, Naucler E, Adler J, Eklund S (2005) Esomeprazole 20 mg vs. pantoprazole 20 mg for maintenance therapy of healed erosive oesophagitis: results from the EXPO study. Aliment Pharmacol Ther 22:803–811

Lam JR, Schneider JL, Zhao W, Corley DA (2013) Proton pump inhibitor and histamine 2 receptor antagonist use and vitamin B12 deficiency. JAMA 310:2435–1542

Larsen TR, McMunn J, Ahmad H, AlMahameed ST (2018) Ventricular tachycardia triggered by Loperamide and Famotidine abuse. Drug Saf Case Rep 5(1):11. https://doi.org/10.1007/s40800-018-0077-0

Lassalle M, Le Tri T, Bardou M et al (2020) Use of proton pump inhibitors in adults in France: a nationwide drug utilization study. Eur J Clin Pharmacol 76:449–457. https://doi.org/10.1007/s00228-019-02810-1

Layer P, Andresen V, Allescher H, Bischoff SC, Claßen M, Elsenbruch S, Freitag M, Frieling T, Gebhard M, Goebel-Stengel M, Häuser W, Holtmann G, Keller J, Kreis ME, Kruis W, Langhorst J, Jansen PL, Madisch A, Mönnikes H, Müller-Lissner S, Niesler B, Pehl C, Pohl D, Raithel M, Röhrig-Herzog G, Schemann M, Schmiedel S, Schwille-Kiuntke J, Storr M, Preiß JC; Collaborators:, Andus T, Buderus S, Ehlert U, Engel M, Enninger A, Fischbach W, Gillessen A, Gschossmann J, Gundling F, Haag S, Helwig U, Hollerbach S, Karaus M, Katschinski M, Krammer H, Kuhlbusch-Zicklam R, Matthes H, Menge D, Miehlke S, Posovszky MC, Schaefert R, Schmidt-Choudhury A, Schwandner O, Schweinlin A, Seidl H, Stengel A, Tesarz J, van der Voort I, Voderholzer W, von Boyen G, von Schönfeld J, Wedel T (2021) – AWMF-Registriernummer: 021/016.

Lee-Robichaud H, Thomas K, Morgan J, Nelson RL (2010) Lactulose versus polyethylene glycol for chronic constipation. Cochrane Database Syst Rev. https://doi.org/10.1002/14651858.CD007570.pub2

Malfertheiner P, Megraud F, O'Morain C, Bazzoli F, El-Omar E, Graham D, Hunt R, Rokkas T, Vakil N, Kuipers EJ (2007) Current concepts in the management of Helicobacter pylori infection: the Maastricht III Consensus Report. Gut 56:772–781

Malfertheiner P, Kandulski A, Venerito M (2017) Proton-pump inhibitors: understanding the complications and risks. Nat Rev Gastroenterol Hepatol 14:697–710

Marraffa JM, Holland MG, Sullivan RW, Morgan BW, Oakes JA, Wiegand TJ, Hodgman MJ (2014) Cardiac conduction disturbance after loperamide abuse. Clin Toxicol 52(9):952–957. https://doi.org/10.3109/15563650.2014.969371

McFarland LV, Go S (2019) Are probiotics and prebiotics effective in the prevention of travellers' diarrhea: a systematic review and meta-analysis. Travel Med Infect Dis 27:11–19

Metcalf TJ, Irons TG, Sher LD, Young PC (1994) Simethicone in the treatment of infant colic: a randomized placebo-controlled multicenter trial. Pediatr Electron Pages 94:29–34

Montero Pérez O, Martinez Benavides J, González Fernandez T, Guerra Prio S, Domínguez RR, Mesía Nin R, Clopés EA (2023) Is ranitidine necessary as premedication for regimens containing paclitaxel? A non-inferiority study. Expert Rev Clin Pharmacol. https://doi.org/10.1080/17512433.2023.2238596 (Erratum in: Expert Rev Clin Pharmacol. 2023 Aug 17;:1.)

Mössner J (2016) Indikationen, Nutzen und Risiken von Protonenpumpeninhibitoren. Eine Bestandsaufnahme nach 25 Jahren. Dtsch Ärzteblatt 113:477–483

Mössner J, Keim V (2003) Therapie der chronischen Pankreatitis. Internist 44:1515–1523. https://doi.org/10.1007/s00108-003-1068-4

National Institute for Health and Care Excellence (2014) Dyspepsia and gastro-oesophageal reflux disease. Investigation and management of dyspepsia, symptoms suggestive of gastro-oesophageal reflux disease, or both. NICE clinical guideline 184 (guidance.nice.org.uk/cg184)

Nevens F, Andreone P, Mazzella G, Strasser SI, Bowlus C, Invernizzi P, Drenth JP, Pockros PJ, Regula J, Beuers U, Trauner M, Jones DE, Floreani A, Hohenester S, Luketic V, Shiffman M, van Erpecum KJ, Vargas V, Vincent C, Hirschfield GM, Shah H, Hansen B, Lindor KD, Marschall HU, Kowdley KV, Hooshmand-Rad R, Marmon T, Sheeron S, Pencek R, MacConell L, Pruzanski M, Shapiro D, POISE Study Group (2016) A placebo-controlled trial of obeticholic acid in primary biliary cholangitis. N Engl J Med 375:631–643

Niklasson A, Lindström L, Simrén M, Lindberg G, Björnsson E (2010) Dyspeptic symptom development after discontinuation of a proton pump inhibitor: a double-blind placebo-controlled trial. Am J Gastroenterol 105:1531–1537

O'Connell CW, Schricker AA, Schneir AB, Metushi IG, Birgersdotter-Green U, Minns AB (2016) High-dose loperamide abuse-associated ventricular arrhythmias. Hear Rythm Case Rep 2(3):232–236. https://doi.org/10.1016/j.hrcr.2016.01.002

Pantano F, Mannocchi G, Marinelli E, Gentili S, Graziano S, Busardò FP, di Luca NM (2017) Hepatotoxicity induced by greater celandine (Chelidonium majus L.): a review of the literature. Eur Rev Med Pharmacol Sci 21(1 Suppl):46–52

Pinto-Sanchez MI, Yuan Y, Hassan A, Bercik P, Moayyedi P (2017) Proton pump inhibitors for functional dyspepsia. Cochrane Database Syst Rev. https://doi.org/10.1002/14651858.CD011194.pub3

Prasad S, Dhiman RK, Duseja A, Chawla YK, Sharma A, Agarwal R (2007) Lactulose improves cognitive functions and health-related quality of life in patients with cirrhosis who have minimal hepatic encephalopathy. Hepatology 45:549–559

Reimer C, Søndergaard B, Hilsted L, Bytzer P (2009) Proton-pump inhibitor therapy induces acid-related symptoms in healthy volunteers after withdrawal of therapy. Gastroenterol 137:80–87

RKI (2023) Epidemiologisches Bulletin 31/2023. https://www.rki.de/DE/Content/Infekt/EpidBull/Archiv/2023/Ausgaben/31_23.pdf?__blob=publicationFile. Zugegriffen: 3. Aug. 2023

Sablich R, Urbano MT, Scarpa M, Scognamiglio F, Paviotti A, Savarino E (2023) Vedolizumab is superior to infliximab in biologic naïve patients with ulcerative colitis. Sci Rep 13(1):1816. https://doi.org/10.1038/s41598-023-28907-3

Sandborn WJ, Su C, Sands BE, D'Haens GR, Vermeire S, Schreiber S, Danese S, Feagan BG, Reinisch W, Niezychowski W, Friedman G, Lawendy N, Yu D, Woodworth D, Mukherjee A, Zhang H, Healey P, Panés J, OCTAVE Induction 1, OCTAVE Induction 2, and OCTAVE Sustain Investigators (2017) Tofacitinib as induction and maintenance therapy for ulcerative colitis. N Engl J Med 376:1723–1736

Sandborn WJ, Feagan BG, D'Haens G, Wolf DC, Jovanovic I, Hanauer SB, Ghosh S, Petersen A, Hua SY, Lee JH, Charles L, Chitkara D, Usiskin K, Colombel JF, Laine L, Danese S, True North Study Group (2021) Ozanimod as induction and maintenance therapy for ulcerative colitis. N Engl J Med 385(14):1280–1291. https://doi.org/10.1056/NEJMoa2033617

Sands BE, Sandborn WJ, Panaccione R, O'Brien CD, Zhang H, Johanns J, Adedokun OJ, Li K, Peyrin-Biroulet L, Van Assche G, Danese S, Targan S, Abreu MT, Hisamatsu T, Szapary P, Marano C, Group US (2019a) Ustekinumab as induction and maintenance therapy for ulcerative colitis. N Engl J Med 381:1201–1214

Sands BE, Peyrin-Biroulet L, Loftus EV Jr., Danese S, Colombel JF, Toruner M, Jonaitis L, Abhyankar B, Chen J, Rogers R, Lirio RA, Bornstein JD, Schreiber

S, Group VS (2019b) Vedolizumab versus adalimumab for moderate-to-severe ulcerative colitis. N Engl J Med 381:1215–1226

Santos-Junior RB, Utter AC, McAnulty SR et al (2020) Weight loss behaviors in Brazilian mixed martial arts athletes. Sport Sci Health 16:117–122. https://doi.org/10.1007/s11332-019-00581-x

Savarino V, Marabotto E, Zentilin P, Furnari M, Bodini G, De Maria C, Pellegatta G, Coppo C, Savarino E (2018) Proton pump inhibitors: use and misuse in the clinical setting. Expert Rev Clin Pharmacol 11:1123–1134

Savoldi A, Carrara E, Grahm DY, Conti M, Tacconelli E (2018) Prevalence of antibiotic resistance in helicobacter pylori: a systematic review and meta-analysis in World Health Organization regions. Gastroenterol 155:1372–1382

Scally B, Emberson JR, Spata E, Reith C, Davies K, Halls H, Holland L, Wilson K, Bhala N, Hawkey C, Hochberg M, Hunt R, Laine L, Lanas A, Patrono C, Baigent C (2018) Effects of gastroprotectant drugs for the prevention and treatment of peptic ulcer disease and its complications: a meta-analysis of randomized trials. Lancet Gastroenterol Hepatol 3:231–241

Schmieder G, Stankov G, Zerle G, Schinzel S, Brune K (1993) Observer-blind study with metamizole versus tramadol and butylscopolamine in acute biliary colic pain. Arzneim Forsch 43:1216–1221

Sebode M, Kloppenburg A, Aigner A, Lohse AW, Schramm C, Linder R (2020) Population based study of autoimmune hepatitis and primary biliary cholangitis in Germany: rising prevalence based on ICD codes, yet deficits in medical treatment. Z Gastroenterol 58:431–438

Siegmund E, Löhr JM, Schuff-Werner P (2004) Die diagnostische Validität nichtinvasiver Pankreasfunktionstests – Eine Metaanalyse. Z Gastroenterol 42:1117–1128

Sjöstedt S, Befrits R, Sylvan A, Harthon C, Jörgensen L, Carling L, Modin S, Stubberöd A, Toth E, Lind T (2005) Daily treatment with esomeprazole is superior to that taken on-demand for maintenance of healed erosive oesophagitis. Aliment Pharmacol Ther 22:183–191

Smith DS, Ferris CD (2003) Current concepts in diabetic gastroparesis. Drugs 63:1339–1358

Stedman CA, Barclay ML (2000) Review article: comparison of the pharmacokinetics, acid suppression and efficacy of proton pump inhibitors. Aliment Pharmacol Ther 14:963–978

Steffen KJ, Mitchell JE, Roerig JL, Lancaster KL (2007) The eating disorders medicine cabinet revisited: a clinician's guide to ipecac and laxatives. Int J Eat Disord 40(4):360–368. https://doi.org/10.1002/eat.20365

Sturm A, Atreya R, Bettenworth D, Bokemeyer B, Dignaß A, Ehehalt R, Germer C, Grunert PC, Helwig U, Herrlinger K, Kienle P, Kreis ME, Kucharzik T, Langhorst J, Maaser C, Ockenga J, Ott C, Siegmund B, Zeißig S, Stallmach A, Collaborators (2022) Aktualisierte S3-Leitlinie „Diagnostik und Therapie des Morbus Crohn" der Deutschen Gesellschaft für Gastroenterologie, Verdauungs- und Stoffwechselkrankheiten (DGVS) – August 2021 – AWMF-Registernummer: 021-004. Z Gastroenterol 60(3):332–418. https://doi.org/10.1055/a-1713-3941

Sudduth RH, DeAngelis S, Sherman KE, McNally PR (1995) The effectiveness of simethicone in improving visibility during colonoscopy when given with a sodium phosphate solution: a double-bind randomized study. Gastrointest Endosc 42:413–415

Teschke R, Wolff A, Frenzel C, Schulze J, Eickhoff A (2012) Herbal hepatotoxicity: a tabular compilation of reported cases. Liver Int 32:1543–1556

Tromm A, Bunganič I, Tomsová E, Tulassay Z, Lukáš M, Kykal J, Bátovský M, Fixa B, Gabalec L, Safadi R, Kramm HJ, Altorjay I, Löhr H, Koutroubakis I, BarMeir S, Stimac D, Schäffeler E, Glasmacher C, Dilger K, Mohrbacher R, Greinwald R, International Budenofalk Study Group (2011) Budesonide 9 mg is at least as effective as mesalamine 4.5 g in patients with mildly to moderately active Crohn's disease. Gastroenterol 140:425–434

Ueberschaer H, Allescher HD (2017) Protonenpumpenhemmer – Nebenwirkungen und Komplikationen der langfristigen Protonenpumpenhemmereinnahme. Z Gastroenterol 55:636–674

Wei D, Heus P, van de Wetering FT, van Tienhove G, Verleye L, Scholten RJ (2018) Probiotics for the prevention or treatment of chemotherapy or radiotherapy-related diarrhoea in people with cancer. Cochrane Database Syst Rev. https://doi.org/10.1002/14651858.CD008831.pub3

Wu D, Wu SM, Lu J, Zhou YQ, Xu L, Guo CY (2013) Rifaximin versus nonabsorbable disaccharides for the treatment of hepatic encephalopathy: a meta-analysis. Gastroenterol Res Pract. https://doi.org/10.1155/2013/236963

Xie Y, Bowe B, Yan Y, Xian H, Li T, Al-Aly Z (2019) Estimates of all cause mortality and cause specific mortality associated with proton pump inhibitors among US veterans: cohort study. BMJ 365:l1580

Zimmermann T, Jansen PL, Sarrazin C, Vollmar J, Zeuzem S (2018) S3-Leitlinie „Prophylaxe, Diagnostik und Therapie der Hepatitis-C-Virus (HCV)-Infektion". Z Gastroenterol 56:e53–e115

Gicht

Bernd Mühlbauer

Auf einen Blick

Die spezifische Arzneitherapie der Gicht umfasst Xanthinoxidasehemmer, Colchicin und Benzbromaron. Standardarzneistoff für die chronische Gicht ist Allopurinol, auf das 86 % aller Verordnungen entfallen. Der zweite, etwas teurere Xanthinoxidasehemmer Febuxostat weist keine relevanten Vorteile gegenüber dem bewährten Allopurinol auf. Ein 2019 erschienener Rote-Hand-Brief warnte vor kardiovaskulären Risiken von Febuxostat. Den vorübergehenden Verordnungsrückgang in 2020 machte das Präparat 2021 wieder wett und erreichte 2022 eine leichte Steigerung. Das beim akuten Gichtanfall einzusetzende Colchicin ist 2022 deutlich häufiger verordnet worden als im Vorjahr. Dies gilt nicht für das Urikosurikum Benzbromaron. In 2022 erscheint es als Monopräparat mit deutlichem Verordnungsrückgang gerade eben unter den 3.000 am häufigsten verordneten Arzneimitteln.

Gicht ist eine Stoffwechselkrankheit mit erhöhten Harnsäurekonzentrationen im Serum, die durch renale Minderausscheidung (häufig) oder erhöhte hepatische Bildung (selten) bedingt ist. Die Hyperurikämie ist zunächst oft symptomlos. Gichtkomplikationen entstehen durch kristalline Ausfällung der Harnsäure. In der Synovia von Gelenken führt dies zu schmerzhaften Gichtanfällen, im Gewebe zu immunologischer Reaktion mit Knötchenbildung (Tophi), in der Niere zu Uratsteinen. Wichtige Risikofaktoren für die Entstehung einer Hyperurikämie sind Hypertonie (74 %), Niereninsuffizienz (71 %), Adipositas (53 %) und Diabetes (14 %) sowie die Einnahme einiger Arzneimittel (Thiaziddiuretika, Ciclosporin und Tacrolimus) (Übersicht bei Dalbeth et al. 2016).

Basis der Therapie ist eine Diät mit reduzierter Purinzufuhr. Der größte Teil der Harnsäure stammt allerdings aus dem körpereigenen Purinmetabolismus. Nach epidemiologischen Untersuchungen erhöhen Übergewicht und erheblicher Alkoholkonsum das Risiko eines Gichtanfalls, unabhängig von der Harnsäurereserumkonzentration (Lin et al. 2000). Neben purinarmer Kost sind daher Gewichtreduktion und Einschränkung des Alkoholkonsums wichtige nicht medikamentöse Maßnahmen.

Die asymptomatische Hyperurikämie erfordert keine routinemäßige Arzneitherapie, da viele hyperurikämische Patienten keine Gichtanfälle entwickeln und umgekehrt die Harnsäurespiegel bei einem akuten Gichtanfall im Normalbereich liegen können (Richette et al. 2017). Bei asymptomatischer Hyperurikämie wird zu häufig Allopurinol oder Febuxostat verordnet (Arzneimittelbrief 2014). Bei nur gering erhöhten Serumharnsäurewerten überwiegt das Nebenwirkungsrisiko oft den therapeutischen Nutzen. Das gilt ganz besonders bei Patienten im höheren Lebensalter (Pasina et al. 2014). Trotzdem ist die Hyperurikämie mit einem Harnsäurekonzentrationen über 6 mg/dl ein wichtiger Risikofaktor der Gicht (Shiozawa et al. 2017). Vor dem ersten Gichtanfall sind Tophi oder Nierenschäden selten nachweisbar.

Die medikamentöse Therapie der symptomatisch gewordenen Gicht zielt auf die Behandlung des akuten Gichtanfalls und auf die dauerhafte Senkung der Harnsäurespiegel. Sie

© Der/die Autor(en), exklusiv lizenziert an Springer-Verlag GmbH, DE, ein Teil von Springer Nature 2023
W.-D. Ludwig, B. Mühlbauer, R. Seifert (Hrsg.), *Arzneiverordnungs-Report 2023*,
https://doi.org/10.1007/978-3-662-68371-2_13

gliedert sich in drei Therapieprinzipien: Unterdrückung der zum Gichtanfall führenden Entzündungsreaktion, Hemmung der Harnsäurebildung durch Urikostatika und Förderung der Harnsäureausscheidung durch Urikosurika. Die aktuelle Leitlinie des National Institute for Health and Care Excellence (NICE) enthält evidenzbasierte Empfehlungen zur Diagnose und Therapie der Gicht (NICE 2022).

Für die Therapie des *akuten Gichtanfalls* kommen Colchicin, Glucocorticoide und nichtsteroidale Antiphlogistika (Cyclooxygenase-Inhibitoren, z. B. Naproxen, Ibuprofen) in Frage. Alle sind wirksam in der Linderung der akuten Gichtsymptome, haben aber auch ihre spezifischen Nebenwirkungen (FitzGerald et al. 2020). Colchicin kann insbesondere in höheren Dosierungen Übelkeit und schwere Durchfälle auslösen. Aufgrund der Gefahr von Intoxikationen (Dosierungen siehe ▶ Abschn. 13.1) werden bei Colchicin niedrigere Dosen gegenüber höheren Dosen favorisiert (van Echteld et al. 2014). Bei nichtsteroidalen Antiphlogistika und Glucocorticosteroide bestehen die allgemein bekannten Risiken (siehe Symptomatische Behandlung von Schmerz, Fieber und Entzündung, ▶ Kap. 17).

Bisher wurden in der Therapie des akuten Gichtanfalls nichtsteroidale Antiphlogistika vorgezogen. Diese Präferenz beruhte jedoch mehr auf Tradition und persönlicher Erfahrung. Ebenfalls etabliert sind orale Glucocorticoide (Suresh und Das 2012). Diese Wirkstoffe werden in anderen Kapiteln behandelt (Symptomatische Behandlung von Schmerz, Fieber und Entzündung, ▶ Kap. 17, sowie Glucocorticoide, ▶ Kap. 20). Mit Colchicin in geringen Dosierungen (0,5–1 mg des Reinalkaloids abends) ist auch eine effektive Prophylaxe von Gichtanfällen möglich.

Eine harnsäuresenkende Dauertherapie der *symptomatisch gewordenen Gicht* ist bei Patienten nach wiederholten Gichtanfällen, bei Gichtarthropathie, Tophi oder radiologischen Veränderungen indiziert. Ziel der Harnsäuresenkung ist die Auflösung bestehender Harnsäureablagerungen und die Prävention neuer Ablagerungen. Neben den erwähnten nutritiven Maßnahmen wird eine medikamentöse Senkung der Serumharnsäure empfohlen, wenn die Zielwerte von unter 6 mg/dl, bei schwerer Gicht unter 5 mg/dl (360 bzw. 300 µmol/L) nicht erreicht werden.

Allopurinol ist – neben Febuxostat – Arzneistoff der Wahl. Auch die aktuelle NICE Leitlinie empfiehlt Allopurinol mit einer niedrigen Initialdosis (≤ 100 mg/Tag) und Dosistitration auf einen Harnsäurezielwert von < 6 mg/dl (NICE 2022). Bei eingeschränkter Nierenfunktion muss die Dosierung reduziert werden. Trotz seines jahrzehntelangen Einsatzes ist die ideale Allopurinoldosis nicht befriedigend geklärt (Übersicht bei Sundy 2010). Die beschriebene Strategie der einschleichenden Dosistitration scheint die Gefahr reaktiver Gichtanfälle in der Anfangsphase der Behandlung zu reduzieren. Eine Steigerung der Tagesdosis von 300 auf 600 mg erhöht die Ansprechrate von 26 auf 78 %. Die maximale Tagesdosis beträgt sogar 800 mg (Fachinformation 2021). Vorsicht ist geboten bei Patienten, die Mercaptopurin einnehmen. Allopurinol hemmt dessen Abbau, so dass dann nur ein Viertel der üblichen Dosis von Mercaptopurin gegeben werden darf.

Wenn die Zielwerte mit Allopurinol nicht erreicht werden, können der zweite Xanthinoxidasehemmer, Febuxostat, ein Urikosurikum oder eine Kombination von Allopurinol mit einem Urikosurikum in Betracht gezogen werden (NICE 2022).

Seit 2010 ist Febuxostat im Handel. 2022 ist das Originalpräparat (*Adenuric*) nicht mehr vertreten, sondern neun Generika (*Febuxostat Zentiva, Febuxostat-1A Pharma, Febuxostat STADA, Febuxostat AL, Febuxostat beta, Febuxostat-ratiopharm, Febuxostat axiromed, Febuxostat-PUREN, Febuxostat Heumann*). In den Zulassungsstudien senkte Febuxostat die Harnsäure effektiver als 300 mg Allopurinol, doch gegen höhere und damit effektivere Allopurinoldosen wurde es nicht geprüft. Als Vorteil wird häufig propagiert, dass es zu lediglich 10 % renal eliminiert wird, was bei Patienten mit Nierenfunktionseinschränkung von Vorteil sein könnte (Love et al. 2010). In einem Cochrane-Review gab es nach dreijähriger Nachbeobachtung für Febuxostat (80 oder 120 mg/Tag) und Allopurinol keine signifikanten Unterschiede bezüglich Wirksamkeit und Verträglichkeit (Tayar et al. 2012). Dies bestätigt eine weitere Metaanalyse direkter Vergleichsstudien: Die gegenüber Allopurinol etwas ausgeprägtere Senkung des Harnsäurespiegels unter Febuxostat war nicht mit einer Reduktion klinischer Gichtsymptome assoziiert (Faruque et al. 2013).

Beunruhigende Signale ergab die kardiovaskuläre Sicherheitsstudie CARES, die aufgrund von entsprechenden Hinweisen in den Zulassungsstudien behördlicherseits angeordnet worden war. Bei Patienten mit kardiovaskulärer Vorerkrankung wurde unter Febuxostat eine im Vergleich zu Allopurinol erhöhte Sterblichkeit beobachtet (gesamt und kardiovaskulär). Allerdings war der primäre Endpunkt (Kombination aus kardiovaskulärem Tod, Myokardinfarkt, Schlaganfall und instabiler Angina mit Katheterintervention) nicht signifikant unterschiedlich (White et al. 2018). Auch Vorhofflimmern war bei älteren Patienten nach Febuxostat häufiger als nach Allopurinol (Singh und Cleveland 2019). Das BfArM warnte mit einem Rote-Hand-Brief entsprechend (2019).

Allerdings konnten eine weitere, randomisierte Studie (Mackenzie et al. 2020) sowie Metaanalysen ein erhöhtes kardiovaskuläres Risiko von Febuxostat (Al-Abdouh et al. 2020; Gao et al. 2021) gegenüber Allopurinol nicht bestätigen. Die NICE-Leitlinie sieht zumindest bei Patienten ohne erhöhtes kardiovaskuläres Risiko beide Wirkstoffe als austauschbar an (NICE 2022). Die Febuxostat-Generika sind etwa 30 % teurer als Allopurinol.

13.1 Verordnungsspektrum

Seit vielen Jahren hält Allopurinol den allergrößten Anteil am Verordnungsvolumen der Gichtmedikamente (◘ Tab. 13.1). Auch 2022 haben sich dessen Verordnungen gegenüber dem Vorjahr kaum verändert. Febuxostat erfuhr 2020 aufgrund der beschriebenen Sicherheitsbedenken einen Verordnungsrückgang um fast 12 %, konnte diesen in 2021 aber aufholen und erreichte 2022 eine weitere Steigerung um 4,3 %. Dieser Zuwachs ist vermutlich auf den weiteren Rückgang der DDD-Preise durch die völlige Verlagerung in den Generikamarkt zurückzuführen.

Nach stetigen Verordnungsrückgängen in den Vorjahren findet sich 2022 kein Kombinationspräparat mit Allopurinol und Benzbromaron mehr auf der Liste der 3.000 häufigsten Verordnungen (◘ Tab. 13.1). Auch wenn theoretisch die Kombination der Wirkprinzipien Xanthinoxidasehemmung und Urikosurie die Effektivität steigern und eine Dosisreduktion der Einzelsubstanzen ermöglichen könnte, fehlt die Evidenz für einen klinisch relevanten Benefit. In einer Beobachtungsstudie zeigte sich allenfalls eine stärkere Harnsäuresenkung unter der Kombination als unter den Einzelkomponenten (Azevedo et al. 2014). Benzbromaron als Monopräparat (*Benzbromaron AL*) wurde 2022 deutlich weniger verordnet als im Vorjahr und erreichte weniger als 0,5 % der gesamten Verordnungen im Indikationsgebiet (◘ Tab. 13.1).

Colchicin ist ein in der Herbstzeitlose vorkommendes Alkaloid. Der Wirkstoff hat eine geringe therapeutische Breite. Lebensgefährliche Vergiftungen werden beobachtet. Colchicin wird in der Akuttherapie des Gichtanfalls und in der Anfallsprophylaxe eingesetzt. Anfälle werden mit 1–2 mg Colchicin täglich, maximal 6 mg pro Episode behandelt. Dies gilt für das reine Alkaloid, bei Pflanzenextrakten muss der Gehalt sorgfältig beachtet werden. Colchicin muss bei Abklingen des Anfalls oder bei Auftreten gastrointestinaler Nebenwirkungen umgehend abgesetzt werden. Nach einer kompletten Anfallsbehandlung darf für 3 Tage keine weitere Einnahme von Colchicin erfolgen.

Über Jahrzehnte waren nur Pflanzenextrakte wie *Colchysat Bürger* auf dem Markt. Es wurde als natürliches, pflanzliches Arzneimittel in Packungsgrößen von 30 ml (15 mg) und 100 ml (50 mg) beworben. Eine tödliche Über-

◘ **Tab. 13.1** Verordnungen von Gichtmedikamenten 2022. Angegeben sind die 2022 verordneten Tagesdosen, die Änderungen gegenüber 2021 und die mittleren Kosten je DDD 2022

Präparat	Bestandteile	DDD Mio.	Änderung %	DDD-Nettokosten Euro
Allopurinol				
Allopurinol Indoco	Allopurinol	194,1	(+100,8)	0,26
Allopurinol AL	Allopurinol	61,5	(−58,0)	0,22
Allopurinol Heumann	Allopurinol	28,3	(+41,4)	0,25
Allopurinol AbZ	Allopurinol	12,7	(−44,2)	0,25
Allobeta	Allopurinol	7,0	(−43,4)	0,25
Allopurinol-ratiopharm	Allopurinol	4,4	(−64,7)	0,24
		308,0	**(−0,9)**	**0,25**
Febuxostat				
Febuxostat Zentiva	Febuxostat	16,5	(−2,8)	0,35
Febuxostat-1A Pharma	Febuxostat	7,2	(−13,4)	0,38
Febuxostat STADA	Febuxostat	5,4	(+543,3)	0,29
Febuxostat AL	Febuxostat	3,6	(−43,5)	0,41
Febuxostat beta	Febuxostat	3,6	(−35,6)	0,35
Febuxostat-ratiopharm	Febuxostat	2,3	(+165,1)	0,32
Febuxostat axiromed	Febuxostat	2,2	(+110,1)	0,46
Febuxostat-PUREN	Febuxostat	1,4	(+202,3)	0,26
Febuxostat Heumann	Febuxostat	1,2	(+16,8)	0,25
		43,4	**(+4,3)**	**0,35**
Colchicin				
Colchicin Ysat	Colchicin	4,3	(+12,0)	1,78
Colchysat Bürger	Herbstzeitlosenblütenextrakt	0,99	(−5,5)	1,00
		5,3	**(+8,2)**	**1,63**
Benzbromaron				
Benzbromaron AL	Benzbromaron	1,5	(−50,2)	0,15
Summe		**358,2**	**(−0,6)**	**0,28**

dosierung durch Einnahme eines Schlucks (ca. 50 ml) statt einiger Tropfen eines Patienten führte zur Marktrücknahme der Packungsgröße 100 ml *Colchysat Bürger* (Arzneimittelkommission der deutschen Ärzteschaft 2017; Diesinger und Schriever 2017). Im Jahr 2022 wurden wie im Vorjahr etwa 1 Mio. DDD dieses Medikaments verordnet (◘ Tab. 13.1). Ab 2019 war mit *Colchicin Tiofarma* ein chemisch synthetisiertes Colchicin als Reinalkaloid auf dem deutschen Markt verfügbar. Danach entfielen die allermeisten Colchicin-Verordnungen auf dieses Präparat. Der Hersteller des Pflanzenextraktes *Colchicin Bürger* erwarb das Mitvertriebsrecht für das Reinalkaloid und bietet es seitdem als *Colchicin Ysat* an. In 2022 entfiel das gesamte Verordnungsvolumen (4,3 Mio. DDD) des Reinalkaloids auf dieses Präparat (◘ Tab. 13.1).

Bei der Betrachtung der absoluten Verordnungszahlen von Colchicin muss berücksichtigt werden, dass der Wirkstoff neben seiner Anwendung als Gichtmedikament derzeit in mehreren weiteren Indikationen, unter anderem koronare Herzerkrankung, Perikarditis und Morbus Behcet als therapeutische Option intensiv diskutiert wird – mit mehr oder weniger gut belegter Evidenz (Richette et al. 2017).

Literatur

Al-Abdouh A, Khan SU, Barbarawi M, Upadhrasta S, Munira S, Bizanti A, Elias H, Jat A, Zhao D, Michos ED (2020) Effects of febuxostat on mortality and cardiovascular outcomes: a systematic review and meta-analysis of randomized controlled trials. Mayo Clin Proc Innov Qual Outcomes 4:434–442

Arzneimittelbrief (2014) Bei asymptomatischer Hyperurikämie wird zu häufig Allopurinol verordnet. Arzneimittelbrief 48:46–47. https://www.der-arzneimittelbrief.de/de/Artikel.aspx?J=2014&S=46

Arzneimittelkommission der deutschen Ärzteschaft (2017) Akzidentelle Überdosierung von Colchicin mit Todesfolge. Dtsch Arztebl 114:A96–97

Azevedo VF, Buiar PG, Giovanella LH, Severo CR, Carvalho M (2014) Allopurinol, benzbromarone, or a combination in treating patients with gout: analysis of a series of outpatients. Int J Rheumatol. https://doi.org/10.1155/2014/263720

Dalbeth N, Merriman TR, Stamp LK (2016) Gout. Lancet 388:2039–2052

Diesinger C, Schriever J (2017) Colchicin – gut informieren, vorsichtig dosieren. Bull Arzneimittelsicherheit 4:15–23

Fachinformation (2021) Fachinformation Allopurinol AL. https://s3.eu-central-1.amazonaws.com/prod-cerebro-ifap/media_all/113567.pdf

Faruque LI, Ehteshami-Afshar A, Wiebe N, Tjosvold L, Homik J, Tonelli M (2013) A systematic review and meta-analysis on the safety and efficacy of febuxostat versus allopurinol in chronic gout. Semin Arthritis Rheum 43:367–375

FitzGerald JD, Dalbeth N, Mikuls T, Brignardello-Petersen R, Guyatt G, Abeles AM, Gelber AC, Harrold LR, Khanna D, King C, Levy G, Libbey C, Mount D, Pillinger MH, Rosenthal A, Singh JA, Sims JE, Smith BJ, Wenger NS, Bae SS, Danve A, Khanna PP, Kim SC, Lenert A, Poon S, Qasim A, Sehra ST, Sharma TSK, Toprover M, Turgunbaev M, Zeng L, Zhang MA, Turner AS, Neogi T (2020) American College of Rheumatology guideline for the management of gout. Arthritis Care Res 72:744–760

Gao L, Wang B, Pan Y, Lu Y, Cheng R (2021) Cardiovascular safety of febuxostat compared to allopurinol for the treatment of gout: A systematic and meta-analysis. Clin Cardiol 44:907–916

Mackenzie IL, Ford I, Nuki G, Hallas J, Hawkey CJ, Webster J, Ralston SH, Walters M, Robertson M, De Caterina R, Findlay E, Perez-Ruiz F, McMurray JJV, MacDonald TM, FAST Study Group (2020) Long-term cardiovascular safety of febuxostat compared with allopurinol in patients with gout (FAST): a multicentre, prospective, randomised, open-label, non-inferiority trial. Lancet 396:1745–1757

NICE Guideline [NG219] (2022) Gout: diagnosis and management. https://www.nice.org.uk/guidance/ng219

Lin KC, Lin HY, Chou P (2000) Community based epidemiological study on hyperuricemia and gout in Kin-Hou. J Rheumatol 27:1045–1050

Love BL, Barrons R, Veverka A, Snider KM (2010) Urate-lowering therapy for gout: focus on febuxostat. Pharmacotherapy 30:594–608

Pasina L, Brucato AL, Djade CD, Di Corato P, Ghindoni S, Tettamanti M, Franchi C, Salerno F, Corrao S, Marcucci M, Mannucci PM, Nobili A (2014) Inappropiate prescription of allopurinol and febuxostat and risk of adverse events in the elderly: results from the REPOSI registry. Eur J Clin Pharmacol 70:1495–1503

Richette P, Doherty M, Pascual E, Barskova V, Becce F, Castañeda-Sanabria J, Coyfish M, Guillo S, Jansen TL, Janssens H, Lioté F, Mallen C, Nuki G, Perez-Ruiz F, Pimentao J, Punzi L, Pywell T, So A, Tausche AK, Uhlig T, Zavada J, Zhang W, Tubach F, Bardin T (2017) 2016 updated EULAR evidence-based recommendations for the management of gout. Ann Rheum Dis 76:29–42

Rote-Hand-Brief zu Adenuric® (Febuxostat) und anderen febuxostathaltigen Arzneimitteln: Erhöhtes Risiko für kardiovaskulär bedingte Mortalität und Gesamtmortalität. https://www.bfarm.de/SharedDocs/Risikoinformationen/Pharmakovigilanz/DE/RHB/2019/rhb-febuxostat.pdf;jsessionid=F9D0C6D192F65578CDDA5B27ED0C9CF5.1_cid344?__blob=publicationFile&v=4

Shiozawa A, Szabo SM, Bolzani A, Cheung A, Choi HK (2017) Serum uric acid and the risk of incident and recurrent gout: a systematic review. J Rheumatol 44:388–396

Singh JA, Cleveland JD (2019) Comparative effectiveness of allopurinol and febuxostat for the risk of atrial fibrillation in the elderly: a propensity-matched analysis of medicare claims data. Eur Heart J 40:3046–3054

Sundy JS (2010) Progress in the pharmacotherapy of gout. Curr Opin Rheumatol 22:188–193

Suresh E, Das P (2012) Recent advances in management of gout. QJM 105:407–417

Tayar JH, Lopez-Olivo MA, Suarez-Almazor ME (2012) Febuxostat for treating chronic gout. Cochrane Database Syst Rev. https://doi.org/10.1002/14651858.CD008653.pub2

Van Echteld I, Wechalekar MD, Schlesinger N, Buchbinder R, Aletaha D (2014) Colchicine for acute gout. Cochrane Database Syst Rev. https://doi.org/10.1002/14651858.CD006190.pub2

White WB, Saag KG, Becker MA, Borer JS, Gorelick PB, Whelton A, Hunt B, Castillo M, Gunawardhana L (2018) Cardiovascular safety of febuxostat or allopurinol in patients with gout. N Engl J Med 378:1200–1210

Osteoporose, Calcium- und Phosphatregulation

Bernd Mühlbauer

Auf einen Blick

Verordnungsprofil Hauptvertreter der Osteoporosearzneistoffe sind Bisphosphonate, die in der Onkologie auch zur symptomatischen Behandlung von Knochenmetastasen eingesetzt werden. Nach mehrjährigem Rückgang bleiben die Verordnungszahlen der Bisphosphonate seit 5 Jahre auf etwa gleichem Niveau. Leitsubstanz dieser Arzneistoffgruppe ist Alendronsäure, auf die fast 70 % des Verordnungsvolumens entfallen. Risedronsäure, Ibandronsäure und Zoledronsäure haben deutlich kleinere Anteile. Mit Abstand folgen Denosumab, das allerdings stetig zunimmt, und das kaum verordnete Raloxifen. Die optimale Dauer der Therapie der Osteoporose ist unbefriedigend geklärt und bleibt Gegenstand der wissenschaftlichen Diskussion.

Calciumpräparate werden mit seit Jahren konstanter Verordnungsabnahme weiterhin als Basistherapeutika vor allem in Kombination mit Vitamin D eingesetzt, auch wenn sie nur einen bescheidenen Effekt auf die Frakturrate haben und vor allem bei Vitamin-D-Mangel wirksam sind. Weitere Calciumpräparate sind als Phosphatbinder zur Behandlung der Hyperphosphatämie bei Hämodialysepatienten von Bedeutung.

Grundlage der Vorbeugung und Behandlung von Osteoporose sind nichtmedikamentöse Maßnahmen und eine ausreichende Zufuhr von Calcium und Vitamin D (Rizzoli et al. 2008). Bei niedrigem Frakturrisiko reichen sie zur Prophylaxe von osteoporotischen Frakturen aus. Ab einem 10-Jahresrisiko von 30 % für Schenkelhals- und Wirbelkörperfrakturen ist gemäß einer kurz vor Aktualisierung stehenden Leitlinie des Dachverbandes eine medikamentöse Osteoporosetherapie indiziert (Edwards et al. 2016; Favia et al. 2009; NIH Consensus Conference 1994; Pazianas et al. 2010; Dachverband Osteologie 2017).

Die pharmakologische Behandlung stützt sich auf den Einsatz der knochenabbauhemmenden Antiresorptiva (Bisphosphonate, Raloxifen, Denosumab), während Osteoanabolika wie Teriparatid keine Rolle spielen (Übersicht bei Compston et al. 2019). Nach neueren Metaanalysen, z.B. Händel et al. (2023) und insbesondere Hinzukommen des Sclerostin-Antikörpers Romosozumab wird sich dies vermutlich ändern. Östrogene sind nach der aktuellen Risikobewertung und entsprechenden Leitlinien nur noch zur Osteoporoseprävention zugelassen, wenn andere Medikamente unverträglich oder kontraindiziert sind.

14.1 Calciumpräparate

Calciumsalze werden bei nutritiven oder malabsorptionsbedingten Calcium- und Vitamin-D-Mangelzuständen sowie substitutiv-adjuvant zur Unterstützung einer spezifischen Therapie der Osteoporose eingesetzt. Daneben werden Calciumsalze in höheren Dosen als Phosphatbinder zur Behandlung der Hyperphosphatämie bei dialysepflichtiger chronischer Niereninsuffizienz angewendet.

14.1.1 Calciumsubstitution

Die tägliche Calciumzufuhr von Erwachsenen sollte 1.000 mg betragen (Dachverband Osteologie 2017). Die früher vorgeschlagenen höheren Tagesdosen für ältere Menschen werden nicht mehr empfohlen. Diese Mengen können durch den Calciumgehalt der üblichen Ernährung gedeckt werden. Calciumreich sind Milch, Milchprodukte (Käse, Joghurt, Quark), mehrere Gemüsesorten sowie calciumreiche Mineralwässer. Bei intakter Calciumhomöostase hat eine den Bedarf übersteigende Calciumzufuhr beim gesunden Organismus keinen Nutzen.

Leichtere Calciummangelsituationen können durch unzureichende Zufuhr oder Resorptionsstörungen entstehen. Sie sollten primär durch eine adäquate Calciumaufnahme mit der Nahrung (Milchprodukte) behandelt werden, bevor Calciumpräparate in Betracht gezogen werden. Chronische Calciummangelzustände infolge Hypoparathyreoidismus, Rachitis, Osteomalazie und Malabsorptionszuständen müssen dagegen mit Colecalciferol (Vitamin D_3) oder seinen Metaboliten (bei ungenügender Aktivität der renalen 1α-Hydroxylase, z. B. bei terminaler Niereninsuffizienz) behandelt werden, um die intestinale Calciumresorption zu erhöhen. Die Calciumpräparate dienen in derartigen Situationen der Sicherstellung eines ausreichenden bzw. optimierten Angebotes. Die Verschreibung erfolgt nach geschätztem Bedarf und kann sich an dem Parathormonspiegel orientieren. Die Bedeutung von Calcium und Vitamin D als „Basistherapie" bei der Osteoporose ist unbestritten (Ziegler 2002; Arzneimittelkommission der Deutschen Ärzteschaft 2008). Kombinationen von Bisphosphonaten mit Calcium oder Bisphosphonaten mit Vitamin D werden angeboten. In Substitutionsdosierung reduzieren Calcium und Colecalciferol bei älteren Menschen Frakturen. Bei gesunden postmenopausalen Frauen erhöht die Supplementierung mit Calcium und Vitamin D die Knochendichte, Hüftfrakturen wurden jedoch nicht vermindert; bei Überdosierung und renalen Vorschäden ist das Risiko von Nierensteinen erhöht (Women's Health Initiative Investigators 2006).

Für die orale Substitutionsbehandlung wird in erster Linie Calciumcarbonat empfohlen, da es gut resorbiert wird, den höchsten Calciumgehalt (40 %) hat und daher weniger Tabletten als andere Calciumsalze benötigt (Straub 2007). Für die Beurteilung der verordneten Calciumpräparate sind daher ein ausreichender Calciumgehalt und eine entsprechende Dosierungsempfehlung von Bedeutung. Legt man den Richtwert von 1.000 mg Calcium pro Tag zugrunde, sind nahezu alle Calciumpräparate ausreichend hoch dosiert, um mit 1–2 Tabletten das Ziel zu erreichen.

Das GKV-Modernisierungsgesetz führte 2004 zur Halbierung der Verordnung der Calciumpräparate. Eine leichte Erholung fand 2005 bis 2010 statt, danach sank die Verordnungsfrequenz wieder. Offensichtlich besteht eine Unsicherheit in der Ärzteschaft, in welchen Fällen Calcium verschreibungsfähig ist. Die Präparate stehen jedoch auf der Ausnahmeliste gemäß § 34 Abs. 1 SGB V und sind daher bei der Behandlung der manifesten Osteoporose verordnungsfähig. Calcium und Vitamin D stellen die Basistherapie der Osteoporose dar (Arzneimittelkommission der deutschen Ärzteschaft 2008). Nachdem die Verordnungen der spezifischen Osteoporosemedikamente Bisphosphonate, Raloxifen und Denosumab bei 217 Mio. DDD liegen (◘ Tab. 14.2, 14.3), ist fraglich, ob die Basistherapie ausreichend ist. Die Verordnungen von 56 Mio. DDD an Calciumpräparaten (◘ Tab. 14.1), lassen eine mangelnde Calcium-Versorgung zumindest möglich erscheinen. Eventuell wird dies relativiert durch den Einsatz antiresorptiver Arzneimittel bei osteolytischen Knochenmetastasen, bei denen kein Calcium substituiert wird. Grundsätzlich muss einem Calcium-Defizit durch differenzierte Empfehlungen zu Ernährung und Sonnenexposition entgegengewirkt werden.

Tab. 14.1 Verordnungen von Calciumpräparaten 2022. Angegeben sind die 2022 verordneten Tagesdosen, die Änderungen gegenüber 2021 und die mittleren Kosten je DDD 2022

Präparat	Bestandteile	DDD Mio.	Änderung %	DDD-Nettokosten Euro
Monopräparate				
Calcium HEXAL	Calciumcarbonat	6,6	(+7,9)	0,46
Calcium Verla	Calciumcarbonat	4,1	(+3,0)	0,38
Calcium-ratiopharm	Calciumcarbonat	0,69	(+21,3)	0,52
		11,4	**(+6,8)**	**0,44**
Vitamin-D-Kombinationen				
Calcimagon-D3	Calciumcarbonat Colecalciferol	10,3	(−9,4)	0,46
Calcigen D	Calciumcarbonat Colecalciferol	5,8	(−9,7)	0,37
Calcimed D3	Calciumcarbonat Colecalciferol	4,7	(+6,6)	0,34
Ideos	Calciumcarbonat Colecalciferol	4,2	(−7,9)	0,47
Calcilac BT/-KT	Calciumcarbonat Colecalciferol	3,8	(−3,5)	0,38
Calci D3 Denk	Calciumcarbonat Colecalciferol	2,9	(−9,4)	0,27
Calcium-Sandoz D	Calciumcarbonat Colecalciferol	2,7	(−25,2)	0,39
Calcivit D	Calciumcarbonat Colecalciferol	1,9	(−21,6)	0,38
Calcium D3 acis	Calciumcarbonat Colecalciferol	1,9	(+60,6)	0,35
Calcium D3 beta	Calciumcarbonat Colecalciferol	1,4	(−28,2)	0,31
Calcium-D3 AL	Calciumcarbonat Colecalciferol	1,4	(−16,3)	0,30
Calcicare D3	Calciumcarbonat Colecalciferol	1,1	(+22,5)	0,30
Calcidoc	Calciumcarbonat Colecalciferol	1,1	(+4,1)	0,24
Calcium D3-ratiopharm	Calciumcarbonat Colecalciferol	0,86	(+7,6)	0,49
Calcide	Calciumcarbonat Colecalciferol	0,76	(+11,8)	0,36
		45,0	**(−7,0)**	**0,39**
Summe		**56,4**	**(−4,5)**	**0,40**

Wie für die Basistherapie der Osteoporose empfohlen (Ziegler 2002), werden seit Jahren bevorzugt Fixkombinationen von Calcium und Vitamin D eingesetzt. Allerdings ist dieser Trend seit wenigen Jahren gegenläufig. Das Verordnungsvolumen dieser Kombinationen hat leicht abgenommen, während das der Calcium-Monopräparate um denselben Prozentsatz anstieg (◘ Tab. 14.1).

14.1.2 Phosphatbinder

Die medikamentöse Therapie des sekundären Hyperparathyreoidismus bei chronischer Niereninsuffizienz besteht in erster Linie in einer Senkung der Serumphosphatkonzentration sowie der Gabe von Vitamin D. Neben der Reduktion der Phosphataufnahme mit der Nahrung werden zur Phosphatsenkung Pharmaka eingesetzt. Die Gesamtgruppe hat wie in den Vorjahren 2022 in den Verordnungen deutlich zugenommen (◘ Tab. 14.2). Es sind zum einen calciumhaltige Phosphatbinder wie das preisgünstige Calciumacetat (*Osvaren, Calciumacetat-Nefro, Calcet*), die die enterale Phosphatresorption hemmen. Sie können als Nebeneffekt den Calciumspiegel im Serum und so das Risiko von arteriellen Calciumablagerungen erhöhen.

Calciumfreie Polymere wie Sevelamer (*Renagel, Generika*) und Lanthan (*Fosrenol*) korrigieren die Hyperphosphatämie bei Hämodialysepatienten ohne Calciumanstieg. Die Datenlage zum patientenrelevanten Nutzen dieses theoretischen Vorteils ist jedoch unklar. In einer klinischen Studie an 2.103 Hämodialysepatienten zeigten Sevelamer und calciumhaltige Phosphatbinder keine signifikanten Unterschiede in der Gesamtmortalität (Suki et al. 2006). In einem Cochrane-Review (104 Studien, 13.744 Dialyse-Patienten) zeigten sich Hinweise, dass Sevelamer die Gesamtmortalität im Vergleich zu calciumbasierten Phosphatbindern senken und weniger Hyperkalzämien verursachen könnte; allerdings weisen die Autoren auf zahlreiche Unsicherheiten der eingeschlossenen Studien hin (Ruospo et al. 2018). Damit gibt es nach wie vor keinen Phosphatbinder mit optimalem Nutzen-Risiko-Verhältnis, so dass weiterhin gilt, die Therapie mit diesen Arzneimitteln individuell auszuwählen unter Berücksichtigung von Alter, Ernährungsstatus, Komorbiditäten, Verträglichkeit, aber eben auch wirtschaftlichen Aspekten (Floege 2020).

Auch 2022 wurde Sevelamer häufiger verordnet als im Vorjahr. Die Präparate haben 5- bis 10-fach höhere DDD-Kosten als die Calciumpräparate. Schwer nachzuvollziehen ist das hohe Preisniveau der Generika (*Sevelamercarbonat Winthrop, Sevelamercarbonat AL, Sevelamercarbonat HEXAL, Sevelamerhydrochlorid Waymade*) im Vergleich zum Originalpräparat (*Renagel*). Ein gewisses Kostenbewusstsein der Ärzte ist daran zu erkennen, dass das preisgünstigste Generikum *Sevelamercarbonat HEXAL* den höchsten Verordnungszuwachs verzeichnete (◘ Tab. 14.2).

Lanthancarbonat (*Fosrenol*), ein weiterer Phosphatbinder zur Vermeidung von Hyperphosphatämie bei Dialysepatienten, ist 2022 deutlich weniger verordnet worden (◘ Tab. 14.2). Wie bei Sevelamer besteht gegenüber Calciumsalzen ein Vorteil in der Vermeidung der Hyperkalzämie. Allerdings wird Lanthan nach oraler Gabe ähnlich wie Aluminium aus dem Darm resorbiert und akkumuliert nach Langzeitgabe in Leber, Knochen, Niere und Gehirn. Potentielle Langzeitrisiken der Lanthandeposition sind nicht auszuschließen (Drüeke 2007; Malberti 2013). Nachteilig sind wie bei Sevelamer die hohen Therapiekosten, so dass auch Lanthancarbonat nur verordnet werden sollte, wenn Patienten nicht befriedigend mit Calciumsalzen einstellbar sind.

Nur geringe Verordnungszahlen erreichen der Eisen(III)-oxidhydroxid-Saccharose-Stärke-Komplex (*Velphoro*) sowie der schon lange zugelassene Aluminiumchlorid-hydroxid-Komplex (*Phosphonorm*). Aluminiumchlorid-hydroxid-Komplex hemmt über die Bildung eines nicht resorbierbaren Komplexes mit Phosphat dessen enterale Aufnahme. Eisen(III)-oxidhydroxid-Saccharose-Stärke-Komplex senkt die Serumphosphatkonzen-

Kapitel 14 · Osteoporose, Calcium- und Phosphatregulation

Tab. 14.2 Verordnungen von Phosphatbindern und Calcimimetika 2022. Angegeben sind die 2022 verordneten Tagesdosen, die Änderungen gegenüber 2021 und die mittleren Kosten je DDD 2022

Präparat	Bestandteile	DDD Mio.	Änderung %	DDD-Nettokosten Euro
Calciumacetat				
Osvaren	Calciumacetat Magnesiumcarbonat	1,1	(−0,3)	1,59
Calciumacetat-Nefro	Calciumacetat	0,77	(−5,1)	0,91
Calcet	Calciumacetat	0,66	(+7,5)	0,79
		2,5	**(+0,1)**	**1,17**
Sevelamer				
Sevelamercarbonat HEXAL	Sevelamer	1,9	(+393,1)	7,08
Sevelamercarbonat Winthrop	Sevelamer	0,77	(−47,9)	9,16
Renagel	Sevelamer	0,70	(+7,7)	8,35
Sevelamercarbonat AL	Sevelamer	0,56	(−54,4)	8,84
		3,9	**(+4,4)**	**7,97**
Weitere Mittel zur Behandlung der Hyperkaliämie und Hyperphosphatämie				
Fosrenol	Lanthan(III)-carbonat	1,9	(−10,2)	7,99
Veltassa	Patiromercalcium	1,1	(+22,8)	6,38
Phosphonorm	Aluminiumchlorid-hydroxid-Komplex	0,56	(−4,3)	2,13
Velphoro	Eisen(III)-oxidhydroxid-Saccharose-Stärke-Komplex	0,43	(−1,8)	5,79
		4,0	**(−1,4)**	**6,50**
Calcimimetika				
Parsabiv	Etelcalcetid	4,4	(+9,2)	14,73
Cinacalcet Ascend	Cinacalcet	2,0	(+173,7)	1,67
		6,4	**(+34,3)**	**10,67**
Summe		**16,8**	**(+11,6)**	**7,64**

tration in vergleichbarem Ausmaß wie Sevelamer, führte jedoch wegen unerwünschter Wirkungen im Gastrointestinaltrakt häufiger zum Therapieabbruch. Die frühe Nutzenbewertung durch den G-BA ergab keinen Zusatznutzen im Vergleich zur zweckmäßigen Vergleichstherapie (Gemeinsamer Bundesausschuss 2015).

Dies gilt auch für Patiromer-Calcium (*Veltassa*), das zur gezielten Senkung der Serumkaliumkonzentration zugelassen ist. Da der Hersteller keine vergleichenden Daten vorgelegt hatte, wurde dem Präparat vom Gemeinsamen Bundesausschuss kein Zusatznutzen zuerkannt (Gemeinsamer Bundesausschuss 2018).

14.1.3 Calcimimetika

Mit den so genannten Calcimimetika besteht die Möglichkeit, die Parathormonkonzentration zu senken, ohne die Serumkonzentrationen von Calcium und Phosphat zu erhöhen. Auf der Liste der 3.000 am häufigsten verordneten Arzneimittel in Deutschland finden sich die beiden Arzneistoffe Cinacalcet und Etelcalcetid. Sie werden bei sekundärem Hyperparathyreoidismus und Nebenschilddrüsenkarzinom eingesetzt. Der Effekt der Calcimimetika wird über eine erhöhte Empfindlichkeit (positive allosterische Modulation) des calcium-sensitiven Rezeptors der Nebenschilddrüse vermittelt. Normalerweise wird der Rezeptor durch erhöhtes extrazelluläres Calcium aktiviert, wodurch die Parathormonsekretion gesenkt wird. Unter dem Einfluss des Calcimimetikums signalisiert der Calciumrezeptor schon bei normaler Calciumkonzentration einen erhöhten Wert, so dass die Sekretion von Parathormon abnimmt.

Die Verschreibungshäufigkeit der Calcimimetika ist 2022 im Vergleich zum Vorjahr angestiegen. Das sehr teure Etelcalcetid (*Parsabiv*) konnte geringfügig zulegen und stellt 2022 immer noch zwei Drittel des Verordnungsvolumens dieser Gruppe. Obwohl Generika von Cinacalcet zur Verfügung stehen und einen Bruchteil der DDD-Kosten des früheren Originalpräparats *Mimpara* verursachen, hat es mit *Cinacalcet Ascend* nur eines dieser Präparate auf die Liste der 3.000 am häufigsten verordneten Arzneimittel geschafft (◘ Tab. 14.2). In einer klinischen Studie an 3.883 Hämodialysepatienten, die alle mit der Standardtherapie (Phosphatbinder, Vitamin D) behandelt wurden, hatte Cinacalcet keinen Effekt auf Mortalität und klinische Endpunkte, verursachte aber häufiger Hypokalzämie und unerwünschte Wirkungen im Gastrointestinaltrakt (The EVOLVE Trial Investigators 2012). Die Parathormonkonzentration wird durch Etelcalcetid etwas stärker als durch Cinacalcet gesenkt, in den patientenrelevanten Endpunkten (Übelkeit, Erbrechen) zeigten sich jedoch keine Unterschiede. Die Nutzenbewertung durch den G-BA ergab keinen Zusatznutzen (Gemeinsamer Bundesausschuss 2017).

Der Einsatz von Calcimimetika sollte angesichts der Vor- und Nachteile zurückhaltend nach differenzierter Einzelfallbetrachtung und unter Berücksichtigung der Wirtschaftlichkeit erfolgen.

14.2 Spezielle Osteoporosemedikamente

14.2.1 Bisphosphonate

Das vorherrschende Prinzip der Osteoporosetherapie ist die Hemmung der verstärkten Resorption von Knochengewebe durch sogenannte Antiresorptiva. Aus dieser Gruppe werden vor allem Bisphosphonate verordnet (◘ Tab. 14.3). Nach mehrjährigem Rückgang halten sich ihre Verordnungszahlen seit 5 Jahren auf etwa gleichem Niveau und stellten 2022 70 % des DDD-Volumens dieser therapeutischen Gruppe dar (◘ Abb. 14.1).

Führend in der klinischen Evidenz ist Alendronsäure mit Zehnjahresdaten zur Therapiesicherheit (Bone et al. 2004). Auf diesen Arzneistoff entfallen 69 % der Bisphosphonat-Verordnungen – meistens in der oralen Form von 70 mg einmal wöchentlich, zu geringem Anteil in Kombination mit Vitamin D (◘ Tab. 14.3). Danach folgen Risedronsäure und Ibandronsäure. Alle Arzneistoffe sind mit zahlreichen Generika vertreten.

Zoledronsäure ist auch bei skelettbezogenen Tumorerkrankungen zugelassen und wird bei dieser Indikation alle 4 Wochen infundiert. In 2022 finden sich drei generische Präparate auf der Liste der 3.000 am häufigsten verordneten Medikamente: *Zoledronsäure 1 A Pharma, Zoledronsäure Mylan* sowie *Zoledro-Denk*.

Eine spezifische unerwünschte Wirkung der Bisphosphonate sind Kieferosteonekrosen (Kawahara et al. 2021). Offensichtlich sind sich zu wenig Verschreiber und Patienten die-

Tab. 14.3 Verordnungen von Bisphosphonaten 2022. Angegeben sind die 2022 verordneten Tagesdosen, die Änderungen gegenüber 2021 und die mittleren Kosten je DDD 2022

Präparat	Bestandteile	DDD Mio.	Änderung %	DDD-Nettokosten Euro
Alendronsäure				
Alendronsäure Aurobindo	Alendronsäure	43,8	(−22,2)	0,41
Alendron Aristo	Alendronsäure	23,2	(+35,6)	0,41
Alendronsäure Bluefish	Alendronsäure	20,9	(+17,4)	0,41
Alendronsäure-1 A Pharma	Alendronsäure	8,9	(+146,9)	0,41
Alendronsäure Heumann plus Colecalciferol	Alendronsäure Colecalciferol	2,2	(−13,7)	0,49
Alendronsäure-Colecalciferol Aristo	Alendronsäure Colecalciferol	1,8	(−43,4)	0,47
Binosto	Alendronsäure	1,6	(−10,7)	0,60
Alendronsäure BASICS	Alendronsäure	1,2	(−71,5)	0,54
		103,4	**(−2,7)**	**0,42**
Risedronsäure				
Risedronat Bluefish	Risedronsäure	17,3	(−0,5)	0,56
Acara Trio	Risedronsäure Calciumcarbonat Colecalciferol	6,9	(+5,2)	0,70
Actonel 5/35/75	Risedronsäure	2,4	(+32,0)	0,65
Risedronsäure-1 A Pharma	Risedronsäure	1,2	(+5,3)	0,57
		27,8	**(+3,3)**	**0,61**
Ibandronsäure				
Ibandronsäure AL Fertigspritze	Ibandronsäure	6,4	(−18,4)	1,00
Ibandronsäure beta Fertigspritze	Ibandronsäure	2,7	(+14,4)	1,01
Ibandronate Bluefish 150 mg oral	Ibandronsäure	2,2	(+73,9)	0,38
Bonviva Fertigspritze	Ibandronsäure	1,8	(+31,0)	0,92
Ibandronsäure HEXAL Fertigspritze	Ibandronsäure	1,6	(+68,4)	1,01
Ibandronic Accord Fertigspritze	Ibandronsäure	1,5	(−35,8)	0,93
Ibandronsäure AL 150 mg oral	Ibandronsäure	1,4	(−42,2)	0,65
Ibandronsäure Chemi Bendalis Fertigspritze	Ibandronsäure	1,4	(+5,2)	0,78
		19,0	**(−4,4)**	**0,87**

Tab. 14.3 (Fortsetzung)

Präparat	Bestandteile	DDD Mio.	Änderung %	DDD-Nettokosten Euro
Mittel für skelettbezogene Tumorkrankheiten				
Zoledronsäure-1 A Pharma	Zoledronsäure	0,05	(−0,1)	59,39
Zoledronsäure Mylan	Zoledronsäure	0,05	(+33,2)	93,38
Zoledro-Denk	Zoledronsäure	0,03	(−4,0)	39,55
		0,13	**(+9,7)**	**68,71**
Summe		**150,3**	**(−1,9)**	**0,57**

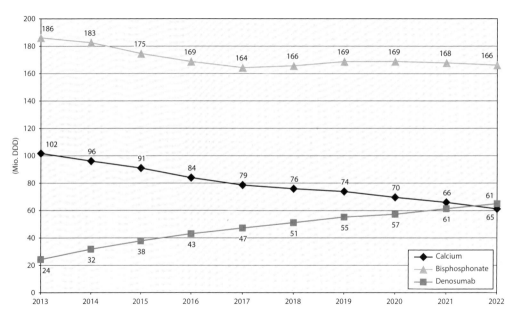

Abb. 14.1 Verordnungen von Osteoporosemedikamenten und Calciumpräparaten 2013 bis 2022. Gesamtverordnungen nach definierten Tagesdosen

ser gefährlichen Wirkung bewusst (El Ma'aita et al. 2020). In Zahnkliniken stellen Patienten mit Kieferosteonekrosen eine relevante Patientengruppe dar (Bacci et al. 2022). Deshalb ist es entscheidend, vor einer Therapie mit Bisphosphonaten eine Gebiss-Sanierung durchzuführen, wodurch sich das Risiko von Kieferosteonekrosen deutlich senken lässt. Besonders gefährdet sind Patienten mit Zahnimplantaten. Durch Bisphosphonate induzierte subtrochantäre Femurkopfnekrosen sind ebenfalls relevant (Sheehan et al. 2015).

14.2.2 Weitere Osteoporosemedikamente

Die über viele Jahre beobachtete fast lineare Verordnungszunahme von Denosumab hat sich auch in 2022 fortgesetzt. Mit dem für die Osteoporosebehandlung zugelassenen Präparat *Prolia* erreichte Denosumab im Jahr 2022 mit 64,8 Mio. DDD über 30 % der Verordnungen antiresorptiver Arzneimittel (◘ Tab. 14.3 und 14.4).

Denosumab bindet den Rezeptoraktivator des Nuklearfaktor κB Liganden (RANKL) und verringert durch eine Hemmung der Osteoklastogenese die Rate osteoporotischer Frakturen (Cummings et al. 2009, FREEDOM). Es wird in einer Dosis von 60 mg alle 6 Monate subkutan injiziert. Die Beliebtheit von Denosumab dürfte nicht zuletzt darauf beruhen, dass die Behandlung der Osteoporose mit Bisphosphonaten in der Regel auf höchstens 5 Jahre beschränkt ist, weil danach keine weiteren nützlichen Effekte zu erwarten sind, die die bei Langzeitanwendung zu befürchtenden Nebenwirkungen wie atypische Femurfrakturen rechtfertigen würden (Oh et al. 2020). Der Wechsel auf ein Medikament mit einem anderen Wirkprinzip erscheint daher als attraktive Alternative, wenn die Osteoporosetherapie trotz geringer Evidenz für eine Dauertherapie nicht beendet werden soll. Allerdings muss beachtet werden, dass der klinische Nutzen von Denosumab nicht über drei Jahre nachgewiesen ist und dass bereits wenige Monate nach Absetzen von Denosumab im Sinne eines Rebound Phänomens, vermutlich durch Reaktivierung von Osteoklasten, vermehrter Knochenabbau und Risiko osteoporotischer Frakturen zu beobachten sind (Kim et al. 2022). Die optimale Therapiedauer der Osteoporose ist bisher nicht befriedigend geklärt und bleibt Gegenstand der wissenschaftlichen Diskussion. Auch für Denosumab besteht das von den Bisphosphonaten bekannte Risiko von Kieferosteonekrosen (Hoefert et al. 2017).

Hochdosiertes (120 mg s. c. alle 4 Wochen) Denosumab ist als *Xgeva* zur symptomatischen Therapie von osteolytischen Knochenmetastasen zugelassen (Brown und Coleman 2012). Durch Denosumab lässt sich ein koanalgetischer Effekt erzielen, der eine Einsparung analgetisch wirksamer Arzneistoffe wie Opioide ermöglicht (Porta-Sales et al. 2017). Die Verordnungszahlen bewegen sich auf marginalem Niveau (◘ Tab. 14.4). Im Jahr 2018 informierte der Hersteller in einem Informationsbrief in Abstimmung mit EMA und PEI (AMGEN 2018), dass in klinischen Studien bei Patienten mit fortgeschrittenen Krebserkrankungen, die mit *XGEVA* behandelt wurden, fast zwei-

◘ **Tab. 14.4 Verordnungen von weiteren Osteoporosemitteln 2022.** Angegeben sind die 2022 verordneten Tagesdosen, die Änderungen gegenüber 2021 und die mittleren Kosten je DDD 2022

Präparat	Bestandteile	DDD Mio.	Änderung %	DDD-Nettokosten Euro
Raloxifen				
Raloxifen AL	Raloxifen	2,0	(+3,0)	1,13
Denosumab				
Prolia	Denosumab	64,8	(+5,8)	1,71
Xgeva	Denosumab	0,27	(+0,9)	433,47
		65,0	(+5,8)	3,51
Summe		67,0	(+5,7)	3,44

mal häufiger (1,1 % vs. 0,6 %) neue primäre Malignome berichtet wurden als unter Zoledronsäure.

Der selektive Östrogenrezeptormodulator Raloxifen (*Raloxifen AL*) erlebte nach 2016 eine Renaissance als Generikum. 2022 konnte er einen Verordnungszuwachs verbuchen, jedoch auf niedrigem allgemeinem Niveau (◘ Tab. 14.4). Bei eher geringerer Wirksamkeit bzgl. Wirbelkörperfrakturen im Vergleich zu Bisphosphonaten birgt Raloxifen ein erhöhtes thromboembolisches Risiko. Es sollte daher nicht bei mobilitätseingeschränkten oder sehr betagten Patientinnen eingesetzt werden.

Literatur

AMGEN (2018) Informationsbrief der Amgen GmbH zu Xgeva (Denosumab). https://www.pei.de/DE/newsroom/veroffentlichungen-arzneimittel/sicherheitsinformationen-human/2018/ablage2018/2018-05-16-informationsbrief-xgeva.html

Arzneimittelkommission der Deutschen Ärzteschaft (2008) Empfehlungen zur Therapie und Prophylaxe der Osteoporose, Arzneiverordnung in der Praxis. Bd 2 (Sonderheft. http://www.akdae.de/35/83_Osteoporose_2008_2Auflage.pdf)

Bacci C, Cerrato A, Bardhi E, Frigo AC, Djaballah SA, Sivolella S (2022) A retrospective study on the incidence of medication-related osteonecrosis of the jaws (MRONJ) associated with different preventive dental care modalities. Support Care Cancer 30:1723–1729

Bone HG, Hosking D, Devogelaer JP, Tucci JR, Emkey RD, Tonino RP, Rodriguez-Portales JA, Downs RW, Gupta J, Santora AC, Liberman UA, Alendronate Phase III Osteoporosis Treatment Study Group (2004) Ten years' experience with alendronate for osteoporosis in postmenopausal women. N Engl J Med 350:1189–1199

Brown JE, Coleman RE (2012) Denosumab in patients with cancer – a surgical strike against the osteoclast. Nat Rev Clin Oncol 9:110–118

Compston JE, McClung MR, Leslie WD (2019) Osteoporosis. Lancet 393:364–376

Cummings SR, San Martin J, McClung MR, Siris ES, Eastell R, Reid IR, Delmas P, Zoog HB, Austin M, Wang A, Kutilek S, Adami S, Zanchetta J, Libanati C, Siddhanti S, Christiansen C, FREEDOM Trial (2009) Denosumab for prevention of fractures in postmenopausal women with osteoporosis. N Engl J Med 361:756–765

Dachverband Osteologie (2017) Prophylaxe, Diagnostik und Therapie der Osteoporose bei postmenopausalen Frauen und bei Männern. Leitlinie des Dachverbands der Deutschsprachigen Wissenschaftlichen Osteologischen Gesellschaften e.V. – Kurzfassung und Langfassung. http://dv-osteologie.org/osteoporose-leitlinien

Drüeke TB (2007) Lanthanum carbonate as a first-line phosphate binder: the „cons". Semin Dial 20:329–332

Edwards BJ, Sun M, West DP, Guindani M, Lin YH, Lu H, Hu M, Barcenas C, Bird J, Feng C, Saraykar S, Tripathy D, Hortobagyi GN, Gagel R, Murphy WA (2016) Incidence of atypical femur fractures in cancer patients: the MD Anderson Cancer Center Experience. J Bone Miner Res 31:1569–1576

El-Ma'aita A, Da'as N, Al-Hattab M, Hassona Y, Al-Rabab'ah M, Al-Kayed MA (2020) Awareness of the risk of developing medication-related osteonecrosis of the jaw among bisphosphonate users. J Int Med Res 48(9):300060520955066. https://doi.org/10.1177/0300060520955066

Favia G, Pilolli GP, Maiorano E (2009) Histologic and histomorphometric features of bisphosphonate-related osteonecrosis of the jaws: an analysis of 31 cases with confocal laser scanning microscopy. Bone 45:406–413

Floege J (2020) Phosphate binders in chronic kidney disease: an updated narrative review of recent data. J Nephrol 33:497–508

Gemeinsamer Bundesausschuss (2015) Nutzenbewertung von Arzneimitteln mit neuen Wirkstoffen nach § 35a SGB V – Sucroferric Oxyhydroxid. BAnz AT 04.05.2015 B4. https://www.g-ba.de/downloads/39-261-2211/2015-03-19_AM-RL-XII_Sucroferric_2014-10-01-D-136_BAnz.pdf

Gemeinsamer Bundesausschuss (2017) Nutzenbewertung von Arzneimitteln mit neuen Wirkstoffen nach § 35a SGB V – Etelcalcetid. BAnz AT 08.12.2017 B3. https://www.g-ba.de/downloads/39-261-3125/2017-11-17_AM-RL-XII_Etelcalcetid_D-287_BAnz.pdf

Gemeinsamer Bundesausschuss (2018) Nutzenbewertung von Arzneimitteln mit neuen Wirkstoffen nach § 35a SGB V – Patiromer. BAnz AT 08.10.2018 B2. https://www.g-ba.de/downloads/39-261-3480/2018-09-20_AM-RL-XII_Patiromer_D-351_BAnz.pdf

Händel MN, Cardoso I, von Bülow C, Rohde JF, Ussing A, Nielsen SM, Christensen R, Body JJ, Brandi ML, Diez-Perez A, Hadji P, Javaid MK, Lems WF, Nogues X, Roux C, Minisola S, Kurth A, Thomas T, Prieto-Alhambra D, Ferrari SL, Langdahl B, Abrahamsen B (2023) Fracture risk reduction and safety by osteoporosis treatment compared with placebo or active comparator in postmenopausal women: systematic review, network meta-analysis, and metaregression analysis of randomised clinical trials. BMJ 381:e68033. https://doi.org/10.1136/bmj-2021-068033

Hoefert S, Yuan A, Munz A, Grimm M, Elayouti A, Reinert S (2017) Clinical course and therapeutic outcomes of operatively and non-operatively managed patients with denosumab-related osteonecrosis of the jaw (DRONJ). J Craniomaxillofac Surg 45:570–578

Kawahara M, Kuroshima S, Sawase T (2021) Clinical considerations for medicationrelated osteonecrosis of the jaw: A comprehensive literature review. Int J Implant Dent. https://doi.org/10.1186/s40729-021-00323-0

Kim AS, Girgis CM, McDonald MM (2022) Osteoclast recycling and the rebound phenomenon following denosumab discontinuation. Curr Osteoporos Rep 20:505–515

Malberti F (2013) Hyperphosphataemia: treatment options. Drugs 73:673–688

NIH Consensus Conference (1994) Optimal calcium intake. JAMA 272:1942–1948

Oh Y, Yamamoto K, Hashimoto J, Fujita K, Yoshii T, Fukushima K et al (2020) Biological activity is not suppressed in mid-shaft stress fracture of the bowed femoral shaft unlike in „typical" atypical subtrochanteric femoral fracture: A proposed theory of atypical femoral fracture subtypes. Bone 137:115453. https://doi.org/10.1016/j.bone.2020.115453

Pazianas M, Compston J, Huang CL (2010) Atrial fibrillation and bisphosphonate therapy. J Bone Miner Res 25:2–10

Porta-Sales J, Garzón-Rodríguez C, Llorens-Torromé S, Brunelli C, Pigni A, Caraceni A (2017) Evidence on the analgesic role of bisphosphonates and denosumab in the treatment of pain due to bone metastases: A systematic review within the European Association for Palliative Care guidelines project. Palliat Med 31:5–25

Rizzoli R, Boonen S, Brandi ML, Burlet N, Delmas P, Reginster JY (2008) The role of calcium and vitamin D in the management of osteoporosis. Bone 42:246–249

Ruospo M, Palmer SC, Natale P, Craig JC, Vecchio M, Elder GJ, Strippoli GF (2018) Phosphate binders for preventing and treating chronic kidney disease-mineral and bone disorder (CKD-MBD). Cochrane Database Syst Rev. https://doi.org/10.1002/14651858.CD006023.pub3

Sheehan SE, Shyu JY, Weaver MJ, Sodickson AD, Khurana B (2015) Proximal femoral fractures: what the orthopedic surgeon wants to know. Radiographics 35:1563–1584

Straub DA (2007) Calcium supplementation in clinical practice: a review of forms, doses, and indications. Nutr Clin Pract 22:286–296

Suki W, Zabaneh R, Cangiano J, Reed J, Fischer D, Garrett L, Ling B, Chasan-Taber S, Dillon M, Blair A, Burke S (2006) A prospective, randomized trial assessing the impact on outcomes of sevelamer in dialysis patients. The DCOR trial. Nephrol Dial Transplant 21(Suppl 4):145–146

The EVOLVE Trial Investigators (2012) Effect of cinacalcet on cardiovascular disease in patients undergoing dialysis. N Engl J Med 367:2482–2494

Women's Health Initiative Investigators, Jackson RD, LaCroix AZ, Gass M, Wallace RB, Robbins J, Lewis CE et al (2006) Calcium plus vitamin D supplementation and the risk of fractures. N Engl J Med 354:669–683

Ziegler R (2002) Osteoporose: aktuelle Diagnostik und Therapie. Orthop Prax 38:570–577

Vitamine und Mineralstoffpräparate

Roland Seifert

Auf einen Blick

Trend Die Vitamin-D-Verordnungen hatten in den Jahren 2020 und 2021 deutlich zugenommen, was in erster Linie mit dem angeblichen Nutzen gegen eine SARS-CoV-2-Infektion zusammenhängt. Dieser Trend kehrte sich 2022 zwar um, aber die Vitamin-D-Verordnungen blieben 2022 auf einem deutlich höheren Niveau als vor der Corona-Pandemie. Die Verordnungen von Vitamin-B_{12}-Präparaten und fragwürdigen Vitaminkombinationen (oft mit Vitamin D) sind deutlich angestiegen, ohne dass dafür ein medizinischer Grund erkennbar wäre. Bei den Verordnungen von Kalium-, Magnesium- und Selenpräparaten setzte sich der Negativtrend der letzten Jahre fort.

Bewertung Colecalciferol wird zur Rachitisprophylaxe und zur Behandlung der Osteoporose eingesetzt, während die Metaboliten Alfacalcidol und Calcitriol insbesondere bei Dialysepatienten indiziert sind. Eine generelle Supplementierung von Vitamin D in der Primärprävention führt in der Allgemeinbevölkerung zu keinen gesundheitlichen Vorteilen und ist daher überflüssig. Vitamin B_{12} wird vorwiegend in der parenteralen Therapie schwerwiegender Vitaminmangelzustände wie der perniziösen Anämie eingesetzt. Kaliumpräparate dienen der Korrektur eines höhergradigen Kaliummangels. Magnesiumpräparate sind bei Magnesiummangel indiziert, der aber bei der weiten Verbreitung von Magnesium in der Nahrung bei üblicher Kost selten ist. Gleiches gilt für den Selenmangel.

Vitamine sind lebensnotwendige organische Substanzen, die unter normalen Bedingungen in ausreichenden Mengen in der Nahrung enthalten sind, ausgenommen Vitamin D und Folat (Jungert et al. 2020). Eine zusätzliche Gabe von Vitaminen, insbesondere von Vitamin D, Folsäure und Vitamin B_{12}, ist nur bei ungenügender Zufuhr (z. B. Reduktionskost, Veganer, strikte Vegetarier), erhöhtem Bedarf (z. B. Säuglinge, Schwangere, Dialysepatienten) oder bei Resorptionsstörungen (z. B. perniziöse Anämie) indiziert. Der weitaus größte Anteil der verordneten Tagesdosen entfällt auf Vitamin-D-Präparate (◘ Abb. 15.1). Nennenswerte Verordnungen erreichen außerdem Vitamin-B_{12}-Präparate. Weitere Vitamine werden in den Kapiteln Anämien (Folsäure ▶ Kap. 8) und Gerinnungsstörungen (Vitamin K ▶ Kap. 9) dargestellt.

Hauptvertreter bei den Mineralstoffverordnungen sind Kalium- und Magnesiumpräparate. Calciumsalze sind eine weitere bedeutsame Gruppe, die schwerpunktmäßig als Basistherapeutika bei der Osteoporose eingesetzt werden (▶ Kap. 14).

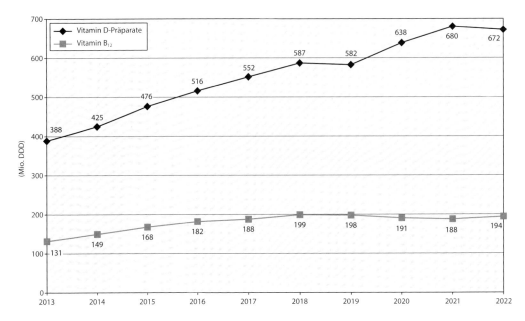

◘ **Abb. 15.1** Verordnungen von Vitamin D und Vitamin B$_{12}$ 2013 bis 2022. Gesamtverordnungen nach definierten Tagesdosen

15.1 Vitamine

Nach dem Ausschluss nicht verschreibungspflichtiger Arzneimittel aus der vertragsärztlichen Versorgung durch das GKV-Modernisierungsgesetz im Jahre 2004 werden vor allem Vitamin D- und Vitamin-B$_{12}$-Präparate in nennenswerten Mengen verordnet (◘ Abb. 15.1).

15.1.1 Vitamin D

Die Verordnungen von Vitamin-D-Präparaten sind im Jahr 2022 nach den durch die Corona Pandemie bedingten Anstiegen in den Jahren 2020 und 2021 wieder zurückgegangen, bleiben aber auf einem deutlich höheren Niveau als vor der Pandemie (◘ Abb. 15.1). Die verordnungsstärksten Colecalciferol-Präparate sind wie in den Vorjahren *Vigantol/Vigantoletten* und *Dekristol*. *Colecalciferol Aristo*, das ausschließlich in hoher Dosierung von 20.000 IE pro Woche im Markt ist, hat die höchsten DDD-Kosten.

Vitamin D$_3$ (Colecalciferol) wird zur Prävention von Rachitis, Osteomalazie und Vitamin-D-Mangelerkrankungen sowie als adjuvante Behandlung der Osteoporose eingesetzt (Holick 2017). Bei der Therapie der Psoriasis hat Vitamin-D-Supplementierung keinen Effekt, wie in einer aktuellen Meta-Analyse gezeigt wurde (Formisano et al., 2023).

Der Referenzwert für Vitamin D bei gesunden Kindern, Jugendlichen und Erwachsenen wurde vor einigen Jahren auf 20 µg (800 I.E.) pro Tag angehoben (Institute of Medicine 2011; Deutsche Gesellschaft für Ernährung 2012). Eine Versorgung kann über Sonnenlicht in der Haut oder durch eine tägliche Vitamin-D-Aufnahme erreicht werden. Neugeborene sollten pro Tag 10 µg (400 I.E.) oral bekommen. Für ältere Menschen wird eine Vitamin-D-Zufuhr von 10–25 µg/Tag (400 bis 1.000 I.E.) empfohlen, sofern keine ausreichende Sonnenlichtexposition durch körperliche Aktivität im Freien möglich ist. Seit längerer Zeit ist bekannt, dass geriatrische Patienten häufig zu niedrige Serumkonzentrationen des aktiven Metaboliten von Vitamin D (25-

Hydroxycolecalciferol) als Zeichen eines Vitamin-D-Mangels aufweisen (Schilling 2012). Es wird jedoch weiterhin kontrovers diskutiert, welche Blutspiegel von 25-Hydroxycolecalciferol als ausreichend angesehen werden. Das Ziel sollte ein Blutkonzentrationen von mindestens 30 ng/ml sein.

Die Arzneimittelkommission der deutschen Ärzteschaft (2017) warnt vor einer unkontrollierten Einnahme hochdosierter Vitamin-D-Präparate, da Patienten eine ausgeprägte Hyperkalzämie mit akutem Nierenversagen nach täglicher Einnahme solcher Präparate entwickelten, die sie sich ohne Rezept aus dem Internet besorgt hatten. Bei gesund erscheinenden Personen und solchen ohne die bekannten Risikofaktoren sollte Vitamin D im Serum nicht gemessen werden (Arzneimittelbrief 2016a). Der Nutzen einer regelmäßigen längeren Einnahme von Vitamin-D-Präparaten bei älteren, nicht hospitalisierten Menschen ohne ausgeprägten Vitamin-D-Mangel muss in Frage gestellt werden. Insbesondere eine hohe Supplementierung (> 800–1.000 I.E./d) scheint das Sturz- und Frakturrisiko zu erhöhen und hat wahrscheinlich ein ungünstiges Nutzen-Risiko-Verhältnis (Arzneimittelbrief 2016b). Messungen von Vitamin D im Serum bei gesunden Frauen nach der Menopause, die sich normal ernähren und außerhalb des Hauses bewegen, sind überflüssig (Arzneimittelbrief 2015). Die Ergebnisse der VITAL-Studie zeigten, dass eine routinemäßige Vitamin-D-Supplementierung bei älteren Menschen keine präventive Wirkung auf Osteoporose, Knochenfrakturen, kardiovaskuläre Erkrankungen und Tumorerkrankungen hat (Manson et al., 2019; LeBoff et al., 2022; Arzneimittelbrief 2022). Offenbar beruhen die meisten Vitamin-D-Verordnungen in Deutschland auf Wunschdenken und nicht auf wissenschaftlichen Fakten. Es ist zu hoffen, dass diese Praxis durch entsprechende Aufklärung der Ärzteschaft und der Bevölkerung mittelfristig beendet werden kann.

Die beiden Vitamin-D_3-Metaboliten Alfacalcidol und Calcitriol haben eine andere therapeutische Anwendung als Colecalciferol. Calcitriol (1,25-Dihydroxycolecalciferol) ist die finale biologisch aktive Form des Vitamin D_3, das bei ungenügender renaler Synthese infolge fortschreitender Niereninsuffizienz mit renaler Osteopathie indiziert ist. Alternativ kann Alfacalcidol (1α-Aristo) eingesetzt werden, das in der Leber zu Calcitriol hydroxyliert wird. Beide Präparate sind im Vergleich zu Colecalciferol wesentlich teurer (◘ Tab. 15.1).

Paricalcitol ist ein Derivat von Vitamin D_2, das ähnliche Indikationen wie Calcitriol hat, obwohl die Betonung jedoch auf Seiten der Nebenschilddrüsenhemmung bei sekundärem Hyperparathyreoidismus liegt. Eine scheinbare Überlegenheit von Paricalcitol stützte sich auf retrospektive und unkontrollierte Untersuchungen, während eine prospektive Vergleichsuntersuchung mit Calcitriol keinen signifikanten Unterschied im primären Endpunkt zeigte (Sprague et al. 2003). Auch bei Hämodialysepatienten waren Alfacalcidol und Paricalcitol bezüglich der Suppression des sekundären Hyperparathyreoidismus gleich wirksam, wobei auch Calcium- und Phosphatwerte im angestrebten Bereich blieben (Hansen et al. 2011). Ein weiterer Vergleich von Calcitriol und Paricalcitol zeigte bei 90 Patienten mit chronischer Niereninsuffizienz über 24 Wochen ebenfalls keine unterschiedlichen Wirkungen auf Parathormon, alkalische Phosphatase und Calciumplasmawerte (Coyne et al. 2014). Seit 2015 sind Paricalcitolgenerika verfügbar, die jedoch immer noch erheblich teurer als Calcitriolpräparate sind (◘ Tab. 15.1).

In den Jahren der Coronapandemie (2020–2021) wurde ein sehr deutlicher Anstieg der Vitamin-D-Verschreibungen beobachtet (◘ Abb. 15.1). Dieser Anstieg beruhte auf einer vermeintlich positiven Wirkung von Vitamin D auf den Verlauf einer SARS-CoV-2-Infektion, für die es aber nie Evidenz gab (Lenzen-Schulte 2021; Rawat et al. 2021; Pal et al. 2021; Bassatne et al. 2021). Auch in den aktuellen Leitlinien der Deutschen Gesellschaft für Allgemeinmedizin und Familienmedizin wird die Gabe von Vitamin D bei einer SARS-CoV 2-Infektion nicht emp-

Tab. 15.1 Verordnungen von Vitamin D-Präparaten 2022.
Angegeben sind die 2022 verordneten Tagesdosen, die Änderungen gegenüber 2021 und die mittleren Kosten je DDD 2022

Präparat	Bestandteile	DDD Mio.	Änderung %	DDD-Nettokosten Euro
Colecalciferol				
Vigantol/Vigantoletten	Colecalciferol	284,6	(−12,2)	0,04
Dekristol	Colecalciferol	277,1	(+12,0)	0,13
Devit	Colecalciferol	9,7	(−4,2)	0,16
Colecalciferol Aristo	Colecalciferol	8,8	(+8,8)	0,55
Vitagamma Vitamin D3	Colecalciferol	3,9	(+35,1)	0,04
Vitamin D3 AL	Colecalciferol	2,4	(neu)	0,56
		586,4	**(−1,1)**	**0,09**
Alfacalcidol				
Alfacalcidol Aristo	Alfacalcidol	6,1	(−6,6)	1,06
Tevacidol	Alfacalcidol	0,94	(−1,5)	1,12
Einsalpha	Alfacalcidol	0,70	(+29,1)	2,45
		7,8	**(−3,6)**	**1,19**
Calcitriol				
Osteotriol	Calcitriol	6,4	(+20,1)	1,64
Decostriol	Calcitriol	3,3	(−10,9)	1,84
Rocaltrol	Calcitriol	0,99	(+21,3)	1,41
		10,7	**(+8,6)**	**1,68**
Paricalcitol				
Paricalcitol Accord	Paricalcitol	0,68	(+24,2)	8,14
Kombinationen				
Zymafluor D	Colecalciferol Natriumfluorid	40,3	(+2,6)	0,06
D-Fluoretten	Colecalciferol Natriumfluorid	22,2	(+7,7)	0,06
		62,5	**(+4,4)**	**0,06**
Summe		**668,0**	**(−0,4)**	**0,14**

fohlen (► https://www.degam.de/fuer-aerzte). Immerhin kam es im Jahr 2022 zu einer Trendumkehr bei den Vitamin-D-Verordnungen; allerdings bleiben sie auf einem deutlich höheren Niveau als vor der Corona-Pandemie. Offensichtlich spielt eine wissenschaftlich nicht gerechtfertigte Erwartungshaltung von Patienten hinsichtlich ausschließlich positiver Eigenschaften von Vitamin D eine Rolle bei diesen Verordnungen. Ärzte sollten ihre

Patienten entsprechend aufklären, damit die Verordnungszahlen von Vitamin-D-Präparaten deutlich sinken.

15.1.2 Vitamin B$_{12}$

Vitamin B$_{12}$ (Cyanocobalamin) wird vorwiegend für die parenterale (intramuskuläre) Behandlung der perniziösen Anämie, der weltweit häufigsten Ursache eines Vitamin B$_{12}$-Mangels benötigt, bei der infolge des Mangels an *Intrinsic Factor* eine orale Resorption nicht möglich ist (Green 2017). Gelegentlich können die damit verbundenen vielfältigen neurologischen Störungen (bis hin zu funikulärer Myelose) auch isoliert auftreten oder den hämatologischen Symptomen vorausgehen (Green 2017; Stauder et al. 2018). Auch die langjährige Anwendung von Protonenpumpen-Inhibitoren ist mit einem Vitamin-B$_{12}$-Mangel assoziiert (Lam et al. 2013). Da Vitamin B$_{12}$ in nennenswerten Mengen nur in tierischen Lebensmitteln vorkommt, müssen es strikte Vegetarier und Veganer jeder Altersgruppe supplementieren (Deutsche Gesellschaft für Kinder- und Jugendmedizin 2018). Der Versorgungsstatus mit Vitamin B$_{12}$ von sich vegan ernährenden Personen in Deutschland ist aktuell unproblematisch (Weikert et al. 2020). Das könnte daran liegen, dass Veganer häufig Vitamin B$_{12}$ als Nahrungsergänzungsmittel supplementieren (Weikert et al. 2020).

Eine therapeutische Wirkung von Cyanocobalamin ist nur bei Vitamin-B$_{12}$-Mangel, aber nicht bei anderen Indikationen belegt (American Medical Association 1986; Alpers 2005). Auch der Einsatz bei Hyperhomocysteinämie in Kombination mit Folsäure und Vitamin B$_6$ ist bezüglich therapeutischer Ziele (z. B. Überlebenschance) nicht gesichert, da ein Cochrane-Review von 12 kontrollierten Studien mit 47.429 Patienten keinen Beleg für die Senkung des Homocysteinspiegels durch Vitaminsupplemente mit Cyanocobalamin (B$_{12}$), Folsäure (B$_9$) und Pyridoxin (B$_6$) für die Prävention kardiovaskulärer Ereignisse ergab (Martí-Carvajal et al. 2015). Cyanocobalamin ist nicht rezeptpflichtig und daher generell nicht mehr zu Lasten der gesetzlichen Krankenkassen verordnungsfähig. Ausgenommen ist schwerwiegender Vitaminmangel, der durch eine entsprechende Ernährung nicht behoben werden kann. Die parenterale Behandlung der perniziösen Anämie und anderer schwerwiegender Mangelzustände ist deshalb weiterhin erstattungsfähig. Die Verordnungszahlen von Vitamin-B$_{12}$-Präparaten sind deutlich angestiegen (◘ Tab. 15.2). Medizinisch ist dies nicht nachvollziehbar.

◘ **Tab. 15.2** Verordnungen weiterer Vitaminpräparate 2022. Angegeben sind die 2022 verordneten Tagesdosen, die Änderungen gegenüber 2021 und die mittleren Kosten je DDD 2022

Präparat	Bestandteile	DDD	Änderung	DDD-Nettokosten
		Mio.	%	Euro
Vitamin B$_{12}$				
Vitamin B12 Lichtenstein	Cyanocobalamin	79,5	(+23,9)	0,01
Vitamin B12 JENAPHARM	Cyanocobalamin	39,5	(−14,3)	0,01
B12 Ankermann	Cyanocobalamin	19,3	(+10,3)	0,26
B12 Asmedic	Cyanocobalamin	12,1	(+18,8)	0,01
Vitamin-B12-ratiopharm	Cyanocobalamin	1,2	(+5,7)	0,13
		151,5	(+9,0)	0,05

◘ **Tab. 15.2** (Fortsetzung)

Präparat	Bestandteile	DDD Mio.	Änderung %	DDD-Nettokosten Euro
Vitamin-Kombinationen				
Renavit	Folsäure Biotin Ascorbinsäure Thiamin Riboflavin Pyridoxin Calciumpantothenat Cyanocobalamin Nicotinamid	4,8	(neu)	0,18
Cernevit + Addel Trace	Retinolpalmitat Colecalciferol alpha-Tocopherol Ascorbinsäure Cocarboxylase Riboflavin Pyridoxin Cyanocobalamin Folsäure Dexpanthenol Biotin Nicotinamid Spurenelemente	0,54	(+0,6)	17,09
Freka Vit wasserlöslich	Thiamin Riboflavin Nicotinamid Pyridoxin Natriumpantothenat Ascorbinsäure Biotin Folsäure Cyanocobalamin	0,47	(+19,6)	17,00
Natrovit	Retinol Colecalciferol alpha-Tocopherol Ascorbinsäure Thiamin	0,38	(+12,6)	22,71
Vitalipid	Retinol Ergocalciferol Phytomenadion Tocopherol	0,27	(+12,4)	15,46
Freka Vit fettlöslich	Retinol Ergocalciferol Phytomenadion Tocopherol	0,25	(+34,9)	14,50

Kapitel 15 · Vitamine und Mineralstoffpräparate

Tab. 15.2 (Fortsetzung)

Präparat	Bestandteile	DDD Mio.	Änderung %	DDD-Nettokosten Euro
Viant	Retinol Colecalciferol alpha-Tocopherol Phytomenadion Ascorbinsäure Thiamin Riboflavin Pyridoxin Cyanocobalamin Folsäure Pantothensäure Biotin Nicotinamid	0,21	(−20,8)	23,19
Cernevit	Retinol Colecalciferol alpha-Tocopherol Ascorbinsäure Cocarboxylase Riboflavin Pyridoxin Cyanocobalamin Folsäure Dexpanthenol Biotin Nicotinamid	0,17	(−29,9)	25,28
Soluvit N	Thiamin Riboflavin Nicotinamid Pyridoxin Natriumpantothenat Ascorbinsäure Biotin Folsäure Cyanocobalamin	0,17	(−2,9)	17,17
		7,2	(+203,0)	6,47
Vitamin B$_1$				
Vitamin B1-ratiopharm	Thiamin (Vitamin B$_1$)	6,6	(+5,8)	0,04
Summe		**165,4**	**(+12,0)**	**0,33**

Eine plausible Erklärung könnte sein, dass Ärzte vermehrt Vitamin-B$_{12}$-Präparate (ohne nachgewiesenen Vitamin-B$_{12}$-Mangel) bei sich vegan ernährenden Personen verschreiben.

15.1.3 Vitaminkombinationen

Es gibt eine Vielzahl von Vitaminkombinationen (Tab. 15.2). Eine vorbeugende Gabe wasserlöslicher Vitamine bei Erwachsenen ist nach den Arzneimittel-Richtlinien nur für Dialysepatienten erstattungsfähig. Insgesamt stiegen die verordneten Tagesdosen von Vitaminkombinationen deutlich an. Wissenschaftlich ist dieser Anstieg nicht begründet.

Viele Menschen nehmen Vitaminkombinationen als Antioxidantien ein, um ihre Gesundheit zu stärken oder Krankheiten zu verhindern. Nach einer Metaanalyse hatte die Supplementation mit B-Vitaminen allerdings keine signifikanten Effekte auf kardiovaskuläre Ereignisse, Mortalität oder Krebs (Clarke et al. 2011). In einer kontrollierten Studie an Patienten mit diabetischer Nephropathie verschlechterten hochdosierte B-Vitamine sogar die Nierenfunktion (House et al. 2010). Obwohl mit steigendem Obst- und Gemüsekonsum das Risiko für kardiovaskuläre Erkrankungen sinkt (Aune et al. 2017), konnten auch zwei neuere systematische Reviews für die Einnahme von Multivitamin-Präparaten ohne nachgewiesenem Vitamin-Mangel keine signifikanten Effekte für die Prävention oder das Mortalitätsrisiko bei kardiovaskulären Erkrankungen nachweisen (Jenkins et al. 2018; Khan et al. 2019).

15.2 Mineralstoffpräparate

15.2.1 Kaliumpräparate

Kaliumpräparate dienen zur Korrektur eines Kaliummangels, der in ausgeprägten Fällen auch als Hypokaliämie in Erscheinung tritt. Ursachen sind meist renale oder gastrointestinale Kaliumverluste. Am häufigsten ist die durch Thiazid- und Schleifendiuretika induzierte Hypokaliämie. Auch an einen Diuretika- oder Laxantienabusus muss gedacht werden. Bei einer Hypokaliämie ist auch auf einen eventuell begleitenden Magnesiummangel, insbesondere aufgrund des erhöhten Risikos für Herzrhythmusstörungen, zu achten.

Vorerkrankungen wie chronische Niereninsuffizienz, Diabetes und Herzinsuffizienz verbunden mit kardiovaskulärer Multimedikation (z. B. Aldosteron-Antagonisten, ACE-Hemmer, AT_1-Rezeptor-Antagonisten) begünstigen in nicht unerheblichem Maße eine Hyperkaliämie, insbesondere bei älteren Menschen (American Geriatrics Society 2019; Zieschang 2019).

Kalium sollte grundsätzlich oral substituiert werden. Die intravenöse Gabe ist nur dann notwendig, wenn der Patient oral kein Kalium einnehmen kann oder bei schweren Rhythmusstörungen. Bei leichterem Kaliummangel ohne zusätzliche Risiken und einer Kaliumkonzentration im Serum über 3,5 mmol/l ist keine medikamentöse Therapie erforderlich (American Medical Association 1986). Hier reicht eine Korrektur durch kaliumreiche Nahrungsmittel aus (z. B. Obst, Gemüse, Kartoffeln, Fruchtsäfte). Die normale tägliche Kost enthält ohnehin 2 bis 4 g Kalium (50–100 mmol). Erst bei einer Kaliumserumkonzentration im Serum unter 3,5 mmol/l ist die Verordnung von Kaliumpräparaten sinnvoll. Als Tagesdosis werden 40 mmol Kalium unter Laborkontrolle empfohlen. Da ein Kaliummangel fast immer mit einer hypochlorämischen Alkalose einhergeht, ist Kaliumchlorid das Mittel der Wahl, das in *Kalinor retard* enthalten ist. Das Kombinationspräparat aus Kaliumcitrat und Kaliumhydrogencarbonat (*Kalinor Brausetbl.*) wirkt Alkalose-fördernd und ist daher für die Korrektur der häufig vorkommenden hypochlorämischen Hypokaliämie wenig geeignet. Die Verschreibungen der Kaliumpräparate liegen seit Jahren bei 19–20 Mio. DDD (◘ Tab. 15.3).

15.2.2 Magnesiumpräparate

Die Verordnungen von Magnesiumpräparaten sind seit vielen Jahren auf extrem niedrigem Niveau mit deutlich fallender Tendenz (◘ Tab. 15.3). Sie sind zur Korrektur von Magnesiummangelzuständen indiziert. Typisches Symptom einer Hypomagnesiämie ist eine Tetanie infolge gesteigerter neuromuskulärer Erregbarkeit. Ursachen können langdauernde Elektrolytverluste bei Malabsorptionszuständen, Diarrhö, Nierenerkrankungen oder eine Diuretikatherapie sein, aber auch mangelnde

Kapitel 15 · Vitamine und Mineralstoffpräparate

Tab. 15.3 Verordnungen von Mineralstoffpräparaten 2022. Angegeben sind die 2022 verordneten Tagesdosen, die Änderungen gegenüber 2021 und die mittleren Kosten je DDD 2022

Präparat	Bestandteile	DDD Mio.	Änderung %	DDD-Nettokosten Euro
Kaliumpräparate				
Kalinor retard P	Kaliumchlorid	12,3	(−3,4)	0,69
Kalinor Brausetabletten	Kaliumcitrat Kaliumhydrogencarbonat Citronensäure	4,7	(−8,5)	0,93
Kalium Verla	Kaliumcitrat	1,4	(−9,7)	0,37
		18,4	**(−5,2)**	**0,73**
Magnesiumpräparate				
Magnetrans forte/extra	Magnesiumoxid	1,5	(−3,8)	0,31
Magnesium Verla N Drag.	Magnesiumhydrogenglutamat Magnesiumcitrat	1,1	(−3,7)	0,48
		2,6	**(−3,8)**	**0,39**
Selenpräparate				
Cefasel	Natriumselenit	1,7	(−11,2)	0,44
Selenase	Natriumselenit	1,2	(+10,5)	0,58
		2,9	**(−3,1)**	**0,50**
Summe		**23,9**	**(−4,8)**	**0,66**

Zufuhr bei chronischem Alkoholismus oder parenteraler Ernährung. Daher sollte eine ausreichende Magnesiumaufnahme generell Teil einer gesunden Ernährung sein. Die tägliche Magnesiumaufnahme des Erwachsenen beträgt 240–480 mg (10–20 mmol). Wegen der weiten Verbreitung dieses Kations in der Nahrung ist ein alimentär bedingter Magnesiummangel bei üblicher Kost selten (Kuhlmann et al. 1987).

Magnesium wird häufig bei nächtlichen Wadenkrämpfen eingesetzt; die Belege dazu sind widersprüchlich (z. B. Garrison et al. 2012). Weiterhin wird Magnesium für die Prävention und Behandlung von Herzrhythmusstörungen empfohlen. Für weitere kardiovaskuläre Indikationen fehlt jedoch eine ausreichende Evidenz (Kolte et al. 2015).

15.2.3 Selenpräparate

Unter den meistverordneten Arzneimitteln sind zwei Selenpräparate gelistet (Tab. 15.3). Selen ist in Form von Selenocystein struktureller Bestandteil zahlreicher Enzyme, insbesondere von Glutathionperoxidasen und Deiodasen. Dadurch hat Selen einerseits Einfluss auf die antioxidative Kapazität und andererseits auf die Regulation des Schilddrüsenhormon-Stoffwechsels.

Selen ist bei Selenmangel indiziert, der ernährungsmäßig nicht behoben werden kann. Auch bei langdauernder parenteraler Ernährung können Mangelzustände auftreten. Insgesamt gibt es nur wenige Patienten, die eine Verordnung von Selen benötigen. Insbesondere gibt es keine Belege für den Nutzen einer

Selensupplementation bei geriatrischen Patienten (Lacour et al. 2004). Auch für die Anwendung von Selen zur Behandlung der Autoimmunthyreoiditis (Hashimoto) gibt es nach einem Cochrane-Review keine ausreichende Evidenz (van Zuuren et al. 2013). Deshalb ist die deutlich rückläufige Verordnung von Selenpräparaten auch sehr erfreulich. Bei Selen werden offenbar die Prinzipien der evidenzbasierten Medizin auch in der Verordnungspraxis umgesetzt.

15.2.4 Fluoridpräparate

Fluorid spielt in der Kariesprophylaxe bei Kleinkindern eine herausragende Rolle. Die Wirkung von systemisch zugeführtem Fluorid im Trinkwasser und Speisesalz sowie als Tabletten ist in zahlreichen Studien dokumentiert. In Deutschland ist das Trinkwasser nicht fluoriert, Speisesalz mit geringem Fluoridzusatz hingegen ist sehr verbreitet. Die topische Einwirkung von Fluorid auf den Zahnschmelz ist wichtiger als der systemische Effekt (Bowen 2002). Eine Fluoridsupplementierung mit Fluoridtabletten wird empfohlen, wenn die Zahnpflege nicht mit fluoridhaltiger Zahnpasta durchgeführt und auch kein fluoridhaltiges Speisesalz verwendet wird (Deutsche Gesellschaft für Zahn-, Mund- und Kieferheilkunde 2016; Pieper und Momeni 2006). Die Natriumfluorid-Lutschtabletten (je nach Alter 0,25 bzw. 0,5 mg) gelten neben einer fluoridfreien Zahnpasta im Kleinkindalter demnach als vorteilhaft. Die Verordnungen der Kombinationspräparate (Vitamin D_3 und Natriumfluorid) sind auch 2020 wieder deutlich gesunken (◘ Tab. 15.1). Damit ist die früher propagierte systemische Fluoridprophylaxe im Laufe der letzten 20 Jahre kontinuierlich durch topische Fluoridpräparate ersetzt worden, die fast ausschließlich von Zahnärzten verordnet werden (siehe ▶ Kap. 40, Zahnärztliche Arzneiverordnungen, ◘ Tab. 40.6).

Literatur

Alpers DH (2005) What is new in vitamin B_{12}? Curr Opin Gastroenterol 21:183–186

American Geriatrics Society (2019) American Geriatrics Society 2019 Updated AGS Beers Criteria® for potentially inappropriate medication use in older adults. J Am Geriatr Soc 67:674–694

American Medical Association (1986) Drug evaluations, 6. Aufl. Saunders, Philadelphia, London, S 589–601

Arzneimittelbrief (2015) Wenig überzeugender Effekt einer Vitamin-D-Supplementierung bei gesunden Frauen nach der Menopause. Arzneimittelbrief 49:95

Arzneimittelbrief (2016a) Vitamin-D-Screening bei Gesunden nicht indiziert. Arzneimittelbrief 50:93a

Arzneimittelbrief (2016b) Hohe Vitamin-D-Supplementierung fördert Stürze bei älteren Menschen. Arzneimittelbrief 50:43

Arzneimittelbrief (2022) VITAL-Studie: ein entscheidendes Urteil zur Supplementierung mit Vitamin D. Arzneimittelbrief 56:87–88

Arzneimittelkommission der deutschen Ärzteschaft (2017) Drug Safety Mail 2017-42: Hyperkalzämie durch Überdosierung mit Vitamin D. https://www.akdae.de/Arzneimittelsicherheit/DSM/Archiv/2017-42.html

Aune D, Giovannucci E, Boffetta P et al (2017) Fruit and vegetable intakend the risk of cardiovascular disease, total cancer and all-cause mortality – A systematic review and dose-response meta-analysis of prospective studies. Int J Epidemiol 46:1029–1056

Bassatne A, Basbous M, Chkhtoura M, El Zein O, Rahme M (2021) The link between COVID-10 and Vitamin D (VIVID): a systematic review and meta-analysis. Metabolism 119:154753

Bowen WH (2002) Do we need to be concerned about dental care in the coming millenium? Crit Rev Oral Biol Med 13:126–131

Clarke R, Halsey J, Bennett D, Lewington S (2011) Homocysteine and vascular disease: review of published results of the homocysteine-lowering trials. J Inherit Metab Dis 34:83–91

Coyne DW, Goldberg S, Faber M, Ghossein C, Sprague SM (2014) A randomized multicenter trial of paricalcitol versus calcitriol for secondary hyperparathyroidism in stages 3–4 CKD. Clin J Am Soc Nephrol 9:1620–1626

Deutsche Gesellschaft für Ernährung (2012) Neue Referenzwerte für Vitamin D, DGE aktuell, 2012 01/2012. https://www.dge.de/presse/pm/neue-referenzwerte-fuer-vitamin-d/ (Erstellt: 10. Jan. 2012)

Deutsche Gesellschaft für Kinder- und Jugendmedizin (2018) Vegetarische Kostformen im Kindes- und Jugendalter. Stellungnahme der Ernährungskommission der DGKJ. https://www.dgkj.de/fileadmin/user_upload/Stellungnahmen/1808_DGKJ_VegetarischeKost.pdf

Deutsche Gesellschaft für Zahn-, Mund- und Kieferheilkunde (2016) Kariesprophylaxe bei bleibenden Zähnen – grundlegende Empfehlungen (S2kLeitlinie), AWMF-Registemummer: 083-021. https://www.dgzmk.de/kariesprophylaxe-bei-bleibendenzaehnen-grundlegende-einpfehlungen-s2k

Formisano E, Proietti E, Borgarelli C, Pisciotta L (2023) Psoriasis and vitamin D: a systematic review and meta-analysis. Nutrients 15(15):3387. https://doi.org/10.3390/nu15153387

Garrison SR, Allan GM, Sekhon RK et al (2012) Magnesium for skeletal muscle cramps. Cochrane Database Syst Rev. https://doi.org/10.1002/14651858.cd009402.pub2

Green R (2017) Vitamin B_{12} deficiency from the perspective of a practicing hematologist. Blood 129:2603–2611

Hansen D, Rasmussen K, Danielsen H, Meyer-Hofmann H, Bacevicius E, Lauridsen TG, Madsen JK, Tougaard BG, Marckmann P, Thye-Roenn P, Nielsen JE, Kreiner S, Brandi L (2011) No difference between alfacalcidol and paricalcidol in the treatment of secondary hyperparathyreoidism in hemodialysis patients: a randomized crossover trial. Kidney Int 80:841–850

Holick MF (2017) The vitamin D deficiency pandemic: approaches for diagnosis, treatment and prevention. Rev Endocr Metab Disord 18:153–165

House AA, Eliasziw M, Cattran DC, Churchill DN, Oliver MJ, Fine A, Dresser GK, Spence JD (2010) Effect of B-vitamin therapy on progression of diabetic nephropathy: a randomized controlled trial. JAMA 303:1603–1609

Institute of Medicine (2011) Dietary reference intakes for calcium and vitamin D. Committee to review dietary reference intakes for calcium and vitamin D. The National Academies Press Institute of Medicine, Washington (https://www.ncbi.nlm.nih.gov/books/NBK56070/)

Jenkins DJA, Spence JD, Giovannucci EL et al (2018) Supplemental vitamins and minerals for CVD prevention and treatment. J Am Coll Cardiol 71:2570–2584

Jungert A, Quack Lötscher K, Rohrmann S (2020) Vitaminsubstitution im nichtkindlichen Bereich: Notwendigkeit und Risiken. Dtsch Arztebl 117:14–22

Khan SU, Khan MU, Riaz H et al (2019) Effects of nutritional supplements and dietary interventions on cardiovascular outcomes: an umbrella review and evidence map. Ann Intern Med 171:190–198

Kolte D, Vijayaraghavan K, Khera S, Sica DA, Frishman WH (2015) Role of magnesium in cardiovascular diseases. Cardiol Rev 22:182–192

Kuhlmann U, Siegenthaler W, Siegenthaler G (1987) Wasser- und Elektrolythaushalt. In: Siegenthaler W (Hrsg) Klinische Pathophysiologie. Thieme, Stuttgart, New York, S 209–237

Lacour M, Zunder T, Restle A, Schwarzer G (2004) No evidence for an impact of selenium supplementation on environment associated health disorders – A systematic review. Int J Hyg Environ Health 207:1–13

Lam JR, Schneider JL, Zhao W, Corley DA (2013) Proton pump inhibitor and histamine 2 receptor antagonist use and vitamin B12 deficiency. JAMA 310:2435–2442

LeBoff MS, Chou SH, Ratliff KA, Cook NR, Khurana B, Kim E, Cawthon PM, Bauer DC, Black D, Gallagher JC, Lee IM, Buring JE, Manson JAE (2022) Supplemental vitamin D and incident fractures in midlife and older adults. N Engl J Med 387:299–309

Lenzen-Schulte M (2021) Vitamin D – in der Pandemie hinterfragt und doch empfohlen. Dtsch Arztebl 118:B911–B915

Martí-Carvajal AJ, Solà I, Lathyris D (2015) Homocysteine-lowering interventions for preventing cardiovascular events. Cochrane Database Syst Rev. https://doi.org/10.1002/14651858.cd006612.pub4

Mason JAE, Cook NR, Lee IM, Christen W, Bassuk SS, Mora S, Gibson H, Gordon D, Copeland T, D'Agostino D, Friedenberg G, Ridge C, Bubes V, Giovannucci EL, Wilett WC, Buring J, VITAL Research Group (2019) Vitamin D supplements and prevention of cancer and cardiovascular disease. N Engl J Med 380:33–44

Pal M, Banerjee M, Bhadada SK, Shetty AJ, Singh B, Vyas A (2021) Vitamin D supplementation and clinical outcomes in COVID-19: a systematic review and meta-analysis. J Endocrinol Invest 24:1–16

Pieper K, Momeni A (2006) Grundlagen der Kariesprophylaxe bei Kindern. Dtsch Arztebl 103:A 1003–A 1009

Rawat D, Roy A, Maitra S, Shankar V, Khanna P, Baidya DK (2021) Vitamin D supplementation and COVID-19 treatment: a systematic review and meta-analysis. Diabetes Metab Syndr 15:102189

Schilling S (2012) Epidemischer Vitamin-D-Mangel bei Patienten einer geriatrischen Rehabilitationsklinik. Dtsch Arztebl 109:33–38

Sprague SM, Llach F, Amdahl M, Taccetta C, Batlle D (2003) Paricalcitol versus calcitriol in the treatment of secondary hyperparathyroidism. Kidney Int 63:1483–1490

Stauder R, Valent P, Theurl I (2018) Anemia at older age: etiologies, clinical implications, and management. Blood 131:505–514

Weikert C, Trefflich I, Menzel J, Obeid R, Longree A, Dierkes J, Meyer K, Herter-Aeberli I, Mai K, Stangl GI, Müller SM, Schwerdtle T, Lampen A, Abraham K (2020) Versorgungsstatus mit Vitaminen und Mineralstoffen bei veganer Ernährungsweise. Dtsch Arztebl 117:575–582

Zieschang S (2019) Hyperkaliämie im Praxisalltag. Arzneiverordn Prax 46:59–64

van Zuuren EJ, Albusta AY, Fedorowicz Z, Carter B, Pijl H (2013) Selenium supplementation for Hashimoto's thyroiditis. Cochrane Database Syst Rev. https://doi.org/10.1002/14651858.cd010223.pub2

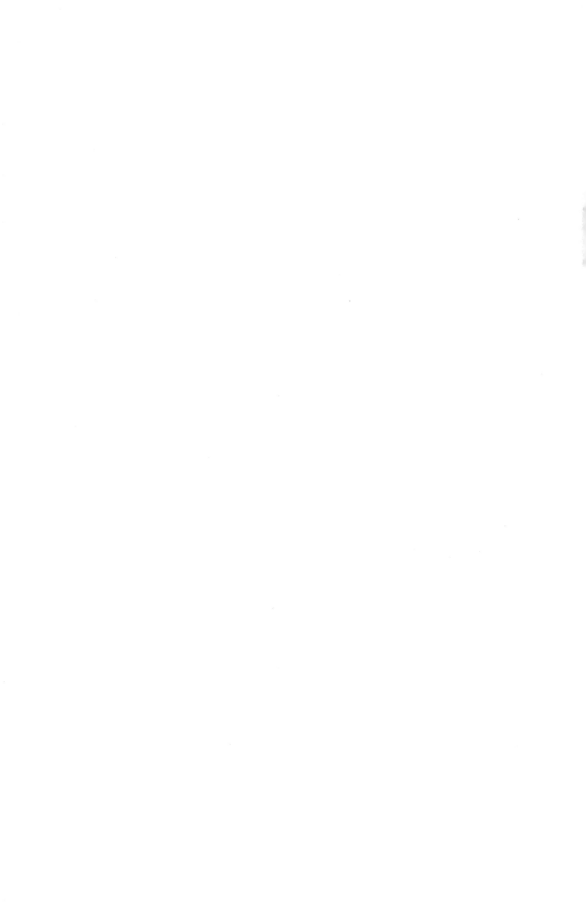

Infektionserkrankungen

Inhaltsverzeichnis

Kapitel 16 Bakterielle und virale Infektionserkrankungen und Mykosen – 391
Winfried V. Kern

Bakterielle und virale Infektionserkrankungen und Mykosen

Winfried V. Kern

Auf einen Blick

Trend Die Verordnung von antibakteriell wirkenden Arzneimitteln zeigen 2022 gegenüber den beiden Vorjahren (Pandemie) wieder eine Zunahme und liegen von der Gesamtmenge her fast wieder im präpandemischen Bereich. Die Zunahme gegenüber 2021 ist stark bei den Betalactamantibiotika, darunter Oralpenicillin (+42 %), Amoxicillin (+39 %), Amoxicillin/Clavulansäure und Oralcephalosporinen. Auch bei Makroliden kam es zu einer deutlichen Wiederzunahme der Verordnungen (+65 %). Diese Veränderungen sind auf die Zunahme von Atemwegsinfektionen, aber auch den besseren Zugang zu ärztlicher Versorgung 2022 im Vergleich zum Vorjahr zurückzuführen. Ein leichter Anstieg im Vergleich zu 2019 findet sich bei Pivmecillinam, während sonstige Arzneistoffen, die typischerweise bei Harnwegsinfektionen verordnet werden, in ähnlicher Menge verordnet wurden. Eine leichte Verordnungszunahme im Vergleich zum Vorjahr zeigen die Fluorchinolone (+13 %), die allerdings deutlich weniger als 2019 verordnet wurden. Keine wesentlichen Änderungen werden bei den Verordnungen von Tetracyclinen sowie von Antimykotika und antiviralen Arzneistoffen beobachtet.

Bei Verordnungen sowie im Verordnungsvolumen (nach definierten Tagesdosen, DDD) der antibakteriellen Arzneistoffe kann man 2022 einen Anstieg im Vergleich zum Vorjahr (vgl. Tab. 1.2) wie auch im Vergleich zu 2020 beobachten. Der Wiederanstieg betrifft nicht alle Arzneistoffe bzw. Arzneistoffgruppen gleichermaßen (Abb. 16.1, 16.2).

Betalactame stellen nach wie vor mit Abstand die praktisch bedeutsamste Gruppe dar. Tetracycline, Makrolide und Fluorchinolone folgen. Innerhalb der Betalactame stehen die Aminopenicilline seit vielen Jahren an erster Stelle des Verbrauchs.

Bei der Auswahl eines Antibiotikums (antibakteriellen Arzneistoffs) sind neben pharmakologischen Eigenschaften des Arzneistoffs Art und Ort der Infektion, Erregerempfindlichkeit und die klinische Situation des Patienten maßgebend. Zu beachten ist:

- Das pharmakokinetische Profil, das UAW-Profil und die klinische Wirksamkeit aus kontrollierten Studien müssen berücksichtigt werden.
- Verschiedene Antibiotikaklassen verhalten sich nicht gleich bezüglich ihrer Wirkung auf die Resistenzentwicklung. Bei bakteriellen Erregern von Atemwegsinfektionen gelten Penicilline günstiger als Makrolide. Oralcephalosporine und Fluorchinolone sind keine Arzneistoffgruppen der ersten Wahl bei Atemwegsinfektionen und unkomplizierten Harnwegsinfektionen.

© Der/die Autor(en), exklusiv lizenziert an Springer-Verlag GmbH, DE, ein Teil von Springer Nature 2023
W.-D. Ludwig, B. Mühlbauer, R. Seifert (Hrsg.), *Arzneiverordnungs-Report 2023*,
https://doi.org/10.1007/978-3-662-68371-2_16

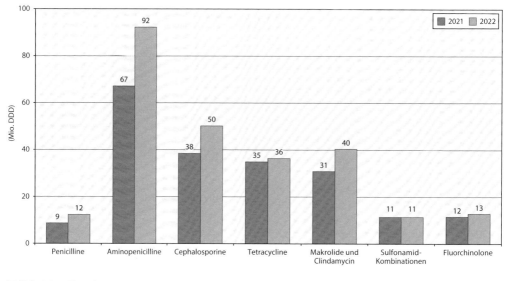

Abb. 16.1 Verordnungen von Antibiotika (antibakteriellen Arzneistoffen) und anderen Antiinfektiva 2022. Gesamtverordnungen nach definierten Tagesdosen

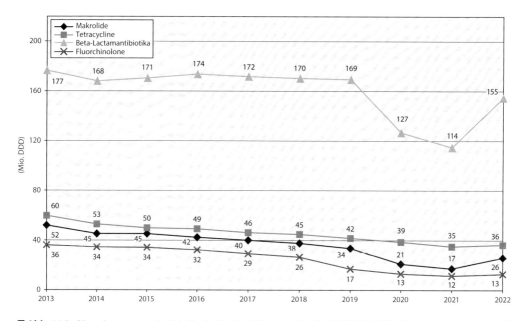

Abb. 16.2 Verordnungen von Antibiotika (antibakteriellen Arzneistoffen) 2013 bis 2022. Gesamtverordnungen nach definierten Tagesdosen

- Bei Gleichheit aller Faktoren soll das kostengünstigste Präparat ausgewählt werden. Dies wird leider noch immer nicht hinreichend in der Praxis umgesetzt.

- Bei schweren Infektionen ist der Versuch einer Erregersicherung mit Empfindlichkeitsprüfung (so genanntes Antibiogramm, korrekterweise: Antibakteriogramm [Seifert und Schirmer 2021]) notwendig; nur so kann in vielen Fällen von einem (unnötig) breit wirksamen Präparat gezielt auf einen weniger breit wirksamen Arzneistoff umgestellt werden.

Hauptindikation für eine antibakterielle Therapie im ambulanten Bereich bleibt die Atemwegsinfektion. Anders als die Pneumonie sind die akute Bronchitis und andere akute Atemwegsinfektionen in mehr als 90 % der Fälle durch Viren ausgelöst. Sie stellen daher keine primäre Indikation für Antibiotika dar. Der fehlende Nutzen einer Therapie mit Antibiotika in dieser Situation ist wiederholt dokumentiert worden (Butler et al. 2010; Little et al. 2013; Tonkin-Crine et al. 2017). Nach wie vor ist hier jedoch ein unkritischer Einsatz von Antibiotika zu beobachten – auch in Deutschland (Kern und Kostev 2021). Nicht zu unterschätzen ist hierbei die Erwartungshaltung von Patienten, die fälschlicherweise annehmen, dass „Antibiotika" auch gegen Virusinfektionen wirken, und von Ärzten, die fälschlicherweise eine solche Erwartung annehmen und ihr wider besseres Wissen nachkommen (Wollny et al. 2022). Die Verwendung der (korrekten) Bezeichnung „antibakterieller Arzneistoff" anstelle „Antibiotika" könnte helfen, den inadäquaten Gebrauch dieser Arzneistoffe zu verhindern.

Bei der Pneumonie oder akuten Exazerbation einer chronischen Bronchitis und anderen Atemwegsinfektionen mit Indikation für eine antibakterielle Therapie bieten viele neuere Arzneistoffe keine wesentlichen Vorteile gegenüber den älteren, weniger kostspieligen Substanzen. Entscheidend sind das erwartete Erregerspektrum und die erwartete Erregerempfindlichkeit. Kenntnisse zur aktuellen Situation bezüglich bakterieller Resistenzentwicklung bei den Erregern ambulant erworbener Atemwegsinfektionen sind somit wichtig. Dies gilt vor allem bezüglich der Empfindlichkeit von Pneumokokken und A-Streptokokken gegenüber Penicillin und Makroliden sowie der Empfindlichkeit von *Haemophilus* gegenüber Amoxicillin und Doxycyclin.

Ähnlich verhält es sich mit Harnwegsinfektionen im ambulanten Bereich, die hier die zweithäufigste Indikation für antibakterielle Arzneistoffe darstellen. Auch hier wird meist eine empirische („kalkulierte") Therapie (ohne Erregersicherung) eingeleitet wird. Daten zur Empfindlichkeit von *Escherichia coli* (häufigster Erreger) gegenüber Trimethoprim bzw. Co-trimoxazol, Nitrofurantoin, Fosfomycin, Pivmecillinam, Cefpodoxim/Cefixim und Fluorchinolonen sind relevant. Eine Orientierung zur in vitro-Empfindlichkeit dieser Erreger in Deutschland bieten das Surveillance-System des Robert-Koch-Institutes (Routinedaten) und die Querschnittserhebungen der Paul-Ehrlich-Gesellschaft (▶ https://ars.rki.de/ bzw. ▶ www.p-e-g.org/econtext/Berichte%20der%20Studien).

Die langjährige Dominanz der klassischen Betalactamantibiotika (Oralpenicillin, Aminopenicilline, Cephalosporine) beruht nach über 50jähriger Anwendung auf der Kombination meist günstiger pharmakologischer Eigenschaften mit einer hohen antibakteriellen Aktivität, geringer Toxizität und der daraus resultierenden großen therapeutischen Breite.

16.1 Betalactame

16.1.1 Basispenicilline

Die Gruppe der oralen Basispenicilline (Phenoxymethylpenicillin, Amoxicillin) liegt im Jahre 2022 gegenüber dem Vorjahr wieder höher und erreicht fast präpandemisches Niveau (◘ Tab. 16.1 und 16.2).

Im Vergleich zu Phenoxymethylpenicillin haben die Aminopenicilline ein breiteres Wirkungsspektrum im gramnegativen Bereich (vor allem *Haemophilus*). Durch die guten Serum- und Gewebespiegel und hohe Aktivität gerade auch gegenüber Pneumokokken gilt Amoxicillin als bestgeeignetes orales Betalactam bei Pneumonien und wird auch in der neusten Auflage der Leitlinie zur Therapie der ambulant erworbenen Pneumonie empfohlen (Ewig et al. 2021). Indikationen sind darü-

Tab. 16.1 Verordnungen von Penicillinen 2022. Angegeben sind die 2022 verordneten Tagesdosen, die Änderungen gegenüber 2021 und die mittleren Kosten je DDD 2022

Präparat	Bestandteile	DDD Mio.	Änderung %	DDD-Nettokosten Euro
Phenoxymethylpenicillin				
Penicillin V AL	Phenoxymethylpenicillin	3,1	(+0,6)	1,24
Infectocillin	Phenoxymethylpenicillin	2,3	(+200,7)	2,07
Penicillin V STADA	Phenoxymethylpenicillin	1,6	(+9,4)	1,26
PenHEXAL	Phenoxymethylpenicillin	1,4	(+128,4)	1,29
Pen Mega-1 A Pharma	Phenoxymethylpenicillin	1,4	(+49,8)	1,16
Penicillin V-ratiopharm	Phenoxymethylpenicillin	1,1	(+36,7)	1,30
		10,8	(+41,9)	1,42
Weitere Penicilline				
Pivmelam Apogepha	Pivmecillinam	3,3	(+42,9)	3,11
Infectobicillin	Phenoxymethylpenicillin Benzathin	1,1	(+169,9)	3,90
X-Systo	Pivmecillinam	0,80	(+21,9)	2,63
Flucloxacillin Altamedics	Flucloxacillin	0,18	(−12,4)	11,31
Tardocillin	Benzylpenicillin-Benzathin	0,02	(+7,9)	72,88
		5,4	(+49,7)	3,68
Summe		16,2	(+44,4)	2,17

Tab. 16.2 Verordnungen von Aminopenicillinen 2022. Angegeben sind die 2022 verordneten Tagesdosen, die Änderungen gegenüber 2021 und die mittleren Kosten je DDD 2022

Präparat	Bestandteile	DDD Mio.	Änderung %	DDD-Nettokosten Euro
Amoxicillin				
Amoxi-1 A Pharma	Amoxicillin	24,2	(+8,5)	1,40
Amoxicillin AL	Amoxicillin	21,2	(+68,3)	1,22
Amoxicillin Micro Labs	Amoxicillin	6,8	(+109,7)	1,22
Amoxicillin-ratiopharm	Amoxicillin	4,0	(+38,1)	1,44
Infectomox	Amoxicillin	1,3	(+169,8)	2,68
AmoxiHEXAL	Amoxicillin	0,57	(+63,1)	1,76
Amoxicillin AbZ	Amoxicillin	0,35	(+440,6)	1,15
		58,5	(+39,4)	1,35

Kapitel 16 · Bakterielle und virale Infektionserkrankungen und Mykosen

◘ Tab. 16.2 (Fortsetzung)

Präparat	Bestandteile	DDD Mio.	Änderung %	DDD-Nettokosten Euro
Andere Aminopenicilline				
Unacid PD	Sultamicillin	0,95	(−33,3)	9,42
Sultamicillin-ratiopharm	Sultamicillin	0,64	(+74,7)	9,15
		1,6	**(−11,2)**	**9,31**
Kombinationen				
Amoxi Clavulan/Amoxiclav Aurobindo	Amoxicillin Clavulansäure	8,3	(+2,8)	4,50
Amoxiclav-1 A Pharma	Amoxicillin Clavulansäure	4,9	(+97,4)	4,69
Amoxiclav BASICS	Amoxicillin Clavulansäure	2,8	(+39,2)	4,60
Amoxicillin/Clavulansäure Micro Labs	Amoxicillin Clavulansäure	2,6	(+466,5)	3,38
Amoxi Clavulan STADA	Amoxicillin Clavulansäure	1,7	(+32,1)	3,66
Amoxi-Clavulan AL	Amoxicillin Clavulansäure	1,5	(−45,0)	3,59
Amoxicillin/Clavulansäure Zentiva	Amoxicillin Clavulansäure	1,2	(> 1.000)	3,60
Amoxiclav Aristo	Amoxicillin Clavulansäure	0,94	(−27,7)	3,65
Amoxicillin/Clavulansäure AAA-Pharma	Amoxicillin Clavulansäure	0,77	(+185,9)	3,47
Amoclav/Amoxclav HEXAL	Amoxicillin Clavulansäure	0,62	(+91,2)	3,97
Amoxicillin/Clavulansäure Heumann	Amoxicillin Clavulansäure	0,54	(+43,8)	3,63
Amoxicillin/Clavulansäure Devatis	Amoxicillin Clavulansäure	0,51	(> 1.000)	3,91
Amoxclav Sandoz	Amoxicillin Clavulansäure	0,36	(+139,1)	3,87
Amoxiclav-Elpen	Amoxicillin Clavulansäure	0,24	(+136,3)	4,47
Amoxicillin-ratiopharm comp	Amoxicillin Clavulansäure	0,17	(+41,9)	5,26
Amoxi-saar plus	Amoxicillin Clavulansäure	0,16	(+22,5)	4,45
Infectosupramox	Amoxicillin Clavulansäure	0,13	(+65,6)	4,36
		27,5	**(+37,3)**	**4,19**
Summe		**87,6**	**(+37,3)**	**2,39**

ber hinaus obere Atemwegsinfektionen wie eitrige Otitis media und akute Rhinosinusitis, soweit hier eine Antibiotikaindikation besteht (Müller et al. 2019). Auch bei den zahnärztlichen Antibiotika-Verordnungen steht Amoxicillin im Vordergrund (◐ Tab. 40.2) und ist insgesamt die am häufigsten verordnete antibakterielle Substanz in Deutschland. Die Tagestherapiekosten von Amoxicillin sind günstig (◐ Tab. 16.2).

Pivmecillinam ist 2022 nicht nur im Vergleich zum Vorjahr, sondern auch im Vergleich zu 2019 angestiegen. Der Arzneistoff kam 2016 in Deutschland auf den Markt. Es ist ein Prodrug des Betalactam-Antibiotikums Mecillinam, ein in Skandinavien und Österreich seit langem eingesetztes Penicillinderivat mit Wirksamkeit in erster Linie gegen gramnegative Bakterien und einer Zulassung für die unkomplizierte Zystitis. Die in vitro-Aktivität umfasst in der Regel auch ESBL-produzierende Gram-negative Bakterien, die meist resistent gegenüber Amoxicillin-Clavulansäure und Cephalosporinen sind (Jansåker et al. 2014; Fuchs und Hamprecht 2019). Neuere Daten aus Deutschland zeigen allerdings einen ungewöhnlichen Anstieg der Resistenz bei Isolaten aus Harnwegsinfektionen (Stoltidis-Claus et al. 2023).

16.1.2 Aminopenicillin-Betalactamaseinhibitor-Kombinationen

Zwei verschiedene Kombinationspräparate sind zur oralen Verabreichung erhältlich, Amoxicillin-Clavulansäure und das immer noch teurere und sehr viel seltener verordnete Sultamicillin, eine Doppelesterverbindung von Ampicillin und Sulbactam. Vorteil im Vergleich zu Amoxicillin ist das um *Moraxella*, *Klebsiella*, *Staphylococcus aureus* und Anaerobier erweiterte Spektrum. Die gelegentlich auftretenden Betalactamase-positiven *Haemophilus*-Spezies werden ebenfalls erfasst. Die Hälfte der amoxicillinresistenten *Escherichia coli*-Stämme ist empfindlich gegenüber Amoxicillin-Clavulansäure. Nachteile sind die gastrointestinalen Störungen, die häufiger im Vergleich zu Basispenicillinen zu sein scheinen (Huttner et al. 2020). Insgesamt kam es 2022 wieder zu einer Zunahme der Verordnung von Amoxicillin-Clavulansäure. Die Substanz wird bei Patienten mit ambulant erworbener Pneumonie und komplizierender Grunderkrankung in Deutschland und vielen anderen Ländern und Regionen empfohlen (Ewig et al. 2021). Geeignet ist das Präparat auch bei besonders schweren oder rezidivierenden Fällen von akuter Sinusitis oder Otitis media.

16.1.3 Cephalosporine

Die Oralcephalosporine zeigten 2016 erstmals seit vielen Jahren keine weitere Verordnungszunahme, 2018 drehte sich der Trend um, und es kam seither Jahr für Jahr zu einem steten Rückgang der Verordnungen. 2022 beobachtet man nun wieder eine Zunahme (◐ Tab. 16.3). Oralcephalosporine entsprechen in ihrem Wirkungsspektrum weitgehend den Aminopenicillin-Betalactamaseinhibitor-Kombinationen mit Ausnahme der schlechteren bzw. fehlenden Anaerobierwirksamkeit. Auch ist die Wirksamkeit gegenüber Pneumokokken etwas geringer als die von Penicillin und Amoxicillin, und eine ausreichende Wirksamkeit gegenüber Staphylokokken haben lediglich Cefalexin, Cefadroxil (beides selten verordnet) und mit Einschränkung Cefaclor.

Cefuroximaxetil ist 2022 wieder häufiger verordnet worden. Es ist seit vielen Jahren bis heute mit Abstand der führende Arzneistoff unter den Oralcephalosporinen in Deutschland. Gegenüber Cefaclor hat es eine bessere Wirksamkeit gegenüber Pneumokokken und ein im gramnegativen Bereich etwas erweitertes Spektrum. Als oral zu verabreichender Arzneistoff (Cefuroximaxetil) sind jedoch dessen Serum- und Gewebekonzentrationen meist unzureichend, sodass dieser Arzneistoff bei Atemwegsinfektionen nicht oder nur mehr als Reserve empfohlen wird, und

Tab. 16.3 Verordnungen von Cephalosporinen 2022. Angegeben sind die 2022 verordneten Tagesdosen, die Änderungen gegenüber 2021 und die mittleren Kosten je DDD 2022

Präparat	Bestandteile	DDD Mio.	Änderung %	DDD-Nettokosten Euro
Cefaclor				
Cefaclor AL	Cefaclor	3,0	(+55,5)	2,30
Cefaclor BASICS	Cefaclor	1,7	(+67,1)	2,29
Cefaclor Aristo	Cefaclor	1,3	(+38,9)	2,26
Infectocef	Cefaclor	0,92	(+109,1)	2,17
Cefaclor-1 A Pharma	Cefaclor	0,29	(+132,0)	2,45
Panoral	Cefaclor	0,18	(+167,5)	2,24
		7,4	(+63,6)	2,28
Cefuroximaxetil				
Cefurax	Cefuroximaxetil	19,8	(+35,7)	1,47
Cefurox BASICS	Cefuroximaxetil	7,9	(+32,0)	1,41
Cefuroxim-PUREN	Cefuroximaxetil	3,8	(+11,1)	1,36
Cefuroxim AL	Cefuroximaxetil	2,0	(+35,3)	1,34
Cefuroxim-1 A Pharma	Cefuroximaxetil	0,92	(+10,0)	1,28
Cefuroxim STADA	Cefuroximaxetil	0,52	(+435,4)	1,29
Cefuroxim Alkem	Cefuroximaxetil	0,36	(−57,9)	1,20
		35,3	(+29,4)	1,42
Cefpodoxim				
Cefpodoxim-1 A Pharma	Cefpodoxim	2,1	(−2,9)	3,87
Cefpodoxim AL	Cefpodoxim	1,3	(−31,0)	3,67
Cefpodoxim STADA	Cefpodoxim	1,0	(> 1.000)	3,71
Cefpo BASICS	Cefpodoxim	0,54	(+248,3)	3,69
Cefpodoxim HEXAL	Cefpodoxim	0,42	(+10,4)	4,24
Cefpodoxim-ratiopharm	Cefpodoxim	0,35	(−48,0)	4,66
		5,7	(+7,7)	3,86
Weitere Cephalosporine				
Grüncef	Cefadroxil	0,34	(+30,0)	3,32
Cefixim AL	Cefixim	0,30	(+66,7)	3,15
Infectoopticef	Cefixim	0,22	(+35,7)	3,21
Cefadroxil-1 A Pharma	Cefadroxil	0,21	(+339,8)	3,64
Cephalexin-ratiopharm	Cefalexin	0,20	(−22,7)	3,33
Cefixim STADA	Cefixim	0,12	(+228,2)	3,05
		1,4	(+46,7)	3,29
Summe		49,7	(+30,9)	1,88

bei Haut-/Weichteilinfektionen durch Staphylokokken als nicht ausreichend wirksam gilt. Die immer noch hohen Zahlen der in Deutschland verordneten Cefuroximaxetil-Tagesdosen weisen auf eine häufig nicht leitlinienkonforme Verschreibung hin. Als problematisch gilt das erhöhte Risiko für eine pseudomembranöse Enterocolitis durch *Clostridioides difficile*, das zumindest teilweise durch die nur mäßige orale Bioverfügbarkeit und im Vergleich zu Amoxicillin stärkere Veränderung der Darmflora erklärt wird.

Die neueren Oralcephalosporine Cefixim und Cefpodoximproxetil sind im Wirkungsspektrum gegenüber Cefuroxim wiederum um gramnegative Bakterien erweitert, wirken gegenüber Pneumokokken jedoch nicht besser als Cefuroximaxetil. Cefpodoxim gilt als Reservesubstanz bei Harnwegsinfektionen (Wagenlehner et al. 2017). Auch wenn Cefixim bei dieser Indikation gegeben werden kann, wird es in Deutschland sehr selten verwendet. Die Verordnungsmengen von Cefixim ist im Jahr 2022 im Vergleich zum Vorjahr nur mäßig (+8 %) angestiegen.

16.2 Tetracycline

Tetracycline hatten ursprünglich ein breites Wirkungsspektrum. Auch heute sind sie noch sehr wirksam gegenüber *Haemophilus* und *Moraxella* (Olzowy et al. 2017) und eine wichtige Therapieoption im HNO-ärztlichen Bereich. Sie wirken gut gegen Erreger der so genannten atypischen Pneumonie und sind Mittel der Wahl bei der Chlamydienurethritis, bei der Lyme-Borreliose und einigen weiteren Infektionen durch seltene Erreger wie beispielsweise Q-Fieber. Interessanterweise sind Tetracycline auch gegen viele Stämme von Methicillin-resistenten *Staphylococcus aureus* (MRSA) wirksam und hier im Fall von leichten bis mittelschweren Haut- und Weichteilinfektionen einsetzbar (Ruhe und Menon 2007). Zusätzlich scheinen sie protektiv gegenüber *Clostridioides difficile* zu wirken (Brown et al. 2013; Deshpande et al. 2013). Die Tetracyclinresistenz von Pneumokokken ist in den letzten Jahren in Deutschland auf einem niedrigen Niveau (~ 5 %) geblieben.

Tab. 16.4 Verordnungen von Tetracyclinen 2022. Angegeben sind die 2022 verordneten Tagesdosen, die Änderungen gegenüber 2021 und die mittleren Kosten je DDD 2022

Präparat	Bestandteile	DDD	Änderung	DDD-Nettokosten
		Mio.	%	Euro
Doxycyclin				
Doxycyclin-1 A Pharma	Doxycyclin	15,8	(+25,5)	0,49
Doxycyclin AL	Doxycyclin	8,0	(+11,5)	0,45
DoxyHEXAL	Doxycyclin	5,7	(−27,9)	0,45
Doxyderma	Doxycyclin	1,9	(−4,8)	0,45
Oraycea	Doxycyclin	1,5	(−1,2)	2,18
Doxakne	Doxycyclin	0,64	(−5,6)	0,46
		33,5	(+5,3)	0,55
Minocyclin				
Skid	Minocyclin	2,5	(−10,8)	1,24
Summe		**36,0**	**(+4,0)**	**0,60**

Doxycyclin war auch 2022 das mit Abstand meistverordnete Tetracyclin (◘ Tab. 16.4), wobei die Verordnungen 2022 im Vergleich zum Vorjahr um nur ~5 % angestiegen sind. Die mittleren DDD-Kosten waren wie in den Jahren zuvor im Vergleich zu anderen Substanzen sehr günstig. Minocyclin hat ein nahezu identisches Wirkungsspektrum wie Doxycyclin, es ist jedoch teurer und hat bei einer dem Doxycyclin vergleichbaren Dosierung mehr zentrale Nebenwirkungen. Minocyclin ist besonders lipophil, was als Vorteil bei der Aknebehandlung angesehen wird, bei der geringere Dosen eingesetzt werden und teilweise auch topisch behandelt wird (Aslam et al. 2015). Es gibt jedoch keine zuverlässige Evidenz für eine Überlegenheit gegenüber anderen Aknetherapeutika (Garner et al. 2012, Bienenfeld et al. 2017).

Von Interesse könnte sein, dass Tetracycline in jüngster Zeit für verschiedene neuropsychiatrische Indikationen getestet werden, und ein verstärkter Einsatz bei diesen Indikationen einen Einfluss auf die Resistenzentwicklung haben dürfte (Chaves Filho et al. 2021). Auch sind mit Eravacyclin und Omadacyclin neue Tetracyclin-Derivate auf dem Arzneimittelmarkt zu erwarten.

16.3 Makrolide und Clindamycin

Makrolidantibiotika besitzen eine gute antibakterielle Aktivität gegen grampositive Bakterien mit zusätzlichen Wirkungen gegen Legionellen, *Mycoplasma pneumoniae*, *Campylobacter*, *Helicobacter* und Chlamydien. Die Wirkung der meisten Substanzen gegenüber *Haemophilus* ist nicht überzeugend (Courter et al. 2010; Sahm et al. 2000). Seit 1992 wurde eine zunehmende Resistenzentwicklung bei Pneumokokken und A-Streptokokken in Deutschland beobachtet, die inzwischen durch die Pneumokokkenimpfung gestoppt zu sein scheint. Die Resistenzrate bei Pneumokokken betrug 2010 15–20 %, 2021 betrug sie < 10 %.

Die neueren Makrolide besitzen gegenüber dem Erythromycin eine bessere orale Bioverfügbarkeit und gelten als besser verträglich. Auf Arzneimittelinteraktionen und Herzrhythmusstörungen (QT-Zeit-Verlängerung; Torsade-de-pointes-Arrhythmie) ist zu achten (Simkó et al. 2008; Abo-Salem et al. 2014; Bin Abdulhak et al. 2015), wobei es nicht klar ist, ob das Risiko hierfür bei Azithromycin niedriger ist als bei Clarithromycin. Beide Substanzen haben ein dem Roxithromycin vergleichbares Wirkspektrum. Clarithromycin wird zusätzlich in Kombination mit anderen Arzneistoffen zur Eradikation von *Helicobacter pylori* bei peptischen Ulzera eingesetzt. Die Resistenzrate ist hier allerdings bereits > 10 % (Bluemel et al. 2019).

Azithromycin hat eine sehr hohe Gewebsaffinität und eine lange Halbwertszeit (2–4 Tage), so dass die Substanz noch bis zur vierten Woche nach der letzten Gabe im Urin ausgeschieden wird. Die Therapiedauer kann so bei vielen Indikationen deutlich verkürzt werden. Sowohl Clarithromycin als auch Azithromycin verändern für Wochen nach Einnahme die orale Mikroflora im Sinne des vermehrten Nachweises von makrolidresistenten Streptokokken (Malhotra-Kumar et al. 2007) – anders als es bei Amoxicillin beobachtet wurde (Malhotra-Kumar et al. 2016).

Die Verordnungen der Makrolide haben seit 2009 abgenommen und waren in den beiden Pandemie-Jahren 2020 und 2021 nochmals deutlich zurückgegangen (◘ Abb. 16.2). In 2022 ist es nun wieder zu einem Anstieg der Verordnungen gekommen (◘ Tab. 16.5).

Clindamycin hat ein ähnliches Wirkungsspektrum wie die Makrolidantibiotika, die Anwendung bei schweren Anaerobier- und Staphylokokkeninfektionen ist jedoch sicherer. Fast zwei Drittel der Verbrauchsmenge werden von Zahnärzten verordnet (◘ Tab. 40.3). Der Arzneistoff ist teurer als Makrolide und führt häufiger zu gastrointestinalen Nebenwirkungen (z. B. pseudomembranöse Colitis). Das Verordnungsvolumen hat im Jahr 2022 gegenüber dem Vorjahr sowohl in der Hu-

Tab. 16.5 Verordnungen von Makrolidantibiotika und Clindamycin 2022. Angegeben sind die 2022 verordneten Tagesdosen, die Änderungen gegenüber 2021 und die mittleren Kosten je DDD 2022

Präparat	Bestandteile	DDD Mio.	Änderung %	DDD-Nettokosten Euro
Erythromycin				
Infectomycin	Erythromycin	0,62	(+55,9)	3,16
Roxithromycin				
Roxi Aristo	Roxithromycin	1,7	(+33,6)	1,72
Roxi-1 A Pharma	Roxithromycin	1,2	(+107,6)	1,55
Roxithromycin Heumann	Roxithromycin	0,56	(+107,6)	1,73
Roxithromycin AL	Roxithromycin	0,35	(+57,8)	1,77
		3,8	**(+62,7)**	**1,67**
Clarithromycin				
Clarilind	Clarithromycin	2,5	(+10,0)	1,27
Clarithromycin HEC Pharm	Clarithromycin	2,0	(+21,6)	1,12
Clarithromycin-1 A Pharma	Clarithromycin	1,4	(+52,9)	1,26
Clarithromycin Micro Labs	Clarithromycin	0,80	(+73,3)	1,19
Clarithromycin Accord	Clarithromycin	0,48	(+72,1)	1,18
Clarithromycin BASICS	Clarithromycin	0,42	(+4,4)	1,15
		7,6	**(+27,2)**	**1,21**
Azithromycin				
Azithromycin-Hecpharm	Azithromycin	6,8	(+78,9)	2,16
Azithromycin-1 A Pharma	Azithromycin	5,7	(+52,4)	2,47
Azi-TEVA	Azithromycin	0,45	(+89,3)	2,40
Azithromycin AbZ	Azithromycin	0,18	(+164,6)	2,39
Azithromycin HEXAL	Azithromycin	0,16	(+90,1)	3,02
Azithromycin Heumann	Azithromycin	0,12	(>1.000)	1,85
Azithromycin Aristo	Azithromycin	0,11	(−36,0)	1,72
Azithromycin-ratiopharm	Azithromycin	0,07	(+78,5)	2,99
		13,6	**(+66,9)**	**2,31**

Tab. 16.5 (Fortsetzung)

Präparat	Bestandteile	DDD Mio.	Änderung %	DDD-Nettokosten Euro
Clindamycin				
Clindasol	Clindamycin	5,7	(−2,4)	2,37
Clindamycin Aristo	Clindamycin	3,2	(+50,0)	2,18
Clindamycin-1 A Pharma	Clindamycin	3,1	(−0,0)	2,08
ClindaHEXAL	Clindamycin	1,2	(+2,4)	2,40
Clinda-saar	Clindamycin	0,73	(−21,5)	2,52
Sobelin Vaginal	Clindamycin	0,51	(−9,5)	4,01
Clindamycin-ratiopharm	Clindamycin	0,28	(−25,3)	2,32
Clindamycin Aristo Vaginal	Clindamycin	0,06	(+631,5)	8,91
Sobelin	Clindamycin	0,06	(+3,9)	7,23
		14,9	(+4,5)	2,38
Summe		40,5	(+30,2)	2,08

manmedizin als auch im Rahmen zahnärztlicher Behandlung wieder leicht zugenommen (Tab. 16.5, 40.3).

16.4 Sulfonamid-Kombinationen und Trimethoprim

Sulfonamide und Trimethoprim bewirken nach dem Prinzip der Sequenzialblockade eine synergistische Hemmung der bakteriellen Folsäuresynthese und stellen ein wirksames Kombinationsprinzip mit einem breiten antibakteriellen Wirkungsspektrum dar. Beide Komponenten werden renal eliminiert und haben bei normaler Nierenfunktion ähnliche Eliminationshalbwertszeiten. Die Kombination (Co-trimoxazol) ist früher viele Jahre Mittel der Wahl bei Harnwegsinfektionen incl. Pyelonephritis gewesen. Co-trimoxazol ist gegenüber Staphylokokken incl. MRSA und gegen A-Streptokokken gut wirksam und gilt als Reservetherapie bei Haut-Weichteilinfektionen (Daum et al. 2017) – auch in Deutschland. Bei schweren Staphylokokkeninfektionen sollte die Arzneistoffkombination nicht in der Initialtherapie verwendet werden (Paul et al. 2015).

Bei *Escherichia coli* ist auch in Deutschland eine kritische Resistenzsituation entstanden: 20–30 % der Isolate sind resistent gegenüber Trimethoprim wie auch gegenüber Co-trimoxazol. Bei *Escherichia coli*-Isolaten von Patientinnen mit unkomplizierten Harnwegsinfektionen gilt dies mit Einschränkung ebenfalls (Kresken et al. 2016, Naber et al. 2023) so dass diese Arzneistoffe nicht mehr als Mittel der ersten Wahl empfohlen werden. Alternativen sind Fosfomycin, Pivmecillinam und Nitrofurantoin (Kranz et al. 2017). Co-trimoxazol – wie auch Amoxicillin bzw. Amoxicillin-Clavulansäure – kann nach Austestung und bestätigter Empfindlichkeit nach wie vor verabreicht werden – auch bei Pyelonephritis. Auf allergische Reaktionen ist zu achten; Sulfonamide gelten unter den antibakteriellen Wirkstoffen als diejenigen mit der höchsten Rate an Allergien (Giles et al. 2019). Die Verordnungen von Co-trimoxazol sind 2022 im Vergleich zum Vorjahr nicht weiter angestiegen (Tab. 16.6).

Tab. 16.6 Verordnungen von Sulfonamiden und Trimethoprim 2022. Angegeben sind die 2022 verordneten Tagesdosen, die Änderungen gegenüber 2021 und die mittleren Kosten je DDD 2022

Präparat	Bestandteile	DDD	Änderung	DDD-Nettokosten
		Mio.	%	Euro
Sulfonamid-Trimethoprim Kombinationen				
Cotrim-ratiopharm	Trimethoprim Sulfamethoxazol	6,0	(−6,8)	1,61
Cotrim-1 A Pharma	Trimethoprim Sulfamethoxazol	2,8	(+64,1)	1,05
Cotrimoxazol AL	Trimethoprim Sulfamethoxazol	1,9	(−41,1)	1,56
Cotrim-CT	Trimethoprim Sulfamethoxazol	0,20	(+44,2)	1,49
		10,8	(−5,2)	1,46
Trimethoprim				
Infectotrimet	Trimethoprim	1,7	(+5,4)	2,74
Summe		12,6	(−3,9)	1,63

16.5 Fluorchinolone

Fluorchinolone (Gyrasehemmer) stellen seit einiger Zeit die viertstärkste Verordnungsgruppe dar (nach Betalactamen, Makroliden/Clindamycin und Tetracyclinen), zeigen aber seit 10 Jahren einen Verordnungsrückgang von über 70 % (◘ Abb. 16.2). Ursache war zunächst der Resistenzanstieg vor allem bei gramnegativen Erregern. Isolate von Patienten mit rezidivierenden Harnwegsinfektionen und Isolate von Krankenhauspatienten sind nur noch zu 70–80 % empfindlich, Escherichia coli-Isolate von Patientinnen mit unkomplizierten Harnwegsinfektionen nur noch zu etwa 85–90 % (Kresken et al. 2016, Naber et al. 2023).

Die Fluorchinolone können in einer therapeutisch ausgerichteten Klassifikation dargestellt werden. Die erste Gruppe bilden die Harnwegs-Fluorchinolone mit dem Hauptvertreter Norfloxacin (◘ Tab. 16.7), das bei der unkomplizierten Zystitis durch empfindliche Erreger eine gute Wirksamkeit hat und bei dieser Indikation den anderen Fluorchinolonen vorzuziehen ist.

Die nächste Gruppe bilden Fluorchinolone mit breiter Indikation, die heute auch als Standardfluorchinolone bezeichnet werden können. Mit Abstand führender Vertreter ist Ciprofloxacin, während auf das enantiomerselektive Levofloxacin und das ältere racemische Ofloxacin deutlich weniger Verordnungen entfallen (◘ Tab. 16.7). Bei ambulant erworbener Pneumonie, aber auch den meisten anderen ambulant erworbenen Atemwegsinfektionen ist Ciprofloxacin wegen der schlechten Wirksamkeit gegenüber Pneumokokken nicht indiziert (Fuller und Low 2005). Das ältere Ofloxacin – inzwischen teurer als Ciprofloxacin, Levofloxacin und Norfloxacin – macht zu Recht nur noch einen sehr geringen Anteil unter den verordneten Fluorchinolonen aus (◘ Tab. 16.7).

Zur dritten Gruppe der Fluorchinolone mit verbesserter Wirksamkeit gegen grampositive und atypische Erreger sowie gegen Anaerobier („Atemwegsinfektions"-Fluorchinolone) gehört Moxifloxacin. Es hat im Vergleich zu

Kapitel 16 · Bakterielle und virale Infektionserkrankungen und Mykosen

Tab. 16.7 Verordnungen von Fluorchinolonen (Gyrasehemmern) 2022. Angegeben sind die 2022 verordneten Tagesdosen, die Änderungen gegenüber 2021 und die mittleren Kosten je DDD 2022

Präparat	Bestandteile	DDD Mio.	Änderung %	DDD-Nettokosten Euro
Harnwegs-Fluorchinolone				
Norfloxacin AL	Norfloxacin	0,33	(−5,2)	2,19
Ciprofloxacin				
Ciprofloxacin Aristo	Ciprofloxacin	2,7	(+27,9)	2,25
Cipro-1 A Pharma	Ciprofloxacin	1,8	(+13,6)	2,28
Cipro BASICS	Ciprofloxacin	1,7	(+39,4)	2,32
Ciprofloxacin AL	Ciprofloxacin	0,85	(−47,4)	2,24
CiproHEXAL	Ciprofloxacin	0,56	(+53,9)	2,24
Ciprofloxacin AbZ	Ciprofloxacin	0,06	(−12,0)	3,04
		7,7	**(+10,1)**	**2,28**
Ofloxacin				
Ofloxacin-ratiopharm	Ofloxacin	0,18	(−15,7)	2,53
Levofloxacin				
Levofloxacin HEC Pharm	Levofloxacin	1,5	(+40,6)	1,78
Levofloxacin-1 A Pharma	Levofloxacin	0,72	(+7,6)	1,85
Levofloxacin Aurobindo	Levofloxacin	0,47	(−2,9)	1,66
Levofloxacin Heumann	Levofloxacin	0,17	(+79,7)	1,60
Levofloxacin STADA	Levofloxacin	0,13	(−10,9)	1,85
		2,9	**(+21,2)**	**1,77**
Moxifloxacin				
Moxifloxacin HEC Pharm	Moxifloxacin	0,48	(+32,3)	3,10
Moxifloxacin Heumann	Moxifloxacin	0,25	(+116,4)	3,23
Moxifloxacin-1 A Pharma	Moxifloxacin	0,12	(−2,5)	3,32
		0,86	**(+41,1)**	**3,17**
Summe		**12,0**	**(+13,4)**	**2,22**

Ciprofloxacin und Levofloxacin eine verminderte Aktivität gegen *Pseudomonas aeruginosa* und andere gramnegative Bakterien (Balfour und Wiseman 1999). Das Präparat hatte rasch eine sehr hohe Bedeutung als Reservemittel bei ambulant erworbenen Pneumonien und bei akuten Exazerbationen chronischer Bronchitiden erlangt. Seine Verordnungen sind jedoch seit 2010 sehr stark zurückgegangen (Tab. 16.7). Ein Grund ist, dass in einigen Fällen schwere hepatotoxische Reaktionen nach oraler Einnahme von Moxifloxacin (European Medicines Agency 2008), aber auch der anderen Chinolone beobachtet wurden.

Bei allen Fluorchinolonen kann es zur Sehnenruptur kommen. Herzrhythmusstörungen und Dysglykämien sind beschrieben. Es scheint ein erhöhtes Risiko für eine Ruptur von Aortenaneurysmata zu bestehen. Gesichert ist das Risiko für vermehrte *Clostridioides difficile*-Infektionen – sowohl im Krankenhaus als auch im ambulanten Bereich (Deshpande et al. 2013; Feazel et al. 2014). Auch aufgrund der jüngst berichteten weiteren unerwünschten Wirkungen sollten Fluorchinolone daher nur ausnahmsweise als Therapeutika der ersten Wahl eingesetzt werden (Kern 2018, 2019; Yu et al. 2019).

Die Verordnungen gingen nach den in den letzten Jahren wiederholten Hinweisen zur zurückhaltenden Verordnung deutlich zurück. Der Wiederanstieg der Verordnungen 2022 war mit +13 % nicht unerheblich und betraf relativ mehr das Moxifloxacin.

16.6 Weitere antibakterielle Arzneistoffe

16.6.1 Nitroimidazole

Hauptvertreter der Nitroimidazole ist Metronidazol, das seit über 50 Jahren bei Trichomoniasis, bakterieller Vaginose (Aminkolpitis), Amöbenruhr, Lambliasis und Anaerobierinfektionen erfolgreich eingesetzt wird (Übersicht bei Löfmark et al. 2010). Eine wichtige Indikation unter den Anaerobierinfektionen war bisher die *Clostridioides difficile*-Infektion, bei der in leichten bis mittelschweren Fällen Metronidazol zwar weiterhin verordnet werden kann, neue Leitlinien aber Fidaxomicin oder Vancomycin empfehlen, und Metronidazol nicht mehr als erste Wahl gilt (Bainum et al. 2023). Bedeutsam ist der Einsatz im Rahmen der Therapie des Ulcus ventriculi et duodeni zur Eradikation von *Helicobacter pylori*. Eine seltene Indikation ist die vor allem unter jüngeren Frauen auftretende periorale Dermatitis. Die Verordnungen der Metronidazolpräparate zeigten im Jahr 2022 einen leichten Rückgang im Vergleich zum Vorjahr (◘ Tab. 16.8).

16.6.2 Nitrofurantoin

Nitrofurantoin wird in deutschen Leitlinien bei unkomplizierter Harnwegsinfektion (Zystitis) empfohlen (Wagenlehner et al. 2017). Die Resistenzsituation ist gut. Die Tagestherapiekosten sind vergleichsweise günstig. Die Wirksamkeit ist bei Verlängerung der Behandlung der unkomplizierten Zystitis von drei auf fünf Tage akzeptabel (Cunha 2006). Das Verordnungsvolumen ist auch 2022 nicht mehr weiter angestiegen, sondern wie bereits 2021 leicht gesunken (◘ Tab. 16.8) – wohl zugunsten von Pivmecillinam. Die Halbwertzeit von Nitrofurantoin ist sehr kurz (< 30 min); die Substanz wird rasch abgebaut. Im Urin werden jedoch ausreichend hohe Konzentrationen erreicht. Verwendet wird in der Regel die retardierte Form. Häufige Nebenwirkungen sind gastrointestinale Unverträglichkeit. Es treten gelegentlich eine Allergie, selten Lupus-ähnliche Syndrome auf. Problematisch sind akute und chronische Lungenreaktionen, zentralnervöse Symptome, und Polyneuropathie. Nitrofurantoin hat bei Tieren zu erhöhten Fehlbildungen geführt, die bisherigen Daten beim Menschen sind hierzu unschlüssig (Goldberg et al. 2013, 2015), der Einsatz sollte zurückhaltend erfolgen. Der Arzneistoff soll nicht angewendet werden bei Überempfindlichkeit, eingeschränkter Nierenfunktion, Polyneuropathie, während der letzten 3 Monate der Schwangerschaft, bei Frühgeborenen und Säuglingen bis Ende des 3. Lebensmonats, Glukose-6-Phosphatdehydrogenasemangel (Risiko für hämolytische Anämie) und Lungenfibrose. Umstritten ist vor allem die prophylaktische Gabe über einen längeren Zeitraum.

Kapitel 16 · Bakterielle und virale Infektionserkrankungen und Mykosen

Tab. 16.8 Verordnungen sonstiger antiinfektiver Chemotherapeutika und Antibiotika 2022. Angegeben sind die 2022 verordneten Tagesdosen, die Änderungen gegenüber 2021 und die mittleren Kosten je DDD 2022

Präparat	Bestandteile	DDD Mio.	Änderung %	DDD-Nettokosten Euro
Nitroimidazole				
Metronidazol Aristo	Metronidazol	1,3	(−1,2)	3,74
Arilin Vaginal	Metronidazol	0,79	(−3,6)	4,62
Metronidazol AL	Metronidazol	0,30	(−12,8)	3,72
Arilin oral	Metronidazol	0,10	(−3,9)	4,48
		2,5	**(−3,6)**	**4,04**
Nitrofurantoin				
Furadantin	Nitrofurantoin	6,2	(−8,8)	0,74
Nifurantin/Nifuretten	Nitrofurantoin	2,7	(+43,6)	0,99
Nifurantin B6	Nitrofurantoin Vitamin B6	0,21	(−6,0)	2,52
		9,1	**(+2,4)**	**0,86**
Fosfomycin				
Fosfomycin Aristo	Fosfomycin	0,86	(−4,9)	14,76
Fosfomycin AL	Fosfomycin	0,53	(−17,3)	14,76
Fosfomycin HEXAL	Fosfomycin	0,23	(+192,0)	14,20
Fosfomycin Eberth	Fosfomycin	0,10	(+25,3)	14,26
Fosfuro	Fosfomycin	0,05	(−17,6)	14,80
Monuril	Fosfomycin	0,02	(−44,4)	15,06
		1,8	**(−0,6)**	**14,66**
Andere Mittel				
Eremfat	Rifampicin	2,2	(+1,0)	3,06
Dapson-Fatol	Dapson	1,6	(+12,0)	0,49
Nitroxolin MIP Pharma	Nitroxolin	1,1	(+88,0)	3,98
Vancomycin Eberth oral	Vancomycin	0,05	(+37,1)	118,20
		5,0	**(+17,0)**	**3,64**
Summe		**18,4**	**(+4,8)**	**3,40**

16.6.3 Fosfomycin

Fosfomycin-Trometamol war früher Reservemittel zur Therapie von Harnwegsinfektionen. Der Arzneistoff, ursprünglich aus Streptomycesarten isoliert, wird als parenterale Therapie bei komplizierten Infektionen durch Gram-negative Bakterien und Staphylokokken verwendet – in der Regel nur, wenn eine Penicillin- und Cephalosporinallergie und/oder Resistenz gegen andere Antibiotika oder Multiresistenz vorliegen.

Fosfomycin-Trometamol als orale Form hat aufgrund der bakteriellen Resistenzentwicklung bei Harnwegsinfektionen durch *Escherichia coli* Bedeutung erlangt. Bei unkomplizierten Harnwegsinfektionen gilt die orale Einmalgabe in Form des Granulates seit einigen Jahren als Mittel der Wahl (Wagenlehner et al. 2017). Das Granulat wird in einer Dosis von 8 g (entsprechend 3 g Fosfomycin) verabreicht. Nur 40 % der verabreichten Dosis werden resorbiert; die Substanz wird jedoch nahezu unverändert mit dem Urin ausgeschieden und erreicht hier hohe Konzentrationen. Eine neue Studie zeigt eine gewisse Unterlegenheit des Präparates gegenüber Nitrofurantoin, möglicherweise zurückzuführen auf die lediglich einmalige Gabe (Huttner et al. 2018). Es gibt auch Erfahrung mit dem Arzneistoff in der Behandlung der asymptomatischen Bakteriurie in der Schwangerschaft und bei Prostatitis. Im Vergleich zum Vorjahr gab es 2022 keine wesentlichen Veränderungen im Verordnungsvolumen (◘ Tab. 16.8).

16.6.4 Nitroxolin

Nitroxolin ist ein seit den 60er Jahren bekanntes 8-Hydroxy-Chinolin mit gewisser antimikrobieller und Antitumor-Wirksamkeit. Es wurde in Deutschland zugelassen aufgrund einer Reanalyse von Daten älterer (1992–1993) vergleichender Studien mit weniger als 500 Patienten (Naber et al. 2014). Die klinische Pharmakologie ist nicht gut bekannt (Wijma et al. 2018). Die Substanz ist in vitro wirksam gegen *E. coli* (Kresken und Körber-Irrgang 2014), scheint aber nur bakteriostatische Aktivität zu haben. In einer neueren Arbeit bei geriatrischen Patienten mit Harnwegsinfektion war die Wirkung wenig überzeugend (Forstner et al. 2018). Eine neuere Beobachtungsstudie aus Deutschland zeigt Ansprechraten zwischen 80 und 90 % (Wagenlehner et al. 2023). Trotz der sehr limitierten Daten wird Nitroxolin (über 5 Tage) für die Behandlung der unkomplizierten Zystitis seit einigen Jahren empfohlen. Die Verordnungszahlen waren bisher gering, sind aber 2022 sehr deutlich angestiegen (◘ Tab. 16.8).

16.7 Orale Antimykotika

Zu den systemisch wirkenden oralen antimykotischen Arzneimitteln zählen u. a. Fluconazol und Itraconazol. Wenig Bedeutung in der ambulanten Medizin haben die aspergilluswirksamen Arzneistoffe Voriconazol und Posaconazol sowie das relativ neue Isavuconazol (*Cresemba*). Terbinafin ist oral (*Lamisil* und andere) und topisch einsetzbar; es gehört zur Gruppe der Allylamine.

Fluconazol ist ein bewährter, seit vielen Jahren auf dem Markt befindlicher Arzneistoff. Die orale Bioverfügbarkeit ist mit > 90 % sehr gut. Die Halbwertszeit erlaubt eine einmal tägliche Gabe. Bei der Candidiasis der Mundhöhle oder der Speiseröhre (Soor) ist die Behandlung mit 50–200 mg Fluconazol ausreichend (Reinel et al. 2008), bei vaginaler Candidiasis ist die eine einmalige Gabe von 150 mg wirksam (Hof 2006). Die Gesamtverordnungsmenge von Fluconazol ist 2022 im Vergleich zum Vorjahr erneut leicht angestiegen (◘ Tab. 16.9).

Itraconazol wird nach oraler Gabe gut resorbiert, sofern es zusammen mit einer Mahlzeit eingenommen wird; die Resorptionsquote nach Nüchterngabe liegt lediglich bei 40 %. Es steht auch eine Lösung zur Verfügung, die als Hilfsstoff ein Cyclodextrinderivat enthält. Die Lösung muss im Gegensatz zu den Kapseln auf nüchternen Magen eingenommen werden. Die

◘ **Tab. 16.9** Verordnungen von Antimykotika 2022. Angegeben sind die 2022 verordneten Tagesdosen, die Änderungen gegenüber 2021 und die mittleren Kosten je DDD 2022

Präparat	Bestandteile	DDD Mio.	Änderung %	DDD-Nettokosten Euro
Itraconazol				
Itraconazol Heumann	Itraconazol	1,2	(+14,3)	3,75
Itraconazol Aristo	Itraconazol	0,52	(−18,1)	3,70
Itraisdin	Itraconazol	0,30	(+44,0)	7,90
Itraconazol-1 A Pharma	Itraconazol	0,19	(−15,8)	3,70
		2,2	**(+4,4)**	**4,29**
Fluconazol				
Fluconazol Aristo	Fluconazol	0,87	(+0,8)	6,13
Fluconazol Accord	Fluconazol	0,83	(−21,7)	6,27
Fluconazol BASICS	Fluconazol	0,45	(+88,5)	6,54
Fluconazol-PUREN	Fluconazol	0,26	(+174,4)	6,36
		2,4	**(+6,8)**	**6,28**
Weitere Antimykotika				
Ampho-Moronal	Amphotericin B	2,3	(+0,5)	3,47
Ampho-Moronal Lutschtabl.	Amphotericin B	2,2	(+2,7)	2,16
		4,5	**(+1,6)**	**2,82**
Nystatin				
Nystaderm/-S	Nystatin	0,06	(−4,9)	2,85
Miconazol				
Infectosoor Mundgel	Miconazol	0,10	(+10,4)	3,51
Mykoderm Mundgel	Miconazol	0,07	(−0,1)	2,56
		0,17	**(+5,7)**	**3,10**
Gynäkologische Antimykotika				
Kadefungin	Clotrimazol	0,55	(+7,3)	2,31
Inimur myko Vaginal	Ciclopirox	0,28	(−1,1)	2,23
Gyno Mykotral	Miconazol	0,28	(−1,6)	1,59
Canifug Vaginal	Clotrimazol	0,10	(−8,0)	2,30
		1,2	**(+1,7)**	**2,12**
Summe		**10,6**	**(+3,4)**	**3,84**

Proteinbindung von Itraconazol ist sehr hoch, die Gewebepenetration ist gut, insbesondere in die Haut und die Nägel lagert sich Itraconazol ein. Es sind eine Reihe von Arzneimittelwechselwirkungen zu beachten. Die Verordnungen von Itraconazol haben 2022 ähnlich wie diejenigen von Fluconazol leicht zugenommen (◘ Tab. 16.9).

Fluconazol und Itraconazol sind auch bei Dermatomykosen und Onychomykosen indiziert. Bei Onychomykosen bewährt hat sich dabei die intermittierende Therapie (meist 1 Woche Einnahme, 3 Wochen Einnahmepause, Wiederholung des Behandlungszyklus). Das oben erwähnte Terbinafin hat im Vergleich zu den Azolen bei Dermatomykosen und Onychomykosen Vorteile (Bell-Syer et al. 2012). Bei Onychomykose ist die kontinuierliche Gabe von Terbinafin die Therapie der Wahl (Nenoff et al. 2022) Die Hepatotoxizität ist zu beachten. Sie scheint bei der für Terbinafin empfohlenen kontinuierlichen Gabe höher zu sein als bei intermittierender Gabe der Azole. In der Regel reversible, jedoch als sehr unangenehm empfundene Geschmacksstörungen und Geschmacksverlust stellen die Hauptzahl der unter Terbinafin berichteten unerwünschten Arzneimittelwirkungen dar. Terbinafin wird deutlich häufiger verordnet als die Azolpräparate (siehe ◘ Tab. 35.5). Daneben werden Antimykotika als Lokaltherapeutika in großem Umfang in der Dermatologie (◘ Tab. 35.5) und geringem Umfang auch in der Gynäkologie (◘ Tab. 16.9) und Zahnheilkunde (◘ Tab. 40.3) angewendet.

16.8 Antiretrovirale Arzneistoffe

Als Standardtherapie bei HIV-Infektion wird eine Kombination von mindestens drei antiretroviralen Arzneistoffen empfohlen, die neben zwei Nukleosiden typischerweise einen Proteaseinhibitor, einen nichtnukleosidischen Reverse-Transkriptase-Inhibitor (NNRTI) oder einen Integraseinhibitor enthalten (EACS 2018). Durch die breite Anwendung der hochaktiven antiretroviralen Therapie (HAART) wurde die Prognose HIV-infizierter Patienten entscheidend verbessert. Während die Letalitätsrate von HIV-infizierten Patienten 1995 noch 23 % betrug, sank sie in der zweiten Hälfte der 90er Jahre auf < 5 % und liegt inzwischen noch darunter (Gueler et al. 2017). Dies gilt nicht für Regionen mit eingeschränkter HAART-Verfügbarkeit bzw. für Patienten, die sehr spät in medizinische Behandlung kommen.

Die Kosten der antiretroviralen Arzneistoffe sind mit wenigen Ausnahmen hoch (◘ Tab. 16.10). Eintabletten-Regimes werden bevorzugt. Die Integraseinhibitoren Raltegravir und Dolutegravir als Einzelstoffe haben auch 2022 entsprechend abgenommen. Beliebt und hinsichtlich Compliance hocheffektiv sind die Kombinationspräparate wie das häufig ver-

◘ **Tab. 16.10 Verordnungen antiretroviraler Mittel 2022.** Angegeben sind die 2022 verordneten Tagesdosen, die Änderungen gegenüber 2021 und die mittleren Kosten je DDD 2022

Präparat	Bestandteile	DDD	Änderung	DDD-Nettokosten
		Mio.	%	Euro
Nukleosid-Reverse-Transkriptase-Inhibitoren (NRTI)				
Emtricitabin/Tenofovirdisoproxil-ratiopharm	Tenofovirdisoproxil Emtricitabin	7,0	(+23,5)	2,19
Emtricitabin/Tenofovirdisoproxil Mylan	Tenofovirdisoproxil Emtricitabin	2,4	(+28,5)	2,38
		9,3	(+24,8)	2,24

Kapitel 16 · Bakterielle und virale Infektionserkrankungen und Mykosen

Tab. 16.10 (Fortsetzung)

Präparat	Bestandteile	DDD Mio.	Änderung %	DDD-Nettokosten Euro
Kombination mit Nichtnukleosid-Reverse-Transkriptase-Inhibitoren (NNRTI)				
Odefsey	Emtricitabin Rilpivirin Tenofoviralafenamid	1,8	(−3,7)	28,47
Kombination mit Proteasehemmer				
Symtuza	Emtricitabin Tenofoviralafenamid Darunavir Cobicistat	1,9	(−1,9)	28,79
Integraseinhibitoren bzw. Kombinationen mit Integraseinhibitoren				
Biktarvy	Tenofoviralafenamid Emtricitabin Bictegravir	6,7	(+14,5)	28,48
Dovato	Lamivudin Dolutegravir	3,3	(+41,4)	26,43
Genvoya	Elvitegravir Cobicistat Emtricitabin Tenofoviralafenamid	2,2	(−10,1)	28,47
Tivicay	Dolutegravir	1,9	(−3,8)	23,72
Triumeq	Lamivudin Abacavir Dolutegravir	1,9	(−13,7)	32,51
Isentress	Raltegravir	1,4	(−13,6)	24,39
		17,4	(+5,9)	27,68
Summe		30,5	(+9,8)	19,99

ordnete *Biktarvy*, die in einer Einzeltablette einmal täglich verabreicht werden können. Dazu gehören auch *Odefsey, Genvoya, Symtuza* und *Triumeq* (Tab. 16.10). Die Verordnungen sind 2022 im Vergleich zum Vorjahr sind erneut leicht angestiegen, vor allem für das führende Präparat *Biktarvy*.

16.9 Weitere antivirale Arzneistoffe

Zu weiteren häufig verordneten systemisch wirksamen antiviralen Substanzen gehören Virostatika zur Behandlung von Herpes-simplex- und Varicella-zoster-Virusinfektionen, darunter Aciclovir und Derivate. Aciclovir hemmt nach Phosphorylierung zu Aciclovirtriphosphat die DNS-Polymerase und damit die Virusreplikation. Die Bioverfügbarkeit ist gering, und die antivirale Aktivität ist gegenüber Va-

■ Tab. 16.11 Weitere Virostatika 2022. Angegeben sind die 2022 verordneten Tagesdosen, die Änderungen gegenüber 2021 und die mittleren Kosten je DDD 2022

Präparat	Bestandteile	DDD Mio.	Änderung %	DDD-Nettokosten Euro
Aciclovir				
Aciclo BASICS	Aciclovir	3,1	(+3,4)	3,07
Aciclovir Heumann	Aciclovir	0,76	(+42,2)	3,15
Aciclovir-1 A Pharma	Aciclovir	0,71	(+5,3)	3,12
Aciclovir Aristo	Aciclovir	0,60	(−6,0)	2,97
Acic	Aciclovir	0,36	(−3,7)	2,83
Aciclostad	Aciclovir	0,21	(+4,1)	3,18
Aciclovir-PUREN	Aciclovir	0,16	(> 1.000)	2,70
Aciclovir AL	Aciclovir	0,16	(−4,6)	3,20
Zovirax	Aciclovir	0,04	(+13,5)	4,64
		6,1	**(+8,5)**	**3,07**
Weitere Mittel				
Zostex	Brivudin	0,59	(−55,1)	12,12
Zostergalen	Brivudin	0,44	(+757,9)	4,41
Valaciclovir Bluefish	Valaciclovir	0,20	(+112,0)	6,23
Brivudin Aristo	Brivudin	0,20	(−30,3)	8,10
Valaciclovir-1 A Pharma	Valaciclovir	0,13	(+77,8)	6,43
Tamiflu	Oseltamivir	0,08	(+693,3)	6,94
		1,6	**(−10,4)**	**8,14**
Summe		**7,8**	**(+3,9)**	**4,14**

ricella-zoster geringer als gegenüber Herpes-simplex. Daher wird bei schweren Varicella zoster-Infektionen initial meist parenteral und grundsätzlich in höheren Dosen behandelt als bei Herpes-simplex-Virusinfektionen (außer Herpes-simplex-ZNS-Infektion). Bei einer solchen Hochdosistherapie mit Aciclovir ist eine ausreichende Flüssigkeitszufuhr wichtig, um eine Kristallisation des Arzneistoffs in den Harnwegen zu verhindern (Lee et al. 2018). Bei Herpes-simplex-Infektion außerhalb des ZNS hat sich die orale Gabe von 2–3 × 400 mg bewährt, die von der Compliance besser ist als die per Zulassung empfohlene Dosierung von 5 × 200 mg. Die Verordnungen von Aciclovir haben 2022 etwas zugenommen (■ Tab. 16.11).

Speziell bei Gürtelrose wird das Virostatikum Brivudin als Alternative zu Aciclovir und Aciclovir-Derivaten empfohlen und auch häufig verordnet. Es kann aufgrund einer fast vollständigen Resorption oral gegeben werden. Aufgrund der vereinfachten 1-mal täglichen Einnahme besitzt es eine gewisse Überlegenheit gegenüber Aciclovir, Valaciclovir und Famciclovir insbesondere bei älteren Patienten. Auch hinsichtlich der Entwicklung einer postherpetischen Neuralgie ist es mindestens gleichwertig (Gross et al. 2003). Eine gleichzeitige oder zeitnahe Verabreichung von Brivudin mit Uracil-Zytostatika ist eine strenge Kontraindikation. Brivudin hat 2022 gegenüber dem Vorjahr allerdings etwas abgenommen, die Verordnungen von Valaciclovir haben dagegen zu genommen (◘ Tab. 16.11).

Oseltamivir, ein zur Therapie und Prophylaxe der Influenza zugelassener oral verabreichbarer Neuraminidaseinhibitor, dessen klinischer Nutzen in der Therapie ambulanter Fälle umstritten ist, war 2022 wieder unter den 3.000 verordnungsstärksten Arzneistoffen. Das Verordnungsvolumen ist jedoch sehr gering.

Weitere Virostatika mit Wirkung gegen Hepatitis B-Viren sind bei den Lebertherapeutika (◘ Tab. 12.3) aufgeführt.

Literatur

Abo-Salem E, Fowler JC, Attari M, Cox CD, Perez-Verdia A, Panikkath R, Nugent K (2014) Antibiotic-induced cardiac arrhythmias. Cardiovasc Ther 32:19–25

Aslam I, Fleischer A, Feldman S (2015) Emerging drugs for the treatment of acne. Expert Opin Emerg Drugs 20:91–101

Bainum TB, Reveles KR, Hall RG 2nd, Cornell K, Alvarez CA (2023) Controversies in the prevention and treatment of Clostridioides difficile infection in adults: a narrative review. Microorganisms 11:387

Balfour JAB, Wiseman LR (1999) Moxifloxacin. Drugs 57:363–373

Bell-Syer SEM, Hart R, Crawford F, Torgerson DJ (2012) Oral treatments for fungal infections of the skin of the foot (Cochrane Review). Cochrane Database Syst Rev. https://doi.org/10.1002/14651858.CD003584.pub2

Bienenfeld A, Nagler AR, Orlow SJ (2017) Oral antibacterial therapy for acne vulgaris: an evidence-based review. Am J Clin Dermatol 18:469–490

Bin Abdulhak AA, Khan AR, Garbati MA, Qazi AH, Erwin P, Kisra S, Aly A, Farid T, El-Chami M, Wimmer AP (2015) Azithromycin and risk of cardiovascular death: a meta-analytic review of observational studies. Am J Ther 22:e122–e129

Bluemel B, Goelz H, Goldmann B, Grüger J, Hamel H, Loley K, Ludolph T, Meyer J, Miehlke S, Mohr A, Tüffers K, Usadel H, Wagner S, Wenzel H, Wiemer L, Vorreiter J, Eisele B, Hofreuter D, Glocker EO (2019) Antimicrobial resistance of Helicobacter pylori in Germany, 2015 to 2018. Clin Microbiol Infect 26:235–239

Brown KA, Khanafer N, Daneman N, Fisman DN (2013) Meta-analysis of antibiotics and the risk of community-associated Clostridium difficile infection. Antimicrob Agents Chemother 57:2326–2332

Butler CC, Hood K, Kelly MJ, Goossens H, Verheij T, Little P, Melbye H, Torres A, Mölstad S, Godycki-Cwirko M, Almirall J, Blasi F, Schaberg T, Edwards P, Rautakorpi UM, Hupkova H, Wood J, Nuttall J, Coenen S (2010) Treatment of acute cough/lower respiratory tract infection by antibiotic class and associated outcomes: a 13 European country observational study in primary care. J Antimicrob Chemother 65:2472–2478

Chaves Filho AJM, Mottin M, Soares MV, Jucá PM, Andrade CH, Macedo DS (2021) Tetracyclines, a promise for neuropsychiatric disorders: from adjunctive therapy to the discovery of new targets for rational drug design in psychiatry. Behav Pharmacol 32:123–141

Courter JD, Baker WL, Nowak KS, Smogowicz LA, Desjardins LL, Coleman CI, Girotto JE (2010) Increased clinical failures when treating acute otitis media with macrolides: a meta-analysis. Ann Pharmacother 44:471–478

Cunha BA (2006) New uses for older antibiotics: nitrofurantoin, amikacin, colistin, polymyxin B, doxycycline, and minocycline revisited. Med Clin North Am 90:1089–1107

Daum RS, Miller LG, Immergluck L, Fritz S, Creech CB, Young D, Kumar N, Downing M, Pettibone S, Hoagland R, Eells SJ, Boyle MG, Parker TC, Chambers HF, DMID 07-0051 Team (2017) A placebo-controlled trial of antibiotics for smaller skin abscesses. N Engl J Med 376:2545–2555

Deshpande A, Pasupuleti V, Thota P, Pant C, Rolston DD, Sferra TJ, Hernandez AV, Donskey CJ (2013) Community-associated Clostridium difficile infection and antibiotics: a meta-analysis. J Antimicrob Chemother 68:1951–1961

EACS European AIDS Clinical Society (2018) Guidelines Version 9.1. http://www.eacsociety.org/files/2018_guidelines-9.1-english.pdf

European Medicines Agency (2008) Presseerklärung zu Moxifloxacin. http://www.emea.europa.eu/pdfs/human/press/pr/38292708en.pdf. Zugegriffen: 24. Juli 2008

Ewig S, Kolditz M, Pletz M, Altiner A, Albrich W, Droemann D, Flick H, Gatermann S, Krüger S, Nehls W, Panning M, Rademacher J, Rohde G, Rupp J, Schaaf B, Heppner HJ, Krause R, Ott S, Welte T, Witzenrath M (2021) Leitlinie Behandlung von erwachsenen

Patienten mit ambulant erworbener Pneumonie – Update 2021. AWMF Register-Nr. 020/020. https://www.awmf.org/uploads/tx_szleitlinien/020-020l_S3_Behandlung-von-erwachsenen-Patienten-mit-ambulant-erworbener-Pneumonie__2021-05.pdf

Feazel LM, Malhotra A, Perencevich EN, Kaboli P, Diekema DJ, Schweizer ML (2014) Effect of antibiotic stewardship programmes on Clostridium difficile incidence: a systematic review and meta-analysis. J Antimicrob Chemother 69:1748–1754

Forstner C, Kwetkat A, Makarewicz O, Hartung A, Pfister W, Fünfstück R, Hummers-Pradier E, Naber KG, Hagel S, Harrison N, Schumacher U, Pletz MW (2018) Nitroxoline in geriatric patients with lower urinary tract infection fails to achieve microbiologic eradication: a noncomparative, prospective observational study. Clin Microbiol Infect 24:434–435

Fuchs F, Hamprecht A (2019) Results from a prospective in vitro study on the mecillinam (amdinocillin) susceptibility of enterobacterales. Antimicrob Agents Chemother 2019(63):e2402–e2418

Fuller JD, Low DE (2005) A review of Streptococcus pneumoniae infection treatment failures associated with fluoroquinolone resistance. Clin Infect Dis 41:118–121

Garner SE, Eady EA, Bennett C, Newton JN, Thomas K, Popescu CM (2012) Minocycline for acne vulgaris: efficacy and safety. Cochrane Database Syst Rev. https://doi.org/10.1002/14651858.CD002086.pub2

Giles A, Foushee J, Lantz E, Gumina G (2019) Sulfonamide allergies. Pharmacy 7:132

Goldberg O, Koren G, Landau D, Lunenfeld E, Matok I, Levy A (2013) Exposure to nitrofurantoin during the first trimester of pregnancy and the risk for major malformations. J Clin Pharmacol 3:991–995

Goldberg O, Moretti M, Levy A, Koren G (2015) Exposure to nitrofurantoin during early pregnancy and congenital malformations: a systematic review and meta-analysis. J Obstet Gynaecol Can 7:150–156

Gross G, Schöfer H, Wassilew S, Friese K, Timm A, Guthoff R, Pau HW, Malin JP, Wutzler P, Doerr HW (2003) Herpes zoster guideline of the German Dermatology Society (DDG). J Clin Virol 26:277–289

Gueler A, Moser A, Calmy A, Günthard HF, Bernasconi E, Furrer H, Fux CA, Battegay M, Cavassini M, Vernazza P, Zwahlen M, Egger M, Swiss HIV Cohort Study, Swiss National Cohort (2017) Life expectancy in HIV-positive persons in Switzerland: matched comparison with general population. AIDS 31:427–436

Hof H (2006) Vaginale Candidose. Gynäkologe 39:206–213

Huttner A, Bielicki J, Clements MN, Frimodt-Møller N, Muller AE, Paccaud JP, Mouton JW (2020) Oral amoxicillin and amoxicillin-clavulanic acid: properties, indications and usage. Clin Microbiol Infect 26:871–879

Huttner A, Kowalczyk A, Turjeman A, Babich T, Brossier C, Eliakim-Raz N, Kosiek K, Martinez de Tejada B, Roux X, Shiber S, Theuretzbacher U, von Dach E, Yahav D, Leibovici L, Godycki-Cwirko M, Mouton JW, Harbarth S (2018) Effect of 5-day nitrofurantoin vs single-dose fosfomycin on clinical resolution of uncomplicated lower urinary tract infection in women: a randomized clinical trial. JAMA 319:1781–1789

Jansåker F, Frimodt-Møller N, Sjögren I, Dahl Knudsen J (2014) Clinical and bacteriological effects of pivmecillinam for ESBL-producing Escherichia coli or Klebsiella pneumoniae in urinary tract infections. J Antimicrob Chemother 69:769–772

Kern WV (2018) Therapie mit Fluorchinolonen: Sorgfältig abwägen. Dtsch Arztebl 115:A-1872

Kern WV (2019) Chinolon-Toxizität – Neues und neu Bewertetes. Dtsch Med Wochenschr 144:1697–1702

Kern WV, Kostev K (2021) Prevalence of and factors associated with antibiotic prescriptions in patients with acute lower and upper respiratory tract infections – a case-control study. Antibiotics 10:455

Kranz J, Schmidt S, Lebert C, Schneidewind L, Vahlensieck W, Sester U, Fünfstück R, Helbig S, Hofmann W, Hummers E, Kunze M, Kniehl E, Naber K, Mandraka F, Mündner-Hensen B, Schmiemann G, Wagenlehner FME (2017) Epidemiologie, Diagnostik, Therapie, Prävention und Management unkomplizierter, bakterieller, ambulant erworbener Harnwegsinfektionen bei erwachsenen Patienten – Aktualisierung 2017 der interdisziplinären AWMF S3-Leitlinie. Urologe 56:746–758

Kresken M, Körber-Irrgang B (2014) In vitro activity of Nitroxoline against Escherichia coli urine isolates from outpatient departments in Germany. Antimicrob Agents Chemother 58:7019–7020

Kresken M, Körber-Irrgang B, Biedenbach DJ, Batista N, Besard V, Cantón R, García-Castillo M, Kalka-Moll W, Pascual A, Schwarz R, van Meensel B, Wisplinghoff H, Seifert H (2016) Comparative in vitro activity of oral antimicrobial agents against Enterobacteriaceae from patients with community-acquired urinary tract infections in three European countries. Clin Microbiol Infect 22(63):e1–e5

Lee EJ, Jang HN, Cho HS, Bae E, Lee TW, Chang SH, Park DJ (2018) The incidence, risk factors, and clinical outcomes of acute kidney injury (staged using the RIFLE classification) associated with intravenous acyclovir administration. Ren Fail 40:687–692

Little P, Stuart B, Moore M, Coenen S, Butler CC, Godycki-Cwirko M, Mierzecki A, Chlabicz S, Torres A, Almirall J, Davies M, Schaberg T, Mölstad S, Blasi F, De Sutter A, Kersnik J, Hupkova H, Touboul P, Hood K, Mullee M, O'Reilly G, Brugman C, Goossens H, Verheij T, GRACE consortium (2013) Amoxicillin for acute lower-respiratory-tract infection in primary care when pneumonia is not suspected:

a 12-country, randomised, placebo-controlled trial. Lancet Infect Dis 13:123–129

Löfmark S, Edlund C, Nord CE (2010) Metronidazole is still the drug of choice for treatment of anaerobic infections. Clin Infect Dis 50(Suppl 1):S16–S23

Malhotra-Kumar S, Lammens C, Coenen S, Van Herck K, Goossens H (2007) Effect of azithromycin and clarithromycin therapy on pharyngeal carriage of macrolide-resistant streptococci in healthy volunteers: a randomised, double-blind, placebo-controlled study. Lancet 369:482–490

Malhotra-Kumar S, van Heirstraeten L, Coenen S, Lammens C, Adriaenssens N, Kowalczyk A, Godycki-Cwirko M, Bielicka Z, Hupkova H, Lannering C, Mölstad S, Fernandez-Vandellos P, Torres A, Parizel M, Ieven M, Butler CC, Verheij T, Little P, Goossens H, GRACE study group (2016) Impact, of amoxicillin therapy on resistance selection in patients with community-acquired lower respiratory tract infections: a randomized, placebo-controlled study. J Antimicrob Chemother 71(11):3258–3267

Müller R, Jazmati N, Kern WV, Berner R, Al-Nawas R, Töpfer N, Olzowy B, Popert U (2019) Antibiotikatherapie bei HNO-Infektionen AWMF Register-Nr. 017/066. https://www.awmf.org/uploads/tx_szleitlinien/017-066l_S2k_Antibiotikatherapie_der_Infektionen_an_Kopf_und_Hals_2019-11_1.pdf

Naber KG, Wagenlehner F, Kresken M, Cheng WY, Catillon M, Duh MS, Yu L, Khanal A, Mulgirigama A, Joshi AV, Ju S, Mitrani-Gold FS (2023) Escherichia coli resistance, treatment patterns and clinical outcomes among females with uUTI in Germany: a retrospective physician-based chart review study. Sci Rep 13:12077 (https://pubmed.ncbi.nlm.nih.gov/37495602/)

Naber KG, Niggemann H, Stein G, Stein G (2014) Review of the literature and individual patients' data meta-analysis on efficacy and tolerance of nitroxoline in the treatment of uncomplicated urinary tract infections. BMC Infect Dis 14:628

Nenoff P et al (2022) S1-Leitlinie Onychomykose (AWMF-Register-Nr. 013-003). https://www.awmf.org/leitlinien/detail/ll/013-003.html

Olzowy B, Kresken M, Havel M, Hafner D, Körber-Irrgang B (2017) Antimicrobial susceptibility of bacterial isolates from patients presenting with ear, nose and throat (ENT) infections in the German community healthcare setting. Eur J Clin Microbiol Infect Dis 36:1685–1690

Paul M, Bishara J, Yahav D, Goldberg E, Neuberger A, Ghanem-Zoubi N, Dickstein Y, Nseir W, Dan M, Leibovici L (2015) Trimethoprim-sulfamethoxazole versus vancomycin for severe infections caused by meticillin resistant Staphylococcus aureus: randomised controlled trial. BMJ 350:h2219

Reinel D, Plettenberg A, Seebacher C, Abeck D, Brasch J, Cornely O, Effendy I, Ginter-Hanselmayer G, Haake N, Hamm G, Hipler UC, Hof H, Korting HC, Mayser P, Ruhnke M, Schlacke KH, Tietz HJ (2008) Orale Candidiasis – Leitlinie der Deutschen Dermatologischen Gesellschaft und der Deutschsprachigen Mykologischen Gesellschaft. J Dtsch Dermatol Ges 6:593–597

Ruhe JJ, Menon A (2007) Tetracyclines as an oral treatment option for patients with community onset skin and soft tissue infections caused by methicillin-resistant Staphylococcus aureus. Antimicrob Agents Chemother 51:3298–3303

Sahm DF, Johnes ME, Hickey ML, Diakun DR, Mani SV, Thornsberry C (2000) Resistance surveillance of Streptococcus pneumoniae, Haemophilus influenzae and Moraxella catarrhalis isolated in Asia and Europe 1997–1998. J Antimicrob Chemother 45:457–466

Seifert R, Schirmer B (2021) A case to stop the use of the term ‚antibiotics'. Trends Microbiol 29:963–966

Simkó J, Csilek A, Karászi J, Lorincz I (2008) Proarrhythmic potential of antimicrobial agents. Infection 36:194–206

Stoltidis-Claus C, Rosenberger KD, Mandraka F, Quante X, Gielen J, Hoffmann D, Wisplinghoff H, Jazmati N (2023) Antimicrobial resistance of clinical Enterobacterales isolates from urine samples, Germany, 2016 to 2021. Euro Surveill 28:2200568

Tonkin-Crine SK, Tan PS, van Hecke O, Wang K, Roberts NW, McCullough A, Hansen MP, Butler CC, Del Mar CB (2017) Clinician-targeted interventions to influence antibiotic prescribing behaviour for acute respiratory infections in primary care: an overview of systematic reviews. Cochrane Database Syst Rev. https://doi.org/10.1002/14651858.CD012252.pub2

Wagenlehner F, Schmiemann G, Fünfstück R, Helbig S, Hofmann W, Hoyme U, Hummers E, Kunze M, Kaase M, Kranz J, Kniehl E, Lebert C, Naber KG, Mandraka F, Mündner-Hensen B, Schneidewind L, Schmidt S, Selbach I, Sester U, Vahlensieck W, Watermann D (2017) Interdisziplinäre S3 Leitlinie Epidemiologie, Diagnostik, Therapie, Prävention unkomplizierter erworbener Harnwegsinfektionen bei erwachsenen Patienten. Aktualisierung 2017. AWMF Register-Nr. 043/044. https://www.awmf.org/uploads/tx_szleitlinien/043-044l_S3_Harnwegsinfektionen_2017-05.pdf

Wagenlehner F, Kresken M, Wohlfarth E, Bahrs C, Grabein B, Strohmaier WL, Naber KG (2023) Therapie der Zystitis mit Nitroxolin – „NitroxWin". Urologie. https://doi.org/10.1007/s00120-023-02167-5

Wijma RA, Huttner A, Koch BCP, Mouton JW, Muller AE (2018) Review of the pharmacokinetic properties of nitrofurantoin and nitroxoline. J Antimicrob Chemother 73:2916–2926

Wollny A, Altiner A, Garbe K, Klingenberg A, Kaufmann-Kolle P, Köppen M, Kamradt M, Poß-Doering R, Wensing M, Leyh M, Voss A, Feldmeier G (2022) Akute Atemwegsinfekte und

Antibiotika-Verordnungen: welche Erwartungen haben Patient*innen? Dtsch Med Wochenschr 147:e82–e90

Yu X, Jiang DS, Wang J, Wang R, Chen T, Wang K, Cao S, Wei X (2019) Fluoroquinolone use and the risk of collagen-associated adverse events: a systematic review and meta-analysis. Drug Saf 42:1025–1033 (https://pubmed.ncbi.nlm.nih.gov/31077091/)

Schmerz, Entzündung und Immunsystem

Inhaltsverzeichnis

Kapitel 17 Symptomatische Behandlung von Schmerz, Fieber und Entzündung – 417
Rainer Böger und Renke Maas

Kapitel 18 Migräne – 443
Jan Matthes und Katja Kollewe

Kapitel 19 Krankheitsmodifizierende Arzneistoffe für Autoimmunerkrankungen – 455
Rainer Böger und Renke Maas

Kapitel 20 Glucocorticoide und Mineralocorticoide – 463
Roland Seifert

Kapitel 21 Immunglobuline und Immunsuppressiva – 471
Bernd Mühlbauer und Wolf-Dieter Ludwig

Symptomatische Behandlung von Schmerz, Fieber und Entzündung

Rainer Böger und Renke Maas

Auf einen Blick

Die ärztliche Verordnung von Schmerzmitteln hat seit 2013 kontinuierlich zugenommen. Dies betrifft Opioidanalgetika (+28 %) und – etwas deutlicher – nichtopioide Analgetika (+52 %). Dabei muss berücksichtigt werden, dass nicht verschreibungspflichtige, nichtopioide Analgetika nur in Sonderfällen zu Lasten der GKV verschrieben werden können. Die Verordnungsdaten spiegeln hier daher nur einen Teil der gesamten Exposition von Patienten gegenüber nichtopioiden Analgetika wider.

Über die Hälfte der Opioidverordnungen entfällt auf die beiden ohne BtM-Rezept verschreibungsfähigen Wirkstoffe Tramadol und Tilidin/Naloxon. Führende Mittel der starkwirksamen Opioide sind Fentanylpflaster und Oxycodon sowie Hydromorphon, während die seit Jahren rückläufige Verordnung von Morphin sich stabilisiert hat. Einige Opioide (Methadon, Levomethadon, Buprenorphin) werden auch in der Substitutionsbehandlung opioidabhängiger Personen eingesetzt.

Bei den nichtopioiden Analgetika ist ein auffälliger Wandel eingetreten. Acetylsalicylsäure und Paracetamol werden nur noch selten ärztlich verordnet, während etwa 95 % aller Verordnungen nichtopioider Analgetika auf das rezeptpflichtige Metamizol entfallen, obwohl dieses Medikament ein epidemiologisch relevantes Agranulozytoserisiko hat.

Bei den Verordnungen der Antirheumatika und Antiphlogistika steht Ibuprofen in der Verordnungshäufigkeit weiterhin, inzwischen mit sehr großem Vorsprung, an erster Stelle vor Diclofenac. Die Verordnungen der zwei auf dem Markt verbliebenen selektiven Cyclooxygenase-2-Hemmer haben weiterhin zugenommen, sie machen zwar nur 19 % der Gesamtverordnungen bei den nichtsteroidalen Antiphlogistika aus, sind aber 2022 erstmals häufiger verordnet worden als Diclofenac-Präparate. Die ärztliche Verordnung der in Teilen umstrittenen Externa („Rheumasalben") ist weiter rückläufig.

Für die Schmerzbehandlung werden in erster Linie Opioide und nichtopioide Analgetika eingesetzt. Nichtopioide Analgetika wirken zusätzlich antipyretisch, einige auch entzündungshemmend. In manchen Fällen bereitet es Schwierigkeiten, eine eindeutige Trennung von Analgetika gegenüber den Antirheumatika und Antiphlogistika vorzunehmen. Seit langem werden die nichtsteroidalen Antiphlogistika Ibuprofen, Naproxen und Diclofenac in geringerer Dosis auch als rezeptfreie Schmerzmittel verwendet.

© Der/die Autor(en), exklusiv lizenziert an Springer-Verlag GmbH, DE, ein Teil von Springer Nature 2023
W.-D. Ludwig, B. Mühlbauer, R. Seifert (Hrsg.), *Arzneiverordnungs-Report 2023*,
https://doi.org/10.1007/978-3-662-68371-2_17

Die Prinzipien einer rationalen Schmerztherapie basieren auf dem vor über 30 Jahren eingeführten WHO-Stufenschema für die Tumorschmerztherapie (World Health Organization 1986). Nach diesen Empfehlungen sollen Einzelsubstanzen verwendet werden, solange der Schmerz damit beherrscht werden kann. Reicht die Monotherapie mit nichtopioiden Analgetika oder nichtsteroidalen Antiphlogistika nicht aus, werden diese Substanzen in der Stufe 2 des WHO-Schemas mit schwachwirksamen Opioiden kombiniert (z. B. Dihydrocodein, Tramadol, Tilidin plus Naloxon). Zur Behandlung schwerster Schmerzen können in der dritten Stufe starkwirksame Opioidanalgetika wie Morphin, Oxycodon, Hydromorphon oder Buprenorphin eingesetzt werden. Nach dem WHO-Schema soll auch bei stark wirksamen Opioidanalgetika eine Komedikation mit nichtopioiden Analgetika beibehalten werden, was aber bezüglich des Nutzens im Einzelfall überprüft werden muss. Bei neuropathischen Schmerzen kommen zunächst Gabapentin, Pregabalin, Duloxetin oder trizyklische Antidepressiva zur Anwendung; wenn diese nicht ausreichend wirken, muss auch hier mit Opioiden behandelt werden (Schlereth et al. 2019). Die analgetische Stufenleiter der WHO bildet seit vielen Jahren die Grundlage für die Empfehlungen zur Therapie von Tumorschmerzen, die mit mehreren deutschen Fachgesellschaften abgestimmt wurden (Arzneimittelkommission der deutschen Ärzteschaft 2007).

In der aktuellen WHO-Leitlinie für die Tumorschmerztherapie wurde das bisherige Stufenschema bestätigt und vervollständigt (World Health Organization 2018). Paracetamol, nichtsteroidale Antiphlogistika, Morphin und andere Opioide sind seit Jahrzehnten die Hauptstützen der Tumorschmerzbehandlung. Die Wahl des Opioidanalgetikums, die Dosierung und der Zeitpunkt sollen sich an der spezifischen Pharmakokinetik der einzelnen Opioide, den Kontraindikationen und den Nebenwirkungen beim individuellen Patienten orientieren. Darüber hinaus kann es nützlich sein, dass unterschiedliche Opioidanalgetika verfügbar sind, da das für einen Patienten beste Opioid nicht unbedingt für andere Patienten geeignet ist. So wirken beispielsweise die Opioide Tramadol und Codein bei Langsam-Metabolisierern vom CYP2D6-Typ nicht wesentlich besser als Placebo. Nach wie vor wird Morphin in den aktuellen europäischen und amerikanischen Leitlinien als initiale Standardtherapie für schwere Tumorschmerzen empfohlen (Fallon et al. 2018; Paice et al. 2023; siehe ▶ Abschn. 17.2.1).

Für nicht-tumorbedingte Schmerzen (z. B. Rückenschmerz, Arthrose, Postzosterneuralgie, diabetische und nichtdiabetische Polyneuropathien) gibt es indikationsspezifische Empfehlungen für einzelne Schmerzsyndrome. So werden für die große Gruppe der Rückenschmerzen in der deutschen Nationalen Versorgungsleitlinie an erster Stelle ausgewählte nicht-medikamentöse Maßnahmen (Bewegungstherapie, Funktionstraining, Entspannungsverfahren, Verhaltenstherapie) empfohlen, die durch eine medikamentöse Analgesie lediglich unterstützt werden sollen (Bundesärztekammer et al. 2017). Bei der medikamentösen Therapie haben nichtsteroidale Antiphlogistika eine eindeutige Empfehlung für eine möglichst kurzzeitige Anwendung erhalten. Opioidanalgetika sollen nur bei fehlendem Ansprechen oder Vorliegen von Kontraindikationen gegen nichtopioide Analgetika eingesetzt werden. Auch in einer Übersicht über 15 Leitlinien zur Behandlung von Rückenschmerzen werden primär nichtmedikamentöse Maßnahmen sowie nichtsteroidale Antiphlogistika und schwache Opioide für kurze Zeiträume empfohlen (Oliveira et al. 2018). Nichtsdestotrotz gibt es viele Patienten mit chronischen Rückenschmerzen, die nur mit einer Langzeitbehandlung einschließlich starkwirksamer Opioide ausreichend Schmerzlinderung erfahren.

Die Rolle der Opioidanalgetika bei der Langzeitbehandlung von Nichttumorschmerzen bleibt jedoch aufgrund unzureichender Wirksamkeitsnachweise und einer steigenden Zahl von Berichten über Nebenwirkungen umstritten. In einer Metaanalyse von 46 kontrollierten Studien (10.742 Patienten) mit einer Behandlungsdauer von mindestens 3 Wochen wurde die analgetische Wirksamkeit von Opioiden und Nichtopioiden im Vergleich zu Placebo sowie die Physiotherapie und Psychotherapie im Vergleich zu aktiven Kontrollen untersucht (Reinecke et al. 2015). Am Ende der Behandlung betrug die mittlere Schmerzreduktion (100-Punkte-Skala) 12,0 Punkte für starkwirkende Opioide, 10,6 für schwachwirkende Opioide, 8,4 für Nichtopioide sowie 5,5 für Psychotherapie und 4,5 für Physiotherapie, wobei die fünf Interventionen keine statistischen Unterschiede zu den jeweiligen Kontrollen zeigten. In einer weiteren Metaanalyse von 96 kontrollierten Studien mit 26.169 Teilnehmern wurden Nichttumorschmerzen durch Opioide im Vergleich zu Placebo auf einer visuellen Analogskala um 11,9 % gesenkt und körperliche Funktionen um 8,5 % verbessert (Busse et al. 2018). Die Vergleiche von Opioiden mit nichtopioiden Analgetika ergaben Hinweise, dass der Nutzen bzgl. Schmerz und Funktion ähnlich war. Auch bei neuropathischen Schmerzen zeigte eine Metaanalyse von 16 Studien mit 2.199 Teilnehmern, dass Opioidanalgetika eine klinisch relevante Schmerzlinderung nur im Vergleich zu Placebo erreichten, aber nicht die Zulassungsanforderungen der EMA für die Behandlung von neuropathischen Schmerzen erfüllten (Sommer et al. 2020).

Bei den Verordnungen der Antirheumatika und Antiphlogistika steht Ibuprofen weiterhin, inzwischen mit sehr großem Vorsprung, an erster Stelle vor Diclofenac in der Verordnungshäufigkeit. Die Verordnungen der zwei auf dem Markt verbliebenen selektiven Cyclooxygenase-2-Hemmer haben deutlich zugenommen, sie machen zwar nur 17 % der Gesamtverordnungen bei den nichtsteroidalen Antiphlogistika aus, haben aber 2022 erstmals Diclofenac in der Verordnungshäufigkeit überholt. Die rezeptfreien topischen Antirheumatika sind in der Regel von der Verordnung zu Lasten der gesetzlichen Krankenversicherung seit 2004 ausgenommen und deshalb nur noch mit zwei Präparaten vertreten.

NSAR werden vorwiegend bei degenerativen Gelenkerkrankungen eingesetzt und spielen in der Behandlung von entzündlich-rheumatischen Erkrankungen eher eine untergeordnete Rolle.

17.1 Verordnungsspektrum

Die Verordnungsentwicklung von Schmerzmitteln ist seit über 20 Jahren von einem kontinuierlichen Anstieg der Opioidanalgetika und einem massiven Rückgang der nichtopioiden Analgetika geprägt. Im Jahr 2022 ist das Verordnungsvolumen der Opioidanalgetika nach definierten Tagesdosen (DDD) mit 8,6 % wie bereits zuvor deutlicher angestiegen als in den Vorjahren (◐ Abb. 17.1). Morphinpräparate zeigen 2022 einen Verordnungsrückgang und unterbrachen damit den Trend der letzten Jahre (◐ Tab. 17.1). Das mit Abstand am häufigsten verordnete hochpotente Opioid Fentanyl (überwiegend in Form von transdermalen therapeutischen Systemen, „Pflastern", angewandt) weist 2022 erneut einen leichten Verordnungsrückgang auf (◐ Tab. 17.1). Auch die Verordnungen des niedrig potenten Opioids Tramadol sind weiterhin gegenüber dem Vorjahr rückläufig. Die ebenfalls begrenzt potente Arzneimittelkombination Tilidin/Naloxon hat nach einem Verordnungsrückgang im Vorjahr 2022 ihren Verordnungsanstieg fortgesetzt.

Bei nichtopioiden Analgetika sind die Verordnungszahlen von Acetylsalicylsäure wie im Vorjahr wieder deutlich angestiegen, und auch die Verordnungszahlen für Paracetamol sind angestiegen, spiegeln aber, da es rezeptfrei erhältlich ist, sicher nicht den wahren Gebrauch in der Bevölkerung wider. Bei den rezeptpflichtigen Substanzen weist Metamizol, einem langjährigen Trend folgend, erneut einen deutlichen Zuwachs auf (◐ Abb. 17.2).

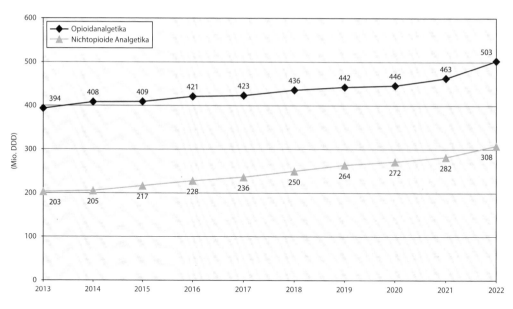

◘ **Abb. 17.1** Verordnungen von Analgetika 2013 bis 2022. Gesamtverordnungen nach definierten Tagesdosen

◘ **Tab. 17.1** Verordnungen stark wirkender Opioidanalgetika 2022. Angegeben sind die 2022 verordneten Tagesdosen, die Änderungen gegenüber 2021 und die mittleren Kosten je DDD 2022

Präparat	Bestandteile	DDD Mio.	Änderung %	DDD-Nettokosten Euro
Morphin				
Morphin AL	Morphin	3,2	(−43,5)	2,38
Capros/-akut	Morphin	2,5	(+89,2)	3,50
Morphinsulfat-GRY	Morphin	1,9	(+70,9)	3,40
Morphin Aristo	Morphin	1,2	(+74,3)	3,16
MST/MSR/MSI Mundipharma	Morphin	0,94	(−24,1)	2,29
M-STADA	Morphin	0,85	(−35,9)	3,03
Morphin Merck	Morphin	0,65	(−1,0)	6,45
Morphin Hameln	Morphin	0,52	(+2,2)	5,24
Morphin-ratiopharm	Morphin	0,39	(−13,2)	3,31
Sevredol	Morphin	0,28	(−30,7)	9,56
Oramorph	Morphin	0,24	(+7,8)	9,71
Morphin HEXAL	Morphin	0,09	(−42,9)	4,78
		12,7	**(−7,2)**	**3,53**

Kapitel 17 · Symptomatische Behandlung von Schmerz, Fieber und Entzündung

Tab. 17.1 (Fortsetzung)

Präparat	Bestandteile	DDD Mio.	Änderung %	DDD-Nettokosten Euro
Buprenorphin				
Buprenorphin Libra-Pharm	Buprenorphin	3,1	(−5,5)	4,30
Buprenorphin AL	Buprenorphin	2,0	(+62,7)	4,83
Buprenorphin Glenmark	Buprenorphin	1,8	(+13,6)	4,05
Norspan	Buprenorphin	1,2	(−18,1)	4,82
Transtec	Buprenorphin	1,0	(−13,4)	3,75
Buprenorphin/Bupre HEXAL	Buprenorphin	0,68	(+64,7)	2,60
Temgesic	Buprenorphin	0,58	(−28,9)	2,44
Bupre-1 A Pharma	Buprenorphin	0,25	(−28,1)	6,10
		10,6	**(+3,3)**	**4,19**
Fentanyl				
Fentanyl-1 A Pharma	Fentanyl	21,6	(+5,3)	4,07
Fentanyl HEXAL	Fentanyl	7,2	(−6,6)	3,76
Fentanyl Winthrop	Fentanyl	4,9	(+246,8)	3,72
Fentanyl AL	Fentanyl	4,0	(−7,4)	3,16
Fentanyl AbZ	Fentanyl	2,5	(−31,1)	3,10
Fentanyl Hennig	Fentanyl	2,0	(−29,6)	2,82
Fentanyl Aristo	Fentanyl	1,9	(+328,1)	3,64
Durogesic	Fentanyl	1,6	(−4,4)	3,49
Fentanyl-PUREN	Fentanyl	1,4	(−75,9)	2,27
Fentanyl-ratiopharm TTS	Fentanyl	0,94	(+9,6)	3,65
Fentapon	Fentanyl	0,64	(+79,1)	2,76
Effentora	Fentanyl	0,45	(−21,5)	21,49
Abstral	Fentanyl	0,35	(−12,4)	25,76
Fentanyl-/Fentamat Sandoz	Fentanyl	0,34	(−34,5)	3,81
		49,8	**(−2,2)**	**4,02**
Oxycodon				
Oxycodon-HCL AL	Oxycodon	3,9	(+45,1)	4,82
Carenoxal	Oxycodon	3,5	(−5,2)	3,51
Oxycodonhydrochlorid-PUREN	Oxycodon	3,4	(+17,1)	7,00
Oxyconoica	Oxycodon	2,5	(+31,9)	3,52
Oxycodon HCL beta	Oxycodon	1,9	(−10,0)	6,65

Tab. 17.1 (Fortsetzung)

Präparat	Bestandteile	DDD Mio.	Änderung %	DDD-Nettokosten Euro
Oxygesic	Oxycodon	1,3	(−17,8)	5,50
Oxycodon HCL Zentiva	Oxycodon	1,2	(+13,3)	15,16
Oxycodonhydrochlorid Heumann	Oxycodon	0,89	(−66,3)	6,45
Oxycodon-HCL ratiopharm	Oxycodon	0,65	(−15,8)	6,44
Oxycodon-HCL AbZ	Oxycodon	0,50	(−12,0)	4,82
Oxycodon-HCL Winthrop	Oxycodon	0,47	(−16,4)	4,67
Oxycodonhydrochlorid-1 A Pharma	Oxycodon	0,45	(+16,7)	5,11
Oxycodon HCL Aristo	Oxycodon	0,39	(−7,4)	13,06
		21,0	**(−1,1)**	**5,90**
Oxycodon plus Naloxon				
Targin	Oxycodon Naloxon	2,4	(−23,2)	4,60
Oxycodon-HCL/Naloxon-HCL beta	Oxycodon Naloxon	2,1	(+30,7)	3,70
Oxycodon/Naloxon Krugmann	Oxycodon Naloxon	2,1	(−28,9)	5,09
Oxycodon-HCL/Naloxon-HCL Mylan	Oxycodon Naloxon	1,6	(−2,8)	3,67
Oxycodon-HCl/Naloxon-HCl-PUREN	Oxycodon Naloxon	1,5	(+169,9)	3,65
Oxycodon/Naloxon Aristo	Oxycodon Naloxon	1,4	(+142,6)	3,67
Oxycodon comp AbZ	Oxycodon Naloxon	1,3	(−20,9)	3,78
Oxycodon-HCL/Naloxon-HCL AL	Oxycodon Naloxon	1,1	(−27,2)	4,09
Oxycocomp-ratiopharm	Oxycodon Naloxon	1,0	(+2,0)	4,54
Oxycodon-HCL/Naloxon-HCL Ethypharm	Oxycodon Naloxon	0,86	(+48,3)	3,62
Oxycodon comp-1 A Pharma	Oxycodon Naloxon	0,84	(−36,1)	3,90
Oxycodon-HCL/Naloxon-HCL STADA	Oxycodon Naloxon	0,28	(+29,0)	3,76
Oxycodon comp. Hennig	Oxycodon Naloxon	0,28	(+13,1)	3,62
		16,8	**(−1,2)**	**4,08**

Kapitel 17 · Symptomatische Behandlung von Schmerz, Fieber und Entzündung

Tab. 17.1 (Fortsetzung)

Präparat	Bestandteile	DDD Mio.	Änderung %	DDD-Nettokosten Euro
Hydromorphon				
Hydromorphon Aristo	Hydromorphon	8,7	(−2,1)	6,17
Hydromorphon-HCL Glenmark	Hydromorphon	4,9	(+19,3)	4,22
Hydromorphon-HCL Heumann	Hydromorphon	3,9	(−10,2)	4,60
Hydromorphon/-hydrochlorid beta	Hydromorphon	3,6	(+54,4)	7,47
Hydromorphon HEXAL	Hydromorphon	3,1	(+86,6)	5,55
Hydromorphon AL	Hydromorphon	2,8	(+55,2)	4,05
Jurnista	Hydromorphon	2,1	(−8,3)	5,39
Hydromorphon HCl Hormosan	Hydromorphon	2,0	(+134,7)	4,20
Hydromorphon Hameln	Hydromorphon	1,5	(+3,7)	4,46
Hydromorphon dura	Hydromorphon	0,72	(−57,2)	5,48
Hydromorphon Ethypharm	Hydromorphon	0,72	(−13,0)	5,12
Palladon	Hydromorphon	0,69	(−41,9)	6,44
Palladon injekt	Hydromorphon	0,68	(−26,6)	5,41
Hydromorphon-1 A Pharma	Hydromorphon	0,60	(+281,5)	5,52
Hydromorphon Winthrop	Hydromorphon	0,58	(−74,9)	5,58
Hydromorphon-HCL-PUREN	Hydromorphon	0,49	(−76,3)	4,04
Hydromorphon-ratiopharm	Hydromorphon	0,38	(+62,3)	5,44
		37,4	(+1,0)	5,36
Opioide zur Substitution				
L-Polamidon zur Substitution	Levomethadon	23,8	(+231,3)	0,86
Methaddict	Methadon	13,1	(+9,3)	1,05
L-Polaflux	Levomethadon	8,9	(+285,4)	1,13
L-Poladdict	Levomethadon	8,7	(+95,0)	0,85
Subutex	Buprenorphin	8,6	(+43,9)	2,76
Methaliq	Methadon	5,9	(+206,2)	0,42
Levo-Methasan	Levomethadon	3,9	(+218,4)	1,07
Buprenaddict	Buprenorphin	3,6	(+51,3)	2,88
Substitol	Morphin	2,6	(−12,8)	3,32
Bupensan	Buprenorphin	1,4	(+73,6)	2,33
Suboxone	Buprenorphin Naloxon	0,99	(+26,1)	3,65

Präparat	Bestandteile	DDD Mio.	Änderung %	DDD-Nettokosten Euro
Buprenorphin Ethypharm	Buprenorphin	0,54	(+10,7)	2,40
Compensan retard	Morphin	0,37	(neu)	1,88
Buvidal Depot-Injektion	Buprenorphin	0,21	(+23,1)	16,10
		82,6	**(+93,5)**	**1,37**
Andere Opioide				
Palexia	Tapentadol	8,9	(−20,9)	12,96
Tapentadol Libra-Pharm	Tapentadol	7,6	(+49,7)	12,17
L-Polamidon	Levomethadon	0,85	(−20,3)	1,21
Piritramid Hameln	Piritramid	0,10	(+53,3)	6,48
Dipidolor	Piritramid	0,03	(−46,1)	9,37
		17,5	**(−0,1)**	**12,00**
Summe		**248,5**	**(+18,1)**	**4,05**

■ Tab. 17.1 (Fortsetzung)

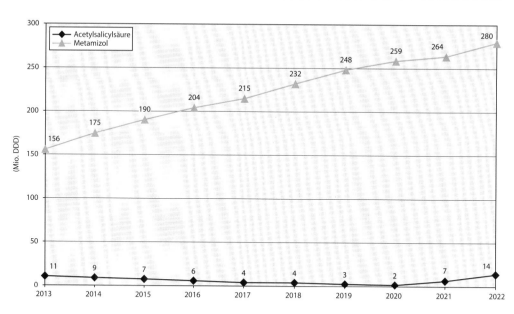

■ Abb. 17.2 Verordnungen von Acetylsalicylsäure und Metamizol 2013 bis 2022. Gesamtverordnungen nach definierten Tagesdosen

17.2 Opioidanalgetika

Opioidanalgetika werden in der Schmerzbehandlung eingesetzt, wenn nichtopioide Analgetika und nichtsteroidale Antiphlogistika nicht mehr ausreichend wirksam sind. Von besonderer Bedeutung sind die stark wirkenden Opioidanalgetika für die Behandlung von Tumorschmerzen (◘ Tab. 17.1). Die analgetische Stufenleiter der WHO mit ihren konservativen und einfachen Prinzipien für die Schmerzbehandlung hat wesentlich dazu beigetragen, dass die frühere Zurückhaltung bei der Verordnung von Opioiden in der Schmerztherapie aufgegeben wurde.

Seit vielen Jahren mehren sich aber Berichte, dass die gestiegene Verschreibung von Opioiden mit einer Zunahme des Opioidmissbrauchs korreliert ist (Kaye et al. 2017; Brat et al. 2018). Sehr früh wurde erkannt, dass ein Zusammenhang zwischen Opioid-Verschreibungsmustern und Todesfällen aufgrund von Opioidüberdosierungen bestand (Bohnert et al. 2011). In den letzten 20 Jahren hat die sog. Opioidkrise 770.000 Todesfälle in den USA verursacht, von denen ein erheblicher Teil das direkte Ergebnis einer Überverschreibung von Opioiden war (Healton et al. 2019). Die Ursachen der Opioidkrise sind komplex und vielfältig. Eine Hauptursache scheint der Einfluss der Pharmaindustrie auf das Verschreibungsverhalten von Ärzten zu sein, der in den späten 1990er Jahren mit der aggressiven Vermarktung von Oxycodon bei chronischen nichtkrebsbedingten Schmerzen durch die Purdue Pharma begann (Spithoff et al. 2020).

Obwohl sich die Muster der Opioidverordnungen in Deutschland ähnlich wie in anderen Industrieländern entwickelt haben, gibt es bei uns bisher keine Anzeichen einer Opioidepidemie, insbesondere angesichts der Tatsache, dass die Zahl der opioidbedingten Todesfälle seit 2006 stabil geblieben ist (Rosner et al. 2019). Führende Schmerztherapeuten plädieren daher dafür, die Opioidkrise in den USA und die Opioidverschreibungen in Deutschland differenzierter zu betrachten sowie die Unterschiede zwischen dem US-amerikanischen und dem deutschen Gesundheitssystem deutlich zu machen (Häuser et al. 2020). Als ein wichtiger Unterschied werden die deutlich restriktiveren Regelungen im Betäubungsmittelrecht in Deutschland angesehen. Darüber hinaus haben deutsche Patienten und Ärzte freien Zugang zu nichtmedikamentösen Verfahren wie einer interdisziplinären multimodalen Schmerztherapie.

17.2.1 Morphin

Morphin ist seit 30 Jahren der Goldstandard in der Stufe 3 des WHO-Stufenschemas der Tumorschmerztherapie (World Health Organization 1986). Dementsprechend wurde in Deutschland lange Zeit ganz überwiegend Morphin verordnet. In der Gruppe der stark wirksamen Opioidanalgetika entfielen 1996 über 60 % der Verordnungen auf Morphin, während andere stark wirkende Opioide (Buprenorphin, Levomethadon) nur eine untergeordnete Rolle spielten (siehe Arzneiverordnungs-Report 1997). Im Jahre 2022 halten sich die Verordnungszahlen für Morphin, das fast nur als orales Retardpräparat zur Behandlung von Tumorschmerzen verschrieben wird, mit gut 5 % der Gesamtverordnungen stark wirkender-Opioide auf einem relativ stabilen, aber niedrigen Niveau (◘ Tab. 17.1). In den vergangenen Jahren waren verschiedene Alternativen zu oralem Morphin eingeführt worden, vor allem neue Arzneiformen von seit langem bekannten Arzneistoffen. Dazu gehören transdermale Präparate von Fentanyl und Buprenorphin sowie Retardpräparate von Oxycodon und Hydromorphon. Unter anderem hat dies dazu geführt, dass auch 2022 ca. 30 % der verordneten Tagesdosen auf die transdermalen Präparate entfallen.

Initiale Standardmedikation für schwere Tumorschmerzen ist nach der aktualisierten WHO Leitlinie weiterhin Morphin nach Stufenplan, nach der Uhr und sorgfältig abgestimmt auf die individuellen Bedürfnisse des Patienten (World Health Organization 2018). Diese WHO-Vorgaben finden sich auch in aktuellen europäischen und amerikanischen Leitlinien. Nach der Leitlinie der European Society for Medical Oncology sind starke Opioide die Hauptstütze der analgetischen Therapie bei der Behandlung mittelschwerer bis schwerer krebsbedingter Schmerzen. Auch wenn eine Vielzahl starker Opioide existiert, ist orales Morphin weiterhin eines der Mittel der ersten Wahl für die Therapie schwerer Tumorschmerzen. Obwohl andere starkwirksame Opiate inzwischen häufiger verordnet werden, ist deren Überlegenheit gegenüber Morphin nicht unbedingt nachweisbar (Fallon et al. 2018). Auch in der neuesten amerikanischen klinischen NCCN-Praxisleitlinie für die Onkologie wird Morphin als Mittel der Wahl für die initiale Therapie von Tumorschmerzen von therapienaiven Patienten angesehen, weil es ähnliche analgetische Wirkungen wie andere Opioide hat und in einer Vielzahl von Formulierungen und Applikationsformen erhältlich ist, einschließlich oraler, parenteraler und rektaler Verabreichung (Swarm et al. 2019). Die Therapie mit stark wirkenden Opioidanalgetika hat sich jedoch in vielen Ländern abweichend von den Leitlinien entwickelt. Auch in Deutschland wird transdermales Fentanyl häufig bei opioidnaiven Patienten als Opioid der ersten Wahl verwendet (s. u.).

17.2.2 Fentanyl

Unter den stark wirkenden Opioiden ist Fentanyl die meistverordnete Substanz. Sie wird in der ambulanten Krankenversorgung vornehmlich zur transdermalen Opioidzufuhr als Membranpflaster verwendet. Insgesamt ist die Verordnung von Fentanylpflastern 2022 gegenüber dem Vorjahr erneut geringfügig zurückgegangen (◘ Tab. 17.1). Das besonders gut an Haut und Blut-Hirnschranke penetrierende transdermale Fentanyl ist für eine schnelle Opioidtitration nicht geeignet und sollte nur eingesetzt werden, wenn Patienten nicht schlucken können oder eine geringe Morphintoleranz oder eine schlechte Compliance besteht (Fallon et al. 2018; Paice et al. 2023).

In Deutschland werden diese Leitlinienempfehlungen offenbar nicht beachtet, da nach einer Arzneimittelverbrauchsstudie 85 % der mit Fentanylpflastern behandelten Patienten opioidnaiv waren und 73 % keine Schwierigkeiten mit oraler Arzneitherapie hatten (Garbe et al. 2012). Die Arzneimittelkommission der deutschen Ärzteschaft (2012) hat sich daher veranlasst gesehen, nochmals auf die leitlinienkonforme Opioidtherapie hinzuweisen, zumal Berichte zu Überdosierungen durch Fentanylpflaster mit schwerwiegenden Folgen vorliegen (Bewusstseinsstörungen, Somnolenz, Atemdepression) vorliegen. Eine der Ursachen dafür dürfte in der etwa 12stündigen Latenzzeit zwischen Aufkleben des Pflasters und vollem Wirkeintritt liegen. Diese Empfehlungen werden offensichtlich vielerorts nicht ausreichend beachtet (Jeffery et al. 2020).

Für die Therapie von Durchbruchschmerzen von analgetisch behandelten Tumorpatienten steht Fentanyl auch in schnell, stark und kurz wirkenden Arzneiformen wie Nasenspray und Sublingual- oder Bukkaltabletten zur Verfügung. Eine Bukkaltablette (*Effentora*) ist mit einem leichten Verordnungsanstieg seit längerem unter den 3.000 meistverordneten Präparaten vertreten; eine weitere Fentanyl-Sublingualtablette (*Abstral*) ist 2022 hinzugekommen (◘ Tab. 17.1). Für diese spezielle Indikation gibt es nach einer nicht systematischen Übersicht Vergleichsstudien, die eine Überlegenheit von Fentanyl gegenüber nichtretardiertem Morphin beschreiben (Bornemann-Cimenti et al. 2013). Die Autoren dieser Übersicht weisen jedoch darauf hin, dass die Studien alle pharmaindustrienah durchgeführt wurden. So fehlt auch der wichtige Vergleich mit Morphintropfen als Standardtherapie für eine schnell wirkende orale Opioidtherapie von Tumorschmerzen.

17.2.3 Buprenorphin

Buprenorphinpräparate sind 2022 insgesamt etwas häufiger verschrieben worden als im Vorjahr (◘ Tab. 17.1). Bis auf eine Ausnahme (*Temgesic*) wird Buprenorphin als transdermales Pflaster angewendet. Preisgünstige Generika zeigen teilweise massive Zuwächse, die beiden Originalpräparate (*Norspan*, *Transtec*) sind dagegen weiterhin rückläufig. Ein kleiner Teil der Verordnungen entfällt auf die orale Substitutionsbehandlung opioidabhängiger Patienten mit Sublingualtabletten.

Buprenorphin ist ein partieller Agonist an opioiden μ- und κ-Rezeptoren mit hoher Affinität, der nicht durch Morphin oder Heroin vom Rezeptor verdrängt werden kann. Transdermales Buprenorphin wird in höheren Dosierungen (35–70 μg/Stunde) zur Behandlung mäßig starker bis starker Tumorschmerzen eingesetzt, ist aber kein typisches Erstlinien-Opioid. In geringeren Dosierungen (5–20 μg/Stunde) kann es auch bei nicht-malignen Schmerzen eingesetzt werden (Übersicht bei Foster et al. 2013). Nach einem Cochrane-Review (19 Studien, 1.421 Patienten) ist die Positionierung von Buprenorphin bei der Behandlung von Tumorschmerzen noch nicht abgeschlossen (Schmidt-Hansen et al. 2015). Eine mögliche Option ist der Einsatz in der vierten Linie nach Standardtherapie mit Morphin, Oxycodon und Fentanyl. Die sublinguale Gabe und die Injektion haben eine gute analgetische Wirkung, während die Ergebnisse mit der transdermalen Applikation uneinheitlich waren.

17.2.4 Oxycodon

Oxycodon weist 2022 wie in den Vorjahren einen leichten Verordnungsrückgang auf. Ähnlich wie Morphin ist es für die orale Dauertherapie schwerer bis sehr schwerer Schmerzen geeignet, hat aber durch eine höhere orale Verfügbarkeit (65 %) und eine längere Halbwertszeit (4–6 h) pharmakokinetische Vorteile gegenüber Morphin. Diese spielen jedoch bei der länger wirkenden Retardform keine Rolle. Oxycodon wird als Alternative zu Morphin mit einem ähnlichen Wirkungs- und Nebenwirkungsspektrum angesehen (Fallon et al. 2018; Swarm et al. 2019). Es wird etwa einenhalb Mal so häufig verordnet wie Morphin (◘ Tab. 17.1). Durch die Verfügbarkeit von Generika ist der Preisunterschied gegenüber Morphin zwar geringer geworden, aber immer noch erkennbar.

Das original zugelassene Kombinationspräparat *Targin*, das neben Oxycodon auch Naloxon enthält, soll die spastische Obstipation vermindern. Es zeigt gegenüber 2021 erneut einen deutlichen Verordnungsrückgang. Dieser Rückgang wird aber durch viele generische Oxycodon/Naloxon Kombinationspräparate, die preisgünstiger als Targin sind, nahezu ausgeglichen (◘ Tab. 17.1). Die vermeintliche Besserung der Darmfunktion durch die Kombination mit Naloxon war in Studien allerdings marginal; die meisten Patienten (45–70 %) benötigten weiterhin Laxantien (Placebo 81 %) (Meissner et al. 2009). Gleichzeitig wurden vermehrt Nebenwirkungen beobachtet, die zum Teil als Zeichen eines durch Naloxon induzierten Opioidentzuges erklärbar sind, wie Schwitzen, Diarrhö, Nausea, abdominelle Schmerzen, Unruhe, Muskelspasmen, Kopfschmerzen und Schwindel (Wilcock 2009). Ein klinischer Zusatznutzen ist bei Patienten mit regulärer Laxanzientherapie nicht gesichert. Daher wird der bereits seit 2012 von der Kassenärztlichen Bundesvereinigung nicht empfohlene Einsatz von Oxycodon/Naloxon (Kassenärztliche Bundesvereinigung 2012) auch im Opioidreport 2022 (Glaeske 2022) weiterhin kritisch gesehen.

17.2.5 Hydromorphon

Hydromorphon ist ein weiteres klassisches Opioidanalgetikum, das seit 1999 auch als orales Retardpräparat (*Palladon*) mit einer Wirkungsdauer von 12 h am Markt ist. Im Jahre 2006 wurde ein zweites retardiertes Hydromorphonpräparat eingeführt (*Jurnista*), das mit einem oralen osmotischen System eine einmal tägliche Gabe ermöglicht (Drover et al. 2002). Hydromorphon unterscheidet sich von Morphin nur durch eine 6-Oxogruppe und ist wie dieses ein voller μ-Rezeptoragonist. Auch die pharmakokinetischen Eigenschaften (orale Bioverfügbarkeit 40 %, Halbwertszeit 2,6 h) sind ähnlich wie bei Morphin. Nach einem Cochrane-Review wirkt Hydromorphon ähnlich wie Morphin und Oxycodon und hat ein ähnliches Nebenwirkungsprofil wie andere μ-Rezeptoragonisten (Bao et al. 2016). 2022 ist Hydromorphon wie im Vorjahr wieder häufiger verordnet worden als zuvor, wobei die beiden Originalpräparate (*Jurnista, Palladon*) erneut rückläufig waren und sich ein deutlicher Trend hin zu den zahlreichen Generika erkennen lässt (◘ Tab. 17.1).

17.2.6 Levomethadon und Methadon

Levomethadon (*L-Polamidon*) taucht als Fertigarzneimittel in zwei Positionen auf: Einmal als Analgetikum, bei dem die Verordnungszahlen 2022 im Vergleich zum Vorjahr 2021 deutlich angestiegen sind, zum anderen zur Substitutionsbehandlung opioidabhängiger Patienten. Auch in dieser Indikation ist die Verordnung von Levomethadon gegenüber dem Vorjahr 2021 angestiegen (◘ Tab. 17.1).

Auch das Fertigarzneimittel *Methaddict*, das racemisches Methadon enthält, ist 2022 gegenüber dem Vorjahr im Verordnungsvolumen angestiegen. Wesentlich höher liegen allerdings nach wie vor die Verordnungsmengen von racemischem D,L-Methadon in Form von Rezepturen aus Apotheken.

17.2.7 Tapentadol

Tapentadol (*Palexia retard*) wurde im August 2010 in Deutschland zugelassen und wird 2022 weiterhin insgesamt häufiger als Morphin verordnet. Allerdings zeigt sich eine Verschiebung mit sinkenden Verordnungszahlen des Originalpräparats *Palexia* zugunsten eines Generikums (◘ Tab. 17.1). Ähnlich wie Tramadol hemmt Tapentadol die neuronale Noradrenalinwiederaufnahme zusätzlich zur Aktivierung des μ-Rezeptors (Übersicht bei Frampton 2010). Beide Wirkprinzipien tragen zur analgetischen Wirkung bei. Im Gegensatz zu Tramadol unterliegt Tapentadol ebenso wie andere stark wirksame Opioidanalgetika den betäubungsmittelrechtlichen Vorschriften. *Palexia* ist zur Behandlung starker chronischer Schmerzen zugelassen, wurde bisher jedoch vornehmlich bei Nichttumorschmerzen untersucht. Nach einem Cochrane Review scheint Tapentadol eine ähnliche Effektivität bei Tumorschmerzen zu haben wie Morphin oder Oxycodon (Wiffen et al. 2015). Es gibt allerdings Befunde, dass Tapentadol verglichen mit äquianalgetisch wirksamen Dosen der klassischen Opioide weniger die typischen unerwünschten Opioidwirkungen wie Atemdepression und spastische Obstipation aufweist (Langford et al. 2016). Mangels ausreichend valider Daten sieht die Kassenärztliche Bundesvereinigung Tapentadol bisher nur als therapeutische Reserve für eine sehr überschaubare Anzahl klinischer Situationen an, in denen besser erprobte Wirkstoffe keine ausreichende Schmerzkontrolle zeigen.(Kassenärztliche Bundesvereinigung 2018). Eine neuere Zusammenstellung der vorhandenen Ergebnisse beim Vergleich von Tramadol und Tapentadol erwähnt mögliche Vorteile von Tapentadol, weist aber auch auf die Notwendigkeit weiterer Untersuchungen bezüglich der Toxikologie hin (Faria et al. 2018).

17.2.8 Schwach wirksame Opioidanalgetika

Das schwach wirksame Opioid Tramadol bleibt trotz einer erneut gegenüber dem Vorjahr geringeren Verordnungshäufigkeit weiterhin das am meisten verschriebene Opioid-Monopräparat (◘ Tab. 17.2). Es ist anzunehmen, dass ein Grund dafür die unkompliziertere Verschreibung ist: Tramadol unterliegt nicht der BtM-Verschreibungsverordnung (BtmVV). Es ist auch in fixer Kombination mit Paracetamol verfügbar. Diese Kombinationstherapie ist 2022 erneut häufiger verschrieben worden.

Kapitel 17 · Symptomatische Behandlung von Schmerz, Fieber und Entzündung

Tab. 17.2 Verordnungen von Tramadol 2022. Angegeben sind die 2022 verordneten Tagesdosen, die Änderungen gegenüber 2021 und die mittleren Kosten je DDD 2022

Präparat	Bestandteile	DDD Mio.	Änderung %	DDD-Nettokosten Euro
Tramadol				
Tramadol Librapharm	Tramadol	29,7	(−2,7)	0,82
Tramadol AL	Tramadol	8,6	(−29,0)	1,11
Tramadol-1 A Pharma	Tramadol	8,0	(+88,8)	0,87
Tramagit	Tramadol	1,9	(−5,3)	0,93
Tramal	Tramadol	1,5	(−8,2)	1,01
Tramabeta	Tramadol	1,0	(−55,8)	0,78
Tramadolor	Tramadol	0,99	(−28,4)	0,95
Tramadol-ratiopharm	Tramadol	0,91	(−8,5)	1,01
Tramadol STADA	Tramadol	0,70	(−16,2)	0,83
Tramadol AbZ	Tramadol	0,51	(−4,5)	0,78
		53,9	**(−4,9)**	**0,89**
Tramadolkombinationen				
Tramabian	Tramadol Paracetamol	1,7	(+27,1)	3,31
Tramadol/Paracetamol Aristo	Tramadol Paracetamol	0,28	(−41,6)	3,32
Zaldiar	Tramadol Paracetamol	0,12	(−11,4)	4,15
		2,1	**(+7,6)**	**3,36**
Summe		**56,0**	**(−4,5)**	**0,98**

Unter den Kombinationspräparaten mit Opioiden nehmen Tilidinkombinationen insofern eine Sonderstellung ein, als sie für die Bekämpfung schwerer Schmerzen in ähnlicher Weise verwendet werden können wie stark wirkende Opioide, die unter der BtMVV stehen. Durch den Zusatz von Naloxon, welches nach intravenöser Zufuhr die Wirkung von Tilidin antagonisiert, nach oraler Zufuhr jedoch infolge First-Pass-Metabolismus weitgehend inaktiviert wird und die analgetische Wirkung von Tilidin ungeschwächt zulässt, sind die retardierten Tilidinkombinationen aus den Bestimmungen der BtmVV ausgenommen. Die Verordnung dieser Präparate hat 2022 gegenüber dem Vorjahr auf hohem Niveau nochmals zugenommen (Tab. 17.3).

Bei den Kombinationspräparaten von Codein hat sich die Kombination mit Paracetamol in der Verordnungshäufigkeit 2022 nach mit einer Unterbrechung im Vorjahr weiter abgenommen (Tab. 17.4). Auch andere Codeinkombinationen sind 2022 in der Verordnungshäufigkeit deutlich zurückgegangen. Nach einem Cochrane-Review bewirkt Codein allein oder in Kombination mit Paracetamol bei eini-

Tab. 17.3 Verordnungen von Tilidinkombinationen 2022. Angegeben sind die 2022 verordneten Tagesdosen, die Änderungen gegenüber 2021 und die mittleren Kosten je DDD 2022

Präparat	Bestandteile	DDD Mio.	Änderung %	DDD-Nettokosten Euro
Tilidinkombinationen				
Tilidin AL comp	Tilidin Naloxon	158,8	(+0,7)	1,28
Tilidin-1 A Pharma	Tilidin Naloxon	11,4	(−19,5)	1,33
Tilidin comp STADA	Tilidin Naloxon	11,1	(+270,1)	1,15
Tilidin-ratiopharm plus	Tilidin Naloxon	1,3	(−4,9)	0,73
Tilidin comp HEXAL	Tilidin Naloxon	0,79	(+3,3)	1,13
		183,4	(+3,6)	1,27
Summe		**183,4**	**(+3,6)**	**1,27**

gen Patienten mit Tumorschmerzen eine gute Schmerzlinderung. Unklar ist jedoch, ob die Zugabe von Paracetamol die Wirkung verstärkt (Straube et al. 2014). Dagegen gibt es keine ausreichende Evidenz, ob Paracetamol allein oder in Kombination mit Codein bei neuropathischen Schmerzen wirksam ist (Wiffen et al. 2016). Darüber hinaus gilt für Codein und ebenso für Tramadol, dass diese Medikamente keine Wirksamkeit haben bei den ca. 10 % der europäischen Bevölkerung, die keine CYP2D6 Aktivität haben. Andererseits können sie bei den etwa 1 bis 2 % der Bevölkerung, die ultraschnelle Metabolisierer sind, zu gefährlicher Atemdepression führen.

17.3 Nichtopioide Analgetika

Die nichtopioiden Analgetika Acetylsalicylsäure und Paracetamol sind rezeptfrei und damit nur in Ausnahmefällen zu Lasten der gesetzlichen Krankenversicherung verschreibungsfähig. Ihre Verordnungszahlen sind bei Acetylsalicylsäure entgegen einem langjährigen Trend auch in 2022 wie erstmals im Vorjahr angestiegen, auch bei Paracetamol kam es nach einem Verordnungsrückgang im Vorjahres nun zu einem starken Anstieg der Verordnungen (Tab. 17.5). Viele Patienten bezahlen diese rezeptfreien Analgetika in Form der preiswerten Generika ohne Verordnung selbst, zumal die Zuzahlungsbeträge für verschreibungspflichtige Präparate oft über dem Gesamtpreis der Generika liegen. Paracetamol ist in Packungsgrößen, die mehr als 10 g Paracetamol enthalten, wegen der toxischen Effekte bei Überdosierung seit 2009 wieder rezeptpflichtig.

Das rezeptpflichtige Metamizol weist seit mehr als zehn Jahren kontinuierliche Zunahmen der Verordnung auf und ist auch 2022, diesem langjährigen Trend folgend, wieder häufiger verordnet worden (Abb. 17.2 und Tab. 17.5).

Es ist immer wieder darauf hingewiesen worden, dass die Gefahr der Sensibilisierung und Auslösung von Agranulozytosen und Schockreaktionen (nach i. v. Gabe) zu einer

Kapitel 17 · Symptomatische Behandlung von Schmerz, Fieber und Entzündung

Tab. 17.4 Verordnungen von Codeinpräparaten 2022. Angegeben sind die 2022 verordneten Tagesdosen, die Änderungen gegenüber 2021 und die mittleren Kosten je DDD 2022

Präparat	Bestandteile	DDD Mio.	Änderung %	DDD-Nettokosten Euro
Codein mit Paracetamol				
Titretta	Paracetamol Codein	0,63	(−3,5)	0,52
Gelonida Schmerz	Paracetamol Codein	0,48	(+80,6)	3,33
Azur compositum SC	Paracetamol Codein	0,27	(−42,8)	3,52
Talvosilen	Paracetamol Codein	0,25	(+2,4)	1,73
Paracetamol AL comp	Paracetamol Codein	0,17	(+989,6)	3,50
Paracetamol comp STADA	Paracetamol Codein	0,06	(−78,4)	3,07
		1,9	(−3,9)	2,21
Andere Codeinkombinationen				
Voltaren plus	Diclofenac Codein	0,66	(−40,6)	1,46
Dolomo TN	Acetylsalicylsäure Paracetamol Coffein/Codein	0,30	(−17,8)	3,34
		0,96	(−35,0)	2,04
Summe		2,8	(−17,3)	2,15

Einschränkung der Indikation für die Verwendung von Metamizol führen muss. Die zuverlässige schmerzstillende Wirkung von Metamizol wäre sicherer, wenn nicht der kritiklose Einsatz bei leichten Schmerz- und Fieberzuständen die Sensibilisierungsrate gegenüber Pyrazolanalgetika steigern würde. Obwohl das Anwendungsgebiet von Metamizol aus diesem Grunde erheblich eingeschränkt und die Rezeptpflicht angeordnet wurde, und obwohl das damalige Bundesgesundheitsamt 1987 für alle metamizolhaltigen Kombinationspräparate die Zulassung widerrufen hat, hält der Trend zur Mehrverordnung dieser Substanz kontinuierlich an.

Eine neuere, systematische Auswertung der Publikationen über die Risiken der Verwendung von Metamizol hat ergeben, dass ein 1,5- bis 40,2-fach gesteigertes Risiko für das Auftreten einer Agranulozytose gefunden wurde, während für eine aplastische Anämie kein höheres Risiko nach Metamizol beobachtet wurde (Andrade et al. 2016). Eine aktuelle Auswertung von Spontanberichten der europäischen EudraVigilance-Datenbank für die Zeit von 1985 bis 2017 hat 1.448 Metamizol-assoziierte Agranulozytosen ergeben, von denen 16,2 % tödlich verliefen (Hoffmann et al. 2020). Der größte Teil der berichteten Agranulozytosefälle stammte aus Deutschland (42 %),

◘ **Tab. 17.5** Verordnungen von nichtopioiden Analgetika 2022. Angegeben sind die 2022 verordneten Tagesdosen, die Änderungen gegenüber 2021 und die mittleren Kosten je DDD 2022

Präparat	Bestandteile	DDD Mio.	Änderung %	DDD-Nettokosten Euro
Salicylate				
Ass Zentiva	Acetylsalicylsäure	13,0	(+143,3)	0,08
ASS-ratiopharm	Acetylsalicylsäure	1,1	(−17,3)	0,07
		14,1	**(+111,3)**	**0,08**
Paracetamol				
Paracetamol-ratiopharm	Paracetamol	5,0	(+31,1)	0,51
Paracetamol AL	Paracetamol	2,0	(+66,7)	0,36
Ben-u-ron	Paracetamol	1,4	(+70,7)	1,02
Paracetamol STADA	Paracetamol	0,77	(+138,8)	0,97
Paracetamol AbZ	Paracetamol	0,62	(−8,1)	0,36
Paracetamol Sanavita	Paracetamol	0,50	(+76,1)	0,35
Paracetamol BC	Paracetamol	0,49	(+28,9)	0,36
Paracetamol-1 A Pharma	Paracetamol	0,49	(−50,4)	0,57
Paracetamol ADGC	Paracetamol	0,19	(+570,5)	0,30
		11,5	**(+34,7)**	**0,56**
Pyrazolderivate				
Novaminsulfon Lichtenstein	Metamizol	112,4	(−46,1)	1,49
Metamizol Zentiva	Metamizol	96,8	(neu)	1,49
Novaminsulfon-1 A Pharma	Metamizol	32,4	(+233,7)	1,44
Novaminsulfon-ratiopharm	Metamizol	26,9	(−11,5)	1,36
Metamizol Aristo	Metamizol	5,1	(+35,7)	1,51
Novaminsulfon AbZ	Metamizol	4,1	(−57,6)	1,09
Novalgin	Metamizol	0,69	(−2,4)	2,28
Metamizol HEXAL	Metamizol	0,42	(−39,2)	1,77
Berlosin	Metamizol	0,28	(+0,6)	1,74
Metamizol AbZ	Metamizol	0,26	(+627,7)	1,52
Metamizol Heumann	Metamizol	0,23	(+676,7)	1,21
Analgin	Metamizol	0,18	(+250,0)	1,62
		279,8	**(+6,0)**	**1,47**
Summe		**305,4**	**(+9,4)**	**1,37**

davon allein 40 im Jahre 2017. Die realen Fallzahlen dürften aber weit höher liegen, da in Deutschland, auch bei den schweren unerwünschten Arzneimittelwirkungen, nur ein kleiner Teil gemeldet wird. Da die Agranulozytose nach Metamizol unabhängig von Dosierung und Anwendungsdauer auftreten kann, ist eine sorgfältige Beobachtung von Symptomen während der gesamten Behandlungsdauer erforderlich. Trotz aller Kritik an dem Wirkstoff muss auch bedacht werden, dass für viele alternative Wirkstoffe, wie die nachfolgend besprochenen nichtsteroidalen Antiphlogistika, auch zahlreiche Kontraindikationen bestehen, und dass insbesondere bei deren chronischem Gebrauch vermehrt ebenfalls nicht unerhebliche UAW, wie kardiovaskuläre Ereignisse, Ulcera und Blutungen, beobachtet werden.

17.4 Nichtsteroidale Antiphlogistika

Nichtsteroidale Antiphlogistika werden seit über 100 Jahren zur Behandlung von Schmerzen und rheumatischen Entzündungen eingesetzt. Der gemeinsame Wirkungsmechanismus besteht in einer Hemmung der Cyclooxygenase, wodurch die Bildung von Prostaglandinen und Thromboxan vermindert wird (Vane 1971). Prostaglandine vermitteln einerseits Schmerz und Entzündungsprozesse, haben gleichzeitig aber auch schleimhautprotektive Effekte im Magendarmtrakt. Die längerfristige Anwendung nichtsteroidaler Antiphlogistika führt bei etwa 1 % der Patienten zu Krankenhauseinweisungen wegen Ulkuskomplikationen (Blutungen, Perforationen) mit jährlich tausenden von Todesfällen (Wolfe et al. 1999). Mit Einführung einer Prophylaxe gegen die gastrointestinalen Läsionen durch die Kombination von nichtsteroidalen Antiphlogistika mit Protonenpumpenhemmern ist das Risiko geringer geworden.

Die Entdeckung einer durch Entzündung induzierbaren Cyclooxygenase war der erste Hinweis auf zwei unterschiedliche Isoformen dieses Enzyms (Fu et al. 1990).

Die Cyclooxygenase-1 (COX-1) wird in den meisten Körperzellen konstitutiv gebildet und regelt physiologische Funktionen wie Magenschleimhautprotektion, Thrombozytenaggregation, Nierendurchblutung und Elektrolythaushalt. Die Cyclooxygenase-2 (COX-2) wird in Entzündungszellen durch Zytokine und Endotoxin induziert und vermittelt vor allem Schmerz und Entzündungsprozesse. Dementsprechend entfalten nichtsteroidale Antiphlogistika ihre analgetischen und entzündungshemmenden Wirkungen über eine COX-2-Hemmung. Die typischen unerwünschten gastrointestinalen Nebenwirkungen entstehen jedoch vornehmlich über eine Hemmung der konstitutiven COX-1. Tatsächlich hemmten bereits die bis dahin bekannten nichtsteroidalen Antiphlogistika die beiden Isoenzyme in unterschiedlichem Ausmaß (Mitchell et al. 1993). Deshalb wurde durch die Entwicklung selektiver COX-2-Inhibitoren eine verbesserte gastrointestinale Verträglichkeit der Therapie mit nichtsteroidalen Antiphlogistika angestrebt, die sich jedoch auf magengesunde Patienten beschränkt. Spätere placebokontrollierte Langzeit-Studien zeigten allerdings ein erhöhtes kardiovaskuläres Risiko für die neu entwickelten COX-2-Inhibitoren (Coxib and traditional NSAID Trialists' Collaboration 2013). Nach Marktrücknahme mehrerer Coxibe (Literatur siehe Arzneiverordnungs-Report 2014) sind nur noch Celecoxib (*Celebrex*) und Etoricoxib (*Arcoxia*) mit zusätzlichen kardiovaskulären Kontraindikationen verfügbar.

17.4.1 Nichtselektive Cyclooxygenasehemmer

Nach den Erkenntnissen zum erhöhten kardiovaskulären Risiko der COX-2-Hemmstoffe und der Marktrücknahme von drei Präparaten dieser Gruppe zeigte sich, dass selbst die klassischen nichtselektiven nichtsteroidalen Antiphlogistika bei längerdauernder Anwendung ein erhöhtes kardiovaskuläres Risiko aufweisen (European Medicines Agen-

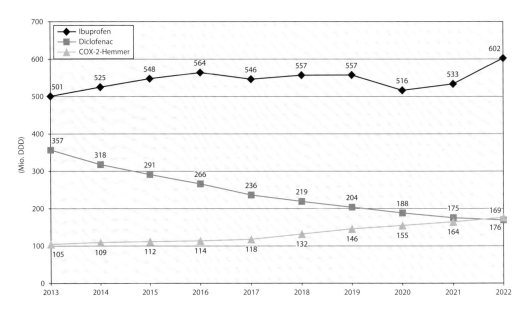

◘ **Abb. 17.3** Verordnungen von nichtsteroidalen Antiphlogistika und COX-2-Hemmern 2013 bis 2022. Gesamtverordnungen nach definierten Tagesdosen

cy 2012). Bereits die erste große Metaanalyse (138 randomisierte Studien, 145.373 Teilnehmer) mit einem Vergleich von selektiven COX-2-Inhibitoren mit Placebo oder nichtselektiven nichtsteroidalen Antiphlogistika zeigte, das nicht nur COX-2-Inhibitoren, sondern auch Ibuprofen und Diclofenac mit einem Anstieg des Risikos für vaskuläre Ereignisse assoziiert sind, nicht jedoch (das die COX-1 stärker als die COX-2 hemmende) Naproxen (Kearney et al. 2006). Auch beim Schlaganfall ergab sich für alle Substanzen ein gegenüber Placebo erhöhtes Risiko, das bei Etoricoxib und Diclofenac mit einem Faktor 4 am ausgeprägtesten war. Die bisher größte Metaanalyse (280 placebokontrollierte Studien mit 124.513 Teilnehmern, 474 aktiv kontrollierte Studien mit 229.296 Teilnehmern) hat diese Ergebnisse weitgehend bestätigt. Die vaskulären Risiken von hochdosiertem Diclofenac und möglicherweise Ibuprofen sind mit denen von COX-2-Inhibitoren vergleichbar, während Naproxen geringere vaskuläre Risiken als andere nichtsteroidale Antiphlogistika aufweist (Coxib and traditional NSAID Trialists' Collaboration 2013). Für alle nichtsteroidalen An-

tiphlogistika gilt, dass sie in der niedrigsten effektiven Dosis und für einen möglichst kurzen Zeitraum verwendet werden sollen, um das Risiko so gering wie möglich zu halten (Patrono und Baigent 2015). Bei längerdauernden Behandlungen muss besonders auf Interaktionen mit anderen Medikamenten geachtet werden (Übersicht bei Petri 2019).

Diese Erkenntnisse gewinnen zunehmend Einfluss auf die praktische Verordnung. Bei den nichtselektiven nichtsteroidalen Antiphlogistika hat Ibuprofen seine führende Stellung auch 2022 weitgehend behauptet, während das über lange Jahre am meisten verordnete Diclofenac erneut zurückgegangen ist (◘ Abb. 17.3). Möglicherweise beruht der bevorzugte Einsatz von Ibuprofen auch darauf, dass für Diclofenac mehr Warnungen der Aufsichtsbehörden zu Kontraindikationen bei kardiovaskulären Erkrankungen bestehen (EMA 2013). Diclofenac hat immer noch eine erhebliche COX-1-Aktivität, so dass bei üblichen therapeutischen Plasmakonzentrationen die Prostaglandinbildung im Magen deutlich gehemmt wird (Cryer und Feldman 1998). Diclofenac zeigt auch ein höheres kardiovas-

Kapitel 17 · Symptomatische Behandlung von Schmerz, Fieber und Entzündung

Tab. 17.6 Verordnungen von Antirheumatika und Antiphlogistika 2022. Angegeben sind die 2022 verordneten Tagesdosen, die Änderungen gegenüber 2021 und die mittleren Kosten je DDD 2022

Präparat	Bestandteile	DDD Mio.	Änderung %	DDD-Nettokosten Euro
Diclofenac				
Diclofenac Natrium Micro Labs	Diclofenac	57,1	(+5,9)	0,35
Diclo-1 A Pharma	Diclofenac	22,7	(+43,6)	0,39
Voltaren	Diclofenac	22,6	(−14,0)	0,50
Dicloklaph	Diclofenac	21,1	(+162,5)	0,29
Diclofenac AL	Diclofenac	16,3	(−7,5)	0,39
Diclo/Diclofenac-ratiopharm	Diclofenac	13,9	(−40,2)	0,33
Diclac	Diclofenac	7,2	(+24,3)	0,46
Diclo KD	Diclofenac	5,1	(−67,3)	0,45
Diclofenac Heumann	Diclofenac	2,3	(−17,8)	0,25
Diclofenac AbZ	Diclofenac	0,46	(−50,2)	0,36
		168,6	**(−0,7)**	**0,38**
Ibuprofen				
Ibuflam/-Lysin	Ibuprofen	388,5	(−3,8)	0,50
Ibu-1 A Pharma	Ibuprofen	139,5	(+84,4)	0,50
Ibuprofen AbZ	Ibuprofen	18,5	(−8,5)	0,52
Ibu/Ibu Lysin-ratiopharm	Ibuprofen	12,4	(+77,7)	0,55
Ibuprofen/Ibu-Lysin AL	Ibuprofen	12,3	(+95,7)	0,59
Nurofen	Ibuprofen	12,0	(+94,5)	0,72
Ibuprofen/Ibu Atid	Ibuprofen	5,1	(−21,9)	0,47
IbuHEXAL/Ibu Lysin HEXAL	Ibuprofen	4,6	(+46,7)	0,48
Ibuprofen Denk	Ibuprofen	3,6	(+144,8)	0,51
Ibuprofen/Ibu-PUREN	Ibuprofen	2,6	(+47,1)	0,68
Ibuprofen/Ibu-Lysin STADA	Ibuprofen	1,1	(+67,5)	0,48
Dolormin/-extra/-Migräne	Ibuprofen	0,87	(+352,6)	0,57
Ibu Zentiva	Ibuprofen	0,23	(+591,1)	0,51
Ib-u-ron	Ibuprofen	0,22	(+17,1)	1,17
Ibudex	Ibuprofen	0,21	(+407,4)	0,71
Ibuprofen Pädia	Ibuprofen	0,15	(neu)	1,72
Ibubeta	Ibuprofen	0,09	(+140,4)	0,68
		601,9	**(+12,9)**	**0,51**

◘ **Tab. 17.6** (Fortsetzung)

Präparat	Bestandteile	DDD Mio.	Änderung %	DDD-Nettokosten Euro
Indometacin				
Indometacin AL	Indometacin	2,5	(−8,8)	0,36
Piroxicam				
Piroxicam HEXAL	Piroxicam	1,8	(+24,5)	0,38
Piroxicam AbZ	Piroxicam	0,70	(−18,8)	0,39
		2,5	**(+8,1)**	**0,38**
Acemetacin				
Rantudil	Acemetacin	2,3	(−6,6)	0,79
Acemetacin STADA	Acemetacin	0,46	(+4,2)	0,70
		2,8	**(−5,0)**	**0,78**
Naproxen				
Naproxen-1 A Pharma	Naproxen	23,5	(+47,3)	0,35
Naproxen AL	Naproxen	10,7	(−49,8)	0,45
Naproxen Aristo	Naproxen	8,9	(−0,2)	0,33
Naproxen STADA	Naproxen	6,3	(+200,3)	0,37
Naproxen HEXAL	Naproxen	4,4	(+97,4)	0,51
		53,7	**(+6,6)**	**0,38**
Meloxicam				
Meloxicam AL	Meloxicam	2,6	(+34,4)	0,35
Meloxicam STADA	Meloxicam	1,1	(+13,6)	0,29
		3,7	**(+27,4)**	**0,33**
Andere nichtsteroidale Antiphlogistika				
Diclofenac/Omeprazol Aristo	Diclofenac Omeprazol	2,4	(+46,8)	0,67
Sympal	Dexketoprofen	1,3	(−1,4)	1,88
Gabrilen	Ketoprofen	0,92	(−2,2)	0,57
		4,6	**(+18,5)**	**1,00**
Kombinationen				
Vimovo	Naproxen Esomeprazol	9,3	(+29,7)	0,65
Summe		**849,7**	**(+9,6)**	**0,48**

kuläres Risiko als Ibuprofen (Coxib and traditional NSAID Trialists' Collaboration 2013). Das Auftreten einer Gastropathie kann bei Risikopatienten (insbesondere ältere Menschen) durch Protonenpumpenhemmer (z. B. Omeprazol) reduziert werden (Chan et al. 2002). Das Kombinationspräparat (*Vimovo*) aus Naproxen und dem Protonenpumpenhemmer Esomeprazol weist 2022 wie in den Vorjahren erneut einen Verordnungszuwachs auf.

Die nichtselektiven nichtsteroidalen Antiphlogistika sind mit Ausnahme von Ibuprofen, Piroxicam, Naproxen und Meloxicam 2022 weniger verschrieben worden als im Vorjahr (◘ Tab. 17.6). Der Verordnungszuwachs von Naproxen könnte daran liegen, dass es gemäß mehrerer Untersuchungen das geringste kardiovaskuläre Risiko unter den nichtsteroidalen Antiphlogistika aufweisen soll (Kearney et al. 2006; Coxib and traditional NSAID Trialists' Collaboration 2013).

Das langwirkende nichtsteroidale Antiphlogistikum Piroxicam wurde 2022 wieder häufiger verordnet als im Vorjahr. Piroxicam führt zu einem wesentlich höheren Risiko von Ulkusblutungen als das präferentiell COX-2-hemmende Diclofenac (Langman et al. 1994). Die lange Verweildauer im Organismus (Halbwertszeit 40 h) birgt die Gefahr, dass Piroxicam sich selbst bei einmal täglicher Gabe im Körper anreichert und kumulative Überdosierungserscheinungen entstehen. Für viele rheumatische Erkrankungen sind Antiphlogistika mit kurzer Wirkungsdauer besser steuerbar, weil man damit die tageszeitlich stark schwankende Schmerzsymptomatik gezielter unterdrücken kann als mit einem lang wirkenden Therapeutikum. Seit vielen Jahren empfiehlt die EMA daher Anwendungsbeschränkungen für Piroxicam (nur noch zweite Wahl, maximal 20 mg pro Tag, Überprüfung nach 14 Tagen) (European Medicines Agency 2007). Sie sind in den Stufenplanbescheid des Bundesinstituts für Arzneimittel eingegangen und der Ärzteschaft über einen Rote-Hand-Brief mitgeteilt worden (Piroxicam Rote-Hand-Brief 2007).

Indometacin zeichnet sich unter den nichtsteroidalen Antiphlogistika durch einen schnellen Wirkungseintritt aus, weist aber gleichzeitig auch intensive unerwünschte Wirkungen auf. In einer Metaanalyse über 45 klinische Studien zeigte Indometacin gastrointestinale Nebenwirkungen schon nach 7 Tagen, andere nichtsteroidale Antiphlogistika erst nach 2–3 Monaten (Richy et al. 2004).

Als präferentieller COX-2-Inhibitor wurde 1996 Meloxicam in Deutschland zugelassen. Es hemmt die COX-2 stärker als die COX-1 und weist damit eine dem Diclofenac vergleichbare Selektivität auf. Nach anfänglicher Euphorie ist die Verordnung seit 10 Jahren jedoch zurückgegangen (vgl. Arzneiverordnungs-Report 2011, Tab. 16.3). Seit dem Vorjahr haben sich die Meloxicam-Verordnungen jedoch stabilisiert (◘ Tab. 17.6).

17.4.2 COX-2-Hemmer

Celecoxib (*Celebrex*) wurde 2000 als erster selektiver COX-2-Hemmer zu Behandlung von aktivierten Arthrosen und rheumatoider Arthritis zugelassen. Nach Bekanntwerden von Daten einer Langzeitstudie zur Prävention kolorektaler Adenome (APC-Trial) mit Celecoxib zeigte sich auch für diese Substanz ein dosis- und therapiedauerabhängig erhöhtes Risiko von Myokardinfarkten und Schlaganfällen gegenüber einer Placebobehandlung (Solomon et al. 2005). Daraufhin haben die amerikanische Food and Drug Administration und die European Medicines Agency zusätzliche Kontraindikationen für Patienten mit Herzinsuffizienz, koronarer Herzkrankheit, peripherer arterieller Verschlusskrankheit und zerebrovaskulären Krankheiten verfügt. Auch Etoricoxib ist mit potentiellen kardiovaskulären Risiken belastet. Weiterhin wurde speziell für Etoricoxib als zusätzliche Maßnahme eine Kontraindikation bei Patienten mit Hypertonie und ungenügender Blutdruckkontrolle festgelegt (European Medicines Agency 2005).

Nach den regulatorischen Entscheidungen der FDA und der EMA wurde eine Vielzahl von Metaanalysen klinischer Studien veröffentlicht, um die kardiovaskulären Risiken der

◘ **Tab. 17.7** Verordnungen von Cox-2-Inhibitoren 2022. Angegeben sind die 2022 verordneten Tagesdosen, die Änderungen gegenüber 2021 und die mittleren Kosten je DDD 2022

Präparat	Bestandteile	DDD	Änderung	DDD-Nettokosten
		Mio.	%	Euro
Celecoxib				
Celecoxib Micro Labs	Celecoxib	11,5	(−46,3)	0,50
Celecaxiro	Celecoxib	9,1	(> 1.000)	0,54
Celecoxib Heumann	Celecoxib	7,7	(+23,2)	0,43
Celecoxib Zentiva	Celecoxib	2,1	(−44,8)	0,52
Celecoxib AL	Celecoxib	0,99	(+0,6)	0,50
Celecoxib Aurobindo	Celecoxib	0,76	(+81,9)	0,46
		32,2	(−2,0)	**0,49**
Etoricoxib				
Etoricoxib Micro Labs	Etoricoxib	64,2	(+42,2)	0,41
Etoricoxib Mylan	Etoricoxib	23,2	(+8,7)	0,43
Etoricoxib beta	Etoricoxib	15,8	(−25,8)	0,40
Etoricoxib Zentiva	Etoricoxib	9,9	(+214,3)	0,41
Etoricoxib Heumann	Etoricoxib	6,1	(−20,4)	0,39
Etoriax TAD	Etoricoxib	5,6	(−39,7)	0,41
Etoricoxib STADA	Etoricoxib	4,1	(−53,8)	0,45
Etorican	Etoricoxib	2,5	(+66,2)	0,44
Etoricoxib AL	Etoricoxib	2,4	(−30,0)	0,44
Etoricoxib Basics	Etoricoxib	1,8	(> 1.000)	0,35
Etoricoxib-PUREN	Etoricoxib	1,8	(−19,3)	0,38
Etoricox AbZ	Etoricoxib	1,2	(−25,4)	0,46
		138,6	(+10,3)	**0,41**
Summe		170,8	(+7,8)	**0,43**

COX-2-Hemmer aufzuklären. Die drei größten Metaanalysen wurden bereits im vorangehenden Abschnitt über nicht-selektive Cyclooxygenasehemmer (▶ Abschn. 17.4.1) dargestellt (Kearney et al. 2006; Coxib and traditional NSAID Trialists' Collaboration 2013). Die Ergebnisse dieser Metaanalysen waren auch die Basis für Therapieempfehlungen in einem Positionspapier der ESC-Arbeitsgruppe für kardiovaskuläre Pharmakotherapie (Schmidt et al. 2016). Danach erfordert die Verordnung von nichtsteroidalen Antiphlogistika eine sorgfältige Bewertung des Risikos von Herz-Kreislauf-Komplikationen und Blutungen. Alle nichtsteroidalen Antiphlogistika sollten im Allgemeinen nicht bei Patienten mit kardiovaskulären Krankheiten angewendet werden. Ältere nichtsteroidale Antiphlogistika wie Diclofenac sollten nicht verordnet werden, da ihre Verwendung angesichts der damit verbundenen kardiovaskulären Risiken nicht zu rechtfertigen ist.

Trotz aller Diskussionen über die erhöhten kardiovaskulären Risiken wurden Celecoxib und Etoricoxib auch 2022 wieder entsprechend einem langjährigen Trend gegenüber dem Vorjahr etwas häufiger verschrieben (◘ Tab. 17.7). In 2022 lagen die Verordnungen der beiden selektiven COX-2-Hemmstoffe erstmals über denen von Diclofenac, wobei ihr Verordnungsanteil bei etwa 19 % der Gesamtverordnungen der nichtsteroidalen Antiphlogistika lag.

17.5 Topische Antiphlogistika

Die topisch anzuwendenden antirheumatischen Externa fallen, da nicht rezeptpflichtig, seit Anfang 2004 unter die Regelung des Ausschlusses von GKV-Verordnungen. Dadurch erklären sich auch die geringen Verordnungszahlen, so dass auch 2022 nur 2 topische Präparate (2003: 39 Präparate) mit weiter rückläufigen Verordnungen vertreten sind (◘ Tab. 17.8). Die Aufbringung der nichtsteroidalen Antiphlogistika auf der Haut führt zwar in anwendungsnahen Regionen zu hohen wirksamen Konzentrationen, in tiefen Bereichen (z. B. in den großen Gelenken) sind die erreichten Konzentrationen jedoch mit den Plasmaspiegeln identisch (Literatur im Arzneiverordnungs-Report 2004). Hierbei bestehen große Unterschiede zwischen verschiedenen pharmazeutischen Formulierungen, so dass die Bewertung dieser Präparate uneinheitlich ist (Derry et al. 2017). Aus topischer Anwendung auf die Haut beim Waschen ins Abwasser gelangendes Diclofenac stellt ein erhebliches Umweltschutzproblem dar (Brozinski et al. 2013).

◘ **Tab. 17.8 Verordnungen von topischen Antirheumatika 2022.** Angegeben sind die 2022 verordneten Tagesdosen, die Änderungen gegenüber 2021 und die mittleren Kosten je DDD 2022

Präparat	Bestandteile	DDD	Änderung	DDD-Nettokosten
		Mio.	%	Euro
Topische Antirheumatika				
Traumeel S Salbe	Arnika D3 Calendula Ø Hamamelis Ø Echinacea ang. Ø Echinacea purp. Ø Chamomilla Ø Symphytum D4 Bellis perennis Ø Hypericum D6 Millefolium Ø Aconitum D1 Belladonna D1 Mercurius sol. D6 Hepar sulfuris D6	0,58	(−0,6)	0,29
Voltaren topisch	Diclofenac	0,24	(−10,2)	1,38
		0,82	**(−3,6)**	**0,61**
Summe		**0,82**	**(−3,6)**	**0,61**

Literatur

Andrade S, Bartels DB, Lange R, Sandford L, Gurwitz J (2016) Safety of metamizole: a systematic review of the literature. J Clin Pharm Ther 41:459–477

Arzneimittelkommission der deutschen Ärzteschaft (2007) Empfehlungen zur Therapie von Tumorschmerzen, 3. Aufl. AVP-Sonderheft Therapieempfehlungen. http://www.akdae.de/35/10/66-Tumorschmerzen-2007-3Auflage.pdf

Arzneimittelkommission der deutschen Ärzteschaft (2012) Die unkritische Anwendung von Fentanylpflastern erhöht das Risiko für schwerwiegende Nebenwirkungen (UAW-News International). Dtsch Arztebl 109:A724–A725

Bao YJ, Hou W, Kong XY, Yang L, Xia J, Hua BJ, Knaggs R (2016) Hydromorphone for cancer pain. Cochrane Database Syst Rev. https://doi.org/10.1002/14651858.CD011108.pub2

Bohnert AS, Valenstein M, Bair MJ, Ganoczy D, McCarthy JF, Ilgen MA, Blow FC (2011) Association between opioid prescribing patterns and opioid overdose-related deaths. JAMA 305:1315–1321

Bornemann-Cimenti H, Wejbora M, Szilagyi I, Sandner-Kiesling A (2013) Fentanyl zur Behandlung von tumorbedingten Durchbruchschmerzen. Dtsch Arztebl 110:271–277

Brat GA, Agniel D, Beam A, Yorkgitis B, Bickel M, Homer M, Fox KP, Knecht DB, McMahill-Walraven CN, Palmer N, Kohane I (2018) Postsurgical prescriptions for opioid naïve patients and association with overdose and misuse: retrospective cohort study. Brit Med J 360:j5790

Brozinski JM, Lahti M, Meierjohann A, Oikari A, Kronberg L (2013) The anti-inflammatory drugs diclofenac, naproxen and ibuprofen are found in the bile of wild fish caught downstream of a wastewater treatment plant. Environ Sci Technol 47:342–348

Bundesärztekammer (BÄK), Kassenärztliche Bundesvereinigung (KBV), Arbeitsgemeinschaft der Wissenschaftlichen Medizinischen Fachgesellschaften (AWMF) (2017) Nationale VersorgungsLeitlinie Nicht-spezifischer Kreuzschmerz – Langfassung, 2. Aufl. https://doi.org/10.6101/AZQ/000353 (Version 1, www.kreuzschmerz.versorgungsleitlinien.de)

Busse JW, Wang L, Kamaleldin M, Craigie S, Riva JJ, Montoya L, Mulla SM, Lopes LC, Vogel N, Chen E, Kirmayr K, De Oliveira K, Olivieri L, Kaushal A, Chaparro LE, Oyberman I, Agarwal A, Couban R, Tsoi L, Lam T, Vandvik PO, Hsu S, Bala MM, Schandelmaier S, Scheidecker A, Ebrahim S, Ashoorion V, Rehman Y, Hong PJ, Ross S, Johnston BC, Kunz R, Sun X, Buckley N, Sessler DI, Guyatt GH (2018) Opioids for chronic noncancer pain: a systematic review and meta-analysis. JAMA 320:2448–2460

Chan FK, Hung LC, Suen BY, Wu JC, Lee KC, Leung VK, Hui AJ, To KF, Leung WK, Wong VW, Chung SC, Sung JJ (2002) Celecoxib versus diclofenac and omeprazole in reducing the risk of recurrent ulcer bleeding in patients with arthritis. N Engl J Med 347:2104–2110

Coxib and traditional NSAID Trialists' (CNT) Collaboration (2013) Vascular and upper gastrointestinal effects of non-steroidal anti-inflammatory drugs: meta-analyses of individual participant data from randomised trials. Lancet 382:769–779

Cryer B, Feldman M (1998) Cyclooxygenase-1 and cyclooxygenase-2 selectivity of widely used nonsteroidal anti-inflammatory drugs. Am J Med 104:413–421

Derry S, Wiffen PJ, Kalso EA, Bell RF, Aldington D, Phillips T, Gaskell H, Moore RA (2017) Topical analgesics for acute and chronic pain in adults – an overview of Cochrane Reviews. Cochrane Database Syst Rev 5:CD8609. https://doi.org/10.1002/14651858.CD008609.pub2

Drover DR, Angst MS, Valle M, Ramaswamy B, Naidu S, Stanski DR, Verotta D (2002) Input characteristics and bioavailability after administration of immediate and a new extended-release formulation of hydromorphone in healthy volunteers. Anesthesiology 97:827–836

European Medicines Agency (2005) Public statement. European medicines agency announces regulatory action on COX-2 inhibitors. http://www.emea.eu.int/htms/hotpress/d6275705.htm (Erstellt: 17. Febr. 2005)

European Medicines Agency (2007) Press release. European medicines agency recommends restricted use for piroxicam. http://www.emea.europa.eu/pdfs/human/press/pr/26514407en.pdf (Erstellt: 25. Juni 2007)

European Medicines Agency (2012) European Medicines Agency finalises review of recent published data on cardiovascular safety of NSAIDs (Press release 19. Okt. 2012)

European Medicines Agency (2013) New safety advice for diclofenac. https://www.ema.europa.eu/en/documents/referral/diclofenac-article-31-referral-new-safety-advice-diclofenac_en.pdf. Zugegriffen: 29. Aug. 2023

Fallon M, Giusti R, Aielli F, Hoskin P, Rolke R, Sharma M, Ripamonti CI, Guidelines Committee ESMO (2018) Management of cancer pain in adult patients: ESMO Clinical Practice Guidelines. Ann Oncol 29(Suppl 4):iv191–iv166

Faria J, Barbosa J, Moreira R, Queirós O, Dinis-Oliveira RJ (2018) Comparative pharmacology and toxicology of tramadol and tapentalol. Eur J Pain 22:827–844

Foster B, Twycross R, Mihalyo M, Wilcock A (2013) Buprenorphine. J Pain Symptom Manag 45:939–949

Frampton JE (2010) Tapentadol immediate release: a review of its use in the treatment of moderate to severe acute pain. Drugs 70:1719–1743

Fu JY, Masferrer JL, Seibert K, Raz A, Needlemam P (1990) The induction and suppression of prostaglandin H2 synthase (cyclooxygenase) in human monocytes. J Biol Chem 265:16737–16740

Garbe E, Jobski K, Schmid U (2012) Utilisation of transdermal fentanyl in Germany from 2004 to 2006. Pharmacoepidemiol Drug Saf 21:191–198

Glaeske G (Hrsg) Opioidreport 2022. socium Forschungszentrum Ungleichheit und Sozialpolitik. Bremen 2022. https://www.hkk.de/fileadmin/dateien/allgemeines_uebergeordnet/reports/gesundheitsreports/2022_hkk_gesundheitsreport_opioide_web.pdf. Zugegriffen: 29. Aug. 2023

Häuser W, Petzke F, Radburch L (2020) Die US-amerikanische Opioidepidemie bedroht Deutschland. Schmerz 34:1–3

Healton C, Pack R, Galea S (2019) The opioid crisis, corporate responsibility, and lessons from the tobacco master settlement agreement. JAMA. https://doi.org/10.1001/jama.2019.17144

Hoffmann F, Bantel C, Jobski K (2020) Agranulocytosis attributed to metamizole: an analysis of spontaneous reports in Eudra vigilance 1985–2017. Basic Clin Pharmacol Toxicol 126:116–126

Jeffery MM, Chaisson CE, Hane C, Rumanes L, Tucker J, Hang L, McCoy R, Chen CL, Bicket MC, Hooten WM, Larochelle M, Becker WC, Kornegay C, Racoosin JA, Sanghavi D (2020) Assessment of potentially inappropriate prescribing of opioid analgesics requiring prior opioid tolerance. JAMA Netw Open 3:e202875

Kassenärztliche Bundesvereinigung (2012) Oxycodon/Naloxon. Wirkstoff aktuell Ausgabe 6/2012. http://www.akdae.de/Arzneimitteltherapie/WA/Archiv/Oxycodon-Naloxon.pdf

Kassenärztliche Bundesvereinigung (2018) Tapentadol. Wirkstoff aktuell Ausgabe 5/2018. http://www.akdae.de/Arzneimitteltherapie/WA/Archiv/Tapentadol.pdf

Kaye AD, Jones MR, Kaye AM, Ripoll JG, Galan V, Beakley BD, Calixto F, Bolden JL, Urman RD, Manchikanti L (2017) Prescription opioid abuse in chronic pain: an updated review of opioid abuse predictors and strategies to curb opioid abuse: part 1. Pain Phys 20:93–109

Kearney PM, Baigent C, Godwin J, Halls H, Emberson JR, Patrono C (2006) Do selective cyclooxygenase-2 inhibitors and traditional non-steroidal anti-inflammatory drugs increase the risk of atherothrombosis? Meta-analysis of randomised trials. BMJ 2006(332):1302–1308

Langman MJ, Weil J, Wainwright P, Lawson DH, Rawlins MD, Logan RF, Murphy M, Vessey MP, Colin-Jones DG (1994) Risks of bleeding peptic ulcer associated with individual non-steroidal anti-inflammatory drugs. Lancet 323:1075–1052

Langford RM, Knaggs R, Farguhar-Smith P, Dickenson AH (2016) Is tapentalol different from classical opioids? A review of the evidence. Brit J Pain 10:217–221

Meissner W, Leyendecker P, Mueller-Lissner S, Nadstawek J, Hopp M, Ruckes C, Wirz S, Fleischer W, Reimer K (2009) A randomised controlled trial with prolonged-release oral oxycodone and naloxone to prevent and reverse opioid-induced constipation. Eur J Pain 13:56–64

Mitchell JA, Akarasereenont P, Thiemermann C, Flower RJ, Vane JR (1993) Selectivity of nonsteroidal anti-inflammatory drugs as inhibitors of constitutive and inducible cyclooxygenase. Proc Natl Acad Sci USA 90:11693–11697

Oliveira CB, Maher CG, Pinto RZ, Traeger AC, Lin CC, Chenot JF, van Tulder M, Koes BW (2018) Clinical practice guidelines for the management of non-specific low back pain in primary care: an updated overview. Eur Spine J 27:2791–2803

Paice JA, Bohlke K, Barton D, Craig DS, El-Jawahri A, Hershman DL, Kong LR, Kurita GP, LeBlanc TW, Mercadante S, Novick KLM, Sedhom R, Seigel C, Stimmel J, Bruera E (2023) Use of opioids for adults with pain from cancer or cancer treatment: ASCO guideline. J Clin Oncol 41:914–930

Patrono C, Baigent C (2015) Nonsteroidal anti-inflammatory drugs and the heart. Circulation 129:907–916

Petri H (2019) Interaktionspotential traditioneller NSAR und der Coxibe. Dtsch Arztebl 116:111–113

Piroxicam Rote-Hand-Brief (2007) Neue Anwendungsbeschränkungen für die systemische Anwendung von Piroxicam aufgrund gastrointestinaler Nebenwirkungen und Hautreaktionen. http://www.akdae.de/20/40/Archiv/2007/40-20071011.pdf

Reinecke H, Weber C, Lange K, Simon M, Stein C, Sorgatz H (2015) Analgesic efficacy of opioids in chronic pain: recent meta-analyses. Br J Pharmacol 172:324–333

Richy F, Bruyere O, Ethgen O, Rabenda V, Bouvenot G, Audran M, Herrero-Beaumont G, Moore A, Eliakim R, Haim M, Reginster JY (2004) Time dependent risk of gastrointestinal complications induced by non-steroidal anti-inflammatory drug use: a consensus statement using a meta-analytic approach. Ann Rheum Dis 63:759–766

Rosner B, Neicun J, Yang JC, Roman-Urrestarazu A (2019) Opioid prescription patterns in Germany and the global opioid epidemic: systematic review of available evidence. PLoS ONE 14(8):e221153. https://doi.org/10.1371/journal.pone.0221153

Schlereth T et al (2019) Diagnose und nicht interventionelle Therapie neuropathischer Schmerzen, S2k-Leitlinie. In: Deutsche Gesellschaft für Neurologie (Hrsg) Leitlinien für Diagnostik und Therapie in der Neurologie (www.dgn.org/leitlinien (abgerufen am 29. 08. 2023))

Schmidt M, Lamberts M, Olsen AM, Fosbøll E, Niessner A, Tamargo J, Rosano G, Agewall S, Kaski JC, Kjeldsen K, Lewis BS, Torp-Pedersen C (2016) Cardiovascular safety of non-aspirin non-steroidal anti-inflammatory drugs: review and position paper by the working group for cardiovascular pharmacotherapy of the European Society of Cardiology. Eur Heart J 37:1015–1023

Schmidt-Hansen M, Bromham N, Taubert M, Arnold S, Hilgart JS (2015) Buprenorphine for treating cancer pain. Cochrane Database Syst Rev. https://doi.org/10.1002/14651858.CD009596.pub4

Solomon SD, McMurray JJ, Pfeffer MA, Wittes J, Fowler R, Finn P, Anderson WF, Zauber A, Hawk E, Bertagnolli M (2005) Cardiovascular risk associated with celecoxib in a clinical trial for colorectal adenoma prevention. N Engl J Med 352:1071–1080

Sommer C, Klose P, Welsch P, Petzke F, Häuser W (2020) Opioids for chronic non-cancer neuropathic pain. An updated systematic review and meta-analysis of efficacy, tolerability and safety in randomized placebo-controlled studies of at least 4 weeks duration. Eur J Pain 24:3–18

Spithoff S, Leece P, Sullivan F, Persaud N, Belesiotis P, Steiner L (2020) Drivers of the opioid crisis: an appraisal of financial conflicts of interest in clinical practice guideline panels at the peak of opioid prescribing. PLoS ONE 15(1):e227045. https://doi.org/10.1371/journal.pone.0227045

Straube C, Derry S, Jackson KC, Wiffen PJ, Bell RF, Strassels S, Straube S (2014) Codeine, alone and with paracetamol (acetaminophen), for cancer pain. Cochrane Database Syst Rev. https://doi.org/10.1002/14651858.CD006601.pub4

Swarm RA, Paice JA, Anghelescu DL, Are M, Bruce JY, Buga S, Chwistek M, Cleeland C, Craig D, Gafford E, Greenlee H, Hansen E, Kamal AH, Kamdar MM, LeGrand S, Mackey S, McDowell MR, Moryl N, Nabell LM, Nesbit S, O'Connor N, Rabow MW, Rickerson E, Shatsky R, Sindt J, Urba SG, Youngwerth JM, Hammond LJ, Gurski LA (2019) Adult cancer pain, version 3.2019, NCCN clinical practice guidelines in oncology. J Natl Compr Canc Netw 17:977–1007

Vane JR (1971) Inhibition of prostaglandin synthesis as a mechanism of action for aspirin-like drugs. Nat New Biol 231:232–235

Wiffen PJ, Derry S, Naessens K, Bell RF (2015) Oral tapentalol for cancer pain. Cochrane Database Syst Rev. https://doi.org/10.1002/14651858.CD011460.pub2

Wiffen PJ, Knaggs R, Derry S, Cole P, Phillips T, Moore RA (2016) Paracetamol (acetaminophen) with or without codeine or dihydrocodeine for neuropathic pain in adults. Cochrane Database Syst Rev. https://doi.org/10.1002/14651858.CD012227.pub2

Wilcock A (2009) Prolonged-release naloxone can cause systemic opioid withdrawal. Eur J Pain 1001:13

Wolfe MM, Lichtenstein DR, Singh G (1999) Gastrointestinal toxicity of nonsteroidal antiinflammatory drugs. N Engl J Med 340:1888–1899

World Health Organization (WHO) (1986) Cancer pain relief. World Health Organization Publications, Geneva

World Health Organization (WHO) (2018) WHO Guidelines for the pharmacologic and radiotherapeutic management of cancer pain in adults and adolescents. https://www.ncbi.nlm.nih.gov/books/NBK537492/

Migräne

Jan Matthes und Katja Kollewe

Auf einen Blick

Verordnungsprofil Unter den 3.000 meistverordneten Arzneimitteln finden sich „Triptane" als für die Behandlung von Migräneattacken zugelassene Agonisten an Serotoninrezeptoren ($5\text{-}HT_{1B/D}$) sowie für die Migräneprophylaxe zugelassene Antagonisten gegen CGRP (Fremanezumab, Galcanezumab) bzw. den CGRP-Rezeptor (Erenumab). Unter den meistverordneten Triptanen hat die Leitsubstanz Sumatriptan mit etwa 60 % der Verordnungen immer noch das höchste Verordnungsvolumen, das für die Triptane insgesamt weiter zugenommen hat. Sumatriptan zeichnet sich durch seine gut belegte therapeutische Wirksamkeit und sein breites Applikationsspektrum aus. Andere Triptane haben nur geringe klinische Vorteile, sind aber im Mittel immer noch teurer als Sumatriptangenerika.

Zur Migräneprophylaxe sollten zunächst β-Adrenozeptor-Antagonisten (Propranolol, Metoprolol), Flunarizin, Topiramat, Amitriptylin, Valproinsäure oder Onabotulinumtoxin A eingesetzt werden. Für die deutlich teureren Antikörper haben sich aber Zusatznutzen gezeigt. Ihre Verordnungszahlen sind weiter gestiegen. Erenumab ist bereits jetzt in der Erstlinie erstattungsfähig.

Zwischen 10 und 15 % der erwachsenen Bevölkerung leiden in Deutschland an Migräne. Die Erkrankung ist häufig genetisch bedingt, bei 60–70 % der Betroffenen lässt sich eine familiäre Belastung nachweisen. Vor der Pubertät liegt die Krankheitshäufigkeit zwischen 3 und 7 %, wobei Mädchen und Jungen in etwa gleich häufig betroffen sind. Zwischen dem 20. und 50. Lebensjahr ist die Prävalenz einer Migräne am höchsten. Frauen sind zwei- bis dreimal häufiger betroffen als Männer (Diener et al. 2022a). Bei Frauen ist häufig (7–8 %) ein Zusammenhang mit der Menstruation zu beobachten (Maasumi et al. 2017). Als Auslöser für einzelne Attacken kommen Stress, hormonelle Faktoren, Wetterumschwung und visuelle Stimuli sowie Wein in Frage (Martin und Behbehani 2001). Bei nahezu jedem/jeder siebten Betroffenen leiten Aura-Symptome visueller und sensorischer Natur den Anfall ein. In etwa einem Drittel der Fälle handelt es sich um einen holokraniellen Kopfschmerz (Diener et al. 2022a). Fast immer sind die Attacken mit Appetitlosigkeit verbunden, Übelkeit liegt in 80 % der Fälle vor, Lichtscheu in 60 %. Auch Lärmempfindlichkeit, Erbrechen und Aversionen gegen bestimmte Gerüche können vorkommen. Pathophysiologische Grundlage der Migräne ist nach heutigem Verständnis maßgeblich eine neurovaskuläre Störung, die das Ganglion trigeminale involviert und im Rahmen derer es zu einer intrakraniellen Vasodilatation kommt, die vorrangig durch Freisetzung des Neuropeptids CGRP (calcitonin gene-related peptide) vermittelt wird (Edvinsson 2017). CGRP bzw. der CGRP-Rezeptor stellen vielversprechende Angriffspunkte in der Migränetherapie dar. Entsprechende Antikörper stehen in Deutschland seit 2018 zur Migräneprophylaxe zur Verfügung (siehe ▶ Abschn. 18.2) und ihre Verordnungszahlen steigen stetig an. Im Mai 2022 hat die EU-Kommission außerdem den oralen CGRP-Rezeptor-Antagonisten

© Der/die Autor(en), exklusiv lizenziert an Springer-Verlag GmbH, DE, ein Teil von Springer Nature 2023
W.-D. Ludwig, B. Mühlbauer, R. Seifert (Hrsg.), *Arzneiverordnungs-Report 2023*,
https://doi.org/10.1007/978-3-662-68371-2_18

Rimegepant in den Indikationen Attackenbehandlung und Prophylaxe zugelassen (Karsan und Goadsby 2022).

Schmerzfreiheit bzw. die deutliche Besserung von Kopfschmerzen zwei Stunden nach Medikamenteneinnahme sowie eine reproduzierbare Wirkung bei zwei bis drei Migräneattacken gelten als Kriterien für eine erfolgreiche Therapie des akuten Migräneanfalls. Leichte Migräneanfälle sind mit den üblichen Analgetika und Antiemetika gut zu beeinflussen. Vertreter aus der Gruppe der 5-HT$_{1B/1D}$-Rezeptoragonisten (Triptane) sind Arzneistoffe der Wahl bei mittelschweren bis schweren Migräneattacken, falls diese nicht oder nicht ausreichend auf eine Therapie mit Analgetika bzw. COX-Inhibitoren (nichtsteroidale Antirheumatika, NSAR) ansprechen (Diener et al. 2022a). 1993 wurde mit Sumatriptan der erste Vertreter dieser Wirkstoffgruppe eingeführt. Seither sind sechs weitere Triptane auf den Markt gekommen, die sich u. a. mit Blick auf Bioverfügbarkeit und Halbwertszeit von Sumatriptan unterscheiden. Unter den 3.000 meistverordneten Mitteln waren 2022 fünf der sieben in Deutschland verfügbaren Triptane. Nicht (mehr) vertreten sind Almotriptan und Frovatriptan. 2023 wurde Lasmiditan (*Rayvow*) zur Akutbehandlung von Migräneattacken bei Erwachsenen mit oder ohne Aura zugelassen. Lasmiditan ist ein Agonist am 5-HT$_{1F}$-Rezeptor, wovon man sich u. a. ein besseres kardiovaskuläres Risikoprofil im Vergleich zu den Triptanen verspricht (s. u.) (Karsan und Goadsby 2022).

18.1 Triptane

Triptane sind selektive Serotoninrezeptoragonisten (5-HT$_{1B/1D}$) und derzeit die wirksamsten Mittel für eine Behandlung akuter Migräneanfälle. Über 5-HT$_{1B}$-Rezeptoren bewirken sie eine Vasokonstriktion z. B. der Meningealgefäße (van den Broek et al. 2002). Daneben hemmen sie über 5-HT$_{1D}$-Rezeptoren die neurogene Entzündung im Migräneanfall durch eine verminderte Freisetzung proinflammatorischer Neuropeptide aus perivaskulären Trigeminusfasern (Deleu und Hanssens 2000). Als dritte Wirkkomponente der Triptane wird eine Unterbrechung der trigeminalen Schmerztransmission zum Nucleus caudalis beschrieben. Triptane können zu jedem Zeitpunkt innerhalb einer Migräneattacke eingenommen werden. Aus Sicherheitsgründen und um die Wirksamkeit zu gewährleisten wird aber empfohlen, das Abklingen einer etwaigen Aura abzuwarten (Diener et al. 2022a). Grundsätzlich wirken Triptane am effektivsten, wenn sie möglichst früh nach Beginn des Kopfschmerzes zum Einsatz kommen. Eine Einnahme sollte nur dann erfolgen, wenn sicher von einer Migräneattacke ausgegangen werden kann, da die Mittel bei Spannungskopfschmerz in aller Regel unwirksam sind. Triptane lindern auch die migränetypischen Symptome wie Übelkeit, Erbrechen, Lichtscheu und Lärmempfindlichkeit (z. B. Derry et al. 2014).

Die verschiedenen Vertreter haben ein ähnliches Wirkprofil, unterscheiden sich aber in der Pharmakokinetik und damit in der Geschwindigkeit des Wirkeintritts, in der Wirkungsdauer und in der Häufigkeit des Wiederauftretens von Migräneanfällen. Bei zu häufiger Anwendung können Triptane die Anfallshäufigkeit erhöhen und zu einem Arzneimittel-induzierten Dauerkopfschmerz führen. Ihre Anwendung ist daher auf höchstens zehn Tage im Monat zu begrenzen (Diener et al. 2022a, b).

In den letzten zehn Jahren wuchs das Verordnungsvolumen der Triptane kontinuierlich an (◐ Abb. 18.1). Mit gut 60 % aller Verordnungen stellte Sumatriptan 2022 weiterhin die Leitsubstanz der Wirkstoffgruppe dar. Als Gründe für diese herausragende Stellung können das breite Angebot unterschiedlicher Zubereitungsformen, die eher geringen therapeutischen Vorteile anderer Triptane sowie die im Vergleich zu den preisgünstigen Sumatriptangenerika im Mittel höheren Tagestherapiekosten der anderen Vertreter angeführt werden (◐ Tab. 18.1). Rizatriptan und Zolmitriptan kommen zusammen auf > 30 % der Verordnungen.

Kapitel 18 · Migräne

Sumatriptan ist von allen Triptanen am besten untersucht. Der Wirkstoff führt in Dosen von 50–100 mg oral in Abhängigkeit vom Schweregrad der Symptome bei 30–60 % der Betroffenen innerhalb von zwei Stunden zu Beschwerdefreiheit. Im Vergleich zu Placebo errechnet sich eine Number Needed to Treat (NNT) von 3,0 bis 6,1 (Derry et al.

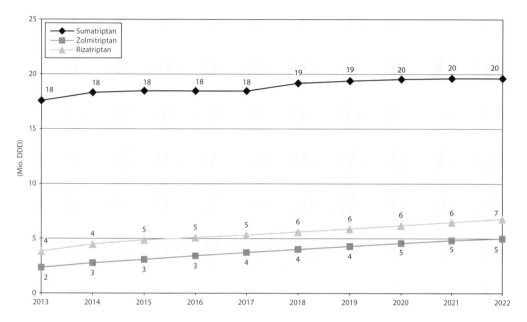

◘ Abb. 18.1 Verordnungen von Triptanen 2013 bis 2022. Gesamtverordnungen nach definierten Tagesdosen

◘ Tab. 18.1 Verordnungen von Migränemitteln 2022. Angegeben sind die 2022 verordneten Tagesdosen, die Änderungen gegenüber 2021 und die mittleren Kosten je DDD 2022

Präparat	Bestandteile	DDD Mio.	Änderung %	DDD-Nettokosten Euro
Sumatriptan				
Sumatriptan dura	Sumatriptan	6,6	(−18,1)	1,50
Sumatriptan-1 A Pharma	Sumatriptan	3,7	(+55,9)	1,51
Sumatriptan Aurobindo	Sumatriptan	3,6	(−8,4)	1,36
Sumatriptan Bluefish	Sumatriptan	2,2	(+21,1)	1,50
Sumatriptan Hormosan	Sumatriptan	1,1	(+6,4)	1,75
Sumatriptan beta	Sumatriptan	1,1	(+9,1)	1,55
Sumatriptan STADA	Sumatriptan	0,35	(−14,0)	1,22
Imigran	Sumatriptan	0,30	(+8,1)	16,64
Tempil	Sumatriptan	0,27	(+200,3)	31,40
		19,2	**(+1,3)**	**2,14**

◘ **Tab. 18.1** (Fortsetzung)

Präparat	Bestandteile	DDD Mio.	Änderung %	DDD-Nettokosten Euro
Zolmitriptan				
Ascotop	Zolmitriptan	1,9	(+7,2)	7,47
Zolmitriptan AL	Zolmitriptan	0,82	(−27,5)	1,35
Zolmitriptan-neuraxpharm	Zolmitriptan	0,64	(+118,2)	1,50
Zolmitriptan-1 A Pharma	Zolmitriptan	0,62	(+14,3)	1,52
Zolmitriptan Glenmark	Zolmitriptan	0,58	(−26,6)	1,50
		4,6	**(+0,7)**	**3,98**
Rizatriptan				
Rizatriptan Glenmark	Rizatriptan	2,4	(−5,9)	2,12
Rizatriptan Heumann	Rizatriptan	2,0	(+57,6)	2,01
Maxalt	Rizatriptan	0,96	(−4,9)	2,46
Rizatriptan AL	Rizatriptan	0,40	(−20,9)	1,81
Rizatriptan-PUREN	Rizatriptan	0,37	(>1.000)	2,09
Rizatriptan-neuraxpharm	Rizatriptan	0,30	(−54,8)	1,99
		6,4	**(+7,2)**	**2,11**
Naratriptan				
Naratriptan-1 A Pharma	Naratriptan	0,85	(+22,8)	2,47
Naratriptan STADA	Naratriptan	0,37	(+40,1)	2,01
Naratriptan Hormosan	Naratriptan	0,31	(−14,5)	2,39
Naratriptan-ratiopharm	Naratriptan	0,20	(+3,3)	2,53
		1,7	**(+14,5)**	**2,36**
Eletriptan				
Eletrip-Hormosan	Eletriptan	0,14	(+485,8)	2,80
Migräneprophylaktika				
Aimovig	Erenumab	6,9	(+27,8)	9,28
Ajovy	Fremanezumab	2,6	(+49,0)	14,59
Emgality	Galcanezumab	1,4	(+28,8)	15,37
		10,8	**(+32,4)**	**11,32**
Summe		**42,9**	**(+9,4)**	**4,66**

2014). Bezüglich des Endpunkts Schmerzlinderung war die Ansprechrate bei moderaten bis schweren Schmerzen ähnlich. Ein Nicht-Ansprechen ist selten: in 80–90 % der Fälle war Sumatriptan in mindestens einer von drei Migräneattacken wirksam (Ferrari et al. 2002). Ist Sumatriptan in einem Anfall aber unwirksam, sollte in derselben Attacke auch keine zweite Einnahme erfolgen. Sumatriptan kann in Dosen von 25 mg auch rektal oder 10–20 mg als Nasenspray eingesetzt werden, was sich bei Übelkeit und Erbrechen anbietet. Besonders wirksam ist die subkutane Injektion, nach der sich die Symptome bereits binnen 60 min bei 30–40 % der Betroffenen vollständig zurückbilden und sogar bei 70 % zumindest nachlassen. Nach zwei Stunden liegen die Ansprechraten bei 50–60 % (Schmerzfreiheit) bzw. 70–80 % (Schmerzlinderung) (Derry et al. 2014). Auch mit der nasalen Applikation ist im Vergleich zur oralen Anwendung ein schnellerer Wirkeintritt zu erreichen (Rapoport und Winner 2006), mit Schmerzfreiheit bei 12–30 % (ein bzw. zwei Stunden nach Einmalgabe von 20 mg) sowie Schmerzlinderung in 46–60 % (Derry et al. 2014). Die rasche Wirksamkeit wird aber mit einem höheren Risiko für unerwünschte Arzneimittelereignisse erkauft, insbesondere bei hoher Dosierung. Zwei bis 24 h nach oraler Gabe von Sumatriptan treten in ca. 30 % der Fälle erneut Migränekopfschmerzen auf (Wiederkehrkopfschmerz), was bei einer Eliminationshalbwertszeit von zwei Stunden nicht erstaunt (Ferrari et al. 2002; Loder 2010). Wenn Sumatriptan initial wirksam war, empfiehlt sich eine erneute Einnahme, allerdings im Abstand von mindestens zwei Stunden und unter Beachtung der Tageshöchstdosis.

Rizatriptan, Zolmitriptan, Naratriptan, Frovatriptan und Eletriptan zeigen eine höhere orale Bioverfügbarkeit, eine längere Halbwertszeit und eine bessere Lipidlöslichkeit als Sumatriptan (Deleu und Hanssens 2000). Diese gegenüber Sumatriptan als günstiger erachteten pharmakokinetischen Eigenschaften bedingen aber offenbar keine generelle Überlegenheit in der klinischen Anwendung. So hält die Wirkung von Frovatriptan und Naratriptan zwar relativ lang an und der Wiederkehrkopfschmerz ist seltener, dafür wirken diese Substanzen aber erst zwei bis vier Stunden nach der Einnahme (Deleu und Hanssens 2000; Ferrari et al. 2002).

Im indirekten Vergleich scheint Eletriptan insgesamt (Berücksichtigung der Quote von Schmerzlinderung oder Schmerzfreiheit, der Häufigkeit des Wiederkehrkopfschmerzes sowie der nach Einnahme anhaltenden Schmerzfreiheit) das wirksamste Triptan zu sein (Deleu und Hanssens 2000; Ferrari et al. 2002; Thorlund et al. 2014). Allerdings zeigt sich die Überlegenheit lediglich bei Einmalgabe der Tageshöchstdosis (zwei Filmtabletten à 40 mg), bei der dann aber auch die Verträglichkeit schlechter ist. Rizatriptan ist in der höheren Dosierung (10 mg) tendenziell wirksamer als Sumatriptan (100 mg), führt aber häufiger zum Wiederauftreten der Kopfschmerzen (Ferrari et al. 2002). In derselben Metaanalyse zeigte sich für Rizatriptan die höchste Ansprechrate aller Triptane (Häufigkeit von Schmerzlinderung bzw. -freiheit in mindestens einer von drei Attacken). Zolmitriptan weist im Vergleich zu Sumatriptan eine praktisch identische Wirksamkeit und Verträglichkeit auf (Bird et al. 2014). Nach den verfügbaren Studiendaten sind alle Triptane wirksam und insgesamt gut verträglich (Diener et al. 2022a). Almotriptan und Naratriptan waren bereits rezeptfrei erhältlich, Sumatriptan ist es seit 2020 ebenfalls.

Nach systematischer Übersicht besteht nur ein geringer Unterschied in der akuten therapeutischen Wirksamkeit von Triptanen und adäquat dosierten NSAR (Xu et al. 2016). Die aktuelle Migräne-Leitlinie der Deutschen Gesellschaft für Neurologie (DGN) gibt an, dass in ca. 60 % der Fälle, in denen es kein adäquates Ansprechen auf NSAR gibt, Triptane wirksam sind (Diener et al. 2022a). Diese Aussage wird allerdings nur mit einer methodisch schwachen Studie begründet, in der Eletriptan bei Personen zum Einsatz kam, die mit der Wirkung einer Kombination aus Acetylsalicylsäure, Paracetamol und Koffein nicht zufrieden waren (Diamond et al. 2004). Die kombinierte Einnahme von Sumatriptan und Naproxen lindert den Migränekopfschmerz besser als die alleinige Einnahme der Einzelmittel (Law et al. 2016; Xu et al. 2016). Der Zusatznutzen der Kombination ist gegenüber einer Monotherapie mit Naproxen deutlich, im Vergleich zu Sumatriptan alleine allerdings nur gering ausgeprägt (Law et al. 2016). Andererseits unterscheidet sich nach den Studienergebnissen das Risiko für unerwünschte Wirkungen zwischen der Kombination und Sumatriptan alleine nicht, ist gegenüber der Monotherapie mit Naproxen hingegen erhöht.

Auch bei Kindern und Jugendlichen, die nicht ausreichend auf Analgetika oder NSAR ansprechen, können Triptane zur Behandlung akuter Migräneanfälle eingesetzt werden. Mehr als 90 % aller hochwertigen Untersuchungen zur medikamentösen Akutbehandlung dieser Klientel befassen sich mit Vertretern aus der Gruppe der Triptane (Richer et al. 2016). Danach sind Triptane bei Kindern wie bei Jugendlichen im indirekten Vergleich ähnlich wirksam. In Deutschland sind *Imigran nasal* (Sumatriptan) und *AscoTop nasal* (Zolmitriptan) für die Anwendung bei Kindern ab 12 Jahren zugelassen. Außerdem finden sich positive Studienberichte zur Anwendung von oralem Rizatriptan und Almotriptan bei Kindern (Eiland und Hunt 2010).

Unter der Behandlung mit Triptanen wurden sehr seltene, aber schwerwiegende Nebenwirkungen bei Vorliegen kardialer Vorerkrankungen beobachtet, aufgrund derer die Fachinformationen diverse Anwendungsbeschränkungen beinhalten. So dürfen die Wirkstoffe nicht eingesetzt werden, wenn ein Herzinfarkt abgelaufen ist oder eine symptomatische, ischämische Herzkrankheit, Koronarspasmen, eine periphere arterielle Verschlusskrankheit, ein Morbus Raynaud oder ein mittelschwerer bis schwerer bzw. ein leichtgradiger unkontrollierter Bluthochdruck vorliegt. Außerdem sollten Triptane nach Schlaganfall oder transitorischen ischämischen Attacken nicht gegeben werden. Eine systematische Übersicht fand allerdings in drei Beobachtungsstudien keine signifikant erhöhte Häufigkeit kardiovaskulärer Ereignisse (Roberto et al. 2015). Die Daten zweier Studien zum Schlaganfallrisiko waren widersprüchlich. Aus den Daten wurde allerdings geschlussfolgert, dass das Schlaganfallrisiko allenfalls gering erhöht sein könne. Auch wenn das Risiko für kardiovaskuläre Komplikationen unter Triptanen also gering sein dürfte, könnte hier ein Vorteil für das 2023 zugelassene Lasmiditan (*Rayvow*) gesehen werden: Lasmiditan stimuliert selektiv 5-HT_{1F}-Rezeptoren, mit einem entsprechend geringeren Risiko für eine Vasokonstriktion.

Meldungen aus einem Spontanmeldesystem der Food and Drug Administration zufolge können Triptane als Serotoninrezeptoragonisten bei Komedikation mit selektiven Serotonin-Rückaufnahme-Inhibitoren oder Serotonin-Noradrenalin-Rückaufnahme-Inhibitoren ein lebensgefährliches Serotoninsyndrom auslösen (Soldin und Tonning 2008). Das Serotoninsyndrom darf aber als (relevante) unerwünschte Wirkung der Triptane in Frage gestellt werden (Gillman 2010; Rolan 2012). Ähnliches gilt für die potenzielle Wechselwirkung mit Hemmstoffen der Monoaminoxidase (MAO) A, die die Metabolisierung von Sumatriptan, Zolmitriptan, Rizatriptan und Almotriptan beeinträchtigen können (Rolan 2012). Mit Blick auf das Serotoninsyndrom und die Interaktion mit MAO-A-Hemmern belässt es die aktuelle Migräneleitlinie bei dem Hinweis, dass sich die Auswahl eines Triptans auch nach der Begleitmedikation und der Metabolisierung richten sollte (Diener et al. 2022a).

Etwa 0,7–1 % der deutschen Bevölkerung leidet unter einem Kopfschmerz bei Medikamentenübergebrauch, dem überwiegend die Einnahme von Schmerzmitteln oder Triptanen zugrunde liegt (Straube et al. 2010; Diener et al. 2022b). Ein Kriterium für die Diagnose wäre u. a., dass Triptane an mehr als zehn Tagen pro Monat für die Dauer von einem Vierteljahr eingenommen wurden. In Deutschland betreiben etwa 40–50 % der Menschen mit chronischem Kopfschmerz einen Übergebrauch von Schmerz- und Migränemitteln. Personen, die wegen eines Medikamentenübergebrauchs unter Triptanen über einen Kopfschmerz klagen, berichten meist über tägliche migräneähnliche Beschwerden oder eine zunehmende Häufigkeit ihrer Migräneattacken (Limmroth et al. 2002). Im Vergleich zu Nicht-Opioid-Analgetika entwickelt sich der Kopfschmerz bei Übergebrauch unter Triptanen deutlich schneller (im Mittel 1,7 vs. 5,2 Jahre). Als Therapie werden eine Medikamentenpause bzw. ein Entzug empfohlen, was bei Triptanen wie auch Nicht-Opioid-Analgetika abrupt erfolgen kann (Diener et al. 2022b). Darunter kommt es meist zu Entzugssymptomen, die sich unter anderem als Verschlechterung der Kopfschmerzen äußern. Entzugssymptome halten etwa zwei bis sieben Tage an, sind aber im Falle der Triptane eher kurz (Katsarava et al. 2001).

18.2 Migräneprophylaxe

Eine Migräneprophylaxe ist aufgrund empirischer Erkenntnisse indiziert, wenn bei episodischer Migräne drei oder mehr Anfälle pro Monat auftreten, die die Lebensqualität deutlich einschränken, eine Zunahme der Attackenfrequenz beobachtet wird, regelmäßig Migräneattacken auftreten, die länger als 72 h anhalten oder auf eine angemessene Akuttherapie nicht ausreichend ansprechen, besonders schwere Krankheitsfälle mit langanhaltenden Auren vorliegen, Schmerz- und Migränemittel an mehr als zehn Tagen im Monat eingenommen werden müssen oder eine chronische Migräne vorliegt (> 3 Monate Kopfschmerzen an monatlich mindestens 15 Tagen und davon ≥ 8 Tage mit typischer Migränesymptomatik) (International Headache Society 2018; Diener et al. 2022a). Als Ziel einer prophylaktischen Behandlung sollen in erster Linie die Anfallshäufigkeit, die Dauer und die Schwere von Migräneanfällen reduziert werden. Maßnahmen zur Migräneprophylaxe werden in erster Linie als erfolgreich angesehen, wenn die Anzahl von Migräneattacken bei episodischer Migräne unter der Behandlung um 50 % oder mehr, bei chronischer Migräne um mindestens 30 % zurückgeht (Diener et al. 2022a). Daneben sollen die Leistungsfähigkeit verbessert, die Arbeitsunfähigkeit vermindert und die Krankheitsprogression verlangsamt werden. Durch die Verminderung der Attackenintensität soll das Ansprechen auf die Akutmedikation verbessert werden. Die Therapiedauer soll in der Regel mindestens 9 Monate betragen (Ausnahme Flunarizin, dessen Einsatz laut Fachinformation nach maximal sechs Monaten beendet werden soll). In jedem Fall ist die Indikation im Verlauf (spätestens aber nach 24 Monaten) zu überprüfen. Ein Wechsel der Medikation oder ein Therapieabbruch ist indiziert, wenn innerhalb von zwei bis drei Monaten nach Erreichen der Maximaldosis des Prophylaktikums keine ausreichende Besserung erreicht werden kann (Diener et al. 2022a).

Als Mittel der Wahl bei den Migräneprophylaktika können β-Adrenozeptor-Antagonisten gelten (z. B. Propranolol und Metoprolol), die im ▶ Kap. 6 besprochen werden. Ebenfalls in der Prophylaxe von Migränekopfschmerzen wirksam sind Flunarizin, Topiramat und Amitriptylin sowie Onabotulinumtoxin A bei chronischer Migräne (Diener et al. 2022a).

Flunarizin ist ähnlich wirksam wie Metoprolol, wird aber schlechter vertragen (Diener et al. 2022a). Die Bezeichnung von Flunarizin als Calciumkanalantagonist ist im Zusammenhang mit der Migräneprophylaxe wenig hilfreich, da die Substanz einerseits noch andere pharmakologische Wirkungen zeigt und andererseits spezifischere Calciumkanalantagonisten wie Nifedipin oder Nimodipin (und vermutlich auch Verapamil) bei Migräne nicht prophylaktisch wirksam sind.

Alternativ zu Metoprolol und Propranolol kann auch das Antikonvulsivum Topiramat eingesetzt werden (Diener et al. 2022a). Es senkt die Attackenfrequenz um 1,2 Attacken in vier Wochen (Linde et al. 2013a). Die empfohlene Gesamtdosis beträgt 100 mg/Tag. Eine höhere Dosierung wirkt nicht besser, verursacht aber mehr Nebenwirkungen. Die Therapie mit Topiramat wird häufig aufgrund von unerwünschten Wirkungen abgebrochen (Linde et al. 2013a). Des Weiteren liegen für das meist als Antidepressivum verwendete Amitriptylin überzeugende Belege zur Wirksamkeit in der Migräneprophylaxe bei Erwachsenen vor (Jackson et al. 2015; Diener et al. 2022a; Xu et al. 2017), insbesondere wenn Komorbiditäten wie Depression, Schlafstörungen oder Untergewicht bestehen. Die als Antikonvulsivum gebräuchliche Valproinsäure senkt die Attackenfrequenz um 4,3 Attacken in vier Wochen (Linde et al. 2013b). Es ist bei Erwachsenen trotz fehlender Zulassung in der Migräneprophylaxe verordnungsfähig (Off-Label-Gebrauch), wenn der Einsatz sämtlicher zur Migräneprophylaxe zugelassener Wirkstoffe nicht erfolgreich war, Nebenwirkungen zu einem Therapieabbruch führten oder diese Mittel nicht angewendet werden können (Gemeinsamer Bundesausschuss 2010). Seit 2020 ist darüber hinaus eine Änderung der entsprechenden Arzneimittel-Richtlinie gültig, wonach Voraussetzung für die Verordnung von Valproinsäure zur Migräneprophylaxe das Vorliegen der Fachkunde für Nervenheilkunde, Psychiatrie oder Neurologie ist. Onabotulinumtoxin A ist bei chronischer Migräne wirksam und zugelassen, allerdings erst, wenn zwei Prophylaxen zuvor unwirksam waren oder nicht vertragen wurden. Die Verabreichung sollte ausschließlich durch bzw. unter der Aufsicht von Neurologinnen bzw. Neurologen erfolgen, die sich auf die Behandlung von chronischer Migräne spezialisiert haben.

Mit *Obsidan* (Propranolol) ist ein Mittel der ersten Wahl zur Migräneprophylaxe bei Kindern ab 12 Jahren zugelassen. Der Einsatz von Antikonvulsiva ist bei Kindern und Jugendlichen aufgrund ungenügender Evidenz in dieser Indikation nicht sinnvoll (Diener et al. 2022a). Die prophylaktische Wirksamkeit von Topiramat ist bei diesem Kollektiv auch nicht ausreichend nachgewiesen (Shamliyan et al. 2013; Le et al. 2017).

Seit 2018/2019 in Deutschland verfügbare Therapieoptionen sind monoklonale Antikörper gegen das Calcitonin Gene-Related Peptid (CGRP) oder den CGRP-Rezeptor. Erenumab (*Aimovig*) ist der erste CGRP-Rezeptorantagonist zur Migräneprophylaxe bei Erwachsenen (siehe auch Arzneiverordnungs-Report 2019, Kap. 3, Neue Arzneimittel 2018, Abschn. 3.1.14). Als erste CGRP-Antagonisten wurden 2019 Galcanezumab (*Emgality*) und Fremanezumab (*Ajovy*) zugelassen (Übersicht bei Hargreaves und Olesen 2019), 2022 folgte Eptinezumab (*Vyepti*). Die Verordnungszahlen haben weiter deutlich zugenommen (◘ Tab. 18.1). Studien belegen die Wirksamkeit der Antikörper bei episodischer und chronischer Migräne (Huang et al. 2019; Deng et al. 2020). Zunächst fehlten direkte Vergleiche naturgemäß, CGRP- bzw. CGRP-Rezeptor-Antikörper schienen anderen Prophylaktika in der Wirksamkeit aber nicht überlegen zu sein (z. B. Frank et al. 2021). Mit Blick auf die Erstattungsfähigkeit durch die GKV hat der G-BA für Fremanezumab und Galcanezumab mittlerweile einen beträchtlichen Zusatznutzen festgestellt, aber nur, wenn die Betroffenen auf Metoprolol, Propranolol, Flunarizin, Topiramat, Amitriptylin (und bei der chronischen Migräne Onabotulinumtoxin A) nicht ansprechen, für diese nicht geeignet sind oder diese nicht vertragen. Basierend auf den Ergebnissen der der HER-MES-Studie wurde für Erenumab ein beträchtlicher Zusatznutzen gegenüber einer Migräneprophylaxe mit Topiramat festgestellt (Reuter et al. 2022). Es darf aber kritisch hinterfragt werden, ob mit Topiramat der bestmögliche Komparator gewählt wurde und ob das Studienprotokoll das klinisch übliche Vorgehen adäquat widerspiegelt. Ein Vorteil der Antikörper im Vergleich zu anderen Prophylaktika dürfte die offenbar sehr gute Verträglichkeit sein. Abgesehen von deutlich häufiger beobachteten Beschwerden an der Einstichstelle lag die Nebenwirkungsrate in klinischen Studien im Großen und Ganzen auf Placebo-Niveau. Allerdings liegen zu Eptinezumab, Fremanezumab und Galcanezumab nur Daten zu einer Behandlungsdauer von bis zu einem Jahr vor, für Erenumab immerhin bis zu 5 Jahren (Raffaelli et al. 2023). Da die Antikörper den Vasodilatator CGRP antagonisieren und klinische

Daten zu ihrem Einsatz bei bestimmten Risikogruppen noch nicht vorliegen, sollten die Antikörper bei Personen mit hohem kardiovaskulärem Risiko nur in begründeten Einzelfällen verordnet werden (Diener et al. 2022a). Darüber hinaus ist die Datenlage zu Behandelten im Alter von >65 Jahre unzureichend, sodass hier keine Aussage zur Verträglichkeit gemacht werden kann. Die Menge verordneter DDD ist in 2022 noch einmal um >30 % angestiegen, was erneut einen erheblichen Anstieg der Therapiekosten zur Folge hatte. Die Antikörper sind noch bis zu 50-mal so teuer wie andere Arzneimittel in der Migräneprophylaxe. Es dürfte dem weiteren Verordnungszuwachs Vorschub geleistet haben, dass für Galcanezumab und Fremanezumab eine sogenannte nationale Praxisbesonderheit vereinbart wurde (d. h. Verordnungen in der Praxis sind hier auch bei Überschreiten des Budgets regressfrei möglich) und dass für Erenumab eine Kostenerstattung zulasten der GKV schon erfolgen kann, ohne dass Versuche mit anderen Prophylaktika vorausgegangen sind (Diener et al. 2022a). Angesichts der Studienlage, der immer noch begrenzten Erfahrungen und der wirtschaftlichen Aspekte erscheint weiterhin eine verantwortungsvolle Verordnung sinnvoll, die z. B. die kritische Re-Evaluation der Behandlung berücksichtigt, wie sie laut Leitlinie bei allen Prophylaktika empfohlen wird (Diener et al. 2022a). In der aktualisierten DGN-Leitlinie zu Kopfschmerzen bei Medikamentenübergebrauch (MOH) wird betont, dass hier ein Wirksamkeitsnachweis in der Prophylaxe neben Topiramat und Onabotulinumtoxin A eben nur für CGRP- und CGRP-Rezeptor-Antikörper vorliege und daher bei Unwirksamkeit oder Unverträglichkeit der erstgenannten einer der Antikörper eingesetzt werden soll (Diener et al. 2022b). Mit Interesse darf erwartet werden, wie sich die Verordnungszahlen des CGRP-Rezeptor-Antagonisten Rimegepant (*Vydura*) entwickeln werden, mit dessen Zulassung nun bald eine weitere orale Option in der Migräneprophylaxe zur Verfügung steht, für die sich eine ähnlich gute Verträglichkeit wie bei den entsprechenden therapeutischen Antikörpern abzeichnen.

Literatur

Bird S, Derry S, Moore RA (2014) Zolmitriptan for acute migraine attacks in adults. Cochrane Database Syst Rev. https://doi.org/10.1002/14651858.CD008616.pub2

van den Broek RW, Bhalla P, VanDenBrink AM, de Vries R, Sharma HS, Saxena PR (2002) Characterization of sumatriptan-induced contractions in human isolated blood vessels using selective 5-HT(1B) and 5-HT(1D) receptor antagonists and in situ hybridization. Cephalalgia 22:83–93

Deleu D, Hanssens Y (2000) Current and emerging second-generation triptans in acute migraine therapy: a comparative review. J Clin Pharmacol 40:687–700

Deng H, Li GG, Nie H, Feng YY, Guo GY, Guo WL, Tang ZP (2020) Efficacy and safety of calcitonin-gene-related peptide binding monoclonal antibodies for the preventive treatment of episodic migraine – an updated systematic review and meta-analysis. BMC Neurol 20(1):57

Derry CJ, Derry S, Moore RA (2014) Sumatriptan (all routes of administration) for acute migraine attacks in adults – overview of Cochrane reviews. Cochrane Database Syst Rev. https://doi.org/10.1002/14651858.CD009108.pub2

Diamond ML, Hettiarachchi J, Hilliard B, Sands G, Nett R (2004) Effectiveness of eletriptan in acute migraine: primary care for excedrin nonresponders. Headache 44:209–216

Diener HC, Förderreuther S, Kropp P et al (2022a) Therapie der Migräneattacke und Prophylaxe der Migräne, S1-Leitlinie, 2022, DGN und DMKG. In: Deutsche Gesellschaft für Neurologie (Hrsg) Leitlinien für Diagnostik und Therapie in der Neurologie (www.dgn.org/leitlinien (abgerufen am 06.09.2023))

Diener HC, Kropp P et al (2022b) Kopfschmerz bei Übergebrauch von Schmerz- oder Migränemitteln (Medication Overuse Headache = MOH), S1-Leitlinie. In: Deutsche Gesellschaft für Neurologie (Hrsg) Leitlinien für Diagnostik und Therapie in der Neurologie (www.dgn.org/leitlinien (abgerufen am 19.08.2022b))

Edvinsson L (2017) The trigeminovascular pathway: role of CGRP and CGRP receptors in migraine. Headache 57(Suppl 2):47–55

Eiland LS, Hunt MO (2010) The use of triptans for pediatric migraines. Paediatr Drugs 12:379–389

Ferrari MD, Goadsby PJ, Roon KI, Lipton RB (2002) Triptans (serotonin, 5-HT1B/1D agonists) in migraine: detailed results and methods of a meta-analysis of 53 trials. Cephalalgia 22:633–658

Frank F, Ulmer H, Sidoroff V, Broessner G (2021) CGRP-antibodies, topiramate and botulinum toxin type A in episodic and chronic migraine: a systematic review and meta-analysis. Cephalalgia. https://doi.org/10.1177/03331024211018137

Gemeinsamer Bundesausschuss (2010) Bekanntmachung eines Beschlusses des Gemeinsamen Bundesausschusses über die Änderung der Arzneimittel-Richtlinie: Anlage VI (Off-Label-Use) Valproinsäure bei der Migräneprophylaxe im Erwachsenenalter. BAnz. Nr. 190; (S. 4169) vom 15. Dez. 2010

Gillman PK (2010) Triptans, serotonin agonists, and serotonin syndrome (serotonin toxicity): a review. Headache 50:264–272

Hargreaves R, Olesen J (2019) Calcitonin gene-related peptide modulators – The history and renaissance of a new migraine drug class. Headache 59:951–970

Huang IH, Wu PC, Lin EY, Chen CY, Kang YN (2019) Effects of anti-calcitonin gene-related peptide for migraines: a systematic review with meta-analysis of randomized clinical trials. Int J Mol Sci 20(14):3527

International Headache Society (2018) Headache Classification Committee of the International Headache Society (IHS) the international classification of headache disorders, 3rd edition. Cephalalgia 38:1–211

Jackson JL, Cogbill E, Santana-Davila R, Eldredge C, Collier W, Gradall A, Sehgal N, Kuester J (2015) A comparative effectiveness meta-analysis of drugs for the prophylaxis of migraine headache. PLoS ONE 10(7):e130733

Karsan N, Goadsby PJ (2022) New oral drugs for migraine. CNS Drugs. https://doi.org/10.1007/s40263-022-00948-8

Katsarava Z, Fritsche G, Muessig M, Diener HC, Limmroth V (2001) Clinical features of withdrawal headache following overuse of triptans and otherheadache drugs. Neurology 57:1694–1698

Law S, Derry S, Moore RA (2016) Sumatriptan plus naproxen for the treatment of acute migraine attacks in adults. Cochrane Database Syst Rev. https://doi.org/10.1002/14651858.CD008541.pub3

Le K, Yu D, Wang J, Ali AI, Guo Y (2017) Is topiramate effective for migraine prevention in patients less than 18 years of age? A meta-analysis of randomized controlled trials. J Headache Pain 18:69

Limmroth V, Katsarava Z, Fritsche G, Przywara S, Diener HC (2002) Features of medication overuse headache following overuse of different acute headache drugs. Baillieres Clin Neurol 59:1011–1014

Linde M, Mulleners WM, Chronicle EP, McCrory DC (2013a) Topiramate for the prophylaxis of episodic migraine in adults. Cochrane Database Syst Rev. https://doi.org/10.1002/14651858.CD010610

Linde M, Mulleners WM, Chronicle EP, McCrory DC (2013b) Valproate (valproic acid or sodium valproate or a combination of the two) for the prophylaxis of episodic migraine in adults. Cochrane Database Syst Rev. https://doi.org/10.1002/14651858.CD010611

Loder E (2010) Triptan therapy in migraine. N Engl J Med 363:63–70

Maasumi K, Tepper SJ, Kriegler JS (2017) Menstrual migraine and treatment options: review. Headache 57:194–208

Martin VT, Behbehani MM (2001) Toward a rational understanding of migraine trigger factors. Med Clin North Am 85:911

Raffaelli B, De Icco R, Corrado M, Terhart M, Ailani J (2023) Open-label trials for CGRP-targeted drugs in migraine prevention: a narrative review. Cephalalgia. https://doi.org/10.1177/03331024221137091

Rapoport A, Winner P (2006) Nasal delivery of antimigraine drugs: clinical rationale and evidence base. Headache 46(Suppl 4):S192–S201

Reuter U, Ehrlich M, Gendolla A, Heinze A, Klatt J, Wen S, Hours-Zesiger P, Nickisch J, Sieder C, Hentschke C, Maier-Peuschel M (2022) Erenumab versus topiramate for the prevention of migraine – a randomised, double-blind, active-controlled phase 4 trial. Cephalalgia 42(2):108–118

Richer L, Billinghurst L, Linsdell MA, Russell K, Vandermeer B, Crumley ET, Durec T, Klassen TP, Hartling L (2016) Drugs for the acute treatment of migraine in children and adolescents. Cochrane Database Syst Rev. https://doi.org/10.1002/14651858.CD005220.pub2

Roberto G, Raschi E, Piccinni C, Conti V, Vignatelli L, D'Alessandro R, De Ponti F, Poluzzi E (2015) Adverse cardiovascular events associated with triptans and ergotamines for treatment of migraine: systematic review of observational studies. Cephalalgia 35:118–131

Rolan PE (2012) Drug interactions with triptans: which are clinically significant? CNS Drugs 26:949–957

Shamliyan TA, Kane RL, Ramakrishnan R, Taylor FR (2013) Migraine in children: preventive pharmacologic treatments [Internet]. Effective health care program. Comparative effectiveness review, Bd. 108. Agency for Healthcare Research and Quality, Rockville

Soldin OP, Tonning JM (2008) Serotonin syndrome associated with triptan monotherapy. N Engl J Med 358:2185–2186

Straube A, Pfaffenrath V, Ladwig KH, Meisinger C, Hoffmann W, Fendrich K, Vennemann M, Berger K (2010) Prevalence of chronic migraine and medication overuse headache in Germany – the German DMKG headache study. Cephalalgia 30:207–213

Thorlund K, Mills EJ, Wu P, Ramos E, Chatterjee A, Druyts E, Goadsby PJ (2014) Comparative efficacy of triptans for the abortive treatment of migraine: a multiple treatment comparison meta-analysis. Cephalalgia 34:258–267

Xu H, Han W, Wang J, Li M (2016) Network meta-analysis of migraine disorder treatment by NSAIDs and triptans. J Headache Pain 17:113

Xu XM, Liu Y, Dong MX, Zou DZ, Wei YD (2017) Tricyclic antidepressants for preventing migraine in adults. Medicine 96:e6989

Krankheitsmodifizierende Arzneistoffe für Autoimmunerkrankungen

Rainer Böger und Renke Maas

Auf einen Blick

Krankheitsmodifizierende Antirheumatika haben in der Verordnung erneut weiter zugenommen. Größte Gruppe sind die synthetischen krankheitsmodifizierenden Antirheumatika mit dem bevorzugt eingesetzten Methotrexat. Bei den biologischen krankheitsmodifizierenden Antirheumatika dominieren seit vielen Jahren die TNFα-Inhibitoren, deren Verordnungen in 2022 wieder vergleichsweise deutlich zugenommen haben. Auf niedrigerem Niveau zeigten der Interleukin-6-Rezeptorantagonist Tocilizumab und Kostimulationsinhibitor Abatacept wieder geringe Zunahmen. Inzwischen sind zwei Januskinaseinhibitoren vertreten, die jedoch nach Publikation erheblicher Sicherheitsbedenken durch die amerikanische Zulassungsbehörde FDA in 2022 einen Einbruch der Verordnungshäufigkeit erfahren haben.

Die Indikation für die Anwendung krankheitsmodifizierender Antirheumatika („diseasemodifying antirheumatic drugs", DMARDs) in der Therapie der entzündlich-rheumatischen Erkrankungen wird vornehmlich von Rheumatologen gestellt. Die prognostischen Faktoren, die für eine Entscheidung bezüglich einer Therapie der rheumatoiden Arthritis mit DMARDs von Bedeutung sind, finden sich in einer aktuellen Übersicht (Albrecht und Zink 2017). Für alle DMARDs sind zur Minderung des Risikos unerwünschter Nebenwirkungen regelmäßige Kontrolluntersuchungen notwendig.

Nichtsteroidale Antirheumatika (NSAR) werden vorwiegend bei degenerativen Gelenkerkrankungen eingesetzt und spielen in der Behandlung von entzündlich-rheumatischen Erkrankungen eher eine untergeordnete Rolle (siehe ▶ Kap. 17). Mit den NSAR gelingt es zum Teil, den entzündlichen Prozess zurückzudrängen, die Beweglichkeit zu verbessern und den entzündlichen Schmerz zu vermindern, wohingegen sie die rheumatische Gelenkzerstörung nicht verhindern.

Glucocorticosteroide (vgl. ▶ Kap. 20) haben in der Therapie der rheumatoiden Arthritis und anderen entzündlich-rheumatischen Erkrankungen einen schnellen symptomatischen und krankheitsmodifizierenden Effekt, sollten aber wegen schwerer Nebenwirkungen so früh wie möglich ausgeschlichen und in der Langzeitbehandlung – wenn überhaupt – nur als niedrig dosierte Therapie eingesetzt werden.

Das Verordnungsvolumen der DMARDs ist in den letzten 10 Jahren um mehr als 60 % angestiegen. Sie hemmen ebenfalls die rheumatische Gelenkentzündung, wirken aber auch auf die Progression der rheumatischen Gelenkdestruktion (Übersicht bei Smolen et al. 2023). Sie haben mengenmäßig nur einen geringen, jedoch im Verlauf der letzten Jahre kontinuierlich steigenden Anteil an den Verordnungen der Antirheumatika und Antiphlogistika (◘ Abb. 19.1). Am häufigsten

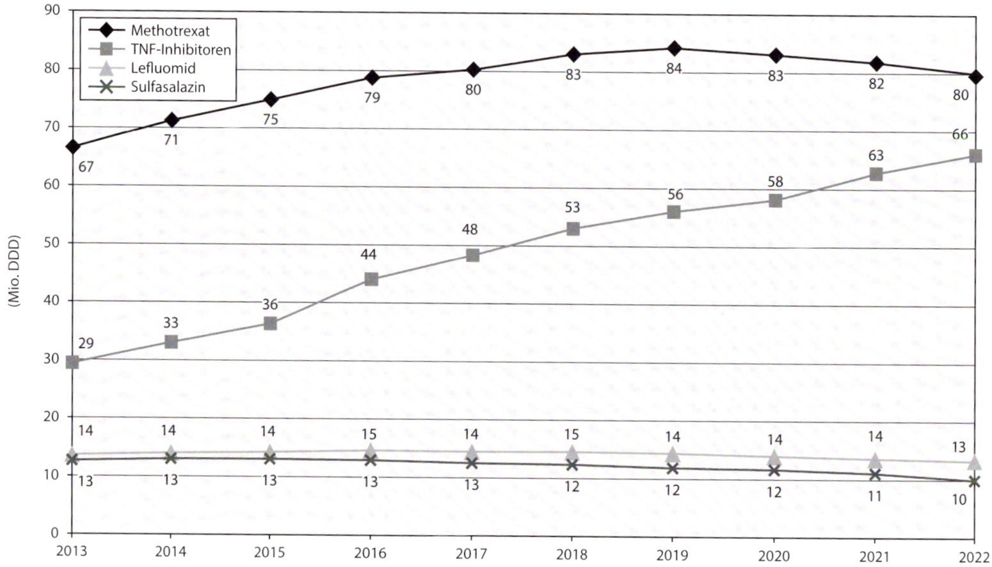

Abb. 19.1 Verordnungen von krankheitsmodifizierenden Antirheumatika 2013 bis 2022. Gesamtverordnungen nach definierten Tagesdosen

werden die synthetischen DMARDs verordnet, darunter insbesondere bevorzugt Methotrexat. Einige werden auch für andere Indikationen verwendet und sind wie beispielsweise Methotrexat als Antimetabolite bei den Zytostatika (siehe ◘ Tab. 5.3) aufgelistet. Bei den biologischen DMARDs dominieren seit vielen Jahren die TNFα-Inhibitoren, gefolgt vom Interleukin-6-Rezeptorantagonist Tocilizumab, dem Kostimulationsinhibitor Abatacept sowie den neu hinzugekommenen Januskinaseinhibitoren (s. u.).

19.1 Synthetische krankheitsmodifizierende Antirheumatika

Wichtigster Vertreter der synthetischen DMARDs ist das Immunsuppressivum Methotrexat, auf das zwei Drittel der Verordnungen dieser Gruppe entfallen (◘ Tab. 19.1). Bei Behandlungsbeginn der rheumatoiden Arthritis ist Methotrexat das Mittel der Wahl (Smolen et al. 2023; Fiehn et al. 2018). Eine wichtige Neuerung in den aktuellen Leitlinien ist die Empfehlung, dass niedrigdosierte Glucocorticosteroide zwar als Teil der initialen Behandlung in Kombination mit einem oder mehreren synthetischen DMARDs in Betracht gezogen werden sollten, wobei jedoch die Dosis so schnell wie möglich reduziert werden sollte. Weitere Substanzen dieser Gruppe sollten nur eingesetzt werden, wenn Methotrexat sich als nicht ausreichend wirksam gezeigt hat oder nicht vertragen wird. Als eine besondere Gefahr bei der Verwendung von Methotrexat hat sich die Verwechslung der bestimmungsgemäßen Anwendung in der Therapie der rheumatoiden Arthritis (Gabe einmal pro Woche) mit der Dosierung in anderen Indikationen (Gabe einmal pro Tag) ergeben. Durch eine solche 7-mal zu hohe Dosis sind lebensbedrohliche Überdosierungen induziert worden (NN 2018).

Sulfasalazinpräparate wurden 2022 erneut seltener als im Vorjahr verordnet, ebenso wie Hydroxychloroquin. Auch die Verordnung von Methotrexat ist wie im Vorjahr leicht gesunken, wohingegen die Verordnungen von Leflunomid minimal zugenommen haben (◘ Tab. 19.1). Dessen Verträglichkeit

Kapitel 19 · Krankheitsmodifizierende Arzneistoffe für Autoimmunerkrankungen

◘ Tab. 19.1 Verordnungen synthetischer krankheitsmodifizierender Antirheumatika 2022. Angegeben sind die 2022 verordneten Tagesdosen, die Änderungen gegenüber 2021 und die mittleren Kosten je DDD 2022

Präparat	Bestandteile	DDD Mio.	Änderung %	DDD-Nettokosten Euro
Methotrexat				
Metex	Methotrexat	42,7	(+33,9)	2,35
Lantarel	Methotrexat	17,6	(−12,1)	0,92
MTX HEXAL	Methotrexat	12,8	(−39,2)	0,49
MTX-ratiopharm	Methotrexat	2,7	(+16,6)	2,67
Nordimet	Methotrexat	2,2	(+43,0)	3,22
Trexject	Methotrexat	0,86	(−77,6)	3,28
		79,0	**(−2,2)**	**1,78**
Sulfasalazin				
Azulfidine RA	Sulfasalazin	4,3	(−4,1)	0,95
Sulfasalazin HEXAL	Sulfasalazin	2,4	(+14,9)	0,80
Sulfasalazin medac	Sulfasalazin	2,0	(+16,5)	0,80
Sulfasalazin-Heyl	Sulfasalazin	1,8	(−36,6)	0,79
		10,5	**(−5,8)**	**0,86**
Leflunomid				
Leflunomid Heumann	Leflunomid	5,6	(−13,5)	2,93
Leflunomid Aristo	Leflunomid	2,1	(+90,5)	2,96
Leflunomid medac	Leflunomid	2,0	(+0,3)	3,00
Leflunomid Bluefish	Leflunomid	1,9	(−4,2)	2,89
		11,6	**(+0,4)**	**2,94**
Hydroxychloroquin				
Quensyl	Hydroxychloroquin	5,3	(−9,5)	0,87
Hydroxychloroquin Aristo	Hydroxychloroquin	2,5	(+4,9)	0,89
Hydroxychloroquinsulfat Dr. Eberth	Hydroxychloroquin	0,43	(+37,0)	0,80
		8,2	**(−3,8)**	**0,87**
Januskinaseinhibitoren				
Olumiant	Baricitinib	4,6	(−2,6)	33,67
Xeljanz	Tofacitinib	2,1	(−20,5)	33,40
		6,7	**(−8,9)**	**33,58**
Summe		**115,9**	**(−2,8)**	**3,58**

ist keinesfalls besser als die von Methotrexat oder Sulfasalazin. In den USA sind innerhalb von drei Jahren 130 Fälle mit schwerer Lebertoxizität, darunter 12 Todesfälle, nach Gabe von Leflunomid aufgetreten (Charatan 2002). Seitdem wurde die Kontraindikation für Patienten mit eingeschränkter Leberfunktion und Vorgabe einer regelmäßige Kontrolle der Leberfunktion eingeführt (Alcorn et al. 2009). Diese Risiken bzw. Einschränkungen sind allerdings auch beim niedrigdosierten Methotrexat zu beachten. Auch Sulfasalazin hat nicht unerhebliche Risiken (Hämatotoxizität, Hepatitis, schwere Hautreaktionen). Ein erhöhtes Risiko von Leflunomid für eine pulmonale Toxizität hat sich dagegen nicht bestätigt (Conway et al. 2016).

Die beiden Januskinase (JAK)-Inhibitoren Tofacitinib und Baricitinib wurden in 2022 seltener verordnet als zuvor (◘ Tab. 19.1). Dies setzt den Vorjahrestrend für Tofacitinib fort. Nach den aktuellen Leitlinien der Therapie der rheumatoiden Arthritis (Smolen et al. 2023) werden die JAK-Inhibitoren in der Zweitlinientherapie nach unzureichendem Ansprechen von Methotrexat als Alternative zu den biologischen DMARDs empfohlen, allerdings nur nach Berücksichtigung von Risikofaktoren für schwere kardiovaskuläre Ereignisse und maligne Erkrankungen (Smolen et al. 2023). Dies geht zurück auf die 2021 erstmals von der FDA publizierten Sicherheitsbedenken für Tofacitinib (*Xeljanz*) aufgrund der Ergebnisse der 2022 vollständig publizierten, randomisierten ORAL-Surveillance-Studie (FDA 2021, Ytterberg et al. 2022). Diese Publikationen erklären den starken Verordnungsrückgang für Tofacitinib in 2022 (◘ Tab. 19.1). Tofacitinib wurde 2017 zunächst zur Behandlung der mittelschweren bis schweren aktiven rheumatoiden Arthritis zugelassen, ein Jahr später auch zur Behandlung der aktiven Psoriasis-Arthritis in Kombination mit Methotrexat bei Patienten, die auf eine vorangegangene krankheitsmodifizierende antirheumatische Therapie unzureichend angesprochen haben (siehe Arzneiverordnungs-Report 2019, Kap. 3, Abschn. 3.2.23). Gleichzeitig wurde auch die Behandlung von Patienten mit mittelschwerer bis schwerer aktiver Colitis ulcerosa zugelassen. Diese beiden zusätzlichen Indikationen hatten vermutlich zu dem starken Verordnungsanstieg von Tofacitinib der letzten Jahre beigetragen. Seine Wirksamkeit und Verträglichkeit galten bislang als ähnlich wie die von Adalimumab, allerdings traten Herpeszoster-Infektionen häufiger auf (Übersicht bei Dhillon 2017; Alten et al. 2020). Bei Menschen über 65 Jahren besteht ein erhöhtes Mortalitätsrisiko durch schwere Infektionen. Auch Baricitinib (*Olumiant*) hatte in Kombination mit Methotrexat eine ähnliche ACR20-Ansprechquote wie Adalimumab und weist wie andere Januskinaseinhibitoren ein erhöhtes Risiko für Herpes-zoster-Infektionen auf (Bechman et al. 2019). Derzeit wird diskutiert, inwieweit das erhöhte Risiko unter Tofacitinib auch für andere JAK-Inhibitoren gilt. im März 2023 wurden in Deutschland aktualisierte Empfehlungen zur Minimierung der Risiken für maligne Erkrankungen, schwerwiegende unerwünschte kardiovaskuläre Ereignisse, schwerwiegende Infektionen, venöse Thromboembolie und Mortalität in Zusammenhang mit der Anwendung von Januskinase-Inhibitoren publiziert (BfArM 2023). Patienten über 65 Jahren, Raucher und Ex-Langzeitraucher sowie Patienten mit Risikofaktoren für kardiovaskuläre oder maligne Erkrankungen sollen Januskinase-Inhibitoren danach nur noch erhalten, wenn geeignete Behandlungsalternativen fehlen.

19.2 Biologische krankheitsmodifizierende Antirheumatika

Wichtigste Vertreter der biologischen DMARDs sind die gegen TNFα (TNFα-Inhibitoren) und andere Cytokine gerichteten therapeutischen monoklonalen Antikörper. Sie werden auch als „Biologika" bezeichnet, weil sie mittels biotechnologischer Methoden durch lebende Zellen in Kultur produziert werden, oft durch gentechnologisch veränderte Organismen. Es handelt sich dabei um therapeutische Proteine, die gegenüber klassischen, kleinmolekularen Arzneistoffen zahlreiche Besonderheiten ihrer Pharmakologie aufweisen (Hannemann und Böger 2023). Sie sind als echter Fortschritt für die Behandlung der aktiven rheumatoiden Arthritis, der axialen Spondyloarthritis und weiterer Krankheiten (Morbus Crohn, Colitis ulcerosa, Psoriasis-Arthritis, Psoriasis, Uveitis, Hidradenitis) anzusehen. In 2022 erlebten die TNFα-Inhibitoren wie in den Vorjahren einen weiteren, erheblichen Verordnungszuwachs (◘ Abb. 19.1).

Bei Patienten, die unzureichend auf Methotrexat und andere synthetische DMARDs ansprechen, sollten TNFα-Inhibitoren oder andere biologische krankheitsmodifizierende Antirheumatika mit Methotrexat kombiniert werden (Fraenkel et al. 2021; Smolen et al. 2023). Danach ist der Einsatz von TNFα-Inhibitoren gerechtfertigt, wenn die Therapie mit zumindest zwei konventionellen Basistherapeutika, eines davon Methotrexat, allein oder in Kombination in adäquater Dosis über einen ausreichend langen Zeitraum (in der Regel 6 Monate) versagt hat. Individuelle Besonderheiten (z. B. Kontraindikationen gegen Basistherapeutika, hohe Krankheitsprogression) können einen früheren Einsatz (weniger als 2 Basistherapeutika, weniger als 6 Monate) von TNFα-Inhibitoren erforderlich machen. Hauptrisiko ist die damit verbundene verminderte Infektabwehr (Tuberkulose, andere Atemwegsinfektionen).

Die Biologika haben eine Reihe therapeutisch wünschenswerter pharmakologischer Charakteristika, wie eine vergleichsweise lange Halbwertszeit, hohe Potenz und hohe Spezifität für ihr Zielantigen. Sie unterscheiden sich in wesentlichen pharmakokinetischen Merkmalen von den klassischen, kleinmolekularen Arzneisubstanzen. So müssen sie parenteral verabreicht werden, da sie in ihrer Eigenschaft als Proteine nicht oral bioverfügbar sind; Leber- und Nierenfunktion spielen für ihre Ausscheidung keine herausragende Rolle, da sie von Zellen des Immunsystems pinozytotisch aufgenommen und lysosomal zu den Aminosäurebausteinen degradiert werden. Aufgrund der rasanten Fortschritte der Bio- und Gentechnologie gibt es inzwischen eine Vielzahl von therapeutischen monoklonalen Antikörpern, die gegen ein breites Spektrum von Zielantigenen gerichtet sind (Hannemann und Böger 2023). Die meisten dieser neuartigen Substanzen werden in der onkologischen Therapie, hier oft in Kombination mit dem vorangehenden Nachweis der Expression des Zielantigens im Tumor („personalisierte Therapie" von Tumoren), und in der Rheumatologie und Immunologie eingesetzt.

Unter den Biologika weist der vollständig humanisierte anti-TNFα-Antikörper Adalimumab auch 2022 die meisten Verordnungen und wieder einen Verordnungszuwachs auf, der aber ausschließlich durch die Biosimilars bedingt ist, während das Originalpräparat *Humira* weiterhin rückläufig ist. Als nächstes folgt der ältere, chimäre anti-TNFα-Antikörper Infliximab mit vier Präparaten und einem ebenfalls deutlich angestiegenen Verordnungsvolumen (◘ Tab. 19.2). Dieser deutliche Verordnungsanstieg der beiden meistverordneten Biologika ist vermutlich eine Reaktion auf die Sicherheitsdiskussion über die zielgerichteten („targeted") synthetischen DMARDs nach Publikation der Ergebnisse der ORAL-Surveillance-Studie für Tofacitinib und den dadurch bedingten Verordnungsrückgang dieser, bisher als gleichwertig zu den Biologika angesehenen, Substanzklasse. Etanercept ist ein Fusionsprotein aus dem Fc-Anteil von IgG 1 und zwei rekombinanten p75-TNFα-Rezeptoren, die genauso wie lösliche TNFα-Rezeptoren den TNFα binden und dadurch inaktivieren. Zwei weitere monoklonale Antikörper gegen TNFα (Golimumab, Certolizumab pegol) haben dagegen ein wesentlich kleineres DDD-Volumen und weisen 2022 Verordnungsrückgänge auf. Um die Risiken der Verwendung der TNFα-Inhibitoren besser zu erfassen, ist für mehrere europäische Länder ein Langzeitregister eingerichtet worden. Für Deutschland ist es beim Deutschen Rheuma-Forschungszentrum in Berlin angesiedelt (Rheumatoide

◻ **Tab. 19.2** Verordnungen biologischer krankheitsmodifizierender Antirheumatika 2022. Angegeben sind die 2022 verordneten Tagesdosen, die Änderungen gegenüber 2021 und die mittleren Kosten je DDD 2022

Präparat	Bestandteile	DDD	Änderung	DDD-Nettokosten
		Mio.	%	Euro
Infliximab				
Remsima	Infliximab	12,2	(+48,1)	21,47
Flixabi	Infliximab	3,3	(+21,7)	21,71
Remicade	Infliximab	3,1	(−27,2)	22,68
Inflectra	Infliximab	2,5	(−37,4)	21,87
		21,1	**(+9,8)**	**21,73**
Etanercept				
Benepali	Etanercept	5,8	(−4,0)	32,90
Erelzi	Etanercept	2,7	(+6,2)	32,59
Enbrel	Etanercept	1,9	(−12,4)	33,37
		10,5	**(−3,3)**	**32,91**
Adalimumab				
Humira	Adalimumab	6,4	(−3,5)	34,07
Amgevita	Adalimumab	5,3	(+8,3)	33,69
Hulio	Adalimumab	5,1	(+10,0)	33,87
Hyrimoz	Adalimumab	4,6	(+16,8)	33,57
Imraldi	Adalimumab	3,8	(−5,0)	33,89
		25,2	**(+4,6)**	**33,83**
Weitere Biologika				
Roactemra	Tocilizumab	3,9	(+5,0)	54,09
Simponi	Golimumab	3,7	(−5,6)	28,23
Cimzia	Certolizumab pegol	3,1	(−2,4)	33,37
Orencia	Abatacept	1,3	(−5,0)	76,54
		12,0	**(−1,4)**	**43,25**
Summe		**68,7**	**(+3,7)**	**31,61**

Arthritis-Beobachtung der Biologikatherapie, „RABBIT").

Zwei weitere Biologika stehen für Patienten mit mäßiger bis schwerer aktiver rheumatoider Arthritis, die unzureichend auf synthetische DMARDs oder TNFα-Inhibitoren angesprochen oder diese nicht vertragen haben, als Zweitlinientherapie zur Verfügung. Abatacept (*Orencia*) ist ein rekombinant hergestelltes Fusionsprotein, das aus einer Domäne des humanen T-Lymphozytenantigens 4 und einem Fragment aus dem Immunglobulin IgG 1 besteht. Es blockiert die Kostimulation von T-Zellen durch Antigen-präsentierende Zellen. Abatacept kam 2007 auf den Markt und ist 2022 gegenüber dem Vorjahr erneut etwas seltener verschrieben worden (◘ Tab. 19.2). Tocilizumab (*RoActemra*) ist ein humanisierter, monoklonaler Antikörper gegen den Interleukin-6-Rezeptor, der 2009 in die Therapie eingeführt wurde und nach einem Verordnungsrückgang 2021 nun für 2022 erneut einen Zuwachs der Verordnungen aufweist. Interleukin 6 ist ein wichtiges proinflammatorisches Zytokin in der Pathogenese der rheumatoiden Arthritis. In aktuellen Leitlinien gelten alle derzeit verfügbaren biologischen DMARDs als ähnlich wirksam und generell als sicher nach Versagen konventioneller DMARDs (Fraenkel et al. 2021; Smolen et al. 2023). Nachdem langfristige Registerdaten verfügbar sind, gilt das grundsätzlich auch für die biologischen Nicht-TNFα-Inhibitoren, wenn auch noch mehr Sicherheitsdaten für Abatacept, Rituximab und Tocilizumab benötigt werden.

Literatur

Albrecht K, Zink A (2017) Poor prognostic factors guiding treatment decisions in rheumatoid arthritis patients: a review data from randomized clinical trials and cohort studies. Arthritis Res Ther 19:68. https://doi.org/10.1186/s13075-017-1266-4

Alcorn N, Saunders S, Madhok R (2009) Benefit-risk assessment of leflunomide: an appraisal of leflunomide in rheumatoid arthritis 10 years after licensing. Drug Saf 32:1123–1134

Alten R, Mischkewitz M, Stefanski AL, Dörner T (2020) Januskinase-Inhibitoren – State of the Art im klinischen Einsatz und Zukunftsperspektiven. Z Rheumatol 79:241–254

Bechman K, Subesinghe S, Norton S, Atzeni F, Galli M, Cope AP, Winthrop KL, Galloway JB (2019) A systematic review and meta-analysis of infection risk with small molecule JAK inhibitors in rheumatoid arthritis. Bailliieres Clin Rheumatol. https://doi.org/10.1093/rheumatology/kez087

BfArM (2023) Bundesamt für Arzneimittel und Medizinprodukte. Rote-Hand-Brief zu Januskinase-Inhibitoren: Aktualisierte Empfehlungen zur Minimierung der Risiken. https://www.bfarm.de/SharedDocs/Risikoinformationen/Pharmakovigilanz/DE/RHB/2023/rhb-januskinase.html (Erstellt: 17. März 2023). Zugegriffen: 29. Aug. 2023

Charatan F (2002) Arthritis drug should be removed from market, says consumer group. Brit Med J 324:869

Conway R, Low C, Coughlan RJ, O'Donnell MJ, Carey JJ (2016) Leflunomide use and risk of lung disease in rheumatoid arthritis: a systematic literature review and metaanalysis of randomized controlled trials. J Rheumatol 43:855–860

Dhillon S (2017) Tofacitinib: a review in rheumatoid arthritis. Drugs 77:1987–2001

Fiehn C, Holle J, Iking-Konert C, Leipe J, Weseloh C, Frerix M, Alten R, Behrens F, Baerwald C, Braun J, Burkhardt H, Burmester G, Detert J, Gaubitz M, Gause A, Gromnica-Ihle E, Kellner H, Krause A, Kuipers J, Lorenz HM, Müller-Ladner U, Nothacker M, Nüsslein H, Rubbert-Roth A, Schneider M, Schulze-Koops H, Seitz S, Sitter H, Specker C, Tony HP, Wassenberg S, Wollenhaupt J, Krüger K (2018) S2e-Leitlinie: Therapie der rheumatoiden Arthritis mit krankheitsmodifizierenden Medikamenten. Z Rheumatol 77(Suppl 2):35–53

Food and Drug Administration (2021) Initial safety trial results find increased risk of serious heart-related problems and cancer with arthritis and ulcerative colitis medicine Xeljanz, Xeljanz XR (tofacitinib). https://www.fda.gov/drugs/drug-safety-and-availability/initial-safety-trial-results-find-increased-risk-serious-heart-related-problems-and-cancer-arthritis. Zugegriffen: 21. Juli 2023

Fraenkel L, Bathon JM, England BR, St Clair EW, Arayssi T, Carandang K, Deane KD, Genovese M, Huston KK, Kerr G, Kremer J, Nakamura MC, Russell LA, Singh JA, Smith BJ, Sparks JA, Venkatachalam S, Weinblatt ME, Al-Gibbawi M, Baker JF, Barbour KE, Barton JL, Cappelli L, Chamseddine F, George M, Johnson SR, Kahale L, Karam BS, Khamis AM, Navarro-Millán I, Mirza R, Schwab P, Singh N, Turgunbaev M, Turner AS, Yaacoub S, Akl EA (2021) 2021 American College of Rheumatology Guideline for the Treatment of Rheumatoid Arthritis. Arthritis Rheumatol 73:1108–1123

Hannemann J, Böger R (2023) Biologika – wie sie die Medizin verändern. Hamb Ärzteblatt 77:12–17

NN (2018) Überdosierung von Methotrexat durch tägliche Gabe der wöchentlichen Dosis: Risikobewertungsverfahren der Europäischen Arzneimittel-Agentur. Arzneimittelbrief 52:34–35

Smolen JS, Landewé RBM, Bergstra SA, Kerschbaumer A, Sepriano A, Aletaha D, Caporali R, Edwards CJ, Hyrich KL, Pope JE, de Souza S, Stamm TA, Takeuchi T, Verschueren P, Winthrop KL, Balsa A, Bathon JM, Buch MH, Burmester GR, Buttgereit F, Cardiel MH, Chatzidionysiou K, Codreanu C, Cutolo M, den Broeder AA, El Aoufy K, Finckh A, Fonseca JE, Gottenberg JE, Haavardsholm EA, Iagnocco A, Lauper

K, Li Z, McInnes IB, Mysler EF, Nash P, Poor G, Ristic GG, Rivellese F, Rubbert-Roth A, Schulze-Koops H, Stoilov N, Strangfeld A, van der Helm-van Mil A, van Duuren E, Vliet Vlieland TPM, Westhovens R, van der Heijde D (2023) EULAR recommendations for the management of rheumatoid arthritis with synthetic and biological disease-modifying antirheumatic drugs: 2022 update. Ann Rheum Dis 82:3–18

Schwabe U, Paffrath D, Ludwig WD, Klauber J (Hrsg) (2019) Arzneiverordnungsreport 2019. Springer, Heidelberg

Ytterberg SR, Bhatt DL, Mikuls TR et al (2022) Cardiovascular and cancer risk with tofacitinib in rheumatoid arthritis. N Engl J Med 386:316–326

Glucocorticoide und Mineralocorticoide

Roland Seifert

Auf einen Blick

Verordnungsprofil Glucocorticoide werden überwiegend zur Entzündungshemmung und Immunsuppression eingesetzt, während die Hormonsubstitution mit dem Nebennierenrindenhormon Cortisol und dem Mineralocorticoid Fludrocortison nur einen kleinen Teil der Verordnungen betrifft. Der für die Jahre 2020 und 2021 beobachtete Verordnungsanstieg von Dexamethason wurde 2022 nicht mehr beobachtet. Dies bestätigt die in den vorhergehenden AVR-Ausgaben gemachte Aussage, dass der Verordnungsanstieg von Dexamethason vor allem auf den Einsatz des Arzneistoffs bei COVID-19-Patienten zurückzuführen war.

Corticosteroide sind die natürlichen Steroidhormone der Nebennierenrinde. Nach ihren vorherrschenden Wirkungen auf den Kohlenhydratstoffwechsel und den Elektrolythaushalt werden sie in Glucocorticoide und Mineralocorticoide eingeteilt. Als Medikamente eingesetzt, haben sie ein weites Spektrum physiologischer und pharmakologischer Wirkungen. In niedrigen Dosierungen dienen sie zur Hormonsubstitution bei Nebennierenrindeninsuffizienz, wie z. B. bei Morbus Addison und adrenogenitalem Syndrom. Bei diesen Indikationen wird Cortisol (Hydrocortison) als natürliches Nebennierenrindenhormon bevorzugt, weil es glucocorticoide und mineralocorticoide Eigenschaften vereinigt.

Synthetische Glucocorticoide werden eingesetzt, um Entzündungserscheinungen und immunologische Reaktionen zu unterdrücken. Hier wird Prednisolon aus der Gruppe der nichtfluorierten Glucocorticoide als Standardsteroid verwendet, weil es nur noch geringe mineralocorticoide Aktivität besitzt und am längsten in die Therapie eingeführt ist. Zu den wichtigsten Indikationen gehören rheumatische und allergische Erkrankungen. Inhalative Glucocorticoide werden bei den Bronchospasmolytika und Antiasthmatika (▶ Kap. 31) besprochen, topische Glucocorticoide bei den Dermatika (▶ Kap. 35) und den Ophthalmika (▶ Kap. 29).

Wegen der Risiken der Langzeitbehandlung werden orale Glucocorticoide zur Entzündungshemmung nur kurzfristig und immer nur in der möglichst niedrigsten Dosis eingesetzt (Übersicht bei Smolen et al. 2016). Trotz jahrzehntelanger Bemühungen ist es bisher nicht gelungen, die Risiko-Nutzen-Relation der Glucocorticoide grundlegend zu ändern (Strehl und Buttgereit 2013). Eine der wichtigsten Anwendungen der Glucocorticoide ist die antirheumatische Therapie. Hier haben die Glucocorticoide in den Empfehlungen der EULAR (European League Against Rheumatism) eine bemerkenswerte Aufwertung erfahren (Smolen et al. 2017). Niedrig dosierte Glucocorticoide sollen als Teil der initialen Behandlung in Kombination mit einem oder mehreren konventionellen synthetischen krankheitsmodifizierenden antirheumatischen Arzneimitteln bis zu 6 Monate in Betracht gezogen werden, jedoch mit möglichst schneller Dosisreduktion.

20.1 Verordnungsspektrum

Glucocorticoide werden in nichtfluorierte und fluorierte Glucocorticoide sowie Depotpräparate eingeteilt. Nichtfluorierte Glucocorticoide haben sich seit über 30 Jahren als führende Therapieoption etabliert, was sich auch in den ansteigenden Verordnungsvolumina widerspiegelt (◘ Abb. 20.1; ◘ Tab. 20.1 und 20.2). Die Verordnungen der fluorierten Glucocorticoide liegen auf deutlich niedrigerem Niveau. Die größtenteils umstrittenen Depotpräparate werden am wenigsten verschrieben. Der Trend zu insgesamt zunehmenden Glucocorticoidverordnungen mag darauf zurückzuführen sein, dass diese Arzneistoffe eine gut wirksame Alternative zu den oft sehr teuren pharmakotherapeutischen Alternativen für die Behandlung von Entzündungen und Autoimmunerkrankungen darstellen (siehe ▶ Kap. 19, 21 und 23).

20.2 Arzneistoffgruppen

20.2.1 Nichtfluorierte Glucocorticoide

In der Gruppe der nichtfluorierten Glucocorticoide entfallen inzwischen 87 % der Verordnungen auf Prednisolonpräparate (◘ Tab. 20.1). Prednisolon hat im Vergleich zu dem natürlichen Nebennierensteroid Cortisol (Hydrocortison) nur noch eine geringe Mineralocorticoidaktivität und löst daher seltener Natriumretention, Ödembildung und Hypokaliämie aus. Darüber hinaus hat Prednisolon pharmakokinetische Vorteile gegenüber seinem Prodrug Prednison, weil es bereits die aktive Wirkform darstellt, während Prednison biologisch inaktiv ist und erst durch die hepatische 11β-Hydroxysteroiddehydrogenase in seinen aktiven Metaboliten Prednisolon umgewandelt werden muss. Da diese Umwandlung ca. eine Stunde benötigt, wirkt Prednisolon bei akuten Therapieindikationen schneller als Prednison. Außerdem hat Prednisolon nach oraler Gabe eine höhere

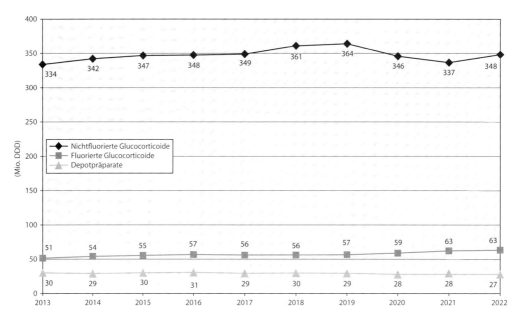

◘ **Abb. 20.1** Verordnungen von Glucocorticoiden 2013 bis 2022. Gesamtverordnungen nach definierten Tagesdosen

Kapitel 20 · Glucocorticoide und Mineralocorticoide

Tab. 20.1 Verordnungen von nichtfluorierten Glucocorticoiden 2022. Angegeben sind die 2022 verordneten Tagesdosen, die Änderungen gegenüber 2021 und die mittleren Kosten je DDD 2022

Präparat	Bestandteile	DDD Mio.	Änderung %	DDD-Nettokosten Euro
Prednisolon				
Prednisolon Galen	Prednisolon	124,9	(+280,8)	0,27
Prednisolon acis	Prednisolon	118,0	(−28,7)	0,24
Prednisolon AL	Prednisolon	37,4	(−48,3)	0,24
Predni H Tablinen	Prednisolon	10,4	(+11,3)	0,25
Dontisolon D	Prednisolon	4,3	(+67,4)	0,71
Prednisolut/-L	Prednisolon	4,1	(−2,1)	0,96
Prednisolon JENAPHARM	Prednisolon	3,4	(+8,4)	0,67
Decortin H	Prednisolon	1,1	(−37,1)	0,25
Okrido	Prednisolon	0,54	(+38,6)	2,39
Solu-Decortin H	Prednisolon	0,48	(−13,3)	1,48
Predni H Injekt/-Lichtenstein N	Prednisolon	0,40	(−6,4)	1,13
Infectocortikrupp	Prednisolon	0,25	(+36,3)	7,50
Klismacort Rektal	Prednisolon	0,06	(+19,3)	10,18
		305,4	**(+4,2)**	**0,29**
Prednison				
Prednison GALEN	Prednison	14,6	(+5,1)	0,28
Lodotra	Prednison	1,9	(−3,8)	2,84
Prednison acis	Prednison	1,5	(−24,8)	0,27
Decortin	Prednison	1,0	(−23,8)	0,29
Rectodelt	Prednison	0,98	(+36,6)	7,24
		20,0	**(+0,4)**	**0,86**
Methylprednisolon				
Metypred GALEN	Methylprednisolon	8,0	(−3,5)	0,56
Methylprednisolon JENAPHARM	Methylprednisolon	2,8	(+16,6)	0,53
Urbason/-solubile	Methylprednisolon	2,3	(−13,1)	0,69
Methylprednisolut	Methylprednisolon	1,5	(−11,5)	0,98
		14,6	**(−2,8)**	**0,61**

Tab. 20.1 (Fortsetzung)

Präparat	Bestandteile	DDD Mio.	Änderung %	DDD-Nettokosten Euro
Hydrocortison				
Hydrocortison JENAPHARM	Hydrocortison	4,9	(+0,0)	1,42
Hydrocortison GALEN	Hydrocortison	4,0	(+17,4)	1,31
Hydrocortison acis	Hydrocortison	0,88	(−6,4)	1,43
Hydrocortison Hoechst	Hydrocortison	0,63	(+0,3)	1,47
Hydrocortison Pfizer	Hydrocortison	0,06	(+26,3)	3,52
		10,4	**(+5,5)**	**1,39**
Summe		**350,4**	**(+3,7)**	**0,37**

Bioverfügbarkeit als Prednison (Kamada et al. 1997). Die pharmakologisch-therapeutischen Vorteile des Prednisolons haben sich weitgehend in der praktischen Therapie durchgesetzt, da Prednisolonpräparate wesentlich häufiger als Prednisonpräparate verordnet werden (Tab. 20.1).

Prednison folgt an zweiter Stelle. Ein kleiner Teil der Verordnungen entfällt auf ein Prednisonpräparat mit verzögerter Freisetzung (*Lodotra*), das bei Patienten mit aktiver rheumatoider Arthritis die morgendliche Gelenksteifigkeit im Vergleich zu schnell freisetzendem Prednison um 22 % reduziert (Buttgereit et al. 2008). Das Präparat wird abends eingenommen und setzt Prednison 4 h später unmittelbar vor Beginn des morgendlichen Cortisolgipfels frei, während nicht retardiertes Prednison morgens eingenommen wird. *Lodotra* ist allerdings zehnfach teurer als Prednisongenerika (Tab. 20.1).

An dritter Stelle steht Methylprednisolon (Tab. 20.1). Die DDD-Kosten liegen im Durchschnitt doppelt so hoch wie für Prednisolonpräparate, ohne dass wesentliche therapeutische Unterschiede dokumentiert sind.

Ein sehr kleiner Teil der Verordnungen entfällt auf das natürliche Nebennierenrindenhormon Hydrocortison (Cortisol). Es wird vor allem zur Substitution bei primärer Nebenniereninsuffizienz (Morbus Addison) eingesetzt (Pulzer et al. 2016). Eine zweite wichtige Indikation ist das adrenogenitale Syndrom mit einer Störung der Cortisolbiosynthese der Nebennierenrinde infolge eines Defekts der 21-Hydroxylase. Durch die Substitution wird der Cortisolmangel ausgeglichen und gleichzeitig die reaktive ACTH-Überproduktion und die damit verbundene Hyperandrogenämie supprimiert (Dörr und Schöfl 2009).

20.2.2 Fluorierte Glucocorticoide

Fluorierte Glucocorticoide haben im Gegensatz zu Prednisolon keine mineralocorticoiden Wirkungen. Die Wirkungsdauer von Betamethason und Dexamethason ist erheblich länger als die von Prednisolon. Sie werden daher für die gezielte Hypophysenhemmung eingesetzt, sind aber für die übliche einmal morgendliche Dosierung am Gipfelpunkt der zirkadianen Rhythmik nicht geeignet. Vorteilhaft ist die längere Wirkungsdauer bei der intraartikulären Lokaltherapie, für die mehrere Dexamethasonpräparate eingesetzt werden. In den Jahren 2020 und 2021 gab es einen deutlichen Anstieg der Verordnungszahlen für Dexamethason (siehe AVR 2020 und AVR 2021). Dieser Anstieg wurde im Jahr 2022 aufgeho-

Kapitel 20 · Glucocorticoide und Mineralocorticoide

Tab. 20.2 Verordnungen von fluorierten Glucocorticoiden und Mineralocorticoiden 2022. Angegeben sind die 2022 verordneten Tagesdosen, die Änderungen gegenüber 2021 und die mittleren Kosten je DDD 2022

Präparat	Bestandteile	DDD Mio.	Änderung %	DDD-Nettokosten Euro
Dexamethason				
Dexagalen Injekt/Dexamethason GALEN Tabl.	Dexamethason/-dihydrogenphosphat	39,4	(−0,7)	0,33
Dexamethason TAD	Dexamethason	6,7	(−1,2)	0,19
Dexamethason JENAPHARM	Dexamethason/-dihydrogenphosphat	6,6	(−1,1)	0,49
Dexa-ratiopharm/Dexamethason-ratiopharm	Dexamethason/-dihydrogenphosphat	3,1	(+7,1)	0,47
Dexamethason AbZ	Dexamethason/-dihydrogenphosphat	1,4	(−15,4)	0,54
Infectodexakrupp	Dexamethason/-dihydrogenphosphat	1,0	(+56,3)	5,50
Fortecortin	Dexamethason/-dihydrogenphosphat	0,95	(−6,2)	0,48
Lipotalon	Dexamethasonpalmitat	0,53	(−3,9)	3,25
Supertendin	Dexamethasonacetat Lidocain	0,42	(−3,9)	1,34
		60,1	**(−0,3)**	**0,47**
Triamcinolonacetonid				
Triam Injekt Lichtenstein	Triamcinolonacetonid	16,7	(+4,9)	0,24
TriamHEXAL	Triamcinolonacetonid	5,1	(−8,6)	0,23
Volon A/-Kristallsusp.	Triamcinolonacetonid	5,0	(−6,3)	0,36
Volon A Haftsalbe	Triamcinolonacetonid	0,98	(−10,5)	1,82
		27,7	**(−0,5)**	**0,32**
Betamethason				
Celestan/Celestamine N	Betamethason	2,7	(+13,3)	1,71
Mineralocorticoide				
Astonin H	Fludrocortison	4,8	(+7,8)	0,58
Summe		**95,3**	**(+0,3)**	**0,47**

ben (Tab. 20.2). Eine Erklärung für diesen transienten Verordnungsanstieg von Dexamethason sind sehr wahrscheinlich Berichte, dass Gluocorticoide den Verlauf von COVID-19-Erkrankungen günstig beeinflussen (Mattos-Silva et al. 2020; Kumar Singh et al. 2020). Allerdings gibt es keinerlei wissenschaftliche Evidenz dafür, dass Dexamethason bei leichteren, also im ambulanten Bereich versorgten, COVID-19-Verläufen positive Wirkungen hat.

Die einzige validierte Studie zu diesem Thema zeigt, dass Dexamethason den COVID-19-Verlauf nur bei sehr schwer erkrankten Patienten verbessert, die beatmet werden müssen (RECOVERY Collaborative Group 2021). Mit dem Ende der Coronapandemie sanken dann auch wieder die Verordnungsvolumina von Dexamethason.

20.2.3 Depotpräparate

Die intramuskuläre Injektion von Depotcorticosteroiden bei Heuschnupfen und anderen Allergien wurde schon vor über 40 Jahren als nebenwirkungsreiches Verfahren mit fragwürdigen Indikationen kritisiert (Köbberling 1979). Im Vergleich zur oralen Therapie sind atrophische Veränderungen an Haut, Knochen und Muskulatur (sogenannte „Triamcinolonlöcher") bei Langzeitgabe besonders ausgeprägt. Eine dänische Übersichtsarbeit bestätigte, dass die Dokumentation der intramuskulären Depottherapie mit Glucocorticoiden bei allergischer Rhinitis mangelhaft ist (Mygind et al. 2000). Generell sind intramuskuläre Injektionen wegen der unkontrollierbaren systemischen Glucocorticoidwirkung über Wochen nicht zu empfehlen (Reinhart 2005).

Auch der Nutzen der intraartikulären Injektion eines Glucocorticoids bei aktivierter Arthrose ist fraglich (Jüni et al. 2015). Die endogene Cortisolproduktion wird über einen Zeitraum von 10–30 Tagen supprimiert und der zirkadiane Rhythmus der hypothalamisch-hypophysären Steuerung der Nebennierenrinde gestört (Huppertz und Pfuller 1997). Gerade erst wurde vor den gravierenden Folgen von intraartikulären Triamcinolon-Injektionen eindrücklich gewarnt (Alidoost et al. 2020). Die Verordnungen von Triamcinolon sind konstant (◘ Tab. 20.2).

20.2.4 Mineralocorticoide

Fludrocortison (*Astonin H*) ist das derzeit einzige verfügbare Mineralocorticoid, das bei nicht ausreichender Wirkung von Hydrocortison zur zusätzlichen Substitution bei Morbus Addison und adrenogenitalem Syndrom mit Salzverlust eingesetzt wird. Daneben ist es bei schwerer hypoadrenerger orthostatischer Hypotonie nach Versagen nichtmedikamentöser Maßnahmen zugelassen, wobei ausgeprägte Nebenwirkungen (Wasserretention, Ödeme, Hypokaliämie) zu beachten sind (Hale et al. 2017). Die Verordnungen von Fludrocortison haben 2022 gegenüber dem Vorjahr zugenommen (◘ Tab. 20.2).

Literatur

Alidoost M, Conte GA, Agarwal K, Carson MP, Lann D, Marchesani D (2020) Iatrogenic Cushing's syndrome following intra-articular triamcinolone injection in an HIV-infected patient on cobistat presenting as pulmonary embolism: case report and literature report. Int Med Case Rep J 13:229–235

Buttgereit F, Doering G, Schaeffler A, Witte S, Sierakowski S, Gromnica-Ihle E, Jeka S, Krueger K, Szechinski J, Alten R (2008) Efficacy of modified-release versus standard prednisone to reduce duration of morning stiffness of the joints in rheumatoid arthritis (CAPRA-1): a double-blind, randomised controlled trial. Lancet 371:205–214

Dörr HG, Schöfl C (2009) Adrenogenitales Syndrom und Wachstumshormonmangel. Internist 50:1202–1206

Hale GM, Valdes J, Brenner M (2017) The treatment of primary orthostatic hypotension. Ann Pharmacother 51:417–428

Huppertz HI, Pfuller H (1997) Transient suppression of endogenous cortisol production after intraarticular steroid therapy for chronic arthritis in children. J Rheumatol 24:1833–1837

Jüni P, Hari R, Rutjes AW, Fischer R, Silletta MG, Reichenbach S, da Costa BR (2015) Intra-articular corticosteroid for knee osteoarthritis. Cochrane Database Syst Rev. https://doi.org/10.1002/14651858.CD005328.pub3

Kamada AK, Wiener MB, LaVallee NM, Bartoszek SM, Selner JC, Szefler SJ (1997) A pharmacokinetic comparison of two oral liquid glucocorticoid formulations. Pharmacotherapy 17:353–356

Köbberling J (1979) Gefahren der Depotkortikoid-Therapie. Internist Welt 4:118–122

Mattos-Silva P, Santanna Felix N, Leme Silva P, Robba C, Battaglini D, Pelosi P, Rieken Macedo Rocco P, Ferreira Cruz F (2020) Pros and cons of corticosteroid therapy for COVID-19 patients. Respir Physiol Neurobiol 280:103492

Mygind N, Laursen LC, Dahl M (2000) Systemic corticosteroid treatment for seasonal allergic rhinitis: a common but poorly documented therapy. Arerugi 55:11–15

Pulzer A, Burger-Stritt S, Hahner S (2016) Morbus Addison, primäre Nebenniereninsuffizienz. Internist 57:457–469

RECOVERY Collaborative Group (2021) Dexamethasone in hospitalized patients with Covid-19. N Engl J Med 384:693–704

Reinhart WH (2005) Steroidtherapie. Praxis 94:239–243

Singh KA, Majumdar S, Singh R, Misra A (2020) Role of corticosteroid in the management of COVID-19: a systematic review and a clinician's perspective. Diabetes Metab Syndr 14:971–978

Smolen JS, Aletaha D, McInnes IB (2016) Rheumatoid arthritis. Lancet 388:2023–2038

Smolen JS, Landewé R, Bijlsma J, Burmester G, Chatzidionysiou K, Dougados M, Nam J, Ramiro S, Voshaar M, van Vollenhoven R, Aletaha D, Aringer M, Boers M, Buckley CD, Buttgereit F, Bykerk V, Cardiel M, Combe B, Cutolo M, van Eijk-Hustings Y, Emery P, Finckh A, Gabay C, Gomez-Reino J, Gossec L, Gottenberg JE, Hazes JMW, Huizinga T, Jani M, Karateev D, Kouloumas M, Kvien T, Li Z, Mariette X, McInnes I, Mysler E, Nash P, Pavelka K, Poór G, Richez C, van Riel P, Rubbert-Roth A, Saag K, da Silva J, Stamm T, Takeuchi T, Westhovens R, de Wit M, van der Heijde D (2017) EULAR recommendations for the management of rheumatoid arthritis with synthetic and biological disease-modifying antirheumatic drugs: 2016 update. Ann Rheum Dis 76:960–977

Strehl C, Buttgereit F (2013) Optimized glucocorticoid therapy: teaching old drugs new tricks. Mol Cell Endocrinol 380:32–40

Immunglobuline und Immunsuppressiva

Bernd Mühlbauer und Wolf-Dieter Ludwig

Auf einen Blick

Humane Immunglobuline sind präformierte Antikörper zur Substitutionstherapie bei Immunmangelkrankheiten und zur Immunmodulation bei speziellen seltenen Krankheiten. Die Prävalenz dieser Erkrankungen kann nicht das über die GKV abgerechnete Verordnungsvolumen der Immunglobuline erklären. Der Umsatz insgesamt ist sogar höher, da es zusätzlich zum Apothekenvertriebsweg Direktlieferverträge der Krankenkassen mit Krankenhäusern und Spezialambulanzen gibt. Daher ist ein sehr hoher Off-Label-Use der Immunglobuline anzunehmen.

Immunsuppressiva werden zur Prophylaxe der Abstoßungsreaktion nach Organtransplantation und bei verschiedenen Autoimmunerkrankungen eingesetzt. Größte Gruppe sind die zytotoxischen Immunsuppressiva (Azathioprin, Mycophenolsäure), gefolgt von den Calcineurininhibitoren (z. B. Ciclosporin, Tacrolimus) und mTOR-Inhibitoren (Everolimus, Sirolimus).

Immuntherapeutika beeinflussen zelluläre und molekulare Abwehrmechanismen des Körpers. Klassisch ist die Stimulation des Immunsystems mittels aktiver Immunisierung mit Impfstoffen oder die passive Immunisierung mit präformierten Antikörpern in Form von Immunglobulinen, die in diesem Kapitel dargestellt werden.

Die wissenschaftlichen Fortschritte bei der Aufklärung pathophysiologischer Zusammenhänge und in der Entwicklung bis dato unbekannter pharmakotherapeutischer Strategien haben in den letzten zwei Jahrzehnten zu einer rasanten Zunahme neuer Wirkstoffe mit immuntherapeutischen Wirkmechanismen geführt. Bereits heute ist eine kaum noch überschaubare Anzahl solcher Arzneistoffe verfügbar, die in sehr unterschiedlichen Indikationen zum Einsatz kommen. Ein Ende dieser Entwicklung ist nicht absehbar. Diese neueren Immuntherapeutika wie monoklonale Antikörper und niedermolekulare Wirkstoffe („small molecules") werden eingesetzt zur Behandlung hämatologischer Neoplasien und solider Tumoren sowie bei autoimmun vermittelten Erkrankungen in der Rheumatologie, Gastroenterologie, Dermatologie und Neurologie eingesetzt und in den Kapiteln zu den entsprechenden Indikationsgebieten besprochen.

Deutlich umfangreicher als das Verordnungsvolumen der Immunglobuline ist das der klassischen Immunsuppressiva. Sie werden eingesetzt, um Immunreaktionen bei der Organtransplantation und als Basistherapie bei Autoimmunkrankheiten zu verringern. Die ersten Vertreter dieser Gruppe waren die bekannten zytotoxischen Immunsuppressiva (Azathioprin, Mycophenolsäure) und Calcineurininhibitoren, die in der Transplantationsmedizin unentbehrlich sind.

© Der/die Autor(en), exklusiv lizenziert an Springer-Verlag GmbH, DE, ein Teil von Springer Nature 2023
W.-D. Ludwig, B. Mühlbauer, R. Seifert (Hrsg.), *Arzneiverordnungs-Report 2023*,
https://doi.org/10.1007/978-3-662-68371-2_21

21.1 Immunglobuline

Humane Immunglobuline sind zugelassen zur Substitutionstherapie bei Immunmangelkrankheiten (z. B. kongenitale Agammaglobulinämie, sekundäre Hypogammaglobulinämie) und zur Immunmodulation (z. B. bei idiopathischer thrombozytopenischer Purpura, Guillain-Barré-Syndrom, Kawasaki-Syndrom und anderen klinischen Krankheitsbildern). Nach Schätzungen sind in Deutschland etwa 100.000 Menschen von einem angeborenen Immundefekt betroffen, aber nur ca. 2.000 Betroffene korrekt diagnostiziert (El-Helou et al. 2019). Auch die anderen Indikationen sind seltene Erkrankungen. Das DDD-Volumen der humanen Immunglobuline ist nach bereits deutlichen Verordnungszuwächsen in den beiden Vorjahren auch in 2022 erneut um 5,5 % angestiegen (◘ Tab. 21.1). Die zugelassene Erhaltungstherapie bei primärem bzw. sekundärem Antikörpermangel besteht in einer Einmalgabe alle drei bis vier Wochen. Somit hätten mit dem erfassten Verordnungsvolumen in 2022 bei indikationsgerechter Anwendung 200.000 bis 300.000 immundefiziente Patienten versorgt werden können. Selbst bei Berücksichtigung einer erhöhten Dosierung in der Initialtherapie übersteigt das die geschätzte Patientenzahl bei weitem. Dies lässt auf eine bedeutsame Anwendung in nicht zugelassenen Indikationen (Off-Label-Use) schließen. Der unkritische Einsatz von Immunglobulinen führt regelmäßig zu Engpässen des aus Blutspenderseren gewonnen knappen Rohstoffes, sodass Lieferengpässe immer häufiger werden (Lipp 2018). Das hier betrachtete Verordnungsvolumen stellt nur einen Teil des Gesamtmarktes der Immunglobuline dar, da diejenigen Verordnungen nicht erfasst sind, die über Direktlieferverträge der Krankenkassen mit Krankenhäusern und Spezialambulanzen abgewickelt werden.

Palivizumab (*Synagis*) wirkt in Form einer passiven Immunisierung. Der Antikörper bindet an das A-Epitop des Fusionsproteins

◘ **Tab. 21.1 Verordnungen von Immunglobulinen und Immunstimulanzien 2022.** Angegeben sind die 2022 verordneten Tagesdosen, die Änderungen gegenüber 2021 und die mittleren Kosten je DDD 2022

Präparat	Bestandteile	DDD Mio.	Änderung %	DDD-Nettokosten Euro
Humane Immunglobuline				
Octagam	Immunglobulin, human	0,96	(+28,1)	144,48
Privigen	Immunglobulin, human	0,89	(−3,8)	137,46
Gamunex	Immunglobulin, human	0,66	(−2,0)	136,76
Intratect	Immunglobulin, human	0,53	(+9,0)	140,60
Kiovig	Immunglobulin, human	0,39	(−9,1)	136,56
Hyqvia	Immunglobulin, human	0,23	(+13,5)	133,15
		3,7	**(+5,6)**	**139,26**
Weitere Immunglobuline				
Synagis	Palivizumab	1,0	(−9,0)	47,06
Rhophylac	Anti-D(rh)-Immunglobulin	0,04	(−16,3)	78,47
		1,0	**(−9,3)**	**48,30**
Summe		**4,7**	**(+1,9)**	**119,11**

des RS-Virus und verhindert dadurch dessen Eintritt in die Zelle. Er ist zugelassen bei Kindern mit Risiko für Respiratory-Syncytial-Virus (RSV)-Infektionen zur Prävention von schweren RSV Erkrankungen der unteren Atemwege, die Krankenhausaufenthalte häufig erforderlich machen. Ein Cochrane-Review über 7 Studien mit 8.265 Patienten zeigte, dass durch Palivizumab die RSV-Hospitalisierungen um 51 % im Vergleich zu Placebo gesenkt wurden, während die Reduktion der Gesamtmortalität keine statistische Signifikanz erreichte (Andabaka et al. 2013). Wegen der hohen Kosten wird die Palivizumab-Prophylaxe hauptsächlich auf ausgewählte Hochrisikokinder (insbesondere mit bronchopulmonaler Dysplasie) beschränkt. Im Jahr 2022 wurde Palivizumab mit 1 Mio. DDD zulasten der GKV etwas weniger als in beiden Vorjahren verordnet. Dies entspricht bei körpergewichtsadaptierter Dosierung über 5 Monate einer Behandlung von etwa 6.000 bis 14.000 Kindern (◘ Tab. 21.1).

Anti-D-Immunglobulin (*Rhophylac*) wird zur Prophylaxe der Rh(D)-Immunisierung bei Rh(D)-negativen Frauen während der Schwangerschaft oder bei Geburt eines Rh(D)-positiven Kindes eingesetzt. Eine weitere Indikation ist die Behandlung von Rh(D)-negativen Personen nach inkompatiblen Transfusionen von Rh(D)-positivem Blut oder Erythrozyten-haltigen Produkten. Das Risiko einer Rhesus-D-Alloimmunisierung während einer ersten Schwangerschaft beträgt etwa 1 %. Nach einem Cochrane-Review kann dieses Risiko in der ersten Schwangerschaft durch eine Prophylaxe mit Anti-D-Immunglobulin auf 0,2 % ohne wesentliche Nebenwirkungen gesenkt werden (Crowther et al. 2013). Die Verordnungen von *Rhophylac* sind unverändert marginal (◘ Tab. 21.1).

21.2 Immunsuppressiva

Aus der Gruppe der Immunsuppressiva werden in diesem Kapitel zytotoxische Immunsuppressiva (Azathioprin, Mycophenolatmofetil), selektiv wirkende Immunsuppressiva aus den Gruppen der Calcineurininhibitoren (Ciclosporin, Tacrolimus) und der mTOR-Inhibitoren (Sirolimus, Everolimus) sowie weitere selektive Immunsuppressiva dargestellt.

21.2.1 Zytotoxische Immunsuppressiva

Etwa zwei Drittel des Verordnungsvolumens entfallen auf Azathioprin, ein zytotoxisches Immunsuppressivum aus der Gruppe der Purinanaloga, das bereits vor 60 Jahren in die Therapie eingeführt wurde. Es wird als Prodrug im Körper rasch zur aktiven Verbindung 6-Mercaptopurin metabolisiert und verringert über Wechselwirkungen mit dem Nukleinsäurestoffwechsel die Zahl der Lymphozyten. In Kombination mit anderen immunsuppressiven Wirkstoffen ist es zur Immunsuppression bei Organtransplantationen zugelassen (Holt 2017). Weiterhin wird es in Kombination mit Glucocorticoiden bei schweren Formen von Autoimmunkrankheiten eingesetzt, um Glucocorticoide einzusparen (Übersicht bei Anstey und Lear 1998). Das Verordnungsvolumen von Azathioprin war 2022 wie in den Vorjahren leicht rückläufig (◘ Tab. 21.2).

Mycophenolatmofetil wurde vor 25 Jahren zugelassen zur Prophylaxe der akuten Abstoßungsreaktion bei Organtransplantation in Kombination mit Ciclosporin und Glucocorticoiden. Das Prodrug wird im Organismus zur aktiven Mycophenolsäure umgewandelt wird. Es hemmt die Inosinmonophosphatdehydrogenase, die entscheidend für die de-novo-Synthese von Guanosinnukleotiden ist. Dieses Enzym wird vor allem in T- und B-Lymphozyten wirksam, während andere Zelltypen die in ihnen enthaltenen Purine wiederverwerten können. Über diesen Mechanismus kommt es zu einer selektiven Hemmung der DNA-Synthese von Lymphozyten und somit der Lymphozytenproliferation (Übersicht bei Staatz und Tett 2007). Sein Verordnungsvolumen hat sich 2022 gegenüber dem Vorjahr kaum verändert (◘ Tab. 21.2).

Tab. 21.2 Verordnungen von zytotoxischen Immunsuppressiva 2022. Angegeben sind die 2022 verordneten Tagesdosen, die Änderungen gegenüber 2021 und die mittleren Kosten je DDD 2022

Präparat	Bestandteile	DDD Mio.	Änderung %	DDD-Nettokosten Euro
Azathioprin				
Azathioprin Heumann	Azathioprin	13,7	(−13,4)	1,06
Azathioprin AL	Azathioprin	2,9	(+40,9)	1,11
Azathioprin HEXAL	Azathioprin	1,9	(+116,2)	0,95
Azathioprin STADA	Azathioprin	0,36	(+29,0)	0,79
Azafalk	Azathioprin	0,30	(+4,2)	0,95
Imurek	Azathioprin	0,27	(−3,5)	1,17
Azathioprin-1 A Pharma	Azathioprin	0,26	(−55,9)	1,22
Azathioprin dura	Azathioprin	0,16	(−34,6)	1,24
		19,8	**(−2,9)**	**1,05**
Mycophenolsäure				
CellCept	Mycophenolsäure	4,1	(+0,0)	6,26
Myfortic	Mycophenolsäure	1,7	(+1,2)	6,79
Mycophenolat Mofetil Tillomed	Mycophenolsäure	1,3	(> 1.000)	2,31
Mycophenolatmofetil/Mycophenolsäure HEXAL	Mycophenolsäure	0,83	(−24,5)	6,79
Mowel	Mycophenolsäure	0,77	(−65,1)	6,75
Mycophenolatmofetil/Mycophenolsäure Accord	Mycophenolsäure	0,66	(+114,7)	6,73
Mycophenolatmofetil Ascend	Mycophenolsäure	0,36	(> 1.000)	6,66
Mycophenolat-1 A Pharma	Mycophenolsäure	0,19	(−27,6)	6,85
Myfenax	Mycophenolsäure	0,16	(+61,4)	6,21
Mycophenolatmofetil-biomo	Mycophenolsäure	0,12	(−11,2)	6,54
Mycophenolatmofetil AL	Mycophenolsäure	0,11	(−11,0)	6,80
		10,3	**(+1,8)**	**6,00**
Summe		**30,1**	**(−1,3)**	**2,75**

21.2.2 Calcineurininhibitoren

Calcineurininhibitoren haben die Organtransplantation revolutioniert und sind nach wie vor Standard in dieser Indikation. Der erste Vertreter war Ciclosporin, das in T-Zellen mit hoher Affinität an ein intrazelluläres Protein aus der Familie der Immunophiline (Ciclophilin) bindet und über den gebildeten Ciclosporin-Ciclophilin-Komplex die Calcineurinaktivität, die Interleukin-2-Bildung und damit die Aktivierung von T-Zellen hemmt.

Ciclosporin wird hauptsächlich zur Prophylaxe der Transplantatabstoßung bei Organtransplantationen eingesetzt. Daneben ist es auch zur Immunsuppression bei Autoimmunkrankheiten (z. B. rheumatoide Arthritis, schwere Psoriasis, schwere atopische Dermatitis) zugelassen.

Das später eingeführte Tacrolimus bindet an ein separates Ciclophilin (FK-Bindungsprotein), hemmt dann aber analog zu Ciclosporin Calcineurin und die T-Zellaktivität. Es wirkt in deutlich geringerer Dosis als Ciclosporin und ist effektiv in der Verhinderung akuter Abstoßungsreaktionen, erhöht aber das Risiko für einen transplantationsbedingten Diabetes mellitus sowie neurologische und gastroenterologische Nebenwirkungen (Webster et al. 2005). Tacrolimus ist zur Prophylaxe der Transplantatabstoßung bei verschiedenen Organtransplantationen und zur Behandlung der anderweitig therapieresistenten Transplantatabstoßung zugelassen. Daneben gibt es eine topische Darreichungsform von Tacrolimus (*Protopic*) zur Behandlung des mittelschweren bzw. schweren atopischen Ekzems (▶ Kap. 35, Dermatika). Wie in den vergangenen Jahren waren die Verordnungen des einzigen hier noch gelisteten Ciclosporinpräparates *Sandimmun* auch 2022 rückläufig, während das Verordnungsvolumen von Tacrolimus im Vergleich zum 2021 um knapp 5 % anstieg (◘ Tab. 21.3).

21.2.3 mTOR-Inhibitoren

Hauptvertreter der mTOR- (Mammalian Target of Rapamycin) Inhibitoren sind das natürlich vorkommende Makrolidantibiotikum Sirolimus und sein Hydroxyethylderivat Everolimus. mTOR ist eine Serin-Threonin-Proteinkinase, die an der Regulation verschiedener zellulärer Funktionen wie Wachstum, Proliferation und Überleben beteiligt ist. Die mTOR-Inhibitoren hemmen die B- und T-Zell-Proliferation und werden in Therapieschemata mit Immunsuppressiva zur Verhinderung einer Organabstoßung bei Organtransplantationen eingesetzt. Ein wesentlicher Vorteil gegenüber den Calcineurininhibitoren ist ihre geringere Nephrotoxizität (Übersicht bei Ma et al. 2018).

Sirolimus (*Rapamune*) wurde bereits 1975 als Makrolidantibiotikum aus einer Bodenprobe der Osterinsel Rapa Miu gewonnen und zunächst als Rapamycin bezeichnet, aber erst 2001 für die Prophylaxe der Organabstoßung bei Nierentransplantation zugelassen. Initial wird Sirolimus in Kombination mit Ciclosporin und Glucocorticoiden angewendet. Nach 2–3 Monaten wird es nur noch mit Glucocorticoiden als Erhaltungstherapie gegeben, um durch Ausschleichen von Ciclosporin das Risiko der Nephrotoxizität zu reduzieren. Everolimus (*Certican*) wurde 2004 zur Prophylaxe der Transplantatabstoßung nach Organtransplantation zugelassen.

Während die Verordnungen von Sirolimus in etwa auf gleichem Niveau blieben, konnte Everolimus wie bereits in den Vorjahren leicht zulegen. Die Tagestherapiekosten unterscheiden sich unwesentlich (◘ Tab. 21.3). Vermutliche Gründe für die Bevorzugung von Everolimus sind seine höhere orale Bioverfügbarkeit und das Potenzial, die nephrotoxischen Effekte der Calcineurininhibitoren stärker zu reduzieren (Übersicht bei Klawitter et al. 2015).

21.2.4 Weitere Immunsuppressiva

Belimumab (*Benlysta*) wurde 2011 als Zusatztherapie bei Patienten mit aktivem, Autoantikörper-positivem systemischem Lupus erythematodes zugelassen. Der monoklonale Antikörper gegen den B-Lymphozytenstimulator (BLyS) blockiert die durch B-Lymphozyten induzierte Bildung von Autoantikörpern. Die Nutzenbewertung von Belimumab ergab gegenüber der zweckmäßigen Vergleichstherapie einen Hinweis für einen beträchtlichen Zusatznutzen. In den aktualisierten EULAR-Empfehlungen für die Behandlung des systemischen Lupus erythematodes wird Belimumab bei persistierender extrarenaler Erkrankung mit unzureichender Kontrolle durch die Standardtherapie (Hydroxychloroquin, Glucocor-

◘ Tab. 21.3 Verordnungen von selektiven Immunsuppressiva 2022. Angegeben sind die 2022 verordneten Tagesdosen, die Änderungen gegenüber 2021 und die mittleren Kosten je DDD 2022

Präparat	Bestandteile	DDD Mio.	Änderung %	DDD-Nettokosten Euro
Ciclosporin				
Sandimmun	Ciclosporin	2,5	(−5,2)	10,21
Tacrolimus				
Prograf	Tacrolimus	5,4	(+3,3)	21,50
Advagraf	Tacrolimus	2,7	(+4,2)	19,14
Envarsus	Tacrolimus	0,69	(+19,2)	24,17
Modigraf	Tacrolimus	0,10	(+7,9)	40,93
		8,9	**(+4,8)**	**21,21**
m-TOR-Inhibitoren				
Certican	Everolimus	3,1	(+6,2)	21,23
Rapamune	Sirolimus	0,45	(+1,3)	26,08
		3,6	**(+5,6)**	**21,85**
Weitere Immunsuppressiva				
Rinvoq	Upadacitinib	5,4	(+74,1)	39,63
Taltz	Ixekizumab	3,4	(+16,5)	48,13
Skyrizi	Risankizumab	2,9	(+62,6)	54,62
Ilumetri	Tildrakizumab	2,2	(+46,7)	38,25
Kesimpta	Ofatumumab	1,5	(> 1.000)	47,28
Jyseleca	Filgotinib	1,3	(+229,1)	35,16
Benlysta	Belimumab	0,68	(+10,7)	33,96
Nulojix	Belatacept	0,38	(+21,4)	27,41
Esbriet	Pirfenidon	0,34	(−14,5)	97,81
Ultomiris	Ravulizumab	0,24	(+19,5)	1.006,49
Soliris	Eculizumab	0,15	(−6,9)	1.145,75
		18,5	**(+60,6)**	**65,59**
Summe		**33,4**	**(+28,7)**	**45,06**

ticoide, Immunsuppressiva) als Zusatztherapie in Betracht gezogen (Fanouriakis et al. 2019). Im Oktober 2019 erhielt Belimumab eine Zulassungserweiterung für jugendliche Patienten von 5 bis 17 Jahren. Die Verordnungen von *Benlysta* sind 2022 erneut um etwa 11 % angestiegen (◘ Tab. 21.3). Die Jahrestherapiekosten liegen mit etwa 12.000 € höher als die Kosten der derzeitigen Standardtherapie.

Pirfenidon (*Esbriet*) wurde als Orphan-Arzneimittel vor über 10 Jahren von der EMA zur Behandlung der pulmonalen Fibrose zugelassen. Es hatte in den ersten Studien mit solchen Patienten keine einheitlichen Effekte auf die forcierte Vitalkapazität. Die Nutzenbewertung von Pirfenidon ergab damals einen nicht quantifizierbaren Zusatznutzen gegenüber der zweckmäßigen Vergleichstherapie (siehe Arzneiverordnungs-Report 2012, Kap. 2, Neue Arzneimittel 2011). Neuere placebokontrollierte Studien zeigten, dass Pirfenidon die Abnahme der Lungenfunktion verlangsamt. Auch die Häufigkeit von akuten Exazerbationen und Hospitalisierungen wegen Atemwegserkrankungen wurde reduziert. Gemäß gepoolter Daten und Metaanalysen könnte Pirfenidon sogar die Mortalität verringern (Übersicht bei Lederer und Martinez 2018). Nach leichtem Rückgang im Vorjahr hat das Verordnungsvolumen von Pirfenidon in 2022 deutlich abgenommen.

Eculizumab (*Soliris*) ist ein Antikörper gegen das Komplementprotein C5 und zugelassen zur Behandlung der paroxysmalen nächtlichen Hämoglobinurie (PNH) und des atypischen hämolytisch-urämischen Syndroms (siehe Arzneiverordnungs-Report 2008, Kap. 2, Neue Arzneimittel 2007). Seit August 2017 ist Eculizumab auch für die Behandlung der refraktären generalisierten Myasthenia gravis bei Acetylcholinrezeptor-Antikörper-positiven Patienten zugelassen. Basis der Zulassung waren die Ergebnisse einer Studie an 125 Patienten, die trotz Behandlung mit mindestens zwei immunsuppressiven Therapien weiterhin eine eingeschränkte Alltagsaktivität aufwiesen (Howard et al. 2017, REGAIN). Eculizumab hatte nach 26 Wochen im Vergleich zu Placebo keinen Effekt auf die Alltagsaktivität, senkte jedoch die Häufigkeit von Myasthenia-gravis-Exazerbationen (24 % versus 10 %). Auch eine Salvage-Therapie mit Immunglobulinen wurde seltener benötigt (10 % versus 19 %). Eine Nutzenbewertung der neuen Indikation wurde nicht durchführt. *Soliris* hat extremhohe Jahrestherapiekosten von ca. 418.000 €. Es wurde in 2022 um ca. 7 % weniger verordnet. Denselben Wirkmechanismus (Lee et al. 2019) und mit ca. 370.000 € ähnlich hohe Jahrestherapiekosten hat der ebenfalls zur Behandlung der PNH zugelassene monoklonale Antikörper **Ravulizumab** (*Ultomiris*). Er ist vorgesehen für PNH-Patienten mit hoher Krankheitsaktivität (symptomatische Hämolyse) und bei PNH-Patienten, die unter mindestens 6-monatiger Eculizumab-Behandlung klinisch stabil sind. In keiner dieser klinischen Situationen wurde jedoch Ravulizumab gegenüber Eculizumab ein Zusatznutzen anerkannt (Gemeinsamer Bundesausschuss 2020a). Im Gegensatz zu Eculizumab konnte **Ravulizumab** auch 2022 sein Verordnungsvolumen erneut kräftig steigern. Gemeinsam erreichen die beiden monoklonalen Antikörper 390.000 DDD-Verordnungen (◘ Tab. 21.3).

Belatacept (*Nulojix*) wird zur Abstoßungsprophylaxe nach Nierentransplantation in Kombination mit Glucocorticoiden und Mycophenolsäure eingesetzt. Der Wirkstoff bindet CD80 und CD86, was die Interaktion mit CD28 und damit die Kostimulation von T-Lymphozyten inhibiert. Diese Kostimulations-Inhibition durch Belatacept bewirkt ähnliche Immunsuppression wie Ciclosporin, aber ohne die bekannten nephrotoxischen Spätschäden der Calcineurinantagonisten (Übersicht bei van der Zwan et al. 2020). Die Nutzenbewertung von Belatacept ergab einen Hinweis auf einen geringen Zusatznutzen (siehe Arzneiverordnungs-Report 2012, Kap. 2, Neue Arzneimittel 2011). Die Kosten der Erhaltungstherapie liegen mit etwa 10.000 € pro Jahr etwa dreifach höher als die von Ciclosporin (◘ Tab. 21.3).

Der monoklonale IL-17A-Antikörper **Ixekizumab** (*Taltz*) und der Januskinase-Inhibitor **Upadacitinib** (*Rinvoq*) sind zugelassen zur Therapie von immunvermittelten entzündlichen Erkrankungen wie rheumatoider und Psoriasis-assoziierter Arthritis oder atopischer Dermatitis. Mit ihren deutlich gesteigerten Verschreibungsvolumina von insgesamt 8,8 Mio. DDD stellen sie inzwischen mit jährlichen Behandlungskosten von 15.000 bis

18.000 € pro Jahr erhebliche Kostenfaktoren für die GKV dar (◘ Tab. 21.3). Ixekizumab darf nicht angewendet werden bei Bestehen einer aktiven Tuberkulose und nur mit Vorsicht bei klinisch relevanten Infektionen sowie entzündlichen Darmerkrankungen. Von der Anwendung gleichzeitig mit Lebendimpfstoffen oder in der Schwangerschaft wird abgeraten. Der Einsatz von Januskinase-Hemmern kann Herpes Zoster reaktivieren, ohne dass der genaue Mechanismus bekannt ist. Daher wird eine Schutzimpfung vor Therapieeinleitung empfohlen (Prechter et al. 2019).

Durchaus im Tagestherapiepreis, kaum jedoch in der ärztlichen Verordnungsentscheidung scheinen sich die Beschlüsse zum Zusatznutzen des Gemeinsamen Bundesausschusses niederzuschlagen. Die beiden IL23-Antikörper **Risankizumab** (*Skyrizi*) und **Tildrakizumab** (*Ilumetri*) zur Behandlung der mittelschweren bis schweren Plaque-Psoriasis erfuhren mit 63 % bzw. ca. 47 % ähnlich hohe Verordnungszuwächse (◘ Tab. 23.3). Risankizumab wurde bei Patienten, die auf eine systemische Therapie ungenügend ansprechen oder diese nicht vertragen, gegenüber dem als zweckmäßige Vergleichstherapie (ZVT) ausgewählten Ustekinumab ein beträchtlicher Zusatznutzen zuerkannt (Gemeinsamer Bundesausschuss 2020b). Tildrakizumab wurde dagegen kein Zusatznutzen bescheinigt, da keine entsprechenden Daten vorgelegt wurden (Gemeinsamer Bundesausschuss 2019). Mit ca. 20.000 € gehört Risankizumab zu den teuersten Arzneimitteln in dieser Indikation, Tildrakizumab ordnet sich mit unter 14.000 € bei den bereits verfügbaren Biologika und Biosimilars ein (vgl. ▶ Kap. 19, ◘ Tab. 19.2). Risankizumab und Tildrakizumab wurden mit 2,9 bzw. 2,2 Mio. DDD im Jahr 2022 ähnlich häufig verordnet.

Etwa 2,8 Mio. DDD insgesamt wurden von den Arzneimitteln **Ofatumumab** (*Kesimpta*) und **Filgotinib** (*Jyseleca*) verordnet (◘ Tab. 21.3). Sie sind in unterschiedlicher therapeutischer Konstellation in den autoimmun bedingten, klinisch aber heterogenen Indikationen mittelschwere bis schwere Rheumatoide Arthritis, Colitis Ulcerosa sowie Multiple Sklerose zugelassen und erhielten darin auch heterogene, wenig überzeugende Nutzenbewertungen. Während der Tagestherapiepreis von Ofatumumab gleich blieb, war bei Filgotinib eine Reduktion um ca. 22 % zu verzeichnen (◘ Tab. 21.3). **Ozanimod** (*Zeposia*) erreichte 2022 nicht die Liste der 3.000 am häufigsten in Deutschland verordneten Arzneimittel.

Literatur

Andabaka T, Nickerson JW, Rojas-Reyes MX, Rueda JD, Bacic Vrca V, Barsic B (2013) Monoclonal antibody for reducing the risk of respiratory syncytial virus infection in children. Cochrane Database Syst Rev. https://doi.org/10.1002/14651858.CD006602.pub4

Anstey A, Lear JT (1998) Azathioprine: clinical pharmacology and current indications in autoimmune disorders. BioDrugs 9:33–47

Crowther CA, Middleton P, McBain RD (2013) Anti-D administration in pregnancy for preventing Rhesus alloimmunisation. Cochrane Database Syst Rev. https://doi.org/10.1002/14651858.CD000020.pub2

El-Helou S et al (2019) The German National Registry of Primary Immunodeficiencies (2012–2017). Front Immunol 19(10):1272

Fanouriakis A, Kostopoulou M, Alunno A, Aringer M, Bajema I, Boletis JN, Cervera R, Doria A, Gordon C, Govoni M, Houssiau F, Jayne D, Kouloumas M, Kuhn A, Larsen JL, Lerstrøm K, Moroni G, Mosca M, Schneider M, Smolen JS, Svenungsson E, Tesar V, Tincani A, Troldborg A, van Vollenhoven R, Wenzel J, Bertsias G, Boumpas DT (2019) 2019 update of the EULAR recommendations for the management of systemic lupus erythematosus. Ann Rheum Dis 78:736–745

Gemeinsamer Bundesausschuss (2019) Beschluss über eine Änderung der Arzneimittel-Richtlinie (AM-RL): Anlage XII – Beschlüsse über die Nutzenbewertung von Arzneimitteln mit neuen Wirkstoffen nach § 35a SGB V Tildrakizumab. BAnz AT 21.05.2019 B3

Gemeinsamer Bundesausschuss (2020a) Beschluss über eine Änderung der Arzneimittel-Richtlinie (AM-RL): Anlage XII – Beschlüsse über die Nutzenbewertung von Arzneimitteln mit neuen Wirkstoffen nach § 35a SGB V Ravulizumab. BAnz AT 16.03.2020 B1

Gemeinsamer Bundesausschuss (2020b) Beschluss über eine Änderung der Arzneimittel-Richtlinie (AM-RL): Anlage XII – Beschlüsse über die Nutzenbewertung von Arzneimitteln mit neuen Wirkstoffen nach § 35a SGB V Risankizumab. BAnz AT 06.01.2020 B1

Holt CD (2017) Overview of immunosuppressive therapy in solid organ transplantation. Anesthesiol Clin 35:365–380

Howard JF Jr, Utsugisawa K, Benatar M, Murai H, Barohn RJ, Illa I, Jacob S, Vissing J, Burns TM, Kissel JT, Muppidi S, Nowak RJ, O'Brien F, Wang JJ, Mantegazza R, REGAIN Study Group (2017) Safety and efficacy of eculizumab in anti-acetylcholine receptor antibody-positive refractory generalised myasthenia gravis (REGAIN): a phase 3, randomised, double-blind, placebo-controlled, multicentre study. Lancet Neurol 16:976–986

Klawitter J, Nashan B, Christians U (2015) Everolimus and sirolimus in transplantation-related but different. Expert Opin Drug Saf 14:1055–1070

Lederer DJ, Martinez FJ (2018) Idiopathic pulmonary fibrosis. N Engl J Med 378:1811–1823

Lee JW, Sicre de Fontbrune F, Lee WLL, Pessoa V, Gualandro S, Füreder W, Ptushkin V, Rottinghaus ST, Volles L, Shafner L, Aguzzi R, Pradhan R, Schrezenmeier H, Hill A (2019) Ravulizumab (ALXN1210) vs eculizumab in adult patients with PNH naive to complement inhibitors: the 301 study. Blood 133:530–539

Lipp HP (2018) Zu wenig polyvalente Immunglobuline. Dtsch Apothekerztg 38:58 (https://www.deutsche-apotheker-zeitung.de/daz-az/2018/daz-38-2018/, abgerufen 18.10.2021)

Ma MKM, Yung S, Chan TM (2018) mTOR inhibition and kidney diseases. Transplantation 102(2S Suppl 1):S32–S40

Prechter F, Pletz M, Müller-Ladner U, Stallmach A (2019) Therapie mit Wermutstropfen: Reaktivierung von Herpes zoster. Dtsch Arztebl 116:A1540

Staatz CE, Tett SE (2007) Clinical pharmacokinetics and pharmacodynamics of mycophenolate in solid organ transplant recipients. Clin Pharmacokinet 46:13–58

Webster A, Woodroffe RC, Taylor RS, Chapman JR, Craig JC (2005) Tacrolimus versus cyclosporin as primary immunosuppression for kidney transplant recipients. Cochrane Database Syst Rev. https://doi.org/10.1002/14651858.CD003961.pub2

van der Zwan M, Hesselink DA, van den Hoogen MWF, Baan CC (2020) Costimulation blockade in kidney transplant recipients. Drugs 80:33–46

Erkrankungen des Nervensystems und der Augen

Inhaltsverzeichnis

Kapitel 22 Depression, Angststörungen, bipolare Störung, Schizophrenie, Aufmerksamkeitsdefizit-/ Hyperaktivitätsstörung – 483
Johanna Seifert, Stefan Bleich und Roland Seifert

Kapitel 23 Multiple Sklerose – 531
Friedemann Paul und Roland Seifert

Kapitel 24 Epilepsien – 553
Christian Brandt und Roland Seifert

Kapitel 25 Morbus Parkinson – 569
Günter Höglinger und Roland Seifert

Kapitel 26 Schlafstörungen – 579
Agnes Krause und Roland Seifert

Kapitel 27 Schwindel und Erbrechen – 589
Klaus Hager und Roland Seifert

Kapitel 28 Demenzen – 597
Susanne Petri und Roland Seifert

Kapitel 29 Augenerkrankungen – 607
Erik Chankiewitz

Depression, Angststörungen, bipolare Störung, Schizophrenie, Aufmerksamkeitsdefizit-/Hyperaktivitätsstörung

Johanna Seifert, Stefan Bleich und Roland Seifert

Auf einen Blick

Mit über 2 Mrd. DDD stellen die sog. „Psychopharmaka", also Arzneistoffe zur Behandlung der Depression, von Angststörungen, der bipolaren Störung und der Aufmerksamkeitsdefizit-/Hyperaktivitätsstörung (ADHS), eine der meist verordneten Arzneimittelgruppen dar. Dabei sind die seit vielen Jahren beobachteten Zuwächse mitunter auf steigende Verordnungen und Indikationsausweitungen von „Antidepressiva" zurückzuführen sowie geringere Zunahmen bei den „Antipsychotika". Dagegen nehmen die Verordnungen von Arzneimitteln mit sedierender und anxiolytischer Wirkung („Tranquillanzien") seit langem kontinuierlich ab.

Trend Im Durchschnitt haben die Verordnungen von Antidepressiva in der letzten Dekade um mehr als 35 % zugenommen. Dies ist vor allem auf die zwei Arzneistoffgruppen der selektiven Serotonin-Rückaufnahme-Inhibitoren (SSRI) und der Serotonin-Noradrenalin-Rückaufnahme-Inhibitoren (SNRI) zurückzuführen, wohingegen die Verordnung der nichtselektiven Monoamin-Rückaufnahme-Inhibitoren (NSMRI, sog. trizyklischen oder heterozyklischen Antidepressiva) sich in den letzten 10 Jahren stetig rückläufig zeigte. Der Trend setzte sich auch 2022 fort. Bei den Antipsychotika zeigte sich zuletzt ein kontinuierlicher Verordnungsanstieg bei den sog. „atypischen" Antipsychotika wie Quetiapin und Risperidon, der durch einen nur sehr moderaten Rückgang der Verschreibung „klassischer" hochpotenter Antipsychotika wie Haloperidol nicht kompensiert wird. Vermutlich wird in diesem Bereich auch eine sehr hohe Rate an „off-label"-Anwendungen verzeichnet. Niedrigpotente Antipsychotika wie Melperon, Pipamperon und Promethazin wurden in nahezu gleichbleibendem Umfang verordnet. Im Jahr 2022 zeigt sich erstmals seit langem ein dezenter Rückgang im Verordnungsvo-

---

Teile des Kapitels wurden mit Zustimmung des Autors Martin J. Lohse dem Kapitel „Psychopharmaka" in den vorangegangenen Ausgaben des Arzneiverordnungs-Reports bis 2021 entnommen, ohne besonders gekennzeichnet zu sein.

© Der/die Autor(en), exklusiv lizenziert an Springer-Verlag GmbH, DE, ein Teil von Springer Nature 2023
W.-D. Ludwig, B. Mühlbauer, R. Seifert (Hrsg.), *Arzneiverordnungs-Report 2023*,
https://doi.org/10.1007/978-3-662-68371-2_22

lumen der Antipsychotika. Die Verordnungen von Arzneimitteln zur Behandlung der ADHS sind im Jahr 2022 deutlich zunehmend im Vergleich zum Vorjahr.

22.1 Vorbemerkung

Psychopharmaka werden heutzutage für eine Vielzahl von Indikationen eingesetzt, die in den letzten Jahrzehnten v. a. bei den Antidepressiva aber auch bei den Antipsychotika erweitert wurden. So kann es sein, dass ein Patient, der beispielsweise an einer Zwangsstörung leidet, mit einem „Antidepressivum" behandelt wird, da eine Verbesserung der serotonergen Neurotransmission auch vorteilhaft in der Behandlung dieses Krankheitsbildes sein kann (Del Casale et al. 2019). Aus diesen und weiteren Gründen ist eine am pharmakologischen Wirkmechanismus orientierte Nomenklatur vorteilhaft (Seifert und Schirmer 2020; Seifert und Alexander 2022).

Diese benutzt die Begriffe Noradrenalin/Serotonin-Verstärker (NE/5-HT-Verstärker) anstelle von „Antidepressiva" und Antagonisten an multiplen G-Protein-gekoppelten Rezeptoren (mGPCR-Antagonisten) anstelle von „Antipsychotika". Die hierbei relevanten mechanistischen Aspekte werden in den jeweiligen Kapiteln zu den Arzneistoffgruppen jeweils nochmal genauer vorgestellt. Da diese mechanistische Nomenklatur sich bisher nicht in der ATC-Systematik wiederfindet, wird in diesem Kapitel immer wieder auf die mechanistischen Begriffe hingewiesen, auch wenn die Verordnungsanalysen sich weiterhin aus Gründen der (inter-)nationalen Vergleichbarkeit an der ATC-Systematik orientieren. Diese Vorgehensweise findet sich auch in den anderen Kapiteln des AVRs.

22.2 Verordnungsspektrum

Die Psychopharmaka gehören auch im Jahr 2022 zu den umsatzstärksten Indikationsgruppen (◘ Tab. 1.2). Die zunehmende ökonomische wie auch medizinische Bedeutung der

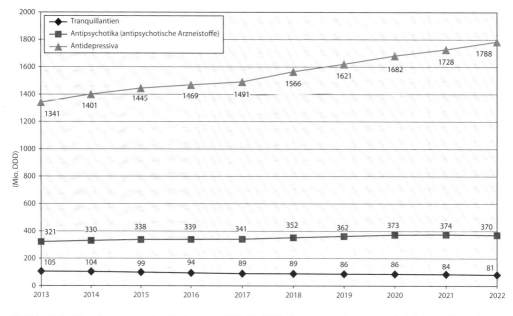

◘ Abb. 22.1 Verordnungen von Psychopharmaka 2013 bis 2022. Gesamtverordnungen nach definierten Tagesdosen

Psychopharmaka ist auch daran erkennbar, dass das Verordnungsvolumen in den letzten 10 Jahren weiter um fast 30 % auf inzwischen 2,2 Mrd. Tagesdosen gestiegen ist (◘ Abb. 22.1). Auch das vergangene Jahr brachte einen leichten Anstieg des Verordnungsvolumens.

In den einzelnen Arzneistoffgruppen ist die Verordnungsentwicklung sehr unterschiedlich. Die Antidepressiva (Noradrenalin/Serotonin-Verstärker) sind seit langem die mit Abstand führende Gruppe der Psychopharmaka und haben allein in den letzten 10 Jahren noch einmal mehr als 30 % zugenommen. Die Verordnung der Antipsychotika (mGPCR-Antagonisten) ist dagegen nur noch um etwa 15 % gestiegen (◘ Abb. 22.1). Die sedierend und anxiolytisch wirksamen Arzneimittel (Tranquillanzien) haben ihre ehemals dominierende Stellung schon lange verloren: Ihre Verordnungen sind seit 1983 von dem damals erreichten Maximum (613 Mio. DDD) insgesamt um etwa 85 % zurückgegangen (vgl. Arzneiverordnungs-Report 1993, Abb. 36.2) und nahm in den letzten 10 Jahren um weitere 20 % ab (◘ Abb. 22.1). Insgesamt scheinen Antipsychotika (mGPCR-Antagonisten) insbesondere sedierende Arzneistoffe mit hohem Abhängigkeitspotenzial wie Benzodiazepine und Z-Substanzen in gewisse Weise zu „ersetzen" (Seifert et al. 2021a).

Zu den stetig wachsenden Verordnungen tragen sicherlich vielerlei Aspekte bei. Zum einen ist hier die genannte Indikationsausweitung vieler Psychopharmaka zu berücksichtigen, wobei sich leider aus den hier vorgestellten Verordnungszahlen nicht die Indikation der jeweiligen Arzneimittelanwendung ableiten lassen. Dies ist ein grundsätzliches Problem bei der Interpretation der Verordnungszahlen, aber gerade bei den Psychopharmaka und einigen „Antiepileptika" (▶ Kap. 24) ist es besonders relevant und erschwert die Bewertung. Zudem scheint eine Kombination verschiedener Psychopharmaka, etwa die gleichzeitige Gabe mehrerer Antipsychotika (mGPCR-Antagonisten) bzw. Antidepressiva (Noradrenalin/Serotonin-Verstärker), bei verschiedenen Indikationen, z. B. die „Augmentation" eines selektiven Serotonin-Rückaufnahme-Inhibitors (SSRI) durch Quetiapin bei „therapieresistenter" depressiver Störung, eine gängige, aber kritisch zu hinterfragende, Praxis darzustellen, insbesondere im klinischen Bereich (Frye et al. 2000; Clark et al. 2002; Grohmann et al. 2004).

22.3 Arzneimittel mit sedierender und anxiolytischer Wirkung (Tranquillanzien)

Arzneimittel mit sedierender und anxiolytischer Wirkung („Tranquillanzien" bzw. „Sedativa/Anxiolytika") werden bevorzugt zur Dämpfung von Angst- und Anspannungszuständen, jedoch auch im Kontext antimanischer, antipsychotischer und antidepressiver Therapien eingesetzt. Gegenwärtig werden hierzu überwiegend Benzodiazepine verwendet, welche am γ-Aminobuttersäurerezeptor Subtyp A ($GABA_A$) eine agonistische Wirkung entfalten. Die bisher verfügbaren Benzodiazepine unterscheiden sich pharmakodynamisch und von ihrem klinischen Wirkprofil her kaum, wenn auch die Heterogenität der GABA-/Benzodiazepinrezeptoren ebenso wie die Entwicklung der Benzodiazepinrezeptoragonisten (Z-Substanzen) als spezifischere Schlafmittel (z. B. Zolpidem s. ▶ Kap. 26) die prinzipielle Möglichkeit solcher Unterschiede nahelegen. Die einzelnen Benzodiazepine zeigen allerdings deutliche Unterschiede hinsichtlich ihrer pharmakokinetischen Eigenschaften, welche deshalb als vornehmliches Kriterium der Klassifikation dienen. Diazepam gilt als Prototyp „langwirksamer Benzodiazepine", während Lorazepam und Oxazepam „mittellang" wirken.

Unter den verordnungshäufigsten Arzneimitteln befindet sich eine große Zahl von Präparaten, die sich vor allem auf fünf Benzodiazepine konzentrieren. Lorazepam steht seit vielen Jahren an der Spitze der verordnungsstärksten Tranquillanzien, da es nicht zuletzt häufig zur Therapie manischer und psychotischer sowie akuter Erregungszustände eingesetzt wird. Insgesamt zeigt sich 2022 im Vergleich zum Vorjahr eine leichte Abnahme der Verordnungen von Tranquillanzien (◘ Abb. 22.1). Dahingegen wurden sowohl Diazepam als auch Bromazepam vermehrt verordnet. Buspiron als mögliche Alternative zu Benzodiazepinen spielt nach wie vor keine wesentliche Rolle, seine Verordnung hat jedoch dezent zugenommen (◘ Tab. 22.1).

Auf die Probleme der Dauertherapie mit Benzodiazepinen ist vielfach hingewiesen worden (Näheres siehe ▶ Kap. 26). Schätzungen zufolge leiden bis zu 1,6 Mio. Personen in Deutschland an einer Benzodiazepinabhängigkeit. Es wird vermutet, dass in diesem Zusammenhang Verordnungen auf Privatrezept eine wichtige Rolle spielen (Janhsen et al. 2015). Dazu passt, dass die Verordnung von Benzodiazepinen zu Lasten der gesetzlichen Krankenkassen seit Jahren rückläufig ist (◘ Abb. 26.1). Analysen der Verordnungsdaten von niedergelassenen Ärzten haben jedoch ergeben, dass Benzodiazepine und Z-Substanzen (Näheres siehe ▶ Kap. 26) häufig auf Privatrezepten verordnet werden und zwischen 2014 und 2020 hier ein deutlicher Zuwachs an Privatverordnungen um 5 % verzeichnet wurde (Grimmsmann et al. 2022).

Benzodiazepine (vor allem Lorazepam) werden oftmals relativ hoch dosiert im akutpsychiatrischen Bereich verordnet, beispielsweise im Rahmen eines katatonen oder stuporösen Zustandes oder bei akut suizidgefährdeten Patienten. Widersprüchlich erscheint diesbezüglich ein Ergebnis der AMSP-Gruppe, dass die Suizidalität-induzierenden Eigenschaften der SSRIs durch gleichzeitige Gabe von Benzodiazepinen nicht vermindert werden (Stübner et al. 2018), hier besteht jedoch sicherlich noch weiterer Forschungsbedarf.

Die Behandlung von Angststörungen, wie Agoraphobie, Panikstörung, sozialer Angststörung und generalisierter Angststörung, kann sowohl psychotherapeutische als auch psychopharmakologische Maßnahmen umfassen. Die überarbeitete S3-Leitlinie von 2021 enthält sich diesbezüglich einer Präferenz und empfiehlt eine patientenorientierte Entscheidungsfindung. Bei diesen Indikationen werden vor allem neuere Antidepressiva eingesetzt (Zwanzger 2016; Strawn et al. 2018; Bandelow et al. 2021). Benzodiazepine wie Lorazepam, Diazepam und Alprazolam sind bei diesen Erkrankungen zwar zugelassen und auch wirksam, dennoch sollten diese nur in gut begründeten Ausnahmefällen Anwendung finden, zum Beispiel, wenn Kontraindikationen für SSRI vorliegen. Sollten diese benötigt werden, so sollte man sie in einer möglichst niedrigen Dosierung über einen möglichst kurzen Zeitraum verabreichen (Bandelow et al. 2021). Da die Prävalenz von Angststörungen und komorbiden substanzgebundenen Missbrauch bzw. Abhängigkeit beachtlich ist und

◘ **Tab. 22.1 Verordnungen von Tranquillanzien 2022.** Angegeben sind die 2022 verordneten Tagesdosen, die Änderungen gegenüber 2021 und die mittleren Kosten je DDD 2022

Präparat	Bestandteile	DDD	Änderung	DDD-Nettokosten
		Mio.	%	Euro
Diazepam				
Diazepam-ratiopharm	Diazepam	13,2	(+24,1)	0,37
Diazepam AbZ	Diazepam	3,3	(+17,8)	0,39
Diazepam Desitin	Diazepam	0,26	(+4,1)	6,00
		16,8	**(+22,4)**	**0,46**

◘ **Tab. 22.1** (Fortsetzung)

Präparat	Bestandteile	DDD Mio.	Änderung %	DDD-Nettokosten Euro
Bromazepam				
Bromazepam-ratiopharm	Bromazepam	3,4	(+0,5)	0,53
Bromazepam-1 A Pharma	Bromazepam	1,7	(+26,3)	0,54
Bromazanil	Bromazepam	1,5	(+26,7)	0,64
		6,6	**(+11,6)**	**0,56**
Oxazepam				
Oxazepam-ratiopharm	Oxazepam	3,2	(−11,5)	0,85
Oxazepam AL	Oxazepam	0,77	(+58,5)	1,15
		4,0	**(−3,2)**	**0,91**
Lorazepam				
Tavor	Lorazepam	24,3	(+29,5)	0,81
Lorazepam-neuraxpharm	Lorazepam	6,8	(−36,1)	0,68
Lorazepam dura	Lorazepam	3,9	(−42,5)	0,65
Lorazepam Aristo	Lorazepam	0,49	(+390,1)	0,68
		35,6	**(−2,3)**	**0,77**
Alprazolam				
Alprazolam-ratiopharm	Alprazolam	3,9	(−8,4)	0,46
Alprazolam-1 A Pharma	Alprazolam	3,2	(+4,4)	0,45
Tafil	Alprazolam	1,0	(+24,2)	0,47
Alprazolam AL	Alprazolam	0,55	(−5,0)	0,47
Alprazolam AbZ	Alprazolam	0,30	(+90,7)	0,64
		8,9	**(+1,0)**	**0,47**
Weitere Benzodiazepine				
Frisium	Clobazam	2,1	(+4,5)	0,83
Tranxilium	Dikaliumclorazepat	1,2	(−9,2)	0,83
Rudotel	Medazepam	0,53	(−49,2)	0,67
		3,8	**(−12,4)**	**0,81**
Buspiron				
Busp	Buspiron	0,56	(+0,5)	1,36
Summe		**76,2**	**(+3,2)**	**0,66**

somit das Risiko einer Benzodiazepinabhängigkeit bei diesen Patienten besonders hoch erscheint, sollte die Verordnung von Benzodiazepinen besonders zurückhaltend erfolgen (Lai et al. 2015).

In Europa ist seit 2006 Pregabalin (*Lyrica*) zur Behandlung der generalisierten Angststörung zugelassen (▶ Kap. 24). Pregabalin ist ein weiteres Beispiel dafür, dass die bisherige Klassifikation von Psychopharmaka revidiert werden muss: Pregabalin wird in ▶ Kap. 24 als „Antiepileptikum" klassifiziert, obwohl es kaum in der Behandlung von Epilepsien eingesetzt wird. Mittlerweile ist das Abhängigkeits- bzw. Missbrauchspotenzial von Pregabalin gut belegt, wobei hier v. a. die nicht sachgemäße Anwendung (z. B. Öffnen oder Kauen der Kapseln, nasale Applikation) eine Rolle zu spielen scheint (Evoy et al. 2021). Da gerade bei Patienten mit einer Angststörung häufig auch eine Suchtanamnese besteht, sollte der Arzneistoff mit entsprechender Vorsicht eingesetzt werden (Arzneimittelkommission der deutschen Ärzteschaft 2011). Die möglichen Vorzüge einer Behandlung von Pregabalin sollten jedoch auch berücksichtigt werden: In einer aktuellen Meta-Analyse zeigte die Anwendung von Pregabalin Vorteile im Sinne einer besseren Wirksamkeit und Verträglichkeit gegenüber anderen Substanzen wie Paroxetin und Quetiapin und eine vergleichbare Wirksamkeit und Verträglichkeit wie Duloxetin, Venlafaxin und Escitalopram. Insgesamt findet sich jedoch für keine der analysierten Arzneistoffe in der genannten Indikation eine hohe Effektstärke (Slee et al. 2019).

22.4 Antidepressiva (Noradrenalin/Serotonin-Verstärker)

In den 60er-Jahren des 19. Jahrhunderts entstand die sogenannte „Monoamin-Hypothese der Depression". Diese besagte, dass ein Ungleichgewicht von bestimmten Neurotransmittern – und hierunter insbesondere ein Serotoninmangel – einer Depression zugrunde liegt (Coppen 1967). Dieser simplizistische Ansatz ist mittlerweile überholt (Moncrieff et al. 2022), was auch pharmakotherapeutisch dadurch belegt wird, dass einige „Antiepileptika", „Antipsychotika" und Lithium in der Behandlung von Depressionen wirksam sein können (Vigo und Baldessarini 2009; Spielmans et al. 2013; Bschor 2014). Dennoch finden in der Depressionsbehandlung weiterhin vornehmlich Arzneistoffe, die vor allem die serotonerge und noradrenerge Neurotransmission beeinflussen. Heutzutage gehen Forscher davon aus, dass Antidepressiva (Noradrenalin/Serotonin-Verstärker) vielmehr durch die Beeinflussung der Neurotransmission die Neuroplastizität über komplexe Mechanismen, die bisweilen noch nicht gänzlich verstanden werden, beeinflussen können. Dies erklärt auch die mehrwöchige Wirklatenz von Antidepressiva (Noradrenalin/Serotonin-Verstärker) (Harmer et al. 2017; Lieb et al. 2018; Ferrarelli 2022; Khushboo et al. 2022).

Nicht jeder Patient, der an einer Depression leidet, muss zwingend medikamentös behandelt werden. Dies gilt insbesondere für Patienten, die an einer leichten oder mittelgradigen depressiven Episode erkrankt sind. Zahlreiche Studien haben belegt, dass der Schweregrad der Depression mit dem Therapieansprechen auf Antidepressiva (Noradrenalin/Serotonin-Verstärker) korreliert: Je schwerer die Symptomatik ausgeprägt ist, desto besser ist das Ansprechen auf eine antidepressive Medikation (Khan et al. 2002; Khan et al. 2005; Kirsch et al. 2008; Henkel et al. 2011). Patienten mit einer nur leichten Depression sprechen dahingegen ebenso gut auf eine Behandlung mit Placebo an (Khan et al. 2002), so dass entsprechend eine antidepressive Medikation mit keinerlei Vorteilen einhergeht (Kirsch et al. 2008). So rät die S3-Leitlinie zur Behandlung der unipolaren Depression dazu, Patienten mit einer leichten Depression eine primär psychotherapeutische Behandlung anzubieten, wohingegen Patienten mit mittelschwerer bis schwerer Depression eine Kombination aus Psychotherapie und Psychopharmakotherapie angeboten werden sollte. Selbstverständlich sollen hierbei aber auch die Patienten-eigenen Präferenzen berücksichtigt werden (BÄK et al. 2022). Je nach Arzneistoff ist eine unterschiedliche Wirksamkeit sowie auch eine unterschiedliche ausgeprägte Verträglichkeit zu antizipieren. Der durchschnittliche Effekt eines Antidepressivums ist als mittelstark zu werten, wobei auch die Antidepressiva (Noradrenalin/Serotonin-Verstärker) mit der geringste Effektstärke gegenüber Placebo überlegen sind (Cipriani et al. 2018).

Insgesamt ist die Wirksamkeit der derzeit verfügbaren Antidepressiva (Noradrenalin/Serotonin-Verstärker) zwar belegt, aber nicht unumstritten. Eine gut-bekannte Meta-Analyse von Kirsch und Kollegen aus dem Jahr 2008 sorgte für Schlagzeilen (Kirsch et al. 2008; Kirsch 2014). So sollen Antidepressiva (Noradrenalin/Serotonin-Verstärker) selbst bei schwer depressiven Patienten nur eine minimale Wirkung haben und die Responserate auf die Behandlung mit Placebo entsprechend hoch sein (Kirsch et al. 2008). Diese Arbeit sorgte zunächst dafür, dass dieser Arzneistoffgruppe noch weniger Vertrauen als zuvor entgegengebracht wurde. Leucht und Kollegen bemühten sich 2012 um ein Korrektiv dieser Einschätzung. In einer Meta-Analyse wurde die Wirksamkeit verschiedener Arzneistoffklassen gegenübergestellt. Hierin hat sich gezeigt, dass die Wirksamkeit von Antidepressiva (Noradrenalin/Serotonin-Verstärker) durchaus vergleichbar ist mit anderen Arzneistoffklassen wie Bisphosphonate zur Behandlung von Osteoporose und sogar eine deutliche Überlegenheit gegenüber Metformin in der Senkung der Mortalität bei Diabetes mellitus Typ II und HMG-CoA-Reduktase-Inhibitoren („Statine") zur Behandlung von Dyslipidämien besteht. Selbstverständlich gibt es Arzneistoffklassen, die den Antidepressiva (Noradrenalin/Serotonin-Verstärkern) in ihrer Effektstärke weitaus überlegen sind, dennoch müssen sie sich nicht hintenanstellen (Leucht et al. 2012; Leucht et al. 2015): Die „Number needed to treat" (NNT) eines Statins liegt zwischen 18 bis 30. Das bedeutet, dass ein Arzt 18 bis 30 Patienten mit einem Statin behandeln muss, um bei einem das Auftreten eines Herzinfarkts zu vermeiden. Die übrigen 17 bis 29 Patienten erfahren keinerlei Vorteile hinsichtlich der vermeintlich Herzinfarkt-vorbeugenden Wirkung eines Statins (Mortensen und Nordestgaard 2019). Dahingegen liegt die NNT bei Antidepressiva je nach Arzneistoffgruppe zwischen 7 bis 16 für NSMRI und 7 bis 8 für SSRI (Arroll et al. 2009).

Schätzungen zu Folge profitieren 42–47 % aller depressiven Patienten von einer Behandlung mit Placebo. Die im Vergleich hierzu nur etwas höhere Responserate von 56–60 % unter Behandlung mit dem Verum erscheint wenig beeindruckend (Arroll et al. 2009). Dies liegt möglicherweise daran, dass die bisherigen Studien zur Wirksamkeit einer antidepressiven Medikation nicht die richtigen Endpunkte evaluiert haben. So zeigte eine große, 6.669 Patienten umfassende Meta-Analyse, dass das Verum (in diesem Fall jeweils ein SSRI) in 91 % eine signifikante Überlegenheit gegenüber Placebo hatte in Hinblick auf ein einziges Symptom einer Depression, nämlich die Wirkung auf die depressive Verstimmung (Hieronymus et al. 2016). Andererseits bestehen berechtigte Bedenken hinsichtlich Industrie-gesponsorte Studien (Turner et al. 2008), die in der Regel die Wirksamkeit einer Pharmakotherapie als überlegen gegenüber einer Psychotherapie darstellen (Cristea et al. 2017).

Die Diskussion um die Wirksamkeit oder fehlende Wirksamkeit von Antidepressiva (Noradrenalin/Serotonin-Verstärkern) lässt sich weiterhin nicht abschließend klären und bleibt rege debattiert. Vielleicht liegt es auch daran, dass unter dem Begriff „Depression" phänomenologisch ähnliche, aber molekular unterschiedliche Entitäten subsummiert werden (Villas Boas et al. 2019; Seifert 2021a). Es wird auch diskutiert, dass es sich bei einer „Depression" lediglich um einen unspezifischen Symptomkomplex handelt, dem auch andere psychische Störungen, wie z. B. Angststörungen, zugrunde liegen können. Demzufolge müssten die Diagnosekriterien für eine „Depression" molekular geschärft werden (Nedic Erjavec et al. 2021). Sicherlich gibt es jedoch eine Patientengruppe, die von der Einnahme von Antidepressiva (Noradrenalin/Serotonin-Verstärkern) profitiert und bei denen diese Behandlungsoption mit einer positiven Kosten-Nutzen-Rechnung einhergeht. Gleichzeitig respondieren in etwa ein Drittel aller depressiven Patienten nicht oder nur unzureichend auf die medikamentöse Therapie (Halaris et al. 2021).

Im Bereich der Psychopharmaka weist keine Gruppe einen so fulminanten Anstieg des Verordnungsvolumens, wie der der Antidepressiva (Noradrenalin/Serotonin-Verstärker). Diese Entwicklung ist hauptsächlich auf die SSRI zurückzuführen und wird berechtigterweise kritisch gesehen. Ursächlich sind eine Vielzahl von Faktoren, worunter zum einen die eingangs genannte Indikationsausweitung zählt. Durch die vermehrte Aufmerksamkeit für psychische Erkrankungen werden seelische Leiden möglicherweise „überdiagnostiziert" und entsprechend „überbehandelt". So kommen Antidepressiva auch häufig bei leichten oder mittelschweren Depressionen zum Einsatz (Spence 2016) oder bei anderen Erkrankungen, die vordergründig einem depressiven Syndrom ähneln, jedoch eigentlich einen ganz anderen Ursprung haben. Beispielhaft ist hier die Persönlichkeitsstörung vom Borderline-Typ genannt. Diese Patienten leiden häufig unter Symptomen, die den Diagnosekriterien einer Depression entsprechen können, allerdings ist hier der Einsatz von Antidepressiva allenfalls kurzfristig sinnvoll. Vielmehr bedarf es in dieser Indikation eine Psychotherapie, wobei hier evidenzbasierte Verfahren existieren (DGPPN 2022a). Neben einem unsachgemäßen Gebrauch wird zudem spekuliert, ob Absetzsyndrome, also Symptome die beim Absetzen des jeweiligen Antidepressivums auftreten und für die Betroffenen äußert unangenehm sein können, und Rebound-Effekte, d. h. das Wiederauftreten depressiver Symptome, das Beenden einer antidepressiven Medikation erschweren oder unmöglich machen (Spence 2016). Anderseits kann mit zunehmender Verordnung von Antidepressiva (Noradrenalin/Serotonin-Verstärkern) ein signifikanter Rückgang der Suizidrate beobachtet werden, allerdings ist auch dieses Thema Gegenstand reger Debatte (Pompili et al. 2010).

Zusammengefasst ist also festzuhalten, dass eine Therapie mit einem Antidepressivum (Noradrenalin/Serotonin-Verstärker) gründlich erwogen werden muss, aber diese Tatsache betrifft viele Arzneistoffe und muss letztlich gemeinsam von Patient und Behandler entschieden werden. Ein Therapieansprechen kann nicht garantiert werden, dennoch gibt es bisweilen nur wenig neue psychopharmakotherapeutische Behandlungsansätze (Borbély et al. 2022). Hierunter ist insbesondere Esketamin zu nennen, dessen Wirkung auf eine nicht-kompetitive Hemmung glutamaterger N-Methyl-D-Aspartat-(NMDA)-Rezeptoren beruht. Es wird als „rapid-acting antidepressant" bezeichnet wird, da die antidepressive Wirkung im Gegensatz zu den herkömmlichen Antidepressiva (Noradrenalin/Serotonin-Verstärker) innerhalb weniger Stunden einsetzt (Hashimoto 2020). Unter dem Handelsnamen *Spravato* steht der der Arzneistoff als Nasenspray seit März 2021 in Deutschland zur Verfügung. Die Anwendung von *Spravato* ist ausschließlich der Behandlung therapieresistenter Depressionen in Kombination mit einem SSRI oder SNRI und als Notfallbehandlung (z. B. akuter Suizidalität) in Kombination mit einem Antidepressivum (Noradrenalin/Serotonin-Verstärker) unter Aufsicht von medizinischem Personal mit entsprechender Nachbeobachtung vorbehalten, da ein engmaschiges Monitoring der Patienten erfolgen muss (Janssen-Cilag 2021). Dabei muss insbesondere auf unerwünschte Wirkungen wie Sedierung, Dissoziation und hypertensive Entgleisung geachtet werden (Bleich et al. 2022).

22.4.1 Nichtselektive Monoamin-Rückaufnahme-Inhibitoren (NSMRI)

Die nichtselektiven Monoamin-Rückaufnahme-Inhibitoren (NSMRI, „trizyklischen Anti-

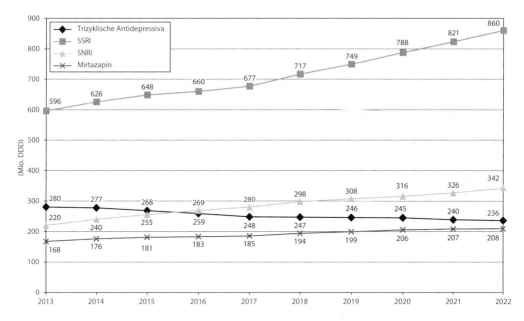

◘ **Abb. 22.2** Verordnungen von Antidepressiva 2013 bis 2022. Gesamtverordnungen nach definierten Tagesdosen

depressiva"), die inzwischen preislich deutlich höher als die SSRI-Generika liegen, zeigen weiterhin ein sukzessiv abnehmendes Verordnungsvolumen (◘ Abb. 22.2). Der meist verordnete NSMRI ist Amitriptylin und zeigt ein nahezu konstantes Verordnungsvolumen im Vergleich zum Vorjahr (◘ Tab. 22.2). Die überlegene Wirksamkeit von Amitriptylin gegenüber allen anderen Antidepressiva (Noradrenalin/Serotonin-Verstärkern) wird von der großen Meta-Analyse von Cipriani und Kollegen aus dem Jahr 2018 suggeriert (Cipriani et al. 2018). Neben dem Einsatz in der Depressionsbehandlung findet Amitriptylin zudem Anwendung bei diversen anderen Indikationen, wie Migräneprophylaxe (Jackson et al. 2010) und Schmerztherapie bei neuropathischen Schmerzen (Moore et al. 2015). Möglicherweise wird Amitriptylin mittlerweile sogar häufiger für solche Indikationen verordnet als für die Behandlung einer Depression (Noordam et al. 2015). Auch an diesem Indikationsbeispiel zeigt sich die Bedeutung einer Reklassifikation von Psychopharmaka. Neben Amitriptylin sind Doxepin und Trimipramin als häufiger verordnete klassische „trizyklische" Substanzen mit starker sedierenden Wirkungen vertreten. Auch unter diesen Arzneistoffen zeigt sich eine dezente Abnahme in ihren Verordnungen. Das NSMRI Clomipramin wurde 2022 dahingegen deutlich häufiger verordnet als im Vorjahr (◘ Tab. 22.2). Clomipramin wird von der aktuellen S3-Leitline als Therapie der zweiten Wahl in der Behandlung von Zwangsstörungen empfohlen, wobei Clomipramin sich hier nicht unbedingt als wirkungsvoller erwiesen hat im Vergleich zu den SSRI, sondern sich v. a. durch eine höhere Rate an unerwünschten Arzneimittelwirkungen (DGPPN 2022b) auszeichnet.

Die Anwendung dieser älteren, oftmals stark anticholinerg bzw. antimuskarinerg wirksamen NSMRI ist mit einer Vielzahl an unerwünschten Arzneimittelwirkungen vergesellschaftet. Dies gilt in besonderem Maß für geriatrische Patienten. Die 2023 aktualisierte PRSICUS Liste 2.0 klassifiziert, wie auch schon in ihrer ersten Version, daher eine Mehrheit dieser Arzneistoffe genau deswegen als „potenziell inadäquate Medikamente" für ältere Patienten. Die PRISUCS Liste macht in diesem Zusammenhang insbesondere auf das

◘ **Tab. 22.2** Verordnungen trizyklischer und weiterer nichtselektiver Antidepressiva und weiterer Arzneistoffe mit antidepressiver Wirkung („Antidepressiva") 2022. Angegeben sind die 2022 verordneten Tagesdosen, die Änderungen gegenüber 2021 und die mittleren Kosten je DDD 2022

Präparat	Bestandteile	DDD Mio.	Änderung %	DDD-Nettokosten Euro
Amitriptylin				
Amitriptylin Micro Labs	Amitriptylin	30,5	(+33,7)	0,45
Amitriptylin-neuraxpharm	Amitriptylin	23,9	(−21,0)	0,41
Amineurin	Amitriptylin	21,3	(−7,2)	0,38
Amitriptylin-CT	Amitriptylin	4,8	(−5,1)	0,30
Syneudon	Amitriptylin	1,3	(−18,0)	0,35
		81,9	**(−1,0)**	**0,41**
Doxepin				
Doxepin-neuraxpharm	Doxepin	26,0	(−3,7)	0,43
Doxepin-ratiopharm	Doxepin	4,8	(+21,7)	0,41
Doxepin AL	Doxepin	1,2	(−37,8)	0,31
Doxepin Holsten	Doxepin	0,50	(+183,6)	0,46
		32,5	**(−1,7)**	**0,43**
Trimipramin				
Trimipramin-neuraxpharm	Trimipramin	19,0	(−4,1)	0,69
Trimipramin-1 A Pharma	Trimipramin	5,1	(+11,9)	0,60
Trimipramin Aristo	Trimipramin	0,85	(−21,2)	1,45
		24,9	**(−2,0)**	**0,70**
Opipramol				
Opipram	Opipramol	59,3	(+0,4)	0,38
Opipramol-neuraxpharm	Opipramol	11,6	(+2,9)	0,36
Opipramol-1 A Pharma	Opipramol	4,0	(+16,2)	0,39
Insidon	Opipramol	2,0	(−7,5)	0,78
Opipramol AL	Opipramol	1,5	(−8,9)	0,36
Opipramol Heumann	Opipramol	1,1	(−47,4)	0,29
		79,5	**(−0,2)**	**0,39**
Weitere trizyklische Antidepressiva				
Tianeurax	Tianeptin	6,0	(−1,6)	1,43
Amioxid-neuraxpharm	Amitriptylinoxid	4,1	(−6,9)	0,19
Anafranil	Clomipramin	3,3	(−34,4)	0,55

◘ Tab. 22.2 (Fortsetzung)

Präparat	Bestandteile	DDD Mio.	Änderung %	DDD-Nettokosten Euro
Clomipramin-neuraxpharm	Clomipramin	2,7	(+179,5)	0,62
Imipramin-neuraxpharm	Imipramin	1,7	(−5,4)	0,43
Nortriptylin Glenmark	Nortriptylin	0,67	(+12,4)	0,55
		18,5	**(−2,3)**	**0,75**
Weitere nichtselektive Antidepressiva				
Trazodon-neuraxpharm	Trazodon	5,1	(+78,5)	1,22
Maprotilin-neuraxpharm	Maprotilin	1,7	(−3,5)	0,36
Trazodon HEXAL	Trazodon	1,6	(−17,4)	1,26
Trazodon Glenmark	Trazodon	0,86	(−57,8)	1,22
		9,2	**(+7,8)**	**1,07**
Summe		**246,4**	**(−0,7)**	**0,48**

Auftreten von zentralen und peripheren antimuskarinergen Wirkungen (Holt et al. 2010; Mann et al. 2023), wie Schluckstörungen, Reflux, Harnverhalt, Hyperthermie und Verwirrtheit bis hin zum Delir (Mintzer und Burns 2000), aufmerksam. Dieses vermeintlich ungünstigere Profil an unerwünschten Arzneimittelwirkungen gegenüber der neueren und spezifischer wirksamen Antidepressiva (Noradrenalin/Serotonin-Verstärker) trägt vermutlich maßgeblich zur seit Jahren abnehmenden Verordnungshäufigkeit bei.

Opipramol ist ein bereits 1962 entwickelter trizyklischer Arzneistoff, der auf Grund von Strukturüberlegungen zunächst als „Antidepressivum" klassifiziert wurde, heute aber ausschließlich zur Behandlung generalisierter Angststörungen und somatoformer Störungen zugelassen ist. Opipramol wird weiterhin in großem Umfang verordnet (◘ Tab. 22.2), wobei dies vor allem den ambulanten und hausärztlichen Bereich betrifft und in deutlich geringerem Umfang die klinische Psychiatrie (Übersicht bei Gahr et al. 2017). Die weiterhin hohe Anwendung von Opipramol ist eine Beobachtung, die anlässlich der nicht überzeugend erwiesenen Wirksamkeit, durchaus nachdenklich stimmt (Bandelow et al. 2015). Anders als die klassischen NSMRI bewirkt Opipramol keine Wiederaufnahmehemmung von Serotonin und Noradrenalin. Mechanistisch kann es als Antagonist an multiplen G-Protein-gekoppelten Rezeptoren mit pleiotropen therapeutischen und unerwünschten Wirkungen (p-mGPCR-Antagonist) klassifiziert werden (Seifert 2021b).

Tianeptin ist 2012 in Deutschland als Generikum auf den Markt gekommen. Im Jahr 2022 hat es gegenüber dem Vorjahr einen minimalen Abfall in seiner Verordnungshäufigkeit zu verzeichnen (◘ Tab. 22.2). Es wird auch als „atypisches" Antidepressivum (Noradrenalin/Serotonin-Verstärker) bezeichnet, weil sich seine pharmakologischen Eigenschaften von denen anderer Antidepressiva prinzipiell unterscheiden. Es interagiert mit multiplen pharmakologischen Zielstrukturen (Mcewen und Chattarji 2004). Tianeptin weist eine nahezu identische Wirksamkeit wie andere NSMRI auf bei gleichzeitig geringer ausgeprägten antimuskarinischen Effekten und möglicherweise weniger unerwünschten kardiovaskulären und sexuellen Arzneimittelwirkungen (Wagstaff et al. 2001). Zusätzlich hat Tianeptin eine partialagonistische Wirkung an Opioidrezeptoren und erzeugt dadurch in hohen Dosen Euphorie. Aus den USA stammen mehrere Publikationen über Missbrauch, Abhängigkeitsentwicklung, Entzugssyndrome und tödliche Intoxikationen infolge Überdosierung (Bakota et al. 2018).

Trazodon feiert seit einigen Jahren ein gewisses Comeback. So zeigt sich nicht nur ein vermehrtes Verordnungsvolumen von Trazodon im Jahr 2022 gegenüber dem Vorjahr (◘ Tab. 22.2), sondern auch im stationär psychiatrischen Setting kann ein deutlicher Anstieg in der Anwendungsrate von Trazodon beobachtet werden (Seifert et al. 2021a). Trazodon weist möglicherweise ein günstigeres Profil an unerwünschten Arzneimittelwirkungen auf verglichen mit anderen primär sedierenden Antidepressiva (Noradrenalin/Serotonin-Verstärker): Es verfügt über nahezu keinerlei antimuskarinerge Wirkungen auf und führt deutlich seltener zu einer relevanten Gewichtszunahme (Fagiolini et al. 2012). Damit stellt Trazodon eine mögliche Alternative zu anderen Arzneistoffen wie Mirtazapin dar, deren Einsatz gerade durch diese unerwünschten Arzneimittelwirkungen eingeschränkt ist.

22.4.2 Selektive Serotonin-Rückaufnahme-Inhibitoren (SSRI)

Die generelle Wirksamkeit von SSRI in der Behandlung von Depressionen unterscheidet sich vermutlich nicht wesentlich von den älteren NSMRI (MacGillivray et al. 2003). Der bedeutendste Unterschied liegt in den zu erwartenden unerwünschten Arzneimittelwirkungen der NSMRI im Vergleich zu den spezifischer wirksamen SSRI und SNRI. So sind bei den SSRI und SNRI insbesondere die starken antimuskarinergen unerwünschten Wirkungen, die sedierenden Eigenschaften und die Neigung eine Gewichtszunahme zu induzieren geringer ausgeprägt als bei den NSMRI (Rudorfer et al. 1994). Die vermeintlich „besser" verträglicheren SSRI weisen dahingehend ein anderes Profil an unerwünschten Arzneimittelwirkungen, wie gastrointestinale Beschwerden, erhöhte Blutungsneigung, Hyponatriämien und Schlafstörungen, auf (Carvalho et al. 2016). Viele dieser unerwünschten Arzneimittelwirkungen treten vor allem zu Beginn der Behandlung auf und können im Weiteren abklingen. Insbesondere bei älteren Patienten ist dennoch Vorsicht geboten (Chahine et al. 2010), da diese Patienten ein erhöhtes Risiko für das Auftreten von unerwünschten Arzneimittelwirkungen wie auch Arzneimittelinteraktionen haben. In diesem Zusammenhang wird postuliert, dass mit SSRI-behandelte geriatrische Patienten häufiger stürzen (Gebara et al. 2015), möglicherweise ein höheres Risiko für kardiovaskuläre Ereignisse aufweisen (Ungvari et al. 2019) und häufiger an Blutungen leiden (Schäfer et al. 2019). Auch sollte bei der Anwendung im geriatrischen Bereich bedacht werden, dass die Wirksamkeit von SSRI hinsichtlich einer stimmungsaufhellenden Wirkung bei demenzkranken Patienten nicht hinreichend belegt ist, so dass hier Vorsicht geboten ist, insbesondere anlässlich der vermehrt zu erwartenden unerwünschten Wirkungen (Dudas et al. 2018; Jones et al. 2016).

Zwar gelten die SSRI als grundsätzlich kardial verträglicher als die NSMRI, dennoch ist auch diese Aussage mit Vorbehalt zu interpretieren. 2011 wurden zwei „Rote-Hand-Briefe" von der Arzneimittelkommission der deutschen Ärzteschaft veröffentlicht, die auf das Risiko einer möglichen QTc-Zeitverlängerung und einer Torsade-de-Pointes-Tachykardie bei der Anwendung von Citalopram und Escitalopram aufmerksam machen (Rote Hand Brief 2011a, 2011b). Das Risiko hierfür soll besonders hoch sein bei älteren Personen, Frauen, bei Entgleisungen der Serumkaliumkonzentration und bei Kombination mit anderen potenziell QTc-Zeit-verlängernden Arzneistoffen (Wenzel-Seifert et al. 2011). Insgesamt ist die klinische Relevanz dieser Rote-Hand-Briefe umstritten (Hutton et al. 2017; Crépeau-

Gendron et al. 2019) und die entsprechenden Empfehlungen werden nicht konsequent umgesetzt (de Bardeci et al. 2022).

Seit einigen Jahren tritt eine Gruppe von Symptomen, die bei Absetzen eines Antidepressivums (Noradrenalin/Serotonin-Verstärkers) auftreten, zunehmend in den Fokus von Ärzten und Patienten. Diese sogenannten „Absetzphänomene" können sich in einer Vielzahl systemischer, kardialer, neuromuskulärer, gastrointestinaler und psychischer Symptome äußern. Einige SSRI bzw. SNRI, die eine vergleichsweise kurze Halbwertszeit haben, wie Venlafaxin oder Paroxetin, scheinen diesbezüglich besonders problematisch zu sein. Die Symptome können von dem Betroffenen als äußerst quälend empfunden werden und können die Dosisreduktion bzw. das Absetzen des entsprechenden Arzneistoffes erheblich verkomplizieren. Vorbeugend sollten Antidepressiva (Noradrenalin/Serotonin-Verstärker) langsam über einen Zeitraum von mehreren Wochen ausdosiert werden (Henssler et al. 2019). Auch gibt es zunehmende Berichte einer nach Absetzen eines Antidepressivums (Noradrenalin/Serotonin-Verstärkers) anhaltenden sexuellen Dysfunktion (Bala et al. 2018) sowie das erhöhte Risiko für das Wiederauftreten einer depressiven Episode (Lewis et al. 2021) bzw. dem Aufflackern von Krankheitssymptomen als Folge des Absetzens (Henssler et al. 2019). Grundsätzlich wird empfohlen, dass Patienten bereits vor Beginn der Behandlung mit einem Antidepressivum (Noradrenalin/Serotonin-Verstärker) über diese unerwünschten Wirkungen aufgeklärt werden (BÄK et al. 2022).

Als stark beworbener Vorteil der SSRI gilt ihre niedrige akute Toxizität im Hinblick auf das hohe Suizidrisiko depressiver Patienten. So sind auch Überdosierungen mit größeren Mengen eines SSRIs in der Regel nicht lebensbedrohlich (Isbister et al. 2004). Im Vergleich zu den NMSRI haben SSRI und SNRI allerdings ein höheres Risiko für die Induktion eines potenziell lebensbedrohlichen Serotoninsyndroms, insbesondere, wenn diese absichtlich oder versehentlich überdosiert werden oder mit anderen serotonerg wirksamen Arzneistoffen, wie Tramadol, kombiniert werden (Foong et al. 2018). Auch die gleichzeitige Therapie mit Lithiumsalzen erhöht über indirekte serotonerge Effekte das Risiko eines Serotoninsyndroms (Spadaro et al. 2022). 2003 wurde zudem Bedenken geäußert, dass die Anwendung von SSRI und SNRI bei Kindern und Jugendlichen mit einem erhöhten Suizidrisiko einhergeht, vor allem während der initialen Phase der Behandlung. Dieses Thema wird auch weiterhin kontrovers diskutiert (Masi 2022). Suizidalität als unerwünschte Wirkung unter der Einnahme von Antidepressiva (Noradrenalin/Serotonin-Verstärker) tritt insgesamt sehr selten auf, scheint jedoch etwas häufiger unter SSRI als andere Arzneistoffklassen aufzutreten (Stübner et al. 2018). Insgesamt zeigen epidemiologische Daten jedoch eine inverse Korrelation zwischen der Verordnung von Antidepressiva (Noradrenalin/Serotonin-Verstärker) und der Suizidrate. Dies gilt sowohl für Kinder und Jugendliche (Garland et al. 2016) wie auch Erwachsene (Näslund et al. 2018).

Im Vergleich zu früher verfügen SSRI über ein deutlich ausgeweitetes Indikationsspektrum. Dieses umfasst nicht nur die Behandlung von Depressionen, sondern – je nach Arzneistoff – auch Angst- und Zwangsstörungen, Bulimia nervosa und posttraumatische Belastungsstörungen (Bandelow et al. 2017; Akiki und Abdallah 2018; Bello und Yeomans 2018; Del Casale et al. 2019). Diese Indikationsausweitung ist mutmaßlich auch eines der führenden Erklärungen für den mehr als 40%igen Zuwachs des Verordnungsvolumens von SSRI innerhalb der letzten 10 Jahre (◘ Abb. 22.2; ◘ Tab. 22.3). Seit 2021 hat das Verordnungsvolumen von Sertralin den vorherigen Spitzenreiter Citalopram abgelöst. Dieser Trend setzt sich auch 2022 fort. Sertralin besitzt gegenüber Citalopram den Vorteil eines geringeren Interaktionspotentials, auch liegen für Sertralin keine offiziellen Hinweise hinsichtlich einer QTc-Verlängerung mit Einschränkung der Kombinierbarkeit mit anderen Arzneistoffen vor. Citalopram stand 2022 an zweiter Stelle der meist verordneten SSRI und ist der einzige

◘ **Tab. 22.3** Verordnungen selektiver Serotonin-Rückaufnahme-Inhibitoren (SSRI) 2022. Angegeben sind die 2022 verordneten Tagesdosen, die Änderungen gegenüber 2021 und die mittleren Kosten je DDD 2022

Präparat	Bestandteile	DDD Mio.	Änderung %	DDD-Nettokosten Euro
Citalopram				
Citalopram Aristo	Citalopram	160,6	(−13,8)	0,19
Citalopram-1 A Pharma	Citalopram	45,7	(+35,2)	0,25
Citalopram AL	Citalopram	10,6	(−21,8)	0,24
Citalopram-neuraxpharm	Citalopram	8,9	(+37,9)	0,17
Citalopram PUREN	Citalopram	2,6	(> 1.000)	0,20
Citalopram dura	Citalopram	2,4	(+36,8)	0,24
		230,8	**(−4,6)**	**0,20**
Fluoxetin				
Fluoxetin-1 A Pharma	Fluoxetin	27,7	(+18,3)	0,22
Fluoxetin HEXAL	Fluoxetin	23,7	(+6,4)	0,25
Fluoxetin-neuraxpharm	Fluoxetin	14,8	(−6,6)	0,23
Fluoxetin beta	Fluoxetin	3,6	(−36,8)	0,22
Fluoxetin STADA	Fluoxetin	1,6	(+7,2)	0,21
		71,4	**(+3,9)**	**0,23**
Paroxetin				
Paroxetin-1 A Pharma	Paroxetin	29,7	(+44,9)	0,23
Paroxetin-neuraxpharm	Paroxetin	6,3	(−59,1)	0,25
Paroxedura	Paroxetin	5,5	(−38,7)	0,21
Paroxetin beta	Paroxetin	5,3	(+84,8)	0,25
Paroxetin STADA	Paroxetin	2,3	(+590,3)	0,21
		49,1	**(+2,1)**	**0,23**
Sertralin				
Sertralin Bluefish	Sertralin	100,0	(+261,2)	0,21
Sertralin-1 A Pharma	Sertralin	40,7	(−6,7)	0,22
Sertralin Heumann	Sertralin	29,8	(+159,7)	0,21
Sertralin Winthrop	Sertralin	24,1	(+50,9)	0,19
Sertralin BASICS	Sertralin	13,9	(−73,4)	0,23
Sertralin-neuraxpharm	Sertralin	12,7	(+55,4)	0,18
Sertralin TAD	Sertralin	10,6	(+186,7)	0,19
Sertralin Aurobindo	Sertralin	10,4	(−78,1)	0,26

Tab. 22.3 (Fortsetzung)

Präparat	Bestandteile	DDD Mio.	Änderung %	DDD-Nettokosten Euro
Sertralin Accord	Sertralin	8,5	(−64,7)	0,21
Sertralin STADA	Sertralin	7,8	(+123,1)	0,19
Sertralin AL	Sertralin	5,7	(+25,9)	0,22
Sertralin-CT	Sertralin	3,4	(> 1.000)	0,19
Sertralin dura	Sertralin	2,5	(−29,3)	0,23
Sertralin AbZ	Sertralin	2,5	(+941,1)	0,20
Sertralin Puren	Sertralin	2,4	(+53,6)	0,22
		274,9	**(+10,9)**	**0,21**
Escitalopram				
Escitalopram AbZ	Escitalopram	63,6	(+70,8)	0,21
Escitalopram Heumann	Escitalopram	61,8	(+14,4)	0,20
Escitalopram Micro Labs	Escitalopram	61,2	(+4,2)	0,20
Escitalopram Glenmark	Escitalopram	17,8	(−36,4)	0,19
Escitalopram-1 A Pharma	Escitalopram	4,4	(−17,5)	0,23
Escitalopram-ratiopharm	Escitalopram	2,3	(+18,7)	0,24
Escitalopram beta	Escitalopram	1,7	(−60,4)	0,19
Escitalopram neuraxpharm	Escitalopram	1,6	(+23,3)	0,25
Escitalopram Lundbeck	Escitalopram	1,5	(−34,1)	0,28
		215,7	**(+11,8)**	**0,20**
Weitere Mittel				
Fluvoxamin-neuraxpharm	Fluvoxamin	2,2	(+7,1)	0,30
Summe		**844,0**	**(+5,3)**	**0,21**

Arzneistoff dieser Klasse, der weniger häufig verordnet wurde als im Vorjahr. Escitalopram, das inzwischen nicht mehr teurere S-Isomer von Citalopram, zeigt weiterhin steigende Verordnungszahlen, so auch Fluoxetin, Paroxetin und das insgesamt nur selten verordnete Fluvoxamin (◘ Tab. 22.3).

22.4.3 Selektive Serotonin-Noradrenalin-Rückaufnahme-Inhibitoren (SNRI)

Neben der Wiederaufnahmehemmung von Serotonin verstärken die selektiven Serotonin-Noradrenalin-Rückaufnahme-Inhibitoren (SNRI) zusätzlich die noradrenerge Neurotransmission. Hierbei sind insbesondere bei dem SNRI Venlafaxin dosisabhängige Effekte zu berücksichtigen: Die „duale Wirkung" von Venlafaxin, das heißt die Wiederaufnahmehemmung von Serotonin und Noradrenalin, wird erst ab einer Dosis von 75 mg pro Tag beobachtet (Blier et al. 2007). Unter der Anwendung von Dosierungen zwischen 225 und 300 mg am Tag kann sogar ein dritter Mechanismus des Venlafaxins beobachtet werden, nämlich die Wiederaufnahmehemmung von Dopamin (Raouf et al. 2017).

Die Wirksamkeit der drei in Deutschland verfügbaren SNRI Duloxetin, Venlafaxin und Milnacipran unterscheidet sich untereinander kaum (Stahl et al. 2005). Insgesamt scheinen SNRI eine etwas höhere Wirksamkeit als die meisten SSRI (mit Ausnahme von Paroxetin) aufzuweisen, nicht aber eine höhere Wirksamkeit als das NSMRI Amitriptylin oder dem noradrenergen und spezifisch serotonergen Antidepressivum (NaSSA) Mirtazapin. Insbesondere Venlafaxin und Duloxetin zeichnen sich dahingegen mit einer schlechteren Akzeptanz und höheren Dropout-Rate aus verglichen mit anderen Antidepressiva (Noradrenalin/Serotonin-Verstärkern) (Cipriani et al. 2018).

Das Verordnungsvolumen der SNRI ist in den letzten 10 Jahren um 55 % angestiegen und hat seit 2016 die Verordnungen der NSMRI übertroffen (◘ Abb. 22.2). Auch diese Entwicklung ist zumindest teilweise auf eine Ausweitung des Indikationsspektrums zurückzuführen. So hat Duloxetin auch einen Stellenwert in der Behandlung der generalisierten Angststörung (Bandelow et al. 2021), sowie außerhalb der Psychiatrie, nämlich in der Behandlung chronischer Schmerzzustände bei diabetischer Polyneuropathie (Lunn et al. 2014) und mittelschwerer bis schwerer Belastungsinkontinenz bei Frauen (Li et al. 2013). Venlafaxin findet neben der Depression auch Anwendung in der Behandlung der sozialen und generalisierten Anststörung, sowie der Agoraphobie mit Panikstörung (Bandelow et al. 2021). Die Zahl der Venlafaxinverordnungen ist im Vergleich zum Vorjahr leicht angestiegen. Auch Duloxetin und das neuere und mit Abstand teurere Milnacipran wurden 2022 etwas mehr als im Vorjahr verordnet (◘ Tab. 22.4).

22.4.4 Noradrenalin-Rückaufnahme-Inhibitoren (NaRI)

Der bisweilen einzig in Deutschland verfügbare Arzneistoff aus der Gruppe der Noradrenalin-Rückaufnahmehemmer (NaRI) ist Bupropion, welches 2022 einen heftigen Anstieg im Verordnungsvolumen gegenüber dem Vorjahr aufweist (◘ Tab. 22.5). Neben der Wiederaufnahmehemmung von Noradrenalin bewirkt Bupropion die Wiederaufnahmehemmung von Dopamin, wohingegen die serotonerge Neurotransmission im Wesentlichen unbeeinflusst bleibt (Stahl et al. 2004). Bupropion hat ein dosisabhängiges Risiko für epileptische Anfälle von 0,24–0,4 %, das durch Komedikation mit Antipsychotika (mGPCR-Antagonisten) und anderen Antidepressiva (Noradrenalin/Serotonin-Verstärkern) weiter ansteigen kann (Dersch et al. 2011). Vorteilhaft erscheint dagegen das im Vergleich zu den serotonerg wirksamen Antidepressiva deutlich geringere Risiko für sexuelle Funktionsstörungen. Dies ist möglicherweise ein Grund für die häufigere Anwendung von Bupropion in der Behandlung von Männern (Seifert et al. 2021b). Auch das Risiko einer Gewichtszunahme ist unter Bupropion geringer als unter anderen Antidepressiva (Noradrenalin-/Serotonin-Verstärkern), selbst bei langfristiger Einnahme (Demyttenaere und Jaspers 2008).

Neben der Behandlung von Depressionen wird Bupropion (Zyban) zur Raucherentwöhnung eingesetzt, allerdings nicht als Arzneistoff der ersten Wahl. Inwieweit die bei dieser Indikation beobachteten suizidalen Handlungen eher dem Bupropion oder dem Nikotinentzug zuzurechnen sind, ist nicht geklärt (Arzneimittelkommission der deutschen Ärzteschaft 2004). Einzelne Fallberichte sprechen dafür, dass Absetz-/Entzugsphänomene auch unter Bupropion auftreten können, scheinen

Tab. 22.4 Verordnungen selektiver Serotonin- und Noradrenalin-Rückaufnahme-Inhibitoren (SNRI) 2022. Angegeben sind die 2022 verordneten Tagesdosen, die Änderungen gegenüber 2021 und die mittleren Kosten je DDD 2022

Präparat	Bestandteile	DDD Mio.	Änderung %	DDD-Nettokosten Euro
Venlafaxin				
Venlafaxin Heumann	Venlafaxin	102,8	(+10,5)	0,35
Venlafaxin AL	Venlafaxin	48,9	(−12,4)	0,32
Venlafaxin Aristo	Venlafaxin	19,5	(−10,3)	0,35
Venlafaxin-1 A Pharma	Venlafaxin	14,5	(+66,9)	0,40
Venlafaxin Bluefish	Venlafaxin	14,3	(+77,8)	0,31
Venlafaxin AAA Pharma	Venlafaxin	11,0	(−6,5)	0,35
Venlafaxin-neuraxpharm	Venlafaxin	7,5	(+9,4)	0,27
Venlafaxin TAD	Venlafaxin	2,1	(−9,1)	0,42
Venlafaxin HEXAL	Venlafaxin	1,8	(+6,8)	0,44
Venlafaxin Atid	Venlafaxin	1,2	(−18,4)	0,62
Venlafaxin beta	Venlafaxin	1,0	(−47,8)	0,34
		224,6	(+5,3)	0,34
Duloxetin				
Duloxetin Zentiva	Duloxetin	43,0	(+13,1)	1,05
Duloxetin beta	Duloxetin	24,8	(−26,1)	1,04
Duloxetin Glenmark	Duloxetin	23,5	(+13,4)	1,04
Duloxalta	Duloxetin	5,2	(+16,9)	0,62
Duloxetin-neuraxpharm	Duloxetin	4,9	(+139,2)	0,54
Duloxetin Heumann	Duloxetin	4,9	(+146,6)	0,62
Cymbalta	Duloxetin	1,9	(−29,6)	0,62
Duloxetin-PUREN	Duloxetin	1,7	(+141,9)	0,68
		110,0	(+5,5)	0,97
Milnacipran				
Milnaneurax	Milnacipran	3,8	(−13,5)	1,63
Milnacipran Holsten	Milnacipran	2,2	(+51,7)	1,59
		6,1	(+2,8)	1,62
Summe		340,7	(+5,3)	0,57

◘ Tab. 22.5 Verordnungen weiterer Arzneistoffe mit antidepressiver Wirkung („Antidepressiva") 2022. Angegeben sind die 2022 verordneten Tagesdosen, die Änderungen gegenüber 2021 und die mittleren Kosten je DDD 2022

Präparat	Bestandteile	DDD Mio.	Änderung %	DDD-Nettokosten Euro
Dopamin/Noradrenalin-Rückaufnahme-Inhibitoren (NaRI)				
Bupropion beta	Bupropion	18,6	(+188,5)	0,75
Bupropion neuraxpharm	Bupropion	16,6	(+214,4)	0,88
Elontril	Bupropion	11,6	(−45,5)	0,89
Bupropion Zentiva	Bupropion	5,1	(+444,7)	0,46
Bupropionhydrochlorid HEXAL	Bupropion	3,4	(−51,1)	1,04
Bupropion-ratiopharm	Bupropion	2,6	(+123,0)	0,88
Bupropion-biomo	Bupropion	1,5	(+543,0)	0,96
		59,5	**(+40,6)**	**0,82**
Mirtazapin				
Mirta Lich	Mirtazapin	107,2	(+2,3)	0,37
Mirtazapin-1 A Pharma	Mirtazapin	30,7	(+71,0)	0,40
Mirtazapin Heumann	Mirtazapin	20,3	(+7,7)	0,36
Mirtazapin AbZ	Mirtazapin	12,9	(−30,3)	0,36
Mirta TAD	Mirtazapin	10,4	(+172,1)	0,47
Mirtazapin-ratiopharm	Mirtazapin	9,9	(−32,5)	0,51
Mirtazapin STADA	Mirtazapin	4,9	(+150,9)	0,35
Mirtazapin Aurobindo	Mirtazapin	4,0	(−65,6)	0,39
Mirtazapin Hormosan	Mirtazapin	2,8	(−57,3)	0,37
Mirtazapin AL	Mirtazapin	1,3	(−73,2)	0,41
Mirtazapin beta	Mirtazapin	1,1	(+10,7)	0,34
		205,3	**(+0,5)**	**0,38**
MAO-Inhibitoren				
Jatrosom	Tranylcypromin	3,7	(−4,5)	1,15
Moclobemid-neuraxpharm	Moclobemid	2,0	(+93,7)	0,70
Moclobemid-1 A Pharma	Moclobemid	1,2	(−26,5)	0,70
		6,9	**(+5,5)**	**0,94**
Lithiumsalze				
Quilonum	Lithium	19,8	(−0,0)	0,73
Hypnorex	Lithium	2,7	(−8,1)	0,94
		22,6	**(−1,1)**	**0,76**

Kapitel 22 · Depression, Angststörungen, bipolare Störung, Schizophrenie, ADHS

Tab. 22.5 (Fortsetzung)

Präparat	Bestandteile	DDD Mio.	Änderung %	DDD-Nettokosten Euro
Melatonerge Antidepressiva				
Agomelatin Zentiva	Agomelatin	17,0	(+19,8)	0,48
Agomelatin Heumann	Agomelatin	6,1	(−4,4)	0,47
Agomelatin Glenmark	Agomelatin	1,5	(+220,5)	0,47
Agomelatin beta	Agomelatin	1,2	(−19,3)	0,50
		25,9	(+14,6)	0,48
Summe		320,1	(+7,2)	0,51

aber deutlich seltener zu sein als unter serotonerg wirksamen Antidepressiva (Bleich et al. 2022).

22.4.5 Weitere Antidepressiva

Das schon lange Zeit relativ hohe Verordnungsvolumen von Mirtazapin, ein Antagonist an präsynaptischen α_2-Rezeptoren, welcher auch der Arzneistoffgruppe der sogenannten „noradrenergen und spezifisch serotonergen Antidepressiva" (NaSSA) zugeordnet wird, zeigte sich im Jahr 2022 gegenüber dem Vorjahr stabil (❏ Tab. 22.5). Es wird vermutlich wegen seiner sedierenden Wirkungen relativ breit und möglicherweise auch „off-label" zur Behandlung von Schlafstörungen eingesetzt (Gibbons et al. 2007). Die Wirksamkeit einer Kombination mit SSRI oder SNRI ist im Vergleich zu anderen Kombinationen von Psychopharmaka besser belegt (Henssler et al. 2022). In der bereits erwähnten Vergleichsanalyse von Antidepressiva schneidet Mirtazapin hinsichtlich der Effektivität, nicht aber der Verträglichkeit, besonders gut ab (Cipriani et al. 2018). Die unter Mirtazapin häufiger beobachtete Gewichtszunahme kann in der Praxis Probleme bereiten. Für Patienten, die an einem Diabetes mellitus erkrankt sind oder ein metabolisches Syndrom aufweisen, ist Mirtazapin demnach keine gute Wahl (Song et al. 2015). Allerdings können sedierende NSMRI wie Doxepin, Trimipramin und Amitriptylin ebenfalls eine Gewichtszunahme verursachen, insbesondere bei langfristiger Einnahme, und stellen diesbezüglich somit ebenfalls keine geeigneten Alternativen dar (Serretti und Mandelli 2010). Mirtazapin, wie auch Bupropion, scheint mit einem geringeren Risiko für sexuelle Funktionsstörungen vergesellschaftet zu sein (Montejo et al. 2019), eine Eigenschaft, die möglicherweise zu der häufigeren Verordnung an Männer beiträgt (Seifert et al. 2021b). Vorsicht ist möglicherweise im Bereich der Gerontopsychiatrie geboten: In einer schwedischen Registerstudie war Mirtazapin unter allen Antidepressiva (Noradrenalin/Serotonin-Verstärkern) mit dem höchsten Sterberisiko bei älteren Menschen assoziiert (Danielsson et al. 2016).

Nach den Ergebnissen eines Cochrane-Reviews stellt der Melatoninrezeptoragonist Agomelatin (*Valdoxan*) keinen wesentlichen Fortschritt in der Depressionstherapie dar (Guaiana et al. 2013). Sein Verordnungsvolumen hat im Vergleich zum Vorjahr dennoch leicht zugenommen (❏ Tab. 22.5). In der bereits mehrfach erwähnten umfangreichen Vergleichsanalyse von 21 Antidepressiva (Noradrenalin/Serotonin-Verstärkern) von Cipriani et al. (2018) schneidet Agomelatin bezüglich der Verträglichkeit am besten ab und ist neben Fluoxetin die einzige Substanz, die in dieser Beziehung signifikant besser abschneidet als Placebo; bezüglich der Wirksamkeit liegt es in dieser Analyse im Mittelfeld (Cipriani et al. 2018). Agomelatin scheint besonders vorteilhaft hinsichtlich seines günstigen Profils an zu erwartenden unerwünschten Arzneimittelwirkungen zu sein, da viele der häufigen Beschwerden wie gastrointestinale Symptome, Gewichtszunahme, sexuelle Funktionsstörungen und QTc-Zeitverlängerung, die unter vielen Antidepressiva (Noradrenalin/Serotonin-Verstärkern) auftreten, unter Agomelatin nicht zu erwarten sind (Guaiana et al. 2013). Vorsicht und regelmäßige Leberwertkontrollen sind aufgrund der im Vergleich zu anderen Antidepressiva (Noradrenalin/Serotonin-Verstärkern) deutlich höheren Inzidenz von Arzneimittel-bedingten Leberschäden geboten (Freiesleben und Furczyk 2015).

22.4.6 Lithium

Lithium gehört zu den wirksamsten Arzneistoffen, die zur Behandlung von Patienten mit bipolar affektiver Störung angewendet werden, und wird sowohl zur Therapie der akuten Manie als auch zur Phasenprophylaxe eingesetzt (Curran und Ravindran 2014). Auch Patienten, die an einer unipolaren Depression erkrankt sind, können von einer Langzeittherapie mit Lithium profitieren (Abou-Saleh et al. 2017). Lithium ist neben Clozapin eines der einzigen Arzneistoffe mit nachgewiesener antisuizidaler Wirkung und ist hierunter der einzige Arzneistoff, der zur Behandlung affektiver Störungen zugelassen ist (Müller-Oerlinghausen und Lewitzka 2016). Die Verordnungszahlen von Lithium zeigen trotz diesen beachtlichen Vorteilen erneut einen kleinen Abfall im Jahr 2022 gegenüber dem Vorjahr (◘ Tab. 22.5). Aktuelle unabhängige Leitlinien empfehlen nachdrücklich Lithium als Mittel der ersten Wahl vor allen anderen Substanzen zur Langzeitprophylaxe bipolarer Phasen, so auch die derzeit aktuellste S3-Leitlinie (BÄK 2022). Zunehmend verdichten sich auch die Hinweise auf eine neuroprotektive Wirksamkeit von Lithium (Rybakowski et al. 2018). Insgesamt dürfte die Zahl der Lithium-behandelten Patienten in Deutschland angesichts des auch eindrucksvollen Nutzens dieser Prophylaxe zu niedrig liegen. Auch die in kontrollierten Studien gut belegte Augmentation einer antidepressiven Therapie mit Lithium bei auf Antidepressiva (Noradrenalin/Serotonin-Verstärkern) nicht befriedigend ansprechenden Patienten wird nur unzureichend genutzt (BÄK et al. 2022; Bauer et al. 2010).

Diese Beobachtung ist möglicherweise darauf zurückzuführen, dass eine Langzeittherapie mit Lithium mit einer Reihe von zum Teil schwerwiegenden unerwünschten Arzneimittelwirkungen, die vor allem die Nieren und die Schilddrüse betreffen, einhergehen kann. Besonders bedenklich erscheint das nach langjähriger Lithiumeinnahme erhöhte Risiko einer chronischen Niereninsuffizienz (Van Alphen et al. 2021). Etwa ein Viertel der mit Lithiumlangzeittherapie behandelten Patienten entwickeln eine Niereninsuffizienz (Schoretsanitis et al. 2022), wohingegen das Risiko einer Lithium-induzierten terminalen Niereninsuffizienz gering erscheint (Davis et al. 2018). Neben dem engmaschigen Monitoring der Nierenfunktion sollten Behandler die Funktion der Schilddrüse sowie den Kalziumhaushalt (hier insbesondere ein Hyperkalziämie) im Blick behalten. Das Risiko einer Hypothyreose ist um ein 2,31-faches erhöht bei Patienten mit langjähriger Lithiumtherapie. Insgesamt scheinen Frauen häufiger von Langzeitschäden der Nieren und der Schilddrüse betroffen zu sein als Männer (Shine et al. 2015). Daneben ist die Lithium-assoziierte Gewichtszunahme, die mit entsprechenden Folgen einhergehen kann, zu bedenken (de Almeida et al. 2012). Hierzu gibt es neue Hinweise: Gomes-da-Costa und Kollegen fanden in ihrer aktuellen Meta-Analyse, dass sich die Gewichtszunahme unter Lithiumtherapie nicht von Placebo unterscheidet und dass alternative Arzneistoffe mit phasenprophylaktischer und antimanischer Wirkung wie Quetiapin, Valproat und Olanzapin ein höheres Risiko dafür aufweisen (Gomes-da-Costa et al. 2022).

Ein weiterer Aspekt, der möglicherweise zur zurückhaltenden Verordnung von Lithium beiträgt, ist die enge therapeutische Breite des Lithiums. Lithium gehört zu den Arzneistoffen, bei denen regelmäßige Serumkonzentrationsbestimmungen („Spiegelbestimmungen") Voraussetzung für die erfolgreiche Einstellung und Behandlung mit Lithium sind (Hiemke et al. 2018). Wird der Zielbereich zwischen 0,6 und 1,2 mmol/l überschritten, so drohen schwere Intoxikationen mit Übelkeit, Erbrechen, Ataxie, Verwirrtheit, grobschlägigem Tremor und kardiotoxischen Effekten. Risikofaktoren für eine Lithiumintoxikation sind unter anderem Fieber/Infektionen, verminderte Flüssigkeitszufuhr sowie gleichzeitige Einnahme anderer potenziell nephrotoxischen Arzneistoffen, wie Ibuprofen (Mcknight et al. 2012; Haussmann et al. 2015). Obwohl Lithium eine antisuizidale Wirkung besitzt, ist bei der Behandlung von akut suizidalen Patienten u. a. wegen des erhöhten Intoxikationsrisikos Vorsicht geboten. So wird postuliert, dass Lithiumintoxikationen häufiger selbstherbeigeführt als akzidentell auftreten und diese natürlich auch tödlich ausgehen können (Montagnon et al. 2002).

Als potenzielle Alternativen zu Lithiumsalzen spielen vor allem einige „atypische" Antipsychotika (p-mGPCR-Antagonisten; z. B. Aripiprazol, Asenapin, Olanzapin, Quetiapin, Risperidon; siehe ▶ Abschn. 22.5) sowie einige „Antiepileptika" (siehe ▶ Kap. 15) eine Rolle. Gemeinsam ist diesen Arzneistoffen einschließlich Lithium, dass sie bei der Behandlung der akuten Manie insgesamt wirksamer sind als bei der Behandlung einer depressiven Episode (Kishi et al. 2021). Insgesamt hat Lithium keine überlegene Wirkung gegenüber Antidepressiva (Noradrenalin/Serotonin-Verstärkern), dafür aber eine leicht überlegene Wirkung gegenüber Placebo, in der Behandlung einer akuten Depression bei bipolar affektiv erkrankten Patienten (Rakofsky et al. 2022). Antidepressiva (Noradrenalin/Serotonin-Verstärker) sind nachgewiesen wirkungsvoll in der Behandlung und Rezidivprophylaxe depressiver Episoden im Rahmen einer bipolaren Störung (Liu et al. 2017), sie können jedoch den „switch" in eine Manie begünstigen – insbesondere im Falle einer längerfristigen Anwendung (McGirr et al. 2016). Das Risiko hierfür scheint am höchsten für die NSMRI, gefolgt von den SNRI und den SSRI (Terao 2021), wobei diesbezüglich eine sehr heterogene Studienlage vorliegt, so dass ein abschließendes Urteil aktuell nicht möglich ist (Gitlin 2018).

22.5 Antipsychotika (mGPCR-Antagonisten)

„Antipsychotika" wurden primär zur Behandlung von Psychosen entwickelt. Die Antipsychotika, die klassischerweise als „hochpotente Antipsychotika der ersten Generation" oder „typische Antipsychotika" bezeichnet werden und wozu beispielsweise Haloperidol gehört, kennzeichnen sich durch eine besonders starke antagonistische Wirkung an Dopamin-D_2-Rezeptoren. Diese ist maßgeblich für ihre antipsychotische Wirkung, aber auch die Entstehung von extrapyramidalmotorischen Symptomen verantwortlich. Mechanistisch können sie als „Antagonisten an multiplen G-Protein-gekoppelten Rezeptoren mit Präferenz für den Dopamin-D_2-Rezeptor" (D_2R-GPCR-Antagonisten) bezeichnet werden. Die zweite Generation der Antipsychotika, oder auch „atypische Antipsychotika" genannt, wirken an zahlreichen G-Protein gekoppelten Rezeptoren, darunter Dopamin-, Histamin-, Acetylcholin- und Serotoninrezeptoren. Dieses heterogene Rezeptorprofil spiegelt sich in dem mechanistischen Terminus „Antagonisten an multiplen G-Protein-gekoppelten Rezeptoren mit pleiotropen therapeutischen und unerwünschten Wirkungen" (p-mGPCR-Antagonisten) wieder. Eine dritte Gruppe der Antipsychotika sind die sogenannten „niederpotenten Antipsychotika der ersten Generation". Diese haben eine geringe Affinität zu D_2-Rezeptoren und sind erst in hohen Dosen antipsychotisch und vielmehr sedierend wirksam. Auch diese Gruppe kann mechanistisch den p-mGPCR-Antagonisten zugeordnet werden (Seifert 2021b).

Je nach Arzneistoff weisen die „atypischen" Antipsychotika (p-mGPCR-Antagonisten) ein vielfältiges Rezeptorprofil auf. Sie verfügen jeweils über dopaminantagonistische Wirkungen an unterschiedlichen Dopaminrezeptorsubtypen. Daneben ist insbesondere die antagonistische Wirkung am Serotonin-5-HT$_{2A}$-Rezeptor aufweisen charakterisierend (Seifert 2021b). Dieser trägt zur antipsychotischen Wirksamkeit der „atypischen" Antipsychotika (p-mGPCR-Antagonisten) bei. Daneben ist er mit einer Verringerung des Risikos für extrapyramidalmotorische Störungen assoziiert (Kim 2021). Einige „atypischen" Antipsychotika (p-mGPCR-Antagonisten), wie Risperidon, weisen ebenfalls eine hohe Affinität zum D$_2$-Rezeptor auf. Als vorbeugend hinsichtlich der Entstehung von extrapyramidalmotorische Störungen gelten neben der eben genannten 5-HT$_{2A}$-Rezeptor-Affinität zusätzlich die schnellere Diffusion des Liganden vom D$_2$-Rezeptor (Sykes et al. 2017).

Die neuste Gruppe antipsychotisch wirksamer Arzneistoffe stellen die Dopaminrezeptor-Partialagonisten (DRPA) dar (Komossa et al. 2009; Keks et al. 2020). DRPA sind in Anwesenheit von endogenem Dopamin partielle Antagonisten (Seifert 2021c) und können ebenfalls den p-mGPCR-Antagonisten zugeordnet werden. Der erste zugelassene Arzneistoff dieser Arzneistoffgruppe war Aripiprazol. Seit 2017 ist ein zweiter DRPA, das Cariprazin, auf dem deutschen Arzneimittelmarkt erhältlich. Diese Arzneistoffe entfalten eine geringe agonistische Wirkung an Dopamin-D$_2$- und D$_3$-Rezeptoren. Da diese Substanzen auch an weiteren Rezeptoren (meist antagonistische) Wirkungen haben, werden sie hier mit den anderen p-mGPCR-Antagonisten unter der alten Bezeichnung der „atypischen" Antipsychotika mit aufgeführt (◘ Tab. 22.6).

Nach jahrelang zunehmenden Verordnungszahlen zeigt sich im Jahr 2022 erstmalig

◘ **Tab. 22.6 Verordnungen von Arzneistoffen mit antipsychotischer Wirkung („Antipsychotika"; mGPCR-Antagonisten) 2022.** Angegeben sind die 2022 verordneten Tagesdosen, die Änderungen gegenüber 2021 und die mittleren Kosten je DDD 2022

Präparat	Bestandteile	DDD	Änderung	DDD-Nettokosten
		Mio.	%	Euro
Amisulprid				
Amisulprid AAA Pharma	Amisulprid	10,1	(−6,4)	1,20
Amisulprid Holsten	Amisulprid	1,5	(+3,7)	1,13
		11,5	**(−5,2)**	**1,19**
Aripiprazol				
Arpoya	Aripiprazol	15,4	(+18,7)	2,48
Aripiprazol-neuraxpharm	Aripiprazol	4,1	(−21,3)	2,50
Aripiprazol beta	Aripiprazol	3,9	(+44,6)	2,42
Abilify	Aripiprazol	3,9	(+1,3)	14,40
Aripiprazol AbZ	Aripiprazol	3,1	(+51,1)	2,35
Aripiprazol Heumann	Aripiprazol	2,6	(+6,5)	1,50
		33,0	**(+13,0)**	**3,78**

◘ Tab. 22.6 (Fortsetzung)

Präparat	Bestandteile	DDD Mio.	Änderung %	DDD-Nettokosten Euro
Chlorprothixen				
Chlorprothixen-neuraxpharm	Chlorprothixen	2,9	(−2,3)	0,83
Chlorprothixen Holsten	Chlorprothixen	2,4	(−1,7)	0,73
		5,3	**(−2,0)**	**0,78**
Clozapin				
Clozapin HEXAL	Clozapin	5,7	(−22,6)	1,40
Clozapin-neuraxpharm	Clozapin	5,1	(+5,8)	1,40
Clozapin-1 A Pharma	Clozapin	2,6	(+21,9)	1,46
Clozapin Glenmark	Clozapin	1,3	(+14,2)	1,35
Leponex	Clozapin	0,62	(−13,5)	1,47
Clozapin PUREN	Clozapin	0,49	(> 1.000)	1,39
		15,8	**(−2,3)**	**1,41**
Flupentixol				
Fluanxol	Flupentixol	6,1	(−5,6)	0,93
Flupentixol-neuraxpharm	Flupentixol	2,4	(−5,2)	1,35
		8,6	**(−5,5)**	**1,05**
Haloperidol				
Haloperidol-neuraxpharm	Haloperidol	5,0	(−7,5)	0,51
Haldol	Haloperidol	3,7	(−22,2)	0,57
Haloperidol-ratiopharm	Haloperidol	3,1	(+14,7)	0,41
		11,8	**(−8,2)**	**0,50**
Levomepromazin				
Levomepromazin-neuraxpharm	Levomepromazin	2,2	(−3,0)	1,52
Melperon				
Melperon Aristo	Melperon	7,3	(+36,2)	2,18
Melperon-neuraxpharm	Melperon	2,3	(−44,3)	2,20
Melperon-ratiopharm	Melperon	1,5	(−29,3)	2,27
Melperon-1 A Pharma	Melperon	0,30	(+70,4)	2,73
Melperon AL	Melperon	0,22	(+39,1)	2,01
Melneurin	Melperon	0,13	(+51,4)	1,92
		11,7	**(−2,5)**	**2,20**

◻ **Tab. 22.6** (Fortsetzung)

Präparat	Bestandteile	DDD Mio.	Änderung %	DDD-Nettokosten Euro
Olanzapin				
Olanzapin BASICS	Olanzapin	19,1	(+17,1)	0,83
Olanzapin Glenmark	Olanzapin	18,6	(−13,9)	0,79
Olanzapin Heumann	Olanzapin	7,1	(−4,4)	0,77
Olanzapin-1 A Pharma	Olanzapin	1,8	(+3,4)	0,81
Olanzapin Aurobindo	Olanzapin	1,7	(+643,6)	0,70
Olanzapin-neuraxpharm	Olanzapin	1,5	(−40,2)	0,87
Zypadhera	Olanzapin	0,97	(+4,3)	11,87
		50,8	**(−0,1)**	**1,02**
Paliperidon				
Xeplion	Paliperidon	8,9	(−5,5)	15,62
Trevicta	Paliperidon	2,9	(+3,3)	12,92
		11,8	**(−3,5)**	**14,95**
Pipamperon				
Pipamperon-neuraxpharm	Pipamperon	10,8	(−15,7)	1,67
Pipamperon-1 A Pharma	Pipamperon	5,0	(+435,6)	2,17
Pipamperon HEXAL	Pipamperon	2,6	(−41,4)	2,32
Dipiperon	Pipamperon	2,2	(+111,6)	1,32
		20,6	**(+7,0)**	**1,83**
Promethazin				
Promethazin-neuraxpharm	Promethazin	32,4	(+1,2)	0,47
Proneurin	Promethazin	0,92	(+264,9)	0,46
Atosil	Promethazin	0,89	(−6,2)	1,09
		34,2	**(+3,0)**	**0,48**
Quetiapin				
Quetiapin-1 A Pharma	Quetiapin	15,7	(−11,8)	1,42
Quetiapin Heumann	Quetiapin	15,7	(+67,7)	1,30
Quetiapin AbZ	Quetiapin	10,0	(−30,3)	1,37
Quetiapin HEXAL	Quetiapin	6,4	(+22,0)	1,59
Quetiapin Glenmark	Quetiapin	4,8	(+438,7)	1,17
Quetiapin Accord	Quetiapin	4,1	(−43,6)	1,20
Quetiapin Hormosan	Quetiapin	3,9	(+96,2)	1,26

Tab. 22.6 (Fortsetzung)

Präparat	Bestandteile	DDD Mio.	Änderung %	DDD-Nettokosten Euro
Quetiapin-neuraxpharm	Quetiapin	3,3	(−26,2)	1,30
Quetiapin-ratiopharm	Quetiapin	3,0	(−14,4)	1,48
Quetiapin Aristo	Quetiapin	0,82	(+481,4)	1,27
Quetiapin Devatis	Quetiapin	0,78	(+874,6)	1,28
		68,7	**(+5,1)**	**1,35**
Risperidon				
Risperidon Atid	Risperidon	16,6	(−3,7)	0,88
Risperidon-1 A Pharma	Risperidon	9,1	(+86,7)	0,94
Risperidon Aristo	Risperidon	8,2	(−21,0)	1,00
Risperidon-ratiopharm	Risperidon	2,2	(+64,3)	13,46
Risperdal	Risperidon	1,0	(−53,4)	10,41
Risperidon-PUREN	Risperidon	0,69	(+308,5)	0,78
Risperidon Heumann	Risperidon	0,54	(−76,9)	0,73
		38,4	**(−0,6)**	**1,90**
Sulpirid				
Sulpirid-neuraxpharm	Sulpirid	1,1	(−15,6)	2,04
Sulpirid-1 A Pharma	Sulpirid	0,54	(+168,4)	1,98
		1,7	**(+8,5)**	**2,02**
Weitere Arzneistoffe				
Benperidol-neuraxpharm	Benperidol	8,4	(−6,2)	0,23
Perazin-neuraxpharm	Perazin	7,3	(−7,2)	0,37
Ciatyl-Z	Zuclopenthixol	4,2	(−6,2)	0,88
Reagila	Cariprazin	3,0	(+18,0)	3,01
Dominal	Prothipendyl	2,7	(−54,8)	1,26
Ziprasidon-neuraxpharm	Ziprasidon	1,1	(+11,7)	3,12
Imap	Fluspirilen	0,48	(−9,8)	1,89
		27,3	**(−13,1)**	**0,93**
Summe		**353,3**	**(+0,5)**	**1,94**

ein dezenter Rückgang im Verordnungsvolumen der Antipsychotika (mGPCR-Antagonisten) (◘ Abb. 22.1). Bereits seit einigen Jahren werden die Verordnungen der „klassischen" hochpotenten Antipsychotika (D_2R-mGPCR-Antagonisten) weit von den

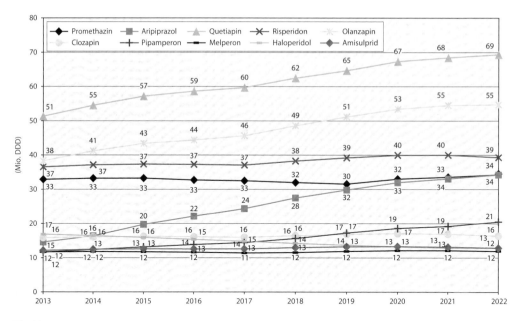

☐ **Abb. 22.3** Verordnungen von Antipsychotika (antipsychotischen Arzneistoffen, mGPCR-Antagonisten) 2013 bis 2022. Gesamtverordnungen nach definierten Tagesdosen

„atypischen" Antipsychotika (p-mGPCR-Antagonisten) übertroffen (☐ Abb. 22.3; ☐ Tab. 22.6).

Neben dem Einsatz bei psychotischen Symptomen (z. B. Schizophrenie, bipolare Störung) werden insbesondere die atypischen Antipsychotika (p-mGPCR-Antagonisten) zunehmend auch bei anderen Indikationen, wie Erregungszustände im Rahmen oligophrener Syndrome, im geriatrischen Bereich oder Schlafstörungen sowie häufig auch in Kombination mit anderen Psychopharmaka verwendet. Unabhängige Autoren weisen auf die Bedenklichkeit dieser Entwicklung – meist im „off-label"-Bereich – angesichts der relativ schwachen Evidenz-basierten Wirksamkeit und gravierender unerwünschter Arzneimittelwirkungen hin (Maher et al. 2011). Das gilt unter anderem auch für die zunehmende Verordnung von Risperidon bei Kindern und Jugendlichen (Bachmann et al. 2017; Abbas et al. 2016) sowie bei demenzkranken Patienten (Poljansky et al. 2015). Risperidon ist für die kurzfristige Anwendung, d. h. höchstens 6 Wochen, in der Behandlung von anders nicht beherrschbaren Verhaltensauffälligkeiten bei demenzkranken Personen sogar zugelassen; eine längere Anwendung von Risperidon ist hier jedoch „off-label". Risperidon, aber auch Olanzapin, führten in placebokontrollierten Studien bei älteren Patienten mit Demenz zu einer dreifach erhöhten Sterblichkeit und häufigeren zerebrovaskulären Ereignissen (Yunusa et al. 2019). In diesem Zusammenhang ist auch der Hinweis auf das erhöhte Risiko thromboembolischer Ereignisse bei älteren Patienten unter Behandlung mit atypischen Antipsychotika (p-mGPCR-Antagonisten) bedeutsam (Hägg et al. 2008; Wolter 2009). Ein weiteres Risiko ist die unter vielen Antipsychotika (mGPCR-Antagonisten) beschriebene QT-Zeit-Verlängerung (Ray et al. 2009), die bei älteren Menschen mit einer deutlichen Übersterblichkeit (relatives Risiko 2,98) vergesellschaftet ist (Danielsson et al. 2016).

Daneben ist aber auch in der Behandlung von unipolaren Depressionen, wo die Kombination von Antidepressiva (Noradrenalin/Serotonin-Verstärker) v. a. mit „atypischen" Antipsychotika (p-mGPCR-Antagonisten) zumindest im stationären Setting eine mehr als gängige Praxis darstellt (Seifert et al. 2021a), bedenklich. Diese Entwicklung wird vermutlich durch das verführerische, aber objektiv falsche Argument der angeblich besseren Verträglichkeit atypischer Antipsychotika (p-mGPCR-Antagonisten) erheblich befördert (Komossa et al. 2010; Spielmans et al. 2013). Die Kombination von atypischen Antipsychotika (p-mGPCR-Antagonisten) mit serotonerg wirksamen Antidepressiva ist auch aus mechanistischer Sicht unlogisch, da viele atypische Antipsychotika eine antagonistische Wirkung an verschiedenen Serotoninrezeptoren entfalten (Siafis et al. 2018) und genau diese durch Antidepressiva (Noradrenalin/Serotonin-Verstärker) verstärkt werden soll (Seifert 2021b). Insgesamt gibt es nur wenig Evidenz, die eine solche Vorgehensweise hinsichtlich eines „Mehrgewinns" insbesondere basierend auf dem Nutzen-Risiko-Kosten-Quotienten objektiv unterstützt (Tranulis et al. 2008; Niedrig et al. 2016; Davies et al. 2019). Möglicherweise als vorteilhaft ist die Kombination der beiden Arzneistoffgruppen in der Behandlung der depressiven Episode mit psychotischen Symptomen einzuschätzen (Kruizinga et al. 2021). Allerdings ist in dieser spezifischen Indikation bislang kein Antipsychotikum (mGPCR-Antagonist) tatsächlich zugelassen.

Die langfristige Therapie mit Antipsychotika (mGPCR-Antagonisten) bereitet große Sorgen aufgrund der zahlreichen unerwünschten Arzneimittelwirkungen, die vor allem nach jahrelanger Einnahme auftreten (Tiihonen 2016). Eine gut belegte unerwünschte Arzneimittelwirkung, die vor allem unter der Therapie mit atypischen Antipsychotika (p-mGPCR-Antagonisten) auftritt, ist eine Gewichtszunahme, die im langfristigen Verlauf mit den entsprechenden gesundheitlichen Risiken wie metabolisches Syndrom, Diabetes mellitus Typ II und kardiovaskuläre Ereignisse vergesellschaftet ist (Pillinger et al. 2020). Trotz dieser erheblichen unerwünschten Risiken und des damit einhergehend höheren Risikos insbesondere für kardiovaskuläre Ereignisse wie Herzinfarkte und Schlaganfälle ist die medikamentöse antipsychotische Behandlung von Patienten mit Schizophrenie mit einer 40 % niedrigeren Mortalität im Vergleich zu unbehandelten Schizophrenie-kranken Patienten assoziiert (Tiihonen et al. 2016). Der Grund hierfür liegt möglicherweise darin, dass behandelte Patienten seltener Drogen konsumieren (Krause et al. 2019), seltener an einem Suizid sterben (Correll et al. 2022), sowie ein insgesamt höheres Funktionsniveau aufweisen und somit regelmäßiger Arztbesuche wahrnehmen und bessere Entscheidungen bezüglich ihrer Gesundheit treffen können.

Des Weiteren wird postuliert, dass die langfristige Einnahme von Antipsychotika (mGPCR-Antagonisten) eine Hirnatrophie begünstigen könnte. So kann insbesondere ein Abnahme der grauen Substanz in Korrelation mit der Einnahmedauer beobachtet werden (Fusar-Poli et al. 2013). Ein abschließendes Urteil kann diesbezüglich allerdings noch nicht getroffen werden, denn der natürliche Verlauf einer Schizophrenie ist ebenfalls mit einer Hirnvolumenminderung einhergehend und eine langjährige antipsychotische Medikationseinnahme kann mit einem schwereren Krankheitsverlauf korrelieren (Goff et al. 2017). Zusätzlich ist das Risiko einer Demenz bei Patienten mit einer Schizophrenie mit einem relativen Risiko von 2,29 deutlich erhöht (Cai und Huang 2018).

Ein grundlegender Nachteil von fast allen Antipsychotika (mGPCR-Antagonisten) besteht darin, dass sie zwar die akuten psychotischen Symptome wirksam beeinflussen können, viel weniger oder gar nicht dagegen die kognitiven oder Negativsymptome der Schizophrenie. Gerade letztere begründen aber die schwerwiegende und chronische psychosoziale Behinderung dieser Patienten (Miyamoto et al. 2012). Zudem beeinträchtigen verschiedene unerwünschte Arzneimittelwirkungen, wie z. B. sexuelle Funktionsstörungen und massive Gewichtszunahmen, die bei 50–70 % der Patienten auftreten, oftmals erheblich die Lebensqualität (La Torre et al. 2013).

Es gibt jedoch auch einschlägige Argumente, die für eine kontinuierliche Einnahme von Antipsychotika (mGPCR-Antagonisten), zumindest in der Indikation einer vorliegenden Schizophrenie, sprechen. Eine große Meta-Analyse aus dem Jahr 2017 legt offen, dass Patienten, die über ein Jahr mit einem Antipsychotikum (mGPCR-Antagonisten) weiterbehandelt wurden, eine nur 10%ige Verschlechterung ihrer Symptomatik erfuhren. Diejenigen Patienten, die mit einem Placebo behandelt wurden, zeigten dahingegen eine stetige Verschlechterung ihrer Grunderkrankung um 50%. Das Risiko für ein Rezidiv war zudem höher bei Patienten, bei denen die antipsychotische Medikation abrupt beendet, als bei Patienten, bei denen die Medikation langsam ausdosiert wurde (Takeuchi et al. 2017). Bis zu 30% der Betroffenen einer ersten psychotischen Episode erfahren auch ohne eine antipsychotische Therapie eine vollständige Remission. Letztlich ist es aber weiterhin nicht möglich, diejenigen Patienten, die keine antipsychotische Erhaltungstherapie benötigen, anhand von klinischen oder biologischen Merkmalen zu erkennen, so dass Kliniker sorgfältig das Für und Wider einer Erhaltungstherapie und dessen Dosierung zusammen mit dem Patienten überlegen müssen (Murray et al. 2016). Hierbei muss allerdings ebenfalls bedacht werden, dass die Wirksamkeit von Antipsychotika (mGPCR-Antagonisten) nachlassen kann im Falle einer erneuten psychotischen Episode. Im Falle eines Rezidivs sind oftmals höhere Dosen des Arzneistoffs notwendig um eine ausreichende Wirkung zu erzielen und der Behandlungserfolg tritt erst nach längerer Behandlungsdauer ein (Takeuchi et al. 2019).

Als praktische Konsequenz ergibt sich, dass für jeden Patienten das für ihn optimale Antipsychotikum (mGPCR-Antagonist) unter besonderer Berücksichtigung seines individuellen Risikoprofils ausgewählt werden sollte und ein sorgfältiges kontinuierliches Monitoring erfolgen sollte (DGPPN 2019). Antipsychotika (mGPCR-Antagonisten) erreichen ihren maximalen therapeutischen Effekt bei einer 80%iger Besetzung der Dopamin-D_2-Rezeptoren. Je höher die Dosis, desto höher oftmals das Risiko für vermehrte unerwünschte Wirkungen wie extrapyramidalmotorische Störungen (Siafis et al. 2023) und Gewichtszunahme (Wu et al. 2022). Daher sollte immer angestrebt werden, die niedrigstmögliche Dosis zu verabreichen um auf diese Weise das Risiko für unerwünschte Arzneimittelwirkungen zu minimieren, da das Auftreten dieser zu den häufigsten Gründen für das Absetzen eines Antipsychotikums (mGPCR-Antagonisten) ist (Ascher-Svanum et al. 2010).

22.5.1 Hochpotente Antipsychotika (D_2R-mGPCR-Antagonisten)

Die Verordnung der hochpotenten Antipsychotika (D_2R-mGPCR-Antagonisten), wozu vor allem Haloperidol und Flupentixol gehören, zeigt seit Jahren einen kontinuierlichen Abwärtstrend (◘ Abb. 22.3). Diese Entwicklung hat sich auch 2022 fortgesetzt und gilt auch für das hochpotente Antipsychotikum (D_2R-mGPCR-Antagonist) Fluspirilen, welches umgangssprachlich besser unter dem alten Handelsnamen „*Imap*" bekannt ist. Es findet v. a. in der hausärztlichen Praxis als kurzwirksame Depotgabe Anwendung bei depressiven, ängstlichen oder agitierten Patienten. Hiervon muss dringend abgeraten werden (Wittmann und Hajak 2010), so dass die 2022 weiter sinkende Verordnungsrate des Fluspirilens eine durchaus positive Entwicklung darstellt.

Hinsichtlich der Anwendung der kostengünstigen D_2R-mGPCR-Antagonisten zur Behandlung psychotischer Störungen spricht der aktuelle Literaturstand weiterhin dafür, dass diese nach wie vor effektiv und sicher angewendet werden können (Dold et al. 2015). Die Aussage, dass die neueren „atypischen" Antipsychotika (p-mGPCR-Antagonisten) „besser" seien, konnte mehrfach widerlegt werden. Ganz in Gegenteil zeigt die berühmte CUtLASS-Studie (Cost Utility of the Lastest Antipsychotic Drugs in Schizophrenia Study), dass die gut überlegte Anwendung von hochpotenten D_2R-mGPCR-Antagonisten eine positive Auswirkung auf die Symptomatik der Schizophrenie und der Lebensqualität des Betroffenen hat – dies scheint zumindest bei der Anwendung über den Zeitraum eines Jahres zuzutreffen (Jones et al. 2006). Auch wurde mittlerweile mehrfach darauf hingewiesen, dass das Kosten-Nutzen-Verhältnis zwischen den hochpotenten Antipsychotika (D_2R-mGPCR-Antagonisten) und den atypischen Antipsychotika (p-mGPCR-Antagonisten) entweder keinerlei Unterschiede aufweisen (Rosenheck et al. 2003) oder sogar zugunsten der hochpotenten Antipsychotika (D_2R-mGPCR-Antagonisten) ausfällt (Jones et al. 2006; Rosenheck et al. 2006; Davies et al. 2007), wobei diesbezüglich selbstverständlich auch Studienergebnisse vorliegen, die Gegenteiliges feststellen (Vishal et al. 2017). Es kann also zusammengefasst festgehalten werden, dass weder die therapeutische Überlegenheit noch die Kosteneffektivität atypischer Antipsychotika (p-mGPCR-Antagonisten) gegenüber hochpotenten Antipsychotika (D_2R-mGPCR-Antagonisten) bislang überzeugend belegt ist (Lieberman et al. 2005; Leucht et al. 2009; Jones et al. 2006).

Insgesamt scheinen die hochpotenten Antipsychotika (D_2R-mGPCR-Antagonisten) und darunter insbesondere Haloperidol vor allem noch Anwendung in der Behandlung von älteren Patienten mit einer Schizophrenie zu haben (Zolk et al. 2022), dabei könnte genau diese Altersgruppe diejenige sein, bei der die meisten unerwünschten Wirkungen zu erwarten sind. So wird Haloperidol gemeinsam mit zahlreichen anderen hochpotenten Antipsychotika (D_2R-mGPCR-Antagonisten) von der PRISCUS Liste 2.0 als „potenziell inadäquates Medikament" aufgeführt (Mann et al. 2023). Ursächlich der Anwendung in diesem Bereich ist vermutlich, dass die Betroffenen bereits langjährig auf den Arzneistoff stabil eingestellt sind und die Sorge besteht, dass eine Umstellung die Psychopathologie verschlechtern könnte.

22.5.2 Niedrigpotente Antipsychotika (p-mGPCR-Antagonisten)

Bei den niedrigpotenten Antipsychotika Pipamperon, Melperon und Promethazin, die mechanistisch ebenfalls den p-mGPCR-Antagonisten zugeordnet werden, zeigt die Verordnungshäufigkeit seit vielen Jahren, und so auch im Jahr 2022, wenig Veränderungen (◯ Abb. 22.3). Einige niedrigpotente p-mGPCR-Antagonisten (Pipamperon, Promethazin) können leichte Zunahmen verzeichnen, wohingegen Melperon, Levomepromazin, Chlorprothixen und Prothipendyl seltener verordnet wurden als im Vorjahr (◯ Tab. 22.6).

Gemeinsam ist den niedrigpotenten p-mGPCR-Antagonisten, dass sie allesamt über eine primär sedierende Wirkung, die über einen H_1-Rezeptor-Antagonismus und/oder α_2-Adrenorezeptor-Agonismus zu erklären ist (Seifert 2021b), und nur geringe antipsychotische Potenz verfügen. Insbesondere Pipamperon und Melperon werden häufig im geriatrischen Bereich aufgrund ihrer sedierenden Wirkung angewendet. Während sie im Gegensatz zu Benzodiazepinen zumindest über kein Abhängigkeitspotenzial verfügen, ist deren Einsatz dennoch nicht unbedenklich (Masand 2000).

22.5.3 „Atypische" Antipsychotika (p-mGPCR-Antagonisten)

Die „atypischen" Antipsychotika (p-mGPCR-Antagonisten) umfassen eine Gruppe heterogener, chemisch nicht-verwandter Arzneistoffe. Zu den am häufigsten verordneten atypischen Antipsychotika (p-mGPCR-Antagonisten) gehören Quetiapin, Risperidon, Olanzapin und Aripiprazol. Während sich in den letzten Jahren eine kontinuierliche Mehrverordnung dieser Arzneistoffklasse abgezeichnet hat, ist im Jahr 2022 im Vergleich zum Vorjahr erstmalig ein geringeres Verordnungsvolumen zu beobachten. Dies betrifft alle atypischen Antipsychotika (p-mGPCR-Antagonisten) mit

Ausnahme von Quetiapin und der beiden DR-PA Aripiprazol und Cariprazin (◘ Abb. 22.3; ◘ Tab. 22.6).

Das als erstes atypisches Antipsychotikum (p-mGPCR-Antagonist) eingeführte Clozapin hat sich als wirksamstes Antipsychotikum (mGPCR-Antagonist) in einer großen Meta-Analyse bewährt (Leucht et al. 2013). Gleichzeitig zeichnet sich Clozapin im Vergleich zu anderen Antipsychotika (mGPCR-Antagonisten) durch ein besonders geringes Risiko für extrapyramidalmotorische Störungen aus (Leucht et al. 2003) und stellt neben Lithium eines der beiden einzigen Psychopharmaka mit nachgewiesener antisuizidaler Wirkung dar (Zalsman et al. 2016). Trotz gut belegter Wirksamkeit ist seine Anwendung der Behandlung Therapie-resistenter Schizophrenien vorbehalten, das heißt, dass zunächst die Behandlung mit zwei anderen Antipsychotika (mGPCR-Antagonisten) über einen ausreichend langen Zeitraum in einer ausreichenden Dosierung gescheitert sein müssen, ehe Clozapin zum Einsatz kommen darf (DGPPN 2019). Hintergrund dieser strengen Indikationsstellung ist, dass Clozapin mit einer Reihe schwerwiegender und potenziell lebensbedrohlicher unerwünschter Arzneimittelwirkungen wie Agranulozytose und Myokarditis vergesellschaftet ist, aufgrund welcher regelmäßige Kontrolluntersuchungen notwendig sind (DGPPN 2019). Auch darüber hinaus müssen Patienten, die mit Clozapin behandelt werden, häufiger Blut abnehmen lassen, denn ähnlich dem Lithium wird die Erhaltungsdosis von Clozapin anhand seiner Serumkonzentration („Spiegel") bestimmt, der zwischen 300 und 600 ng/ml liegen sollte (Hiemke et al. 2018). Clozapin steht trotz dieser potenziellen Nachteile der „Gold Standard" in der Behandlung der Therapie-resistenten Schizophrenie dar und weist eine geringes Risiko für Hospitalisierung und Mortalität sowie eine niedrigeres Risiko für einen Behandlungsabbruch auf (Wagner et al. 2021). Eine Behandlungsversuch mit Clozapin erscheint deutlich vielversprechender als der Wechsel auf ein anderes Antipsychotikum (mGPCR-Antagonist) nach vorherigem Therapieversagen mit anderen atypischen Antipsychotika (p-GPCR-Antagonisten) (McEvoy et al. 2006) und stellt in diesem Zusammenhang auch die Therapieoption mit dem günstigen Kosten-Nutzen-Verhältnis dar (Jin et al. 2020). Nichtsdestotrotz wird Clozapin oftmals nur sehr zurückhaltend und zu spät im Krankheitsverlauf angewendet, welches erhebliche Nachteile für die Betroffenen haben kann (Varghese et al. 2020). Auch die rückläufigen Verordnungszahlen im Jahr 2022 sprechen für eine weiterhin unzureichende Anwendung in Deutschland (◘ Tab. 22.6). Der Hauptgrund dafür ist wahrscheinlich das überbewertete, aber gut handhabbare Risiko der Agranulozytose (Nielsen et al. 2013).

Die intensive Suche nach Clozapin-ähnlichen Arzneistoffen hat zur Einführung von Risperidon (1994) und Olanzapin (1996) geführt. Risperidon war in Phase-III-Studien ähnlich wirksam wie Haloperidol bei geringeren extrapyramidalmotorischen Wirkungen, wobei an dieser Stelle festgehalten werden muss, dass Risperidon unter den atypischen Antipsychotika (p-mGPCR-Antagonisten) das höchste Risiko für extrapyramidalmotorische Störungen aufweist (Divac et al. 2014). Insgesamt scheint das Risiko für Spät- bzw. tardive Dyskinesien unter den atypischen Antipsychotika (p-mGPCR-Antagonisten) deutlich geringer zu sein als unter den hochpotenten Antipsychotika (D_2R-mGPCR-Antagonisten). Dies ist insofern erfreulich, da Spätdyskinesien nicht nur stark stigmatisierend für den Betroffenen sind, sondern auch mit höhergradigen funktionellen und motorischen Beeinträchtigungen und einer geringeren Lebensqualität einhergehen (Carbon et al. 2018). Dafür sind einige atypischen Antipsychotika (p-mGPCR-Antagonisten) mit einem hohen Risiko für ein metabolisches Syndrom mit Adipositas und Diabetes mellitus Typ II assoziiert (Xu und Zhuang 2019), was insgesamt nicht weniger bedenklich ist. Daneben können andere unerwünschte Wirkungen wie orthostatische Dysregulation und antimuskarinerge Wirkungen, die unter den atypischen Antipsychotika (p-mGPCR-Antagonisten) zu erwarten sind (Haddad und Sharma 2007), für den Betroffenen sehr unangenehm sein.

Olanzapin ist neben der Behandlung Schizophrenie-kranker Personen auch für die Behandlung der akuten Manie zugelassen sowie für die Langzeitprophylaxe von Patienten, die an einer bipolar-affektiven Störung erkrankt sind, die zuvor auf den Arzneistoff während einer akuten manischen Phase positiv angesprochen haben. Im Hinblick auf die unter Olanzapin beobachtete teilweise massive Gewichtszunahme, welche in fast einem Zehntel der längerfristig mit Olanzapin behandelten Patienten 20 kg übersteigt (Kinon et al. 2001), das diabetogene Risiko sowie das Fehlen einer suizidprotektiven Wirkung sollte die Indikation zur Langzeitmedikation bei Patienten mit einer bipolaren Störung allerdings kritisch gestellt werden (American Diabetes Association et al. 2004; Cipriani et al. 2010). Dies gilt entsprechend kritischer Meta-Analysen auch für andere atypische Antipsychotika (p-mGPCR-Antagonisten) (McDonagh et al. 2010).

Quetiapin gehört mit seinem inflationären Verordnungsanstieg zu den sogenannten „blockbuster drugs" (Braslow und Marder 2019), obwohl seine Wirksamkeit und Verträglichkeit jeweils anderen Antipsychotika (mGPCR-Antagonisten) unterlegen ist (Leucht et al. 2013) und seine antipsychotische Wirkung unzureichend erscheint, insbesondere vor dem Hintergrund der teils erheblichen Quetiapin-induzierten Gewichtszunahme (Hutton et al. 2015). Eine Arzneistoff-assoziierte Gewichtszunahme gilt bereits dann als schwerwiegend, wenn sie mehr als 10 % des Ausgangsgewichts entspricht; es sind aber auch Fallberichte massiver Gewichtszunahmen von 59 kg (entsprechend 79 % des Ausgangsgewichts in diesem Fall) nach zweijähriger Quetiapineinnahme beschrieben (Schneider et al. 2020). Nichtsdestotrotz ist die Verordnung von Quetiapin auch im Jahr 2022 weiter zunehmend (◘ Tab. 22.6). Neben der Behandlung von bipolaren Störungen und Schizophrenien, liegt für retardiertes Quetiapin eine Zulassung zur Augmentation bei unzureichender Wirksamkeit eines Antidepressivums (Noradrenalin/Serotonin-Verstärkers) bei unipolar depressiven Patienten vor. Es ist somit das einzige Antipsychotikum (mGPCR-Antagonist), was „in-label" in letzterer Indikation verordnet werden darf in Deutschland. Das riesige Verordnungsvolumen von Quetiapin fällt jedoch sicherlich zu nicht unerheblichen Anteilen auf die besonders häufige Anwendung im „off-label"-Bereich. So wird Quetiapin oft in niedriger Dosierung bei Angstzuständen, Delirien, Schlafstörungen und zur Behandlung von Anspannungszuständen angewendet, trotz häufig mangelhafter Evidenz für diese Anwendungsbereiche (Carney 2013; Lee et al. 2016; Pirhonen et al. 2022) und nachgewiesener Risiken (Berge et al. 2022; Stogios et al. 2022). Das Bundesinstitut für Arzneimittel und Medizinprodukte (2016) hat ausdrücklich vor der „off-label"-Anwendung von Quetiapin gewarnt.

In einer prospektiven Vergleichsstudie an Patienten mit einer ersten schizophrenen Episode war Aripiprazol dem Risperidon hinsichtlich der Behandlung psychotischer Symptome deutlich unterlegen (Wang et al. 2017). Aripiprazol und Cariprazin haben – bezogen auf Sedierung, Gewichtszunahme und Hyperprolaktinämie – möglicherweise ein etwas günstigeres Profil von unerwünschten Arzneimittelwirkungen als Olanzapin oder Risperidon und werden auch häufig in Kombination mit anderen Antipsychotika (mGPCR-Antagonisten) eingesetzt. Mitunter kann eine Antipsychotika-bedingte Hyperprolaktinämie durch die adjuvante Gabe von Aripiprazol oder Cariprazin entgegengesetzt werden (Grigg et al. 2017). Eine der häufigsten unerwünschten Arzneimittelwirkungen der DRPA ist die sogenannte „Sitzunruhe", oder auch Akathisie genannt, welche für den Betroffenen sehr quälend sein kann. Eine Akathisie tritt häufiger unter der Anwendung von Cariprazin als Aripiprazol auf (Keks et al. 2020). Der Partialagonismus an Dopaminrezeptoren bedingt zudem möglicherweise die Auslösung oder Aggravation von Psychosen, welche einen Behandlungsabbruch notwendig machen können (Heck et al. 2021). Die Food and Drug Administration (2016) hat zudem auf das Risiko von Impulskontrollstörungen (Spielsucht, Sexsucht, etc.) hingewiesen.

Für die zunächst zusätzlich erhoffte günstigere Beeinflussung der Negativsymptomatik der Schizophrenie durch atypische Antipsychotika (p-mGPCR-Antagonisten) finden große vergleichende Studien mit Ausnahme von Clozapin keine Evidenz (Geddes et al. 2000; Davidson et al. 2009). Ähnlich zeigt sich die oft behauptete bessere Wirkung auf die kognitiven Störungen bei an einer Schizophrenie erkrankten Patienten zweifelhaft (Goldberg und Gomar 2009; Davidson et al. 2009). Hier sollen jedoch die DPRA, und darunter insbesondere Cariprazin, vorteilhaft sein. Im Bereich der Negativsymptomatik soll Cariprazin die Selbstfürsorge, zwischenmenschliche Beziehungen und sozial nützliche Aktivitäten verbessern (Németh et al. 2017; Kane et al. 2002). Diese Wirkungen werden v. a. seiner Wirkung am Dopamin-D_3-Rezeptor zugeschrieben (Correll und Schooler 2020; Correll et al. 2020). Die hierzu verfügbare Datenlage ist jedoch noch unzureichend, so dass hier insbesondere weitere Placebo-kontrollierte Vergleiche zwischen den anderen atypischen Antipsychotika (p-mGPCR-Antagonisten) und den DRPA wünschenswert erscheinen (Kantrowitz 2021). Sollte sich diese Überlegenheit in der Behandlung der Negativsymptomatik jedoch bewahrheiten, so wäre der deutlich höhere Preis des Cariprazins möglicherweise gerechtfertigt, denn die Negativsymptomatik stellt eine erhebliche Beeinträchtigung der Betroffenen dar, die mit hohen Kosten für das Gesundheitssystem einhergeht (Sicras-Mainar et al. 2014).

Amisulprid stellt eine Besonderheit unter den Antipsychotika (mGPCR-Antagonisten) dar. Es wird als „atypisches" Antipsychotikum klassifiziert, wobei ihm der dafür typische Antagonismus am 5-HT_{2A}-Rezeptor fehlt. Es antagonisiert u. a. den D_2- und D_3-Dopaminrezeptor, wird aber weniger als andere Antipsychotika (mGPCR-Antagonisten) im nigrostriatalen System angereichert, so dass es weniger häufig extrapyramidalmotorische Störungen verursacht (Zangani et al. 2021). Daher scheint die mechanistische Zuordnung als p-mGPCR-Antagonist unpassend. Der Fall von Amisulprid zeigt exemplarisch auf, wie schwierig es ist, antipsychotisch wirkende Arzneistoffe systematisch zu klassifizieren. Letztlich muss jeder Arzneistoff aus dieser Gruppe einzeln betrachtet und diskutiert werden.

Amisulprid soll insbesondere bei primärer Negativsymptomatik wirksam sein (Krause et al. 2018). Es wird nicht hepatisch metabolisiert, sondern unverändert renal ausgeschieden (Zangani et al. 2021). Eine spezielle unerwünschte Arzneimittelwirkung ist der häufiger als unter andere Antipsychotika (mGPCR-Antagonisten) beobachtete Prolaktinanstieg (Glocker et al. 2021). Die Antipsychotika-induzierte Hyperprolaktinämie hat aufgrund einer aktuellen Publikation, in welcher ein hierdurch bedingtes erhöhtes Brustkrebsrisiko suggeriert wird, zuletzt besonders große Aufmerksamkeit erhalten (Taipale et al. 2021).

Ein erheblicher Nachteil der atypischen Antipsychotika (p-mGPCR-Antagonisten) war viele Jahre, dass sie im Gegensatz zu den hochpotenten Antipsychotika (D_2R-mGPCR-Antagonisten), die als langwirksame Depotinjektionen zur Verfügung standen, nur in der oralen Anwendung erhältlich waren. Im Jahr 2008 wurde mit der Markteinführung von *Zypadhera* mit dem Wirkstoff Olanzapinpamoat erstmals ein atypisches Antipsychotikum (p-mGPCR-Antagonist) als Depotpräparat verfügbar. Es folgte der Risperidonmetabolit Paliperidon als *Xeplion* (2011) als Monatsdepot und im weiteren *Trevicta* als 3-Monatsdepot (2016), sowie Aripiprazol als *Abilify maintena* (2013). Die Kosten der Depotbehandlung mit diesen drei atypischen Antipsychotika (p-mGPCR-Antagonisten) sind sehr viel höher als die der oralen Pharmakotherapie, so dass sich zurecht die Frage stellt, ob diese enormen Kosten gerechtfertigt sind. So kostet beispielsweise die einmalige Gabe von *Xeplion* 150 mg knapp 1.000 €, wohingegen die Einnahme von oralem Risperidon über den Zeitraum von 4 Wochen sich auf ca. 50 € beläuft. Die Anwendung von Depotantipsychotika ist jedoch nicht nur nachweislich wirksam in der Förderung der Medikationsadhärenz (Rozin et al. 2019), sondern reduziert auch das Risiko für Rezidive und Krankenhauseinweisungen (Kishimoto et al. 2021). So wird von einigen Experten empfohlen, eine Depotgabe bereits während des frühen Krankheitsverlaufes zu etablieren, um auf diese Weise Rezidiven und Rehospitalisierungen entgegenzuwirken (Kane et al. 2020; Wei et al. 2022). Die durch Depotpräparate entstehende Reduktion an Kosten durch stationäre Behandlungen und notfällige Vorstellungen scheint tatsächlich die hohen Arzneimittelkosten zu neutralisieren (Lin et al. 2021). Ähnlich der oralen Darreichungsformen sind allerdings die Depotpräparate der atypischen Antipsychotika (p-mGPCR-Antagonisten) nicht denen der deutlich preisgünstigeren hochpotenten Antipsychotika (D_2R-mGPCR-Antagonisten; z. B. Haloperidoldecanoat) überlegen hinsichtlich ihrer Wirksamkeit (Saucedo Uribe et al. 2020). Im Jahr 2022 kann ein dezenter Verordnungsanstieg von *Zypadhera* gegenüber dem Vorjahr verzeichnet werden. Dahingegen wurde *Xeplion* zugunsten der vermehrten Verordnung von *Trevicta* seltener verordnet, wobei Depot-Injektionen mit dem Wirkstoff Paliperidon insgesamt weniger beliebt waren als im Vorjahr (◘ Tab. 22.6). Grund hierfür ist womöglich die Markteinführung von anderen Depotinjektionen, die den Wirkstoff Risperidon oder einen Metaboliten dessen enthalten, die im AVR aufgrund des vergleichsweise geringen Verordnungsvolumens nicht aufgeführt werden (z. B. *Okedi*).

22.6 Arzneimittel zur Behandlung der Aufmerksamkeitsdefizit-/Hyperaktivitätsstörung (Psychostimulanzien)

Zu den Arzneistoffen, die primär zur Behandlung der Aufmerksamkeitsdefizit-/Hyperaktivitätsstörung (ADHS), aber auch von Narkolepsien, eingesetzt werden, gehören die sogenannten indirekten Dopaminmimetika, die die vesikuläre Dopaminfreisetzung stimulieren (sogenannte „Psychostimulanzien"). Der Begriff „Psychostimulanzien" ist im Zusammenhang mit dem ADHS irreführend, da die „Psychostimulanzien" ausgleichend wirken und nicht zielführende Überaktivität der Patienten reduzieren. Allen Psychostimulanzien (indirekten Dopaminmimetika) ist gemeinsam, dass ihre Verordnung aufgrund ihres hohen Abhängigkeitspotenzials dem Betäubungsmittelgesetz (dieser Gesetzesbegriff ist irreführend, da viele dem Gesetz unterliegende Arzneistoffe nicht „betäubend" wirken) unterliegt. Daneben sind in Deutschland als Alternativen, die nicht dem Betäubungsmittelgesetz unterliegen, Atomoxetin (Noradrenalin-Wiederaufnahme-Inhibitor und NMDA-Rezeptor-Antagonist) und Guanfacin (α_2-Adrenozeptor-Agonist) zur Behandlung der ADHS zugelassen.

In den letzten Jahrzehnten hat sich ein rasanter Anstieg in der Verordnung von Psychostimulanzien (indirekten Dopaminmimetika) gezeigt. Diese Beobachtung ist nicht etwa darauf zurückzuführen, dass mehr Menschen an einer ADHS erkrankt sind, sondern vielmehr, dass die Wahrscheinlichkeit, dass diese erkannt und anschließend behandelt wird, gestiegen ist (Schubert und Lehmkuhl 2017). Schätzungen zu Folge liegt die Prävalenz der ADHS im Kindesalter bei etwa 5 %, im Erwachsenenalter liegt sie bei 2,8 % (Philipsen und Döpfner 2020). Während im Kindesalter deutlich mehr Jungen mit ADHS diagnostiziert werden, ist das Geschlechterverhältnis im Erwachsenenalter ausgeglichen. ADHS wird v. a. bei Mädchen übersehen, da die oftmals im sozialen Umfeld störende Hyperaktivität zugunsten der subtileren Unaufmerksamkeit geringer ausgeprägt ist. Insbesondere bei Frauen ist jedoch das Vorliegen ADHS mit einer deutlich erhöhten Mortalität assoziiert ist (Dalsgaard et al. 2015), so dass das Übersehen dieser Diagnose schwere Folgen nach sich ziehen kann. Im Jahr 2022 nahm die Aufmerksamkeit um das Thema ADHS nochmal exponentiell zu (Abdelnour et al. 2022). Hierzu trägt u. a. ein aktueller Trend bei, bei dem auf diversen sozialen Medien Kurzvideos, sog. „Reels", zum Thema ADHS veröffentlicht werden. So sind „Reels" zu ADHS eine der beliebtesten Themen im Bereich Gesundheit, allerdings sind die Inhalte oftmals falsch (Yeung et al. 2022).

Im Prinzip sind für alle Altersgruppen – mit Ausnahme von Guanfacin – die gleichen Arzneistoffe zugelassen, jedoch unterscheiden sich die Zulassungsindikationen der jeweiligen Präparate. So sind für die Behandlung der ADHS im Erwachsenenalter spezielle Präparate zu vorordnen (z. B. *Medikinet adult, Elvanse adult*) (Philipsen und Döpfner 2020). Insgesamt profitieren sowohl betroffene Kinder, Jugendliche als auch Erwachsenen von einer medikamentösen Behandlung ihrer ADHS (Cortese et al. 2018). Eine neuere Netzwerkanalyse spricht für den bevorzugten Einsatz von Methylphenidat bei Kindern und Jugendlichen und von Amphetaminen bei Erwachsenen (Cortese et al. 2018). Ein Editorial zu dieser Studie wirft jedoch eine Fülle von kritischen Fragen auf, die aufgrund der bisher limitierten Studiensituation bislang ungeklärt bleiben (Arnett und Stein 2018).

Das Verordnungsvolumen von Methylphenidat, sowie den anderen Psychostimulanzien (indirekten Dopaminmimetika), Lisdexamfetamin und Dexamfetamin, haben im Jahr 2022 im Vergleich zum Vorjahr nochmals zwischen 11 und 25 % zugenommen (◘ Tab. 22.7). Der Einsatz von Psychostimulanzien (indirekten Dopaminmimetika), besonders Methylphenidat, ist durch Studien gut belegt. Die Anwendung von Psychostimulanzien (indirekten Dopaminmimetika) – sofern keine Kontraindikationen vorliegen – stellt gemäß der S3 Leitlinie zur Behandlung der ADHS, die derzeit überarbeitet wird, die erste Wahl mit entsprechend höchstem Empfehlungsgrad dar (DGKJP et al. 2017). Patienten, die an einer ADHS erkrankt sind und entsprechend behandelt werden, haben ein niedrigeres Risiko für affektive Störungen, Substanzmissbrauch, Suizidalität, Verkehrsunfälle und traumatische Hirnverletzungen. Auch weisen die Betroffenen eine deutlich bessere schulischen Leistung sowie eine niedrigere Kriminalitätsrate auf (Boland et al. 2020). Gleichzeitig bestehen erhebliche Bedenken hinsichtlich der zum Teil schwerwiegenden unerwünschten Arzneimittelwirkungen, insbesondere in der Anwendung bei Kindern und Jugendlichen. So ist die Anwendung von Psychostimulanzien (indirekten Dopaminmimetika) mit Schlafstörungen, kardiovaskulären Komplikationen, Appetitminderung und einer Wachstumsverzögerung vergesellschaftet (Schneider und Enenbach 2014). Die therapeutischen Effekte sind jedoch in der Regel mit leichten unerwünschten Wirkungen (Schlafstörungen, verminderter Appetit) aber nicht mit einem erhöhten Risiko schwerwiegender unerwünschter Arzneimittelwirkungen assoziiert (Storebø et al. 2015). Auch das mögliche Missbrauchspotenzial dieser Substanzen, vor allem durch Jugendliche und junge Erwachsene, darf nicht außer Acht gelassen werden (Benson et al. 2015; Ivanov et al. 2022). Das bedeutet aber nicht, dass Patienten mit einer komorbiden Abhängigkeitserkrankung nicht auch von der Einnahme von Psychostimulanzien (indirekten Dopaminmimetika) profitieren können. Eine exakte, (kinder- und jugend-)psychiatrisch abgesicherte Diagnose, eine sorgfältige Verlaufskontrolle durch Spezialisten sowie die Einbindung in ein multimodales Therapiekonzept und regelmäßige Auslassversuche sind Voraussetzungen für die Verordnung (DGKJP et al. 2017).

Neben Methylphenidat haben sich in den letzten Jahren eine Reihe weiterer Arzneimittel in der Behandlung der ADHS etabliert, wenn auch im Wesentlichen als Zweitlinien-Therapeutika. 2013 neu auf den Markt gekommen, stark beworben und weiter kräftig verordnet ist Lisdexamfetamin (◘ Tab. 22.7). Es ist ein inaktives Prodrug von Dexamfetamin (D-Amphetamin). Lisdexamfetamin hat ähnliche Effekte wie langsam freisetzendes Methylphenidat oder Atomoxetin (Übersicht bei Frampton 2018). Insgesamt scheint Lisdexamfetamin gegenüber Atomoxetin die wirksamere Alternative bei Kindern und Jugendlichen zu sein, die zuvor nur unzureichend auf eine Behandlung mit Methylphenidat respondiert hatten (Dittmann et al. 2013). Dexamfetamin (*Attentin*)

Kapitel 22 · Depression, Angststörungen, bipolare Störung, Schizophrenie, ADHS

Tab. 22.7 Verordnungen von Arzneimitteln zur Behandlung der Aufmerksamkeitsdefizit-Hyperaktivitätsstörung (ADHS) 2022. Angegeben sind die 2022 verordneten Tagesdosen, die Änderungen gegenüber 2021 und die mittleren Kosten je DDD 2022

Präparat	Bestandteile	DDD Mio.	Änderung %	DDD-Nettokosten Euro
Methylphenidat				
Medikinet	Methylphenidat	19,6	(+0,1)	1,27
Medikinet adult	Methylphenidat	14,6	(+11,5)	1,59
Kinecteen	Methylphenidat	5,6	(+9,9)	1,23
Methylphenidat-ratiopharm	Methylphenidat	3,7	(−32,2)	1,14
Methylphenidat AL	Methylphenidat	3,5	(+142,2)	0,95
Methylphenidathydrochlorid neuraxpharm	Methylphenidat	2,9	(+200,5)	1,20
Ritalin/-LA	Methylphenidat	2,7	(−5,4)	1,23
Methylphenidat Zentiva	Methylphenidat	2,5	(neu)	1,15
Equasym	Methylphenidat	2,5	(−13,1)	1,18
Ritalin adult	Methylphenidat	2,1	(−4,3)	1,59
Concerta	Methylphenidat	1,7	(−17,6)	1,48
Methylpheni TAD	Methylphenidat	1,4	(−20,2)	1,07
Methylphenidat-1 A Pharma	Methylphenidat	0,96	(+104,6)	1,12
Methysym	Methylphenidat	0,77	(+259,8)	1,09
		64,4	**(+11,2)**	**1,31**
Lisdexamfetam				
Elvanse	Lisdexamfetamin	14,5	(+14,8)	1,86
Elvanse adult	Lisdexamfetamin	8,6	(+48,1)	1,59
		23,1	**(+25,3)**	**1,76**
Atomoxetin				
Atomoxetin beta	Atomoxetin	1,4	(+35,6)	3,79
Atomoxetin Fairmed	Atomoxetin	0,36	(+2,7)	4,01
Agakalin	Atomoxetin	0,24	(+38,3)	4,18
		2,0	**(+28,3)**	**3,88**
Weitere Arzneistoffe				
Intuniv	Guanfacin	2,7	(+8,5)	4,95
Attentin	Dexamfetamin	1,0	(+20,3)	3,60
		3,7	**(+11,5)**	**4,58**
Summe		**93,2**	**(+14,8)**	**1,60**

wurde 2015 zur Behandlung der ADHS nach unzureichendem Ansprechen auf eine vorangegangene Behandlung mit Methylphenidat zugelassen (Übersicht bei Heal et al. 2013). Unter allen Arzneimitteln, die in der Behandlung der ADHS zum Einsatz kommen, weist Dexamfetamin das niedrigste Verordnungsvolumen auf (◘ Tab. 22.7).

Das ehemals sehr teure Atomoxetin-haltige Präparat *Strattera* ist seit 2019 in Deutschland als Generikum erhältlich (Philipsen und Döpfner 2020). Atomoxetin spielt in der ADHS-Therapie eine eher untergeordnete Rolle, wie man anhand der niedrigen Verordnungszahlen erkennen kann, seine Verordnung hat im Jahr 2022 allerdings deutlich zugenommen (◘ Tab. 22.7). Insgesamt erscheint die Wirkung von Atomoxetin dem Psychostimulanzien (indirekten Dopaminmimetika) unterlegen (Cortese et al. 2018). Guanfacin (*Intuniv*) ist ein selektiver α_{2A}-Adrenorezeptor-Agonist, der ursprünglich zur Behandlung der Hypertonie zugelassen wurde, aber 1999 vom Hersteller aus kommerziellen Gründen aus dem Handel genommen wurde. 2015 erhielt der Arzneistoff eine Zulassung zur Behandlung der ADHS ausschließlich im Kindesalter nach unzureichendem Ansprechen auf Psychostimulanzien (indirekten Dopaminmimetika). Die Substanz wurde bisweilen lediglich in placebokontrollierten Studien untersucht. Insgesamt erscheint es hinsichtlich seiner Wirksamkeit den Amphetaminderivaten, Methylphenidat und Atomoxetin deutlich unterlegen (Cortese et al. 2018). Auch für Guanfacin ist ein leichter Anstieg des Verordnungsvolumens zu verzeichnen (◘ Tab. 22.7).

22.7 Arzneistoffe zur Behandlung von Alkoholfolgekrankheiten

Die Verordnungen von Clomethiazol (*Distraneurin*) sind 2022 gegenüber 2021 rückläufig (◘ Tab. 22.8). Es wird v. a. in der Alkoholentzugsbehandlung angewendet und darf aufgrund seines hohen Abhängigkeitspotenzials ausschließlich im stationären Setting Anwendung finden (Bleich et al. 2022). Zwar hat seine Verordnung im Vergleich zu 2021 deutlich zugenommen, dennoch wird Naltrexon in Deutschland kaum verordnet, obwohl es in der Alkoholtrinkmengenreduktion nachweislich wirksam sein kann (Murphy et al. 2022).

22.8 Pflanzliche Psychopharmaka

Von den pflanzlichen Psychopharmaka wurden 2022 nur noch zwei Johanniskrautpräparate häufig verordnet, von denen nur *Laif* ein größeres Verordnungsvolumen erreichte (◘ Tab. 22.8). Erwähnenswert erscheint in diesem Zusammenhang auch, dass viele Johanniskrautpräparate freiverkäuflich zur Verfügung stehen und zum Teil als Nahrungsergänzungsmittel vertrieben werden. Insbesondere der Online-Verkauf unterliegt nur unzureichenden Kontrollmechanismen und sollte daher als äußert bedenklich eingestuft werden (Thakor et al. 2011).

Insgesamt erfreuen sich pflanzliche Arzneimittel wie Johanniskraut in vielen westlichen Ländern einer großen Beliebtheit und werden als „natürliche" und „nebenwirkungsärmere" Alternative zu den „chemisch" hergestellten Arzneimitteln betrachtet. Eine jüngst publizierte Meta-Analyse, die insgesamt 14 klinische Studien mit einer maximalen Behandlungsdauer von 26 Wochen beinhaltet, kommt zu dem Schluss, dass Johanniskraut eine mindestens ebenso effektive und nebenwirkungsärmere Alternative zu SSRI in der Behandlung von leichten bis mittelschweren Depressionen darstelle (Zhao et al. 2023). Ein schwerer Mangel dieser Meta-Analyse ist jedoch, dass die wissenschaftliche Qualität der Studien nicht bewertet wurde. Andere Autoren, die die Wirksamkeit und Verträglichkeit von Johanniskraut systematisch untersuchten, wiesen darauf hin, dass ein erheblicher Teil der klinischen Studien allenfalls „befriedigend" in ihrer Qualität seien, viele sogar von unzureichender Qualität (Apaydin et al. 2016). Ob Johanniskraut in der Behandlung schwer depressiver oder suizidaler Patienten geeignet ist,

Tab. 22.8 Verordnungen von weiteren Psychopharmaka 2022. Angegeben sind die 2022 verordneten Tagesdosen, die Änderungen gegenüber 2021 und die mittleren Kosten je DDD 2022

Präparat	Bestandteile	DDD Mio.	Änderung %	DDD-Nettokosten Euro
Mittel zur Behandlung von Alkoholfolgekrankheiten				
Naltrexonhydrochlorid Accord	Naltrexon	0,60	(+33,4)	4,22
Distraneurin	Clomethiazol	0,18	(−6,3)	2,60
		0,78	(+21,3)	3,84
Johanniskraut				
Laif	Johanniskraut	30,6	(−2,5)	0,43
Neuroplant	Johanniskraut	1,5	(−14,9)	0,52
		32,1	(−3,2)	0,43
Summe		32,9	(−2,7)	0,52

bleibt ebenfalls fragwürdig (Apaydin et al. 2016; Ng et al. 2017). Fakt ist, dass trotz der vermeintlichen Armut für unerwünschte Wirkungen von Johanniskraut, zahlreiche und gefährliche Arzneimittelinteraktionen beschrieben sind. So ist Johanniskraut ein potenter Induktor des Cytochrom-P450-Isoenzyms 3A4 (Martinho et al. 2016), worüber zahlreiche weitere Arzneistoffe verstoffwechselt werden. Auf diese Weise kann Johanniskraut zu einer beschleunigten Metabolisierung und verminderten Wirksamkeit anderer Arzneistoffe führen wie Tamoxifen (de Vries Schultink et al. 2015), Apixaban (Gong und Kim 2013) und Clarithromycin (Westphal 2000). Der Einsatz von Johanniskraut zur Depressionsbehandlung insbesondere in der hausärztlichen Praxis und v. a. bei Patienten, die mit weiteren Arzneistoffen behandelt werden, bleibt daher weiterhin wegen des Risikos gefährlicher Wechselwirkungen fragwürdig.

Literatur

Abbas S, Ihle P, Adler JB, Engel S, Günster C, Linder R, Lehmkuhl G, Schubert I (2016) Psychopharmaka-Verordnungen bei Kindern und Jugendlichen in Deutschland. Bundesweite Auswertung von über 4 Millionen gesetzlich Versicherten von 2004 bis 2012. Dtsch Arztebl 113:396–403

Abdelnour E, Jansen MO, Gold JA (2022) ADHD diagnostic trends: increased recognition or overdiagnosis? Mo Med 119(5):467–473

Abou-Saleh MT, Müller-Oerlinghausen B, Coppen AJ (2017) Lithium in the episode and suicide prophylaxis and in augmenting strategies in patients with unipolar depression. Int J Bipolar Disord. https://doi.org/10.1186/s40345-017-0080-x

Akiki TJ, Abdallah CG (2018) Are there effective psychopharmacologic treatments for PTSD? J Clin Psychiatry 80:18ac12473

de Almeida KM, Moreira CLRL, Lafer B (2012) Metabolic syndrome and bipolar disorder: what should psychiatrists know? CNS Neurosci Ther 18(2):160–166

American Diabetes Association, American Psychiatric Association, American Association of Clinical Endocrinologists, North American Association for the Study of Obesity (2004) Consensus development conference on antipsychotic drugs and obesity and diabetes. Diabetes Care 27:596–601

Apaydin EA, Maher AR, Shanman R et al (2016) A systematic review of St. John's wort for major depressive disorder. Syst Rev 5:148. https://doi.org/10.1186/s13643-016-0325-2

Arnett A, Stein M (2018) Refining treatment choices for ADHD. Lancet Psychiatry 5:691–692

Arroll B, Elley CR, Fishman T, Goodyear-Smith FA, Kenealy T, Blashki G, Kerse N, Macgillivray S (2009) Antidepressants versus placebo for depression in pri-

mary care. Cochrane Database Syst Rev. https://doi.org/10.1002/14651858.CD007954
Arzneimittelkommission der deutschen Ärzteschaft (2004) Suizide und Suizidversuche unter Bupropion. Dtsch Arztebl 101:A 2139–A 2140
Arzneimittelkommission der deutschen Ärzteschaft (2011) Aus der UAW-Datenbank: Abhängigkeitspotenzial unter Pregabalin (Lyrica®). Dtsch Arztebl 108:A 183
Ascher-Svanum H, Nyhuis AW, Stauffer V, Kinon BJ, Faries DE, Phillips GA, Schuh K, Awad AG, Keefe R, Naber D (2010) Reasons for discontinuation and continuation of antipsychotics in the treatment of schizophrenia from patient and clinician perspectives. Curr Med Res Opin 26(10):2403–2410
Bachmann CJ, Philipsen A, Hoffmann F (2017) ADHS in Deutschland: Trends in Diagnose und medikamentöser Therapie. Dtsch Arztebl 114:141–148
BÄK, KBV, AWMF Nationale VersorgungsLeitlinie Unipolare Depression – Langfassung, Version 03.02.2022. www.leitlinien.de/depression. Internet: www.leitlinien.de, register.awmf.org/de/leitlinien/detail/nvl-005. Zugegriffen: 8. Aug. 2023. https://doi.org/10.6101/AZQ/000505
Bakota EL, Samms WC, Gray TR, Oleske DA, Hines MO (2018) Case reports of fatalities involving tianeptine in the United States. J Anal Toxicol 42:503–509. https://doi.org/10.1093/jat/bky023
Bala A, Nguyen HMT, Hellstrom WJG (2018) Post-SSRI sexual dysfunction: a literature review. Sex Med Rev 6(1):29–34
Bandelow B, Reitt M, Röver C, Michaelis S, Görlich Y, Wedekind D (2015) Efficacy of treatments for anxiety disorders: a meta-analysis. Int Clin Psychopharmacol 30(4):183–192
Bandelow B, Michaelis S, Wedekind D (2017) Treatment of anxiety disorders. Dialogues Clin Neurosci 19:93–107
Bandelow B, Aden I, Alpers GW, Benecke A, Benecke C, Deckert J, Domschke K, Eckhardt-Henn A, Geiser F, Gerlach AL, Harfst T, Haus S, Hoffmann S, Hoyer J, Hunger-Shoppe C, Kellner M, Köllner V, Kopp IB, Langs G, Liebeck H, Matzar J, Ohly M, Rüddel HP, Rudolf S, Scheufele E, Simon R, Staats H, Ströhle A, Waldherr B, Wedekind D, Werner AM, Wiltnik J, Wolters JP, Zwanzger P, Beutel ME (2021) Deutsch S3-Leitline Behandlung von Angststörungen, Version 2
de Bardeci M, Greil W, Stassen H, Willms J, Köberle U, Bridler R, Hasler G, Kasper S, Rüther E, Bleich S, Toto S, Grohmann R, Seifert J (2022) Dear Doctor Letters regarding citalopram and escitalopram: guidelines vs real-world data. Eur Arch Psychiatry Clin Neurosci. https://doi.org/10.1007/s00406-022-01392-x
Bauer M, Adli M, Bschor T, Pilhatsch M, Pfennig A, Sasse J, Schmid R, Lewitzka U (2010) Lithium's emerging role in the treatment of refractory major depressive episodes: augmentation of antidepressants. Neuropsychobiology 62:36–42
Bello NT, Yeomans B (2018) Safety of pharmacotherapy options for bulimia nervosa and binge eating disorder. Expert Opin Drug Saf 17:17–23
Benson K, Flory K, Humphreys KL, Lee SS (2015) Misuse of stimulant medication among college students: a comprehensive review and meta-analysis. Clin Child Fam Psychol Rev 18(1):50–76
Berge J, Abri P, Andell P, Movahed P, Ragazan DC (2022) Associations between off-label low-dose olanzapine or quetiapine and cardiometabolic mortality. J Psychiatr Res 149:352–358
Bleich S, Dabbert D, Kropp S, Neyazi A, Seifert J, Toto S, Bandelow B (2022) Handbuch Psychopharmaka. Hogrefe, Göttingen (Deutsche Bearbeitung der englischsprachigen Version von Ric M. Procyshyn, Kalyna Z. Bezchlibnyk-Butler und J. Joel Jeffries)
Blier P, Saint-André E, Hébert C, de Montigny C, Lavoie N, Debonnel G (2007) Effects of different doses of venlafaxine on serotonin and norepinephrine reuptake in healthy volunteers. Int J Neuropsychopharmacol 10(1):41–50
Boland H, DiSalvo M, Fried R, Woodworth KY, Wilens T, Faraone SV, Biederman J (2020) A literature review and meta-analysis on the effects of ADHD medications on functional outcomes. J Psychiatr Res 123:21–30
Borbély É, Simon M, Fuchs E, Wiborg O, Czéh B, Helyes Z (2022) Novel drug developmental strategies for treatment-resistant depression. Br J Pharmacol 179(6):1146–1186
Braslow JT, Marder SR (2019) History of psychopharmacology. Annu Rev Clin Psychol 15(1):25–50
Bschor T (2014) Lithium in the treatment of major depressive disorder. Drugs 74(8):855–862
Bundesinstitut für Arzneimittel und Medizinprodukte (2016) Leitfaden für Ärzte zur Verordnung von Quetiapin-haltigen Arzneimitteln. https://www.bfarm.de/DE/Arzneimittel/Pharmakovigilanz/Risikoinformationen/Schulungsmaterial/_functions/Schulungsmaterial_Formular.html. Zugegriffen: 11. Aug. 2023
Carbon M, Kane JM, Leucht S, Correll CU (2018) Tardive dyskinesia risk with first- and second-generation antipsychotics in comparative randomized controlled trials: a meta-analysis. World Psychiatry 17(3):330–340
Carney AC (2013) Efficacy of quetiapine off-label uses: data synthesis. J Psychosoc Nurs Ment Health Serv 51(8):11–18
Carvalho AF, Sharma MS, Brunoni AR, Vieta E, Fava GA (2016) The safety, tolerability and risks associated with the use of newer generation antidepressant drugs: a critical review of the literature. Psychother Psychosom 85(5):270–288

Chahine LM, Acar D, Chemali Z (2010) The elderly safety imperative and antipsychotic usage. Harv Rev Psychiatry 18(3):158–172

Cipriani A, Rendell J, Geddes JR (2010) Olanzapine in the long-term treatment of bipolar disorder: a systematic review and meta-analysis. J Psychopharmacol 24:1729–1738

Cipriani A, Furukawa TA, Salanti G, Chaimani A, Atkinson LZ, Ogawa Y, Leucht S, Ruhe HG, Turner EH, Higgins JPT, Egger M, Takeshima N, Hayasaka Y, Imai H, Shinohara K, Tajika A, Ioannidis JPA, Geddes JR (2018) Comparative efficacy and acceptability of 21 antidepressant drugs for the acute treatment of adults with major depressive disorder: a systematic review and network meta-analysis. Lancet 391(10128):1357–1366

Clark RE, Bartels SJ, Mellman TA, Peacock WJ (2002) Recent trends in antipsychotic combination therapy of schizophrenia and schizoaffective disorder: implications for state mental health policy. Schizophr Bull 28:75–84

Coppen A (1967) The biochemistry of affective disorders. Br J Psychiatry 113(504):1237–1264

Correll CU, Schooler NR (2020) Negative symptoms in Schizophrenia: a review and clinical guide for recognition, assessment, and treatment. Neuropsychiatr Dis Treat 16:519–534. https://doi.org/10.2147/NDT.S225643

Correll CU, Demyttenaere K, Fagiolini A, Hajak G, Pallanti S, Racagni G, Singh S (2020) Cariprazine in the management of negative symptoms of schizophrenia: state of the art and future perspectives. Future Neurol 15(4):FNL52

Correll CU, Solmi M, Croatto G, Schneider LK, Rohani-Montez SC, Fairley L, Smith N, Bitter I, Gorwood P, Taipale H, Tiihonen J (2022) Mortality in people with schizophrenia: a systematic review and meta-analysis of relative risk and aggravating or attenuating factors. World Psychiatry 21(2):248–271. https://doi.org/10.1002/wps.20994

Cortese S, Adamo N, Del Giovane C, Mohr-Jensen C, Hayes AJ, Carucci S, Atkinson LZ, Tessari L, Banaschewski T, Coghill D, Hollis C, Simonoff E, Zuddas A, Barbui C, Purgato M, Steinhausen H-C, Shokraneh F, Xia J, Cipriani A (2018) Comparative efficacy and tolerability of medications for attention-deficit hyperactivity disorder in children, adolescents, and adults: a systematic review and network meta-analysis. Lancet Psychiatry 5(9):727–738

Crépeau-Gendron G, Brown HK, Shorey C, Madan R, Szabuniewicz C, Koh S, Veinish S, Mah L (2019) Association between citalopram, escitalopram and QTc prolongation in a real-world geriatric setting. J Affect Disord 250:341–345

Cristea IA, Gentili C, Pietrini P, Cuijpers P (2017) Sponsorship bias in the comparative efficacy of psychotherapy and pharmacotherapy for adult depression: meta-analysis. Br J Psychiatry 210(1):16–23

Curran G, Ravindran A (2014) Lithium for bipolar disorder: a review of the recent literature. Expert Rev Neurother 14(9):1079–1098

Dalsgaard S, Østergaard SD, Leckman JF, Mortensen PB, Pedersen MG (2015) Mortality in children, adolescents, and adults with attention deficit hyperactivity disorder: a nationwide cohort study. Lancet 385:2190–2196

Danielsson B, Collin J, Jonasdottir Bergman G, Borg N, Salmi P, Fastbom J (2016) Antidepressants and antipsychotics classified with torsades de pointes arrhythmia risk and mortality in older adults – a Swedish nationwide study. Br J Clin Pharmacol 81:773–783

Davidson M, Galderisi S, Weiser M, Werbeloff N, Fleischhacker WW, Keefe RS, Boter H, Keet IP, Prelipceanu D, Rybakowski JK, Libiger J, Hummer M, Dollfus S, López-Ibor JJ, Hranov LG, Gaebel W, Peuskens J, Lindefors N, Riecher-Rössler A, Kahn RS (2009) Cognitive effects of antipsychotic drugs in first-episode schizophrenia and schizophreniform disorder: a randomized, open-label clinical trial (EUFEST). Am J Psychiatry 166:675–682

Davies LM, Lewis S, Jones PB, Barnes TRE, Gaughran F, Hayhurst K, Markwick A, Lloyd H (2007) Cost-effectiveness of first- v. second-generation antipsychotic drugs: results from a randomised controlled trial in schizophrenia responding poorly to previous therapy. Br J Psychiatry 191(1):14–22

Davies P, Ijaz S, Williams CJ, Kessler D, Lewis G, Wiles N (2019) Pharmacological interventions for treatment-resistant depression in adults. Cochrane Database Syst Rev. https://doi.org/10.1002/14651858.CD010557.pub2

Davis J, Desmond M, Berk M (2018) Lithium and nephrotoxicity: a literature review of approaches to clinical management and risk stratification. BMC Nephrol 19(1):305

Del Casale A, Sorice S, Padovano A, Simmaco M, Ferracuti S, Lamis DA, Rapinesi C, Sani G, Girardi P, Kotzalidis GD, Pompili M (2019) Psychopharmacological treatment of obsessive-compulsive disorder (OCD). Curr Neuropharmacol 17:710–736

Demyttenaere K, Jaspers L (2008) Bupropion and SSRI-induced side effects. J Psychopharmacol 22(7):792–804

Dersch R, Zwernemann S, Voderholzer U (2011) Partial status epilepticus after electroconvulsive therapy and medical treatment with bupropion. Pharmacopsychiatry 44:344–346

DGKJP, DGPPN, DGSPJ S3-Letiline „Aufmerksamkeitsdefizit-/Hyperaktivitätsstörung (ADHS) im Kindes-, Jugend- und Erwachsenenalter. 1. Version. 2017. https://register.awmf.org/de/leitlinien/detail/028-045. Zugegriffen: 9. Aug. 2023

DGPPN S3-Leitlinie Schizophrenie. Langfassung, 2019, Version 2.0, zuletzt geändert am 15. März 2019. https://www.awmf.org/leitlinien/detail/ll/038-009.html. Zugegriffen: 9. Aug. 2023

DGPPN (2022a) S3-Leitlinie Borderline-Persönlichkeitsstörung. Version 1.0 vom 14.11.2022. https://www.awmf.org/leitlinien

DGPPN (2022b) S3-Leitiline Zwangsstörungen – Langversion. 1. Revision. 2022. https://register.awmf.org/de/leitlinien/detail/038-017. Zugegriffen: 8. Aug. 2023

Dittmann RW, Cardo E, Nagy P, Anderson CS, Bloomfield R, Caballero B, Higgins N, Hodgkins P, Lyne A, Civil R, Coghill D (2013) Efficacy and safety of lisdexamfetamine dimesylate and atomoxetine in the treatment of attention-deficit/hyperactivity disorder: a head-to-head, randomized, double-blind, phase IIIb study. CNS Drugs 27(12):1081–1092

Divac N, Prostran M, Jakovcevski I, Cerovac N (2014) Second-generation antipsychotics and extrapyramidal adverse effects. Biomed Res Int 2014:656370

Dold M, Samara MT, Li C, Tardy M, Leucht S (2015) Haloperidol versus first-generation antipsychotics for the treatment of schizophrenia and other psychotic disorders. Cochrane Database Syst Rev. https://doi.org/10.1002/14651858.CD009831.pub2

Dudas R, Malouf R, McCleery J, Dening T (2018) Antidepressants for treating depression in dementia. Cochrane Database Syst Rev 8(8):CD3944. https://doi.org/10.1002/14651858.CD003944.pub2

Evoy KE, Sadrameli S, Contreras J et al (2021) Abuse and misuse of pregabalin and gabapentin: a systematic review update. Drugs 81:125–156. https://doi.org/10.1007/s40265-020-01432-7

Fagiolini A, Comandini A, Dell'Osso MC, Kasper S (2012) Rediscovering trazodone for the treatment of major depressive disorder. CNS Drugs 26(12):1033–1049

Ferrarelli F (2022) Is neuroplasticity key to treatment response in depression? Maybe so. Am J Psychiatry 179(7):451–453

Food and Drug Administration (2016) FDA Drug Safety Communication: FDA warns about new impulse-control problems associated with mental health drug aripiprazole (Abilify, Abilify Maintena, Aristada). https://www.fda.gov/drugs/drug-safety-and-availability/fda-drug-safety-communication-fda-warns-about-new-impulse-control-problems-associated-mental-health

Foong A-L, Grindrod KA, Patel T, Kellar J (2018) Demystifying serotonin syndrome (or serotonin toxicity). Can Fam Physician 64(10):720–727

Frampton JE (2018) Lisdexamfetamine dimesylate: a review in paediatric ADHD. Drugs 78:1025–1036. https://doi.org/10.1007/s40265-018-0936-0

Freiesleben SD, Furczyk K (2015) A systematic review of agomelatine-induced liver injury. J Mol Psychiatr 3(1):4

Frye MA, Ketter TA, Leverich GS, Huggins T, Lantz C, Denicoff KD, Post RM (2000) The increasing use of polypharmacotherapy for refractory mood disorders: 22 years of study. J Clin Psychiatry 61:9–15

Fusar-Poli P, Smieskova R, Kempton MJ, Ho BC, Andreasen NC, Borgwardt S (2013) Progressive brain changes in schizophrenia related to antipsychotic treatment? A meta-analysis of longitudinal MRI studies. Neurosci Biobehav Rev 37(8):1680–1691

Gahr M, Hiemke C, Connemann BJ (2017) Update Opipramol. Fortschr Neurol Psychiatr 85:139–145

Garland JE, Kutcher S, Virani A, Elbe D (2016) Update on the use of SSRIs and SNRIs with children and adolescents in clinical practice. J Can Acad Child Adolesc Psychiatry 25(1):4–10

Gebara MA, Lipsey KL, Karp JF, Nash MC, Iaboni A, Lenze EJ (2015) Cause or effect? Selective serotonin Reuptake inhibitors and falls in older adults: a systematic review. Am J Geriatr Psychiatry 23(10):1016–1028

Geddes J, Freemantle N, Harrison P, Bebbington P (2000) Atypical antipsychotics in the treatment of schizophrenia: systematic overview and meta-regression analysis. Brit Med J 321:1371–1376

Gibbons RD, Brown CH, Hur K, Marcus SM, Baumikh DK, Erkenmann JJ (2007) Early evidence on the effects of regulators' suicidality warnings on prescriptions and suicide in children and adolescents. Am J Psychiatry 164:1356–1363

Gitlin MJ (2018) Antidepressants in bipolar depression: an enduring controversy. Int J Bipolar Disord 6(1):25

Glocker C, Grohmann R, Engel R, Seifert J, Bleich S, Stübner S, Toto S, Schüle C (2021) Galactorrhea during antipsychotic treatment: results from AMSP, a drug surveillance program, between 1993 and 2015. Eur Arch Psychiatry Clin Neurosci. https://doi.org/10.1007/s00406-021-01241-3

Goff DC, Falkai P, Fleischhacker WW, Girgis RR, Kahn RM, Uchida H, Zhao J, Lieberman JA (2017) The long-term effects of antipsychotic medication on clinical course in schizophrenia. Am J Psychiatry 174(9):840–849

Goldberg TE, Gomar JJ (2009) Targeting cognition in schizophrenia research: from etiology to treatment. Am J Psychiatry 166:631–634

Gomes-da-Costa S, Marx W, Corponi F, Anmella G, Murru A, Pons-Cabrera MT, Giménez-Palomo A, Gutiérrez-Arango F, Llach CD, Fico G, Kotzalidis GD, Verdolini N, Valentí M, Berk M, Vieta E, Pacchiarotti I (2022) Lithium therapy and weight change in people with bipolar disorder: A systematic review and meta-analysis. Neurosci Biobehav Rev 134:104266. https://doi.org/10.1016/j.neubiorev.2021.07.011

Gong IY, Kim RB (2013) Importance of pharmacokinetic profile and variability as determinants of dose and response to dabigatran, rivaroxaban, and apixaban. Can J Cardiol 29(7):S24–S33

Grigg J, Worsley R, Thew C, Gurvich C, Thomas N, Kulkarni J (2017) Antipsychotic-induced hyperprolactinemia: synthesis of world-wide guidelines and integrated recommendations for assessment, management and future research. Psychopharmacology 234(22):3279–3297

Grimmsmann T, Kostev K, Himmel W (2022) Die Rolle von Privatverordnungen bei der Versorgung mit Benzodiazepinen und Z-Drugs. Dtsch Arztebl Int 119(21):380–381

Grohmann R, Engel RR, Geissler KH, Rüther E (2004) Psychotropic drug use in psychiatric inpatients: recent trends and changes over time-data from the AMSP study. Pharmacopsychiatry 37(Suppl 1):S27–S38

Guaiana G, Gupta S, Chiodo D, Davies SJ, Haederle K, Koesters M (2013) Agomelatine versus other antidepressive agents for major depression. Cochrane Database Syst Rev. https://doi.org/10.1002/14651858.CD008851.pub2

Haddad PM, Sharma SG (2007) Adverse effects of atypical antipsychotics. CNS Drugs 21(11):911–936

Hägg S, Bate A, Stahl M, Spigset O (2008) Associations between venous thromboembolism and antipsychotics. A study of the WHO database of adverse drug reactions. Drug Saf 31:685–694

Halaris A, Sohl E, Whitham EA (2021) Treatment-resistant depression revisited: a glimmer of hope. J Pers Med 11(2):155. https://doi.org/10.3390/jpm11020155

Harmer CJ, Duman RS, Cowen PJ (2017) How do antidepressants work? New perspectives for refining future treatment approaches. Lancet Psychiatry 4(5):409–418

Hashimoto K (2020) Molecular mechanisms of the rapid-acting and long-lasting antidepressant actions of (R)-ketamine. Biochem Pharmacol 177:113935

Haussmann R, Bauer M, von Bonin S, Grof P, Lewitzka U (2015) Treatment of lithium intoxication: facing the need for evidence. Int J Bipolar Disord 3(1):23

Heal DJ, Smith SL, Gosden J, Nutt DJ (2013) Amphetamine, past and present – a pharmacological and clinical perspective. J Psychopharmacol 27:479–496

Heck J, Seifert J, Stichtenoth DO, Schroeder C, Groh A, Szycik GR, Degner D, Adamovic I, Schneider M, Glocker C, Rüther E, Bleich S, Grohmann R, Toto S (2021) A case series of serious and unexpected adverse drug reactions under treatment with cariprazine. Clin Case Rep 9:e4084

Henkel V, Seemüller F, Obermeier M, Adli M, Bauer M, Kronmüller K, Holsboer F, Brieger P, Laux G, Bender W, Heuser I, Zeiler J, Gaebel W, Mayr A, Riedel M, Möller HJ (2011) Relationship between baseline severity of depression and antidepressant treatment outcome. Pharmacopsychiatry 44(1):27–32

Henssler J, Heinz A, Brandt L, Bschor T (2019) Absetz- und Rebound-Phänomene bei Antidepressiva. Dtsch Arztebl 116:355–361

Henssler J, Alexander D, Schwarzer G, Bschor T, Baethge C (2022) Combining antidepressants vs antidepressant monotherapy for treatment of patients with acute depression: a systematic review and meta-analysis. JAMA Psychiatry 79(4):300–312

Hiemke C, Bergemann N, Clement HW, Conca A, Deckert J, Domschke K, Eckermann G, Egberts K, Gerlach M, Greiner C, Gründer G, Haen E, Havemann-Reinecke U, Hefner G, Helmer R, Janssen G, Jaquenoud E, Laux G, Messer T, Mössner R, Müller MJ, Paulzen M, Pfuhlmann B, Riederer P, Saria A, Schoppek B, Schoretsanitis G, Schwarz M, Gracia MS, Stegmann B, Steimer W, Stingl JC, Uhr M, Ulrich S, Unterecker S, Waschgler R, Zernig G, Zurek G, Baumann P (2018) Consensus guidelines for therapeutic drug monitoring in neuropsychopharmacology: update 2017. Pharmacopsychiatry 51(1-02):9–62

Hieronymus F, Emilsson JF, Nilsson S, Eriksson E (2016) Consistent superiority of selective serotonin reuptake inhibitors over placebo in reducing depressed mood in patients with major depression. Mol Psychiatry 21(4):523–530

Holt S, Schmiedl S, Thürmann PA (2010) Potentially inappropriate medications in the elderly: the PRISCUS list. Dtsch Arztebl Int 107(31–32):543–551

Hutton LM, Cave AJ, St-Jean R, Banh HL (2017) Should we be worried about QTc prolongation using citalopram? A review. J Pharm Pract 30(3):353–358

Hutton P, Taylor P, Mulligan L, Tully S, Moncrieff J (2015) Quetiapine immediate release v. placebo for schizophrenia: Systematic review, meta-analysis and reappraisal. Br J Psychiatry 206(5):360–370. https://doi.org/10.1192/bjp.bp.114.154377

Isbister GK, Bowe SJ, Dawson A, Whyte IM (2004) Relative toxicity of selective serotonin reuptake inhibitors (SSRIs) in overdose. J Toxicol Clin Toxicol 42(3):277–285

Ivanov I, Bjork JM, Blair J, Newcorn JH (2022) Sensitization-based risk for substance abuse in vulnerable individuals with ADHD: Review and re-examination of evidence. Neurosci Biobehav Rev 135:104575

Jackson JL, Shimeall W, Sessums L, Dezee KJ, Becher D, Diemer M, Berbano E, O'Malley PG (2010) Tricyclic antidepressants and headaches: systematic review and meta-analysis. BMJ 341:c5222

Janhsen K, Roser P, Hoffmann K (2015) Probleme der Dauertherapie mit Benzodiazepinen und verwandten Substanzen. Dtsch Arztebl 112:1–7

Janssen-Cilag (2021) Fachinformation Spravato® 28 mg Nasenspray, Lösung

Jin H, Tappenden P, MacCabe JH, Robinson S, Byford S (2020) Evaluation of the cost-effectiveness of services for schizophrenia in the UK across the entire care pathway in a single whole-disease model. JAMA Netw Open 3(5):e205888

Jones HE, Joshi A, Shenkin S, Mead GE (2016) The effect of treatment with selective serotonin reuptake inhibitors in comparison to placebo in the progression of dementia: a systematic review and meta-analysis. Age Ageing 45(4):448–456

Jones PB, Barnes TR, Davies L, Dunn G, Lloyd H, Hayhurst KP, Murray RM, Markwick A, Lewis SW (2006) Randomized controlled trial of the effect on Quality of Life of second- vs first-generation antipsychotic drugs in schizophrenia: Cost Utility of the Latest Antipsychotic Drugs in Schizophrenia Study (CUtLASS 1). Arch Gen Psychiatry 63(10):1079–1087

Kane JM, Carson WH, Saha AR, McQuade RD, Ingenito GG, Zimbroff DL, Ali MW (2002) Efficacy and safety of aripiprazole and haloperidol versus placebo in patients with schizophrenia and schizoaffective disorder. J Clin Psychiatry 63:763–771

Kane JM, Schooler NR, Marcy P, Correll CU, Achtyes ED, Gibbons RD, Robinson DG (2020) Effect of long-acting injectable antipsychotics vs usual care on time to first hospitalization in early-phase schizophrenia: a randomized clinical trial. JAMA Psychiatry 77(12):1217–1224

Kantrowitz JT (2021) Additional perspective on cariprazine and negative symptoms. Expert Opin Pharmacother 23(12):1469–1470. https://doi.org/10.1080/14656566.2021.1968828

Keks N, Hope J, Schwartz D, McLennan H, Copolov D, Meadows G (2020) Comparative tolerability of dopamine D2/3 receptor partial agonists for schizophrenia. CNS Drugs 34:473–507

Khan A, Leventhal RM, Khan SR, Brown WA (2002) Severity of depression and response to antidepressants and placebo: an analysis of the Food and Drug Administration database. J Clin Psychopharmacol 22(1):40–45

Khan A, Brodhead AE, Kolts RL, Brown WA (2005) Severity of depressive symptoms and response to antidepressants and placebo in antidepressant trials. J Psychiatr Res 39(2):145–150

Khushboo NJ, Siddiqi M, de Lourdes Pereira, Sharma B (2022) Neuroanatomical, biochemical, and functional modifications in brain induced by treatment with antidepressants. Mol Neurobiol 59(6):3564–3584

Kim SA (2021) 5-HT1A and 5-HT2A signaling, desensitization, and downregulation: serotonergic dysfunction and abnormal receptor density in schizophrenia and the Prodrome. Cureus 13:e15811. https://doi.org/10.7759/cureus.15811

Kinon BJ, Basson BR, Gilmore JA et al (2001) Long-term olanzapine treatment: weight change and weight-related health factors in schizophrenia. J Clin Psychiatry 62:92–100

Kirsch I (2014) Antidepressants and the placebo effect. Z Psychol 222(3):128–134

Kirsch I, Deacon BJ, Huedo-Medina TB, Scoboria A, Moore TJ, Johnson BT (2008) Initial severity and antidepressant benefits: a meta-analysis of data submitted to the Food and Drug Administration. PLoS Med 5(2):e45

Kishi T, Ikuta T, Matsuda Y, Sakuma K, Okuya M, Mishima K, Iwata N (2021) Mood stabilizers and/or antipsychotics for bipolar disorder in the maintenance phase: a systematic review and network meta-analysis of randomized controlled trials. Mol Psychiatry 26(8):4146–4157

Kishimoto T, Hagi K, Kurokawa S, Kane JM, Correll CU (2021) Long-acting injectable versus oral antipsychotics for the maintenance treatment of schizophrenia: a systematic review and comparative meta-analysis of randomised, cohort, and pre-post studies. Lancet Psychiatry 8(5):387–404. https://doi.org/10.1016/S2215-0366(21)00039-0

Komossa K, Rummel-Kluge C, Schmid F, Hunger H, Schwarz S, El-Sayeh HG, Kissling W, Leucht S (2009) Aripiprazole versus other atypical antipsychotics for schizophrenia. Cochrane Database Syst Rev. https://doi.org/10.1002/14651858.CD006569.pub3

Komossa K, Depping AM, Meyer M, Kissling W, Leucht S (2010) Second-generation antipsychotics for obsessive compulsive disorder. Cochrane Database Syst Rev. https://doi.org/10.1002/14651858.CD008141.pub2

Krause M, Zhu Y, Huhn M, Schneider-Thoma J, Bighelli I, Nikolakopoulou A, Leucht S (2018) Antipsychotic drugs for patients with schizophrenia and predominant or prominent negative symptoms: a systematic review and meta-analysis. Eur Arch Psychiatry Clin Neurosci 268(7):625–639

Krause M, Huhn M, Schneider-Thoma J, Bighelli I, Gutsmiedl K, Leucht S (2019) Efficacy, acceptability and tolerability of antipsychotics in patients with schizophrenia and comorbid substance use. A systematic review and meta-analysis. Eur Neuropsychopharmacol 29(1):32–45. https://doi.org/10.1016/j.euroneuro.2018.11.1105

Kruizinga J, Liemburg E, Burger H, Cipriani A, Geddes J, Robertson L, Vogelaar B, Nolen WA (2021) Pharmacological treatment for psychotic depression. Cochrane Database Syst Rev. https://doi.org/10.1002/14651858.CD004044.pub5

La Torre A, Conca A, Duffy D, Giupponi G, Pompili M, Grözinger M (2013) Sexual dysfunction related to psychotropic drugs: a critical review part II: antipsychotics. Pharmacopsychiatry 46:201–208

Lai HM, Cleary M, Sitharthan T, Hunt GE (2015) Prevalence of comorbid substance use, anxiety and mood disorders in epidemiological surveys, 1990–

2014: A systematic review and meta-analysis. Drug Alcohol Depend 154:1–13. https://doi.org/10.1016/j.drugalcdep.2015.05.031

Cai L, Huang J (2018) Schizophrenia and risk of dementia: a meta-analysis study. NDT 14:2047–2055. https://doi.org/10.2147/NDT.S172933

Lee TC, Desforges P, Murray J, Saleh RR, McDonald EG (2016) Off-label use of quetiapine in medical inpatients and postdischarge. JAMA Intern Med 176(9):1390–1391

Leucht S, Wahlbeck K, Hamann J, Kissling W (2003) New generation antipsychotics versus low-potency conventional antipsychotics: a systematic review and meta-analysis. Lancet 361(9369):1581–1589

Leucht S, Corves C, Arbter D, Engel RR, Li C, Davis JM (2009) Second-generation versus first-generation antipsychotic drugs for schizophrenia: a meta-analysis. Lancet 373:31–41

Leucht S, Hierl S, Kissling W, Dold M, Davis JM (2012) Putting the efficacy of psychiatric and general medicine medication into perspective: review of meta-analyses. Br J Psychiatry 200(2):97–106

Leucht S, Cipriani A, Spineli L, Mavridis D, Orey D, Richter F, Samara M, Barbui C, Engel RR, Geddes JR, Kissling W, Stapf MP, Lässig B, Salanti G, Davis JM (2013) Comparative efficacy and tolerability of 15 antipsychotic drugs in schizophrenia: a multiple-treatments meta-analysis. Lancet 382(9896):951–962

Leucht S, Helfer B, Gartlehner G, Davis JM (2015) How effective are common medications: a perspective based on meta-analyses of major drugs. BMC Med 13(1):253

Lewis G, Marston L, Duffy L, Freemantle N, Gilbody S, Hunter R, Kendrick T, Kessler D, Mangin D, King M, Lanham P, Moore M, Nazareth I, Wiles N, Bacon F, Bird M, Brabyn S, Burns A, Clarke CS, Hunt A, Pervin J, Lewis G (2021) Maintenance or discontinuation of antidepressants in primary care. N Engl J Med 385(14):1257–1267

Li J, Yang L, Pu C, Tang Y, Yun H, Han P (2013) The role of duloxetine in stress urinary incontinence: a systematic review and meta-analysis. Int Urol Nephrol 45(3):679–686

Lieb K, Dreimüller N, Wagner S, Schlicht K, Falter T, Neyazi A, Müller-Engling L, Bleich S, Tadić A, Frieling H (2018) BDNF plasma levels and BDNF Exon IV promoter methylation as predictors for antidepressant treatment response. Front Psychiatry 9:511

Lieberman JA, Stroup TS, McEvoy JP, Swartz MS, Rosenheck RA, Perkins DO, Keefe RS, Davis SM, Davis CE, Lebowitz BD, Severe J, Hsiao JK, Clinical Antipsychotic Trials of Intervention Effectiveness (CATIE) Investigators (2005) Effectiveness of antipsychotic drugs in patients with chronic schizophrenia. N Engl J Med 353:1209–1233

Lin D, Thompson-Leduc P, Ghelerter I, Nguyen K, Lafeuille M-H, Benson C, Mavros P, Lefebvre P (2021) Real-world evidence of the clinical and economic impact of long-acting Injectable versus oral antipsychotics among patients with schizophrenia in the United States: a systematic review and meta-analysis. CNS Drugs 35(5):469–481

Liu B, Zhang Y, Fang H, Liu J, Liu T, Li L (2017) Efficacy and safety of long-term antidepressant treatment for bipolar disorders – a meta-analysis of randomized controlled trials. J Affect Disord 223:41–48

Lunn MPT, Hughes RAC, Wiffen PJ (2014) Duloxetine for treating painful neuropathy, chronic pain or fibromyalgia. Cochrane Database Syst Rev. https://doi.org/10.1002/14651858.CD007115.pub3

MacGillivray S, Arroll B, Hatcher S, Ogston S, Reid I, Sullivan F, Williams B, Crombie I (2003) Efficacy and tolerability of selective serotonin reuptake inhibitors compared with tricyclic antidepressants in depression treated in primary care: systematic review and meta-analysis. Brit Med J 326:1014–1019

Maher AR, Maglione M, Bagley S, Suttorp M, Hu JH, Ewing B, Wang Z, Timmer M, Sultzer D, Shekelle PG (2011) Efficacy and comparative effectiveness of atypical antipsychotic medications for off-label uses in adults: a systematic review and meta-analysis. JAMA 306:1359–1369

Mann NK, Mathes T, Sönnichsen A, Pieper D, Klager E, Moussa M, Thürmann PA (2023) Potentially inadequate medications in the elderly: PRISCUS 2.0 – first update of the PRISCUS list. Dtsch Arztebl Int 120:3–10. https://doi.org/10.3238/arztebl.m2022.0377

Martinho A, Silva SM, Garcia S, Moreno I, Granadeiro LB, Alves G, Duarte AP, Domingues F, Silvestre S, Gallardo E (2016) Effects of Hypericum perforatum hydroalcoholic extract, hypericin, and hyperforin on cytotoxicity and CYP3A4 mRNA expression in hepatic cell lines: a comparative study. Med Chem Res 25(12):2999–3010

Masand PS (2000) Side effects of antipsychotics in the elderly. J Clin Psychiatry 61(4):43–51

Masi G (2022) Controversies in the pharmacotherapy of adolescent depression. Curr Pharm Des 28(24):1975–1984. https://doi.org/10.2174/1381612828666220526150153

McDonagh M, Peterson K, Carson S, Fu R, Thakurta S (2010) Drug class review: atypical antipsychotic drugs. Final update 3 report. Portland (OR): oregon health & science university. https://www.ncbi.nlm.nih.gov/books/NBK50583/

McEvoy JP, Lieberman JA, Stroup TS, Davis SM, Meltzer HY, Rosenheck RA, Swartz MS, Perkins DO, Keefe RS, Davis CE, Severe J, Hsiao JK (2006) Effectiveness of clozapine versus olanzapine, quetiapine, and risperidone in patients with chronic schizophrenia who did not respond to prior atypical antipsychotic treatment. Am J Psychiatry 163(4):600–610

McEwen BS, Chattarji S (2004) Molecular mechanisms of neuroplasticity and pharmacological implications:

the example of tianeptine. Eur Neuropsychopharmacol 14:S497–S502

McGirr A, Vöhringer PA, Ghaemi SN, Lam RW, Yatham LN (2016) Safety and efficacy of adjunctive second-generation antidepressant therapy with a mood stabiliser or an atypical antipsychotic in acute bipolar depression: a systematic review and meta-analysis of randomised placebo-controlled trials. Lancet Psychiatry 3(12):1138–1146

McKnight RF, Adida M, Budge K, Stockton S, Goodwin GM, Geddes JR (2012) Lithium toxicity profile: a systematic review and meta-analysis. Lancet 379(9817):721–728

Mintzer J, Burns A (2000) Anticholinergic side-effects of drugs in elderly people. J R Soc Med 93(9):457–462

Miyamoto S, Miyake S, Jarskog LF, Fleischhacker WW, Lieberman JA (2012) Pharmacological treatment of schizophrenia: a critical review of the pharmacology and clinical effects of current and future therapeutic agents. Mol Psychiatry 17:1206–1227

Moncrieff J, Cooper RE, Stockmann T, Amendola S, Hengartner MP, Horowitz MA (2022) The serotonin theory of depression: a systematic umbrella review of the evidence. Mol Psychiatry. https://doi.org/10.1038/s41380-022-01661-0

Montagnon F, Saïd S, Lepine JP (2002) Lithium: poisonings and suicide prevention. Eur psychiatr 17(2):92–95

Montejo AL, Prieto N, de Alarcón R, Casado-Espada N, de la Iglesia J, Montejo L (2019) Management strategies for antidepressant-related sexual dysfunction: a clinical approach. J Clin Med 8:1640

Moore RA, Derry S, Aldington D, Cole P, Wiffen PJ (2015) Amitriptyline for neuropathic pain in adults. Cochrane Database Syst Rev. https://doi.org/10.1002/14651858.CD008242.pub3

Mortensen MB, Nordestgaard BG (2019) Statin use in primary prevention of atherosclerotic cardiovascular disease according to 5 major guidelines for sensitivity, specificity, and number needed to treat. JAMA Cardiol 4(11):1131–1138

Müller-Oerlinghausen B, Lewitzka U (2016) The contributions of lithium and clozapine for the prophylaxis and treatment of suicidal behavior. In: Biological aspects of suicidal behavior, Bd. 30. Karger, S 145–160

Murphy CE 4th, Wang RC, Montoy JC, Whittaker E, Raven M (2022) Effect of extended-release naltrexone on alcohol consumption: a systematic review and meta-analysis. Addiction 117(2):271–281. https://doi.org/10.1111/add.15572

Murray RM, Quattrone D, Natesan S, van Os J, Nordentoft M, Howes O, Di Forti M, Taylor D (2016) Should psychiatrists be more cautious about the long-term prophylactic use of antipsychotics? Br J Psychiatry 209(5):361–365

Näslund J, Hieronymus F, Lisinski A, Nilsson S, Eriksson E (2018) Effects of selective serotonin reuptake inhibitors on rating-scale-assessed suicidality in adults with depression. Br J Psychiatry 212(3):148–154

Nedic Erjavec G, Sagud M, Nikolac Perkovic M, Svob Strac D, Konjevod M, Tudor L, Uzun S, Pivac N (2021) Depression: biological markers and treatment. Prog Neuropsychopharmacol Biol Psychiatry 105:110139

Németh G, Laszlovszky I, Czobor P, Szalai E, Szatmári B, Harsányi J, Barabássy Á, Debelle M, Durgam S, Bitter I, Marder S, Fleischhacker WW (2017) Cariprazine versus risperidone monotherapy for treatment of predominant negative symptoms in patients with schizophrenia: a randomised, double-blind, controlled trial. Lancet 389:1103–1113

Ng QX, Venkatanarayanan N, Ho CY (2017) Clinical use of hypericum perforatum (St John's wort) in depression: a meta-analysis. J Affect Disord 210:211–221. https://doi.org/10.1016/j.jad.2016.12.048

Niedrig DF, Gött C, Fischer A, Müller ST, Greil W, Buckler G, Russmann S (2016) Second-generation antipsychotics in a tertiary care hospital: prescribing patterns, metabolic profiles, and drug interactions. Int Clin Psychopharmacol 31:42–50

Nielsen J, Correll CU, Manu P, Kane JM (2013) Termination of clozapine treatment due to medical reasons: when is it warranted and how can it be avoided? J Clin Psychiatry 74(6):20799

Noordam R, Aarts N, Verhamme KM, Sturkenboom MC, Stricker BH, Visser LE (2015) Prescription and indication trends of antidepressant drugs in the Netherlands between 1996 and 2012: a dynamic population-based study. Eur J Clin Pharmacol 71(3):369–375

Philipsen A, Döpfner M (2020) ADHS im Übergang in das Erwachsenenalter: Prävalenz, Symptomatik, Risiken und Versorgung. Bundesgesundheitsbl 63:910–915. https://doi.org/10.1007/s00103-020-03175-y

Pillinger T, McCutcheon RA, Vano L, Mizuno Y, Arumuham A, Hindley G, Beck K, Natesan S, Efthimiou O, Cipriani A (2020) Comparative effects of 18 antipsychotics on metabolic function in patients with schizophrenia, predictors of metabolic dysregulation, and association with psychopathology: a systematic review and network meta-analysis. Lancet Psychiatry 7(1):64–77

Pirhonen E, Haapea M, Rautio N, Nordström T, Turpeinen M, Laatikainen O, Koponen H, Silvan J, Miettunen J, Jääskeläinen E (2022) Characteristics and predictors of off-label use of antipsychotics in general population sample. Acta Psychiatr Scand 146(3):227–239

Poljansky S, Sander K, Artmann S, Laux G (2015) „Psychopharmakotherapie bei geronto-psychiatrischen stationären Patienten." Werden die Empfehlungen der PRISCUS-Liste umgesetzt? Psychopharmakotherapie 22:153–164

Pompili M, Serafini G, Innamorati M, Ambrosi E, Giordano G, Girardi P, Tatarelli R, Lester D (2010) Antidepressants and suicide risk: a comprehensive overview. Pharmaceuticals 3(9):2861–2883. https://doi.org/10.3390/ph3092861

Rakofsky JJ, Lucido MJ, Dunlop BW (2022) Lithium in the treatment of acute bipolar depression: a systematic review and meta-analysis. J Affect Disord 308:268–280

Raouf M, Glogowski AJ, Bettinger JJ, Fudin J (2017) Serotonin-norepinephrine reuptake inhibitors and the influence of binding affinity (Ki) on analgesia. J Clin Pharm Ther 42(4):513–517

Ray WA, Chung CP, Murray KT, Hall K, Stein CM (2009) Atypical antipsychotic drugs and the risk of sudden cardiac death. N Engl J Med 360:225–235

Rosenheck R, Perlick D, Bingham S, Liu-Mares W, Collins J, Warren S, Leslie D, Allan E, Campbell EC, Caroff S, Corwin J, Davis L, Douyon R, Dunn L, Evans D, Frecska E, Grabowski J, Graeber D, Herz L, Kwon K, Lawson W, Mena F, Sheikh J, Smelson D, Smith-Gamble V (2003) Effectiveness and cost of olanzapine and haloperidol in the treatment of schizophrenia: a randomized controlled trial. JAMA 290(20):2693–2702

Rosenheck RA, Leslie DL, Sindelar J, Miller EA, Lin H, Stroup TS, McEvoy J, Davis SM, Keefe RS, Swartz M, Perkins DO, Hsiao JK, Lieberman J (2006) Cost-effectiveness of second-generation antipsychotics and perphenazine in a randomized trial of treatment for chronic schizophrenia. Am J Psychiatry 163(12):2080–2089

Rote Hand Brief (2011a) Rote Hand Brief Escitalopram: Zusammenhang von Escitalopram (Cipralex®) mit dosisabhängiger QT-Intervall-Verlängerung

Rote Hand Brief (2011b) Rote Hand Brief zu Cipramil® (Citalopram): Zusammenhang von CIPRAMIL® (Citalopramhydrobromid/Citalopramhydrochlorid) mit dosisabhängiger QT-Intervall-Verlängerung

Rozin E, Vanaharam V, D'Mello D, Palazzolo S, Adams C (2019) A retrospective study of the role of long-acting injectable antipsychotics in preventing rehospitalization in early psychosis with cannabis use. Addict Behav Rep 10:100221. https://doi.org/10.1016/j.abrep.2019.100221

Rudorfer MV, Manji HK, Potter WZ (1994) Comparative tolerability profiles of the newer versus older antidepressants. Drug Saf 10(1):18–46

Rybakowski JK, Suwalska A, Hajek T (2018) Clinical perspectives of lithium's neuroprotective effect. Pharmacopsychiatry 51:194–199

Saucedo Uribe E, Carranza Navarro F, Guerrero Medrano AF, García Cervantes KI, Álvarez Villalobos NA, Acuña Rocha VD, Méndez Hernández M, Alanís JMM, Hinojosa Cavada CM, Zúñiga Hernández JA, Fernández Zambrano SM (2020) Preliminary efficacy and tolerability profiles of first versus second-generation long-acting injectable antipsychotics in schizophrenia: a systematic review and meta-analysis. J Psychiatr Res 129:222–233

Schäfer W, Princk C, Kollhorst B, Schink T (2019) Antidepressants and the risk of hemorrhagic stroke in the elderly: a nested case-control study. Drug Saf 42(9):1081–1089

Schneider BN, Enenbach M (2014) Managing the risks of ADHD treatments. Curr Psychiatry Rep 16(10):479

Schneider M, Pauwels P, Toto S, Bleich S, Grohmann R, Heinze M, Greiner T (2020) Severe weight gain as an adverse drug reaction of psychotropics: Data from the AMSP project between 2001 and 2016. Eur Neuropsychopharmacol 36:60–71

Schoretsanitis G, de Filippis R, Brady BM, Homan P, Suppes T, Kane JM (2022) Prevalence of impaired kidney function in patients with long-term lithium treatment: a systematic review and meta-analysis. Bipolar Disord 24(3):264–274

Schubert I, Lehmkuhl G (2017) Verlauf und Therapie von ADHS und der Stellenwert im Erwachsenenalter. Dtsch Arztebl 114:139–140

Seifert J, Engel RR, Bernegger X, Führmann F, Bleich S, Stübner S, Sieberer M, Greil W, Toto S, Grohmann R (2021a) Time trends in pharmacological treatment of major depressive disorder: Results from the AMSP Pharmacovigilance Program from 2001–2017. J Affect Disord 281:547–556

Seifert J, Führmann F, Reinhard MA, Engel RR, Bernegger X, Bleich S, Stübner S, Rüther E, Toto S, Grohmann R, Sieberer M, Greil W (2021b) Sex differences in pharmacological treatment of major depressive disorder: results from the AMSP pharmacovigilance program from 2001 to 2017. J Neural Transm 128(6):827–843

Seifert R (2021a) Arzneistoffe zur Behandlung der Depression und bipolaren Störung. Basiswissen Pharmakologie. Springer, Berlin Heidelberg, S 385–399

Seifert R (2021b) Arzneistoffe zur Behandlung der Schizophrenie. Basiswissen Pharmakologie. Springer, Berlin Heidelberg, S 401–413

Seifert R (2021c) Einführung und Pharmakodynamik. Basiswissen Pharmakologie. Springer, Berlin Heidelberg, S 3–46

Seifert R, Schirmer B (2020) A simple mechanistic terminology of psychoactive drugs: a proposal. Naunyn Schmiedebergs Arch Pharmacol 393:1331–1339

Seifert R, Alexander S (2022) Perspective article: A proposal for rational drug class terminology. Br J Pharmacol 179(17):4311–4314

Serretti A, Mandelli L (2010) Antidepressants and body weight: a comprehensive review and meta-analysis. J Clin Psychiatry 71:1259–1272

Shine B, McKnight RF, Leaver L, Geddes JR (2015) Long-term effects of lithium on renal, thyroid, and parathyroid function: a retrospective analysis of laboratory data. Lancet 386(9992):461–468

Siafis S, Tzachanis D, Samara M, Papazisis G (2018) Antipsychotic drugs: from receptor-binding profiles to metabolic side effects. Curr Neuropharmacol 16:1210–1223

Siafis S, Wu H, Wang D, Burschinski A, Nomura N, Takeuchi H, Schneider-Thoma J, Davis JM, Leucht S (2023) Antipsychotic dose, dopamine D2 receptor occupancy and extrapyramidal side-effects: a systematic review and dose-response meta-analysis. Mol Psychiatry. https://doi.org/10.1038/s41380-023-02203-y

Sicras-Mainar A, Maurino J, Ruiz-Beato E, Navarro-Artieda R (2014) Impact of negative symptoms on healthcare resource utilization and associated costs in adult outpatients with schizophrenia: a population-based study. Bmc Psychiatry 14(1):225

Slee A, Nazareth I, Bondaronek P, Liu Y, Cheng Z, Freemantle N (2019) Pharmacological treatments for generalised anxiety disorder: a systematic review and network meta-analysis. Lancet 393:768–777

Song HR, Kwon YJ, Woo YS, Bahk WM (2015) Effects of mirtazapine on patients undergoing naturalistic diabetes treatment: a follow-up study extended from 6 to 12 months. J Clin Psychopharmacol 35:730–731

Spadaro A, Scott KR, Koyfman A, Long B (2022) High risk and low prevalence diseases: Serotonin syndrome. Am J Emerg Med 61:90–97. https://doi.org/10.1016/j.ajem.2022.08.030

Spence D (2016) Bad Medicine: The rise and rise of antidepressants. Br J Gen Pract 66(652):573. https://doi.org/10.3399/bjgp16X687793

Spielmans G, Berman M, Linardatos E, Rosenlicht N, Perry A, Tsai A (2013) Adjunctive atypical antipsychotic treatment for major depressive disorder: a meta-analysis of depression, quality of life, and safety outcomes. PLoS Med 10(Suppl. 3):e1001403

Stahl SM, Pradko JF, Haight BR, Modell JG, Rockett CB, Learned-Coughlin S (2004) A review of the neuropharmacology of bupropion, a dual norepinephrine and dopamine reuptake inhibitor. Prim Care Companion J Clin Psychiatry 6(4):159

Stahl SM, Grady MM, Moret C, Briley M (2005) SNRIs: the pharmacology, clinical efficacy, and tolerability in comparison with other classes of antidepressants. CNS Spectr 10(9):732–747

Stogios N, Smith E, Bowden S, Tran V, Asgariroozbehani R, McIntyre WB, Remington G, Siskind D, Agarwal SM, Hahn MK (2022) Metabolic adverse effects of off-label use of second-generation antipsychotics in the adult population: a systematic review and meta-analysis. Neuropsychopharmacology 47(3):664–672

Storebø OJ, Ramstad E, Krogh HB, Nilausen TD, Skoog M, Holmskov M, Rosendal S, Groth C, Magnusson FL, Moreira-Maia CR, Gillies D, Buch Rasmussen K, Gauci D, Zwi M, Kirubakaran R, Forsbøl B, Simonsen E, Gluud C (2015) Methylphenidate for children and adolescents with attention deficit hyperactivity disorder (ADHD). Cochrane Database Syst Rev. https://doi.org/10.1002/14651858.CD009885.pub2

Strawn JR, Geracioti L, Rajdev N, Clemenza K, Levine A (2018) Pharmacotherapy for generalized anxiety disorder in adult and pediatric patients: an evidence-based treatment review. Expert Opin Pharmacother 19:1057–1070

Stübner S, Grohmann R, Greil W, Zhang X, Müller-Oerlinghausen B, Bleich S, Rüther E, Möller HJ, Engel R, Falkai P, Toto S, Kasper S, Neyazi A (2018) Suicidal ideation and suicidal behavior as rare adverse events of antidepressant medication: current report from the AMSP multicenter drug safety surveillance project. Int J Neuropsychopharmacol 21(9):814–821

Sykes DA, Moore H, Stott L et al (2017) Extrapyramidal side effects of antipsychotics are linked to their association kinetics at dopamine D_2 receptors. Nat Commun 8:763. https://doi.org/10.1038/s41467-017-00716-z

Taipale H, Solmi M, Lähteenvuo M, Tanskanen A, Correll CU, Tiihonen J (2021) Antipsychotic use and risk of breast cancer in women with schizophrenia: a nationwide nested case-control study in Finland. Lancet Psychiatry 8(10):883–891

Takeuchi H, Kantor N, Sanches M, Fervaha G, Agid O, Remington G (2017) One-year symptom trajectories in patients with stable schizophrenia maintained on antipsychotics versus placebo: meta-analysis. Br J Psychiatry 211(3):137–143

Takeuchi H, Siu C, Remington G, Fervaha G, Zipursky RB, Foussias G, Agid O (2019) Does relapse contribute to treatment resistance? Antipsychotic response in first- vs. second-episode schizophrenia. Neuropsychopharmacology 44(6):1036–1042

Terao T (2021) Neglected but not negligible aspects of antidepressants and their availability in bipolar depression. Brain Behav 11(8):e2308

Thakor V, Leach MJ, Gillham D, Esterman A (2011) The quality of information on websites selling St. John's wort. Complement Ther Med 19(3):155–160

Tiihonen J (2016) Real-world effectiveness of antipsychotics. Acta Psychiatr Scand 134(5):371–373

Tiihonen J, Mittendorfer-Rutz E, Torniainen M, Alexanderson K, Tanskanen A (2016) Mortality and cumulative exposure to antipsychotics, antidepressants, and benzodiazepines in patients with schizophrenia: an observational follow-up study. Am J Psychiatry 173(6):600–606

Tranulis C, Skalli L, Lalonde P, Nicole L, Stip E (2008) Benefits and risks of antipsychotic polypharmacy: an evidence-based review of the literature. Drug Saf 31:7–20

Turner EH, Matthews AM, Linardatos E, Tell RA, Rosenthal R (2008) Selective publication of antidepressant trials and its influence on apparent efficacy. N Engl J Med 358(3):252–260

Ungvari Z, Tarantini S, Yabluchanskiy A, Csiszar A (2019) Potential adverse cardiovascular effects of treatment with fluoxetine and other selective serotonin Reuptake inhibitors (SSRis) in patients with geriatric depression: implications for Atherogenesis and Cerebromicrovascular Dysregulation. Front Genet 10:898

Van Alphen AM, Bosch TM, Kupka RW, Hoekstra R (2021) Chronic kidney disease in lithium-treated patients, incidence and rate of decline. Int J Bipolar Disord 9(1):1

Varghese MT, Jyothi KS, Shaji KS, Venugopal RL (2020) Delaying clozapine: how long is too long? Gen Psychiatr 33(2):e100172. https://doi.org/10.1136/gpsych-2019-100172

Vigo DV, Baldessarini RJ (2009) Anticonvulsants in the treatment of major depressive disorder: an overview. Harv Rev Psychiatry 17(4):231–241

Villas Boas GR, Boerngen de Lacerda R, Paes MM, Gubert P, d Almeida WLC, Rescia VC, de Carvalho PMG, de Carvalho AAV, Oesterreich SA (2019) Molecular aspects of depression: a review from neurobiology to treatment. Eur J Pharmacol 851:99–121

Vishal S, Beg MA, Dutta SB, Khatri S, Garg S, Singh NK, Kaur A (2017) Comparative evaluation of cost-effectiveness between typical antipsychotic haloperidol and atypical antipsychotics olanzapine, risperidone and aripiprazole in the treatment of stable schizophrenia. Int J Basic Clin Pharmacol 6(8):1965

de Vries Schultink AH, Zwart W, Linn SC, Beijnen JH, Huitema AD (2015) Effects of pharmacogenetics on the pharmacokinetics and pharmacodynamics of tamoxifen. Clin Pharmacokinet 54(8):797–810

Wagner E, Siafis S, Fernando P, Falkai P, Honer WG, Röh A, Siskind D, Leucht S, Hasan A (2021) Efficacy and safety of clozapine in psychotic disorders – a systematic quantitative meta-review. Transl Psychiatry 11(1):487

Wagstaff AJ, Ormrod D, Spencer CM (2001) Tianeptine: a review of its use in depressive disorders. CNS Drugs 15:231–259

Wang C, Shi W, Huang C, Zhu J, Huang W, Chen G (2017) The efficacy, acceptability, and safety of five atypical antipsychotics in patients with first-episode drug-naïve schizophrenia: a randomized comparative trial. Ann Gen Psychiatry 16:47

Wei Y, Yan VK, Kang W, Wong IC, Castle DJ, Gao L, Chui CS, Man KK, Hayes JF, Chang WC (2022) Association of long-acting Injectable antipsychotics and oral antipsychotics with disease relapse, health care use, and adverse events among people with schizophrenia. JAMA Netw Open 5(7):e2224163

Wenzel-Seifert K, Wittmann M, Haen E (2011) QTc prolongation by psychotropic drugs and the risk of Torsade de Pointes. Dtsch Arztebl Int 108(41):687–693

Westphal JF (2000) Macrolide-induced clinically relevant drug interactions with cytochrome P-450A (CYP) 3A4: an update focused on clarithromycin, azithromycin and dirithromycin. Br J Clin Pharmacol 50(4):285

Wittmann M, Hajak G (2010) So erkennen und behandeln Sie eine Depression. MMW – Fortschritte Medizin 152:60–64. https://doi.org/10.1007/BF03367327

Wolter DK (2009) Risiken von Antipsychotika im Alter, speziell bei Demenzen. Eine Übersicht. Z Gerontopsychol Psychiatr 22:17–56

Wu H, Siafis S, Hamza T, Schneider-Thoma J, Davis JM, Salanti G, Leucht S (2022) Antipsychotic-induced weight gain: dose-response meta-analysis of randomized controlled trials. Schizophr Bull 48(3):643–654. https://doi.org/10.1093/schbul/sbac001

Xu H, Zhuang X (2019) Atypical antipsychotics-induced metabolic syndrome and nonalcoholic fatty liver disease: a critical review. Neuropsychiatr Dis Treat 15:2087–2099

Yeung A, Ng E, Abi-Jaoude E (2022) TikTok and attention-deficit/hyperactivity disorder: a cross-sectional study of social media content quality. Can J Psychiatry 67(12):899–906. https://doi.org/10.1177/07067437221082854

Yunusa I, Alsumali A, Garba AE, Regestein QR, Eguale T (2019) Assessment of reported comparative effectiveness and safety of atypical antipsychotics in the treatment of behavioral and psychological symptoms of dementia: a network meta-analysis. JAMA Netw Open 2:e190828

Zalsman G, Hawton K, Wasserman D, van Heeringen K, Arensman E, Sarchiapone M, Carli V, Höschl C, Barzilay R, Balazs J, Purebl G, Kahn JP, Sáiz PA, Lipsicas CB, Bobes J, Cozman D, Hegerl U, Zohar J (2016) Suicide prevention strategies revisited: 10-year systematic review. Lancet Psychiatry 3:646–659

Zangani C, Giordano B, Stein HC, Bonora S, D'Agostino A, Ostinelli EG (2021) Efficacy of amisulpride for depressive symptoms in individuals with mental disorders: a systematic review and meta-analysis. Hum Psychopharmacol Clin Exp 36(6):e2801

Zhao X, Zhang H, Wu Y, Yu C (2023) The efficacy and safety of St. John's wort extract in depression therapy compared to SSRIs in adults: A meta-analysis of randomized clinical trials. Adv Clin Exp Med 32(2):151–161. https://doi.org/10.17219/acem/152942

Zolk O, Greiner T, Schneider M, Heinze M, Dahling V, Ramin T, Grohmann R, Bleich S, Zindler T, Toto S, Seifert J (2022) Antipsychotic drug treatment of schizophrenia in later life: Results from the European cross-sectional AMSP study. World J Biol Psychiatry 23(5):374–386. https://doi.org/10.1080/15622975.2021.2011403

Zwanzger P (2016) Pharmakotherapie bei Angsterkrankungen. Fortschr Neurol Psychiatr 84:306–314

Multiple Sklerose

Friedemann Paul und Roland Seifert

Auf einen Blick

Spektrum Zur Behandlung der multiplen Sklerose werden krankheitsmodifizierende Immuntherapeutika und symptomatisch wirkende Arzneistoffe eingesetzt. Die Verordnung von Beta-Interferonen für die Behandlung der schubförmig-remittierenden multiplen Sklerose geht seit Jahren zu Gunsten anderer Arzneistoffe (insbesondere Dimethylfumarat, Glatirameracetat, Teriflunomid, Ocrelizumab und Natalizumab) zurück. Den stärksten Verordnungsschub verzeichnete Siponimod.

Als Muskelrelaxanzien (Antispastika) stehen Baclofen, Tizanidin und Botulinumtoxin bei der symptomatischen Behandlung der multiplen Sklerose im Vordergrund. Die Verordnungszahlen für das Cannabinoidpräparat Nabiximols sind deutlich angestiegen. Erstaunlicherweise wurden auch Muskelrelaxanzien mit unzureichender Beleglage (z. B. Chininsulfat, Methocarbamol, Pridinol) wie auch schon 2021 deutlich häufiger verordnet. Dies ist unter dem Aspekt der evidenzbasierten Medizin nicht nachvollziehbar und sehr kritikwürdig.

Kosten Der weitaus größte Teil der Kosten entfällt auf die Immuntherapeutika.

Die multiple Sklerose ist die häufigste neurologische Erkrankung im jungen Erwachsenenalter. Sie manifestiert sich in der Regel zwischen dem 20. und 40. Lebensjahr, zunehmend werden aber auch Erstdiagnosen in der Altersgruppe der 40- bis 65-Jährigen gestellt; Frauen sind 3 bis 4 mal so häufig betroffen wie Männer (Borisow et al. 2012). Die multiple Sklerose ist eine Autoimunerkrankung und gekennzeichnet durch multiple Herde entzündlicher Demyelinisierung sowie in den meisten Fällen zunächst schubförmigen und später oft fortschreitenden Krankheitsverlauf, und führt in vielen Fällen zu bleibenden neurologischen Schäden und Behinderung (Pitt et al. 2022). Zu Beginn des entzündlichen Prozesses steht die Aktivierung autoreaktiver Lymphozyten mutmaßlich gegen Myelin. Im späteren Verlauf führt der chronische Entzündungsprozess mit aktivierter Mikroglia zur Entmarkung der Myelinscheiden und zur Axonschädigung sowie neuronalem Untergang (Reich et al. 2018; Bezukladova et al. 2020). Fokale Inflammation und Neurodegeneration sind mit modernen bildgebenden Verfahren der Magnetresonanztomographie und optischen Kohärenztomographie darstellbar (Graves et al. 2021; Lie et al. 2022; Pengo et al. 2022; Preziosa et al. 2022; Lin et al. 2021).

Diagnostisch und therapeutisch werden verschiedene Verlaufsformen der multiplen Sklerose unterschieden (Krieger et al. 2016). Bei etwa 85 % der Patienten beginnt die Krankheit mit einem schubförmig-remittierenden Verlauf. Die Krankheitsschübe sind gekennzeichnet durch Empfindungsstörungen, Sehstörungen, Koordinationsprobleme oder Lähmungserscheinungen und klingen in der frühen Krankheitsphase in der Regel innerhalb von Wochen z. T. auch folgenlos ab, in einigen Fällen können aber auch Restsymptome bestehen bleiben. Die Frequenz und Schwere der Schübe ist individuell sehr unterschiedlich. Wird die Erkrankung nicht behandelt, kommt es innerhalb von durchschnittlich 10 Jahren bei etwa der Hälfte dieser Patienten zur sekundär progredienten Form der multiplen Sklerose. Ab diesem Stadium verschlechtert sich der Krankheitszustand nicht nur schubförmig, sondern auch schleichend und kontinuierlich. Von einer sekundär progredient verlaufenden multiplen Sklerose spricht man, wenn sich Beschwerden und Ausfallerscheinungen über mindestens 6 Monate kontinuierlich verschlechtern. Nur bei etwa 10–15 % der Patienten verläuft die Krankheit schon von Beginn an progredient. Während von der primär progredient verlaufenden Form Männer und Frauen in etwa gleich häufig betroffen sind, weisen Frauen im Vergleich zu Männern eine dreimal höhere Erkrankungsrate bei der schubförmig verlaufenden Erkrankungsform auf (Montalban et al. 2018). In Deutschland gibt es ca. 280.000 Patienten und Patientinnen mit multipler Sklerose mit steigender Tendenz. In den letzten Jahren wird in der klinischen MS-Forschung der Begriff der PIRA („progression independent of relapse activity") verwendet (Lublin et al. 2022). Hiermit ist die Beobachtung gemeint, dass es auch bei erst kurz Erkrankten bzw. bei Patienten mit schubförmigem Verlauf zu einer schubunabhängigen Progression kommen kann.

Die Ursache der multiplen Sklerose ist nach wie vor unbekannt, kausal kurative Arzneistoffe stehen daher nicht zur Verfügung. Da es sich bei der multiplen Sklerose um eine Autoimmunkrankheit handelt, werden verschiedene Immuntherapeutika zur spezifischen Arzneimitteltherapie eingesetzt. In erster Linie sind dies Immunmodulatoren wie die Interferone, Dimethylfumarat, Glatirameracetat, Teriflunomid, Fingolimod, Siponimod, Cladribin, Ocrelizumab, Natalizumab und Ofatumumab.

Symptomatisch werden bei der multiplen Sklerose Muskelrelaxanzien zur Behandlung der spastischen Tonuserhöhung der Skelettmuskulatur eingesetzt. Im Vordergrund stehen hierbei Baclofen und Tizanidin. Durch eine einschleichende Dosierung wird versucht, die bestehende Spastik zu reduzieren, ohne dass die meist gleichzeitig bestehenden Lähmungserscheinungen zu stark hervortreten. Seit 2011 sind zur Therapie der Spastik bei multipler Sklerose auch Cannabinoide als Spray zur Anwendung in der Mundhöhle (*Sativex*) sowie Fampridin zur oralen Anwendung (*Fampyra*) zur Verbesserung der Gehfunktion zugelassen. Muskelrelaxanzien, die für andere Indikationen (Schlaganfall, Lumbago, Beinkrämpfe) zugelassen sind, werden gelegentlich bei Patienten mit multipler Sklerose off-label eingesetzt.

23.1 Immuntherapie bei multipler Sklerose

◘ Abb. 23.1 zeigt die sehr deutlichen Veränderungen in der Behandlung der multiplen Sklerose während der letzten 10 Jahre auf. Die früher übliche Einteilung der Arzneistoffe in Basistherapeutika zur Anwendung in frühen Krankheitsstadien sowie bei eher milden Verläufen und Esakalationstherapeutika zum Einsatz bei (hoch)aktiver multiple Sklerose bzw. bei Versagen der Basistherapeutika ist in den neuen Leitlinien der Deutschen Gesellschaft für Neurologie verlassen worden (Deutsche Gesellschaft für Neurologie 2021). Hiernach werden die Immuntherapeutika in 3 Kategorien eingeteilt: Wirksamkeitskategorie 1 (Beta-Interferon einschließlich Peg-Interferon, Dimethylfumarat, Glatirameracetat/Glatirameroide, Teriflunomid), Wirksamkeitskategorie 2 (Cladribin, Fingolimod, Ozanimod) sowie Wirksamkeitskategorie 3 (Alemtuzumab, CD20-Antikörper (Ocrelizumab, Ofatumumab, Rituximab (off label)), Natalizumab). Aktuelle Verordnungszahlen sind in ◘ Tab. 23.1 zusammengestellt.

In den letzten Jahren wurde eine Reihe neuer Immuntherapeutika zur Behandlung der multiplen Sklerose in den deutschen Arzneimittelmarkt eingeführt. Trotz zahlreicher publizierter Studien stehen bedauerlicherweise nur wenige direkte Vergleichsstudien mit ausreichender methodischer Qualität zur Verfügung (Gehr et al. 2019). In Ermangelung entsprechender Daten werden Nutzenverglei-

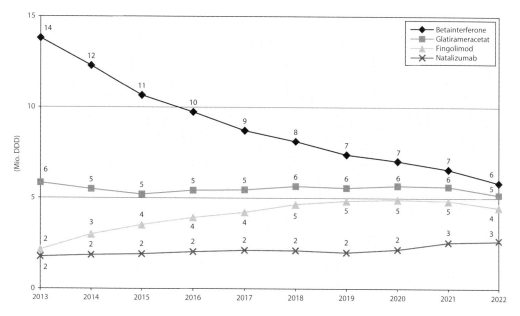

Abb. 23.1 Verordnungen von Arzneistoffen zur Behandlung der multiplen Sklerose 2013–2022. Gesamtverordnungen nach definierten Tagesdosen

che der Immuntherapeutika indirekt über methodisch problematische Netzwerkmetaanalysen berechnet, offene Fragen mit Post-hoc- oder retrospektiven Subgruppen-Analysen sowie Registerstudien bearbeitet. Sichere Aussagen zur relativen Wirksamkeit und Verträglichkeit dieser Mittel im zugelassenen Indikationsgebiet sind damit kaum möglich (Fogarty et al. 2016; Huisman et al. 2017).

Als seltene, aber schwerwiegende und gegebenenfalls auch tödlich verlaufende Komplikation beim Einsatz von Immuntherapeutika ist das Risiko einer progressiven multifokalen Leukenzephalopathie (PML) zu beachten. Diese Infektion wurde bislang überwiegend in Zusammenhang mit Natalizumab beobachtet, selten auch unter Fingolimod und Dimethylfumarat. Um das PML-Risiko zu reduzieren, müssen therapiebegleitend konsequente regelmäßige Kontrolluntersuchungen incl. kranielle MRTs durchgeführt werden, sobald die Behandlung mit einem der genannten Arzneistoffe beginnt. 2022 wurden wie im Jahr 2021 38,1 Mio. DDD an Immuntherapeutika verordnet, die rechnerisch für eine Dauerbehandlung von 104.400 Patienten ausreichen. Somit erhalten nach wie vor nur weniger als die Hälfte aller Patienten mit multipler Sklerose eine Dauertherapie mit Immuntherapeutika. Dies ist in Anbetracht der vielfältigen und individuell einsetzbaren Immuntherapeutika ein sehr unbefriedigender Zustand, zumal im Jahr 2022. die Therapiekosten pro Patient sogar leicht gefallen sind. Da die DDD-Kosten für die Immuntherapie der multiplen Sklerose insgesamt hoch sind, entstehen für dieses Indikationsgebiet Kosten von fast 2 Mrd. €. Positiv hervorzuheben ist jedoch, dass es bei frühem Einsatz der Immuntherapie einen Überlebensvorteil zu geben scheint (Ng et al. 2022).

23.1.1 Beta-Interferone

Seit Anfang der 1990er Jahre stellen Beta-Interferone die Basistherapie der schubförmig verlaufenden multiplen Sklerose dar und werden – neben Glatirameracetat – bei der frühen Nutzenbewertung als zweckmäßige Vergleichstherapeutika betrachtet. Interferone

Tab. 23.1 Verordnungen zur Behandlung der multiplen Sklerose 2022. Angegeben sind die 2022 verordneten Tagesdosen, die Änderungen gegenüber 2021 und die mittleren Kosten je DDD 2022

Präparat	Bestandteile	DDD Mio.	Änderung %	DDD-Nettokosten Euro
Interferone				
Avonex	Interferon beta-1a	2,2	(−9,5)	57,44
Rebif	Interferon beta-1a	1,7	(−11,5)	72,00
Betaferon	Interferon beta-1b	1,5	(−6,5)	47,37
Plegridy	Peginterferon beta-1a	1,4	(−3,1)	63,07
		6,8	**(−8,1)**	**60,06**
Immunmodulatoren				
Tecfidera	Dimethylfumarat	6,8	(−12,9)	31,04
Aubagio	Teriflunomid	5,1	(+5,6)	34,52
Ocrevus	Ocrelizumab	4,8	(+24,5)	67,42
Copaxone	Glatirameracetat	4,6	(−12,6)	43,08
Tysabri	Natalizumab	2,6	(+4,5)	76,23
Mavenclad	Cladribin	1,2	(+26,0)	63,94
Mayzent	Siponimod	0,92	(+33,4)	45,42
Vumerity	Diroximelfumarat	0,57	(neu)	34,05
Dimethylfumarat HEXAL	Dimethylfumarat	0,44	(neu)	22,25
Dimethylfumarat neuraxpharm	Dimethylfumarat	0,19	(neu)	22,53
		27,2	**(+5,2)**	**46,29**
Sphingosin-1P-Agonist				
Gilenya	Fingolimod	4,0	(−15,0)	57,45
Summe		**38,1**	**(+0,1)**	**49,94**

sind für die Behandlung bei Patienten mit schubförmig verlaufender multipler Sklerose zugelassen, die mindestens zwei Krankheitsschübe während der letzten zwei bis drei Jahre hatten. Außerdem können die Arzneistoffe eingesetzt werden bei Patienten mit einem ersten demyelinisierenden Ereignis (klinisch isoliertes Syndrom – KIS), wenn ein hohes Risiko für die Entwicklung einer klinisch sicheren multiplen Sklerose besteht. Möglicherweise sind die Mittel auch dann indiziert, wenn bei sekundär progredienter multipler Sklerose noch Krankheitsschübe auftreten (La Mantia et al. 2012). Für Patienten mit primär progredientem Verlauf fehlen Belege für eine therapeutische Wirksamkeit (Rojas et al. 2010). Wie in den Vorjahren sank auch 2021 das Verordnungsvolumen der Beta-Interferone weiter ab (Tab. 23.1).

Aussagen zum Wirkvergleich der verschiedenen Interferone sind wegen methodischer Schwächen der vorhandenen Vergleichsstudien oder fehlender Studiendaten mit Unsicherheiten verbunden. Aufgrund der Zulassung mehrerer neuer und wahrscheinlich effektiverer Arzneistoffe sind solche (kleinen) Unterschiede auch in den Hintergrund gerückt. Typische unerwünschte Wirkungen von Interferonen sind insbesondere zu Beginn der Behandlung grippeähnliche Beschwerden, Kopfschmerzen und Muskelschmerzen. Mit Dauer und Dosis steigt das Risiko für die Bildung von neutralisierenden Antikörpern mit negativem Einfluss auf die Wirksamkeit der rekombinanten Interferone.

Seit 2014 steht für die Therapie der schubförmig remittierenden multiplen Sklerose mit Peginterferon beta-1a (*Plegridy*) ein langwirkendes pegyliertes Beta-Interferon zur Verfügung, das aufgrund der Polyethylenglykol-Konjugation im Gegensatz zu nicht-pegylierten Beta-Interferonen nur einmal alle 2 Wochen subkutan verabreicht wird. Nach einer Netzwerkanalyse mit indirekten Vergleichen zeigte Peginterferon beta-1a eine vergleichbare Wirksamkeit auf die jährliche Schubrate der multiplen Sklerose und ein potenziell günstigeres Sicherheitsprofil als nicht-pegylierte Interferone (Tolley et al. 2015).

Die aktuelle europäische Leitlinie (Montalban et al. 2018) empfiehlt eine Frühtherapie der multiplen Sklerose mit Interferonen als Basisbehandlung bereits bei Diagnosestellung eines ersten Krankheitsschubes mit hohem Risiko für eine definitive Diagnose (KIS), um die Krankheitsprognose positiv zu beeinflussen. Nach einer aktuellen Übersichtsarbeit könnte – allerdings auf Basis schwacher oder sehr schwacher Evidenz – der frühe Einsatz von Interferon beta-1a, Interferon beta-1b und Glatirameracetat auch die Konversion in eine definitive multiple Sklerose verzögern (Brown et al. 2019).

23.1.2 Glatirameracetat

Glatirameracetat ist ein synthetisches Polypeptidgemisch, dessen Bestandteile Ähnlichkeiten mit den Strukturen der Myelinscheiden von Nervenfasern haben. Sein Wirkmechanismus ist ungeklärt. Man nimmt an, dass durch das Polypeptidgemisch die Lymphozyten-vermittelten Entzündungsreaktionen in den neuronalen Strukturen von Patienten mit multipler Sklerose vermindert werden. Glatirameracetat wird in einer Dosierung von 20 mg einmal täglich subkutan verabreicht. Seit Januar 2015 liegt eine Zubereitung mit 40 mg Glatirameracetat vor, die ein Verabreichungsintervall von 48 h erlaubt. Es gibt inzwischen auch eine generische, chemisch jedoch nicht vollkommen identische Zubereitung von Glatirameracetat (sog. Glatirameroide). Eine Dosiswirkungsbeziehung besteht Studien zu Folge nicht (Deutsche Gesellschaft für Neurologie 2021). Der Arzneistoff verringert die Schubrate bei schubförmig verlaufender multipler Sklerose in vergleichbarem Umfang wie die Interferone. Auch im Hinblick auf die Krankheitsprogression ergibt sich nach einem Behandlungsjahr kein relevanter Unterschied. Allerdings scheinen nach MRT-Bildgebung zentralnervöse Nervenschädigungen im Zeitverlauf unter Beta-Interferonen geringfügig geringer ausgeprägt zu sein (La Mantia et al. 2010, 2016a).

23.1.3 Dimethylfumarat

Mit Dimethylfumarat (*Tecfidera*) wurde 2014 ein in der Dermatologie bekannter Arzneistoff erstmals zur Behandlung von erwachsenen Patienten mit schubförmig-remittierender multipler Sklerose zugelassen und war 2018 bereits das führende Präparat der Immunmodulatoren. Zusammen mit anderen Fumarsäureestern wird Dimethylfumarat in Deutschland seit vielen Jahren in der Psoriasisbehandlung angewendet (siehe Hauterkrankungen, ▶ Kap. 35). Die Psoriasis ist wie die multiple Sklerose eine Autoimmunerkrankung unbekannter Ätiologie. Aus der Wirksamkeit von Dimethylfumarat bei beiden Erkrankungen kann man demnach schließen, dass es gewisse Überlappungen in den pathophysiologischen Mechanismen von Psoriasis und multipler Sklerose geben könnte.

Dimethylfumarat wird oral verabreicht. Der zugrundeliegende Wirkmechanismus bei der multiplen Sklerose ist nicht vollständig geklärt. Dimethylfumarat und sein Hauptmetabolit reduzierten in präklinischen Modellen die Immunzellaktivierung und die nachfolgende Freisetzung von entzündungsfördernden Zytokinen als Reaktion auf Entzündungsstimuli. Es wird angenommen, dass Dimethylfumarat über die Blockade (Antagonisierung) eines spezifischen G-Protein-gekoppelten Rezeptors (HCA2-Rezeptor) die Einwanderung von Leukozyten in die Nervenbahnen verhindert und damit die entzündlichen Reaktionen im Rahmen einer multiplen Sklerose unterbindet (Chen et al. 2014). Nach ganz aktuellen Daten scheint Dimethlyfumarat die entzündliche Aktivität in MS-Läsionen günstig zu beeinflussen (Zinger et al. 2022).

Nach einem Cochrane-Review gibt es Hinweise aus zwei placebokontrollierten Studien mit insgesamt 2.667 Patienten, dass Dimethylfumarat die annualisierte Schubrate über zwei Behandlungsjahre um etwa 40 % senkt, während eine verzögerte Progression der Behinderung nur unzureichend belegt ist (Xu et al. 2015). Häufigste unerwünschte Wirkungen sind anfallsartige Hautrötungen (Flush) und gastrointestinale Störungen (Durchfall, Übelkeit, Oberbauchbeschwerden) sowie ein erhöhtes Risiko für Lympho- und Leukopenien, die zum Therapieabbruch führen können (Übersicht bei Tintore et al. 2019). In seltenen Fällen ist eine PML aufgrund einer potenziell tödlichen opportunistischen Virusinfektion mit hochgradiger Lymphopenie aufgetreten. Aus diesem Grunde muss die Lymphozytenkonzentration im Blut alle 3 bis 6 Monate kontrolliert werden und die Behandlung bei einer länger anhaltenden Lymphopenie (< 500 Zellen/μl für mehr als 6 Monate) unterbrochen werden (Übersicht bei Tintore et al. 2019).

Aus pharmakoökonomischer Sicht interessant und bedeutsam ist, dass jetzt erstmals nach dem Patentablauf von *Tecifedera* zwei Dimethylfumarat-Generika vertreten sind. Diese Generika haben ca. 30 % niedrigere DDD-Kosten als *Tecifedera*. Durch Ausnutzung dieses Kostenvorteils können mehr Patienten bei gleichbleibenden Gesamtkosten für die multiple Sklerose behandelt werden.

23.1.4 Teriflunomid

Teriflunomid (*Aubagio*) ist der Hauptmetabolit von Leflunomid das als Immunsuppressivum seit 1999 bei rheumatoider Arthritis eingesetzt wird. Auch dieser Arzneistoff wird oral verabreicht und besitzt eine Zulassung als Basistherapeutikum. Man nimmt an, dass der Arzneistoff über die Hemmung der Dihydroorotatdehydrogenase die De-novo-Pyrimidinsynthese stört und damit die Proliferation autoreaktiver B- und T-Lymphozyten blockiert; in Folge wird die Aktivität des Immunsystems reduziert. Nach ganz neuen Experimenten fördert Teriflunomid möglicherweise auch die Remyelinisierung (Martin et al. 2021). Bei schubförmig-remittierender multipler Sklerose senkt Teriflunomid im Vergleich zu Placebo die jährliche Schubrate, in hoher Dosierung von 14 mg scheint der Arzneistoff auch über einen Behandlungszeitraum von 2 Jahren die Krankheitsprogression aufzuhalten. Dieser Befund bedarf aber einer Bestätigung in qualitativ hochwertigen Studien (He et al. 2016). Die langjährige Nachbeobachtung eines Studienkollektivs zeigt, dass die schubvermindernde Wirkung von Teriflunomid gegenüber Placebo auch neun Jahre nach Behandlungsbeginn bestehen bleibt (O'Connor et al. 2016). Im direkten Vergleich zu Interferon beta-1a wurde über einen Zeitraum von mindestens 48 Behandlungswochen für Teriflunomid keine signifikante Überlegenheit im zusammengesetzten primären Endpunkt aus der Anzahl von Patienten mit einem ersten Krankheitsschub und dem Abbruch der Behandlung gleich welcher Ursache festgestellt (Vermersch et al. 2014). Aufgrund methodischer Unzulänglichkeiten lässt sich aus diesem Studienergebnis aber keine vergleichbare Wirksamkeit von Interferon beta-1a und Teriflunomid ableiten. Direkte Vergleichsstudien zu Interferon beta-1b fehlen. Eine Untersuchung mit niedrigem Evidenzgrad legt nahe, dass sich auch mit Teriflunomid bei Patienten mit einem ersten demyelinisierendem Ereignis die Zeit bis zur definitiven Diagnose einer multiplen Sklerose verlängert (Miller et al. 2014; Montalban et al. 2018). Erneut wird das im Vergleich zu anderen Immunmodulatoren preisgünstige Teriflunomid auch 2021 gegenüber dem Vorjahr deutlich häufiger verordnet (◘ Tab. 23.1). Als unerwünschte Wirkungen werden unter Teriflunomid Haarausfall, Empfindungsstörungen, Blutbildveränderungen, Leberfunktionsstörungen und Hautreaktionen häufig berichtet. Wegen der Gefahr der Lebertoxizität darf das Mittel nicht an Patienten mit Leberfunktionsstörungen verabreicht werden.

23.1.5 Natalizumab

Natalizumab ist ein Reservearzneistoff, da ein erhöhtes Risiko für die Entwicklung der potenziell tödlich verlaufenden PML besteht (Arzneimittelkommission der deutschen Ärzteschaft 2009; Berger 2017; Bernard-Valnet et al. 2021; Fissolo et al. 2021). Seine enge Zulassung wurde ausgesprochen für den Einsatz bei hochaktiver schubförmig-remittierender multipler Sklerose nach unzureichender Therapieantwort auf eine mindestens 12 Monate andauernde Behandlung mit Interferonen oder Glatirameracetat; als Erstlinientherapie darf Natalizumab bei rasch fortschreitender schubförmig-remittierender multiplen Sklerose gegeben werden. Der humanisierte monoklonale Antikörper gegen das T-Zelladhäsionsmolekül α4-Integrin blockiert Oberflächenrezeptoren von autoreaktiven Lymphozyten, die für die Auswanderung aus Blutgefäßen in Entzündungsregionen im zentralen Nervensystem von Bedeutung sind. Dadurch wird das Risiko der Entstehung neuer Entzündungsherde im Gehirn und im Rückenmark verhindert. Nach den vorliegenden Studiendaten über einen Behandlungszeitraum von 24 Monaten reduziert Natalizumab die Schubrate und das Fortschreiten von Behinderungen (Pucci et al. 2011; Montalban et al. 2018). Allerdings wurden diese Daten an einem nicht über 12 Monate mit sogenannten Basistherapeutika vorbehandelten Kollektiv ermittelt, die Übertragbarkeit der Ergebnisse auf das zugelassene Indikationsgebiet ist daher fragwürdig. Indirekte Vergleiche geben Hinweise darauf, dass Natalizumab die jährliche Schubrate deutlicher vermindert als Beta-Interferone und Glatirameracetat (Tramacere et al. 2015). Im indirekten Vergleich zu Fingolimod ergeben sich keine relevanten Unterschiede in Bezug auf die Remissionsfreiheit und die Krankheitsprogression, wenn über 2 Jahre behandelt wird (Tsivgoulis et al. 2016). Da Head-to-Head-Studien leider noch immer fehlen, können derzeit aber keine zuverlässigen Aussagen zur relativen Wirksamkeit von Natalizumab im Vergleich zu anderen Arzneistoffen zur Behandlung der multiplen Sklerose getroffen werden. Das unter Natalizumab erhöhte Risiko für eine durch das JC-Virus bedingte PML steigt mit der Behandlungsdauer, bei immunsupprimierender Vortherapie sowie positivem JC-Virus-Antikörper-Status und wird in der Fachinformation mit einer Häufigkeit von 1–10 von 1.000 angegeben. Durch eine Begrenzung der Behandlungszeit auf 2 Jahre und die Berücksichtigung des JC-Antikörperstatus des Patienten wird versucht, das Risiko der PML zu reduzieren (Bloomgren et al. 2012; Chan und Gold 2014). Einige Studien geben aber Hinweise darauf, dass die Inzidenz der PML bei Natalizumab-behandelten Patienten auch durch eine entsprechende Risikostratifizierung nicht sicher gesenkt werden kann (Cutter und Stüve 2014). Der für die Risikobewertung zuständige Ausschuss der europäischen Zulassungsbehörde (PRAC) hat daher weitere Maßnahmen zur Risikominderung eines Natalizumab-Einsatzes beschlossen. Hierzu zählen unter anderem die Durchführung einer aktuellen MRT-Untersuchung und eines JC-Virus-Antikörpertestes vor Behandlungsbeginn. Für Patienten mit einem höheren PML-Risiko werden regelmäßige, etwa alle 3 bis 6 Monate stattfindende MRT-Untersuchungen zur möglichst frühzeitigen PML-Diagnose und Verbesserung der Überlebensraten der Betroffenen empfohlen (European Medicines Agency 2016). In einer aktuellen Übersichtsarbeit werden therapeutische Strategien für Patienten mit hohem PML-Risiko aufgezeigt, insbesondere intensives Monitoring, größeres Dosierungsintervall oder Wechsel zu einer alternativen Therapie (Sellner und Rommer 2019). Mehrere jüngere Studien zu extendierten Dosierungsintervallen (ca. alle 6 Wochen statt alle 4 Wochen) deuten darauf hin, dass längere Zeitabstände ohne Wirkungsverlust auf Klinik und MRT möglich sind (Foley et al. 2022; Chisari et al. 2020; Zhovtis Ryerson et al. 2022). Allerdings sind längere Nachbeobachtungen erforderlich, um einen klaren Effekt der selteneren Gabe auf das PML-Risiko abschätzen zu können.

23.1.6 Fingolimod und Siponimod

Fingolimod wurde mit ähnlicher Indikation wie Natalizumab zur Eskalationstherapie bei Erwachsenen mit schubförmig verlaufender multipler Sklerose zugelassen. Der Arzneistoff ist ein Strukturanalogon von Sphingosin-1-Phosphat und bindet dauerhaft an dessen Rezeptor, der zur Klasse der G-Protein-gekoppelten Rezeptoren gehört. Die Bindung von Sphingosin-1-Phosphat an seinen Rezeptor vermittelt mit dem Austritt von autoreaktiven Lymphozyten aus den Lymphknoten den ersten Schritt der Krankheitsausbildung. Durch die langandauernde Rezeptorbindung des aktiven Fingolimodmetaboliten kommt es in den Zellen des lymphatischen Gewebes zur Desensitisierung und Internalisierung des Rezeptors mit anschließendem intrazellulärem Rezeptorabbau. Damit entfällt das Austrittssignal der Lymphozyten aus den Lymphknoten. Im Gegensatz zu den anderen Arzneistoffen für die Eskalationstherapie der multiplen Sklerose ist Fingolimod oral verfügbar. Fingolimod reduziert im Vergleich zu einer Placebobehandlung während eines Behandlungszeitraums von 2 Jahren die Schubrate bei schweren Verläufen und erhöht auch den Anteil von Patienten ohne Fortschreiten der Behinderung (Kappos et al. 2010). Gegenüber intramuskulärem Interferon beta-1a ergeben sich sowohl bei der Schubrate wie auch bei der Anzahl von Patienten ohne Schub in 12 Behandlungsmonaten Vorteile (Cohen et al. 2010). Unterschiede beim Fortschreiten von Behinderungen waren allerdings nicht zu erkennen.

Die Langzeitverträglichkeit des Immunsuppressivums ist noch nicht hinreichend untersucht (La Mantia et al. 2016b), Einzelfallmeldungen zu plötzlichen Todesfällen nach Fingolimodeinnahme sind bekannt (Novartis Pharma 2013). Unter der Behandlung wurden unerwünschte kardiale Wirkungen wie AV-Überleitungsstörungen und Bradykardie beobachtet. Aus diesem Grund wurde nachträglich ein Warnhinweis in die Fachinformation eingefügt, Fingolimod möglichst nicht an Patienten mit kardiovaskulären Risiken wie solche mit Synkopen, QT-Verlängerung, ischämischer Herzkrankheit, oder Herzinsuffizienz zu verabreichen. Der Hersteller veröffentlichte einen Rote-Hand-Brief zu unerwünschten Wirkungen von Fingolimod auf das Immunsystem wie Basalzellkarzinome, opportunistische Infektionen, PML sowie zu Maßnahmen, die bestehenden Risiken zu vermindern (Novartis Pharma 2016). Fingolimod wirkt teratogen. Bei gebärfähigen Frauen ist daher eine sichere Kontrazeption obligat. Es besteht das Risiko eines Rebounds beim plötzlichen Absetzen. Zudem wurde erst kürzlich auf das Risiko einer Kryptokokkenmeningitis unter Behandlung mit Fingolimod hingewiesen (Del Poeta et al. 2022).

Die frühe Nutzenbewertung von Fingolimod durch den Gemeinsamen Bundesausschuss ergab 2012 gegenüber der zweckmäßigen Vergleichstherapie nur in der Subgruppe der Patienten mit rasch fortschreitender schwerer schubförmig-remittierender multipler Sklerose einen geringen Zusatznutzen (Bundesministerium für Gesundheit 2012a), der nach Ablauf der Befristung bestätigt wurde (Bundesministerium für Gesundheit 2015). Gegenüber Beta-Interferonen sinkt die jährliche Schubrate, und grippeähnliche Symptome treten unter Fingolimod deutlich seltener auf. Dafür deuten die Studiendaten aber auch darauf hin, dass es unter Fingolimod etwas häufiger zu schweren unerwünschten Wirkungen kommen kann. Im Hinblick auf andere krankheitsbedingte Ereignisse, Behinderungsprogression, Aktivitäten des täglichen Lebens, die Lebenserwartung oder die Lebensqualität ergaben sich hingegen keine Unterschiede zwischen den Behandlungsregimes oder es lagen keine verwertbaren Daten für die Beurteilung vor. Für das 2015 zugelassene Anwendungsgebiet bei hochaktiver schubförmig-remittierender verlaufender multipler Sklerose trotz Behandlung mit mindestens einer krankheitsmodifizierenden Therapie ist ein Zusatznutzen gegenüber der zweckmäßigen Vergleichstherapie nicht belegt (Gemeinsamer Bundesausschuss 2016). Auch bei Patienten mit primär progredient verlaufender multipler Sklerose hatte eine mindestens dreijährige Fingolimodbehandlung keinen positiven Effekt auf die Krankheitsprogression (Lublin et al. 2016).

Insgesamt fehlen für Fingolimod valide direkte Vergleichsstudien, insbesondere solche zu relevanten Subgruppen. Auf Basis Biasanfälliger indirekter Vergleiche ist für Fingolimod bislang nur eine numerisch, statistisch aber nicht abgesicherte günstigere jährliche Schubrate gegenüber Dimethylfumarat bei Patienten mit hochaktiver multipler Sklerose erkennbar. Gegenüber Natalizumab gibt es dagegen Hinweise auf eine geringer ausgeprägte schubreduzierende Wirksamkeit bei Patienten mit rasch fortschreitender schwerer Erkrankung (Huisman et al. 2017).

Siponimod besitzt einen ähnlichen Wirkmechanismus wie Fingolimod (erkennbar durch die INN-Endung _imod). Siponimod besitzt anti-inflammatorische, neuroprotektive und möglicherweise auch regenerative Effekte (Behrangi et al. 2019; Brand et al. 2021; Dietrich et al. 2022). In der doppelbinden, Placebo-kontrollierten EXPAND-Studie zeigte Siponimod positive Wirkungen bei Patienten mit sekundär progredienter multipler Sklerose (Kappos et al. 2018). Insgesamt unterscheiden sich die unerwünschten Wirkungen und die Wirksamkeit von Fingolimod und Siponimod nicht wesentlich voneinander (Kappos et al. 2018; Scott 2020), wobei wieder das Manko fehlender direkter Vergleichsstudien besteht. Die DDD-Kosten für Siponimod liegen 20 % unter den DDD-Kosten für Fingolimod. Dies ist ein möglicher Grund dafür, dass die Verordungsvolumina für Siponimod weiter gestiegen sind, während die Verordnungsvolumina für Fingolimod weiter abgenommen haben. Ein weiterer Grund ist sicherlich, dass sich die Label von Fingolimod und Siponimod unterscheiden und mit letzterem nun erstmals eine Immuntherapie für Patienten mit sekundärprogredienter multipler Sklerose mit Krankheitsaktivität zur Verfügung steht. Dies ist ein aktuelles Beispiel dafür, wie Konkurrenz von in etwa gleichwertigen Arzneimitteln zu einer deutlichen Kostenreduktion führen kann. Man erkennt an diesem Beispiel auch ein erhöhtes pharmakoökonomisches Bewusstsein der Verschreiber (Fachärzte für Neurologie).

23.1.7 Ocrelizumab

Ocrelizumab ist ein monoklonaler Antikörper gegen CD20 und bewirkt eine Depletion von CD20-positiven B Zellen. Die Zulassung für die Therapie der MS erfolgte 2018 für die Behandlung der aktiven schubförmigen MS (RMS) sowie der frühen (je nach Behinderungsgrad 10 bzw. 15 Jahre Erkrankungsdauer) aktiven primär progredienten MS (PPMS). Damit ist Ocrelizumab das erste Immuntherapeutikum mit Zulassung für die PPMS. Dabei ist die klinische Aktivität durch klinische Schübe sowie Behinderungsprogression charakterisiert und die MRT-Aktivität durch Zunahme von T2-hyperintensen Läsionen oder Kontrastmittel-aufnehmenden Läsionen definiert. Die Gabe erfolgt i.v. mit je 300 mg im Abstand von 2 Wochen und dann Einmalgabe von 600 mg alle 6 Monate. Neben Infusionsreaktionen ist der Abfall der Immunglobuline im Langzeitverlauf (IgM > IgG) derzeit noch unklar; nach den Erfahrungen mit dem älteren anti-CD20 Antikörper Rituximab ist hier aber sicherlich erhöhte Wachsamkeit geboten

(Perriguey et al. 2021). In den Zulassungsstudien zur schubförmigen MS war Ocrelizumab Interferon beta-1a in Bezug auf Schubrate und Behinderungsprogression ebenso wie in den MRT-Parametern überlegen (Hauser et al. 2017), so dass Ocrelizumab überwiegend als Eskalationstherapeutikum bzw. bei hochaktiver MS eingesetzt wird (Rowles et al. 2022). Die Zulassungsstudie für die PPMS wurde die Behinderungsprogression im Vergleich zu Placebo leicht verzögert (Montalban et al. 2017). 2020 kam es zu einem nochmaligen starken Anstieg des Einsatzes, was einerseits mit der neuen Zulassung und der zunehmenden Erfahrung der Neurologen zusammenhängt, aber auch mit positiven Erfahrungen mit anderen anti-CD20 Antikörpern wie Rituximab, vor allem aus Schweden, wo dieser Arzneistoff sehr breit trotz formaler „off-label" Situation mit gutem klinischen Erfolg eingesetzt wird (Granqvist et al. 2018). Auch wird Ocrelizumab als Alternative zu Natalizumab bei Patienten mit hohem PML-Risiko angesehen. Schließlich ist es bislang auch der einzige Arzneistoff, welcher für die PPMS zugelassen ist. Allerdings zeigen auch hier Subgruppenanalysen der Zulassungsstudien, dass nur ein kleiner Teil der PPMS-Patienten (mit Kontrastmittel-aufnehmenden Läsionen im MRT, Alter unter 45–50 Jahren) von dieser Therapie profitiert. Ein weiterer Grund für die zunehmende Verordnung von Ocrelizumab könnten zahlreiche publizierte Arbeiten zur Rolle der B-Zellen in der MS-Pathogenese sein, die teilweise auch auf Kongressen und Fortbildungsveranstaltungen vorgestellt wurden (Roodselaar et al. 2021; Cencioni et al. 2021).

23.1.8 Cladribin

Cladribin wurde 2017 für die hochaktive schubförmige MS zugelassen. Cladribin ist ein Nukleosid-Analogon des Desoxyadenosins, welches intrazellulär zu 2-Chlordesoxyadenosin-5′-triphosphat (Cd-ATP) phosphoryliert wird. Eine hohe Expression der entsprechenden Kinasen in Lymphozyten führt zu einer Anreicherung von Cd-ATP in diesen Zellen, die dann apoptotisch werden. Der biologische Effekt ist lange andauernd, so dass die Einnahme von Cladribin in Tablettenform im ersten Jahr nur 2 × 5 Tage im Abstand von einem Monat beträgt. Der Effekt auf die entzündliche Aktivität im MRT scheint sehr früh einzusetzen (de Stefano et al. 2022). Die Dosierung ist körpergewichtsadaptiert. Im 2. Behandlungsjahr erfolgt dann eine identische Behandlung. Eine weitere Behandlung ist zunächst für weitere 2 Jahre nicht vorgesehen. Erste Erfahrungen aus der Praxis zeigen, dass ca. ein Drittel der Patienten in diesem Zeitraum nicht stabil ist und auf eine andere Therapie umgestellt wird (Signori et al. 2020). Die wichtigste unerwünschte Wirkung ist die Lymphopenie, die den Wirkmechanismus darstellt. Die Verordnungen von Cladribin haben 2021 deutlich zugenommen. Obwohl klare Evidenz noch fehlt, könnte die Vorstellung, dass Cladribin möglicherweise mit einem geringeren Risiko für eine COVID-19 Erkrankung und für einen schwereren Verlauf assoziiert ist als andere Therapeutika der Wirksamkeitskategorien 2 und 3 wie etwa anti-CD20 basierte Präparate, zum Anstieg der Verordnungszahlen beigetragen haben. Ganz aktuelle Publikationen aus 2022 scheinen diese Annahme teilweise zu untermauern (Albanese et al. 2022; Iaffaldano et al. 2022; Simpson-Yap et al. 2022).

23.1.9 Neuentwicklungen

Erstmalig vertreten ist das 2021 zugelassene Diroximel-Fumarat (*Vumerity*); eine weitere orale Option für Patienten mit schubförmig-remittierender multipler Sklerose zur Verfügung. Diroximel-Fumarat hat denselben (Monomethyl-Fumarat) aktiven Metaboliten wie Dimethylfumarat, geht aber mit weniger gastrointestinalen unerwünschten Wirkungen einher, was in einer direkten Vergleichsstudie der beiden Fumarate gezeigt wurde (Naismith et al. 2020). Die DDD-Kosten von Diroximel-Fumarat sind höher als die DDD-Kosten von Dimethylfumarat. Deshalb sollte der Einsatz von Diroximel-Fumarat auf diejenigen Patienten beschränkt werden, die Dimethylfumarat nicht gut vertragen.

Mit Ozanimod (zugelassen seit 2020 zur Behandlung der aktiven schubförmig-remittierenden MS) und Ponesimod (zugelassen seit 2021 zur Behandlung der schubförmigen MS mit aktiver Erkrankung) sind 2 weitere S1-P-Rezeptormodulatoren auf den Markt gekommen, die gegenüber Fingolimod und Siponimod sowie auch im direkten Vergleich eine etwas unterschiedliche Affinität zu den diversen S1-P-Rezeptorsubtypen aufweisen, was sich in etwas unterschiedlichen Nebenwirkungsprofilen, etwa auf die Herzfrequenz und den Blutdruck, bemerkbar macht. Ozanimod und Ponesimod sind nicht im AVR 2023 vertreten. Während Ozanimod in Zulassungsstudien gegen intramuskuläre Interferon beta-1a geprüft wurde, war der Komparator bei Ponesimod das ebenfalls oral gegebene Terifluomid (Rasche und Paul 2018; Kappos et al. 2021). In der Zulassungsstudie für Ponesimod wurde erstmals ein neuartiger Fatigue-Fragebogen (FSIQ-RMS) eingesetzt, der u. a. die Auswirkungen der Fatigue auf den Alltag abfragt. Bezüglich dieses geplanten sekundären Endpunktes konnte die Studie eine Überlegenheit von Ponesimod gegenüber Teriflunomid zeigen.

Mit Ofatumumab (nicht im AVR 2023 vertreten) steht nach einer positiven Zulassungsstudie mit Teriflunomid als Komparator seit 2021 ein weiterer monoklonaler Antikörper gegen CD20 zur Behandlung der schubförmigen MS mit aktiver Erkrankung zur Verfügung, der einmal monatlich als Selbstinjektion s. c. gegeben wird (von Essen et al. 2022; Hauser et al. 2020). Ob die einmal monatliche Gabe durch den Patienten oder Angehörige gegenüber der halbjährlichen i.v. Gabe von Ocrelizumab in Klinik oder Praxis als Vorteil angesehen wird und durch entsprechende Verordnungszahlen reflektiert werden wird, bleibt abzuwarten. Prinzipielle Unterschiede in der Wirksamkeit und im Nebenwirkungsprofil zwischen den beiden monoklonalen AK gg. CD20 können nicht angenommen werden, allerdings gibt es keine direkte Vergleichsstudie.

Rituximab (nicht im AVR 2023 vertreten) kann seit 2022 trotz der formalen off-label Situation im Rahmen eines MS-Modulvertrages mit den Ersatzkassen antragsfrei verordnet und erstattet werden, solange sich die Indikation an der aktuellen S2k-Leitlinie der DGN orientiert. Es bleibt abzuwarten, ob dieser nun auch generisch erhältliche monoklonale AK gegen CD20 auf Kosten der neueren B-Zell-depletierenden AK zum Einsatz kommen wird.

23.2 Symptomatische Therapie bei multipler Sklerose

In der symptomatischen Behandlung der multiplen Sklerose werden Muskelrelaxanzien mit unterschiedlichen Wirkungsmechanismen eingesetzt (◘ Tab. 23.2). Sie werden insgesamt mehr als viermal häufiger als die spezifischen Immuntherapeutika der multiplen Sklerose verordnet (◘ Tab. 23.1). Das liegt daran, dass die meisten Präparate auch bei anderen Indikationen zur Behandlung von Spastizität und Muskelverspannungen angewendet werden bzw. ein Patient gelegentlich auch mehrere dieser Arzneistoffe gleichzeitig erhält. Lediglich Fampridin und Nabiximols sind ausschließlich für die Behandlung von Patienten mit multipler Sklerose zugelassen. Die symptomatische Therapie Behandlung der Spastik erfordert vor allem eine konsequente Physiotherapie und nur bei nicht ausreichender Wirkung eine zusätzliche Arzneitherapie mit gut untersuchten Arzneistoffen (Übersicht bei Henze et al. 2017).

23.2.1 Fampridin

Fampridin ist als Rezepturarzneistoff eine seit 30 Jahren eingesetzte Option zur symptomatischen Behandlung der multiplen Sklerose. Es wirkt als Kaliumkanalblocker. Man nimmt an, dass auf diesem Weg die Impulsübertragung entlang der geschädigten Nerven erleichtert

◘ **Tab. 23.2** Verordnungen von Muskelrelaxantien zur Behandlung der multiplen Sklerose 2022. Angegeben sind die 2022 verordneten Tagesdosen, die Änderungen gegenüber 2021 und die mittleren Kosten je DDD 2022

Präparat	Bestandteile	DDD Mio.	Änderung %	DDD-Nettokosten Euro
Baclofen				
Baclofen-ratiopharm	Baclofen	13,3	(−6,8)	0,61
Baclofen-neuraxpharm	Baclofen	3,3	(+685,0)	0,63
Baclofen dura	Baclofen	2,7	(−43,8)	0,64
Lioresal	Baclofen	0,92	(−28,6)	2,50
		20,2	**(−2,6)**	**0,70**
Botulinumtoxin				
Botox	Botulinumtoxin Typ A	58,8	(+11,3)	1,11
Dysport	Botulinumtoxin Typ A	34,8	(+3,6)	0,84
Xeomin	Botulinumtoxin Typ A	33,2	(+4,1)	1,03
		126,9	**(+7,1)**	**1,02**
Tizanidin				
Tizanidin TEVA	Tizanidin	5,2	(+5,5)	0,87
Sirdalud	Tizanidin	1,8	(−23,4)	0,69
		7,1	**(−3,8)**	**0,82**
Weitere Mittel				
Fampyra	Fampridin	4,8	(−8,6)	6,98
Sativex	Nabiximols	2,5	(−1,3)	8,88
Dantamacrin	Dantrolen	0,65	(−3,2)	1,91
Fampridin-ratiopharm	Fampridin	0,49	(neu)	5,39
		8,4	**(−0,2)**	**7,06**
Summe		**162,6**	**(+4,9)**	**1,28**

wird. In zwei Phase-III-Studien verbesserte Fampridin die Gehzeit einer normierten Gehstrecke von 7,5 Metern im Vergleich zu Placebo signifikant, allerdings um weniger als eine Sekunde (10,8 versus 11,6 s bzw. 10,2 versus 10,5 s) (Goodman et al. 2009, 2010). Auch eine Untersuchung an rund 130 Patienten gibt Hinweise auf eine Beschwerdebesserung unter Fampridin im Vergleich zu einer Scheinbehandlung (Hupperts et al. 2016). Eine aktuelle Übersichtsarbeit ergab nur eine begrenzte Evidenz für eine Verbesserung der Gehfähigkeit durch Fampridin. Die Patientenrelevanz dieser Ergebnisse ist nicht geklärt und die Responderrate lag im Schnitt unter 40 % (Behm und Morgan 2018), so dass bei jedem Patienten das individuelle Ansprechen einer zweiwöchigen Therapie Ausschlag über die weitere Therapie geben sollte. Die frühe Nutzenbewertung ergab wegen nicht ausreichender Studiendaten keinen Beleg für einen Zusatznutzen von Fampridin im Vergleich zur zweckmäßigen

Vergleichstherapie (Krankengymnastik) (Bundesministerium für Gesundheit 2012c). Auch die Verträglichkeit des Kaliumkanalblockers bei Daueranwendung ist noch nicht zufriedenstellend abschätzbar. Insbesondere erfordert sein epileptogenes Potential eine weitere sorgfältige Beobachtung (European Medicines Agency 2011). In einer neueren Übersichtsarbeit werden die therapeutischen Möglichkeiten und Limitationen von Fampridin kritisch diskutiert (Albrecht et al. 2018). Die stabilen Verordnungszahlen von Fampridin sind pharmakotherapeutisch nicht nachvollziehbar. Bei einem erheblichen Teil der Patienten wird hier mutmaßlich am ehesten ein Placeboeffekt therapeutisch genutzt.

23.2.2 Nabiximols

Nabiximols ist ein Extrakt aus Cannabis sativa (*Sativex*), der auf ein Gemisch aus Delta-9-Tetrahydrocannabinol und Cannabidiol standardisiert ist. Das Präparat verzeichnete 2022 gegenüber dem Vorjahr einen leichten Verordnungsrückgang (◘ Tab. 23.2). Nabiximols kann als Zusatztherapeutikum im Rahmen eines Therapieversuchs zur Symptomverbesserung bei Patienten mit mäßiger bis schwerer Spastik aufgrund einer multiplen Sklerose angewendet werden, die auf therapeutische Alternativen nicht ausreichend angesprochen haben. Das Spray unterliegt der Betäubungsmittelverschreibungsverordnung. Gemäß Fachinformation sollte die Behandlung nach einem vierwöchigen Anfangstherapieversuch beendet werden, wenn keine klinisch erhebliche Verbesserung der Symptome beobachtet wird. Die therapeutische Wirksamkeit des Cannabisextrakts war lange Zeit umstritten. Etwa 40 von 100 Patienten sprechen danach auf die Therapie mit Nabiximols an (Deutsche Gesellschaft für Neurologie 2021). Für das zugelassene Indikationsgebiet liegt eine Studie an 572 Patienten vor (Novotna et al. 2011). Von diesen wurden 241 Personen nach Anfangsbehandlung mit *Sativex* zusätzlich zur bestehenden Vortherapie als Responder randomisiert, von denen 74 % auch nach weiteren 12 Behandlungswochen mit *Sativex* noch eine deutliche Verbesserung der Spastik verspürten im Vergleich zu 51 % unter Placebo. Aus den Studienangaben geht nicht hervor, wie hoch der Anteil der Patienten lag, die im Vorfeld eine individuell optimierte muskelrelaxierende Behandlung erhalten hatten. Die frühe Nutzenbewertung ergab daher für *Sativex* lediglich einen Anhaltspunkt für einen geringen Zusatznutzen (Bundesministerium für Gesundheit 2012b). Neuere Reviews beschreiben die widersprüchlichen Ergebnisse zum Einsatz von Cannabinoiden bei Patienten mit multipler Sklerose und fordern weitere qualitative hochwertige Studien, um den therapeutischen Stellenwert besser einschätzen zu können (Behm und Morgan 2018; Herzog et al. 2018).

Da die Cannabis-Inhaltsstoffe psychotrope Wirkungen haben, darf *Sativex* nicht bei Patienten mit einer Disposition für Schizophrenie, andere Psychosen oder Persönlichkeitsstörungen angewendet werden. Mit steigender Dosierung von *Sativex* dürfte sich auch die Gefahr einer missbräuchlichen Anwendung oder Abhängigkeit erhöhen, die durch die derzeitige öffentliche Debatte verharmlost wird. Bei den unerwünschten Wirkungen stehen Schwindel, Müdigkeit, Gleichgewichts- und Gedächtnisstörungen im Vordergrund, aber auch gastrointestinale Nebenwirkungen wie schmerzhafte Mundschleimhaut, Übelkeit und Diarrhö können vorkommen.

23.2.3 Botulinumtoxin

Gemessen an den verordneten Tagesdosen steht das parenteral verabreichte Botulinumtoxin Typ A an der Spitze aller Muskelrelaxanzien (◘ Tab. 23.2). Die Verordnungen haben im Jahr 2022 wie schon im Vorjahr sehr deutlich zugenommen. Botulinumtoxin Typ A verhindert die periphere Acetylcholinfreisetzung an den präsynaptischen Nervenendigungen und führt damit zu einer langandauernden Hemmung der neuromuskulären Übertragung, was bei regional begrenzter Anwendung eine länger andauernde Wirkung garantiert (Übersicht bei Jankovic 2017). Botulinumtoxin wird für die Behandlung zahlreicher neurologischer Störungen mit spastisch gestörter Muskelkontraktion eingesetzt (fokale Spastizität bei infantiler Zerebralparese und Schlaganfallpatienten, Blepharospasmus, hemifazialer Spasmus, zervikale Dystonie), aber auch für die Behandlung der chronischen Migräne und von Blasenfunktionsstörungen (idiopathische überaktive Blase, neurogene Detrusorhyperaktivität). Als einziges der drei gelisteten Botulinumtoxinpräparate ist *Botox* speziell bei Harninkontinenz mit neurogener Detrusorhyperaktivität infolge multipler Sklerose zugelassen. Nach einem Cochrane-Review ist Botulinumtoxin eine wirksame Therapie für refraktäre Symptome der überaktiven Blase, wenn auch relativ wenig kontrollierte Daten im Vergleich mit anderen Interventionen vorliegen (Duthie et al. 2011). Insbesondere zur Langzeitanwendung und in Bezug auf die Therapiesicherheit werden von den Autoren noch valide kontrollierte Untersuchungen gefordert. Vor der ersten Gabe von Botulinumtoxin sollten die Patienten in der sicheren Selbstkatheterisierung geschult sein, da unter der Medikation das Risiko für Restharn und Harnverhalt steigt (Schurch und Carda 2014).

23.2.4 Baclofen

Baclofen ist zur Behandlung der Spastizität der Skelettmuskulatur bei multipler Sklerose und weiteren neurologischen Krankheiten zugelassen. Die Verordnungszahlen sind 2022 leicht gesunken. Das zentralwirksame GABA-Derivat vermindert den Tonus der Skelettmuskulatur durch Veränderung der neuronalen Übertragungsraten in den absteigenden und segmental-spinalen, polysynaptischen Neuronensystemen. Typische Nebenwirkung ist die Sedierung, was vor allem den Einsatz bei berufstätigen Personen einschränkt. Klinische Studien zeigen eine Verbesserung der Symptomatik gegenüber Placebo. Insbesondere weil direkte Vergleichsstudien zu anderen Myotonolytika fehlen, ist die Beleglage aber verbesserungsbedürftig (Shakespeare et al. 2003; Otero-Romero et al. 2016).

23.2.5 Tizanidin

Tizanidin ist wie Clonidin ein α_2-Adrenozeptoragonist, der sedierende und hypotensive unerwünschte Wirkungen hat. Die Verordnungszahlen haben 2022 leicht abgenommen. In mehreren placebokontrollierten Studien zeigte Tizanidin eine muskelrelaxierende Wirksamkeit bei Patienten mit multipler Sklerose und Rückenmarksverletzungen (Übersicht bei Malanga et al. 2008). Es gilt daher als sinnvolle Alternative zu Baclofen bei Patienten mit spinal bedingter Spastizität (Chou et al. 2004; Otero-Romero et al. 2016).

23.2.6 Andere Muskelrelaxanzien

Weitere Muskelrelaxanzien sind nicht explizit für die Behandlung der multiplen Sklerose zugelassen, werden aber zumindest teilweise in einer Leitlinie für diese Indikation genannt (Deutsche Gesellschaft für Neurologie 2021). Bei all diesen Wirkstoffen ist die Beleglage unzureichend. In einer neueren Übersichtsarbeit zur Behandlung der Spastik bei multipler Sklerose werden sie nicht mehr erwähnt (Henze et al. 2017). Hinzukommen bei Tolperison sind Sicherheitsrisiken, die bereits früher beschrieben wurden (vgl. Kapitel Muskelrelaxanzien, Arzneiverordnungs-Report 2013).

Methocarbamol ist ein zentral wirkendes Myotonolytikum mit sedierenden und anxiolytischen Eigenschaften, das zur symptomatischen Behandlung schmerzhafter Muskelverspannungen zugelassen ist. Trotz häufiger und weiter steigender Verordnung (◘ Tab. 23.3) sind die Nutzenbelege für Methocarbamol bei Muskelverspannungen im Vergleich zu Placebo inkonsistent und es fehlen Vergleiche mit Standardtherapeutika (Chou et al. 2004). In einer aktuellen randomisierten Untersuchung

Tab. 23.3 Verordnungen von weiteren Muskelrelaxantien 2022. Angegeben sind die 2022 verordneten Tagesdosen, die Änderungen gegenüber 2021 und die mittleren Kosten je DDD 2022

Präparat	Bestandteile	DDD Mio.	Änderung %	DDD-Nettokosten Euro
Methocarbamol				
Ortoton/-forte	Methocarbamol	22,7	(+6,5)	2,17
Methocarbamol Aristo	Methocarbamol	2,2	(+129,9)	2,04
Methocarbamol-neuraxpharm	Methocarbamol	2,0	(+135,1)	1,99
Methocarbamol HEXAL	Methocarbamol	0,64	(−26,1)	2,04
Methocarbamol AL	Methocarbamol	0,22	(−91,4)	2,05
		27,7	**(+4,5)**	**2,14**
Tolperison				
Tolperison HCL dura	Tolperison	2,3	(+42,0)	1,05
Tolperisonhydrochlorid AL	Tolperison	1,5	(−54,5)	1,12
Tolperison HCL STADA	Tolperison	1,2	(> 1.000)	1,08
		5,0	**(−0,3)**	**1,08**
Andere Muskelrelaxantien				
Limptar N	Chininsulfat	25,3	(+8,6)	0,53
Myditin	Pridinol	5,4	(+28,6)	2,59
Myopridin	Pridinol	2,9	(+12,5)	2,32
Norflex	Orphenadrin	0,67	(−3,6)	1,00
		34,2	**(+11,4)**	**1,02**
Summe		**67,0**	**(+7,5)**	**1,49**

zur akuten Beschwerdelinderung bei nicht-traumatischer und nicht-radikulärer Lumbalgie hat die kombinierte Anwendung von Naproxen mit einem Muskelrelaxans (Methocarbamol oder Orphenadrin) keinen Zusatznutzen gegenüber der alleinigen Gabe des Cyclooxygenase-Inhibitors (Friedman et al. 2018). Hinzu kommen insbesondere bei älteren Menschen Verträglichkeitsprobleme mit einem erhöhten Unfallrisiko aufgrund von Müdigkeit und Verwirrtheit (Spence et al. 2013). Umso weniger verständlich ist die erneute deutliche Zunahme der Verschreibungen im Vergleich zum Vorjahr. In diesem Fall werden die Prinzipien der evidenzbasierten Medizin in der Praxis leider nicht umgesetzt, trotz wiederholter kritischer Darstellung im AVR.

Tolperison wird seit über 50 Jahren als zentralwirkendes Myotonolytikum angewendet, wurde aber nur in wenigen placebokontrollierten Studien untersucht (Übersicht bei Quasthoff et al. 2008). Nach zahlreichen Berichten über schwere allergische Reaktionen wurde Tolperison einer Neubewertung unterzogen, die nur bei neurologischen Krankheiten mit Spastizität eine moderate Verbesserung der Spastik durch Tolperison im Vergleich mit Placebo (32 % versus 14 %) ergab (European Medicines Agency 2013). Als Konsequenz dieses Verfahrens wurde die bis dahin breite Zulassung von Tolperison (schmerzhafte Muskelverspannungen, insbesondere als Folge von Erkrankungen der Wirbelsäule und der achsennahen Gelenke) auf die symptomatische Behandlung der Spastizität nach einem Schlaganfall eingeschränkt (European Medicines Agency 2013). Nach einem Cochrane-Review zeigte Tolperison auch bei dieser Indikation ein erhöhtes Risiko für unerwünschte Wirkungen (Lindsay et al. 2016). Im Vergleich zum Vorjahr gingen die Verordnungen 2022 leicht zurück (◘ Tab. 23.3). Dieser Trend ist positiv zu bewerten.

Chininsulfat (*Limptar N*) ist zur Therapie und Prophylaxe nächtlicher Wadenkrämpfe zugelassen, wenn diese sehr häufig auftreten und mit besonders schmerzhaft sind. Nach einem Cochrane-Review über 23 Studien mit 1.586 Teilnehmern senkte Chinin im Vergleich zu Placebo die Anzahl der Krämpfe über zwei Wochen um 28 % und die Intensität der Krämpfe um 10 % (El-Tawil et al. 2015). Das Präparat ist ein preisgünstiges Muskelrelaxans, das häufig und 2022 weiter zunehmend verordnet wurde (◘ Tab. 23.3). Dies ist in Anbetracht der potenziell schwerwiegenden unerwünschten Wirkungen bei moderater Wirkung nicht nachvollziehbar. Die 2015 erfolgte Unterstellung unter die Verschreibungspflicht geht auf ein Stufenplanverfahren der deutschen Zulassungsbehörde zur Abwehr von Arzneimittelgefahren zurück (Bundesinstitut für Arzneimittel und Medizinprodukte 2015). Unter der Einnahme von Chininsulfat treten in seltenen Fällen schwerwiegende Nebenwirkungen wie Thrombozytopenien, Herzrhythmusstörungen, schwere Hautreaktionen wie Stevens-Johnson-Syndrom sowie Sehstörungen und Tinnitus auf.

Das seit Anfang der 1960er Jahre im Handel befindliche Orphenadrin ist ein zentral wirkender Muscarinrezeptorantagonist. Es besitzt oral wie auch parenteral bei Erwachsenen eine Zulassung zur Behandlung schmerzhafter Muskelverspannungen. Die therapeutische Wirksamkeit von Orphenadrin ist nur unzureichend belegt (Chou et al. 2004). Nach einer aktuellen randomisierten Untersuchung kann auch die kombinierte Anwendung mit einem peripher wirkenden Analgetikum die Beschwerden bei akuten Kreuzschmerzen nicht besser lindern als die alleinige Anwendung des Schmerzmittels (Friedman et al. 2018). Als Nebenwirkungsprofil werden mit Müdigkeit, Beeinträchtigung des Denkvermögens, Mund- und Augentrockenheit und Harnverhalt für Orphenadrin typische antimuscarinerge Störwirkungen beschrieben.

Vom Mechanismus her ähnlich einzuordnen wie Orphenadrin ist Pridinol, das seit 1960 als Muskelrelaxans (*Lyseen-Hommel, Parks 12, Myoson*) angewendet wurde. Schon bei der Markteinführung von *Myoson* lagen nach einer Medline-Recherche keine kontrollierten Studien für die beanspruchten Indikationen vor (Arzneiverordnungs-Report 2000, Kap. 39 Muskelrelaxantien). Als fiktiv zugelassenes Arzneimittel war es nicht erstattungsfähig und verschwand nach jahrelangen Verordnungsrückgängen schließlich vom Markt. Im Dezember 2017 wurde Pridinol unter einem neuen Handelsnamen (*Myopridin*) für mehrere Indikationen (zentrale und periphere Muskelspasmen, Lumbalgie, Torticollis, allgemeine Muskelschmerzen) zugelassen. Allerdings gibt es keine Peer-begutachten klinischen Studien über Pridinol. Die stark ansteigenden Verordnungszahlen von Pridinol, die pharmakotherapeutisch nicht gerechtfertigt sind, sind die Folge von effektivem Marketing (Arznei-Telegramm 2020). Außerdem sind die hohen DDD-Kosten von Pridinol im Vergleich zu anderen Muskelrelaxantien nicht nachvollziehbar.

Literatur

Albanese A, Sormani MP, Gattorno G, Schiavetti I (2022) Covid-19 severity among patients with multiple sclerosis treated with cladribine: a systematic review and meta-analysis. Mult Scler Relat Disord 68:104156

Albrecht P, Bjorna IK, Brassat D, Farrell R, Feys P, Hobart J, Hupperts R, Linnebank M, Magdic J, Oreja-Guevara C, Pozzilli C, Salgado AV, Ziemssen T (2018) Prolonged-release fampridine in multiple sclerosis: clinical data and real-world experience. Report of an expert meeting. Ther Adv Neurol Disord 11:1756286418803248

Arznei-Telegramm (2020) Pridinol (Myofortin, Myditin): Werbung Ja – Daten Nein. Arznei Telegr 51:6–7

Arzneimittelkommission der deutschen Ärzteschaft (2009) Progressive multifokale Leukenzephalopathie (PML) unter Behandlung einer multiplen Sklerose mit Natalizumab (Tysabri). Dtsch Arztebl 106:A2208

Behm K, Morgan P (2018) The effect of symptom-controlling medication on gait outcomes in people with multiple sclerosis: a systematic review. Disabil Rehabil 40:1733–1744

Behrangi N, Fischbach F, Kipp M (2019) Mechanism of siponimod: anti-inflammatory and neuroprotective mode of action. Cells 8:24

Berger JR (2017) Classifying PML risk with disease modifying therapies. Mult Scler Relat Disord 2:59–63

Bernard-Valnet R, Moisset X, Maubeuge N, Lefebvre M, Ouallet JC, Roumier M, Lebrun-Frenay C, Ciron J, Biotti D, Clavelou P, Godeau B, Du Pasquier RA, Martin-Blondel G (2021) CCR5 blockade in inflammatory PML and PML-IRIS associated with chronic inflammatory diseases' treatments. Neurol Neuroimmunol Neuroinflamm 9:e1097

Bezukladova S, Tuisku J, Matilainen M et al (2020) Insights into disseminated MS brain pathology with multimodal diffusion tensor and PET imaging. Neurol Neuroimmunol Neuroinflamm 7:e691

Bloomgren G, Richman S, Hotermans C, Subramanyam M, Goelz S, Natarajan A, Lee S, Plavina T, Scanlon JV, Sandrock A, Bozic C (2012) Risk of natalizumab-associated progressive multifocal leukoencephalopathy. N Engl J Med 366:1870–1880

Borisow N, Döring A, Pfueller CF, Paul F, Dörr J, Hellwig K (2012) Expert recommendations to personalization of medical approaches in treatment of multiple sclerosis: an overview of family planning and pregnancy. EPMA J 3:9

Brand RM, Diddens J, Friedrich V, Pfaller M, Radbruch H, Hemmer B, Steiger K, Lehmann-Horn K (2021) Siponimod inhibits the formation of meningeal ectopic lymphoid tissue in experimental autoimmune encephalomyelitis. Neurol Neuroimmunol Neuroinflamm 9:e1117

Brown JWL, Coles A, Horakova D, Havrdova E, Izquierdo G, Prat A, Girard M, Duquette P, Trojano M, Lugaresi A, Bergamaschi R, Grammond P, Alroughani R, Hupperts R, McCombe P, Van Pesch V, Sola P, Ferraro D, Grand'Maison F, Terzi M, Lechner-Scott J, Flechter S, Slee M, Shaygannejad V, Pucci E, Granella F, Jokubaitis V, Willis M, Rice C, Scolding N, Wilkins A, Pearson OR, Ziemssen T, Hutchinson M, Harding K, Jones J, McGuigan C, Butzkueven H, Kalincik T, Robertson N, MSBase Study Group (2019) Association of initial disease-modifying therapy with later conversion to secondary progressive multiple sclerosis. JAMA 321:175–187

Bundesinstitut für Arzneimittel und Medizinprodukte (2015) Abwehr von Gefahren durch Arzneimittel; Stufe II Limptar N (Wirkstoff Chininsulfat). www.bfarm.de

Bundesministerium für Gesundheit (2012a) Bekanntmachung eines Beschlusses des Gemeinsamen Bundesausschusses über eine Änderung der Arzneimittel-Richtlinie (AM-RL) (Anlage XII – Beschlüsse über die Nutzenbewertung von Arzneimitteln mit neuen Wirkstoffen nach § 35a des Fünften Buches Sozialgesetzbuch (SGB V) Fingolimod veröffentlicht am Freitag, 4. Mai 2012, BAnz AT 4. Mai 2012 B3)

Bundesministerium für Gesundheit (2012b) Bekanntmachung eines Beschlusses des Gemeinsamen Bundesausschusses über eine Änderung der Arzneimittel-Richtlinie (AM-RL) (Anlage XII – Beschlüsse über die Nutzenbewertung von Arzneimitteln mit neuen Wirkstoffen nach § 35a des Fünften Buches Sozialgesetzbuch (SGB V) – Extrakt aus Cannabis Sativa (Wirkstoffkombination Delta-9-Tetrahydrocannabinol und Cannabidiol) vom 21. Juni 2012 veröffentlicht Mittwoch, 11. Juli 2012, BAnz AT 11. Juli 2012 B2)

Bundesministerium für Gesundheit (2012c) Bekanntmachung eines Beschlusses des Gemeinsamen Bundesausschusses über eine Änderung der Arzneimittel-Richtlinie (AM-RL) (Anlage XII – Beschlüsse über die Nutzenbewertung von Arzneimitteln mit neuen Wirkstoffen nach § 35a des Fünften Buches Sozialgesetzbuch (SGB V) Fampridin vom 2. August 2012 veröffentlicht am Dienstag, 21. August 2012, BAnz AT 21. Aug. 2012 B3)

Bundesministerium für Gesundheit (2015) Bekanntmachung eines Beschlusses des Gemeinsamen Bundesausschusses über eine Änderung der Arzneimittel-Richtlinie (AM-RL) (Anlage XII – Beschlüsse über die Nutzenbewertung von Arzneimitteln mit neuen Wirkstoffen nach § 35a des Fünften Buches Sozialgesetzbuch (SGB V) Fingolimod (Ablauf Befristung) vom 1. Oktober 2015, BAnz AT 28. Okt. 2015 B2)

Cencioni MT, Mattoscio M, Magliozzi R, Bar-Or A, Muraro PA (2021) B cells in multiple sclerosis – from targeted depletion to immune reconstitution therapies. Nat Rev Neurol 17:399–414

Chan A, Gold R (2014) Anti-Jc virus antibody testing for natalizumab-induced progressive multifocal leukooencephalopathy: where are we and where should we go? Multiple Scler J 20:771–772

Chen H, Assmann JC, Krenz A, Rahman M, Grimm M, Karsten CM, Köhl J, Offermanns S, Wettschureck N, Schwaninger M (2014) Hydroxycarboxylic acid receptor 2 mediates dimethyl fumarate's protective effect in EAE. J Clin Invest 124:2188–2192

Chisari CG, Grimaldi LM, Salemi G, Ragonese P, Iaffaldano P, Bonavita S, Sparaco M, Rovaris M, D'Arma A, Lugaresi A, Ferro MT, Grossi P, Di Sapio A, Cocco E, Granella F, Curti E, Lepore V, Trojano M, Patti

F, Italian MS Register Study Group (2020) Clinical effectiveness of different natalizumab interval dosing schedules in a large Italian population of patients with multiple sclerosis. J Neurol Neurosurg Psychiatry 91:1297–1303

Chou R, Peterson K, Helfand M (2004) Comparative efficacy and safety of skeletal muscle relaxants for spasticity and musculoskeletal conditions: a systematic review. J Pain Symptom Manag 28:140–175

Cohen JA, Barkhof F, Comi G, Hartung HP, Khatri BO, Montalban X, Pelletier J, Capra R, Gallo P, Izquierdo G, Tiel-Wilck K, de Vera A, Jin J, Stites T, Wu S, Aradhye S, Kappos L, TRANSFORMS Study Group (2010) Oral fingolimod or intramuscular interferon for relapsing multiple sclerosis. N Engl J Med 362:402–415

Cutter GR, Stüve O (2014) Does risk stratification decrease the risk of natalizumab-associated PML? Where is the evidence? Mult Scler 20:1304–1305

De Stefano N, Barkhof F, Montalban X, Achiron A, Derfuss T, Chan A, Hodgkinson S, Prat A, Leocani L, Schmierer K, Sellebjerg F, Vermersch P, Wiendl H, Keller B, Roy S, MAGNIFY-MS Study Group (2022) Neurol Neuroimmunol Neuroinflamm 9:e1187

Del Poeta M, Ward BJ, Greenberg B, Hemmer B, Cree BAC, Komatireddy S, Mishra J, Sullivan R, Kilaru A, Moore A, Hach T, Berger JR (2022) Cryptococcal meningitis reported with fingolimod treatment: case series. Neurol Neuroimmunol Neuroinflamm 9:e1156

Deutsche Gesellschaft für Neurologie (2021) DGN/KKNMS S2k-Leitlinie „Diagnose und Therapie der Multiplen Sklerose, Neuromyelitis-optica-Spektrum-Erkrankungen und MOG-IgG-assoziierten Erkrankungen

Dietrich M, Hecker C, Martin E, Langui D, Gliem M, Stankoff B, Lubetzki C, Gruchot J, Göttle P, Issberner A, Nasiri M, Ramseier P, Beerli C, Tisserand S, Beckmann N, Shimshek D, Petzsch P, Akbar D, Levkau B, Stark H, Köhrer K, Hartung HP, Küry P, Meuth SG, Bigaud M, Zalc B, Albrecht P (2022) Increased remyelination and proregenerative microglia under siponimod therapy in mechanistic models. Neurol Neuroimmunol Neuroinflamm 9:e1161

Duthie JB, Vincent M, Herbison GP, Wilson DI, Wilson D (2011) Botulinum toxin injections for adults with overactive bladder syndrome. Cochrane Database Syst Rev. https://doi.org/10.1002/14651858.CD005493.pub3

El-Tawil S, Al Musa T, Valli H, Lunn MPT, Brassington R, El-Tawil T, Weber M (2015) Quinine for muscle cramps. Cochrane Database Syst Rev. https://doi.org/10.1002/14651858.CD005044.pub3

European Medicines Agency (2011) Assessment report Fampyra (Fampridine) 23. Juni 2011. Procedure no. EMEA/H/C/002097. http://www.ema.europa.eu/docs/en_GB/document_library/EPAR_-_Public_assessment_report/human/002097/WC500109957.pdf

European Medicines Agency (2013) Questions and answers on the review of tolperisone-containing medicines. Outcome of a procedure under Article 31 of Directive 2001/83/EC as amended. https://www.ema.europa.eu/en/medicines/human/referrals/tolperisone

European Medicines Agency (2016) EMA confirms recommendations to minimise risk of brain infection PML with Tysabri. More frequent MRI scans should be considered for patients at higher risk. 25/04/ 2016 EMA/266665/201

Fissolo N, Pignolet B, Rio J, Vermersch P, Ruet A, deSeze J, Labauge P, Vukusic S, Papeix C, Martinez-Almonya L, Tourbah A, Clavelou P, Moreau T, Pelletier J, Lebrun-Frenay C, Bourre B, Defer G, Montalban X, Brassat D, Comabella M (2021) Serum neurofilament levels and PML risk in patients with multiple sclerosis treated with natalizumab. Neurol Neuroimmunol Neuroinflamm 8:e1003

Fogarty E, Schmitz S, Tubridy N, Walsh C, Barry M (2016) Comparative efficacy of disease-modifying therapies for patients with relapsing remitting multiple sclerosis: Systematic review and network meta-analysis. Mult Scler Relat Disord 9:23–30

Foley JF, Defer G, Zhovtis Ryerson L, Cohen JA, Arnold DA, Butzkueven H, Cutter G, Giovannoni G, Killestein J, Wiendl H, Smirnakis K, Xiao S, Kong G, Kuhelj R, Campbell N, NOVA study investigators (2022) Comparison of switching to 6-week dosing of natalizumab versus continuing with 4-week dosing in patients with relapsing-remitting multiple sclerosis (NOVA): a randomized, controlled, open-label, phase 3b trial. Lancet Neurol 21:608–619

Friedman BW, Cisewski D, Irizarry E, Davitt M, Solorzano C, Nassery A, Pearlman S, White D, Gallagher EJ (2018) A randomized, double-blind, placebo-controlled trial of naproxen with or without orphenadrine or methocarbamol for acute low back pain. Ann Emerg Med 71:348–356.e5

Gehr S, Kaiser T, Kreutz R, Ludwig W-D, Paul F (2019) Suggestions for improving the design of clinical trials in multiple sclerosis – results of a systematic analysis of completed phase III trials. EPMA J 10:425–436

Gemeinsamer Bundesausschuss (G-BA) (2016) Beschluss des Gemeinsamen Bundesausschusses über eine Änderung der Arzneimittel-Richtlinie (AM-RL). https://www.g-ba.de/downloads/39-261-2578/2016-05-19_AM-RL-XII_Fingolimod_nAWG_D-198.pdf (Anlage XII – Beschlüsse über die Nutzenbewertung von Arzneimitteln mit neuen Wirkstoffen nach § 35a SGB V – Fingolimod (neues Anwendungsgebiet))

Goodman AD, Brown TR, Krupp LB, Schapiro RT, Schwid SR, Cohen R, Marinucci LN, Blight AR, Fampridine MS-F203 Investigators (2009) Sustained-release oral fampridine in multiple sclerosis: a randomised, double-blind, controlled trial. Lancet 373:732–738

Goodman AD, Brown TR, Edwards KR, Krupp LB, Schapiro RT, Cohen R, Marinucci LN, Blight AR, MSF204 Investigators (2010) A phase 3 trial of extended release oral dalfampridine in multiple sclerosis. Ann Neurol 68:494–502

Granqvist M, Boremalm M, Poorghobad A, Svennigsson A, Salzer J, Frisell T, Piehl F (2018) Comparative effectiveness of rituximab and other initial treatment choices for multiple sclerosis. JAMA Neurol 75:320–327

Graves JS, Oertel FC, van der Walt A et al (2021) Leveraging visual outcome measures to advance therapy development in neuroimmunologic disorders. Neurol Neuroimmunol Neuroinflamm 9:e1126

Hauser SL, Bar-Or A, Comi G, Giovannoni G, Hartung HP, Hemmer B, Lublin F, Montalban X, Rammohan KW, Selmaj K, Traboulsee A, Wolinsky JS, Arnold DL, Klingelschmitt G, Masterman D, Fontoura P, Belachew S, Chin P, Mairon N, Garren H, Kappos L, OPERA I and OPERA II Clinical Investigators (2017) Ocrelizumab versus interferon beta-1a in relapsing multiple sclerosis. New Engl J Med 376:221–234

Hauser SL, Bar-Or A, Cohen JA et al (2020) Ofatumumab versus teriflunomide in multiple sclerosis. N Engl J Med 383:546–557

He D, Zhang C, Zhao X, Zhang Y, Dai Q, Li Y, Chu L (2016) Teriflunomide for multiple sclerosis. Cochrane Database Syst Rev. https://doi.org/10.1002/14651858.CD009882.pub3 (https://www.dmsg.de/fileadmin/public/DMSG/Dokumente/MS_Therapie/Patientenleitlinienreport_MS_DGN_2021.pdf)

Henze T, Feneberg W, Flachenecker P, Seidel D, Albrecht H, Starck M, Meuth SG (2017) Neues zur symptomatischen MS-Therapie: Teil 2 – Gangstörung und Spastik. Nervenarzt 88:1428–1434

Herzog S, Shanahan M, Grimison P, Tran A, Wong N, Lintzeris N, Simes J, Stockler M, Morton RL (2018) Systematic review of the costs and benefits of prescribed cannabis-based medicines for the management of chronic illness: Lessons from multiple sclerosis. PharmacoEconomics 36:67–78

Huisman E, Papadimitropoulou K, Jarrett J, Bending M, Firth Z, Allen F, Adlard N (2017) Systematic literature review and network meta-analysis in highly active relapsing-remitting multiple sclerosis and rapidly evolving severe multiple sclerosis. BMJ Open 7:e13430

Hupperts R, Lycke J, Short C, Gasperini C, McNeill M, Medori R, Tofil-Kaluza A, Hovenden M, Mehta LR, Elkins J (2016) Prolonged-release fampridine and walking and balance in MS: randomised controlled MOBILE trial. Mult Scler 22:212–221

Iaffaldano P, Lucisano G, Manni A, Paolicelli D, Patti F, Capobianco M, Brescia Morra V, Sola P, Pesci I, Lus G, De Luca G, Lugaresi A, Cavalla P, Montepietra S, Maniscalco GT, Granella F, Ragonese P, Vianello M, Brambilla L, Totaro R, Toscano S, Malucchi S, Petracca M, Moiola L, Ferraro D, Lepore V, Mosconi P, Ponzio M, Tedeschi G, Comi G, Battaglia MA, Filippi M, Amato MP, Trojano M, Register IMS (2022) Risk of getting Covid-19 in people with multiple sclerosis: a case-control study. Neurol Neuroimmunol Neuroinflamm 9:e1141

Jankovic J (2017) Botulinum toxin: state of the art. Mov Disord 32:1131–1138

Kappos L, EXPAND Clinical Investigators (2018) Siponimod versus placebo in secondary progressive multiple sclerosis (EXPAND): a double-blind, randomized, phase 3 study. Lancet 391:1263–1273

Kappos L, Radue EW, O'Connor P, Polman C, Hohlfeld R, Calabresi P, Selmaj K, Agoropoulou C, Leyk M, Zhang-Auberson L, Burtin P, FREEDOMS Study Group (2010) A placebo-controlled trial of oral fingolimod in relapsing multiple sclerosis. N Engl J Med 362:387–401

Kappos L, Fox RJ, Burcklen M et al (2021) Ponesimod compared with teriflunomide in patients with relapsing multiple sclerosis in the active-comparator phase 3 OPTIMUM study: a randomized clinical trial. JAMA Neurol 78:558–567

Krieger SC, Cook K, De Nino S, Fletcher M (2016) The topographical model of multiple sclerosis: a dynamic visualization of disease course. Neurol Neuroimmunol Neuroinflamm 3:e279

La Mantia L, Munari LM, Lovati R (2010) Glatiramer acetate for multiple sclerosis. Cochrane Database Syst Rev. https://doi.org/10.1002/14651858.CD004678.pub2

La Mantia L, Vacchi L, Di Pietrantonj C, Ebers G, Rovaris M, Fredrikson S, Filippini G (2012) Interferon beta for secondary progressive multiple sclerosis. Cochrane Database Syst Rev. https://doi.org/10.1002/14651858.CD005181.pub3

La Mantia L, Di Pietrantonj C, Rovaris M, Rigon G, Frau S, Berardo F, Gandini A, Longobardi A, Weinstock-Guttman B, Vaona A (2016a) Interferons-beta versus glatiramer acetate for relapsing-remitting multiple sclerosis. Cochrane Database Syst Rev. https://doi.org/10.1002/14651858.CD009333.pub3

La Mantia L, Tramacere I, Firwana B, Pacchetti I, Palumbo R, Filippini G (2016b) Fingolimod for relapsing-remitting multiple sclerosis. Cochrane Database Syst Rev. https://doi.org/10.1002/14651858.CD009371.pub2

Lie AI, Wesnes K, Kvistad SS, Brouwer I, Wergeland S, Trygve L, Midgard R, Bru A, Edland A, Eikeland R, Gosal S, Harbo HF, Kleveland G, Sorenes YS, Oksendal N, Barkhof F, Vrenken H, Myhr KM, Bo L, Torkildsen O (2022) The effect of smoking on long-term gray matter atrophy and clinical disability in patients with relapsing-remitting multiple sclerosis. Neurol Neuroimmunol Neuroinflamm 9:e200008

Lin TY, Vitkova V, Asseyer S, Martorell SI, Motamedi S, Chien C, Ditzhaus M, Papadopoulou A, Benkert P, Kuhle J, Bellmann-Strobl J, Ruprecht K, Paul F, Brandt AU, Zimmermann HG (2021) Increased serum neurofilament light and thin ganglion cell-inner plexiform layer are additive risk factors for disease activity in early multiple sclerosis. Neurol Neuroimmunol Neuroinflamm 8(5):e1051 (https://pubmed.ncbi.nlm.nih.gov/34348969/)

Lindsay C, Kouzouna A, Simcox C, Pandyan AD (2016) Pharmacological interventions other than botulinum toxin for spasticity after stroke. Cochrane Database Syst Rev. https://doi.org/10.1002/14651858.CD010362.pub2

Lublin F, Miller DH, Freedman MS, Cree BA, Wolinsky JS, Weiner H, Lubetzki C, Hartung HP, Montalban X, Uitdehaag BM, Merschhemke M, Li B, Putzki N, Liu FC, Häring DA, Kappos L, INFORMS study investigators (2016) Oral fingolimod in primary progressive multiple sclerosis (INFORMS): a phase 3, randomised, double-blind, placebo-controlled trial. Lancet 387:1075–1084

Lublin FD, Häring DA, Ganjgahi H, Ocampo A, Hatami F, Čuklina J, Aarden P, Dahlke F, Arnold DL, Wiendl H, Chitnis T, Nichols TE, Kieseier BC, Bermel RA (2022) How patients with multiple sclerosis acquire disability. Brain 145(9):3147–3161. https://doi.org/10.1093/brain/awac016

Malanga G, Reiter RD, Garay E (2008) Update on tizanidine for muscle spasticity and emerging indications. Expert Opin Pharmacother 9:2209–2215

Martin E, Aigrot MS, Lamari F, Bachelin C, Lubetzki C, Oumesmar BN, Zalc B, Stankoff B (2021) Teriflunomide promotes oligodendroglial 8,9-unsaturated sterol accumulation and CNS remyelination. Neurol Neuroimmunol Neuroinflamm 8:e1091

Miller AE, Wolinsky JS, Kappos L et al (2014) Oral teriflunomide for patients with a first clinical episode suggestive of multiple sclerosis (TOPIC): a randomised, double-blind, placebo-controlled, phase 3 trial. Lancet Neurol 13:977-986

Montalban X, Hauser SL, Kappos L, Arnold DL, Bar-Or A, Comi G, de Seze J, Giovannoni G, Hartung HP, Hemmer B, Lublin F, Rammohan KW, Selmaj K, Traboulsee A, Sauter A, Masterman D, Fontoura P, Belachew S, Garren H, Mairon N, Chin P, Wolinsky JS, ORATORIO Clinical Investigators. (2017) Ocrelizumab versus placebo in primary progressive multiple sclerosis. New Engl J Med 376:209–220

Montalban X, Gold R, Thompson AJ, Otero-Romero S, Amato MP, Chandraratna D, Clanet M, Comi G, Derfuss T, Fazekas F, Hartung HP, Havrdova E, Hemmer B, Kappos L, Liblau R, Lubetzki C, Marcus E, Miller DH, Olsson T, Pilling S, Selmaj K, Siva A, Sorensen PS, Sormani MP, Thalheim C, Wiendl H, Zipp F (2018) ECTRIMS/EAN guideline on the pharmacological treatment of people with multiple sclerosis. Eur J Neurol 25:215–237

Naismith RT, Wundes A, Ziemssen T et al (2020) Diroximel fumarate demonstrates an improved gastrointestinal tolerability profile compared with dimethyl fumarate in patients with relapsing-remitting multiple sclerosis: Results from the randomized, double-blind, phase III EVOLVE-MS-2 study. CNS Drugs 34:185–196

Ng HS, Zhu F, Kingwell E, Yao S, Ekuma O, Evans C, Fisk JD, Marrie RA, Zhao Y, Tremlett H (2022) Disease-modifying drugs for multiple sclerosis and association with survival. Neurol Neuroimmunol Neuroinflamm 9:e200005

Novartis Pharma (2013) Rote Hand Brief: Hämophagozytisches Syndrom (HPS) bei Patienten unter Fingolimod-Therapie (Gilenya) (www.akdae.de (Erstellt: 15. Nov. 2013))

Novartis Pharma (2016) Rote-Hand-Brief: Fingolimod (Gilenya®): Risiken im Zusammenhang mit den Auswirkungen auf das Immunsystem (www.akdae.de)

Novotna A, Mares J, Ratcliffe S, Novakova I, Vachova M, Zapletalova O, Gasperini C, Pozzilli C, Cefaro L, Comi G, Rossi P, Ambler Z, Stelmasiak Z, Erdmann A, Montalban X, Klimek A, Davies P, Sativex Spasticity Study Group (2011) A randomized, double-blind, placebo-controlled, parallel-group, enriched-design study of nabiximols* (Sativex(®)), as add-on therapy, in subjects with refractory spasticity caused by multiple sclerosis. Eur J Neurol 18:1122–1131

O'Connor P, Comi G, Freedman MS, Miller AE, Kappos L, Bouchard JP, Lebrun-Frenay C, Mares J, Benamor M, Thangavelu K, Liang J, Truffinet P, Lawson VJ, Wolinsky JS, Teriflunomide Multiple Sclerosis Oral (TEMSO) Trial Group and the MRI-AC in Houston (2016) Long-term safety and efficacy of teriflunomide: Nine-year follow-up of the randomized TEMSO study. Baillieres Clin Neurol 86:920–930

Otero-Romero S, Sastre-Garriga J, Comi G, Hartung HP, Soelberg Sørensen P, Thompson AJ, Vermersch P, Gold R, Montalban X (2016) Pharmacological management of spasticity in multiple sclerosis: systematic review and consensus paper. Mult Scler 22:1386–1396

Pengo M, Miante S, Franciotta S, Ponzano M, Torresin T, Bovis F, Rinaldi F, Perini P, Saiani M, Margoni M, Bertoldo A, Sormani MP, Pilotto E, Midena E, Gallo P, Puthenparampil M (2022) Retina hyperreflecting foci associate with cortical pathology in multiple sclerosis. Neurol Neuroimmunol Neuroinflamm 9:e1180

Perriguey M, Maarouf A, Stellmann JP, Rico A, Boutiere C, Demortiere S, Durozard P, Pelletier J, Audoin B (2021) Hypogammaglobulinemia and infections in patients with multiple sclerosis treated with rituximab. Neurol Neuroimmunol Neuroinflamm 9:e1115

Pitt D, Lo CH, Gauthier SA, Hickman RA, Longbrake E, Airas LM, Mao-Draayer Y, Riley C, De Jager PL,

Wesley S, Boster A, Topalli I, Bagnato F, Mansoor M, Stuve S, Kister I, Pelletier D, Sathopoulos P, Dutta R, Lincoln MR (2022) Towards precision phenotyping of multiple sclerosis. Neurol Neuroimmunol Neuroinflamm 9:e200025

Preziosa P, Pagani E, Meani A, Moiola L, Rodegher M, Filippi M, Rocca MA (2022) Slowly expanding lesions predict 9-year multiple sclerosis disease progression. Neurol Neuroimmunol Neuroinflamm 9:e1139

Pucci E, Giuliani G, Solari A, Simi S, Minozzi S, Di Pietrantonj C, Galea I (2011) Natalizumab for relapsing remitting multiple sclerosis. Cochrane Database Syst Rev. https://doi.org/10.1002/14651858

Quasthoff S, Möckel C, Zieglgänsberger W, Schreibmayer W (2008) Tolperisone: a typical representative of a class of centrally acting muscle relaxants with less sedative side effects. CNS Neurol Ther 14:107–119

Rasche L, Paul F (2018) Ozanimod for the treatment of relapsing remitting multiple sclerosis. Expert Opin Pharmacother 19:2073–2086

Reich DS, Lucchinetti CF, Calabresi PA (2018) Multiple sclerosis. N Engl J Med 378:169–180

Rojas JI, Romano M, Ciapponi A, Patrucco L, Cristiano E (2010) Interferon beta for primary progressive multiple sclerosis. Cochrane Database Syst Rev. https://doi.org/10.1002/14651858.CD006643.pub3

Roodselaar J, Zhou Y, Leppert D, Hauser AE, Urich E, Anthony DC (2021) Anti-CD20 disrupts meningeal B-cell aggregates in a model of secondary progressive multiple sclerosis. Neurol Neuroimmunol Neuroinflamm 8:e975

Rowles WM, Hsu WY, McPolin K, Li A, Merrill S, Guo CY, Green AJ, Gelfand JM, Bove RM (2022) Transitioning from S1P receptor modulators to B cell-depleting therapies in multiple sclerosis: clinical, radiographic, and laboratory data. Neurol Neuroimmunol Neuroinflamm 9:e1183

Schurch B, Carda S (2014) OnabotulinumtoxinA and multiple sclerosis. Ann Phys Rehabil Med 57:302–314

Scott LJ (2020) Siponimod: a review in secondary progressive multiple sclerosis. CNS Drugs 34:1191–1200

Sellner J, Rommer PS (2019) A review of the evidence for a natalizumab exit strategy for patients with multiple sclerosis. Autoimmun Rev 18:255–261

Shakespeare DT, Boggild M, Young C (2003) Antispasticity agents for multiple sclerosis. Cochrane Database Syst Rev. https://doi.org/10.1002/14651858.CD001332

Signori A, Sacca F, Lanzillo R et al (2020) Cladribine vs other drugs in MS: merging randomized trial with real-life data. Neurol Neuroimmunol Neuroinflamm 7:e878

Simpson-Yap S, Pirmani A, Kalincik T, De Brouwer E, Geys L, Parciak T, Helme A, Rijke N, Hillert JA, Moreau Y, Edan G, Sharmin S, Spelman T et al (2022) Updated results of the Covid-19 in MS global data sharing initiative: anti-CD20 and other risk factors associated with Covid-19 severity. Neurol Neuroimmunol Neuroinflamm 9:200021

Spence MM, Shin PJ, Lee EA, Gibbs NE (2013) Risk of injury associated with skeletal muscle relaxant use in older adults. Ann Pharmacother 47:993–998

Tintore M, Vidal-Jordana A, Sastre-Garriga J (2019) Treatment of multiple sclerosis – success from bench to bedside. Nat Rev Neurol 15:53–58

Tolley K, Hutchinson M, You X, Wang P, Sperling B, Taneja A, Siddiqui MK, Kinter E (2015) A network meta-analysis of efficacy and evaluation of safety of subcutaneous pegylated interferon beta-1a versus other Injectable therapies for the treatment of relapsing-remitting multiple sclerosis. PLoS ONE 10:e127960

Tramacere I, Del Giovane C, Salanti G, D'Amico R, Filippini G (2015) Immunomodulators and immunosuppressants for relapsing-remitting multiple sclerosis: a network meta-analysis. Cochrane Database Syst Rev. https://doi.org/10.1002/14651858.CD011381.pub2

Tsivgoulis G, Katsanos AH, Mavridis D, Grigoriadis N, Dardiotis E, Heliopoulos I, Papathanasopoulos P, Karapanayiotides T, Kilidireas C, Hadjigeorgiou GM, Voumvourakis K (2016) The Efficacy of natalizumab versus fingolimod for patients with relapsing-remitting multiple sclerosis: a systematic review, indirect evidence from randomized placebo-controlled trials and meta-analysis of observational head-to-head trials. PLoS ONE 11(9):e163296. https://doi.org/10.1371/journal.pone.0163296

Vermersch P, Czlonkowska A, Grimaldi LM, Confavreux C, Comi G, Kappos L, Olsson TP, Benamor M, Bauer D, Truffinet P, Church M, Miller AE, Wolinsky JS, Freedman MS, O'Connor P, TENERE Trial Group (2014) Teriflunomide versus subcutaneous interferon beta-1a in patients with relapsing multiple sclerosis: a randomised, controlled phase 3 trial. Mult Scler 20:705–716

Von Essen MR, Hansen RH, Hojgaard C, Ammitzboll C, Wiendl H, Sellebjerg F (2022) Ofatumumab modulates inflammatory T cell responses and migratory potential in patients with multiple sclerosis. Neurol Neuroimmunol Neuroinflamm 9:e200004

Xu Z, Zhang F, Sun F, Gu K, Dong S, He D (2015) Dimethyl fumarate for multiple sclerosis. Cochrane Database Syst Rev. https://doi.org/10.1002/14651858.CD011076.pub2

Zhovtis Ryerson L, Naismith RT, Krupp LB, Charvet LE, Liao S, Fisher E, de Moor C, Williams JR, Campbell N (2022) No difference in radiologic outcomes for natalizumab patients treated with extended interval dosing compared with standard interval dosing: real-world evidence from MS PATHS. Mult Scler Relat Disord 58:103480

Zinger N, Ponath G, Sweeney E, Nguyen TD, Lo CH, Diaz I, Dimov A, Teng L, Zexter L, Comunale J, Wang

Y, Pitt D, Gauthier SA (2022) Dimethyl fumarate reduces inflammation in chronic active multiple sclerosis lesions. Neurol Neuroimmunol Neuroinflamm 9:e1138

Epilepsien

Christian Brandt und Roland Seifert

Auf einen Blick

Wichtige Vorbemerkung Gegenüber den letzten Jahren hat sich ein wichtiger terminologischer Unterschied ergeben. Da die entsprechenden Medikamente in aller Regel nicht die Krankheit Epilepsie als solche behandeln, sondern die Anfallsfrequenz verbessern, wird von der Deutschen Gesellschaft für Epileptologie e. V. nicht mehr die Verwendung der Bezeichnung „Antiepileptika" empfohlen. Vielmehr werden in Übereinstimmung mit der internationalen Literatur die Bezeichnungen „anfallssuppressive Medikamente (Arzneistoffe)" oder „Anfallssuppressiva" verwendet (► https://www.dgfe.org/fileadmin/user_upload/News/Stellungnahmen/Neue_Terminologie_26.02.23.pdf; zugegriffen am 04.09.2023). Diese Nomenklaturveränderung ist aus pharmakologischer Sicht sehr zu begrüßen. Auch im Medizinstudium ist der Begriff „Antiepileptika" verlassen worden, weil etliche der in diesem Kapitel besprochenen Arzneistoffe wie Lamotrigin, Carbamazepin, Valproinsäure und Pregabalin auch bei anderen Indikationen außerhalb von Epilepsien eingesetzt werden (siehe ► Kap. 18 und 22 sowie Kap. 6 im AVR 2021). Aus traditionellen Gründen werden die „Anfallssuppressiva" im Kapitel „Epilepsien" behandelt. Allerdings muss dem Leser und Verordner bewusst sein, dass ein unbekannter Teil der Verordnungen nicht den Epilepsien zuzuordnen ist, sondern anderen Erkrankungen. Diese Indikationsunschärfe bei den Verordnungen kann mit den den Autoren zur Verfügung stehenden Daten leider nicht aufgelöst werden.

Verordnungsprofil Das Verordnungsvolumen der sogenannten „neueren Antiepileptika (Anfallssuppressiva)" hat sich seit 2013 verdoppelt und steigt weiter. Diese Antiepileptika (vor allem Pregabalin und Levetiracetam) werden inzwischen fast viermal so häufig wie „traditionelle Antiepileptika" (z. B. Valproinsäure, Carbamazepin, Phenytoin) verordnet. Die Verordnungen von Valproinsäure sind seit einigen Jahren weitgehend konstant, während das früher führende Carbamazepin in den letzten 10 Jahren um 40 % abgenommen hat. Es fällt auf, dass es innerhalb der Präparate für einen gegebenen Arzneistoff in etlichen Fällen deutliche Veränderungen im Verordnungsvolumen (sowohl Zunahmen als auch Abnahmen) gab. Dies ist wahrscheinlich auf die Verfügbarkeit einzelner Präparate im Rahmen der allgemein bekannten Lieferengpassproblematik zurückzuführen.

Bewertung Eine pauschale Unterscheidung zwischen neueren und traditionellen Antiepileptika (Anfallssuppressiva) ist mittlerweile nur noch eingeschränkt sinnvoll. Vielmehr sollten einzelne Arzneistoffe oder Arzneistoffgruppen indikationsbezogen miteinander verglichen und bewertet werden. In der Leitlinie des britischen *National Institute of Health and Care Excellence* (NICE) werden Lamotrigin und

Levetiracetam als Arzneistoffe der ersten Wahl zur Behandlung fokal beginnender epileptischer Anfälle empfohlen, Valproat zur Behandlung generalisierter tonisch-klonischer Anfälle bei männlichen Patienten. Bei gebärfähigen Frauen sind wiederum Lamotrigin und Levetiracetam Mittel der ersten Wahl. Die Leitlinien der Deutschen Gesellschaft für Neurologie (DGN) werden aktuell überarbeitet. Pregabalin wird ganz überwiegend für die Behandlung neuropathischer Schmerzen angewendet, ohne dass eine ausreichende Evidenz für einen Zusatznutzen gegenüber Amitriptylin oder Gabapentin verfügbar ist.

Die Arzneitherapie ist das wichtigste Verfahren zur Behandlung von Epilepsien. Maßgebend für die Auswahl von Antiepileptika (Anfallssuppressiva) sind arzneimittelspezifische Variablen (Nebenwirkungsprofil, Teratogenität, Pharmakokinetik, Interaktionspotenzial, Arzneiformen) und Patienten-abhängige Faktoren (Anfallstyp, Alter, Geschlecht, Frauen im gebärfähigen Alter, Komedikation, Begleitkrankheiten, Verträglichkeit, genetischer Hintergrund). Mit geeigneten Arzneimitteln erreichen etwa 70 % der Patienten eine Anfallsfreiheit. Eine Monotherapie ist die beste Therapieoption, denn Kombinationstherapien erhöhen das Risiko für unerwünschte Wirkungen (Nebenwirkungen) und Arzneimittelinteraktionen. Unabhängig von prognostischen Faktoren werden die meisten Patienten mit dem zuerst eingesetzten Antiepileptikum (Anfallssuppressivum) anfallsfrei. Als pharmakoresistente Epilepsie wird definiert, wenn mit zwei Arzneistoffen – adäquat ausgewählt und eingesetzt und über eine angemessene Zeit beobachtet – (Kwan et al. 2010) als Monotherapie oder in Kombination keine Anfallsfreiheit erzielt wird. Trotz zahlreicher neuer Antiepileptika haben 30 % der Patienten eine therapieresistente Epilepsie mit erhöhter Mortalität, kognitiven Störungen und eingeschränkter Lebensqualität. Unter diesen Bedingungen kommen als nichtpharmakologische Verfahren Epilepsiechirurgie, Neurostimulation und diätetische Verfahren in Betracht (Übersicht bei Thijs et al. 2019).

Die Gesamtzahl der verordneten Tagesdosen (DDD) der Antiepileptika (Anfallssuppressiva) betrug im Jahr 2022 501,3 Mio. DDD (◘ Tab. 24.1). Daraus errechnet sich eine Zahl von 1,37 Mio. Patienten in Deutschland, die eine Dauertherapie mit Antiepileptika erhalten. Das entspricht fast 2 % aller GKV-Versicherten und liegt damit deutlich höher als die Prävalenz der Epilepsien bei 0,4–1,2 % der Bevölkerung (Thijs et al. 2019). Die höhere Zahl behandelter Patienten erklärt sich dadurch, dass einige Anfallssuppressiva (Carbamazepin, Gabapentin, Pregabalin) in zunehmendem Umfang bei Patienten mit chronischen Schmerzen (z. B. Tumorschmerzen, Polyneuropathien) sowie psychiatrischen Störungen (z. B. Angststörungen, bipolare Störung) eingesetzt werden. Diese Indikationserweiterung ist auch für einen erheblichen Anteil der stetig steigenden DDD-Zahlen verantwortlich, insbesondere bei Pregabalin.

In den letzten 30 Jahren sind verschiedene Anfallssuppressiva in die Therapie eingeführt worden. Sie werden häufig als „neuere Antiepileptika (Anfallssuppressiva)" bezeichnet, obwohl sie nicht alle „neu" (und damit vermeintlich „besser") sind. Deshalb ist in diesem Jahr die bisher gehandhabte Unterteilung von Antiepileptika (Anfallssuppressiva) in die Kategorien „traditionell" und „neu" in den Abbildungen und Tabellen des AVR aufgegeben worden. Jeder Arzneistoff wird bezüglich der Indikationen, Wirksamkeit und Nebenwirkungen für sich betrachtet.

Die zusätzlichen Antiepileptika (Anfallssuppressiva) bieten mehr Therapieoptionen, gestalten aber die Auswahl auch komplexer. In der Regel wurden diese Antiepileptika (Anfallssuppressiva) zunächst als Zusatztherapie bei nicht ausreichend behandelbaren Epilepsien eingeführt. Inzwischen sind Vigabatrin, Lamotrigin, Gabapentin, Topiramat, Levetiracetam, Oxcarbazepin, Zonisamid, Lacosamid

Kapitel 24 · Epilepsien

Tab. 24.1 Verordnungen von Arzneistoffen mit antiepileptischer Wirkung (Anfallssuppressiva) 2022. Angegeben sind die 2022 verordneten Tagesdosen, die Änderungen gegenüber 2021 und die mittleren Kosten je DDD 2022

Präparat	Bestandteile	DDD Mio.	Änderung %	DDD-Nettokosten Euro
Barbiturate				
Luminal/Luminaletten	Phenobarbital	2,5	(−3,1)	0,52
Liskantin	Primidon	1,7	(−1,1)	1,05
Mylepsinum	Primidon	1,2	(+4,2)	0,82
Primidon Holsten	Primidon	1,0	(−7,9)	0,97
		6,4	**(−2,1)**	**0,79**
Benzodiazepine				
Rivotril	Clonazepam	2,6	(−20,4)	1,27
Clonazepam-neuraxpharm	Clonazepam	0,78	(+902,3)	1,62
		3,4	**(+0,9)**	**1,35**
Carbamazepin				
Carbamazepin Aristo	Carbamazepin	10,9	(−2,0)	0,53
Carbamazepin-neuraxpharm	Carbamazepin	5,6	(−6,9)	0,54
Timonil	Carbamazepin	3,0	(+0,6)	0,63
Tegretal	Carbamazepin	2,9	(−4,6)	0,63
Carbamazepin AL	Carbamazepin	2,5	(−4,9)	0,54
Carbadura	Carbamazepin	1,7	(−14,8)	0,49
Carbamazepin-ratiopharm	Carbamazepin	0,62	(−10,1)	0,61
		27,3	**(−4,4)**	**0,55**
Gabapentin				
Gabapentin Micro Labs	Gabapentin	35,2	(+2,9)	1,58
Gabapentin Glenmark	Gabapentin	8,8	(+18,8)	1,22
Gabapentin AAA Pharma	Gabapentin	1,9	(−18,6)	1,60
Gabapentin Aristo	Gabapentin	1,1	(−19,1)	1,12
Gabapentin-ratiopharm	Gabapentin	1,1	(+100,2)	1,58
Gabapentin Aurobindo	Gabapentin	0,98	(−53,6)	1,32
Gabapentin-1 A Pharma	Gabapentin	0,67	(+5,9)	1,56
		49,8	**(+2,4)**	**1,50**

◘ **Tab. 24.1** (Fortsetzung)

Präparat	Bestandteile	DDD Mio.	Änderung %	DDD-Nettokosten Euro
Lamotrigin				
Lamotrigin Aristo	Lamotrigin	17,2	(+9,0)	0,75
Lamotrigin Aurobindo	Lamotrigin	14,9	(+0,4)	0,69
Lamotrigin Heumann	Lamotrigin	8,4	(+16,1)	0,72
Lamotrigin Desitin	Lamotrigin	4,3	(+4,0)	0,71
Lamictal	Lamotrigin	2,3	(+0,4)	0,85
Lamotrigin-neuraxpharm	Lamotrigin	2,3	(+6,3)	0,67
Lamotrigin dura	Lamotrigin	2,2	(−5,2)	0,66
Lamotrigin-1 A Pharma	Lamotrigin	1,3	(−1,4)	0,72
Lamotrigin-ratiopharm	Lamotrigin	1,0	(−7,6)	0,71
Lamotrigin acis	Lamotrigin	0,69	(+4,8)	0,75
		54,7	(+5,3)	0,72
Levetiracetam				
Levetiracetam Aurobindo	Levetiracetam	20,6	(+31,1)	0,86
Levetiracetam Hormosan	Levetiracetam	13,4	(+50,6)	0,80
Levetiracetam Heumann	Levetiracetam	12,5	(+57,5)	0,71
Levetiracetam Zentiva	Levetiracetam	11,5	(+24,5)	0,77
Levetiracetam UCB	Levetiracetam	10,4	(−9,2)	0,80
Levetiracetam Accord	Levetiracetam	10,3	(+88,2)	0,72
Levetiracetam BASICS	Levetiracetam	7,4	(−65,7)	0,68
Levetiracetam-PUREN	Levetiracetam	6,8	(−8,0)	0,85
Levetiracetam 1 A Pharma	Levetiracetam	2,8	(+5,8)	0,84
Levetiracetam-neuraxpharm	Levetiracetam	2,1	(−3,2)	0,78
Levetiracetam beta	Levetiracetam	1,8	(+253,2)	0,56
Levetiracetam Aristo	Levetiracetam	1,6	(−69,8)	1,56
Levetiracetam Winthrop	Levetiracetam	1,5	(+140,8)	2,43
Levetiracetam AL	Levetiracetam	1,4	(−57,0)	1,38
Levetiracetam-ratiopharm	Levetiracetam	1,3	(+8,7)	1,26
Levetiracetam Desitin	Levetiracetam	1,3	(+6,9)	1,32
Levetiracetam Glenmark	Levetiracetam	0,74	(+85,7)	3,00
Keppra	Levetiracetam	0,27	(−6,1)	3,88
		107,7	(−2,4)	0,86

◘ Tab. 24.1 (Fortsetzung)

Präparat	Bestandteile	DDD Mio.	Änderung %	DDD-Nettokosten Euro
Oxcarbazepin				
Apydan extent	Oxcarbazepin	5,9	(+0,9)	1,59
Oxcarbazepin-neuraxpharm	Oxcarbazepin	2,2	(+246,3)	1,44
Trileptal	Oxcarbazepin	1,4	(+2,3)	1,87
Oxcarbazepin-1 A Pharma	Oxcarbazepin	1,3	(−49,8)	1,55
Oxcarbazepin AL	Oxcarbazepin	0,96	(+7,2)	1,44
Timox/-extent	Oxcarbazepin	0,67	(+3,9)	1,97
		12,5	**(+3,4)**	**1,60**
Phenytoin				
Phenhydan	Phenytoin	2,8	(+6,8)	0,28
Phenytoin AWD	Phenytoin	1,1	(−26,7)	0,27
		3,8	**(−5,3)**	**0,27**
Pregabalin				
Pregabalin Aristo	Pregabalin	58,9	(+38,9)	1,59
Pregabalin BASICS	Pregabalin	22,4	(+123,5)	1,04
Pregabin	Pregabalin	12,3	(+24,5)	1,33
Pregabalin-neuraxpharm	Pregabalin	11,3	(−73,7)	1,63
Pregabalin beta	Pregabalin	10,1	(+249,1)	1,38
Pregabalin Zentiva	Pregabalin	7,5	(+23,2)	1,54
Pregabalin Laurus	Pregabalin	4,8	(+134,8)	1,01
Pregabalin Ascend	Pregabalin	2,2	(+59,2)	1,51
Pregabalin ratiopharm	Pregabalin	2,1	(−50,2)	1,64
Pregabalin Vivanta	Pregabalin	2,0	(> 1.000)	1,00
Pregabalin Aurobindo	Pregabalin	1,8	(> 1.000)	1,08
Pregabalin Sandoz	Pregabalin	1,4	(+92,8)	1,66
Lyrica	Pregabalin	1,4	(−15,5)	1,47
Pregabalin Pfizer	Pregabalin	0,83	(−15,4)	1,41
Pregabalin Tillomed	Pregabalin	0,82	(−68,8)	1,51
Pregatab	Pregabalin	0,77	(+11,6)	1,67
Pregabalin STADA	Pregabalin	0,55	(> 1.000)	1,08
Pregabalin-1 A Pharma	Pregabalin	0,52	(−22,2)	1,66

◘ Tab. 24.1 (Fortsetzung)

Präparat	Bestandteile	DDD Mio.	Änderung %	DDD-Nettokosten Euro
Pregabalin AL	Pregabalin	0,49	(−40,5)	1,28
Pregabalin AbZ	Pregabalin	0,43	(+5,8)	1,37
		142,5	**(+9,1)**	**1,42**
Topiramat				
Topiramat-PUREN	Topiramat	2,4	(+89,7)	1,91
Topiramat Glenmark	Topiramat	1,5	(−50,8)	2,01
Topamax	Topiramat	0,80	(−7,2)	2,27
Topiramat Aurobindo	Topiramat	0,79	(+137,8)	2,31
Topiramat Heumann	Topiramat	0,35	(+38,5)	2,17
		5,9	**(+0,6)**	**2,06**
Valproinsäure				
Orfiril	Valproinsäure	15,0	(+0,5)	1,05
Ergenyl	Valproinsäure	9,6	(−8,4)	0,77
Valproat chrono Winthrop	Valproinsäure	6,1	(−9,1)	0,71
Valproat AbZ	Valproinsäure	2,8	(−12,1)	0,57
Valproat-neuraxpharm	Valproinsäure	2,7	(−6,4)	1,03
Valpro beta	Valproinsäure	2,7	(+7,5)	0,58
Valproat-/chrono CT	Valproinsäure	1,9	(−9,7)	0,72
Valproat Aristo	Valproinsäure	1,9	(−18,3)	0,71
Valproinsäure-ratiopharm/Valproat-ratiopharm chrono	Valproinsäure	1,7	(+33,3)	0,71
Valproat STADA	Valproinsäure	1,7	(+12,5)	0,57
Valpro AL	Valproinsäure	1,5	(+18,8)	0,68
Valproat-1 A Pharma	Valproinsäure	1,3	(+168,0)	0,61
Valproat-biomo	Valproinsäure	1,1	(+10,3)	0,56
		49,8	**(−1,3)**	**0,81**
Zonisamid				
Zonisamid Glenmark	Zonisamid	1,3	(+8,2)	5,05
Zonegran	Zonisamid	0,77	(−8,6)	6,41
		2,1	**(+1,4)**	**5,55**

Tab. 24.1 (Fortsetzung)

Präparat	Bestandteile	DDD Mio.	Änderung %	DDD-Nettokosten Euro
Weitere Antiepileptika				
Vimpat	Lacosamid	14,8	(−11,1)	7,42
Briviact	Brivaracetam	9,9	(+19,3)	2,35
Fycompa	Perampanel	3,0	(+17,4)	4,40
Zebinix	Eslicarbazepin	1,6	(−17,7)	6,05
Ospolot	Sultiam	1,3	(+7,7)	2,76
Petnidan	Ethosuximid	1,3	(+4,7)	2,47
Lacosamid UCB	Lacosamid	1,2	(neu)	6,65
Ontozry	Cenobamat	1,0	(+261,0)	12,74
Sabril	Vigabatrin	0,53	(+0,9)	4,32
Inovelon	Rufinamid	0,44	(+0,1)	9,81
Epidyolex	Cannabidiol	0,37	(+28,9)	86,55
Buccolam	Midazolam	0,32	(+9,2)	25,66
		35,8	**(+6,0)**	**6,44**
Summe		**501,6**	**(+3,8)**	**1,49**

und Eslicarbazepin für die Mono- und Zusatztherapie zugelassen. Bisher liegen jedoch nur wenige vergleichende klinische Studien vor, in denen die neueren Arzneistoffe untereinander oder mit den traditionellen (klassischen) Antiepileptika (Anfallssuppressiva) verglichen wurden. Dies erschwert die Beurteilung erheblich.

Durch die Einführung von zusätzlichen Antiepileptika (Anfallssuppressiva) sind insbesondere in Bezug auf die Verträglichkeit die Therapiemöglichkeiten verbessert worden. In zwei großen multizentrischen, randomisierten und kontrollierten britischen Studien erwies sich in der Behandlung fokaler Epilepsien Lamotrigin als überlegen gegen über den Vergleichssubstanzen Carbamazepin, Gabapentin, Oxcarbazepin, Topiramat, Levetiracetam und Zonisamid (Marson et al. 2007a; Marson et al. 2021a). In einer Leitlinie amerikanischer Fachgesellschaften werden Lamotrigin, Levetiracetam und Zonisamid für die Erstbehandlung empfohlen (Kanner et al. 2018). Auch das britische National Institute for Health and Care Excellence (NICE; 2018) hat nun Lamotrigin und Levetiracetam als Mittel der Erstlinienbehandlung fokaler Anfälle empfohlen. Es gibt keine gute Evidenz, dass irgendein Antiepileptikum (Anfallssuppressivum) den anderen bezüglich einer langanhaltenden Anfallsfreiheit überlegen ist. Das hat auch eine Netzwerkmetaanalyse über die klinische Vergleichbarkeit neuerer Antiepileptika (Anfallssuppressiva) bestätigt (Charokopou et al. 2019). In den Leitlinien der Deutschen Gesellschaft für Neurologie werden aufgrund des UAW- und Interaktionspotenzials Lamotrigin und Levetiracetam als bevorzugte Arzneistoffe der ersten Wahl zur Behandlung fokaler Epilepsien angesehen; Lacosamid, Oxcarbazepin, Topiramat und Zonisamid sind Alternativen. Carbamazepin und Valproinsäure sollten hiernach als nachrangig betrachtet werden (▶ https://dgn.org/leitlinien/030/041 Erster epileptischer Anfall und Epilepsien im Erwachsenenalter – Deutsche Gesellschaft für Neurologie e. V. (dgn.org); zuletzt bearbeitet am 17.05.2018; zugegriffen am 01.08.2022). Die DGN-Leitlinien befinden sich allerdings derzeit in der Überarbeitung.

24.1 Valproinsäure

Valproinsäure hat eine nachgewiesene Wirksamkeit mit Evidenzstufe I für fokale und generalisierte Epilepsien, auch bei kindlichen Absencen und juveniler myoklonischer Epilepsie (Deutsche Gesellschaft für Neurologie 2017; National Institute for Health and Care Excellence 2018). Bei mehreren gleichzeitig bestehenden Anfallsarten kann sie daher als wirksames Monotherapeutikum eingesetzt werden. In der mehrjährigen klinischen SANAD-Studie des britischen National Health Service war Valproinsäure besser verträglich als Topiramat und besser wirksam als Lamotrigin in der Behandlung generalisierter und nicht klassifizierbarer Epilepsien (Marson et al. 2007b). Weitere Vorteile von Valproinsäure sind ein geringes Interaktionspotential, günstige Behandlungskosten, viele Arzneiformen und eine 50-jährige Erfahrung. Bei Frauen im gebärfähigen Alter soll Valproinsäure grundsätzlich vermieden werden, weil sie während der Schwangerschaft mit einem signifikanten Risiko für dosisabhängige teratogene Effekte (insbesondere Neuralrohrdefekte) assoziiert ist und die postnatale kognitive Entwicklung bei Kindern beeinträchtigt (Tomson et al. 2016). Bei Kleinkindern wird Valproinsäure wegen seltener, potentiell tödlicher Leberschäden mit Vorsicht und nur noch als Monotherapeutikum angewendet. Das breite Anwendungsspektrum von Valproinsäure bei verschiedenen Epilepsieformen ermöglicht eine zusätzliche Sicherheit, wenn initial keine exakte Diagnose verfügbar ist. Insgesamt sind die Verordnungszahlen für Valproinsäure rückläufig (◘ Tab. 24.1); wahrscheinlich wegen der Verfügbarkeit von Alternativen mit geringerer Teratogenität.

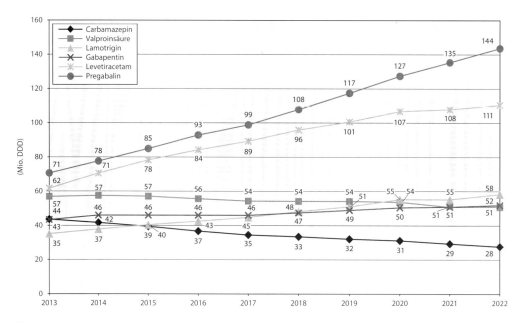

◘ **Abb. 24.1** Verordnungen von Antiepileptika 2013 bis 2022. Gesamtverordnungen nach definierten Tagesdosen

24.2 Carbamazepin

Nach einem Cochrane-Review wird Carbamazepin bei annähernd gleicher antiepileptischer Wirksamkeit häufiger als Lamotrigin wegen UAW abgesetzt (Nevitt et al. 2018). Auch in einer mehrjährigen klinischen Studie des britischen National Health Service war Lamotrigin klinisch besser wirksam als Carbamazepin (Marson et al. 2007a). Als Folge davon hat das einstmals führende Carbamazepin seit 2013 fast 35 % seiner Verordnungen verloren (◘ Abb. 24.1). Problematisch ist die Enzyminduktion, die mit einem erhöhten Interaktionspotential (z. B. mit hormonellen Kontrazeptiva) einhergeht sowie mit einer Erhöhung des Osteoporoserisikos.

24.3 Phenytoin

Phenytoin wirkt ohne eine generelle Hemmung zerebraler Funktionen und kann für fokale Anfälle und tonisch-klonische Anfälle eingesetzt werden. In den letzten 10 Jahren ist die Anwendung aufgrund des UAW- und Interaktionsprofils dieses potenten Enzyminduktors weiter zurückgegangen (◘ Abb. 24.1). Bei der Langzeittherapie sind u. a. Veränderungen an Haut und Schleimhäuten störend, wie Gingivahyperplasie, Hypertrichose, Hirsutismus und Hautverdickung mit vergröberten Gesichtszügen. Phenytoin wird daher nur noch als Mittel dritter Wahl bei fokalen Epilepsien empfohlen, wenn eine Zusatztherapie mit neueren Antiepileptika unwirksam oder unverträglich war (National Institute for Health and Care Excellence 2018).

24.4 Barbiturate

Barbiturate hatten vor 100 Jahren wichtige Grundlagen der antiepileptischen Therapie gelegt, spielen aber nur noch eine untergeordnete Rolle. Primidon entfaltet seine Wirkung hauptsächlich über den aktiven Metaboliten Phenobarbital. Trotz geringer systemischer Toxizität werden Phenobarbital und Primidon nur noch als Mittel dritter Wahl empfohlen, weil ihre sedativen Nebenwirkungen die kognitiven Fähigkeiten schon bei therapeutischen Plasmaspiegeln einschränken können, die sonst keine weiteren Unverträglichkeitserscheinungen erkennen lassen (National Institute for Health and Care Excellence 2018). Außerdem ist Phenobarbital ein potenter CYP-Induktor.

24.5 Benzodiazepine

Benzodiazepine werden aufgrund zu befürchtender Toleranzentwicklung sowie möglicher UAW (Sedierung, kognitive Beeinträchtigung, anterograde Amnesie sowie paradoxe Reaktionen und Erhöhung des Sturzrisikos bei Älteren) in Deutschland nur selten zur Dauertherapie eingesetzt. Clobazam wird häufig zur kurzzeitigen Überbrückung von Phasen erhöhter Anfallshäufigkeit eingesetzt. Clonazepam ist ein Benzodiazepin mit stärker ausgeprägten krampfhemmenden Eigenschaften, das in erster Linie bei myoklonischen und atonischen Anfällen indiziert ist. Die Verordnungen sind 2022 leicht angestiegen (◘ Tab. 24.1). Lorazepam wird intravenös zur Behandlung eines Status epilepticus eingesetzt. Eine bukkal zu verabreichende Form von Midazolam ist zur Behandlung akuter, länger anhaltender Anfälle zwischen dem Alter von 3 Monaten und 18 Jahren zugelassen.

24.6 Lamotrigin

Die Verordnungen sind 2022 deutlich gestiegen (◘ Tab. 24.1). Als Phenyltriazinderivat zeigt es strukturelle Verwandtschaft zu Pyrimethamin und Trimethoprim und ist ein niederpotenter Folatreduktase-Inhibitor. Seine Hauptwirkung besteht in der Blockade spannungsabhängiger Natriumkanäle und einer daraus resultierenden Hemmwirkung auf die Freisetzung exzitatorischer Neurotransmitter vom Typ des Glutamats. Die Zusatztherapie mit Lamotrigin senkte die Anfallsfrequenz bei

13–67 % von sonst therapierefraktären Patienten um mindestens 50 % (Goa et al. 1993). Als Monotherapie hat Lamotrigin eine ähnliche Wirksamkeit wie Carbamazepin, ist aber nach einem Cochrane-Review besser verträglich (Nevitt et al. 2018). Weiterhin hat die SANAD-Studie gezeigt, dass Lamotrigin bei fokaler Epilepsie klinisch deutlich besser wirksam war als die Standardsubstanz Carbamazepin (Marson et al. 2007a). In der Nachfolgestudie SANAD II erwies sich zusätzlich eine Überlegenheit von Lamotrigin gegenüber Levetiracetam und Zonisamid (Marson et al. 2021a).

24.7 Gabapentin

Die Verordnungen von Gabapentin sind seit 2013 langsam angestiegen (◘ Abb. 24.1). Wirksamkeit und Unbedenklichkeit von Gabapentin für die Monotherapie wurden in drei großen Multicenter-Studien nachgewiesen (Beydoun 1999). Gabapentin weist eine strukturelle Ähnlichkeit zu γ-Aminobuttersäure (GABA) auf und erhöht die GABA-Freisetzung. Seit 2001 ist Gabapentin auch für die Behandlung neuropathischer Schmerzen zugelassen. Bei Patienten mit diabetischer Neuropathie wirkte Gabapentin über einen Zeitraum von 6–8 Wochen etwas besser als Placebo (2,5 versus 1,4 Punkte) und ähnlich wie Amitriptylin (52 % versus 67 % Schmerzlinderung; Morello et al. 1999). Gabapentin ist damit eine Alternative zur Therapie neuropathischer Schmerzen, bietet aber keine Vorteile gegenüber Amitriptylin. In der Epilepsie-Behandlung hat Gabapentin nur einen geringen Stellenwert. Insofern ist die Klassifikation von Gabapentin als „Antiepileptikum" irreführend (siehe Kap. 6, AVR 2021).

24.8 Topiramat

Eine Besonderheit des pharmakologischen Profils von Topiramat ist die Hemmung der neuronalen Erregbarkeit durch Blockade von Glutamatrezeptoren vom AMPA-Typ, die neben einer Natriumkanalblockade und einer benzodiazepinähnlichen Verstärkung $GABA_A$-Rezeptor-vermittelter Hemmwirkungen zur antiepileptischen Wirkung beiträgt. Nach einem Cochrane-Review über 12 placebokontrollierte Studien mit 1.650 Patienten mit therapieresistenter fokaler Epilepsie ist Topiramat dreifach wirksamer als Placebo (Bresnahan et al. 2019a). Die Zusatztherapie mit Topiramat wurde in diesen Studien jedoch nur kurzfristig (11–19 Wochen) untersucht und hat ein deutlich erhöhtes Risiko für Nebenwirkungen. In der SANAD-Studie war Topiramat im direkten Vergleich mit Valproinsäure und Lamotrigin schlechter verträglich (Marson et al. 2007a, 2007b). Wichtigste Nebenwirkungen sind psychische und kognitive Veränderungen, Gewichtsabnahme und gelegentlich das Auftreten von Nierensteinen. Die Einnahme von Topiramat in der Schwangerschaft erhöht das Missbildungsrisiko (Veroniki et al. 2017). Im Jahre 2004 erhielt Topiramat auch die Zulassung für die Migräneprophylaxe. Die Anwendung in dieser Indikation ist gering, aber zunehmend (Baftiu et al. 2016). Vermutlich nehmen die Topiramatverordnungen wegen der Indikation „Migräneprophylaxe" zu (◘ Tab. 24.1)

24.9 Levetiracetam

Levetiracetam ist nach Pregabalin das meistverordnete Antiepileptikum mit einem leichten Zuwachs im Jahr 2022 (◘ Tab. 24.1 und ◘ Abb. 24.1). Bei der Anwendung von Levetiracetam als Zusatztherapeutikum lagen die Ansprechraten (23–42 %) in mehreren Studien höher als mit Placebo (10–17 %; Dooley und Plosker 2000). Als Monotherapeutikum war Levetiracetam bei 579 Patienten mit erstmals diagnostizierter Epilepsie nach 12 Monaten genauso wirksam (Anfallsfreiheit 56,6 %) wie Carbamazepin (58,5 %; Brodie et al. 2007). Auch die Abbruchraten zeigten keinen signifikanten Unterschied (14,4 % versus 19,2 %). In den aktuellen SANAD II-Studien fanden sich jedoch keine Vorteile von Levetiracetam gegenüber Lamotrigin bei fokalen bzw. gegenüber Valproat bei generalisierten oder nicht klassifizierbaren Epilepsien (Marson et al. 2021a, 2021b). Levetiracetam bindet spezifisch an das synaptische Vesikelprotein SV2A und beeinflusst dadurch möglicherweise die Freisetzung inhibitorischer Neurotransmitter (Lynch et al. 2004). Ein Cochrane-Review hat bestätigt, dass die Zusatztherapie mit Levetiracetam bei therapieresistenten fokalen Epilepsien eine deutliche Senkung der Anfallshäufigkeit bei Erwachsenen und Kindern bewirkt (Mbizvo et al. 2012). Eine Netzwerkmetaanalyse hat gezeigt, dass Levetiracetam ebenso wie Lamotrigin kein signifikant erhöhtes Missbildungsrisiko im Vergleich zu Kontrollen aufweist (Veroniki et al. 2017). Als günstig werden das geringe Interaktionspotential, die Verfügbarkeit einer intravenösen Darreichungsform und die Möglichkeit zur schnellen Aufdosierung angesehen. Problematisch sind psychische Nebenwirkungen, insbesondere Aggressivität, die gehäuft bei Menschen mit geistiger Behinderung auftreten (Helmstaedter et al. 2008).

24.10 Oxcarbazepin

Oxcarbazepin hat als Carbamazepinderivat ein ähnliches Wirkungsspektrum und eine vergleichbare antiepileptische Aktivität wie die Ursprungssubstanz. Es wird in der Leber zu dem aktiven Metaboliten 10-Hydroxycarbazepin reduziert, der primär die antiepileptische Wirkung vermittelt. Oxcarbazepin verursacht abgesehen von Hyponatriämie weniger unerwünschte Wirkungen und Arzneimittelinteraktionen als Carbamazepin (LaRoche und Helmers 2004). Nach einem Cochrane-Review sind Oxcarbazepin und Carbamazepin bei Patienten mit fokalen Anfällen ähnlich wirksam und verträglich (Koch und Polman 2009). Mit Carbamazepin behandelte Patienten litten seltener unter Übelkeit und Erbrechen. Die Verordnungen von Oxcarbazepin sind 2022 leicht gestiegen (◘ Tab. 24.1).

24.11 Eslicarbazepinacetat

Dies ist ein weiteres Carbamazepinderivat. Der Wirkmechanismus dürfte ähnlich sein. Die Wirksamkeit dieses Arzneistoffs in der Zusatztherapie fokaler Epilepsien wurde in einer multi-zentrischen, randomisierten, Placebo-kontrollierten Studien nachgewiesen (Elger et al. 2009). Mittlerweile hat Eslicarbazepinacetat in dieser Indikation bei Erwachsenen auch eine Zulassung als Monotherapie.

24.12 Lacosamid

Lacosamid ist ein D-Serinanalogon, das keine Strukturverwandtschaft zu anderen Antiepileptika aufweist und in einer Serie von funktionalisierten Aminosäuren als Antiepileptikum geprüft wurde. Bisher gibt es Hinweise, dass Lacosamid die langsame Inaktivierung des spannungsabhängigen Natriumkanals verstärkt, ohne die schnelle Inaktivierung zu beeinflussen, so dass damit eine Stabilisierung einer neuronalen Überaktivität möglich erscheint. Weiterhin kommt als mögliches Bindungsprotein das Collapsin Response Mediator Protein 2 (CRMP 2) in Frage, das an der neuronalen Differenzierung und dem Auswachsen von Axonen beteiligt ist (Perucca et al. 2008). Lacosamid wurde als Zusatztherapie zu 1–2 Antiepileptika an 418 erwachsenen Patienten mit nicht ausreichend kontrollierten fokalen Anfällen untersucht und senkte die Anfallshäufigkeit dosisabhängig um 10–40 % (Ben-Menachem et al. 2007). Eine Übersichtsarbeit bestätigt, dass Lacosamid die Anfallsfrequenz bei fokaler Epilepsie wirksamer als Placebo senkt, aber häufiger zu Nebenwirkungen und Therapieabbrüchen führt (Nunes et al. 2013). Mittlerweile ist Lacosamid auch zur Monotherapie fokaler bzw. fokal beginnender Anfälle und zur Zusatztherapie primär generalisierter tonisch-klonischer Anfälle zugelassen. Als vorteilhaft werden ein relativ geringes Interaktionspotenzial, die Möglichkeit zur schnellen Aufdosierung und die Verfügbarkeit einer intravenösen Darreichungsform angesehen.

24.13 Pregabalin

Pregabalin bleibt weiterhin der am häufigsten verschriebene anfallssuppressiv wirkende Arzneistoff; Tendenz wie in den Vorjahren sehr deutlich steigend (◘ Abb. 24.1). Das lipophile GABA-Derivat hat ähnliche Eigenschaften wie Gabapentin, wirkt aber nicht, anders als der Arzneistoffname vermuten lässt, auf GABAerge Mechanismen, sondern hemmt durch Bindung an die α_2-δ-Untereinheit des spannungsabhängigen Calciumkanals den depolarisationsabhängigen Calciumeinstrom und moduliert die Freisetzung exzitatorischer Neurotransmitter. Indikationsgebiete sind neuropathische Schmerzen, Zusatztherapie von fokalen Anfällen mit und ohne sekundäre Generalisierung sowie generalisierte Angststörungen. Bei therapieresistenter fokaler Epilepsie lagen die Ansprechrate bei nahezu 50 % und die Anfallsfreiheit bei 3–17 % der Patienten (Übersicht bei Brodie 2004).

Pregabalin wird fast ausschließlich (89 %) für die Behandlung neuropathischer Schmerzen eingesetzt, und nicht für die Behandlung von Epilepsien. Es wurde in 19 kontrollierten Studien an 7.003 Patienten mit diabetischer postherpetischer Neuralgie, diabetischer Neuropathie, zentralen neuropathischen Schmerzen und Fibromyalgie geprüft und war in Dosierungen von 300–600 mg/Tag wirksamer als Placebo (Moore et al. 2009). In einer neueren Metaanalyse gehört Pregabalin neben Gabapentin, Venlafaxin, Duloxetin und den trizyklischen Antidepressiva zu den Arzneimitteln, die für die Erstlinienbehandlung neuropathischer Schmerzen empfohlen werden, zeigt aber eine deutlich höhere NNT (number needed to treat) als trizyklische Antidepressiva (Finnerup et al. 2015).

24.14 Brivaracetam

Brivaracetam (*Briviact*) zeigte 2022 nochmals einen kräftigen Verordnungszuwachs (◘ Tab. 24.1). Das Levetiracetamderivat bindet mit einer 20-fach höheren Affinität an das synaptische Vesikelprotein als seine Muttersubstanz, zeigt aber nur eine ähnliche Wirksamkeit und Verträglichkeit wie andere neue Antiepileptika (Stephen und Brodie 2017). Nach einem Cochrane-Review senkt Brivaracetam bei arzneimittelresistenter Epilepsie als Zusatztherapie die Anfallshäufigkeit (Bresnahan et al. 2019b). Die Nutzenbewertung durch den G-BA hat keinen Beleg für einen Zusatznutzen gegenüber der zweckmäßigen Vergleichstherapie mit anderen Antiepileptika ergeben. Daraufhin hatte die Herstellerfirma *Briviact* zunächst ab dem 1. November 2016 außer Vertrieb gesetzt, dann aber nach Abschluss der Preisverhandlungen mit dem GKV-Spitzenverband mit einem um 48 % gesenkten Erstattungsbetrag wieder bereitgestellt. Es gibt bislang als sehr vorläufig anzusehende Hinweise, dass Brivaracetam zu einem geringeren Prozentsatz als Levetiracetam psychische UAW verursacht (Yates et al. 2015).

24.15 Perampanel

Perampanel ist ein nicht-kompetitiver selektiver AMPA-Rezeptor-Antagonist. Eine signifikant erhöhte Wirksamkeit des Arzneistoffs im Vergleich zu Placebo bei fokalen Anfällen wurde in 3 multi-zentrischen Studien festgestellt, eine weitere Studie kam zum gleichen Ergebnis bezüglich (primär generalisierter) tonisch-klonisch Anfälle (Steinhoff et al. 2013; French et al. 2015). Der Arzneistoff ist in Deutschland bislang zur Zusatztherapie zugelassen. Häufige Nebenwirkungen sind Schwindel und Müdigkeit. Auch psychische Nebenwirkungen werden beschrieben.

24.16 Zonisamid

Zonisamid ist hinsichtlich des Wirkmechanismus und des Einsatzspektrums mit Topiramat vergleichbar. Die Wirksamkeit des Arzneistoffs in der Zusatztherapie wurde in vier multi-zentrischen, Placebo-kontrollierten Studien im Hinblick auf fokale Epilepsie nachgewiesen (Brodie 2006). Eine Monotherapiezulassung liegt mittlerweile vor.

24.17 Neue Entwicklungen

In den Jahren 2020 und 2021 wurden in Deutschland drei neue Antiepileptika (Anfallssuppressiva) zugelassen. Cenobamat wird eingesetzt zur Zusatzbehandlung fokal beginnender Anfälle bei Erwachsenen, bei denen zuvor mindestens zwei Therapieversuche gescheitert sind. Der Arzneistoff hat nach heutigem Kenntnisstand Natriumkanal-blockierende und GABAerge Eigenschaften. Es hat sich in zwei großen Zulassungsstudien als signifikant überlegen gegenüber Placebo erwiesen, allerdings sind zu Beginn des Studienprogramms mit höherer Einstiegs-Dosierung und -Geschwindigkeit Fälle einer schweren, lebensbedrohlichen Unverträglichkeitsreaktion (DRESS) aufgetreten (Krauss et al. 2020). Cannabidiol ist ein Orphan Drug zur Zusatzbehandlung epileptischer Anfälle bei Patienten ab 2 Jahren mit Lennox-Gastaut-Syndroms und Dravet-Syndrom in Kombination mit Clobazam, beim Tuberöse-Sklerose-Komplex auch ohne Clobazam (Thiele et al. 2021; Thiele et al. 2018; Devinsky et al. 2017). Fenfluramin ist zugelassen zur Zusatzbehandlung epileptischer Anfälle beim Dravet-Syndrom und beim Lennox-Gastaut-Syndrom bei Patienten ab 2 Jahren (Lagae et al. 2020). Alle drei genannten Arzneistoffe haben aufgrund günstiger Daten in den Zulassungsstadien die Zulassung erhalten, Wirksamkeit und Verträglichkeit müssen aber im langfristigen Einsatz beurteilt werden.

Literatur

Baftiu A, Johannessen Landmark C, Rusten IR, Feet SA, Johannessen SI, Larsson PG (2016) Changes in utilisation of antiepileptic drugs in epilepsy and non-epilepsy disorders – a pharmacoepidemiological study and clinical implications. Eur J Clin Pharmacol 72:1245–1254

Ben-Menachem E, Biton V, Jatuzis D, Abou-Khalil B, Doty P, Rudd GD (2007) Efficacy and safety of oral lacosamide as adjunctive therapy in adults with partial-onset seizures. Epilepsia 48:1308–1317

Beydoun A (1999) Monotherapy trials with gabapentin for partial epilepsy. Epilepsia 40(6):S13–S16

Bresnahan R, Hounsome J, Jette N, Hutton JL, Marson AG (2019a) Topiramate add-on therapy for drug-resistant focal epilepsy. Cochrane Database Syst Rev. https://doi.org/10.1002/14651858.CD001417.pub4

Bresnahan R, Panebianco M, Marson AG (2019b) Brivaracetam add-on therapy for drug-resistant epilepsy. Cochrane Database Syst Rev. https://doi.org/10.1002/14651858.CD011501.pub2

Brodie MJ (2004) Pregabalin as adjunctive therapy for partial seizures. Epilepsia 45(6):19–27

Brodie MJ (2006) Zonisamide as adjunctive therapy for refractory partial seizures. Epilepsy Res 68(2):S11–S16

Brodie MJ, Perucca E, Ryvlin P, Ben-Menachem E, Meencke HJ (2007) Comparison of levetiracetam and controlled-release carbamazepine in newly diagnosed epilepsy. Baillieres Clin Neurol 68:402–408

Charokopou M, Harvey R, Srivastava K, Brandt C, Borghs S (2019) Relative performance of brivaracetam as adjunctive treatment of focal seizures in adults: a network meta-analysis. Curr Med Res Opin 35:1345–1354

Deutsche Gesellschaft für Neurologie (2017) Leitlinien für Diagnostik und Therapie in der Neurologie. Erster epileptischer Anfall und Epilepsien im Erwachsenenalter. https://www.dgn.org/leitlinien

Devinsky O, Cross JH, Laux L, Marsh E, Miller I, Nabbout R et al (2017) Trial of Cannabidiol for drug-resistant seizures in the Dravet syndrome. N Engl J Med 376(21):2011–2020

Dooley M, Plosker GL (2000) Levetiracetam. A review of its adjunctive use in the management of partial onset seizures. Drugs 60:871–893

Elger C, Halasz P, Maia J, Almeida L, Soares-da-Silva P (2009) Efficacy and safety of eslicarbazepine acetate as adjunctive treatment in adults with refractory partial-onset seizures: a randomized, double-blind, placebo-controlled, parallel-group phase III study. Epilepsia 50:454–463

Finnerup NB, Attal N, Haroutounian S, McNicol E, Baron R, Dworkin RH, Gilron I, Haanpää M, Hansson P, Jensen TS, Kamerman PR, Lund K, Moore A, Raja SN, Rice AS, Rowbotham M, Sena E, Siddall P, Smith BH, Wallace M (2015) Pharmacotherapy for neuropathic pain in adults: a systematic review and meta-analysis. Lancet Neurol 14:162–173

French JA, Krauss GL, Wechsler RT, Wang XF, DiVentura B, Brandt C et al (2015) Perampanel for tonic-clonic seizures in idiopathic generalized epilepsy a randomized trial. Neurology 85:950–957

Goa KL, Ross SR, Chrisp P (1993) Lamotrigine. A review of its pharmacological properties and clinical efficacy in epilepsy. Drugs 46:152–176

Helmstaedter C, Fritz NE, Kockelmann E, Kosanetzky N, Elger CE (2008) Positive and negative psychotropic effects of levetiracetam. Epilepsy Behav 13:535–541

Kanner AM, Ashman E, Gloss D, Harden C, Bourgeois B, Bautista JF, Abou-Khalil B, Burakgazi-Dalkilic E, Llanas Park E, Stern J, Hirtz D, Nespeca M, Gidal B, Faught E, French J (2018) Practice guideline update summary: efficacy and tolerability of the new antiepileptic drugs I: treatment of new-onset epilepsy: report of the guideline development, dissemination, and implementation subcommittee of the American Academy of Neurology and the American Epilepsy Society. Neurology 91:74–81

Koch MW, Polman SK (2009) Oxcarbazepine versus carbamazepine monotherapy for partial onset seizures. Cochrane Database Syst Rev. https://doi.org/10.1002/14651858.CD006453.pub2

Krauss GL, Klein P, Brandt C, Lee SK, Milanov I, Milovanovic M et al (2020) Safety and efficacy of adjunctive cenobamate (YKP3089) in patients with uncontrolled focal seizures: a multicentre, double-blind, randomised, placebo-controlled, dose-response trial. Lancet Neurol 19:38–48

Kwan P, Arzimanoglou A, Berg AT, Brodie MJ, Hauser AW, Mathern G et al (2010) Definition of drug resistant epilepsy: consensus proposal by the ad hoc Task Force of the ILAE Commission on Therapeutic Strategies. Epilepsia 51:1069–1077

Lagae L, Sullivan J, Knupp K, Laux L, Polster T, Nikanorova M et al (2020) Fenfluramine hydrochloride for the treatment of seizures in Dravet syndrome: a randomised, double-blind, placebo-controlled trial. Lancet 394(10216):2243–2254

LaRoche SM, Helmers SL (2004) The new antiepileptic drugs: scientific review. JAMA 291:605–614

Lynch BA, Lambeng N, Nocka K, Kensel-Hammes P, Bajjalieh SM, Matagne A, Fuks B (2004) The synaptic vesicle protein SV2A is the binding site for the antiepileptic drug levetiracetam. PNAS 101:9861–9866

Marson A, Burnside G, Appleton R, Smith D, Leach JP, Sills G et al (2021a) The SANAD II study of the effectiveness and cost-effectiveness of levetiracetam, zonisamide, or lamotrigine for newly diagnosed focal epilepsy: an open-label, non-inferiority, multicentre, phase 4, randomised controlled trial. Lancet 397:1363–1374

Marson A, Burnside G, Appleton R, Smith D, Leach JP, Sills G et al (2021b) The SANAD II study of the effectiveness and cost-effectiveness of valproate versus levetiracetam for newly diagnosed generalised and unclassifiable epilepsy: an open-label, non-inferiority, multicentre, phase 4, randomised controlled trial. Lancet 397:1375–1386

Marson AG, Al-Kharusi AM, Alwaidh M, Appleton R, Baker GA, Chadwick DW, Cramp C, Cockerell OC, Cooper PN, Doughty J, Eaton B, Gamble C, Goulding PJ, Howell SJL, Hughes A, Jackson M, Jacoby A, Kellett M, Lawson GR, Leach JP, Nicolaides P, Roberts R, Shackley P, Shen J, Smith DS, Smith PEM, Smith TC, Vanoli A, Williamson PR (2007a) The SANAD study of effectiveness of carbamazepine, gabapentin, lamotrigine, oxcarbazepine, or topiramate for treatment of partial epilepsy: an unblinded randomised controlled trial. Lancet 369:1000–1015

Marson AG, Al-Kharusi AM, Alwaidh M, Appleton R, Baker GA, Chadwick DW, Cramp C, Cockerell OC, Cooper PN, Doughty J, Eaton B, Gamble C, Goulding PJ, Howell SJL, Hughes A, Jackson M, Jacoby A, Kellett M, Lawson GR, Leach JP, Nicolaides P, Roberts R, Shackley P, Shen J, Smith DS, Smith PEM, Smith TC, Vanoli A, Williamson PR (2007b) The SANAD study of effectiveness of valproate, lamotrigine, or topiramate for generalized and unclassifiable epilepsy: an unblinded randomised controlled trial. Lancet 369:1016–1026

Mbizvo GK, Dixon P, Hutton JL, Marson AG (2012) Levetiracetam add-on for drug-resistant focal epilepsy: an updated Cochrane review. Cochrane Database Syst Rev. https://doi.org/10.1002/14651858.CD001901.pub2

Moore RA, Straube S, Wiffen PJ, Derry S, McQuay HJ (2009) Pregabalin for acute and chronic pain in adults. Cochrane Database Syst Rev. https://doi.org/10.1002/14651858.CD007076.pub2

Morello CM, Leckband SG, Stoner CP, Moorhouse DF, Sahagian GA (1999) Randomized double-blind study comparing the efficacy of gabapentin with amitriptyline on diabetic peripheral neuropathy pain. Arch Intern Med 159:1931–1937

National Institute for Health and Care Excellence (NICE) (2018) Epilepsies: the diagnosis and management. Clinical guideline CG137. https://www.nice.org.uk/guidance/cg137

Nevitt SJ, Smith TC, Weston J, Marson AG (2018) Lamotrigine versus carbamazepine monotherapy for epilepsy: an individual participant data review. Cochrane Database Syst Rev. https://doi.org/10.1002/14651858.CD001031.pub4

Nunes VD, Sawyer L, Neilson J, Sarri G, Cross JH (2013) Profile of lacosamide and its role in the long-term treatment of epilepsy: a perspective from the updated NICE guideline. Neuropsychiatr Dis Treat 9:467–476

Perucca E, Yasothan U, Clincke G, Kirkpatrick P (2008) Lacosamide. Nat Rev Drug Discov 7:973–974

Steinhoff BJ, Ben-Menachem E, Ryvlin P, Shorvon S, Kramer L, Satlin A et al (2013) Efficacy and safety of adjunctive perampanel for the treatment of refractory partial seizures: a pooled analysis of three phase III studies. Epilepsia 54:1481–1489

Stephen LJ, Brodie MJ (2017) Brivaracetam: a novel antiepileptic drug for focal-onset seizures. Ther Adv Neurol Disord 11:1756285617742081

Thiele EA, Bebin EM, Bhathal H, Jansen FE, Kotulska K, Lawson JA et al (2021) Add-on Cannabidiol treatment for drug-resistant seizures in tuberous sclerosis complex: a placebo-controlled randomized clinical trial. JAMA Neurol 78(3):285–292

Thiele EA, Marsh ED, French JA, Mazurkiewicz-Beldzinska M, Benbadis SR, Joshi C et al (2018) Cannabidiol in patients with seizures associated with Lennox-Gastaut syndrome (GWPCARE4): a randomised, double-blind, placebo-controlled phase 3 trial. Lancet 391(10125):1085–1096

Thijs RD, Surges R, O'Brien TJ, Sander JW (2019) Epilepsy in adults. Lancet 393:689–701

Tomson T, Battino D, Perucca E (2016) Valproic acid after five decades of use in epilepsy: time to reconsider the indications of a time-honoured drug. Lancet Neurol 15:210–218

Veroniki AA, Cogo E, Rios P, Straus SE, Finkelstein Y, Kealey R, Reynen E, Soobiah C, Thavorn K, Hutton B, Hemmelgarn BR, Yazdi F, D'Souza J, MacDonald H, Tricco AC (2017) Comparative safety of antiepileptic drugs during pregnancy: a systematic review and network meta-analysis of congenital malformations and prenatal outcomes. BMC Med 15:95

Yates SL, Fakhoury T, Liang W, Eckhardt K, Borghs S, D'Souza J (2015) An open-label, prospective, exploratory study of patients with epilepsy switching from levetiracetam to brivaracetam. Epilepsy Behav 52(Pt A):165–168

Morbus Parkinson

Günter Höglinger und Roland Seifert

Auf einen Blick

Trend Levodopapräparate sind die führenden Vertreter der Arzneistoffe zur Behandlung des Morbus Parkinson. An zweiter Stelle folgen die Dopaminrezeptoragonisten. Im Vergleich zu 2021 wurde 2022 ein leichter Anstieg der Verordnungszahlen von Levodopa-Präparaten beobachtet; möglicherweise eine Folge der Aufhebung der Coronamaßnahmen und verstärkter Arztbesuche älterer Patienten. Es verfestigt sich der langfristige, seit Jahren zu beobachtende Trend einer Präferierung der Levodopa-Präparate, deren Verschreibung einen kontinuierlichen Anstieg im 10-jährigen Beobachtungszeitraum aufweisen, relativ zu Dopaminrezeptoragonisten, die im selben Zeitraum nahezu gleich verordnet werden. Dies entspricht den internationalen Empfehlungen, die die früher befürchtete Neurotoxizität von Levodopapräparaten mittlerweile als nicht mehr gegeben aufweisen (Verschuur et al. 2019).

Bewertung Die Langzeittherapie mit Levodopa kann Dyskinesien und motorische Fluktuationen verursachen, die durch Dosisfraktionierung und adjuvante Therapie reduziert werden können. Alternativ werden bei jüngeren Patienten Dopaminrezeptoragonisten und bei leichteren Symptomen MAO-B-Inhibitoren als initiale Monotherapie empfohlen. Muskarinrezeptorantagonisten werden wegen der Beeinträchtigung kognitiver Fähigkeiten leitliniengerecht bei älteren Patienten immer seltener eingesetzt.

Der Morbus Parkinson ist eine fortschreitende neurodegenerative Krankheit des extrapyramidalmotorischen Systems, von der 1 % der Bevölkerung über 65 Jahre betroffen ist. Ursache ist eine in ihrer Ätiologie unbekannte Degeneration dopaminerger Neurone in der Substantia nigra, die zu einem striatalen Dopaminmangelsyndrom führt und mit einer relativ erhöhten glutamatergen und muskarinergen Aktivität einhergeht. Die klassischen Symptome sind Akinese, Rigor und Tremor. Daneben treten zunehmend nichtmotorische Symptome wie vegetative und kognitive Störungen ins Blickfeld, die mit den derzeit verfügbaren Therapieoptionen weniger gut beeinflussbar sind. Neben dem Verlust dopaminerger Neuronen gewinnen bei der Entstehung des Morbus Parkinson sogenannte Lewy-Körper an Bedeutung, die erstmals 1912 von dem Berliner Neurologen Friedrich Lewy beschrieben wurden. Sie bestehen vorwiegend aus pathogenen Oligomeren und unlöslichen Proteinaggregaten des präsynaptischen Proteins α-Synuclein, dessen genaue physiologische Funktion allerdings noch unbekannt ist. Dennoch ist α-Synuclein als mögliches pharmakologisches Zielprotein für die Entwicklung von krankheitsmodifizierenden Parkinsonmitteln von Interesse, die den Abbau der pathogenen Formen von α-Synuclein steigern oder die pathologische Proteinaggregation abschwächen (Übersicht bei Kalia und Lang 2015).

Ziel der derzeitigen Arzneitherapie ist es, das fehlende Dopamin zu substituieren und die gesteigerte glutamaterge und muskarinerge Aktivität zu dämpfen. Levodopa wurde vor über 60 Jahren erstmals zur Behandlung des Morbus Parkinson eingesetzt (Birkmayer und Hornykiewicz 1961). Es ist weiterhin das wirksamste Parkinsonmittel und wird schon in den Frühstadien des Morbus Parkinson als Erstlinientherapie empfohlen, wenn motorische Symptome die Lebensqualität der Patienten beeinträchtigen (Deutsche Gesellschaft für Neurologie 2016; National Institute for Health and Care Excellence 2017). Es bessert vor allem die Akinese und den Rigor, während Tremor weniger anspricht. Problematisch sind jedoch extrapyramidalmotorische unerwünschte Wirkungen wie fortschreitende Reduktion der Wirkdauer und der therapeutischen Breite mit Entstehung von Spitzendosen-Dyskinesien, Taldosen-Akinesien und -Dystonien, On-off-Fluktuationen und paradoxen Akinesien („Freezing") bei der Langzeittherapie. Daher können bei biologisch jungen Patienten, leichteren Symptomen oder vorherrschendem Tremor Non-Ergot-Dopaminrezeptoragonisten, MAO-B-Inhibitoren, Amantadin, Beta-1-Rezeptorantagonisten oder Muskarinrezeptorantagonisten als initiale Monotherapie eingesetzt werden, um die Wahrscheinlichkeit des Auftretens von motorischen Levodopakomplikationen zu reduzieren. Zur Behandlung von Wirkfluktuationen im späteren Krankheitsverlauf werden v. a. COMT- und MAO-B-Inhibitoren, langwirksame Dopaminrezeptoragonisten, sowie Pumpentherapien (Apomorphin s. c. oder Levodopa-Carbidopa-Intestinales Gel) eingesetzt. Zur Behandlung von Levodopa-induzierten Dyskinesien kann der NMDA-Rezeptor-Antagonist Amantadin eingesetzt werden.

Im Vergleich zum Jahr 2021 sind im Jahr 2022 die Verordnungszahlen für Levodopapräparate deutlich gestiegen (◘ Abb. 25.1 sowie ◘ Tab. 25.1, 25.2). Dies könnte Ausdruck eines geänderten (verstärkten) Konsultationsverhaltens dieser chronisch kranken Patientengruppe im Rahmen nach Aufhebung der Coronaschutzmaßnahmen sein. Insgesamt wird eine sehr positiv zu beurteilende Fokussierung auf gut wirksame und preiswerte Präparate beobachtet. Es werden starke Fluktuationen (starke Abnahmen und Zunahmen) innerhalb einer Präparategruppe beobachtet (siehe ◘ Tab. 25.1). Das ist wahrscheinlich auf Lieferengpässe bei einzelnen Präparaten und entsprechenden Umstellungen der Patientenmedikation zurückzuführen.

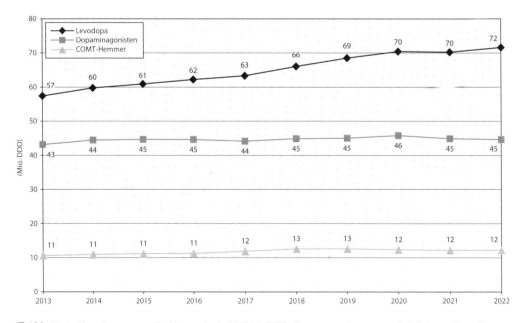

◘ **Abb. 25.1** Verordnungen von Parkinsonmitteln 2013 bis 2022. Gesamtverordnungen nach definierten Tagesdosen

25.1 Dopaminerge Mittel

25.1.1 Levodopapräparate

Levodopa wird in Kombination mit Inhibitoren der Dopa-Decarboxylase (Benserazid, Carbidopa) verwendet, die den peripheren Stoffwechsel von Levodopa hemmen und dadurch die zerebrale Verfügbarkeit von Levodopa als Vorstufe von Dopamin erhöhen. Durch die sinnvolle Kombination werden wesentlich geringere Dosierungen von Levodopa benötigt und seine peripheren vegetativen unerwünschten Wirkungen vermindert. Trotz dieser Verbesserung führt die Langzeittherapie mit Levodopa zu Dyskinesien und motorischen Fluktuationen, die sich nach fünf Jahren bei 30–50 % der Patienten entwickeln, aber nur bei weniger als 10–20 % der Patienten behindernd sind. Eine übliche Strategie ist die Dosisfraktionierung sowie die adjuvante Therapie mit Dopaminrezeptoragonisten unter gleichzeitiger Reduktion der Levodopadosis. Entgegen früheren Annahmen gibt es keine überzeugende Evidenz, dass die Levodopatherapie in frühen Krankheitsstadien die klinische Progression der Parkinson-Krankheit verändert (de Bie et al. 2020).

Inzwischen entfallen fast 75 % der Verordnungen von Levodopa auf Benserazidkombinationen. Das lange Zeit führende Originalpräparat *Madopar* wurde von den deutlich preiswerteren Generika überholt (◘ Tab. 25.1). An vierter Stelle folgt die Levodopakombi-

◘ **Tab. 25.1** Verordnungen von Levodopapräparaten 2022. Angegeben sind die 2022 verordneten Tagesdosen, die Änderungen gegenüber 2021 und die mittleren Kosten je DDD 2022

Präparat	Bestandteile	DDD	Änderung	DDD-Nettokosten
		Mio.	%	Euro
Levodopa und Benserazid				
Levodopa plus Benserazid AL	Levodopa Benserazid	17,0	(+37,6)	1,55
Levodopa Benserazid neuraxpharm	Levodopa Benserazid	12,0	(−25,6)	1,55
Madopar	Levodopa Benserazid	9,6	(−1,6)	1,83
Restex	Levodopa Benserazid	8,2	(+5,3)	2,04
Levodopa/Benserazid-ratiopharm	Levodopa Benserazid	1,8	(−18,6)	1,49
Levodopa/Benserazid Devatis	Levodopa Benserazid	1,7	(> 1.000)	1,84
Levopar	Levodopa Benserazid	0,69	(+71,6)	1,55
Levodopa Benserazid beta	Levodopa Benserazid	0,61	(−36,3)	1,50
Levodopa Benserazid-CT	Levodopa Benserazid	0,49	(+64,0)	1,49
		52,1	**(+4,4)**	**1,68**

◘ **Tab. 25.1** (Fortsetzung)

Präparat	Bestandteile	DDD Mio.	Änderung %	DDD-Nettokosten Euro
Levodopa und Carbidopa				
Levodop-neuraxpharm	Levodopa Carbidopa	9,5	(+13,3)	1,06
Dopadura C	Levodopa Carbidopa	3,9	(−14,1)	1,15
Levocarb-1 A Pharma	Levodopa Carbidopa	1,9	(+17,6)	0,91
Isicom	Levodopa Carbidopa	1,3	(−10,8)	0,87
Levocomp/-retard	Levodopa Carbidopa	0,81	(+21,5)	0,85
Levodopa/Carbidopa-ratiopharm	Levodopa Carbidopa	0,62	(−54,1)	0,93
Nacom	Levodopa Carbidopa	0,40	(−33,1)	1,53
Duodopa Gel	Levodopa Carbidopa	0,29	(−8,8)	145,36
		18,6	(−1,1)	3,29
Summe		70,7	(+2,9)	2,11

nation *Restex*, die eigentlich zur Behandlung des Restless-Legs-Syndroms zugelassen ist, mitunter aber auch bei der Parkinson-Krankheit eingesetzt wird. Levodopapräparate werden schon seit 20 Jahren für die Indikation Restless-Legs-Syndrom eingesetzt und haben sich in mehreren Studien als wirksam erwiesen (Schapira 2004). Problematisch sind Reboundphänomene sowie eine Verstärkung der Beinunruhe nach höheren Dosen und nach längerer Anwendung von Levodopa. Auch Dopaminrezeptoragonisten sind zur Behandlung des Restless-Legs-Syndroms wirksam (Scholz et al. 2011).

Die zweite Levodopakombination enthält den Decarboxylaseinhibitor Carbidopa, der ähnliche Wirkungen wie Benserazid hat. Inzwischen entfällt hier der größte Teil der Verordnungen auf Generika, während das teurere Originalpräparat *Nacom* nur noch eine immer kleinere Rolle spielt. Weiterhin vertreten, mit deutlich abfallenden Verordnungszahlen, ist *Duodopa*, ein im Vergleich mit den oralen Präparaten sehr teures Präparat für die kontinuierliche intestinale Anwendung (Levodopa-Carbidopa-intestinales Gel), das temporär über eine Nasoduodenalsonde oder über eine Dauersonde nach endoskopischer Gastrostomie mit einer tragbaren Pumpe infundiert wird. Nach einer Beobachtungsstudie vermindert die intraduodenale Infusion von Levodopa motorische Fluktuationen und Dyskinesien über einen Zeitraum von einem Jahr um etwa 20 % (Pålhagen et al. 2012). Diese Applikation ist indiziert, wenn mit oraler Gabe keine ausreichende Symptomkontrolle bei Wirkfluktuationen möglich ist. Die Entscheidung zur Anwendung intraduodenaler Levodopa-Applikationen ist individuell zu fällen. Patienten mit einer Psychose in der Anamnese sollten ausgeschlossen werden (Antonini und Jost 2018). Als eine schwerwiegende unerwünschte Wirkung unter dieser Therapie sind Polyneuropathien zu beachten und die Serumkonzentrationen von Vitamin B_{12}, Homocystein und Methylmalonat jährlich zu kontrollieren (Antonini und Jost 2018).

25.1.2 Dopaminrezeptoragonisten

Die Gruppe der Dopaminrezeptoragonisten ist 2022 konstant geblieben (◘ Abb. 25.1). Bei den führenden Präparaten (den langwirksamen Präparaten) wurden Pramipexol und Rotigotin im Jahr 2022 deutlich häufiger verordnet als im Jahr 2021, während im Gegensatz dazu Ropirinol deutlich seltener verordnet wurde (◘ Tab. 25.2). Sachlich ist dies nicht nachvollziehbar, weil eine aktuelle Metanalyse, in welcher u. a. Pramipexol, Ropinirol und Rotigotin betrachtet wurden, eine Tendenz für eine möglicherweise bessere Wirksamkeit von Ropinirol bei guter Verträglichkeit unter den untersuchten Dopaminagonisten erbrachte (Binde et al. 2020). Ropinirol wurde 1997 als erster Vertreter der Nichtergolinderivate eingeführt. In einer fünfjährigen Vergleichsstudie wurden bei initialer Ropiniroltherapie deutlich seltener Dyskinesien als mit Levodopa (20 % versus 45 %) beobachtet (Rascol et al. 2000). Auch Pramipexol, das 1998 als zweiter Vertreter der Nichtergolinderivate auf den Markt kam, löste in einer Vergleichsstudie über 4 Jahre seltener Dyskinesien als Levodopa (47 % versus 63 %) aus (The Parkinson Study Group 2004). Diese zunächst überzeugenden Befunde sind jedoch nicht allein maßgebend für die derzeitigen Probleme der Parkinsonbehandlung. Dopaminrezeptoragonisten unterscheiden sich bezüglich der Langzeitwirkung auf Behinderungen und Lebensqualität nicht von Levodopa. Sie können jedoch unerwünschte Wirkungen wie Schlafattacken, Beinödeme und Störungen der Impulskontrolle (Spielsucht, Essanfälle, zwanghaftes Kaufverhalten, Hypersexualität) verursachen (Übersicht bei Rascol et al. 2011). Auch werden die Spätstadien des Morbus Parkinson heute durch Probleme wie Stürze, Psychosen und Demenz geprägt, die durch eine frühe Behandlung mit Dopaminrezeptoragonisten nicht beeinflusst werden.

Die Verordnungen des transdermal anwendbaren Dopaminrezeptoragonisten Rotigotin haben 2022 deutlich (+9,4 %) zugenommen (◘ Tab. 25.2). Das Pflaster ermöglicht eine einmal tägliche Applikation, hatte aber in einer direkten Vergleichsstudie geringere therapeutische Erfolgsquoten als oral verabreichtes Ropinirol (Giladi et al. 2007). Über einen Zeitraum von 6 Monaten erreichten 30 % der Placebopatienten, 52 % der Rotigotinpatienten und 68 % der Ropinirolpatienten eine 20 %ige Verbesserung der UPDRS-Skala (Unified Parkinson's Disease Rating Scale). In einer weiteren 6-monatigen Vergleichsstudie an 506 Patienten mit fortgeschrittenem Morbus Parkinson wurde die Off-Zeit durch transdermales Rotigotin um 2,5 h, durch orales Pramipexol um 2,8 h und durch Placebo um 0,9 h verkürzt, aber auch hier waren die Ansprechraten mit Pramipexol (67,0 %) höher als mit Rotigotin (59,7 %) (Poewe et al. 2007). Die Canadian Agency for Drugs and Technologies in Health (2015) hat daher empfohlen, dass Rotigotin für die Behandlung der Parkinson-Krankheit im fortgeschrittenen Stadium gelistet werden soll, wenn die Therapiekosten mit denen von Ropinirol oder Pramipexol vergleichbar sind. In Deutschland sind die DDD-Kosten für Rotigotin jedoch mehr als 5-mal teurer als für Pramipexol. Aus pharmakoökonomischen Gründen sollte die Verordnung des transdermalen Präparates Rotigotin deshalb sehr gut begründet sein, z. B. durch begleitende Schluckstörungen, im perioperativen Setting, bei unerwünschten Wirkungen anderer Dopaminrezeptoragonisten, bei Notwendigkeit von sehr stabilen Plasmakonzentrationen und bei evtl. Notwendigkeit einer raschen Terminierbarkeit der Resorption bei Gefahr Plasmakonzentrations-abhängiger unerwünschter Wirkungen.

Tab. 25.2 Verordnungen von Dopaminrezeptoragonisten 2022. Angegeben sind die 2022 verordneten Tagesdosen, die Änderungen gegenüber 2021 und die mittleren Kosten je DDD 2022

Präparat	Bestandteile	DDD Mio.	Änderung %	DDD-Nettokosten Euro
Ropinirol				
Ropinirol-neuraxpharm	Ropinirol	2,6	(+9,1)	3,18
Ropinirol-1 A Pharma	Ropinirol	1,5	(+31,2)	2,21
Ropinirol Heumann	Ropinirol	1,4	(−14,1)	3,21
Ropinirol AL	Ropinirol	1,2	(−47,7)	3,33
Requip	Ropinirol	0,91	(−17,6)	2,05
		7,7	**(−10,7)**	**2,88**
Pramipexol				
Pramipexol-neuraxpharm	Pramipexol	5,9	(−41,7)	2,05
Pramipexol Winthrop	Pramipexol	4,5	(+167,0)	2,35
Pramipexol-1 A Pharma	Pramipexol	3,3	(+887,2)	1,83
Oprymea	Pramipexol	3,1	(−20,8)	1,85
Pramipexol AL	Pramipexol	1,6	(+286,1)	1,87
Pramipexol-ratiopharm	Pramipexol	1,5	(+12,4)	1,78
Glepark	Pramipexol	1,1	(−36,9)	1,74
Pramipexol TAD	Pramipexol	0,90	(−14,6)	2,27
Pramipexol Aurobindo	Pramipexol	0,72	(+35,3)	1,59
Pramipexol biomo	Pramipexol	0,15	(−55,1)	2,46
		22,8	**(+5,9)**	**2,01**
Weitere Dopaminrezeptoragonisten				
Neupro	Rotigotin	8,6	(+12,4)	12,24
Clarium	Piribedil	1,7	(−3,8)	11,27
		10,3	**(+9,4)**	**12,08**
Summe		**40,8**	**(+3,1)**	**4,71**

25.1.3 COMT-Inhibitoren

Inhibitoren der Catechol-O-Methyltransferase (COMT) vermindern in zahlreichen Geweben den Abbau endogener Catecholamine, aber auch der therapeutisch eingesetzten Dopaminvorstufe Levodopa zu inaktiven Metaboliten. Dadurch wird die Bioverfügbarkeit von Levodopa um 40–90 % erhöht und seine Eliminationshalbwertszeit verlängert, so dass die Wirkungsdauer zunimmt und weniger motorische Fluktuationen resultieren. Nach einem Cochrane-Review können Tolcapon und Entacapon bei motorischen Komplikationen der Levodopatherapie in der fortgeschrittenen Krankheitsphase eingesetzt werden, um Off-

Tab. 25.3 Verordnungen von COMT-Hemmern und MAO-B-Hemmern 2022. Angegeben sind die 2022 verordneten Tagesdosen, die Änderungen gegenüber 2021 und die mittleren Kosten je DDD 2022

Präparat	Bestandteile	DDD Mio.	Änderung %	DDD-Nettokosten Euro
Entacapon-Kombinationen				
Levodopa/Carbidopa/Entacapon neurax	Levodopa Carbidopa Entacapon	2,3	(+44,7)	3,45
Levodopa/Carbidopa/Entacapon beta	Levodopa Carbidopa Entacapon	1,6	(−30,0)	3,53
Levodopa/Carbidopa/Entacapone Orion	Levodopa Carbidopa Entacapon	1,2	(−50,0)	3,89
Levodopa/Carbidopa/Entacapon Heumann	Levodopa Carbidopa Entacapon	1,1	(+182,7)	3,38
Stalevo	Levodopa Carbidopa Entacapon	0,78	(−15,7)	4,01
		7,0	(−7,2)	3,59
Opicapon				
Ongentys	Opicapon	4,7	(+13,8)	2,66
MAO-B-Hemmer				
Xadago	Safinamid	5,2	(+3,5)	2,51
Rasagilin Micro Labs	Rasagilin	2,0	(−35,6)	2,36
		7,2	(−11,6)	2,47
Summe		19,0	(−4,6)	2,93

Fluktuationen zu reduzieren, die Levodopadosis zu senken und motorische Behinderungen etwas zu verbessern (Deane et al. 2004). Diese Bewertung beruht allerdings nur auf einer bestenfalls mittelgradigen Evidenz. Die Kombination mit Entacapon bei Therapieinitiierung zeigte in Bezug auf die Verhinderung motorischer Fluktuationen keine Überlegenheit im Vergleich zur konventionellen Levodopamedikation (Stocchi et al. 2010, STRIDE-PD), so dass COMT-Inhibitoren nicht in der Initialtherapie der Parkinson-Krankheit empfohlen werden. Entacapon wird fast nur noch als Dreifachkombination mit Levodopa und Carbidopa verordnet (Tab. 25.3). Die Verordnungen der Dreifachkombination sind im Jahr 2021 sehr deutlich gefallen (Tab. 25.3).

Opicapon (*Ongentys*) ist ein weiterer COMT-Inhibitor, der 2016 für die Zusatztherapie zu Levodopa bei Patienten mit Morbus Parkinson und motorischen End-of-dose-Fluktuationen zugelassen wurde. Die Verordnungszahlen sind im Vergleich zu 2021 deutlich gestiegen (Tab. 25.3). In placebokontrollierten Studien zeigte Opicapon eine Nichtunterlegenheit im Vergleich mit Entacapon bezüglich der

Off-Zeit. Die frühe Nutzenbewertung durch den G-BA hat keinen Beleg für einen Zusatznutzen im Verhältnis zur zweckmäßigen Vergleichstherapie ergeben (siehe Arzneiverordnungs-Report 2017, Kap. 3, Neue Arzneimittel, Abschn. 3.1.18). Der Preis für Opicapon ist gefallen, was einen Grund für die gestiegenen Verordnungen darstellen könnte.

25.1.4 MAO-B-Inhibitoren

Der Prototyp der Hemmstoffe der Monoaminoxidase-B (MAO-B) ist Rasagilin. Rasagilin kann als Monotherapeutikum in der Initialtherapie bei milder Symptomatik oder zur Glättung von Wirkfluktuationen im fortgeschrittenen Krankheitsstadium bei Morbus Parkinson eingesetzt werden. Die Wirksamkeit von Rasagilin wurde in mehreren klinischen Studien gegenüber Placebo nachgewiesen, wobei auch die Frage einer möglichen neuroprotektiven Wirkung untersucht wurde, aber nie überzeugend geklärt wurde (Übersicht bei Hoy und Keating 2012). Die Verordnungszahlen von Rasagilin liegen nun deutlich unter den Zahlen für das 2015 eingeführten Safinamid (*Xadago*). Safinamid besitzt einen dualen Wirkmechanismus. In den beiden zugelassenen Dosierungen (50 und 100 mg) inhibiert es die MAO-B. Zusätzlich wirkt es in der 100-mg-Dosierung glutamaterg, was in einer antidyskinetischen Wirkung resultieren könnte. Dies ist aber in klinischen Studien nicht eindeutig nachgewiesen (Hattori et al. 2020). Ein Zusatznutzen von Safinamid im Verhältnis zur zweckmäßigen Vergleichstherapie ist nicht belegt ist (siehe Arzneiverordnungs-Report 2016, Kap. 3, Neue Arzneimittel, Abschn. 3.1.32). Zudem ist Safinamid nicht als Monotherapeutikum in der Initialtherapie, sondern nur als Kombinationstherapeutikum mit Levodopa bei Wirkfluktuationen zugelassen.

Tab. 25.4 Verordnungen von Muskarinrezeptorantagonisten, Amantadin und weiteren Mitteln 2022. Angegeben sind die 2022 verordneten Tagesdosen, die Änderungen gegenüber 2021 und die mittleren Kosten je DDD 2022

Präparat	Bestandteile	DDD Mio.	Änderung %	DDD-Nettokosten Euro
Muscarinrezeptorantagonisten				
Akineton	Biperiden	4,8	(−1,0)	0,59
Biperiden-neuraxpharm	Biperiden	2,2	(−11,9)	0,69
Sormodren	Bornaprin	1,1	(−57,8)	0,64
Parkopan	Trihexyphenidyl	0,83	(−0,5)	0,78
		8,9	**(−17,1)**	**0,64**
Amantadin				
Amantadin AL	Amantadin	3,3	(+12,2)	0,32
Amantadin-neuraxpharm	Amantadin	1,5	(−37,6)	0,36
		4,7	**(−10,0)**	**0,33**
Weitere Mittel				
Tiaprid AL	Tiaprid	2,9	(−10,3)	1,84
Summe		**16,6**	**(−14,0)**	**0,76**

25.2 Amantadin

Amantadin wirkt schwächer, aber schneller als Levodopa. Vor allem antimuskarinerge und halluzinogene unerwünschte Wirkungen sowie die Notwendigkeit von EKG-Kontrollen sowie Bestimmung von Kreatinin, Harnstoff und Restharn komplizieren die Anwendung des Arzneistoffs in der Praxis. Ein großer Teil der Daten über die Wirksamkeit von Amantadin stammt aus nicht kontrollierten Studien, so dass die Analyse von sechs randomisierten Studien keine ausreichende Evidenz für die Wirksamkeit und Sicherheit von Amantadin bei der Behandlung von Parkinsonpatienten lieferte (Crosby et al. 2003). Daher wird Amantadin in den aktuellen Leitlinien nur als 2. Wahl in den frühen Krankheitsstadien empfohlen. Zur Behandlung von Levodopa-induzierten Dyskinesien ist aber Amantadin nach wie vor der einzige empfohlene Arzneistoff. Im Vergleich zu 2021 sind die Verordnungszahlen von Amantadin im Jahr 2022 deutlich gefallen (◘ Tab. 25.4).

25.3 Muskarinrezeptorantagonisten

Die Verordnungen von Muskarinrezeptorantagonisten sind seit vielen Jahren rückläufig. Dieser Trend hat sich 2021 sehr ausgeprägt fortgesetzt. Dies ist positiv zu bewerten, weil sie bei der Parkinson'schen Krankheit weniger effektiv als dopaminerge Mittel sind und bei älteren Patienten wegen der Beeinträchtigung kognitiver Fähigkeiten und der Gefahr eines antimuskarinergen (anticholinergen) Syndroms vermieden werden sollen (Silver und Ruggieri 1998). Nach einem Cochrane-Review über neun placebokontrollierte Studien wirken Muskarinrezeptorantagonisten besser als Placebo auf motorische Funktionen, eine kombinierte Analyse war jedoch wegen der Heterogenität der Daten nicht möglich (Katzenschlager et al. 2003). Die aktuellen Leitlinien empfehlen Muskarinrezeptorantagonisten nur noch bei funktionell beeinträchtigendem, anderweitig nicht behandelbarem Tremor als 2. Wahl bei nichtgeriatrischen Patienten wegen ungünstigem Nutzen-/Risikoprofil. Das Verordnungsvolumen der Muskarinrezeptorantagonisten beruht vor allem auf dem hohen Anteil von Biperiden, das vermutlich weitaus häufiger für das durch Antipsychotika ausgelöste Parkinsonoid bei der Behandlung schizophrener Psychosen eingesetzt wird.

25.4 Andere Mittel gegen extrapyramidale Störungen

Tiaprid ist ein D_2-Dopaminrezeptorantagonist aus der Gruppe der Benzamide, der bei Dyskinesien verschiedener Ursachen eingesetzt wird. Die widersprüchlichen Berichte über seine klinische Wirksamkeit waren 2003 der Grund für eine weitgehende Einschränkung der Zulassung, so dass es nur noch zur Behandlung Neuroleptika-induzierter Spätdyskinesien indiziert ist. Darüber hinaus soll es Bewegungsstörungen bei Chorea Huntington verringern können. Trotz fehlender Indikation wurde Tiaprid weiterhin bei anderen dyskinetischen und choreatischen Syndromen eingesetzt (Müller-Vahl 2007). Die Verordnungszahlen für Tiaprid sind 2022 deutlich gefallen.

Literatur

Antonini A, Jost WH (2018) Intrajejunale Levodopa- und Apomorphin-Infusion zur Therapie motorischer Komplikationen bei fortgeschrittener Parkinson-Krankheit. Fortschr Neurol Psychiatr 86:55–59

de Bie RMA, Clarke CE, Espay AJ, Fox SH, Lang AE (2020) Initiation of pharmacological therapy in Parkinson's disease: when, why, and how. Lancet Neurol 19:452–461

Binde CD, Tvete IF, Gåsemyr JI, Natvig B, Klemp M (2020) Comparative effectiveness of dopamine agonists and monoamine oxidase type-B inhibitors for Parkinson's disease: a multiple treatment comparison meta-analysis. Eur J Clin Pharmacol 76(12):1731–1743

Birkmayer W, Hornykiewicz O (1961) Der L-Dioxyphenylalanin (L-DOPA) Effekt bei der Parkinson-Akinese. Wien Klin Wschr 78:787–788

Canadian Agency for Drugs and Technologies in Health (2015) CADTH final recommendation: Rotigotine – resubmission. https://www.cadth.ca/rotigotine-7

Crosby NJ, Deane KH, Clarke CE (2003) Amantadine in Parkinson's disease. Cochrane Database Syst Rev. https://doi.org/10.1002/14651858.CD003468

Deane KH, Spieker S, Clarke CE (2004) Catechol-O-methyltransferase inhibitors for levodopa-induced complications in Parkinson's disease. Cochrane Database Syst Rev. https://doi.org/10.1002/14651858.CD004554.pub2

Deutsche Gesellschaft für Neurologie (2016) Leitlinien für Diagnostik und Therapie in der Neurologie: Idiopathisches Parkinson-Syndrom, Entwicklungsstufe: S3. https://www.dgn.org/leitlinien/3219-030-010-idiopathisches-parkinson-syndrom

Giladi N, Boroojerdi B, Korczyn AD, Burn DJ, Clarke CE, Schapira AH, SP513 investigators (2007) Rotigotine transdermal patch in early Parkinson's disease: a randomized, double-blind, controlled study versus placebo and ropinirole. Mov Disord 22:2398–2404

Hattori N, Tsuboi Y, Yamamoto A, Sasagawa Y, Nomoto M (2020) Efficacy and safety of safinamide as an add-on therapy to L-DOPA for patients with Parkinson's disease: A randomized, double-blind, placebo-controlled, phase II/III study. Park Relat Disord 75:17–23

Hoy SM, Keating GM (2012) Rasagiline: a review of its use in the treatment of idiopathic Parkinson's disease. Drugs 72:643–669

Kalia LV, Lang AE (2015) Parkinson's disease. Lancet 386:896–912

Katzenschlager R, Sampaio C, Costa J, Lees A (2003) Anticholinergics for symptomatic management of Parkinson's disease. Cochrane Database Syst Rev. https://doi.org/10.1002/14651858.CD003735

Müller-Vahl KR (2007) Die Benzamide Tiaprid, Sulpirid und Amisulprid in der Therapie des Tourette-Syndroms. Eine Standortbestimmung. Nervenarzt 78:264–271

National Institute for Health and Care Excellence (2017) Parkinson's disease in adults. NICE guideline. nice.org.uk/guidance/ng71

Pålhagen SE, Dizdar N, Hauge T, Holmberg B, Jansson R, Linder J, Nyholm D, Sydow O, Wainwright M, Widner H, Johansson A (2012) Interim analysis of long-term intraduodenal levodopa infusion in advanced Parkinson disease. Acta Neurol Scand 126:e29–e33

Poewe WH, Rascol O, Quinn N, Tolosa E, Oertel WH, Martignoni E, Rupp M, Boroojerdi B, SP 515 Investigators (2007) Efficacy of pramipexole and transdermal rotigotine in advanced Parkinson's disease: a double-blind, double-dummy, randomised controlled trial. Lancet Neurol 6:513–520

Rascol O, Brooks DJ, Korczyn AD, De Deyn PP, Clarke CE, Lang AE (2000) A five-year study of the incidence of dyskinesia in patients with early Parkinson's disease who were treated with ropinirole or levodopa. N Engl J Med 342:1484–1491

Rascol O, Lozano A, Stern M, Poewe W (2011) Milestones in Parkinson's disease therapeutics. Mov Disord 26:1072–1082

Schapira AH (2004) Restless legs syndrome: an update on treatment options. Drugs 64:149–158

Scholz H, Trenkwalder C, Kohnen R, Riemann D, Kriston L, Hornyak M (2011) Dopamine agonists for restless legs syndrome. Cochrane Database Syst Rev. https://doi.org/10.1002/14651858.CD006009.pub2

Silver DE, Ruggieri S (1998) Initiating therapy for Parkinson's disease. Neurology 50(Suppl 6):S18–S22 (discussion S44–S48)

Stocchi F, Rascol O, Kieburtz K, Poewe W, Jankovic J, Tolosa E, Barone P, Lang AE, Olanow CW (2010) Initiating levodopa/carbidopa therapy with and without entacapone in early Parkinson disease: the STRIDE-PD study. Ann Neurol 68:18–27

The Parkinson Study Group (2004) Pramipexole vs levodopa as initial treatment for Parkinson disease: a 4-year randomized controlled trial. Arch Neurol 61:1044–1053

Verschuur CVM, Suwijn SR, Boel JA, Post B, Bloem BR, van Hilten JJ et al (2019) Randomized delayed-start trial of Levodopa in Parkinson's disease. N Engl J Med 380(4):315–324

Schlafstörungen

Agnes Krause und Roland Seifert

Auf einen Blick

Trend Schlafstörungen kommen in vielfältigen Formen und Ausprägungen vor. Zunehmend setzt sich bei ihrer Behandlung die Erkenntnis durch, dass nichtmedikamentöse Strategien im Vordergrund stehen sollten. Zahlreiche Studien und Metaanalysen zeigen, dass verhaltenstherapeutische Verfahren wirksam und insgesamt der Behandlung mit Hypnotika überlegen sind. Eine Therapie mit Hypnotika ist in aller Regel nur kurzfristig oder bei Versagen oder mangelnder Verfügbarkeit anderer Verfahren indiziert. Seit 25 Jahren ein starker Verordnungsrückgang zu Lasten der gesetzlichen Krankenkassen um 80 % zu beobachten. Die Rückgänge betrugen im vergangenen Jahr bei den Benzodiazepinen knapp 5 % und bei den Benzodiazepinrezeptoragonisten Zolpidem und Zopiclon 3 %. Die Verordnung von Melatonin, welches wenig untersucht und dessen Wirksamkeit weiterhin nicht belegt ist (Kennaway 2022), hat etwas zugenommen. Pflanzliche Hypnotika sind nur noch mit einem homöopathischen Präparat vertreten. Nicht abgebildet werden dabei die Höhe der Verordnungen auf Privatrezept sowie der Einsatz von sedierenden antidepressiven Arzneistoffen (Antidepressiva) wie Amitriptylin und antipsychotischen Arzneistoffen (Antipsychotika) wie Promethazin, welche bei einer vorliegenden Komorbidität wie Depression, Psychose oder einer chronischen Schmerzerkrankung Anwendung finden.

Bewertung Insgesamt zeigen die Zahlen, dass nur wenige Patienten mit Schlafstörungen Hypnotika zu Lasten der GKV verordnet bekommt. Die Umschichtung zu den kurzwirksamen Z-Substanzen ist durch ihre selektivere hypnotische Wirkung und das initial fälschlich vermutete, geringere Abhängigkeits-/Toleranzpotenzial begründet. Retrospektive Studien bewiesen allerdings sowohl Missbrauchs- und Entzugsprobleme wie auch ein relevantes Abhängigkeitsproblem dieser Substanzen (Schifano et al. 2019).

Schlafstörungen oder Störungen des Schlaf-/Wach-Rhythmus gehören zu den häufigsten Gesundheitsbeschwerden in der Bevölkerung (Schlack et al. 2013). Im Vordergrund steht dabei die subjektive Wahrnehmung des nicht erholsamen Schlafes, die sich einerseits als mangelnder nächtlicher Schlaf und andererseits als übermäßige Tagesschläfrigkeit mit einer verminderten Leistungsfähigkeit manifestieren kann (Riemann und Hajak 2009; Morin und Benca 2012; Winkelman 2015; Rémi et al. 2019; Guo et al. 2021; Janhsen et al. 2015).

Die Therapie der Schlafstörungen orientiert sich an den Ursachen gemäß der Klassifikation nach DSM-5, ICD-10 und der International Classification of Sleep Disorders (ICSD). Eine differenzierte Diagnostik ist auch in der S3-Leitlinie der Deutschen Gesell-

---

Teile des Kapitels wurden mit Zustimmung des Autors Martin J. Lohse aus dem Kapitel „Hypnotika und Sedativa" in den vorangegangenen Ausgaben des Arzneiverordnungs-Reports bis 2021 entnommen, ohne besonders gekennzeichnet zu sein.

schaft für Schlafforschung und Schlafmedizin (DGSM, S3 Leitlinie Nicht erholsamer Schlaf/Schlafstörungen) enthalten (Riemann et al. 2017). Diese Leitlinie wurde 2020 teilaktualisiert und befindet sich in der Überarbeitung (▶ https://www.awmf.org/leitlinien/detail/ll/063-003.html).

Chronische Insomnien sind Ursache einer reduzierten Lebensqualität und eingeschränkter psychosozialer Funktionsfähigkeit. Sie implizieren ein erhöhtes Risiko für kardiovaskuläre aber auch psychische Krankheiten, z. B. Depressionen (Riemann et al. 2020). Sie stellen ebenso einen Risikofaktor für Gewichtszunahme und metabolisches Syndrom dar (Spaeth et al. 2013).

Die in diesem Kapitel behandelten Hypnotika werden zur symptomatischen Therapie von Insomnien eingesetzt. Situativ und transient auftretende Insomnien sind häufig und bedürfen einer Aufklärung und Beratung bezüglich Ursache sowie Optimierung der Schlafhygiene. Konkret behandlungsbedürftig sind chronische Insomnien vor allem bei solchen Patienten, deren Schlafstörungen über einen Monat (laut DSM-5 über drei Monate) mindestens dreimal pro Woche auftreten und zur Einbuße in der Tagesbefindlichkeit und Leistungsfähigkeit führen oder starken Leidensdruck, Unruhegefühle, Reizbarkeit, Angst, Depressivität, Erschöpfung und Müdigkeit auslösen (Riemann et al. 2017).

Insomnien können sowohl nichtmedikamentös als auch medikamentös behandelt werden. Gerade bei chronischen Insomnien sollten nichtmedikamentöse Verfahren bevorzugt werden; am wirksamsten gilt dabei kognitive Verhaltenstherapie. Als kritisch gilt dabei der Blick auf das Verhältnis von Leidensdruck und vorhandenen psychotherapeutischen Therapieplätzen für eine indizierte Verhaltenstherapie, so dass die von Leitlinien empfohlene Primärtherapie bei einer Wartezeit von 3–9 Monaten auf einen Therapieplatz meist nicht umgesetzt werden kann (Auswertung Bundespsychotherapeutenkammer 2022).

Der Einsatz von Hypnotika sollte wegen möglicher Nebenwirkungen und rascher potentieller Gewöhnung lediglich kurzfristig (3–4 Wochen) angewandt werden (National Institute for Health and Care Excellence 2015). Die wesentlichen Risiken einer längeren Einnahme von Hypnotika sind die Entwicklung von Toleranz und Substanzabhängigkeit sowie die Gefahr von Delir und Fehlhandlungen und Stürzen mit Frakturfolge (Dinges 2009). Eine Untersuchung von Lähteenmäki et al. (2019) hat gezeigt, dass sich nach Absetzen von langfristig eingenommenen Schlafmitteln Zolpidem, Zopiclon und Temazepam die Schlafqualität von älteren Menschen sogar verbesserte.

26.1 Verordnungsspektrum

Die Hypnotika gliedern sich im Wesentlichen in drei Gruppen auf (◘ Abb. 26.1): Benzodiazepine, chemisch andersartige Benzodiazepinrezeptoragonisten (Nichtbenzodiazepine oder Z-Substanzen: Zolpidem, Zopiclon und Eszopiclon) und pflanzliche Präparate. Daneben finden sich unter den 3.000 verordnungshäufigsten Arzneimitteln noch Chloralhydrat (*Chloraldurat*), Melatonin (*Circadin, Slenyto sowie zwei neue Melatonin Präparate: Melatonin-ratiopharm und Melatonin puren*) und ein Homöopathikum (*Viburcol N*; ◘ Tab. 26.3). Neben den hier aufgeführten Hypnotika werden auch andere Arzneimittelgruppen für die Behandlung von Insomnien mit zugelassener Indikation oder „off label" eingesetzt. Diese Arzneistoffe und ihre klinische Anwendung sind am Ende des Kapitels erwähnt.

Insgesamt sind die Verordnungen von Hypnotika und Sedativa zu Lasten der GKV seit 1992 von 476 Mio. definierten Tagesdosen (DDD; s. Arzneiverordnungs-Report 2001) auf 81 Mio. DDD im Jahre 2021 um über 80 % zurückgegangen, hier dargestellt ab 2013 (◘ Abb. 26.1). In diesem Zeitraum hat sich der Verordnungsrückgang bei den einst stark dominierenden Benzodiazepinen kontinuierlich fortgesetzt. Aber auch die Z-Substanzen (Zolpidem, Zopiclon) sind etwas weniger verschrieben worden. Die Verordnungen von

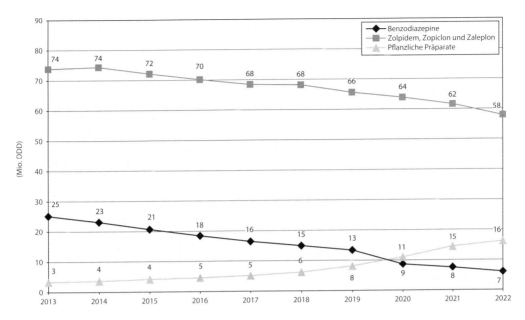

Abb. 26.1 Verordnungen von Hypnotika und Sedativa 2013 bis 2022. Gesamtverordnungen nach definierten Tagesdosen

pflanzlichen Präparaten haben eine sehr deutliche Steigerung zu verzeichnen (Abb. 26.1). Hierbei fällt auf, dass kein einzelnes pflanzliches Präparat unter die Top 3.000 fällt, was dafür spricht, dass sich die Verordnungen (vermutlich Baldrianpräparate) auf viele einzelne Präparate verteilen und keines den Markt dominiert. Offenbar wird angenommen, dass pflanzliche Präparate sicherer seien als „chemische" Hypnotika. Es zeigen sich zwar Hinweise, dass Phytotherapeutika ihre Wirkung zum Teil über Interaktion mit GABA Rezeptoren entfalten, die Evidenz für die Wirksamkeit pflanzlicher Hypnotika ist jedoch gering (Bruni et al. 2021; Sarris und Byrne 2011). Besonders bedenklich sind alkoholische Baldrianextrakte, insbesondere bei Personen mit Alkoholabhängigkeit. Melatoninpräparate zeigen sich bei den Verordnern zunehmend beliebt, obwohl ihre Wirksamkeit sich in klinischen Studien als gering erwiesen hat (Low et al. 2020; Sarris und Byrne 2011).

Die Gesamtzahl der Verordnungen von Hypnotika im Rahmen der GKV von 84 Mio. Tagesdosen entspricht etwa 230.000 Patienten pro Tag. Im Vergleich zu den oben genannten epidemiologischen Zahlen für Schlafstörungen, ist die Zahl der mit Hypnotika Behandelten über Verordnung zu Lasten der gesetzlichen Krankenkassen demnach gering und die Menge der Verordnungen abnehmend, wobei die genaue Höhe der Patienten, die mit Hypnotika behandelt werden, dabei nicht abgebildet wird, da ein großer Anteil der Patienten diese Medikamente über Privatrezept erhält. Bei einer Auswertung von Verordnungsdaten niedergelassener Ärzte bezogen auf die verschriebene Menge von Benzodiazepinen und Benzodiazepinanaloga zwischen 2014 und 2020, zeigt sich eine Steigerung der Verordnung dieser Medikamente auf Privatrezept von 36 auf 41 %. Betrachtet man isoliert die privat rezeptierten Benzodiazepinanaloga, dann stieg der Anteil der Verschreibungen in diesem Zeitraum von 45 auf 53 % (Grimmsmann et al. 2022).

Bei isolierter Betrachtung der Zahlen der Hypnotikaverordnungen auf Kassenrezept mag der Eindruck entstehen, dass das Problem von Gewöhnung und der problematischen

Nebenwirkungen der verordneten Hypnotika erkannt wurde und diese Substanzen über die vergangenen Jahre weniger verschrieben wurden. Tatsächlich liegt jedoch ein erheblicher Anteil der Verordnungen im Dunkelbereich und muss sehr kritisch betrachtet werden, denn dadurch entsteht eine Verschleierung von Gewöhnung und Abhängigkeit bei Langzeiteinnahme dieser Substanzen.

26.1.1 Benzodiazepine

Die Auswahl des geeigneten Benzodiazepins als Hypnotikum zur Verbesserung des Nachtschlafes orientiert sich an der Wirkdauer dieser. Da Schlafstörungen zu den häufigsten Störungen im Alter gehören (Richter et al. 2020), müssen physiologische, insbesondere hepatische Veränderungen (Klotz 1995) berücksichtigt werden. Langwirksame Benzodiazepine sind auf der PRISCUS Liste unter Medikation, welche potentiell inadäquat für ältere Patienten ist, aufgeführt (Holt et al. 2010). Eine Dosisreduktion reduziert möglicherweise das Sturzrisiko sowie das Auftreten von paradoxen Reaktionen, ultima ratio muss die Medikation jedoch abgesetzt werden. Bei Verschreiben von Benzodiazepinen muss die Tatsache der Interaktionen berücksichtigt werden. Besonders weil sich das Risiko einer auftretenden Verwirrtheit mit Sturzrisiko bei Vorliegen einer Polypharmazie (bei älteren Patienten häufig der Fall) mit zunehmender Anzahl an Medikamenten summiert. Aber auch das vermehrte Auftreten einer Atemdepression, besonders in der Kombination von Hypnotika mit Opioidanalgetika (MOR-Agonisten) ist relevant und sollte bei der Verschreibung bedacht werden (Ray et al. 2021). Schließlich werden bei älteren Menschen Erregungszustände (paradoxe Reaktionen) beobachtet (Holt et al. 2010). Bei oben erwähnter Sekundärdatenanalyse zeigte sich, dass Patienten mit Privatverordnungen im Durchschnitt vier Jahre älter waren (68,6), als Patienten die Hypnotika zu Lasten der GKV erhielten (64,5), so dass das Risiko der möglichen Interaktionen bei Polypharmazie im Alter relevant ist (Grimmsmann et al. 2022).

Empfohlen werden bei Einschlafstörungen Präparate mit kurzer Wirkdauer wie das relativ häufig verordnete Brotizolam (◘ Tab. 26.1). Bei Durchschlafstörungen sind solche mit mittlerer Wirkdauer (Lormetazepam, Temazepam) besser geeignet. Besonders bei langwirkenden Benzodiazepinen (Nitrazepam, Flunitrazepam, Flurazepam) muss auch am nächsten Tag mit einer Sedierung gerechnet werden. Das in der Praxis häufig auf Privatrezept verordnete Oxazepam wurde mangels Auswertung der Privatverordnungen nicht abgebildet.

26.1.2 Benzodiazepinrezeptoragonisten (Z-Substanzen)

Die Benzodiazepinrezeptoragonisten Zopiclon und Zolpidem sind chemisch den Benzodiazepinen nicht verwandte Arzneistoffe, die ebenfalls an Rezeptoren des γ-Aminobuttersäure (GABA)-regulierten Chloridkanals angreifen. Die Halbwertszeiten betragen 3–6 h für Zopiclon und 2–3 h für Zolpidem. Damit haben diese Substanzen nur geringe Wirkungen am nächsten Morgen.

Die Z-Substanzen binden im Vergleich zu den Benzodiazepinen nur an die Subtypen des GABA/Benzodiazepinrezeptors, die die α1-Untereinheit enthalten (Crestani et al. 2000). Diese Selektivität stellt vermutlich die Basis für ein unterschiedliches pharmakologisches Profil dar. Insgesamt deuten die verfügbaren klinischen und epidemiologischen Daten auf ein geringeres Gewöhnungs-/Abhängigkeitsrisiko von Zopiclon und Zolpidem hin. Dennoch zeigen Publikationen, dass Z-Substanzen, besonders Zolpidem, über längere Zeit und in höheren Dosen als empfohlen verordnet ein höheres Abhängigkeitsrisiko aufweisen als zuvor angenommen (Hoffmann und Glaeske 2014). Eine Zulassung für Z-Substanzen besteht für eine Kurzzeitbehandlung (3–4 Wochen) der Insomnie. Die Beeinträchtigung der Verkehrssicherheit durch eine individuelle Verlängerung der Halbwertszeit wurde initial als gering

◘ Tab. 26.1 Verordnungen von Benzodiazepinen 2022. Angegeben sind die 2022 verordneten Tagesdosen, die Änderungen gegenüber 2021 und die mittleren Kosten je DDD 2022

Präparat	Bestandteile	DDD Mio.	Änderung %	DDD-Nettokosten Euro
Lormetazepam				
Ergocalm	Lormetazepam	0,93	(+3,2)	0,34
Temazepam				
Temazep-CT	Temazepam	1,3	(−4,9)	0,71
Remestan	Temazepam	0,33	(−12,7)	1,06
		1,6	**(−6,7)**	**0,79**
Nitrazepam				
Nitrazepam AL	Nitrazepam	0,92	(+3,2)	0,41
Nitrazepam-neuraxpharm	Nitrazepam	0,54	(−16,6)	0,39
		1,5	**(−5,1)**	**0,40**
Weitere Benzodiazepine				
Lendormin	Brotizolam	1,2	(−14,0)	0,81
Rohypnol	Flunitrazepam	0,53	(−17,2)	0,97
Halcion	Triazolam	0,30	(−6,2)	0,65
Flurazepam real	Flurazepam	0,28	(+48,6)	0,62
Midazolam-ratiopharm	Midazolam	0,22	(+6,8)	4,34
Dormicum	Midazolam	0,08	(−4,9)	3,94
Midazolam Ethypharm	Midazolam	0,08	(+33,3)	4,16
Midazolam HEXAL	Midazolam	0,04	(+0,3)	6,26
		2,7	**(−6,9)**	**1,36**
Summe		**6,7**	**(−5,2)**	**0,87**

eingestuft, Untersuchungen fanden jedoch ein relevantes Unfallrisiko auch bei Z-Substanzen (Food and Drug Administration 2019; Harbourt et al. 2020).

Bei den Z-Substanzen entfallen auf das länger wirkende Zopiclon sehr viel mehr Verordnungen als auf das kürzer wirkende Zolpidem (◘ Tab. 26.2). Beide Arzneistoffe sind inzwischen fast nur noch als Generika am Markt und sind 2022 weniger als im Vorjahr verordnet worden. Trotz ihres weiterhin etwas höheren Preises haben sie die Verordnung von Benzodiazepinhypnotika seit vielen Jahren überholt und inzwischen einen Marktanteil bei den Hypnotika von fast 80 % erreicht (◘ Abb. 26.1). Wichtig erscheint eine sehr protrahierte Dosisreduktion (über zwei Wochen nicht mehr als minus 25 % der bisherigen Dosis) um nach längerer Einnahmedauer zu starke Entzugssymptome zu vermeiden.

Seit April 2021 ist auch in Deutschland das in den USA schon lange zugelassene wirksame S-Isomer des Zopiclon, Eszopiclon, unter dem Handelsnamen *Lunivia* auf dem Markt;

Tab. 26.2 Verordnungen von Benzodiazepinrezeptoragonisten 2022. Angegeben sind die 2022 verordneten Tagesdosen, die Änderungen gegenüber 2021 und die mittleren Kosten je DDD 2022

Präparat	Bestandteile	DDD Mio.	Änderung %	DDD-Nettokosten Euro
Zolpidem				
Zolpidem AL	Zolpidem	8,0	(−50,4)	0,71
Zolpidem STADA	Zolpidem	6,1	(>1.000)	0,68
Zolpidem-1 A Pharma	Zolpidem	5,2	(+28,4)	0,65
Zolpidem-ratiopharm	Zolpidem	0,67	(+0,3)	0,73
Zolpi-Lich	Zolpidem	0,36	(−21,8)	0,69
		20,4	**(−5,5)**	**0,69**
Zopiclon				
Zopiclon AbZ	Zopiclon	16,8	(−1,6)	0,70
Zopiclon-ratiopharm	Zopiclon	11,0	(+0,9)	0,78
Zopiclon-neuraxpharm	Zopiclon	3,4	(+23,1)	0,76
Zopiclon AL	Zopiclon	2,7	(−33,4)	0,70
Zopiclon Aristo	Zopiclon	1,7	(−34,7)	0,70
Zopiclodura	Zopiclon	0,43	(−18,0)	0,69
Zopiclon-PUREN	Zopiclon	0,25	(+108,7)	0,74
Zopiclon axcount	Zopiclon	0,19	(+16,6)	1,25
		36,6	**(−4,6)**	**0,73**
Eszopiclon				
Lunivia	Eszopiclon	2,2	(+148,3)	0,84
Summe		**59,2**	**(−2,7)**	**0,72**

eine ursprünglich schon 2009 im Raum stehende europäische Zulassung war vom damaligen Hersteller nicht weiterverfolgt worden, nachdem die EMEA den Status „neuer Wirkstoff" nicht zuerkennen wollte. Hier zeigt sich eine Verdopplung der Höhe der Verschreibungen.

26.1.3 Weitere Hypnotika

Melatonin (*Circadin*) wurde 2009 für die kurzzeitige Behandlung der primären, durch schlechte Schlafqualität gekennzeichneten Insomnie bei Patienten ab 55 Jahren zugelassen, wenn auch die Wirksamkeit nur gering ist (European Medicines Agency 2007). In neueren Metaanalysen von kontrollierten klinischen Studien zeigten sich bei primären wie bei sekundären Insomnien bei Schlaflatenzzeit und Schlafdauer geringe Effekte, die insgesamt zu einer verhalten positiven Wertung führten (Auld et al. 2016; Li et al. 2019). So zeigte Melatonin im Vergleich mit Benzodiazepinen und den Z-Substanzen keinen wesentlichen Nutzen im Einsatz bei Schlafstörungen (Crescenzo et al. 2022). In den Leit-

◻ Tab. 26.3 Verordnungen weiterer Hypnotika 2022. Angegeben sind die 2022 verordneten Tagesdosen, die Änderungen gegenüber 2021 und die mittleren Kosten je DDD 2022

Präparat	Bestandteile	DDD Mio.	Änderung %	DDD-Nettokosten Euro
Monopräparate				
Slenyto	Melatonin	6,6	(+19,6)	1,84
Circadin	Melatonin	6,1	(−22,1)	1,06
Melatonin-ratiopharm	Melatonin	1,3	(neu)	0,84
Melatonin PUREN	Melatonin	0,43	(neu)	0,80
Chloraldurat	Chloralhydrat	0,41	(−8,3)	1,31
		14,9	(+7,4)	1,39
Homöopathika				
Viburcol N	Chamomilla D1 Belladonna D2 Plantago major D3 Pulsatilla D2 Calcium carbonicum Hahnemanni D8	0,38	(−8,5)	1,16
Summe		15,3	(+7,0)	1,38

linien kommt es zu keiner Empfehlung von Melatonin bei Insomnien.

Eine niedrigdosierte Zubereitung von Melatonin, *Slenyto*, bekam 2018 eine spezifische Zulassung für die Pädiatrie (Paediatric Use Marketing Authorisation) und hat sich auf Anhieb unter den verordnungshäufigsten Arzneimitteln etabliert. Die Zulassung erstreckt sich bisher nur auf Kinder mit Autismus-Spektrum-Störung und/oder Smith-Magenis-Syndrom (ein sehr seltenes genetisches Deletionssyndrom). Der Gemeinsame Bundesausschuss hat *Slenyto* abweichend von der Bewertung des IQWiG und der Arzneimittelkommission der deutschen Ärzteschaft (Arzneiverordnung in der Praxis 2019) einen wenn auch geringen Zusatznutzen zugesprochen.

Die Verordnungen von Melatoninpräparaten haben insgesamt um 7 % zugenommen, im Jahr zuvor lag die Zunahme der Verschreibungen bei über 30 %. Das mag daran liegen, dass Melatonin ein Neurotransmitter ist und dieser Arzneistoff mit „Natürlichkeit und Verträglichkeit" assoziiert wird (◻ Tab. 26.3). Möglicherweise wird von den Verordnern auch das geringere Abhängigkeitspotenzial als Vorteil gewertet und der Placeboeffekt therapeutisch genutzt. Erwähnenswert ist die Tatsache von in 2022 zwei neu zugelassenen Melatonin Monopräparaten. Die DDD-Kosten für Melatoninpräparate sind im Durchschnitt deutlich höher als von Benzodiazepinen und Z-Substanzen.

Unter den verordnungshäufigsten Arzneimitteln findet sich als weiteres Hypnotikum immer noch Chloralhydrat (◻ Tab. 26.3), dessen Verordnungen seit 20 Jahren rückläufig sind (1995 4,8 Mio. DDD, Arzneiverordnungs-Report 1996). Die Anwendung wird seit Jahren nicht mehr empfohlen und die Substanz in Leitlinien nicht mehr erwähnt (Riemann und Hajak 2009; Morin und Benca 2012; Winkelman 2015; Qaseem et al. 2016; Riemann et al. 2017). Die nur langsam zurückgehenden Verordnungen von Chloralhydrat sind ein gutes Beispiel dafür, dass wissenschaftliche Evidenz bei lang etablierten Arzneistoffen nur langsam in die Praxis umgesetzt wird.

Pflanzliche Präparate aus Baldrian, Melisse, Hopfen etc. werden in der traditionellen Phytotherapie zur Behandlung von Schlaflosigkeit seit langem eingesetzt. Ihre Wirkung ist nicht ausreichend belegt. Von vielen Autoren werden sie im Wesentlichen als (Pseudo-)Placebos eingestuft (Übersicht bei Sarris und Byrne 2011). Entsprechend fällt auch das Votum in allen Leitlinien negativ aus. Durch das GKV-Modernisierungsgesetz sind die rezeptfreien pflanzlichen Hypnotika praktisch nicht mehr zu Lasten der GKV verordnungsfähig. Damit ist von den bis 2004 verordneten „alternativen" Arzneimitteln nur noch ein homöopathisches Mittel (*Viburcol N*) vertreten, dessen Verordnung weiter abgenommen hat.

26.1.4 Weitere bei Insomnien verwendete Arzneimittel

Eine ganze Reihe weiterer Arzneimittel findet bei Insomnien Verwendung – teils den Zulassungen entsprechend, teils „off label". Dazu gehören vor allem sedierende Antihistaminika, aber auch zahlreiche weitere Arzneimittel mit unterschiedlichen Wirkmechanismen und sonstigen Indikationen.

Antihistaminika (H_1-Rezeptor-Antagonisten) sind Sedativa/Hypnotika mit langsamer Anflutung über einen Zeitraum von 2–4 h und im Vergleich zu den Benzodiazepinen geringerer hypnotischer Wirkungsstärke (Glass et al. 2003). Als Vorteil wird das geringe Abhängigkeitspotenzial angesehen. Die geringe Effektivität, der sehr langsame Wirkungseintritt und die unzureichende Datenlage haben dazu geführt, dass die Anwendung als Schlafmittel nicht mehr empfohlen oder gar nicht mehr erwähnt wird (Qaseem et al. 2016; Riemann et al. 2017).

Nicht selten werden zur Besserung einer Insomnie und vermutlich in dem Bestreben, einer Substanzabhängigkeit vorzubeugen, auch sedierende Antidepressiva „off-label" in niedriger Dosierung eingesetzt. Dabei ist zu vermuten, dass auch hier die Antagonisierung von H_1-Rezeptoren eine wesentliche Wirkkomponente darstellt. Die oben erwähnte Metaanalyse polysomnografischer Studien kam zu dem Schluss, dass sedierende Antidepressiva geringere Effekte auf den Schlaf haben als Benzodiazepine und Z-Substanzen (Winkler et al. 2014). Amitriptylin, ein Vertreter der nicht-selektiven Monoamin-Wiederaufnahme-Inhibitoren (NSMRI, auch nach als der chemischen Struktur als „Trizyklika" bezeichnet), wird bei älteren Patienten häufig verordnet, dabei wird neben der stimmungsaufhellenden Wirkung der schlafanstoßende Effekt genutzt. Dieser Effekt wird über einen Antagonismus am Histamin H_1-Rezeptor vermittelt (Seifert 2021, online MHH-Bibliothek). Dabei steht Amitriptylin ebenfalls auf der Priscus-Liste der inadäquaten Medikation für ältere Menschen. Neben dem Auftreten von anticholinergen (korrekterweise antimuskarinergen) Symptomen besteht das Risiko für das Auftreten eines Delirs, einer QT Zeit Verlängerung im EKG sowie dosisabhängig steigt das Risiko von venösen Thromboembolien (Rochester et al. 2018; Holt et al. 2010).

Sedierende antipsychotische Arzneistoffe wie Melperon und Pipamperon werden vor allem bei geriatrischen Patienten eingesetzt und sind für eine isolierte Schlafstörung zugelassen. Der Einsatz von Quetiapin, Clozapin und Levomepromazin ist bei akuten psychotischen Erkrankungen mit Schlafstörungen indiziert, jedoch nicht bei isolierten Schlafstörungen (Thompson et al. 2016; Riemann et al. 2017). Promethazin ist bei isolierter Schlafstörung nur zugelassen, wenn geeignete Alternativen sich zuvor nicht als wirksam erwiesen haben. In der Leitlinie der Deutschen Gesellschaft für Neurologie von 2020 im Zusammenhang mit neurologischen Erkrankungen, insbesondere M. Parkinson, werden auf der Basis eines einzelnen „Opinion papers" (Amara et al. 2017) auch der antipsychotische Arzneistoff Pimavanserin und die Antidepressiva Venlafaxin sowie Nortriptylin empfohlen (▶ https://dgn.org/leitlinien/ll-030-045-insomnie-bei-neurologischen-erkrankungen-2020/); eine

Evidenz hierfür im Sinne kontrollierter Studien ist nicht gegeben.

Zusammenfassend reicht für die Beurteilung der Verordnungszahlen der Hypnotika zur Behandlung von Schlafstörungen die Betrachtung der Rezepte zu Lasten der gesetzlichen Krankenkassen nicht aus. Ein erheblicher Anteil der Verordnungen findet auf Privatrezept statt, so werden die genaue Höhe der Verordnungszahlen, sowie Langzeitverordnung mit deren relevanten Folgen wie Interaktionen und Abhängigkeit verschleiert. Gerade in der Praxis begegnet man oft den Folgen dieser, im Sinne von Behandlung der Komplikationen und insuffiziente Therapieversuche eines entgleisten Verordnungsverhaltens, welche in einer massiven Abhängigkeit münden. Daher bedarf es neben weiteren Untersuchungen einer breit aufgestellten Aufklärung sowohl der verordnenden Ärzte als auch Patienten, um präventiv diesen relevanten Problemen vorzubeugen.

Literatur

Amara AW, Chahine LM, Videnovic A (2017) Treatment of sleep dysfunction in Parkinson's disease. Curr Treat Options Neurol 19:26

Arzneiverordnung in der Praxis (2019) Band 46, Heft 3–4, September 2019

Auld F, Maschauer EL, Morrison I, Skene DJ, Riha RL (2016) Evidence for the efficacy of melatonin in the treatment of primary adult sleep disorders. Sleep Med Rev 34:10–22

Bundespsychotherapeutenkammer https://www.bptk.de/bptk-auswertung-monatelange-wartezeiten-bei-psychotherapeutinnen/#:~:text=Hintergrund%3A%20Corona%2DPandemie&text=Nach%20einer%20Umfrage%20der%20Deutschen,waren%20es%202021%206%2C9. Zugegriffen: 18. Sept. 2022

Bruni O, Ferini-Strambi L, Giacomoni E, Pellegrino P (2021) Herbal remedies and their possible effect on the GABAergis system and sleep. Nutriteints 13(2):530

Crestani F, Martin JR, Möhler H, Rudolph U (2000) Mechanism of action of the hypnotic zolpidem in vivo. Br J Pharmacol 131:1251–1254

De Crescenco F, D'Alò G, Ostinelli E, Ciabattini M, Di Franco V, Watanabe N, Kurtulmus A, Tomlinson A, Mitrova Z, Foti F, Giovane C, Quested D, Cowen P, Barbui C, Amato L, Efthimiou O, Cipriani A (2022) A Comparative effects of pharmalogical interventions for the acute and long-term management of insomnia disorder in adults: a systematic review and network meta-analysis. Lancet 400(10347):170–184

Dinges G (2009) Schmerztherapie bei Osteoporose – Medikamentöse Konzepte: Nutzen und Risiken. Anästhesiol Intensivmed Notfallmed Schmerzther 44(9):568–577

European Medicines Agency (2007) Circadin. Europäischer öffentlicher Beurteilungsbericht (EPAR). http://www.emea.europa.eu/humandocs/PDFs/EPAR/circadin/H-695-en6.pdf

Food and Drug Administration (2019) FDA adds Boxed Warning for risk of serious injuries caused by sleepwalking with certain prescription insomnia medicines. FDA Drug Safety Communication. https://www.fda.gov/drugs/drug-safety-and-availability/fda-adds-boxed-warning-risk-serious-injuries-caused-sleepwalking-certain-prescription-insomnia

Glass JR, Sproule BA, Herrmann N, Streiner D, Busto UE (2003) Acute pharmacological effects of temazepam, diphenhydramine, and valerian in healthy elderly subjects. J Clin Psychopharmacol 23:260–268

Grimmsmann T, Kostev K, Himmel W (2022) The role of private prescriptions in benzodiazepine and Z-drug use – a secondary analysis of office-based prescription data. Dtsch Arztebl Int 119:380–381. https://doi.org/10.3238/arztebl.m.2022.0151

Guo F, Yi L, Zhang W, Bian Z, Zhang Y (2021) Association between Z drugs use and risk of cognitive impairment in middle.aged and older patients with chronic insomnia. Front Hum Neurosci 15:775144

Harbourt K, Nevo NO, Zhang R, Chan V, Croteau D (2020) Association of eszopiclone, zaleplon, or zolpidem with complex sleep behaviors resulting in serious injuries, including death. Pharmacoepidemiol Drug Saf 29(6):684–691

Hoffmann F, Glaeske G (2014) Benzodiazepinhypnotika, Zolpidem und Zopiclon auf Privatrezept. Verbrauch zwischen 1993 und 2012. Nervenarzt 85:1402–1409

Holt S, Schmiedl S, Thurmann PA (2010) Potentially inappropriate medications in the elderly: the PRISCUS list. Dtsch Arztebl Int 107:543–551

Janhsen K, Roser P, Hoffmann K (2015) Probleme der Dauertherapie mit Benzodiazepinen und verwandten Substanzen. Dtsch Arztebl Int 112:1–7

Kennaway DJ (2022) What do we really know about the safety and efficacy of melatonin for sleep disorders. Curr Med Res Opin 38(2):211–227

Klotz U (1995) Benzodiazepin-Hypnotika; Pharmakokinetik. In: Riederer P, Laux G, Pöldinger W (Hrsg) Neuropsychopharmaka, Bd. 2. Springer, Wien, S 135–139

Lähteenmäki R, Neuvonen PJ, Puustinen J, Vahlberg T, Partinen M, Räihä I, Kivelä SL (2019) Withdrawal from long-term use of zopiclone, zolpidem and temazepam may improve perceived sleep and quality of life in older adults with primary insomnia. Basic Clin Pharmacol Toxicol 124:330–340

Li T, Jiang S, Han M, Yang Z, Lv J, Deng C, Reiter RJ, Yang Y (2019) Exogenous melatonin as a treatment for secondary sleep disorders: a systematic review and meta-analysis. Front Neuroendocrinol 52:22–28

Low TL, Choo FN, Tan SM (2020) The efficacy of melatonin and melatonin agonists in insomnia – an umbrella review. J Psychiatr Res 121:10–23

Morin CM, Benca R (2012) Chronic insomnia. Lancet 379:1129–1141

National Institute for Health and Care Excellence (2015) Hypnotics – Key therapeutic topic. Update information January 2017. nice.org.uk/guidance/ktt6

Qaseem A, Kansagara D, Forciea MA, Cooke M, Denberg TD, Clinical Guidelines Committee of the American College of Physicians (2016) Management of chronic insomnia disorder in adults: a clinical practice guideline from the American college of physicians. Ann Intern Med 165:125–133

Ray WA, Chung CP, Murray KT, Malow BA, Daugherty JR, Stein CM (2021) Mortality and concurrent use of opioids and hypnotics in older patients: a retrospective cohort study. PLoS Med 18(7):e1003709

Rémi J, Pollmächer T, Spiegelhalder K, Trenkwalder C, Young P (2019) Schlafbezogene Erkrankungen in Neurologie und Psychiatrie. Dtsch Arztebl 116:681–688

Richter K, Kellner S, Miloseva L, Frohnhofen H (2020) Therapie der Insomnie im höheren Lebensalter. Z Gerontol Geriat 53:105–111

Riemann D, Hajak G (2009) Insomnien. I. Ätiologie, Pathophysiologie und Diagnostik. Nervenarzt 80:1060–1069

Riemann D, Baum E, Cohrs S, Crönlein T, Hajak G, Hertenstein E, Klose P, Langhorst J, Mayer G, Nissen C, Pollmächer T, Rabstein S, Schlarb A, Sitter H, Weeß HG, Wetter T, Spiegelhalder K (2017) S3-Leitlinie Nicht erholsamer Schlaf/Schlafstörungen, Kapitel „Insomnie bei Erwachsenen" (AWMF-Registernummer 063-003), Update 2016. Somnologie 21:2–44

Riemann D, Krone LB, Wulff K, Nissen C (2020) Sleep, insomnia, and depression. Neuropsychopharmacology 45:74–89

Rochester MP, Kane A, Linnebur SA, Fixen DR (2018) Evaluating the risk of QTc prolongation associated with antidepressant use in older adults: a review of the evidence. Ther Adv Drug Saf 9(6):297–308

Sarris J, Byrne GJ (2011) A systematic review of insomnia and complementary medicine. Sleep Med Rev 15:99–106

Schifano F, Chiappini S, Corkery J, Guirguis A (2019) An insight into Z-drug abuse and dependence: an examination of reports to the European medicines agency database of suspected adverse drug reactions. Int J Neuropsychopharmacol 22(4):270–277

Schlack R, Hapke U, Maske U, Busch M, Cohrs S (2013) Häufigkeit und Verteilung von Schlafproblemen und Insomnie in der deutschen Erwachsenenbevölkerung. Ergebnisse der Studie zur Gesundheit Erwachsener in Deutschland (DEGS1). Bundesgesundheitsblatt Gesundheitsforschung Gesundheitsschutz 56:740–748

Seifert R (2021) Basiswissen Pharmakologie, 2. Aufl. Springer, Berlin Heidelberg (Kapitel 28)

Spaeth AM, Dinges DF, Goel N (2013) Effects of experimental sleep restriction on weight gain, caloric intake, and meal timing in healthy adults. Sleep 36(7):981–990

Thompson W, Quay TAW, Rojas-Fernandez C, Farrell B, Bjerre LM (2016) Atypical antipsychotics for insomnia: a systematic review. Sleep Med 22:13–17

Winkelman JW (2015) Insomnia disorder. N Engl J Med 373:1437–1444

Winkler A, Auer C, Doering BK, Rief W (2014) Drug treatment of primary insomnia: a meta-analysis of polysomnographic randomized controlled trials. CNS Drugs 28:799–816

Schwindel und Erbrechen

Klaus Hager und Roland Seifert

Auf einen Blick

Die Menge der verordneten herkömmlichen Antiemetika und Antivertiginosa ist hoch und nahm auch in 2022 nochmals deutlich zu. Die Medikamente werden zur Prophylaxe (z. B. Kinetosen) und zur symptomatischen Behandlung von Übelkeit und Schwindel eingesetzt. Die Tagestherapiekosten sind zwar niedrig, die Zahl der Tagesdosen ist aber hoch, so dass die Gesamtkosten für diese Medikamentengruppe beträchtlich sind. Die Verordnung der in Leitlinien empfohlenen 5-HT$_3$-Rezeptorantagonisten (Setronen) erhöhte sich in 2022 sehr deutlich, während die Verordnungen der Neurokinin-1-Rezeptorantagonisten deutlich abnahmen. Aufgrund der hauptsächlichen Verwendung dieser Arzneistoffgruppen in der Onkologie bzw. in der Klinik ist die verordnete Menge zwar geringer, die damit verbundenen Tagestherapiekosten sind jedoch sehr hoch, so dass der finanzielle Aufwand insgesamt etwa dem der herkömmlichen Antiemetika und Antivertiginosa entspricht, die vor allem im Niedergelassenenbereich verordnet werden.

Teile des Kapitels wurden mit Zustimmung des Autors Karl-Friedrich Hamann dem Kapitel „Antiemetika und Antivertiginosa" in den vorangegangenen Ausgaben des Arzneiverordnungs-Reports bis 2021 entnommen, ohne besonders gekennzeichnet zu sein.

27.1 Einleitung

Übelkeit und Schwindel gehören zu den regelmäßig wiederkehrenden Beratungsanlässen in der Hausarztpraxis. Für Schwindel (Vertigo) oder Taumel (Dizziness) werden Häufigkeiten von 1,0 und 15,5 % genannt (Bosner et al. 2018). Nausea ist in zirka 1–1,6 % Anlass für Konsultationen (Frese et al. 2011; Britt und Fahridin 2007). Diese Symptome sind vielgestaltig, unspezifisch und, von einem hohen Sturzrisiko abgesehen, meist nicht bedrohlich, so dass deshalb zunächst symptomatisch wirkende Medikamente verordnet werden. Für eine gezielte Therapie ist aber eine genaue Analyse hilfreich. Dazu zählt auch, dass als erstes Arzneimittel abgesetzt werden sollten, die ursächlich für Übelkeit oder Schwindel sein könnten, um keine Verschreibungskaskade in Gang zu setzen.

Nausea ist allerdings in den Fachinformationen sehr vieler Arzneimittel als unerwünschte Arzneimittelwirkung genannt. So können auch antibakterielle Arzneistoffe (Antibiotika), nicht-steroidale Antirheumatika (NSAR; Cyclooxygenase-Inhibitoren, COX-Inhibitoren), Digitalispräparate (Na$^+$/K$^+$-ATPase-Inhibitoren, NKA-Inhibitoren), Eisenpräparate oder orale Kontrazeptiva ursächlich sein (Jordan et al. 2009). In einigen Fällen können Übelkeit und Schwindel jedoch Symptome für eine ernste Erkrankung sein, deren Diagnose mit einer symptomatischen Behandlung nicht hinausgezögert werden sollte. Für eine Langzeitbehandlung werden die Antiemetika und Antivertiginosa nicht empfohlen, da sie die Anpassungsvorgänge des Körpers, z. B. bei Kinetosen, einschränken.

© Der/die Autor(en), exklusiv lizenziert an Springer-Verlag GmbH, DE, ein Teil von Springer Nature 2023
W.-D. Ludwig, B. Mühlbauer, R. Seifert (Hrsg.), *Arzneiverordnungs-Report 2023*,
https://doi.org/10.1007/978-3-662-68371-2_27

27.2 Wirkmechanismen

Antiemetika und Antivertiginosa wirken über verschiedene Mechanismen und werden zum Teil als Kombinationspräparate verwendet. Sie lassen sich in eine der folgenden Wirkgruppen einordnen:
- H_1-Rezeptorantagonisten (H_1-Antihistaminika; z. B. Dimenhydrinat, Doxylamin)
- Histaminanaloga (z. B. Betahistin)
- Calciumkanalblocker (z. B. Cinnarizin, Flunarizin)
- Dopaminrezeptorantagonisten (z. B. Alizaprid)
- Muskarinrezeptorantagonisten (Anticholinergika; z. B. Scopolamin)
- Serotoninrezeptorantagonisten (5-HT_3-Rezeptor-Antagonisten, Setrone)
- Neurokinin$_1$-Rezeptor-Antagonisten (NK_1-Rezeptor-Antagonisten)

Die Prokinetika (z. B. Metoclopramid, Domperidon), die als Dopaminrezeptorantagonisten ebenfalls antiemetisch wirken, werden an anderer Stelle besprochen. Andere Dopaminrezeptorantagonisten wie Haloperidol sind ebenfalls antiemetisch wirksam, werden jedoch aufgrund ihres Profils unerwünschter Wirkungen in dieser Indikation nicht eingesetzt.

Glukokortikoide wie Dexamethason wirken z. B. bei chemotherapiebedingtem Erbrechen ebenfalls antiemetisch, wobei der genaue Mechanismus unklar ist. Bei der Behandlung von starker Übelkeit bei postoperativer Übelkeit und postoperativem Erbrechen (PONV), ist bei Menschen mit einem entsprechenden Risiko eine Kombination von Arzneistoffen mit verschiedenen Wirkungsmechanismen sinnvoll, z. B. Dexamethason 4–8 mg i. v. und Granisetron 1–3 mg i. v. (Kienbaum et al. 2022).

Auch Cannabinoide können als Antiemetika eingesetzt werden. Konkret zugelassen ist das Nabilon für die Behandlung von chemotherapiebedingter Emesis und Nausea bei Tumor-Patienten, die auf andere antiemetische Behandlungen nicht adäquat ansprechen. Nabilon ist ein synthetisch hergestelltes Cannabinoid, das in Kapselform verfügbar ist.

27.2.1 H_1-Antihistaminika (H_1-Rezeptorantagonisten)

Hier wird besonders das Dimenhydrinat verordnet, entweder als Monosubstanz oder in Kombination, z. B. mit einem Kalziumkanalblocker (◘ Tab. 27.1). Dimenhydrinat kann zur Vorbeugung und Behandlung von Reisekrankheit, Schwindel, Übelkeit und Erbrechen verordnet werden. Die Kombination von Cinnarizin und Dimenhydrinat scheint mindestens so wirksam zu sein wie Betahistin als Monotherapie (Cirek et al. 2005).

Cariban, ein sehr teures Kombinationspräparat aus Doxylamin und Pyridoxin (Vitamin B_6) ist für die symptomatische Behandlung von Übelkeit und Erbrechen während der Schwangerschaft zugelassen. Das Mittel hat in 2022 wieder einen deutlichen Anstieg der Verordnungshäufigkeit erfahren (◘ Tab. 27.1). Die Kombination von Doxylamin und Pyridoxin ist fraglich; Doxylamin alleine würde ausreichen und wäre als Monosubstanz sehr viel preiswerter. Über geschicktes Marketing werden inadäquat hohe Preise für das Kombinationspräparat durchgesetzt und die Zulassung für das Schwangerschaftserbrechen ausgenutzt. Mittlerweile ist ein inhaltsgleiches Medikament mit gleicher Indikation (Xonvea) verfügbar, das in der Statistik noch nicht auftaucht und nur geringfügig billiger ist. Doxylamin ist ein sedierendes Antihistaminikum, bei dem im höheren Alter Vorsicht angebracht ist (siehe ▶ Abschn. 27.3). Die Kombination mit Vitamin B_6 ist teuer und die Wirkung der zusätzlichen Gabe eines Vitamins nicht ersichtlich. Meclozin ist ebenfalls ein Antihistaminikum, das für die Behandlung von Übelkeit, Erbrechen und Schwindel zugelassen ist, jedoch nur selten verordnet wird.

Tab. 27.1 Verordnungen von Antiemetika und Antivertiginosa 2022. Angegeben sind die 2022 verordneten Tagesdosen, die Änderungen gegenüber 2021 und die mittleren Kosten je DDD 2022

Präparat	Bestandteile	DDD Mio.	Änderung %	DDD-Nettokosten Euro
H$_1$-Antihistaminika				
Cinnarizin Dimenhydrinat Hennig	Cinnarizin Dimenhydrinat	8,4	(+62,3)	2,08
Cariban	Doxylamin Pyridoxin	3,7	(+33,2)	3,28
Vomex A/N	Dimenhydrinat	1,9	(+50,2)	2,52
Flunarizin acis	Flunarizin	1,4	(+9,1)	0,46
Arlevert	Cinnarizin Dimenhydrinat	1,4	(−59,2)	2,08
Cinna/Dimen-neuraxpharm	Cinnarizin Dimenhydrinat	0,84	(−7,1)	1,75
Xonvea	Doxylamin Pyridoxin	0,43	(neu)	3,08
Vomacur	Dimenhydrinat	0,37	(+36,6)	1,55
Vertigo Vomex plus Cinnarizin	Cinnarizin Dimenhydrinat	0,29	(−82,3)	1,86
		18,7	**(+12,2)**	**2,23**
Histaminanaloga				
Betavert	Betahistin	29,4	(−3,6)	0,23
Vasomotal	Betahistin	16,5	(+31,2)	0,19
Betahistin AL	Betahistin	12,4	(+51,2)	0,41
Betahistindihydrochlorid Hennig	Betahistin	7,8	(−35,7)	0,15
Betahistin-ratiopharm	Betahistin	2,3	(+14,6)	0,43
		68,5	**(+4,5)**	**0,25**
Dopaminrezeptorantagonisten				
Vergentan	Alizaprid	0,36	(−23,5)	3,13
Muscarinrezeptorantagonisten				
Scopoderm TTS	Scopolamin	0,69	(+6,2)	3,84
Summe		**88,2**	**(+5,9)**	**0,71**

27.2.2 Betahistin

Betahistin ist das mit Abstand am häufigsten rezeptierte Antivertiginosum (◘ Tab. 27.1). Die Wirkung wird mit einem vorwiegenden H_3-Rezeptorantagonismus erklärt, so dass Betahistin ebenfalls als Antihistaminikum wirkt. Zugelassen ist Betahistin daher zur Behandlung von Schwindelanfällen bei Funktionsstörungen des Vestibularapparates im Rahmen des Menière'schen Symptomenkomplexes. Betahistin wird daher bei peripherem Schwindel eingesetzt (Alcocer et al. 2015). Es wird insgesamt gut vertragen, vielleicht ein Grund dafür, dass es so oft verschrieben wird.

Einige Wirksamkeitsnachweise liegen schon lange zurück (Oosterveld 1984), doch gibt es auch neuere Analysen zur Wirksamkeit. So wird eine Wirksamkeit von 48 mg/Tag bei peripherem Schwindel bestätigt (Alcocer et al. 2015). In einer Cochrane Review aus 2016 wird zusammengefasst, dass es einen positiven Effekt von Betahistin bei Schwindel jeglicher Genese geben kann (Murdin et al. 2016). In neueren Meta-Analysen zu Betahistin bei M. Menière wird dann allerdings ein Fehlen von Studien mit hoher wissenschaftlicher Evidenz beklagt (Devantier et al. 2020; Van Esch et al. 2022).

27.2.3 Alizaprid

Die Verordnungshäufigkeit von Alizaprid (Vergentan®) ist gering und war in 2022 deutlich rückläufig (◘ Tab. 27.1). Der Arzneistoff soll als Antagonist Dopaminrezeptoren im Brechzentrum des Gehirns hemmen. Es ist zugelassen zur Vorbeugung bzw. Behandlung von Erbrechen, Übelkeit und Brechreiz im Zusammenhang mit der Zytostatikatherapie oder bei Strahlenkater nach Bestrahlung bzw. zur Behandlung des prä- und postoperativen Erbrechens.

27.2.4 Scopolamin

Das als Pflaster verfügbare Scopolamin (Scopoderm TTS®) wird gegen Symptome der Reise- bzw. Seekrankheit wie Schwindel, Übelkeit und Erbrechen verordnet (Spinks und Wasiak 2011). Die Wirkung wird über eine zentrale Hemmung muskarinerger (cholinerger) Neurotransmission erklärt. Scopolamin ist ein Muskarinrezeptor-Antagonist. Scopoderm TTS wurde in 2022 etwas häufiger verordnet (◘ Tab. 27.1). Da es antimuskarinerg (anticholinerg) wirkt, sollte der Arzneistoff im Alter ebenfalls mit großer Vorsicht eingesetzt werden.

27.2.5 Serotoninrezeptoren-Antagonisten

Serotoninrezeptoren spielen eine wichtige Rolle in verschiedenen Prozessen im Nervensystem, unter anderem wird die Kognition oder der Appetit beeinflusst. Es gibt verschiedene Unterformen der Serotoninrezeptoren (5-HT_{1-7}R). Besonders die 5-HT_3-Rezeptorantagonisten (5-HT_3-RA) werden in der Onkologie zur Behandlung von Übelkeit genutzt. Dazu gehören Ondansetron, Granisetron, Tropisetron und Palonosetron (◘ Tab. 27.2).

27.2.6 Neurokinin$_1$-Rezeptor-Antagonisten (NK$_1$-RA)

Die Wirkung basiert darauf, dass die Bindung von Substanz P an den Neurokinin-1-Rezeptor in der Area postrema und so die Entstehung von Übelkeit und Erbrechen verhindert wird. NK$_1$-RA sind besonders wirksam in der Prophylaxe von verzögerter Übelkeit und Erbrechen unter medikamentöser Tumortherapie, z. B. mit Cisplatin. Zu den NK$_1$-RA gehören Aprepitant, Fosaprepitant und Netupitant.

Kapitel 27 · Schwindel und Erbrechen

Tab. 27.2 Verordnungen von 5-HT3-Rezeptor-Antagonisten 2022. Angegeben sind die 2022 verordneten Tagesdosen, die Änderungen gegenüber 2021 und die mittleren Kosten je DDD 2022

Präparat	Bestandteile	DDD Mio.	Änderung %	DDD-Nettokosten Euro
Ondansetron				
Ondansetron Bluefish	Ondansetron	0,84	(+24,8)	11,34
Ondansetron STADA	Ondansetron	0,75	(−13,3)	12,79
Onsetron Denk	Ondansetron	0,22	(+16,9)	8,18
Ondansetron Aristo	Ondansetron	0,10	(−34,6)	11,87
		1,9	**(+1,6)**	**11,57**
Granisetron				
Axigran	Granisetron	0,13	(> 1.000)	20,88
Granisetron beta	Granisetron	0,10	(−21,5)	16,77
Granisetron-ratiopharm	Granisetron	0,09	(−28,5)	16,29
Granisetron Kabi	Granisetron	0,07	(+27,5)	23,62
Granisetron/Grani Denk	Granisetron	0,06	(−23,9)	23,56
Sancuso	Granisetron	0,06	(+37,6)	23,69
Granisetron Hikma	Granisetron	0,04	(+9,9)	23,32
		0,54	**(+16,4)**	**20,55**
Weitere 5-HT$_3$-Antagonisten				
Akynzeo	Palonosetron Netupitant	0,12	(+2,1)	79,95
Palonosetron beta	Palonosetron	0,04	(+115,5)	52,57
Palonosetron Accord	Palonosetron	0,03	(−33,9)	70,86
		0,20	**(+6,8)**	**72,45**
Neurokinin-1-Antagonisten				
Aprepitant Heumann	Aprepitant	0,15	(+8,1)	14,20
Aprepitant Zentiva	Aprepitant	0,06	(+2,2)	13,06
Aprepitant beta	Aprepitant	0,04	(−44,3)	14,91
Fosaprepitant Hikma	Fosaprepitant	0,02	(+327,4)	74,35
Fosaprepitant STADA	Fosaprepitant	0,02	(+63,6)	74,04
Ivemend	Fosaprepitant	0,02	(−58,6)	61,12
		0,32	**(−6,1)**	**25,17**
Summe		**3,0**	**(+3,4)**	**18,71**

Setrone und NK$_1$-RA spielen eher im klinischen Kontext, z. B. in der onkologischen Behandlung bei der Behandlung bzw. bei der Verhinderung des CINV eine Rolle, weniger in der Hausarztpraxis. Entsprechend sind die jährlich verordneten DDD zwar gering, die Kosten der Tagesdosis allerdings sehr hoch (◘ Tab. 27.2). Die Wirkungen dieser beiden Arzneistoffgruppen sind gut belegt und ihre Empfehlung in onkologischen Leitlinien verankert (Hesketh et al. 2020; Leitlinienprogramm Onkologie 2017).

Insgesamt nahm die Menge der verordneten DDD der Antihistaminika auch in 2022 weiter zu, ebenso die verordneten Mengen an Betahistin und Scopolamin (◘ Tab. 27.1). Die Verordnungshäufigkeit der Setrone nahm in ebenfalls 2022 zu, während die Neurokinin-1-Antagonisten deutlich weniger rezeptiert wurden (◘ Tab. 27.2).

In der 2023 erschienen Priscus 2.0-Liste für potenziell inadäquate Medikamente im Alter werden die Antivertiginosa Betahistin, Cinnarizin und Flunarizin sowie die Antiemetika Dimenhydrinat und Scopolamin genannt (Mann et al. 2023). Besonders Betahistin weist eine hohe Verordnungshäufigkeit auf.

Schließlich wird die langfristige Einnahme von Muskarinrezeptorantagonisten (Anticholinergika) einschließlich von Antihistaminika in Beobachtungsstudien mit einem erhöhten Risiko für die Entwicklung einer Demenz assoziiert (Pieper et al. 2020).

Bei Polypharmazie mit fünf Medikamenten und mehr steht man regelmäßig vor der Frage, welche Medikamente weggelassen werden können. Hier sind die Antiemetika und Antivertiginosa besonders kritisch zu prüfen.

27.3 Besonderheiten im Alter

„Schwindel" gehört besonders bei alten Patienten zu den häufigen Beschwerden (Bosner et al. 2018). Dabei liegt nur in einem geringen Teil ein systematischer Schwindel vor, bei dem sich die Umgebung tatsächlich dreht, schwankt oder auf- und abbewegt. Der Schwindel wird von den alten Menschen eher als Taumel, Gleichgewichtsstörung, Standunsicherheit, Sturzangst oder Benommenheit (Dizziness) beschrieben (Salles et al. 2003). In einer Untersuchung im Niedergelassenenbereich wurde bei 62 % mehr als eine Ursache angenommen und damit eine multifaktorielle Genese nahegelegt. Als wichtige Ursachen wurden in 57 % kardiologische, in 14 % vestibuläre und in 10 % psychiatrische Erkrankungen vermutet (Maarsingh et al. 2010). Entsprechend der eher funktionellen Genese ist neben der Behandlung von fassbaren Ursachen eher eine multifaktorielle Intervention, z. B. die Verordnung eines Rollators oder von Kraft- und Gleichgewichtstraining sinnvoll (Salles et al. 2003), weniger die Verordnung eines Antivertiginosums.

Literatur

Alcocer RR, Rodriguez JGL, Navas Romero A, Nunez JLC, Montoya VR, Deschamps JJ et al (2015) Use of betahistine in the treatment of peripheral vertigo. Acta Otolaryngol 135(12):1205–1211

Bosner S, Schwarm S, Grevenrath P, Schmidt L, Horner K, Beidatsch D et al (2018) Prevalence, aetiologies and prognosis of the symptom dizziness in primary care – a systematic review. BMC Fam Pract 19(1):33

Britt H, Fahridin S (2007) Presentations of nausea and vomiting. Aust Fam Physician 36(9):682–683

Cirek Z, Schwarz M, Baumann W, Novotny M (2005) Efficacy and tolerability of a fixed combination of cinnarizine and dimenhydrinate versus betahistine in the treatment of otogenic vertigo : a double-blind, randomised clinical study. Clin Drug Investig 25(6):377–389

Devantier L, Hougaard D, Handel MN, Guldfred L-AF, Schmidt JH, Djurhuus B et al (2020) Using betahistine in the treatment of patients with Meniere's disease: a meta-analysis with the current randomized-controlled evidence. Acta Otolaryngol 140(10):845–853

Van Esch B, van der Zaag-Loonen H, Bruintjes T, van Benthem PP (2022) Betahistine in Meniere's disease or syndrome: a systematic review. Audiol Neurootol 27(1):1–33

Frese TK, Herrmann K, Sandholzer H (2011) Nausea and vomiting as the reasons for encounter in general practice. J Clin Med Res 3(1):23–29

Hesketh PJ, Kris MG, Basch E, Bohlke K, Barbour SY, Clark-Snow RA et al (2020) Antiemetics: ASCO

Guideline Update (vol 38, pg 2782, 2020). J Clin Oncol 38(32):3825–3825

Jordan K, Muller F, Schmoll HJ (2009) New antiemetic strategies – not only in oncology. Internist 50(7):887–894

Kienbaum P, Schaefer MS, Weibel S, Schlesinger T, Meybohm P, Eberhart LH et al (2022) Update on PONV-What is new in prophylaxis and treatment of postoperative nausea and vomiting? : Summary of recent consensus recommendations and Cochrane reviews on prophylaxis and treatment of postoperative nausea and vomiting. Anaesthesist 71(2):123–128

Leitlinienprogramm Onkologie (2017) S3-Leitlinie Supportive Therapie bei onkologischen PatientInnen. https://www.leitlinienprogramm-onkologie.de/fileadmin/user_upload/Downloads/Leitlinien/Supportivtherapie/LL_Supportiv_Langversion_1.1.pdf;. Zugegriffen: 2. Aug. 2022

Maarsingh OR, Dros J, Schellevis FG, van Weert HC, van der Windt DA, ter Riet G et al (2010) Causes of persistent dizziness in elderly patients in primary care. Ann Fam Med 8(3):196–205

Mann NK, Mathes T, Sonnichsen A, Pieper D, Klager E, Moussa M et al (2023) Potentially inadequate medications in the elderly: PRISCUS 2.0 – first update of the PRISCUS list. Dtsch Ärztebl Int 120:3–10

Murdin L, Hussain K, Schilder AG (2016) Betahistine for symptoms of vertigo. Cochrane Database Syst Rev. https://doi.org/10.1002/14651858.CD010696.pub2

Oosterveld WJ (1984) Betahistine dihydrochloride in the treatment of vertigo of peripheral vestibular origin. A double-blind placebo-controlled study. J Laryngol Otol 98(1):37–41

Pieper NT, Grossi CM, Chan WY, Loke YK, Savva GM, Haroulis C et al (2020) Anticholinergic drugs and incident dementia, mild cognitive impairment and cognitive decline: a meta-analysis. Age Ageing 49(6):939–947

Salles N, Kressig RW, Michel JP (2003) Management of chronic dizziness in elderly people. Z Gerontol Geriatr 36(1):10–15

Spinks A, Wasiak J (2011) Scopolamine (hyoscine) for preventing and treating motion sickness. Cochrane Database Syst Rev. https://doi.org/10.1002/14651858.CD002851.pub4

Demenzen

Susanne Petri und Roland Seifert

Auf einen Blick

Verordnungsprofil Größte Gruppe der Antidementiva sind die Acetylcholinesterase-Inhibitoren (Cholinesterasehemmer) gefolgt von dem NMDA-Rezeptorantagonisten Memantin, der aber nur etwa halb so viel verordnet wird. In beiden Gruppen sind nur noch Generika vertreten. Traditionelle Antidementiva (Piracetam, Ginkgoextrakt, Nicergolin) ohne gesicherten Nutzen werden immer noch verschrieben. Nicht mehr vertreten ist Riluzol, das v. a. zur neuroprotektiven Therapie der amyotrophen Lateralsklerose eingesetzt wird.

Bewertung Der symptomatische Nutzen der besprochenen Arzneistoffe ist insgesamt begrenzt. In der S3-Leitlinie der Deutschen Gesellschaft für Psychiatrie, Psychotherapie und Nervenheilkunde und Deutschen Gesellschaft für Neurologie 2016 wird bei leichter bis mittelschwerer Alzheimer-Demenz die Gabe eines Cholinesterasehemmers in der höchsten verträglichen Dosis empfohlen; ebenso wird bei Krankheitsprogredienz eine Beibehaltung der Therapie empfohlen (Off-Label-Gebrauch).

Demenzen sind Krankheiten des höheren Lebensalters und haben sich durch den steigenden Anteil der älteren Bevölkerung in vielen Industrieländern (demographischer Wandel) zu einem großen Gesundheitsproblem entwickelt. Am häufigsten ist die Alzheimer'sche Krankheit. Die Prävalenz nimmt ab dem 60. Lebensjahr rasch zu und erreicht bei 85-Jährigen 24–33 % der Bevölkerung (Übersicht bei Ballard et al. 2011). Etwa 70 % des Krankheitsrisikos ist genetisch bedingt. Weitere häufige Demenzerkrankungen sind die vaskuläre Demenz (hervorgerufen durch mikroangiopathische zerebrovaskuläre Schädigung oder Makroinfarkte), die gemischte Demenz mit Vorliegen sowohl einer Alzheimer- als auch einer vaskulären Pathologie, die frontotemporale Demenz, die Demenz bei Morbus Parkinson sowie die Lewy-Körper-Demenz. Bei 10 % der Demenzkranken liegen potentiell reversible Grundkrankheiten wie Hypertonie und Diabetes vor, die sich nach rechtzeitiger Diagnose und spezifischer Therapie teilweise oder vollständig rückbilden können.

Die Alzheimer-Demenz ist eine progressive neurodegenerative Krankheit, die zu einem irreversiblen Verlust von Nervenzellen und Nervenzellverknüpfungen führt. Sie entwickelt sich nach heutiger Kenntnis über einen langen präklinischen Zeitraum von mehreren Jahrzehnten. Der manifesten Alzheimer-Demenz geht jahrelang ein Stadium der leichten kognitiven Beeinträchtigung (Mild Cognitive Impairment, MCI) voraus, das von weiteren klinischen Veränderungen (depressive Symptome, Geruchsstörungen) begleitet sein kann. Manifeste klinische Symptome sind ein zunehmender Verlust von Gedächtnis, Urteilsfähigkeit, Orientierung und Sprache. Bei vielen Alzheimerpatienten kommen Verhaltensänderungen und psychiatrische Störungen hinzu, die eine enorme Belastung für den Patienten selbst wie auch für die Betreuungspersonen darstellen und für einen großen Teil der Kosten nach Aufnahme in institutionalisierte Pflegeeinrichtungen verantwortlich sind. Nach epidemiologischen Daten leben in Deutschland derzeit 1,6 Mio. Personen mit Demenz, jedes Jahr kommen etwa 300.000 Neuerkrankungen hinzu (Escher und Jensen 2019). Für die nächsten Jahrzehnte wird aufgrund der Altersentwicklung der Bevölkerung eine Steigerung der Zahl der Erkrankten prognostiziert.

Als entscheidende neuropathologische Ursache der Alzheimer'schen Krankheit wird weiterhin das kombinierte Auftreten von extrazellulären Amyloidablagerungen und intrazellulären Tau-Aggregaten in Form von Neurofibrillenbündeln angesehen. Amyloid-beta-Peptid 1–42, Gesamt-Tau-Proteine und Phospho-Tau-181 sind daher auch wichtige zerebrospinale Biomarker, die eine hohe diagnostische Sensitivität und Spezifität von 85–90 % haben, um präklinische Veränderungen im Stadium der leichten kognitiven Beeinträchtigung zu erfassen. Als bildgebende Verfahren sind Magnetresonanztomografie (MRT) und Positronenemissionstomografie (PET) mit Fluorodeoxyglucose zur Erkennung von zerebralen Atrophiemustern und regionalem Glucosehypometabolismus etabliert. Weiterhin gewinnen Amyloid-PET und Tau-PET im Rahmen klinischer Studien an Bedeutung (Übersicht bei Scheltens et al. 2016). Arzneistoffe zur Reduktion der Betaamyloidplaques wurden in zahlreichen klinischen Studien untersucht. Nach einer Immunisierung mit Betaamyloidpeptid (AN1792) kam es bei Alzheimerpatienten zwar zu einer beträchtlichen Abnahme der Betaamyloidplaques, die progressive Neurodegeneration wurde jedoch nicht verhindert (Holmes et al. 2008). Fehlgeschlagen sind auch vier Phase-3-Studien mit insgesamt 4.500 Alzheimerpatienten, die das Ziel verfolgten, mit den monoklonalen Antikörpern Solanezumab und Bapineuzumab die löslichen Formen von Betaamyloid zu binden und den Abtransport aus dem Gehirn zu fördern (Doody et al. 2014; Salloway et al. 2014). Nach diesen Misserfolgen wurde überlegt, ob Anti-Amyloid-Arzneimittel vielleicht in frühen Krankheitsstadien wirksamer sind. Aber auch in Studien an prodromalen Alzheimerpatienten mit niedriger Liquorkonzentration von Amyloid-beta-Peptid 1–42 waren die Ergebnisse mit dem monoklonalen Antikörper Gantenerumab und dem γ-Sekretase-Inhibitor Avagacestat nicht ermutigend (Übersicht bei Scheltens et al. 2016). Trotz erheblicher Fortschritte beim wissenschaftlichen Verständnis der Krankheit sind die meisten klinischen Studien zur Behandlung der Alzheimer-Demenz gescheitert. Seit 2002 hatten von bisher über 400 Studien mit über 200 Wirkstofen 99,6 % negative Ergebnisse (Cummings 2018).

Am 7. Juni 2021 wurde der humane monoklonale Immunglobulin Gamma 1 (IgG 1)-Antikörper Aducanumab, der gegen lösliche und unlösliche Formen von Beta-Amyloid gerichtet ist, durch die US Food and Drug Administration in einem beschleunigten Verfahren unter dem Handelsnamen Aduhelm® zur Behandlung der Alzheimer-Krankheit in den USA zugelassen, allerdings mit der Auflage, eine weitere placebokontrollierte Studie durchzuführen (U.S. Food & Drug Administration 2021), Diese Zulassung beruht letztlich auf den Biomarker-Daten aus zwei placebokontrollierten Studien in Patienten mit leichter kognitiver Einschränkung (mild cognitive impairment, MCI) bzw. im Frühstadium der Alzheimer-Erkrankung, so dass eine Ausweitung der Erkenntnisse auf alle Patienten mit einer Alzheimer-Erkrankung kritisch gesehen werden muss.

Die Zwischenanalyse der ersten 1.748 Patienten beider Studien bezüglich des primärem Endpunkts in Form eines neurokognitiven Scores (Clinical Dementia Rating Scale – Sum of Boxes (CDR-SB)) führte zunächst im März 2019 aufgrund fehlenden Nachweis einer Wirkung zum Abbruch (Knopman et al. 2021). In der der finalen Analyse, in die Daten von 3.285 Probanden eingingen, ergab sich für die ENGAGE-Studie ($n = 1.647$) zunächst kein signifikanter Nutzen von Aducanumab in 2 unterschiedlichen Dosierungen. Eine Subgruppenanalyse nach Protokolländerung, die die Gabe höherer Dosen an Träger der das Alzheimer-Risiko erhöhenden APOE4-Genvariante erlaubte, ergab dann jedoch positive Effekte der höheren Dosis. Die EMERGE-

Studie (n = 1.636) zeigte signifikante Dosis- und zeitabhängige Effekte auf die Reduktion von Amyloid-Plaques im Gehirn und auch hinsichtlich einer Verzögerung der Verschlechterung in neuropsychologischen-Tests in der Hochdosis-Gruppe (Budd Haeberlein et al. 2020; Budd Haeberlein et al. 2022).

Häufigste Nebenwirkungen waren Kopfschmerzen, Stürze sowie MRT-Auffälligkeiten (temporäre klinisch asymptomatische Schwellungen in verschiedenen Gehirnregionen, als Amyloid-related Imaging Abnormalities (ARIA) bezeichnet, die bei ca. 40 % der behandelten im Gegensatz zu 10 % der placebobehandelten Patienten auftraten, was zur Empfehlung regelmäßiger MRT-Verlaufskontrollen geführt hat) (Abdi Beshir et al. 2022). Die FDA-Zulassung wurde von Experten sehr kritisch beurteilt (Mullard 2021). Die von der FDA geforderte randomisierte placebokontrollierte Studie zur Verifizierung des klinischen Nutzens „A Study to Verify the Clinical Benefit of Aducanumab in Participants With Early Alzheimer's Disease (ENVISION)" wurde mittlerweile in den USA gestartet (ClinicalTrials.gov Identifier: NCT05310071).

Eine Bewertung von Aducanumab durch die Europäische Arzneimittelagentur (EMA) führte zur Ablehnung des Zulassungsantrags am 17.12.2021 (European Medicines Agency 2021) aufgrund des fehlenden Nachweises eines kausalen Zusammenhangs der Reduktion von Beta-Amyloid-Plaques und einer Verbesserung kognitiver Funktionen, der zum Teil schwerwiegenden Nebenwirkungen von Aducanumab und der fehlenden Kosten-Effektivität bei Jahrestherapiekosten von aktuell 56.000 $ (Sinha und Barocas 2022). Ein externes Experten-Gremium hatte sich bereits im November gegen eine Zulassung in Europa ausgesprochen. Am 22. April 2022 wurde durch die Firma Biogen der Rückzug des Zulassungsantrags bei der EMA mitgeteilt.

Am 6. Januar 2023 wurde in den USA basierend auf einer Phase 2b-Studie einem weiteren von den Firmen Biogen und Eisai entwickelten monoklonalen IgG-Antikörper, Lecanemab (BAN2401, Handelsname Leqembi), eine vorläufige Marktzulassung zur Therapie der Alzheimer-Erkrankung erteilt (Swanson et al. 2021). Die volle Zulassung durch die FDA erfolgte dann im Juli 2023, allerdings mit Warnhinweis aufgrund des Risikos schwerwiegender Nebenwirkungen. Das Medikament wird in zweiwöchigem Abstand intravenös verabreicht. Eine 18-monatige Phase 3-Studie in 1.795 Patienten mit Minimal Cognitive Impairment (MCI) oder im Frühstadium der Alzheimer-Erkrankung hatte eine signifikante Reduktion der Amyloid-Plaques verbunden mit einer moderaten Verzögerung der kognitiven Verschlechterung gezeigt (van Dyck et al. 2023). Als unerwünschte Wirkungen traten erneut Hirnschwellungen (ARIA-E) und Mikroblutungen (ARIA-H) auf, allerdings seltener als bei Aducanumab. Das Risiko war erhöht bei Vorliegen einer genetischen Risikokonstellation für die Alzheimer-Erkrankung mit homozygotem Apolipoprotein E4 Genotyp. Innerhalb der Studie kam es zum einem Todesfall in der Verumgruppe aufgrund einer Hirnblutung, nach Abschluss der Studie verstarben drei weitere Teilnehmer ebenfalls an einer Hirnblutung (Reiman 2023; van Dyck et al. 2023). Der Nutzen für individuelle Patienten unter Berücksichtigung von Sicherheitsaspekten wird kritisch diskutiert, eine Entscheidung der EMA wird im Lauf des Jahres 2023 erwartet.

Im Mai 2023 wurde Ergebnisse einer Phase 3-Studie mit einem dritten monoklonalen Antikörper, Donanemab, der Firma Eli Lilly, publiziert, der ebenfalls zu einer signifikanten Reduktion der Amyloid-Plaques und Verlangsamung der kognitiven Verschlechterungen führte, wiederum mit den bekannten Nebenwirkungen und 3 Todesfällen in Patienten mit schweren ARIA innerhalb der 1.736 Studienteilnehmer (Sims et al. 2023).

Die Hypothese des cholinergen Defizits, die bereits vor 40 Jahren aufgestellt wurde (Davies und Maloney 1976), basiert auf der Abnahme der Zahl cholinerger Neurone im basalen Vorderhirn (vor allem Nucleus basalis Meynert) und einem entsprechenden Verlust cholinerger Axone im Cortex von Alzheimerpatienten. Diese Hirnareale sind mit Lernen, Gedächtnis, Funktionssteuerung, Verhalten und emotionalen Reaktionen assoziiert. Behandlungsstrategien zur Behebung des cholinergen Defizits zielen daher auf eine Steigerung cholinerger Funktionen durch Acetylcholinesterase-Inhibitoren (Cholinesterasehemmer), die den Abbau von Acetylcholin hemmen.

28.1 Verordnungsspektrum

Größte Gruppe der Antidementiva sind die Cholinesterasehemmer mit einem leicht abnehmenden Verordnungsvolumen (◯ Abb. 28.1). Der NMDA-Rezeptorantagonist Memantin folgt mit deutlichem Abstand und wird etwa nur halb so viel wie die Cholinesterasehemmer verordnet. Auch hier sind die Verordnungen rückläufig. In der Gruppe der traditionellen Antidementiva hat der seit langem rückläufige Trend bei Piracetam weitere Verordnungsabnahmen zur Folge. Die Verordnungen von Ginkgoextrakten haben hingegen zugenommen.

28.1.1 Cholinesterasehemmer

In der Gruppe der Cholinesterasehemmer entfällt der größte Teil der Verordnungen weiterhin auf Donepezil gefolgt von Rivastigmin und Galantamin (◯ Tab. 28.1). Durch den hohen Generikaanteil sind die Kosten der Cholinesterasehemmer mit Ausnahmen von Rivastigmin relativ niedrig.

Zu Donepezil liegen zahlreiche klinische Studien vor. In einem Cochrane-Review über 28 klinische Studien mit 8.257 Patienten fanden sich Besserungen kognitiver Funktionen und der Alltagsaktivität und eine positivere globale ärztliche Beurteilung (Birks und Harvey 2018). Eine Langzeitstudie an 565 ambulanten Alzheimerpatienten, die vom britischen National Health Service initiiert wurde, bestätigte die leichten Verbesserungen des kognitiven Status und der funktionellen Alltagsaktivität durch Donepezil über einen Zeitraum von 2 Jahren (AD2000 Collaborative Group 2004). Dagegen hatte Donepezil nach 3 Jahren keinen signifikanten Nutzen für den Beginn der institutionalisierten Pflege oder Progression der Alltagsbeeinträchtigung (pri-

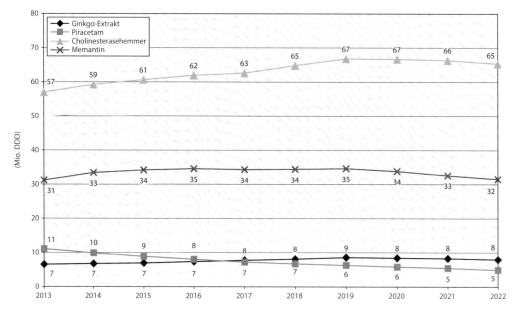

◯ **Abb. 28.1** Verordnungen von Antidementiva 2013 bis 2022. Gesamtverordnungen nach definierten Tagesdosen

Tab. 28.1 Verordnungen von Cholinesterasehemmern und NMDA-Rezeptorantagonisten 2022. Angegeben sind die 2022 verordneten Tagesdosen, die Änderungen gegenüber 2021 und die mittleren Kosten je DDD 2022

Präparat	Bestandteile	DDD Mio.	Änderung %	DDD-Nettokosten Euro
Donepezil				
Donepezil HCL BASICS	Donepezil	18,2	(−31,1)	0,52
Donepezilhydrochlorid Bluefish	Donepezil	6,8	(−11,4)	0,36
Donepezilhydrochlorid Heumann	Donepezil	5,6	(+76,3)	0,37
Donepezil AL	Donepezil	4,4	(+221,4)	0,39
Donepezil-HCL-PUREN	Donepezil	3,4	(+611,1)	0,37
		38,5	**(−1,8)**	**0,44**
Galantamin				
Galanaxiro	Galantamin	4,0	(+10,8)	0,69
Galantamin Heumann	Galantamin	1,4	(+4,4)	0,69
Galantamin Glenmark	Galantamin	1,4	(−11,1)	0,70
		6,7	**(+4,2)**	**0,69**
Rivastigmin				
Rivastigmin Luye	Rivastigmin	4,3	(+109,3)	2,39
Rivastigmin Heumann	Rivastigmin	3,1	(−31,3)	1,60
Rivastigmin Aurobindo	Rivastigmin	2,4	(+77,5)	1,42
Rivastigmin-1 A Pharma	Rivastigmin	2,3	(+28,5)	2,30
Rivastigmin Glenmark	Rivastigmin	1,2	(+7,9)	2,26
Rivastigmin-neuraxpharm	Rivastigmin	0,86	(−18,2)	2,25
		14,2	**(+19,4)**	**2,02**
NMDA-Rezeptorantagonisten				
Memantin Aurobindo	Memantin	9,2	(+236,4)	0,69
Memantin Heumann	Memantin	5,5	(−67,3)	0,87
Memantin BASICS	Memantin	3,1	(+319,8)	0,64
Memantin AbZ	Memantin	2,9	(> 1.000)	1,04
Memantin Abdi	Memantin	2,3	(−75,0)	0,67
Memantinhydrochlorid/Memantin PUREN	Memantin	2,2	(+346,6)	0,70
Memolan	Memantin	1,7	(+245,3)	0,55
Memantinhydrochlorid beta	Memantin	1,0	(+169,6)	0,73
		27,9	**(−10,0)**	**0,75**
Summe		**87,3**	**(−1,4)**	**0,82**

märe Endpunkte). Bei der Behandlung leichter kognitiver Störungen wurde die Progression zur Alzheimer'schen Krankheit durch Donepezil in den ersten 12 Monaten geringfügig verzögert, jedoch nicht über einen Zeitraum von 3 Jahren (Petersen et al. 2005, ADCS-Studie). Leichte kognitive Störungen sind jedoch eine ätiologisch heterogene Gruppe, die nur zum Teil in eine Alzheimer'sche Demenz übergehen, so dass potentielle krankheitsverzögernde Effekte von Cholinesterasehemmern verwässert werden können.

Rivastigmin ermöglicht ähnlich wie Donepezil eine begrenzte Verbesserung der kognitiven Leistungsfähigkeit. Neben der Acetylcholinesterase wird auch die Butyrylcholinesterase gehemmt. Nach einer Cochrane-Metaanalyse über 13 Studien verbessert Rivastigmin im Vergleich zu Placebo kognitive Funktionen, Alltagsaktivität und den Schweregrad in Tagesdosen von 6–12 mg (Birks und Grimley Evans 2015). Ein transdermales Rivastigminpflaster (9,5 mg/Tag) war genauso wirksam wie das orale Präparat (12 mg/Tag), hatte aber weniger Nebenwirkungen. Insgesamt ist die Qualität der Evidenz jedoch wegen hoher nebenwirkungsbedingter Abbruchquoten nur begrenzt. Typische unerwünschte Wirkungen der Cholinesterasehemmer lassen sich unter dem Oberbegriff muskarinerges (cholinerges) Syndrom zusammenfassen und beinhalten erhöhte Schweiß- und Speichelproduktion, Harn- und Stuhlinkontinenz, Atemwegsobstruktion sowie Tremor. Diese unerwünschten Wirkungen, die auch in Bezug auf die Pflege der Patienten relevant sind, müssen gegen die therapeutischen Wirkungen abgewogen werden.

Galantamin bindet zusätzlich zu seiner Acetylcholinesterase-blockierenden Wirkung allosterisch an den nikotinischen Acetylcholinrezeptor und verstärkt dadurch die Wirkung des endogenen Acetylcholins. In einem Cochrane-Review über zehn Studien mit 6.805 Patienten zeigte Galantamin konsistente positive Effekte über eine Dauer von 3–6 Monaten (Loy und Schneider 2006). In zwei Studien an Patienten mit leichten kognitiven Störungen hatte Galantamin über einen Zeitraum von zwei Jahren keinen Einfluss auf die Konversion in eine Demenz, erhöhte aber die Mortalität im Vergleich zu Placebo (Winblad et al. 2008).

Trotz der Evidenz aus über 30 kontrollierten Studien und der zusätzlichen klinischen Erfahrung gibt es eine fortgesetzte Debatte über den klinischen Nutzen von Cholinesterasehemmern. Nach Metaanalysen sind alle drei Cholinesterasehemmer bei leichter bis mittelschwerer Alzheimerkrankheit wirksam (Birks 2006; Raina et al. 2008). Die meisten Studien haben eine bescheidene Besserung kognitiver Symptome um 2,7 Punkte der ADAS-Cog-Subskala und 1,4 MMSE-Punkte gezeigt. Trotz geringfügiger Unterschiede im Wirkungsmechanismus gibt es keine Belege für eine unterschiedliche klinische Wirksamkeit.

Die deutsche S3-Leitlinie über Demenzen empfiehlt die Gabe von Cholinesterasehemmern bei leichter bis moderater Demenz vom Alzheimer-Typ (Deutsche Gesellschaft für Psychiatrie, Psychotherapie und Nervenheilkunde und Deutsche Gesellschaft für Neurologie 2016). Die Auswahl soll sich am Profil der unerwünschten Wirkungen orientieren, da keine ausreichenden klinischen Unterschiede in der Wirksamkeit vorliegen. Zusätzlich wird besonderes Gewicht auf die Behandlung von psychischen und Verhaltenssymptomen sowie auf psychosoziale Interventionen und nichtpharmakologische Therapieverfahren gelegt. Auch das britische National Institute for Health and Care Excellence (NICE) (2018) empfiehlt die drei Cholinesterasehemmer in seiner aktuellen Leitlinie für Patienten mit Demenz. Die Behandlung soll nur fortgesetzt werden, wenn eine angemessene Wirkung auf globale, funktionelle und verhaltensorientierte Parameter vorliegt.

Die deutsche S3-Leitlinie empfiehlt weiterhin die Erwägung einer Off-label-Behandlung der vaskulären Demenz mit Cholinesterasehemmern in Einzelfällen, die Behandlung von Patienten mit gemischter Demenz entsprechend der Alzheimer-Demenz sowie die Off-label-Behandlung der Demenz bei M. Parkinson mit Rivastigmin-Pflaster und Donepezil und die Erwägung von Off-Label-Behandlungsversuchen einer Behandlung der Lewy-Körperchen-Demenz mit Rivastigmin, Donepezil oder Memantin. Für die medikamentöse Therapie kognitiver oder Verhaltenssymptome bei der frontotemporalen Demenz wird aufgrund fehlender Evidenz keine Behandlungsempfehlung gegeben.

28.1.2 NMDA-Rezeptorantagonisten

Nach einem aktuellen Cochrane-Review hat der NMDA-Rezeptorantagonist Memantin bei Patienten mit mäßiger bis schwerer Alzheimerdemenz begrenzte positive Effekte auf Denken, Alltagsaktivitäten und Verhaltensstörungen (McShane et al. 2019). Die Verträglichkeit ist insgesamt gut, bei einigen Patienten kann jedoch Schwindel auftreten. Bei leichter Alzheimerdemenz ist Memantin wahrscheinlich nicht besser als Placebo. Die deutsche S3-Leitlinie beurteilt Memantin als wirksam auf Kognition, Alltagsfunktion und klinischen Gesamteindruck und empfiehlt eine Behandlung bei Patienten mit moderater bis schwerer Alzheimer-Demenz (Deutsche Gesellschaft für Psychiatrie, Psychotherapie und Nervenheilkunde und Deutsche Gesellschaft für Neurologie 2016). In der Leitlinie des britischen National Institute for Health and Care Excellence (NICE) (2018) wird die Anwendung von Memantin bei Patienten mit Alzheimerkrankheit nur bei Intoleranz oder Kontraindikationen gegen Cholinesterasehemmer sowie bei schwerer Alzheimerdemenz empfohlen. Die Kombination von Memantin mit Cholinesterasehemmern zeigte in einer Metaanalyse von 14 randomisierten Studien mit 5.019 Patienten bei mäßiger bis schwerer Alzheimerdemenz im Vergleich zur Monotherapie keine Überlegenheit in Bezug auf die kognitive Funktion und Alltagsaktivitäten, sondern nur bei neuropsychiatrischen Symptomen und Verhaltensstörungen (Tsoi et al. 2016). Trotz der relativ guten Verträglichkeit wurden daher die zusätzlichen Kosten der Kombinationstherapie als unnötig angesehen.

28.1.3 Ginkgoextrakt

Die Verordnungen des führenden Ginkgopräparates *Ginkgo AL* sind wieder leicht angestiegen (◘ Tab. 28.2). Nach einem Cochrane-Review gibt es keine konsistente Evidenz, dass Ginkgo trotz akzeptabler Verträglichkeit einen klinischen Nutzen für Patienten mit Demenz oder leichten kognitiven Störungen hat (Birks und Grimley Evans 2009). In einer französischen placebokontrollierten Studie an 2.854 Patienten mit Gedächtnisstörungen hatte ein standardisierter Ginkgoextrakt über 5 Jahre keinen Effekt auf die Progression zur Alzheimer'schen Krankheit (Vellas et al. 2012). Nach der deutschen S3-Leitlinie Demenzen eine Behandlung mit einem standardisierten Ginkgo-

◘ **Tab. 28.2 Verordnungen von sonstigen Antidementiva 2022.** Angegeben sind die 2022 verordneten Tagesdosen, die Änderungen gegenüber 2021 und die mittleren Kosten je DDD 2022

Präparat	Bestandteile	DDD	Änderung	DDD-Nettokosten
		Mio.	%	Euro
Ginkgo-biloba-Extrakt				
Ginkgo AL	Ginkgoblätterextrakt	2,8	(+3,3)	0,72
Piracetam				
Piracetam AL	Piracetam	3,9	(−3,1)	0,38
Summe		**6,8**	**(−0,5)**	**0,52**

extrakt bei Patienten mit leichter bis mittelgradiger Alzheimerdemenz erwogen werden, allerdings nur mit dem Empfehlungsgrad 0 (Expertenmeinung, klinische Studien von guter Qualität nicht verfügbar). Daher ist aus Sicht der Evidenz-basierten Medizin die Verordnung von Ginkgoextrakten nicht nachvollziehbar.

Möglicherweise hat die Verordnung von Ginkgopräparaten auch nichts mit Demenzerkrankungen zu tun, sondern mit COVID-19. Es wird behauptet, dass Ginkgopräparate den Verlauf von COVID-19-Erkrankungen abmildern allerdings fehlt dazu die Evidenz (Ibrahim et al. 2021). Leider wird regelmäßig unterschätzt, dass Ginkgopräparate erhebliche unerwünschte Wirkungen und ein erhebliches Interaktionspotenzial mit anderen Arzneistoffen besitzen (Williams 2021). Außerdem sind Ginkgopräparate pharmakologisch nicht standardisiert, sondern können sehr unterschiedlich zusammengesetzt sein und damit wirken (Bilia und Ceu-Costa 2021). Gerade bei älteren Patienten, die oft einer Polypharmazie unterliegen, ist dies hochrelevant. Eine aktuelle Studie analysierte 63 in Deutschland vermarktete Ginkgopräparate und zeigte, dass v. a. als Nahrungsergänzungsmittel verkaufte und nicht als Medizinprodukte anerkannte Präparate erhebliche Mängel aufwiesen, u. a. bezüglich der vorgegebenen Richtwerte der Konzentrationen von Flavonglykosiden, Terpenlaktonen und Ginkgoliden, die entweder nicht eingehalten wurden oder über die keine Informationen verfügbar waren, sowie des Fehlens von Dosierungsempfehlungen und Hinweisen zur Einnahmedauer, Medikamenteninteraktionen, Nebenwirkungen und Kontraindikationen. Es ist somit nicht nur kein positiver Effekt zu erwarten, sondern es besteht ein erhebliches Toxizitätsrisiko (Trabert und Seifert 2023).

Daher sollte auf das Verordnen von Ginkgopräparaten verzichtet werden. Es besteht ein erhebliches Kosteneinsparpotenzial bei gleichzeitig verringertem Potenzial für unerwünschte Wirkungen und Arzneimittelinteraktionen.

28.1.4 Piracetam

Die Verordnung von Piracetam hat in 2022 wieder abgenommen (◘ Tab. 28.2). Nach einem älteren Cochrane-Review wird die Anwendung von Piracetam bei Demenz oder kognitiven Störungen nicht durch die vorliegende Literatur gestützt (Flicker und Grimley Evans 2001), während eine Hersteller-gesponserte Übersicht zu einem gegenteiligen Ergebnis kam (Winblad 2005). In der deutschen S3-Leitlinie Demenzen wird eine Behandlung mit Piracetam nicht empfohlen, da die Evidenz für eine Wirksamkeit bei Alzheimerdemenz unzureichend ist.

Literatur

AD2000 Collaborative Group (2004) Long-term donepezil treatment in 565 patients with Alzheimer's disease (AD2000): randomised double-blind trial. Lancet 363:2105–2115

Ballard C, Gauthier S, Corbett A, Brayne C, Aarsland D, Jones E (2011) Alzheimer's disease. Lancet 377:1019–1031

Beshir AS, Aadithsoorya AM, Parveen A, Sir Loon GS, Hussain N, Bharathan Menon VB (2022) Aducanumab therapy to treat alzheimer's disease: a narrative review. Int J Alzheimers Dis 2022:9343514

Bilia AR, Ceu Costa M (2021) Medicinal plants and their preparations in the European market: why has harmonization failed? The cases of St. John's wort, valerian, ginkgo, ginseng and green tea. Phytomedicine 81:153421

Birks J (2006) Cholinesterase inhibitors for Alzheimer's disease. Cochrane Database Syst Rev. https://doi.org/10.1002/14651858.CD005593

Birks J, Grimley Evans J (2009) Ginkgo biloba for cognitive impairment and dementia. Cochrane Database Syst Rev. https://doi.org/10.1002/14651858.CD003120.pub3

Birks JS, Grimley Evans J (2015) Rivastigmine for Alzheimer's disease. Cochrane Database Syst Rev. https://doi.org/10.1002/14651858.CD001191.pub3

Birks JS, Harvey RJ (2018) Donepezil for dementia due to Alzheimer's disease. Cochrane Database Syst Rev. https://doi.org/10.1002/14651858.CD001190.pub3

Budd Haeberlein S, von Hehn C, Tian Y et al (2020) Emerge and Engage topline results: phase 3 studies of aducanumab in early Alzheimer's disease. Alzheimers Dement 16(S9):e47259

Budd Haeberlein S, Aisen PS, Barkhof F, Chalkias S, Chen T, Cohen S, Dent G, Hansson O, Harrison K, von Hehn C, Iwatsubo T, Mallinckrodt C, Mummery CJ, Muralidharan KK, Nestorov I, Nisenbaum L, Rajagovindan R, Skordos L, Tian Y, van Dyck CH, Vellas B, Wu S, Zhu Y, Sandrock A (2022) Two randomized phase 3 studies of aducanumab in early Alzheimer's disease. J Prev Alzheimers Dis 9(2):197–210

Cummings J (2018) Lessons learned from Alzheimer disease: clinical trials with negative outcomes. Clin Transl Sci 11:147–152

Davies P, Maloney AJ (1976) Selective loss of central cholinergic neurons in Alzheimer's disease. Lancet 2:1403

Deutsche Gesellschaft für Psychiatrie, Psychotherapie und Nervenheilkunde (DGPPN), Deutsche Gesellschaft für Neurologie (DGN) (2016) S3-Leitlinie Demenzen. http://www.dgn.org/leitlinien/3177-die-leitlinie-demenzen-2016-punkt-fuer-punkt

Doody RS, Thomas RG, Farlow M, Iwatsubo T, Vellas B, Joffe S, Kieburtz K, Raman R, Sun X, Aisen PS, Siemers E, Liu-Seifert H, Mohs R (2014) Phase 3 trials of solanezumab for mild-to-moderate Alzheimer's disease. N Engl J Med 370:311–321

van Dyck CH, Swanson CJ, Aisen P, Bateman RJ, Chen C, Gee M, Kanekiyo M, Li D, Reyderman L, Cohen S, Froelich L, Katayama S, Sabbagh M, Vellas B, Watson D, Dhadda S, Irizarry M, Kramer LD, Iwatsubo T (2023) Lecanemab in Early Alzheimer's Disease. N Engl J Med 388(1):9–21

Escher C, Jensen F (2019) Prävention von kognitivem Abbau und Demenz durch Behandlung von Risikofaktoren. Nervenarzt 90:921–925

European Medicines Agency (2021) Refusal of the marketing authorisation for Aduhelm (aducanumab)

Flicker L, Grimley Evans G (2001) Piracetam for dementia or cognitive impairment. Cochrane Database Syst Rev. https://doi.org/10.1002/14651858.CD001011

Holmes C, Boche D, Wilkinson D, Yadegarfar G, Hopkins V, Bayer A, Jones RW, Bullock R, Love S, Neal JW, Zotova E, Nicoll JA (2008) Long-term effects of Abeta42 immunisation in Alzheimer's disease: follow-up of a randomised, placebo-controlled phase I trial. Lancet 372:216–223

Ibrahim MA, Ramadan HH, Mohammed RN (2021) Evidence that Ginkgo biloba could use in the influenza and coronavirus COVID-19 infections. J Basic Clin Physiol Pharmacol 32:131–143

Knopman DS, Jones DT, Greicius MD (2021) Failure to demonstrate efficacy of aducanumab: an analysis of the EMERGE and ENGAGE trials as reported by Biogen, December 2019. Alzheimers Dement 17(4):696–701

Loy C, Schneider L (2006) Galantamine for Alzheimer's disease and mild cognitive impairment. Cochrane Database Syst Rev. https://doi.org/10.1002/14651858.CD001747.pub3

McShane R, Westby MJ, Roberts E, Minakaran N, Schneider L, Farrimond LE, Maayan N, Ware J, Debarros J (2019) Memantine for dementia. Cochrane Database Syst Rev. https://doi.org/10.1002/14651858.CD003154.pub6

Mullard A (2021) Landmark Alzheimer's drug approval confounds research community. Nature 594(7863):309–310

National Institute for Health and Care Excellence (2018) Dementia: assessment, management and support for people living with dementia and their carers. https://www.nice.org.uk/guidance/ng97. Zugegriffen: 20. Juni 2018

Petersen RC, Thomas RG, Grundman M, Bennett D, Doody R, Ferris S, Galasko D, Jin S, Kaye J, Levey A, Pfeiffer E, Sano M, van Dyck CH, Thal LJ (2005) Vitamin E and donepezil for the treatment of mild cognitive impairment. N Engl J Med 352:2379–2388

Raina P, Santaguida P, Ismaila A, Patterson C, Cowan D, Levine M, Booker L, Oremus M (2008) Effectiveness of cholinesterase inhibitors and memantine for treating dementia: evidence review for a clinical practice guideline. Ann Intern Med 148:379–397

Reiman EM (2023) Drug trial for Alzheimer's disease is a game changer. Nature 615:42–43 (https://pubmed.ncbi.nlm.nih.gov/36781970/)

Salloway S, Sperling R, Fox NC, Blennow K, Klunk W, Raskind M, Sabbagh M, Honig LS, Porsteinsson AP, Ferris S, Reichert M, Ketter N, Nejadnik B, Guenzler V, Miloslavsky M, Wang D, Lu Y, Lull J, Tudor IC, Liu E, Grundman M, Yuen E, Black R, Brashear HR (2014) Two phase 3 trials of bapineuzumab in mild-to-moderate Alzheimer's disease. N Engl J Med 370:322–333

Scheltens P, Blennow K, Breteler MM, de Strooper B, Frisoni GB, Salloway S, Van der Flier WM (2016) Alzheimer's disease. Lancet 388:505–517

Sims JR, Zimmer JA, Evans CD, Lu M, Ardayfio P, Sparks J, Wessels AM, Shcherbinin S, Wang H, Monkul Nery ES, Collins EC, Solomon P, Salloway S, Apostolova LG, Hansson O, Ritchie C, Brooks DA, Mintun M, Skovronsky DM, TRAILBLAZER-ALZ 2 Investigators (2023) Donanemab in early symptomatic alzheimer disease: the TRAILBLAZER-ALZ 2 randomized clinical trial. JAMA 2023:e2313239 (https://pubmed.ncbi.nlm.nih.gov/37459141/)

Sinha S, Barocas JA (2022) Cost-effectiveness of aducanumab to prevent Alzheimer's disease progression at current list price. Alzheimers Dement 8(1):e12256

Swanson CJ, Zhang Y, Dhadda S, Wang J, Kaplow J, Lai RYK, Lannfelt L, Bradley H, Rabe M, Koyama A, Reyderman L, Berry DA, Berry S, Gordon R, Kramer LD, Cummings JL (2021) A randomized, double-blind, phase 2b proof-of-concept clinical trial in early Alzheimer's disease with lecanemab, an anti-Aβ protofibril antibody. Alzheimers Res Ther 13:80 (https://pubmed.ncbi.nlm.nih.gov/33865446/)

Trabert M, Seifert R (2023) Critical analysis of ginkgo preparations: comparison of approved drugs and dietary supplements marketed in Germany. Naunyn Schmiedebergs Arch Pharmacol. https://doi.org/10.1007/s00210-023-02602-6

Tsoi KK, Chan JY, Leung NW, Hirai HW, Wong SY, Kwok TC (2016) Combination therapy showed limited superiority over monotherapy for Alzheimer disease: a meta-analysis of 14 randomized trials. J Am Med Dir Assoc 17:863.e1–863.e8

U.S. Food & Drug Administration (2021) FDA's decision to approve new treatment for Alzheimer's disease

Vellas B, Coley N, Ousset PJ, Berrut G, Dartigues JF, Dubois B, Grandjean H, Pasquier F, Piette F, Robert P, Touchon J, Garnier P, Mathiex-Fortunet H, Andrieu S (2012) Long-term use of standardised Ginkgo biloba extract for the prevention of Alzheimer's disease (GuidAge): a randomised placebo-controlled trial. Lancet Neurol 11:851–859

Williams ST (2021) Herbal supplements: precautions and safe use. Nurs Clin North Am 56:1–2

Winblad B (2005) Piracetam: a review of pharmacological properties and clinical uses. CNS Drug Rev 11:169–182

Winblad B, Gauthier S, Scinto L, Feldman H, Wilcock GK, Truyen L, Mayorga AJ, Wang D, Brashear HR, Nye JS (2008) Safety and efficacy of galantamine in subjects with mild cognitive impairment. Baillieres Clin Neurol 70:2024–2035

Augenerkrankungen

Erik Chankiewitz

Auf einen Blick

Antiglaukomatosa sind, auf der ersten Stufe der Therapie des Glaukoms stehend, die häufigsten in der Ophthalmologie ordinierten Medikamente. Prostaglandinderivate und Carboanhydrasehemmen sind dabei in der Verwendung seit gut 10 Jahren kontinuierlich angestiegen, während die Verordnung von Betarezeptorenblockern weiter abnimmt und selektive Alpha-2-Agonisten konstant bleiben.

Weitere breite Anwendung finden ophthalmologischen Antiinfektiva und Antiphlogistika. Hier wirken sich die seit der Pandemie wechselnden Lieferengpässe besonders stark aus, so dass oft auf vielfältige Alternativen innerhalb dieser Indikationsgruppen zurückgegriffen werden muss.

Für die intravitreale, antineovaskuläre Therapie mittels Vascular Endothelial Growth Factor (VEGF)-Antikörpern sind nun Generika der ersten Generation vom VEGF-Antikörper Ranibicumab (*Lucentis*) erhältlich, während mehr als 2/3 der Verordnungen auf Aflibercept (*Eylea*) und nur etwas mehr als ein Prozent auf Brolicizumab (*Beovu*) entfallen. Als Alternative zu den VEGF-Antikörpern steht ein Dexamethason-Implantat (*Ozurdex*) zur Verfügung.

Die zur Behandlung des trockenen Auges eingesetzten, freiverkäuflichen Tränenersatzmittel sind sehr vielfältig und nur bei wenigen Indikationen erstattungsfähig. Im Jahr 2022 ist in der Augenheilkunde die Ordination der lokalen Antiinfektiva und Antiphlogistika, welche pandemiebedingt zuvor reduziert war, erneut angestiegen.

Ophthalmika sind bis auf wenige Ausnahmen topische Präparate, welche in ◘ Abb. 29.1 im Vergleich zur Vorjahresverwendung dargestellt werden. Antiglaukomatosa sind in den Verordnungen auf Grund der Häufigkeit der Glaukomerkrankung im Alter bei einer demographisch alternden Bevölkerung in der Verschreibung am häufigsten, zudem müssen sie permanent eingenommen werden. An zweiter und dritter Stelle der Verschreibungshäufigkeit stehen Antiinfektiva und Antiphlogistika. Hier besteht oft nur ein kurzer Einnahmezyklus, insbesondere nach den in der Bundesrepublik häufig durchgeführten Augeneingriffen. Die Häufigkeit der exsudativen altersassoziierten Makuladegeneration (AMD) und weiterer vaskulärer Augenerkrankungen, einschließlich der diabetischen Makulo- und Retinopathie sowie Uveitis haben die Anzahl der intravitreal zu applizierenden, antineovaskulären Präparate (VEGF-Hemmer) weiter deutlich ansteigen gelassen.

Insgesamt ist das Verordnungsvolumen der Ophthalmika 2022 wieder deutlich angestiegen, die Steigerung der Nettokosten fiel geringfügiger aus (vgl. ◘ Tab. 1.2). Die seit 2004 aufgehobene Erstattungsfähigkeit der Filmbildner (Tränenersatzmittel), welche beim Syndrom des trockenen Auges (Keratokonjunktivitis sicca) indiziert sind, können nur bei Autoimmunerkrankungen, wie z. B. Sjögren-Syndrom und okulärem Pemphigoid, und schwerem Sicca-Syndrom, z. B. bei Tränendrüsenaplasie oder Lagophthalmus, zu Lasten der GKV verordnet werden. Freiverkäuflich gibt es dabei eine wachsenden Anzahl hochinnovativer Produkte zur langfristigen Befeuchtung der Augenoberfläche.

© Der/die Autor(en), exklusiv lizenziert an Springer-Verlag GmbH, DE, ein Teil von Springer Nature 2023
W.-D. Ludwig, B. Mühlbauer, R. Seifert (Hrsg.), *Arzneiverordnungs-Report 2023*,
https://doi.org/10.1007/978-3-662-68371-2_29

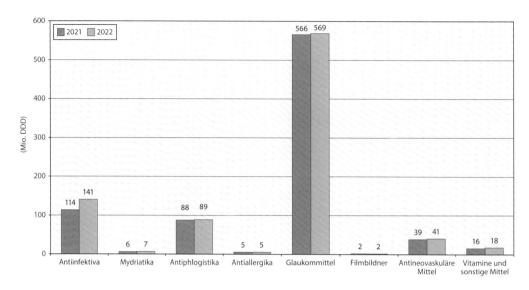

Abb. 29.1 Verordnungen von Ophthalmika 2022. Gesamtverordnungen nach definierten Tagesdosen

Im letzten Jahrzehnt ist die Verordnung von Prostaglandin-Analoga und Corboanhydrasehemmern stetig gestiegen, während die Verwendung von Betarezeptorenblockern auf Grund der systemischen Nebenwirkung und der Kontraindikationen beim Normaldruckglaukom deutlich abgenommen haben. Die Verwendung von Alpha-2-Agonisten ist auf niedrigem Niveau stabil. Relevant sind auf Grund der besseren Compliance Kombinationspräparate, am häufigsten mit dem Betarezeptorenblocker Timolol. Mit den Rho-kinase-Inihibitoren steht eine neue Substanzklasse zur Glaukombehandlung zur Verfügung. Der erste zugelassene Wirkstoff, Netarsudil, bisher nur als Kombinationspräparat mit dem Prostaglandin-Analogon Latanoprost erhältlich, erreichte allerdings noch nicht die Liste der 3.000 am häufigsten verordneten Arzneimittel.

Fast alle Makulaödeme, welche mit einer erhöhten Permeabilität von Gefäßwänden einhergehen, zeigen gutes Ansprechen auf VEGF-Blocker. Dabei ist die Bedeutung des ersten zugelassenen Antikörperfragmentes Ranibizumab (*Lucentis*) weiter gesunken. Mittels vieler Studien konnte ein gutes Ansprechen des Makulaödems ebenso mit dem off-label-use Präparat Bevacizumab (*Avastin*) nachgewiesen werden, welches damit eine preisgünstige Alternative darstellt. Aflibercept (*Eylea*) nutzt ein Fusionsprotein aus VEGF-Rezeptor und Fc-Immunglobulin und ist mit 70 % das am häufigsten eingesetzte Präparat. Das seit 2020 in Deutschland zugelassene humanisierte Antikörperfragment Brolucizumab (*Beovu*) wird in Deutschland eher zurückhaltend eingesetzt, da es zu intraokularen Entzündungen und retinale Vaskulitiden kommen kann (Baumal et al. 2020).

Als Glucocorticoidimplantate sind Dexamethason (*Ozurdex*) für das diabetische Makulaödem, für das Makulaödem nach Zentral- oder Venenastverschluss sowie bei Uveitis zugelassen, während Fluocinolon (*Iluvien*) nur gegen das Makulaödem bei Diabetes und bei rezidivierender Uveitis zugelassen ist.

29.1 Antiinfektiva

In der Augenheilkunde erfolgt die Gabe von Antiinfektiva (Tab. 29.1 und 29.2) am häufigsten bei einer Konjunktivitis und meistens ohne gesicherten Nachweis einer bakteriellen Genese. Auch wenn diese anfänglich klinisch kaum von anderen Genesen wie Konjunktivitis sicca oder autoimmunologischen, viralen, protozoischen Ursachen zu unterscheiden ist. Einen relevanten Teil der Verordnungen macht die perioperative Antibiotikaprophylaxe bei Augeneingriffen und Injektionen aus.

Das Erregerspektrum bakterieller Augeninfektionen ist sehr breit und innerhalb einer Bevölkerungsgruppe variabel. So konnten in jüngeren Studien bei Erwachsenen zu 75 % grampositive Erreger, vor allem verschiedene Staphylokokkenstämme, nachgewiesen werden (Grandi et al. 2021; Lee et al. 2019). Deutlich pathogener, aber seltener sind die gramnegativen Pseudomonaden und Enterobakterien. Bei Kindern sind es häufiger die im Frühjahr auftretenden Hämophilus-Spezies (Lee et al. 2019). In Hornhautgeschwüren werden bei älteren Patienten oder den Trägern weicher Kontaktlinsen häufig Pseudomonas aeruginosa, seltener Haemophilus und Proteus mirabilis nachgewiesen.

Es werden zunehmend Antibiotika-Resistenzen besonders gegen Aminoglykoside bei gramnegativen sowie gegen Aminoglykoside und Gyrasehemmer bei grampositiven Erregern nachgewiesen (Grandi et al. 2021).

Bei bakteriellen Konjunktivitiden wirken Antiseptika, wie Ethacridin (*Biseptol*) oder Povidon-Iod ähnlich effektiv wie Antibiotika (Behrens-Baumann und Begall 1993; Isenberg et al. 2002). Vor dem Hintergrund der Resistenzentwicklung ist der Einsatz von Antibiotika bei einfachen Konjunktivitiden sorgsam zu handhaben und die Dauer möglichst auf eine Woche zu beschränken.

Für spezielle Formen der Konjunktivitis ist die konkrete Verwendung spezifischer Antibiotika zu beachten. Beispielsweise ist die Therapie der anfänglich nur durch subtarsale Follikel erkennbaren, durch intrazelluläre Chlamydien verursachten Konjunktivitis, aber auch bei deren trachomatöser und purulenter Form am effektivsten mit Azithromyzin durchzuführen (Bremond-Gignac et al. 2015).

Bei schweren Infektionen des vorderen Augenabschnittes, insbesondere der Keratitis, ist eine antibiotische Therapie dringend geboten. Bei Hornhautulzera sind immer eine Erregeridentifizierung und ein Antibiogramm erforderlich (Rachwalik und Pleyer 2015). Gestartet wird jedoch mit einer kalkulierten Antibiose, wobei sich vor allem Gentamicin und Moxifloxacin sich als wirksam erwiesen haben (Kowalski et al. 2013; Rachwalik und Pleyer 2015).

Bei den für die Behandlung von Konjunktivitis und Keratitis verfügbaren Präparaten hat es in den letzten Jahren – bis auf einen leichten Rückgang in der Covid-19-Pandemie – kaum Veränderungen gegeben. Innerhalb der Substanzklassen gibt es nun Bewegung auf Grund von Lieferengpässen und preislichen Gründen. Insgesamt haben diese Verordnungen im letzten Jahrzehnt um etwa 20 % abgenommen.

29.1.1 Monopräparate

Die Verordnungen von antibiotischen Monopräparaten sind nach den Rückgängen der beiden Vorjahre wieder leicht angestiegen (◘ Tab. 29.1).

Während die Verordnung der Aminoglykoside Gentamicin und Kanamycin über die letzten Jahre deutlich abgenommen hatte, ist in 2022 bei beiden Substanzen mit 61,6 % bzw. 58,6 % ein übermäßig starker Zuwachs zu verzeichnen. Gyrasehemmer (Fluorchinolone) sind durch gute lokale Penetration und guter Verträglichkeit gekennzeichnet. Nach kontinuierlichen Zunahmen in den letzten Jahren sind sie die überwiegend verordneten ophthalmologischen Antibiotika (Hanioglu-Kargi et al. 1998; O'Brien et al. 1995). Dabei ist von einer zunehmenden Resistenzlage auszugehen. Ofloxacin ist mit *Floxal* und einer Anzahl an Generika das am häufigsten verordnete Monopräparat, auch wenn Levofloxacin etwas wirksamer sein soll (Schwab et al. 2003). Ofloxacin ist bei den Verordnungen nach dem Rückgang von 2021 (7 %) wieder stark (37,3 %) angestiegen.

An Bedeutung zurückgewonnen hat Fusidinsäure (*Fucithalmic*). Den 2021 erlittenen Verordnungsrückgang hat sie 2022 mehr als ausgeglichen. Sie ist vor allem gegen Sta-

◘ **Tab. 29.1** Verordnungen antiinfektiver Ophthalmika 2022. Angegeben sind die 2022 verordneten Tagesdosen, die Änderungen gegenüber 2021 und die mittleren Kosten je DDD 2022

Präparat	Bestandteile	DDD Mio.	Änderung %	DDD-Nettokosten Euro
Gentamicin				
Gent-Ophtal	Gentamicinsulfat	14,4	(+59,5)	0,63
Gentamicin-POS	Gentamicinsulfat	2,4	(+104,2)	0,56
Infectogenta Augen	Gentamicinsulfat	0,39	(−10,4)	0,58
		17,2	**(+61,6)**	**0,62**
Ofloxacin				
Ofloxacin-ophtal	Ofloxacin	36,5	(+33,6)	0,49
Ofloxacin Stulln	Ofloxacin	6,9	(+195,1)	0,53
Floxal	Ofloxacin	6,6	(+14,7)	0,51
Ofloxa-Vision	Ofloxacin	2,2	(−24,6)	0,63
Ofloxacin-ratiopharm AT	Ofloxacin	1,3	(+115,2)	0,61
		53,5	**(+37,3)**	**0,51**
Weitere Fluorchinolone				
Vigamox	Moxifloxacin	4,5	(+6,4)	0,36
Oftaquix	Levofloxacin	0,78	(−2,5)	0,78
Ciloxan	Ciprofloxacin	0,71	(+68,2)	0,67
		5,9	**(+9,9)**	**0,45**
Weitere Antibiotika				
Kanamycin-POS	Kanamycin	5,2	(+58,6)	0,77
Fucithalmic	Fusidinsäure	1,3	(+11,7)	0,53
Polyspectran	Polymyxin B Neomycin Gramicidin	0,73	(+21,6)	1,16
Oxytetracyclin AS JENAPHARM	Oxytetracyclin	0,55	(−5,4)	1,46
Infectoazit	Azithromycin	0,38	(+187,3)	6,47
Azyter	Azithromycin	0,31	(+76,8)	5,03
		8,5	**(+42,7)**	**1,22**
Virostatika				
Acivision	Aciclovir	2,5	(−6,6)	0,67
Virgan	Ganciclovir	0,81	(+9,8)	1,94
		3,3	**(−3,0)**	**0,98**
Summe		**88,4**	**(+37,4)**	**0,61**

Tab. 29.2 Verordnungen antiinfektiver Ophthalmikakombinationen mit Glucocorticoiden 2022. Angegeben sind die 2022 verordneten Tagesdosen, die Änderungen gegenüber 2021 und die mittleren Kosten je DDD 2022

Präparat	Bestandteile	DDD Mio.	Änderung %	DDD-Nettokosten Euro
Dexamethasonkombinationen				
Dexagent Ophtal	Gentamicin Dexamethason	21,4	(+19,3)	0,78
Isopto-Max	Neomycin Polymyxin B Dexamethason	10,2	(−6,3)	1,28
Dexa-Gentamicin	Gentamicin Dexamethason	9,3	(−5,4)	0,74
Dexamytrex	Gentamicin Dexamethason	4,3	(+48,5)	0,81
Tobradex	Tobramycin Dexamethason	3,6	(−22,3)	0,39
Dispadex comp	Neomycin Dexamethason	0,86	(−23,4)	0,68
Ducressa	Dexamethason Levofloxacin	0,62	(>1.000)	0,37
		50,3	(+6,3)	0,84
Prednisolonkombinationen				
Oxytetracyclin-Prednisolon JENAPHARM	Oxytetracyclin Prednisolon	1,7	(−4,3)	1,29
Summe		**52,0**	**(+5,9)**	**0,86**

phylokokken wirksam und muss nur zweimal täglich angewendet werden. In etwa 50 % wird aber auch im ambulanten Bereich von Resistenzen ausgegangen (Lee et al. 2019). Interessant ist die wechselnde Verordnungshäufigkeit der Azithromycinpräparate *Infectoazit* bzw. *Azyter*. So veränderten sich die Verordnungen 2021 im Vergleich zum Vorjahr um −29,9 % bzw. +18,8 %, um nun im Jahr 2022 +187,3 % bzw. 76,8 % anzusteigen. Bis auf Oxytetracyclin haben alle gelisteten Antibiotika in den Verordnungen nach den COVID-19-Jahren wieder zugenommen.

Die vormals beliebten Fixkombinationen mehrerer lokaler Antibiotika sind nun nur noch mit einem älteren Präparat (*Polyspectran*) vertreten, das im Vergleich zu den COVID-19-Jahren erneut zugenommen hat +21,6 % (◘ Tab. 29.1).

Ophthalmologische Virostatika stellen als Salbe (*Aciclovir*) oder Gel (*Ganciclovir*) bei oberflächlicher Herpesinfektion der Hornhaut (Keratitis dendritica) nur einen kleinen Teil der topischen Ophthalmika dar (◘ Tab. 29.1). Bei ausgeprägter, tiefer Herpesinfektion des Auges durch Herpes-simplex oder Varicella-Zoster-Viren ist immer auch eine systemische Therapie (p. o. oder i.v.) erforderlich. Beide Virustatika sind nur mit einem Präparat am Markt und sind in 2022 um 3 % leicht zurückgegangen. Systemisch stehen mehrere Präparate zur Verfügung (u. a. *Aciclovir, Valaciclovir*).

29.1.2 Kombinationspräparate

Mehr als ein Drittel aller topischen Antibiotika in der Ophthalmologie wurden in den letzten Jahren als Kombinationspräparate mit Glucocorticoiden verordnet (im Jahr 2022 +6,3 %; ◘ Tab. 29.2).

Dabei kommen ganz überwiegend Dexamethason-haltige Präparate zum Einsatz. Das Ziel der Kombination von Antibiotika mit Glucocorticoiden ist in erster Linie eine bessere Compliance und eine rasche Abnahme von Entzündungserscheinungen. Bei schweren Entzündungen sollte jedoch immer zunächst mit Erregernachweis spezifisch antibiotisch behandelt werden, bevor Steroide zur Dämpfung der Entzündungsreaktion hinzugegeben werden.

Eine häufige Anwendung von Kombinationspräparaten liegt in der postoperativen Endophthalmitis. Das erklärt auch einen starken Verordnungsanstieg des neuen und preisgünstigen Präparates *Ducressa* (Levofloxacin und Dexametason).

29.2 Antiphlogistische Ophthalmika

Glucocorticoide werden in der Ophthalmologie gegen akute und chronische Entzündung sowie zur Unterdrückung von Narbenbildung eingesetzt. Nicht indiziert sind sie in der Regel bei akuter infektiöser Konjunktivitis (siehe oben) wegen der Gefahr eines Aufflammen infektiöser Prozesse, insbesondere bei Pilz- und Herpesinfektionen. Bei längerer Gabe topischer Steroide reagieren etwa 20 bis 35 % aller Gesunden und sogar 45 bis 90 % aller Patienten mit primären Offenwinkelglaukom mit einer Augendruckerhöhung (Rohrbach und Szurman 2004). Nach systemischer Anwendung über ein oder mehrere Jahre können sich Linsentrübungen und Augendrucksteigerungen mit Glaukom entwickeln. Topische Glucocorticoide sollten nicht oder nur unter engmaschiger augenärztlicher Kontrolle eingesetzt werden, wenn das Hornhautepithel nicht intakt ist.

Die auf dem Markt verfügbaren Glucocorticoidpräparate unterscheiden sich in der Potenz der Wirkstoffe, dem Penetrationsvermögen in das Auge sowie dem Gehalt an Phosphaten und Konservierungsmitteln. Für die Verwendung im hinteren Augenabschnitt eignen sich die durch gute Resorption gekennzeichneten Präparate Prednisolonacetat und -pivalat (*Inflanefran* und *Ultracortenol*). Dexamethason hat jedoch eine höhere Potenz als Prednisolon und Hydrocortison.

Insgesamt sind die Verordnungen von Glucocorticoiden 2022 weiter angestiegen (◘ Tab. 29.3). Für die unkonservierte, schlecht penetrierende Variante Hydrocortison Dinatrium-phosphat (*Softacort*) kann für 2022 eine weitere Zunahme in der Verordnung beobachtet werden. *Softacort*, Fluorometholon (*Fluoropos*) und das nur in der Ophthalmologie erhältliche Loteprednol (*Lotemax*) sollen mit einer angeblich geringeren Penetration risikoärmer sein bzgl. Augeninnendrucksteigerung und Linsentrübung. Sie werden zur Behandlung entzündlicher Augenoberflächenerkrankungen und nach chirurgischen Augeneingriffen am Auge eingesetzt.

Als Alternative zu Glucocorticoiden werden bei verschiedenen Indikationen, wie der postoperativen Entzündungshemmung auch nichtsteroidale Antiphlogistika eingesetzt (3,3 % weniger Verordnungen in 2022), da die antiinflammatorische Potenz dem der Glucocorticoide entspricht, aber keine typischen unerwünschten Nebenwirkungen wie Anstieg des intraokularen Drucks oder Linsentrübungen zu erwarten sind (Wright et al. 1997). Einzelne Präparate haben in der Verordnung deutlich zugenommen, wie Diclofenac (*Voltaren ophtha* +67,9 %, *Diclo vision* +44,1 %) und Ketorolac trometamol (*Acular* +84,3 %), während andere weniger verordnet wurden wie das wirkstoffgleiche *Ketovision* (−17,8 %) oder das besser penetrierende Nepafenac (*Nevanac*) −18,4 % (◘ Tab. 29.3). Besonders zur perioperativen Prophylaxe eines zystoiden Makulaödems aber auch bei anderen Indika-

Tab. 29.3 Verordnungen von antiphlogistischen Ophthalmika 2022. Angegeben sind die 2022 verordneten Tagesdosen, die Änderungen gegenüber 2021 und die mittleren Kosten je DDD 2022

Präparat	Bestandteile	DDD Mio.	Änderung %	DDD-Nettokosten Euro
Prednisolon				
Predni-POS	Prednisolon	14,6	(+15,8)	0,18
Inflanefran	Prednisolon	12,1	(+27,1)	0,76
Prednisolon AS JENAPHARM	Prednisolon	4,3	(+1,9)	0,30
Predni-Ophtal	Prednisolon	2,9	(−1,5)	0,33
Ultracortenol	Prednisolon	0,87	(+3,8)	1,18
		34,8	(+15,4)	0,43
Dexamethason				
Dexa EDO/Dexagel	Dexamethason	4,8	(−12,8)	0,83
Dexafluid	Dexamethason	4,2	(+31,8)	0,63
Dexa ophtal	Dexamethason	3,8	(+0,5)	0,38
Dexapos	Dexamethason	1,9	(+17,9)	0,75
Monodex	Dexamethason	1,8	(+17,4)	0,73
Dexamethason AS JENAPHARM	Dexamethason	1,0	(+5,7)	0,65
Dexa-sine	Dexamethason	0,51	(−34,2)	0,97
		18,0	(+3,9)	0,66
Weitere Glucocorticoide				
Softacort	Hydrocortison	4,3	(+13,0)	0,72
Fluoropos	Fluorometholon	1,5	(+16,6)	0,39
Hydrocortison-POS N	Hydrocortison	1,1	(−23,1)	1,28
Lotemax	Loteprednol	0,61	(+31,6)	1,04
Efflumidex	Fluorometholon	0,55	(−25,6)	0,77
		8,1	(+4,5)	0,76
Nichtsteroidale Antiphlogistika				
Nevanac	Nepafenac	11,0	(−18,4)	0,56
Acular	Ketorolac	2,3	(+84,3)	0,44
Ketovision	Ketorolac	1,7	(−17,8)	0,45
Voltaren ophtha	Diclofenac	1,7	(+67,9)	0,53
Ketorolac Micro Labs	Ketorolac	1,4	(+12,1)	0,43
Diclo Vision	Diclofenac	0,89	(+44,1)	0,92
Difen UD	Diclofenac	0,61	(+4,4)	0,84
		19,7	(−3,3)	0,55
Summe		80,6	(+6,6)	0,55

tionen werden nichtsteroidale lokale Präparate mit lokalen Steroiden und auch Carboanhydrasehemmern kombiniert eingesetzt.

29.3 Antiallergika

Im Jahr 2022 haben mit 3,8 % die bei der Therapie allergischer Erkrankungen, insbesondere Heuschnupfen-Konjunktivitis, sowie Conjunctivitis vernalis eingesetzten Präparate nur geringfügig zugenommen (◘ Tab. 29.4).

Eine langsam eintretende, vor allem prophylaktische Wirkung haben Mastzellstabilisatoren wie Cromoglicinsäure und das etwas schneller wirkende Nedocromil. Die Verordnungen dieser Präparate sind mit dem GKV-Modernisierungsgesetz von 2004 sehr stark zurückgegangen. Eine Alternative stellt das H1-Antihistaminikum *Ketotifen* (+11,8 %) und Olopatadin (*Olopatadin Micro labs* +88,3 % bzw. *Olopatanol* −43,1 %) dar. Olopatadin hat neben der Blockade von H1-Histaminrezeptoren zusätzlich eine direkt mastzell-stabilisierende Wirkung (Ben-Eli und Solomon 2018).

29.4 Glaukommittel

Antiglaukomatosa zielen grundsätzlich auf eine Reduktion des Augeninnendrucks ab. Dies ist bei der ätiologisch uneinheitlichen, neurodegenerativen Erkrankung bislang der einzige evidenzbasierte therapeutische Angriffspunkt. Die charakteristischen Schädigungen der Sehnervenpapille (Exkavation) mit dem konsekutiven Gesichtsfeldverlust (parazentrale Defekte) verlaufen in der Regel progredient, unterhalb eines individuell zu hohen Augeninnendruckes als hauptsächlichem Risikofaktor (Grehn 2019) jedoch weniger stark progredient, was auch für das sogenannte Normaldruckglaukom zutrifft.

Besteht ein erhöhter intraokularer Druck ohne Gesichtsfeldausfall und papillenmorphologische Nervenfaserverluste spricht man von einer „okulären Hypertension". Diese bedarf eine Behandlung nur bei einer entsprechenden Risikokonstellation (Kass et al. 2002). Ist die Erkrankung fortgeschritten, bleibt das Gesichtsfeld umso besser erhalten, je niedriger der Augeninnendruck unter Therapie ist. Erst bei einem Augeninnendruck von unter 14 mmHg blieb es nach einer Metaanalyse stabil (The AGIS Investigators 2000). Dies spricht für eine aggressive Therapie zumindest

◘ **Tab. 29.4** Verordnungen von antiallergischen Ophthalmika 2022. Angegeben sind die 2022 verordneten Tagesdosen, die Änderungen gegenüber 2021 und die mittleren Kosten je DDD 2022

Präparat	Bestandteile	DDD	Änderung	DDD-Nettokosten
		Mio.	%	Euro
H₁-Antihistaminika				
Livocab Augentropfen	Levocabastin	1,1	(+4,4)	0,34
Weitere Antiallergika				
Zaditen ophtha	Ketotifen	0,82	(+11,8)	0,48
Olopatadin Micro Labs	Olopatadin	0,76	(+88,3)	0,66
Opatanol	Olopatadin	0,49	(−43,1)	0,74
		2,1	(+3,4)	0,61
Summe		3,2	(+3,8)	0,51

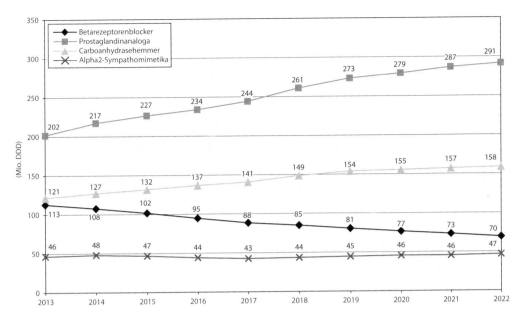

Abb. 29.2 Verordnungen von Glaukommedikamenten 2013 bis 2022. Gesamtverordnungen nach definierten Tagesdosen

bei fortgeschrittenem Glaukom. Nach dem von der European Glaucoma Society empfohlenen Therapiestufenplan steht die medikamentöse Augeninnendrucksenkung weiterhin vor der Laserchirurgie des Trabekelwerkes und vor der (filtrierenden) Glaukomchirurgie (EG European Glaucoma Society 2021). Grundvoraussetzung einer erfolgreichen lokalen Therapie sind jedoch Adhärenz des Patienten. Diese ist besonders gering, wenn auch der sozioökonomische Status geringer ist (Leung et al. 2015). Nicht zuletzt hat die Überempfindlichkeit auf Konservierungsstoffe (bis zur Unverträglichkeit) eine erhebliche Auswirkung auf die Compliance, was zu stärkeren Verordnungen von konservierungsmittelfreien Einzeldosen führt.

In der medikamentösen Therapie des Glaukoms stehen verschiedene klassische Gruppen von Arzneimitteln zur Auswahl, die entweder den Kammerwasserabfluss erhöhen (Cholinergika, Prostaglandine) oder die Kammerwasserproduktion reduzieren (Betarezeptorenblocker, Alpha2-Sympathomimetika). Besonders erfolgreiche Therapiemöglichkeiten stellen das stark alpha2-selektive Brimonidin, die lokal wirksamen Carboanhydrasehemmer Dorzolamid und Brinzolamid sowie die Prostaglandinderivate Latanoprost, Travoprost, Bimatoprost und Tafluprost dar (Costagliola et al. 2009a, 2009b, Uusitalo et al 2010, Webers et al. 2008, Weinreb und Khaw 2004).

Die DDD für die Glaukompräparate beziehen sich stets auf die Gabe an zwei Augen, auch wenn Glaukome bei etwa einem Drittel der Patienten nur einseitig bestehen. Für die konservierungsmittelfreien Einzeldosispackungen wurde angenommen, dass eine Packung pro Tag und nicht, wie streng empfohlen, pro Anwendung verwendet wird.

Nach deutlichen Steigerungen in den 1980er Jahren hatten sich die Verordnungen von Glaukommedikamenten in den 1990er Jahren stabilisiert. In den letzten zehn Jahren haben sie wieder einen stetigen langsamen Zuwachs gezeigt (◘ Abb. 29.2). Anhand der Glaukomverordnungen von 569 Mio. DDD (◘ Abb. 29.1) ergibt sich auch bereits eine Zahl von medikamentös behandelten Glaukompatienten von gut 1,5 Mio.

Nach den geltenden Empfehlungen für die Behandlung des Glaukoms, setzt sich der seit Jahren bestehende Trend weiter fort (◘ Abb. 29.2). Die Therapie sollte stufenweise eskaliert werden, mit Prostaglandinanaloga begonnen und nur bei ungenügender Wirksamkeit mit Betarezeptorenblockern, Alpha2Rezeptorenagonisten oder topischen Carboanhydrasehemmern kombiniert werden (EG The AGIS Investigators 2000). Dabei stehen zur Verbesserung der Compliance auch Kombinationspräparate überwiegend mit Betarezeptorenblockern (Timolol) zur Verfügung.

Die stärkste Drucksenkung wird mit Prostaglandinen erreicht, gefolgt von Betablockern, Brimonidin und Dorzolamid (Hodge et al. 2008, The AGIS Investigators 2000, van der Valk et al. 2005). Unter den Prostaglandinderivaten ist Bimatoprost sowohl als Monopräparat als auch in Kombination mit Timolol am wirksamsten (Tang et al. 2019, Xing et al. 2020).

29.4.1 Cholinergika

Fast ausschließlich bei Engwinkelsituation des Kammerwinkels kommen noch lokale Cholinergika wie Pilocarpin zum Einsatz. Weitere Einsätze sind Blendsituationen oder vor operativen Eingriffen, die einer engen Pupille bedürfen. Ansonsten hat die Bedeutung der ophthalmologischen Cholinergika, auch in Kombination mit Betarezeptorenblockern, deutlich an Bedeutung verloren (◘ Tab. 29.5 und 29.6). Unerwünschte Nebenwirkungen wie miosisbedingter Verminderung des Dämmerungssehens, Linsentrübungen, akkommodative Myopie und Ziliarmuskelspasmus sind zu beachten.

29.4.2 Alpha2-Sympathomimetika

Hauptvertreter dieser Substanzklasse ist seit zirka zehn Jahren gleichbleibend das al-

◘ **Tab. 29.5** Verordnungen von Cholinergika und Alpha$_2$-Sympathomimetika 2022. Angegeben sind die 2022 verordneten Tagesdosen, die Änderungen gegenüber 2021 und die mittleren Kosten je DDD 2022

Präparat	Bestandteile	DDD	Änderung	DDD-Nettokosten
		Mio.	%	Euro
Cholinergika				
Pilomann	Pilocarpin	1,5	(−3,7)	0,24
Spersacarpin	Pilocarpin	1,0	(−6,2)	0,21
		2,6	(−4,7)	**0,22**
Clonidin				
Clonid-Ophtal	Clonidin	16,4	(−0,4)	0,25
Brimonidin				
Brimonidin Bluefish	Brimonidin	11,9	(+32,2)	0,58
Brimo-Vision	Brimonidin	5,8	(+23,4)	1,10
Brimonidin-AL	Brimonidin	4,8	(−38,2)	0,62
Brimonidin Stulln	Brimonidin	1,5	(+42,9)	1,44
Alphagan	Brimonidin	1,1	(−9,9)	0,61
		25,0	(+5,9)	**0,76**
Summe		**44,0**	**(+2,8)**	**0,54**

Tab. 29.6 Verordnungen von Betarezeptorenblockern 2022. Angegeben sind die 2022 verordneten Tagesdosen, die Änderungen gegenüber 2021 und die mittleren Kosten je DDD 2022

Präparat	Bestandteile	DDD Mio.	Änderung %	DDD-Nettokosten Euro
Timolol				
Tim-Ophtal	Timolol	35,7	(−7,4)	0,21
Timo-Comod	Timolol	15,5	(−1,5)	0,19
Timolol Micro Labs	Timolol	7,4	(−7,0)	0,17
Timo-Stulln	Timolol	1,9	(−9,1)	0,28
Timolol-1 A Pharma	Timolol	1,8	(−9,1)	0,20
		62,3	**(−6,1)**	**0,20**
Kombinationen				
Combigan	Brimonidin Timolol	4,3	(−3,0)	0,77
Fotil	Pilocarpin Timolol	0,96	(−8,4)	0,66
		5,2	**(−4,0)**	**0,75**
Summe		**67,6**	**(−5,9)**	**0,25**

pha2-selektiv bindende Brimonidin mit mittlerweile einer hohen Anzahl an Generika (Abb. 29.2). Dies liegt mutmaßlich an der Verwendung dieser Substanz als Neuroprotektivum, wie Versuche an Nagetieren nahelegen (Yoles et al. 1999). Auch bei lokaler Anwendung dieser Substanzen am Auge sind systemische Nebenwirkungen, wie Blutdruckabfall und Sedierung möglich (Nordlund et al. 1995). Bei Kindern sollte Brimonidin nicht vor dem 6. Lebensjahr gegeben werden, da in Einzelfällen erhebliche Kreislaufreaktionen beobachtet wurden (Al-Shahwan et al. 2005, Bowman et al. 2004). Brimonidin Augentropfen können in Einzelfällen eine vordere Uveitis mit Hornhautpräzipitaten hervorrufen (McKnight et al. 2012). Die Verordnungen von Brimonidin haben in den letzten Jahren kontinuierlich zugenommen und diesen Trend in 2022 fortgesetzt (5,9 %).

29.4.3 Betarezeptorenblocker

Betarezeptorenblocker zählten über lange Zeit zur first-line-Therapie des Glaukoms. Einzig verbliebener Vertreter dieser Substanzklasse ist Timolol (zahlreiche Generika), jedoch über die letzten Jahre in der Verordnung rückläufig (−6,1 %). Keiner der anderen Betarezeptorenblocker hat sich – bei insgesamt guter Wirksamkeit – im Vergleich mit Timolol als überlegen erwiesen (Sorensen und Abel 1996, Watson et al. 2001). Die Anwendung von Betarezeptorenblockern kann systemische unerwünschte Wirkungen mit sich bringen, weshalb besonders Asthma bronchiale und AV-Überleitungsstörungen 2. und 3. Grades Kontraindikationen darstellen. Lokale Nebenwirkung von Betarezeptorenblockern kann ein Sicca-Syndrom sowie eine leichte lokale Oberflächenanästhesie der Hornhaut sein, was vor allem bei Kontaktlinsenträgern zu Problemen führt. Immerhin sind in Kombination mit neueren Wirkstoffen Betarezeptorenblocker nach wie vor so stark gefragt, dass im Jahr 2022 mit 93,2 Mio. DDD die Verordnungen ungefähr das 1,5-fache der Monotherapie mit Betarezeptorenblockern betrugen (◘ Tab. 29.6–29.8).

29.4.4 Carboanhydrasehemmer

Mit Acetazolamid steht ein Carboanhydrasehemmer sowohl oral als auch parenteral bei akuter Augeninnendrucksteigerung zur präoperativen Vorbereitung bei Glaukomeingriffen oder zur postoperativen Prophylaxe zur Verfügung (◘ Tab. 29.7). Interessanterweise haben seine Verordnungen wie schon in den Vorjahren auch 2022 weiter zugenommen (+3,3 %). Orales Acetazolamid wird ebenso beim entzündlich bedingtem Makulaödems eingesetzt (Pepple et al. 2019).

Lokal werden vor allem Brinzolamid und Dorzolamid (Herkel und Pfeiffer 2001) eingesetzt, da Wirksamkeit und Verträglichkeit bei diesen Präparaten in einem guten Verhältnis stehen. Sowohl Brinzolamid als auch Dorzolamid stehen sowohl als Monopräparate als auch in Kombinationen, vor allem mit Betarezeptorenblockern zur Verfügung. Dabei steigt die Anzahl der Generika stetig an bei ungefähr gleichbleibender Verordnung zu den Vorjahren im Jahr 2022. Als Monotherapie wird Brinzolamid zweimal täglich (gegenüber dreimal täglich bei Dorzolamid) verabreicht. Es stellt inzwischen das führende Monopräparat dar (36,5 Mio DDD zu Dorzolamid 24,0 Mio DDD).

In der klinischen Praxis ist es üblich, lokale Carboanhydrasehemmer mit anderen Glaukommedikamenten zu kombinieren. Teilweise sind dann auch Wirkungsverstärkungen zu registrieren z. B. Travoprost/Timolol-Kombination; (Goldberg et al. 2012). Das neuere und gut wirksame Kombinationspräparat aus Brinzolamid mit Brimonidin (*Simbrinza*) befindet sich in 2022, wahrscheinlich wegen einer etwas schlechteren Verträglichkeit auf dem Rückzug (−5,5 %; ◘ Tab. 29.7).

◘ **Tab. 29.7 Verordnungen von Carboanhydrasehemmern 2022.** Angegeben sind die 2022 verordneten Tagesdosen, die Änderungen gegenüber 2021 und die mittleren Kosten je DDD 2022

Präparat	Bestandteile	DDD	Änderung	DDD-Nettokosten
		Mio.	%	Euro
Acetazolamid				
Glaupax	Acetazolamid	2,1	(−12,4)	1,35
Acemit	Acetazolamid	0,74	(+115,3)	1,26
		2,9	**(+3,3)**	**1,33**
Dorzolamid				
Dorzo-Vision	Dorzolamid	10,0	(−13,4)	1,08
Dorzolamid Micro Labs	Dorzolamid	6,6	(+9,0)	0,78
Dorzolamid-1 A Pharma	Dorzolamid	2,7	(> 1.000)	0,63
Trusopt/-S	Dorzolamid	2,6	(−25,6)	1,32
Dorzolamid AL	Dorzolamid	2,0	(+44,4)	0,83
		24,0	**(+6,2)**	**0,95**

◻ **Tab. 29.7** (Fortsetzung)

Präparat	Bestandteile	DDD Mio.	Änderung %	DDD-Nettokosten Euro
Brinzolamid				
Brinzolamid HEXAL	Brinzolamid	12,4	(+7,0)	0,56
Azopt	Brinzolamid	10,8	(−10,7)	0,55
Brinzolamid-1 A Pharma	Brinzolamid	5,2	(+8,3)	0,56
Brinzo-Vision	Brinzolamid	2,7	(+22,4)	0,54
Brinzolamid Micro Labs	Brinzolamid	1,9	(neu)	0,52
Brinzolamid Heumann	Brinzolamid	1,3	(−68,4)	0,54
Brinzolamid-ratiopharm	Brinzolamid	1,1	(+45,6)	0,53
Brinzolamid AL	Brinzolamid	1,1	(−11,4)	0,56
		36,5	(−1,0)	0,55
Kombinationen				
DorzoComp-Vision	Dorzolamid Timolol	47,9	(+7,5)	0,80
Simbrinza	Brinzolamid Brimonidin	15,3	(−5,5)	1,05
Brinzolamid/Timolol AL	Brinzolamid Timolol	7,5	(+40,0)	0,64
Azarga	Brinzolamid Timolol	6,5	(−29,1)	0,68
Cosopt	Dorzolamid Timolol	6,2	(−6,0)	0,87
Duokopt	Dorzolamid Timolol	3,8	(−1,7)	0,63
Dorzolamid AL comp	Dorzolamid Timolol	2,7	(−38,9)	0,70
Dorzolamid/Timolol Micro Labs	Dorzolamid Timolol	2,4	(−4,1)	0,57
Dorzocomp-Stulln	Dorzolamid Timolol	0,86	(+111,4)	1,36
		93,2	(+0,1)	0,81
Summe		**156,6**	**(+0,8)**	**0,78**

29.4.5 Prostaglandine und Prostaglandinderivate

Seit der Einführung von Latanoprost (*Xalatan*) im Jahre 1997 stehen Prostaglandinanaloga zur Augendrucksenkung durch Erhöhung des Kammerwasserabflusses zur Verfügung. Alle Prostaglandinanaloga zeichnen sich durch gute therapeutische Wirksamkeit aus. Damit stehen sie an der Spitze der Verordnungen der Antiglaukomatosa (287,3 Mio DDD Mono- und Kombinationspräparate, +1,5 %). Unerwünschte lokale Nebenwirkungen, wie konjunktivale Hyperämie, verstärkte Pigmentierung der Iris bei bis zu 10 % der Patienten, vermehrtes Wachstum von Wimpern, Pigmentierung der Lidhaut werden ja nach individueller Prädisposition beobachtet (Perry et al. 2003, Ravinet et al. 2003). Die seltenere Atrophie des orbitalen Fetts tritt vor allem bei Bimatoprost auf, daher sollte eine einseitige Behandlung vermieden werden. Über Einzelfälle der Reaktivierung von Herpes-simplex-Infektionen wurde berichtet (Wand et al. 1999).

Seit 2001 wurden drei weitere sehr wirksame Prostaglandinderivate eingeführt: Travoprost (*Travatan*), Bimatoprost (*Lumigan*) und Tafluprost (*Taflotan*; ◘ Tab. 29.8). Unter diesen ist Bimatoprost sowohl als Monopräparat als auch in Kombination mit Timolol am wirksamsten (Tang et al. 2019, Xing et al. 2020).

Prinzipiell gibt es den Trend, auch in der Primärtherapie bereits Präparate einzusetzen, die keine Konservierungsstoffe beinhalten. Auch wenn dadurch eine geringere Penetration in Kauf genommen werden muss, über-

◘ **Tab. 29.8** Verordnungen von Prostaglandinderivaten 2022. Angegeben sind die 2022 verordneten Tagesdosen, die Änderungen gegenüber 2021 und die mittleren Kosten je DDD 2022

Präparat	Bestandteile	DDD	Änderung	DDD-Nettokosten
		Mio.	%	Euro
Latanoprost				
Monoprost	Latanoprost	55,3	(+8,8)	0,63
Latanoprost Pfizer	Latanoprost	43,8	(−13,2)	0,43
Latanelb	Latanoprost	17,5	(+33,1)	0,35
Latanoprost STADA	Latanoprost	9,2	(>1.000)	0,36
Latano Vision	Latanoprost	7,7	(−36,1)	0,42
Latanoprost AL	Latanoprost	6,4	(−36,8)	0,43
Latanoprost-ratiopharm	Latanoprost	1,7	(>1.000)	0,40
Xalatan	Latanoprost	1,2	(−7,6)	0,63
		142,8	**(+3,3)**	**0,49**
Travoprost				
Travoprost Heumann	Travoprost	2,7	(+32,7)	0,43
Travatan	Travoprost	2,6	(−8,0)	0,43
Travoprost HEXAL	Travoprost	2,5	(−22,6)	0,43
Travoprost-1 A Pharma	Travoprost	2,2	(−39,2)	0,44
		10,0	**(−14,6)**	**0,43**

Kapitel 29 · Augenerkrankungen

Tab. 29.8 (Fortsetzung)

Präparat	Bestandteile	DDD Mio.	Änderung %	DDD-Nettokosten Euro
Weitere Wirkstoffe				
Lumigan	Bimatoprost	22,1	(−0,5)	0,57
Taflotan	Tafluprost	18,7	(−1,7)	0,72
Bimato-Vision	Bimatoprost	4,8	(−14,8)	0,71
Bimatoprost AL	Bimatoprost	1,2	(+26,1)	0,46
		46,7	**(−2,1)**	**0,64**
Kombinationen				
Ganfort	Bimatoprost Timolol	28,0	(−7,0)	0,98
Tavu	Latanoprost Timolol	23,2	(−15,3)	0,63
Fixaprost	Latanoprost Timolol	14,7	(+26,8)	0,96
Latanotim Vision	Latanoprost Timolol	5,7	(+129,7)	0,61
Taptiqom	Tafluprost Timolol	4,3	(+51,2)	1,10
Latanoprost-ratiopharm comp	Latanoprost Timolol	2,8	(+1,6)	0,60
Travoprost/Timolol Zentiva	Travoprost Timolol	2,6	(+79,1)	0,59
DuoTrav	Travoprost Timolol	2,4	(−23,0)	0,64
Travoprost/Timolol Heumann	Travoprost Timolol	1,5	(+31,2)	0,58
Bimatoprost/Timolol Zentiva	Bimatoprost Timolol	1,4	(neu)	0,47
Travotim-Vision	Travoprost Timolol	1,2	(−48,7)	0,59
Xalacom	Latanoprost Timolol	1,2	(+21,3)	0,68
		88,9	**(+3,2)**	**0,81**
Summe		**288,4**	**(+1,6)**	**0,61**

wiegen die Vorteile geringerer Siccasymptomatik und konjunktivaler Hyperämie aufgrund des Benzalkoniumchlorids mit Reduktion der Becherzellen.

Die Prostaglandinderivate sind ohne Zweifel die wichtigste Arzneimittelgruppe in der medikamentösen Glaukomtherapie und werden derzeit, auch nach den Empfehlungen der European Glaucoma Society (EGS) als Mittel der ersten Wahl angesehen (The AGIS Investigators 2000). Auf der Liste der 3.000 am häufigsten verordneten Arzneimittel erscheinen sie nur als Kombinationspräparate mit dem Betarezeptorenblocker Timolol, was dem neu verfügbaren *Roclanda* (Latanoprost und Netarsudil), bisher nur mit Konservierungsmitteln erhältlich, bisher nicht gelungen ist. Im Jahr 2022 verzeichnen die Original-Präparate weitere Verluste gegenüber den erheblichen Zuwächsen der preisgünstigeren Generika (◘ Tab. 29.8).

29.5 Antineovaskuläre Ophthalmika

Bei altersabhängiger Makuladegeneration, diabetischem Makulaödem, okulären Gefäßverschlüssen, vasoproliferativen Tumoren, Uveitis und bei der Frühgeborenenretinopathie spielt die pathologisch erhöhte Gefäßpermeabilität bestehender oder neugebildeter Blutgefäße in Netz- und/oder Aderhaut eine wesentliche pathophysiologische Rolle. Als besonders effektive therapeutische Strategie hat sich dabei eine Blockade des „Vascular Endothelial Growth Factor" (VEGF) erwiesen.

Ranibizumab (*Lucentis*) findet sich seit 2010 unter den 3.000 verordnungshäufigsten Arzneimitteln. Seine Verordnungen hatten seitdem kontinuierlich zugenommen (◘ Tab. 29.9) und sind 2022 erstmalig leicht abgefallen (−1,7 %), eventuell auf Grund der zunehmenden Alternativen einschließlich Generika auf dem Markt. Seine Tagestherapiekosten bei einmal monatlicher Injektion betrugen 2022 42,72 Euro, wobei die den Krankenkassen gewährten Rabatte nicht berücksichtigt sind.

Das später hinzugekommene Konkurrenzpräparat Aflibercept (*Eylea*), das weniger frequent injiziert werden muss, rechnet sich auf 18,42 Euro pro Monat herunter und stellt somit eine preisgünstigere Alternative dar. Seit 2013 unter den 3.000 verordnungshäufigsten Arzneimitteln geführt, stieg seine Verschreibung 2022 nochmals um +6,6 % (◘ Tab. 29.9). Bei Aflibercept sind die extrazellulären Domänen der VEGF-Rezeptoren mit dem Fc-Anteil des humanen IgG 1 fusioniert. Dieses Fusionsprotein bindet sowohl VEGF selbst als auch den ähnlichen placentaren Wachstumsfaktor PlGF (Lohse et al. 2022). Beim neueren VEGF Hemmer Brolucizumab (*Beovu*) werden gelegentlich intraokulare Entzündungen und retinale Vaskulitiden beobachtet. Dieses Risiko soll einer Meta-Analyse zufolge auch bei allen anderen VEGF-Hemmern bestehen, bei Brolucizumab aber wohl höher sein als zumindest bei Aflibercept (Patil et al. 2022).

Alle VEGF-Hemmer müssen wiederholt, manchmal lebenslang gegeben werden, wodurch die Kosten und der gesamte Aufwand (Transporte, Nachkontrollen etc.) stark von der Behandlungsstrategie abhängen. Neben dem „*Pro re nata*" Prinzip, also der Befund-abhängigen Gabe, hat sich insbesondere bei schwereren Verläufen als „*Treat and extend*" Prinzip die regelmäßige Applikation bewährt, um Rezidive zu verringern und Behandlungsintervalle zu steuern (Rosenberg et al. 2022).

Die erste erfolgreiche intravitreale VEGF-hemmende Therapie erfolgte mit keinem der hier erwähnten Wirkstoffe, sondern mit Bevacizumab (*Avastin*), das in der Onkologie als systemisches Arzneimittel zugelassen ist. Seine intravitreale Anwendung ist hier nicht erfasst, da es aus ökonomischen Gründen des pharmazeutischen Unternehmers nicht für diese Indikationen zugelassen wurde, obwohl durch unabhängige Studien seine therapeutische Gleichwertigkeit bei altersabhängiger Makuladegeneration und diabetischem Makulaödem überzeugend nachgewiesen ist (The CATT Research Group 2011; Wells et al.

Tab. 29.9 Verordnungen von antineovaskulären Mitteln, Mydriatika und sonstigen Ophthalmika 2022. Angegeben sind die 2022 verordneten Tagesdosen, die Änderungen gegenüber 2021 und die mittleren Kosten je DDD 2022

Präparat	Bestandteile	DDD Mio.	Änderung %	DDD-Nettokosten Euro
Antineovaskuläre Mittel				
Eylea	Aflibercept	28,5	(+6,6)	18,42
Lucentis	Ranibizumab	10,9	(−1,7)	42,72
Beovu	Brolucizumab	1,1	(+13,4)	35,97
		40,5	**(+4,4)**	**25,44**
Intravitreale Antiphlogistika				
Ozurdex	Dexamethason	7,3	(−0,0)	7,63
Mydriatika				
Mydriaticum Stulln	Tropicamid	2,8	(−0,3)	0,08
Atropin-POS	Atropin	1,5	(+0,7)	0,33
Zyklolat EDO	Cyclopentolat	0,28	(−11,4)	0,74
		4,6	**(−0,7)**	**0,20**
Immunsuppressiva				
Ikervis	Ciclosporin	4,1	(+10,4)	3,43
Sonstige Mittel				
Bepanthen Roche Augen- und Nasensalbe	Dexpanthenol	4,3	(+9,7)	0,19
Hylo Gel	Hyaluronsäure	3,7	(+10,5)	0,67
Corneregel	Dexpanthenol	1,4	(+3,6)	0,16
Euphrasia Augentropfen Wala	Euphrasia D2 Rosae aetherol. D7	1,2	(+70,0)	0,96
Euphrasia Augentropfen Weleda	Euphrasia D3	0,67	(+28,8)	0,21
Posiformin	Bibrocathol	0,22	(+4,9)	0,82
		11,5	**(+14,4)**	**0,44**
Summe		**68,0**	**(+5,4)**	**16,26**

2016). Bevacizumab wird als Fertigspritze für die intravitreale Applikation von spezialisierten Apotheken zu einem Bruchteil des Preises der anderen VEGF-Antikörper vertrieben. Im Laufe des Jahres 2022 sind mehrere Biosimilars von Ranibizumab zugelassen worden. Es bleibt abzuwarten, wie sich das auf das Verordnungsspektrum auswirken wird.

Ein weiteres Präparat zur Behandlung des Makulaödems bei Diabetes mellitus, bei Venenverschluss von Netzhautgefäßen und bei Uveiitis steht in Form des Dexamethasonhaltigem „Implantates" *Orzurdex* zur Verfügung (Garweg und Zandi 2016). Seit der Einführung im Jahr 2010 ist im Jahr 2022 kein Anstieg der Verordnungen zu verzeichnen (◐ Tab. 29.9). Die Wirksamkeit ist mit der des Bevacizumabs vergleichbar (Aroney et al. 2016) Im Vergleich der Wirksamkeitsdauer zeigt es jedoch eine deutliche Überlegenheit. Allerdings zeigt die Metaanalyse, dass das Dexamethasonimplantat erwartungsgemäß zu den steroidtypischen unerwünschten Wirkungen wie Anstieg des Augeninnendrucks und beschleunigen der Kataraktogenese neigt (Qiu et al. 2022).

29.6 Mydriatika und sonstige Ophthalmika

Die Pupillenweite wird durch Sympathikus und Parasympathikus beeinflusst. Daher kommen zur medikamentösen Mydriasis, welche zur Verhinderung hinterer Synechierungen bei Uveitis, postoperativ oder posttraumatisch zur Beruhigung des Auges (Stichwort: „Gipsverband des Auges") oder zu Operations- und Untersuchungszwecken benötigt wird, Alphasympathomimetika und Anticholinergika zur Anwendung. Allerdings sind nur die Anticholinergika Tropicamid und Atropin noch unter den am häufigsten verordneten Präparaten zu finden (◐ Tab. 29.9). In erster Linie unterscheiden sich die Mydriatika durch ihre Halbwertszeiten: Zum einen langwirksame wie Atropin und Scopolamin zur Skiaskopie bei Kindern und zur Ruhigstellung von Iris (Sphincter pupillae) und Ziliarmuskel bei Entzündungen oder postoperativ, zum anderen kürzer wirksame wie Tropicamid und das Alpha$_1$-Sympathomimetikum Phenylephrin, fast ausschließlich zur diagnostischen Pupillenerweiterung.

Das ausschließlich zur Behandlung der schweren Keratokonjunktivitis sicca zugelassene Immunsuppressivum Ciclosporin A (*Ikervis*) steigt in der Verordnungshäufigkeit seit seiner Zulassung im Jahr 2015 stetig an (+10,4 % im Jahr 2022). Die gute Wirksamkeit bei chronischer Keratitis konnte in der SANSIKA-Studie an 246 Patienten gezeigt werden (Leonardi et al. 2016).

Alle anderen ophthalmologischen Präparate sind unter der Rubrik „sonstige Mittel" in der ◐ Tab. 29.9 zusammengefasst. Darunter sind auch die seit 2004 nur bis auf wenige Ausnahmefälle nicht mehr erstattungsfähigen Tränenersatzmittel. Diese vielfältigen Präparate sind vor allem biochemisch und galenisch unterschiedlich und in der Anwendung der Ausgangssituation anzupassen. So wird versucht, die jeweilige fehlende Komponente des natürlichen Tränenfilms (wässrige, fettige oder mucine Phase) einzeln oder in Kombination zu ersetzen. Carbomere vermindern die Oberflächenspannung, dexpanthenolhaltige Präparate reduzieren indifferent das Fremdkörpergefühl (Gobbels und Gross 1996).

Hyaluronsäurehaltige Präparate erhöhen die Viskosität des Tränenfilm ähnlich den Mucinen und werden bei Becherzellverlust angewandt. Unter den 2022 am häufigsten verordneten findet sich *Hylo Gel* (+10,5 %). Auch wenn die Herstellerfirmen Unterschiede zwischen einzelnen Produkten bewerben, besteht laut der Übersichtsarbeit von Doughty und Glavin (2009) kein wesentlicher Unterschied zwischen Hyaluronsäure und Carbomer bei der Behandlung des trockenen Auges.

Literatur

Al-Shahwan S, Al-Torbak AA, Turkmani S, Al-Omran M, Al-Jadaan I, Edward DP (2005) Side-effect profile of brimonidine tartrate in children. Ophthalmology 112(12):2143. https://doi.org/10.1016/j.ophtha.2005.06.035

Aroney C, Fraser-Bell S, Lamoureux EL, Gillies MC, Lim LL, Fenwick EK (2016) Vision-related quality of life outcomes in the BEVORDEX study: a clinical trial comparing ozurdex sustained release dexamethasone intravitreal implant and Bevacizumab treatment for diabetic macular edema. Invest Ophthalmol Vis Sci 57(13):5541–5546. https://doi.org/10.1167/iovs.16-19729

Baumal CR, Spaide RF, Vajzovic L, Freund KB, Walter SD, John V, Rich R, Chaudhry N, Lakhanpal RR, Oellers PR, Leveque TK, Rutledge BK, Chittum M, Bacci T, Enriquez AB, Sund NJ, Subong ENP, Albini TA (2020) Retinal vasculitis and intraocular inflammation after intravitreal injection of brolucizumab. Ophthalmology 127(10):1345–1359. https://doi.org/10.1016/j.ophtha.2020.04.017

Behrens-Baumann W, Begall T (1993) Antiseptics versus antibiotics in the treatment of the experimental conjunctivitis caused by Staphylococcus aureus. Ger J Ophthalmol 2(6):409–411 (https://www.ncbi.nlm.nih.gov/pubmed/8312825)

Ben-Eli H, Solomon A (2018) Topical antihistamines, mast cell stabilizers, and dual-action agents in ocular allergy: current trends. Curr Opin Allergy Clin Immunol 18(5):411–416. https://doi.org/10.1097/ACI.0000000000000473

Bowman RJ, Cope J, Nischal KK (2004) Ocular and systemic side effects of brimonidine 0.2 % eye drops (Alphagan) in children. eye 18(1):24–26. https://doi.org/10.1038/sj.eye.6700520

Bremond-Gignac D, Messaoud R, Lazreg S, Speeg-Schatz C, Renault D, Chiambaretta F (2015) A 3-day regimen with azithromycin 1.5 % eyedrops for the treatment of purulent bacterial conjunctivitis in children: efficacy on clinical signs and impact on the burden of illness. Clin Ophthalmol 9:725–732. https://doi.org/10.2147/OPTH.S78747

Costagliola C, dell'Omo R, Romano MR, Rinaldi M, Zeppa L, Parmeggiani F (2009a) Pharmacotherapy of intraocular pressure – part II. Carbonic anhydrase inhibitors, prostaglandin analogues and prostamides. Expert Opin Pharmacother 10(17):2859–2870. https://doi.org/10.1517/14656560903300129

Costagliola C, dell'Omo R, Romano MR, Rinaldi M, Zeppa L, Parmeggiani F (2009b) Pharmacotherapy of intraocular pressure: part I. Parasympathomimetic, sympathomimetic and sympatholytics. Expert Opin Pharmacother 10(16):2663–2677. https://doi.org/10.1517/14656560903300103

Doughty MJ, Glavin S (2009) Efficacy of different dry eye treatments with artificial tears or ocular lubricants: a systematic review. Ophthalmic Physiol Opt 29(6):573–583. https://doi.org/10.1111/j.1475-1313.2009.00683.x

European Glaucoma Society (2021) Terminologie und Leitlinien für das Glaukom Bd. 5

Garweg JG, Zandi S (2016) Retinal vein occlusion and the use of a dexamethasone intravitreal implant (Ozurdex®) in its treatment. Graefes Arch Clin Exp Ophthalmol 254:1257–1265

Gobbels M, Gross D (1996) Clinical study of the effectiveness of a dexpanthenol containing artificial tears solution (Siccaprotect) in treatment of dry eyes. Klin Monbl Augenheilkd 209(2–3):84–88. https://doi.org/10.1055/s-2008-1035283 (Klinische Studie zur Wirksamkeit eines dexpanthenolhaltigen Tranenersatzmittels (Siccaprotect) bei der Behandlung Trockener Augen)

Goldberg I, Crowston JG, Jasek MC, Stewart JA, Stewart WC, Group ASI (2012) Intraocular pressure-lowering efficacy of brinzolamide when added to travoprost/timolol fixed combination as adjunctive therapy. J Glaucoma 21(1):55–59. https://doi.org/10.1097/IJG.0b013e3181fc8142

Grandi G, Bianco G, Boattini M, Scalabrin S, Iannaccone M, Fea A, Cavallo R, Costa C (2021) Bacterial etiology and antimicrobial resistance trends in ocular infections: a 30-year study, Turin area, Italy. Eur J Ophthalmol 31(2):405–414. https://doi.org/10.1177/1120672119896419

Grehn F (2019) Glaukom. In: Grehn F (Hrsg) Augenheilkunde, Bd. 32. Springer, S 409–449 https://doi.org/10.1007/978-3-662-59154-3

Hanioglu-Kargi S, Basci N, Soysal H, Bozkurt A, Gursel E, Kayaalp O (1998) The penetration of ofloxacin into human aqueous humor given by various routes. Eur J Ophthalmol 8(1):33–36. https://doi.org/10.1177/112067219800800108

Herkel U, Pfeiffer N (2001) Update on topical carbonic anhydrase inhibitors. Curr Opin Ophthalmol 12(2):88–93. https://doi.org/10.1097/00055735-200104000-00002

Hodge WG, Lachaine J, Steffensen I, Murray C, Barnes D, Foerster V, Ducruet T, Morrison A (2008) The efficacy and harm of prostaglandin analogues for IOP reduction in glaucoma patients compared to dorzolamide and brimonidine: a systematic review. Br J Ophthalmol 92(1):7–12. https://doi.org/10.1136/bjo.2007.123737

Isenberg SJ, Apt L, Valenton M, Del Signore M, Cubillan L, Labrador MA, Chan P, Berman NG (2002) A controlled trial of povidone-iodine to treat infectious conjunctivitis in children. Am J Ophthalmol 134(5):681–688. https://doi.org/10.1016/s0002-9394(02)01701-4

Kass MA, Heuer DK, Higginbotham EJ, Johnson CA, Keltner JL, Miller JP, Parrish RK 2nd, Wilson MR, Gordon MO (2002) The Ocular Hypertension Treatment Study: a randomized trial determines that topical ocular hypotensive medication delays or prevents the onset of primary open-angle glaucoma. Arch Ophthalmol 120(6):701–713. https://doi.org/10.1001/archopht.120.6.701 (discussion 829–730)

Kowalski RP, Kowalski TA, Shanks RM, Romanowski EG, Karenchak LM, Mah FS (2013) In vitro comparison of combination and monotherapy for the empiric and optimal coverage of bacterial keratitis based on incidence of infection. Cornea 32(6):830–834. https://doi.org/10.1097/ICO.0b013e318268d6

Lee AE, Niruttan K, Rawson TM, Moore LSP (2019) Antibacterial resistance in ophthalmic infections: a multi-centre analysis across UK care settings. BMC Infect Dis 19(1):768. https://doi.org/10.1186/s12879-019-4418-0

Leonardi A, Van Setten G, Amrane M, Ismail D, Garrigue JS, Figueiredo FC, Baudouin C (2016) Efficacy and safety of 0.1 % cyclosporine A cationic emulsion in the treatment of severe dry eye disease: a multicenter randomized trial. Eur J Ophthalmol 26(4):287–296. https://doi.org/10.5301/ejo.5000779

Leung VC, Jin YP, Hatch W, Mammo Z, Trope GE, Buys YM, Macrae WG (2015) The relationship between sociodemographic factors and persistence with topical glaucoma medications. J Glaucoma 24(1):69–76. https://doi.org/10.1097/IJG.0000000000000081

Lohse MJ, Grehn F, Kuchenbecker J (2022) Erkrankungen des Nervensystems und der Augen. In: Ludwig WD, Mühlbauer B, Seifert R (Hrsg) Arzneiverordnungs-Report 2022. Springer, Berlin Heidelberg, S 569–598 https://doi.org/10.1007/978-3-662-66303-5

McKnight CM, Richards JC, Daniels D, Morgan WH (2012) Brimonidine (Alphagan) associated anterior uveitis. Br J Ophthalmol 96(5):766–768. https://doi.org/10.1136/bjophthalmol-2011-300872

Nordlund JR, Pasquale LR, Robin AL, Rudikoff MT, Ordman J, Chen KS, Walt J (1995) The cardiovascular, pulmonary, and ocular hypotensive effects of 0.2 % brimonidine. Arch Ophthalmol 113(1):77–83. https://doi.org/10.1001/archopht.1995.01100010079024

O'Brien TP, Maguire MG, Fink NE, Alfonso E, McDonnell P (1995) Efficacy of ofloxacin vs cefazolin and tobramycin in the therapy for bacterial keratitis. Report from the Bacterial Keratitis Study Research Group. Arch Ophthalmol 113(10):1257–1265. https://doi.org/10.1001/archopht.1995.01100100045026

Patil NS, Dhoot AS, Popovic MM, Kertes PJ, Muni RH (2022) Risk of Intraocular inflammation after injection of antivascular endothelial growth factor agents: a meta-analysis. Retina 42(11):2134–2142. https://doi.org/10.1097/IAE.0000000000003582

Pepple KL, Nguyen MH, Pakzad-Vaezi K, Williamson K, Odell N, Lee C, Leveque TK, Van Gelder RN (2019) Response of inflammatory cystoid macular edema to treatment using oral acetazolamide. Retina 39(5):948–955. https://doi.org/10.1097/IAE.0000000000002044

Perry CM, McGavin JK, Culy CR, Ibbotson T (2003) Latanoprost : an update of its use in glaucoma and ocular hypertension. Drugs Aging 20(8):597–630. https://doi.org/10.2165/00002512-200320080-00005

Qiu XY, Hu XF, Qin YZ, Ma JX, Liu QP, Qin L, Li JM (2022) Comparison of intravitreal aflibercept and dexamethasone implant in the treatment of macular edema associated with diabetic retinopathy or retinal vein occlusion: a meta-analysis and systematic review. Int J Ophthalmol 15(9):1511–1519. https://doi.org/10.18240/ijo.2022.09.15

Rachwalik D, Pleyer U (2015) Bacterial Keratitis. Klin Monbl Augenheilkd 232(6):738–744. https://doi.org/10.1055/s-0035-1545994 (Bakterielle Keratitis)

Ravinet E, Mermoud A, Brignoli R (2003) Four years later: a clinical update on latanoprost. Eur J Ophthalmol 13(2):162–175. https://doi.org/10.1177/112067210301300208

Rohrbach JM, Szurman P (2004) Iatrogene Glaukome. In: Schlote T, Rohrbach JM (Hrsg) Sekundärglaukome Komplizierte Glaukome in Theorie und Praxis, Bd. 1. Schattauer, S 32

Rosenberg D, Deonarain DM, Gould J, Sothivannan A, Phillips MR, Sarohia GS, Sivaprasad S, Wykoff CC, Cheung CMG, Sarraf D, Bakri SJ, Chaudhary V (2022) Efficacy, safety, and treatment burden of treat and-extend versus alternative anti-VEGF regimens for nAMD: a systematic review and meta-analysis. Eye 37:6–16. https://doi.org/10.1038/s41433-022-02020-7

Schwab IR, Friedlaender M, McCulley J, Lichtenstein SJ, Moran CT, Bacterial Conjunctivitis Active Control Study LG (2003) A phase III clinical trial of 0.5 % levofloxacin ophthalmic solution versus 0.3 % ofloxacin ophthalmic solution for the treatment of bacterial conjunctivitis. Ophthalmology 110(3):457–465. https://doi.org/10.1016/S0161-6420(02)01894-8

Sorensen SJ, Abel SR (1996) Comparison of the ocular beta-blockers. Ann Pharmacother 30(1):43–54. https://doi.org/10.1177/106002809603000109

Tang W, Zhang F, Liu K, Duan X (2019) Efficacy and safety of prostaglandin analogues in primary open-angle glaucoma or ocular hypertension patients: a meta-analysis. Medicine 98(30):e16597. https://doi.org/10.1097/MD.0000000000016597

The AGIS Investigators (2000) The Advanced Glaucoma Intervention Study (AGIS): 7. The relationship between control of intraocular pressure and visual field deterioration. The AGIS Investigators. Am J Ophthalmol 130(4):429–440. https://doi.org/10.1016/s0002-9394(00)00538-9

The CATT Research Group (2011) Ranibizumab and bevacizumab for neovascular age-related macular degeneration. N Engl J Med 364:1897–1908

Uusitalo H, Pillunat LE, Ropo A, Phase IIISI (2010) Efficacy and safety of tafluprost 0.0015 % versus latanoprost 0.005 % eye drops in open-angle glaucoma and ocular hypertension: 24-month results of a randomized, double-masked phase III study. Acta Ophthalmol 88(1):12–19. https://doi.org/10.1111/j.1755-3768.2010.01862.x

van der Valk R, Webers CA, Schouten JS, Zeegers MP, Hendrikse F, Prins MH (2005) Intraocular pressure-lowering effects of all commonly used glaucoma drugs: a meta-analysis of randomized clinical trials. Ophthalmology 112(7):1177–1185. https://doi.org/10.1016/j.ophtha.2005.01.042

Wand M, Gilbert CM, Liesegang TJ (1999) Latanoprost and herpes simplex keratitis. Am J Ophthalmol 127(5):602-604. https://doi.org/10.1016/s0002-9394(99)00050-1

Watson PG, Barnett MF, Parker V, Haybittle J (2001) A 7 year prospective comparative study of three topical beta blockers in the management of primary open angle glaucoma. Br J Ophthalmol 85(8):962–968. https://doi.org/10.1136/bjo.85.8.962

Webers CA, Beckers HJ, Nuijts RM, Schouten JS (2008) Pharmacological management of primary open-angle glaucoma: second-line options and beyond. Drugs Aging 25(9):729–759. https://doi.org/10.2165/00002512-200825090-00002

Weinreb RN, Khaw PT (2004) Primary open-angle glaucoma. Lancet 363(9422):1711–1720. https://doi.org/10.1016/S0140-6736(04)16257-0

Wells JA et al (2016) Aflibercept, bevacizumab, or ranibizumab for diabetic macular edema. Ophthalmology 123:1351–1359

Wright M, Butt Z, McIlwaine G, Fleck B (1997) Comparison of the efficacy of diclofenac and betamethasone following strabismus surgery. Br J Ophthalmol 81(4):299–301. https://doi.org/10.1136/bjo.81.4.299

Xing Y, Zhu L, Zhang K, Huang S (2020) The efficacy of the fixed combination of latanoprost and timolol versus other fixed combinations for primary open-angle glaucoma and ocular hypertension: a systematic review and meta-analysis. PLoS ONE 15(2):e229682. https://doi.org/10.1371/journal.pone.0229682

Yoles E, Wheeler LA, Schwartz M (1999) Alpha2-adrenoreceptor agonists are neuroprotective in a rat model of optic nerve degeneration. Invest Ophthalmol Vis Sci 40(1):65–73 (https://www.ncbi.nlm.nih.gov/pubmed/9888428)

Erkrankungen der Lungen und der Luftwege

Inhaltsverzeichnis

Kapitel 30   Husten und Auswurf – 631
Leszek Wojnowski und Tom Schaberg

Kapitel 31   Asthma und Chronisch-obstruktive Lungenerkrankung – 641
Tom Schaberg und Leszek Wojnowski

Kapitel 32   Hals-Nasen- und Ohrenerkrankungen – 659
Horst Luckhaupt

Husten und Auswurf

Leszek Wojnowski und Tom Schaberg

Zusammenfassung

Antitussiva und Expektorantien werden hauptsächlich bei Husten im Rahmen einer akuten oder chronischen Bronchitis angewendet. Die häufigste Ursache einer akuten Bronchitis ist eine absteigende virale Infektion der oberen Atemwege, wie sie bei Erkältungskrankheiten und Grippe vorkommt. Chronische Bronchitis ist in Deutschland am häufigsten durch Rauchen bedingt. Seit dem Maximum von 940 Mio. DDD im Jahre 1995 (vgl. Arzneiverordnungs-Report 2004) sind die Verordnungen der Antitussiva und der Expektorantien um 90 % zurückgegangen. Hauptgründe sind die zweifelhafte Wirksamkeit und Sicherheit sowie die zunehmende Therapierbarkeit der Hustenursachen. Ein weiterer Faktor sind die 2004 eingeführten Einschränkungen der Erstattung. Aufgrund von Ausnahmen von diesen Einschränkungen für Kinder bis zu einem Alter von 12 Jahren dürften die in diesem Kapitel besprochenen Zahlen in einem erheblichen Maße die Verordnungen an diese Altersgruppe widerspiegeln. In welchem Ausmaß die Einschränkungen der Erstattung für ältere Patientinnen und Patienten durch Selbstzahlung kompensiert werden, ist unbekannt. Obwohl sie in einem Kapitel gemeinsam behandelt werden, sollen Antitussiva und Expektorantien nicht gleichzeitig eingenommen werden, da sich ihre Wirkungen gegenseitig neutralisieren können.

Ein besonders massiver Rückgang der Verschreibungen, insbesondere der Antitussiva, war im ersten Jahr der COVID-19-Pandemie verzeichnet worden (◘ Abb. 30.1). Hauptgründe dürften die Abnahme von akuten Bronchitiden durch Beachten von Abstandsregeln und Maskenpflicht sein sowie die reduzierten Arztkonsultationen. Nach dem weitgehend stabilen Jahr 2021 stiegen die Verordnungen der Antitussiva und der Expektorantien im Berichtsjahr 2022 auf das Niveau unmittelbar vor der Pandemie.

30.1 Antitussiva

Husten gehört zu den häufigsten Krankheitssymptomen. Zu den wichtigsten Ursachen bei Kindern gehören Infektionen der Atemwege und Asthma; die sonstigen häufigen Indikationen wie die COPD, der Lungenkrebs, die Lungenfibrose und chronischer Husten ohne erkennbare Ursache dürften in dieser Altersgruppe eine vernachlässigbare Rolle spielen. Je nach Ätiologie wird der Husten durch verschiedene Mechanismen vermittelt, was die Einschätzung der Wirksamkeit der Antitussiva erschwert. Hinzu kommt der Mangel an adäquaten klinischen Studien. Häufig werden Antitussiva an gesunden Probanden mit chemisch-induziertem Husten statt an relevanten Patienten erprobt (Lee et al. 2021). Die Studien an Patienten leiden an der, ansonsten erfreulichen, hohen Rate von Spontanremissionen. In vielen Studien werden ohne Placebo-Kontrolle zwei Wirkstoffe miteinander verglichen. Im Endeffekt gilt die Wirksamkeit der Antitussiva generell als unbestätigt (Smith et al. 2014). Dies gilt auch für die in Deutschland

© Der/die Autor(en), exklusiv lizenziert an Springer-Verlag GmbH, DE, ein Teil von Springer Nature 2023
W.-D. Ludwig, B. Mühlbauer, R. Seifert (Hrsg.), *Arzneiverordnungs-Report 2023*,
https://doi.org/10.1007/978-3-662-68371-2_30

Tab. 30.1 Verordnungen von Antitussiva 2022. Angegeben sind die 2022 verordneten Tagesdosen, die Änderungen gegenüber 2021 und die mittleren Kosten je DDD 2022

Präparat	Bestandteile	DDD Mio.	Änderung %	DDD-Nettokosten Euro
Codein				
Tryasol Codein	Codein	0,89	(+68,9)	2,59
Codeintropfen-CT	Codein	0,81	(+14,2)	2,74
Bronchicum Mono Codein	Codein	0,75	(+116,5)	1,94
Codicompren	Codein	0,48	(+90,8)	2,21
Codein-1A Pharma	Codein	0,40	(+89,8)	3,50
Codeinum phosphoricum Compren	Codein	0,38	(+90,0)	2,58
Codicaps	Codein	0,37	(+18,2)	3,54
Tussoret	Codein	0,26	(+93,9)	1,93
Codeinum phosphoricum BC	Codein	0,25	(+70,6)	3,63
		4,6	**(+61,7)**	**2,64**
Pentoxyverin				
Sedotussin	Pentoxyverin	0,41	(+46,3)	1,86
Silomat Reizhusten	Pentoxyverin	0,12	(+8,1)	2,55
		0,52	**(+35,6)**	**2,01**
Weitere Antitussiva				
Capval	Noscapin	7,5	(+91,7)	3,20
Paracodin/-N	Dihydrocodein	5,1	(+122,5)	2,78
Quimbo	Levodropropizin	0,68	(+82,0)	2,31
		13,2	**(+101,8)**	**2,99**
Summe		**18,3**	**(+87,6)**	**2,88**

als Antitussiva unbekannten Wirkstoffe, beispielsweise H1-Antihistaminika (Morice und Kardos 2016; Dicpinigaitis et al. 2014)

Nach den dramatischen Rückgängen um 39 % im Jahre 2020 und um weitere 11 % im Jahre 2021 haben die Verschreibungen der genannten Antitussiva im Berichtsjahr 2022 insgesamt auf das Niveau der Jahre unmittelbar vor der Pandemie zugenommen. Das in Deutschland führende antitussive Präparat ist das Noscapin-haltige *Capval*, wobei unklar ist, welche der drei Darreichungsformen dabei vorrangig verordnet wurde (Tab. 30.1). Noscapin ist nach Morphin das zweit häufigste Opium-Alkaloid (Chen et al. 2015). Als Zielmoleküle wurden Sigma- und Bradykinin-Rezeptoren beschrieben; die Opioid-Rezeptor-vermittelten Analgesie, Abhängigkeit und Atemdepression sind daher nicht gegeben. Die Wirksamkeit gegen chronischen Husten belegt eine kleine cross-over Studie (Matthys et al. 1985). Die Verordnungen von Noscapin haben sich im Berichtsjahr 2022 fast verdoppelt (Tab. 30.1).

Kapitel 30 · Husten und Auswurf

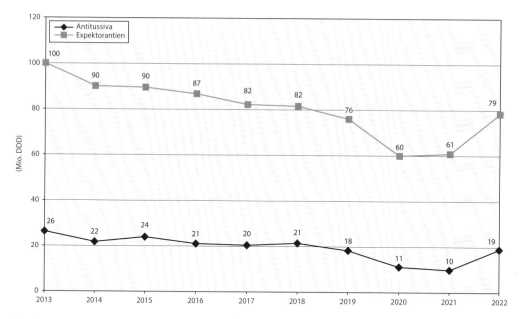

Abb. 30.1 Verordnungen von Antitussiva und Expektorantien 2013 bis 2022. Gesamtverordnungen nach definierten Tagesdosen

Sigma-Rezeptoren wurden als Zielmoleküle auch für Pentoxyverin beschrieben, zusammen mit weiteren Rezeptoren. Seine Wirksamkeit ist durch keine klinischen Studien belegt. Das Verordnungsvolumen ist gering, die Verordnungszunahme im Berichtsjahr 2022 (+36 %) war die kleinste von allen Antitussiva (Tab. 30.1).

Die Opioid-Antitussiva Codein und Dihydrocodein unterdrücken den Hustenreflex über die Opioid-Rezeptoren im Hustenzentrum. Ihre Wirksamkeit gilt als nicht belegt, dem historisch bedingten Goldstandard-Status von Codein fehlt jegliche Grundlage (Dicpinigaitis et al. 2014; Morice und Kardos 2016). Auch der aktive Codein-Metabolit Morphin ist nur bei manchen Patienten wirksam, wobei die Daten lediglich für chronischen Husten vorliegen (Dicpinigaitis et al. 2014). Relevante unerwünschte Wirkungen dieser Substanzen sind Abhängigkeit, Atemdepression und die Hemmung der mukoziliären Clearance. Bei Kindern, die genetisch bedingt über eine überdurchschnittliche CYP2D6-Aktivität verfügen und dadurch verstärkt Codein zu Morphin verstoffwechseln, kam es Todesfällen. Die Amerikanische (FDA) und die Europäische (EMA) Arzneimittelagentur haben folglich die Verschreibung von Codein an Kinder unter 12 Jahren und an stillende Mütter aufgrund von Todesfällen untersagt (Lazaryan et al. 2015). In verschiedenen Leitlinien wird bei überdurchschnittlicher CYP2D6-Aktivität von der Codein-Anwendung auch für andere Altersgruppen abgeraten (Dean und Kane 2012). Die Verordnungen von Codein stiegen im Berichtsjahr um 62 %, die von Dihydrocodein um 123 % (Tab. 30.1).

Das selten verschriebene Levodropropizin ist das einzige der gelisteten Antitussiva, für das eine ausschließlich periphere Wirkung, möglicherweise auf die sensorischen C-Fasern, postuliert wird (Dicpinigaitis et al. 2014). Laut einer Metaanalyse von 7 kleinen, vorwiegend placebofreien oder Open-Label-Studien ist Levodropropizin wirksamer als zentralwirksame Antitussiva (Zanasi et al. 2015). In einem neueren, randomisierten Vergleich war allerdings Codein wirksamer, wenn auch schlechter verträglich (Lee et al. 2022). Die

Wirksamkeit gilt als fraglich und keineswegs bewiesen (Dicpinigaitis et al. 2014). Die Verordnungen nahmen im Jahr 2022 um 82 % zu.

30.2 Expektorantien

Expektorantien sollen bei produktivem Husten die Sekretion der Bronchialflüssigkeit fördern oder die Viskosität eines verfestigten Bronchialschleims senken. Obwohl diese Ansätze plausibel sind, wurde in zahlreichen kontrollierten Studien keine klare Überlegenheit der Expektorantien gegenüber Placebo bzw. Flüssigkeitszufuhr nachgewiesen. In einer Cochrane-Analyse (Poole et al. 2019) wurden 38 Studien mit Expektorantien bei 10.377 Patienten mit chronischer Bronchitis oder COPD analysiert. Die Autoren äußerten sich mäßig zuversichtlich, dass die Behandlung zu einer kleinen Reduktion von Exazerbationen, der Arbeitsunfähigkeitstage und möglicherweise der Krankenhausaufenthalte führt. Eine Zunahme von unerwünschten Ereignissen wurde nicht festgestellt. Generell sollte vor der Auswahl und Beginn einer Therapie mit Expektorantien den Ursachen der vermehrten Schleimbildung (z. B. Rauchen, chronische Infekte) nachgegangen werden. Dies gilt vor allem für die weltweit dritthäufigste Todesursache COPD.

Wie bei den Antitussiva war auch bei den Expektorantien 2022 und 2021 ein signifikanter Verordnungsrückgang gegenüber 2019 zu verzeichnen, was am ehesten auf die Abnahme von Erkältungen durch Abstandsregelungen und Maskenpflicht sowie selteneren Arztbesuche zurückzuführen ist. Im Berichtsjahr 2022 haben sich die Verschreibungen auf das Niveau der Jahre vor der Pandemie erholt (◘ Abb. 30.1, ◘ Tab. 30.2, 30.3).

30.2.1 Acetylcystein

Führender Wirkstoff der pharmakologisch definierten Expektorantien ist Acetylcystein. Acetylcystein ist ein Mukolytikum mit freien Sulfhydrylgruppen, die die Viskosität des Bronchialschleims durch Spaltung von Disulfidbrücken reduzieren sollen. Inhalatives Acetylcystein wurde aufgrund von Bronchospasmen bei Asthmapatienten durch orale Präparate nahezu vollständig ersetzt. Im Verordnungsvolumen des früheren Originalpräparats *Fluimucil* könnten noch Verschreibungen der 10 %igen Lösung für einen Vernebler enthalten sein; mit knapp 2 % der Acetylcystein-Verordnungen spielt *Fluimucil* aber eine vernachlässigbare Rolle (◘ Tab. 30.2). Zwei Metaanalysen haben über eine signifikante Reduktion von Exazerbationen berichtet, wenn Acetylcystein in ausreichender Dosierung als Langzeittherapie der COPD eingesetzt wird (Cazzola et al. 2017; Fowdar et al. 2017).

Basierend auf diesen Ergebnissen hat die Nationale Versorgungsleitlinie COPD (Bundesärztekammer et al. 2021) eine „Kann"-Empfehlung ausgesprochen, insbesondere, wenn die Vermeidung von Exazerbationen im Vordergrund steht. Nachteilig bei Acetylcystein sind seine relativ häufigen unerwünschten Wirkungen, z. B. allergische und gastrointestinale Reaktionen. Das Verordnungsvolumen von Acetylcystein ging in den Jahren 2020-21 leicht (−21 %) zurück, ist aber im Berichtsjahr 2022 (◘ Tab. 30.2) auf 88 % des Verschreibungsvolumens von 2019 zurückgeklettert.

30.2.2 Ambroxol

Ambroxolpräparate werden dreifach seltener als Acetylcystein verordnet (◘ Tab. 30.2). Das Verordnungsvolumen ging in den Jahren 2020-21 um 36 % zurück, erreichte aber im Berichtsjahr 2022 86 % des Verordnungsvolumens von 2019. Als Beleg der Wirksamkeit gilt eine ältere italienische Studie zur Prävention akuter Exazerbationen der chronischen Bronchitis (Olivieri et al. 1987). In einer weiteren Studie wurde zwar die Dauer der Arbeitsunfähigkeit verkürzt, subjektive Symptome (Atemnot, Husten, Auswurf) und Klinikaufenthalte

Tab. 30.2 Verordnungen von pharmakologisch definierten Expektorantien 2022. Angegeben sind die 2022 verordneten Tagesdosen, die Änderungen gegenüber 2021 und die mittleren Kosten je DDD 2022

Präparat	Bestandteile	DDD Mio.	Änderung %	DDD-Nettokosten Euro
Acetylcystein				
ACC HEXAL	Acetylcystein	18,1	(+17,2)	0,41
NAC-ratiopharm	Acetylcystein	3,6	(−10,4)	0,26
NAC AL	Acetylcystein	0,81	(+2,4)	0,19
Fluimucil	Acetylcystein	0,39	(+42,1)	0,89
NAC-1A Pharma	Acetylcystein	0,20	(+39,7)	0,45
		23,1	**(+11,8)**	**0,39**
Ambroxol				
Mucosolvan	Ambroxol	2,8	(+20,8)	0,82
Ambroxol AbZ	Ambroxol	1,3	(+43,5)	0,55
Ambroxol-1A Pharma	Ambroxol	1,3	(+109,6)	0,55
Ambroxol AL	Ambroxol	0,56	(−24,9)	0,50
Ambroxol-ratiopharm	Ambroxol	0,52	(+100,7)	0,66
Ambroxol Aristo	Ambroxol	0,20	(+118,8)	0,43
Ambroxol acis	Ambroxol	0,17	(+243,9)	0,54
		6,9	**(+37,0)**	**0,66**
Inhalative Kochsalzlösungen				
Pari NaCl Inhalationslösung	Kochsalzlösung	5,6	(+25,2)	0,78
Kochsalz Pädia/Pädia Salin	Kochsalzlösung	2,3	(+85,6)	0,68
Mucoclear	Kochsalzlösung	1,0	(+15,5)	2,49
Isotonische Kochsalzlösung zur Inhalation Eifelfango	Kochsalzlösung	0,70	(+17,5)	1,08
		9,6	**(+33,6)**	**0,96**
Summe		**39,6**	**(+20,4)**	**0,58**

wurden aber nicht beeinflusst (Cegla 1988). Bei 90 Patienten mit chronischer Bronchitis war in einer randomisierten, placebokontrollierten und doppelblinden Studie kein therapeutischer Vorteil von Ambroxol nachweisbar (Guyatt et al. 1987). In einer randomisierten, doppelblinden, placebokontrollierten Studie bei 242 Patienten mit COPD hatte Ambroxol nach 6 und 12 Monaten ebenfalls keinen signifikanten Effekt auf die Exazerbationen (Malerba et al. 2004). Ambroxol gehört aus diesem Grunde nicht zu den Standardtherapeutika der chronischen Bronchitis. In der NVL COPD (Bundesärztekammer et al. 2021) wird es nicht genannt. Das Risiko von Allergien und Hautreaktionen sollte beachtet werden.

◘ **Tab. 30.3** Verordnungen von pflanzlichen Expektorantien 2022. Angegeben sind die 2022 verordneten Tagesdosen, die Änderungen gegenüber 2021 und die mittleren Kosten je DDD 2022

Präparat	Bestandteile	DDD Mio.	Änderung %	DDD-Nettokosten Euro
Efeublätterextrakt				
Prospan	Efeublätterextrakt	29,1	(+45,8)	0,46
Hedelix	Efeublätterextrakt	1,4	(+29,5)	0,92
Bronchofit Efeu	Efeublätterextrakt	0,32	(+36,8)	0,30
		30,8	**(+44,9)**	**0,48**
Thymianextrakt				
Bronchicum Thymian	Thymianextrakt	0,17	(+211,6)	1,56
Tussamag Hustensaft	Thymianextrakt	0,09	(+0,5)	1,69
Aspecton	Thymianextrakt	0,05	(+49,3)	2,41
		0,32	**(+74,2)**	**1,74**
Weitere Mittel				
Bronchipret	Thymianextrakt Efeublätterextrakt	3,2	(+63,9)	1,63
Bronchicum	Thymianextrakt	0,90	(+61,1)	1,98
Umckaloabo	Pelargoniumwurzelextrakt	0,64	(+49,0)	1,31
		4,8	**(+61,2)**	**1,65**
Summe		**35,9**	**(+47,1)**	**0,65**

30.2.3 Inhalative Kochsalzlösungen

Anders als bei Acetylcystein und Ambroxol, nahm das Verschreibungsvolumen von inhalativ angewendeten Kochsalzlösungen während der Pandemiejahre 2020-21 leicht (+9 %) zu; im Berichtsjahr 2022 kamen weitere 33 % hinzu (◘ Tab. 30.2). Das Verschreibungsvolumen hat sich damit seit 2016 verdoppelt. Bei der kritischen Bewertung muss die Kochsalzkonzentration (Molarität) beachtet werden. Bei Mukoviszidose senken hypertone (3 bis 7 %) Kochsalzlösungen nach einem Cochrane-Review (17 Studien, 966 Teilnehmer, Alter 4 Monate bis 63 Jahre) die Exazerbationsrate und verbessern die Lebensqualität, aber nicht relevant die Lungenfunktion (Wark und McDonald 2018). Ein weiterer Cochrane-Review zeigte bei Kleinkindern mit akuter viraler Bronchiolitis eine Verkürzung der Hospitalisierungsdauer durch Inhalation hypertoner Kochsalzlösung (Zhang et al. 2017).

Die hypertonen Präparate sind mit zwei (3 und 6 %) *Mucoclear*- und einem *Pädia*-Präparat vertreten und machen eine Minderheit des Verschreibungsvolumens der inhalativen Kochsalzlösungen aus (◘ Tab. 30.2). Die inhalative isotone Kochsalzlösung wird dagegen in Studien nur als Träger eingesetzt und nicht in Leitlinien genannt (Øymar et al. 2014). Die Verdopplung des Verordnungsvolumens der iso-, aber auch hypertonen Kochsalzlösung ist am ehesten durch die gestiegene Verfügbarkeit von kostengünstigen Verneblern zu erklären, entbehrt aber klinischer Evidenz.

30.2.4 Pflanzliche Expektorantien

Die Verordnungsvolumen der pflanzlichen Expektorantien war 2020 um 26 % zurückgegangen, stabilisierte sich teilweise im Jahre 2021 und ist im Berichtsjahr 2022 um weitere 47 % gestiegen. Die pflanzlichen Expektoranzien werden damit 20 % häufiger verschrieben als im Jahre 2019. Auf Monopräparate der Extrakte aus Efeublättern (Folia Hedera) entfielen 2022 86 % der Verordnungen, weitere 9 % auf ein Kombipräparat mit Thymianextrakt (Bronchipret) (◘ Tab. 30.3). Diese Präparate stützen sich hauptsächlich auf den Assessment Report der Europäischen Zulassungsbehörde (EMA 2017).

Die darin enthaltenen, teilweise kontrollierten klinischen Studien sind allerdings nach Auffassung von 6 der 26 Mitglieder der Kommission für Pflanzenprodukte (HMPC) für die Anwendung bei produktivem Husten nicht ausreichend. Auch die Sicherheit der Verwendung bei Kindern unter 12 Jahren ist danach nicht belegt. Eine neuere Meta-Analyse von zwei, allerdings *Prospan*-Hersteller-finanzierten Studien beschreibt dagegen eine Halbierung des Bronchitis Severity Scores, sowie die Verdopplung des hustenfreien Patientenanteils bei akuten Atemwegsinfektionen (Völp et al. 2022).

Die Verordnungen der Thymian-haltigen Monopräparate nahmen im Berichtsjahr 2022 um 74 % zu, bleiben allerdings auf einem niedrigen Niveau (◘ Tab. 30.3). Hauptinhaltsstoff ist das ätherische Thymianöl mit angeblich sekretolytischen und bronchospasmolytischen Eigenschaften, die jedoch nach einer PubMed-Recherche nicht durch klinische Studien belegt

◘ **Tab. 30.4** Verordnungen von Erkältungshomöopathika, -inhalaten und -brusteinreibungen 2022. Angegeben sind die 2022 verordneten Tagesdosen, die Änderungen gegenüber 2021 und die mittleren Kosten je DDD 2022

Präparat	Bestandteile	DDD	Änderung	DDD-Nettokosten
		Mio.	%	Euro
Erkältungshomöopathika				
Meditonsin	Aconitum D5 Atropinum sulf. D5 Mercurius cyanatus D8	1,1	(+30,4)	0,33
Contramutan	Echin. Angustifolia Ø Aconitum Ø Belladonna Ø Eupatorium Perfol. Ø	0,23	(+25,7)	2,67
		1,3	**(+29,5)**	**0,74**
Inhalate und Brusteinreibungen				
Babix-Inhalat N	Eucalyptusöl Fichtennadelöl	0,99	(+10,7)	0,28
Eucabal Balsam S	Eucalyptusöl Kiefernnadelöl	0,36	(+22,3)	0,60
Emser Inhalation	Emser Salz	0,24	(+40,9)	2,11
		1,6	**(+17,0)**	**0,63**
Summe		**2,9**	**(+22,3)**	**0,68**

sind. Thymian ist auch in einem Kombipräparat mit Primelwurzelextrakt enthalten.

Pelargoniumwurzelextrakt aus südafrikanischen Geraniumarten (*Umckaloabo*) enthält Cumarine und Gerbsäuren, die in hohen Konzentrationen (0,6–10 g/l) schwache antibakterielle Wirkungen entfalten (Kayser und Kolodziej 1997). Seit 2007 ist das Präparat für die Behandlung von Atemwegsinfektionen zugelassen. Nach einem Cochrane-Review hat der Pelargoniumwurzelextrakt nur zweifelhafte Wirkungen auf die Linderung von Symptomen bei akuter Rhinosinusitis und Erkältungskrankheiten (Timmer et al. 2013). Kürzlich wurden dem Extrakt in einer Firmen-finanzierten Übersichtsarbeit antitussive Eigenschaften bescheinigt (Kardos et al. 2022). Auch dieses pflanzliche Antitussivum wurde im Jahr 2022 deutlich häufiger (+49 %) verschrieben (◘ Tab. 30.3) und liegt damit 14 % über dem Verschreibungsvolumen von 2019.

30.2.5 Erkältungsmittel

In diesem Kapitel werden auch die Verordnungen von Erkältungshomöopathika, sonstigen Inhalaten und -Brusteinreibungen besprochen. Der Grund dafür ist, dass für diese Präparate neben einer Vielzahl anderer Effekte eine Wirksamkeit als Expektorantien postuliert wird. Da für diese Behauptungen nach wie vor keine klinischen Studien vorliegen, werden diese Präparate insgesamt in nur noch marginalem Ausmaß zu Lasten der gesetzlichen Krankenversicherung verschrieben (◘ Tab. 30.4). Durch die Verordnungszunahme von 22 % konnte im Berichtsjahr 2022 ungefähr die Hälfte des 30 %igen Einbruchs im Jahre 2020 wettgemacht werden (◘ Tab. 30.4).

Literatur

Bundesärztekammer (BÄK), Kassenärztliche Bundesvereinigung (KBV), Arbeitsgemeinschaft der Wissenschaftlichen Medizinischen Fachgesellschaften (AWMF) (2021) Nationale VersorgungsLeitlinie COPD, 2. Aufl. Version 1 (www.leitlinien.de/copd)

Cazzola M, Rogliani P, Calzetta L, Hanania NA, Matera MG (2017) Impact of mucolytic agents on COPD exacerbations: a pair-wise and network meta-analysis. COPD 14:552–563

Cegla UH (1988) Langzeittherapie über 2 Jahre mit Ambroxol Retardkapseln bei Patienten mit chronischer Bronchitis. Ergebnisse einer Doppelblindstudie an 180 Patienten. Prax Klin Pneumol 42:715–721

Chen X, Dang TT, Facchini PJ (2015) Noscapine comes of age. Phytochemistry 111:7–13

Dean L, Kane M (2012) Codeine therapy and CYP2D6 genotype. In: Pratt VM, Scott SA, Pirmohamed M et al (Hrsg) Medical genetics summaries. National Center for Biotechnology Information, Bethesda (https://www.ncbi.nlm.nih.gov/books/NBK100662/)

Dicpinigaitis PV, Morice AH, Birring SS, McGarvey L, Smith JA, Canning BJ, Page CP (2014) Antitussive drugs – past, present, and future. Pharmacol Rev 26:468–512

EMA Committee on Herbal Medicinal Products (HMPC) (2017) Assessment report on Hedera helix L., folium. https://www.ema.europa.eu/en/documents/herbal-report/final-assessment-report-hedera-helix-l-folium-revision-2_en.pdf

Fowdar K, Chen H, He Z, Zhang J, Zhong X, Zhang J, Li M, Bai J (2017) The effect of N-acetylcysteine on exacerbations of chronic obstructive pulmonary disease: A meta-analysis and systematic review. Heart Lung 46:120–128

Guyatt GH, Townsend M, Kazim F, Newhouse MT (1987) A controlled trial of ambroxol in chronic bronchitis. Chest 92:618–620

Kardos P, Lehmacher W, Zimmermann A, Brandes-Schramm J, Funk P, Matthys H, Kamin W (2022) Effects of Pelargonium sidoides extract EPs 7630 on acute cough and quality of life – a meta-analysis of randomized, placebo-controlled trials. Multidiscip Respir Med 17:868 (https://www.ncbi.nlm.nih.gov/pmc/articles/pmid/36051888/)

Kayser O, Kolodziej H (1997) Antibacterial activity of extracts and constituents of Pelargonium sidoides and Pelargonium reniforme. Planta Med 63:508–510

Lazaryan M, Shasha-Zigelman C, Dagan Z, Berkovitch M (2015) Codeine should not be prescribed for breastfeeding mothers or children under the age of 12. Acta Paediatr 104:550–556

Lee KK, Davenport PW, Smith JA, Irwin RS, McGarvey L, Mazzone SB, Birring SS, CHEST Expert Cough Panel (2021) Global physiology and pathophysiology of cough: part 1: cough phenomenology – CHEST guideline and expert panel report. Chest 159:282–293

Lee SP, Lee SM, Lee BJ, Kang SY (2022) Effectiveness and safety of codeine and Levodropropizine in patients with chronic cough. J Korean Med Sci 37:e275

Malerba M, Ponticiello A, Radaeli A, Bensi G, Grassi V (2004) Effect of twelve-months therapy with oral ambroxol in preventing exacerbations in patients with COPD. Double-blind, randomized, multicenter, placebo-controlled study (the AMETHIST Trial). Pulm Pharmacol Ther 17:27–34

Matthys H, Erhardt J, Rühle KH (1985) Objectivation of the effect of antitussive agents using tussometry in patients with chronic cough. Schweiz Med Wochenschr 115:307–311

Morice A, Kardos P (2016) Comprehensive evidence-based review on European antitussives. BMJ Open Respir Res 3(1):e137

Olivieri D, Zavattini G, Tomasini G, Daniotti S, Bonsignore G, Ferrara G, Carnimeo N, Chianese R, Catena E, Marcatili S et al (1987) Ambroxol for the prevention of chronic bronchitis exacerbations: long-term multicenter trial. Protective effect of ambroxol against winter semester exacerbations: a double-blind study versus placebo. Respiration 51(Suppl 1):42–51

Øymar K, Skjerven HO, Mikalsen IB (2014) Acute bronchiolitis in infants, a review. Scand J Trauma Resusc Emerg Med 22:23 (https://www.ncbi.nlm.nih.gov/pmc/articles/pmid/24694087/)

Poole P, Sathananthan K, Fortescue R (2019) Mucolytic agents versus placebo for chronic bronchitis or chronic obstructive pulmonary disease. Cochrane Database Syst Rev 5:CD1287

Smith SM, Schroeder K, Fahey T (2014) Over-the-counter (OTC) medications for acute cough in children and adults in community settings. Cochrane Database Syst Rev. https://doi.org/10.1002/14651858.CD001831.pub5 (https://www.ncbi.nlm.nih.gov/pmc/articles/pmid/25420096/)

Timmer A, Günther J, Motschall E, Rücker G, Antes G, Kern WV (2013) Pelargonium sidoides extract for treating acute respiratory tract infections. Cochrane Database Syst Rev. https://doi.org/10.1002/14651858.CD006323.pub3

Völp A, Schmitz J, Bulitta M et al (2022) Ivy leaves extract EA 575 in the treatment of cough during acute respiratory tract infections: meta-analysis of double-blind, randomized, placebo-controlled trials. Sci Rep 12:20041 (https://www.nature.com/articles/s41598-022-24393-1)

Wark P, McDonald VM (2018) Nebulised hypertonic saline for cystic fibrosis. Cochrane Database Syst Rev. https://doi.org/10.1002/14651858.CD001506.pub4 (https://www.ncbi.nlm.nih.gov/pmc/articles/pmid/30260472/)

Zanasi A, Lanata L, Fontana G, Saibene F, Dicpinigaitis P, De Blasio F (2015) Levodropropizine for treating cough in adult and children: a meta-analysis of published studies. Multidiscip Respir Med 31:19

Zhang L, Mendoza-Sassi RA, Wainwright C, Klassen TP (2017) Nebulised hypertonic saline solution for acute bronchiolitis in infants. Cochrane Database Syst Rev 12:CD6458 (https://www.ncbi.nlm.nih.gov/pmc/articles/pmid/29265171/)

Asthma und Chronisch-obstruktive Lungenerkrankung

Tom Schaberg und Leszek Wojnowski

Auf einen Blick

Verordnungsprofil Die inhalativen Glucocorticosteroide sind seit vielen Jahren die größte Arzneimittelgruppe in der Asthmatherapie. Eine weitere wichtige Arzneimittelgruppe sind die Betasympathomimetika, die beim Asthma überwiegend in Kombination mit inhalativen Glucocorticosteroiden verordnet werden.

Bei chronisch obstruktiver Lungenkrankheit (COPD) werden bevorzugt inhalative langwirksame Muscarinrezeptorantagonisten und Betasympathomimetika, überwiegend in Kombination, eingesetzt.

Unabdingbar ist, dass der Patient durch eine ärztlich geführte Schulung (Einführung in die richtige Inhalationstechnik, Verwendung von Inhalationshilfen, Peak-Flow-Messungen, Dokumentation von Symptomen und Arzneimittelverbrauch) lernt, seine Erkrankung und ihre Behandlung zu verstehen, um einen optimalen Therapieerfolg zu erreichen.

Trend Die Verordnungen der inhalativen Glucocorticosteroide (ICS) nahmen in den letzten 10 Jahren vor allem beim Asthma weiter zu und haben inzwischen die Betasympathomimetika überflügelt. Dieser Trend wird begleitet von einer Präferenz für die Kombinationspräparate aus inhalativen Glucocorticosteroiden und langwirkenden Betasympathomimetika, während auf die Monopräparate nur noch ein Viertel der Verordnungen entfällt. Betasympathomimetika zeigen in den letzten 10 Jahren ein leicht rückläufiges Verordnungsniveau. Kurzwirkende Betasympathomimetika und die Kombination aus ICS und Formoterol sind die Domäne der inhalativen Akutbehandlung des Asthmas (Bedarfsmedikation). Langwirkende Betasympathomimetika sollen beim Asthma wegen Hinweise auf erhöhte Mortalität unter einer Monotherapie nur in Kombination mit inhalativen Glucocorticosteroiden gegeben werden.

Verordnungen von Theophyllin sind seit Jahren rückläufig und haben in den letzten 10 Jahren über 80 % eingebüßt. Dagegen hat sich das Verordnungsvolumen der inhalativen Muscarinrezeptorantagonisten in den letzten 10 Jahren verdoppelt, auch durch die Neueinführung von mehreren Wirkstoffen und Kombinationspräparaten, wodurch ihre zunehmende Bedeutung für die COPD-Therapie unterstrichen wird. Monoklonale Antikörper sind mit Omalizumab zur Behandlung des allergischen Asthma und mit Mepolizumab und Benralizumab zur Therapie des eosinophilen Asthma vertreten.

© Der/die Autor(en), exklusiv lizenziert an Springer-Verlag GmbH, DE, ein Teil von Springer Nature 2023
W.-D. Ludwig, B. Mühlbauer, R. Seifert (Hrsg.), *Arzneiverordnungs-Report 2023*,
https://doi.org/10.1007/978-3-662-68371-2_31

31.1 Asthma bronchiale

Die aktuelle nationale Versorgungsleitlinie „Asthma" (Bundesärztekammer et al. 2020) fasst den Stand des evidenz-basierten Wissens, die Stadien und die Therapie des Asthma bronchiale zusammen, worauf in diesem Kapitel Bezug genommen wird.

Asthma ist eine heterogene Erkrankung, die durch eine chronische Entzündung der Atemwege charakterisiert ist. Sie ist gekennzeichnet durch das Auftreten zeitlich und in ihrer Intensität variierender Symptome wie Atemnot, Giemen, Brustenge und Husten, sowie durch eine bronchiale Hyperreagibilität. Bei der Entstehung des Asthmas ist von einer multifaktoriellen Genese auszugehen. Eine genetische Disposition und exogene Faktoren, die durch psychosoziale Faktoren verstärkt werden, sind beteiligt (Global Initiative for Asthma 2022). Ausgehend von einer Entzündungsreaktion der Atemwege kann eine bronchiale Hyperreagibilität bis hin zu einer bronchialen Obstruktion auftreten. Frauen sind häufiger betroffen als Männer (7,1 vs 5,4 %; Bundesärztekammer et al. 2020). Das breite pathophysiologische Spektrum, welches zu den klinischen Symptomen eines Asthmas führen kann, beinhaltet epitheliale und subepitheliale, immunologische und neuromuskuläre sowie vaskuläre Veränderungen, die miteinander vernetzt sind und sich gegenseitig beeinflussen (Cloonan et al. 2020, Lommatzsch 2023). Die Folge ist ein heterogenes Erscheinungsbild, das in klinischer und therapeutischer Hinsicht berücksichtigt werden muss.

Asthma-Anfälle (synonym: akutes Asthma, Asthma-Exazerbationen) pflegen in 70–80 % der Fälle vor allem nachts aufzutreten. Eine Zunahme der zirkadianen Tag-Nacht-Amplitude der Flussrate in den Atemwegen ist symptomatisch für den Schweregrad der Erkrankung. Asthmabeschwerden in der Nacht und den frühen Morgenstunden sind ein besonders wichtiger Indikator einer unzureichenden Asthmakontrolle (Bundesärztekammer et al. 2020).

Ziel jeder Therapie ist es, eine Kontrolle des Asthmas zu erreichen mit möglichst wenigen Exazerbationen und geringem Arzneimittelverbrauch mit möglichst wenigen Nebenwirkungen. Die Behandlungsempfehlungen müssen die Heterogenität des Asthmas und die variable Ausprägung der Erkrankung im Verlauf in Betracht ziehen. Einteilung und Therapie orientieren sich vor allem am Asthma-Kontrollgrad. Folgende Symptome des Patienten werden für die letzten 4 Wochen abgefragt:

- Auftreten von Atemnot mehr als zweimal in der Woche tagsüber
- Nächtliches Erwachen durch Asthmasymptomatik
- Gebrauch der Bedarfsmedikation wegen der Symptome häufiger als zweimal in der Woche
- Aktivitätseinschränkung durch das Asthma

In der 2023 erschienen S2k Leitlinie werden noch die Kriterien einer Einschränkung in der Spirometrie (FEV1: Forciertes Exspiratorische Volumen in 1 Sekunde) und Exazerbationen ≥ 1/Jahr hinzugefügt (Lommatzsch 2023).

Beurteilung Als gut kontrolliert gilt das Asthma, wenn kein Symptomkriterium erfüllt ist, als teilweise kontrolliert, wenn 1–2 Kriterien erfüllt sind, und als unkontrolliert, wenn mindestens 3 Kriterien erfüllt sind oder eine aktuelle Exazerbation vorliegt (Lommatzsch 2023).

Patienten mit diagnostiziertem Asthma sollen gemäß einem Stufenschema behandelt werden. Dieses umfasst 5 Stufen, von der Bedarfstherapie (Stufe 1) bis zur Langzeittherapie (Stufen 2–5, bei Kindern 2–6; Bundesärztekammer et al. 2020). Dabei wird durch De- und Eskalation die niedrigste Therapiestufe ermittelt und regelmäßig überprüft, bei der das Asthma gut kontrolliert ist. Die initiale Therapie nach Diagnosestellung kann intensiver als wahrscheinlich notwendig („Step-down"), oder wie wahrscheinlich notwendig („Step-up") begonnen und dann angepasst werden (Lommatzsch 2023).

Als Bedarfsmedikation werden rasch und kurzwirkende Beta$_2$-Rezeptoragonisten (rapid & short-acting beta agonists: RABA/SABA, überwiegend Salbutamol) oder (heute bevorzugt) Formoterol als rasch (RABA) und gleichzeitig langwirksames Betasympathomimetikum (long-acting beta agonists: LABA) in Fixkombination mit niedrig-dosierten inhalativen Glucocorticosteroiden (inhaled corticosteroid: ICS) eingesetzt (Crossingham et al. 2021).

In der Langzeittherapie ist eine regelmäßige und differenzierte Gabe von LABA, ICS und weiteren Medikamenten vorgesehen (Oba et al. 2022). Wesentliche Unterschiede hinsichtlich der Nebenwirkungen zwischen den langwirksamen LABAs (Formoterol, Salmeterol) in Kombination mit ICS fanden sich bisher nicht (O'Shea et al. 2021). In welcher Weise eine durch die Patienten im Fall einer Exazerbation selbstständig durchgeführte Erhöhung der ICS-Dosis wirksam ist, ist nicht abschließend geklärt (Kew et al. 2022).

Akupunktur, Homöopathie und Chiropraxis haben keinen nachgewiesenen Effekt auf die Asthmakontrolle (Bundesärztekammer et al. 2020).

Eine Toleranzentwicklung gegenüber Glucocorticosteroiden ist ein erhebliches Problem beim schweren Asthma. Sie besteht, wenn trotz Therapie mit hochdosierten inhalativen Glucocorticosteroiden in Kombination mit langwirkenden Beta$_2$-Rezeptoragonisten schwere Exazerbationen auftreten und die Lungenfunktion eingeschränkt ist (Bundesärztekammer et al. 2020). Auch mit dieser Definition erfasst das schwere Asthma keine einheitliche Patientengruppe, sondern beschreibt Patienten mit unterschiedlichen pathophysiologischen Merkmalen (Global Initiative for Asthma 2022, Lommatzsch 2023). Um diese Heterogenität besser zu verstehen, entstand das Konzept einzelner Asthmaphänotypen mit molekularen, patientenbezogenen Merkmalen. Mit der Identifizierung von entzündungsbedingten Phänotypen wurden gezielte Therapien gegen einzelne Entzündungsmediatoren entwickelt. Als erster monoklonaler Anti-IgE-Antikörper wurde Omalizumab zur Behandlung von Patienten mit schwerem allergischem Asthma eingeführt, der die Mastzelldegranulation verhindert und Exazerbationen reduziert. Weiterhin zeigen viele Patienten mit schwerem Asthma eine Zunahme von Eosinophilen im Blut und Gewebe, die überwiegend durch das proeosinophile Zytokin Interleukin-5 aktiviert werden. Darauf basiert die Entwicklung der Interleukin-5-Antikörpern Mepolizumab, Reslizumab und Benralizumab zur Behandlung des schweren eosinophilen Asthmas (Fajt and Wenzel 2017, Farne et al. 2022, Gallagher et al. 2021). Nicht klar geklärt ist allerdings, welche Grenzwerte für die Zahl der peripheren Eosinophilen als eindeutig pathologisch angesehen werden sollen (Lommatzsch 2023), obwohl dieser Frage hinsichtlich der Verordnung der o. g. Antikörper eine wichtige Bedeutung zukommt (Global Initiative for Asthma 2022, Lommatzsch 2023).

31.2 Chronisch-obstruktive Lungenkrankheit (COPD)

Die COPD ist ein heterogenes Krankheitsbild mit unterschiedlichen ätiologischen und pathogenetischen Mechanismen (in Deutschland überwiegend Tabakrauchen, in Afrika und Asien Heizung mit Biomasse und „indoor cooking"; Bundesärztekammer et al. 2021, Singh et al. 2019, Halpin et al. 2021, Agustí et al. 2023). Die COPD ist von zunehmender sozioökonomischer Bedeutung. Sie ist gekennzeichnet durch eine progressive, kaum reversible Atemwegsobstruktion, bedingt durch strukturelle, irreversible Veränderungen in den Atemwegen (obstruktive Bronchitis) und im Lungenparenchym (Emphysem).

Die COPD wird in der Nationalen Versorgungs-Leitlinie angelehnt an die Schweregrade A, B, C und D der Global Initiative for Chronic Obstructive Lung Disease (GOLD) aus dem Jahr 2019 eingeteilt (Bundesärztekammer et al. 2021; Singh et al. 2019), die Symptomatik und Exazerbationen berücksichtigen. In einem Update der GOLD-Empfehlungen aus dem Jahr 2023 (Global initiative for chronic obstructive lung disease 2023) werden die Schweregrade A und B beibehalten. Allerdings werden die Schweregrade C und B nun im Schweregrad E zusammengefasst, der alle Patienten mit ≥ 2 Exazerbationen oder einer Exazerbation, die zur Hospitalisierung geführt hat (jeweils innerhalb der vergangenen 12 Monate) enhält (Agustí et al. 2023). Für verschiede Konstellationen, ausgehend von der Schwere der Symptomatik und der Exazerbations-Häufigkeit, wurde ein therapeutisches Vorgehen vorgeschlagen, das zur Minderung der Symptomatik und zur Vermeidung von Exazerbationen führen soll. Alle Patienten sollen Bronchodilatoren (langwirkende Muscarinrezeptorantagonisten [LAMA] oder langwirkende Beta$_2$-Rezeptoragonisten [LABA]) als Monotherapie (Schweregrad A), oder in Kombination (Schweregrad B) erhalten. Inhalative Steroide (ICS) sollten nur Schweregrad E-COPD-Patienten (≥ 2 Exazerbationen/Jahr oder eine hospitalisierungs-pflichtige Exazerbation) und einer peripheren Eosinophilenzahl von ≥ 300/µl als Eskalation einer bestehenden dualen Bronchodilationstherapie (LABA plus LAMA) erhalten (Agustí et al. 2023).

Auch bei der COPD spielt eine chronische Entzündung eine Rolle, die aber ein vom Asthma unterschiedliches Muster der Entzündungszellen und -mediatoren aufweist (Singh et al. 2019, Bundesärztekammer et al. 2021, Agustí et al. 2023, Global initiative for chronic obstructive lung disease 2023). Im Gegensatz zum Asthma sind die zugrundeliegenden Mechanismen der Entzündung und der Zerstörung des Gewebes bei der COPD noch zu wenig erforscht, was die Entwicklung gezielter therapeutischer Fortschritte behindert. Insgesamt sind also die pharmakotherapeutischen Optionen bei der COPD wesentlich geringer als beim Asthma. Bei der COPD müssen ein Rauchverzicht konsequent eingehalten und rezidivierende Atemwegsinfektionen sowie eine berufliche inhalative Schadstoffexposition vermieden werden. Überschneidungen zwischen Asthma und COPD (Asthma and COPD Overlap Syndrome, ACOS) werden diskutiert (Bundesärztekammer et al. 2021). Es scheinen genetische Varianten vorzuliegen, die auf eine erhöhte Empfindlichkeit für virale Infekte und auf eine gestörte Lungenentwicklung hinweisen. Die Suche nach weiteren Geno- und Phänotypen bei der COPD ist vielversprechend, steckt aber noch in den Anfängen (Agustí et al. 2023).

31.3 Verordnungsspektrum

Die bei Asthma und COPD zugelassenen Präparate lassen sich mehreren pharmakologischen Wirkstoffklassen zuordnen. Die inhalativen Glucocorticosteroide haben sich seit einigen Jahren zur größten Arzneimittelgruppe in der Asthmatherapie entwickelt und werden inzwischen etwa 30 % mehr verordnet als die Beta$_2$-Rezeptoragonisten (◘ Abb. 31.1). Da die inhalativen Glucocorticosteroide in der Kombination mit langwirksamen Betasympathomimetika der primäre therapierelevante Kombinationspartner sind, wurden die fixen Kombinationspräparate der Gruppe der inhalativen Glucocorticosteroide zugeordnet (◘ Tab. 31.4). Danach folgen die kontinuierlich steigenden Verordnungen von Muscarinrezeptorantagonisten und die weiter rückläufigen Xanthinpräparate. Weiterhin vertreten sind bei der COPD der PDE-4-Hemmer Roflumilast sowie beim Asthma der Leukotrienantagonist Montelukast und die monoklonalen Antikörper Omalizumab, Mepolizuma und Benralizumab.

31.3.1 Beta$_2$-Sympathomimetika

Beta$_2$-Sympathomimetika sind nach wie vor die wirksamsten Bronchodilatatoren zur Behandlung der Bronchialobstruktion. Neben ihrem bronchodilatatorischen Effekt verbessern sie die muköziliäre Clearance und vermindern die mikrovasale Exsudation und die Freisetzung von Entzündungsmediatoren. Bei Asthma ist bei einer regelmäßigen Beta$_2$-Sympathomimetika-Gabe, d. h. ab Therapie-

Kapitel 31 · Asthma und Chronisch-obstruktive Lungenerkrankung

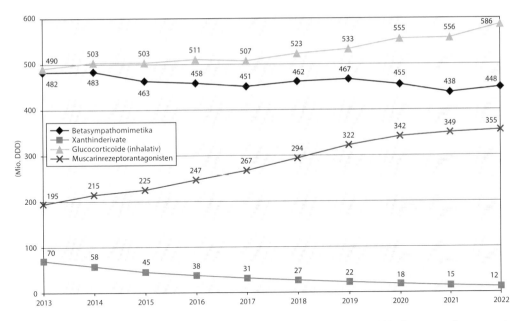

Abb. 31.1 Verordnungen von Asthma- und COPD-Arzneimitteln 2013 bis 2022. Gesamtverordnungen nach definierten Tagesdosen

stufe II zusätzlich die regelmäßige Anwendung eines inhalativen Glucocorticosteroids indiziert.

Beta$_2$-Sympathomimetika werden fast ausnahmslos inhalativ angewandt, da sie in dieser Applikationsweise wirksamer und mit weniger unerwünschten Wirkungen behaftet sind.

Die Verordnungen der rasch- und kurzwirksamen inhalativen Beta$_2$-Sympathomimetika (RABA/SABA) inklusive Kombinationen mit weiteren Wirkstoffen stiegen im Jahre 2022 leicht um +4,8 % (◘ Tab. 31.1). Zwei-Drittel entfallen auf Salbutamol-haltige Präparate.

Die Verordnungen der fixen Kombinationen kurzwirkender inhalativer Betasympathomimetika mit Ipratropiumbromid oder Cromoglicinsäure sind 2022 leicht um +3,9 % gestiegen (◘ Tab. 31.1). Die Verordnung kurzwirkender Kombinationspräparate entfällt zu 90 % auf *Berodual*, das neben dem Beta$_2$-Sympathomimetikum Fenoterol den Muscarinrezeptorantagonisten Ipratropiumbromid enthält. Diese Kombination kann sinnvoll sein, weil das betreffende Beta$_2$-Sympathomimetikum einen schnelleren Wirkungseintritt hat, während Ipratropiumbromid in der Wirkung langsamer einsetzt, aber länger anhält.

Allergospasmin und *Aarane* enthalten neben dem Beta$_2$-Sympathomimetikum Reproterol das Antiallergikum Cromoglicinsäure. Letzteres wird bei Kindern, Jugendlichen und Erwachsenen nicht mehr empfohlen und in der NVL nicht mehr erwähnt. Aufgrund der unterschiedlichen Wirkdauer von Reproterol und Cromoglicinsäure erscheint schon grundsätzlich der Einsatz dieser Fixkombination weder zur Bedarfs- noch zur Langzeittherapie sinnvoll. Die Zunahme der Verordnungen 2022 (+35 %) ist daher kritisch zu sehen.

Die oralen Beta$_2$-Sympathomimetika spielen in der empfohlenen Therapie insgesamt keine Rolle mehr. Daher ist die Zunahme der Verordnung um 25 % medizinisch nicht gut erklärbar (◘ Tab. 31.2).

Die inhalativen langwirkenden Beta$_2$-Sympathomimetika (LABA) sind für die Dauertherapie des Asthma und bei Patienten mit nächtlichem Asthma oder häufiger

◘ **Tab. 31.1** Verordnungen von kurzwirkenden inhalativen Betasympathomimetika inklusive Kombinationen mit weiteren Wirkstoffen 2022. Angegeben sind die 2022 verordneten Tagesdosen, die Änderungen gegenüber 2021 und die mittleren Kosten je DDD 2022

Präparat	Bestandteile	DDD Mio.	Änderung %	DDD-Nettokosten Euro
Salbutamol				
Sultanol	Salbutamol	137,4	(> 1.000)	0,41
SalbuHEXAL	Salbutamol	69,3	(−50,9)	0,42
Salbutamol-ratiopharm	Salbutamol	29,5	(−59,5)	0,69
Salbu Easyhaler	Salbutamol	4,3	(+23,7)	0,40
Bronchospray	Salbutamol	2,8	(+2,5)	0,51
Salbutamol AL	Salbutamol	1,9	(+24,1)	1,50
Ventilastin Novolizer	Salbutamol	1,1	(+0,4)	0,57
Salbutamol-1 A Pharma	Salbutamol	1,1	(+62,3)	0,43
Apsomol Inhalat	Salbutamol	0,94	(−4,3)	0,39
Salbutamol STADA	Salbutamol	0,28	(+159,3)	2,46
		248,7	**(+6,4)**	**0,46**
Weitere Betasympathomimetika				
Berotec	Fenoterol	31,1	(−3,8)	0,25
Aerodur Turbohaler	Terbutalin	0,47	(−9,0)	0,74
		31,6	**(−3,9)**	**0,26**
Kombinationen				
Berodual	Ipratropiumbromid Fenoterol	89,4	(+1,6)	0,62
Allergospasmin	Cromoglicinsäure Reproterol	4,0	(+34,1)	1,24
Aarane	Cromoglicinsäure Reproterol	2,9	(+36,6)	1,24
Ipramol TEVA	Ipratropiumbromid Salbutamol	1,3	(−3,1)	2,30
Ipratropium/Salbutamol Cipla	Salbutamol Ipratropiumbromid	0,84	(+170,2)	2,07
Combiprasal	Salbutamol Ipratropiumbromid	0,51	(−3,5)	2,16
		99,0	**(+3,9)**	**0,70**
Summe		**379,2**	**(+4,8)**	**0,51**

Tab. 31.2 Verordnungen von oralen Beta$_2$-Sympathomimetika inklusive Kombinationen mit weiteren Wirkstoffen 2022. Angegeben sind die 2022 verordneten Tagesdosen, die Änderungen gegenüber 2021 und die mittleren Kosten je DDD 2022

Präparat	Bestandteile	DDD Mio.	Änderung %	DDD-Nettokosten Euro
Monopräparate				
Salbubronch	Salbutamol	1,6	(+27,6)	5,67
Kombinationen				
Spasmo-Mucosolvan	Clenbuterol Ambroxol	0,16	(+7,5)	3,25
Summe		**1,7**	**(+25,4)**	**5,45**

Tab. 31.3 Verordnungen von langwirksamen inhalativen Beta$_2$-Sympathomimetika-Monopräparaten 2022. Angegeben sind die 2022 verordneten Tagesdosen, die Änderungen gegenüber 2021 und die mittleren Kosten je DDD 2022

Präparat	Bestandteile	DDD Mio.	Änderung %	DDD-Nettokosten Euro
Salmeterol				
Serevent	Salmeterol	1,1	(−29,2)	1,23
Formoterol				
Formatris	Formoterol	15,5	(−11,7)	1,02
Formoterol AL	Formoterol	12,7	(+28,0)	0,91
Forair	Formoterol	9,5	(−5,4)	0,98
FormoLich	Formoterol	9,4	(−1,5)	0,84
Formoterol-CT	Formoterol	5,8	(−28,0)	0,91
Formo-Aristo	Formoterol	5,6	(−41,4)	0,90
Formoterol Easyhaler	Formoterol	4,9	(−1,9)	0,91
Foradil	Formoterol	1,3	(−17,2)	0,90
		64,8	(−9,2)	0,93
Summe		**65,9**	**(−9,6)**	**0,94**

Bedarfsmedikation grundsätzlich nur in Kombination mit inhalativen Glucocorticosteroiden (ICS) indiziert (Bundesärztekammer et al. 2020), da die alleinige Verordnung von LABA mit einem erhöhten Risiko Asthma-induzierter Todesfälle einhergeht. Mehrere Studien zu LABA hatten dagegen gezeigt, dass die Kombination von LABA mit ICS das Risiko nicht erhöht (Bundesärztekammer et al. 2020).

Die Verordnungen von LABA-Monopräparaten nahmen daher 2022 erneut ab. Die verbleibenden LABA-Monopräparate werden vermutlich zusammen mit ICS-Monopräparaten (Tab. 31.4) eingesetzt. Die in der Verordnung führende Substanz Formoterol (> 95 %) hat einen rascheren Wirkungseintritt als Salmeterol und darüber hinaus auch deutliche Kostenvorteile (◘ Tab. 31.3). Der weitaus größere Teil der Verordnungen von LABA entfällt auf die Kombinationen mit inhalativen Glucocorticosteroiden (◘ Tab. 31.4).

31.3.2 Glucocorticosteroide (mit und ohne LABA)

Um die systemischen Nebenwirkungen der Glucocorticosteroide möglichst gering zu halten, soll zunächst immer die inhalative Anwendung erfolgen. Inhalative Glucocorticosteroide

◘ **Tab. 31.4** Verordnungen von inhalativen Glucocorticoid-haltigen Präparaten, inklusive Kombinationen mit Beta2-Sympathomimetika 2022. Angegeben sind die 2022 verordneten Tagesdosen, die Änderungen gegenüber 2021 und die mittleren Kosten je DDD 2022

Präparat	Bestandteile	DDD	Änderung	DDD-Nettokosten
		Mio.	%	Euro
Beclometason				
Beclometason-ratiopharm	Beclometason	7,9	(−25,5)	0,72
Ventolair	Beclometason	7,9	(+11,3)	0,63
Junik	Beclometason	6,9	(+2,0)	0,55
Beclometason Glenmark	Beclometason	3,5	(> 1.000)	0,81
Beclomet Easyhaler	Beclometason	1,3	(+9,0)	0,70
Sanasthmax	Beclometason	0,44	(−11,1)	3,05
		27,9	(+6,9)	0,70
Budesonid				
Budiair	Budesonid	31,2	(+20,0)	0,56
Budesonid Easyhaler	Budesonid	30,8	(+27,8)	0,57
Novopulmon	Budesonid	29,1	(−8,8)	0,50
Miflonide	Budesonid	5,7	(−6,7)	0,58
Cyclocaps Budesonid	Budesonid	1,7	(−3,2)	0,58
Budenobronch	Budesonid	1,5	(+2,8)	5,14
Pulmicort	Budesonid	1,3	(+0,1)	1,43
Budesonid AL	Budesonid	0,99	(+117,6)	4,03
Larbex	Budesonid	0,20	(−6,6)	5,63
		102,5	(+9,9)	0,67
Weitere Mittel				
Alvesco	Ciclesonid	7,0	(+2,1)	0,52
Flutide	Fluticason	4,3	(+12,7)	1,55
Fluticason Cipla	Fluticason	3,0	(+6,2)	0,74
Flutihexal	Fluticason	0,77	(> 1.000)	0,74
		15,0	(+11,4)	0,87

◻ Tab. 31.4 (Fortsetzung)

Präparat	Bestandteile	DDD Mio.	Änderung %	DDD-Nettokosten Euro
Kombinationen				
Foster	Beclometason Formoterol	153,4	(+10,1)	1,95
Symbicort	Budesonid Formoterol	75,0	(+6,1)	2,13
Relvar Ellipta	Fluticasonfuroat Vilanterol	50,5	(+9,1)	1,33
Viani	Fluticason Salmeterol	37,9	(−10,3)	1,23
Atmadisc	Fluticason Salmeterol	34,5	(+9,6)	1,23
Flutiform	Fluticason Formoterol	24,9	(−8,8)	1,31
Bufori Easyhaler	Budesonid Formoterol	11,2	(−35,5)	1,78
Inuvair	Beclometason Formoterol	10,8	(−0,5)	1,86
Revinty Ellipta	Fluticasonfuroat Vilanterol	8,6	(+16,9)	1,33
Duoresp Spiromax	Budesonid Formoterol	8,3	(+1,4)	1,84
Serroflo	Fluticason Salmeterol	5,6	(+5,3)	1,23
Salmeterol/Fluticasonpropionat AL	Fluticason Salmeterol	4,9	(+76,9)	1,18
Atectura Breezhaler	Indacaterol Mometason	3,4	(+29,2)	1,30
Salflutin	Fluticason Salmeterol	2,7	(+198,7)	1,07
Airbufo Forspiro	Budesonid Formoterol	2,2	(+163,9)	1,85
Airflusal	Fluticason Salmeterol	1,9	(−36,9)	1,41
Rolenium	Fluticason Salmeterol	1,8	(−43,8)	1,23
		437,6	(+4,2)	1,70
Summe		583,0	(+5,5)	1,45

(ICS) zeigen daher seit langem eine stetige Aufwärtsentwicklung der Verordnungen (hier dargestellt ab 2013) und haben die Verordnungen der Beta$_2$-Sympathomimetika bereits 2013 überflügelt (◘ Abb. 31.1). Dabei ist aber zu beachten, dass ICS zu etwa 80 % in Kombinationen mit LABA (vorwiegend mit Formoterol) verordnet werden (◘ Tab. 31.4).

Niedrigdosierte ICS können in der Stufe 1 der Therapieempfehlungen entweder in der Kombination mit Formoterol als Bedarfsmedikament verordnet werden, oder separat regelmäßig inhaliert werden, wenn ein SABA als Bedarfsmedikament eingesetzt wird. Ebenfalls möglich in der Stufe 1 ist die bedarfsabhängige Gabe eines SABA, die allerdings der ICS/Formoterol Kombination unterlegen ist (Lommatzsch 2023).

Die Gabe der fixen Kombination aus einem niedrig dosiertem ICS und Formoterol sowohl in der Erhaltungs- als auch in der Bedarfsbehandlung wird auch als SMART-Konzept bezeichnet (single inhaler maintenance and reliever therapy; Püntmann und Mühlbauer 2023).

In der Stufe 2 kann entweder mit der Fixkombination aus niedrigdosiertem ICS und Formoterol als Bedarfsmedikation oder mit niedrigdosiertem ICS als Langzeittherapie und SABA als Bedarfsmedikation behandelt werden. In den Stufen 3 bis 5 werden die ICS Stufen-abhängig bis zu Höchstdosis in Stufe 5 aufdosiert (Bundesärztekammer et al. 2020, Lommatzsch 2023).

Dafür stehen topisch stark wirksame Glucocorticosteroide zur Verfügung. Die Berechnung der definierten Tagesdosen basiert einheitlich auf den WHO-DDD für die Dosieraerosole und die Trockenpulverinhalate (Beclometason (0,8 mg), Budesonid (0,8 mg) und Fluticason (0,6 mg)).

Auch bei inhalativen Glucocorticosteroiden sind lokale und systemische unerwünschte Wirkungen zu bedenken. Daher sollte stets die niedrigste therapeutisch wirksame Dosis eingesetzt werden (Bundesärztekammer et al. 2020). Bei höheren Tagesdosen sollte, um eine oropharyngeale Candidiasis zu vermeiden, ein Spacer verwendet und der Mund nach Inhalation ausgespült werden. Die Verwendung von Spacern verbessert zudem die Wirkstoffdeposition in der Lunge.

Es muss sichergestellt sein, dass die Behandlung des Asthmas, insbesondere die Inhalationstechnik, auf den individuellen Patienten zugeschnitten und kontinuierlich überprüft wird.

Budesonid ist der führende Wirkstoff der inhalativen Glucocorticosteroid-Monopräparate. Beclometason und Fluticason sind die bevorzugt in der Kombination mit LABA eingesetzten Substanzen. Bei fixen Kombinationen ist die Flexibilität bei der Wahl der Dosierung der Einzelkomponenten nicht gegeben, andererseits fördern sie die Therapieadhärenz.

Die intermittierende oder langfristige orale Anwendung von Glucocorticosteroiden bei Asthma ist erst in Stufe 5 indiziert. Die inhalative Gabe wird dabei fortgesetzt, um die Dosis der systemischen Glucocorticosteroide möglichst gering zu halten (Bundesärztekammer et al. 2020). Bei schwer zu kontrollierendem Asthma mit nächtlichen Beschwerden kann die Tagesdosis des systemischen Glucocorticoids in Anlehnung auf den Tagesrhythmus der endogenen Glucocorticoid-Synthese auf 2/3 am Morgen und 1/3 am Abend verteilt werden. Auch bei instabilem chronischem Asthma sollte die Verordnung von oralen Glucocorticosteroiden möglichst kurz gehalten und durch hoch dosiertes inhalatives ICS ersetzt werden.

31.3.3 Phosphodiesterasehemmer

Retardiertes Theophyllin wird als leicht bis mäßig wirksamer Bronchodilatator angesehen, sein Stellenwert in der Therapie des Asthmas hat weiter abgenommen. In die aktuelle deutsche Versorgungsleitlinie wurde Theophyllin aufgrund seiner geringen therapeutischen Breite, des Nebenwirkungspotentials und der verfügbaren Alternativen nicht mehr in das Stufenschema für die Behandlung des Asthma aufgenommen (Bundesärztekammer et al. 2020). Die Verordnung von Theophyllin

◘ Tab. 31.5 Verordnungen von Phosphodiesterasehemmern 2022. Angegeben sind die 2022 verordneten Tagesdosen, die Änderungen gegenüber 2021 und die mittleren Kosten je DDD 2022

Präparat	Bestandteile	DDD Mio.	Änderung %	DDD-Nettokosten Euro
Theophyllin				
Theophyllin-ratiopharm	Theophyllin	6,3	(−7,7)	0,23
Bronchoretard	Theophyllin	3,1	(−31,6)	0,28
Theophyllin Aristo	Theophyllin	2,1	(−9,9)	0,19
		11,4	(−16,0)	0,23
PDE-4-Hemmer				
Roflumilast Heumann	Roflumilast	2,4	(+630,5)	1,36
Daxas	Roflumilast	2,4	(−61,9)	2,09
Roflumilast AL	Roflumilast	1,5	(+106,6)	1,53
		6,4	(−13,8)	1,68
Summe		17,8	(−15,2)	0,75

war auch 2022 deutlich weiter rückläufig und hat in den letzten 10 Jahren um über 80 % abgenommen (◘ Tab. 31.5).

Der selektive Phosphodiesterase-4-Hemmer Roflumilast (*Daxas*) ist für die Dauertherapie der COPD und der chronischen Bronchitis zugelassen und verzeichnete 2022 eine Verordnungsabnahme (◘ Tab. 31.5). Da der Wirkstoff vor Inkrafttreten des AMNOGs eingeführt wurde, gibt es keine Bewertung des Zusatznutzens. Eine zurückhaltende Einschätzung von Roflumilast wird durch eine aktuelle Cochrane-Metaanalyse von 28 Studien (mit Roflumilast und zwei weiteren PDE-4-Hemmern) bestätigt (Janjua et al. 2020), die die Verwendung von Phosphodiesterase-4-Inhibitoren bei COPD nur in Einzelfällen empfiehlt (persistierende schwergradige Symptomatik und gehäufte Exazerbationen). Sie boten einen geringen Vorteil bei der Verbesserung der Lungenfunktion und der Verringerung von COPD-Exazerbationen, hatten jedoch nur geringe Auswirkungen auf die Lebensqualität und die COPD-Symptome. Nebeneffekte wie Durchfall und Gewichtsverlust waren häufig. Der Rückgang der Verordnungen erscheint daher sachgerecht.

31.3.4 Muscarinrezeptorantagonisten

Langwirksame Muscarinrezeptorantagonisten (LAMA) (Anticholinergika) gehören zusammen mit langwirksamen Betasympathikomimetika (LABA) zu den Mitteln der ersten Wahl bei der COPD (Bundesärztekammer et al. 2021, Agustí et al. 2023). Beim Asthma finden LAMA in Kombination mit LABA in den Therapiestufen 4 und 5 ihre Anwendung (Lommatzsch 2023). Sie stellen aber auch eine Alternative für die relativ seltenen Patienten dar, die inhalative Beta$_2$-Sympathomimetika schlecht tolerieren (Bundesärztekammer et al. 2020).

Die Verordnungen der Muscarinrezeptorantagonisten haben sich in den letzten 10 Jahren nahezu verdoppelt (◘ Abb. 31.1). Das langwirkende Tiotropiumbromid (*Spiriva*,

Srivasso, Braltus) ist weiterhin das mit Abstand führende Monopräparat (◘ Tab. 31.6). Tiotropiumbromid war in Deutschland zunächst nur für die COPD zugelassen, nach Empfehlung der Europäischen Arzneimittelagentur (EMA) ist es seit 2015 auch für die Zusatztherapie bei schwerem Asthma zugelassen. Das kürzer wirksame Ipratropium spielt als Monopräparat nur noch eine geringe Rolle (9,5 Mio. DDD), hat aber in der Kombination mit Fenoterol als kürzer wirksames Bronchospasmolytikum noch ein substanzielles Verordnungsvolumen (89,4 Mio. DDD, ◘ Tab. 31.1). Ob bei inhalativen Muscarinrezeptorantagonisten ein gering erhöhtes Risiko für kardiovaskuläre Mortalität und Herzinfarkte besteht, ist nicht abschließend geklärt, jedoch nach aktuellem Wissensstand eher unwahrscheinlich (Bundesärztekammer et al. 2020, 2021, Agustí et al. 2023, Maqsood et al. 2019).

Die neueren LAMA Glycopyrroniumbromid (*Seebri Breezhaler, Robinul*), Aclidiniumbromid (*Bretaris genuair Eklira genuair*)

◘ **Tab. 31.6** Verordnungen von Muscarinrezeptorantagonisten inklusive Kombinationen mit weiteren Wirkstoffen 2022. Angegeben sind die 2022 verordneten Tagesdosen, die Änderungen gegenüber 2021 und die mittleren Kosten je DDD 2022

Präparat	Bestandteile	DDD	Änderung	DDD-Nettokosten
		Mio.	%	Euro
Tiotropiumbromid				
Spiriva	Tiotropiumbromid	68,3	(−1,8)	1,97
Braltus	Tiotropiumbromid	26,3	(+24,2)	1,53
Srivasso	Tiotropiumbromid	9,6	(−55,3)	1,89
		104,2	**(−7,1)**	**1,85**
Ipratropiumbromid				
Atrovent	Ipratropiumbromid	4,5	(+1,4)	1,31
Ipratropium TEVA	Ipratropiumbromid	1,6	(−12,0)	3,05
Ipravent	Ipratropiumbromid	1,5	(−24,7)	0,46
Ipratropiumbromid HEXAL	Ipratropiumbromid	1,2	(+130,9)	0,53
Ipratropiumbromid Stulln	Ipratropiumbromid	0,72	(+45,8)	2,87
		9,5	**(+2,7)**	**1,48**
Weitere Monopräparate				
Seebri Breezhaler	Glycopyrroniumbromid	8,5	(−12,4)	1,73
Bretaris genuair	Aclidiniumbromid	8,1	(−10,3)	1,35
Incruse	Umeclidiniumbromid	3,0	(−4,3)	1,24
Rolufta Ellipta	Umeclidiniumbromid	1,8	(−0,5)	1,26
Eklira genuair	Aclidiniumbromid	1,3	(−25,4)	1,36
Robinul	Glycopyrroniumbromid	0,10	(+8,3)	5,28
		22,9	**(−10,6)**	**1,49**

Tab. 31.6 (Fortsetzung)

Präparat	Bestandteile	DDD Mio.	Änderung %	DDD-Nettokosten Euro
Kombinationspräparate				
Ultibro Breezhaler	Indacaterol Glycopyrroniumbromid	47,5	(−4,9)	2,25
Spiolto Respimat	Olodaterol Tiotropiumbromid	43,8	(+2,6)	2,16
Trimbow	Formoterol Beclometason Glycopyrroniumbromid	39,8	(+37,6)	2,84
Anoro Ellipta	Vilanterol Umeclidiniumbromid	21,8	(+8,6)	1,64
Brimica Genuair	Formoterol Aclidiniumbromid	19,4	(−2,6)	2,07
Trelegy Ellipta	Vilanterol Fluticasonfuroat Umeclidiniumbromid	12,7	(+14,6)	2,28
Elebrato Ellipta	Vilanterol Fluticasonfuroat Umeclidiniumbromid	9,0	(+11,5)	2,28
Duaklir Genuair	Formoterol Aclidiniumbromid	4,9	(−13,6)	2,07
Enerzair Breezhaler	Indacaterol Glycopyrronium Mometason	4,5	(+36,1)	2,98
Trixeo	Formoterol Glycopyrroniumbromid Budesonid	4,4	(+192,4)	2,82
Ulunar	Indacaterol Glycopyrroniumbromid	4,4	(−12,3)	2,28
Laventair Ellipta	Vilanterol Umeclidiniumbromid	3,2	(−7,5)	1,65
Bevespi	Formoterol Glycopyrroniumbromid	3,1	(+21,8)	2,40
		218,4	**(+8,1)**	**2,28**
Summe		**354,9**	**(+1,7)**	**2,08**

und Umeclidiniumbromid (*Incruse Rolufta Ellipta*) sind Muscarinrezeptorantagonisten mit höherer Affinität zu M_3-Rezeptoren, die auch langsamer vom Rezeptor dissoziieren (Mammen et al. 2020).

Insgesamt wurden die Monopräparate trotz der neuen Wirkstoffe weniger verordnet (◘ Tab. 31.6). Eine leichte Zunahme der Verordnungen zeigen dagegen fixe Kombinationspräparate der Muscarinrezeptorantagonisten (LAMA) mit langwirkenden Beta$_2$-Sympathomimetika (LABA) (Tab. 31.6). Erneut besonders ausgeprägt ist die Verordnungszunahme der Dreifachkombinationen, die als dritte Komponente noch ein inhalatives Glucocorticoid enthalten. Sie wurden zwar 2017 als Erhaltungstherapie bei Patienten mit moderater bis schwerer COPD zugelassen, die mit einer Zweifachkombination aus LABA und LAMA nicht ausreichend eingestellt sind. Diese Triple-Kombinationen müssen aber kritisch gesehen werden, weil ICS bei COPD das Pneumonie-Risiko erhöhen (Bundesärztekammer et al. 2021, Yang et al. 2023). Eine Indikation für ICS bei COPD ist nach aktueller Einschätzung nur bei häufigen Exazerbationen ($\geq$ 2/Jahr) oder bei schwer exazerbierenden Patienten mit Hospitalisation gegeben, wenn zusätzlich eine Blut-Eosinophilie ($\geq$ 300/µl) vorliegt (Agustí et al. 2023).

31.3.5 Montelukast

Montelukast wird als Zusatzmedikation zur Behandlung von leichten bis mittelschweren Formen des Asthma bronchiale eingesetzt (Bundesärztekammer et al. 2020). Es ist ein Antagonist am Cysteinyl-Leukotrien-Rezeptorsubtyp CysLT$_1$ und bei unzureichendem Ansprechen auf inhalative Glucocorticosteroide sowie bei Kindern von 2–14 Jahren als Alternative zu niedrig dosierten ICS zugelassen, die mit Wachstumsstörungen assoziiert wurden. Die Verordnungen von Montelukast blieben 2022 stabil (Tab. 31.7).

Montelukast hat einen begrenzten entzündungshemmenden Effekt, der sich wahrscheinlich nur bei 50–60 % der Patienten bemerkbar macht. Montelukast wird durch Cytochrom P450 3A4 metabolisiert. Daher muss bei gleichzeitiger Verordnung von Pharmaka,

Tab. 31.7 Verordnungen von Montelukast und monoklonalen Antikörpern 2022. Angegeben sind die 2022 verordneten Tagesdosen, die Änderungen gegenüber 2021 und die mittleren Kosten je DDD 2022

Präparat	Bestandteile	DDD	Änderung	DDD-Nettokosten
		Mio.	%	Euro
Montelukast				
Montelukast-1 A Pharma	Montelukast	12,4	(−9,7)	0,52
Montelukast dura	Montelukast	11,3	(+23,1)	0,49
Montelukast Heumann	Montelukast	3,6	(+101,0)	0,59
Montelukast Aurobindo	Montelukast	3,2	(+89,6)	0,50
Montelukast AbZ	Montelukast	1,5	(−66,3)	0,50
Singulair	Montelukast	1,1	(−13,0)	0,79
Montelukast-ratiopharm	Montelukast	0,64	(−45,5)	1,22
		33,8	(+1,3)	0,54
Monoklonale Antikörper				
Xolair	Omalizumab	3,3	(+10,4)	51,23
Nucala	Mepolizumab	1,7	(+34,2)	44,79
Fasenra	Benralizumab	1,5	(+14,1)	44,08
		6,6	(+16,7)	47,89
Summe		40,4	(+3,5)	8,28

die CYP3A4 induzieren, wie Phenytoin, Carbamazepin und Rifampicin, mit Wirkverlust von Montelukast gerechnet werden. Montelukast darf nicht zur Behandlung eines akuten Asthmaanfalls eingesetzt werden.

Da unter Montelukast neuropsychiatrische Störungen auftreten können, sollten Nutzen und Risiken sorgfältig abgewogen werden. Empfohlen wird Montelukast nur noch in begründbaren Ausnahmefällen (Lommatzsch 2023).

31.3.6 Monoklonale Antikörper

Trotz extrem hoher Kosten nahmen die Verordnungen monoklonaler Antikörper zur Behandlung des Asthma bronchiale 2022 weiter kräftig zu (+16,7 %; ◘ Tab. 31.7).

Der humanisierte, rekombinante monoklonale anti-IgE Antikörper Omalizumab (*Xolair*), der an IgE bindet und dadurch die Degranulation von Mastzellen und Basophilen sowie die Freisetzung von Histamin reduziert, ist als Zusatztherapie zur verbesserten Asthmakontrolle bei schwerem persistierenden allergischen Asthma bei Erwachsenen und Kindern über 6 Jahren zugelassen (Normansell et al. 2014).

Mepolizumab ist ein humanisierter monoklonaler Interleukin-5-Antikörper, der 2016 als Zusatzbehandlung bei schwerem Therapierefraktärem eosinophilem Asthma zugelassen wurde. Bei Patienten mit schwerem eosinophilem Asthma wurde die Exazerbationsrate durch Mepolizumab relativ um etwa 50 % gesenkt (Gallagher et al. 2021, Farne et al. 2022, Global Initiative for Asthma 2022).

Benralizumab ist ein humanisierter monoklonaler Antikörper des Typs IgG 1κ, der mit hoher Affinität und Spezifität an den humanen Interleukin-5-Rezeptor (IL-5Rα) auf der Oberfläche der eosinophilen Granulozyten bindet. Benralizumab kann bei Erwachsenen mit schwerem eosinophilem Asthma, das trotz hochdosierter inhalativer Glucocorticosteroide plus LABA unzureichend kontrolliert ist, als Add-on-Therapie eingesetzt werden (Gallagher et al. 2021, Farne et al. 2022, Global Initiative for Asthma 2022). Weitere auf dem Markt befindliche Substanzen sind Reslizumab (Anti-IL-5), Dupilumab (Anti-IL-4-R) und Tezepelumab (Anti-TSLP).

Die Indikation zur Therapie mit monoklonalen Antikörpern sollte immer erst gestellt werden, wenn sich unter einer dreimonatigen maximalen inhalativen Kombinationstherapie mit einem ICS in Höchstdosis, einem LABA und einem LAMA (Tiotropium) keine Asthmakontrolle erreichen lässt und zusätzlich die weiteren strengen Voraussetzungen der nationalen Versorgungsleitlinie (Bundesärztekammer et al. 2020) erfüllt sind. Keinesfalls sollte die Indikation allein auf der Basis wissenschaftlich fragwürdiger Biomarker (z. B. periphere Eosinophile, Stickstoffmonoxid im Exhalat) allein gestellt werden. Für eine endgültige Beurteilung hinsichtlich des Nutzens und langfristiger UAW der monoklonalen Antikörper ist die vorhandene Datengrundlage noch nicht ausreichend. Die deutliche Zunahme der Verordnungen ist daher, trotz des größeren Raumes den diese Substanzen in den aktuellen Leitlinien einnehmen (Global Initiative for Asthma 2022, Lommatzsch 2023), kritisch zu sehen.

Bei der COPD ergibt sich eine Indikation für die Therapie mit den oben genannten monoklonalen Antikörpern allenfalls in sehr seltenen Fällen bei hochgradig selektionierten Patienten (Donovan et al. 2020). In der Zukunft könnte allerdings der Antikörper Dupilumab, der eine gemeinsame Rezeptorkomponente für IL-4 und IL-13 blockiert, bei selektionierten COPD-Patienten eine Rolle spielen, die eine ausgeprägte Typ-2-Inflammation mit hohen peripheren Eosinophilenzahlen (> 300/µl) und eine hohe Exazerbationsrate aufweisen (Bhatt et al. 2023).

Literatur

Agustí A, Celli BR, Criner GJ, Halpin D, Anzueto A, Barnes P, Bourbeau J, Han MK, Martinez FJ, Montes de Oca M, Mortimer K, Papi A, Pavord

I, Roche N, Salvi S, Sin DD, Singh D, Stockley R, López Varela MV, Wedzicha JA, Vogelmeier CF (2023) Global initiative for chronic obstructive lung disease 2023 report: GOLD executive summary. Eur Respir J 61(4):2300239. https://doi.org/10.1183/13993003.00239-2023

Bhatt SP, Rabe KF, Hanania NA, Vogelmeier CF, Cole J, Bafadhel M, Christenson SA, Papi A, Singh D, Laws E, Mannent LP, Patel N, Staudinger HW, Yancopoulos GD, Mortensen ER, Akinlade B, Maloney J, Lu X, Bauer D, Bansal A, Robinson LB, Abdulai RM (2023) Dupilumab for COPD with type 2 inflammation indicated by Eosinophil counts. N Engl J Med 389(3):205–214

Bundesärztekammer, Kassenärztliche Bundesvereinigung, Arbeitsgemeinschaft der Wissenschaftlichen Medizinischen Fachgesellschaften (2023) Nationale VersorgungsLeitlinie Asthma – Langfassung, 4. Aufl. (Version 1)

Bundesärztekammer, Kassenärztliche Bundesvereinigung, Arbeitsgemeinschaft der Wissenschaftlichen Medizinischen Fachgesellschaften (2021) Nationale VersorgungsLeitlinie COPD – Teilpublikation der Langfassung, 2. Auflage. Version 1. 2021. www.leitlinien.de/copd. Zugegriffen: 12. Juli 2023

Cloonan SM, Kim K, Esteves P, Trian T, Barnes PJ (2020) Mitochondrial dysfunction in lung ageing and disease. Eur Respir Rev 29(157):200165. https://doi.org/10.1183/16000617.0165-2020

Crossingham I, Turner S, Ramakrishnan S, Fries A, Gowell M, Yasmin F, Richardson R, Webb P, O'Boyle E, Hinks TS (2021) Combination fixed-dose beta agonist and steroid inhaler as required for adults or children with mild asthma. Cochrane Database Syst Rev. https://doi.org/10.1002/14651858.CD013518.pub2

Donovan T, Milan SJ, Wang R, Banchoff E, Bradley P, Crossingham I (2020) Anti-IL-5 therapies for chronic obstructive pulmonary disease. Cochrane Database Syst Rev 12(12):Cd13432

Fajt ML, Wenzel SE (2017) Development of new therapies for severe asthma. Allergy Asthma Immunol Res 9(1):3–14

Farne HA, Wilson A, Milan S, Banchoff E, Yang F, Powell CV (2022) Anti-IL-5 therapies for asthma. Cochrane Database Syst Rev. https://doi.org/10.1002/14651858.cd010834.pub3

Gallagher A, Edwards M, Nair P, Drew S, Vyas A, Sharma R, Marsden PA, Wang R, Evans DJ (2021) Anti-interleukin-13 and anti-interleukin-4 agents versus placebo, anti-interleukin-5 or anti-immunoglobulin-E agents, for people with asthma. Cochrane Database Syst Rev. https://doi.org/10.1002/14651858.cd012929.pub2

Global Initiative for Asthma (2022) Global strategy for asthma management and prevention. from www.ginasthma.org. Zugegriffen: 12. Juli 2023

Global initiative for chronic obstructive lung disease (2023) Global strategy for the diagnosis, management, and prevention of chronic obstructive pulmonary disease. https://goldcopd.org/2023-gold-report-2/. Zugegriffen: 12. Juli 2023

Halpin DMG, Criner GJ, Papi A, Singh D, Anzueto A, Martinez FJ, Agusti AA, Vogelmeier CF (2021) Global initiative for the diagnosis, management, and prevention of chronic obstructive lung disease. The 2020 GOLD science committee report on COVID-19 and chronic obstructive pulmonary disease. Am J Respir Crit Care Med 203(1):24–36

Püntmann I, Mühlbauer B (2023) Asthma bronchiale: SMART-Präparate bereits bei Bedarf. Arzneiverordn Prax 50(2):100–103

Janjua S, Fortescue R, Poole P (2020) Phosphodiesterase-4 inhibitors for chronic obstructive pulmonary disease. Cochrane Database Syst Rev 5(5):Cd2309

Kew KM, Flemyng E, Quon BS, Leung C (2022) Increased versus stable doses of inhaled corticosteroids for exacerbations of chronic asthma in adults and children. Cochrane Database Syst Rev 9(9):Cd7524

Lommatzsch M (2023) S2k-Leitlinie zur fachärztlichen Diagnostik und Therapie von Asthma 2023. https://register.awmf.org/assets/guidelines/020-009l_S2k_Fachaerztliche-Diagnostik-Therapie-von-Asthma_2023-03.pdf. Zugegriffen: 27. Juli 2023

Mammen MJ, Pai V, Aaron SD, Nici L, Alhazzani W, Alexander PE (2020) Dual LABA/LAMA therapy versus LABA or LAMA monotherapy for chronic obstructive pulmonary disease. A systematic review and meta-analysis in support of the American thoracic society clinical practice guideline. Ann Am Thorac Soc 17(9):1133–1143

Maqsood U, Ho TN, Palmer K, Eccles FJ, Munavvar M, Wang R, Crossingham I, Evans DJ (2019) Once daily long-acting beta2-agonists and long-acting muscarinic antagonists in a combined inhaler versus placebo for chronic obstructive pulmonary disease. Cochrane Database Syst Rev. https://doi.org/10.1002/14651858.CD012930.pub2

Normansell R, Walker S, Milan SJ, Walters EH, Nair P (2014) Omalizumab for asthma in adults and children. Cochrane Database Syst Rev. https://doi.org/10.1002/14651858.CD003559.pub4

O'Shea O, Stovold E, Cates CJ (2021) Regular treatment with formoterol and an inhaled corticosteroid versus regular treatment with salmeterol and an inhaled corticosteroid for chronic asthma: serious adverse events. Cochrane Database Syst Rev 4(4):Cd7694

Oba Y, Anwer S, Maduke T, Patel T, Dias S (2022) Effectiveness and tolerability of dual and triple combination inhaler therapies compared with each other and varying doses of inhaled corticosteroids in adolescents and adults with asthma: a systematic review and network meta-analysis. Cochrane Database Syst Rev 12(12):Cd13799

Singh D, Agusti A, Anzueto A, Barnes PJ, Bourbeau J, Celli BR, Criner GJ, Frith P, Halpin DMG, Han M, Lopez Varela MV, Martinez F, Montes de Oca M, Papi A, Pavord ID, Roche N, Sin DD, Stockley R, Vestbo J, Wedzicha JA, Vogelmeier C (2019) Global Strategy for the Diagnosis, Management, and Prevention of Chronic Obstructive Lung Disease: the GOLD science committee report 2019. Eur Respir J 53(5):1900164. https://doi.org/10.1183/13993003.00164-2019

Yang IA, Ferry OR, Clarke MS, Sim EH, Fong KM (2023) Inhaled corticosteroids versus placebo for stable chronic obstructive pulmonary disease. Cochrane Database Syst Rev 3(3):Cd2991

Hals-Nasen- und Ohrenerkrankungen

Horst Luckhaupt

Auf einen Blick

Verordnungsprofil Rhinologika werden lokal zur symptomatischen Behandlung der behinderten Nasenatmung bei Nasenschleimhautentzündungen und bei Rhinosinusitiden eingesetzt. Die weitaus größte Gruppe bilden die schleimhautabschwellenden Alphasympathomimetika (α1-Adrenorezeptoragonisten). Otologika werden zur lokalen antientzündlichen Therapie im Bereich des äußeren Ohres eingesetzt, ferner in Kombination mit einem Lokalanästhetikum in der symptomatischen Therapie von Ohrenschmerzen.

Bewertung Die topischen Sympathomimetika gehören zu den nicht verschreibungspflichtigen Arzneimitteln und werden daher fast nur noch bei Kindern verordnet. Topische Glucocorticoide sind bei allergischer Rhinitis zuverlässig wirksam, ferner sind sie Bestandteil der konservativen Therapie der chronischen Rhinosinusitis mit und ohne Nasenpolypen. Für die Lokaltherapie der bakteriell bedingten Otitis externa diffusa steht mit dem Fluorchinolon Ciprofloxacin ein gut wirksames Antibiotikum (antibakterieller Arzneistoff) zur Verfügung. Die lediglich symptomatisch wirksamen Lokalanästhetikakombinationen zeigen eine Zunahme der Verordnungen; eine Zunahme der Verordnungen im HNO-Bereich zeigen die Arzneimittel zur Hyposensibilisierung. Dies ist auch bedingt durch die Zunahme allergischer Erkrankungen weltweit.

Rhinologika und Otologika sind Arzneimittel, die überwiegend lokal bei verschiedenen Erkrankungen des äußeren Ohres und des Mittelohres sowie bei bestimmten Erkrankungen der Nasenhaupthöhlen und der Nasennebenhöhlen eingesetzt werden. Der Hauptteil der Verordnungen entfällt weiter auf Alphasympathomimetika (α_1-Adrenorezeptoragonisten) und glucocorticoidhaltige Rhinologika, während alle anderen Rhinologika und auch die Otologika eine geringere Rolle spielen (◘ Abb. 32.1). Im Laufe der letzten zehn Jahre waren die Verordnungen glucocorticoidhaltiger Rhinologika bis 2020 rückläufig, im vergangenen Jahr zeigte sich eine Verordnungszunahme. Bei den rhinologischen Sympathomimetika war im Zeitraum 2021/2022 ein Anstieg der Verordnungen zu verzeichnen, ebenso bei den Otologika.

Rhinologika und Otologika zählen, bezogen auf die Einzelverordnung, zu den preiswerten Therapeutika, erreichen jedoch relativ hohe Umsätze, weil sie in der Behandlung sehr häufig auftretender Erkrankungen zum Einsatz kommen.

32.1 Rhinologika

Im Vordergrund der symptomatischen Behandlung mit Rhinologika steht die Beseitigung der behinderten Nasenatmung. Sie ist das am meisten störende Symptom aller Rhinitisformen, wobei in manchen Fällen noch Niesreiz und eine Hypersekretion der Schleimhäute hinzukommen. Zur lokalen Applikation stehen schleimhautabschwellende Alphasym-

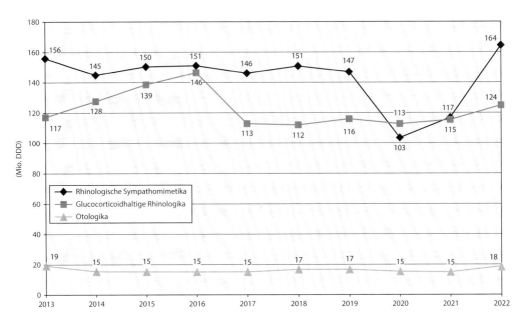

◨ **Abb. 32.1** Verordnungen von Rhinologika und Otologika 2013 bis 2022. Gesamtverordnungen nach definierten Tagesdosen

pathomimetika, Glucocorticoide und Antiallergika zur Verfügung. Eine Indikation für Homöopathika sehen der Autor des Kapitels und die Herausgeber des AVR nicht, da es keine wissenschaftliche Evidenz gibt. Die im Zusammenhang mit banalen Erkältungskrankheiten auftretende akute Rhinitis weist eine hohe Selbstheilungsrate auf. Der Gesichtspunkt einer Vorbeugung von Nasennebenhöhlenkomplikationen und die durch vermehrte Blutfüllung der Schleimhäute hervorgerufene „verstopfte Nase" machen je nach subjektivem Leidensdruck dennoch eine Therapie notwendig. Sinnvoll ist die kurzzeitige Anwendung von Alphasympathomimetika. Durch ihren abschwellenden Effekt wird zum einen die Nasenluftpassage verbessert, zum anderen werden die Schleimhäute im Bereich der Nebenhöhlenostien abgeschwollen, was eine bessere Ventilation und Drainage der Nasennebenhöhlen bedingt. Auch wenn die Tuba Eustachii nicht direkt durch Alphasympathomimetika zu beeinflussen ist, so spielt doch eine freie Nasenluftpassage eine wichtige Rolle für die Belüftung des Mittelohres. Die Therapiedauer sollte möglichst sieben Tage nicht überschreiten, damit durch den vasokonstriktorischen Effekt trophische Störungen der Schleimhaut vermieden werden. Dies ist insbesondere bei langanhaltenden Beschwerden bedeutsam.

Der Begriff „nasale Hyperreaktivität" umfasst alle übersteigerten Reaktionsformen der Nasenschleimhaut auf physikalische, chemische oder pharmakologische Reize, die zu den bekannten Symptomen Obstruktion, Sekretion und Niesreiz führen (Bachert 1996). Sie beruht auf unterschiedlichen, sich teilweise überlappenden Pathomechanismen. Dazu zählen auch die allergische Rhinitis und die früher sog. „vasomotorische Rhinitis", der neben lokalen Reizfaktoren auch psychosomatische Faktoren zugrunde liegen können. Die Behandlung der nasalen Hyperreaktivität richtet sich, wenn möglich, nach Ätiologie und Pathogenese, vor allem aber gegen die dominierenden Symptome (Bachert 1996). Zur medikamentösen Therapie werden topische Chromone wie Cromoglicinsäure, die am besten prophylaktisch anzuwenden sind, topische und systemische Glucocorticoide, Alphasympathomimetika sowie topische und systemische Antihistaminika (H1-Rezeptor-Antagonisten) vorzugsweise in Form wenig oder nicht sedierender Antihistaminika der zweiten Generation eingesetzt (► Kap. 36, Antiallergika).

32.1.1 Alphasympathomimetika

Wichtigster Effekt der Alphasympathomimetika ist die Schleimhautabschwellung, hieraus resultieren auch die wichtigsten Indikationen wie akute Rhinitis (in der Regel im Rahmen eines viralen Infektes der oberen Atemwege), nasale Hyperreaktivität, akute Rhinosinusitis, akute Exazerbation einer chronischen Rhinosinusitis (Abschwellen der Schleimhäute des mittleren Nasenganges). Unterstützend kann ein Alphasympathomimetikum bei starker Obstruktion im Rahmen einer allergischen Rhinitis additiv mit anderen Medikamenten verordnet werden. Bei nicht-eitrigen Rhinosinusitiden sollte durchaus ein Therapieversuch mit beispielsweise Kochsalzspülungen (mehrfach täglich) der Nase erfolgen, bevor Alphasympathomimetika Anwendung finden, gerade auch im Kindesalter. Bei Säuglingen sind die Verwendung von Sprühflaschen (hoher Applikationsdruck mit wenig exakter Dosierung), Dosieraerosole, mentholhaltige Nasentropfen und Antihistaminika kontraindiziert. Eine mögliche bakterielle und fungale Kontaminationsgefahr ist bei der Benutzung sog. Tropfpipetten zu beachten. Reicht bei Kleinkindern bis zum 6. Lebensjahr eine Kochsalzbehandlung der erkrankten Nasenschleimhäute nicht aus, so liegen ausreichende Erfahrungen mit Tramazolin-Nasenspray vor (Luckhaupt 2016). Abschwellende Nasentropfen sollten stets nur zeitlich begrenzt Anwendung finden (7–10 Tage), bei einer Langzeitapplikation besteht die Gefahr einer Rhinitis medicamentosa, daneben können Schleimhautatrophie und Rhinitis sicca beobachtet werden. Die 2022 verordneten rhinologischen Sympathomimetika weisen einen Anstieg bei den Verordnungen auf. Ein möglicher Grund könnte die symptomatische Therapie allergischer Rhinitiden mit erheblicher nasaler Symptomatik sein. Auffällig ist ein erhebliches Verordnungsplus von Xylometazolin (◻ Tab. 32.1).

32.1.2 Antiallergika

Zu den lokal wirksamen Antiallergika zählen der Mastzellstabilisator Cromoglicinsäure (ausreichende Erfahrung auch bei Kindern), Antihistaminika wie Levocabastin und Azelastin; letztere weisen eine rasche Wirksamkeit gegen Nasen- und Augensymptome auf. Im Jahre 2022 zeigt sich eine Zunahme der Verordnungen von Cromoglicinsäure (◻ Tab. 32.1). Diese lokal wirkenden Substanzen wirken nicht sedierend. Die spezifische Immuntherapie ist auf längere Zeit betrachtet im Vergleich zur Pharmakotherapie bei allergischer Rhinitis deutlich kosteneffektiver (Luckhaupt 2016).

32.1.3 Glucocorticoide

Die topische Applikation von Glucocorticoiden ist die wirksamste symptomatische Behandlung der allergischen Rhinitis, insbesondere bei erheblicher nasaler Obstruktion (Luckhaupt 2016). Ebenso bewährt sich diese Therapieform bei Patienten mit Polyposis nasi (im Rahmen einer chronisch-polypösen Rhinosinusitis) und einer dadurch bedingten nasalen Symptomatik wie Nasenatmungsbehinderung, Rhinorrhoe und Riechstörung. Der Wirkungseintritt topisch applizierter Glucocorticoide ist langsam, aus diesem Grund wird mitunter bei subjektiv hohem Leidensdruck wegen starker nasaler Obstruktion kurzzeitig zu Behandlungsbeginn ein Alphasymphomimetikum mit einem lokal wirksamen Glucocorticoidpräparat kombiniert. Bei einigen topisch anwendbaren Glucocorticoiden wie Dexamethason kann es zu systemischen unerwünschten Arzneimittelwirkungen kommen (Myginol und Andersson 2006). Ein erhöhtes Frakturrisiko durch nasal applizierte Glucocorticoide ist nicht nachweisbar (Luckhaupt 2016).

Tab. 32.1 Verordnungen rhinologischer Alphasympathomimetika und Antiallergika. Angegeben sind die 2022 verordneten Tagesdosen, die Änderungen gegenüber 2021 und die mittleren Kosten je DDD 2022

Präparat	Bestandteile	DDD Mio.	Änderung %	DDD-Nettokosten Euro
Xylometazolin				
Olynth	Xylometazolin	57,0	(+233,1)	0,06
Nasengel/-spray/-tropfen AL	Xylometazolin	34,5	(−27,2)	0,10
Otriven	Xylometazolin	24,7	(+25,3)	0,15
Imidin	Xylometazolin	2,1	(+163,9)	0,10
Nasenspray/-tropfen-ratiopharm	Xylometazolin	1,1	(+2,1)	0,15
Nasenspray Zentiva	Xylometazolin	0,87	(+23,5)	0,13
Nasenspray Heumann	Xylometazolin	0,44	(>1.000)	0,24
		120,8	**(+39,1)**	**0,09**
Andere Sympathomimetika				
Nasivin	Oxymetazolin	34,7	(+41,3)	0,17
Kombinationen				
Nasic/-neo	Xylometazolin Dexpanthenol	3,9	(+68,9)	0,22
Nasenduo	Xylometazolin Dexpanthenol	3,6	(+43,2)	0,20
		7,6	**(+55,5)**	**0,21**
Antiallergika				
Allergodil Nasenspray, Nasenspray/Augentropfen	Azelastin	1,1	(−7,3)	0,91
Livocab Nasenspray, Nasenspray/Augentropfen	Levocabastin	0,56	(+2,4)	3,11
Cromo-ratiopharm Nasenspray, Nasenspray/Augentropfen	Cromoglicinsäure	0,13	(+15,7)	1,29
		1,8	**(−3,0)**	**1,63**
Summe		**164,9**	**(+39,6)**	**0,13**

Die Verträglichkeit der meisten Präparate ist gut, gelegentlich werden ein Brennen in der Nase, ein Trockenheitsgefühl und Nasenbluten beobachtet. Bei Langzeitbehandlung sollte der Augeninnendruck kontrolliert werden. Die aktuelle Datenlage zeigt keine Überlegenheit eines bestimmten Glucocorticoids bzgl. Wirksamkeit und Therapieerfolg bei nasaler Applikation (Waddell et al. 2003). Daher können grundsätzlich kostengünstige Präparate verordnet werden.

2022 wurden deutlich mehr glucocorticoidhaltige Rhinologika verordnet als 2021, Mometason um 14,5 % mehr (Tab. 32.2). Mögliche Ursachen sind zum einen die Zunahme von Patientinnen und Patienten mit allergi-

◘ **Tab. 32.2** **Verordnungen von glucocorticoidhaltigen Rhinologika.** Angegeben sind die 2022 verordneten Tagesdosen, die Änderungen gegenüber 2021 und die mittleren Kosten je DDD 2022

Präparat	Bestandteile	DDD Mio.	Änderung %	DDD-Nettokosten Euro
Budesonid				
Budes Nasenspray	Budesonid	15,8	(−6,1)	0,41
Aquacort Nasenspray	Budesonid	12,9	(+22,6)	0,32
Budesonid-1 A Pharma	Budesonid	3,5	(−14,6)	0,23
Budapp nasal	Budesonid	2,1	(−4,4)	0,41
		34,3	**(+1,9)**	**0,36**
Fluticason				
Avamys	Fluticason	3,3	(+2,1)	0,63
Flutica TEVA	Fluticason	1,7	(−6,0)	0,58
Flutide Nasal	Fluticason	0,74	(+21,1)	0,78
		5,7	**(+1,6)**	**0,64**
Mometason				
MomeAllerg/MomeGalen Nasenspray	Mometason	27,6	(+274,4)	0,48
MometaHEXAL	Mometason	22,6	(+5,7)	0,49
Mometason/Mometasonfuroat-ratiopharm	Mometason	5,0	(+54,8)	0,50
Mometasonfuroat Abz	Mometason	3,5	(−32,6)	0,40
Mometasonfuroat AL	Mometason	3,0	(−81,6)	0,50
Nasonex	Mometason	2,1	(−2,1)	0,56
		63,8	**(+14,5)**	**0,49**
Weitere Mittel				
Dymista	Fluticason Azelastin	6,4	(+1,5)	1,14
Beclometason-ratiopharm nasal	Beclometason	4,9	(−13,9)	0,25
Syntaris	Flunisolid	4,4	(+2,6)	0,38
Beclorhinol	Beclometason	1,1	(+83,2)	0,45
Rhinisan	Triamcinolonacetonid	0,99	(−0,3)	0,60
Nasacort	Triamcinolonacetonid	0,42	(−0,9)	0,71
Dexa Rhinospray Mono	Dexamethason	0,18	(+21,4)	1,56
		18,4	**(−0,4)**	**0,65**
Summe		**122,2**	**(+7,7)**	**0,48**

scher Rhinitis, zum anderen der Einsatz dieser Präparate in der konservativen Therapie chronischer Rhinosinusitiden.

Dexamethason-haltige Rhinologika sollten wegen der zwar seltenen, grundsätzlich aber möglichen unerwünschten Arzneimittelwirkungen wie iatrogenes Cushing-Syndrom, Nebennierenrindensuppression und Wachstumsstörung bei Kindern (Fuchs et al. 1999) durch andere topisch applizierbare Glucocorticoide ersetzt werden, die diese Nebenwirkungen nicht aufweisen. Das Kombinationspräparat aus dem Antihistaminikum Azelastin und dem Glucocorticoid Fluticason führt offensichtlich relativ häufig zu Epistaxis, auch über unangenehme Geruchsempfindungen und Dysgeusie wird immer wieder geklagt, das Präparat ist auch relativ teuer.

32.1.4 Sonstige Rhinologika

Kochsalzlösungen wirken reinigend auf die Nasenschleimhäute, ein positiver Einfluss auf die Zilientätigkeit in der Nase ist wahrscheinlich, das Nasensekret wird durch eine Alkalisierung flüssiger. Sinnvoll ist dieses Therapieprinzip bei chronischen Rhinitiden, insbesondere bei borkigen Nasenschleimhautveränderungen. Das Fertigpräparat Emser Salz weist 2022 eine Zunahme der Verordnungen um 14,3 % auf (◘ Tab. 32.3). Dieser Trend ist aus klinisch-pharmakologischer und HNO-ärztlicher Sicht durchaus wünschenswert, da derartige Präparate an der Nasenschleimhaut wirksam sind bei fehlenden unerwünschten Arzneimittelwirkungen. Bei entzündlichen Erkrankungen der Nasennebenhöhlen – insbesondere der chronischen Rhinosinusitis ohne Nasenpolypen – finden Phytotherapeutika wie das Kombinationspräparat Sinupret oder Cine-

◘ **Tab. 32.3 Verordnungen sonstiger Rhinologika.** Angegeben sind die 2022 verordneten Tagesdosen, die Änderungen gegenüber 2021 und die mittleren Kosten je DDD 2022

Präparat	Bestandteile	DDD Mio.	Änderung %	DDD-Nettokosten Euro
Monopräparate				
Emser Salz Nase	Emser Salz	2,8	(+14,3)	0,32
Nasipral	Ipratropiumbromid	0,42	(neu)	0,68
		3,3	(+31,1)	0,37
Kombinationen				
Sinupret	Enzianwurzel Schlüsselblumenblüten Ampferblätter Holunderblüten Eisenkraut	3,3	(+58,6)	1,95
Euphorbium comp SN Spray	Euphorbium D4 Pulsatilla D2 Mercurius biiod. D8 Hepar sulfuris D10 Argentum nitr. D10 Luffa operculata D2	0,39	(+12,5)	0,64
		3,7	(+52,1)	1,82
Summe		7,0	(+41,5)	1,14

ol-haltige Präparate (Soledum) im Rahmen der konservativen Behandlung Anwendung, bei diesen Pharmaka sind einzelne pharmakologische Effekte auf die entzündlich veränderte Schleimhaut nachgewiesen. Für homöopathische Mittel sehen wir bei Erkrankungen der Nasenhaupt- und -nebenhöhlen keine Indikationen; es fehlt die Evidenz.

Ausblick Bei Patientinnen und Patienten mit einer durch eine Typ 2-Inflammation bedingten schweren chronischen Rhinosinusitis mit Nasenpolypen mit einem therapierefraktären Verlauf auf glucocorticoidhaltige Rhinologika und operativen Maßnahmen stehen auch Behandlungen mit therapeutischen monoklonalen Antikörpern (im Klinikjargon häufig als Biologika bezeichnet) wie Mepolizumab oder Dupilumab zur Verfügung (Bachert 2022, persönliche Mitteilung). Allerdings sind die zu erwartenden Therapiekosten hoch, sodass diese Therapie insbesondere nur ausgewählten Patienten vorbehalten bleibt.

32.2 Otologika

Otologika sind Arzneimittel zur lokalen Anwendung im Bereich des äußeren Ohres, neben der Ohrmuschel insbesondere im äußeren Gehörgang. Die wichtigsten Indikationen der Otologika sind die Otitis externa diffusa, die Otitis externa circumscripta, das Ekzem des äußeren Ohres und akute Exazerbationen der Otitis media chronica. Bei der oftmals sehr schmerzhaften diffusen Gehörgangsentzündung (Abstrich!) wird abschwellend (z. B. Alkohol-Gazestreifen nach subtiler Gehörgangsreinigung) und antientzündlich behandelt; hierbei nach Möglichkeit lokal mit einem Antiseptikum wie Natriumhypochlorit oder Povidon-Jod. Lediglich bei therapierefraktärem Krankheitsverlauf ist bei der diffusen Otitis externa bakterieller Genese eine zeitlich begrenzte (5–7 Tage) antibakterielle Lokaltherapie angezeigt (Luckhaupt et al. 1996). Heilt die Gehörgangsentzündung unter der lokalen Behandlung nicht aus, so kann eine systemische antibiotische Behandlung (siehe ▶ Abschn. 32.2.1) erforderlich werden (gezielt nach Erregernachweis aus Gehörgangsabstrich). Die Otitis externa circumscripta (Gehörgangsfurunkel) wird lokal therapiert mit antiseptisch wirkenden Lösungen oder Salben, lediglich bei ausbleibender Besserung unter dieser Therapie ist eine lokale antibakterielle Behandlung indiziert (siehe ▶ Abschn. 32.2.1). Patienten mit einem trockenen Gehörgangsekzem werden mit Harnstoffcreme oder glucocorticoidhaltigen Salben therapiert, beim nässenden Ekzem des äußeren Ohres kommen Schüttelmixtur oder weiche Lotio zinci zur Anwendung (Luckhaupt 2016). Entzündliche Exazerbationen einer chronischen Mittelohrentzündung werden nach HNO-ärztlicher Ohrreinigung lokal therapiert (cave: Trommelfellperforation). Behandlung der Wahl ist bei der chronisch-epitympanalen Otitis media (Cholesteatom) die mikrochirurgische Operation (wegen Komplikationsgefahr), während bei der chronisch-mesotympanalen Mittelohrentzündung eine relative Operationsindikation zur Tympanoplastik besteht (keine Komplikationsgefahr).

32.2.1 Antibiotika (antibakterielle Arzneistoffe)

Wichtigste bakterielle Erreger bei den o. g. entzündlichen Ohrerkrankungen sind *Pseudomonas aeruginosa*, *Staphylococcus aureus* und *Proteus mirabilis*. Eine antibakterielle Lokaltherapie muss gerade auch unter Berücksichtigung von Risiken wie Allergisierung, Resistenzentwicklung, eventueller Toxizität streng indiziert werden. Bei bakteriellen Gehörgangsentzündungen und Exazerbationen einer chronischen Otitis media oder einer infizierten mastoidalen Höhle (Zustand nach Warzenfortsatzoperation) kommt den hohen und wirksamen örtlichen Konzentrationen des applizierten Medikamentes eine große Bedeutung für den Therapieerfolg zu. So findet sich im mittleren und hinteren Gehörgangsdrittel eine fast periostartige Auskleidung mit rela-

Tab. 32.4 Verordnungen von Otologika. Angegeben sind die 2022 verordneten Tagesdosen, die Änderungen gegenüber 2021 und die mittleren Kosten je DDD 2022

Präparat	Bestandteile	DDD Mio.	Änderung %	DDD-Nettokosten Euro
Antibiotika				
Ciloxan Ohren	Ciprofloxacin	3,3	(+17,4)	1,23
Panotile cipro	Ciprofloxacin	2,8	(+21,9)	1,90
Infectocipro Ohrentropfen	Ciprofloxacin	0,71	(+29,3)	2,43
		6,8	(+20,4)	1,63
Corticosteroide				
Otoflamm	Fluocinolonacetonid	0,26	(+12,6)	2,21
Antibiotikakombinationen				
Infectociprocort	Fluocinolonacetonid Ciprofloxacin	5,4	(+17,0)	1,51
Cilodex	Dexamethason Ciprofloxacin	3,3	(+14,4)	0,98
		8,8	(+16,0)	1,31
Lokalanästhetikakombinationen				
Otobacid N	Dexamethason Cinchocain Butandiol	0,97	(+19,5)	1,79
Otalgan	Phenazon Procain	0,49	(+79,3)	0,45
		1,5	(+34,6)	1,34
Summe		17,3	(+19,0)	1,45

tiv schlechter Durchblutung. Mittel der Wahl zur lokalen antibakteriellen Behandlung ist das Fluorchinolon Ciprofloxacin; die bei systemischer Anwendung dieses Präparates gefürchteten unerwünschten Arzneimittelwirkungen finden sich bei der örtlichen Anwendung nicht. Ciprofloxacin zeigt in der HNO-Heilkunde seit Jahren zuverlässige Behandlungsergebnisse in der lokalen Anwendung bei bakteriell bedingten Ohrentzündungen – aber: strenge Indikationsstellung für die fachärztlich indizierte, zeitlich begrenzte Therapie. Die Überlegenheit von Ciprofloxacin gegenüber anderen lokal wirkenden antibakteriellen Arzneistoffen haben Cochrane-Reviews bereits vor mehr als zwanzig Jahren gezeigt (Acuin et al. 2000). Eine ebenso strenge Indikationsstellung erfordern Kombinationspräparate aus Ciprofloxacin und einem Glucocorticoid; lediglich bei ausgeprägten entzündlichen Veränderungen sowie starkem Leidensdruck und nachgewiesener bakterieller Genese (Mikrobiologie) können diese zur Anwendung kommen. Antibiotikahaltige Otologika wurden 2022 deutlich häufiger als im Vorjahr verordnet, bei der Verordnung von Antibiotikakombinationen mit einem Glucocorticoid zeigte sich ebenfalls eine Zunahme der Verordnungshäufigkeit im Jahre 2022 (◐ Tab. 32.4). Eine mögliche Ursache für letztere liegt in der wirksamen Behandlung insbesondere bakteriell superinfizierter Gehörgangsekzeme, die vielfach durch rein antiseptische Therapie nicht ausreichend zu behandeln sind.

32.2.2 Lokalanästhetikakombinationen

Dexamethason und das Lokalanästhetikum Cinchocain werden aufgrund ihrer abschwellenden und schwach lokalanästhetischen Wirkung zur örtlich wirksamen Schmerztherapie bei entzündlichen Ohrerkrankungen eingesetzt, ferner zeigt das Präparat eine Pruritus-lindernde Wirkung bei Patienten mit Ohrekzem. Entgegen dem Vorjahr zeigt sich 2022 eine Zunahme der Verordnungshäufigkeit gegenüber dem Vorjahr (◐ Tab. 32.4).

32.3 Tonsillopharyngitis

Die bakterielle Tonsillopharyngitis betrifft vor allem Schulkinder und Adoleszente. Bei Erwachsenen sind die meisten dieser Infektionen viraler Genese, die rein symptomatisch behandelt werden (z. B. Ibuprofen).

Da Viren vom klinischen Befund her ein ähnliches Bild hervorrufen können wie hochrote Rachenschleimhäute, vielfach weißliche bis gelbliche Beläge auf den Tonsillen, schmerzhafte Kieferwinkellymphknoten, werden zum Nachweis einer Streptokokken-Tonsillopharyngitis antigenbasierte Schnelltests (aus Rachenabstrich) empfohlen (Sensitivität der Tests 80–90 %, Spezifität ca. 95 %). Ein negativer Schnelltest erfordert zusätzlich eine Kultur (Handbuch Deutsche Gesellschaft für Pädiatrische Infektiologie, 2018).

Bei bakterieller Tonsillopharyngitis (Leitbakterium: Beta-hämolysierende Streptokokken der Gruppe A) ist Penicillin V Mittel der Wahl; wird dieses von kleinen Patientinnen und Patienten abgelehnt, kann wegen des besseren Geschmacks (Compliance!) Amoxicillin-Saft verordnet werden. Heute empfohlene Therapiedauer: 7 Tage. Bei Penicillinallergie hat sich das Makrolid Clarithromycin bewährt.

Literatur

Acuin J, Smith A, Mackenzie I (2000) Interventions for chronic suppurative otitis media. Cochrane Database Syst Rev. https://doi.org/10.1002/14651858.CD000473

Bachert C (1996) Klinik der Umwelterkrankungen von Nase und Nasennebenhöhlen – Wissenschaft und Praxis. In: Feldmann H, Draf W (Hrsg) Teil I: Referate Aktuelle Rhinologie. Forschung und Klinik. Verhandlungsbericht 1996 der Deutschen Gesellschaft für Hals-Nasen-Ohren-Heilkunde, Kopf- und Hals-Chirurgie, Bd. 1. Springer, Berlin, Heidelberg, S 75–153

Bachert C (2022) persönliche Mitteilung

Deutsche Gesellschaft für Pädiatrische Infektiologie (2018) DGPI Handbuch, 7. Aufl. Thieme, Stuttgart, New York

Fuchs M, Wetzig H, Kertscher F, Täschner R, Keller E (1999) Iatrogenes Cushing-Syndrom und Mutatio tarda durch Dexamethason-haltige Nasentropfen. HNO 47:647–650

Luckhaupt H (2016) Medikamentöse Therapie in der HNO-Heilkunde, 2. Aufl. Thieme, Stuttgart, New York

Luckhaupt H, Hildmann H, Opferkuch W (1996) Mikrobiologische Erkrankungen im HNO-Bereich. SM Verlagsgesellschaft, Gräfelfing

Myginol N, Andersson M (2006) Topical glucosteroids in rhinitis: clinical aspects. Acta Otolaryngol 126:1022–1029

Waddell AN, Patel SK, Toma AG, Maw AR (2003) Intranasal steroid sprays in the treatment of rhinitis: is one better than another? J Laryngol Otol 117:843–845

Urologische Erkrankungen

Inhaltsverzeichnis

Kapitel 33   Erkrankungen der Harnwege und
             der Prostata – 671
             Bernd Mühlbauer und Hartmut Oßwald

Kapitel 34   Diuretika – 683
             Hartmut Oßwald und Bernd Mühlbauer

Erkrankungen der Harnwege und der Prostata

Bernd Mühlbauer und Hartmut Oßwald

Auf einen Blick

Verordnungsprofil Mit über 70 % der Verordnungen bleiben Prostatamedikamente die überwiegende Gruppe der Urologika. Urologische Spasmolytika repräsentieren mehr als ein Viertel des Verordnungsvolumens, während Urolithiasis- und Kathetermedikamente nur sehr geringe Verordnungszahlen erreichen.

Trend Die langjährige Zunahme des Verordnungsvolumens von Alpha$_1$-Rezeptorenblockern zur Behandlung von Miktionsstörungen hat sich auch 2022 fortgesetzt, während die 5α-Reduktasehemmer zur Behandlung des benignen Prostatasyndroms seit einigen Jahren stagnieren. Der nach jahrelanger Plateauphase im Vorjahr beobachtete Verordnungsanstieg anticholinerg wirkender Spasmolytika zur Behandlung der Harninkontinenz hat sich 2022 sogar verstärkt; an der kontroversen Diskussion zum Ausmaß des therapeutischen Nutzens dieser Substanzen hat sich nichts geändert.

Urologika werden zur Behandlung von Miktionsstörungen im weitesten Sinne angewandt, denen Störungen der Blase und – bei Männern – der Prostata sowie verschiedene andere urologische Erkrankungen zugrunde liegen. Die beiden wichtigsten Arzneimittelgruppen sind Prostatamedikamente (Alpha$_1$-Rezeptorenblocker, 5α-Reduktasehemmer) und urologische Spasmolytika (◐ Abb. 33.1). Das Verordnungsvolumen der gesamten Indikationsgruppe hat 2022 gegenüber dem Vorjahr um 2,5 % zugenommen (siehe ◐ Tab. 1.2).

33.1 Prostatamedikamente

Die benigne Prostatahyperplasie tritt bei Männern ab einem Alter von ca. 50 Jahren auf und führt zu einer zunehmenden, individuell unterschiedlichen Größenzunahme der Prostata. Ohne subjektive Beschwerden oder klinisch relevante Obstruktion bedarf sie keiner Therapie. Bei der Hälfte der betroffenen Patienten kommt es allerdings im weiteren Verlauf zu einer behandlungsbedürftigen Blasenentleerungsstörung mit Nykturie, zu Restharnbildung und Überlaufblase bis hin zur Harninkontinenz. Das klinische Bild wird als benignes Prostatasyndrom oder LUTS (lower urinary tract symptoms) zusammengefasst. Symptome, Pathophysiologie, objektiv quantifizierbare somatische Befunde, subjektive Symptomatik sowie Progredienz dieser Erkrankung weisen eine große interindividuelle Varianz auf, was die vergleichende Beurteilung klinischer Studien erschwert. Die Bezeichnung benignes Prostata-Syndrom ist der Überbegriff für die symptomatischen Störungen und wird je nach pathophysiologischem Hintergrund in Prostatavergrößerung, Prostataobstruktion oder Blasenauslassobstruktion unterschieden.

Die therapeutische Vorgehensweise ist in der 2023 aktualisierten Leitlinie der European Association of Urology zusammengefasst (EAU 2023). Bei milder Symptomatik ist beobachtendes Zuwarten („watchful waiting")

© Der/die Autor(en), exklusiv lizenziert an Springer-Verlag GmbH, DE, ein Teil von Springer Nature 2023
W.-D. Ludwig, B. Mühlbauer, R. Seifert (Hrsg.), *Arzneiverordnungs-Report 2023*,
https://doi.org/10.1007/978-3-662-68371-2_33

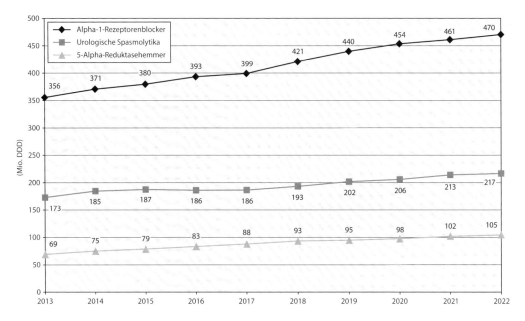

◘ Abb. 33.1 Verordnungen von Urologika 2013 bis 2022. Gesamtverordnungen nach definierten Tagesdosen

gerechtfertigt. Als Standardverfahren bei vergrößerter Prostata und deutlicher Symptomatik (zunehmendes Restharnvolumen und rezidivierende Harnverhaltungen) gilt die transurethrale Resektion der Prostata. Alternativ diskutiert werden zahlreiche andere Behandlungsverfahren (z. B. Laserkoagulation, Laserresektion, transurethrale Mikrowellentherapie). Mit selektiven Inhibitoren adrenerger Alpha$_1$-Rezeptoren sowie des Enzyms 5α-Reduktase (bei Überwiegen der Prostatavergrößerung) stehen medikamentöse Therapieoptionen zur Verfügung, die bei leichter bis mäßiger Symptomatik, zumindest in der Zeit bis zur Operation, eine wirksame Behandlung möglich machen. Da die medikamentösen Strategien in der Regel zu symptomatischen Verbesserungen führen, muss vor Behandlungsbeginn eine differenzierte urologische Beurteilung erfolgen, da sonst eine bisher asymptomatische, aber ausgeprägte Obstruktion außer Kontrolle geraten kann.

33.1.1 Adrenerge Alpha$_1$-Rezeptorenblocker

Adrenerge Alpha$_1$-Rezeptorenblocker werden aufgrund ihrer vasodilatierenden Wirkungen seit langem als Antihypertensiva eingesetzt (vgl. ▶ Kap. 6). Daneben blockieren sie die Alpha$_1$-Rezeptoren in der glatten Muskulatur der Prostata und des Blasenhalses, so dass der Urinfluss ansteigt und das Restharnvolumen sinkt. Aufgrund der besseren kardiovaskulären Verträglichkeit werden bei LUTS ausschließlich selektive Alpha$_1$-Rezeptorenblocker wie Tamsulosin eingesetzt. Ausreichend lange Eliminationshalbwertszeiten oder galenische Retardierung erlauben bei allen verfügbaren Substanzen eine tägliche Einmaldosierung. Trotz der hohen Zahl klinischer Untersuchungen zu den Alpha$_1$-Rezeptorenblockern ist aufgrund der Heterogenität in Design und methodischer Qualität die Datenlage unübersichtlich. Im Wesentlichen sind Steigerungen der Urinflussrate um 20–35 % nachgewiesen worden, wobei vergleichende Studien oder Übersichten einmal weniger (Chapple 1996), einmal mehr (Djavan und Marberger 1999; Tsu-

Kapitel 33 · Erkrankungen der Harnwege und der Prostata

Tab. 33.1 Verordnungen von adrenergen Alpha$_1$-Rezeptorenblockern 2022. Angegeben sind die 2022 verordneten Tagesdosen, die Änderungen gegenüber 2021 und die mittleren Kosten je DDD 2022

Präparat	Bestandteile	DDD Mio.	Änderung %	DDD-Nettokosten Euro
Tamsulosin				
Tamsulosin Zentiva	Tamsulosin	292,8	(+20,1)	0,19
Tamsulosin-1 A Pharma	Tamsulosin	38,6	(−28,7)	0,22
Tamsulosin BASICS	Tamsulosin	27,6	(−29,5)	0,21
Tamsublock	Tamsulosin	17,5	(−5,7)	0,20
Tamsulosin AbZ	Tamsulosin	10,9	(+294,8)	0,19
Tamsulosin Heumann	Tamsulosin	8,7	(−57,2)	0,19
Tamsulosin AL	Tamsulosin	5,4	(−55,0)	0,23
Tamsulosin Aristo	Tamsulosin	3,0	(−7,5)	0,21
Tamsunar	Tamsulosin	1,5	(−19,4)	0,22
		406,0	**(+2,5)**	**0,19**
Terazosin				
Terazosin Aristo	Terazosin	3,4	(+2,1)	0,29
Tera TAD	Terazosin	1,2	(+12,2)	0,33
		4,6	**(+4,6)**	**0,30**
Alfuzosin				
Alfuzosin Zentiva	Alfuzosin	16,8	(−14,0)	0,19
Alfuzosin Aurobindo	Alfuzosin	8,3	(+9,6)	0,19
Alfuzosin Winthrop	Alfuzosin	6,3	(−5,2)	0,30
Alfuzosin-1 A Pharma	Alfuzosin	5,6	(+82,8)	0,20
		37,1	**(+0,5)**	**0,21**
Weitere Alpharezeptorenblocker				
Silodosin Zentiva	Silodosin	5,3	(+16,4)	0,28
Silbesan	Silodosin	5,0	(+180,8)	0,30
Silodosin AL	Silodosin	1,1	(−9,1)	0,30
		11,4	**(+51,3)**	**0,29**
Summe		**459,1**	**(+3,2)**	**0,20**

jii 2000) Unterschiede zwischen den einzelnen Substanzen berichten. In der Mehrzahl der Studien zeigen sich auch in den Placeboarmen erhebliche Responderraten, so dass die absoluten Unterschiede eher gering sind.

Die selektiven Alpha$_1$-Rezeptorenblocker haben auch 2022 den seit über einem Jahrzehnt zu beobachtenden Verordnungszuwachs fortgesetzt (◘ Abb. 33.1) und stellen einen Anteil von fast 70 % am DDD-Volumen der gesamten Indikationsgruppe der Urologika dar. Tamsulosin hat seine führende Position mit knapp 90 % der Verordnungen dieser Wirkstoffgruppe behauptet. Das fast preisgleiche Alfuzosin verzeichnete keine Verordnungsveränderung. Die etwa 30 % teureren Terazosinpräparate konnten geringfügig zulegen (◘ Tab. 33.1). Der bereits im Vorjahr beobachtete kräftige Verordnungszuwachs von Silodosin war mit 51 % Zuwachs 2022 noch ausgeprägter. Nur die drei generischen Präparate *Silodosin Zentiva, Silbesan und Silodosin AL* sind noch unter den 3.000 häufigsten verordneten Arzneimitteln vertreten (◘ Tab. 33.1). Silodosin zeigt im Vergleich zu Tamsulosin keine höhere Wirksamkeit, dafür aber häufiger (14 % vs. 2 %) die für diese Wirkstoffgruppe typische Nebenwirkung Erektionsstörung (Chapple et al. 2011), die früher als „retrograde Ejakulation" beschrieben wurde.

Nach einem systematischen Review haben alle Alpha$_1$-Rezeptorenblocker eine vergleichbare Wirksamkeit bei der symptomatischen Behandlung des benignen Prostatasyndroms (Milani und Djavan 2005). In Kurzzeitstudien über 2–3 Monate verbesserten sie den Gesamtsymptomenscore um 30–45 % und die maximale Urinflussrate um 15–30 % gegenüber den Ausgangswerten. Dabei hatten Alfuzosin (10 mg/Tag) und Tamsulosin (0,4 mg/Tag) eine etwas bessere kardiovaskuläre Verträglichkeit als Doxazosin und Terazosin, während Tamsulosin häufiger Ejakulationsstörungen (s. o.) auslöste. Kontrollierte Langzeitstudien zu Alpharezeptorenblockern bei der benignen Prostatahyperplasie liegen nur für Doxazosin vor (Kirby et al. 2003), das schon seit Jahren nicht mehr unter den 3.000 am häufigsten verordneten Arzneimitteln auftaucht.

33.1.2 α-Reduktasehemmer

Hemmstoffe des in zwei Isoformen (Typ 1 und 2) vorkommenden Enzyms 5α-Reduktase verringern die Umwandlung von Testosteron in Dihydrotestosteron, welches das primäre Androgen der Prostata ist und für die Zunahme des Prostatavolumens verantwortlich gemacht wird. Die Reduktion des Prostatavolumens, der LUTS Symptomatik sowie die Senkung des PSA-Wertes durch Hemmstoffe der 5α-Reduktase zeigten sich in einer Metaanalyse sechs relevanter klinischer Studien (Boyle et al. 1996). Gemäß den oben erwähnten Therapieempfehlungen ist ein Erfolg der Therapie mit 5α-Reduktasehemmern vor allem bei Prostatavolumina über 40 ml zu erwarten.

Das vorwiegend den Typ 2 der 5α-Reduktase hemmende Finasterid erfuhr auch in 2022 – nach jahrelangen Verordnungssteigerungen – einen Rückgang der verordneten DDD, wenn auch nicht mehr so stark wir im Vorjahr (◘ Tab. 33.2).

Dutasterid dagegen erlebte mit 25 % erneut eine deutliche Steigerung der DDD-Verordnungen und ist jetzt fast gleichauf mit Finasterid (◘ Tab. 33.2). Dutasterid hemmt im Gegensatz zu Finasterid zusätzlich den Typ 1 der 5α-Reduktase. Ein therapeutischer Vorteil scheint sich jedoch daraus nicht abzuleiten: Eine einjährige direkte Vergleichsstudie zeigte keine Unterschiede im Wirkungs- oder Nebenwirkungsprofil der beiden 5α-Reduktasehemmer (Nickel et al. 2011). Nur einen vernachlässigbaren Verordnungsanteil besitzt Dutasterid als Monopräparat (*Dutasterid Axiromed*), so dass der erwähnte Verordnungszuwachs auf seinen Fixkombinationen mit Tamsulosin beruht (siehe ▶ Abschn. 33.1.2).

Während früher lediglich die 5α-Reduktase-vermittelte Aktivierung von Testosteron zu Dihydrotestosteron betrachtet wurde, ist in den letzten Jahren die ebenfalls durch sie bedingte Umwandlung von Progesteron, Desoxycorticosteron, Aldosteron und Corticosteron in deren entsprechende 5α-Dihydroderivate in den Fokus gerückt. Diese sind Substrate der 3α-Hydroxysteroid-Dehydrogenase, die wiederum die Bildung von neuroaktiven Steroidhormonen katalysiert. Dies lässt einige bekannte, aber in ihrem Mechanismus bisher nicht vollständig verstan-

Kapitel 33 · Erkrankungen der Harnwege und der Prostata

Tab. 33.2 Verordnungen von 5α-Reduktasehemmern 2022. Angegeben sind die 2022 verordneten Tagesdosen, die Änderungen gegenüber 2021 und die mittleren Kosten je DDD 2022

Präparat	Bestandteile	DDD Mio.	Änderung %	DDD-Nettokosten Euro
Finasterid				
Finasterid Bluefish	Finasterid	27,0	(+96,3)	0,51
Finasterid Winthrop	Finasterid	12,7	(−46,2)	0,54
Finasterid-PUREN	Finasterid	4,5	(+25,4)	0,41
Finural	Finasterid	2,9	(−12,7)	0,54
Finasterid Aurobindo	Finasterid	2,5	(−44,7)	0,52
Finasterid Heumann	Finasterid	1,4	(−66,5)	0,41
		50,9	**(−3,4)**	**0,51**
Dutasterid				
Duodart	Tamsulosin Dutasterid	17,2	(−13,8)	0,99
Dutasterid-Tamsulosin Zentiva	Tamsulosin Dutasterid	7,7	(+118,0)	0,31
Duta-Tamsaxiro	Tamsulosin Dutasterid	5,7	(+264,4)	0,51
Dutasterid/Tamsulosin Heumann	Tamsulosin Dutasterid	4,8	(+94,3)	0,29
Tamsublock duo	Tamsulosin Dutasterid	3,6	(−19,2)	0,52
Dutasterid/Tamsulosin-PUREN	Tamsulosin Dutasterid	2,7	(+43,4)	0,30
Dutasterid Axiromed	Dutasterid	1,8	(+11,8)	0,56
Dutasterid/Tamsulosin AL	Tamsulosin Dutasterid	1,7	(+161,9)	0,29
Dutasterid/Tamsulosin beta	Tamsulosin Dutasterid	1,5	(−14,1)	0,29
Dutasterid/Tamsulosin Glenmark	Tamsulosin Dutasterid	1,4	(+124,9)	0,29
		48,2	**(+25,0)**	**0,60**
Summe		**99,1**	**(+8,6)**	**0,55**

denen Nebeneffekte in neuem Licht erscheinen (Traish et al. 2015). Zwei große klinische Studien zur Prävention des Prostatakarzinoms mit den beiden 5α-Reduktasehemmern waren allerdings enttäuschend, da die Inzidenz des höhergradigen Prostatakarzinoms (Gleason Score 7–10) gegenüber den jeweiligen Placebogruppen erhöht und nicht etwa erniedrigt war (Thompson et al. 2003; Andriole et al. 2010). Deshalb sollen Patienten hinsichtlich des Risikos eines Prostatakarzinoms regelmäßig überprüft werden. Darüber hinaus wurde in einem aktuellen Rote-Hand-Brief auf mögliche Nebenwirkungen finasteridhaltiger Arzneimitteln (sexuelle Dysfunktionen, psychische Symptome bzw. Störungen) hingewiesen (Arzneimittelkommission der deutschen Ärzteschaft 2018), die teilweise sogar langfristig persistieren können.

33.1.3 Kombinationstherapie

Aufgrund der unterschiedlichen pharmakodynamischen Mechanismen kann die Kombination von Alpha$_1$-Rezeptorblockern und 5α-Reduktaseinhibitoren eine komplementäre Wirkung entfalten. Für zwei solcher Kombinationen liegen mehrjährige Vergleichsstudien vor. Durch eine Kombinationstherapie mit Doxazosin und Finasterid wurde die klinische Progression bei Patienten mit symptomatischer benigner Prostatahyperplasie nach 4,5 Jahren im Vergleich zu Placebo deutlich stärker (−66 %) gesenkt als durch die jeweiligen Einzelkomponenten (39 % bzw. 34 %) (McConnell et al. 2003, MTOPS).

Nahezu identische Ergebnisse lieferte eine Studie zu Dutasterid und Tamsulosin sowie deren Kombination über einen Zeitraum von 4 Jahren (Roehrborn et al. 2010, CombAT). Dies erklärt den Verordnungserfolg der Fixkombination von Dutasterid mit Tamsulosin (siehe ▶ Abschn. 33.1.2). Neben dem Originalpräparat *Duodart* sind inzwischen zahlreiche generische Präparate vertreten, wodurch die offiziellen DDD-Kosten auf weniger ein Drittel von *Duodart* zurückgegangen sind. Trotzdem stellen die verordneten DDD des Originalpräparates immer noch fast 36 % aller Verordnungen dieser Fixkombination dar (◘ Tab. 33.2). Eine naheliegende Erklärung könnten Preisvereinbarungen zwischen dem pharmazeutischen Unternehmer und einzelnen Krankenkassen sein. Diese so genannten Rabattverträge machen aufgrund ihrer Intransparenz einen realistischen Preisvergleich unmöglich.

33.2 Urologische Spasmolytika

Urologische Spasmolytika werden zur Behandlung der Harninkontinenz eingesetzt. Die anticholinerge Wirkung dieser Medikamente soll in der Blase hauptsächlich den Detrusortonus senken. Bei der Beurteilung der therapeutischen Wirksamkeit urologischer Spasmolytika muss die heterogene Ätiologie der Blasenfunktionsstörung beachtet werden, da sich daraus unterschiedliche Effizienzraten ableiten. So ist bei erhöhter Detrusoraktivität infolge neurologischer Erkrankungen, die mit Drang- oder Reflexinkontinenz einhergeht (Hyperreflexie), eine höhere Wirksamkeit von Anticholinergika zu erwarten als bei instabiler Blase, die beispielsweise der weit verbreiteten Inkontinenz geriatrischer Pflegepatienten zugrunde liegt. Bei Überlaufinkontinenz (z. B. durch Prostatahyperplasie) oder Belastungsinkontinenz (z. B. durch Sphinkterinsuffizienz) sollten Behandlungen mit kausalem Therapieziel immer differentialtherapeutische Priorität erhalten. Bei der häufigen Dranginkontinenz können Harnwegsentzündungen vorliegen, die einen kausalen Behandlungsansatz ermöglichen. In jedem Fall sollte die Entscheidung zur Behandlung der Harninkontinenz auf gründlicher Anamnese und suffizienter Differentialdiagnostik einschließlich des Ausschlusses eines Blasentumors beruhen, im Idealfall auf einer Untersuchung der Urodynamik.

Die Heterogenität der Symptomatik, die Vielfalt der pathophysiologischen Faktoren sowie ein Mangel an differentialdiagnostischen Erwägungen bei der Definition von Ein- und Ausschlusskriterien sind vermutlich die Ursache dafür, dass sich trotz einer wachsenden Zahl von klinischen Studien kein eindeutiges Bild des therapeutischen Stellenwertes von anticholinergen Spasmolytika in der Behandlung der Harninkontinenz ergibt. Erschwert wird die Quantifizierung von Therapieeffekten zudem durch die relativ hohen Ansprechraten in den Placeboarmen. Dies betont den Wert einer intensiven therapeutischen Betreuung dieser Patienten, z. B. durch spezielles Verhaltenstraining (Physiotherapie). In Übersichtsarbeiten sind die verschiedenen therapeutischen Situationen sowie die zur Inkontinenzbehandlung verfügbaren Substanzen ausführlich beschrieben (Thüroff et al. 1998; Grünewald 2005).

Die Einschätzung eines begrenzten therapeutischen Nutzens der spasmolytischen Anticholinergika wird durch systematische Reviews unterstrichen: Sie kommen zwar zu dem Schluss, dass die Reduktion der Symptomatik durch diese Präparate im Vergleich zu Placebo statistisch signifikant ist, dass aber das Effektausmaß insgesamt gering ist und die Lebensqualität nur unerheblich beeinflusst wird. Darüber hinaus bilden sich klinisch relevante Unterschiede zwischen den Substanzen nicht ab (Hay-Smith et al. 2005; Alhasso et al. 2006; Nabi et al. 2006). Nichtmedikamentöse Verfahren bleiben daher Therapie der ersten Wahl für die verschiedenen Inkontinenzformen, zu ihrer Ergänzung kann ein Therapieversuch mit Anticholinergika angezeigt sein.

Das Verordnungsvolumen der urologischen Spasmolytika hat seit vielen Jahren langsam, aber stetig zugenommen und zeigte auch 2022 eine leichte Steigerung (Abb. 33.1). Ein neuerer Review warnt vor dem Einsatz dieser Wirkstoffe bei gebrechlichen älteren Patienten (Woodford 2018).

Wie im Vorjahr entfiel in 2022 ein knappes Drittel aller Verordnungen dieser Wirkstoffgruppe auf Trospiumchlorid, das als parasympatholytisches Spasmolytikum bei vegetativ bedingten Blasenfunktionsstörungen sowie bei gastrointestinalen Spasmen der glatten Muskulatur eingesetzt wird. Deutlich geringere Verordnungsvolumina haben zwei weitere ältere Anticholinergika. Oxybutynin hat eigentlich die breiteste Datenbasis und könnte nach wie vor als therapeutischer Standard dieser Gruppe angesehen werden. 2022 ging seine Verordnungshäufigkeit erneut deutlich zurück (Tab. 33.3). Das transdermale Oxybutyninpräparat *Kentera* weist im Vergleich zu den oralen Formen mehr als doppelt so hohe DDD-Kosten auf, obwohl belastbare Überlegenheitsbeweise fehlen. Propiverin hat neben seiner anticholinergen Wirkung einen zusätzlichen muskulotropen Effekt und zeigte in einer Vergleichsstudie mit Oxybutynin weniger anticholinerge Nebenwirkungen (Madersbacher et al. 1999). Von den Präparaten mit diesem Wirkstoff erreichen die Liste der 3.000 am häufigsten verordneten Arzneimittel in 2022 drei Generika (*Mictonorm/Mictonetten, Propiverin Aristo, Propiverin AL*) (Tab. 33.3).

Tolterodin hat im Vergleich zu Oxybutynin etwas geringere anticholinerge Nebenwirkungen, was aber nach den Daten einer Metaanalyse zumindest bei Dranginkontinenz mit einer signifikant geringeren therapeutischen Wirksamkeit einherging. Dies deutet auf nicht äquieffektive Dosierungen in den Vergleichsstudien hin (Harvey et al. 2003). Das Verord-

Tab. 33.3 Verordnungen von urologischen Spasmolytika 2022. Angegeben sind die 2022 verordneten Tagesdosen, die Änderungen gegenüber 2021 und die mittleren Kosten je DDD 2022

Präparat	Bestandteile	DDD	Änderung	DDD-Nettokosten
		Mio.	%	Euro
Trospiumchlorid				
Spasmolyt	Trospiumchlorid	39,7	(+114,5)	0,79
Spasmex	Trospiumchlorid	18,3	(−54,4)	0,82
Urivesc	Trospiumchlorid	5,4	(−4,2)	0,42
		63,4	**(−1,5)**	**0,77**

◘ Tab. 33.3 (Fortsetzung)

Präparat	Bestandteile	DDD Mio.	Änderung %	DDD-Nettokosten Euro
Oxybutynin				
Oxybugamma	Oxybutynin	2,9	(+5,0)	0,67
Kentera	Oxybutynin	2,0	(−18,2)	1,48
Oxybutynin HCL Aristo	Oxybutynin	0,68	(−23,5)	0,64
		5,6	**(−8,4)**	**0,96**
Propiverin				
Mictonorm/Mictonetten	Propiverin	21,9	(+10,6)	0,72
Propiverin Aristo	Propiverin	1,8	(−23,4)	1,11
Propiverin AL	Propiverin	0,76	(−43,9)	1,16
		24,5	**(+4,1)**	**0,76**
Tolterodin				
Tolterodin/-tartrat Aristo	Tolterodin	4,0	(+2,0)	0,84
Solifenacin				
Solifenacin Micro Labs	Solifenacin	30,1	(+42,1)	0,24
Solifenacin Succinat Zentiva	Solifenacin	27,4	(+28,3)	0,27
Vesikur	Solifenacin	7,0	(−24,2)	0,50
Solifenacin Accord	Solifenacin	2,8	(−23,5)	0,26
		67,3	**(+21,3)**	**0,28**
Andere Spasmolytika				
Tovedeso	Desfesoterodin	13,9	(+11,8)	0,47
Betmiga	Mirabegron	13,7	(−0,1)	1,04
Emselex	Darifenacin	6,5	(−20,4)	0,56
Darifenacin Aristo	Darifenacin	3,0	(+233,0)	0,42
Duloxetin Zentiva uro	Duloxetin	1,6	(+12,5)	2,29
Tadalafil Mylan	Tadalafil	0,83	(+24,1)	1,40
Duloxetin Glenmark uro	Duloxetin	0,60	(−40,1)	2,14
Duloxetin beta uro	Duloxetin	0,45	(−12,5)	2,24
		40,6	**(+4,5)**	**0,81**
Summe		**205,4**	**(+6,8)**	**0,62**

nungsvolumen von Tolterodin war 2022 auf niedrigem Niveau nahezu unverändert.

Mit dem Anspruch einer geringeren Rate anticholinerger Nebenwirkungen sind die beiden vorzugsweise an den M_3-Acetylcholinrezeptor der Blase bindenden Antagonisten Solifenacin (Originalpräparat *Vesikur* sowie Generika *Solifenacin Micro Labs*, *Solifenacin Succinat Zentiva* und *Solifenacin Accord*) und Darifenacin (*Emselex*) zur symptomatischen Therapie von Dranginkontinenz, Pollakisurie und imperativem Harndrang bei überaktiver Blase eingeführt worden. Für beide Substanzen wurde in kurzen Phase III-Studien eine im Vergleich zu Placebo höhere Wirksamkeit bei ähnlicher Nebenwirkungsrate wie unter Tolterodin beschrieben (Chapple et al. 2004; Haab et al. 2004). Ein Cochrane-Review über 86 Studien an 31.249 Patienten mit überaktiver Blase zeigte eine Überlegenheit von Solifenacin gegenüber Tolterodin bezüglich Inkontinenzperioden, Drangepisoden und Lebensqualität (Madhuvrata et al. 2012). Solifenacin hat sich seitdem zum führenden Wirkstoff der neueren Anticholinergika entwickelt, während Darifenacin eine nur untergeordnete Rolle spielt. Die Festbetragsgruppenbildung für urologische Spasmolytika (Bundesministerium für Gesundheit 2015) führte zu den in dieser Gruppe günstigsten DDD-Kosten, was wie in den Vorjahren auch 2022 eine deutliche Verordnungssteigerung nach sich zog. Inzwischen hat das Verordnungsvolumen von Solifenacin das des führenden Spasmolytikums Trospiumchlorid überholt. Auch hier ist ein erneuter Verordnungsrückgang des Originalpräparates (*Vesikur*) zugunsten der halb so teuren generischen Präparate zu beobachten (◻ Tab. 33.3).

Nachdem der Hersteller von Fesoterodin (*Toviaz*) nicht zu einer Preissenkung auf den Festbetrag bereit war, taucht es schon lange nicht mehr auf der Liste der 3.000 am häufigsten verordneten Präparate auf. Der später von einem Generikahersteller zum Festbetragsgruppenpreis eingeführte aktive Metabolit Desfesoterodin (*Tovedeso*) (siehe auch Kap. 3, Neue Arzneimittel 2018, Abschn. 3.1.10), erreichte schnell die Gruppe der häufig verordneten Arzneimittel und konnte auch 2022 sein Verordnungsvolumen deutlich steigern (◻ Tab. 33.3).

Das bereits 1990 als Antidepressivum patentierte Duloxetin, ein selektiver Serotonin-Noradrenalin-Rückaufnahme-Inhibitor (SNRI) wurde 2004 auch zur Inkontinenzbehandlung der Frau zugelassen. Eine Zulassungsstudie (Millard et al. 2004) zeigte bei Patientinnen mit Stressinkontinenz lediglich eine Überlegenheit gegenüber Placebo. Übelkeit war die häufigste Nebenwirkung und hauptsächlich für den Studienabbruch von ca. 20 % der Patientinnen im Duloxetin-Arm verantwortlich. Diese schlechte Verträglichkeit zeigt sich offensichtlich auch im Praxisalltag: Im Vergleich zu den anderen Wirkstoffen bleibt das Verordnungsvolumen dieser auch als Generika (*Duloxetin Glenmark uro*, *Duloxetin Zentiva uro*, *Duloxetin beta uro*) teuersten Präparate der Indikationsgruppe mit 2,65 Mio. DDD marginal (◻ Tab. 33.3).

Auch 2022 erscheint Mirabegron (*Betmiga*) unter den 3.000 am häufigsten verordneten Arzneimitteln. Dieser erste Vertreter der Beta-3-Adrenozeptoragonisten war aufgrund gescheiterter Preisverhandlungen zunächst vom Markt genommen und dann wieder eingeführt worden. Bei Fehlen signifikanter Vorteile gegenüber Tolterodin (Chapple et al. 2013, TAURUS) sah der G-BA keinen Zusatznutzen für Mirabegron (Gemeinsamer Bundesausschuss 2014) und ordnete es folgerichtig in die Festbetragsgruppe der Spasmolytika ein (Gemeinsamer Bundesausschuss 2019). Sein Verordnungsvolumen konnte Mirabegron nach relevantem Vorjahresanstieg in 2022 nicht mehr steigern (◻ Tab. 33.3).

33.3 Urolithiasis- und Kathetermedikamente

Wie in den Vorjahren sind in dieser Arzneimittelgruppe auch 2022 nur wenige Präparate und diese mit sehr geringen Verordnungszahlen unter den 3.000 meistverordneten Arznei-

Tab. 33.4 Verordnungen von Urolithiasis- und Kathetermedikamenten 2022. Angegeben sind die 2022 verordneten Tagesdosen, die Änderungen gegenüber 2021 und die mittleren Kosten je DDD 2022

Präparat	Bestandteile	DDD Mio.	Änderung %	DDD-Nettokosten Euro
Urolithiasismittel				
Blemaren N	Citronensäure, Kaliumhydrogencarbonat, Natriumcitrat	1,1	(−4,6)	1,38
Blanel Brause	Kalium-Natriumhydrogencitrat	0,72	(−5,4)	1,11
Reducto-Spezial	Kaliumhydrogenphosphat, Natriumhydrogenphosphat	0,25	(+2,9)	1,65
		2,1	**(−4,0)**	**1,32**
Kathetermittel				
Instillagel	Lidocain, Chlorhexidindigluconat	0,55	(−6,8)	1,51
Summe		**2,6**	**(−4,6)**	**1,36**

mitteln zu finden: Das lokalanästhesierende und oberflächendesinfizierende Kathetermedikament *Instillagel* sowie drei Urolithiasismedikamente, eines mit Hydrogenphosphat (*Reducto Spezial*) und zwei citrathaltige (*Blanel Brause, Blemaren N*) (◘ Tab. 33.4). Citrathaltige Präparate erhöhen die renale Bikarbonatausscheidung und bewirken dadurch eine Harnalkalisierung. Sie werden zur Prophylaxe von Cystin- und Harnsäuresteinen eingesetzt. Zusätzlich kann durch sie eine Hypocitraturie, die mit einem erhöhten Risiko für calciumhaltige Nierensteine einhergeht, korrigiert werden.

Literatur

Alhasso AA, McKinlay J, Patrick K, Stewart L (2006) Anticholinergic drugs versus non-drug active therapies for overactive bladder syndrome in adults. Cochrane Database Syst Rev. https://doi.org/10.1002/14651858.CD003193.pub3

Andriole GL, Bostwick DG, Brawley OW, Gomella LG, Marberger M, Montorsi F, Pettaway CA, Tammela TL, Teloken C, Tindall DJ, Somerville MC, Wilson TH, Fowler IL, Rittmastser R (2010) Effect of dutasteride on the risk of prostate cancer. N Engl J Med 362:1192–1202

Arzneimittelkommission der deutschen Ärzteschaft (2018) Mögliche Risiken bei der Anwendung finasteridhaltiger Arzneimittel (1 mg und 5 mg Dosierung) sowie Empfehlungen zur Aufklärung Ihrer Patienten. https://www.akdae.de/Arzneimittelsicherheit/RHB/index.html

Boyle P, Gould AL, Roehrborn CG (1996) Prostate volume predicts outcome of treatment of benign prostatic hyperplasia with finasteride: meta-analysis of randomized clinical trials. Urology 48:398–405

Bundesministerium für Gesundheit (2015): Bekanntmachung eines Beschlusses des Gemeinsamen Bundesausschusses über eine Änderung der Arzneimittel-Richtlinie (AM-RL): Anlage IX – Festbetragsgruppenbildung Anlage X – Aktualisierung von Vergleichsgrößen, Urologische Spasmolytika, Gruppe 1, in Stufe 3 nach § 35 Absatz 1 des Fünften Buches Sozialgesetzbuch (SGB V) vom 15. Oktober 2015 veröffentlicht am Mittwoch, 2. Dezember 2015 BAnz AT 2. Dez. 2015 B2

Chapple CR (1996) Selective α_1-adrenoceptor antagonists in benign prostatic hyperplasia: rationale and clinical experience. Eur Urol 29:129–144

Chapple CR, Rechberger T, Al-Shukri S, Meffan P, Everaert K, Huang M, Ridder A, YM-905 Study Group (2004) Randomized, double-blind placebo- and tolterodine-controlled trial of the once-daily antimuscarinic agent solifenacin in patients with symptomatic overactive bladder. Brit J Urol Int 93:303–310

Chapple CR, Montorsi F, Tammela TL, Wirth M, Koldewijn E, Fernández Fernández E, European Silodosin Study Group (2011) Silodosin therapy for lower urinary tract symptoms in men with suspected benign prostatic hyperplasia: results of an international, randomized, double-blind, placebo- and active-controlled clinical trial performed in Europe. Eur Urol 59:342–352

Chapple CR, Kaplan SA, Mitcheson D, Klecka J, Cummings J, Drogendijk T, Dorrepaal C, Martin N (2013) Randomized double-blind, active-controlled phase 3 study to assess 12-month safety and efficacy of mirabegron, a β(3)-adrenoceptor agonist, in overactive bladder. Eur Urol 63:296–305

Djavan B, Marberger M (1999) A meta-analysis on the efficacy and tolerability of alpha1-adrenoceptor antagonists in patients with lower urinary tract symptoms suggestive of benign prostatic obstruction. Eur Urol 36:1–13

EAU Guidelines presented at the EAU Annual Congress Milan March 2023. ISBN 978-94-92671-19-6. EAU Guidelines Office, Arnhem, Netherlands. http://uroweb.org/guidelines/compilations-of-all-guidelines

Gemeinsamer Bundesausschuss (2014) Beschlusstext Mirabegron. https://www.g-ba.de/downloads/39-261-2099/2014-11-20_AM-RL-XII_Mirabegron_2014-06-01-D-110_BAnz.pdf

Gemeinsamer Bundesausschuss (2019) Beschlusstext Festbetragsgruppenbildung Urologische Spasmolytika. https://www.g-ba.de/downloads/39-261-3792/2019-05-16_AM-RL-IX_urologische-Spasmolytika_G1S3_BAnz.pdf

Grünewald V (2005) Pharmakologische Therapie von neurogenen Harnblasenfunktionsstörungen. In: al Truß MC (Hrsg) Pharmakotherapie in der Urologie. Springer, Heidelberg, S 383–311

Haab F, Stewart L, Dwyer P (2004) Darifenacin, an M3 selective receptor antagonist, is an effective and well-tolerated once-daily treatment for overactive bladder. Eur Urol 45:420–429

Harvey M-A, Baker K, Wells GA (2003) Tolterodine versus oxybutynin in the treatment of urge urinary incontinence: a meta-analysis. Am J Obstet Gynecol 185:56–61

Hay-Smith J, Herbison P, Ellis G, Morris A (2005) Which anticholinergic drug for overactive bladder symptoms in adults. Cochrane Database Syst Rev. https://doi.org/10.1002/14651858.CD005429

Kirby RS, Roehrborn C, Boyle P, Bartsch G, Jardin A, Cary MM, Sweeney M, Grossman EB, Prospective European Doxazosin and Combination Therapy Study Investigators (2003) Efficacy and tolerability of doxazosin and finasteride, alone or in combination, in treatment of symptomatic benign prostatic hyperplasia: the prospective European Doxazosin and combination therapy (PRE-DICT) trial. Urology 61:119–126

Madersbacher H, Halaska M, Voigt R, Alloussi S, Höfner K (1999) A placebo-controlled, multicentre study comparing the tolerability and efficacy of propiverine and oxybutynin in patients with urgency and urge incontinence. BJU Int 84:646–651

Madhuvrata P, Cody JD, Ellis G, Herbison GP, Hay-Smith EJ (2012) Which anticholinergic drug for overactive bladder symptoms in adults. Cochrane Database Syst Rev. https://doi.org/10.1002/14651858.CD005429.pub2

McConnell JD, Roehrborn CG, Bautista OM, Andriole GL Jr, Dixon CM, Kusek JW, Lepor H, McVary KT, Nyberg LM Jr, Clarke HS, Crawford ED, Diokno A, Foley JP, Foster HE, Jacobs SC, Kaplan SA, Kreder KJ, Lieber MM, Lucia MS, Miller GJ, Menon M, Milam DF, Ramsdell JW, Schenkman NS, Slawin KM, Smith JA, Medical Therapy of Prostatic Symptoms (MTOPS) Research Group (2003) The long-term effect of doxazosin, finasteride, and combination therapy on the clinical progression of benign prostatic hyperplasia. N Engl J Med 349:2387–2398

Milani S, Djavan B (2005) Lower urinary tract symptoms suggestive of benign prostatic hyperplasia: latest update on alpha-adrenoceptor antagonists. BJU Int 95(Suppl 4):29–36

Millard RJ, Moore K, Rencken R, Yalcin I, Bump RC, Duloxetine UI Study Group (2004) Duloxetine vs placebo in the treatment of stress urinary incontinence: a four-continent randomized clinical trial. Brit J Urol Int 93:311–318

Nabi G, Cody JD, Ellis G, Herbison P, Hay-Smith J (2006) Anticholinergic drugs versus placebo for overactive bladder syndrome in adults. Cochrane Database Syst Rev. https://doi.org/10.1002/14651858.CD003781.pub2

Nickel JC, Gilling P, Tammela TL, Morrill B, Wilson TH, Rittmaster RS (2011) Comparison of dutasteride and finasteride for treating benign prostatic hyperplasia: the enlarged prostate international Comparator study (EPICS). BJU Int 108:388–394

Roehrborn CG, Siami P, Barkin J, Damião R, Major-Walker K, Nandy I, Morrill BB, Gagnier RP, Montorsi F, CombAT Study Group (2010) The effects of combination therapy with dutasteride and tamsulosin on clinical outcomes in men with symptomatic benign prostatic hyperplasia: 4-year results from the CombAT study. Eur Urol 57:123–131

Thompson IM, Goodman PJ, Tangen CM, Lucia MS, Miller GJ, Ford LG, Lieber MM, Cespedes RD, Atkins JN, Lippman SM, Carlin SM, Ryan BA, Szczepanek CM, Ceowley JJ, Coltman CA (2003) The Influence of finasteride on the development of prostate cancer. N Engl J Med 349:215–224

Thüroff JW, Chartier-Kastler E, Corcus J, Humke J, Jonas U, Palmtag H, Tanagho EA (1998) Medical treatment and medical side effects in urinary incontinence in the elderly. World J Urol 16(suppl):S48–S61

Traish AM, Melcangi RC, Bortolato M, Garcia-Segura LM, Zitzmann M (2015) Adverse effects of 5α-reductase inhibitors: what do we know, don't know, and need to know? Rev Endocr Metab Disord 16:177–198

Tsujii T (2000) Comparison of prazosin, terazosin and tamsulosin in the treatment of symptomatic benign prostatic hyperplasia: a short-term open, randomized multicenter study. Int J Urol 7:199–205

Woodford HJ (2018) Anticholinergic drugs for overactive bladder in frail older patients: the case against. Drugs Aging 35:773–776

Diuretika

Hartmut Oßwald und Bernd Mühlbauer

Auf einen Blick

Trend An reinen Diuretika-Präparaten werden hauptsächlich Schleifendiuretika und Thiazide verordnet. Aldosteronantagonisten folgen mit deutlichem Abstand. Schleifendiuretika sind die dominierende Gruppe der Diuretika und machen auch 2022 fast zwei Drittel der verordneten Tagesdosen dieser Gruppe aus. Ihre Verordnungszahl bleibt seit Jahren praktisch unverändert, während die Thiazidkombinationen ihren seit über 10 Jahren zu beobachtenden Rückgang weiter fortsetzten. Der Einsatz von Spironolacton und dem zehnfach teureren Eplerenon nahm weiter zu, während die einzige noch hier gelistete Spironolacton-Furosemidkombination wieder rückläufig verordnet wurde.

Bewertung Die Verordnung von Diuretika ist nach wie vor ein fester Bestandteil der Therapie von Hypertonie, Herzinsuffizienz und Ödemen. Die Abnahme der Verordnungen von fixen Kombinationen von Thiaziden mit kaliumsparenden Diuretika spiegelt die Entwicklung der Pharmakotherapie der Herz-Kreislauferkrankungen wieder. Auch Aldosteronantagonisten gehören zur Standardtherapie der Herzinsuffizienz, wobei es keinen Beleg für einen patientenrelevanten Vorteil von Eplerenon gegenüber Spironolacton gibt.

Diuretika werden zur Behandlung von Krankheiten eingesetzt, bei denen das therapeutische Ziel die Verminderung des Extrazellulärvolumens durch Vermehrung der Ausscheidung von Salz und Wasser ist. Hauptindikationen sind arterielle Hypertonie, Herzinsuffizienz sowie Ödeme kardialer, hepatischer und renaler Genese. Diuretika vergrößern den Harnfluss vor allem über eine Hemmung der Rückresorption von Natrium und Chlorid in der Niere.

Die einzelnen Gruppen von Diuretika wirken an verschiedenen Tubulusabschnitten des Nephrons und unterscheiden sich in Stärke und Dauer ihrer diuretischen Wirkung. Bei Thiaziden und ihren Analoga tritt die Wirkung relativ langsam ein, sie wirken 6 bis 72 h. Ihre maximale Wirkungsstärke liegt bei einer Ausscheidung von etwa 5–10 % der glomerulären Filtrationsrate. Die Wirkung von Schleifendiuretika tritt schneller ein und ist in der Regel kürzer. Sie sind stärker wirksam als Thiazide und können bis zu 30 % des glomerulären Filtrats zur Ausscheidung bringen. Sie sind auch noch bei eingeschränkter Nierenfunktion wirksam.

Kaliumsparende Diuretika führen zu einer Hemmung der Kaliumausscheidung, während ihre natriuretische Wirkung sehr schwach ausgeprägt ist. Ihre therapeutische Bedeutung besteht daher vor allem in der Korrektur der Hypokaliämien, wie sie bei der diuretischen Therapie mit Thiaziden und Schleifendiuretika entstehen können. Aus diesem Grunde werden sie ausschließlich in Kombination mit den beiden anderen Diuretikagruppen angewendet. Aldosteronantagonisten haben ebenfalls eine hemmende Wirkung auf die Kaliumausscheidung und wurden früher hauptsächlich bei Hyperaldosteronismus eingesetzt. Seit vielen Jahren gehören sie mit Diuretika, ACE-Inhibitoren und Betarezeptorenblockern zur Standardtherapie der schweren Herzinsuffizienz.

© Der/die Autor(en), exklusiv lizenziert an Springer-Verlag GmbH, DE, ein Teil von Springer Nature 2023
W.-D. Ludwig, B. Mühlbauer, R. Seifert (Hrsg.), *Arzneiverordnungs-Report 2023*,
https://doi.org/10.1007/978-3-662-68371-2_34

Eine neue Klasse diuretisch wirksamer Arzneistoffe sind die eigentlich als orale Antidiabetika entwickelten spezifischen Inhibitoren des Natrium-Glucose Kotransporters 2 (SGLT2) im proximalen Tubulus der Niere. Die blutzuckersenkende Wirkung beruht auf einer vermehrten renalen Ausscheidung von Glucose, verbunden mit Natriurese und Diurese. Nachdem behördlich angeordnete Sicherheitsstudien zu Empagliflozin, Dapagliflozin und Canagliflozin (in Deutschland nicht auf dem Markt) kardiovaskuläre und renale Outcome-Vorteile bei diabetischen Patienten gezeigt hatten, konnten diese in Folgestudien bei Patienten auch ohne Diabetes bestätigt werden (Übersicht bei van der Aart-van der Beek et al. 2022). Daher erfolgte für Empagliflozin und Dapagliflozin inzwischen die Zulassung für die Therapie der chronischen Niereninsuffizienz sowie der Herzinsuffizienz bei diabetischen und nicht-diabetischen Patienten.

34.1 Verordnungsspektrum

Das Verordnungsvolumen der gesamten Indikationsgruppe der Diuretika ist im langjährigen Mittel ungefähr gleich geblieben (vgl. ◘ Abb. 34.1). Schleifendiuretika sind seit über 20 Jahren die am häufigsten verordnete Gruppe aller Diuretika-Monopräparate und konnten das seit 2013 gehaltene hohe Verordnungsniveau halten, auch wenn es 2022 zu einem leichten Rückgang kam. Die Thiazidmonopräparate zeigen seit 10 Jahren stabile Verordnungszahlen, während sich bei den Thiazidkombinationen mit Triamteren und Amilorid die seit 2009 rückläufige Entwicklung fortgesetzt hat (◘ Abb. 34.1). Als Grund wird der konstant hohe Einsatz von ACE-Hemmern und AT_1-Rezeptorantagonisten gesehen, die über die Verringerung der Aldosteronsekretion antikaliuretisch wirken und damit kaliumsparende Diuretika in der Regel überflüssig machen.

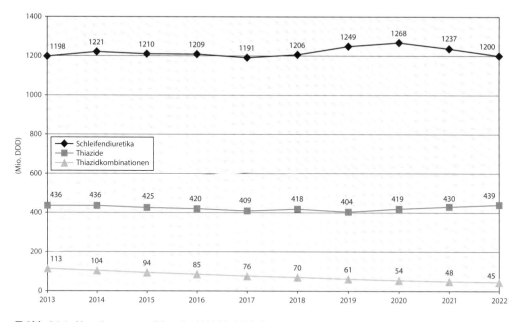

◘ Abb. 34.1 Verordnungen von Diuretika 2013 bis 2022. Gesamtverordnungen nach definierten Tagesdosen

34.1.1 Thiazide und Thiazidanaloga

Thiaziddiuretika sind in der Gruppe der 3.000 am häufigsten angewandten Präparate mit vier Wirkstoffen vertreten (◘ Tab. 34.1), die sich in ihrem diuretischen Wirkungsprofil deutlich voneinander unterscheiden. Die Verordnungen von Hydrochlorothiazid und Xipamid nahmen wie bereits im Vorjahr erneut ab, während die Verordnungen von Indapamid und Chlortalidon kräftig zulegten (◘ Tab. 34.1). Ursache des Rückgangs der Hydrochlorothiazidverordnungen sind vermutlich die Hinweise zweier pharmakoepidemiologischer Studien aus Dänemark auf ein erhöhtes Risiko für nichtmelanozytärem Hautkrebs unter der Anwendung von Hydrochlorothiazid (Pottegård et al. 2017; Pedersen et al. 2018), auf die auch in einem Rote-Hand-Brief der Herstellerfirmen in Abstimmung mit den Arzneimittelbehörden hingewiesen wurde (Bundesinstitut für Arzneimittel und Medizinprodukte 2019).

Chlortalidon (*Hygroton*) entspricht in seinem natriuretischen Wirkprofil dem des Hydrochlorothiazid, weist aber eine wesentlich längere Halbwertszeit von 47 h auf, die im Alter zunehmen kann. Der Gefahr der Kumulation und

◘ **Tab. 34.1 Verordnungen von Thiaziddiuretika 2022 (Monopräparate).** Angegeben sind die 2022 verordneten Tagesdosen, die Änderungen gegenüber 2021 und die mittleren Kosten je DDD 2022

Präparat	Bestandteile	DDD	Änderung	DDD-Nettokosten
		Mio.	%	Euro
Hydrochlorothiazid				
HCT Dexcel	Hydrochlorothiazid	136,9	(−2,8)	0,19
HCT HEXAL	Hydrochlorothiazid	14,3	(+19,3)	0,17
HCT-1 A Pharma	Hydrochlorothiazid	14,2	(−30,1)	0,19
HCT beta	Hydrochlorothiazid	6,5	(−25,6)	0,16
		171,9	**(−5,5)**	**0,19**
Xipamid				
Xipamid AAA Pharma	Xipamid	27,0	(+121,5)	0,21
Xipamid-ratiopharm	Xipamid	13,2	(+19,2)	0,20
Xipagamma	Xipamid	12,8	(−61,9)	0,21
		52,9	**(−6,9)**	**0,21**
Indapamid				
Indapamid Heumann	Indapamid	66,6	(+21,5)	0,38
Indapamid AL	Indapamid	5,0	(+60,3)	0,44
Indapamid-PUREN	Indapamid	2,8	(−12,8)	0,32
		74,5	**(+21,7)**	**0,38**
Chlortalidon				
Hygroton	Chlortalidon	137,0	(+10,5)	0,18
Summe		**436,4**	**(+2,9)**	**0,22**

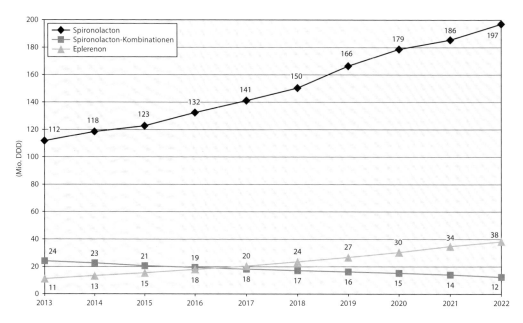

◘ Abb. 34.2 Verordnungen von Aldosteronantagonisten 2013 bis 2022. Gesamtverordnungen nach definierten Tagesdosen

der Wechselwirkungen mit anderen Pharmaka steht die stabilere Wirkungsdauer auch bei gelegentlichem Vergessen der Einnahme gegenüber. Chlortalidon hat wie schon im Vorjahr auch einen deutlichen Zuwachs an Verordnungen gezeigt. Dies dürfte einerseits auf seinem in der ALLHAT-Studie demonstrierten Nutzen in der Therapie der arteriellen Hypertonie beruhen (The ALLHAT Officers and Coordinators 2003) und andererseits auf den o. g. Hautkrebs-Bedenken bei Hydrochlorothiazid. Weiterhin hat ein systematischer Review mit Netzwerkmetaanalyse gezeigt, dass das Risiko kardiovaskulärer Ereignisse durch Chlortalidon im Vergleich zu Hydrochlorothiazid um 21 % reduziert wird (Roush et al. 2012).

Das Thiazidanalogon Xipamid ist in seinem Wirkungseintritt und der Wirkungsdauer dem Hydrochlorothiazid ähnlich, hat aber in höheren Dosierungen (40–80 mg) eine etwas stärkere diuretische Wirkung und kann daher auch bei niereninsuffizienten Patienten eingesetzt werden (Oßwald et al. 2004).

Indapamid ist bis zu einer Tagesdosis von 2,5 mg ein Antihypertensivum ohne diuretische Wirkung. In höheren Dosierungen von 5 mg ruft es einen den Thiaziden ähnlichen diuretischen Effekt hervor, der jedoch die blutdrucksenkende Wirkung nicht steigert (Oßwald et al. 2004). Es kann auch in niedriger Dosierung Hypokaliämien auslösen. Das Verordnungsvolumen dieses im Vergleich zu Chlortalidon mehr als doppelt so teuren Diuretikums ist 2022 noch stärker angestiegen als im Vorjahr (◘ Tab. 34.1). Bei fehlenden Daten zu einer therapeutischen Überlegenheit gegenüber anderen Diuretika könnten auch hierzu ärztliche Bedenken bzgl. der dermatologischen Problematik von Hydrochlorothiazid bei kaukasischen Patienten beigetragen haben, die laut einer neueren Meta-Analyse sehr großer Fall-Kontroll- und Kohortenstudien bei Indapamid nicht bestehen soll (Shao et al. 2022).

Insgesamt stellen Monopräparate von Thiaziden 2022 weniger als ein Viertel der Diuretikaverordnungen (◘ Abb. 34.1 und 34.2) insgesamt dar. Dieser gering erscheinende Prozentsatz relativiert sich dadurch, dass diese Substanzgruppe häufig in Fixkombination mit zahlreichen anderen Antihypertensiva ange-

Kapitel 34 · Diuretika

wandt wird und ein bewährtes Therapieprinzip darstellt (siehe ▶ Abschn. 34.2 Therapeutische Aspekte).

34.1.2 Kaliumsparende Diuretikakombinationen

2022 sind die fixen Kombinationen von Thiaziden mit kaliumsparenden Diuretika mit ca. 43 Mio. DDD erneut deutlich weniger als im Vorjahr verordnet worden, so dass ihr Anteil auf wenige Prozent aller Diuretikaverordnungen zurückfiel. Dies beruht vorwiegend auf der bereits erwähnten hohen Verordnungshäufigkeit von ACE-Inhibitoren und AT_1-Rezeptorantagonisten bei der Behandlung von Herzinsuffizienz und arterieller Hypertonie. Die Thiazid-Kombinationen mit Amilorid haben lediglich einen Anteil von 36 % am Gesamtvolumen der kaliumsparenden Thiazidkombinationen. Der Grund der erneuten Verordnungszunahme des im Vergleich zur Präparategruppe doppelt so teuren *Tensoflux* (Bendroflumethiazid/Amilorid) erschließt sich wenig – vielleicht wurde es vor dem Hintergrund der Basalzellkarzinom-Diskussion als Alternative zu Hydrochlorothiazid verordnet (◘ Tab. 34.2).

34.1.3 Schleifendiuretika

Die Verordnungen der Schleifendiuretika blieben über viele Jahre konstant. Nach leichten Anstiegen in 2019 und 2020 nahmen sie 2021

◘ **Tab. 34.2** Verordnungen von kaliumsparenden Diuretikakombinationen 2022. Angegeben sind die 2022 verordneten Tagesdosen, die Änderungen gegenüber 2021 und die mittleren Kosten je DDD 2022

Präparat	Bestandteile	DDD Mio.	Änderung %	DDD-Nettokosten Euro
Triamterenkombinationen				
Turfa gamma	Hydrochlorothiazid Triamteren	10,0	(+57,2)	0,15
Nephral	Hydrochlorothiazid Triamteren	8,8	(−38,3)	0,16
Dytide H	Hydrochlorothiazid Triamteren	4,2	(−9,0)	0,17
Triamteren comp-ratiopharm	Hydrochlorothiazid Triamteren	2,4	(+5,1)	0,16
Triampur comp	Hydrochlorothiazid Triamteren	2,1	(−11,3)	0,16
		27,5	**(−8,0)**	**0,16**
Amiloridkombinationen				
Tensoflux	Bendroflumethiazid Amilorid	11,1	(+13,8)	0,29
Amilorid comp-ratiopharm	Hydrochlorothiazid Amilorid	4,3	(−13,1)	0,14
		15,4	**(+4,7)**	**0,25**
Summe		**42,9**	**(−3,8)**	**0,19**

Tab. 34.3 Verordnungen von Schleifendiuretika 2022. Angegeben sind die 2022 verordneten Tagesdosen, die Änderungen gegenüber 2021 und die mittleren Kosten je DDD 2022

Präparat	Bestandteile	DDD Mio.	Änderung %	DDD-Nettokosten Euro
Furosemid				
Furosemid-ratiopharm	Furosemid (h)	150,3	(−4,2)	0,12
Furosemid-1 A Pharma	Furosemid (h)	12,0	(−17,1)	0,11
Furorese	Furosemid (h)	10,8	(−9,6)	0,10
		173,2	(−5,6)	**0,12**
Torasemid				
Torasemid AL	Torasemid (h)	695,1	(−0,3)	0,21
Torasemid-1 A Pharma	Torasemid (h)	194,5	(+8,5)	0,19
Torasemid HEXAL	Torasemid (h)	126,1	(−11,4)	0,12
Torasemid AAA Pharma	Torasemid (h)	3,2	(+30,8)	0,22
Torasemid AbZ	Torasemid	1,5	(−60,3)	0,20
Torasemid Denk	Torasemid	1,3	(+175,0)	0,22
		1.021,7	(−0,4)	**0,19**
Summe		1.194,9	(−1,2)	**0,18**

und 2022 wieder ab (◘ Abb. 34.1). Der Rückgang ist vorwiegend auf Furosemid zurückzuführen, während die DDD von Torasemid in etwa gleich blieben, obwohl dessen mittlere DDD-Kosten immer noch über denen von Furosemid liegen und ein Überlegenheitsnachweis nicht existiert. Zweifelsfreie klinische Belege aus vergleichenden Studien für eine Überlegenheit von Torasemid ggü. Furosemid wurden niemals erbracht. In der Mehrzahl der Vergleichsstudien wurden keine signifikanten Unterschiede beobachtet. Lediglich in der offenen und damit wenig belastbaren Einjahresstudie von Murray et al. (2001) war die Klinikwiederaufnahme herzinsuffizienter Patienten unter Torasemid mit 17 % niedriger als unter Furosemid (32 %). Die Frage der Überlegenheit von Torasemid in der klinischen Praxis wurde in einer Übersicht ausführlich diskutiert (Buggey et al. 2015). Die Autoren bestätigen, dass die bisherige Studienlage eine solche Überlegenheit nicht bestätigt.

Der schon länger beobachtete Verordnungsrückgang von Piretanid setzte sich erneut fort, so dass es in 2022 nicht mehr unter den 3.000 am häufigsten verordneten Arzneimitteln erscheint (◘ Tab. 34.3).

34.1.4 Aldosteronantagonisten

Spironolacton ist ein kompetitiver Antagonist des Mineralocorticoids Aldosteron. Durch Verminderung der Natriumreabsorption im Tubulussystem wird die Natriumausscheidung verstärkt und die Kaliumausscheidung gesenkt. Der diuretische Effekt von Spironolacton ist gering. Er setzt am zweiten Tag ein und erreicht sein Maximum nach 3–5 Tagen. Die klassische Indikation von Spironolacton ist die Behandlung des primären und sekundä-

Tab. 34.4 Verordnungen von Aldosteronantagonisten 2022. Angegeben sind die 2022 verordneten Tagesdosen, die Änderungen gegenüber 2021 und die mittleren Kosten je DDD 2022

Präparat	Bestandteile	DDD Mio.	Änderung %	DDD-Nettokosten Euro
Spironolacton				
Spironolacton Accord	Spironolacton	86,1	(+124,7)	0,34
Spironolacton-ratiopharm	Spironolacton	25,9	(−47,3)	0,30
Spironolacton Aristo	Spironolacton	21,8	(+15,5)	0,29
Spironolacton HEXAL	Spironolacton	8,0	(−33,2)	0,30
Spironolacton-1 A Pharma	Spironolacton	7,6	(+45,0)	0,30
Aldactone	Spironolacton	7,2	(−62,4)	0,46
Spironolacton AL	Spironolacton	0,99	(−84,5)	0,30
		157,5	**(+5,7)**	**0,33**
Eplerenon				
Eplerenon Zentiva	Eplerenon	19,2	(+786,6)	3,03
Eplerenon Heumann	Eplerenon	9,4	(−55,5)	3,04
Eplerenon AbZ	Eplerenon	3,5	(−21,2)	2,92
Eplerenon Accord	Eplerenon	2,4	(+123,5)	2,50
Eplerenon-1 A Pharma	Eplerenon	0,93	(+126,1)	2,93
		35,4	**(+21,4)**	**2,98**
Spironolacton und Schleifendiuretika				
Spiro comp-ratiopharm	Spironolacton Furosemid	12,0	(−12,5)	0,31
Summe		**205,0**	**(+6,8)**	**0,79**

ren Hyperaldosteronismus sowie die Therapie von Ödemen bei chronischer Herzinsuffizienz, Leberzirrhose und nephrotischem Syndrom, wenn andere Diuretika nicht ausreichend wirksam waren.

Nach den Ergebnissen der RALES-Studie verringert Spironolacton, zusätzlich zur Standardtherapie gegeben, die Mortalität bei schwerer Herzinsuffizienz (Pitt et al. 1999). Als eine mögliche Ursache für diesen günstigen Effekt wird diskutiert, dass Spironolacton die Aldosteron-bedingte Steigerung der Fibroblastenproliferation im Myokard hemmt. Während der Therapie mit Spironolacton muss grundsätzlich der Serumkaliumspiegel kontrolliert werden, weil auch bei gleichzeitiger Gabe von Thiaziden oder Schleifendiuretika eine Hyperkaliämie auftreten kann. Angesichts der niedrigen Spironolactontagesdosen in dieser Indikation wurde diese Gefahr bisher als gering erachtet. Eine Populations-basierte Sekundärdaten-Analyse aus Kanada zeigte unter Behandlung mit Spironolacton eine durchaus ernstzunehmende Rate an Hyperkaliämien, gekoppelt mit einem Anstieg der Zahl der Klinikeinweisungen (Juurlink et al. 2004). In der ESC/ESH-Leitlinie wird Spironolacton auch bei therapieresistenter Hypertonie als viertes Arzneimittel zusätzlich zu ACE-Hemmern oder Angiotensinrezeptorantagonisten, Diuretikum und Calciumantagonisten empfohlen (Williams et al. 2018), ist aber für die kardiale Indikation nicht zugelassen.

Die Verordnungen von Spironolactonmonopräparaten haben auch in 2022 den seit Jahren beobachteten Anstieg fortgesetzt. Seit 2013 hat sich das Verordnungsvolumen um fast 80 % erhöht (◘ Abb. 34.2). Die Verordnung der einzig hier gelisteten Spironolactonkombination war 2022 mit 12,5 % wieder deutlich rückläufig (◘ Tab. 34.4). Die unterschiedliche Wirkungsdauer von Furosemid (4–6 h) und Spironolacton (48–72 h) erschwert den beiden Kombinationspartnern die Synergie; in der Praxis ist eine genaue Beobachtung des angestrebten Kombinationseffektes erforderlich, um Entgleisungen der Elektrolyte zu vermeiden.

Der zweite Aldosteronantagonist Eplerenon soll nicht über die unerwünschten antiandrogenen und progestagenen Nebenwirkungen von Spironolacton verfügen. Von der EMA erhielt die Substanz eng definierte Anwendungsbeschreibungen. Mit dem Behandlungsziel einer Verringerung des Risikos für kardiovaskuläre Mortalität und Morbidität kann Eplerenon zusätzlich zur optimalen Standardtherapie eingesetzt werden bei stabilen Patienten mit linksventrikulärer Dysfunktion (LVEF $\leq 40\%$) und klinischen Zeichen einer Herzinsuffizienz nach kürzlich aufgetretenem Herzinfarkt sowie bei Patienten mit chronischer Herzinsuffizienz NYHA II und linksventrikulärer systolischer Dysfunktion (LVEF $\leq 30\%$). Grundsätzlich zu begrüßen waren klinisch relevante Endpunkte in der Zulassungsstudie, in der an über 6.600 Patienten die Zusatztherapie mit Eplerenon die Mortalität und Morbidität im Vergleich zur Placebogruppe reduzierte, auch wenn der absolute Unterschied mit 2,3 % relativ gering war. Die Rate schwerer Hyperkaliämien war unter Eplerenon signifikant um 1,6 % gegenüber Placebo erhöht. Weitere Nebenwirkungen waren Hypotonie, Diarrhö und Nausea (Pitt et al. 2003, EPHESUS; Jacob und Tang 2011; Lachaine et al. 2011). Der für den Beleg einer echten Innovation relevante Vergleich mit Spironolacton fehlt bis heute. Trotz seiner im Vergleich zu Spironolacton fast zehnfach höheren Tagestherapiekosten hat das DDD-Volumen von Eplerenon gegenüber dem Vorjahr erneut kräftig zugelegt (◘ Tab. 34.4). Angesichts der fehlenden Evidenz für eine Überlegenheit ist das nicht nachvollziehbar. Ob durch Rabattverträge die rein rechnerischen jährlichen GKV-Mehrausgaben von fast 100 Mio. Euro ggü. Spironolacton zumindest relativiert werden, bleibt aufgrund der Intransparenz dieser Verträge offen.

34.2 Therapeutische Aspekte

Thiazide haben nach den günstigen Ergebnissen der ALLHAT-Studie mit Chlortalidon (The ALLHAT Officers and Coordinators 2003) weitere Unterstützung durch eine Metaanalyse von 42 klinischen Studien mit 192.478 Patienten erhalten, in der niedrig dosierte Diuretika die wirksamste Behandlung zur Senkung der kardiovaskulären Morbidität und Mortalität der Hypertonie waren (Psaty et al. 2003). Diese Ergebnisse finden sich in den Empfehlungen amerikanischer und europäischer Leitlinien zur Behandlung der Hypertonie wieder, nämlich Thiaziddiuretika für die initiale Behandlung der meisten Patienten mit unkomplizierter Hypertonie allein oder in Kombination mit anderen Antihypertonika einzusetzen (Whelton et al. 2018; Williams et al. 2018). Ob sich die günstigen Effekte von Chlorthalidon aus der ALLHAT-Studie direkt auf das nach wie vor sehr verbreitete Hydrochlorothiazid übertragen lassen, ist nach wie vor Gegenstand einer intensiven Debatte. Für die Übertragbarkeit spricht eine kürzlich publizierte pragmatische klinische Studie mit randomisiertem Vergleich der beiden Diuretika an fast 14.000 hypertensiven Patienten, in der sich keine relevanten kardiovaskulären Ereignisraten zeigte (Ishani et al. 2022).

Auch nach einer Übersicht senken Thiaziddiuretika kardiovaskulärer Ereignisse bei der Behandlung der Hypertonie mindestens ebenso effektiv wie andere Arzneimittelgruppen, bei der Schlaganfallreduktion sind sie sogar wirksamer als Betarezeptorenblocker und ACE-Hemmer (Roush et al. 2014).

Die Verordnungen von Thiaziddiuretika bleiben seit vielen Jahren konstant auf eher niedrigem Niveau (◘ Abb. 34.1). Um ihren Verordnungsumfang richtig einzuschätzen, müssen jedoch die zahlreichen Fixkombinationen mit anderen Antihypertensiva berücksichtigt werden. Insgesamt kommt damit ein beachtliches Verordnungsvolumen von Thiaziddiuretika zusammen, das weitaus höher ist als das der Schleifendiuretika. Diese werden nach wie vor fast ausschließlich als Monotherapeutika verordnet. Ob diese stark wirksamen Mittel in allen übrigen Fällen einer Diuretikatherapie indiziert sind, ist fraglich. Bei intakter Nierenfunktion sind Thiazide erste Wahl. Bei den inzwischen üblichen niedrigen Dosierungen von Thiaziden spielen die metabolischen Nebeneffekte nach einer Übersichtsarbeit von 59 Studien mit 58.520 Patienten keine wesentliche Rolle mehr (Zillich et al. 2006).

Literatur

Buggey J, Mentz RJ, Pitt B, Eisenstein EI, Anstrom KJ, Velazquez EJ, O'Connor CM (2015) A reappraisal of loop diuretic choice in heart failure patients. Am Heart J 169:323–333

Bundesinstitut für Arzneimittel und Medizinprodukte (2019) Hydrochlorothiazid – Risiko von nichtmelanozytärem Hautkrebs [Basalzellkarzinom (Basaliom); Plattenepithelkarzinom der Haut (Spinaliom)]. https://www.bfarm.de/SharedDocs/Risikoinformationen/Pharmakovigilanz/DE/RHB/2018/rhb-hydrochlorothiazid.html

Ishani A, Cushman WC, Leatherman SM, Lew RA, Woods P, Glassman PA, Taylor AA, Hau C, Klingt A, Huang GD, Brophy MT, Fiore LD, Ferguson RE, the Diuretic Comparison Project Writing Group (2022) Chlorthalidone vs. hydrochlorothiazide for hypertension – cardiovascular events. N Engl J Med 387:2401–2410

Jacob MS, Tang WH (2011) Aldosterone-receptor antagonists in heart failure: insights after EMPHASIS-HF. Curr Heart Fail Rep 8:7–13

Juurlink DN, Mamdani MM, Lee DS, Kopp A, Austin PC, Laupacis A, Redelmeier DA (2004) Rates of hyperkalemia after publication of the Randomized Aldactone Evaluation Study. N Engl J Med 351:543–551

Lachaine J, Beauchemin C, Ramos E (2011) Use, tolerability and compliance of spironolactone in the treatment of heart failure. BMC Clin Pharmacol 20(11):4. https://doi.org/10.1186/1472-6904-11-4

Murray MD, Deer MM, Ferguson JA, Dexter PR, Bennett SJ, Perkins SM et al (2001) Open label randomized trial of torsemide compared with furosemide therapy for patients with heart failure. Am J Med 111:513–520

Oßwald H, Vallon V, Luippold G, Gleiter CH (2004) Diuretika – Physiologie, Pharmakologie und klinische Anwendungen. Wissenschaftliche Verlagsgesellschaft, Stuttgart

Pedersen SA, Gaist D, Schmidt SAJ, Hölmich LR, Friis S, Pottegård A (2018) Hydrochlorothiazide use and risk of nonmelanoma skin cancer: a nationwide case-control study from Denmark. J Am Acad Dermatol 78:673–681

Pitt B, Zannad F, Remme WJ, Cody R, Castaigne A, Perez A, Palensky J, Wittes J (1999) The effect of spironolactone on morbidity and mortality in patients with severe heart failure. Randomized Aldactone Evaluation Study Investigators. N Engl J Med 341:709–717

Pitt B, Remme W, Zannad F, Neaton J, Martinez F, Roniker B, Bittman R, Hurley S, Kleiman J, Gatlin M, Eplerenone Post-Acute Myocardial Infarction Heart Failure Efficacy and Survival Study Investigators (2003) Eplerenone, a selective aldosterone blocker, in patients with left ventricular dysfunction after myocardial infarction. N Engl J Med 348:1309–1321

Pottegård A, Hallas J, Olesen M, Svendsen MT, Habel LA, Friedman GD, Friis S (2017) Hydrochlorothiazide use is strongly associated with risk of lip cancer. J Intern Med 282:322–331

Psaty BM, Lumley T, Furberg CD, Schellenbaum G, Pahor M, Alderman MH, Weiss NS (2003) Health outcomes associated with various antihypertensive therapies used as first-line agents: a network meta-analysis. JAMA 289:2534–2544

Roush GC, Holford TR, Guddati AK (2012) Chlorthalidone compared with hydrochlorothiazide in reducing cardiovascular events: systematic review and network meta-analyses. Hypertension 59:1110–1117

Roush GC, Kaur R, Ernst ME (2014) Diuretics: a review and update. J Cardiovasc Pharmacol Ther 19:5–13

Shao S-C, Lai C-C, Chen Y-H, Lai EC-C, Hung M-J, Chi C-C (2022) Associations of thiazide use with skin cancers: a systematic review and meta-analysis. BMC Med 20:228

The ALLHAT Officers and Coordinators for the ALLHAT Collaborative Research Group (2003) Major outcomes in high-risk hypertensive patients randomized to angiotensin-converting enzyme inhibitor or calcium channel blocker vs diuretic: The Antihypertensive and Lipid-Lowering Treatment to Prevent Heart Attack Trial (ALLHAT). JAMA 288:2981–2997

van der Aart-van der Beek AB, de Boer RA, Heerspink HJL (2022) Kidney and heart failure outcomes associated with SGLT2 inhibitor use. Nat Rev Nephrol 18:294–306

Whelton PK, Carey RM, Aronow WS, Casey DE Jr, Collins KJ, Dennison Himmelfarb C, DePalma SM, Gidding S, Jamerson KA, Jones DW, MacLaughlin EJ, Muntner P, Ovbiagele B, Smith SC Jr, Spencer CC, Stafford RS, Taler SJ, Thomas RJ, Williams KA Sr, Williamson JD, Wright JT Jr. (2018) 2017 ACC/AHA/AAPA/ABC/ACPM/AGS/APhA/ASH/ASPC/NMA/PCNA Guideline for the prevention, detection, evaluation, and management of high blood pressure in adults: A report of the American College of Cardiology/American Heart Association Task Force on Clinical Practice Guidelines. Circulation 138:e484–e594

Williams B, Mancia G, Spiering W, Agabiti Rosei E, Azizi M, Burnier M, Clement DL, Coca A, de Simone G, Dominiczak A, Kahan T, Mahfoud F, Redon J, Ruilope L, Zanchetti A, Kerins M, Kjeldsen SE, Kreutz R, Laurent S, Lip GYH, McManus R, Narkiewicz K, Ruschitzka F, Schmieder RE, Shlyakhto E, Tsioufis C, Aboyans V, Desormais I, Task Force Members (2018) 2018 ESC/ESH Guidelines for the management of arterial hypertension: the Task Force for the management of arterial hypertension of the European Society of Cardiology and the European Society of Hypertension: The Task Force for the management of arterial hypertension of the European Society of Cardiology and the European Society of Hypertension. J Hypertens 36:1953–2041

Zillich AJ, Garg J, Basu S, Bakris GL, Carter BL (2006) Thiazide diuretics, potassium, and the development of diabetes: a quantitative review. Hypertension 48:219–224

Hauterkrankungen und Allergien

Inhaltsverzeichnis

Kapitel 35   Hauterkrankungen – 695
Hans Merk und Stephan R. Künzel

Kapitel 36   Allergien – 741
Anette Zawinell und Roland Seifert

Hauterkrankungen

Hans Merk und Stephan R. Künzel

Auf einen Blick

Verordnungsprofil Seit Jahren verändert sich das Verordnungsspektrum der zahlreicher dermatologischer Wirkstoffklassen nur marginal. Wie in den Vorjahren werden topische Glukokortikoide am häufigsten verordnet. Auf sie entfallen 43 von 100 Dermatikatagesdosen. Antimykotika und Psoriasismedikamente (jeweils 11 %), Medikamente bei aktinischer Keratose und Aknemedikamente (jeweils 7 %), Antiinfektiva und Warzenmedikamente (jeweils 5 %), Wundbehandlungsmedikamente und Antipruriginosa (jeweils 4 %) sowie Rosazeamedikamente (3 %) werden deutlich seltener verordnet. Aufgrund der dem Arzneiverordnungs-Report zugrunde liegenden Systematik werden in den Tabellen zu den Dermatikaverordnungen wesentliche Veränderungen in der Therapie chronisch-entzündlicher Dermatosen nicht vollständig abgebildet. Dies betrifft die Verwendung monoklonaler Antikörper (Biologika) und systemisch und topisch angewendeten JAK-Inhibitoren bei der Behandlung schwerer Fälle von atopischer Dermatitis, Psoriasis, Alopecia areata und Vitiligo (Lauffer und Biedermann 2022; Griffiths et al. 2021).

Trend Die Verordnungen in den einzelnen Marktsegmenten werden weitgehend durch nationale und internationale Therapieempfehlungen gestützt. Die Gesamtverordnungsmenge bezogen auf DDD stieg 2021 im Vergleich zum Vorjahr um 3,9 %, mit deutlicheren Zuwächsen bei den Psoriasismedikamenten, den Aknemedikamenten und den Glukokortikoidtopika. Wesentliche Veränderungen in der Therapie der atopischen Dermatitis und der chronisch entzündlichen Hauterkrankungen werden vor allem bei Betrachtung der Kostenentwicklung deutlich: So entfällt 2021 weit über die Hälfte der gesamten dermatologischen Verordnungskosten von 2,7 Mrd. € auf die vier hier berücksichtigten monoklonalen Antikörper Dupilumab, Ustekinumab, Secukinumab, Guselkumab.

35.1 Verordnungsspektrum

Dermatika zählen in Deutschland zu den verordnungsstärksten Arzneimitteln. Sie werden bei vielfältigen Hauterkrankungen unterschiedlichster Ursachen angewandt. Entsprechend heterogen sind die zum Einsatz kommenden Wirkstoffklassen, die von den Glukokortikoidexterna über dermatologische Antimykotika, Psoriasismedikamente sowie Wundbehandlungsmedikamente bis hin zu Hautschutz- und Pflegemitteln reichen (◘ Abb. 35.1).

Die Verordnungsmenge der Dermatika blieb 2022 im Vergleich zum Vorjahr überwiegend stabil. Verordnungsstärkste Gruppe sind nach wie vor die Glukokortikoide (◘ Abb. 35.1). Die übrigen Stoffgruppen weisen eine deutlich geringere Verordnungshäufigkeit auf. Antimykotika mit Indikationen, die über die Behandlung von Erkrankungen der Haut und der Hautanhangsorgane hinausge-

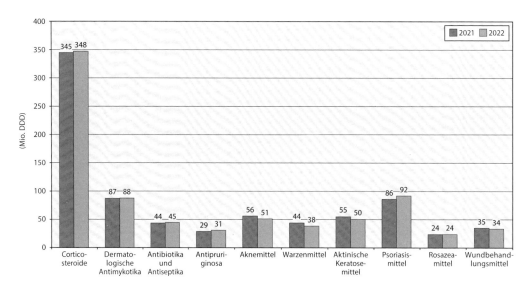

◘ **Abb. 35.1** Verordnungen von Dermatika und Wundbehandlungsmedikamenten 2022 und 2021. Gesamtverordnungen nach definierten Tagesdosen

hen, finden sich in ▶ Kap. 16 (Bakterielle und virale Infektionserkrankungen und Mykosen). Bei den chronisch-entzündlichen Hauterkrankungen – insbesondere Psoriasis und atopischer Dermatitis – wird die Entwicklung durch die zunehmende Bedeutung zielgerichteter Therapien mit monoklonalen Antikörpern oder auch mit JAK-Inhibitoren geprägt (Lauffer und Biedermann 2022; Griffiths et al. 2021). In diesem Jahr fällt besonders die Zunahme der Anwendung von Dupilumab in der Therapie der atopischen Dermatitis auf (◘ Tab. 35.10). Dabei ist zu beachten, dass sich nur ein Teil der bei diesen Erkrankungen unterdessen zugelassenen Immuntherapeutika im vorliegenden Kapitel wiederfindet, da sie ihre primäre Zulassung bei anderen Erkrankungen wie rheumatoide Arthritis (z. B. Biologika wie Adalimumab, Etanercept, Infliximab oder JAK-Inhibitoren wie Baricitinib) erhielten. Die Verordnungsentwicklungen dieser Medikamente können in ▶ Kap. 19 nachgelesen werden. Die in der Gruppe der Wundbehandlungsmedikamente zusammengefassten Präparate werden nachfolgend aus pharmakologisch-praktischen Gründen teils in dem eigenständigen ▶ Abschn. 35.12 Wundbehandlungsmedikamente (◘ Tab. 35.16), teils unter antiseptikahaltigen Dermatika (◘ Tab. 35.8) besprochen.

35.2 Glukokortikoidexterna

Glukokortikoide werden in der Dermatologie wegen ihrer antiphlogistischen und antiproliferativen Wirkung bei zahlreichen chronischen und akuten entzündlichen Hauterkrankungen wie atopischer Dermatitis, Psoriasis, Photodermatosen und anderen eingesetzt und nehmen daher in der externen Therapie eine zentrale Stellung ein. Eine zu lange Anwendung oder die Wahl der falschen Wirkstärke rufen unerwünschte, z. T. irreversible Schäden hervor. In der Fachliteratur wird daher sowohl in Bezug auf die Indikation als auch im Hinblick auf das einzusetzende Glukokortikoid ein kritischer Umgang gefordert. Die – bei korrektem Einsatz unbegründete – Steroidangst bei Patienten und Behandlern könnte einen gegenläufigen Einfluss ausüben (Rathi und D'Souza 2012; Saraswat 2014).

Glukokortikoide lassen sich nach ihren erwünschten entzündungshemmenden und unerwünschten atrophisierenden Wirkungen in

Tab. 35.1 Verordnungen schwach wirksamer Glukokortikoide 2022 (Monopräparate).
Angegeben sind die 2022 verordneten Tagesdosen, die Änderungen gegenüber 2021 und die mittleren Kosten je DDD 2022

Präparat	Bestandteile	DDD Mio.	Änderung %	DDD-Nettokosten Euro
Hydrocortison				
HydroGalen/-akut	Hydrocortison	2,6	(−13,6)	0,58
Hydrocutan	Hydrocortison	2,4	(+19,4)	0,45
Hydro-/cortison Heumann	Hydrocortison	0,53	(+51,9)	0,51
Hydrocort-1 A Pharma	Hydrocortison	0,51	(−26,9)	0,54
Fenihydrocort	Hydrocortison	0,24	(−1,3)	0,52
		6,2	**(−0,5)**	**0,52**
Prednisolon				
Linola H N/-H fett N	Prednisolon	3,7	(−8,3)	0,39
Prednisolon LAW	Prednisolon	1,0	(−0,8)	0,31
Lygal Kopftinktur N	Prednisolon	0,21	(−4,0)	1,22
		4,9	**(−6,7)**	**0,41**
Dexamethason				
Dexamethason LAW	Dexamethason	0,88	(−7,3)	0,36
Summe		**12,0**	**(−3,7)**	**0,46**

vier Klassen einteilen (Deutsche Dermatologische Gesellschaft et al. 2015). Sie reichen von schwach wirksamen Substanzen (Klasse I) wie Hydrocortison (◘ Tab. 35.1) mit entsprechend geringem Risiko unerwünschter Wirkungen bis hin zu den fluorierten Glukokortikoiden mit sehr starker Wirksamkeit (Klasse IV) wie Clobetasol (◘ Tab. 35.3), die dann aber bei längerer Anwendung auch das Risiko erheblicher unerwünschter Wirkungen – einschließlich systemischer Nebenwirkungen – bergen. Bei Clobetasol ist dies sogar schon nach wenigen Tagen zu erwarten. Da vergleichende Untersuchungen zur Wirksamkeit topischer Glukokortikoide fehlen und konzentrationsabhängige Verschiebungen von einer Gruppe in die andere möglich sind, sollte eine solche Einteilung nur als grobe Richtlinie angesehen werden. Auch von der verwendeten Grundlage (Galenik) sowie der Form der Anwendung ist die Wirkintensität dieser Präparate abhängig. Darüber hinaus können das Alter, die Hautbeschaffenheit und die Lokalisation einer Dermatose die Kinetik der Glukokortikoide beeinflussen.

Um das Risiko unerwünschter Wirkungen möglichst gering zu halten, werden stark bis sehr stark wirksame Glukokortikoide in der Regel nur kurzfristig und kleinflächig angewendet. Schwach wirksame Glukokortikoide eignen sich dagegen auch für eine längerfristige und großflächige Anwendung bzw. für eine Applikation bei Kindern. Die Lokaltherapie sollte zunächst mit dem am stärksten wirksamen Präparat begonnen werden, das die Dermatose unter Berücksichtigung der Lokalisation und Ausprägung zulässt. Die Weiterbehandlung erfolgt im Anschluss mit dem gerade noch effektiven Glukokortikoid. Schließlich wird die Therapie im Wechsel mit einer steroidfreien Basissalbe/creme fortgeführt (Intervalltherapie), bis eine ausschließlich pflegende Nachbehandlung möglich ist (Hengge et al. 2006; Ference und Last 2009; Rathi und D'Souza 2012).

35.2.1 Monopräparate

Glukokortikoidhaltige Lokaltherapeutika werden fast nur als Monopräparate verschrieben (◘ Tab. 35.1, 35.2 und 35.3). Hydrocortisonpräparate sind in Zubereitungen von 0,25–0,5 % in kleinen Packungsgrößen häufig nicht verschreibungspflichtig und seit Inkrafttreten des GKV-Modernisierungs-Gesetzes (GMG) im Jahr 2004 keine Leistung der gesetzlichen Krankenversicherung mehr. Verordnungen für Kinder bis zum vollendeten 12. Lebensjahr sowie für Jugendliche mit Entwicklungsstörungen bis zum vollendeten 18. Lebensjahr sind von dieser Regelung aus-

◘ **Tab. 35.2** Verordnungen mittelstark wirksamer Glukokortikoide 2022 (Monopräparate). Angegeben sind die 2022 verordneten Tagesdosen, die Änderungen gegenüber 2021 und die mittleren Kosten je DDD 2022

Präparat	Bestandteile	DDD Mio.	Änderung %	DDD-Nettokosten Euro
Trimacinolonacetonid				
Triamgalen	Triamcinolonacetonid	8,9	(−7,0)	0,61
Kortikoid-ratiopharm	Triamcinolonacetonid	0,50	(+25,3)	0,92
Triamcinolon AbZ	Triamcinolonacetonid	0,44	(+26,1)	0,87
		9,8	**(−4,7)**	**0,64**
Hydrocortisonbutyrat				
Alfason	Hydrocortisonbutyrat	5,7	(−8,1)	0,57
Laticort	Hydrocortisonbutyrat	1,3	(−10,1)	0,40
		7,0	**(−8,5)**	**0,54**
Prednicarbat				
Prednitop	Prednicarbat	31,0	(−4,8)	0,36
Prednicarbat acis	Prednicarbat	16,1	(−2,8)	0,37
Dermatop	Prednicarbat	6,2	(−5,9)	0,48
Prednicarbgalen	Prednicarbat	5,2	(+37,3)	0,32
		58,5	**(−1,7)**	**0,37**
Andere Corticosteroide				
Advantan	Methylprednisolonaceponat	67,1	(+2,8)	0,36
Decoderm	Fluprednidén	2,4	(+0,0)	0,70
Metigalen	Methylprednisolonaceponat	1,7	(+58,7)	0,30
Neuroderm akut	Hydrocortisonbuteprat	0,78	(+25,3)	1,71
		71,9	**(+3,8)**	**0,39**
Summe		**147,2**	**(+0,4)**	**0,40**

Tab. 35.3 Verordnungen stark und sehr stark wirksamer Glukokortikoide 2022 (Monopräparate). Angegeben sind die 2022 verordneten Tagesdosen, die Änderungen gegenüber 2021 und die mittleren Kosten je DDD 2022

Präparat	Bestandteile	DDD Mio.	Änderung %	DDD-Nettokosten Euro
Betamethason				
Betagalen	Betamethasonvalerat	25,9	(−16,9)	0,54
Soderm	Betamethasonvalerat	16,7	(+28,1)	0,55
Deflatop	Betamethasonvalerat	1,2	(−22,0)	0,71
Betnesol-V	Betamethasonvalerat	0,97	(+70,5)	0,62
Diprosone Creme etc.	Betamethasondipropionat	0,56	(−8,9)	0,70
		45,4	**(−3,4)**	**0,55**
Mometason				
Momegalen	Mometason	66,1	(+37,8)	0,32
Mometason/Mometasonfuroat Glenmark	Mometason	7,2	(−63,6)	0,36
Momecutan	Mometason	4,1	(−42,5)	0,33
Ecural	Mometason	3,3	(−14,4)	0,55
		80,7	**(+2,4)**	**0,34**
Andere stark wirksame Corticosteroide				
Jellin	Fluocinolonacetonid	1,4	(−18,9)	0,54
Amciderm	Amcinonid	0,73	(−7,5)	0,59
Nerisona	Diflucortolon	0,68	(+4,3)	0,65
		2,8	**(−11,2)**	**0,58**
Sehr stark wirksame Corticosteroide				
Karison	Clobetasol	11,9	(−1,9)	0,40
Clobegalen	Clobetasol	9,1	(+1,8)	0,40
Clarelux	Clobetasol	8,5	(+56,9)	0,23
Clobetasol acis	Clobetasol	7,0	(+7,6)	0,41
Dermoxin/Dermoxinale	Clobetasol	4,6	(+6,7)	0,50
Clobex	Clobetasol	1,1	(−1,0)	1,57
		42,1	**(+9,8)**	**0,41**
Summe		**170,9**	**(+2,2)**	**0,42**

genommen (Gemeinsamer Bundesausschuss 2021). Uneingeschränkt verschreibungspflichtig und damit erstattungsfähig sind lediglich alle Zubereitungsformen von *Linolacort Hydro*.

Verordnungshäufigkeiten und Verschiebungen von Präparaten in den jeweiligen Wirkklassen werden im Wesentlichen durch die Preisgestaltung bestimmt. So dominieren bei den mittelstark wirksamen Glukokortikoiden (Klasse II) Prednicarbat und Methylprednisolonaceponat, unter den stark wirksamen Glukokortikoiden (Klasse III) der halogenierte Glukokortikoidmonoester Mometasonfuroat (◨ Tab. 35.2). Aufgrund der substanzeigenen Pharmakokinetik wird bei den genannten Glukokortikoiden hinsichtlich ihrer systemischen Aufnahme von einem günstigen Nutzen-Risiko-Verhältnis ausgegangen (Luger et al. 2004). Als Glukokortikoid mit sehr starker Wirksamkeit (Klasse IV; ◨ Tab. 35.3) kommen seit einigen Jahren allein Clobetasol-haltige Lokaltherapeutika zum Einsatz – 2022, wie im Vorjahr, mit einem Verordnungsanstieg.

35.2.2 Glukokortikoidkombinationen

Der Einsatz von Glukokortikoidkombinationen, insbesondere von antibiotika- und antiseptikahaltigen (◨ Tab. 35.7 und 35.8) sowie antimykotikahaltigen Kombinationen (◨ Tab. 35.6), wird kontrovers diskutiert. Kombinationen von Glukokortikoiden mit Salicylsäure oder Harnstoff (◨ Tab. 35.4) stellen bei hyperkeratotischen Hauterkrankungen, einschließlich der Psoriasis und Handekzemen, eine sinnvolle Kombination dar, jedoch waren die Verordnungen 2022 um 4 % rückläufig im Vergleich zum Vorjahr. Die Wirkung des Glukokortikoids wird hier durch Penetrationssteigerung erhöht bzw. erst ermöglicht

◨ **Tab. 35.4** Verordnungen glukokortikoidhaltiger Dermatikakombinationen 2022. Angegeben sind die 2022 verordneten Tagesdosen, die Änderungen gegenüber 2021 und die mittleren Kosten je DDD 2022

Präparat	Bestandteile	DDD	Änderung	DDD-Nettokosten
		Mio.	%	Euro
Corticosteroide und Salicylsäure				
Soderm plus	Betamethason Salicylsäure	6,7	(−8,2)	0,62
Betadermic	Betamethason Salicylsäure	2,4	(−16,2)	0,54
Diprosalic	Betamethason Salicylsäure	1,8	(+61,1)	0,85
Volon A Tinktur N	Triamcinolonacetonid Salicylsäure	0,49	(−4,3)	1,17
Alpicort	Prednisolon Salicylsäure	0,37	(−10,7)	1,05
		11,7	(−3,8)	0,68
Andere Corticosteroidkombinationen				
Hydrodexan	Hydrocortison Harnstoff	0,40	(−10,7)	1,08
Summe		**12,1**	**(−4,0)**	**0,69**

(Jacobi et al. 2015; Deutsche Dermatologische Gesellschaft et al. 2015).

35.3 Antimykotika

Während alle oralen Antimykotika der Verschreibungspflicht unterliegen, sind die in der Therapie überwiegend eingesetzten Lokalantimykotika rezeptfrei und damit seit Inkrafttreten des GKV-Modernisierungs-Gesetzes (GMG) im Jahr 2004 keine Leistung der gesetzlichen Krankenversicherung mehr (Ausnahmen siehe Gemeinsamer Bundesausschuss 2021, Arzneimittel-Richtlinie, Abschnitt F, § 12). Nach dem darauffolgenden drastischen Verordnungsrückgang bei den Antimykotika stagnieren die Verordnungen – allenfalls mit leichten jährlichen Zu- oder Abnahmen – auf insgesamt niedrigem Niveau (◘ Abb. 35.1). Gegenüber dem Vorjahr ist 2022 nur ein marginaler Verordnungsanstieg zu verzeichnen.

35.3.1 Therapeutische Aspekte

Pilzinfektionen werden klinisch-diagnostisch und therapeutisch nach ihrer Lokalisation und der Art der Erreger unterschieden. Am häufigsten sind oberflächliche Mykosen der Haut und Hautanhangsorgane sowie der Schleimhäute. Organmykosen sind in unseren Breiten deutlich seltener, haben aber bei Patienten mit erworbener Immunschwäche (AIDS) erhebliche Bedeutung und sind auch im Rahmen einer immunsuppressiven Therapie zu beachten (Ramos-e-Silva et al. 2012). Pilzinfektionen der Haut begünstigende Faktoren sind Diabetes mellitus, nosokomiale Infektionen oder opportunistische Infektionen bei Brandwunden, eine Schädigung des Hautmilieus sowie weitere therapiebegleitend eingesetzte Arzneimittel wie Antibiotika, Glukokortikoide – einschließlich Glukokortikoid/Antimykotika-Kombinationen, welche das klinische Bild verschleiern können (Hengge et al. 2006; Rathi und D'Souza 2012; Singh et al. 2015).

Zur Behandlung von Pilzinfektionen der Haut und Schleimhäute werden Antimykotika überwiegend als Lokaltherapeutika verordnet. Nystatin und Miconazol werden in oraler Darreichungsform auch bei orointestinalen Candidainfektionen angewandt (► Kap. 16, Bakterielle und virale Infektionserkrankungen und Mykosen). Die systemisch wirksamen, oralen Azolantimykotika Fluconazol und Itraconazol sowie das Allylamin Terbinafin werden auch bei großflächigen oder häufig rezidivierenden Pilzinfektionen der Haut und Hautanhangsgebilde wie der Onychomykose, bei vulvovaginalen Mykosen sowie bei immundefizienten Patienten mit opportunistischen Infektionen eingesetzt, wenn eine lokale Behandlung allein nicht ausreichend wirksam ist.

35.3.2 Lokale Antimykotika

Bei Pilzerkrankungen der Haut sind placebokontrollierten Studien zufolge prinzipiell alle Lokalantimykotika (◘ Tab. 35.5) wirksam (Rotta et al. 2012), wenn auch die individuellen Anwendungsgebiete zum Teil erheblich voneinander abweichen und die möglicherweise unterschiedliche Verträglichkeit des jeweiligen Vehikels zu berücksichtigen ist.

Die Azolantimykotika (z. B. Clotrimazol, Miconazol) haben ein breites Wirkungsspektrum, das nahezu alle menschen- und tierpathogenen Pilze umfasst. Azolantimykotika können bei Infektionen durch Dermatophyten, Hefen und Schimmelpilze eingesetzt werden (Brodt 2013). Dies trifft auch für Ciclopirox zu (Subissi et al. 2010). Auch das Allylaminderivat Terbinafin (► Abschn. 35.3.3, Orale Antimykotika) besitzt in der topischen Anwendung ähnliche Wirkeigenschaften. Nystatin ist nur bei Candidamykosen indiziert (Brodt 2013).

Die topische Behandlung von Onychomykosen ist wegen mangelnder Resorption zur Nagelmatrix nur selten effektiv. Topische Antimykotika werden bei Onychomykosen daher vor allem in Kombination mit oralen Antimykotika bzw. zur Prophylaxe nach erfolgreicher Behandlung der Onychomykose empfohlen (Grover und Khurana 2012; Feng et al. 2017).

Tab. 35.5 Verordnungen dermatologischer Antimykotika 2022 (Monopräparate). Angegeben sind die 2022 verordneten Tagesdosen, die Änderungen gegenüber 2021 und die mittleren Kosten je DDD 2022

Präparat	Bestandteile	DDD Mio.	Änderung %	DDD-Nettokosten Euro
Clotrimazol				
Clotrimazol AL	Clotrimazol	0,51	(−20,7)	0,37
Clotrimazol-1 A Pharma	Clotrimazol	0,25	(+82,1)	0,34
		0,76	(−2,5)	0,36
Ciclopirox				
Ciclopoli	Ciclopirox	4,1	(+18,9)	0,80
Sebiprox	Ciclopirox	1,1	(+11,0)	0,34
Batrafen	Ciclopirox	0,53	(+26,4)	1,32
Ciclopirox-ratiopharm	Ciclopirox	0,43	(−67,0)	0,97
		6,2	(−0,1)	0,77
Nystatin				
Nystaderm	Nystatin	0,30	(+2,5)	0,71
Candio-Hermal	Nystatin	0,20	(−5,0)	0,84
Nystaderm Mundgel	Nystatin	0,09	(−5,5)	1,13
		0,59	(−1,4)	0,82
Miconazol				
Miconazol acis	Miconazol	0,36	(+2,2)	0,39
Mykoderm Miconazolcreme	Miconazol	0,35	(+13,3)	0,39
		0,71	(+7,4)	0,39
Terbinafin (oral)				
Terbinafin Aurobindo	Terbinafin	4,6	(−2,6)	0,93
Terbigalen	Terbinafin	3,9	(−3,7)	0,82
Terbinafin-1 A Pharma	Terbinafin	3,0	(+13,5)	0,96
Terbinafin Heumann	Terbinafin	1,9	(−11,1)	0,93
Terbinafin-PUREN	Terbinafin	0,79	(+34,5)	0,95
		14,2	(+0,4)	0,91
Summe		22,4	(+0,3)	0,83

35.3.3 Orale Antimykotika

Das Allylamin Terbinafin wird zu Lasten der gesetzlichen Krankenversicherung primär oral angewendet (◐ Tab. 35.5). Verglichen mit den Azolantimykotika ergeben sich für die orale Anwendung leichte Vorteile bei Infektionen mit Dermatophyten und Schimmelpilzen (Crawford und Hollis 2007; El-Gohary et al. 2014). Hefen sind dagegen weniger empfindlich, daher ist Terbinafin bei Candidosen oder Pityriasis versicolor oral nicht wirksam und in dieser Darreichungsform nur zugelassen zur Behandlung von Dermatophyteninfektionen der Füße und des Körpers sowie der Finger- und Zehennägel (Darkes et al. 2003). In topischer Darreichungsform kann Terbinafin dagegen auch bei Candidosen und Pityriasis versicolor eingesetzt werden. Bei Dermatophyteninfektionen der Haut und der Füße ist Terbinafin oral verwendet Griseofulvin überlegen und anderen Antimykotika wie Ketoconazol, Fluconazol oder Itraconazol mindestens klinisch äquivalent (Bell-Syer et al. 2012).

Die systemische Behandlung der Onychomykosen ist langwierig (Fingernägel 4–6 Monate, Fußnägel 12–18 Monate). Die Raten vollständiger Heilung sind mit 30–50 % auch nach Behandlung mit modernen Antimykotika enttäuschend gering. Aufgrund seines unzureichenden Wirkspektrums kann Terbinafin nur bei durch Dermatophyten bedingten Onychomykosen eingesetzt werden. Bei diesen wirkt es aber besser als Azolantimykotika wie Itraconazol (Kreijkamp-Kaspers et al. 2017). Diese können allerdings auch bei Nagelinfektionen durch Hefen und Schimmelpilze zum Einsatz kommen (Darkes et al. 2003).

Zu beachten sind als seltene unerwünschte Arzneimittelwirkungen von systemischem Terbinafin schwere Hautreaktionen einschließlich der toxischen epidermalen Nekrolyse und Hepatitis. Ein Hinweis auf neurotoxische Schädigungen sind lang anhaltende, wenngleich reversible Geschmacksstörungen bis hin zu vollständigem Geschmacksverlust sowie reversible Störungen des Farbsinns (Darkes et al. 2003; Singal und Khanna 2011). Auch auf psychiatrische Störungen mit Depressionen, Angststörungen, Panikreaktion, Unruhezustände und Suizidversuch wurde hingewiesen (Arzneimittelkommission der deutschen Ärzteschaft 2006). Bei den oralen Azolantimykotika stehen Interaktionen mit Cytochrom P450 Isoenzymen im Vordergrund, die zum einen die Grundlage ihrer antimykotischen Wirkung darstellen, aber auch Ursache von zahlreichen Arzneimittelwechselwirkungen und Beeinflussung von Hormonsynthesen und -metabolisierungen sind.

35.3.4 Antimykotikakombinationen

Glukokortikoidhaltige Antimykotikakombinationen werden mehr als doppelt so häufig verordnet wie die reinen Lokaltherapeutika (◐ Tab. 35.6), obwohl sie in Leitlinien zur Behandlung von Pilzerkrankungen der Haut gar nicht erwähnt oder kontrovers diskutiert werden (Czaika und Zuberbier 2015). Die rasch einsetzende Wirkung der Glukokortikoide kann zwar den initialen Behandlungserfolg, vor allem bei Infektionen mit Dermatophyten und damit die Compliance begünstigen, sie darf jedoch nicht zu einer unerwünschten Langzeittherapie verführen (Erbagci 2004; Schaller et al. 2016). Besonders kritisch zu sehen bzw. abzulehnen ist die Anwendung derartiger Fixkombinationen bei Kindern (Wheat et al. 2017).

Dem gegenüber werden zinkoxidhaltige Kombinationen (◐ Tab. 35.6) aus fachtherapeutischer Sicht bei Candidainfektionen der Haut und im Ano-Genitalbereich (z. B. bei Windeldermatitis) als sinnvoll angesehen (Ring und Fröhlich 1985). Zinkoxid kann durch seinen abdeckenden und trocknenden Effekt die Abheilung begünstigen.

◻ Tab. 35.6 Verordnungen dermatologischer Antimykotika 2022 (Kombinationen). Angegeben sind die 2022 verordneten Tagesdosen, die Änderungen gegenüber 2021 und die mittleren Kosten je DDD 2022

Präparat	Bestandteile	DDD	Änderung	DDD-Nettokosten
		Mio.	%	Euro
Corticosteroidhaltige Kombinationen				
Decoderm tri	Miconazol Fluprednidene	22,9	(+3,6)	1,46
Lotricomb	Clotrimazol Betamethason	15,7	(+2,9)	0,78
Nystalocal	Nystatin Chlorhexidin Dexamethason	6,2	(+8,2)	2,02
Vobaderm	Miconazol Fluprednidene	6,1	(−1,5)	1,59
Epipevisone	Econazol Triamcinolonacetonid	2,3	(−4,5)	1,08
Nystaderm comp	Nystatin Hydrocortison	1,5	(+0,0)	1,04
Baycuten HC	Clotrimazol Hydrocortison	1,3	(−52,6)	1,03
Candio-Hermal Plus	Nystatin Fluprednidene	1,1	(+1,8)	1,29
Travocort	Isoconazol Diflucortolon	0,67	(+2,6)	1,32
		57,6	**(+0,2)**	**1,31**
Zinkoxidhaltige Kombinationen				
Multilind Heilpaste	Nystatin Zinkoxid	1,9	(−5,0)	0,91
Infectosoor Zinksalbe	Miconazol Zinkoxid	1,1	(+6,3)	2,41
Mykoderm Heilsalbe	Nystatin Zinkoxid	0,74	(−4,0)	0,70
Nystatin Holsten Softpaste	Nystatin Zinkoxid	0,42	(+42,9)	0,59
Mykundex Heilsalbe	Nystatin Zinkoxid	0,33	(−1,6)	0,63
		4,5	**(+1,3)**	**1,19**
Summe		**62,1**	**(+0,3)**	**1,30**

35.4 Antibiotika und Antiseptika

Die Verordnungen antibiotischer und antiseptischer Lokaltherapeutika haben sich seit Jahren auf relativ niedrigem Niveau stabilisiert (◘ Abb. 35.1), allerdings werden noch immer vor allem deren Glukokortikoidkombinationen therapeutisch eingesetzt (◘ Tab. 35.7 und 35.8).

35.4.1 Antibiotika

Der Einsatz topischer Antibiotika (◘ Tab. 35.7) wird zurückhaltend bewertet. Für ihre therapeutische Wirksamkeit liegen bis auf die Behandlung einer Impetigo oder für eine nasale Entkolonialisierung von Staphylococcus aureus nur begrenzt klinische Daten vor. Dies gilt auch für ihren Einsatz zur Vorbeugung oder Behandlung chronischer Wundinfektionen (Williamson et al. 2017). Zudem werden Resistenzentwicklungen und Sensibilisierungen aufgrund ihres breiten Einsatzes gefürchtet (Drucker 2012; Francis et al. 2017). Grundsätzlich sollten daher nach Möglichkeit nur solche Antibiotika lokal eingesetzt werden, die keine systemische Anwendung finden (Koning et al. 2012). Damit scheiden in der Regel Antibiotika wie Chloramphenicol, Fusidinsäure, Fluorchinolone, Gentamicin und Tetracycline für einen topischen Einsatz aus.

Fusidinsäure steht in Deutschland ausschließlich in topischer Darreichungsform zur Verfügung und gilt als eines der wirksamsten Antibiotika bei durch Staphylococcus aureus hervorgerufenen Hautinfektionen wie Impetigo, Follikulitis oder Furunkulose (Schöfer und Simonsen 2010). Bei begrenzter, unkomplizierter Impetigo ist die Lokalbehandlung mit Fusidinsäure einer systemischen Antibiotikatherapie ebenbürtig bzw. sogar überlegen (Koning et al. 2012). Aufgrund zunehmender Resistenz von Staphylococcus aureus gegenüber Fusidinsäure wird zu einer restriktiven Verordnungsweise geraten (Alsterholm et al. 2010; Deutsche Dermatologische Gesellschaft et al. 2015). Prinzipiell sollte Fusidinsäure nur kurzfristig, d. h. nicht länger als 2 Wochen, angewandt werden (Schöfer und Simonsen 2010).

Das Aminoglykosid Gentamicin besitzt bei zunehmender Resistenzhäufigkeit, insbesondere gegenüber Enterobacter, Proteus und Enterokokken, eine gute Wirksamkeit u. a. auf Pseudomonas aeruginosa und Methicillin-empfindliche Staphylokokken und ist in parenteraler Darreichungsform (in Kombination mit einem weiteren Antibiotikum, z. B. Acylaminopenicillin oder Cephalosporin) bei schweren Infektionen (Sepsis, Endokarditis, Peritonitis u. a.) indiziert (Brodt 2013). Als Lokaltherapeutikum ist Gentamicin – außer in der Augenheilkunde (▶ Kap. 29, Ophthalmika) – zur Behandlung von Ulcera cruris, Dekubitus und kurzfristig bei oberflächlichen, kleinflächigen Hautinfektionen zugelassen. Im Vordergrund der Therapie chronischer Wunden steht allerdings die Behandlung der Grundkrankheit, z. B. beim Ulcus cruris die möglichst weitgehende Beseitigung der chronisch venösen Mikro- und Makrozirkulationsstörung durch Kompressionsverbände (O'Meara et al. 2012). Vor allem wegen der möglichen Entstehung resistenter Pseudomonasstämme auf der Haut, die schließlich Anlass zu schwer therapierbaren Infektionen innerer Organe oder sogar zu einer Pseudomonassepsis geben könnten ist der Rückgang der Verordnungen von topischem Gentamicin zu begrüßen (Gloor 1982).

Framycetin (*Leukase N*) ist obsolet. Kreuzresistenzen mit dem oral eingesetzten Reserveantibiotikum Gentamicin sind beschrieben. Bei großflächiger und dauerhafter Anwendung sind nephro- oder ototoxische Eigenschaften, insbesondere bei Risikopatienten, nicht auszuschließen. Zudem besteht die Gefahr von Kontaktdermatitiden (Brodt 2013). Neomycin-haltige Kombinationen wie *Jellin-Neomycin* sind, insbesondere bei Patienten mit Unterschenkelekzemen, durch häufig auftretende Kontaktsensibilisierungen belastet (Thaçi und Schöfer 2005; Menezes de Padua et al. 2008). Die Verordnung von *Jellin-Neomycin* ist seit Jahren rückläufig.

Mupirocin ist als *Infectopyoderm* zur Behandlung bakterieller Hautinfektionen mit

◘ **Tab. 35.7** Verordnungen von antibiotikahaltigen Dermatika 2022. Angegeben sind die 2022 verordneten Tagesdosen, die Änderungen gegenüber 2021 und die mittleren Kosten je DDD 2022

Präparat	Bestandteile	DDD Mio.	Änderung %	DDD-Nettokosten Euro
Fusidinsäure				
Fusicutan	Fusidinsäure	3,4	(+16,8)	2,45
Fucidine	Fusidinsäure	2,1	(−14,6)	2,31
Fusidinsäure-ratiopharm	Fusidinsäure	0,68	(+22,8)	2,36
		6,2	**(+4,3)**	**2,39**
Aminoglykoside				
Refobacin	Gentamicin	1,0	(−1,4)	1,57
Infectogenta	Gentamicin	0,96	(−7,7)	1,33
Leukase N Puder/Salbe	Framycetin	0,18	(−6,7)	2,08
		2,2	**(−4,8)**	**1,50**
Andere Antibiotika				
Infectopyoderm	Mupirocin	0,94	(+1,7)	2,95
Unguentum Oxytetracyclini Pharmachem	Oxytetracyclin	0,37	(+7,4)	0,77
Turixin	Mupirocin	0,37	(−16,0)	1,10
Tyrosur	Tyrothricin	0,15	(+4,8)	1,58
		1,8	**(−1,2)**	**2,02**
Corticosteroidkombinationen				
Diprogenta	Betamethason Gentamicin	8,6	(+0,8)	0,98
Fusicutan plus Betamethason	Betamethason Fusidinsäure	2,2	(−1,1)	2,54
Fusidinsäure/Betamethason Mylan	Betamethason Fusidinsäure	1,8	(−6,3)	1,92
Fucicort	Betamethason Fusidinsäure	1,6	(+28,0)	2,41
Decoderm comp	Flupredniden Gentamicin	1,5	(−0,0)	1,48
Jellin-Neomycin	Fluocinolonacetonid Neomycin	1,4	(−7,6)	1,48
Sulmycin mit Celestan-V	Betamethason Gentamicin	1,2	(−1,9)	2,25
Fucidine-H	Hydrocortisonacetat Fusidinsäure	0,27	(−5,3)	2,30
		18,6	**(+0,7)**	**1,56**
Summe		**28,8**	**(+0,9)**	**1,76**

Kapitel 35 · Hauterkrankungen

Tab. 35.8 Verordnungen von antiseptikahaltigen Dermatika 2022. Angegeben sind die 2022 verordneten Tagesdosen, die Änderungen gegenüber 2021 und die mittleren Kosten je DDD 2022

Präparat	Bestandteile	DDD Mio.	Änderung %	DDD-Nettokosten Euro
Povidon-Iod				
Betaisodona Salbe etc.	Povidon-Iod	0,77	(−3,1)	0,65
PVP Jod AL	Povidon-Iod	0,33	(−24,0)	0,51
Polysept Lösung/Salbe	Povidon-Iod	0,27	(+18,2)	0,51
Braunovidon	Povidon-Iod	0,14	(−3,4)	0,56
		1,5	**(−5,7)**	**0,59**
Andere Antiseptika				
Octenisept	Octenidin Phenoxyethanol	3,4	(+0,8)	0,77
Furacin Sol	Nitrofural	0,83	(−1,9)	1,00
Rivanol	Ethacridinlactat	0,57	(−1,8)	0,80
Serasept	Polihexanid	0,24	(+5,3)	1,75
		5,1	**(+0,3)**	**0,86**
Corticosteroidkombinationen				
Infectocortisept	Halometason Triclosan	2,3	(−0,9)	1,10
Duogalen	Flumetason Triclosan	0,86	(−5,1)	1,38
Locacorten-Vioform	Flumetason Clioquinol	0,67	(−2,3)	1,75
		3,8	**(−2,1)**	**1,28**
Summe		**10,4**	**(−1,5)**	**0,97**

empfindlichen Erregern wie Staphylococcus aureus (einschl. methicillinresistenter Stämme), das wirkstoffidentische *Turixin* zur Elimination von Staphylokokken aus der Nasenschleimhaut zugelassen. In der Behandlung der unkomplizierten Impetigo ist Mupirocin einer oralen Therapie mit Erythromycin überlegen (Koning et al. 2012). Bei intranasaler Anwendung verhindert Mupirocin im intensivmedizinischen Bereich das Auftreten Methicillin-resistenter Staphylococcus-aureus-Infektionen (Muller et al. 2005) und kann bei chronischer Exazerbation einer Rhinosinusitis den Einsatz parenteraler Antibiotika ersetzen (Solares et al. 2006). Mupirocin gilt daher bei Staphylokokkeninfektionen der Nasenschleimhaut als Mittel der ersten Wahl (Schöfer und Simonsen 2010). Resistenzen gegen Staphylococcus aureus liegen bei Kindern mit Haut- und Weichteilinfektionen aber bereits bei 9,8 % (McNeil et al. 2014) und können für den Einsatz von Mupirocin für den intensivmedizinischen Bereich eine Gefahr darstellen (Hayden et al. 2016).

Tyrothricin (*Tyrosur*) wird bei infizierten und infektionsgefährdeten Hautverletzungen oder Wunden sowie bei Verbrennungen etc. eingesetzt. Tyrothricin (Gemisch aus 70–80 % Tyrocidin und 20–30 % Gramicidin) ist ein Polypeptidantibiotikum mit guter Wirksamkeit auf grampositive Kokken und Stäbchen. Es besteht keine Kreuzresistenz mit anderen Antibiotika (Brodt 2013). *Tyrosur* ist nicht verschreibungspflichtig und damit nur bedingt zu Lasten der GKV verordnungsfähig (Gemeinsamer Bundesausschuss 2021).

Auch der Einsatz topischer antibiotika-/antiseptikahaltiger Kombinationen wird kontrovers beurteilt. In klinischen Studien wurde kein zusätzlicher therapeutischer Nutzen eines topischen Antibiotikums in Kombination mit einem topischen Glukokortikoid gezeigt (Deutsche Dermatologische Gesellschaft et al. 2015; Francis et al. 2017). Umso mehr überrascht, dass derartige Kombinationen auch im Jahr 2022 erneut häufiger als im Vorjahr verordnet werden (Tab. 35.7).

35.4.2 Antiseptika

Zur Behandlung bakterieller (und mykotischer) Hautinfektionen werden – nicht zuletzt wegen der potenziell fehlenden bakteriellen Resistenz (Lachapelle 2014) – auch bereits jahrzehntelang bekannte Lokalantiseptika wie Ethacridinlactat, Octenidin, Nitrofural oder Povidon-Iod (Tab. 35.8) eingesetzt. Zur Wunddesinfektion werden aber in erster Linie Octenidin, Polihexanid (Tab. 35.16 Wundbehandlungsmedikamente) oder Povidon-Iod empfohlen, vor allem weil sie sich nicht nachteilig auf die Wundheilung auswirken (Kujath und Michelsen 2008; Koburger et al. 2010; Willy et al. 2016).

Nitrofural (*Furacin-Sol*) ist als einziger Vertreter unter den aufgeführten Antiseptika verschreibungspflichtig und wird ebenfalls im Wesentlichen zur Lokalbehandlung infizierter Wunden und Ulzera sowie bei Verbrennungen eingesetzt. Es wirkt bei lokaler Anwendung bakterizid auf Staphylokokken, Streptokokken, Escherichia coli, Enterobacter, Klebsiella und Proteus, nicht dagegen auf Pseudomonas aeruginosa und Candida albicans. Allergische Reaktionen (Kontaktekzem) sind möglich. Die Anwendung während der Schwangerschaft sowie eine Dauertherapie sollten wegen onkogener Eigenschaften unterbleiben (Brodt 2013). Insgesamt zeigen sich die Verordnungen von Antiseptika leicht rückläufig im Vergleich zum Vorjahr.

35.5 Virostatika

Aciclovir-haltige Fertigarzneimittel (siehe Tab. 35.9) werden bei Infektionen durch Herpes-simplex-Viren zur Linderung von Schmerzen und Juckreiz bei rezidivierendem Herpes labialis und Herpes genitalis eingesetzt. Bei häufigeren Rezidiven von Herpes labialis kann die prophylaktische Applikation von Sonnenschutzpräparaten hilfreich sein. Bei beiden genannten Herpesformen ist die systemische Anwendung der topischen Applikation von Aciclovir überlegen.

Podophyllotoxin (*Condylox*) wird bereits seit den 1970er Jahren therapeutisch bei Infektionen mit humanen Papillomaviren (Condylomata acuminata, Feigwarzen) eingesetzt (von Krogh 1978). Das Glykosid aus den Rhizomen von Podophyllum-Arten wirkt über eine Bindung an Tubulin antimitotisch und weist Remissionsraten zwischen 62 und 70 % auf (Thurgar et al. 2016), aber auch hohe Rezidivraten bis 90 % (Lopaschuk 2013).

Grüner-Tee-Extrakt (*Veregen*) ist seit 2010 zur Behandlung äußerlicher Feigwarzen im Genital- und Perianalbereich immunkompetenter Erwachsener zugelassen. Der Wirkmechanismus des Extraktes ist ungeklärt. In den Zulassungsstudien lagen die Heilungsraten nach maximal 16 Behandlungswochen bei 3-mal täglicher Anwendung unter Grünem-Tee-Extrakt bei 51–57 % im Vergleich zu 34–37 % unter Vehikel, wobei Frauen eine höhere Erfolgsrate aufwiesen als Männer (Stockfleth et al. 2008; Tatti et al. 2008). Lokale Nebenwirkungen an der Applikationsstelle waren sehr häufig und stärker ausgeprägt als unter Scheinbehandlung (Tatti et al. 2008).

Tab. 35.9 Verordnungen von antiviralen Dermatika 2022. Angegeben sind die 2022 verordneten Tagesdosen, die Änderungen gegenüber 2021 und die mittleren Kosten je DDD 2022

Präparat	Bestandteile	DDD Mio.	Änderung %	DDD-Nettokosten Euro
Aciclovir				
Aciclostad Creme	Aciclovir	1,6	(+4,5)	0,58
Aciclovir/-akut Creme 1 A Pharma	Aciclovir	0,51	(+9,7)	0,75
Aciclovir-ratiopharm Creme	Aciclovir	0,36	(−30,0)	0,64
		2,5	**(−1,7)**	**0,62**
Andere antivirale Mittel				
Condylox	Podophyllotoxin	0,97	(−3,9)	2,09
Veregen	Grüner Tee	0,43	(−15,8)	3,06
		1,4	**(−7,9)**	**2,39**
Summe		**3,9**	**(−4,0)**	**1,26**

Die Rezidivrate lag unter 10 %. Direkte Vergleichsstudien zu Podophyllotoxin oder Imiquimod (siehe ▶ Abschn. 35.9 Medikamente zur Behandlung aktinischer Keratosen) fehlen allerdings (Grillo-Ardila et al. 2014; Werner et al. 2017).

35.6 Antiphlogistika und Antipruriginosa

Die entzündungshemmenden und juckreizstillenden Dermatika zeigten 2021 gegenüber dem Vorjahr eine deutliche Zunahme an verordneten Tagesdosen, die aber für verschiedene Präparate sehr unterschiedlich ausfiel (◘ Tab. 35.10). Wesentlicher Grund hierfür ist die heterogene Zusammensetzung dieser Gruppe in Bezug auf pharmakologische Wirkung und zugelassene Indikation. Zum einen finden sich hier Calcineurinantagonisten als die – neben den Glukokortikoiden – wichtigsten topisch angewendeten Therapeutika bei atopischer Dermatitis wie auch das Biologikum Dupilumab zur systemischen Behandlung der atopischen Dermatitis, darüber hinaus Alitretinoin zur Therapie des Handekzems, sowie verschiedene rezeptfreie Präparate (Gerbstoffe, Harnstoff, Polidocanol), die nur in Ausnahmefällen zu Lasten der GKV verordnungsfähig sind (Gemeinsamer Bundesausschuss 2021).

35.6.1 Calcineurinantagonisten

Pimecrolimus und Tacrolimus sind die beiden topisch verfügbaren Calcineurinantagonisten und stellen zusammen mit Glukokortikoiden den Standard der topischen antiinflammatorischen Therapie der atopischen Dermatitis dar (Freimooser et al. 2022). Gegenüber dem Vorjahr wurden Calcineurinantagonisten 2022 mit 6,7 % gemessen in Tagesdosen deutlich häufiger verordnet. Tacrolimus (*Protopic* und *Tacrolimus Dermapharm*) ist in topischer Darreichungsform bei Erwachsenen und Jugendlichen (als 0,1 %ige Salbe) sowie bei Kindern ab 2 Jahren (als 0,03 %ige Salbe) zur Behandlung des mittelschweren bis schweren atopischen Ekzems zugelassen, die auf topische Glukokortikoide nicht ausreichend ansprechen oder diese nicht vertragen. Pimecrolimus (*Elidel*) ist dagegen bei Patienten ab 2 Jahren unter

Tab. 35.10 Verordnungen entzündungshemmender und juckreizstillender Dermatika 2022. Angegeben sind die 2022 verordneten Tagesdosen, die Änderungen gegenüber 2021 und die mittleren Kosten je DDD 2022

Präparat	Bestandteile	DDD Mio.	Änderung %	DDD-Nettokosten Euro
Calcineurinantagonisten				
Elidel	Pimecrolimus	5,0	(+9,0)	2,83
Protopic	Tacrolimus	1,7	(−18,7)	3,04
Tacrolimus Dermapharm	Tacrolimus	1,4	(+1,7)	2,53
Takrozem	Tacrolimus	1,3	(+70,3)	2,33
		9,4	**(+6,7)**	**2,75**
Gerbstoff				
Tannolact	Gerbstoffe	3,5	(+7,3)	0,54
Tannosynt	Gerbstoffe	3,3	(+9,1)	0,22
		6,8	**(+8,2)**	**0,39**
Andere Monopräparate				
Anaesthesulf Lotio	Polidocanol	1,8	(+9,2)	0,29
Orale Retinoide				
Toctino	Alitretinoin	0,82	(+11,3)	16,88
Monoklonale Antikörper				
Dupixent	Dupilumab	8,1	(+40,5)	50,12
Kombinationspräparate				
Optiderm	Polidocanol Harnstoff	2,4	(+7,9)	0,31
Summe		**29,3**	**(+15,1)**	**15,29**

derselben Voraussetzung nur zur Behandlung des leichten bis mittelschweren Ekzems indiziert. Tacrolimus ist verschiedenen Metaanalysen zufolge etwas potenter als Pimecrolimus, was sich auch im unterschiedlichen Zulassungsstatus widerspiegelt (Wollenberg et al. 2020). Wie die Glukokortikoide wird auch Tacrolimus zur proaktiven Therapie empfohlen (Wollenberg et al. 2020).

Die Calcineurinantagonisten sind in ihrer Wirkstärke vergleichbar mit mittelstarken Glukokortikoiden ohne deren atrophogenen Eigenschaften. Sie können im Gegensatz zu diesen daher auch in Gesicht und Halsbereich, etwa beim periorbitalen Ekzem, angewendet werden. Die Inzidenz unerwünschter Ereignisse unter Tacrolimus und Pimecrolimus ist etwa vergleichbar. Am häufigsten sind ein anfangs auftretendes Hautbrennen am Applikationsort und Pruritus. Ein erhöhtes Infektionsrisiko für Virusinfektionen (z. B. Herpes simplex, Zoster, Eczema herpeticum) sollte vor allem bei Kindern beachtet werden (Wollenberg et al. 2020). Präklinische Studien weisen auf eine mögliche Photokarzinogenität hin (Williams 2002). Pimecrolimus und Tacrolimus dürfen daher nicht mit einer UV-Therapie kombiniert werden, und bei Anwendung im Gesicht ist ein Sonnenschutz erforderlich. In einer umfangreichen epidemiologischen Studie wurde keine erhöhte Tumorgefährdung (einschließlich der Lymphome) bei Kindern gefunden, die mit Tacrolimus behandelt wurden (Paller et al. 2020; Ju et al. 2021). Dies wird für die Therapie mit Calcineurinantagonisten auch in einer aktuellen Metaanalyse von acht Kohortenstudien an Patienten jeglichen Alters für die Gesamtrate von Krebserkrankungen bestätigt, allerdings war dort das Lymphomrisiko geringfügig erhöht (Lam et al. 2021).

35.6.2 Gerbstoff

Gerbstoffpräparate (◐ Tab. 35.10) werden vor allem bei entzündlichen, nässenden und juckenden Hauterkrankungen unterschiedlicher Genese – einschließlich Neurodermitis oder Windpocken in der Pädiatrie – eingesetzt (Fölster-Holst und Latussek 2007).

Polidocanol (*Anaesthesulf*) besitzt lokalanästhetische und juckreizstillende Eigenschaften. *Optiderm* enthält neben Polidocanol zusätzlich Harnstoff. Für die beiden polidocanolhaltigen Präparate liegen keine kontrollierten Nutzenbelege vor.

35.6.3 Steinkohlenteer

Tarmed, ein Shampoo mit Steinkohlenteer, ist für verschiedene Kopfhauterkrankungen wie Psoriasis, seborrhoische Dermatitis oder Pityriasis der Kopfhaut zugelassen. Wegen – insbesondere bei der Langzeitanwendung – möglichen mutagenen und karzinogenen Wirkeigenschaften ist Steinkohlenteer verschreibungspflichtig und darf nicht bei Kindern unter 12 Jahren angewendet werden. Die Wirksamkeit von Teerprodukten liegt vor allem in der Interaktion der Inhaltsstoffe mit dem Arylhydrocarbonrezeptor (AhR) begründet, was eine antientzündliche und barrierefördernde Wirkung zur Folge hat (Kyoreva et al. 2021). Allerdings ist die klinische Beleglage für Steinkohlenteer verbesserungsbedürftig und bezieht sich bei der Behandlung der Neurodermitis auf einen methodisch unzureichenden Direktvergleich mit Hydrocortison (Deutsche Dermatologische Gesellschaft et al. 2015).

35.6.4 Orale Retinoide

Alitretinoin (9-cis-Retinsäure) ist ein Isomer von Isotretinoin (◐ Tab. 35.11) und wie dieses ein physiologisch vorkommendes Retinoid. Als optimaler Ligand des Retinoid-X-Rezeptors hat es antientzündliche und auf Keratinozyten antiproliferative Eigenschaften (Evans und Mangelsdorf 2014). Im Jahr 2008 erfolgte die Zulassung in oraler Darreichungsform (*Toctino*) zur Behandlung von Erwachsenen mit schwerem chronischem Handekzem, das auf potente topische Glukokortikoide nicht ausreichend anspricht. Das chronische Handekzem ist die häufigste Form berufsbedingter Hauterkrankungen.

Nach einem Cochrane-Review steigt bei Retinoid-behandelten Patienten mit einem chronischen Handekzem gegenüber einer Placebotherapie der Anteil mit guter bis sehr guter Symptomverbesserung dosisabhängig um absolut ca. 11 % (10 mg Alitretinoin) bzw. 26 % (30 mg Alitretinoin; Christoffers et al. 2019). Dosisabhängige Nebenwirkungen betreffen vor allem Kopfschmerzen, Trockenheit von Haut und Schleimhaut, Hyperlipidämie und einen Abfall der Thyreotropin (TSH)- und Thyroxinwerte. Wie andere Retinoide, z. B. Acitretin (▶ Abschn. 35.10 Psoriasismedikamente), ist Alitretinoin teratogen und damit bei Schwangeren absolut kontraindiziert. Aufgrund der im Gegensatz zu Acitretin kürzeren Halbwertszeit müssen Frauen im gebärfähigen Alter jedoch nur während sowie jeweils einen Monat vor Beginn und nach Beendigung der Behandlung mit Alitretinoin eine sehr zuverlässige und kontinuierliche Kontrazeption einhalten.

Tab. 35.11 Verordnungen von Aknemedikamenten 2022. Angegeben sind die 2022 verordneten Tagesdosen, die Änderungen gegenüber 2021 und die mittleren Kosten je DDD 2022

Präparat	Bestandteile	DDD Mio.	Änderung %	DDD-Nettokosten Euro
Topische Antibiotika				
Zindaclin	Clindamycin	1,9	(+3,0)	0,70
Aknemycin Lösung/Salbe	Erythromycin	1,9	(−8,0)	0,92
Nadixa	Nadifloxacin	0,66	(−12,3)	1,47
Inderm	Erythromycin	0,62	(−12,0)	0,67
Aureomycin Riemser Salbe	Chlortetracyclin	0,23	(−2,0)	1,29
		5,3	**(−5,2)**	**0,90**
Andere topische Aknemittel				
Skinoren	Azelainsäure	5,4	(−2,4)	1,17
Selgamis	Trifaroten	2,7	(−0,8)	0,63
Differin	Adapalen	2,2	(−14,0)	0,53
Dipalen	Adapalen	1,5	(−8,8)	0,62
Cordes VAS	Tretinoin	0,42	(−6,4)	0,62
		12,3	**(−5,3)**	**0,85**
Topische Kombinationen				
Epiduo	Adapalen Benzoylperoxid	10,3	(−5,8)	0,94
Duac/-Akne	Clindamycin Benzoylperoxid	4,2	(−63,2)	0,85
Clienzo	Clindamycin Benzoylperoxid	4,2	(neu)	0,81
Acnatac	Clindamycin Tretinoin	3,9	(+12,3)	0,91
Zineryt	Erythromycin Zinkacetat	1,4	(−3,4)	0,65
Aknemycin Plus	Erythromycin Tretinoin	1,1	(−11,2)	1,04
		25,1	**(−12,0)**	**0,89**
Orale Retinoide				
Isogalen	Isotretinoin	2,6	(+30,2)	1,34
Isotretinoin BASICS	Isotretinoin	2,3	(+12,2)	1,26
Aknenormin	Isotretinoin	1,6	(−46,7)	1,34
		6,4	**(−7,8)**	**1,31**
Summe		**49,1**	**(−9,2)**	**0,94**

35.6.5 Monoklonale Antikörper

Auch 2022 ist die Verordnungsmenge von Dupilumab (*Dupixent*) für die Behandlung der mittelschweren bis schweren Neurodermitis bei Erwachsenen und Kindern ab 6 Jahren, die für eine systemische Therapie in Betracht kommen, deutlich angestiegen. Neben dieser Indikation kann der Wirkstoff seit September 2019 auch bei schwerem Asthma mit Typ 2-Inflammation und bei chronischer Rhinosinusitis mit Nasenpolypen eingesetzt werden. Im Gegensatz zu Glukokortikoiden und Calcineurinantagonisten ist mit Dupilumab eine gezieltere Therapie atopischer Entzündungsreaktionen möglich. Der Wirkstoff ist ein vollständig humanisierter monoklonaler Antikörper, der an die Alpha-Untereinheit des Interleukin (IL)-4-Rezeptor bindet und dadurch die IL4- und IL13-Signalwege hemmt. Dupilumab besserte bei Patienten mit moderater bis schwerer Neurodermitis in Placebo-kontrollierten Studien wie auch in weiteren Studien zusätzlich zu einer topischen Glukokortikoidbehandlung den Hautzustand und das Beschwerdebild einschließlich Juckreiz deutlicher als die topische Glukokortikoidbehandlung alleine und steigerte die Lebensqualität der Patienten (Werfel et al. 2021). Zu den häufig auftretenden unerwünschten Wirkungen gehört eine beidseitige Konjunktivitis (Aszodi et al. 2019). Einzelfälle einer Aktivierung von Psoriasis oder Morbus Crohn unter der Therapie mit Dupilumab werden berichtet (Arzneimittelkommission der deutschen Ärzteschaft 2019a; Senner et al. 2020). Mittlerweile stehen auch die Januskinaseinhibitoren Baricitinib, Upadacitinib und Abrocitinib zur gezielten antiinflammatorischen Therapie der atopischen Dermatitis zur Verfügung. Sie zeichnen sich durch einen rascheren Wirkungseintritt als die Monoklonalen Antikörper Dupilumab sowie das spezifisch mit IL13 bindende Tralokinumab aus. Dupilumab hat allerdings den Vorteil, auch bei anderen Erkrankungen des atopischen Formenkreises wie Asthma bronchiale zu wirken (Lauffer und Biedermann 2022, Adam et al. 2023).

35.7 Aknemedikamente

Die Verordnungen der Aknemedikamente nahmen 2022 gegenüber dem Vorjahr in allen Präparategruppen einschließlich Lokalantibiotika deutlich ab (◘ Abb. 35.1, ◘ Tab. 35.11).

Diese Entwicklung steht im Einklang mit der international angestrebten Reduktion der Verwendung von Lokalantibiotika zur Verhinderung von Resistenzbildungen (Thiboutot et al. 2020). Für die Behandlung der Akne ist ein therapeutischer Stufenplan nach Schweregrad, Vorherrschen verschiedener Effloreszenzen (Komedonen, Papeln, Pusteln, Knötchen, Knoten) und Verlauf festgelegt, der zunächst (bei Acne comedonica) eine topische Monotherapie mit einem Retinoid mit und ohne Benzoylperoxid, alternativ mit Azelainsäure, bei mäßig schweren Aknefällen (Acne papulopustulosa) den kombinierten Einsatz mehrerer Topika (Retinoide, Benzoylperoxid, ggf. Antibiotika) vorsieht (Thiboutot et al. 2018). Diese können zusätzlich zusammen mit oralen Antibiotika oder bei Frauen auch mit systemischen hormonellen Antiandrogenen eingesetzt werden. Topische Retinoide (ggf. in Kombination mit Benzoylperoxid) sind auch Mittel der Wahl im Rahmen der Rezidivprophylaxe. Bei schwerer Akne, die nicht auf systemische Antibiotika und topische Therapie anspricht, sind orale Retinoide wie Isotretinoin indiziert (Zaenglein et al. 2016).

35.7.1 Topische Aknemedikamente

In der lokalen Behandlung der Akne gelten Retinoide wie Isotretinoin, Adapalen oder Tretinoin sowie als Kombinationspartner auch Benzoylperoxid als Mittel der Wahl (Zaenglein et al. 2016).

Wegen ihrer teratogenen Eigenschaften auch in topischer Darreichungsform dürfen Retinoide nicht während Schwangerschaft und Stillperiode eingesetzt werden. Das größte teratogene Potenzial innerhalb dieser Stoffgruppe hat Tretinoin. Zu beachten sind Hinweise auf mögliche neuropsychiatrische Störungen unter der Behandlung mit oralen Retinoiden (siehe Orale Aknemedikamente), wenn auch nach derzeit vorliegenden Daten die systemische Exposition unter topischer Behandlung vernachlässigbar und ein daraus resultierendes Risiko psychiatrischer Erkrankungen unwahrscheinlich ist (Arzneimittelkommission der deutschen Ärzteschaft 2019b).

Azelainsäure ist eine natürlich vorkommende C_9-Dicarbonsäure mit antibakteriellen und entzündungshemmenden Eigenschaften, die zu einer Normalisierung der gestörten follikulären Keratinisierung führt. Kontrollierte klinische Studien zeigen eine anderen topischen Aknemitteln wie Benzoylperoxid, Tretinoin oder den Antibiotika Clindamycin und Erythromycin äquivalente Wirksamkeit. Wie mit diesen sind erste klinische Besserungen nach etwa vier Wochen zu erwarten. Patienten mit papulopustulöser Akne und Komedonen-Akne sprechen am besten an. Aufgrund fehlender mutagener und teratogener Wirkungen besteht während der Schwangerschaft und Stillperiode kein besonderes Anwendungsrisiko (Fluhr und Degitz 2010).

Topische Antibiotika können bei leichter bis mittelschwerer umschriebener Akne eingesetzt werden. Allerdings wird die Monotherapie mit topischen Antibiotika mittlerweile abgelehnt. Therapeutischer Stellenwert wird ihnen lediglich in Kombination mit Benzoylperoxid, topischen Retinoiden wie Tretinoin oder Isotretinoin, bei Retinoidunverträglichkeit alternativ mit Azelainsäure zuerkannt. Dies steigert die Effektivität, verkürzt die Behandlungsdauer und verzögert bzw. verhindert die Resistenzentwicklung (Zaenglein et al. 2016). Nach Besserung des Hautbefundes (Rückgang der Entzündung) sollte das Antibiotikum unter Fortsetzung der Retinoidtherapie abgesetzt werden. Ist eine Besserung innerhalb von 6–8 Wochen nicht eingetreten, sollte die Therapie insgesamt umgestellt werden. Die Behandlung mit topischen Antibiotika sollte nicht länger als 3 Monate dauern (Thiboutot et al. 2020). Als topische Antibiotika kommen in erster Linie Clindamycin und Erythromycin zum Einsatz (◘ Tab. 35.11). Auch Benzoylperoxid und – weniger ausgeprägt – Azelainsäure besitzen antibakterielle Eigenschaften gegenüber Propionibakterien (Worret und Fluhr 2006), weswegen – und weil bakterielle Resistenzentwicklungen fehlen – Benzoylperoxid alleine oder in Kombination mit einem Retinoid einer länger dauernden Therapie mit Antibiotika vorgezogen wird (Valente Duarte de Sousa 2014). Das zur lokalen Aknetherapie zugelassene Fluorchinolon Nadifloxacin gilt aufgrund der im Vergleich mit Erythromycin deutlich geringeren In-vitro-Aktivität gegen Propionibacterium acnes sowie der zu erwartenden weiteren Ausbreitung der Chinolonresistenz als bedenklich, zumal zur Behandlung der Akne zahlreiche bewährte und auch besser belegte Wirkstoffe zur Verfügung stehen (Lohde und Stahlmann 2004). Für topische Tetrazykline (*Aureomycin*) liegen nur wenige, ältere klinische Studien mit eingeschränkter Aussagekraft vor.

Die Kombination von Adapalen mit Benzoylperoxid (*Epiduo*) war bei Patienten mit milder bis mittelschwerer papulopustulöser Akne bei gleicher Verträglichkeit wirksamer als die jeweiligen Monotherapie (Thiboutot et al. 2007; Gollnick et al. 2009). Die amerikanische Food and Drug Administration (2014) warnt allerdings vor seltenen, aber schweren allergischen Reaktionen nach lokaler Applikation Benzoylperoxid-haltiger Aknemedikamente, die innerhalb von Minuten bis 24 h einsetzen können. In fast der Hälfte der Fälle war eine Klinikeinweisung erforderlich. Die Fixkombination aus Clindamycin und Tretinoin (*Acnatac*) verbessert das Hautbild deutlicher als die jeweiligen Einzelkomponenten und Placebo (Dréno et al. 2014) und führt einer randomisierten Vergleichsstudie zufolge seltener zu Hautirritationen wie Juckreiz, Brennen und Stechen als *Epiduo*. In Bezug auf Erythemfläche und Hauttrockenheit ergaben sich jedoch keine signifikanten Unterschiede zwischen den beiden Fertigarzneimitteln (Goreshi et al. 2012). Zinkacetat (in *Zineryt*) wird zur Lokalbehandlung der Akne nicht empfohlen (Zaenglein et al. 2016). Nach einer einfach verblindeten Studie an 148 Aknepatienten war eine Kombination aus Erythromycin und Zinkacetat weniger und langsamer wirksam als eine Kombination aus Clindamycin und Benzoylperoxid (*Duac Akne*; Langner et al. 2007).

35.7.2 Orale Aknemedikamente

Bei schwerer zystischer Akne (Acne conglobata) oder bei Akneformen, die auf eine Lokalbehandlung nicht ansprechen, sind nach Versagen einer kombinierten Gabe oraler Antibiotika mit topischen Aknemedikamenten (Retinoide, Benzoylperoxid) orale Retinoide wie Isotretinoin (◘ Tab. 35.11) Mittel der Wahl (Thiboutot et al. 2020). Zu beachten ist bei Retinoiden jedoch das erhebliche teratogene Potenzial, das eine Anwendung während der Schwangerschaft sowie bei gebärfähigen Frauen ohne strenge Kontrazeption ausschließt (Arzneimittelkommission der deutschen Ärzteschaft 2019b). Nach einem Cochrane-Review wird der Stellenwert von Isotretinoin in der Praxis aufgrund der vorliegenden randomisierten Studien zwar akzeptiert, es fehlen aber verlässliche Informationen zu seiner Verträglichkeit und dem Risiko schwerer unerwünschter Wirkungen (Costa et al. 2018). Ein deutlicher Anstieg der Kreatinkinase während der Behandlung mit oralen Isotretinoinpräparaten ist mit dem potenziellen Risiko einer Rhabdomyolyse in Zusammenhang gebracht worden (Chroni et al. 2010). Daher sollte Isotretinoin bei einer deutlichen Erhöhung der Kreatinkinase oder bei muskulären Symptomen abgesetzt werden. Gleiches gilt für mögliche Beeinflussungen des Fettstoffwechsels und damit einhergehender Triglyceriderhöhung (Amann et al. 2014). Obwohl bisher keine weiteren Fallberichte von Rhabdomyolysen unter oralen Retinoiden wie Acitretin oder Alitretinoin bekannt geworden sind, kann ein Klasseneffekt nicht ausgeschlossen werden (Arzneimittelkommission der deutschen Ärzteschaft 2013). In seltenen Fällen wurde ferner unter der Einnahme oraler Retinoide über Depressionen oder damit verbundene, verstärkte Angststörungen sowie über Stimmungsschwankungen berichtet. Allerdings ist bekannt, dass Patienten mit schweren Hauterkrankungen an sich ein erhöhtes Risiko für psychiatrische Erkrankungen haben (Arzneimittelkommission der deutschen Ärzteschaft 2019b).

35.8 Warzenmedikamente und Arzneimittel zur Behandlung von Verhornungsstörungen

Die Verordnungsmenge der Warzenmedikamente und der Medikamente bei Verhornungsstörungen ging 2022 deutlich zurück (◘ Abb. 35.1, ◘ Tab. 35.12). Es handelt sich vor allem um nicht rezeptpflichtige Präparate, die im Rahmen der Ausnahmeregelungen der Arzneimittel-Richtlinie (Gemeinsamer Bundesausschuss 2021) nur bedingt zu Lasten der GKV verordnungsfähig sind. Lediglich die 5-Fluorouracilkombinationen *Verrumal* und *Verrucutan* sowie die Tretinoin/Harnstoffkombination (*Ureotop + VAS*) sind verschreibungspflichtig. Sie machen mehr als 90 % der Verordnungen in diesem Marktsegment aus.

35.8.1 Salicylsäure

In der Lokalbehandlung kleiner Warzen gelten Salicylsäurezubereitungen als Mittel der ersten Wahl. Ein besonders praktikables und zudem sehr kostengünstiges Vorgehen ist der Einsatz von Salicylsäurepflastern wie z. B. *Guttaplast* (Ring und Fröhlich 1985). Kombinationen von topischer Salicylsäure mit anderen Therapieformen wie Kryotherapie werden beschrieben (Kwok et al. 2012).

35.8.2 Kombinationen

Die Kombination der Salicylsäure mit dem Zytostatikum Fluorouracil besitzt eine Wirksamkeit mit begrenzter Evidenz bei kutanen

Tab. 35.12 Verordnungen von Warzenmedikamenten und Medikamenten bei Verhornungsstörungen 2022. Angegeben sind die 2022 verordneten Tagesdosen, die Änderungen gegenüber 2021 und die mittleren Kosten je DDD 2022

Präparat	Bestandteile	DDD Mio.	Änderung %	DDD-Nettokosten Euro
Salicylsäure				
Guttaplast	Salicylsäure	1,0	(−27,8)	0,16
Verrucid	Salicylsäure	0,92	(−16,3)	0,27
		1,9	**(−22,8)**	**0,21**
Kombinationen				
Verrucutan	Fluorouracil Salicylsäure	11,6	(+14,3)	0,32
Verrumal	Fluorouracil Salicylsäure	9,9	(−28,3)	0,35
Clabin N/plus	Salicylsäure Milchsäure	1,3	(−24,9)	0,15
Ureotop + VAS	Harnstoff Tretinoin	0,91	(−2,4)	0,40
		23,6	**(−10,9)**	**0,33**
Summe		**25,6**	**(−11,9)**	**0,32**

Warzen und gilt mit dieser Indikation eher als Mittel der dritten Wahl (Dall'Oglio et al. 2012; Kwok et al. 2012). 5-Fluorouracil darf nur kleinflächig, zeitlich begrenzt und nicht bei Säuglingen oder während Schwangerschaft und Stillzeit eingesetzt werden. Bei Dihydropyrimidindehydrogenase (DPD)-Defizienz sind nach topischer Behandlung mit 5-Fluoruracil Neutropenien und Thrombozytopenien mit lebensbedrohenden Komplikationen beschrieben (Johnson et al. 1999). Das Medikament darf aus diesem Grund auch nicht gemeinsam mit Hemmstoffen der DPD wie Brivudin (*Zostex*) angewendet werden. Darüber hinaus muss eine Wartezeit von vier Wochen nach Abschluss einer Behandlung mit Fluoropyrimidinen – dies gilt explizit auch für die topische Anwendung – eingehalten werden, bevor eine Therapie mit brivudinhaltigen Medikamenten eingeleitet werden kann (Arzneimittelkommission der deutschen Ärzteschaft 2020).

Die Harnstoff-Tretinoin-Kombination *Ureotop + VAS* wird zur Behandlung der Ichthyosis und anderer Verhornungsstörungen eingesetzt. Harnstoff wird aufgrund seiner wasserbindenden, barriereregenerierenden, entschuppenden und antimikrobiellen Wirkung als wichtigster Wirkstoff bei Ichthyosen angesehen (Deutsche Dermatologische Gesellschaft 2016). Nach 4- bzw. 8-wöchiger Behandlung mit einer 10%igen Harnstofflotion lagen die Responderraten mit 65% bzw. 78% jedoch nur geringfügig höher als mit wirkstofffreier Lotion (50% bzw. 72%; Küster et al. 1998).

35.9 Medikamente zur Behandlung aktinischer Keratosen

Aktinische Keratosen gelten als Carcinoma in situ der Haut mit möglichem Übergang in ein Plattenepithelkarzinom. Grundlage jeder nichtinvasiven Therapie sollte daher eine sichere Differenzialdiagnose mit gegebenenfalls histologischen Kontrollen zur Diagnose und Beurteilung des therapeutischen Erfolges sein. Zur Behandlung stehen verschiedene Optionen zur Verfügung: Exzision, Kryotherapie, Anwendung ablativer Laser, photodynamische Therapie sowie die lokale Anwendung von 5-Fluorouracil, Diclofenac oder Imiquimod (Merk 2021). Bei der Auswahl der anzuwendenden Medikamente ist wesentlich, ob die aktinischen Keratosen einzeln oder als Feldkarzinisierung auftreten (Cornejo et al. 2020). Die bei Feldkarzinisierung gerade unter der Bedingung einer Langzeitbeobachtung von mindestens 1 Jahr vorteilhafte photodynamische Therapie wird in der Regel in der Vertragsarztpraxis wegen mangelnder Erstattung kaum verwendet, wohl aber in der Behandlung aktinischer Keratosen nach anerkannter Berufskrankheit (Steeb et al. 2021). Gegenüber dem Vorjahr gingen die Verordnungen in der Gesamtgruppe leicht zurück (◘ Abb. 35.1, ◘ Tab. 35.13).

In kurzer Zeit hat einen großen Verordnungsanteil Tirbanibulin (*Klisyri*) gewonnen. Es handelt sich um einen synthetisch hergestellten antiproliferativen Arzneistoff, der die Tubulinpolymerisation und den Src-Signalweg in sich teilenden Zellen hemmt (Blauvelt et al. 2021). Diese häufige Verwendung überrascht, da zum einen der Gemeinsame Bundesausschuss feststellte, dass bei Anwendung von Tirbanibulin im Vergleich zu Diclofenac-Hyaluronsäure-Gel (3 %) und 5-Fluorouracil kein Zusatznutzen belegt sei (Bundesministerium für Gesundheit 2022). Zum anderen stehen soweit möglich – etwa bei Einzelläsionen – chirurgische Verfahren zur Verfügung, die den Vorteil einer histologischen Diagnosesicherung und Beleg der vollständigen Entfernung der Läsion haben. Bei Feldkarzinisierung stehen mit der photodynamischen Therapie neben der Verwendung lokal applizierter 5-Aminolävulinsäure und anschließender Bestrahlung weitere Medikamente zur Verfügung, die im Folgenden erwähnt werden.

Imiquimod (*Aldara*) ist ein Immunmodulator mit antineoplastischen und apoptotischen Wirkungen, der über die Synthese proinflammatorischer Zytokine letztlich zu einer Hochregulation der T_h1-T-Helferzell-vermittelten Immunantwort führt (Gaspari et al. 2009). Er ist zur Behandlung nicht hyperkeratotischer, nicht hypertropher aktinischer Keratosen im Gesicht oder auf der Kopfhaut bei immunkompetenten Erwachsenen zugelassen, wenn andere Verfahren nicht eingesetzt werden können. In 5 %iger Zubereitung (*Aldara*) werden nach 3-mal wöchentlicher Applikation über 4 Wochen mit 85 % ähnliche Heilungsraten wie unter 5-Fluorouracil gefunden, während mit der Kryotherapie deutlich geringere Effekt erzielt wurden (Samrao und Cockerell 2013). Eine 12 Monate andauernde Erscheinungsfreiheit für das gesamte Behandlungsareal wiesen 4 % der Patienten nach Kryotherapie, 33 % nach 5-Fluorouracil-Behandlung und 73 % nach Behandlung mit Imiquimod 5 % auf (Gupta et al. 2012). Des Weiteren ist Imiquimod für die topische Behandlung von Feigwarzen zugelassen (Grillo-Ardila et al. 2014). Die kompletten Remissionsraten betragen bei dieser Indikation etwa 50 % (vs. 11 % unter Vehikel), wobei Frauen offensichtlich besser als Männer ansprechen (komplette Remissionsraten 72 % vs. 33 %; Gupta et al. 2005). Die Rezidivraten für Imiquimod liegen allerdings bei 22–63 % (Lopaschuk 2013).

5-Fluorouracil hemmt als Antimetabolit die RNA- und DNA-Synthese, wird darüber hinaus in die RNA inkorporiert und zeigt so eine höhere Affinität zu rasch proliferierenden Zellen. Das Zytostatikum wird als 5 %ige Creme (*Efudix*) in Deutschland bereits seit vielen Jahren zur Behandlung aktinischer Keratosen eingesetzt. Auch bei topischer Applikation von 5-Fluorouracil ist bei Dihydropyrimidindehydrogenase (DPD)-Defizienz an Interaktion

Tab. 35.13 Verordnungen von Medikamenten zur Behandlung aktinischer Keratosen 2022. Angegeben sind die 2022 verordneten Tagesdosen, die Änderungen gegenüber 2021 und die mittleren Kosten je DDD 2022

Präparat	Bestandteile	DDD Mio.	Änderung %	DDD-Nettokosten Euro
Imiquimod				
Aldara	Imiquimod	1,3	(−12,8)	2,93
Aksunim	Imiquimod	1,0	(+19,2)	2,43
		2,3	(−0,8)	2,70
Diclofenac				
Diclofenac Acis Gel	Diclofenac	3,3	(−2,2)	2,19
Solacutan	Diclofenac	3,1	(+11,9)	2,29
Diclofenac-ratiopharm Gel	Diclofenac	2,4	(−9,4)	2,21
Diclofenac AbZ Gel	Diclofenac	1,3	(−9,2)	2,25
Solaraze	Diclofenac	0,99	(−27,6)	2,41
		11,1	(−4,3)	2,25
Andere Mittel				
Actikerall	Fluorouracil Salicylsäure	13,1	(−11,5)	0,15
Tolak	Fluorouracil	1,2	(+34,2)	3,77
Efudix	Fluorouracil	0,94	(+4,7)	4,31
Klisyri	Tirbanibulin	0,36	(+602,9)	19,16
		15,7	(−6,2)	1,13
Summe		29,1	(−5,1)	1,68

mit DPD-Inhibitoren wie z. B. Brivudin zu denken (Johnson et al. 1999). In einem vierarmigen Head-to-Head-Vergleich bei Patienten mit multiplen aktinischen Keratosen am Kopf war die kumulative Wahrscheinlichkeit für einen Therapieerfolg bei Flächenbehandlung nach 5 %igem Fluorouracil mit 75 % im Vergleich zu Imiquimod (54 %) oder photodynamischer Therapie (38 %) am höchsten (Jansen et al. 2019). In einer aktuellen Netzwerkmetaanalyse wird – allerdings allein über indirekte Vergleiche – für den Endpunkt komplette Heilung die Überlegenheit der photodynamischen Therapie mit 5-Aminolaevulinsäure herausgestellt (Steeb et al. 2021).

Eine Fixkombination aus 5-Fluorouracil (0,5 %) und Salicylsäure (10 %) soll die Penetration des Antimetaboliten in die aktinisch veränderte Haut verbessern. Im direkten Vergleich zu Diclofenac 3 % lagen die histologischen Heilungsraten unter der Kombination mit 72 % signifikant höher als unter Diclofenac (59 %) und Vehikel (45 %; Stockfleth et al. 2011). Lokale Nebenwirkungen wie entzündliche Reaktionen und Brennen traten unter *Actikerall* häufiger in Erscheinung als unter Diclofenac, waren aber in der Regel nur mäßig ausgeprägt.

Diclofenac hat antiproliferative, angiostatische und proapoptotische Eigenschaften, die über eine Hemmung der Cyclooxygenase (COX)-2 zustande kommen sollen (Merk 2007; Samrao und Cockerell 2013). Klinische Heilungsraten lagen nach Applikation über 60–90 Tage bei 58 %, bei kombinierter Anwendung mit Kryotherapie bei 64 % (Samrao und Cockerell 2013).

35.10 Psoriasismedikamente

Die Verordnungen der Psoriasismedikamente haben auch 2022 erneut deutlich zugenommen (◘ Abb. 35.1). Verursacht wird diese Steigerung in erster Linie durch die drei monoklonalen Antikörper Ustekinumab (*Stelara*), Secukinumab (*Cosentyx*) und Guselkumab (*Tremfya*; ◘ Tab. 35.14). Allein diese drei Präparate verursachen Verordnungskosten von über 1,38 Mrd. € und damit fast die Hälfte der Kosten aller Dermatika in Höhe von 3,02 Mrd. € (vgl. ▶ Kap. 1, ◘ Tab. 1.2). Dazu ist zu beachten, dass in dieser Liste weitere für Psoriasis zugelassenen Biologika und Biosimilars nicht enthalten sind, die auch für andere Erkrankungen zugelassen sind (Kim et al. 2020; Nast et al. 2021; Griffiths et al. 2021) (siehe ▶ Kap. 18). Inzwischen sind zur Behandlung der Psoriasis von der FDA 13 Biologika und 12 Biosimilars zugelassen (Margosian 2021).

Neben den Antikörperverordnungen zeigen aber auch die Verordnungen der topischen Kombinationspräparate mit Calcipotriol und Betamethason 2022 einen kräftigen Zuwachs.

35.10.1 Therapeutische Aspekte

Bei milden Formen der Psoriasis, bei der zumeist nur 3–5 % der Körperoberfläche betroffen sind, steht die topische Behandlung mit Glukokortikoiden, Vitamin D Analoga, Keratolytika und Phototherapie im Vordergrund (Armstrong und Read 2020). Mit ansteigendem Schweregrad der Erkrankung oder gleichzeitiger Psoriasisarthritis werden systemische Antipsoriatika oder kombinierte Therapieverfahren erforderlich (Nast et al. 2021). In der systemischen Therapie der Plaque-Psoriasis stehen neben den Retinoiden unspezifische Immunsuppressiva wie Glukokortikoide und Calcineurinantagonisten und vor allem spezifisch auf die TNFα-IL23-Th17 dominierte Entzündungsachse einwirkenden Biologika im Vordergrund, während IL36-abhängige Entzündungen bei pustulöser Psoriasis vorherrschen (Bachelez et al. 2019; Rendon und Schäkel 2019; Raharja et al. 2021).

Zur Entfernung der Schuppen wird vor allem zu Beginn der Behandlung 3–10 %ige Salicylsäure-Vaseline eingesetzt, die als nicht verschreibungspflichtige Zubereitung nach den Arzneimittel-Richtlinien als Teil der Behandlung der Psoriasis und hyperkeratotischer Ekzeme zu Lasten der GKV verordnungsfähig ist (Gemeinsamer Bundesausschuss 2021). Dies dient jedoch weniger der eigenständigen Behandlung der Psoriasis als vielmehr der Resorptionsverbesserung anderer Antipsoriatika, insbesondere von Glukokortikoiden (van de Kerkhof et al. 2011; Hendriks et al. 2013a). Eine entschuppende Wirkung haben auch 1–3 %ige Kochsalzbäder bzw. andere NaCl-haltige Zubereitungen oder Ölbäder, z. B. *Linola-Fett-N Ölbad* (◘ Tab. 35.17).

35.10.2 Vitamin-D_3-Analoga

Vitamin-D_3-Analoga gelten neben Glukokortikoiden als Mittel der Wahl bei leichter und mittelschwerer Psoriasis und erhalten für die topische Behandlung eine starke Empfehlung (Nast et al. 2021). Klinisch sind die Vitamin-D_3-Analoga wirksamer als Dithranol, im Vergleich zu stark wirksamen topischen Glukokortikoiden (◘ Tab. 35.3) aber weitgehend äquivalent. Sie führen bei Patienten mit leichter bis mittelschwerer Plaque-Psoriasis innerhalb weniger Wochen in 30–50 % der Fälle zu einer deutlichen Besserung oder vollständigen Abheilung der Hautläsionen. Bei Anwendung in besonders sensiblen Arealen, z. B. im Gesicht, wird alternativ zum dann kontraindizierten Calcipotriol wegen seines geringeren

Tab. 35.14 Verordnungen von Psoriasismedikamenten 2022. Angegeben sind die 2022 verordneten Tagesdosen, die Änderungen gegenüber 2021 und die mittleren Kosten je DDD 2022

Präparat	Bestandteile	DDD Mio.	Änderung %	DDD-Nettokosten Euro
Vitamin-D-Analoga				
Daivonex	Calcipotriol	5,4	(−14,2)	0,84
Calcipotriol HEXAL	Calcipotriol	2,7	(+9,4)	0,67
Curatoderm	Tacalcitol	0,84	(−11,8)	0,99
Silkis	Calcitriol	0,53	(−2,4)	1,14
		9,5	**(−7,6)**	**0,82**
Kombinationspräparate				
Enstilar	Calcipotriol Betamethason	18,4	(−0,9)	1,15
Daivobet	Calcipotriol Betamethason	6,5	(−44,3)	1,05
Calcipotriderm comp. Dermapharm	Calcipotriol Betamethason	5,8	(+66,3)	0,95
Calcipotriol comp-1A Pharma	Calcipotriol Betamethason	5,6	(+132,8)	0,97
Calcipotriol comp. HEXAL	Calcipotriol Betamethason	4,7	(−29,7)	0,93
Wynzora	Calcipotriol Betamethason	3,8	(neu)	1,14
Calcipotriol comp Klinge	Calcipotriol Betamethason	2,0	(+479,9)	0,98
		46,8	**(+8,2)**	**1,06**
Orale Psoriasismittel				
Skilarence	Dimethylfumarat	2,2	(−3,7)	8,99
Otezla	Apremilast	1,8	(−1,8)	31,19
Fumaderm	Ethylhydrogenfumarat Dimethylfumarat	1,1	(−14,1)	8,47
Acicutan	Acitretin	0,53	(+8,9)	3,87
		5,6	**(−4,3)**	**15,45**
Monoklonale Antikörper				
Stelara	Ustekinumab	21,9	(+17,9)	36,78
Cosentyx	Secukinumab	6,9	(+7,7)	51,58
Tremfya	Guselkumab	4,5	(+43,4)	49,56
		33,2	**(+18,4)**	**41,57**
Summe		**95,2**	**(+8,8)**	**16,04**

irritativen Potenzials Tacalcitol empfohlen, das zudem den Vorteil der nur einmal täglichen Applikation aufweist. Im direkten Vergleich ist Tacalcitol aber etwas schwächer wirksam als Calcipotriol (Nast et al. 2021).

Vitamin-D$_3$-Analoga werden auch zusätzlich zu UVB oder in freier Kombination mit topischen Glukokortikoiden angewandt und sind dann wirksamer als UVB allein oder die jeweilige Monotherapie, dürfen aber erst nach der UV-Anwendung aufgetragen werden (Nast et al. 2021). Vorteil einer sequenziellen Therapie von Vitamin-D$_3$-Analoga und topischen Glukokortikoiden ist eine verbesserte Wirksamkeit bei gleichzeitiger Minimierung unerwünschter Wirkungen. Klinische Studien belegen unter diesen Bedingungen nach 6-monatiger Behandlung Remissionsraten von 76 % im Vergleich zu 40 % unter Placebo (Koo 2005). Ähnliche Befunde gibt es auch für die Fixkombination aus Calcipotriol und Betamethasondipropionat (Hendriks et al. 2013b; Nast et al. 2021). Die Anwendung der Fixkombination ist vor allem in der Anfangsbehandlung für die Dauer von 4 Wochen sinnvoll. Eine über diesen Zeitraum hinausgehende Behandlung ist in begründeten Ausnahmefällen und unter regelmäßiger ärztlicher Kontrolle zu vertreten. Wiederholte Anwendungen sind für einen Zeitraum von bis zu 52 Wochen beschrieben. Weitere Anwendungsbeschränkungen entsprechen den Empfehlungen für die Monotherapie mit den Vitamin-D$_3$-Analoga.

35.10.3 Apremilast

Apremilast ist ein Hemmstoff der Phosphodiesterase-4 (PDE-4), der die cAMP-Konzentration in dendritischen Zellen wie Monozyten, Neutrophilen und Keratinozyten erhöht und dadurch die Bildung von Entzündungsmediatoren vermindert. Seine Zulassung umfasst die Behandlung Erwachsener mit einer mittelschweren bis schweren Psoriasis oder einer Psoriasisarthritis, wenn andere systemische Therapien nur unzureichend ansprechen oder kontraindiziert sind.

Während der Behandlung mit Apremilast erreichen nach 16 Wochen mehr Patienten eine 75 %ige Abnahme des Index zur Beurteilung von Fläche und Schweregrad einer Psoriasis (PASI75) als unter Placebo (29–33 % versus 5–6 %) (Papp et al. 2015; Paul et al. 2015). In einer Untersuchung an Patienten mit moderater bis schwerer Psoriasis wurde nach 16 Behandlungswochen im direkten Vergleich eine ähnlich höhere Ansprechrate des PASI75 (primärer Endpunkt) unter Apremilast sowie Etanercept gegenüber Placebo erreicht (40 und 48 % versus 12 % der Patienten; Reich et al. 2017a). Mehrere Netzwerkmetaanalysen weisen aber für die beiden Therapeutika gegenüber anderen Biologika, wie z. B. Infliximab, Ixekizumab, Secukinumab u. a. z. T. deutlich geringere Wirkstärken aus (Sawyer et al. 2019; Sbidian et al. 2022).

35.10.4 Acitretin

Acitretin ist ein Derivat der Vitamin-A-Säure, das mangels ausreichender Wirksamkeit bei niedriger Dosierung und verstärkten Nebenwirkungen an Haut- und Schleimhaut bei Dosiserhöhung nur noch zurückhaltend zur Psoriasisbehandlung empfohlen wird (Nast et al. 2021). In Kombination mit Phototherapie weist Acitretin eine zumindest vergleichbare klinische Effektivität wie andere klassische systemische Psoriasismedikamente auf und wird daher bei kontraindizierter immunsuppressiver Therapie als wichtige Therapiealternative angesehen (Booij und van de Kerkhof 2011). Zu beachten sind aber teratogene Eigenschaften, die nicht nur *während der Therapie* mit Acitretin, sondern auch *nach Beendigung* der Behandlung über mindestens 3 Jahre einen sicheren Konzeptionsschutz erfordern.

35.10.5 Monoklonale Antikörper

Für die Behandlung schwerer Verlaufsformen der Psoriasis wurden in den vergangenen Jahren zahlreiche neue Therapeutika in den Markt eingeführt. Aufgrund verbesserter Wirkeigenschaften gewinnen diese im therapeutischen Alltag an Bedeutung. Als Beispiele sind in ◘ Tab. 35.14 der IL17-Antagonist Secukinumab und die IL23-Antagonisten Ustekinumab und Guselkumab aufgeführt, die primär mit dieser Indikation zugelassen wurden. Weitere Beispiele sind die IL17-Antagonisten Ixekizumab und Brodalumab sowie die IL23-Antagonisten Tildrakizumab und das auch in anderen Indikationen zugelassene Risankizumab (Griffiths et al. 2021; siehe ▶ Kap. 21, ◘ Tab. 21.3)

Ustekinumab (*Stelara*) ist ein humaner monoklonaler IgG 1κ-Antikörper gegen Interleukin IL-12 und IL-23 zur Behandlung der Psoriasis mit mittelschwerem bis schwerem Verlauf bei unzureichendem Ansprechen oder Kontraindikationen für andere systemische Therapien. Im Vergleich zu einer Scheinbehandlung verbessert sich nach 12 Wochen bei ca. 65–75 % der behandelten Patienten das Beschwerdebild der Psoriasis um mindestens 75 % (PASI75; Griffiths et al. 2010). Fünf Jahre nach Studienbeginn waren noch 70 % des ursprünglichen Patientenkollektivs aktiv unter Behandlung mit Ustekinumab. Die Ansprechraten (PASI75) lagen zwischen 75 und 80 % (Langley et al. 2015). Im direkten Vergleich zu Etanercept lagen die PASI75-Raten unter Ustekinumab nach 12 Wochen absolut um etwa 10–20 % höher (Griffiths et al. 2010). Nach einer aktualisierten Netzwerkmetaanalyse der Cochrane Collaboration ergeben sich im indirekten Vergleich für Ustekinumab im Hinblick auf den PASI75 Vorteile gegenüber Fumarsäureester, Apremilast, Acitretin und Etanercept. Dieses Ergebnis wird auch für PASI90 bestätigt (Sbidian et al. 2022). Da Ustekinumab das Immunsystem supprimiert, darf das Medikamente nicht bei aktiver Tuberkulose und nicht zusammen mit Lebend-Impfstoffen verabreicht werden. Vor Behandlungsbeginn sind chronische oder rezidivierende Infektionen auszuschließen. Zu beachten sind darüber hinaus Einzelfallbeschreibungen einer unter der Therapie mit TNFα-Inhibitoren neu aufgetretenen Psoriasis oder Verschlimmerung einer bereits vorbestehenden Psoriasis mehrere Monate bis Jahre nach Beginn einer Behandlung mit diesen Medikamenten (Glenn et al. 2011; Shmidt et al. 2011). Ein erhöhtes Risiko für Haut- und Weichteilinfektionen bei operativen Eingriffen wurde zwar bei Glukokortikoiden und einer kombinierten Behandlung mit Biologika und Glukokortikoiden, nicht aber bei den Biologika (Adalimumab, Etanercept, Infliximab, Ustekinumab) alleine beobachtet. Es bestand kein Unterschied bei Patienten, die vor der Operation die Biologika absetzten im Vergleich zu jenen, die auch während des Eingriffes damit behandelt wurden (Nguyen et al. 2021). Für Neuanwender von Infliximab und Adalimumab besteht im Vergleich zu Etanercept ein höheres Risiko für eine schwerwiegende Infektion, während sich für Ustekinumab und Inhibitoren von IL17 und IL23 ein niedrigeres Risiko abzeichnet. Wegen der geringeren Anzahl bisher behandelter Fälle müssen vor allem bei Guselkumab die Daten noch weiter gesichert werden (Penso et al. 2021). Da bei Psoriasispatienten nach TNFα-Inhibitoren auch Demyelinisierungen des ZNS beschrieben wurden, sollten diese Medikamente sicherheitshalber nicht bei Patienten mit anamnestisch oder familiär bekannter multipler Sklerose angewandt werden (Zhu et al. 2016).

Auch Secukinumab ist als humaner monoklonaler Interleukin-17A-Antikörper zur Behandlung erwachsener Patienten mit mittelschwerer und schwerer Psoriasis zugelassen, die für eine systemische Therapie in Frage kommen. Im direkten Vergleich schneidet das Medikamente bei Patienten mit moderater bis schwerer Psoriasis und unzureichender Antwort, Kontraindikationen oder Unverträglichkeiten gegenüber anderen systemischen Therapien mit einem PASI75 nach 12 Wochen von 77 % besser ab als Etanercept (44 %) und Placebo (5 %; Langley et al. 2014). Auch gegenüber Ustekinumab war Secukinumab mit einem PASI90 nach 16 Wochen von 79 % (versus 58 %) überlegen (Thaçi et al. 2015). Diese Unterschiede wurden auch noch nach einem Jahr bestätigt (Blauvelt et al. 2017a; Strober et al. 2017). Die frühe Nutzenbewertung von Secukinumab durch den GBA ergab bei Patienten mit unzureichendem Ansprechen, Kontraindikationen oder Unverträglichkeit gegenüber anderen systemischen Antipsoriatika und für solche mit einer Vorbehandlung mit einem Biologikum einen Hinweis auf einen beträchtlichen Zusatznutzen gegenüber der zweckmäßigen Vergleichstherapie (Bundesministerium für Gesundheit 2015). Auch bei Patienten mit moderater bis schwerer Psoriasis ohne bisherige systemische Vorbehandlung stellte der G-BA einen Hinweis auf einen beträchtlichen Zusatznutzen gegenüber der zweckmäßigen Vergleichstherapie fest (Bundesministerium für Gesundheit 2017). Diesem Beschluss liegt eine direkte Vergleichsstudie zugrunde, in der sich bei Patienten, die auf topische Medikamente oder Phototherapien (z. B. UV-A, UV-B, Balneophototherapie ohne Psoralen oder andere UV-verstärkende Badezusätze) nur unzureichend angesprochen hatten, nach 24 Wochen die Hauterscheinungen häufiger unter Secukinumab vollständig zurückbildeten als unter Fumarsäureester (45 % versus 6 %). Auch die Abbruchrate aufgrund unerwünschter Wirkungen lag unter Secukinumab lediglich bei 2 % im Vergleich zu 33 % unter der zweckmäßigen Vergleichstherapie (Sticherling et al. 2017).

Der Interleukin-23-Antikörper Guselkumab ist zur Behandlung einer mittelschweren bis schweren Plaque-Psoriasis zugelassen, wenn systemische Medikamente erforderlich sind. Im direkten Vergleich war Guselkumab bei Patienten mit mittelschwerer bis schwerer Psoriasis mit PASI90-Ansprechraten von 73 % versus 50 % nach 16 Behandlungswochen besser wirksam als Adalimumab (Blauvelt et al. 2017b). Die Überlegenheit war auch nach 48 Wochen noch nachweisbar, Non-Responder auf Adalimumab zeigten nach Wechsel auf Guselkumab deutliche Hautverbesserungen. Bei Patienten, deren Guselkumab-Behandlung beendet wurde, verschlechterte sich das Hautbild (Reich et al. 2017b). In einer weiteren Vergleichsstudie wurden bei Patienten mit unzureichendem Ansprechen auf Ustekinumab durch Wechsel auf Guselkumab die PASI90-Ansprechraten (51,1 % vs. 21,1 %) nach 52 Wochen verbessert (Langley et al. 2018). Die frühe Nutzenbewertung ergab für Guselkumab im Vergleich zur zweckmäßigen Vergleichstherapie einen Hinweis auf einen beträchtlichen Zusatznutzen. Dieser Einschätzung liegt eine direkte Vergleichsstudie gegen Fumarsäureester an Patienten mit Psoriasis ohne vorangegangene systemische Behandlung zugrunde (Thaçi et al. 2019). Zudem wird bei Patienten, die auf zweckmäßige Vergleichstherapien nur unzureichend angesprochen haben oder nicht anwenden können, Guselkumab gegenüber Adalimumab in Bezug auf PASI90 ein Beleg für einen beträchtlichen Zusatznutzen bei vergleichbarer Verträglichkeit zuerkannt (Bundesministerium für Gesundheit 2018). Für das zweite Zulassungsgebiet (Psoriasis Arthritis) kann dagegen mangels Daten kein Zusatznutzen gegenüber der zweckmäßigen Vergleichstherapie gefunden werden (Bundesministerium für Gesundheit 2021).

Zur Behandlung mittelgradiger und schwerer Formen der Psoriasis kommen als monoklonale Antikörper auch TNFα-Inhibitoren wie Infliximab und Adalimumab in Frage, die in ▶ Kap. 19 dargestellt sind (Krankheitsmodifizierende Arzneistoffe für Autoimmunerkrankungen). Netzwerk-Metaanalysen zeigen im indirekten Vergleich, dass Infliximab nach Bimekizumab bezogen auf PASI90 die höchste Effektivität besitzt, gefolgt von ähnlichen Wirkungen für Secukinumab, Guselkumab und Adalimumab (Sbidian et al. 2022).

35.10.6 Fumarsäurederivate

Ist eine alleinige äußerliche Therapie nicht ausreichend, kann zur oralen Anwendung bei mittelschweren bis schweren Formen der Psoriasis vulgaris auch eine Dimethylfumaratkombination (*Fumaderm*) eingesetzt werden (Nast et al. 2021). Die Kombination hat seit 1994 in Deutschland eine nationale Zulassung, ist aber weder in anderen europäischen Ländern noch in den USA zugelassen (Balak et al. 2016).

Fumaderm ist ein Gemisch eines Dimethylesters und eines Monoethylesters der Fumarsäure sowie dessen Calcium-, Magnesium- und Zinksalzes. Der Wirkungsmechanismus ist nicht endgültig geklärt. Als wichtigste Zielstruktur gilt das Immunsystem. Dimethylfumarat hemmt über die Interaktion mit Glutathion die Aktivität des Transkriptionsfaktors NF-κB, was zur Downregulation der proinflammatorische Th1/Th17 Zytokine zu Gunsten einer Th2-Antwort führt (Brück et al. 2018). Klinische Erfahrungen mit dem Fumarsäureestergemisch beruhten lange Zeit auf Fallbeschreibungen und auf den Ergebnissen einiger placebo- und auch verumkontrollierter Studien mit jeweils nur geringen Fallzahlen (Atwan et al. 2016). Danach kommt es unter der Therapie mit *Fumaderm* über 12 bis 16 Wochen zu einer mittleren Reduktion des Psoriasis Area and Severity Index (PASI) zwischen 42 und 65 % (Balak et al. 2016). Hinweise auf eine hohe Zahl von Therapieabbrüchen unter *Fumaderm* aufgrund von Therapieversagen und Krankheitsverschlimmerung sowie auf schwere unerwünschte Wirkungen in Form von gastrointestinalen Störungen, Lymphozytopenie, Panzytopenie, Kaposi-Sarkom oder rezidivierenden Pneumonien finden sich in älteren Studien und Fallbeschreibungen (Balak et al. 2016). Darüber hinaus wurden im Zusammenhang mit der Anwendung von Fumarsäureestern mehrere Fälle einer progressiven multifokalen Leukenzephalopathie (PML) beschrieben (Balak et al. 2017; Gieselbach et al. 2017). Eine längerfristige, schwere Lymphopenie unter Therapie mit Dimethylfumarat wird als Risikofaktor für die Entstehung einer PML angesehen. Daher sind bei Patienten, die mit Dimethylfumarat-haltigen Arzneimitteln behandelt werden, regelmäßige Blutbildkontrollen (inkl. Differentialblutbild) notwendig. Gegebenenfalls muss die Medikation bei niedrigen Lymphozytenwerten abgesetzt werden. Ein letal verlaufener Fall zeigt jedoch, dass eine PML unter der Therapie mit Dimethylfumarat-haltigen Medikamenten zur Behandlung der Psoriasis auch ohne schwere Lymphozytopenie auftreten kann (Nieuwkamp et al. 2015).

Dimethylfumarat wurde nach Erstzulassung als *Tecfidera* zur Behandlung der Multiplen Sklerose im Jahr 2014 in einer weiteren Indikation als Monotherapie mit gleicher Indikation wie das Fumarsäureestergemisch *Fumaderm* zugelassen und wurde bereits 2019 als *Skilarence* häufiger eingesetzt als die Kombination. Insgesamt gehen die Verordnungsraten fumarsäurehaltiger Dermatika in den letzten Jahren zurück. 2021 war dies wie schon im Vorjahr insbesondere durch einen deutlichen Verordnungsrückgang bei *Fumaderm* bedingt Mit der dreiarmigen BRIDGE-Studie, in der Dimethylfumarat gegen *Fumaderm* und Placebo bei moderater bis schwerer Psoriasis untersucht wurde, wurde auch die Datenlage für das Kombinationspräparat *Fumaderm* deutlich verbessert. Sowohl unter Dimethylfumarat-Monotherapie als auch unter der Kombination erreichen nach 16 Behandlungswochen signifikant mehr Patienten eine 75 %ige Verbesserung des Beschwerdebildes (PASI75) als unter Placebotherapie (37,5 und 40,3 % vs. 15,3 %). Im Vergleich zu Placebo treten allerdings deutlich mehr Magen-Darm-Beschwerden, Flush und erythematöse Hauterscheinungen auf. Lymphopenien werden unter Dimethylfumarat wie unter dem Fumarsäuregemisch bei 10 bzw. 11 von 100 Behandelten gefunden, während diese unter Placebobehandlung in keinem Fall beobachtet wurden (Mrowietz et al. 2017).

35.11 Rosazeamedikamente

Gegenüber dem Vorjahr stiegen 2022 die Verordnungen der Rosazeamedikamente leicht an (◘ Abb. 35.1). Von den verschiedenen Therapeutika wird Ivermectin als *Soolantra* am häufigsten eingesetzt (◘ Tab. 35.15). In vielen Fällen ist eine topische Behandlung der Rosacea erythematosa-teleangiectatica und der Rosacea papulopustulosa ausreichend (Clanner-Engelshofen et al. 2022). Wenn Topika die Beschwerden nicht hinreichend lindern kön-

Tab. 35.15 Verordnungen von Rosazeamedikamenten 2022. Angegeben sind die 2022 verordneten Tagesdosen, die Änderungen gegenüber 2021 und die mittleren Kosten je DDD 2022

Präparat	Bestandteile	DDD Mio.	Änderung %	DDD-Nettokosten Euro
Rosazeamittel				
Soolantra	Ivermectin	13,9	(+6,6)	0,82
Metrogel/-creme/-lotion	Metronidazol	6,9	(+0,5)	0,90
Rosiced	Metronidazol	1,8	(−25,2)	0,98
Mirvaso	Brimonidin	0,90	(−8,6)	1,00
Metrogalen	Metronidazol	0,84	(+31,7)	0,87
		24,3	(+1,8)	0,86
Summe		24,3	(+1,8)	0,86

nen oder bereits ein schwerwiegendes Erscheinungsbild der Rosazea vorliegt, kommt die systemische Behandlung mit Tetracyclinen infrage. Als Mittel der ersten Wahl werden doxycyclinhaltige Medikamente, in der im Rahmen einer antiinfektiven Behandlung üblichen Dosierung, aber auch in einer niedrig dosierten Zubereitung (*Oraycea*), eingesetzt (▶ Kap. 16 Bakterielle und virale Infektionserkrankungen und Mykosen, ◘ Tab. 16.4).

Das systemisch zur Behandlung der Krätzmilbe verfügbare makrozyklische Lacton Ivermectin steht in topischer Zubereitungsform (*Soolantra*) zur Behandlung der papulopustulösen Rosazea zur Verfügung (◘ Tab. 35.15). Pathophysiologische Grundlage der Rosazea ist eine verstärkte Reaktion des angeborenen Immunsystems mit z. B. verstärkter Bildung von Cathelicidin. Es wird angenommen, dass durch die antiparasitäre Wirkung von Ivermectin auf Demodex-Milben in den Haarfollikeln, die als Auslöser der Entzündungsreaktion bei Rosazea diskutiert werden, die Aktivierung von Cathelicidin verhindert wird (van Zuuren et al. 2021). In vehikelkontrollierten Studien bessert Ivermectin über die Behandlungsdauer von 12 Wochen bei vergleichbarer Verträglichkeit das Hautbild der papulopustulösen Rosazea, ein Effekt, der sich bei Extension der Behandlung auf 52 Wochen noch steigern lässt (Gold et al. 2014). Im direkten, allerdings lediglich einfach verblindeten Vergleich mit topischer Metronidazol-Cremezubereitung ergibt sich für Ivermectin nach 16-wöchiger Behandlung eine geringfügig bessere Reduktion entzündlicher Hautläsionen, ohne dass Nebenwirkungen häufiger auftraten (Taieb et al. 2015; Cardwell et al. 2016). Auch eine systematische Übersichtsarbeit stellt nach viermonatiger Behandlung einer papulopustulösen Rosazea für Ivermectin gegenüber Metronidazol eine signifikante Verbesserung des Beschwerdebildes fest. Wird ein halbes Jahr weiterbehandelt, bleibt für Ivermectin gegenüber Metronidazol ein leichter Vorteil bestehen, allerdings treten nach Behandlungsende bei etwa Zweidrittel der Betroffenen die Hauterscheinungen wieder auf (Ebbelaar et al. 2018).

Die therapeutische Wirksamkeit von Metronidazol ist in dieser Indikation durch zahlreiche kontrollierte klinische Studien gesichert. Das Medikament verbessert das Hautbild im Vergleich zu Placebo und ist dabei der Azelainsäure (*Skinoren*, ▶ Abschn. 35.7 Aknemedikamente) weitgehend ebenbürtig. Im Vordergrund steht die signifikante Besserung entzündlicher Läsionen (Papeln, Pusteln) sowie des Erythems, während Teleangiektasien kaum beeinflusst werden (Van Zuuren et al. 2019). Metronidazol ist nach einer kleineren klinischen Studie auch zur Rezidivprophylaxe geeignet. Rezidive nach Absetzen der Therapie sind nicht häufiger als nach oraler Gabe von Tetracyclinen (Conde et al. 2007). Nach topischer Applikation wird Metronidazol kaum resorbiert, so dass systemische Nebenwirkungen (z. B. Alkoholintoleranz oder auf Metronidazolmetabolite beruhende mutagene Effekte) nicht zu erwarten sind (Connor et al. 1977; McClellan und Noble 2000).

Auch das vasokonstringierende Brimonidin (*Mirvaso*) führt gemäß vehikelkontrollierter Studien zu einer symptomatischen Verbesserung des Gesichtserythems mit deutlicher Abnahme der rosazeabedingten Hautrötung (Fowler et al. 2012; Layton et al. 2015; Van Zuuren et al. 2019), die allerdings nach Metabolisierung der Substanz wiederkehrt. Nach den bisherigen Erkenntnissen kommt es innerhalb der kontrollierten Anwendung über den Zeitraum von knapp einem Monat weder zu einer Tachyphylaxie noch zu Reboundphänomenen nach Absetzen der Behandlung (Clanner-Engelshofen et al. 2022). Allerdings wurden nach der Einführung des Medikamentes etwa bei jedem sechsten Behandelten auch Verschlimmerungen des Rosazea-Erythems sowie verstärkte Rötungen und Brennen der Haut berichtet (Medicines and Healthcare Products Regulatory Agency 2016). In einer Vehikelkontrollierten Studie führte die Kombination Brimonidin morgens und Ivermectin abends zu einem geringen Zusatzeffekt im Vergleich zu einer alleinigen Ivermectin-Behandlung (Gold et al. 2017; Van Zuuren et al. 2021).

35.12 Wundbehandlungsmedikamente

Die Gesamtverordnungsmenge von Wundbehandlungsmedikamenten hat 2022 gegenüber dem Vorjahr leicht abgenommen (◘ Abb. 35.1). Mit Ausnahme der Sulfadiazin-Silber-haltigen Medikamente (*Flammazine*,

◘ **Tab. 35.16** Verordnungen von Wundbehandlungsmedikamenten 2022. Angegeben sind die 2022 verordneten Tagesdosen, die Änderungen gegenüber 2021 und die mittleren Kosten je DDD 2022

Präparat	Bestandteile	DDD Mio.	Änderung %	DDD-Nettokosten Euro
Dexpanthenol				
Bepanthen Wund- u. Heilsalbe	Dexpanthenol	1,6	(+41,2)	0,65
Panthenol Cr. JENAPHARM	Dexpanthenol	1,6	(+6,0)	0,16
Panthenol-ratiopharm	Dexpanthenol	0,72	(−6,3)	0,36
Panthenol Heumann	Dexpanthenol	0,44	(−36,0)	0,22
		4,3	(+6,5)	0,38
Zinkoxidpräparate				
Mirfulan	Lebertran Zinkoxid	2,7	(+0,2)	0,45
Zinksalbe etc. Bombastus	Zinkoxid	0,72	(+3,7)	0,18
Zinkoxid/Zinkpaste LAW	Zinkoxid	0,47	(+2,4)	0,24
		3,9	(+1,1)	0,37

◘ **Tab. 35.16** (Fortsetzung)

Präparat	Bestandteile	DDD Mio.	Änderung %	DDD-Nettokosten Euro
Wundauflagen				
Urgotül	Vaseline Carmellose	6,4	(−3,0)	2,75
Aquacel Ag	Silber Carmellose	3,2	(−17,3)	6,30
Biatain Silikon Ag	Silber, ionisch	2,1	(−7,7)	5,32
Mepilex Ag	Silbersulfat Aktivkohle Polyurethan Silikon	1,3	(−8,4)	5,70
Dracofoam	Polihexanid Polyurethan	1,1	(+5,8)	4,85
Urgotül Silver	Silbersalz Vaseline Paraffin Carmellose	0,83	(−10,9)	7,04
Atrauman Ag	Silber	0,70	(−13,4)	4,36
Allevyn Ag Gentle Border	Sulfadiazin-Silber Polyurethanschaum Silikone	0,65	(−15,1)	5,37
Allevyn Gentle	Silikone Polyurethanschaum	0,38	(+19,5)	4,00
		16,6	(−7,6)	4,54
Weitere Wundbehandlungsmittel				
Flammazine	Sulfadiazin-Silber	4,0	(−1,9)	0,39
Iruxol N	Clostridiopeptidase	1,3	(−8,3)	0,66
Bepanthen Antiseptisch	Dexpanthenol Chlorhexidin	0,25	(+5,4)	0,52
Prontosan akut	Tenside, amphoter Polihexanid	0,22	(+18,8)	1,14
Hametum Salbe etc.	Hamamelisextrakt	0,14	(−3,6)	0,78
Kamillin-Extern Robugen	Kamillenblütenextrakt	0,09	(−6,8)	2,69
		6,0	(−2,6)	**0,52**
Summe		30,8	(−3,8)	2,65

Allevyn Ag Gentle Border) sowie von *Iruxol N* (◘ Tab. 35.16) sind alle aufgeführten Medikamente nicht verschreibungspflichtig und daher nur in Ausnahmefällen zu Lasten der GKV verordnungsfähig (Gemeinsamer Bundesausschuss 2021).

35.12.1 Therapeutische Aspekte

Entsprechend den Phasen der Wundheilung lassen sich Wundbehandlungsmedikamente in Mittel zur Reinigung, Granulationsförderung und Förderung der Epithelisierung unterscheiden.

Zur Reinigung und Desinfektion chronischer Wunden werden neben lokalchirurgischen Maßnahmen, Ausduschen der Wunde, ggf. unter Zusatz von Antiseptika wie Octenidin oder Polihexanid (◘ Tab. 35.8), und Umschlägen mit hypertoner Kochsalzlösung, auch proteolytische und kollagenolytische Enzyme wie Clostridiopeptidase (*Iruxol N*) zum Abbau nekrotischer Belege eingesetzt (◘ Tab. 35.16). Ein Cochrane-Review findet außer für isotonische Kochsalzlösung mit Zusätzen von Silberchlorid, Aloe vera und dem nicht-ionischen Surfactant Decylglucosid (vs. isotonische Kochsalzlösung allein) keinen signifikanten Einfluss von Wundreinigungsmedikamenten auf die Ulkusheilung (Moore und Cowman 2013).

35.12.2 Dexpanthenol

Die Ergebnisse experimenteller und klinischer Studien zur Wirksamkeit von Dexpanthenol sind uneinheitlich (Løkkevik et al. 1996; Ebner et al. 2002; Baron et al. 2020). Ein Expertenpanel votierte gegen den Einsatz von Dexpanthenol bei der Behandlung bzw. Prophylaxe von akuten oder späteren Strahlenschäden (Wong et al. 2013). Eine Vergleichsstudie an 46 Säuglingen mit Windeldermatitis fand unter Dexpanthenol- bzw. Zinkoxid-haltiger Salbe gegenüber einer wirkstofffreien Salbe einen verminderten transepithelialen Wasserverlust, aber keinen klinischen Unterschied zwischen den Behandlungsgruppen (Wananukul et al. 2006). Dagegen weist ein explorativer Halbseitenvergleich an 30 Kindern mit leichter bis mäßiger atopischer Dermatitis nach 4-wöchiger Behandlung auf äquieffektive Wirksamkeit von 5 %iger Dexpanthenolsalbe gegenüber 1 %iger Hydrocortisonsalbe – bei signifikant schnellerem Wirkungseintritt unter Glukokortikoid – hin (Udompataikul und Limpa-o-vart 2012). Kontaktallergien gegen das ubiquitär in Pharmazeutika, Kosmetika und Pflegemitteln eingesetzte Dexpanthenol sind beschrieben (Hahn et al. 1993; Clerens und Goossens 2017).

35.12.3 Zinkoxid

Zur Abdeckung der Wundränder und zur Hautpflege stehen neben wirkstofffreien Cremes auch Zinkoxid-haltige Zubereitungen (◘ Tab. 35.16) zur Verfügung. Sie wirken adstringierend, austrocknend und exsudatbindend und werden außer zur Randabdeckung von Ulcera crurum vor allem in der Säuglings- und Kleinkinderpflege, bei Windeldermatitis, subakuten intertriginösen Entzündungen oder bei Dekubitalläsionen eingesetzt und sind nach kontrollierten klinischen Studien wirksam (Lansdown et al. 2007).

35.12.4 Wundauflagen

Zur Wundabdeckung wird eine nahezu unübersehbare Zahl unterschiedlichster Wundauflagen angeboten. Allen gemeinsam ist der Versuch, die physiologische Wundheilung durch Erhaltung eines feuchten Wundmilieus zu unterstützen. Man unterscheidet inaktive (konventionelle), interaktive und (bio)aktive (aus Transplantatmaterialien bestehende) Wundauflagen (Kujath und Michelsen 2008). Als inaktive Wundauflagen werden unter anderem Mullkompressen oder Wundgaze eingesetzt. Um ein feuchtes Wundmilieu zu erhalten, werden diese in der Regel mit physiologischer

Kochsalzlösung getränkt und mit einer wasserdichten Folie abgedeckt. Vorteile sind ihre hohe Saugfähigkeit und der niedrige Preis. Nachteilig sind ein mögliches Austrocknen der Wunde und das Verkleben mit dem Wundgrund, wodurch frisches Granulationsgewebe beim (für den Patienten sehr schmerzhaften) Verbandwechsel zerstört werden kann. Interaktive Wundauflagen wie Alginate, Hydrokolloide, mit Salben imprägnierte Gaze oder silberhaltige Auflagen (◐ Tab. 35.16) ermöglichen aufgrund ihrer besonderen Materialeigenschaften optimale Bedingungen der Wundheilung und werden entsprechend den jeweiligen Wundheilungsphasen eingesetzt. Vorteile bestehen in einem selteneren und weitgehend schmerzfreien Verbandwechsel (Dissemond et al. 2014). Allerdings ist mit der vorliegenden Evidenz aus klinischen Studien zu Hydrokolloiden, Alginaten, Schaumverbänden und Hydrogelen unklar, ob diese gegenüber anderen Verbänden relevante Vorteile bei der Wundheilung besitzen (Dumville et al. 2015a, 2015b, 2016; Ribeiro et al. 2022). Allenfalls bei der Behandlung eines diabetischen Fußsyndroms scheinen Hydrogelauflagen gegenüber konventionellen Wundverbänden einen geringfügigen Vorteil für die Wundheilung zu besitzen (Saco et al. 2016).

Silberhaltige Wundauflagen bzw. Wundbehandlungsmedikamente (*Flammazine*) werden bei infizierten oder infektionsgefährdeten Wunden, z. B. bei Dekubitus, Ulcus cruris oder diabetischem Fuß bzw. nach Verbrennungen, Verbrühungen und Verätzungen eingesetzt. Silberionen bilden Komplexe mit bakteriellen Proteinen, schädigen irreversibel Zellmembran, Enzyme oder die DNA und wirken so bakterizid (Dissemond et al. 2014). Nach einer systematischen Literatursichtung lassen sich bei Brandwunden für silberhaltige Wundauflagen aber keine relevanten Vorteile gegenüber nicht silberhaltigen Wundauflagen nachweisen. Dies gilt insbesondere für Sulfadiazin-Silber haltige Wundverbände und -behandlungsmedikamente (Nímia et al. 2019). Ähnliche Ergebnisse werden auch für Brandwunden bei Kindern gefunden (Rashaan et al. 2014). Bei Geschwüren aufgrund chronisch-venöser Insuffizienz oder zur Infektionsprophylaxe nach Verbrennungen besitzen silberhaltige Wundbehandlungsmedikamente ebenfalls keinen nachgewiesenen Nutzen (Barajas-Nava et al. 2013; O'Meara et al. 2014).

Polihexanid ist ein seit den 1960er Jahren bekanntes Antiseptikum (◐ Tab. 35.8) mit breitem Wirkungsspektrum, das in Form von Wundauflagen (*Dracofoam*) bei infizierten akuten und chronischen Wunden eingesetzt wird. Polihexanid hat ein breites Wirkspektrum, es zeigt antimikrobielle Eigenschaften gegen gramnegative und grampositive Bakterien, einschließlich Enterokokken und Methicillin-resistente Staphylococcus aureus (MRSA) sowie Candida albicans. Nach In-vitro-Untersuchungen besitzt Polihexanid – neben Octenidin – im Vergleich zu anderen Antiseptika die besten antimikrobiellen Eigenschaften gegen verschiedene MRSA-Stämme (Dittmann et al. 2019). Seine antiseptische Wirkung tritt aber langsamer ein als bei Octenidin oder Povidon Jod (Dissemond et al. 2009; Fjeld und Lingaas 2016). Kontaktsensibilisierungen sind selten und Resistenzen unter der Therapie bisher nicht beschrieben (Eberlein und Assadian 2010; Willy et al. 2016).

35.12.5 Andere Wundbehandlungsmedikamente

Clostridiopeptidase (*Iruxol N*) ist eine bakterielle Kollagenase und wird zur enzymatischen Reinigung kutaner Ulzera von nekrotischem Gewebe eingesetzt. Systematische Übersichten finden jedoch nur schwache Belege für die Wirksamkeit eines enzymatischen Wunddebridements für den diabetischen Fuß oder Dekubitalgeschwüre (Patry und Blanchette 2017).

Für die kombinierte Anwendung von Dexpanthenol und Chlorhexidin fehlen klinische Studien, die die spezifische Zusammensetzung zur Wundbehandlung hinreichend begründen. Eine systematische Übersichtsarbeit findet auf Grundlage der derzeitigen Literatur – mit Ausnahme von Cadexomer-Iod – keine ausreichenden Belege für eine Routineanwendung von Antiseptika oder Antibiotika bei chronischen Beinulcera aufgrund von venöser Insuffizienz (O'Meara et al. 2014).

Hamamelisextrakt (*Hametum*) hat den Status eines traditionell angewendeten Phytotherapeutikums bei trockenen oder entzündlichen Hautzuständen, da keine aussagekräftigen Studien zur Wirksamkeit vorliegen (European Medicines Agency 2009).

Auch für Kamillenblütenextrakt (*Kamillin-Extern Robugen*) erkennt die Europäische Zulassungsbehörde lediglich einen traditionellen Gebrauch zur Behandlung bei leichten entzündlichen Hauterkrankungen und oberflächlichen Wunden an, da ausreichende Belege für eine therapeutische Wirksamkeit fehlen (European Medicines Agency 2015).

35.13 Hautschutz- und Pflegemittel

Die Verordnungen von Hautschutz- und Pflegemitteln stieg 2022 im Vergleich zum Vorjahr deutlich an (◘ Tab. 35.17). Die Wirksamkeit einer lokalen Behandlung von Hautkrankheiten wird nur selten vom pharmakologischen Wirkstoff allein bestimmt. Eine wesentliche Bedeutung hat in der Dermatologie auch die galenische Grundlage (Wohlrab 2016). Aus diesem Grund gehörten Basistherapeutika sowie Hautschutz- und Pflegemittel über viele

◘ **Tab. 35.17** Verordnungen von Hautschutz-/Pflegemitteln und sonstigen Dermatika 2022. Angegeben sind die 2022 verordneten Tagesdosen, die Änderungen gegenüber 2021 und die mittleren Kosten je DDD 2022

Präparat	Bestandteile	DDD	Änderung	DDD-Nettokosten
		Mio.	%	Euro
Hautschutz- und Pflegemittel				
Sanacutan Basiscreme/-salbe	Wirkstoff-freie Grundlage	16,8	(+11,9)	0,32
Linola/-Fett	Ungesättigte Fettsäuren	5,6	(+46,4)	1,20
Allergika Basis	Wirkstoff-freie Grundlage	0,89	(+22,5)	0,36
Sebexol	Wirkstoff-freie Grundlage	0,85	(> 1.000)	0,93
Linola Fett-N Ölbad	Paraffin, dickflüssig Hexadecyl(2-ethylhexanoat)- Octadecyl(2-ethylhexanoat)- Isopropylmyristat α-Dodecyl-ω-hydroxypoly(oxyethylen)- 2(Dodecyltetradecyl)-ω-hydroxypoly(oxyethylen)-4,5-poly(oxypropylen)-5	0,66	(−8,7)	0,37
Neuroderm Mandelölbad	Mandelöl Paraffin, dünnflüssig	0,50	(−11,3)	1,16
		25,3	(+21,4)	0,55
Sonstige Dermatika				
Vagantin	Methanthelinium	1,8	(+34,7)	1,09
Summe		**27,1**	**(+22,2)**	**0,59**

Jahre zu den häufig verordneten Dermatika, darunter vor allem Basiszubereitungen glukokortikoidhaltiger Externa und harnstoffhaltige Basistherapeutika. Hautschutz- und Pflegemittel werden seit 2004 als Auswirkung des GKV-Modernisierungs-Gesetzes nur noch wenig auf normalem Rezept verordnet, da dieses Marktsegment ausschließlich durch nicht verschreibungspflichtige Arzneimittel repräsentiert wird.

Das hat dazu geführt, dass nur noch wenige dieser Fertigarzneimittel unter den 3.000 meistverordneten Arzneimitteln vertreten sind (◘ Tab. 35.17). Verschreibungsfreie Hauttherapeutika können zu Lasten der GKV nur unter bestimmten Bedingungen verordnet werden (Gemeinsamer Bundesausschuss 2021). Basistherapeutika und Emollientien werden aber zur unterstützenden Behandlung trockener oder schuppender Dermatosen wie Psoriasis und Neurodermitis eingesetzt und bei Patienten mit atopischem Ekzem oder therapiebedürftiger Psoriasis vulgaris auch empfohlen (Deutsche Dermatologische Gesellschaft et al. 2015; Nast et al. 2021). Die arzneistofffreien Basistherapeutika kommen zudem bei seborrhoischer Haut, berufsbedingten Hautschäden sowie zur Glukokortikoid-freien Intervallbehandlung von Dermatosen zum Einsatz. Die diskontinuierliche topische Glukokortikoidbehandlung (Tandem- bzw. Intervalltherapie) ist allgemein akzeptiert, da sich damit Glukokortikoide einsparen und deren unerwünschte Wirkungen mildern oder sogar vermeiden lassen (Van Zuuren et al. 2017).

35.14 Sonstige in der Dermatologie eingesetzte Medikamente

Methantheliniumbromid (*Vagantin*) ist ein orales Anticholinergikum, das nach Abschluss der Nachzulassung seit 2015 nur noch zur Behandlung einer persistenten exzessiven idiopathischen primären Hyperhydrosis axillaris zugelassen ist. An rund 400 Patienten wurde die Schweißproduktion in der Axilla, nicht aber an den Händen vermindert (Hund et al. 2004; Müller et al. 2013). Die klinische Bedeutung dieses Effektes bleibt allerdings unklar. Typische anticholinerge Nebeneffekte wie Mundtrockenheit, trockene Schleimhäute in Auge und Nase, Akkommodationsstörungen sowie Harnverhalt begleiten die Anwendung. Die Zunahme der Verordnungen dieses Präparates ist wahrscheinlich mit der Diskussion über die Hautresorption von Aluminiumchlorid zu erklären. Mit *Axhidrox* wurde im Juni 2022 ein zweites Anticholinergikum zur äußerlichen Anwendung in vergleichbarer Indikation zugelassen. Die Creme enthält Glycopyrronium und kann bei schwerer axillärer Hyperhidrose an Erwachsene verabreicht werden. Erstmals als Antihidrotikum untersucht wurde Glycopyrronium bereits Ende 1970er Jahre, damals aber noch in systemisch wirkender Zubereitungsform. Für die topische Anwendung liegen mehrere klinische Studien vor. Danach nimmt bei 57 % der Anwender die Schweißproduktion um mindestens 50 % ab im Vergleich zu 34 % unter Placebo (Abels et al. 2021). Ob das Anticholinergikum hierin Vorteile gegenüber Aluminiumchlorid-haltigen Lösungen besitzt, ist nicht untersucht. Trotz topischer Anwendung werden anticholinerge Nebenwirkungen wie Mundtrockenheit und Mydriasis beschrieben.

Literatur

Abels C, Soeberdt M, Kilic A, Reich H, Knie U, Jourdan C, Schramm K, Heimstaedt-Muskett S, Masur C, Szeimies R (2021) A glycopyrronium bromide 1% cream for topical treatment of primary axillary hyperhidrosis: efficacy and safety results from a phase IIIa randomized controlled trial. Br J Dermatol 185:315–322

Adam DN, Gooderham MJ, Beecker JR, Hong CH, Jack CS, Jain V, Lansang P, Lynde CW, Papp KA, Prajapati VH, Turchin I, Yeung J (2023) Expert consensus on the systemic treatment of atopic dermatitis in special populations. J Eur Acad Dermatol Venereol 37(6):1135–1148

Alsterholm M, Flytström I, Bergbrant IM, Faergemann J (2010) Fusidic acid-resistant staphylococcus aureus in impetigo contagiosa and secondarily infected atopic dermatitis. Acta Derm Venereol 90:52–57

Amann PM, Merk HF, Baron JM (2014) Retinoide in der Dermatopharmakologie. Hautarzt 65:98–105

Armstrong AW, Read C (2020) Pathophysiology, clinical presentation, and treatment of psoriasis: a review. JAMA 323:1945–1960

Arzneimittelkommission der deutschen Ärzteschaft (2006) Psychiatrische Reaktionen nach Terninafin (Lamisil®). Dtsch Arztebl 103:A3432

Arzneimittelkommission der deutschen Ärzteschaft (2013) Rhabdomyolyse nach Isotretinoin. Dtsch Arztebl 110:240

Arzneimittelkommission der deutschen Ärzteschaft (2019a) „Aus der UAW-Datenbank": Rezidiv eines Morbus Crohn nach Behandlung einer atopischen Dermatitis mit Dupilumab. Dtsch Arztebl 116:A1919–A1920

Arzneimittelkommission der deutschen Ärzteschaft (2019b) Retinoide (Acitretin, Adapalen, Alitretinoin, Bexaroten, Isotretinoin, Tazaroten und Tretinoin) – Aktualisierungen zu Teratogenität und neuropsychiatrischen Erkrankungen. Drug Safety 50: (www.akdae.de)

Arzneimittelkommission der deutschen Ärzteschaft (2020) Brivudinhaltige Arzneimittel: Potenziell tödliche Toxizität von Fluoropyrimidinen bei der Anwendung kurz vor, gleichzeitig mit oder innerhalb von 4 Wochen nach Ende der Behandlung mit Brivudin. Drug Safety 31: (www.akdae.de)

Aszodi N, Thurau S, Seegräber M, de Bruin-Weller M, Wollenberg A (2019) Management of dupilumab-associated conjunctivitis in atopic dermatitis. J Dtsch Dermatol Ges 17:488–491

Atwan A, Ingram JR, Abbott R, Kelson MJ, Pickles T, Bauer A, Piguet V (2016) Oral fumaric acid esters for psoriasis: abridged Cochrane systematic review including GRADE assessments. Br J Dermatol 175:873–881

Bachelez H, Choon SE, Marrakchi S, Burden AD, Tsai TF, Morita A, Turki H, Hall DB, Shear M, Baum P, Padula SJ, Thoma C (2019) Inhibition of the Interleukin-36 pathway for the treatment of generalized pustular psoriasis. N Engl J Med 380:981–983

Balak DMW, Fallah Arani S, Hajdarbegovic E, Hagemans CAF, Bramer WM, Thio HB, Neumann HAM (2016) Efficacy, effectiveness and safety of fumaric acid esters in the treatment of psoriasis: a systematic review of randomized and observational studies. Br J Dermatol 175:250–226

Balak DMW, Hajdarbegovic E, Bramer WM, Neumann HAM, Thio HB (2017) Progressive mulrifocal leukencephalopathy associated wirh fumaric acid etsres treatment in psoriasis patients. J Eur Acad Dermatol Venereol 31:1475–1482

Barajas-Nava LA, López-Alcalde J, Roqué i Figuls M, Solà I, Bonfill Cosp X (2013) Antibiotic prophylaxis for preventing burn wound infection. Cochrane Database Syst Rev. https://doi.org/10.1002/14651858.CD008738.pub2

Baron JM, Glatz M, Proksch E (2020) Optimal support of wound healing: new insights. Dermatology 236:593–600

Bell-Syer SEM, Khan SM, Torgerson DJ (2012) Oral treatments for fungal infections of the skin of the foot. Cochrane Database Syst Rev. https://doi.org/10.1002/14651858.CD003584.pub2

Blauvelt A, Reich K, Tsai TF, Tyring S, Vanaclocha F, Kingo K, Ziv M, Pinter A, Vender R, Hugot S, You R, Mi-lutinovic M, Thaçi D (2017a) Secukinumab is superior to ustekinumab in clearing skin of subjects with moderate-to-severe plaque psoriasis up to 1 year: results from the CLEAR study. J Am Acad Dermatol 76:60–69.e9

Blauvelt A, Papp KA, Griffiths CE, Randazzo B, Wasfi Y, Shen YK, Li S, Kimball AB (2017b) Efficacy and safety of guselkumab, an anti-interleukin-23 monoclonal antibody, compared with adalimumab for the continuous treatment of patients with moderate to severe psoriasis: results from the phase III, double-blinded, placebo- and active comparator-controlled VOYAGE 1 trial. J Am Acad Dermatol 76:405–417

Blauvelt A, Kempers S, Lain E, Schlesinger T, Tyring S, Forman S, Ablon G, Martin G, Wang H, Cutler DL, Fang J, Kwan MR (2021) Phase 3 Tirbanibulin for actinic keratosis group. Phase 3 trials of Tirbanibulin ointment for actinic keratosis. N Engl J Med 384(6):512–520

Booij MT, van De Kerkhof PC (2011) Acitretin revisited in the era of biologics. J Dermatolog Treat 22:86–89

Brodt HR (2013) Stille – Antibiotikatherapie. Klinik und Praxis der antiinfektiösen Behandlung, 12. Aufl. Schattauer, Stuttgart

Brück J, Dringen R, Amasuno A, Pau-Charles I, Ghoreschi K (2018) A review of the mechanisms of action of dimethylfumarate in the treatment of psoriasis. Exp Dermatol 27:611–624

Bundesministerium für Gesundheit (2015) Bekanntmachung eines Beschlusses des Gemeinsamen Bundesausschusses über eine Änderung der Arzneimittel-Richtlinie (AM-RL) ((Anlage XII – Beschlüsse über die Nutzenbewertung von Arzneimitteln mit neuen Wirkstoffen nach § 35a des Fünften Buches Sozialgesetzbuch (SGB V) – Secukinumab) vom: 27. Nov. 2015. BAnz AT 29. Dez. 2015 B4)

Bundesministerium für Gesundheit (2017) Bekanntmachung eines Beschlusses des Gemeinsamen Bundesausschusses über eine Änderung der Arzneimittel-Richtlinie (AM-RL) ((Anlage XII – Beschlüsse über die Nutzenbewertung von Arzneimitteln mit neuen Wirkstoffen nach § 35a des Fünften Buches Sozialgesetzbuch (SGB V) – Secukinumab (Neubewertung aufgrund neuer wissenschaftlicher Erkenntnisse)) vom: 17. Aug. 2017. BAnz AT 12. Sept. 2017 B2)

Bundesministerium für Gesundheit (2018) Bekanntmachung eines Beschlusses des Gemeinsamen Bundesausschusses über eine Änderung der Arzneimittel-Richtlinie (AM-RL) ((Anlage XII – Beschlüsse über die Nutzenbewertung von Arzneimitteln mit neuen Wirkstoffen nach § 35a des Fünften Buches Sozialgesetzbuch (SGB V) – Guselkumab) vom: 17. Mai 2018. BAnz AT 4. Juli 2018 B2)

Bundesministerium für Gesundheit (2021) Bekanntmachung eines Beschlusses des Gemeinsamen Bundesausschusses über eine Änderung der Arzneimittel-Richtlinie (Anlage XII – Nutzenbewertung von Arzneimitteln mit neuen Wirkstoffen nach § 35a des Fünften Buches Sozialgesetzbuch (SGB V) Guselkumab (neues Anwendungsgebiet: Psoriasis-Arthritis) vom: 20. Mai 2021. BAnz AT 29. Juni 2021 B5)

Bundesministerium für Gesundheit (2022) Bekanntmachung eines Beschlusses des Gemeinsamen Bundesausschusses über eine Änderung der Arzneimittel-Richtlinie (Anlage XII – Nutzenbewertung von Arzneimitteln mit neuen Wirkstoffen nach § 35a des Fünften Buches Sozialgesetzbuch (SGB V) Tirbanibulin (Aktinische Keratose, Olsen-Grad I) BAnz AT 22. März 2022 B3

Cardwell LA, Alinia H, Moradi Tuchayi S, Feldman SR (2016) New developments in the treatment of rosacea – role of once-daily ivermectin cream. Clin Cosmet Investig Dermatol 9:71–77

Christoffers WA, Coenraads PJ, Svensson Å, Diepgen TL, Dickinson-Blok JL, Xia J, Williams HC (2019) Interventions for hand eczema. Cochrane Database Syst Rev. https://doi.org/10.1002/14651858.CD004055.pub2

Chroni E, Monastirli A, Tsambaos D (2010) Neuromuscular adverse effects associated with systemic retinoid dermatotherapy: monitoring and treatment algorithm for clinicians. Drug Safety 33:25–34

Clanner-Engelshofen BM, Bernhard D, Dargatz S, Flaig MJ, Gieler U, Kinberger M, Klövekorn W, Kuna AC, Läuchli S, Lehmann P, Nast A, Pleyer U, Schaller M, Schöfer H, Steinhoff M, Schwennesen T, Werner RN, Zierhut M, Reinholz M (2022) S2k-Leitlinie: Rosazea. J Dtsch Dermatol Ges 20:1147–1167

Clerens I, Goossens A (2017) Allergic contact dermatitis caused by panthenol: a rare but relevant sensitizer. Contact Derm 76:122–123

Conde JF, Yelverton CB, Balkrishnan R, Fleischer AB Jr, Feldman SR (2007) Managing rosacea: a review of the use of metronidazole alone and in combination with oral antibiotics. J Drugs Dermatol 6:495–498

Connor TH, Stoeckel M, Evrard J, Legator MS (1977) The contribution of metronidazole and two metabolites to the mutagenic activity detected in urine of treated humans and mice. Cancer Res 37:629–633

Cornejo CM, Jambusaria-Pahlajani A, Willenbrink TJ, Schmults CD, Arron ST, Ruiz ES (2020) Field cancerization: treatment. J Am Acad Dermatol 83:719–730

Costa CS, Bagatin E, Martimbianco ALC, da Silva EMK, Lúcio MM, Magin P, Riera R (2018) Oral isotretinoin for acne. Cochrane Database Syst Rev. https://doi.org/10.1002/14651858.CD009435.pub2

Crawford F, Hollis S (2007) Topical treatments for fungal infections of the skin and nails of the foot. Cochrane Database Syst Rev 3:CD1434. https://doi.org/10.1002/14651858.CD001434.pub2

Czaika VA, Zuberbier T (2015) Lokale Kombinationstherapie bei entzündlichen Dermatomykosen. Review zu den Therapieempfehlungen in nationalen und internationalen Leitlinien. Hautarzt 66:360–369

Dall'Oglio F, D'Amico V, Nasca MR, Micali G (2012) Treatment of cutaneous warts: an evidence-based review. Am J Clin Dermatol 13:73–96

Darkes MJM, Scott LJ, Goa KL (2003) Terbinafine. A review of its use in onychomycosis in adults. Am J Clin Dermatol 4:39–65

Deutsche Dermatologische Gesellschaft (2016) Leitlinie zur Diagnostik und Therapie der Ichthyosen (Aktualisierung). AWMF-Leitlinien-Register Nr. 013/043, Entwicklungsstufe S1. Gültigkeit seit 18.06.2021 abgelaufen. https://www.awmf.org/leitlinien/detail/ll/013-043.html

Deutsche Dermatologische Gesellschaft et al (2015) Leitlinie Neurodermitis [atopisches Ekzem; atopische Dermatitis] Entwicklungsstufe: S2k [ICD 10: L20.8, L20.9, L28.0], AWMF-Registernummer: 013-027. Gültigkeit seit 30.03.2020 abgelaufen. https://www.awmf.org/uploads/tx_szleitlinien/013-027l_S2k_Neurodermitis_2020-06-abgelaufen.pdf

Dissemond J, Gerber V, Kramer A, Riepe G, Strohal R, Vasel-Biergans A, Eberlein T (2009) Praxisorientierte Expertenempfehlung zur Behandlung kritisch kolonisierter und lokal infizierter Wunden mit Polihexanid. WundManagement 2009:62–68

Dissemond J, Augustin M, Eming SA, Goerge T, Horn T, Karrer S, Schumann H, Stücker M (2014) Modern wound care – practical aspects of non-interventional topical treatment of patients with chronic wounds. J Dtsch Ges Dermatol. https://doi.org/10.1111/ddg.12351

Dittmann K, Schmidt T, Müller G, Cuny C, Holtfreter S, Troitzsch D, Pfaff P, Hübner NO (2019) Susceptibility of livestock-associated methicillin-resistant staphylococcus aureus (LA-MRSA) to chlorhexidine digluconate, octenidine dihydrochloride, polyhexanide, PVP-iodine and triclosan in comparison to hospital-acquired MRSA (HA-MRSA) and community-aquired MRSA (CA-MRSA): a standardized comparison. Antimicrob Resist Infect Control 8:122

Dréno B, Bettoli V, Ochsendorf F, Layton AM, Perez M, Dakovic R, Gollnick H (2014) Efficacy and safety of clindamycin phosphate 1.2%/tretinoin 0.025% formulation for the treatment of acne vulgaris: pooled analysis of data from three randomised, double-blind, parallel-group, phase III studies. Eur J Dermatol 24:201–209

Drucker CR (2012) Update on topical antibiotics in dermatology. Dermatol Ther 25:6–11

Dumville JC, Keogh SJ, Liu Z, Stubbs N, Walker RM, Fortnam M (2015a) Alginate dressings for treating pressure ulcers. Cochrane Database Syst Rev. https://doi.org/10.1002/14651858.CD011277.pub2

Dumville JC, Stubbs N, Keogh SJ, Walker RM, Liu Z (2015b) Hydrogel dressings for treating pressure ulcers. Cochrane Database Syst Rev. https://doi.org/10.1002/14651858.CD011226.pub2

Dumville JC, Gray TA, Walter CJ, Sharp CA, Page T, Macefield R, Blencowe N, Milne TK, Reeves BC, Blazeby J (2016) Dressings for the prevention of surgical site infection. Cochrane Database Syst Rev. https://doi.org/10.1002/14651858.CD003091.pub4

Ebbelaar CCF, Venema AW, Van Dijk MR (2018) Topical Ivermectin in the treatment of papulopustular rosacea: a systematic review of evidence and clinical guideline recommendations. Dermatol Ther (Heidelb) 8:379–387

Eberlein T, Assadian O (2010) Clinical use of polihexanide on acute and chronic wounds for antisepsis and decontamination. Skin Pharmacol Physiol 23(Suppl 1):45–51

Ebner F, Heller A, Rippke F, Tausch I (2002) Topical use of dexpanthenol in skin disorders. Am J Clin Dermatol 3:427–433

El-Gohary M, van Zuuren EJ, Fedorowicz Z, Burgess H, Doney L, Stuart B, Moore M, Little P (2014) Topical antifungal treatments for tinea cruris and tinea corporis. Cochrane Database Syst Rev. https://doi.org/10.1002/14651858.CD009992.pub2

Erbagci Z (2004) Topical therapy for dermatophytoses. Should corticosteroids be included? Am J Clin Dermatol 5:375–384

European Medicines Agency (2009) Committee on herbal medicinal products (HMPC) assessment report on Hamamelis virginiana L, Cortex; Hamamelis virginiana L, Folium, Hamamelis virginiana L. Folium et cortex aut ramunculus destillatum. http://www.ema.europa.eu/ema/. Zugegriffen: 28. Sept. 2022

European Medicines Agency (2015) Committee on herbal medicinal Produkts (HMPC) assessment report on Matricaria recutita L., flos and Matricaria recutita L., aetheroleum. http://www.ema.europa.eu/ema/. Zugegriffen: 28. Sept. 2022

Evans RM, Mangelsdorf DJ (2014) Nuclear receptors, RXR, and the Big Bang. Cell 157:255–266

Feng X, Xiong X, Ran Y (2017) Efficacy and tolerability of amorolfine 5% nail lacquer in combination with systemic antifungal agents for onychomycosis: a meta-analysis and systematic review. Dermatol Ther. https://doi.org/10.1111/dth.12457

Ference JD, Last AR (2009) Choosing topical corticosteroids. Am Fam Physician 79:135–140

Fjeld H, Lingaas E (2016) Polyhexanide – safety and efficacy as an antiseptic. Tidsskr Nor Laegeforen 136:707–711

Fluhr JW, Degitz K (2010) Antibiotika, Azelainsäure und Benzoylperoxid in der topische Aknetherapie. J Dtsch Dermatol Ges 8(Suppl 1):S24–S30

Fölster-Holst R, Latussek E (2007) Synthetic tannins in dermatology – a therapeutic option in a variety of pediatric dermatoses. Pediatr Dermatol 24:296–301

Food and Drug Administration (2014) FDA warns of rare but serious hypersensitivity reactions with certain over-the-counter topical acne products. http://www.fda.gov/downloads/Drugs/DrugSafety/UCM402663.pdf. Zugegriffen: 28. Sept. 2022

Fowler J, Jarratt M, Moore A, Meadows K, Pollack A, Steinhoff M, Liu Y, Leoni M (2012) Once-daily topical brimonidine tartrate gel 0·5% is a novel treatment for moderate to severe facial erythema of rosacea: results of two multicentre, randomized, and vehicle-controlled studies. Br J Dermatol 166:633–641

Francis NA, Ridd MJ, Thomas-Jones E, Butler CC, Hood K, Shepherd V, Marwick CA, Huang C, Longo M, Wootton M, Sullivan F, CREAM Trial Management Group (2017) Oral and topical antibiotics for clinically infected eczema in children: a pragmatic randomized controlled trial in ambulatory care. Ann Fam Med 15:124–130

Freimooser S, Traidl S, Werfel T (2022) Entwicklung von neuen topischen Substanzen zur Therapie der atopischen Dermatitis. Hautarzt 73:514–519

Gaspari A, Tyring SK, Rosen T (2009) Beyond a decade of 5% imiquimod topical therapy. J Drugs Dermatol 8:467–474

Gemeinsamer Bundesausschuss (2021) Richtlinie des Gemeinsamen Bundesausschusses über die Verordnung von Arzneimitteln in der vertragsärztlichen Versorgung (Arzneimittel-Richtlinie/AM-RL) in der Fassung vom 18. Dezember 2008/22.Januar 2009 veröffentlicht im Bundesanzeiger 2009 Nr. 49a. https://www.g-ba.de/downloads/62-492-2565/AM-RL-2021-06-17_iK-2021-08-03_AT-02-08-2021-B5.pdf (Erstellt: 17. Juni 2021) (veröffentlicht im Bundesanzeiger (BAnz AT 2. Aug. 2021 B5) in Kraft getreten am 3. August 2021)

Gieselbach RJ, Muller-Hansma AH, Wijburg MT, de Bruin-Weller MS, van Oosten BW, Nieuwkamp DJ, Coenjaerts FE, Wattjes MP, Murk JL (2017) Progressive multifocal leukencephalopathy in patients treated with fumaric acid esters: a review of 19 cases. J Neurol 264:1155–1164

Glenn CJ, Kobraei KB, Russo JJ (2011) New-onset psoriasis associated with adalimumab: a report of two cases. Dermatol Online J 17:15

Gloor M (1982) Pharmakologie dermatologischer Externa. Springer, Berlin, Heidelberg, New York

Gold LS, Papp K, Lynde C, Lain E, Gooderham M, Johnson S, Kerrouche N (2017) Treatment of rosacea with concomitant use of topical Ivermectin 1% cream and Brimonidine 0.33% gel: a randomized, vehicle-controlled study. J Drugs Dermatol 16:909–916

Gollnick HP, Draelos Z, Glenn MJ, Rosoph LA, Kaszuba A, Cornelison R, Gore B, Liu Y, Graeber M (2009) Adapalene-benzoyl peroxide, a unique fixed-dose combination topical gel for the treatment of acne vulgaris: a transatlantic, randomized, double-blind, controlled study in 1670 patients. Br J Dermatol 161:1180–1189

Goreshi R, Samrao A, Ehst BD (2012) A double-blind, randomized, bilateral comparison of skin irritancy following application of the combination acne products clindamycin/tretinoin and benzoyl peroxide/adapalene. J Drugs Dermatol 11:1422–1426

Griffiths CE, Strober BE, van de Kerkhof P, Ho V, Fidelus-Gort R, Yeilding N, Guzzo C, Xia Y, Zhou B, Li S, Dooley LT, Goldstein NH, Menter A (2010) Comparison of ustekinumab and etanercept for moderate-to-severe psoriasis. N Engl J Med 362:118–128

Griffiths CEM, Armstrong AW, Gudjonsson JE, Barker JNWN (2021) Psoriasis. Lancet 397:1301–1315

Grillo-Ardila CF, Angel-Müller E, Salazar-Díaz LC, Gaitán HG, Ruiz-Parra AI, Lethaby A (2014) Imiquimod for anogenital warts in non-immunocompromised adults. Cochrane Database Syst Rev. https://doi.org/10.1002/14651858.CD010389.pub2

Grover C, Khurana A (2012) An update on treatment of onychomycosis. Mycoses 55:541–551

Gupta AK, Cherman AM, Tyring SK (2005) Viral and nonviral uses of imiquimod: a review. J Cut Med Surg 8:338–352

Gupta AK, Paquet M, Villanueva E, Brintnell W (2012) Interventions for actinic keratoses. Cochrane Database Syst Rev. https://doi.org/10.1002/14651858.CD004415.pub2

Hahn C, Röseler S, Fritzsche R, Schneider R, Merk HF (1993) Allergic contact reaction to dexpanthenol: lymphocyte transformation test and evidence for microsomal-dependent metabolism of the allergen. Contact Dermat 28:81–83

Hayden MK, Lolans K, Haffenreffer K, Avery TR, Kleinman K, Li H, Kaganov RE, Lankiewicz J, Moody J, Septimus E, Weinstein RA, Hickok J, Jernigan J, Perlin JB, Platt R, Huang SS (2016) Chlorhexidine and mupirocin susceptibility of methicillin-resistant staphylococcus aureus isolates in the REDUCE-MRSA trial. J Clin Microbiol 54:2735–2742

Hendriks AG, Keijsers RR, de Jong EM, Seyger MM, van de Kerkhof PC (2013a) Combinations of classical time-honoured topicals in plaque psoriasis: a systematic review. J Eur Acad Dermatol Venereol 27:399–410

Hendriks AG, Keijsers RR, de Jong EM, Seyger MM, van de Kerkhof PC (2013b) Efficacy and safety of combinations of first-line topical treatments in chronic plaque psoriasis: a systematic literature review. J Eur Acad Dermatol Venereol 27:931–951

Hengge UR, Ruzicka T, Schartz RA, Cork MJ (2006) Adverse effects of topical glucocorticosteroids. J Am Acad Dermatol 54:1–15

Hund M, Sinkgraven R, Rzany B (2004) Randomisierte, plazebokontrollierte klinische Doppelblindstudie zur Wirksamkeit und Verträglichkeit der oralen Therapie mit Methantheliniumbromid (Vagantin®) bei fokaler Hyperhidrose. J Dtsch Dermatol Ges 2:343–349

Jacobi A, Mayer A, Augustin M (2015) Keratolytics and emollients and their role in the therapy of psoriasis: a systematic review. Dermatol Ther 5:1–18

Jansen MHE, Kessels JPHM, Nelemans PJ, Kouloubis N, Arits AHMM, van Pelt HPA, Quaedvlieg PJF, Essers BAB, Steijlen PM, Kelleners-Smeets NWJ, Mosterd K (2019) Randomized trial of four treatment approaches for actinic keratosis. N Engl J Med 380:935–946

Johnson MR, Hageboutros A, Wang K, High L, Smith JB, Diasio RB (1999) Life-threatening toxicity in a dihydropyrimidine dehydrogenase-deficient patient after treatment with topical 5-fluorouracil. Clin Cancer Res 5:2006–2011

Ju HJ, Han JH, Kim MS, Lee SH, Shin JW, Choi M, Jeong KH, Han TY, Choi CW, Lee HJ, Oh SH, Lee SH, Kim DH, Shin J, Lee JH, Kim SS, Kang HY, Chang SE, Kim JS, Lee DY, Choi GS, Suh DH, Kim CY, Park CJ, Kim KH, Lee AY, Park CK, Lee MH, Bae JM (2021) The long-term risk of lymphoma and skin cancer did not increase after topical calcineurin inhibitor use and phototherapy in a cohort of 25,694 patients with vitiligo. J Am Acad Dermatol 84:1619–1627

van de Kerkhof PC, Kragballe K, Segaert S, Lebwohl M, International Psoriasis Council (2011) Factors impacting the combination of topical corticosteroid therapies for psoriasis: perspectives from the International Psoriasis Council. J Eur Acad Dermatol Venereol 25:1130–1139

Kim H, Alten R, Avedano L, Dignass A, Gomollón F, Greveson K, Halfvarson J, Irving PM, Jahnsen J, Lakatos PL, Lee J, Makri S, Parker B, Peyrin-Biroulet L, Schreiber S, Simoens S, Westhovens R, Danese S, Jeong JH (2020) The future of biosimilars: maximizing benefits across immune-mediated inflammatory diseases. Drugs 80:99–113

Koburger T, Hübner NO, Braun M, Siebert J, Kramer A (2010) Standardized comparison of antiseptic efficacy of triclosan, PVP-iodine, octenidine dihydrochloride, polyhexanide and chlorhexidine digluconate. J Antimicrob Chemother 65:1712–1719

Koning S, van der Sande R, Verhagen AP, van Suijlekom-Smit LWA, Morris AD, Butler CC, Berger M, van der Wouden JC (2012) Interventions for impetigo.

Cochrane Database Syst Rev. https://doi.org/10.1002/14651858.CD003261.pub3

Koo JYM (2005) New developments in topical sequential therapy for psoriasis. Skin Therapy Lett 10:1–4

Kreijkamp-Kaspers S, Hawke K, Guo L, Kerin G, Bell-Syer SEM, Magin P, Bell-Syer SV, van Driel ML (2017) Oral antifungal medication for toenail onychomycosis. Cochrane Database Syst Rev. https://doi.org/10.1002/14651858.CD010031.pub2

von Krogh G (1978) Topical treatment of penile condylomata acuminata with podophyllin, podophyllotoxin and colchicine. A comparative study. Acta Derm Venereol 58:163–168

Kujath P, Michelsen A (2008) Wunden – von der Physiologie zum Verband. Dtsch Arztebl 105:239–248

Küster W, Bohnsack K, Rippke F, Upmeyer HJ, Groll S, Traupe H (1998) Efficacy of urea therapy in children with ichthyosis. A multicenter randomized, placebo-controlled, double-blind, semilateral study. Dermatology 196:217–222

Kwok CS, Gibbs S, Bennett C, Holland R, Abbott R (2012) Topical treatments for cutaneous warts. Cochrane Database Syst Rev. https://doi.org/10.1002/14651858.cd001781.pub3

Kyoreva M, Li Y, Hoosenally M, Hardman-Smart J, Morrison K, Tosi I, Tolaini M, Barinaga G, Stockinger B, Mrowietz U, Nestle FO, Smith CH, Barker JN, Di Meglio P (2021) CYP1A1 Enzymatic activity influences skin inflammation via regulation of the AHR pathway. J Invest Dermatol 141:1553–1563

Lachapelle JM (2014) A comparison of the irritant and allergenic properties of antiseptics. Eur J Dermatol 24:3–9

Lam M, Zhu JW, Tadrous M, Drucker AM (2021) Association between topical calcineurin inhibitor use and risk of cancer, including lymphoma, keratinocyte carcinoma, and melanoma: a systematic review and meta-analysis. JAMA Dermatol 157:549–558

Langley RG, Elewski BE, Lebwohl M, Reich K, Griffiths CE, Papp K, Puig L, Nakagawa H, Spelman L, Sigurgeirsson B, Rivas E, Tsai TF, Wasel N, Tyring S, Salko T, Hampele I, Notter M, Karpov A, Helou S, Papavassilis C (2014) Secukinumab in plaque psoriasis-results of two phase 3 trials. N Engl J Med 371:326–338

Langley RG, Lebwohl M, Krueger GG, Szapary PO, Wasfi Y, Chan D, Hsu MC, You Y, Poulin Y, Korman N, Prinz JC, Reich K (2015) Long-term efficacy and safety of ustekinumab, with and without dosing adjustment, in patients with moderate-to-severe psoriasis: results from the PHOENIX 2 study through 5 years of follow-up. Br J Dermatol 172:1371–1383

Langley RG, Tsai TF, Flavin S, Song M, Randazzo B, Wasfi Y, Jiang J, Li S, Puig L (2018) Efficacy and safety of guselkumab in patients with psoriasis who have an inadequate response to ustekinumab: results of the randomized, double-blind, phase III NAVIGATE trial. Br J Dermatol 178:114–123

Langner A, Sheehan-Dare R, Layton A (2007) A randomized, single-blind comparison of topical clindamycin + benzoyl peroxide (Duac) and erythromycin + zinc acetate (Zineryt) in the treatment of mild to moderate facial acne vulgaris. J Eur Acad Dermatol Venereol 21:311–319

Lansdown AB, Mirastschijski U, Stubbs N, Scanlon E, Ågren MS (2007) Zinc in wound healing: theoretical, experimental, and clinical aspects. Wound Repair Regen 15:2–16

Lauffer F, Biedermann T (2022) Einschätzungen zur Therapie der moderaten bis schweren atopischen Dermatitis mit Januskinaseinhibitoren. Hautarzt 73:520–528

Layton AM, Schaller M, Homey B, Hofmann MA, Bewley AP, Lehmann P, Nohlgård C, Sarwer DB, Kerrouche N, Ma YM (2015) Brimonidine gel 0.33% rapidly improves patient-reported outcomes by controlling facial erythema of rosacea: a randomized, double-blind, vehicle-controlled study. J Eur Acad Dermatol Venereol 29:2405–2410

Lohde H, Stahlmann R (Hrsg.) (2004): Nadifloxacin – irrationaler Einsatz eines Fluorchinolons zur lokalen Aknetherapie. Zeitschr Chemother 25: 27–29

Løkkevik E, Skovlund E, Reitan JB, Hannisdal E, Tanum G (1996) Skin treatment with Bepanthen cream versus no cream during radiotherapy. Acta Oncol 35:1021–1026

Lopaschuk CR (2013) New approach to managing genital warts. Can Fam Physician 59:731–736

Luger TA, Loske KD, Elsner P, Kapp A, Kerscher M, Korting HC, Krutmann J, Niedner R, Röcken M, Ruzicka T, Schwarz T (2004) Topische Dermatotherapie mit Glukokortikoiden – Therapeutischer Index. J Deut Dermatol Gesell 2:629–634

Margosian E What's coming down the psoriasis pipeline. American Academy of Dermatology Dermworld weekly. https://www.aad.org/dw/weekly (Erstellt: 1. Aug. 2021). Zugegriffen: 5. Aug. 2021

McClellan KJ, Noble S (2000) Topical metronidazole. A review of its use in rosacea. Am J Clin Dermatol 1:191–199

McNeil JC, Hulten KG, Kaplan SL, Mason EO (2014) Decreased susceptibilities to retapamulin, mupirocin, and chlorhexidine among staphylococcus aureus isolates causing skin and soft tissue infections in otherwise healthy children. Antimicrob Agents Chemother 58:2878–2883

Medicines and Healthcare Products Regulatory Agency (MRHA) (2016) Brimonidine gel (Mirvaso): risk of exacerbation of rosacea. https://www.gov.uk/drug-safety-update/brimonidine-gel-mirvaso-risk-of-exacerbation-of-rosacea (Erstellt: 8. Nov. 2016)

Menezes de Padua CA, Schnuch A, Nink K, Pfahlberg A, Uter W (2008) Allergic contact dermatitis to topical drugs – epidemiological risk assessment. Pharmacoepidemiol Drug Safety 17:813–821

Merk HF (2021) Hauttumoren im Visier. Teil 1: Klassische medikamentöse Behandlung. Teil 2: Fortschritte in der medikamentösen Therapie von Hauttumoren. Dtsch Apoth Z 161:36–46

Merk HF (2007) Topical diclofenac in the treatment of actinic keratoses. Int J Dermatol 46:12–18

Moore ZEH, Cowman S (2013) Wound cleansing for pressure ulcers. Cochrane Database Syst Rev. https://doi.org/10.1002/14651858.CD004983.pub3

Mrowietz U, Szepietowski JC, Loewe R, van de Kerkhof P, Lamarca R, Ocker WG, Tebbs VM, Pau-Charles I (2017) Efficacy and safety of LAS41008 (dimethyl fumarate) in adults with moderate-to-severe chronic plaque psoriasis: a randomized, double-blind, Fumaderm(®)- and placebo-controlled trial (BRIDGE). Br J Dermatol 176:615–623

Muller A, Talon D, Potier A, Belle E, Cappelier G, Bertrand X (2005) Use of intranasal mupirocin to prevent methicillin-resistant staphylococcus aureus infection in intensive care units. Crit Care 9:R246–R250

Müller C, Berensmeier A, Hamm H, Dirschka T, Reich K, Fischer T, Rzany B (2013) Efficacy and safety of methantheline bromide (Vagantin(®)) in axillary and palmar hyperhidrosis: results from a multicenter, randomized, placebo-controlled trial. J Eur Acad Dermatol Venereol 27:1278–1284

Nast A, Altenburg A, Augustin M, Boehncke WH, Härle P, Klaus J, Koza J, Mrowietz U, Ockenfels HM, Philipp S, Reich K, Rosenbach T, Schlaeger M, Schmid-Ott G, Sebastian M, von Kiedrowski R, Weberschock T, Dressler C (2021) S3-Leitlinie Therapie der Psoriasis vulgaris AWMF-Register-Nr.: 013–001 mit Appendix. Stand: 19.02.2021, gültig bis 30.09.2022. https://www.awmf.org/leitlinien/detail/ll/013-001.html

Nguyen ED, Gabel CK, Kroshinsky D (2021) Assessing the incidence of skin and soft tissue infection in patients on biologics. J Am Acad Dermatol 85:604–610

Nieuwkamp DJ, Murk JL, van Oosten BW, Cremers CH, Killestein J, Viveen MC, Van Hecke W, Frijlink DW, Wattjes MP (2015) PML in a patient without severe lymphocytopenia receiving dimethyl fumarate. N Engl J Med 372:1474–1476

Nímia HH, Carvalho VF, Isaac C, Souza FÁ, Gemperli R, Paggiaro AO (2019) Comparative study of Silver Sulfadiazine with other materials for healing and infection prevention in burns: a systematic review and meta-analysis. Burns 45:282–292

O'Meara S, Cullum N, Nelson EA, Dumville JC (2012) Compression for venous leg ulcers. Cochrane Database Syst Rev. https://doi.org/10.1002/14651858.CD000265.pub3

O'Meara S, Al-Kurdi D, Ologun Y, Ovington LG, Martyn-St JM, Richardson R (2014) Antibiotics and antiseptics for venous leg ulcers. Cochrane Database Syst Rev. https://doi.org/10.1002/14651858.CD003557.pub5

Paller AS, Fölster-Holst R, Chen SC, Diepgen TL, Elmets C, Margolis DJ, Pollock BH (2020) No evidence of increased cancer incidence in children using topical tacrolimus for atopic dermatitis. J Am Acad Dermatol 83:375–381

Papp K, Reich K, Leonardi CL, Kircik L, Chimenti S, Langley RG, Hu C, Stevens RM, Day RM, Gordon KB, Korman NJ, Griffiths CE (2015) Apremilast, an oral phosphodiesterase 4 (PDE4) inhibitor, in patients with moderate to severe plaque psoriasis: results of a phase III, randomized, controlled trial (efficacy and safety trial evaluating the effects of Apremilast in psoriasis [ESTEEM] 1). J Am Acad Dermatol 73:37–49

Patry J, Blanchette V (2017) Enzymatic debridement with collagenase in wounds and ulcers: a systematic review and meta-analysis. Int Wound J 14:1055–1065

Paul C, Cather J, Gooderham M, Poulin Y, Mrowietz U, Ferrandiz C, Crowley J, Hu C, Stevens RM, Shah K, Day RM, Girolomoni G, Gottlieb AB (2015) Efficacy and safety of apremilast, an oral phosphodiesterase 4 inhibitor, in patients with moderate-to-severe plaque psoriasis over 52 weeks: a phase III, randomized controlled trial (ES-TEEM 2). Br J Dermatol 173:1387–1399

Penso L, Dray-Spira R, Weill A, Vegas PL, Zureik M, Sbidian E (2021) Association between biologics use and risk of serious infection in patients with psoriasis. JAMA Dermatol. https://doi.org/10.1001/jamadermatol.2021.2599

Raharja A, Mahil SK, Barker JN (2021) Psoriasis: a brief overview. Clin Med (Lond) 21:170–173

Ramos-e-Silva M, Lima CM, Schechtman R, Trope MB, Carneiro S (2012) Systemic mycoses in immunodepressed patients (AIDS). Clin Dermatol 30:616–627

Rashaan ZM, Krijnen P, Klamer RR, Schipper IB, Dekkers OM, Breederveld RS (2014) Nonsilver treatment vs. silver sulfadiazine in treatment of partial-thickness burn wounds in children: a systematic review and meta-analysis. Wound Repair Regen 22:473–482

Rathi SK, D'Souza P (2012) Rational and ethical use of topical corticosteroids based on safety and efficacy. Indian J Dermatol 57:251–259

Reich K, Gooderham M, Green L, Bewley A, Zhang Z, Khanskaya I, Day RM, Goncalves J, Shah K, Piguet V, Soung J (2017a) The efficacy and safety of apremilast, etanercept and placebo in patients with moderate-to-severe plaque psoriasis: 52-week results from a phase IIIb, randomized, placebo-controlled trial (LIBERATE). J Eur Acad Dermatol Venereol 31:507–517

Reich K, Armstrong AW, Foley P, Song M, Wasfi Y, Randazzo B, Li S, Shen YK, Gordon KB (2017b) Efficacy and safety of guselkumab, an anti-interleukin-23 monoclonal antibody, compared with adalimumab for the treatment of patients with moderate to severe psoriasis with randomized withdrawal and retreatment: results from the phase III, double-blind, placebo- and active comparator-controlled VOYAGE 2 trial. J Am Acad Dermatol 76:418–431

Rendon A, Schäkel K (2019) Psoriasis pathogenesis and treatment. Int J Mol Sci 20:1475

Ribeiro CTD, Dias FAL, Fregonezi GAF (2022) Hydrogel dressings for venous leg ulcers. Cochrane Database Syst Rev. https://doi.org/10.1002/14651858.CD010738.pub2

Ring J, Fröhlich HH (1985) Wirkstoffe in der dermatologischen Therapie, 2. Aufl. Springer, Berlin Heidelberg, New York

Rotta I, Sanchez A, Gonçalves PR, Otuki MF, Correr CJ (2012) Efficacy and safety of topical antifungals in the treatment of dermatomycosis: a systematic review. Br J Dermatol 166:927–933

Saco M, Howe N, Nathoo R, Cherpelis B (2016) Comparing the efficacies of alginate, foam, hydrocolloid, hydrofiber, and hydrogel dressings in the management of diabetic foot ulcers and venous leg ulcers: a systematic review and meta-analysis examining how to dress for success. Dermatol Online J 22:13030/qt7ph5v17z

Samrao A, Cockerell CJ (2013) Pharmacotherapeutic management of actinic keratosis: focus on newer topical agents. Am J Clin Dermatol 14:273–237

Saraswat A (2014) Ethical use of topical corticosteroids. Indian J Dermatol 59:469–472

Sawyer LM, Cornic L, Levin LÅ, Gibbons C, Møller AH, Jemec GB (2019) Long-term efficacy of novel therapies in moderate-to-severe plaque psoriasis: a systematic review and network meta-analysis of PASI response. J Eur Acad Dermatol Venereol 33:355–366

Sbidian E, Chaimani A, Garcia-Doval I, Doney L, Dressler C, Hua C, Hughes C, Naldi L, Afach S, Le Cleach L (2022) Systemic pharmacological treatments for chronic plaque psoriasis: a network meta-analysis. Cochrane Database Syst Rev. https://doi.org/10.1002/14651858.CD011535.pub5

Schaller M, Friedrich M, Papini M, Pujol RM, Veraldi S (2016) Topical antifungal-corticosteroid combination therapy for the treatment of superficial mycoses: conclusions of an expert panel meeting. Mycoses 59:365–373

Schöfer H, Simonsen L (2010) Fusidic acid in dermatology: an updated review. Eur J Dermatol 20:6–15

Senner S, Eicher L, Aszodi N, Prinz JC, French LE, Wollenberg A (2020) Psoriasis bei Dupilumab-behandeltem atopischem Ekzem. Hautarzt 71:383–386

Shmidt E, Wetter DA, Ferguson SB, Pittelkow MR (2011) Psoriasis and palmoplantar pustulosis associated with tumor necrosis factor-α inhibitors: the Mayo Clinic experience, 1998 to 2010. J Am Acad Dermatol 67:e179–e185

Singal A, Khanna D (2011) Onychomycosis: diagnosis and management. Indian J Dermatol Venereol Leprol 77:659–672

Singh S, Fatima Z, Hameed S (2015) Predisposing factors endorsing Candida infections. Infez Med 23:211–223

Solares CA, Batra PS, Hall GS, Citardi MJ (2006) Treatment of chronic rhinosinusitis exacerbations due to methicillin-resistant staphylococcus aureus with mupirocin irrigations. Am J Otolaryngol 27:161–165

Steeb T, Wessely A, Petzold A, Brinker TJ, Schmitz L, Leiter U, Garbe C, Schöffski O, Berking C, Heppt MV (2021) Evaluation of long-term clearance rates of interventions for actinic keratosis: a systematic review and network meta-analysis. JAMA Dermatol. https://doi.org/10.1001/jamadermatol.2021.2779

Gold SL, Kircik L, Fowler J, Jackson JM, Tan J, Draelos Z, Fleischer A, Appell M, Steinhoff M, Lynde C, Sugarman J, Liu H, Jacovella J (2014) Long-term safety of ivermectin 1% cream vs azelaic acid 15% gel in treating inflammatory lesions of rosacea: results of two 40-week controlled, investigator-blinded trials. J Drugs Dermatol 13:1380–1386

Sticherling M, Mrowietz U, Augustin M, Thaçi D, Melzer N, Hentschke C, Kneidl J, Sieder C, Reich K (2017) Secukinumab is superior to fumaric acid esters in treating subjects with moderate to severe plaque psoriasis who are Naïve to systemic treatments: results from the randomized controlled PRIME trial. Br J Dermatol Br J Dermatol 177:1024–1032

Stockfleth E, Beti H, Orasan R, Grigorian F, Mescheder A, Tawfik H, Thielert C (2008) Topical polyphenon E in the treatment of external genital and perianal warts: a randomized controlled trial. Br J Dermatol 158:1329–1338

Stockfleth E, Kerl H, Zwingers T, Willers C (2011) Low-dose 5-fluorouracil in combination with salicylic acid as a new lesion-directed option to treat topically actinic keratoses: histological and clinical study results. Br J Dermatol 165:1101–1108

Strober B, Gottlieb AB, Sherif B, Mollon P, Gilloteau I, McLeod L, Fox T, Mordin M, Gnanasakthy A, Papavassilis C, Lebwohl MG (2017) Secukinumab sustains early patient-reported outcome benefits through 1 year: results from 2 phase III randomized placebo-controlled clinical trials comparing secukinumab with etanercept. J Am Acad Dermatol 76:655–661

Subissi A, Monti D, Togni G, Mailland F (2010) Ciclopirox: recent nonclinical and clinical data relevant to its use as a topical antimycotic agent. Drugs 70:2133–2152

Taieb A, Ortonne JP, Ruzicka T, Roszkiewicz J, Berth-Jones J, Peirone MH, Jacovella J (2015) Superiority of ivermectin 1% cream over metronidazole 0·75% cream in treating inflammatory lesions of rosacea: a randomized, investigator-blinded trial. Br J Dermatol 172:1103–1110

Tatti S, Swinehart JM, Thielert C, Tawfik H, Mescheder A, Beutner KR (2008) Sinecatechins, a defined green tea extract, in the treatment of external anogenital warts: a randomized controlled trial. Obstet Gynecol 111:1371–1379

Thaçi D, Schöfer H (2005) Topische Antibiotika zur Therapie von Hautinfektionen. Hautarzt 56:381–396

Thaçi D, Blauvelt A, Reich K, Tsai TF, Vanaclocha F, Kingo K, Ziv M, Pinter A, Hugot S, You R, Milutinovic M (2015) Secukinumab is superior to ustekinumab in clearing skin of subjects with moderate to severe plaque psoriasis: CLEAR, a randomized controlled trial. J Am Acad Dermatol 73:400–409

Thaçi D, Pinter A, Sebastian M, Termeer C, Sticherling M, Gerdes S, Wegner S, Krampe S, Bartz H, Rausch C, Mensch A, Eyerich K (2019) Guselkumab is superior to fumaric acid esters in patients with moderate-to-severe plaque psoriasis who are naive to systemic treatment: results from a randomized, active-comparator-controlled phase IIIb trial (POLARIS). Br J Dermatol. https://doi.org/10.1111/bjd.18696

Thiboutot D, Dréno B, Sanders V, Rueda MJ, Gollnick H (2020) Changes in the management of acne: 2009–2019. J Am Acad Dermatol 82:1268–1269

Thiboutot DM, Dréno B, Abanmi A, Alexis AF, Araviiskaia E, Barona Cabal MI, Bettoli V, Casintahan F, Chow S, da Costa A, El Ouazzani T, Goh CL, Gollnick HPM, Gomez M, Hayashi N, Herane MI, Honeyman J, Kang S, Kemeny L, Kubba R, Lambert J, Layton AM, Leyden JJ, López-Estebaranz JL, Noppakun N, Ochsendorf F, Oprica C, Orozco B, Perez M, Piquero-Martin J, See JA, Suh DH, Tan J, Lozada VT, Troielli P, Xiang LF (2018) Practical management of acne for clinicians: an international consensus from the Global Alliance to Improve Outcomes in Acne. J Am Acad Dermatol 78(2 Suppl 1):S1–S23.e1

Thiboutot DM, Weiss J, Bucko A, Eichenfield L, Jones T, Clark S, Liu Y, Graeber M, Kang S, Adapalene-BPO Study Group (2007) Adapalene-benzoyl peroxide, a fixed-dose combination for the treatment of acne vulgaris: results of a multicenter, randomized double-blind, controlled study. J Am Acad Dermatol 57:791–799

Thurgar E, Barton S, Karner C, Edwards SJ (2016) Clinical effectiveness and cost-effectiveness of interventions for the treatment of anogenital warts: systematic review and economic evaluation. Health Technol Assess 20(v–vi):1–486

Udompataikul M, Limpa-o-vart D (2012) Comparative trial of 5% dexpanthenol in water-in-oil formulation with 1% hydrocortisone ointment in the treatment of childhood atopic dermatitis: a pilot study. J Drugs Dermatol 11:366–374

Valente Duarte de Sousa IC (2014) Novel pharmacological approaches for the treatment of acne vulgaris. Expert Opin Investig Drugs 23:1389–1410

Wananukul S, Limpongsanuruk W, Singalavanija S, Wisuthsarewong W (2006) Comparison of dexpanthenol and zinc oxide ointment with ointment base in the treatment of irritant diaper dermatitis from diarrhea: a multicenter study. J Med Assoc Thai 89:1654–1658

Werfel T, Heratizadeh A, Aberer W, Ahrens F, Augustin M, Biedermann T, Diepgen T, Fölster-Holst R, Kahle J, Kapp A, Nemat K, Peters E, Schlaeger M, Schmid-Grendelmeier P, Schmitt J, Schwennesen T, Staab D, Traidl-Hoffmann C, Werner R, Wollenberg A, Worm M, Ott H (2021) Update „Systemic treatment of atopic dermatitis" of the S2k-guideline on atopic dermatitis. J Dtsch Dermatol Ges 19:151–168

Werner RN, Westfechtel L, Dressler C, Nast A (2017) Self-administered interventions for anogenital warts in immunocompetent patients: a systematic review and meta-analysis. Sex Transm Infect 93:155–161

Wheat CM, Bickley RJ, Hsueh YH, Cohen BA (2017) Current trends in the use of two combination antifungal/corticosteroid creams. J Pediatr 186:192–195

Williams H (2002) New treatments for topic dermatitis. Brit Med J 324:1533–1534

Williamson DA, Carter GP, Howden BP (2017) Current and emerging topical antibacterials and antiseptics: agents, action, and resistance patterns. Clin Microbiol Rev 30(3):827–860

Willy C, Stichling M, Müller M, Gatzer R, Kramer A, Vogt D (2016) Akute Maßnahmen beim „limb salvage" – Prozedere Teil 2. Debridement, Lavagetechniken und antiinfektiöse Strategien. Unfallchirurg 119:388–399

Wohlrab J (2016) Topika und deren Einsatz in der Dermatologie. J Dtsch Dermatol Ges 14:1061–1071

Wollenberg A, Christen-Zäch S, Taieb A, Paul C, Thyssen JP, de Bruin-Weller M, Vestergaard C, Seneschal J, Werfel T, Cork MJ, Kunz B, Fölster-Holst R, Trzeciak M, Darsow U, Szalai Z, Deleuran M, von Kobyletzki L, Barbarot S, Heratizadeh A, Gieler U, Hijnen DJ, Weidinger S, De Raeve L, Svensson Å, Simon D, Stalder JF, Ring J (2020) Eczema task force 2020 position paper on diagnosis and treatment of atopic dermatitis in adults and children. J Eur Acad Dermatol Venereol 34:2717–2744

Wong RK, Bensadoun RJ, Boers-Doets CB, Bryce J, Chan A, Epstein JB, Eaby-Sandy B, Lacouture ME (2013) Clinical practice guidelines for the prevention and treatment of acute and late radiation reactions from the MASCC Skin Toxicity Study Group. Support Care Cancer 21:2933–2948

Worret WI, Fluhr JW (2006) Acne therapy with topical benzoyl peroxide, antibiotics and azelaic acid. J Dtsch Dermatol Ges 4:293–300

Zaenglein AL, Pathy AL, Schlosser BJ, Alikhan A, Baldwin HE, Berson DS, Bowe WP, Graber EM, Harper JC, Kang S, Keri JE, Leyden JJ, Reynolds RV, Silverberg NB, Gold SLF, Tollefson MM, Weiss JS, Dolan NC, Sagan AA, Stern M, Boyer KM, Bhushan R (2016) Guidelines of care for the management of acne vulgaris. J Am Acad Dermatol 74:945–973.e33

Zhu TH, Nakamura M, Abrouk M, Farahnik B, Koo J, Bhutani T (2016) Demyelinating disorders secondary to TNF-inhibitor therapy for the treatment of psoriasis: a review. J Dermatolog Treat 2:1–8

van Zuuren EJ, Fedorowicz Z, Arents BWM (2017) Emollients and moisturizers for eczema: abridged Cochrane systematic review including GRADE assessments. Br J Dermatol 177:1256–1271

van Zuuren EJ, Fedorowicz Z, Tan J, van der Linden MMD, Arents BWM, Carter B, Charland L (2019) Interventions for rosacea based on the phenotype approach: an updated systematic review including GRADE assessments. Br J Dermatol 181:65–79

van Zuuren EJ, Arents BWM, van der Linden MMD, Vermeulen S, Fedorowicz Z, Tan J (2021) Rosacea: new concepts in classification and treatment. Am J Clin Dermatol 22:457–465

Allergien

Anette Zawinell und Roland Seifert

Auf einen Blick

Verordnungsprofil Größte Gruppe der Antiallergika sind die allergenspezifischen Immuntherapeutika bei allergisch bedingten Atemwegskrankheiten mit einem Verordnungsanteil von 56 %. Danach folgen H_1-Antihistaminika (H_1-Rezeptor-Antagonisten), die vor allem zur Behandlung des Heuschnupfens, der allergischen Bindehautentzündung und der Urtikaria eingesetzt werden.

Trend Die Verordnungsvolumina der wenig sedierenden H_1-Antihistaminika haben zugenommen, während die Verordnungen sedierender H_1-Antihistaminika rückläufig sind. Das Einsparpotenzial bei den wenig sedierenden H_1-Antihistaminika durch preisgünstige Generika beträgt 32 Mio. €. Bei der allergenspezifischen Immuntherapie entfällt der größte Teil auf Präparate mit Allergenen aus Gräser- und Getreidepollen. Im Jahr 2022 sind immer noch drei Präparate mit Nettokosten von 53 Mio. € ohne reguläre Zulassung unter den 3.000 am häufigsten verordneten Arzneimitteln vertreten.

Antiallergika werden zur Behandlung der allergischen Rhinitis und Konjunktivitis, des Asthma bronchiale, allergischer Hautreaktionen (z. B. Urtikaria, Pruritus) und generalisierter allergischer Krankheiten (z. B. Insektengiftallergien, anaphylaktische Reaktionen) eingesetzt. In diesem Kapitel werden schwerpunktmäßig H_1-Antihistaminika, Epinephrin für die Notfallbehandlung und Präparate der allergenspezifischen Immuntherapie (Therapieallergene) besprochen. Weitere Arzneimittel zur Behandlung von Allergien werden in den Kapiteln über Bronchospasmolytika (▶ Kap. 31), Corticosteroide (▶ Kap. 20), Dermatika (▶ Kap. 35), Ophthalmika (▶ Kap. 29) und Rhinologika (▶ Kap. 32) dargestellt.

Das Verordnungsvolumen der Antihistaminika war in den letzten vier Jahren weitgehend konstant (◘ Abb. 36.1). Demgegenüber sind die Verordnungen der allergenspezifischen Immuntherapeutika im Verordnungsjahr 2022 deutlich gesunken. Der Rückgang der Verordnung von Hyposensibilisierungsmitteln bei gleichzeitigem Anstieg einzelner Präparate zur sublingualen Immuntherapie (SLIT; siehe ◘ Abb. 36.1 und ◘ Tab. 36.3–36.6) ist mit den Auswirkungen der Covid-19-Pandemie wie Unterbrechungen bei der Verabreichung von Injektionen bei der subkutanen Immuntherapie (SCIT) in den Praxen sowie möglichen Behandlungsalternativen im Zusammenhang zu sehen.

36.1 H_1-Antihistaminika (H_1-Rezeptor-Antagonisten)

Systemisch anwendbare Antihistaminika (H_1-Rezeptor-Antagonisten) sind zur symptomatischen Linderung der allergischen Rhinitis und der Urtikaria geeignet. Die ersten Vertreter wurden vor über 80 Jahren eingeführt. Sie haben allerdings ausgeprägte unerwünschte sedierende und antimuskarinerge Wirkungen und werden nur noch selten für diese Indikation eingesetzt. In den letzten 30 Jahren wurden sie weitgehend durch die wenig sedierenden H_1-Antihistaminika (H_1-Rezeptor-Antagonisten) verdrängt. Führende Vertreter sind

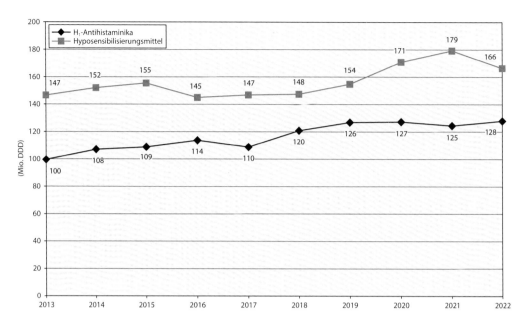

◻ **Abb. 36.1** Verordnungen von Antiallergika 2013 bis 2022. Gesamtverordnungen nach definierten Tagesdosen

◻ **Tab. 36.1** Verordnungen von wenig sedierenden H$_1$-Antihistaminika 2022. Angegeben sind die 2022 verordneten Tagesdosen, die Änderungen gegenüber 2021 und die mittleren Kosten je DDD 2022

Präparat	Bestandteile	DDD Mio.	Änderung %	DDD-Nettokosten Euro
Cetirizin				
Cetirizin-ADGC	Cetirizin	4,5	(−10,4)	0,13
Cetirizin AL	Cetirizin	2,6	(−17,7)	0,41
Cetirizin-ratiopharm	Cetirizin	2,5	(+15,3)	0,77
Cetirizin AbZ	Cetirizin	1,5	(+66,2)	0,13
Cetirizin HEXAL	Cetirizin	1,1	(+18,6)	0,77
Cetirizin beta	Cetirizin	0,25	(−9,6)	0,61
Cetirizin Aristo	Cetirizin	0,21	(+92,6)	0,64
		12,7	**(+0,7)**	**0,39**
Fexofenadin				
Fexofenadin Winthrop	Fexofenadin	26,8	(−4,1)	0,40
Fexofenaderm	Fexofenadin	1,8	(+346,3)	0,38
Fexofenadinhydrochlorid Cipla	Fexofenadin	1,7	(+31,0)	0,35
		30,4	**(+2,3)**	**0,40**

Kapitel 36 · Allergien

Tab. 36.1 (Fortsetzung)

Präparat	Bestandteile	DDD Mio.	Änderung %	DDD-Nettokosten Euro
Ebastin				
Ebastel	Ebastin	13,3	(+9,6)	0,36
Ebastin Aristo	Ebastin	10,0	(−27,7)	0,36
Ebastin Micro Labs	Ebastin	6,8	(+349,4)	0,35
		30,2	**(+9,4)**	**0,36**
Levocetirizin				
Levocetirizin TAD	Levocetirizin	1,6	(−26,4)	0,33
Xusal/-akut	Levocetirizin	1,1	(−13,7)	0,55
Levocetirizin Micro Labs	Levocetirizin	1,1	(+107,3)	0,25
		3,8	**(−4,9)**	**0,37**
Rupatadin				
Rupatadin Bluefish	Rupatadin	4,4	(+9,3)	0,50
Rupafin	Rupatadin	2,6	(+31,5)	0,47
Urtimed	Rupatadin	1,9	(−31,6)	0,53
Rupatadin AL	Rupatadin	0,90	(+77,5)	0,49
		9,8	**(+5,5)**	**0,50**
Desloratadin				
Aerius	Desloratadin	6,5	(−24,5)	0,40
Desloratadin/Deslora-1 A Pharma	Desloratadin	5,6	(+24,1)	0,46
Dasselta	Desloratadin	4,4	(−25,8)	0,49
Desloratadin-PUREN DesloPUREN	Desloratadin	4,3	(+138,3)	0,50
Deslora Denk	Desloratadin	1,5	(+67,3)	0,36
Desloratadin-ADGC	Desloratadin	0,98	(+110,6)	0,18
Desloratadin Aristo	Desloratadin	0,57	(−38,0)	1,42
		23,9	**(+3,3)**	**0,46**
Weitere wenig sedierende Antihistaminika				
Lora ADGC	Loratadin	2,2	(−1,8)	0,12
Mizollen	Mizolastin	1,1	(−2,1)	0,63
		3,3	**(−1,9)**	**0,29**
Summe		**114,1**	**(+4,0)**	**0,40**

Cetirizin, Fexofenadin, Ebastin, Levocetirizin, Rupatadin und Desloratadin (◐ Tab. 36.1). Bei fast allen Arzneistoffen ist inzwischen der Patentschutz abgelaufen, sodass Generika die Verordnungslandschaft bestimmen. In klinischen Studien der verschiedenen Arzneistoffe wurden vergleichbare Effekte auf die Reduktion allergischer Symptome beobachtet, sodass es keine Evidenz für die Überlegenheit eines Vertreters dieser Arzneistoffgruppe gibt (Übersicht bei Wheatley und Togias 2015). Insgesamt sind die Verordnungen im vergangenen Jahr etwas angestiegen (◐ Tab. 36.1). Am preisgünstigsten sind einige Cetirizin- und Loratadingenerika.

Die wenig sedierenden H_1-Antihistaminika haben DDD-Kosten von 0,12 bis zu 1,42 € (◐ Tab. 36.1). Da die Arzneistoffe therapeutisch äquivalent sind, ließe sich durch konsequente Verschreibung der preiswertesten Generika bei einem Volumen von 114 Mio. DDD und Nettokosten von 46 Mio. € ein Einsparpotenzial von 32 Mio. € realisieren. Rabattvereinbarungen von Krankenkassen sind in dieser Rechnung nicht berücksichtigt, da sie nicht öffentlich zugänglich sind. Bei kleinen Packungen rezeptfreier Generika (z. B. *Cetirizin AbZ*, 20 Tbl. 10 mg 2,93 €) ist der Preis sogar deutlich niedriger als die Mindestzuzahlung von 5 €.

Die Verordnungen der sedierenden H_1-Antihistaminika sind 2022 erneut gesunken (◐ Tab. 36.2). Dies ist aus pharmakotherapeutischer Sicht sinnvoll, da die Aufmerksamkeit und Verkehrstüchtigkeit sinkt, insbesondere in Kombination mit Alkohol (Hetland und Carr 2014). Die lokale Anwendung von Antihistaminika auf der Haut ist aus dermatologischer Sicht problematisch. Sie sind wenig wirksam und können bei längerer Anwendung Sensibilisierungen und Kontaktdermatitiden auslösen (O'Neill und Forsyth 1988; Valsecchi et al. 1994).

36.2 Adrenalin (Epinephrin)

Epinephrinpräparate zur Notfallbehandlung von schweren akuten allergischen Reaktionen wurden 2022 vermehrt verordnet (◐ Tab. 36.2). Die Präparate besitzen eine positive Bewertung in den aktuellen Therapierichtlinien (Ring et al. 2018, 2021). Adrenalin (Epinephrin) ist einer der potentesten Agonisten der adrenergen Alpha- und Betarezeptoren und vermindert die Symptome einer akuten allergischen Reaktion durch Vasokonstriktion, verminderte Gefäßpermeabilität, Bronchodilatation, Ödemreduktion und positive kardiale Inotropie. Es sind mehrere Präparate in Form von Autoinjektoren zur einmaligen Anwendung verfügbar, die in Notfallsituationen von den Patientinnen und Patienten selbst oder von einer Begleitperson intramuskulär injiziert werden können, wenn keine sofortige ärztliche Hilfe erreichbar ist. Die Wirkung tritt etwa 8 min nach intramuskulärer Gabe ein und ist bei herzgesunden Personen nicht mit schweren Nebenwirkungen verbunden (Übersicht bei Rietschel et al. 2013). Die Autoinjektoren sind unverhältnismäßig teuer und haben nur eine begrenzte Haltbarkeit (18 Monate). Ein weiteres Problem ist, dass in einigen Fällen der Autoinjektionsmechanismus defekt ist, sodass inzwischen empfohlen wird, jedem Patienten mindestens zwei Autoinjektoren zu verschreiben (Ring et al. 2021). Dadurch steigen die Verordnungszahlen und Therapiekosten. Eine Preissenkung der lebensrettenden Epinephrin-Autoinjektoren wäre daher sehr wünschenswert und angezeigt. In den USA hatte die Firma Mylan den Preis für ihren Autoinjektor *EpiPen* innerhalb weniger Jahre von etwa 100 US-$ auf etwa 600 US-$ erhöht und wurde wegen ihrer Preispolitik heftig kritisiert (DAZ-Online 2016).

◘ Tab. 36.2 Verordnungen von weiteren Antiallergika 2022. Angegeben sind die 2022 verordneten Tagesdosen, die Veränderungen gegenüber 2021 und die mittleren Kosten je DDD 2022

Präparat	Bestandteile	DDD Mio.	Änderung %	DDD-Nettokosten Euro
Sedierende H$_1$-Antihistaminika				
Fenistil	Dimetinden	1,8	(+7,8)	1,15
Atarax	Hydroxyzin	1,2	(−18,3)	0,67
Hydroxyzin Bluefish	Hydroxyzin	1,2	(+4,3)	0,81
Tavegil	Clemastin	0,65	(−8,0)	1,80
Histakut Dimetindenmaleat	Dimetinden	0,34	(−6,4)	3,23
		5,1	(−3,2)	1,18
Topische Antihistaminika				
Fenistil Gel	Dimetinden	1,6	(+1,1)	0,50
Epinephrin				
Fastjekt	Epinephrin	0,18	(+37,4)	78,34
Jext	Epinephrin	0,12	(+48,4)	84,30
Emerade	Epinephrin	0,03	(+66,1)	94,01
Anapen	Epinephrin	0,02	(+55,4)	66,64
		0,35	(+44,1)	81,35
Summe		7,1	(−0,6)	5,02

36.3 Allergenspezifische Immuntherapie

Die allergenspezifische Immuntherapie ist eine wirksame Behandlung für Patientinnen und Patienten mit allergischer Rhinokonjunktivitis, allergisch bedingtem Asthma bronchiale und Insektengiftallergien (Abramson et al. 2003, 2010; Pfaar et al. 2022). Eine Indikation zur Immuntherapie mit Allergenen ist gegeben, wenn eine wirksame Allergenkarenz nicht möglich ist oder eine Arzneitherapie zur Kontrolle von Symptomen nicht ausreicht. Voraussetzung für die Anwendung ist der Nachweis einer spezifischen Sensibilisierung der Patienten durch Hauttests, der Nachweis von IgE sowie die Ursache dieses Allergens für die Beschwerden der Patienten (z. B. durch Provokationstestung) und die Verfügbarkeit standardisierter Allergenextrakte.

Nach den Empfehlungen der Weltgesundheitsorganisation WHO gliedert sich die allergenspezifische Immuntherapie in eine Phase von ansteigenden Allergenkonzentrationen und eine anschließende Erhaltungsphase. Der Trend geht dahin, die zeitaufwendige klassische Behandlung durch spezielle Therapieschemata zu verkürzen. Hier muss jedoch auf eine ausreichende Sicherheit geachtet werden, da Häufigkeit und Schwere der unerwünschten Wirkungen einer allergenspezifischen Immuntherapie abhängig von den Dosierungsschemata sind und die meisten Reaktionen während der Dosissteigerungsphase auftreten (Jutel et al. 2015; Roberts et al. 2018).

Präparate zur spezifischen Immuntherapie sind zur sublingualen und subkutanen Anwendung verfügbar. Für beide Therapieverfahren liegen mehrere systematische Übersichtsarbeiten aus placebokontrollierten Studien vor (Meadows et al. 2013; Dhami et al. 2017a, 2017b). In der umfangreichen Übersichtsarbeit von Dhami et al. (2017b) über die Wirkung der Immuntherapie bei allergischer Rhinokonjunktivitis wurde eine Metaanalyse von 62 überwiegend placebokontrollierten Studien durchgeführt, die zahlreiche Belege für eine Verbesserung der Symptom-, Medikations- und kombinierten Symptom- und Medikationswerte bei Patienten mit allergischer Rhinokonjunktivitis ergab. Weiterhin gab es einige Hinweise, dass die symptombezogenen Vorteile nach Absetzen der Therapie erhalten bleiben. Nach einer Metaanalyse von 98 klinischen Studien senkt die allergenspezifische Immuntherapie auch beim allergischen Asthma die kurzfristigen Symptomenscores und den Arzneimittelbedarf, hatte jedoch keine konsistenten Effekte auf Asthmakontrolle, Exazerbationen und Lungenfunktion (Dhami et al. 2017a). Der aktuelle Stand der spezifischen Immuntherapie ist in der Leitlinie der Deutschen Gesellschaft für Allergologie und klinische Immunologie (Pfaar et al. 2022) sowie in einer Leitlinie der European Academy of Allergy and Clinical Immunology (EAACI) speziell für die Therapie der allergischen Rhinokonjunktivitis dargestellt (Roberts et al. 2018). In beiden Leitlinien wird empfohlen, standardisierte Immuntherapeutika mit Nachweis der Wirksamkeit in der klinischen Dokumentation zu verwenden.

Die sublinguale Immuntherapie (SLIT) gewinnt am Markt zunehmend an Bedeutung. So liegt der Verordnungsanteil der sublingualen Präparate innerhalb der 3.000 verordnungsstärksten Arzneimittel gegenüber den subkutanen Immuntherapeutika im Jahr 2022 bei 31 % (◘ Tab. 36.3–36.6). Als Vorteile werden aufgeführt, dass die Therapie anwenderfreundlich zu Hause durchgeführt werden kann, dass die schmerzhaften Injektionen entfallen und dass das Risiko von schwerwiegenden allergischen Reaktionen geringer ist. Ein bisher ungelöstes Problem ist die unzureichende Compliance der allergenspezifischen Immuntherapie. Nach einer niederländischen Analyse von Apothekendaten betrug die Compliance der oralen SLIT-Präparate bei der erforderlichen Therapiedauer von drei Jahren nur noch 7 %, während sie bei der subkutanen Immuntherapie (SCIT) wenigstens bei 23 % lag (Kiel et al. 2013). Dagegen zeigte eine Hersteller-gesponserte Verordnungsanalyse aus Deutschland im dritten Behandlungsjahr praktisch keine Unterschiede in der Persistenz der Medikation zwischen SLIT-Tablette und SCIT-Injektion (30 % versus 31 %; Allam et al. 2018). Nach Leitlinien ist eine unzureichende Compliance bei beiden Applikationsformen der spezifischen Immuntherapie eine Kontraindikation (Pfaar et al. 2022), die jedoch in den Fachinformationen nicht angegeben wird.

In Deutschland waren aufgrund einer Ausnahmebestimmung des Arzneimittelgesetzes individuell hergestellte Arzneimittel zur spezifischen Immuntherapie lange Zeit von der Zulassungspflicht ausgenommen. Mit dem Inkrafttreten der Therapieallergene-Verordnung (TAV) wurden die Vorschriften des Arzneimittelgesetzes über die Zulassung der Arzneimittel auf individuell hergestellte Therapieallergene ausgedehnt (Bundesministerium für Gesundheit 2008). Nach einer Übergangsfrist werden für die wichtigsten Allergene (Süßgräser, Birke, Erle, Hasel, Hausstaubmilben, Bienengift, Wespengift) nur noch zugelassene Allergenpräparate und keine Individualrezepturen mehr verfügbar sein. Ohne Zulassung dürfen nur noch Therapieallergene in den Verkehr gebracht werden, die für einzelne Patientinnen und Patienten aufgrund seltener Allergien als Rezeptur hergestellt werden. Voraussetzung für eine weitere Verkehrsfähigkeit der Altpräparate war eine Anzeige und ggf. ein Zulassungsantrag bei der zuständigen Bundesoberbehörde. Bis zum 14. Mai 2009 erhielt das Paul-Ehrlich-Institut 6.654 Anzeigen von Therapieallergenen von zehn pharmazeutischen Unternehmen und bis Ende November 2010 insgesamt 123 Zulassungsanträge (Englert et al. 2012). Für die Zulassungsanträge gelten weitere Übergangsfristen von einem Jahr für die Zeit bis zur Mängelbehebung nach eventuellen Mängelschreiben der Zulassungsbehörde, die bis maximal sieben Jahre verlängert werden können. Das ursprüngliche Ende dieser Übergangsregelung für noch nicht zugelassene Therapieallergene war demnach für 2018 geplant. Nach dem Stand vom 03.07.2023 sind weiterhin 43 Therapieallergene im Zulassungsverfahren (Paul-Ehrlich-Institut 2023). Das Paul-Ehrlich-Institut geht von einer Ausweitung der Übergangsphase bis ca. 2026 aus. Bisher wurden erst zwei Präparate (*Sublivac/-fix Bäume, Sublivac fix Birke*) im Rahmen der Therapieallergene-Verordnung zugelassen (Paul-Ehrlich-Institut 2018). Aufgrund dieser Tatsache wurde gefordert, dass Patienten nur mit Produkten behandelt werden sollten, die ein positives Nutzenverhältnis aufweisen. Für nicht-zweckmäßige und unwirtschaftliche Therapieallergene sollte der G-BA einen Ausschluss von der Erstattungsfähigkeit festlegen dürfen (BKK-Dachverband 2019). Eine jeweils aktualisierte Übersicht über verkehrsfähige Therapieallergene im Zulassungsverfahren wird vom Paul-Ehrlich-Institut (2023) publiziert.

Gemäß der deutschen Leitlinie zur spezifischen Immuntherapie sollten zugelassene Allergenpräparate oder im Rahmen der Therapieallergene-Verordnung verkehrsfähige Präparate mit in klinischen Studien dokumentierter Wirksamkeit und Sicherheit eingesetzt werden (Pfaar et al. 2022). Die Leitlinie zur spezifischen Immuntherapie wurde daher für die praktische Durchführung der Verordnungstätigkeit empfohlen, weil die präparatespezifische Darstellung zur Studien- und Zulassungslage in einer halbjährlich aktualisierten Übersichtstabelle zu allen auf dem Markt befindlichen Präparaten eine evidenzbasierte Verordnungsweise erleichtert (Kassenärztliche Vereinigung Baden-Württemberg 2015). Unverständlicherweise wurde diese Empfehlung als „korrekturbedürftige Fehleinschätzung" kritisiert, weil es wissenschaftlich überhaupt keinen Sinn ergebe, die genannten Präparate mit einem neuen Beurteilungskriterium der „Evidenz/Zulassungsklassifikation" zu bewerten (Klimek et al. 2015). Daraufhin sahen sich die Leitlinienautoren veranlasst, die Auflistung der Präparate zur spezifischen Immuntherapie mit einer Fußnote zu versehen, wonach die Tabelle als Entscheidungshilfe zur Verordnungs- oder Erstattungsfähigkeit im Sinne einer Positiv- oder Negativliste ungeeignet sei. Offenbar sind die Leitlinienautorinnen und -autoren von ihrem ursprünglichen Mut zur Publikation einer uneingeschränkten evidenzbasierten Empfehlung wieder verlassen worden.

Unter den 3.000 meistverordneten Arzneimitteln sind 16 Präparate (im Vorjahr 21 Präparate) aus dem Bereich der spezifischen Immuntherapie. Diese wurden für die Darstellung der Verordnungsentwicklung genauer analysiert (◘ Tab. 36.3–36.6). Hierbei wurden die definierten Tagesdosen (DDD) der Therapieallergene anhand der angegebenen Dosierungsschemata der Hersteller in der Fach- oder Gebrauchsinformation für die einzelnen verordneten Packungen berechnet. In den DDD-Nettokosten sind diese verordnungsanteilig gewichtet auf ein Präparat zusammengefasst. Soweit vom Hersteller angegeben, wurde nach Anfangs- und Fortsetzungsbehandlung unterschieden sowie eine ganzjährige oder eine saisonale Erhaltungstherapie zugrunde gelegt. Die allergenspezifische Verordnungsanalyse ist therapeutisch bedeutsam, da die Erfolgsaussichten entscheidend von der Art des Allergens geprägt werden. Von den analysierten 16 Arzneimitteln sind 13 Präparate zugelassen (Paul-Ehrlich-Institut 2023), während weitere drei Produkte mit einem Verordnungsvolumen von 22 Mio. DDD und Nettokosten von 53 Mio. € zwar gemäß der Therapieallergene-Verordnung verkehrsfähig sind, aber bisher keine reguläre Zulassung erhalten haben (◘ Tab. 36.3–36.6).

36.3.1 Gräserpollenpräparate

Die größte Gruppe der spezifischen Immuntherapeutika bilden Gräserpollen, Getreidepollen und Kräuterpollen. Sie wurden 2022 deut-

◘ **Tab. 36.3** Verordnungen von Allergenen zur Immuntherapie gegen Gräser-, Getreide- und Kräuterpollen 2022. Angegeben sind die 2022 verordneten Tagesdosen, die Veränderungen gegenüber 2021 und die mittleren Kosten je DDD 2022

Präparat	Zulassung	Bestandteile	DDD Mio.	Änderung %	DDD-Nettokosten Euro
Subkutane Immuntherapie					
Allergovit Gräser/Roggen	Zulassung 1992	Allergoid-Depot aus: Gräserpollen Roggenpollen	5,5	(+4,3)	1,83
Allergovit Gräser	Zulassung 1992	Allergoid-Depot aus: Gräserpollen	5,5	(+5,7)	1,80
Purethal Gräser	Zulassung 1993	Allergenextrakt aus: Gräserpollen	5,4	(+1,5)	4,08
			16,4	(+3,8)	2,56
Sublinguale Immuntherapie					
Grazax	Zulassung 2006	Allergenpräparat aus: Wiesenlieschgraspollen	10,1	(+16,6)	4,16
Oralair	Zulassung 2008	Allergenextrakt aus: Gräserpollen	7,8	(+8,9)	1,89
			17,9	(+13,1)	3,17
Summe			34,3	(+8,5)	2,88

lich häufiger als im Vorjahr verordnet, wobei auf die sublingualen Präparate inzwischen der größere Teil der Verordnungen entfällt (◘ Tab. 36.3). Drei subkutane Präparate (*Pollinex Quattro Gräser/Roggen, Alk-Depot SQ Gräser/Roggen* und *TA Gräser top*) sind nicht mehr in der Gruppe der 3.000 meistverordneten Arzneimittel enthalten. Seit längerer Zeit sind Wirksamkeit und Sicherheit für beide Applikationsformen der subkutanen und der sublingualen Immuntherapie durch zahlreiche Studien belegt (Übersicht bei Calderon et al. 2010).

Die meisten Verordnungen entfallen auf die beiden zugelassenen sublingualen Präparate *Grazax* und *Oralair* (◘ Tab. 36.3). *Grazax* hatte in der ersten placebokontrollierten Studie an 634 Patientinnen und Patienten mit saisonaler Rhinokonjunktivitis den Symptomenscore (Schnupfen, verstopfte Nase, Niesen, Nasenjuckreiz, Augenrötung mit Juckreiz, tränende Augen) im ersten Jahr um 30 % gegenüber Placebo gesenkt (Dahl et al. 2006). Initial wurden häufig lokale Reaktionen im Mund (Pruritus, Mundödem, Halsreizung, Niesen) beobachtet, die jedoch nach ein bis sieben Tagen spontan zurückgingen. Diese ersten Ergebnisse wurden später in mehreren klinischen Studien an Erwachsenen und Kindern bestätigt (Übersicht bei Scaparrotta et al. 2015). Darüber hinaus wurde die sublinguale Immuntherapie mit *Grazax* in einer placebokontrollierten Fünf-Jahres-Studie untersucht, in deren Rahmen nach einer dreijährigen Behandlung eine zweijährige immuntherapiefreie Nachbeobachtungsphase angeschlossen wurde (Durham et al. 2012). Nach Abschluss der Immuntherapie wurde im fünften Jahr der Studie ein therapieüberdauernder Effekt auf den Rhinokonjunktivitis-Symptomenscore nachgewiesen, der immerhin noch eine Reduktion um 25 % gegenüber Placebo zeigte, allerdings geringer war als in den ersten drei Jahren während der aktiven Immuntherapie (31 %, 36 %, 29 %).

Eine weitere Sublingualtablette aus fünf verschiedenen Gräserpollen (*Oralair Gräser*) besserte in einer Studie an 628 Patientinnen und Patienten rhinokonjunktivale Symptome um 27 % im Vergleich zu Placebo (Didier et al. 2007). Allerdings benötigten nur 20 % der eingeschlossenen Patienten eine Arzneitherapie zur Kontrolle der allergischen Rhinokonjunktivitis. Auch diese Ergebnisse wurden in weiteren klinischen Studien bestätigt (Übersicht bei Larenas-Linnemann 2016). Eine Besonderheit von *Oralair* ist die Zulassung für die saisonale Therapie, die vier Monate vor dem erwarteten Anfang der Pollensaison beginnt und bis zum Ende der Pollensaison fortgeführt wird. Dagegen wird für *Grazax* die Fortsetzung der täglichen Behandlung über drei aufeinanderfolgende Jahre empfohlen. Es ist daher mehr als doppelt so teuer wie *Oralair Gräser* (4.522 € versus 2.048 € pro drei Jahre).

Die nach wie vor bedeutsame Rolle der symptomatischen Arzneitherapie wurde in einer Metaanalyse von zehn Studien über sublinguale Immuntherapie und 28 Studien über symptomatische Therapie für Patienten mit allergischer Rhinokonjunktivitis aufgrund einer Graspollenallergie untersucht. Bei einem indirekten Vergleich war der relative klinische Effekt von Gräserpollentabletten (−29,6 %) zwar günstiger als der von H_1-Antihistaminika (−15 %), aber ähnlich wie der von nasalen Glucocorticoiden (−23,5 %; Devillier et al. 2014).

36.3.2 Baumpollenpräparate

An zweiter Stelle folgen 2022 die Baumpollenpräparate mit stark steigenden Verordnungen des sublingualen Präparats (◐ Tab. 36.4). Etwas über 70 % entfallen auf Präparate zur subkutanen Immuntherapie, die über eine Zulassung oder publizierte Studiendaten in der Präparateliste der deutschen Leitlinie verfügen (Pfaar et al. 2022; siehe ▶ https://dgaki.de/leitlinien/s2k-leitlinie-sit/).

Nach epidemiologischen Daten aus mehreren europäischen Ländern verursacht die Birke häufig eine Pollenallergie. *Itulazax*, ein sublingualer Birkenpollenallergenextrakt, wurde im Juli 2019 vom Paul-Ehrlich-Institut zugelassen und erreichte im Jahr 2022 bereits 7,8 Mio. verordnete Tagesdosen (◐ Tab. 36.4). In einer placebokontrollierten Studie an 634 Patientinnen und Patienten mit mittelschwerer bis schwerer allergischer Rhinokonjunktivitis wurde der kombinierte Rhinokonjunktivitis-Gesamtscore während der Birkenpollensaison um 40 % gesenkt (Biedermann et al. 2019). Ähnliche Effekte wurden auch schon früher mit einem anderen Birkenpollenextrakt (*Alutard SQ*) nachgewiesen, der den mittleren Symptomenscore (Schnupfen, Niesen, verstopfte Nase, Augensymptome, Bronchialsymptome) in der Pollensaison gegenüber Placebo (2,6 versus 4,3) signifikant senkte (Arvidsson et al. 2002).

36.3.3 Hausstaubmilbenpräparate

Als weitere klinisch bedeutsame Gruppe folgen 2022 die Hausstaubmilbenpräparate (◐ Tab. 36.5). Auch hier entfällt der überwiegende Teil des DDD-Volumens auf Präparate zur subkutanen Immuntherapie, von denen allerdings nur ein Präparat zugelassen ist (*Depigoid Milbenmix*). Zwei weitere Präparate dieser Gruppe befinden sich nach der aktuellen Übersicht des Paul-Ehrlich-Instituts seit dem Jahr 2008 noch immer in einem laufenden Zulassungsverfahren unter der Therapieallergene-Verordnung und sind bis zur Entscheidung über die Zulassung verkehrsfähig (Paul-Ehrlich-Institut 2023). Eine erfolgreiche Hyposensibilisierung wurde in zahlreichen placebokontrollierten Studien mit definierten Hausstaubmilben (*Dermatophagoides pteronyssinus*, *Dermatophagoides farinae*) nachgewiesen. Allein seit 2013 wurden 15 klinische Studien vor allem über neue Präparate zur sublingualen Immuntherapie publiziert (Übersicht bei Nelson 2018).

◘ **Tab. 36.4** Verordnungen von Allergenen zur Immuntherapie gegen Baumpollen 2022. Angegeben sind die 2022 verordneten Tagesdosen, die Veränderungen gegenüber 2021 und die mittleren Kosten je DDD 2022

Präparat	Zulassung	Bestandteile	DDD Mio.	Änderung %	DDD-Nettokosten Euro
Subkutane Immuntherapie					
Allergovit Birke/Erle/Hasel	Zulassung 1992	Allergoid-Depot aus: Birkenpollen Erlenpollen Haselstrauchpollen	8,8	(−5,2)	1,84
Allergovit Birke	Zulassung 1992	Allergoid-Depot aus: Birkenpollen	4,7	(−3,8)	1,79
Purethal Bäume	Zulassung 1989	Allergenextrakt aus: Baumpollen	3,5	(−10,6)	4,08
Purethal Birke	Zulassung 1989	Allergenextrakt aus: Birkenpollen	2,1	(−2,7)	4,08
			19,1	(−5,6)	2,49
Sublinguale Therapie					
Itulazax	Zulassung 2019	Allergenextrakt aus: Birkenpollen	7,8	(+27,7)	5,90
Summe			26,9	(+2,1)	3,48

◘ **Tab. 36.5** Verordnungen von Allergenen zur Immuntherapie gegen Hausstaubmilben 2022. Angegeben sind die 2022 verordneten Tagesdosen, die Veränderungen gegenüber 2021 und die mittleren Kosten je DDD 2022

Präparat	Zulassung	Bestandteile	DDD Mio.	Änderung %	DDD-Nettokosten Euro
Subkutane Immuntherapie					
Depigoid Milbenmix	Zulassung 2004	Allergenextrakte aus: Dermatophag. farinae Dermatop.pteronyssinus	10,2	(+9,8)	1,79
Acaroid	Verkehrsfähig nach TAV	Depot-Allergoid aus: Dermatophag. farinae Dermatop.pteronyssinus	5,8	(−19,3)	2,19
Purethal Milbenmischung	Verkehrsfähig nach TAV	Allergene aus: Milben	2,3	(−6,3)	4,07
			18,3	(−3,4)	2,21
Sublinguale Therapie					
Acarizax	Zulassung 2015	Allergenextrakt aus: Dermatophag. farinae Dermatop.pteronyssinus	6,9	(+3,4)	3,43
Summe			25,2	(−1,6)	2,54

In der Gruppe der häufig verordneten sublingual angewendeten Milbenextrakte gibt es nur ein Präparat (*Acarizax*). Es wurde 2015 zur Behandlung von allergischer Rhinitis und allergischem Asthma bei Patientinnen und Patienten mit nachgewiesener Hausstaubmilbenallergie zugelassen. Seine Verordnungen haben 2022 weiter zugenommen und erreichten damit mehr als ein Viertel des DDD-Volumens der dargestellten Allergene zur Immuntherapie gegen Hausstaubmilben. *Acarizax* senkte in einer placebokontrollierten Studie an 992 Patienten mit allergischer Rhinitis den kombinierten Symptom- und Medikationsscore um 22 % (Demoly et al. 2016a). In einer weiteren Studie an 834 Patienten mit allergischem Asthma wurden Asthmaexazerbationen im Vergleich zu Placebo signifikant reduziert (Virchow et al. 2016). In beiden Studien kam es initial zu lokalen Reaktionen im Mund (Pruritus, Halsreizung, Mundödeme), die jedoch nach fünf bis 23 Tagen mit Fortschreiten der Behandlung abklangen. Hervorzuheben ist, dass *Acarizax* nach den gelisteten Studien der DGAKI das einzige Präparat in dieser Gruppe ist, an dem mit aktueller Marktdosis Kinderstudien durchgeführt werden. Es ist momentan für Jugendliche ab einem Alter von zwölf Jahren mit allergischer Rhinitis zugelassen. Die verkehrsfähigen Präparate ohne entsprechende Studien an Kindern können jedoch ab einem Alter von fünf Jahren eingesetzt werden (Pfaar et al. 2022; siehe ▶ https://dgaki.de/leitlinien/s2k-leitlinie-sit/).

36.3.4 Insektengiftpräparate

In der Gruppe der häufig verordneten Insektengiftpräparate ist nur ein Allergen zur subkutanen Immuntherapie vertreten, das schon vor über 25 Jahren zugelassen wurde. Bei IgE-vermittelten Insektengiftallergien ist die spezifische Immuntherapie ein wirksames Behandlungsverfahren, um anaphylaktische Reaktionen durch Bienen- oder Wespengifte zu verhindern. Eine Metaanalyse von 17 klinischen Studien hat bestätigt, dass die spezifische Immuntherapie das Risiko von neuerlichen Stichreaktionen senkt und Nebenwirkungen relativ gering sind (Dhami et al. 2017c). Bei den Verordnungen der Insektengiftpräparate dominieren Wespengiftallergene mit weitem Abstand (◘ Tab. 36.6).

36.3.5 Individualrezepturen und Mischpräparate

Einige Hyposensibilisierungsmittel werden als Individualrezepturen oder Mischpräparate mit unterschiedlichen Allergenen verordnet (◘ Tab. 36.6). Bei den Rezepturpräparaten können bis zu maximal vier Allergene für eine Person ärztlich rezeptiert werden. Viele Verordnungen werden immer noch in Form von Einzelallergenen nach individueller ärztlicher Rezeptur eingesetzt, obwohl das hier vertretene Rezepturpräparat ohne reguläre Zulassung auf dem Markt ist. Das Hauptproblem der rezeptierbaren Einzelallergene war lange Zeit die Tatsache, dass Arzneimittel, die für einzelne Personen aufgrund einer Rezeptur als Therapieallergene gemäß § 21 Abs. 2 AMG hergestellt werden, bis auf einige Ausnahmen keine Zulassung und damit auch keine Zulassungsstudien zur Wirksamkeit benötigten. Dies wurde mit der Ausweitung der Zulassungspflicht auf Therapieallergene durch die Therapieallergene-Verordnung geändert (Bundesministerium für Gesundheit 2008).

Die große Mehrheit (60–80 %) der Patientinnen und Patienten ist polysensibilisiert und kann daher klinisch polyallerg sein. Die Allergenimmuntherapie bei polysensibilisierten und polyallergischen Patienten ist jedoch nicht standardisiert (Demoly et al. 2016b). Bei diesen Patienten sollte die Therapie jedoch immer auf der Identifizierung eines klinisch relevanten Allergens oder mehrerer klinisch relevanter Allergene beruhen. Auch bei polyallergischen Patienten wird die Therapie mit Einzelantigenen empfohlen. Hauptgrund ist die limitierte Evidenz für die Wirksamkeit und Sicherheit von Allergenkombinationen. In einer amerikanischen Übersicht über 13 Stu-

Tab. 36.6 Verordnungen von weiteren Allergenen zur subkutanen Immuntherapie 2022. Angegeben sind die 2022 verordneten Tagesdosen, die Veränderungen gegenüber 2021 und die mittleren Kosten je DDD 2022

Präparat	Zulassung	Bestandteile	DDD Mio.	Änderung %	DDD-Nettokosten Euro
Insektengifte					
ALK-depot SQ 802 Wespengift	Zulassung 1992	Wespengiftallergene	5,9	(−11,5)	2,94
ALK-lyophilisiert SQ 802 Wespengift	Zulassung 1982				
Rezepturpräparate					
Clustoid Pollen		Allergoid-Depot nach individueller Rezeptur	13,7	(−12,5)	2,25
Summe			**19,6**	**(−12,2)**	**2,46**

dien mit mehreren Allergenen für die subkutane oder sublinguale Immuntherapie waren nur sieben Studien doppelblind, placebokontrolliert und randomisiert (Nelson 2009). In einer neueren europäischen Übersichtsarbeit über Mehrfachallergentherapie wird ebenfalls auf die schwachen experimentellen Belege hingewiesen. Außerdem gibt es bei den Allergenmischungen noch ungelöste Probleme hinsichtlich der Verdünnung, der Verträglichkeit und der möglichen Inaktivierung von Allergenen (Passalacqua 2014).

Wesentliches Risiko der Immuntherapie mit Allergenen sind anaphylaktische Reaktionen. In Deutschland wurden im Zusammenhang mit der Anwendung von Therapieallergenen in der Zeit von 1991 bis 2000 drei Todesfälle und 555 schwerwiegende unerwünschte Arzneimittelwirkungen gemeldet (Lüderitz-Püchel et al. 2001). Obwohl sich das Sicherheitsprofil der subkutanen Immuntherapie mit der Entwicklung von Praxisrichtlinien verbessert hat, sollte der verordnende Arzt/die verordnende Ärztin Risikofaktoren für schwere unerwünschte Wirkungen erkennen. Eine Analyse der jährlich von der American Academy of Allergy, Asthma & Immunology (AAAAI) und dem American College of Asthma, Allergy and Immunology (ACAAAI) durchgeführten Umfrage unter praktizierenden Allergologen ergab für die Jahre 2008 bis 2017 dass bei Patienten, die eine SCIT durchführten, schätzungsweise eine von 160.000 Injektionen eine lebensbedrohliche anaphylaktische Reaktion verursacht (Bernstein und Epstein 2020). Die sublinguale Immuntherapie hat ein günstigeres Sicherheitsprofil mit einer höheren Rate von lokalen Reaktionen, aber einer geringeren Inzidenz von systemischen unerwünschten Wirkungen und sollte bei der Behandlung von allergischer Rhinitis berücksichtigt werden.

Literatur

Abramson M, Puy R, Weiner J (2003) Allergen immunotherapy for asthma (Cochrane review). Cochrane Libr. https://doi.org/10.1002/14651858.CD001186

Abramson M, Puy R, Weiner J (2010) Injection allergen immunotherapy for asthma. Cochrane Database Syst Rev. https://doi.org/10.1002/14651858.CD001186.pub2

Allam JP, Andreasen JN, Mette J, Serup-Hansen N, Wüstenberg EG (2018) Comparison of allergy immunotherapy medication persistence with a sublingual immunotherapy tablet versus subcutaneous immunotherapy in Germany. J Allergy Clin Immunol 141:1898–1901

Arvidsson MB, Löwhagen O, Rak S (2002) Effect of 2-year placebo-controlled immunotherapy on airway symptoms and medication in patients with birch pollen allergy. J Allergy Clin Immunol 109:777–783

Bernstein DI, Epstein TEG (2020) Safety of allergen immunotherapy in North America from 2008–2017: Lessons learned from the ACAAI/AAAAI National Surveillance Study of adverse reactions to allergen immunotherapy. Allergy Asthma Proc 41:108–111. https://doi.org/10.2500/aap.2020.41.200001

Biedermann T, Kuna P, Panzner P, Valovirta E, Andersson M, de Blay F, Thrane D, Jacobsen SH, Stage BS, Winther L (2019) The SQ tree SLIT-tablet is highly effective and well tolerated: results from a randomized, double-blind, placebo-controlled phase III trial. J Allergy Clin Immunol 143:1058–1066

BKK-Dachverband (2019) Stellungnahme des BKK Dachverbandes e.V. vom 04. April 2019 zum Entwurf eines Gesetzes für mehr Sicherheit in der Arzneimittelversorgung (GSAV) BT-Drs. 19/8753. https://www.bkk-dachverband.de/fileadmin/user_upload/20190404_BKK_DV_Stellungnahme_GE_GSAV.pdf

Bundesministerium für Gesundheit (2008) Verordnung über die Ausdehnung der Vorschriften über die Zulassung der Arzneimittel auf Therapieallergene, die für einzelne Personen auf Grund einer Rezeptur hergestellt werden, sowie über Verfahrensregelungen der staatlichen Chargenprüfung. http://www.bgbl.de/Xaver/start.xav?startbk=Bundesanzeiger_BGBl (Therapieallergene-Verordnung) vom 7. November 2008. Bundesgesetzblatt 2008 Teil I Nr. 51, Bonn 13. November 2008, Seite 2177–2178

Calderon M, Mösges R, Hellmich M, Demoly P (2010) Towards evidence-based medicine in specific grass pollen immunotherapy. Allergy 65:420–434

Dahl R, Kapp A, Colombo G, de Monchy JG, Rak S, Emminger W, Rivas MF, Ribel M, Durham SR (2006) Efficacy and safety of sublingual immunotherapy with grass allergen tablets for seasonal allergic rhinoconjunctivitis. J Allergy Clin Immunol 118:434–440

DAZ-Online (2016) Epipen in den USA – Lebenswichtiges Arzneimittel wird unbezahlbar. https://www.deutsche-apotheker-zeitung.de/news/artikel/2016/08/31/lebenswichtiges-arzneimittel-wird-unbezahlbar

Demoly P, Emminger W, Rehm D, Backer V, Tommerup L, Kleine-Tebbe J (2016a) Effective treatment of house dust mite-induced allergic rhinitis with 2 doses of the SQ HDM SLIT-tablet: results from a randomized, double-blind, placebo-controlled phase III trial. J Allergy Clin Immunol 137:444–451

Demoly P, Passalacqua G, Pfaar O, Sastre J, Wahn U (2016b) Management of the polyallergic patient with allergy immunotherapy: a practice-based approach. Allergy Asthma Clin Immunol 12:2. https://doi.org/10.1186/s13223-015-0109-6

Devillier P, Dreyfus JF, Demoly P, Calderón MA (2014) A meta-analysis of sublingual allergen immunotherapy and pharmacotherapy in pollen-induced seasonal allergic rhinoconjunctivitis. BMC Med 12:71. https://doi.org/10.1186/1741-7015-12-71

Dhami S, Kakourou A, Asamoah F, Agache I, Lau S, Jutel M, Muraro A, Roberts G, Akdis CA, Bonini M, Cavkaytar O, Flood B, Gajdanowicz P, Izuhara K, Kalayci Ö, Mosges R, Palomares O, Pfaar O, Smolinska S, Sokolowska M, Asaria M, Netuveli G, Zaman H, Akhlaq A, Sheikh A (2017a) Allergen immunotherapy for allergic asthma: a systematic review and meta-analysis. Allergy 72:1825–1848

Dhami S, Nurmatov U, Arasi S, Khan T, Asaria M, Zaman H, Agarwal A, Netuveli G, Roberts G, Pfaar O, Muraro A, Ansotegui IJ, Calderon M, Cingi C, Durham S, van Wijk RG, Halken S, Hamelmann E, Hellings P, Jacobsen L, Knol E, Larenas-Linnemann D, Lin S, Maggina P, Mösges R, Elberink OH, Pajno G, Panwankar R, Pastorello E, Penagos M, Pitsios C, Rotiroti G, Timmermans F, Tsilochristou O, Varga EM, Schmidt-Weber C, Wilkinson J, Williams A, Worm M, Zhang L, Sheikh A (2017b) Allergen immunotherapy for allergic rhinoconjunctivitis: a systematic review and meta-analysis. Allergy 72:1597–1631

Dhami S, Zaman H, Varga EM, Sturm GJ, Muraro A, Akdis CA, Antolín-Amérigo D, Bilò MB, Bokanovic D, Calderon MA, Cichocka-Jarosz E, Oude Elberink JN, Gawlik R, Jakob T, Kosnik M, Lange J, Mingomataj E, Mitsias DI, Mosbech H, Ollert M, Pfaar O, Pitsios C, Pravettoni V, Roberts G, Ruëff F, Sin BA, Asaria M, Netuveli G, Sheikh A (2017c) Allergen immunotherapy for insect venom allergy: a systematic review and meta-analysis. Allergy 72:342–365

Didier A, Malling HJ, Worm M, Horak F, Jäger S, Montagut A, Andre C, de Beaumont O, Melac M (2007) Optimal dose, efficacy, and safety of once-daily sublingual immunotherapy with a 5-grasspollen tablet for seasonal allergic rhinitis. J Allergy Clin Immunol 120:1338–1345

Durham SR, Emminger W, Kapp A, de Monchy JG, Rak S, Scadding GK, Wurtzen PA, Andersen JS, Tholstrup B, Riis B, Dahl R (2012) SQ-standardized sublingual grass immunotherapy: confirmation of disease modification 2years after 3 years of treatment in a randomized trial. J Allergy Clin Immunol 129:717–725

Englert L, May S, Kaul S, Vieths S (2012) Die Therapieallergene-Verordnung – Hintergrund und Auswirkungen. Bundesgesundheitsblatt Gesundheitsforschung Gesundheitsschutz 55:351–357

Hetland A, Carr DB (2014) Medications and impaired driving. Ann Pharmacother 48:494–506

Jutel M, Agache I, Bonini S, Burks AW, Calderon M, Canonica W, Cox L, Demoly P, Frew AJ, O'Hehir R, Kleine-Tebbe J, Muraro A, Lack G, Larenas D, Levin M, Nelson H, Pawankar R, Pfaar O, van Ree R, Sampson H, Santos AF, Du Toit G, Werfel T, Gerth van Wijk R, Zhang L, Akdis CA (2015) International consensus on allergy immunotherapy. J Allergy Clin Immunol 136:556–568

Kassenärztliche Vereinigung Baden-Württemberg (2015) SCIT und SLIT: Neue S2k-Leitlinie nimmt Präparate in den Fokus. Verordnungsforum 34:8–15

Kiel MA, Röder E, Gerth van Wijk R, Al MJ, Hop WC, Rutten-van Mölken MP (2013) Real-life compliance and persistence among users of subcutaneous and sublingual allergen immunotherapy. J Allergy Clin Immunol 132:353–360

Klimek I, Vogelberg C, Hamelmann E (2015) Allergenspezifische Immuntherapie: interessante Bewertungen und korrekturbedürftige Fehleinschätzungen. Allergo J 24:68–71

Larenas-Linnemann D (2016) How does the efficacy and safety of Oralair® compare to other products on the market? Ther Clin Risk Manag 12:831–850

Lüderitz-Püchel U, Keller-Stanislawski B, Haustein D (2001) Neubewertung des Risikos von Test- und Therapieallergenen. Eine Analyse der UAW-Meldungen von 1991 bis 2000. Bundesgesundheitsblatt Gesundheitsforschung Gesundheitsschutz 44:709–718

Meadows A, Kaambwa B, Novielli N, Huissoon A, Fry-Smith A, Meads C, Barton P, Dretzke J (2013) A systematic review and economic evaluation of subcutaneous and sublingual allergen immunotherapy in adults and children with seasonal allergic rhinitis. Health Technol Assess 17:1–322

Nelson HS (2009) Multiallergen immunotherapy for allergic rhinitis and asthma. J Allergy Clin Immunol 123:763–769

Nelson HS (2018) Immunotherapy for house-dust mite allergy. Allergy Asthma Proc 39:264–272

O'Neill SM, Forsyth A (1988) Urticaria. Prescr J 28:14–20

Passalacqua G (2014) The use of single versus multiple antigens in specific allergen immunotherapy for allergic rhinitis: review of the evidence. Curr Opin Allergy Clin Immunol 14:20–24

Paul-Ehrlich-Institut (2018) Therapieallergene-Verordnung trägt Früchte. https://www.pei.de/DE/newsroom/pm/jahr/2018/13-therapieallergene-verordnung-traegt-fruechte.html;jsessionid=3E24CC332EE52DBF38A2A4DC0A363C66.intranet241?nn=171132

Paul-Ehrlich-Institut (2023) Verkehrsfähige Therapieallergene im Zulassungsverfahren unter der Therapieallergene-Verordnung. https://www.pei.de/DE/arzneimittel/allergene/therapie-verkehrsfaehig/verkehrsfaehig-node.html

Pfaar O, Ankermann T, Augustin M, Bubel P, Böing S, Brehler R, Eng PA, Fischer PJ, Gerstlauer M, Hamelmann E, Jakob T, Kleine-Tebbe J, Kopp MV, Lau S, Mülleneisen N, Müller C, Nemat K, Pfützner W, Saloga J, Strömer K, Schmid-Grendelmeier P, Schuster A, Sturm GJ, Taube C, Szépfalusi Z, Vogelberg C, Wagenmann M, Wehrmann W, Werfel T, Wöhrl S, Worm M, Wedi B (2022) Leitlinie zur Allergen-Immuntherapie bei IgE-vermittelten allergischen Erkrankungen. Allergo J Int 45:643–702

Rietschel E, Hutegger I, Lange L, Urbanek R (2013) Anaphylaxie – Diagnostisches und therapeutisches Vorgehen. Med Klin Intensivmed Notfmed 108:239–249

Ring J, Klimek L, Worm M (2018) Adrenaline in the acute treatment of anaphylaxis. Dtsch Arztebl Int 115:528–534

Ring J, Beyer K, Biedermann T, Bircher A, Fischer M, Heller A, Huttegger I, Jakob T, Klimek L, Kopp MV, Kugler C, Lange L, Pfaar O, Ritschel E, Rueff F, Schnadt S, Seifert R, Stöcker B, Treudler R, Vogelberg C, Werfel T, Worm M, Sitter H, Brockow K (2021) Leitlinie zu Akuttherapie und Management der Anaphylaxie – Update 2021: S2k-Leitlinie. Allergo J 30:20–49

Roberts G, Pfaar O, Akdis CA, Ansotegui IJ, Durham SR, Gerth van Wijk R, Halken S, Larenas-Linnemann D, Pawankar R, Pitsios C, Sheikh A, Worm M, Arasi S, Calderon MA, Cingi C, Dhami S, Fauquert JL, Hamelmann E, Hellings P, Jacobsen L, Knol EF, Lin SY, Maggina P, Mösges R, Oude Elberink JNG, Pajno GB, Pastorello EA, Penagos M, Rotiroti G, Schmidt-Weber CB, Timmermans F, Tsilochristou O, Varga EM, Wilkinson JN, Williams A, Zhang L, Agache I, Angier E, Fernandez-Rivas M, Jutel M, Lau S, van Ree R, Ryan D, Sturm GJ, Muraro A (2018) EAACI guidelines on allergen immunotherapy: allergic rhinoconjunctivitis. Allergy 73:765–798

Scaparrotta A, Attanasi M, Petrosino MI, Di Filippo P, Di Pillo S, Chiarelli F (2015) Critical appraisal of Timothy grass pollen extract GRAZAX in the management of allergic rhinitis. Drug Des Devel Ther 9:5897–5909

Valsecchi R, di Landro A, Pansera B, Cainelli T (1994) Contact dermatitis from a gel containing dimethindene maleate. Contact Derm 30:248–249

Virchow JC, Backer V, Kuna P, Prieto L, Nolte H, Villesen HH, Ljørring C, Riis B, de Blay F (2016) Efficacy of a house dust mite sublingual allergen immunotherapy tablet in adults with allergic asthma: a randomized clinical trial. JAMA 315:1715–1725

Wheatley LM, Togias A (2015) Clinical practice. Allergic rhinitis. N Engl J Med 372:456–463

Hormonsystem

Inhaltsverzeichnis

Kapitel 37   **Schilddrüsenerkrankungen** – 757
Roland Seifert

Kapitel 38   **Sexualhormone** – 765
Thomas Strowitzki

Kapitel 39   **Hypophysen- und Hypothalamushormone** – 781
Roland Seifert

Schilddrüsenerkrankungen

Roland Seifert

Auf einen Blick

Verordnungsprofil Die häufigste Schilddrüsenerkrankung in Deutschland ist die Hypothyreose (ca. 5 % der Bevölkerung; subklinische und klinisch manifeste Hypothyreose zusammen). Die klinisch manifeste Hypothyreose kann mit dem Schilddrüsenhormon Levothyroxin effektiv und preiswert behandelt werden kann. Ca. 80 % der Verordnungen entfallen auf Levothyroxin, während 20 % der Verordnungen fragwürdige Kombination von Levothyroxin und Liothyronin oder Kaliumiodid betreffen. Es gibt deutliche Hinweise dafür, dass Schilddrüsenhormonpräparate in Deutschland zu häufig verordnet werden; insbesondere bei subklinischer Hypothyreose. Dadurch ergeben sich erhebliche Kosteneinsparpotenziale. Die Prophylaxe des endemischen Iodmangels mit Kaliumiodid spielt nur noch eine kleine Rolle. Die Hyperthyreose wird meist mit den Thyreostatika (Thyreoperoxidase-Inhibitoren) Carbimazol oder Thiamazol behandelt. Insgesamt gehören Schilddrüsentherapeutika in Deutschland zu den am häufigsten verordneten Arzneimitteln. Das Preisniveau für dieses große Indikationsgebiet ist niedrig und erfreulich stabil. *aut-idem*-Substitutionen bei Lieferengpässen führen nicht zu einer Verschlechterung der Therapie.

Trend. Die Verordnungen von Schilddrüsenhormonen steigen leicht an, während die Verordnungen von Thyreostatika und iodhaltigen Präparaten leicht rückläufig sind.

Die häufigste Schilddrüsenerkrankung in Deutschland ist die Autoimmunthyreoiditis Hashimoto; deutlich seltener ist die Iodmangel-Hypothyreose, die vor allem in Süddeutschland endemisch ist (Pilz et al. 2020). Ca. 5 % der Bevölkerung in Europa leiden unter Hypothyreose (Pilz et al. 2020). Diese Prävalenz umfasst subklinsche und klinisch manifeste Formen der Hypothyreose. Es wird geschätzt, dass ca. 4 % der Bevölkerung eine subklinische Hypothyreose haben und 1 % eine klinisch manifeste Hypothyreose (Herrmann 1981; Mendes et al. 2019). Frauen sind häufiger betroffen als Männer; ältere Menschen sind häufiger betroffen als jüngere Menschen (Mendes et al. 2019). Die Standardtherapie der Hypothyreose besteht in der Supplementierung von Levothyroxin (T4), welches im Körper zum biologisch aktiven Liothyronin (T3) umgewandelt wird (Pilz et al. 2020; Vardarli et al. 2022).

Eine zunehmende Bedeutung hat die durch den antiarrhythmischen Arzneistoff Amiodaron verursache Hypothyreose, die bis zu 14 % aller Amiodaron-behandelten Patienten betrifft (Mohammadi et al. 2023). In Deutschland werden ca. 125.000 Patienten mit Vorhofflimmern oder ventrikulären Arrhythmien mit Amiodaron behandelt (◘ Tab. 7.2), so dass mit ca. 18.000 Patienten mit einer Amiodaron-induzierten Hypothyreose gerechnet werden muss. Diese unerwünschte Wirkung von Amiodaron ist noch immer nicht ausreichend bekannt. Mit den deutlich ansteigenden Amiodaron-Verordnungszahlen wird auch die Amiodaron-induzierte Hypothyreose häufiger, was differenzialdiagnostisch berücksichtigt werden muss. Proteinkinase-inhibitoren und Checkpoint-Inhibitoren (▶ Kap. 2 und 5) sind weitere Ursachen für Arzneistoff-induzierte Hypothyreosen (Wiersinga et al. 2023).

Die rationale Therapie des Iodmangels besteht in der Supplementierung von Iod, entweder über iodiertes Speisesalz, eine adäquate Zufuhr von Meeresfrüchten oder die medikamentöse Iodsupplementierung (Lisco et al. 2023).

Ein zunehmendes Problem stellt auch der Missbrauch von Schilddrüsenhormonen als *life-style*-Medikament zur Gewichtsabnahme sowie der Fehleinsatz zur Behandlung der Depression dar (Topliss und Soh 2013; Vardarli et al. 2022; Persani et al. 2023). Auch der Einsatz von Schilddrüsenhormonen bei der latenten (subklinischen, klinisch nicht manifesten) Hypothyreose ist fragwürdig (Pilz et al. 2020). Letzterer Aspekt wird unter ▶ Abschn. 37.1.1 genauer diskutiert.

In aller Regel werden Schilddrüsenhormone morgens auf nüchternem Magen ca. 30–45 min vor dem Frühstück eingenommen (Bolk et al. 2010; Perez et al. 2013). Dies kann zu Adhärenzproblemen führen. Auch die gleichzeitige Einnahme von Schilddrüsenhormonen mit dem Frühstück stellt eine Option dar, wobei hier die Resorption variabel ist, sodass diese Patienten engmaschiger überprüft werden müssen (Perez et al. 2013). Auch eine abendliche Gabe von Schilddrüsenhormonen ist eine Option für ausgewählte Patienten mit Adhärenzproblemen bei der morgendlichen Gabe (Bolk et al. 2010). Eine Flexibilisierung der starren Einnahmeschemata con Schilddrüsenhormonen ist vor allem für Pateinten mit unregelmäßigem Lebensrhythmus wünschenswert.

Der Goldstandard der Hypothyreosetherapie in Deutschland ist die Gabe von Levothyroxin als alleinigem Arzneistoff in Form von Tabletten (Pilz et al. 2020; Vardarli et al. 2022). Es gibt keine wissenschaftliche Evidenz dafür, dass die Gabe von Kombinationspräparaten von Levothyroxin plus Liothyronin oder Iodsalzen therapeutische Vorteile hätte (Clyde et al. 2003; Sawka et al. 2003; Wiersinga 2017; Pilz et al. 2020; Vardarli et al. 2022).

Wenn möglich sollten Patienten aus psychologischen Gründen (Vermeidung von Nocebo-Effekten; Pardo-Cabello et al. 2022) auf ein fixes Levothyroxinpräparat eingestellt werden, was jedoch bei Lieferengpässen nicht immer möglich ist. Am häufigsten werden in Deutschland Levothyroxintabletten verschrieben; andere Formulierungen wie Gele spielen auch international eine nur untergeordnete Rolle (Pilz et al. 2020; Vardarli et al. 2022). Aktuelle Forschungsarbeiten belegen, dass eine gute Stoffwechseleinstellung von Hypothyreosepatienten mit verschiedenen Schilddrüsenpräparaten in der Regel problemlos möglich ist (Brito et al. 2021, 2022). Die gute Austauschbarkeit der Levothyroxinpräparate untereinander muss den Patienten aktiv kommuniziert werden, um allgegenwärtige Ängste und Nocebo-Effekte bei *aut-idem*-Substitutionen zu vermeiden.

Im Vergleich zur Hypothyreose ist die Hyperthyreose, die häufig durch Autoantikörper gegen den TSH-Rezeptor (Morbus Basedow; *Graves' Disease* oder *Graves' Hyperthyroidism*) hervorgerufen wird, vergleichsweise selten. Basierend auf den Verordnungszahlen der Thyreostatika (Thyreoperoxidase-Inhibitoren) beträgt die Häufigkeit der Hyperthyreose lediglich 2 % der Häufigkeit der Hypothyreose (◘ Abb. 37.1). Meist bekommen Patienten mit Hyperthyreose auch gleichzeitig eine kleine Menge Levothyroxin verschrieben, um eine erhöhte Sekretion von Thyreoidea-stimulierenden Hormon (TSH) zu verhindern und damit die Ausbildung einer funktionell und kosmetisch störenden Struma zu verhindern (Wiersinga et al. 2023).

37.1 Verordnungsspektrum

Schilddrüsentherapeutika gehören mit einem Verordnungsvolumen von 1,9 Mrd. DDD zu den zehn führenden Indikationsgruppen (siehe ◘ Tab. 1.2). Die Verordnungen für die Hypothyreose (◘ Abb. 37.1) machen ein über 50-mal größeres Volumen aus als die Verordnungen für die Hyperthyreose. Der weitaus größte Teil der Verordnungen (80 %) entfällt mit leicht steigender Tendenz auf Präparate,

Kapitel 37 · Schilddrüsenerkrankungen

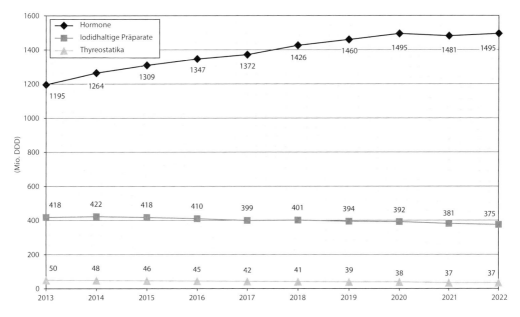

Abb. 37.1 Verordnungen von Schilddrüsentherapeutika 2013 bis 2022. Gesamtverordnungen nach definierten Tagesdosen

die ausschließlich Schilddrüsenhormone enthalten, gefolgt von den deutlich weniger verordneten Präparaten, die Levothyroxin plus Kaliumiodid als Kombination enthalten (17 %) (◘ Tab. 37.1). Nur ca. 3 % aller Verordnungen betreffen reine Kaliumiodidpräparate. Verordnungen von Thyreostatika machen weniger als 2 % der Verordnungen aller Schilddrüsentherapeutika aus und zeigen eine abfallende Tendenz (◘ Tab. 37.2).

Für alle Schilddrüsentherapeutika gilt, dass sie sehr kostengünstig sind, d. h. es fallen durchschnittlich Tagestherapiekosten im Bereich von 20–30 Cent an, was in Anbetracht der sehr großen Patientenpopulation, insbesondere für die Hypothyreosetherapie, aus pharmakoökonomischer Sicht sehr erfreulich ist. Die Kehrseite davon ist jedoch, dass es immer wieder zu Lieferengpässen gerade bei Schilddrüsenhormonpräparaten kommt, was dann zu vor allem psychologisch schwierig zu vermittelnden *aut idem*-Umstellungen führt. Prinzipiell sind Umstellungen von einem Levothyroxinpräparat zu einem anderen unproblematisch (Brito et al. 2021, 2022), führen aber immer wieder zu Irritationen und vermeintlicher „Wirkungslosigkeit" bei den Patienten (Nocebo-Effekt; Pardo-Cabello et al. 2022).

37.1.1 Schilddrüsenhormone

Bei den Schilddrüsenhormonen (insgesamt 1.819 Mio. Tagesdosen; entspricht 4,98 Mio. über das Jahr hinweg behandelter Patienten) entfallen 80 % der Verordnungen auf Levothyroxinpräparate. Die Verordnung von Levothyroxin entspricht den aktuellen nationalen und internationalen Empfehlungen für die Hypothyreosetherapie. Der Hauptteil der verordneten Levothyroxintagesdosen verteilt sich auf drei Präparate (*L-Thyroxin Henning*, *L-Thyrox HEXAL*, *Euthyrox*) (◘ Tab. 37.1). Die Verordnungen der drei führenden Levothyroxinpräparate sind stabil. Bei den übrigen 12 in ◘ Tab. 37.1 gelisteten Levothyroxinpräparaten gibt es teilweise sehr große Verordnungsveränderungen. Es ist zu vermuten, dass dies mit Lieferengpässen einzelner Präparate zu tun hat, was dann zu *aut idem*-Substitutionen führt

Tab. 37.1 Verordnungen von Schilddrüsenhormonen und Kaliumiodid 2022. Angegeben sind die 2022 verordneten Tagesdosen, die Änderungen gegenüber 2021 und die mittleren Kosten je DDD 2022

Präparat	Bestandteile	DDD Mio.	Änderung %	DDD-Nettokosten Euro
Levothyroxin				
L-Thyroxin Henning	Levothyroxin	518,6	(+0,8)	0,23
L-Thyrox HEXAL	Levothyroxin	375,3	(+1,0)	0,23
Euthyrox	Levothyroxin	195,0	(−0,7)	0,22
L-Thyroxin-1 A Pharma	Levothyroxin	84,0	(+14,1)	0,24
Eferox	Levothyroxin	58,0	(−2,8)	0,25
L-Thyroxin Aristo	Levothyroxin	51,6	(−3,1)	0,26
L-Thyroxin Aventis	Levothyroxin	50,6	(−2,3)	0,26
L-Thyroxin beta	Levothyroxin	44,7	(+2,9)	0,22
L-Thyroxin Winthrop	Levothyroxin	40,9	(−5,8)	0,31
L-Thyroxin AL	Levothyroxin	13,9	(−5,1)	0,28
L-Thyroxin-Na-ratiopharm	Levothyroxin	13,7	(+0,8)	0,22
L-Thyroxin Zentiva	Levothyroxin	4,1	(+239,2)	0,23
L-Thyroxin-Na AbZ	Levothyroxin	3,8	(+10,3)	0,23
L-Thyroxin BC	Levothyroxin	2,1	(neu)	0,23
Berlthyrox	Levothyroxin	2,1	(−52,8)	0,22
		1.458,3	(+0,9)	0,23
Liothyroninpräparate				
Novothyral	Liothyronin Levothyroxin	23,4	(+1,1)	0,21
Prothyrid	Liothyronin Levothyroxin	9,7	(−1,2)	0,27
Thybon	Liothyronin	2,3	(+2,5)	0,78
		35,3	(+0,5)	0,26

(Brito et al. 2021, 2022). Veränderungen in der Formulierung bestimmter Levothyroxinpräparate führten zusätzlich zu Irritationen bei Ärzten, Apothekern und Patienten aber keiner nachvollziehbaren Beeinträchtigung der Sicherheit und Wirksamkeit in der Therapie (Gottwald-Hostalek und Tayrouz 2021). Insgesamt sind die Levothyroxinverschreibungen im Jahr 2022 um 0,9 % angestiegen.

Wenn man davon ausgeht, dass in Deutschland 5 % der Einwohner eine subklinische oder klinische Hypothyreose haben (Pilz et al. 2020), dann entspricht dies bei 73 Mio. Versicherten in der gesetzlichen Krankenversicherung 3,65 Mio. erkrankten Personen. Schätzungen besagen, dass die subklinische Hypothyreose ca. 4-mal häufiger ist als die klinisch manifeste Hypothyreose. Das würde bedeuten,

Tab. 37.1 (Fortsetzung)

Präparat	Bestandteile	DDD Mio.	Änderung %	DDD-Nettokosten Euro
Schilddrüsenhormone plus Iodid				
Thyronajod	Levothyroxin Kaliumiodid	201,3	(−1,1)	0,19
L-Thyrox Jod HEXAL	Levothyroxin Kaliumiodid	42,3	(+0,1)	0,15
Eferox Jod	Levothyroxin Kaliumiodid	28,4	(−4,7)	0,15
L-Thyroxin Henning plus	Levothyroxin Kaliumiodid	21,9	(+8,0)	0,18
L-Thyroxin Jod Aristo	Levothyroxin Kaliumiodid	20,0	(−6,5)	0,15
Jodthyrox	Levothyroxin Kaliumiodid	8,1	(+2,5)	0,20
L-Thyroxin Jod Winthrop	Levothyroxin Kaliumiodid	3,4	(−4,5)	0,20
		325,5	**(−1,0)**	**0,18**
Kaliumiodid				
Jodid-ratiopharm	Kaliumiodid	11,6	(−20,3)	0,04
Jodinat Lindopharm	Kaliumiodid	10,5	(+6,1)	0,04
Jodid HEXAL	Kaliumiodid	10,1	(−3,3)	0,04
Jodetten	Kaliumiodid	9,8	(−7,5)	0,05
Jodid Tabletten	Kaliumiodid	7,0	(+14,3)	0,04
		49,0	**(−5,1)**	**0,04**
Summe		**1.868,1**	**(+0,4)**	**0,22**

dass in Deutschland ca. 0,9–1,0 Mio. Patienten an einer behandlungsbedürftigen klinisch manifesten Hypothyreose erkrankt sind. Die vorliegenden Verordnungszahlen zeigen jedoch, dass fast 5 Mio. Menschen in Deutschland über das gesamte Jahr 2022 mit Schilddrüsenhormonen behandelt wurden. Durch die bei der *Hyper*thyreosetherapie durchgeführte Kombinationstherapie von Thyreoperoxidasehemmer plus Levothyroxin zur Suppression der Sekretion von Thyreoidea-stimulierendem Hormon (TSH) kommen maximal noch 100.000 Patienten hinzu. Somit können die sehr hohen Verordnungszahlen von Schilddrüsenhormonpräparaten klinisch nicht ausreichend erklärt werden. Selbst unter großzügiger Betrachtung der vorliegenden Zahlen muss davon ausgegangen werden, dass Patientenkollektive im 7-stelligen Bereich unnötig mit Schilddrüsenhormonen behandelt werden. Eine kürzlich publizierte Populationsstudie aus dem Rheinland kommt ebenfalls zu dem Schluss, dass viele Menschen, insbesondere ältere, überbehandelt werden und dass eine De-Intensivierung der

Behandlung mit Schilddrüsenhormonen hohe Priorität besitzt (Alaeddin et al. 2023). Zur Vermeidung von Übertherapie hat die AWMF eine Leitlinie zur Interpretation erhöhter TSH-Werte herausgegeben, die typischerweise bei subklinischer und klinischer Hypothyreose gefunden werden (▶ https://register.awmf.org/de/leitlinien/detail/053-046). Nicht zu vernachlässigen ist in diesem Zusammenhang auch, dass sich durch eine kritischere Verordnung von Schilddrüsenhormonen in Anbetracht der hohen Verordnungsvolumina erhebliche Einsparpotenziale zu Gunsten der GKV realisieren lassen: Pro 1 Mio. unnötiger Dauerbehandlungen mit Schilddrüsenhormonen lassen sich pro Jahr ca. 84 Mio. € sparen.

Schilddrüsenhormone können speziell bei älteren Menschen gravierende unerwünschte Wirkungen verursachen, insbesondere im kardiovaskulären System (Effraimidis et al. 2021). Dementsprechend sollte die Indikation für eine Levothyroxintherapie bei allen Patienten kritisch überprüft werden.

Verordnungen von Liothyronin (T3)-haltigen Präparaten (entweder alleine oder in Kombination mit Levothyroxin) machen weniger als 2 % aller Schilddrüsenhormonverschreibungen aus. Bei der Langzeittherapie ist eine gleichmäßige Hormonkonzentration im Serum durch das pharmakologisch langlebige Levothyroxin (Halbwertszeit 5 bis 8 Tage) wesentlich besser zu erreichen als durch das kurzlebige Liothyronin (Halbwertszeit 1 bis 2 Tage) (Sawka et al. 2003; Clyde et al. 2003; Wiersinga 2017). Wenn Patienten mit Hypothyreose auf eine Monotherapie mit Levothyroxin nicht ausreichend ansprechen, ist zu vermuten, dass die Ursache dafür nicht eine unzureichend behandelte Hypothyreose ist, sondern andere Erkrankungen. Insofern gibt es aus pharmakotherapeutischer Sicht kaum einen nachvollziehbaren Grund, Kombinationspräparate aus Levothyroxin und Liothyronin zu verschreiben. Dem entgegen stehen jedoch leicht ansteigende Verordnungszahlen von Kombinationspräparaten aus Levothyroxin und Liothyronin. Von führenden Endokrinologen im deutschsprachigen Raum wird der Stellenwert einer Kombinationstherapie von Levothyroxin und Liothyronin ebenfalls als gering angesehen (Pilz et al. 2020; Vardarli et al. 2022)

37.1.2 Iodidhaltige Präparate

In Deutschland recht populär sind Kombinationspräparate aus Levothyroxin und Kaliumiodid. Ca. 18 % aller Verordnungen von Schilddrüsenhormonpräparaten gehen zu Lasten dieser Kombinationspräparate. Zwar sind diese Präparate kostengünstig, aber aus pharmakologischer Sicht ist der Zusatz von Kaliumiodid überflüssig, da die entscheidende klinische Wirkung über das Levothyroxin erreicht wird. Eine toxische Wirkung von Kaliumiodid ist bei den geringen Dosierungen nicht zu erwarten.

Kaliumiodid wird vor allem zur Strumaprophylaxe in Iodmangelgebieten eingesetzt (Lisco et al. 2023). Die Therapie mit Kaliumiodid ist sehr kostengünstig und insgesamt deutlich rückläufig. Ein wesentlicher Grund dürfte sein, dass iodiertes Speisesalz inzwischen sehr weit verbreitet ist, was die Häufigkeit des endemischen Iodmangels reduziert. In Deutschland werden ca. 134.000 Patienten mit Iodpräparaten zur Strumaprophylaxe behandelt. Die Tendenz ist deutlich rückläufig.

37.1.3 Thyreoperoxidasehemmer (Thyreostatika)

Für die medikamentöse Therapie der Hyperthyreose (Schilddrüsenüberfunktion) werden vorwiegend Thiamazol und Carbimazol eingesetzt (Sawin und Cooper 2023; Wiersinga et al. 2023; ◘ Tab. 37.2). Carbimazol wird im Organismus in seinen aktiven Metaboliten Thiamazol umgewandelt. Um Unregelmäßigkeiten in der pharmakologischen Wirkung zu vermeiden, wird Thiamazol der Vorzug gegeben. Eine wichtige unerwünschte Wirkung

Tab. 37.2 Verordnungen von Thyreostatika 2022. Angegeben sind die 2022 verordneten Tagesdosen, die Änderungen gegenüber 2021 und die mittleren Kosten je DDD 2022

Präparat	Bestandteile	DDD Mio.	Änderung %	DDD-Nettokosten Euro
Carbimazol				
Carbimazol-1 A Pharma	Carbimazol	5,9	(+143,1)	0,35
Carbimazol Aristo	Carbimazol	5,8	(−39,4)	0,34
		11,7	**(−2,8)**	**0,35**
Thiamazol				
Thiamazol Aristo	Thiamazol	13,1	(−13,1)	0,21
Thiamazol HEXAL	Thiamazol	7,3	(+27,0)	0,21
Methizol	Thiamazol	0,87	(+18,9)	0,30
		21,3	**(−1,4)**	**0,21**
Propylthiouracil				
Propycil	Propylthiouracil	1,0	(−0,9)	0,54
Perchlorat				
Irenat	Natriumperchlorat	1,3	(−2,6)	0,56
Summe		**35,3**	**(−1,9)**	**0,28**

der Thyreoperoxidasehemmer ist die dosisabhängige Agranulozytose, was regelmäßige Blutbildkontrollen erforderlich macht (Tsuboi et al. 2007).

Propylthiouracil und Natriumperchlorat haben nur Nischenindikationen (Wiersinga et al. 2023). Propylthiouracil (*Propycil*), das wegen seiner kurzen Halbwertszeit mehrmals täglich gegeben werden muss, soll bei der Behandlung von Schwangeren Vorteile haben, was aber nicht ausreichend belegt ist (Francis et al. 2020).

Insgesamt zeigt sich über die letzten 10 Jahre ein deutlich abnehmender Trend in der Verordnung von Thyreostatika. Gründe dafür sind, dass alternative Behandlungsmethoden wie die Radioiodtherapie, spezifische Immuntherapien und chirurgische Verfahren stärker in den Vordergrund gelangt sind (Overhaus et al. 2023; Hu et al. 2023; Wiersinga et al. 2023).

Literatur

Alaeddin N, Jogejan RMS, Stingl JC et al (2023) Über- und Unterbehandlung mit Levothyroxin. Dtsch Arztebl 120:711–718

Bolk N, Visser TJ, Nijman J et al (2010) Effects of evening vs morning levothyroxine intake: a randomized double-blind crossover trial. Arch Intern Med 170:1996–2003

Brito JP, Ross JS, Deng Y et al (2021) Cardiovascular outcomes and rates of fractures and falls among patients with brand-name verus generic L-thyroxine use. Endocrine 74:592–602

Brito JP, Deng Y, Ross JS et al (2022) Association between generic-to-generic levothyroxine switching and thyrotropin levels among US adults. JAMA Intern Med 182:418–425

Clyde PW, Harari AE, Getka EJ et al (2003) Combined levothyroxine plus liothyronine compared with levothyroxine alone in primary hypothyroidism: a randomized clinical trial. JAMA 290:2952–2958

Effraimidis G, Watt T, Feldt-Rasmussen U (2021) Levothyroxine therapy in elderly patients with hypothyroidism. Front Endocrinol 12:641560

Francis T, Francis N, Lazarus JH et al (2020) Safety of antithyroid drugs in pregnancy: update and therapy implications. Expert Opin Drug Saf 19:565–576

Gottwald-Hostalek U, Tayrouz Y (2021) Real world clinical experience with a new formulation of levothyroxine engineered to meet new and stricter regulatory requirements. Curr Med Res Opin 37:2093–2098

Herrmann J (1981) Prevalence of hypothyroidism in the elderly in Germany. A pilot study. J Endocrinol Invest 4:327–330

Hu Y, Chen J, Lin K et al (2023) Efficacy and safety of intravenous monoclonal antibodies in patients with moderate-to-severe active Graves' ophthalmopathy: a systematic review and meta-analysis. Front Endocrinol 14:1160936

Lisco G, de Tullio A, Trggiani D et al (2023) Iodine deficiency and iodine prophylaxis: an overview and update. Nutrients 15:1004

Mendes D, Alves C, Silverio N et al (2019) Prevalence of undiagnosed hypothyroidism in Europe: a systematic review and meta-analysis. Eur Thyroid J 8:130–143

Mohammadi K, Shafie D, Vakhshoori M et al (2023) prevalence of amiodarone-induced hypothyroidism; A systematic review and meta-analysis. Trends Cardiovasc Med 33:252–262

Overhaus M, Stöhr M, Möller L et al (2023) Graves' orbitopathy: current concepts for medical treatment. Laryngorhinootologie 102:177–185

Pardo-Cabello AJ, Manzano-Gamero V, Puche-Canas E (2022) Placebo: a brief updated review. Naunyn Schmiedebergs Arch Pharmacol 395:1343–1356

Perez CLS, Araki FS, Graf H et al (2013) Serum thyrotropin levels following levothyroxine administration at breakfast. Thyroid 23:779–784

Persani L, dell'Acqua M, Ioakim S et al (2023) Factitious thyrotoxicosis and thyroid hormone misuse or abuse. Ann Endocrinol 84:367–369

Pilz S, Theiler-Schwarz V, Malle O et al (2020) Hypothyreose: Guidelines, neue Erkenntnisse und klinische Praxis. J Klin Endokrinol Stoffw 13:88–95

Sawin CT, Cooper DS (2023) The origin of antithyroid drugs. Thyroid 33:1395–1401

Sawka AM, Gerstein HC, Marriott MJ et al (2003) Does a combination regimen of thyroxine (T4) and 3,5,3'-triiodothyronine improve depressive symptoms better than T4 alone in patients with hypothyroidism? Results of a double-blind, randomized, controlled trial. J Clin Endocrinol Metab 88:4551–4555

Topliss DJ, Soh SB (2013) Use and misuse of thyroid hormone. Singapore Med J 54:406–410

Tsuboi K, Ueshiba H, Shimojo M et al (2007) The relation of initial methimazole dose to the incidence of methimazole-induced agranulocytosis in patients with Graves' disease. Endocr J 54:39–43

Vardarli I, Brandenburg T, Hegedüs L et al (2022) A questionnaire survey of German thyroidologists on the use of thyroid hormones in hypothyroid and euthyroid patients: The THESIS (Treatment of Hypothyroidism in Europe by Specialists: An International Survey) Collaborative. Exp Clin Endocrinol Diabetes 130:577–586

Wiersinga WM (2017) Therapy of endocrine disease: T4 + T3 combination therapy: is there a true effect? Eur J Endocrinol 177:R287–R296

Wiersinga WM, Poppe KG, Effraimidis G (2023) Hyperthyroidism: aetiology, pathogenesis, diagnosis, management, complications, and prognosis. Lancet Diabetes Endocrinol 11:282–298

Sexualhormone

Thomas Strowitzki

Auf einen Blick

Verordnungsprofil Die wichtigsten Gruppen der Sexualhormone sind Östrogenpräparate und Kontrazeptiva. Danach folgen mit weitem Abstand Gestagene. Die Verordnungen aller Östrogenpräparate zur Hormontherapie in der Postmenopause (systemische und topische Präparate) sind zunächst seit 1999 stark zurückgegangen und zeigen nach einem stabilen Niveau in den letzten Jahren wieder eine Steigerung der Verordnungszahlen, wenn auch ausschließlich bei Östrogenmonopräparaten. Die Verordnung von Östrogen-/Gestagenkombinationen zur HRT ist im Vergleich zum Vorjahr rückläufig. Somit haben die Leitlinienempfehlungen zur postmenopausalen Hormontherapie einen stärkeren Effekt als im Vorjahr erzielt. Die Verordnungen der kombinierten hormonalen Kontrazeptiva sind auch 2022 weiter rückläufig, wogegen Gestagenmonopräparate eine deutliche Zunahme verzeichnen. Absolut gesehen sind kombinierte hormonale Kontrazeptiva aber weiterhin die mit Abstand am häufigsten verordneten Kontrazeptiva. Androgenverordnungen sind auf hohem Niveau im Vergleich zum Vorjahr nicht weiter gestiegen.

Bewertung Die Verordnungen zur postmenopausalen Hormontherapie reflektieren eine gute Beachtung der Indikationsstellung basierend auf einer sorgfältigen Nutzen-Risiko-Bewertung, die leitlinienbasiert erfolgt (AWMF-Leitlinie Peri- and Postmenopause – Diagnosis and Interventions 2020). Hormonale Kontrazeption in jeder Variante behält weite Akzeptanz.

Sexualhormone werden zur Behandlung von Störungen der Sexualfunktion bei Mann und Frau eingesetzt. Sie dienen in erster Linie zur Substitution fehlender oder ungenügender körpereigener Hormonproduktion, aber auch zur Hemmung der Hormonproduktion durch Änderung der zentralen Regulationsvorgänge im Zwischenhirn und der Hypophyse. Neben vielen anderen Anwendungen sind Sexualhormone bei der Therapie von Sexualhormon-abhängigen Tumoren von Bedeutung, wie z. B. in der Therapie mit Antiöstrogenen beim Mammakarzinom (AWMF Peri- and Postmenopause – Diagnosis and Interventions 2020).

Im Einzelnen lassen sich Sexualhormone in Androgene, Anabolika, Antiandrogene, Östrogene, Gestagene und Antiöstrogene einteilen. Antiöstrogene, wie z. B. Letrozol oder Clomifen, werden zwar häufig in der ovariellen Stimulation bei unerfülltem Kinderwunsch eingesetzt, sind aber bis auf das zur hormonellen Stimulation verwendete Clomifen ausschließlich in der Onkologie, z. B. zur Behandlung des Mammakarzinoms zugelassen und werden daher bei den Onkologika (▶ Kap. 5) dargestellt. Östrogen-Gestagen-Kombinationen vor allem in Form von ethinylestradiolhaltigen Präparaten werden in großem Umfang für die hormonale Kontrazeption eingesetzt. Kontrazeptiva sind seit 1992 in dieser Indikationsgruppe vertreten, weil sie seitdem bei Frauen bis zum vollendeten 20. Lebensjahr und seit April 2019 bis zum vollende-

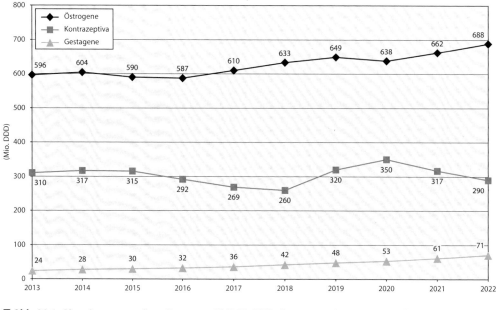

◘ Abb. 38.1 Verordnungen von Sexualhormonen 2013 bis 2022. Gesamtverordnungen nach definierten Tagesdosen

ten 22. Lebensjahr auf Kassenrezept verordnet werden können.

Das Verordnungsspektrum der Sexualhormone zeigt bei den Östrogenmonopräparaten zur postmenopausalen Hormontherapie einen weiteren Anstieg der Verordnungszahlen, wobei die systemisch und topisch (vaginal) applizierten Östrogenpräparate gemeinsam dargestellt werden (◘ Abb. 38.1), Östrogen-Gestagen-Kombinationen sind dagegen weiter rückläufig. Im Vergleich zu 2021 zeigt sich eine weitere Abnahme der Verordnung der hormonalen Kontrazeptiva auf etwa das Niveau von vor 10 Jahren mit Ausnahme der Gestagenmonopräparate (◘ Abb. 38.1). Alle übrigen Sexualhormonpräparate (Androgene, Antiandrogene, Gestagene) spielen bzgl. der Verordnungszahlen nur eine untergeordnete Rolle.

38.1 Androgene

Androgene werden zur Substitutionstherapie bei männlichem Hypogonadismus eingesetzt. Hypogonadale Männer haben u. a. ein erhöhtes Risiko für kardiovaskuläre Erkrankungen (EAU Guidelines 2022). Beim primären Hypogonadismus ist eine Dauertherapie mit Testosteronpräparaten erforderlich. Beim sekundären Hypogonadismus orientiert sich die Behandlung an den zugrundeliegenden Ursachen. Studien zur physischen Leistungsstärke sind nicht eindeutig (EAU Guidelines 2022). Eine aktuelle Leitlinie zeigt, dass eine Testosteronsubstitution bei älteren Männern einen geringen verbessernden Einfluss auf die Sexualfunktion hat, aber keine sicher belegte Verbesserung der Physis, einer depressiven Stimmungslage oder der kognitiven Funktionen (Qaseem et al. 2020). Die Qualität der analysierten Studien ist allerdings niedrig.

Es liegen keine eindeutigen Studien vor, die eine Risikoerhöhung kardiovaskulärer Ereignisse durch eine Testosteronsubstitution belegen (EAU Guidelines 2022).

Die Zahl der Testosteronverordnungen ist jetzt stabil, das Verordnungsvolumen lag bei 6,0 Mio. DDD 2004 (Arzneiverordnungs-Report 2005, Kap. 46), stieg auf 29,3 Mio. DDD 2021 und ist jetzt mit 29,2 Mio. DDD im Jahr 2022 unverändert. Über die Ursache lässt sich nur spekulieren, möglicherweise wird durch umfassende Diagnostik die Diagnose eines LOH (late onset hypogonadism) zunehmend gestellt. Auch die Daten zur nicht eindeutigen Risikoerhöhung kardiovaskulärer Ereignisse könnten hier eine Rolle spielen.

Mit Abstand führendes Präparat ist weiterhin Testosteronundecanoat (*Nebido*; ◘ Tab. 38.1) zur Langzeittherapie (einmal 1.000 mg i. m. alle 10 bis 14 Wochen). Danach folgt mit einem erneuten Anstieg das transdermale Testosteronpräparat (*Testogel*), das einmal pro Tag mit einer Dosis von 20, 40 oder 50 mg auf die Haut von Schulter, Armen oder Bauch aufgetragen wird und in dieser Form eine Resorptionsquote von 9–14 % hat.

38.2 Antiandrogene

Antiandrogene verdrängen männliche Hormone (Androgene) von ihrem Rezeptor und heben dadurch ihre Wirkung auf. Sie werden eingesetzt um androgenbedingte Krankheitszustände zu behandeln. Dazu gehört z. B. beim Mann das Prostatakarzinom. Cyproteronacetat wurde 2022 wieder häufiger verordnet (◘ Tab. 38.1). Cyproteronkombinationen mit Ethinylestradiol finden überwiegend bei Frauen zur Behandlung von Hirsutismus, Akne vulgaris und androgenetischem Haarausfall Verwendung und zeigen bei stabilen Verordnungszahlen einen Shift zwischen zwei Herstellern bei insgesamt niedrigen Verordnungszahlen (◘ Tab. 38.1), was evtl. durch die An-

◘ **Tab. 38.1** Verordnungen von Androgenen und Antiandrogenen 2022. Angegeben sind die 2022 verordneten Tagesdosen, die Änderungen gegenüber 2021 und die mittleren Kosten je DDD 2022

Präparat	Bestandteile	DDD	Änderung	DDD-Nettokosten
		Mio.	%	Euro
Androgene				
Nebido	Testosteronundecanoat	16,1	(+3,9)	1,65
Testogel	Testosteron	9,5	(+8,3)	1,85
Testotop	Testosteron	2,2	(−0,6)	0,93
Testosteron-Depot GALEN	Testosteronenantat	1,4	(+23,7)	0,53
		29,2	**(+5,7)**	**1,61**
Cyproteronacetat				
Cyproteron TAD	Cyproteron	0,79	(+20,9)	1,40
Androcur	Cyproteron	0,64	(−6,3)	3,14
		1,4	**(+6,9)**	**2,18**
Cyproteronkombinationen				
Bella HEXAL	Cyproteronacetat Ethinylestradiol	1,6	(−21,4)	0,23
Cyproderm	Cyproteronacetat Ethinylestradiol	1,5	(+26,1)	0,25
		3,1	**(−3,6)**	**0,24**
Summe		**33,7**	**(+4,8)**	**1,51**

wendungsbeschränkungen aufgrund des Meningeomrisikos durch Cyproteron bei Langzeittherapie (European Medicines Agency 2020) erklärbar sein könnte. Weitere Kombinationen mit antiandrogen wirksamen Gestagenen wie Chlormadinonacetat, Dienogest oder Drospirenon finden sich überwiegend in verschiedenen hormonalen oralen Kontrazeptiva und werden unter Kontrazeptiva besprochen.

38.3 Östrogene

Östrogene regeln zusammen mit den Gestagenen die Reproduktionsvorgänge bei der Frau, induzieren die Pubertätsveränderungen und erhalten die Funktion der Sexualorgane. Zu den therapeutisch wichtigen Wirkungen der Östrogene gehört die Proliferation der Schleimhaut in Uterus und Vagina sowie die Förderung der Knochenmineralisation. Hauptindikation für die Verordnung natürlicher Östrogene allein oder in verschiedensten Kombinationen ist die postmenopausale Hormontherapie und damit die Therapie des klimakterischen Syndroms. Dafür werden Östrogene (Östradiol und Östradiolester) mit einem 10–14tägigen Gestagenzusatz (Sequenztherapie) oder als kontinuierliche Kombinationstherapie (Östrogen/Gestagen) oral oder als Pflaster, Gel oder Spray transdermal angewendet. Bei hysterektomierten Patientinnen ist eine Östrogentherapie ohne Gestagenzusatz indiziert.

Randomisierte Studien haben Langzeitnebenwirkungen einer postmenopausalen Hormontherapie gezeigt. In der Women's Health Initiative (WHI) an 16.608 Frauen waren die gesundheitlichen Risiken insgesamt gering höher als der Nutzen einer kombinierten Östrogen-Gestagen-Substitution (Writing Group for the Women's Health Initiative Investigators 2002). Die Altersverteilung der Patientinnen bei Studieneinschluss und das Risikoprofil haben aber die Studienbewertung eingeschränkt. Die WHI-Studie fand bei postmenopausalen Frauen ein relatives Risiko für ein Mammakarzinom von 1,26 bei einer durchschnittlichen Behandlungsdauer von 3,2 Jahren mit Östrogenen und Gestagenen, entsprechend 8 pro 10.000 Frauen und Anwendungsjahr. Insgesamt lag das Risiko für eine koronare Herzkrankheit 29 %, Brustkrebs 26 %, Schlaganfall 41 % und Lungenembolie 133 % höher. Niedriger lag dagegen das Risiko für kolorektales Karzinom (−37 %), Korpuskarzinom (−17 %) und Oberschenkelfrakturen (−33 %). Der absolute Risikoüberschuss ist mit einem Ereignis pro 100 Frauen in 5 Jahren gering. In einer ersten Nachuntersuchung der WHI-Studie drei Jahre nach der Beendigung der Hormonzufuhr war das kardiovaskuläre Risiko in der ursprünglichen Hormongruppe nicht mehr erhöht und mit der Kontrollgruppe vergleichbar, das Krebsrisiko lag jedoch in der ursprünglichen Hormongruppe weiterhin um 24 % höher (Heiss et al. 2008). In einer weiteren Nachauswertung der WHI-Studie nach 11 Jahren war die Inzidenz des Brustkrebses und die dadurch bedingte Mortalität auch noch lange nach Abbruch der kombinierten Hormontherapie um 78 bzw. 96 % erhöht (Chlebowski et al. 2010). In einem aktuellen Review zeigt sich bei ansonsten gesunden Frauen, die die Hormontherapie zur Zeit der Menopause begonnen haben, ein Trend, dass die Vorteile einer Hormontherapie die Nachteile überwiegen (Chester et al. 2018).

Der Studienarm der Östrogenmonotherapie wurde in der WHI-Studie wegen fehlenden Nutzens vorzeitig nach 7,1 Jahren vor dem geplanten Studienende durch die National Institutes of Health (NIH) abgebrochen. Konjugierte equine Östrogene (0,625 mg/Tag) erhöhen das Schlaganfallsrisiko signifikant um 39 % (276 Fälle) und das Lungenembolierisiko um 34 % (85 Fälle; Women's Health Initiative Steering Committee 2004). Bei transdermaler Applikation von natürlichen Östrogenen fanden sich aber im Gegensatz zur WHI-Studie mit eqinen Östrogenen keine vermehrten thromboembolischen Erkrankungen (Canonico et al. 2007, ESTHER-Studie). Das Risiko für Hüftfrakturen wurde in der WHI-Mono-Studie um 39 % (102 Fälle) reduziert. Die Risikoreduktionen für koronare Herzkrankheit (−9 %) und Brustkrebs (−23 %) waren eben noch nicht signifikant. Eine Nachuntersuchung der Östrogenmonotherapie nach insgesamt 10,7 Jahren hat keine erhöhten gesundheitlichen Risiken mehr gezeigt (LaCroix et al. 2011). Nach 13 Jahren hat eine post-hoc Auswertung der Östrogenmonotherapie bei jüngeren Frauen (50–59 Jahre) sogar günstigere Ergebnisse für Gesamtmortalität und Myokardinfarkte ergeben (Manson et al. 2013).

Die Risikobewertung der Hormontherapie hatte bereits in der ersten NICE-Guideline zur Behandlung der Menopause eine gewisse Neubewertung erfahren (National Institute for Health and Care Excellence 2015). Bei der Auswertung der Langzeitrisiken wurde festgestellt, dass das thromboembolische Risiko durch orale Präparate signifikant erhöht wird, nicht aber durch transdermale Präparate. Auch das kardiovaskuläre Risiko wird bei Frauen unter 60 Jahren durch die Hormontherapie nicht erhöht. Das koronare Risiko und das Brustkrebsrisiko werden nur durch Östrogen-Gestagenkombinationen erhöht, jedoch kaum oder gar nicht durch die Östrogenmonotherapie.

Gemäß der deutschen Leitlinie „Peri- and Postmenopause – Diagnosis and Interventions" (2020) soll Frauen mit vasomotorischen Symptomen nach Nutzen-Risiko-Aufklärung eine Hormonersatztherapie angeboten werden. Eine Hormonsubstitution erhöht das kardiovaskuläre Risiko wenn überhaupt, dann nur gering. Zur Risikokommunikation Mammakarzinom empfiehlt die Leitlinie folgende Formulierung: „Nach 5 Jahren einer sequenziellen kombinierten HT mit Beginn ab dem 50. Lebensjahr ist für die nächsten 20 Jahre pro 1.000 Frauen mit 14 zusätzlichen Fällen von Brustkrebs zu rechnen. Im Falle einer kontinuierlich-kombinierten HT ist mit 20 zusätzlichen Brustkrebsfällen zu rechnen." Vor Beginn der Hormontherapie sollen kardiovaskuläres Risiko und Brustkrebsrisiko der Patientinnen abgeklärt werden.

38.3.1 Östrogenmonopräparate

Die Verordnungen der Östrogenmonopräparate insgesamt sind 2022 im Vergleich zu 2021 weiter um 6,4 % gestiegen bei allen Applikationsformen (◘ Tab. 38.2). Östrogenpflaster ermöglichen eine transdermale Resorption von Estradiol in Dosierungen von täglich 25–100 µg bei zweimaliger bzw. einmaliger Gabe pro Woche, Gele und Sprays werden in der Regel täglich appliziert. Transdermal werden infolge der Umgehung der Leber 40fach kleinere Estradioldosen benötigt. In die Leber gelangen auf diesem Wege erheblich geringere Hormonmengen, so dass die östrogenabhängige Synthese von Angiotensinogen, Lipoproteinen und Gerinnungsfaktoren nicht übermäßig stimuliert wird. In einer Fallkontrollstudie wurden bereits 2007 erste Daten erhoben, dass nur die orale, aber nicht die transdermale Östrogentherapie mit einem erhöhten Thromboembolierisiko (4,2-fach versus 0,9-fach) einhergeht (Canonico et al. 2007, ESTHER-Studie). Daher werden transdermale Präparate für die Hormontherapie empfohlen (American College of Obstetricians and Gynecologists 2013; National Institute for Health and Care Excellence 2015; AWMF Peri- and Postmenopause – Diagnosis and Interventions 2020). Folgerichtig macht die orale Verordnung von Estradiol nur 7 % der transdermalen Verordnungen aus, ist aber mit 25,6 % vergleichsweise stark gestiegen. Mögliche Ursachen könnten sein, dass in den letzten Jahren einige Pflaster vom Markt genommen wurden und orale Östrogenmonopräparate vermehrt in der Reproduktionsmedizin zum Einsatz kommen.

Nur geringe Verordnungsmengen entfallen auf orales Östriol, das nur eine schwache östrogene Wirkung hat. Postmenopausale Dysphorien und lokale Befunde im Genitalbereich werden gemindert.

Vaginale Östrogenpräparate hatten 2022 ein weiter um 5,2 % zunehmendes Verordnungsvolumen (◘ Tab. 38.2) und machen den Großteil der DDD aller Östrogenmonopräparate aus (◘ Abb. 38.1), praktisch ausschließ-

◘ Tab. 38.2 Verordnungen von Östrogenen 2022 (Monopräparate). Angegeben sind die 2022 verordneten Tagesdosen, die Änderungen gegenüber 2021 und die mittleren Kosten je DDD 2022

Präparat	Bestandteile	DDD Mio.	Änderung %	DDD-Nettokosten Euro
Estradiol (transdermal)				
Gynokadin Gel	Estradiol	85,8	(+9,4)	0,24
Lenzetto	Estradiol	30,6	(+21,2)	0,21
Estreva	Estradiol	12,9	(+2,3)	0,20
Estramon	Estradiol	8,1	(−12,9)	0,31
Femoston mono	Estradiol	2,7	(−2,0)	0,26
Sisare Gel	Estradiol	1,3	(−6,8)	0,38
		141,2	**(+9,0)**	**0,24**
Estradiol (oral)				
Estrifam	Estradiol	5,2	(+8,6)	0,30
Estradiol-1 A Pharma	Estradiol	2,7	(+59,2)	0,27
Progynova	Estradiolvalerat	1,9	(+45,2)	0,32
		9,8	**(+25,6)**	**0,30**
Weitere Östrogene (oral)				
Ovestin Tabl.	Estriol	2,0	(+6,2)	0,58
Östrogene (vaginal)				
Oekolp Vaginal	Estriol	202,2	(+2,6)	0,09
Ovestin Creme/Ovula	Estriol	149,3	(+20,1)	0,05
Estriol Wolff	Estriol	65,3	(+11,1)	0,05
Gynoflor	Estriol L. acidophilus	16,3	(+6,4)	0,43
Oestro-Gynaedron/M	Estriol	12,9	(−54,2)	0,08
Linoladiol-H N Creme	Estradiol Prednisolon	3,7	(−3,8)	0,51
Linoladiol N Creme	Estradiol	1,4	(+21,2)	0,42
		451,0	**(+5,2)**	**0,09**
Summe		**604,1**	**(+6,4)**	**0,13**

lich in Form von Östriol, dem schwächer wirksamen Metaboliten von Östradiol. Indikationen sind Lokaltherapie bei Genitalatrophien, postmenopausalen Dysurien und zur Prophylaxe bei rezidivierenden Harnwegsinfektionen. Östrogene werden nach vaginaler und kutaner Applikation schnell resorbiert und haben im Vergleich zur systemischen Therapie eine bessere symptomatische Wirkung (Long et al. 2006).

38.3.2 Östrogenkombinationen

Die Verordnung von Östrogen-Gestagen-Kombinationen ist 2022 im Vergleich zum Vorjahr rückläufig mit Ausnahme levonorgestrelhaltiger Präparate (Tab. 38.3). Die Verordnungsentwicklung der Östrogenpräparate für die postmenopausale Hormonsubstitution entspricht somit genau wie im Vorjahr den derzeitigen Empfehlungen zur Hormontherapie (siehe oben).

Tab. 38.3 Verordnungen von Östrogen-Gestagen-Kombinationen 2022. Angegeben sind die 2022 verordneten Tagesdosen, die Änderungen gegenüber 2021 und die mittleren Kosten je DDD 2022

Präparat	Bestandteile	DDD Mio.	Änderung %	DDD-Nettokosten Euro
Estradiol und Norethisteron				
Estramon comp/-Conti	Estradiol Norethisteronacetat	7,8	(−30,0)	0,51
Cliovelle	Estradiolvalerat Norethisteronacetat	4,8	(+8,7)	0,40
Activelle	Estradiol Norethisteronacetat	2,0	(−30,1)	0,43
Kliogest N	Estradiol Norethisteronacetat	1,4	(+24,3)	0,43
		15,9	**(−18,3)**	**0,46**
Estradiol und Levonorgestrel				
Wellnara	Estradiol Levonorgestrel	2,7	(−9,6)	0,43
Fem 7 Conti	Estradiol Levonorgestrel	2,6	(+137,9)	0,45
Cyclo Progynova N	Estradiolvalerat Levonorgestrel	1,6	(−37,6)	0,42
		6,9	**(+4,3)**	**0,44**

Tab. 38.3 (Fortsetzung)

Präparat	Bestandteile	DDD Mio.	Änderung %	DDD-Nettokosten Euro
Estradiol und Dienogest				
Lafamme	Dienogest Estradiolvalerat	18,9	(−10,1)	0,43
Ladivella	Dienogest Estradiolvalerat	2,5	(+24,0)	0,38
Velbienne	Dienogest Estradiolvalerat	2,4	(−31,5)	0,37
Ariora	Dienogest Estradiolvalerat	1,3	(−25,4)	0,33
Estramon plus Dienogest	Dienogest Estradiolvalerat	1,3	(+292,7)	0,38
		26,4	(−7,8)	**0,41**
Östrogene und andere Gestagene				
Femoston Conti/-mini	Estradiol Dydrogesteron	13,8	(−5,3)	0,43
Femoston	Estradiol Dydrogesteron	7,3	(+1,2)	0,42
Bijuva	Estradiol Progesteron	1,1	(neu)	0,51
		22,1	(+1,8)	**0,43**
Summe		**71,2**	(−6,7)	**0,43**

38.4 Gestagene und Progesteronantagonisten

Gestagene haben im Gegensatz zu den Östrogenen ein sehr viel kleineres Verordnungsvolumen, das bis 2011 rückläufig war, seitdem aber kontinuierlich auf jetzt 71 Mio. DDD im Jahre 2022 angestiegen ist (◘ Abb. 38.1). Gestagene wirken zusammen mit Östrogenen auf nahezu alle weiblichen Reproduktionsvorgänge. Sie hemmen die Östrogen-induzierte Proliferation des Endometriums und induzieren die Sekretionsphase. Alle Gestagene unterdrücken dosisabhängig die Ovulation und hemmen die Tubenmotilität.

Gestagene werden entweder als natürliches Progesteron oder als synthetische Gestagene eingesetzt, die sich von dem natürlichen Gestagen Progesteron oder von Testosteron ableiten. Die meisten Derivate haben unterschiedliche Zusatzeffekte auf androgene und östrogene Hormonwirkungen. Indikation der oralen Progesteronpräparate (z. B. *Famenita, Utrogest*) und von Dydrogesteron (*Duphaston*) ist neben der Verwendung in der Reproduktionsmedizin die Endometriumprotektion für die postmenopausale Hormontherapie mit Östrogenen bei nicht hysterektomierten Frauen. Das relativ teure, täglich subkutan zu applizierende Progesteron *Prolutex* wird überwiegend in der assistierten Reproduktion eingesetzt, spielt aber mit einem kleinen Verordnungsvolumen nur eine sehr untergeordnete Rolle (◘ Tab. 38.4). Progesteronpräparate zeigen eine deutlich zu-

Tab. 38.4 Verordnungen von Gestagenen und Progesteronantagonisten 2022. Angegeben sind die 2022 verordneten Tagesdosen, die Änderungen gegenüber 2021 und die mittleren Kosten je DDD 2022

Präparat	Bestandteile	DDD Mio.	Änderung %	DDD-Nettokosten Euro
Progesteron				
Famenita	Progesteron	32,9	(+11,6)	0,93
Utrogest	Progesteron	5,1	(+55,3)	1,36
Progestogel	Progesteron	2,1	(−7,5)	0,67
Progestan	Progesteron	1,8	(+150,1)	0,90
Cyclogest	Progesteron	0,40	(+20,5)	2,41
Prolutex	Progesteron	0,15	(+17,9)	8,00
		42,5	**(+17,3)**	**1,01**
Weitere Gestagene				
Chlormadinon JENAPHARM	Chlormadinon	8,0	(−1,8)	0,44
Endovelle	Dienogest	6,2	(+31,2)	0,50
Zafrilla	Dienogest	5,1	(+128,3)	0,50
Duphaston	Dydrogesteron	4,4	(+1,5)	0,41
Dienogest Aristo	Dienogest	1,2	(−22,8)	0,50
Visanne	Dienogest	1,2	(−29,9)	1,71
MPA Gyn HEXAL	Medroxyprogesteronacetat	0,83	(−3,0)	0,39
		27,0	**(+14,2)**	**0,52**
Summe		**69,5**	**(+16,1)**	**0,82**

nehmende Verschreibungstendenz um 17,3 %, sicher bedingt durch den frei kombinierten Einsatz in der HRT mit einem transdermalen Östradiol und auch bei reproduktionsmedizinischen Maßnahmen zur Substitution der Lutealphase.

Chlormadinon ist zusätzlich noch für Gestagenmangelzustände bei sekundärer Amenorrhö, dysfunktionellen Blutungen und unregelmäßigen Zyklen zugelassen. Dienogest als Monopräparat (*Visanne, Zafrilla, Endovelle, Dienogest Aristo*) ist ausschließlich zur Behandlung der Endometriose zugelassen mit einem klaren Shift hin zu Generika. Seine Verordnung ist 2022 stabil und das nach Progesteron am häufigsten verordnete Gestagen (◘ Tab. 38.4). Hier zeigt sich, dass die Gestagentherapie weiterhin im Vergleich mit GnRH-Analoga ihren festen Stellenwert in der Behandlung der Endometriose hat.

38.5 Hormonale Kontrazeptiva

Hormonale Kontrazeptiva gehören ganz überwiegend zur Gruppe der Östrogen-Gestagen-Kombinationen. Als Ovulationshemmer supprimieren sie in erster Linie die Ausschüttung des hypothalamischen Gonadotropin-Releasinghormons und der hypophysären Gonadotropine. Dadurch hemmen sie Follikelwachstum, Ovulation und Gelbkörperbildung.

Die Gestagenkomponente vermindert zusätzlich die Proliferation des Endometriums (Nidationshemmung) und steigert die Viskosität des Zervixschleims (Hemmung der Spermienaszension).

Orale Kontrazeptiva sind seit ihrer Einführung vor fast 60 Jahren kontinuierlich weiterentwickelt worden, um das Nebenwirkungsrisiko zu reduzieren. Nach der Beobachtung von seltenen, aber gefährlichen kardiovaskulären Komplikationen in Form von Schlaganfällen, Herzinfarkten und Thromboembolien (Royal College of General Practitioners 1981) wurde zunächst Ethinylestradiol von 50 auf 20–35 µg pro Tag reduziert. Mit diesen Präparaten gingen die thromboembolischen Zwischenfälle zurück. In einer dänischen Kohortenstudie an 1,6 Mio. Frauen war das absolute Risiko thromboembolischer Komplikationen (Schlaganfälle, Herzinfarkte) gering, wurde aber durch höher dosiertes Ethinylestradiol (30–40 µg/Tag) stärker als durch niedrig dosierte Präparate (20 µg Tag) erhöht (Lidegaard et al. 2012). Nach der Einführung niedrig dosierter Gestagene aus der Gruppe der Gonangestagene (Desogestrel 1981, Gestoden 1987) wurden im Oktober 1995 drei große Studien bekannt, die ein erhöhtes thromboembolisches Risiko für diese Gestagene zeigten (World Health Organization Collaborative Study 1995; Jick et al. 1995; Spitzer et al. 1996). Eine Metaanalyse von 12 Studien bestätigte, dass orale Kontrazeptiva der dritten Generation (Desogestrel, Gestoden) ein 1,7fach erhöhtes Thromboserisiko im Vergleich zu Kontrazeptiva der zweiten Generation hatten (Kemmeren et al. 2001). Auch für Drospirenon wurde ein erhöhtes thromboembolisches Risiko beschrieben (Wu et al. 2013). Ein Cochrane-Review von 26 Studien zeigte weiterhin ein um 50–100 % erhöhtes Thromboserisiko von Kontrazeptivakombinationen mit Gestoden, Desogestrel, Cyproteronacetat oder Drospirenon im Vergleich zu Levonorgestrelkombinationen (de Bastos et al. 2014). Die LL zur hormonellen Empfängnisverhütung fasst das VTE-Risiko in Abhängigkeit vom Gestagen zusammen (AWMF LL Hormonal Contraception 2019). Gestagenmonopräparate dagegen bedingen kein erhöhtes Thromboserisiko (AWMF LL Hormonal Contraception 2019).

Ein weiteres seit langem diskutiertes Nebenwirkungsrisiko ist die Karzinogenität. Nach Leitlinie ist das Risiko für Mammakarzinom unklar, für Zervixkarzinom erhöht und für Ovarialkarzinom aber reduziert (AWMF LL Hormonal Contraception 2019).

38.5.1 Einphasen- und Sequenzialpräparate

Die Verordnungen der hormonalen Kontrazeptiva sind nach einem Anstieg von 2018 bis 2020 weiter rückläufig mit Ausnahme der Gestagenmonokontrazeptiva (◯ Abb. 38.1) Nach Kontrazeptiva mit Levonorgestrel werden Kontrazeptiva mit Dienogest am zweithäufigsten verordnet. Dienogest ist ein gestagenes Nortestosteronderivat mit antiandrogenen Eigenschaften, das 1995 in Deutschland zur hormonalen Kontrazeption und zur Behandlung von Frauen mit Akne eingeführt wurde. Laut aktueller Fachinformation ist das relative Thromboserisiko von Dienogest um Faktor 1,6 erhöht und somit höher im Vergleich zu Levonorgestrel, Norgestimat oder Norethisteron (siehe auch AWMF LL Hormonal Contraception 2019). Ein Dienogesthaltiges Einphasenpräparat (*Maxim*) ist mit 57,5 Mio. DDD und einer geringen Steigerung um 4,5 % das am häufigsten verordnete orale Kontrazeptivum. Ursächlich dafür sind sicher das stabile Blutungsprofil unter Dienogest, die deshalb sehr gute Verwendbarkeit im Langzyklus, sowie die gleichzeitigen Effekte auf Endometriose und Androgenisierungserscheinungen. Erstmals gelistet ist mit Drovelis ein estetrolhaltiges Präparat, mit 2,7 Mio. DDD noch mit einem geringen Marktanteil (etwa 1 %), aber das Präparat mit der prozentual größten Steigerungsrate aller Präparate um 468,4 %.

Der Trend zu einer Abnahme von Verordnungen von Desogestrelkombinationen hat sich bei niedrigen Verordnungszahlen 2022

Tab. 38.5 Verordnungen von Kontrazeptiva 2022. Angegeben sind die 2022 verordneten Tagesdosen, die Änderungen gegenüber 2021 und die mittleren Kosten je DDD 2022

Präparat	Bestandteile	DDD Mio.	Änderung %	DDD-Nettokosten Euro
Mit Levonorgestrel				
Swingo	Ethinylestradiol Levonorgestrel	36,0	(−7,8)	0,21
Asumate	Ethinylestradiol Levonorgestrel	33,5	(−9,8)	0,25
Maexeni/-mite	Ethinylestradiol Levonorgestrel	17,0	(+7,8)	0,19
Evaluna	Ethinylestradiol Levonorgestrel	6,5	(−31,3)	0,22
Minisiston/-fem	Ethinylestradiol Levonorgestrel	5,9	(−24,6)	0,30
Omsan	Ethinylestradiol Levonorgestrel	5,4	(−0,0)	0,23
Kleodina	Ethinylestradiol Levonorgestrel	4,0	(−17,5)	0,21
Microgynon	Ethinylestradiol Levonorgestrel	3,9	(−24,0)	0,23
Monostep	Ethinylestradiol Levonorgestrel	3,1	(−8,8)	0,27
Levomin	Ethinylestradiol Levonorgestrel	2,4	(−2,6)	0,18
Femikadin	Ethinylestradiol Levonorgestrel	1,6	(−40,2)	0,22
Leios	Ethinylestradiol Levonorgestrel	1,4	(−0,9)	0,32
		120,7	**(−10,3)**	**0,23**
Mit Desogestrel				
Cedia	Ethinylestradiol Desogestrel	1,8	(−8,6)	0,21
Munalea 30	Ethinylestradiol Desogestrel	1,7	(+58,0)	0,20
Desofemine	Ethinylestradiol Desogestrel	1,4	(−34,0)	0,21
Lamuna	Ethinylestradiol Desogestrel	1,3	(−37,0)	0,24
		6,3	**(−14,1)**	**0,21**

◘ **Tab. 38.5** (Fortsetzung)

Präparat	Bestandteile	DDD Mio.	Änderung %	DDD-Nettokosten Euro
Mit Chlormadinonacetat				
Belara	Ethinylestradiol Chlormadinonacetat	16,6	(−22,9)	0,40
Angiletta	Ethinylestradiol Chlormadinonacetat	2,1	(+79,5)	0,22
Solera	Chlormadinon Ethinylestradiol	1,2	(−11,9)	0,25
		19,9	(−17,3)	0,37
Mit Dienogest				
Maxim	Ethinylestradiol Dienogest	57,5	(+4,5)	0,29
Dienovel	Ethinylestradiol Dienogest	10,0	(−20,1)	0,21
Velafee	Ethinylestradiol Dienogest	6,1	(−10,0)	0,25
Sibilla	Ethinylestradiol Dienogest	5,2	(−38,2)	0,22
Aristelle	Ethinylestradiol Dienogest	2,4	(−58,1)	0,20
Luvyna	Ethinylestradiol Dienogest	1,5	(−42,7)	0,20
		82,7	(−9,1)	0,27
Mit Nomegestrol				
Zoely	Estradiol Nomegestrol	4,4	(+7,6)	0,41
Mit Drospirenon				
Drovelis	Drospirenon Estetrol	2,7	(+468,4)	0,45
Yiznell	Ethinylestradiol Drospirenon	1,8	(+14,4)	0,34
		4,4	(+120,3)	0,40
Summe		238,4	(−9,4)	0,26

fortgesetzt (◘ Tab. 38.5). Für Desogestrel ist schon seit 20 Jahren ein erhöhtes thromboembolisches Risiko bekannt (Kemmeren et al. 2001). Drospirenonhaltige Präparate spielen in absoluten Verordnungszahlen kaum eine Rolle, erleben aber in Kombination mit Estetrol eine Renaissance. Mit *Drovelis* ist ein einziges Estetrolpärparat auf dem Markt, das aus-

Tab. 38.6 Verordnungen von weiteren Kontrazeptiva 2022. Angegeben sind die 2022 verordneten Tagesdosen, die Änderungen gegenüber 2021 und die mittleren Kosten je DDD 2022

Präparat	Bestandteile	DDD Mio.	Änderung %	DDD-Nettokosten Euro
Sequenzialpräparate				
Qlaira	Estradiolvalerat Dienogest	4,5	(+2,9)	0,49
Gestagenpräparate				
Solgest	Desogestrel	7,4	(−26,9)	0,21
Slinda	Drospirenon	6,2	(+276,8)	0,49
Desogestrel Aristo	Desogestrel	4,7	(+3,6)	0,20
Feanolla	Desogestrel	3,3	(+36,9)	0,19
Desirett	Desogestrel	2,1	(+13,0)	0,25
Depo-Clinovir	Medroxyprogesteron	1,6	(+52,4)	0,31
		25,3	**(+17,0)**	**0,28**
Vaginale Kontrazeptiva				
Ginoring	Ethinylestradiol Etonogestrel	8,8	(−29,7)	0,39
NuvaRing	Ethinylestradiol Etonogestrel	1,7	(+41,5)	0,50
Circlet	Ethinylestradiol Etonogestrel	1,7	(+314,1)	0,39
Mycirq	Ethinylestradiol Etonogestrel	1,3	(+228,9)	0,38
Veri Aristo	Ethinylestradiol Etonogestrel	1,2	(> 1.000)	0,39
		14,7	**(+0,8)**	**0,40**
Transdermale Kontrazeptiva				
Evra transdermales Pflaster	Ethinylestradiol Norelgestromin	1,3	(+2,2)	0,47
Summe		**45,8**	**(+9,5)**	**0,35**

schließlich als fixe Kombination mit Drospirenon vorliegt. Nach bisheriger Studienlage hat Estetrol ein günstiges Risikoprofil.

Die Nomegestrolkombination *Zoely* zeigt auch 2022 bei insgesamt geringen Verordnungszahlen einen weiteren Anstieg (◘ Tab. 38.5). Das Präparat enthält Nomegestrol in fixer Kombination mit natürlichem Estradiol. Im direkten Vergleich mit einer Drospirenonkombination hatte *Zoely* einen sicheren Konzeptionsschutz, verursachte aber häufiger Nebenwirkungen wie Veränderungen der monatlichen Abbruchblutung, Akne und Gewichtszunahme (Übersicht bei Yang und

Plosker 2012). Für Nomegestrol und Chlormadinon besteht ein erhöhtes Meningeomrisiko, allerdings in Dosierungen deutlich oberhalb der Konzentrationen in hormonalen Kontrazeptiva. Chlormadinonhaltige Kontrazeptiva verzeichnen aber dennoch einen Rückgang von 17,6 %, offensichtlich wegen des vorsichtigen Verschreibungsverhaltens nach dem großen öffentlichen Interesse, das die Berichterstattung zu Chlormadinon bewirkt hat.

Sequenzialpräparate sind nur mit einem Präparat vertreten (◘ Tab. 38.6) bei stabilen Verordnungszahlen. Bei *Qlaira* handelt es sich um ein Dreiphasenpräparat, das wie *Zoely* natürliches Östradiol, aber in größerer Menge, enthält. Es gibt bisher keine zuverlässigen Kriterien für die Entscheidung, ob eine Patientin eher Einphasen- oder Sequenzialpräparate einnehmen sollte.

38.5.2 Gestagenmonopräparate

Eine deutliche Steigerung findet sich erneut bei Gestagenmonopräparaten um 17 %, insbesondere das drospirenonhaltige Präparat *Slinda* mit einer Steigerung um 276,8 % (◘ Tab. 38.6). Die Einnahme von *Slinda* erfolgt über 24 Tage gefolgt von einer viertätigen Einnahmepause für eine bessere Blutungsstabilität. Orale niedrig dosierte Desogestrelpräparate enthalten eine halb so hoch dosierte Gestagenmenge (75 µg/Tag) wie die Desogestrelkombinationen aus der Gruppe der Einphasenpräparate (z. B. *Lamuna*), weisen aber einen genauso sicheren Konzeptionsschutz wie kombinierte Einphasenpräparate auf.

38.5.3 Vaginale hormonale Kontrazeptiva

Die vaginal anwendbaren Östrogen-Gestagen-Kombinationen enthalten ein vaginales Freisetzungssystem, das pro Tag 15 µg Ethinylestradiol und 120 µg Etonogestrel abgibt. Vorteile sind die einmal monatliche Anwendung sowie die Möglichkeit, Östrogene und Gestagene in niedrigeren Dosen anzuwenden als bei kombinierten oralen Kontrazeptiva. Daraus resultieren konstante Serumhormonspiegel, gute Zyklusstabilität und sichere Kontrazeption bei Magen-Darm-Störungen. In einer offenen Einjahresstudie an 1.030 Frauen wurde eine vergleichbare Wirksamkeit und Verträglichkeit wie mit einem oralen Kontrazeptivum festgestellt (Oddsson et al. 2005). Im Vergleich zu 2021 ist die Verordnung auf stabilem Niveau.

Literatur

American College of Obstetricians and Gynecologists (2013) Committee opinion no. 556: Postmenopausal estrogen therapy: route of administration and risk of venous thromboembolism. Obstet Gynecol 121:887–890

AWMF Hormonal contraception. Guideline of the DGGG, SGGG and OEGGG (S3-Level, AW MF Registry No. 015/015, November 2019). http://www.awmf.org/leitlinien/detail/ll/015-015.html

WMF Peri- and Postmenopause – Diagnosis and Interventions. Guideline of the DGGG, SGGG and OEGGG (S3 Level, AW MF Registry No. 015-062, January 2020). https://www.awmf.org/leitlinien/detail/ll/015-062.html

de Bastos M, Stegeman BH, Rosendaal FR, Van Hylckama Vlieg A, Helmerhorst FM, Stijnen T, Dekkers OM (2014) Combined oral contraceptives: venous thrombosis. Cochrane Database Syst Rev. https://doi.org/10.1002/14651858.CD010813.pub2

Canonico M, Oger E, Plu-Bureau G, Conard J, Meyer G, Lévesque H, Trillot N, Barrellier MT, Wahl D, Emmerich J, Scarabin PY (2007) Hormone therapy and venous thromboembolism among postmenopausal women: impact of the route of estrogen administration and progestogens: the ESTHER study. Circulation 115:840–845

Chester RC, Kling JM, Manson JE (2018) What the Women's Health Initiative has taught us about menopausal hormone therapy. Clin Cardiol 41:247–252

Chlebowski RT, Anderson GL, Gass M, Lane DS, Aragaki AK, Kuller LH, Manson JE, Stefanick ML, Ockene J, Sarto GE, Johnson KC, Wactawski-Wende J, Ravdin PM, Schenken R, Hendrix SL, Rajkovic A, Rohan TE, Yasmeen S, Prentice RL (2010) Estrogen plus progestin and breast cancer incidence and mortality in postmenopausal women. JAMA 304:1684–1692

European Association of Urology https://uroweb.org/guidelines/sexual-and-reproductive-health. Zugegriffen: 25. Aug. 2022

European Medicines Agency (2020) Restrictions in use of cyproterone due to meningioma risk. https://www.ema.europa.eu/en/medicines/human/referrals/cyproterone-containing-medicinal-products (Erstellt: 27. März 2020) (EMA/147755/2020)

Heiss G, Wallace R, Anderson GL, Aragaki A, Beresford SA, Brzyski R, Chlebowski RT, Gass M, LaCroix A, Manson JE, Prentice RL, Rossouw J, Stefanick ML (2008) Health risks and benefits 3 years after stopping randomized treatment with estrogen and progestin. JAMA 299:1036–1045

Jick H, Jick SS, Gurewich V, Myers MW, Vasilakis C (1995) Risk of idiopathic cardiovascular death and nonfatal venous thromboembolism in women using oral contraceptives with differing progestagen components. Lancet 346:1589–1593

Kemmeren JM, Algra A, Grobbee DE (2001) Third generation oral contraceptives and risk of venous thrombosis: meta-analysis. Brit Med J 323:1–9

LaCroix AZ, Chlebowski RT, Manson JE, Aragaki AK, Johnson KC, Martin L, Margolis KL, Stefanick ML, Brzyski R, Curb JD, Howard BV, Lewis CE, Wactawski-Wende J (2011) Health outcomes after stopping conjugated equine estrogens among postmenopausal women with prior hysterectomy: a randomized controlled trial. JAMA 305:1305–1314

Lidegaard Ø, Løkkegaard E, Jensen A, Skovlund CW, Keiding N (2012) Thrombotic stroke and myocardial infarction with hormonal contraception. N Engl J Med 366:2257–2266

Long CY, Liu CM, Hsu SC, Wu CH, Wang CL, Tsai EM (2006) A randomized comparative study of the effects of oral and topical estrogen therapy on the vaginal vascularization and sexual function in hysterectomized postmenopausal women. Menopause 13:737–743

Manson JE, Chlebowski RT, Stefanick ML, Aragaki AK, Rossouw JE, Prentice RL, Anderson G, Howard BV, Thomson CA, LaCroix AZ, Wactawski-Wende J, Jackson RD, Limacher M, Margolis KL, Wassertheil-Smoller S, Beresford SA, Cauley JA, Eaton CB, Gass M, Hsia J, Johnson KC, Kooperberg C, Kuller LH, Lewis CE, Liu S, Martin LW, Ockene JK, O'Sullivan MJ, Powell LH, Simon MS, Van Horn L, Vitolins MZ, Wallace RB (2013) Menopausal hormone therapy and health outcomes during the intervention and extended poststopping phases of the Women's Health Initiative randomized trials. JAMA 310:1353–1368

National Institute for Health and Care Excellence (2015) Menopause: diagnosis and management. NICE guideline published. https://www.nice.org.uk/guidance/ng23 (Erstellt: 12. Nov. 2015) (NG 23)

Oddsson K, Leifels-Fischer B, de Melo NR, Wiel-Masson D, Benedetto C, Verhoeven CH, Dieben TO (2005) Efficacy and safety of a contraceptive vaginal ring (NuvaRing) compared with a combined oral contraceptive: a 1-year randomized trial. Contraception 71:176–182

Qaseem A, Horwitch CA, Vijan S et al (2020) Testosterone treatment in adult men with age-related low testosterone: a clinical guideline from the American College of Physicians. Ann Intern Med 172:126–133

Royal College of General Practitioners Oral Contraception Study (1981) Further analysis of mortality in oral contraceptive users. Lancet 1:541–546

Spitzer WO, Lewis MA, Heinemann LAJ, Thorogood M, MacRae KD (1996) Third generation oral contraceptives and risk of venous thromboembolic disorders: an international case-control study. Brit Med J 312:83–88

Womens Health Initiative Steering Committee (2004) Effect of conjugated equine estrogen in postmenopausal women with hysterectomy. The Women's Health Initiative randomized controlled trial. JAMA 291:1701–1712

World Health Organization Collaborative Study of Cardiovascular Disease and Steroid Hormone Contraception (1995) Effect of different progestagens in low oestrogen oral contraceptives on venous thromboembolic disease. Lancet 346:1582–1588

Writing Group for the Women's Health Initiative Investigators (2002) Risks and benefits of estrogen plus progestin in healthy postmenopausal women. Principal results from the Women's Health Initiative randomized controlled trial. JAMA 288:321–333

Wu C, Grandi S, Filion K, Abenhaim H, Joseph L, Eisenberg M (2013) Drospirenone-containing oral contraceptive pills and the risk of venous and arterial thrombosis: a systematic review. Br J Obstet Gynaecol 120:801–811

Yang LP, Plosker GL (2012) Nomegestrol acetate/estradiol: in oral contraception. Drugs 72:1917–1928

Hypophysen- und Hypothalamushormone

Roland Seifert

Auf einen Blick

Verordnungsprofil Die Verordnungszahlen von Somatostatinanaloga und Vasopressinanaloga nahmen 2022 deutlich zu, während die Verordnungen von Gonadorelinantagonisten, Choriongonadotropin, Follitropin, Clomifen, Vasopressinantagonisten und Prolaktinhemmern rückläufig waren. Die Somatotropinverordnungen bleiben stabil.

Hormone der Hypophyse und des Hypothalamus sind die zentralen Steuerungssignale für endokrine Drüsen und somatische Körperfunktionen. So regeln einige Hypophysenhormone die periphere Hormonproduktion in Schilddrüse, Nebennierenrinde und Gonaden, andere steigern Wachstum, Laktation, peripheren Gefäßtonus und renale Wasserrückresorption. Die Steuerung der hypophysären Hormonfreisetzung erfolgt einerseits zentral durch die übergeordneten Releasinghormone und Hemmstoffe des Hypothalamus, andererseits bei einigen Hypophysenhormonen durch die peripheren Hormone der endokrinen Drüsen über eine inhibitorische Feedbackregulation.

Hypophysen- und Hypothalamushormone wurden ursprünglich als Diagnostika für die Funktionsprüfung endokriner Organe eingesetzt. Seit vielen Jahren steht jedoch ihre therapeutische Bedeutung im Vordergrund. Besonders zu nennen ist die Hemmung gonadotroper Funktionen durch Gonadorelinanaloga bei der hormonsuppressiven Behandlung des Prostatakarzinoms, die Substitution des Wachstumshormonmangels und die ovarielle Stimulation mit Gonadotropinen zur Behandlung der weiblichen Infertilität im Rahmen der In-vitro-Fertilisation.

39.1 Gonadorelin- und Gonadotropinpräparate

Die Gonadotropin-Releasinghormone des Hypothalamus (Gonadoreline, GnRH, LHRH) und die Gonadotropine des Hypophysenvorderlappens werden als gonadale Steuerungshormone für zahlreiche Indikationen eingesetzt. Follitropin (Follikelstimulierungshormon, FSH) stimuliert die Follikelreifung im Ovar und die Spermatogenese im Hoden. Lutropin (Luteinisierungshormon, LH) erhöht die ovarielle Steroidsynthese und induziert in der Zyklusmitte den Eisprung. In den Leydig-Zellen des Hodens stimuliert Lutropin die Androgensynthese. Choriongonadotropin ist ein weiteres Gonadotropin, das in der Plazenta gebildet wird und vorwiegend luteotrope Aktivität hat. Alle drei Gonadotropine werden in aktiver Form über die Niere ausgeschieden und können aus dem Harn durch Aufreinigung gewonnen werden.

39.1.1 Gonadorelinpräparate

Neben den natürlichen Gonadotropin-Releasinghormonen werden synthetische Gonadorelinanaloga eingesetzt, die aufgrund ihrer

© Der/die Autor(en), exklusiv lizenziert an Springer-Verlag GmbH, DE, ein Teil von Springer Nature 2023
W.-D. Ludwig, B. Mühlbauer, R. Seifert (Hrsg.), *Arzneiverordnungs-Report 2023*,
https://doi.org/10.1007/978-3-662-68371-2_39

stärkeren Wirkung und längeren Wirkungsdauer als Rezeptoragonisten die hypophysären Gonadorelinrezeptoren desensitisieren und dann als funktionelle Gonadorelinantagonisten die hypophysäre Gonadotropinsekretion und die nachgeschaltete gonadale Steroidsynthese hemmen.

Mit der Einführung der beiden Gonadorelinantagonisten Cetrorelix und Ganirelix besteht die Möglichkeit einer direkten Blockade hypophysärer Gonadorelinrezeptoren. Dieses Behandlungsprinzip wirkt schneller und führt seltener zu ovarieller Überstimulation. Nach einem Cochrane-Review (45 Studien mit 7.511 Frauen) gab es keinen Unterschied in der Lebendgeburtenrate zwischen Gonadorelinagonisten und Gonadorelinantagonisten (Al-Inany et al. 2011). Im Jahre 2022 sind die Verordnungen der Gonadorelinantagonisten gefallen (◘ Tab. 39.1).

39.1.2 Follitropinpräparate

Das DDD-Volumen der Follitropinpräparate ist im Vergleich zum Vorjahr deutlich gefallen (◘ Tab. 39.1). Ihre Hauptindikation ist die weibliche Infertilität. Dabei werden sie zur Stimulation des Follikelwachstums bei hypo- oder normogonadotroper Ovarialinsuffizienz sowie bei der In-vitro-Fertilisation (IVF) zur kontrollierten ovariellen Überstimulation eingesetzt. Wesentlich seltener werden sie zur Stimulation der Spermiogenese bei hypogonadotropem Hypogonadismus zusammen mit humanem Choriongonadotropin verwendet.

Die Verordnungen der Follitropinpräparate liegen mit 1,2 Mio. DDD (Nettokosten 54 Mio. €) erheblich unter dem Niveau vor der Einführung der 2004 geänderten Kostenregelungen für die künstliche Befruchtung, das damals bei 3,6 Mio. DDD lag (vgl. Arzneiverordnungs-Report 2004, Kap. 31 Hypophysen- und Hypothalamushormone). Bei einer mittleren Tagesdosis von 150–225 I.E. und einer mittleren Behandlungsdauer von 10 Tagen werden für eine ausreichende Follikelreifung 1.875 I.E. (25 WHO-DDD zu 75 I.E.) für einen Behandlungszyklus und für die durchschnittlich 1,66 Behandlungszyklen pro Patientin 3.113 I.E. (41,4 WHO-DDD) benötigt. Aus den Verordnungen von 1,4 Mio. DDD errechnet sich damit, dass 2021 insgesamt ca. 28.000 GKV-Patientinnen mit Follitropinpräparaten für die IVF behandelt wurden. Nach den Daten des Deutschen IVF-Registers (2019) wurden 2017 insgesamt 64.247 Frauen behandelt, wobei in dem Register nicht nur GKV-Versicherte sondern alle behandelten Frauen erfasst werden. Die Zahl der Lebendgeburten nach IVF-Behandlung betrug 2017 21.295 Kinder (Deutsches IVF-Register 2019). Die eindrucksvollen Erfolge der Reproduktionsmedizin sollten Anlass sein, die Beschränkungen der Kostenübernahme für Kinderwunschbehandlung aufzuheben, vor allem vor dem Hintergrund niedriger Geburtenraten und des auch auf dem Arbeitsmarkt immer deutlicher werdenden demografischen Wandels.

Führendes Präparat ist weiterhin das rekombinante Gonadotropin *Gonal* (Follitropin alfa ◘ Tab. 39.1). Menotropin (*Menogon*) ist ein humanes Menopausengonadotropin, das aus dem Harn postmenopausaler Frauen gewonnen wird und zu gleichen Teilen Follitropin und Lutropin enthält. Ein Cochrane-Review zeigte nur geringe Unterschiede zwischen Menotropin und rekombinantem Follitropin bezüglich Lebendgeburten oder Hyperstimulationssyndrom (Van Wely et al. 2012).

39.1.3 Choriongonadotropin

Ein weiteres häufig verordnetes Gonadotropin ist das aus Schwangerenharn gewonnene humane Choriongonadotropin (*Brevactid*), das wegen seiner LH-Aktivität eingesetzt wird. Trotz unterschiedlicher endogener Funktionen werden Lutropin und das luteotrop wirkende humane Choriongonadotropin in der praktischen Anwendung häufig als austauschbar angesehen. Humanes Choriongonadotropin hat jedoch eine höhere Rezeptoraffinität und eine längere Halbwertszeit als Lutropin (Übersicht

◘ **Tab. 39.1** Verordnungen von Gonadorelin- und Gonadotropinpräparaten 2022. Angegeben sind die 2022 verordneten Tagesdosen, die Änderungen gegenüber 2021 und die mittleren Kosten je DDD 2022

Präparat	Bestandteile	DDD Mio.	Änderung %	DDD-Nettokosten Euro
Gonadorelinantagonisten				
Orgalutran	Ganirelix	0,13	(−3,5)	41,89
Fyremadel	Ganirelix	0,05	(−1,3)	40,26
		0,17	**(−2,9)**	**41,45**
Choriongonadotropin				
Brevactid	Choriongonadotropin	1,0	(−6,3)	1,17
Ovitrelle	Choriongonadotropin alfa	0,11	(−6,2)	51,39
		1,1	**(−6,3)**	**5,89**
Follitropinpräparate				
Gonal	Follitropin alfa	0,34	(−13,5)	40,34
Ovaleap	Follitropin alfa	0,29	(+7,8)	34,35
Pergoveris	Lutropin alfa Follitropin alfa	0,22	(+5,3)	84,98
Menogon	Menotropin	0,19	(−17,1)	33,04
Puregon	Follitropin beta	0,14	(−25,2)	34,82
		1,2	**(−8,4)**	**45,34**
Ovulationsauslöser				
Clomifen-ratiopharm	Clomifen	2,2	(−8,8)	0,35
Summe		**4,7**	**(−7,9)**	**14,53**

bei Choi und Smitz 2014). In der Gynäkologie wird humanes Choriongonadotropin zur Ovulationsauslösung nach eingetretener Follikelreifung im Rahmen der assistierten Fertilisation und in der Kinderheilkunde bei Kryptorchismus und bei verzögerter Pubertätsentwicklung zur Steigerung der Gonadenfunktion eingesetzt.

Die beiden Hauptvertreter haben ein unterschiedliches Indikationsspektrum. Bei *Brevactid* überwiegen die pädiatrischen Indikationen mit geringeren Dosierungen, die entsprechend der WHO-DDD dann auch erheblich geringere DDD-Kosten aufweisen (◘ Tab. 39.1). Das rekombinante humane Choriongonadotropin alfa (*Ovitrelle*) ist ausschließlich zur Stimulation des Follikelwachstums zugelassen. Auch hier hat ein Cochrane-Review gezeigt, dass es keine überzeugenden Belege für einen Unterschied zwischen dem rekombinanten und dem gereinigtem Choriongonadotropin bezüglich Lebendgeburten, Schwangerschaftsraten oder Hyperstimulationssyndrom gibt (Youssef et al. 2016).

39.1.4 Ovulationsauslöser

Clomifen ist ein oral wirksames Antiöstrogen, das durch Blockade inhibitorischer Östrogenrezeptoren in Hypothalamus und Hypophyse die Gonadorelin- und Gonadotropinsekretion steigert und dadurch eine Ovulation bei anovulatorischen Zyklen auslöst. Es gilt allgemein als Mittel der ersten Wahl für die pharmakologische Ovulationsinduktion bei Frauen mit polyzystischen Ovarien (PCO). Mit Clomifen beträgt die Lebendgeburtsrate 23 %, allerdings verbunden mit einem erhöhten Risiko von Mehrlingsschwangerschaften (Übersicht bei Perales-Puchalt und Legro 2013). Clomifen wurde 2022 weniger häufig verordnet als 2021 (◘ Tab. 39.1).

39.2 Wachstumshormonpräparate

39.2.1 Wachstumshormon

Wachstumshormon ist ein weiteres Hormon des Hypophysenvorderlappens. Seine wichtigste Indikation ist die Behandlung des hypophysären Minderwuchses. Die 1985 eingeführten gentechnischen Präparate haben eindrucksvolle Erfolge bei der Steigerung des Längenwachstums von Kindern mit hypophysärem Minderwuchs ermöglicht. Die Behandlung wird für Kinder mit nachgewiesenem Wachstumshormonmangel, Turner-Syndrom, Prader-Willi-Syndrom, chronischer Niereninsuffizienz und Kleinwuchs wegen SHOX-Mangel empfohlen (National Institute for Health and Care Excellence 2010). Nach Erreichen der Zielgröße kann die Somatropinbehandlung normalerweise beendet werden.

Seit 1996 ist Wachstumshormon auch zur Substitution des Wachstumshormonmangels bei Erwachsenen zugelassen. In kontrollierten Studien bei Erwachsenen mit Somatropinmangel gibt es Hinweise auf eine erhöhte Knochendichte, eine verbesserte Leistungsfähigkeit der Muskulatur und eine Senkung des Körperfettgehalts. Eine Substitution von Wachstumshormon kann daher für Erwachsene mit nachgewiesenem Wachstumshormonmangel von Vorteil sein. Jedoch sind weitere kontrollierte Studien erforderlich, um individualisierte Wirksamkeitsmarker zu verfeinern.

Da Wachstumshormon bei sonst gesunden Personen mit normaler Hypophysenfunktion inakzeptable Nebenwirkungen haben kann, empfehlen Leitlinien kein Wachstumshormon als Anti-Aging-Therapie (Übersicht bei Melmed 2019).

Die Verordnungen von Somatropin insgesamt sind 2022 konstant geblieben (◘ Tab. 39.2). Das preisgünstige Biosimilar (*Omnitrope*) führt sehr deutlich bei den Somatotropin-Verordnungen, bei deutlich steigenden Verordnungszahlen. Dies zeigt, dass in der Praxis Einsparpotenziale durch Biosimilars zunehmend realisiert werden. Dieser Verordnungstrend ist sehr zu begrüßen. Mit der Entwicklung langwirkender Somatropinanaloga wird es möglich sein, die bisher täglichen Injektionen auf einmal wöchentliche oder monatliche Gabe zu reduzieren (Moore et al. 2016).

39.3 Weitere Hypophysenhormone

39.3.1 Somatostatinanaloga

Somatostatin hemmt die Freisetzung anderer Peptidhormone aus dem Hypophysenvorderlappen und dem Gastrointestinaltrakt. Octreotid ist ein Somatostatinanalogon mit stärkerer und längerer Wirkung, das zur symptomatischen Therapie endokrin aktiver Tumoren des Gastrointestinaltrakts (metastasierende Karzinoide, VIPome, Glukagonome) sowie bei Akromegalie eingesetzt wird. Als zweiter Vertreter dieser Arzneistoffgruppe wurde 2005 Lanreotid (*Somatuline*) primär zur Behandlung der Akromegalie eingeführt. Beide Präparate werden als Depotpräparate mit einem Injektionsintervall von 28 Tagen angewendet und sind etwa genauso wirksam (Übersicht bei Fleseriu 2011). Die Verordnungszahlen von Lanreotid haben zugenommen. Nachteilig bei Lanreotid sind die sehr hohen DDD-Nettokosten (◘ Tab. 39.2). Deshalb ist eine genaue Indikationsstellung erforderlich. Octreotid, der Prototyp die-

Kapitel 39 · Hypophysen- und Hypothalamushormone

Tab. 39.2 Verordnungen von Wachstumshormonen und weiteren Hypophysenhormonen 2022. Angegeben sind die 2022 verordneten Tagesdosen, die Änderungen gegenüber 2021 und die mittleren Kosten je DDD 2022

Präparat	Bestandteile	DDD Mio.	Änderung %	DDD-Nettokosten Euro
Wachstumshormone				
Omnitrope	Somatropin	1,6	(+4,7)	28,32
Norditropin	Somatropin	1,1	(+1,0)	38,95
Genotropin	Somatropin	0,72	(−7,2)	37,84
		3,4	**(+0,8)**	**33,81**
Somatostatinanaloga				
Somatuline	Lanreotid	1,5	(+4,9)	62,54
Sandostatin	Octreotid	0,83	(+2,0)	62,58
		2,3	**(+3,8)**	**62,55**
Vasopressinanaloga				
Nocutil	Desmopressin	2,6	(+8,3)	3,20
Desmogalen	Desmopressin	0,98	(−1,0)	1,41
Minirin	Desmopressin	0,85	(+6,5)	5,09
Desmopressin TEVA	Desmopressin	0,58	(−6,7)	4,07
		5,0	**(+4,1)**	**3,27**
Vasopressinantagonisten				
Samsca	Tolvaptan	0,12	(−4,8)	185,95
Summe		**10,8**	**(+2,9)**	**27,49**

ser Arzneistoffklasse, ist ebenfalls vertreten.

39.3.2 Vasopressinanaloga

Desmopressin ist ein Derivat des Hyopophysenhinterlappenhormons Vasopressin (Adiuretin) mit verstärkter antidiuretischer Wirkung ohne wesentliche blutdrucksteigernde Aktivität. Hauptindikation ist der zentrale Diabetes insipidus. Die Verordnungen stiegen im Jahr 2022 (Tab. 39.2).

39.3.3 Vasopressinantagonist

Tolvaptan (*Samsca*) ist ein selektiver V2-Vasopressinrezeptorantagonist, der 2009 zur Behandlung einer Hyponatriämie als sekundäre Folge des Syndroms der inadäquaten Sekretion des antidiuretischen Hormons zugelassen wurde. Dies ist eine seltene Indikation, weshalb die Verordnungszahlen auch sehr niedrig sind (Tab. 39.2). Die extrem hohen DDD-Kosten von Tolvaptan machen es erforderlich, sehr genau die Indikation zu stellen.

39.3.4 Prolaktinhemmer

Niedrigdosierte Dopaminrezeptoragonisten aus der Gruppe der Secalealkaloide werden in der Gynäkologie bei Hyperprolaktinämie eingesetzt. An erster Stelle der Anwendungsgebiete stehen immer noch primäres und sekundäres Abstillen, obwohl diese Präparate nur bei Versagen anderer Maßnahmen eingesetzt werden sollen.

Das Verordnungsvolumen des langwirkenden Dopaminrezeptoragonisten Cabergolin ist 2022 im Vergleich zum Vorjahr gefallen (◘ Tab. 39.3). Cabergolin wurde 1995 für primäres Abstillen und die Behandlung der Hyperprolaktinämie zugelassen und wird auch für die Therapie des Prolaktinoms eingesetzt (Castinetti et al. 2021). Regelmäßige internistische Kontrolluntersuchungen unter einer Cabergolin-Therapie sind notwendig, da der Arzneistoff das Risiko für Fibrosen am Herzen, im Retroperitoneum und in der Pleura erhöhen kann (Andrejak und Tribouilloy 2013; Castinetti et al. 2021). Bromocriptin (*Pravidel*) ist auch vertreten.

Literatur

Al-Inany HG, Youssef MA, Aboulghar M, Broekmans F, Sterrenburg M, Smit J, Abou-Setta AM (2011) Gonadotrophin-releasing hormone antagonists for assisted reproductive technology. Cochrane Database Syst Rev. https://doi.org/10.1002/14651858.CD001750.pub3

Andrejak M, Tribouilloy C (2013) Drug-induced valvular heart disease: an update. Arch Cardiovasc Dis 106:333–339

Castinetti F, Albarel F, Amodru V, Cuny T, Dufour H, Graillon T, Morange I, Brue T (2021) The risks of medical treatment of prolactinoma. Ann Endocrinol 82:15–19

Choi J, Smitz J (2014) Luteinizing hormone and human chorionic gonadotropin: origins of difference. Mol Cell Endocrinol 383:203–213

Deutsches IVF-Register (2019) Jahrbuch 2018. J Reproduktionsmed Endokrinol 16:279–315

Fleseriu M (2011) Clinical efficacy and safety results for dose escalation of somatostatin receptor ligands in patients with acromegaly: a literature review. Pituitary 14:184–193

Melmed S (2019) Pathogenesis and diagnosis of growth hormone deficiency in adults. N Engl J Med 380:2551–2562

Moore WV, Nguyen HJ, Kletter GB, Miller BS, Rogers D, Ng D, Moore JA, Humphriss E, Cleland JL, Bright GM (2016) A randomized safety and efficacy study of somavaratan (VRS-317), a long-acting rhGH, in pediatric growth hormone deficiency. J Clin Endocrinol Metab 101:1091–1097

National Institute for Health and Care Excellence (2010) Human growth hormone (somatropin) for the treatment of growth failure in children. NICE technology

◘ **Tab. 39.3** Verordnungen von Prolaktinhemmern 2022. Angegeben sind die 2022 verordneten Tagesdosen, die Änderungen gegenüber 2021 und die mittleren Kosten je DDD 2022

Präparat	Bestandteile	DDD Mio.	Änderung %	DDD-Nettokosten Euro
Cabergolin				
Dostinex	Cabergolin	0,55	(−19,7)	3,53
Cabergolin-ratiopharm 0,5 mg	Cabergolin	0,35	(+44,6)	3,62
		0,90	(−2,9)	3,56
Bromocriptin				
Pravidel Tabl.	Bromocriptin	0,37	(+8,9)	1,26
Summe		**1,3**	**(+0,3)**	**2,89**

appraisal guidance 188. http://www.nice.org.uk/guidance/ta188/resources/guidance-human-growth-hormone-somatropin-for-the-treatment-of-growth-failure-in-children-pdf

Perales-Puchalt A, Legro RS (2013) Ovulation induction in women with polycystic ovary syndrome. Steroids 78:767–772

van Wely M, Kwan I, Burt AL, Thomas J, Vail A, Van der Veen F, Al-Inany HG (2012) Recombinant versus urinary gonadotrophin for ovarian stimulation in assisted reproductive technology cycles. A Cochrane review. Hum Reprod Update 18:111

Youssef MA, Abou-Setta AM, Lam WS (2016) Recombinant versus urinary human chorionic gonadotrophin for final oocyte maturation triggering in IVF and ICSI cycles. Cochrane Database Syst Rev. https://doi.org/10.1002/14651858.CD003719.pub4

Erkrankungen des Mundes und der Zähne

Inhaltsverzeichnis

Kapitel 40   **Oral- und Dentalerkrankungen** – 791
Monika Daubländer und Klaus Höcherl

Oral- und Dentalerkrankungen

Monika Daubländer und Klaus Höcherl

Auf einen Blick

Zahnärztliche Verordnungen nehmen nur einen Anteil von etwa 1 % an der Gesamtverordnungszahl in Deutschland ein. Dies entspricht etwa 0,9 % des gesamten Verordnungsvolumen (nach definierten Tagesdosen, DDD) in D und trägt zu 0,2 % der gesamten Nettokosten in Deutschland bei. Im Jahr 2022 wurde bei Verordnungen sowie im Verordnungsvolumen des zahnärztlichen Bereichs das Niveau von 2020 erreicht. Zahnärztlich verordnet werden hauptsächlich Arzneistoffe aus der Gruppe der antibakteriellen Arzneistoffe (Antibiotika), gefolgt von den Antiphlogistika, den Fluoridpräparaten und den Analgetika. Betrachtet man die DDD, dann handelt es sich dabei hauptsächlich um Fluoridpräparate, welche einen Anteil von ca. 83 % an der DDD ausmachen. Dabei sind fast ausschließlich topische fluoridhaltige Zahngele von Bedeutung. Danach folgt die Arzneimittelgruppe der Antibiotika und Antiinfektiva mit einem DDD-Anteil von ca. 7,0 % an der Gesamtzahl zahnärztlicher Verordnungen, wobei insbesondere Amoxicillin und Clindamycin eine prominente Rolle haben. Bei den ähnlich starken Antiphlogistika (DDD-Anteil von 6,9 %) ist Ibuprofen der mit Abstand wichtigste Arzneistoff. Der Anteil der Analgetika und topischen Lokalanästhetika an der DDD ist mit 0,4 % sehr klein. Etwa 2/3 entfallen dabei auf den Arzneistoff Metamizol, der in den letzten Jahren deutlich zugenommen hat.

Der Anteil zahnärztlicher Verordnungen an der gesamten Arzneimittelverordnung in Deutschland ist in den letzten Jahren auf einem niedrigen Niveau geblieben und war gegenüber 2021 mit einem Anteil von 0,9 % an den definierten Tagesdosen (DDD) nahezu unverändert. Betrachtet man nur die reinen Nettokosten von 139,1 Mio. €, so machen diese nur 0,2 % aller Verordnungskosten aus (◘ Tab. 40.1).

Verordnen dürfen die derzeit aktiv behandelnden 72.683 Zahnärztinnen und Zahnärzte in Deutschland nur im Rahmen ihrer Approbation (BZAEK 2022). Das bedeutet, dass nur solche Arzneimittel verordnet werden dürfen, die zur Behandlung der vorliegenden Zahn-, Mund- und Kiefererkrankung dienen. Hierzu zählen nur Behandlungsmaßnahmen, die einen unmittelbaren Behandlungsansatz haben. Dadurch wird das Spektrum der Medikamentengruppen, die zahnärztlich verordnungsfähig sind, stark eingeschränkt. Es umfasst folgende Gruppen (KZV BW 2019):

- Analgetika
- Sedativa und Hypnotika
- Kreislaufmittel und Mittel zur Schockbehandlung
- Hämostyptika (auch resorbierbar)
- Desinficientia
- Lokalanästhetika und Fungistatika
- Verbandsstoff und Nahtmaterialien
- Arzneimittel zur lokalen Fluoridierung (Nr. IP4)

Das Verordnungsvolumen lag 2021/2022 bei 459,5 Mio. DDD, was 7.298,4 DDD und 114,3 Verordnungen pro Zahnärztin/Zahnarzt pro Jahr entspricht (WIdO 2022). Die Nettokos-

Tab. 40.1 Die verordnungsstärksten Arzneimittelgruppen der zahnärztlichen Arzneiverordnungen 2022. Angegeben sind die Gesamtmengen der 2022 verordneten Tagesdosen, Verordnungen und Nettokosten

Arzneimittelgruppe	Verordnungen Mio.	Nettokosten Mio.	DDD Mio.
Analgetika und orale Lokalanästhetika	0,42	4,66	2,03
Antibiotika und Antiinfektiva	3,78	68,16	34,03
Antiphlogistika	2,70	30,38	33,71
Fluoridpräparate	0,74	10,20	407,71
Summe	7,64	113,40	477,48
Anteil	94,5 %	81,5 %	97,6 %
Gesamtzahl zahnärztlicher Verordnungen	8,09	139,06	489,41
Anteil am Gesamtmarkt	1,1 %	0,2 %	0,9 %

ten betrugen 2.000 € pro Zahnärztin/Zahnarzt (WIdO 2022). Es zeigt sich in allen Parametern eine Reduktion gegenüber 2020.

Es fällt auf, dass die Gruppe der Sedativa und Hypnotika auch bei den Verordnungen im Jahr 2022 nicht in Erscheinung tritt. Seit dem 01.07.2019 ist Distickstoffmonoxid (Lachgas) verschreibungspflichtig (Bundesgesetzblatt 2019). Dieses Gas wird vor allem in der Kinderzahnheilkunde zur Anxiolyse und minimalen Sedierung der kleinen Patienten eingesetzt. Hierzu wird das Gas in einer Konzentration von 20 bis 50 % verwendet. Die gute analgetische Wirkung von Distickstoffmonoxid wird bei dieser Dosierung nicht ausgeschöpft, daher sollte bei schmerzhaften Manipulationen immer auch eine Lokalanästhesie appliziert werden. Es bleibt abzuwarten, ob die Substanz den *cut point* des AVR von 10.000 Verordnungen erreicht.

Seit dem 01.11.2020 sind auch Zahnärztinnen und Zahnärzte verpflichtet eine Dosierungsanweisung für jedes verschreibungspflichtige Fertigarzneimittel auf der Arzneimittelverordnung anzugeben. Von dieser Änderung der Arzneimittelverordnung darf nur abgewichen werden, wenn der Patient einen Medikationsplan mit schriftlicher Dosierungsanweisung besitzt oder das Arzneimittel von dem verordnenden Zahnarzt verabreicht wird.

40.1 Arzneistoffe zur Behandlung mikrobieller Erkrankungen

Der Arzneimittelverordnungsreport 2022 führt 97,6 % der gesamten zahnärztlichen DDD aus dem Bereich der antimikrobiellen Arzneistoffe für das Jahr 2022 im Detail auf. Etwa 47 % der gesamten zahnärztlichen Verordnungen aus dem Jahr 2022 gehören zu der Gruppe der antimikrobiellen Arzneistoffe (◘ Tab. 40.1). Im Bereich der zahnärztlichen Verordnungen macht diese Gruppe etwa 49 % der zahnärztlichen Nettokosten und ca. 7,0 % der gesamten zahnärztlichen DDD aus (◘ Tab. 40.1). Für das Jahr 2022 entspricht dies einem Anteil von etwa 14 % an der gesamten DDD antimikrobieller Arzneistoffe in Deutschland, wobei für andere Industrienationen ein ähnlicher Anteil berichtet wird (Buonavoglia et al. 2021; Bunce und Hellyer 2018). Im Bereich der antimikrobiellen Arzneistoffe stellen antibakterielle Arzneistoffe mit mehr als 96 % den überwiegenden Anteil der zahnärztlichen DDD aus diesem Bereich dar (◘ Tab. 40.2–40.3). Antimykotische Arz-

Tab. 40.2 Zahnärztliche Verordnungen von Penicillinen 2022. Angegeben sind die 2022 verordneten Tagesdosen (DDD), die Änderung gegenüber 2021 und die mittleren DDD-Nettokosten von Arzneimitteln mit mindestens 10.000 zahnärztlichen Verordnungen

Präparat	Bestandteile	DDD Mio.	Änderung %	DDD-Nettokosten Euro
Oralpenicilline				
Penicillin V STADA	Phenoxymethylpenicillin	0,75	(−13,3)	1,38
Penicillin V AL	Phenoxymethylpenicillin	0,28	(−29,0)	1,53
Infectocillin	Phenoxymethylpenicillin	0,17	(+41,8)	2,50
Pen Mega-1 A Pharma	Phenoxymethylpenicillin	0,13	(+19,3)	1,37
PenHEXAL	Phenoxymethylpenicillin	0,12	(+71,7)	1,49
Penicillin V-ratiopharm	Phenoxymethylpenicillin	0,11	(−5,7)	1,49
		1,5	**(−6,9)**	**1,54**
Aminopenicilline				
Amoxi-1 A Pharma	Amoxicillin	7,7	(+0,8)	1,34
Amoxicillin AL	Amoxicillin	6,7	(+38,6)	1,26
Amoxicillin Micro Labs	Amoxicillin	1,9	(+89,9)	1,34
Amoxicillin-ratiopharm	Amoxicillin	1,2	(+12,0)	1,41
Amoxicillin AbZ	Amoxicillin	0,11	(+325,4)	1,20
AmoxiHEXAL	Amoxicillin	0,08	(+6,3)	1,61
Unacid PD	Sultamicillin	0,07	(−34,5)	9,41
		17,7	**(+20,5)**	**1,35**
Amoxicillinkombinationen				
Amoxi Clavulan/Amoxiclav Aurobindo	Amoxicillin Clavulansäure	1,5	(−7,9)	4,54
Amoxiclav-1 A Pharma	Amoxicillin Clavulansäure	0,84	(+80,7)	4,73
Amoxiclav BASICS	Amoxicillin Clavulansäure	0,53	(+21,6)	4,64
Amoxicillin/Clavulansäure Micro Labs	Amoxicillin Clavulansäure	0,46	(+593,9)	3,40
Amoxi Clavulan STADA	Amoxicillin Clavulansäure	0,32	(+21,2)	3,50
Amoxi-Clavulan AL	Amoxicillin Clavulansäure	0,28	(−48,3)	3,60
Amoxicillin/Clavulansäure Zentiva	Amoxicillin Clavulansäure	0,21	(>1.000)	3,61
Amoxiclav Aristo	Amoxicillin Clavulansäure	0,18	(−30,6)	3,67

◘ Tab. 40.2 (Fortsetzung)

Präparat	Bestandteile	DDD Mio.	Änderung %	DDD-Nettokosten Euro
Amoxicillin/Clavulansäure AAA-Pharma	Amoxicillin Clavulansäure	0,16	(+209,4)	3,50
Amoxicillin/Clavulansäure Heumann	Amoxicillin Clavulansäure	0,10	(+33,5)	3,62
Amoclav/Amoxclav HEXAL	Amoxicillin Clavulansäure	0,08	(+81,1)	3,76
		4,6	(+21,8)	4,20
Summe		23,9	(+18,5)	1,91

neistoffe und Desinfektionsmittel spielen dementsprechend bei der gesamten zahnärztlichen DDD aus dem Bereich der antimikrobiellen Arzneistoffe nur eine untergeordnete Rolle.

40.1.1 Arzneistoffe zur Behandlung bakterieller Infektionen (Antibiotika)

Antibakterielle Arzneistoffe werden zur Prophylaxe und/oder Therapie bakterieller Infektionen eingesetzt. In der Zahnmedizin können diese bei Infektionen odontogener und nichtodontogener Herkunft eingesetzt werden. Bei odontogener Herkunft sollte aber immer erst die zahnärztliche Behandlung erfolgen. Therapie der Wahl ist die Trepanation und eine anschließende endodontische Versorgung. Ist keine Ausbreitungstendenz gegeben, ist auch keine antibakterielle Therapie indiziert. Bei Ausbreitungstendenz wird die sofortige chirurgische Therapie mit adjuvanter Antibiotikagabe unter stationärer Überwachung empfohlen. Zudem liegen für die Endokarditisprophylaxe konkrete Empfehlungen der Deutschen Gesellschaft für Kardiologie vor. Ferner ist eine antibakterielle Therapie während und nach Radiatio oder Bisphosphonatgabe erforderlich, und kann bei Augmentation und orthognather Chirurgie empfohlen sein. Im Einzelfall kann bei Implantationen, bei Patienten mit Diabetes mellitus und bei immunsupprimierten Patienten eine Gabe antibakterieller Arzneistoffe in Betracht gezogen werden. Der zu häufige, zu lange und damit auch zu unkritische Einsatz dieser Arzneistoffe führte in der Vergangenheit zu einer deutlichen Zunahme antimikrobieller Resistenzen bei Bakterien (Kern 2018). Dies stellt das Gesundheitswesen in Deutschland vor eine große Herausforderung. Eine Zunahme Antibiotika-resistenter Bakterien wird nicht nur in der Humanmedizin sondern auch in der Zahnmedizin beobachtet (Kern 2018; Halling 2014). Die Verwendung antibakterieller Arzneistoffe bei starken Zahnschmerzen im Rahmen einer irreversiblen Pulpitis könnte eine solche unkritische Anwendung in der Zahnmedizin sein (Agnihotry et al. 2019). Die Aufnahme und vor allem die Beachtung antibakterieller Therapien in S3-Leitlinien ist deshalb nur eine von mehreren Maßnahmen, um eine rationale antibakterielle Therapie zu gewährleisten (Kern 2018) Erforderlich sind dafür auch Antibiotika-Stewardship-Maßnahmen in der ambulanten zahnärztlichen Versorgung (Okihata et al. 2023; Thompson et al. 2022; Tolksdorf et al. 2022). Ein mehr evidenzbasierter Einsatz von Antibiotika sowie die Sensibilisierung von Zahnärztinnen und Zahnärzten als auch von Patientinnen und Patienten für das Wissen und das Bewusstsein einer antimikrobiellen Resistenz scheint weltweit notwendig zu sein (Contaldo et al. 2023).

◘ **Tab. 40.3** Zahnärztliche Verordnungen von weiteren Antibiotika und antiinfektiven Mitteln 2022. Angegeben sind die 2022 verordneten Tagesdosen (DDD), die Änderung gegenüber 2021 und die mittleren DDD-Nettokosten von Arzneimitteln mit mindestens 10.000 zahnärztlichen Verordnungen

Präparat	Bestandteile	DDD Mio.	Änderung %	DDD-Nettokosten Euro
Oralcephalosporine				
Cefurax	Cefuroximaxetil	0,32	(+25,2)	1,37
Cefurox BASICS	Cefuroximaxetil	0,14	(+7,9)	1,32
		0,46	**(+19,6)**	**1,36**
Doxycyclin				
Doxycyclin-1 A Pharma	Doxycyclin	0,36	(+22,8)	0,71
Doxycyclin AL	Doxycyclin	0,16	(+4,0)	0,66
		0,52	**(+16,3)**	**0,69**
Clindamycin				
Clindasol	Clindamycin	3,4	(−0,2)	2,38
Clindamycin Aristo	Clindamycin	1,4	(+67,7)	2,22
Clindamycin-1 A Pharma	Clindamycin	1,3	(+0,4)	2,10
Clinda-saar	Clindamycin	0,61	(−17,6)	2,52
ClindaHEXAL	Clindamycin	0,49	(+3,0)	2,39
Clindamycin-ratiopharm	Clindamycin	0,13	(−23,5)	2,31
Sobelin	Clindamycin	0,04	(−2,0)	6,41
		7,3	**(+5,7)**	**2,33**
Metronidazol				
Metronidazol Aristo	Metronidazol	0,30	(+18,3)	3,53
Metronidazol AL	Metronidazol	0,06	(+2,9)	3,58
		0,36	**(+15,3)**	**3,54**
Weitere Mittel				
Chlorhexamed	Chlorhexidin	0,41	(+3,8)	0,83
Ampho-Moronal Lutschtabl.	Amphotericin B	0,20	(+16,8)	2,17
Azithromycin-Hecpharm	Azithromycin	0,07	(+21,1)	2,09
Azithromycin-1 A Pharma	Azithromycin	0,06	(+24,9)	2,43
		0,75	**(+10,1)**	**1,44**
Summe		**9,4**	**(+7,6)**	**2,17**

Im Bereich der Zahnmedizin findet man antibakterielle Therapien in den S3-Leitlinien zu „Odontogene Infektionen", welche derzeit überarbeitet wird, und der „Leitlinie zur Behandlung der Parodontitis" (Deutsche Gesellschaft für Mund-, Kiefer- und Gesichtschirurgie (DGMKG), Deutsche Gesellschaft für Zahn-, Mund- und Kieferheilkunde (DGZMK) 2016, Deutsche Gesellschaft für Zahn-, Mund- und Kieferheilkunde (DGZMK), Deutsche Gesellschaft für Parodontologie e.V. (DG PARO) 2020).

Aus der Gruppe der antibakteriellen Arzneistoffe werden Amoxicillin und Clindamycin von deutschen Zahnärztinnen und Zahnärzten am häufigsten verschrieben. In den letzten Jahren ist aber erfreulicherweise eine Abnahme zugunsten von Amoxicillin zu verzeichnen. Trotzdem besitzt Clindamycin – entgegen aller Empfehlungen – immer noch einen großen Anteil an der Gesamtverordnung. Erste Erkenntnisse zeigen, dass deutsche Zahnärztinnen und Zahnärzte antibakterielle Arzneistoffe auch ohne „echte" Indikation verordnen. Folgende Gründe werden genannt: 1. Der Mangel an zur Verfügung stehender Behandlungszeit vor allem bei Patienten mit akuten starken Schmerzen, die kurzfristig während des ärztlichen Notdienstes oder unmittelbar zu Beginn von Feiertagen, Wochenenden oder Urlaub die/den Zahnärztin/Zahnarzt aufsuchen. Hinzu kommt eine eingeschränkte Möglichkeit der Patientenüberwachung bzw. der klinischen Kontrolle. 2. Die Erwartungshaltung mancher Patienten. 3. Eine fehlende Kompetenz therapeutische Entscheidungen zu treffen sowie fehlendes pharmakologisches Fachwissen. 4. Die Furcht vor rechtlichen Konsequenzen (Böhmer et al. 2021). Grundsätzlich können deshalb die Verordnungszahlen antibakterieller Arzneistoffe (und vor allem die von Clindamycin) noch weiter verringert werden, wenn das Verschreibungsverhalten deutscher Zahnärztinnen und Zahnärzte an die Richtlinien der Fachgesellschaften angepasst wird.

40.1.2 Antibakterielle Arzneistoffe, die die Zellwandbiosynthese hemmen

Zu dieser Gruppe gehören die Penicilline, Cephalosporine, Carbapeneme, Glykopeptide und die Epoxide. Diese Arzneistoffe wirken bakterizid. Penicilline, Cephalosporine und Carbapeneme hemmen die d-Alanin-Transpeptidase. Dadurch wird die Mucopeptidquervernetzung in der Zellwand gehemmt.

Penicilline Aufgrund ihrer guten Wirksamkeit, ihrer geringen Toxizität und ihrer großen therapeutischen Breite sind Penicilline im Allgemeinen Mittel der ersten Wahl in der Zahnmedizin (Anteil am Verordnungsvolumen von etwa 2/3 aus der Gruppe der antimikrobiellen Arzneistoffe). Unerwünschte Wirkungen sind bei Penicillinen selten und werden in ihrer Häufigkeit oft überschätzt. Meist treten infolge einer Schädigung der Darmflora gastrointestinale Beschwerden auf. Die wichtigste Nebenwirkung der Penicilline ist eine Arzneistoffallergie, wobei das Auftreten einer tatsächlichen Penicillinallergie deutlich seltener ist, als es die Angabe der Patienten vermuten lässt (Trcka et al. 2004). Die in 2022 verordneten Tagesdosen (DDD) an Penicillinen betrugen etwa 23,9 Mio. Dies entspricht einer Zunahme gegenüber 2021 um etwa 18,5 % (Tab. 40.2). Bei den Penicillinen wurden fast ausschließlich säurestabile Oral- und Aminopenicilline verordnet. Von geringerer Bedeutung ist das Oralpenicillin Phenoxymethylpenicillin (Penicillin V), bei dem ein Rückgang der DDD gegenüber 2021 um ca. 7 % zu beobachten ist (Tab. 40.2). Am häufigsten wurde das Aminopenicillin Amoxicillin verordnet, bei dem eine Zunahme der DDD im Vergleich zu 2021 um ca. 21 % zu verzeichnen ist. Aminopenicilline weisen gegenüber den Oralpenicillinen ein erweitertes Wirkungsspektrum im gramnegativen Bereich auf. Auch bei odontogenen Infektionen zeigen Penicilline eine gute Wirkung. Deswegen ist der Einsatz von Penicillinen dort zur Therapie von Infiltraten und lokalen Infektionen bei Risikopatienten zusätzlich zur chirurgischen Inzision möglich. Als Mittel der Wahl wird in der Leitlinie die Kombination aus Amoxicillin mit Clavulansäure, ein Arzneistoff aus der Gruppe der β-Lactamase-Inhibitoren, empfohlen (Deutsche Gesellschaft für Mund-, Kiefer- und Gesichtschirurgie (DGMKG), Deutsche Gesellschaft für Zahn-, Mund- und Kieferheilkunde (DGZMK) 2016). β-Lactamase-Inhibitoren haben ebenfalls einen sogenannten β-Lactam-Ring, wirken aber nicht antibakteriell. Sie hemmen irreversibel die β-Lactamase und erweitern so das Wirkspektrum ihrer Kombinationspartner. Bei dieser Kombination wurde in 2022 eine Zunahme der DDD gegenüber 2021 um ca. 22 % ermittelt (◘ Tab. 40.2). Eine ähnliche Kombination und somit eine therapeutische Alternative ist Sultamicillin, welches die Esterverbindung von Ampicillin mit dem β-Lactamase-Inhibitor Sulbactam darstellt (Schindler und Stahlmann 2014). Nachteilig sind aber die im Vergleich mit der Kombination aus Amoxicillin mit Clavulansäure deutlich höheren DDD-Kosten (◘ Tab. 40.2).

Cephalosporine Cephalosporine sind eine gute Alternative zu den Penicillinen. Aus dieser Gruppe hat derzeit nur das oral anwendbare Cefuroximaxetil eine gewisse Bedeutung. Cefuroximaxetil zeigt nur in Einzelfällen eine Kreuzreaktivität mit Penicillinen. Damit wäre eine Anwendung bei Penicillinallergie möglich (Deutsche Gesellschaft für Allergologie und klinische Immunologie e.V. (DGAKI) 2018). Cefuroximaxetil ist aber oft unterdosiert, da es nicht einfach ist tatsächlich wirksame Konzentrationen aufzubauen. Die 2022 rezeptierten Tagesdosen (DDD) an Cefuroximaxetil betrugen 0,46 Mio. Dies entspricht einem Anstieg der DDD gegenüber 2021 um 19,6 % (◘ Tab. 40.3).

40.1.3 Antibakterielle Arzneistoffe, die die Proteinsynthese hemmen

Zu dieser Gruppe gehören die Makrolide, Lincosamide, Tetrazykline und die Aminoglykoside. Diese Arzneistoffe können bakteriostatisch oder bakterizid wirken.

Clindamycin Das bakteriostatisch wirkende Lincosamid Clindamycin ist der zweithäufigste zahnärztlich verordnete antimikrobielle Arzneistoff. Die 2022 rezeptierten Tagesdosen (DDD) an Clindamycin betrugen etwa 7,3 Mio. Dies entspricht etwa einem Viertel aller zahnärztlich verschriebenen antimikrobiellen Arzneistoffen und ist ein Anstieg der DDD gegenüber 2021 um etwa 5,7 % (◘ Tab. 40.3). Clindamycin wird entgegen aller Empfehlungen immer noch relativ häufig in der zahnärztlichen Praxis verordnet: a) 2022 wurden insgesamt 14,9 Mio. DDD verordnet, was einem Anteil der zahnärztlichen Verordnungen an der deutschen Gesamtverordnung von fast 50 % entspricht und b) der Clindamycin-Anteil aller ärztlich rezeptierten antimikrobiell wirkenden Arzneistoffen lag nur bei etwa 6 % (◘ Tab. 16.5), während er im zahnärztlichen Bereich bei etwa 21 % liegt. Die weiterhin überdurchschnittliche zahnärztliche Verordnung von Clindamycin ist umso erstaunlicher, da Clindamycin grundsätzlich nur eine Alternative bei Vorliegen einer Penicillinallergie darstellt und im Vergleich zu den anderen zahnärztlich häufig verordneten antibakteriellen Arzneistoffen deutlich mehr Nebenwirkungen wie z. B. Übelkeit, Diarrhö und Erbrechen auftreten (Thornhill et al. 2019). Eine seltene jedoch gefährliche Nebenwirkung von Clindamycin ist die Ausbildung einer pseudomembranösen Enterokolitis, die durch *Clostridioides* (früher: *Clostridium*) *difficile* bedingt ist (Ahmadi et al. 2021; Schindler et al. 2019). Deswegen ist Clindamycin auch in der S3-Leitlinie „Odontogene Infektionen" nur eine Alternative für Penicilline bei Vorliegen einer Penicillinallergie (Deutsche Gesellschaft für Mund-, Kiefer- und Gesichtschirurgie (DGMKG), Deutsche Gesellschaft für Zahn-, Mund- und Kieferheilkunde (DGZMK) 2016). Warum Clindamycin so häufig verordnet wird, obwohl es eine vergleichsweise hohe Resistenzrate aufweist (Heim et al. 2021; Meinnen et al. 2021), ist wissenschaftlich nicht nachvollziehbar. Vermutlich beruht es wohl auf veralteten Studien, die suggerierten, dass Clindamycin besonders gut knochen- und speichelgängig sei. Eine vergleichende Studie über die Konzentrationen von Clindamycin in Zähnen zeigt aber, dass die Konzentration eher geringer als bei Amoxicillin ist (Schüssl et al. 2014; Stahlmann et al. 2017). Clindamycin sollte nur bei Penicillinallergie und fehlenden, besser wirkenden Alternativen verordnet werden. Falls notwendig, sollten aber Clindamycin-Generika verschrieben werden, weil das Originalpräparat deutlich teurer ist. Auch die Angst vor einer möglichen allergischen Reaktion auf Penicilline unterstützt die Verordnung von Clindamycin durch Zahnärztinnen und Zahnärzte.

Makrolide Makrolide sind im Grunde sehr gut verträgliche und gut wirksame antibakterielle Arzneistoffe. Sie können bei Penicillinallergie und auch in der Schwangerschaft angewandt werden. Für das bakteriostatisch wirkende Makrolid Azithromycin wurde 2022 der Cut-off von 10.000 zahnärztlichen Verordnungen erreicht. Die DDD hat um mehr als 20 % zugenommen (◻ Tab. 40.3).

Tetracycline Ein Anstieg der DDD um 16 % gegenüber 2021 liegt für das bakteriostatisch wirkende Tetracyclin Doxycyclin vor. Von diesem wurden in 2022 0,52 Mio. DDD rezeptiert (◻ Tab. 40.3). Während lokal appliziertes Doxycyclin mit anhaltender Freisetzung bei Parodontitispatienten zusätzlich zur subgingivalen Instrumentierung erwogen werden kann, sollte systemisch wirksames subantimikrobielles Doxycyclin (SDD) zur subgingivalen Instrumentierung aufgrund einer fehlenden langfristigen Wirksamkeit und Sicherheit, sowie der möglichen Resistenzentwicklung, generell nicht verabreicht werden (Donos et al. 2019). Zudem sollten keine subantimikrobiellen Dosen von Doxycyclin zur professionellen mechanischen Plaquereduktion in der unterstützenden Parodontaltherapie eingesetzt werden (Deutsche Gesellschaft für Zahn- und Mund- und Kieferheilkunde e.V. (DGZMK), Deutsche Gesellschaft für Parodontologie e.V. (DG PARO) 2020). Wegen irreversibler Zahnveränderungen (Verfärbungen und Zahnschmelzhypoplasie) sollten Schwangere und Kinder bis zum 8. Lebensjahr nicht mit Tetracyclinen behandelt werden.

40.1.4 Antibakterielle Arzneistoffe, die die DNA-Replikation hemmen

Zu dieser Gruppe gehören die bakterizid wirkenden Fluorchinolone und Metronidazol. Bei odontogenen Infektionen sind Sie allein oder in Kombination Reservemedikamente bei Vorliegen einer Penicillinallergie.

Fluorchinolone Fluorchinolone, wie z. B. Moxifloxacin, zeigen bei odontogenen Infektionen zwar eine gute Wirksamkeit, sollten aber aufgrund ihres UAW-Profils und der erhöhten Gefahr einer Resistenzentwicklung nur noch in Ausnahmefällen angewendet werden. Durch die Zulassungsinhaber fluorchinolonhaltiger Arzneimittel wurden in den letzten Jahren mehrmals daran erinnert (BfArM 2023).

Metronidazol Das Nitroimidazol-Derivat Metronidazol wirkt bakterizid und schädigt die DNA unter anaeroben Bedingungen. 2022 wurden 0,36 Mio. DDD verordnet, was einem Anstieg der DDD gegenüber 2021 um 15,3 % entspricht (◻ Tab. 40.3). Der Anteil der zahnärztlich verordneten DDD an der gesamten DDD für Metronidazol beträgt etwa 14 % (◻ Tab. 16.8 und 40.3). Für Metronidazol konnten in klinischen Studien bedeutsame

Resistenzraten bei Anaerobiern nachgewiesen werden (Halling 2014). Bei odontogenen Infektionen ist die Kombination von Metronidazol mit Ciprofloxacin nur als Reservemedikation bei Vorliegen einer Penicillinallergie vorgesehen.

40.1.5 Desinfektionsmittel

Das Desinfektionsmittel Chlorhexidin ist u. a. stark antibakteriell wirksam, da es die Zellwand von Bakterien schädigt. Verwendet wird es vor allem in Mundspüllösungen zur Haut- und Schleimhautdesinfektion. Es wird neben ätherischen Ölen, Cetylpyridiniumchlorid und Triclosan/Copolymer in der S3-Leitlinie „Häusliches chemisches Biofilmmanagement in der Prävention und Therapie der Gingivitis" als Ergänzung zur mechanischen Reinigung oder wenn ein mechanisches Biofilmmanagement nicht möglich ist zu einer Reduktion der Gingivitis empfohlen (Deutsche Gesellschaft für Zahn-, Mund- und Kieferheilkunde e.V. (DGZMK), Deutsche Gesellschaft für Parodontologie e.V. (DG PARO) 2018). 2022 wurden 0,4 Mio. DDD verordnet, was in etwa den Zahlen aus 2020 und 2021 entspricht (◘ Tab. 40.3).

40.1.6 Arzneistoffe zur Behandlung von oralen Mykosen (Antimykotika)

Arzneistoffe aus der Gruppe der Polyene haben eine antimykotische Wirkung, werden in der Regel nicht resorbiert und meist zur lokalen Therapie von Candida-Infektionen verordnet. Im Rahmen einer lokalen Anwendung sind diese sehr gut verträglich. Aus dieser Gruppe hat Amphotericin B eine gewisse Bedeutung. 2022 wurden 0,20 Mio. DDD verordnet, was einen Anstieg der DDD gegenüber 2021 um 16,8 % bedeutet (◘ Tab. 40.3).

40.2 Antiphlogistika

Für die Behandlung von akuten und postoperativen Schmerzen in der Zahn-, Mund- und Kieferheilkunde, die häufig vorkommen und in der Regel entzündlicher Genese sind, werden vor allem nicht-steroidale Antiphlogistika (Cyclooxygenase-Inhibitoren) und Analgetika (ohne antiphlogistische Wirkung) eingesetzt. Antiphlogistika stehen daher, wie auch in den Vorjahren nach den Antibiotika an zweiter Stelle der verordnungsstärksten Arzneimittelgruppen der zahnärztlichen Verordnungen mit 2,7 Mio. Verordnungen im Jahr 2022. Die Nettokosten betrugen hierfür 30,38 Mio. €. Die DDD lag bei 33,71 Mio. Dies ist eine Zunahme der Verordnungen um 13 %, der Nettokosten um 17 % und der DDD um 23 % gegenüber 2021. Die geringste Zunahme der DDD ist bei Ibuprofen mit 13,2 % festzustellen, Die stärkste Zunahme weisen die topischen Antiphlogistika mit 66,3 % auf. Diclofenac mit +3,7 % und Dexketoprofen mit −0,1 % sind stabil. Die zusätzliche Verordnung von Pantoprazol als Komedikation ist ebenfalls mit 0,52 Mio. DDD stabil geblieben.

Ibuprofen ist in dieser Arzneimittelgruppe mit einer DDD von 26,2 Mio. weiterhin das Medikament mit der höchsten Verschreibungsrate (◘ Tab. 40.4). Im Vergleich zum Jahr 2021 zeigt sich eine Zunahme um 13,2 %, die DDD-Nettokosten lagen im Mittel bei 960.000 € und waren stabil. Zwischen den verschiedenen im Handel befindlichen Präparate zeigen sich teilweise erhebliche Verschiebungen zum Vorjahr. Das am häufigsten verordnete Präparat mit 16,7 Mio. DDD enthält das Salz aus Ibuprofen und der Aminosäure Lysin (Ibuprofen-Lysinat). Dadurch soll die Löslichkeit und die Freisetzungsgeschwindigkeit verbessert werden, was einen schnelleren Wirkungseintritt zur Folge haben müsste. Pharmazeutische Studien konnten hinsichtlich der Löslichkeit keine deutlichen Unterschiede zwischen den beiden Substanzen nachweisen (Kitak et al. 2015). Klinische Studien haben hingegen diese theoretischen Überlegungen bestätigt.

Tab. 40.4 Zahnärztliche Verordnungen von Antiphlogistika 2022. Angegeben sind die 2022 verordneten Tagesdosen (DDD), die Änderung gegenüber 2021 und die mittleren DDD-Nettokosten von Arzneimitteln mit mindestens 10.000 zahnärztlichen Verordnungen

Präparat	Bestandteile	DDD Mio.	Änderung %	DDD-Nettokosten Euro
Ibuprofen				
Ibuflam/-Lysin	Ibuprofen	16,7	(−3,9)	0,98
Ibu-1 A Pharma	Ibuprofen	6,0	(+84,2)	0,93
Ibuprofen AbZ	Ibuprofen	1,1	(+9,4)	0,94
Ibuprofen/Ibu-Lysin AL	Ibuprofen	1,0	(+125,5)	1,00
Ibu/Ibu Lysin-ratiopharm	Ibuprofen	0,55	(+58,5)	0,91
Nurofen	Ibuprofen	0,28	(+30,9)	0,62
Ibuprofen/Ibu-PUREN	Ibuprofen	0,19	(+5,1)	1,22
Ibuprofen/Ibu Atid	Ibuprofen	0,17	(−25,8)	1,01
Ibuprofen Denk	Ibuprofen	0,13	(+362,6)	0,91
IbuHEXAL/Ibu Lysin HEXAL	Ibuprofen	0,13	(+43,1)	1,06
		26,2	(+13,2)	0,96
Diclofenac				
Voltaren	Diclofenac	0,21	(+3,7)	0,68
Weitere Antiphlogistika und Mittel zur Komedikation				
Panto/Pantoprazol Aristo	Pantoprazol	0,52	(−0,1)	0,26
Sympal	Dexketoprofen	0,12	(−0,1)	3,00
		0,64	(−0,1)	0,79
Topische Antiphlogistika				
Dontisolon D	Prednisolon	3,9	(+84,6)	0,71
Volon A Haftsalbe	Triamcinolonacetonid	0,51	(−5,7)	1,94
		4,5	(+66,3)	0,85
Summe		31,6	(+18,2)	0,94

In einem systematischen Review mit 30 Studien und 1.015 untersuchten Personen konnte gezeigt werden, dass die maximale Plasmakonzentration bei den schnell wirkenden Ibuprofenpräparaten im Median nach etwa 50 min und bei den Standardpräparaten erst nach 90 min erreicht wurde (Moore et al. 2014). Klinische Patientendaten zeigten auch, die Analgesie während der ersten sechs Stunden nach Einnahme besser war und die Patienten weniger zusätzliche Analgetika benötigten. Insbesondere bei den zahnmedizinischen Studien konnte gezeigt werden, dass die Einnahme von schnellwirkendem Ibuprofen 200 mg nicht nur zu einem schnelleren Wirkungseintritt, sondern mit einer NNT (*number nee-*

ded to treat) von 2,1 (95 % Konfidenzintervall: 1,9–2,4) in der Effektivität mit 400 mg Standard-Ibuprofen mit einer NNT von 2,4 (95 % Konfidenzintervall: 2,2–2,5) zu einer vergleichbaren Schmerzreduktion geführt hat bei vergleichbarem Nebenwirkungsprofil.

An zweiter Stelle der meistverordneten oralen Antiphlogistika steht Diclofenac mit 210.000 DDD und 680.000 € DDD-Nettokosten. Die Veränderung zum Vorjahr beträgt +3,7 %. Im Vergleich zu Ibuprofen ist die Schmerzreduktion etwas besser (NNT Diclofenac 50 mg: 2,1 [1,9 bis 2,5] und Diclofenac 100 mg: 1,9 [1,7 bis 2,3]) allerdings bei einer höheren UAW-Rate (Moore et al. 2015). Hier sind vor allem die gastrointestinalen Komplikationen wie Ulcera und Blutungen zu nennen. In Studien zeigt sich dies in einer höheren *risk ratio* von Diclofenac gegenüber Ibuprofen. Es sollte daher zurückhaltender verordnet werden.

An dritter Stelle steht Dexketoprofen mit 120.000 DDD und DDD-Nettokosten von 3 Mio. €.

Dexketoprofen ist in zahnärztlichen Studien mit einer NNT von 2,7 besser wirksam als nach Operationen in anderen Fachgebieten (NNT 5,7; Gaskell et al. 2007). Nebenwirkungen traten gleich häufig wie in der Placebogruppe auf, die *risk ratio* liegt bei 1,4 (95 % Konfidenzintervall: 0,89–2,2).

Die Daten zeigen, dass die nicht-steroidalen Antiphlogistika sehr häufig in der Zahnmedizin verordnet werden und Ibuprofen als Einzelmedikation der beliebteste Arzneistoff ist. Aufgrund der zugrundeliegenden entzündlichen Komponente der Schmerzen ist dies pharmakologisch sinnvoll, effektiv und wirtschaftlich (Becker 2010; NICE 2020).

Der Einsatz topischer Antiphlogistika erfolgt durch Aufbringen der Medikamente auf die Mundschleimhaut. Indikationen sind nicht infektiöse Entzündungen (z. B. Gingivitis, Aphthen) oder Mundschleimhauterkrankungen wie der orale Lichen planus. Es handelt sich um eine symptomatische Therapie, die kurzzeitig angewendet werden kann und eine Schmerz- und Entzündungsreduktion erzielen soll. Länger als vier Wochen sollte die Applikation nicht erfolgen. Zum einen kann es zu Veränderungen der Mundschleimhaut (z. B. Atrophie) kommen, zum anderen ist durch Veränderung des lokalen Mikrobioms das Risiko für Infektionen gegeben. Bei erstmaligem Auftreten der Mundschleimhautveränderung und fehlendem Ansprechen auf die symptomatische Therapie sollte eine histologische Diagnostik durch Inzisionsbiopsie oder Bürstenbiopsie erfolgen. Eine bakterielle, virale oder fungale Infektion sollte ebenfalls ausgeschlossen sein. Das am häufigsten verordnete topische Antiphlogistikum 2022 war Prednisolon in Pastenform mit 3,9 Mio. DDD. Dies ist eine Zunahme um 84,6 %. Die DDD Nettokosten lagen bei 710.000 Mio. €. Am zweithäufigsten verordnet wurde Triamcinolonacetonid als Haftsalbe mit 510.000 DDD, einer Abnahme von 5,7 % im Vergleich zum Vorjahr und die höchsten DDD-Nettokosten mit 1,94 Mio. €.

Sehr wahrscheinlich war also der deutliche Rückgang der Verordnungen im Jahr 2021 auf den pandemiebedingten Rückgang der zahnärztlichen Konsultationen der Patientinnen und Patienten wegen Mundschleimhautveränderungen zurückzuführen.

Bei den Analgetika ohne ausgeprägte antiphlogistische Wirkung dominierte 2022 ein einzelner Arzneistoff den Verordnungsmarkt, nämlich Metamizol (◘ Tab. 40.5). Der Wirkmechanismus von Metamizol ist nach wie vor nicht vollständig geklärt (Rogosch et al. 2012). Anhand von Metaboliten konnten bislang sowohl eine Cyclooxegenasehemmung (COX 1 und COX 2) als auch eine Beteiligung des endogenen Endocannabinoid-Systems für die analgetische Wirkung identifiziert werden. Durch die spasmolytische Wirkung ergeben sich z. T. spezielle Indikationen hinsichtlich Koliken und Tumorschmerzen. Wahrscheinlich sind auch die vielfältigen Zubereitungsformen (Injektionslösung, Tropfen, Tabletten) ein Grund für die hohe Verordnungszahl. Der Anteil der Metamizolverordnungen übertraf dabei den der Paracetamolverordnungen sehr deutlich. Er lag bei 1,3 Mio. DDD, was einer Zunahme gegenüber dem Vorjahr um 13,6 % entsprach. Die DDD Nettokosten lagen bei

Tab. 40.5 Zahnärztliche Verordnungen von Analgetika und topischen Lokalanästhetika 2022. Angegeben sind die 2022 verordneten Tagesdosen (DDD), die Änderung gegenüber 2020 und die mittleren DDD-Nettokosten von Arzneimitteln mit mindestens 10.000 zahnärztlichen Verordnungen

Präparat	Bestandteile	DDD Mio.	Änderung %	DDD-Nettokosten Euro
Metamizol				
Novaminsulfon Lichtenstein	Metamizol	0,59	(−30,2)	2,67
Metamizol Zentiva	Metamizol	0,31	(neu)	2,62
Novaminsulfon-1 A Pharma	Metamizol	0,18	(+177,7)	2,53
Novaminsulfon-ratiopharm	Metamizol	0,18	(−11,2)	2,35
		1,3	**(+13,6)**	**2,59**
Paracetamol				
Paracetamol-ratiopharm	Paracetamol	0,05	(+8,4)	0,66
Kombinationen				
Dolomo TN	Acetylsalicylsäure Paracetamol Coffein/Codein	0,27	(−8,6)	3,47
Topische Lokalanästhetika				
Dynexan Mundgel	Lidocain	0,29	(−0,5)	0,44
Summe		**1,9**	**(+7,3)**	**2,34**

2,59 Mio. €. Auch hier wurde die Reduktion in 2021 kompensiert und das Niveau von 2020 wieder erreicht.

Die Arzneimittelkommission der Zahnärzte sieht diese hohe Verordnungszahl kritisch (Stahlmann und Daubländer 2018). Aufgrund der möglichen schwerwiegenden UAW sollte es nicht als Mittel der ersten Wahl, sondern als Reserveanalgetikum in der Zahnheilkunde eingesetzt werden. Außer dem seit langem bekannten Risiko einer Agranulozytose wurde inzwischen auch auf das Risiko für einen arzneimittelbedingten Leberschaden unter der Behandlung mit Metamizol hingewiesen (BfArM 2020). Der Pathomechanismus ist bislang nicht eindeutig geklärt. Vermutet wird ein immunallergischer Mechanismus. Die Häufigkeit wird als sehr selten eingeschätzt, kann jedoch aufgrund des seltenen Auftretens nicht berechnet werden. Paracetamol erreichte 50.000 DDD, bei einer Zunahme von 8,4 % und DDD Nettokosten von 660.000 €.

Am zweithäufigsten wurde ein Kombinationspräparat verordnet, dass in der Zahnmedizin sehr beliebt, aber pharmakologisch kritisch zu sehen ist. Es handelt sich um die Kombination von Acetylsalicylsäure und Paracetamol entweder kombiniert mit Coffein (Tag) oder Codein (Nacht). Das Verordnungsvolumen lag 2022 bei 270.000 DDD, das bedeutet eine erneute Reduktion, und zwar um 8,6 % im Vergleich zu 2021. Die DDD Nettokosten betrugen 3,47 Mio. €. Aufgrund seiner thrombozytenaggregationshemmenden Wirkung hat Acetylsalicylsäure in der postoperativen Schmerztherapie keine Berechtigung und sollte im Hinblick auf das erhöhte Nachblutungsrisiko nicht verordnet werden. Wegen der schwachen analgetischen Wirkung (NNT 4,2 (3,8 bis 4,6)) und der relativ hohen *risk ratio* (2,7 (2,0 bis

3,7)) ist Acetylsalicylsäure anderen zur Verfügung stehenden Substanzen wie z. B. Ibuprofen klar unterlegen (Moore et al. 2015).

Die Reduktion der Verordnungen des aufgrund seiner Nebenwirkungen als kritisch einzustufenden Kombinationspräparates mit Acetylsalicylsäure und Codein ist als positive Entwicklung anzusehen. Die erneute Zunahme der Metamizolverordnung hingegen nicht. Es ist zu hoffen, dass sich ein mechanismenorientierter Einsatz antiphlogistischer und analgetischer Substanzen in der Zahnmedizin durchsetzt.

Positiv ist auch, dass kein Trend hin zu einer verstärkten Verordnung von Opioiden in der Zahnmedizin in Deutschland zu verzeichnen ist, wie es in den Vereinigten Staaten von Amerika in den letzten Jahren der Fall war. Es wird davon ausgegangen, dass dort 12 % der Verordnungen von schnell wirksamen Opioiden von Zahnärzten vorgenommen wurden. Damit sind sie die Berufsgruppe mit der vierthöchsten Verordnungszahl mit 18,5 Mio. pro Jahr. Überwiegend handelt es sich dabei um Kombinationspräparate mit Hydrocodon (76 %). In erster Linie erhielten Jugendliche zwischen 14 und 17 Jahren diese Substanzen nach einer Weisheitszahnentfernung. Klinische Studien, die untersuchen, ob Antiphlogistika für die postoperative Schmerztherapie ausreichend sind, sollen in Zukunft die klinische Entscheidungsfindung bei der Verordnung unterstützen (Feldman et al. 2022).

Als topisches Lokalanästhetikum wurde nur Lidocain in Gelform verordnet. Die Indikation hierfür sind schmerzhafte Läsionen der Mundschleimhaut sei es durch Infektionen, mechanische Irritationen (z. B. Prothesendruckstellen, kieferorthopädische Apparaturen) oder Mundschleimhautveränderungen. Auch hierbei sollte die Anwendungsdauer kurzgehalten werden (ca. eine Woche). Kommt es in diesem Zeitraum nicht zu einem Abheilen der Läsion, sollte eine histologische Abklärung durch eine Biopsie erfolgen und ein Malignom ausgeschlossen werden. 2022 wurden 290.000 DDD verordnet. Damit war die Zahl stabil (nur −0,5 %). Die DDD Nettokosten lagen bei 440.000 €. Lidocain ist das einzige Amidlokalanästhetikum mit einer suffizienten oberflächenanästhetischen Wirkung und daher zu bevorzugen gegenüber Esterpräparaten, die ein höheres Risiko für allergische Reaktionen haben (Paragruppen-Allergie).

40.3 Fluoridpräparate

Die Verordnung topischer fluoridhaltiger Zahngele ist mit einem Anteil ca. 90 % aller Verordnungen eine Domäne der Zahnmedizin. Auch wenn die S2k-Leitlinie „Fluoridierungsmaßnahmen zur Kariesprophylaxe" gerade auf Aktualität überprüft wird, sind die Kernaussagen weiterhin von Bestand (Deutsche

Tab. 40.6 Verordnungen von Fluoridpräparaten aller Arztgruppen. Angegeben sind die 2022 verordneten Tagesdosen (DDD), die Änderung gegenüber 2021 und die mittleren DDD-Nettokosten von Arzneimitteln mit mindestens 10.000 zahnärztlichen Verordnungen

Präparat	Bestandteile	DDD Mio.	Änderung %	DDD-Nettokosten Euro
Topische fluoridhaltige Zahngele				
Elmex Gelee	Olaflur Dectaflur Natriumfluorid	339,4	(−4,8)	0,03
Sensodyne	Natriumfluorid	48,5	(−11,0)	0,01
Summe		**387,9**	**(−5,6)**	**0,03**

Gesellschaft für Zahn-, Mund- und Kieferheilkunde e.V. (DGZMK) et al. oJ). Da die perorale Fluoridierung über Speisesalz und Tabletten in ihrer Evidenz nicht schlüssig ist, bleibt die lokale Fluoridierung die wesentliche Maßnahme der Kariesprävention im Kindesalter. Diese geschieht im Rahmen der häuslichen Zahnpflege durch fluoridhaltige Zahnpasten und Gele (Berg et al. 2021). Darüber hinaus kommen im Rahmen der zahnärztlichen Behandlung auch Lacke und Versiegelungen zum Einsatz.

Die topisch anzuwendenden Zahngele mit Natriumfluorid wurden daher sehr häufig verordnet, 387,9 Mio. DDD im Jahr 2022, d. h. 5,6 % weniger als 2021 mit 30.000 € DDD Nettokosten (◘ Tab. 40.6).

Literatur

Agnihotry A, Thompson W, Fedorowicz Z, van Zuuren EJ, Sprakel J (2019) Antibiotic use for irreversible pulpitis. Cochrane Database Syst Rev. https://doi.org/10.1002/14651858.CD004969.pub5

Ahmadi H, Ebrahimi A, Ahmadi F (2021) Antibiotic therapy in dentistry. Int J Dent 2021:6667624. https://doi.org/10.1155/2021/6667624

Becker DE (2010) Pain management: part 1: managing acute and postoperative dental pain. Anesth Prog 57:67–79

Berg B, Cremer M, Flothkötter M, Koletzko B, Krämer N, Krahwinkel M, Lawrenz B, Przyrembel H, Schiffner U, Splieth C, Vetter K, Weißenborn A (2021) Kariesprävention im Säuglings- und frühen Kindesalter, Handlungsempfehlungen des bundesweiten Netzwerks Gesund ins Leben. Monatsschr Kinderheilkd 2021:169

BfArM (2020) Rote-Hand_Brief zu Metamizol: Risiko für arzneimittelbedingten Leberschaden

BfArM (2023) Rote-Hand_Brief zu Rote-Hand-Brief zu systemisch und inhalativ angewendeten fluorchinolonhaltigen Antibiotika: Erinnerung an die Anwendungsbeschränkungen. https://www.bfarm.de/SharedDocs/Risikoinformationen/Pharmakovigilanz/DE/RHB/2023/rhb-fluorchinolone.html

Böhmer F, Hornung A, Burmeister U, Köchling A, Altiner A, Lang H, Löffler C (2021) Factors, perceptions and beliefs associated with inappropriate antibiotic prescribing in German primary dental care: a qualitative study. Antibiotics 10:987. https://doi.org/10.3390/antibiotics10080987

Bunce JT, Hellyer P (2018) Antibiotic resistance and antibiotic prescribing by dentists in England 2007–2016. Br Dent J 225:81–84

Bundesgesetzblatt Jahrgang 2019 Teil I Nr. 9, ausgegeben am 28. März 2019, 17. Verordnung zur Änderung der Arzneimittelverschreibungsverordnung

Bundeszahnärztekammer und Kassenzahnärztliche Bundesvereinigung (2022) Daten & Fakten

Buonavoglia A, Leone P, Solimando AG, Fasano R, Malerba E, Prete M, Corrente M, Prati C, Vacca A, Racanelli V (2021) Antibiotics or no antibiotics, that is the question: an update on efficient and effective use of antibiotics in dental practice. Antibiotics 10:550. https://doi.org/10.3390/antibiotics10050550

Contaldo M, D'Ambrosio F, Ferraro GA, Di Stasio D, Di Palo MP, Serpico R, Simeone M (2023) Antibiotics in dentistry: a narrative review of the evidence beyond the myth. Int J Environ Res Public Health 20(11):6025. https://doi.org/10.3390/ijerph20116025

Deutsche Gesellschaft für Allergologie und klinische Immunologie e.V. (DGAKI) (2018) Sk2-Leitlinie: Diagnostik bei Verdacht auf eine Betalaktamantibiotika-Überempfindlichkeit. Verfügbar unter: AWMF Registernummer: 061-032. https://www.awmf.org/leitlinien/detail/ll/061-032.html. Zugegriffen: 5. Sept. 2023

Deutsche Gesellschaft für Mund-, Kiefer- und Gesichtschirurgie (DGMKG), Deutsche Gesellschaft für Zahn-, Mund- und Kieferheilkunde (DGZMK) (2016) S3-Leitlinie: Odontogene Infektionen, Verfügbar unter: AWMF Registernummer: 007-006. https://www.awmf.org/leitlinien/detail/ll/007-006.html. Zugegriffen: 5. Sept. 2023

Deutsche Gesellschaft für Parodontologie (DG PARO), Deutsche Gesellschaft für Zahn-, Mund- und Kieferheilkunde (DGZMK) (2018) S3-Leitlinie: Häusliches chemisches Biofilmmanagement in der Prävention und Therapie der Gingivitis, Verfügbar unter AWMF-Registernummer: 083-016. https://www.awmf.org/leitlinien/detail/ll/083-016.html. Zugegriffen: 5. Sept. 2023

Deutsche Gesellschaft für Zahn-, Mund- und Kieferheilkunde e.V. (DGZMK), Deutsche Gesellschaft für Zahnerhaltung e.V. (DGZ), Deutsche Gesellschaft für Kinderzahnheilkunde e.V. (DGKiZ) (oJ) S2k-Leitlinie Fluoridierungsmaßnahmen zur Kariesprophylaxe, Verfügbar unter AWMF-Registernummer. 083-001. https://www.awmf.org/leitlinien/detail/ll/083-001.html. Zugegriffen: 19. Sept. 2023

Deutsche Gesellschaft für Zahn- und Mund- und Kieferheilkunde e.V. (DGZMK), Deutsche Gesellschaft für Parodontologie e.V. (DG PARO) (2020) S3-Leitlinie: Die Behandlung von Parodontitis Stadium I bis III – Die deutsche Implementierung der S3-Leitlinie „Treatment of Stage I–III Periodontitis" der European Federation of Periodontology

(EFP). AWMF Registernummer: 083-043. https://www.awmf.org/leitlinien/detail/ll/083-043.html. Zugegriffen: 5. Sept. 2023

Donos N, Calciolari E, Brusselaers N, Goldoni M, Bostanci N, Belibasakis GN (2019) The adjunctive use of host modulators in non-surgical periodontal therapy. A systematic review of randomized, placebo-controlled clinical studies. J Clin Periodontol 47(Suppl 22):199–238. https://doi.org/10.1111/jcpe.13232

Feldman CA, Fredericks-Younger J, Lu S-E, Desjardins PJ, Malmstrom H, Miloro M, Warburton G, Ward B, Ziccardi V, Fine D (2022) The Opioid Analgesic Reduction Study (OARS) – a comparison of opioid vs. non-opioid combination analgesics für management of post-surgical pain: a double-blind randomized clinical trial. Trials 23:160

Gaskell H, Derry S, Wiffen PJ, Moore RA (2007) Single dose oral ketoprofen or dexketoprofen for acute post-operative pain in adults. Cochrane Database Syst Rev. https://doi.org/10.1002/14651858.CD007355.pub3

Halling F (2014) Antibiotika in der Zahnmedizin. Zahnmed Up2date 8:67–82. https://doi.org/10.1055/s-0033-1346918

Heim N, Jürgensen B, Kramer Wiedemeyer FJV (2021) Mapping the microbiological diversity of odontogenic abscess: are we using the right drugs? Clin Oral Invest 25:187–193. https://doi.org/10.1007/s00784-020-03350-0

Kassenzahnärztliche Vereinigung Baden-Württemberg (2019) Leitfaden zur Verordnung von Arzneimittel der vertragszahnärztlichen Versorgung 09/2019

Kern WV (2018) Rationale Antibiotikaverordnung in der Humanmedizin. Bundesgesundheitsblatt Gesundheitsforschung Gesundheitsschutz 61:580–588. https://doi.org/10.1007/s00103-018-2727-x

Kitak T, Dumicic A, Planinsek O, Sibanc R, Srcic S (2015) Determination of solubility parameters of Ibuprofen and Ibuprofen lysinate. Molecules 20:21549–21568

Meinen A, Reuss A, Willrich N, Feig M, Noll I, Eckmanns T, Al-Nawas B, Markwart R (2021) Antimicrobial resistance and the spectrum of pathogens in dental and oral-maxillofacial infections in hospitals and dental practices in Germany. Front Microbiol 12:676108. https://doi.org/10.3389/fmicb.2021.676108

Moore RA, Derry S, Straube S, Ireon-Paine J, Wiffen PJ (2014) Faster, higher, stronger? Evidence for formulation and efficacy for ibuprofen in acute pain. Pain 155:14–21

Moore RA, Derry S, Aldington D, Wiffen PJ (2015) Single dose oral analgesics for acute postoperative pain in adults – an overview of Cochrane reviews. Cochrane Database Syst Rev. https://doi.org/10.1002/14651858.CD008659.pub2

National Institute for Health and Care Excellence (2020) Perioperative care in adults, evidence reviews for managing acute postoperative pain. NICE guideline, Bd. NG 180

Okihata R, Michi Y, Sunakawa M, Tagashira Y (2023) Pharmacist-led multi-faceted intervention in an antimicrobial stewardship programme at a dental university hospital in Japan. J Hosp Infect 136:30–37. https://doi.org/10.1016/j.jhin.2023.04.006

Rogosch T, Sinning C, Podlewski A, Watzer B, Schlosburg J, Lichtman AH, Cascio MG, Bisogno T, Di Marzzo V, Nüsing R, Imming P (2012) Novel bioactive metabolites of dipyrone (metamizol). Bioorg Med Chem 20:101–107

Schindler C, Nagaba J, Schumacher C (2019) Adverse event reports on clindamycin on the rise again. https://www.zm-online.de/artikel/2019/z-mvz-jetzt-mit-quote/uaw-meldungen-zu-clindamycin-wiederzunehmend

Schindler C, Stahlmann R (2014) Sultamicillin als therapeutische Alternative zu Amoxicillin und Clavulansäure. zm 104, Nr. 13 A, 01.07.2014, (4). https://www.zm-online.de/archiv/2014/13/zahnmedizin/sultamicillin-als-therapeutische-alternative-zu-amoxicillin-und-clavulansaeure/

Stahlmann R, Daubländer M (2018) Metamizol – aktuelle Anmerkungen zu einem „alten" Arzneimittel zm 108, Nr. 20, 16.10.2018, (2376)

Stahlmann R, Schindler C, Gössling J (2017) 50 Jahre Clindamycin. zm 2017-19 vom 01.10.2017. https://www.zm-online.de/archiv/2017/19/zahnmedizin/50-jahre-clindamycin/

Schüssl Y, Pelz K, Kempf J, Otten JE (2014) Concentrations of amoxicillin and clindamycin in teeth following a single dose of oral medication. Clin Oral Invest 18:35–40. https://doi.org/10.1007/s00784-013-0958-7

Thompson W, Teoh L, Hubbard CC, Marra F, Patrick DM, Mamun A, Campbell A, Suda KJ (2022) Patterns of dental antibiotic prescribing in 2017: Australia, England, United States, and British Columbia (Canada). Infect Control Hosp Epidemiol 43:191–198. https://doi.org/10.1017/ice.2021.87

Thornhill MH, Dayer MJ, Durkin MJ, Lockhart PB, Baddour LM (2019) Risk of adverse reactions to oral antibiotics prescribed by dentists. J Dent Res 98:1081–1087. https://doi.org/10.1177/0022034519863645

Tolksdorf K, Freytag A, Bleidorn J, Markwart R (2022) Antibiotic use by dentists in Germany: a review of prescriptions, pathogens, antimicrobial resistance and antibiotic stewardship strategies. Community Dent Health 39:275–281

Trcka J, Schäd SG, Pfeuffer P, Raith P, Bröcker EB, Trautmann A (2004) Penicillintherapie trotz Penicillinallergie? Plädoyer für eine allergologische Diagnostik bei Verdacht auf Penicillinallergie. Dtsch Arztebl 101:A-2888 / B-2444 / C-2331

https://www.wido.de/fileadmin/Dateien/Dokumente/Forschung_Projekte/Arzneimittel/wido_arz_gkv-arzneimittelmarkt_klassifikation_methodik_ergebnisse_2022.pdf

Serviceteil

Stichwortverzeichnis – 809

© Der/die Autor(en), exklusiv lizenziert an Springer-Verlag GmbH, DE, ein Teil von Springer Nature 2023
W.-D. Ludwig, B. Mühlbauer, R. Seifert (Hrsg.), *Arzneiverordnungs-Report 2023*,
https://doi.org/10.1007/978-3-662-68371-2

Stichwortverzeichnis

A

Aarane 646
Abasaglar 304
Abemaciclib 155
Abibam 117
Abilify 504
Abiratel 117
Abirateron 158
Abirateron Zentiva 117
Abraxane 108
Abseamed 250
Abstral 421
Acara Trio 371
Acarbose 296
Acarbose AL 296
Acarbose Genevida 296
Acarizax 750
Acaroid 750
ACC HEXAL 635
ACE-Hemmer 183, 185, 190, 192
Acemetacin 436
Acemetacin STADA 436
Acemit 618
Acetazolamid 618
Acetylcystein 634, 635
Acetylsalicylsäure 256, 268, 335, 430, 802
Acic 410
Aciclo BASICS 410
Aciclostad 410
Aciclostad Creme 709
Aciclovir 409, 410, 709
Aciclovir AL 410
Aciclovir Aristo 410
Aciclovir Heumann 410
Aciclovir/-akut Creme 1 A Pharma 709
Aciclovir-1 A Pharma 410
Aciclovir-PUREN 410
Aciclovir-ratiopharm Creme 709
Acicutan 720
Acitretin 721
Acivision 610
Aclidiniumbromid 652
ACL-Inhibitor 322, 324
Acnatac 712
Actikerall 718
Actilyse 262
Activelle 771
Actonel 5/35/75 371
Actraphane 304
Actrapid human 303
Acular 613
Adalimumab 347, 460
ADP-Rezeptorantagonisten 269, 270, 273
Adrenogenitales Syndrom 463
Adrimedac 107
Advagraf 476
Advantan 698
Advate 275
Adynovi 275
Aerius 743
Aerodur Turbohaler 646
Afstyla 275
Agakalin 517
Agomelatin beta 501
Agomelatin Glenmark 501
Agomelatin Heumann 501
Agomelatin Zentiva 501
Agranulozytose 430
Aimovig 446
Airbufo Forspiro 649
Airflusal 649
Ajovy 446
Akineton 576
Aknemittel 713
Aknemycin Lösung/Salbe 712
Aknemycin Plus 712
Aknenormin 712
Aksunim 718
Aktinische Keratosen 717
Akynzeo 593
Albotiva 105
Aldactone 689
Aldara 718
Alecensa 111
Alendron Aristo 371
Alendronsäure 370, 371
Alendronsäure Aurobindo 371
Alendronsäure BASICS 371
Alendronsäure Bluefish 371
Alendronsäure Heumann plus Colecalciferol 371
Alendronsäure-1 A Pharma 371
Alendronsäure-Colecalciferol Aristo 371
Alfacalcidol 379, 380
Alfacalcidol Aristo 380
Alfason 698
Alfuzosin 673
Alfuzosin Aurobindo 673
Alfuzosin Winthrop 673
Alfuzosin Zentiva 673
Alfuzosin-1 A Pharma 673
Aliskiren 202
Alitretinoin 711
ALK-depot SQ 802 Wespengift 752
ALK-Inhibitoren 111
ALK-lyophilisiert SQ 802 Wespengift 752

Alkylanzien 102
Allergenextrakte 745
Allergenkarenz 745
Allergika Basis 730
Allergodil Nasenspray, Nasenspray/Augentropfen 662
Allergospasmin 646
Allergovit Birke 750
Allergovit Birke/Erle/Hasel 750
Allergovit Gräser 748
Allergovit Gräser/Roggen 748
Allevyn Ag Gentle Border 727
Allevyn Gentle 727
Allobeta 362
Allopurinol 360, 362
Allopurinol AbZ 362
Allopurinol AL 362
Allopurinol Heumann 362
Allopurinol Indoco 362
Allopurinol-ratiopharm 362
Alpelisib 155
Alpha1-Rezeptorenblocker 179, 672, 674
Alphagan 616
Alphasympathomimetika 660
Alpicort 700
Alprazolam 487
Alprazolam AbZ 487
Alprazolam AL 487
Alprazolam-1 A Pharma 487
Alprazolam-ratiopharm 487
Alvesco 648
Alzheimer'sche Krankheit 597
Amantadin 576, 577
Amantadin AL 576
Amantadin-neuraxpharm 576
Ambroxol 635
Ambroxol AbZ 635
Ambroxol acis 635
Ambroxol AL 635
Ambroxol Aristo 635
Ambroxol-1A Pharma 635
Ambroxol-ratiopharm 635
Amciderm 699
Amgevita 460
Amilorid comp-ratiopharm 687
Amineurin 492
Aminoglykoside 706
Aminopenicilline 393, 793
Amiodaron 232, 235
Amiodaron Aurobindo 232
Amiodaron Heumann 232
Amiodaron Winthrop 232
Amiogamma 232
Amioxid-neuraxpharm 492
Amisulprid 504
Amisulprid AAA Pharma 504
Amisulprid Holsten 504
Amitriptylin 492

Amitriptylin Micro Labs 492
Amitriptylin-CT 492
Amitriptylin-neuraxpharm 492
Amlodipin 203, 205, 206
Amlodipin AAA Pharma 205
Amlodipin axcount 205
Amlodipin besilat AbZ 205
Amlodipin Dexcel 205
Amlodipin Fair-Med 205
Amlodipin HEXAL 205
Amlodipin Winthrop 205
Amlodipin/Valsartan AL 198
Amlodipin/Valsartan Heumann 199
Amlodipin/Valsartan Mylan 198
Amlodipin/Valsartan/HCT AL 199
Amlodipin/Valsartan/HCT-1 A Pharma 199
Amlodipin/Valsartan/Hydrochlorothiazid Heumann 199
Amlodipin-1 A Pharma 205
Amlodipin-CT N 205
Amlodipin-ratiopharm N 205
Amlo-Valsacor TAD 198
Amoclav/Amoxclav HEXAL 395, 794
Amoxclav Sandoz 395
Amoxi Clavulan STADA 395, 793
Amoxi Clavulan/Amoxiclav Aurobindo 395, 793
Amoxi-1 A Pharma 394, 793
Amoxicillin 394, 396, 796
Amoxicillin AbZ 394, 793
Amoxicillin AL 394, 793
Amoxicillin Micro Labs 394, 793
Amoxicillin/Clavulansäure AAA-Pharma 395, 794
Amoxicillin/Clavulansäure Devatis 395
Amoxicillin/Clavulansäure Heumann 395, 794
Amoxicillin/Clavulansäure Micro Labs 395, 793
Amoxicillin/Clavulansäure Zentiva 395, 793
Amoxicillin-ratiopharm 394, 793
Amoxicillin-ratiopharm comp 395
Amoxiclav Aristo 395, 793
Amoxiclav BASICS 395, 793
Amoxiclav-1 A Pharma 395, 793
Amoxiclav-Elpen 395
Amoxi-Clavulan AL 395, 793
AmoxiHEXAL 394, 793
Amoxi-saar plus 395
Ampho-Moronal 407
Ampho-Moronal Lutschtabl. 407, 795
Amphotericin B 799
Anablock 114
Anaerobierinfektionen 404
Anaesthesulf Lotio 710
Anafranil 492
Anagrelid 118
Anagrelid AbZ 109
Anagrelid beta 109
Anagrelid Heumann 109
Anagrelid Ribosepharm 109
Anagrelid-ratiopharm 109

A

Stichwortverzeichnis

Analgetika 13
Analgetika und orale Lokalanästhetika 792
Analgin 432
Anämie 245
Anapen 745
AnastroHEXAL 114
Anastrozol 114, 154
Anastrozol Accord 114
Anastrozol Amarox 114
Anastrozol Aristo 114
Anastrozol beta 114
Anastrozol Denk 114
Anastrozol Devatis 114
Anastrozol Glenmark 114
Anastrozol Heumann 114
Anastrozol Sun 114
Anastrozol-1 A Pharma 114
Androcur 767
Androgendeprivationstherapie 156
Androgene 766, 767
Androgensynthesehemmer 157
Angiletta 776
Angiotensinrezeptorantagonisten 13, 192, 193
Anionenaustauscher 323
Anoro Ellipta 653
Anteil am GKV-Arzneimittelmarkt 102
Anthracycline 102
Antiallergika 661, 662, 741
Antianämika 245
Antiandrogene 157, 767
Antiarrhythmika 231, 234
Antiasthmatika 13
Antibiotika 393, 666, 705
Antibiotika und Antiinfektiva 792
Anticholinergika 651, 677
Anti-D-Immunglobulin 473
Antiepileptika 554
Antifibrinolytika 275
Antihistaminika 586, 741
Antilia 321
Antimetabolite 102
Antimykotika 406, 701
Antimykotikakombinationen 703
Antineovaskuläre Mittel 623
Antiphlogistika 792
Antipruriginosa 709
Antiresorptiva 365, 370
Antisympathotonika 217
Antithrombotika 11, 255
Antra 330
Apidra 304
Aprepitant beta 593
Aprepitant Heumann 593
Aprepitant Zentiva 593
Apsomol Inhalat 646
Apydan extent 557
Aquacel Ag 727

Aquacort Nasenspray 663
Aranesp 250
Argatra 262
Arilin oral 405
Arilin Vaginal 405
Ariora 772
Aripiprazol 504
Aripiprazol AbZ 504
Aripiprazol beta 504
Aripiprazol Heumann 504
Aripiprazol-neuraxpharm 504
Aristelle 776
Arixtra 262
Arlevert 591
Aromatasehemmer 154
Arpoya 504
Arthrose 468
Arzneimittelmarktneuordnungsgesetz (AMNOG) 9, 17, 26
Arzneimittelrabattverträge 25
Asacol 346
Ascotop 446
Aspecton 636
Aspirin N/-protect 268
ASS 100 HEXAL/-protect 268
ASS 100/-protect-1 A Pharma 268
ASS AbZ protect/-TAH 268
ASS AL TAH/-protect 268
ASS Aristo 268
ASS Dexcel 100/-protect 268
ASS Fair-Med 100 268
ASS STADA 100 268
ASS TAD protect 268
Ass Zentiva 432
ASS-ratiopharm 432
ASS-ratiopharm TAH/-protect-100/Herz ASS-ratiopharm 268
Asthma bronchiale 642, 741, 745
Astonin H 467
Asumate 775
Atacand 195
Atarax 745
Atectura Breezhaler 649
Atemwegsinfektion 393
Atenocomp- 1 A Pharma 213
Atenolol 211, 212
Atenolol AbZ 211
Atenolol AL 211
Atenolol AL comp 213
Atenolol Heumann 211
Atenolol STADA 211
Atenolol-1 A Pharma 211
Atenolol-ratiopharm 211
Atherogene Lipoproteine 311
Atherosklerose 314
Atmadisc 649
Atomoxetin 517

Atomoxetin beta 517
Atomoxetin Fairmed 517
Atorimib 321
Atorvastatin 317
Atorvastatin AbZ 317
Atorvastatin Accord 317
Atorvastatin AL 317
Atorvastatin Aristo 317
Atorvastatin Aurobindo 317
Atorvastatin Aximed 317
Atorvastatin BASICS 317
Atorvastatin Hennig 317
Atorvastatin HEXAL 317
Atorvastatin Micro Labs 317
Atorvastatin STADA 317
Atorvastatin Vivanta 317
Atorvastatin Zentiva 317
Atorvastatin-1 A Pharma 317
Atorvastatin-ratiopharm 317
Atosil 506
Atozet 321
Atrauman Ag 727
Atropin-POS 623
Atrovent 652
Attentin 517
Aubagio 534
Aureomycin Riemser Salbe 712
Ausschreibungen 69
Autoimmunhepatitis 338
Autoimmunkrankheit 532
Avamys 663
Avastin 112
Avonex 534
Axigran 593
Aybintio 112
Azacitidin betapharm 106
Azacitidin HEXAL 106
Azacitidin Zentiva 106
Azacitidine Accord 106
Azafalk 474
Azarga 619
Azathioprin 473, 474
Azathioprin AL 474
Azathioprin dura 474
Azathioprin Heumann 474
Azathioprin HEXAL 474
Azathioprin STADA 474
Azathioprin-1 A Pharma 474
Azelainsäure 714
Azi-TEVA 400
Azithromycin 399, 400, 798
Azithromycin AbZ 400
Azithromycin Aristo 400
Azithromycin Heumann 400
Azithromycin HEXAL 400
Azithromycin-1 A Pharma 400, 795
Azithromycin-Hecpharm 400, 795

Azithromycin-ratiopharm 400
Azolantimykotika 701
Azopt 619
Azulfidine RA 457
Azur compositum SC 431
Azyter 610

B

B12 Ankermann 381
B12 Asmedic 381
Babix-Inhalat N 637
Babylax 353
Baclofen 542, 544
Baclofen dura 542
Baclofen-neuraxpharm 542
Baclofen-ratiopharm 542
Bakterienpräparate 349
Baldrian 586
Barbiturate 555, 561
Basispenicilline 393
Basistherapeutika 730
Batrafen 702
Baumpollenpräparate 749
Bavencio 113
Baycuten HC 704
BCL-2-Inhibitoren 111
BCR-ABL-Tyrosinkinaseinhibitoren 110
Beclomet Easyhaler 648
Beclometason 648, 650
Beclometason Glenmark 648
Beclometason-ratiopharm 648
Beclometason-ratiopharm nasal 663
Beclorhinol 663
Belara 776
Belastungsinkontinenz 676
Belatacept 477
Belimumab 475
Bella HEXAL 767
Beloc 210
Bempedoinsäure 325
Benazeplus AL 187
Benazepril 188
Benazepril AL 185
Benazepril-1 A Pharma 185
Benazepril-1 A Pharma comp 187
Bendafolin 105
Bendamustin Accord 104
Benepali 460
Benlysta 476
Benperidol-neuraxpharm 507
Benralizumab 643, 655
Benserazid 571, 572
Ben-u-ron 432
Benzbromaron 361, 362
Benzbromaron AL 362
Benzodiazepine 555, 561, 580

Stichwortverzeichnis

Benzodiazepinrezeptoragonisten 580, 582
Benzoylperoxid 714
Beovu 623
Bepanthen Antiseptisch 727
Bepanthen Roche Augen- und Nasensalbe 623
Bepanthen Wund- u. Heilsalbe 726
Beriate 275
Berlinsulin H 304
Berlinsulin H Basal 303
Berlinsulin H Normal 303
Berlosin 432
Berlthyrox 760
Berodual 646
Berotec 646
Beta1-Rezeptoren 209
Beta2-Rezeptoren 209
Beta2-Sympathomimetika 643, 644
Betaamyloid 598
Betadermic 700
Betaferon 534
Betagalen 699
Betahistin AL 591
Betahistindihydrochlorid Hennig 591
Betahistin-ratiopharm 591
Betaisodona Salbe etc. 707
Betalactamantibiotika 393
Betamethason 466, 467, 699
Betarezeptorenblocker 209, 449
Betavert 591
Betmiga 678
Betnesol-V 699
Bevespi 653
Bezafibrat AL 322
Biatain Silikon Ag 727
Bicalutamid 116, 157
Bicalutamid Bluefish 116
Bicalutamid Heumann 116
Bicalutamid medac 116
Bicalutamid TEVA 116
Bicalutamid Winthrop 116
Bicalutin 116
Bifiteral 350
Bijuva 772
Biktarvy 409
Bimatoprost AL 621
Bimatoprost/Timolol Zentiva 621
Bimato-Vision 621
Binocrit 250
Binosto 371
Biologika 4
Biosimilars 21
Biosimilarsubstitution 81
Biperiden 577
Biperiden-neuraxpharm 576
Biramlo 213
Biso Lich 210
Bisobeta 210
Bisodipin TAD 213
Biso-Hennig 210
BisoHEXAL 210
BisoHEXAL plus 213
Bisoprolol 210
Bisoprolol AbZ 210
Bisoprolol Accord/Healthcare 210
Bisoprolol AL 210
Bisoprolol comp AbZ 213
Bisoprolol Dexcel 210
Bisoprolol dura plus 213
Bisoprolol plus-1 A Pharma 213
Bisoprolol STADA 210
Bisoprolol-1 A Pharma 210
Bisoprolol-CT 210
Bisoprolol-ratiopharm 210
Bisoprolol-ratiopharm comp 213
Bisphosphonate 370
Blanel Brause 680
Blemaren N 680
Blutdruck 180
Blutgerinnungsfaktoren 275
Bonviva Fertigspritze 371
Bortezomib 122
Bortezomib HEXAL 109
Bortezomib STADA 109
Bosulif 110
Botox 542
Botulinumtoxin 542, 543
Bradyarrhythmien 231
Braftovi 111
Braltus 652
Braunovidon 707
Bretaris genuair 652
Brevactid 783
Brilique 268
Brimica Genuair 653
Brimonidin 616
Brimonidin Bluefish 616
Brimonidin Stulln 616
Brimonidin-AL 616
Brimo-Vision 616
Brinzolamid 619
Brinzolamid AL 619
Brinzolamid Heumann 619
Brinzolamid HEXAL 619
Brinzolamid Micro Labs 619
Brinzolamid/Timolol AL 619
Brinzolamid-1 A Pharma 619
Brinzolamid-ratiopharm 619
Brinzo-Vision 619
Briviact 559
Brivudin Aristo 410
Bromazanil 487
Bromazepam 487
Bromazepam-1 A Pharma 487
Bromazepam-ratiopharm 487

Bromocriptin 786
Bronchicum 636
Bronchicum Mono Codein 632
Bronchicum Thymian 636
Bronchipret 636
Bronchodilatator 650
Bronchofit Efeu 636
Bronchoretard 651
Bronchospray 646
Bruton-Tyrosinkinaseinhibitoren 110
Buccolam 559
Budapp nasal 663
Budenobronch 648
Budenofalk 346
Budes Nasenspray 663
Budesonid 345, 648, 650, 663
Budesonid AL 648
Budesonid Easyhaler 648
Budesonid-1 A Pharma 663
Budiair 648
Bufori Easyhaler 649
Bupensan 423
Bupre-1 A Pharma 421
Buprenaddict 423
Buprenorphin 421, 427
Buprenorphin AL 421
Buprenorphin Ethypharm 424
Buprenorphin Glenmark 421
Buprenorphin Libra-Pharm 421
Buprenorphin/Bupre HEXAL 421
Bupropion beta 500
Bupropion neuraxpharm 500
Bupropion Zentiva 500
Bupropion-biomo 500
Bupropionhydrochlorid HEXAL 500
Bupropion-ratiopharm 500
Buscopan 341
Busp 487
Buspiron 487
Butylscopolamin 340
Buvidal Depot-Injektion 424

C

Cabergolin 786
Cabergolin-ratiopharm 0,5 mg 786
Cabometyx 110
Caelyx 107
Calcet 369
Calci D3 Denk 367
Calcicare D3 367
Calcide 367
Calcidoc 367
Calcigen D 367
Calcilac BT/-KT 367
Calcimagon-D3 367
Calcimed D3 367

Calcimimetika 369
Calcineurinantagonisten 710
Calcineurininhibitoren 473, 474, 710
Calcipotriderm comp. Dermapharm 720
Calcipotriol comp. HEXAL 720
Calcipotriol comp Klinge 720
Calcipotriol comp-1A Pharma 720
Calcipotriol HEXAL 720
Calcitriol 379, 380
Calcium D3 acis 367
Calcium D3 beta 367
Calcium D3-ratiopharm 367
Calcium HEXAL 367
Calcium Verla 367
Calciumacetat 369
Calciumacetat-Nefro 369
Calciumantagonisten 202, 233
Calciumcarbonat 366
Calcium-D3 AL 367
Calciumfolinat HEXAL 105
Calciumfolinat Kabi 105
Calcium-ratiopharm 367
Calciumsalze 365
Calcium-Sandoz D 367
Calcivit D 367
Calquence 110
Camlostar 200
Candaxiro 194
Candeamlo HEXAL 200
Candecor 194
Candecor comp 197
Candecor-Amlo 200
Candesarplus AL 197
Candesartan 194
Candesartan AAA Pharma 195
Candesartan AbZ 194
Candesartan AL 194
Candesartan BASICS 194
Candesartan comp AbZ 197
Candesartan Heumann 194
Candesartan HEXAL 194
Candesartan HEXAL comp 197
Candesartan plus-1 A Pharma 197
Candesartan STADA 194
Candesartan Zentiva 194
Candesartan Zentiva comp 197
Candesartan/-cilexetil Mylan 195
Candesartan/HCT Heumann 197
Candesartan-1 A Pharma 194
Candesartan-biomo 194
Candesartancilexetil Hennig 195
Candesartancilexetil/HCT Mylan 197
Candesartan-ratiopharm 194
Candesartan-ratiopharm comp 197
Candio-Hermal 702
Candio-Hermal Plus 704
Canifug Vaginal 407

Capecitabin 105
Capecitabin Accord 105
Capecitabin HEXAL 105
Capecitabin medac 105
Capros/-akut 420
Captopril 184, 187
Captopril AbZ 184
Captopril AL 184
Captopril comp AbZ 186
Capval 632
Caramlo 200
Carbadura 555
Carbamazepin 555, 561
Carbamazepin AL 555
Carbamazepin Aristo 555
Carbamazepin-neuraxpharm 555
Carbamazepin-ratiopharm 555
Carbimazol 763
Carbimazol Aristo 763
Carbimazol-1 A Pharma 763
Carbomedac 106
Carboplatin 106
Carboplatin Accord 106
Carboplatin Hikma 106
Carboplatin Kabi 106
Carboplatin-GRY 106
Cardiodoron/-RH 239
Carenoxal 421
Cariban 591
Carmen 206
Carminativa 343
Carum Carvi Baby-Kümmelzäpfchen 341
Carum Carvi Wala 341
Carve TAD 212
Carvedilol 212
Carvedilol AL 212
Carvedilol Atid 212
Carvedilol Aurobindo 212
Carvedilol HEXAL 212
Carvedilol-1 A Pharma 212
Carvedilol-TEVA 212
Catapresan 218
CD20-Antikörper 112
CDK-Inhibitoren 111
Cecenu 104
Cedia 775
Cedur 322
Cefaclor 397
Cefaclor AL 397
Cefaclor Aristo 397
Cefaclor BASICS 397
Cefaclor-1 A Pharma 397
Cefadroxil-1 A Pharma 397
Cefasel 385
Cefixim AL 397
Cefixim STADA 397
Cefpo BASICS 397

Cefpodoxim 397
Cefpodoxim AL 397
Cefpodoxim HEXAL 397
Cefpodoxim STADA 397
Cefpodoxim-1 A Pharma 397
Cefpodoxim-ratiopharm 397
Cefurax 397, 795
Cefurox BASICS 397, 795
Cefuroxim AL 397
Cefuroxim Alkem 397
Cefuroxim STADA 397
Cefuroxim-1 A Pharma 397
Cefuroximaxetil 396, 397, 797
Cefuroxim-PUREN 397
Celecaxiro 438
Celecoxib 438
Celecoxib AL 438
Celecoxib Aurobindo 438
Celecoxib Heumann 438
Celecoxib Micro Labs 438
Celecoxib Zentiva 438
Celestan/Celestamine N 467
Celipro Lich 211
Celiprolol 211
CellCept 474
Cellcristin 108
Cephalexin-ratiopharm 397
Cernevit 383
Cernevit + Addel Trace 382
Certican 476
Cetirizin 742
Cetirizin AbZ 742
Cetirizin AL 742
Cetirizin Aristo 742
Cetirizin beta 742
Cetirizin HEXAL 742
Cetirizin-ADGC 742
Cetirizin-ratiopharm 742
Cetrorelix 782
CGRP-Rezeptorantagonisten 450
Chloraldurat 585
Chloralhydrat 580
Chlorhexamed 795
Chlorhexidin 799
Chlormadinon 773
Chlormadinon JENAPHARM 773
Chlorprothixen 505
Chlorprothixen Holsten 505
Chlorprothixen-neuraxpharm 505
Chlortalidon 685
Cholesterinresorptionshemmers 320
Cholinergika 616
Cholinesterasehemmer 600, 602
Choriongonadotropin 781, 783
Choriongonadotropin alfa 783
Chronische myeloische Leukämie 119
Chronische Otitis media 665

Chronische Rhinosinusitis 661
Chronisch-obstruktive Lungenkrankheit (COPD) 643, 654
Ciatyl-Z 507
Ciclopirox 702
Ciclopirox-ratiopharm 702
Ciclopoli 702
Ciclosporin 474, 476
Cil 322
Cilodex 666
Ciloxan 610
Ciloxan Ohren 666
Cimetidin 337
Cimetidin acis 333
Cimzia 460
Cinacalcet Ascend 369
Cinna/Dimen-neuraxpharm 591
Cinnarizin Dimenhydrinat Hennig 591
Cipro BASICS 403
Cipro-1 A Pharma 403
Ciprofloxacin 402, 403, 799
Ciprofloxacin AbZ 403
Ciprofloxacin AL 403
Ciprofloxacin Aristo 403
CiproHEXAL 403
Circadin 585
Circlet 777
Cisplatin 106
Cisplatin Accord 106
Cisplatin Neocorp 106
Cisplatin TEVA 106
Citalopram 496
Citalopram AL 496
Citalopram Aristo 496
Citalopram dura 496
Citalopram PUREN 496
Citalopram-1 A Pharma 496
Citalopram-neuraxpharm 496
Citrafleet 353
Clabin N/plus 716
Clarelux 699
Clarilind 400
Clarithromycin 399, 400
Clarithromycin Accord 400
Clarithromycin BASICS 400
Clarithromycin HEC Pharm 400
Clarithromycin Micro Labs 400
Clarithromycin-1 A Pharma 400
Clarium 574
Claversal 346
Clavulansäure 797
Clexane 262
Clienzo 712
ClindaHEXAL 401, 795
Clindamycin 401, 714, 795, 797
Clindamycin Aristo 401, 795
Clindamycin Aristo Vaginal 401

Clindamycin-1 A Pharma 401, 795
Clindamycin-ratiopharm 401, 795
Clinda-saar 401, 795
Clindasol 401, 795
Cliovelle 771
Clobegalen 699
Clobetasol 697
Clobetasol acis 699
Clobex 699
Clomifen 783
Clomifen-ratiopharm 783
Clomipramin-neuraxpharm 493
Clonazepam 561
Clonazepam-neuraxpharm 555
Cloni STADA 218
Clonidin 218, 616
Clonidin-ratiopharm 218
Clonid-Ophtal 616
Clopidogrel 256, 268, 269
Clopidogrel Glenmark 268
Clopidogrel Heumann 268
Clopidogrel Zentiva 268
Clostridiopeptidase 729
Clostridium difficile 398, 404
Clotrimazol 702
Clotrimazol AL 702
Clotrimazol-1 A Pharma 702
Clozapin 505
Clozapin Glenmark 505
Clozapin HEXAL 505
Clozapin PUREN 505
Clozapin-1 A Pharma 505
Clozapin-neuraxpharm 505
Clustoid Pollen 752
Codein 429, 632, 802
Codein mit Paracetamol 431
Codein-1A Pharma 632
Codeintropfen-CT 632
Codeinum phosphoricum BC 632
Codeinum phosphoricum Compren 632
Codicaps 632
Codicompren 632
Colchicin 360, 362
Colchicin Ysat 362
Colchysat Bürger 362
Colecalciferol 378, 380
Colecalciferol Aristo 380
Colestyramin 322
Colestyramin- 1 A Pharma 322
Colestyramin-ratiopharm 322
Colitis ulcerosa 344
Combigan 617
Combiprasal 646
Compensan retard 424
COMT-Inhibitoren 574
Concerta 517
Concor 210

Condylox 709
Contramutan 637
Copaxone 534
Cordes VAS 712
Corifeo 206
Corneregel 623
Corticosteroide 463, 666
Cortiment 346
Corvaton 239
Corvo 184
Cosentyx 720
Cosopt 619
Cotrim-1 A Pharma 402
Cotrim-CT 402
Co-trimoxazol 401
Cotrimoxazol AL 402
Cotrim-ratiopharm 402
Coumadin 258
COX-2-Hemmer 336
Crestor 318
Cromoglicinsäure 645
Cromo-ratiopharm Nasenspray, Nasenspray/Augentropfen 662
Crusia 262
Curatoderm 720
Cyanocobalamin 381
Cyclo Progynova N 771
Cyclocaps Budesonid 648
Cyclogest 773
Cyclooxygenase-2-Inhibitoren 336
Cyclophosphamid 104
Cyclophosphamid HEXAL 104
Cyklokapron 275
Cymbalta 499
Cyproderm 767
Cyproteron TAD 767
Cyproteronacetat 767
Cyramza 112

D

Dacogen 106
Daivobet 720
Daivonex 720
Dantamacrin 542
Dapagliflozin 296
Dapson-Fatol 405
Daratumumab 123
Darbepoetin alfa 251
Darifenacin 679
Darifenacin Aristo 678
Darzalex 113
Dasatinib 119
Dasselta 743
Daxas 651
Decarboxylaseinhibitoren 572
Decoderm 698

Decoderm comp 706
Decoderm tri 704
Decortin 465
Decortin H 465
Decostriol 380
Deflatop 699
Dekristol 380
Dekubitus 705
Delix/-protect 184
Delmuno 189
Demenz 597, 602
Denosumab 373
Depigoid Milbenmix 750
Depo-Clinovir 777
Depotcorticosteroide 468
Dermatika 11, 695
Dermatop 698
Dermoxin/Dermoxinale 699
Desinfektionsmittel 799
Desirett 777
DesloPUREN 743
Deslora Denk 743
Desloratadin 743
Desloratadin Aristo 743
Desloratadin/Deslora-1 A Pharma 743
Desloratadin-ADGC 743
Desloratadin-PUREN 743
Desmogalen 785
Desmopressin 785
Desmopressin TEVA 785
Desofemine 775
Desogestrel 776
Desogestrel Aristo 777
Devit 380
Dexa EDO/Dexagel 613
Dexa ophtal 613
Dexa Rhinospray Mono 663
Dexafluid 613
Dexagalen Injekt/Dexamethason GALEN Tabl. 467
Dexagent Ophtal 611
Dexa-Gentamicin 611
Dexamethason 467, 468, 613, 697
Dexamethason AbZ 467
Dexamethason AS JENAPHARM 613
Dexamethason JENAPHARM 467
Dexamethason LAW 697
Dexamethason TAD 467
Dexamytrex 611
Dexapos 613
Dexa-ratiopharm/Dexamethason-ratiopharm 467
Dexa-sine 613
Dexketoprofen 801
Dexpanthenol 726, 728
D-Fluoretten 380
Diabetes insipidus 785
Diazepam 486
Diazepam AbZ 486

Diazepam Desitin 486
Diazepam-ratiopharm 486
Diclac 435
Diclo KD 435
Diclo Vision 613
Diclo/Diclofenac-ratiopharm 435
Diclo-1 A Pharma 435
Diclofenac 435, 717, 718, 800, 801
Diclofenac AbZ 435
Diclofenac AbZ Gel 718
Diclofenac Acis Gel 718
Diclofenac AL 435
Diclofenac Heumann 435
Diclofenac Natrium Micro Labs 435
Diclofenac/Omeprazol Aristo 436
Diclofenac-ratiopharm Gel 718
Dicloklaph 435
Dienogest Aristo 773
Dienovel 776
Difen UD 613
Differin 712
Digimerck 228
Digitalisglykoside 227
Digitoxin 227–229
Digitoxin AWD 228
Digoxin 229
Digoxinpräparate 228
Dihydrocodein 633
Dihydropyridine 203, 206
Diltiazem 204
Diltiazem AbZ 204
Diltiazem Ethypharm 204
Dilzem 204
Dimethylfumarat 724
Dimethylfumarat HEXAL 534
Dimethylfumarat neuraxpharm 534
Dimeticon 342, 343
Dipalen 712
Dipidolor 424
Dipiperon 506
Diprogenta 706
Diprosalic 700
Diprosone Creme etc. 699
Direkte Vasodilatatoren 216
Dispadex comp 611
Distickstoffmonoxid 792
Distraneurin 519
Diuretika 181, 188, 683
Docetaxel 108
Docetaxel Accord 108
Docetaxel Aqvida 108
Docetaxel Ever Valinject 108
Dociton 211
Dolomo TN 431, 802
Dolormin/-extra/-Migräne 435
Dominal 507
Domperidon 341, 342

Domperidon AbZ 341
Domperidon HEXAL 341
Donepezil 600, 601
Donepezil AL 601
Donepezil HCL BASICS 601
Donepezil-HCL-PUREN 601
Donepezilhydrochlorid Bluefish 601
Donepezilhydrochlorid Heumann 601
Dontisolon D 465, 800
Dopadura C 572
Dopamin 569
Dopamin/Noradrenalin-Rückaufnahme-Inhibitoren (NaRI) 500
Dopaminrezeptoragonisten 573, 786
Dopaminrezeptorantagonisten 591
Dopegyt 218
Doping 784
Dormicum 583
Dorzocomp-Stulln 619
DorzoComp-Vision 619
Dorzolamid 618
Dorzolamid AL 618
Dorzolamid AL comp 619
Dorzolamid Micro Labs 618
Dorzolamid/Timolol Micro Labs 619
Dorzolamid-1 A Pharma 618
Dorzo-Vision 618
Dostinex 786
Dovato 409
Doxagamma 216
Doxakne 398
Doxazosin 216
Doxazosin AAA-Pharma 216
Doxazosin AL 216
Doxazosin Aurobindo 216
Doxazosin Heumann 216
Doxazosin STADA 216
Doxazosin/-Cor-1 A Pharma 216
Doxazosin-ratiopharm 216
Doxepin 492
Doxepin AL 492
Doxepin Holsten 492
Doxepin-neuraxpharm 492
Doxepin-ratiopharm 492
DOXO-cell 107
Doxorubicin 107
Doxorubicin HCL TEVA 107
Doxorubicin HEXAL 107
Doxycyclin 393, 398, 795, 798
Doxycyclin AL 398, 795
Doxycyclin-1 A Pharma 398, 795
Doxyderma 398
DoxyHEXAL 398
DPP-4-Hemmer 301
DPP-4-Inhibitoren 298
Dracofoam 727
Dreiphasenpräparat 778

Dreisafol 250
Dronedaron 232, 235
Dronedaron AL 232
Dropizol 349
Drovelis 776
Duac/-Akne 712
Duaklir Genuair 653
Ducressa 611
Dulcolax 353
Duloxalta 499
Duloxetin 499, 679
Duloxetin beta 499
Duloxetin beta uro 678
Duloxetin Glenmark 499
Duloxetin Glenmark uro 678
Duloxetin Heumann 499
Duloxetin Zentiva 499
Duloxetin Zentiva uro 678
Duloxetin-neuraxpharm 499
Duloxetin-PUREN 499
Duodart 675
Duodopa Gel 572
Duogalen 707
Duokopt 619
Duoresp Spiromax 649
DuoTrav 621
Duphaston 773
Dupixent 710
Durogesic 421
Duspatal/- retard 341
Dutasterid 675, 676
Dutasterid Axiromed 675
Dutasterid/Tamsulosin AL 675
Dutasterid/Tamsulosin beta 675
Dutasterid/Tamsulosin Glenmark 675
Dutasterid/Tamsulosin Heumann 675
Dutasterid/Tamsulosin-PUREN 675
Dutasterid-Tamsulosin Zentiva 675
Duta-Tamsaxiro 675
Dymista 663
Dynexan Mundgel 802
Dysport 542
Dytide H 687

E

Ebastel 743
Ebastin 743
Ebastin Aristo 743
Ebastin Micro Labs 743
Ebrantil 216
Eculizumab 477
Ecural 699
Eferox 760
Eferox Jod 761
Efeublätter 637
Efeublätterextrakt 636

Effentora 421
Efflumidex 613
Efudix 718
EGFR-Antikörper 112
Einsalpha 380
Eisen 245
Eisen(II)-glycin-sulfat 246
Eisenmangelanämie 245
Eisenpräparate 245
Eisensulfat 247
Eisensulfat Lomapharm 247
Eisentabletten AbZ 247
Eisentabletten-ratiopharm 247
Eklira genuair 652
Ekzem 709
Elebrato Ellipta 653
Eletrip-Hormosan 446
Eletriptan 446
Elidel 710
Eligard 116
Eliquis 258
Elmex Gelee 803
Elocta 275
Elontril 500
Elotrans 349
Elotuzumab 123
Elvanse 517
Elvanse adult 517
Emerade 745
Emgality 446
Empliciti 113
Emselex 678
Emser Inhalation 637
Emser Salz Nase 664
Emtricitabin/Tenofovirdisoproxil Mylan 408
Emtricitabin/Tenofovirdisoproxil-ratiopharm 408
Enalapril 184
Enalapril AbZ 184
Enalapril AL 184
Enalapril comp AbZ 186
Enalapril HCT AAA Pharma 186
Enalapril plus-1 A Pharma 186
Enalapril/Lercanidipin AbZ 189
Enalapril/Lercanidipin Micro Labs 189
Enalapril-1 A Pharma 184
Enalaprilmaleat/Lercanidipinhydrochlorid AL 189
Enalapril-ratiopharm 184
Enantone 116
Enaplus AL 186
Enbrel 460
Endovelle 773
Endoxan 104
Eneas 189
Enerzair Breezhaler 653
Enhertu 112
Enoxaparin 262
Enoxaparin Becat 262

Enoxaparin Ledraxen 262
Enstilar 720
Entacapon 575
Entecavir Heumann 340
Entocort 346
Entresto 228
Entyvio 346
Envarsus 476
Enzalutamid 158
Epi TEVA 107
Epiduo 712
Epidyolex 559
Epilepsie 554
Epimedac 107
Epinephrin 744, 745
Epipevisone 704
Epirubicin 107
Epirubicin HEXAL 107
Eplerenon 689, 690
Eplerenon AbZ 689
Eplerenon Accord 689
Eplerenon Heumann 689
Eplerenon Zentiva 689
Eplerenon-1 A Pharma 689
Epoetin alfa 250
Epoetin alfa HEXAL 250
Eprosartan 196
Eprosartan-ratiopharm 196
Eprosartan-ratiopharm comp 198
Equasym 517
Erbitux 112
Erelzi 460
Eremfat 405
Ergenyl 558
Ergocalm 583
Erkältungshomöopathika 637
Erleada 117
Erregerspektrum 393
Erypo 250
Erythromycin 399, 400, 714
Erythropoetin 250
Esbriet 476
Escitalopram 497
Escitalopram AbZ 497
Escitalopram beta 497
Escitalopram Glenmark 497
Escitalopram Heumann 497
Escitalopram Lundbeck 497
Escitalopram Micro Labs 497
Escitalopram neuraxpharm 497
Escitalopram-1 A Pharma 497
Escitalopram-ratiopharm 497
Esomep 331
Esomeprazol 331
Esomeprazol AbZ 331
Esomeprazol Aristo 331
Esomeprazol BASICS 331

Esomeprazol Ethypharm 331
Esomeprazol TAD 331
Esomeprazol-ratiopharm 331
Espumisan 342
Estradiol (oral) 770
Estradiol (transdermal) 770
Estradiol-1 A Pharma 770
Estramon 770
Estramon comp/-Conti 771
Estramon plus Dienogest 772
Estreva 770
Estrifam 770
Estriol Wolff 770
Eszopiclon 584
Etanercept 460
Eto-GRY 108
Etoposid 108
Etoposid HEXAL 108
Etoriax TAD 438
Etorican 438
Etoricox AbZ 438
Etoricoxib 438
Etoricoxib AL 438
Etoricoxib Basics 438
Etoricoxib beta 438
Etoricoxib Heumann 438
Etoricoxib Micro Labs 438
Etoricoxib Mylan 438
Etoricoxib STADA 438
Etoricoxib Zentiva 438
Etoricoxib-PUREN 438
Eucabal Balsam S 637
Eucreas 298
Euphorbium comp SN Spray 664
Euphrasia Augentropfen Wala 623
Euphrasia Augentropfen Weleda 623
Europäischer Vergleich 64
Euthyrox 760
Evaluna 775
Everolimus 475
Evolocumab 323
Evra transdermales Pflaster 777
Exemestan 115
Exemestan Accord 115
Exemestan AL 115
Exemestan Aristo 115
Exemestan beta 115
Exemestan Devatis 115
Exemestan Heumann 115
Exemestan Pfizer 115
Exemestan STADA 115
Exemestan-1 A Pharma 115
Exforge 198
Exforge HCT 198
Expektorantien 634
Eylea 623
Ezeatorva HEXAL 321

Ezehron Duo   321
Ezetad TAD   320
Ezetimib   320
Ezetimib- 1 A Pharma   320
Ezetimib AbZ   321
Ezetimib Accord   320
Ezetimib AL   320
Ezetimib Aristo   321
Ezetimib Ascend   320
Ezetimib Axiromed   320
Ezetimib beta   320
Ezetimib Denk   320
Ezetimib Glenmark   320
Ezetimib Micro Labs   320
Ezetimib Simvastatin Zentiva   321
Ezetimib Zentiva   320
Ezetimib/Atorvastatin Mylan   321
Ezetimib/Atorvastatin-ratiopharm   321
Ezetimib/Simva BASICS   321
Ezetimib/Simvastatin AL   321
Ezetimib/Simvastatin beta   321
Ezetimib/Simvastatin Glenmark   321
Ezetimib/Simvastatin Mylan   321
Ezetimib-ratiopharm   320
Eziclen   352

F

Faktor VIII SDH Intersero   275
Faktor VIIIa-Mimetikum   275
Faktor Xa-Antagonisten   258
Faktor-VIII-Präparate   274
Falithrom   258
Famenita   773
Familiäre Hypercholesterinämie   312
Famotidin   337
Famotidin STADA   333
Famotidin-ratiopharm   333
Fampridin   541
Fampridin-ratiopharm   542
Fampyra   542
Fasenra   654
Faslodex   114
Fastjekt   745
Feanolla   777
Febuxostat   360, 362
Febuxostat AL   362
Febuxostat axiromed   362
Febuxostat beta   362
Febuxostat Heumann   362
Febuxostat STADA   362
Febuxostat Zentiva   362
Febuxostat-1A Pharma   362
Febuxostat-PUREN   362
Febuxostat-ratiopharm   362
Felocor   205
Felodipin   205, 207

Felodipin AbZ   205
Felodipin Heumann   205
Felodipin STADA   205
Felodipin-ratiopharm   205
Fem 7 Conti   771
Femikadin   775
Femoston   772
Femoston Conti/-mini   772
Femoston mono   770
Fenihydrocort   697
Fenistil   745
Fenistil Gel   745
Fenofibrat Ethypharm   322
Fenofibrat Heumann   322
Fentanyl   421, 426
Fentanyl AbZ   421
Fentanyl AL   421
Fentanyl Aristo   421
Fentanyl Hennig   421
Fentanyl HEXAL   421
Fentanyl Winthrop   421
Fentanyl-/Fentamat Sandoz   421
Fentanyl-1 A Pharma   421
Fentanyl-PUREN   421
Fentanyl-ratiopharm TTS   421
Fentapon   421
Feraccru   247
Ferinject   247, 249
Fermed   247, 249
Ferrlecit   247
Ferro sanol comp   247
Ferro sanol/Ferro sanol duodenal   247
Ferrum Hausmann   247
Fertigarzneimittelmarkt   6
Festbeträge   24, 73
Fexofenaderm   742
Fexofenadin   742
Fexofenadin Winthrop   742
Fexofenadinhydrochlorid Cipla   742
Fiasp   304
Fibrate   322, 323
Finasterid   675
Finasterid Aurobindo   675
Finasterid Bluefish   675
Finasterid Heumann   675
Finasterid Winthrop   675
Finasterid-PUREN   675
Fingolimod   538–540
Finural   675
Firmagon   116
Fixaprost   621
Flammazine   727
Flecainid   232
Flecainid AAA Pharma   232
Flecainid Tillomed   232
Flecainid-1 A Pharma   232
Flecainidacetat Aurobindo   232

Flecainidacetat PUREN 232
Flixabi 460
Floxal 610
Fluanxol 505
Flucloxacillin Altamedics 394
Fluconazol 406, 407
Fluconazol Accord 407
Fluconazol Aristo 407
Fluconazol BASICS 407
Fluconazol-PUREN 407
Fludrocortison 468
Fluimucil 635
Flunarizin acis 591
Fluorchinolone 402
Fluoridpräparate 792
Fluoridprophylaxe 386
Fluoropos 613
5-Fluorouracil 105, 715, 717
Fluorouracil Accord 105
Fluorouracil Hikma 105
Fluorouracil Phares 105
Fluoxetin 496
Fluoxetin beta 496
Fluoxetin HEXAL 496
Fluoxetin STADA 496
Fluoxetin-1 A Pharma 496
Fluoxetin-neuraxpharm 496
Flupentixol 505
Flupentixol-neuraxpharm 505
Flurazepam real 583
Flutamid AL 117
Flutica TEVA 663
Fluticason 650, 663
Fluticason Cipla 648
Flutide 648
Flutide Nasal 663
Flutiform 649
Flutihexal 648
Fluvastatin 317
Fluvastatin Holsten 317
Fluvastatin-PUREN 317
Fluvastatin-ratiopharm 317
Fluvoxamin-neuraxpharm 497
Fol Lichtenstein 250
FOLI-cell 105
Folinate 105
Folinsäure Aurobindo 105
Follitropin 781
Follitropinpräparate 782, 783
Folsan 250
Folsäure 249, 250
Folsäure AbZ 250
Folsäure Lomapharm 250
Folsäure Sanavita 250
Folsäureantagonisten 105
Fondaparinux 263
Foradil 647

Forair 647
Formatris 647
Formo-Aristo 647
FormoLich 647
Formoterol 647
Formoterol AL 647
Formoterol Easyhaler 647
Formoterol-CT 647
Fortecortin 467
Forxiga 298
Fosaprepitant Hikma 593
Fosaprepitant STADA 593
Fosfomycin 405, 406
Fosfomycin AL 405
Fosfomycin Aristo 405
Fosfomycin Eberth 405
Fosfomycin HEXAL 405
Fosfuro 405
Fosinopril 188
Fosino-TEVA 185
Fosrenol 369
Foster 649
Fotil 617
Fragmin 262
Fraxiparin 262
Freka Clyss 353
Freka Vit fettlöslich 382
Freka Vit wasserlöslich 382
Frisium 487
5-FU medac 105
Fucicort 706
Fucidine 706
Fucidine-H 706
Fucithalmic 610
Fulvestrant 114, 153
Fulvestrant beta 114
Fulvestrant Ever Pharma 114
Fulvestrant HEXAL 114
Fulvestrant Mylan 114
Fulvestrant Zentiva 114
Fulvestrant-1A Pharma 114
Fulvestrant-ratiopharm 114
Fumaderm 720
Fumarsäure 724
Furacin Sol 707
Furadantin 405
Furorese 688
Furosemid 688
Furosemid-1 A Pharma 688
Furosemid-ratiopharm 688
Fusicutan 706
Fusicutan plus Betamethason 706
Fusidinsäure 706
Fusidinsäure/Betamethason Mylan 706
Fusidinsäure-ratiopharm 706
Fycompa 559
Fyremadel 783

Stichwortverzeichnis

G

Gabapentin 554, 555, 562
Gabapentin AAA Pharma 555
Gabapentin Aristo 555
Gabapentin Aurobindo 555
Gabapentin Glenmark 555
Gabapentin Micro Labs 555
Gabapentin-1 A Pharma 555
Gabapentin-ratiopharm 555
Gabrilen 436
Galanaxiro 601
Galantamin 601, 602
Galantamin Glenmark 601
Galantamin Heumann 601
Gallensäure 339
Gamunex 472
Ganfort 621
Ganirelix 782
Gastrozepin 333
Gazyvaro 112
Gefäßkrankheiten 255
Gelonida Schmerz 431
Gemcitabin 105
Gemcitabin Accord 105
Gemcitabin HEXAL 105
Generika 5, 7, 19
Genotropin 785
Gentamicin 610
Gentamicin-POS 610
Gent-Ophtal 610
Genvoya 409
Gerbstoff 710
Gestagene 772
Gestagenmonopräparat 778
Gestagenpräparate 777
Gichtanfall 359
Gichtkomplikation 359
Gilenya 534
Ginkgo AL 603
Ginkgo-biloba-Extrakt 603
Ginoring 777
GKV-Arzneimittelmarkt 102
Glatirameracetat 535
Glaupax 618
Glepark 574
Glibenclamid 295, 296
Glibenclamid AbZ 296
Glib-ratiopharm 296
Glimepirid 295, 296
Glimepirid Heumann 296
Glimepirid Winthrop 296
Glimepirid-1 A Pharma 296
Gliptine 300
GLP-1-Agonisten 299
GLP-1-Rezeptoragonisten 301
Glucocorticoide 346, 463, 661

Glucocorticosteroide 643
Glucophage 294
α-Glucosidasehemmer 296
Glukokortikoide 696
Glyceroltrinitrat 237
Glycilax 353
Glycopyrroniumbromid 652
Glyxambi 298
Godamed 268
Gonadorelinanaloga 157, 781
Gonadorelinantagonisten 116, 157, 782, 783
Gonadotropin-Releasinghormon 781
Gonal 783
Goserelin 157
Granisetron 593
Granisetron beta 593
Granisetron Hikma 593
Granisetron Kabi 593
Granisetron/Grani Denk 593
Granisetron-ratiopharm 593
Gräserpollenextrakte 747
Grazax 748
Grüncef 397
Guttaplast 716
Gynäkologische Antimykotika 407
Gyno Mykotral 407
Gynoflor 770
Gynokadin Gel 770

H

H1-Antihistaminika 591, 614
H2 Blocker-ratiopharm 333
H2-Rezeptorantagonisten 337
Haemate P 275
Haemoctin 275
Halaven 108
Halcion 583
Haldol 505
Haloperidol 505
Haloperidol-neuraxpharm 505
Haloperidol-ratiopharm 505
Hamamelisextrakt 730
Hametum Salbe etc. 727
Hämophilie 274
Handekzem 711
Harnsäure 359
Harnsäureausscheidung 360
Harnwegs-Fluorchinolone 403
Harnwegsinfektionen 393, 396
Hausstaubmilben 749
Hautinfektionen 708
HCT beta 685
HCT Dexcel 685
HCT HEXAL 685
HCT-1 A Pharma 685
Hedelix 636

Hefepräparate 349
Helicobacter pylori 333
Hemangiol 211
Hemlibra 275
Hepa-Merz Granulat/Infusion 340
Heparine 260, 261
Heparin-ratiopharm 262
Hepatitis B 338
Hepatitis-B-Therapeutika 340
Hepaxane 262
HER2-Antikörper 112
Herbstzeitlose 361
Herceptin 112
Herpes labialis 708
Herzglykoside 227, 233
Herzinfarkt 215
Herzinsuffizienz 193, 201, 227, 229, 683
Herzuma 112
Histakut Dimetindenmaleat 745
Histaminanaloga 591
HIV-Infektion 408
Homöopathika 585
Hopfen 586
Hormonantagonisten 102, 153
Hormonersatztherapie 766
Hulio 460
Humalog 304
Humalog Mix 304
Humane Immunglobuline 472
Huminsulin Basal 303
Huminsulin Normal 303
Huminsulin Profil 304
Humira 460
Hydragoge Laxantien 353
Hydro-/cortison Heumann 697
Hydrochlorothiazid 685
Hydrocort-1 A Pharma 697
Hydrocortison 466, 697
Hydrocortison acis 466
Hydrocortison GALEN 466
Hydrocortison Hoechst 466
Hydrocortison JENAPHARM 466
Hydrocortison Pfizer 466
Hydrocortisonbutyrat 698
Hydrocortison-POS N 613
Hydrocutan 697
Hydrodexan 700
HydroGalen/-akut 697
Hydromorphon 423, 427
Hydromorphon AL 423
Hydromorphon Aristo 423
Hydromorphon dura 423
Hydromorphon Ethypharm 423
Hydromorphon Hameln 423
Hydromorphon HCl Hormosan 423
Hydromorphon HEXAL 423
Hydromorphon Winthrop 423

Hydromorphon/-hydrochlorid beta 423
Hydromorphon-1 A Pharma 423
Hydromorphon-HCL Glenmark 423
Hydromorphon-HCL Heumann 423
Hydromorphon-HCL-PUREN 423
Hydromorphon-ratiopharm 423
Hydroxycarbamid 118
Hydroxycarbamid Devatis 109
Hydroxycarbamid-1 A Pharma 109
Hydroxychloroquin 457
Hydroxychloroquin Aristo 457
Hydroxychloroquinsulfat Dr. Eberth 457
Hydroxyzin Bluefish 745
Hygroton 685
Hylo Gel 623
Hyperaldosteronismus 689
Hyperphosphatämie 368
Hypertonie 178, 190, 193, 201, 683
Hyperurikämie 359
Hypnorex 500
Hypnotika 580
Hypogonadismus 766
Hypokaliämie 384
Hypoparathyreoidismus 366
Hypophysen-/Hypothalamushormone 781
Hyposensibilisierungsmittel 751
Hyqvia 472
Hyrimoz 460

I

Ibandronate Bluefish 150 mg oral 371
Ibandronic Accord Fertigspritze 371
Ibandronsäure 371
Ibandronsäure AL 150 mg oral 371
Ibandronsäure AL Fertigspritze 371
Ibandronsäure beta Fertigspritze 371
Ibandronsäure Chemi Bendalis Fertigspritze 371
Ibandronsäure HEXAL Fertigspritze 371
Iberogast/-Classic 341
Ibrance 111
Ibu Zentiva 435
Ibu/Ibu Lysin-ratiopharm 435, 800
Ibu-1 A Pharma 435, 800
Ibubeta 435
Ibudex 435
Ibuflam/-Lysin 435, 800
IbuHEXAL/Ibu Lysin HEXAL 435, 800
Ibuprofen 435, 800
Ibuprofen AbZ 435, 800
Ibuprofen Denk 435, 800
Ibuprofen Pädia 435
Ibuprofen/Ibu Atid 435, 800
Ibuprofen/Ibu-Lysin AL 435, 800
Ibuprofen/Ibu-Lysin STADA 435
Ibuprofen/Ibu-PUREN 435, 800
Ibuprofen-Lysinat 799

Ib-u-ron 435
Icandra 298
Idelvion 275
Ideos 367
Ifirmasta TAD 195
Ikervis 623
Iltria 318
Ilumetri 476
Imap 507
Imatinib 119
Imatinib- 1 A Pharma 110
Imatinib Accord 110
Imatinib BASICS 110
Imatinib beta 110
Imatinib Denk 110
Imatinib Devatis 110
Imatinib HEXAL 110
Imatinib Zentiva 110
Imatinib-ratiopharm 110
Imbruvica 110
Imfinzi 113
Imidin 662
Imigran 445
Imipramin-neuraxpharm 493
Imiquimod 717, 718
Immunglobuline 472
Immunmodulatoren 534
Immunstimulanzien 14
Immunsuppressiva 9, 471, 623
Immuntherapie 745, 746
Imnovid 109
Imodium 348
Impetigo 705
Imraldi 460
Imurek 474
Incruse 652
Indapamid 685
Indapamid AL 685
Indapamid Heumann 685
Indapamid-PUREN 685
Inderm 712
Individualrezepturen 751
Indometacin 436
Indometacin AL 436
Infectoazit 610
Infectobicillin 394
Infectocef 397
Infectocillin 394, 793
Infectocipro Ohrentropfen 666
Infectociprocort 666
Infectocortikrupp 465
Infectocortisept 707
Infectodexakrupp 467
Infectodiarrstop LGG 349
Infectogenta 706
Infectogenta Augen 610
Infectomox 394

Infectomycin 400
Infectoopticef 397
Infectopyoderm 706
Infectosoor Mundgel 407
Infectosoor Zinksalbe 704
Infectosupramox 395
Infectotrimet 402
Infertilität 782
Inflanefran 613
Inflectra 460
Infliximab 347, 460
Influenza 411
Inhalative Glucocorticoide (ICS) 648
Inhalative Kochsalzlösungen 635
Inhixa 262
Inimur myko Vaginal 407
Inkretinmimetika 300
Inlyta 110
Innohep 262
Inovelon 559
Insektengift 751, 752
Insektengiftallergien 745, 751
Insidon 492
Insomnien 580
Instillagel 680
Insulin Aspart Sanofi 304
Insulin detemir 306
Insulin glargin 305
Insulin Lispro Sanofi 304
Insulinanaloga 303, 305
Insuline 303
Insuman Basal 303
Insuman Comb 304
Insuman Rapid/-Infusat 303
Integraseinhibitoren 409
Interferone 534
Interleukin-5-Antikörper 643
Internationale Preisvergleiche 17
Intratect 472
Intravitreale Antiphlogistika 623
Intuniv 517
Inuvair 649
Ipramol TEVA 646
Ipratropium TEVA 652
Ipratropium/Salbutamol Cipla 646
Ipratropiumbromid 652
Ipratropiumbromid HEXAL 652
Ipratropiumbromid Stulln 652
Ipravent 652
Irbesartan 195
Irbesartan AL 195
Irbesartan comp BASICS 197
Irbesartan comp HEXAL 197
Irbesartan Fair Med 195
Irbesartan HEXAL 195
Irbesartan Hydrochlorothiazid Micro Labs 197
Irbesartan Micro Labs 195

Irbesartan/HCT AL   197
Irbesartan-1 A Pharma   195
Irenat   763
Irinotecan   107
Irinotecan Accord   107
Irinotecan Kabi   107
Iruxol N   727
IS 5 mono-ratiopharm   237
ISDN AL   237
Isentress   409
Isicom   572
ISMN STADA   237
Isogalen   712
Isoket   237
Isoptin   204
Isopto-Max   611
Isosorbiddinitrat   237
Isosorbidmononitrat   237
Isotonische Kochsalzlösung zur Inhalation Eifelfango   635
Isotretinoin   715
Isotretinoin BASICS   712
Itraconazol   406, 407
Itraconazol Aristo   407
Itraconazol Heumann   407
Itraconazol-1 A Pharma   407
Itraisdin   407
Itulazax   750
Ivabalan TAD   239
Ivabradin   238, 239
Ivabradin- 1 A Pharma   239
Ivabradin Axiromed   239
Ivabradin beta   239
Ivabradin Heumann   239
Ivabradin Zentiva   239
Ivabradin-PUREN   239
Ivabradin-ratiopharm   239
Ivemend   593

J

Jakavi   110
Jalra   298
Janumet   298
Januskinaseinhibitoren   110, 117, 457
Januvia   298
Jardiance   298
Jatrosom   500
Jellin   699
Jellin-Neomycin   706
Jext   745
Jivi   275
Jodetten   761
Jodid HEXAL   761
Jodid Tabletten   761
Jodid-ratiopharm   761
Jodinat Lindopharm   761
Jodthyrox   761
Johanniskraut   519
Jorveza   346
Juformin   294
Junik   648
Juniorlax   351
Jurnista   423
Jyseleca   476

K

Kadcyla   112
Kadefungin   407
Kalinor Brausetabletten   385
Kalinor retard P   385
Kalium Verla   385
Kaliumiodid   761
Kaliumpräparate   385
Kamillenblütenextrakt   730
Kamillin-Extern Robugen   727
Kanamycin-POS   610
Kanjinti   112
Kariesprophylaxe   386
Karison   699
Kathetermittel   680
Kentera   678
Keppra   556
Keratoplastika   715
Kerlone   211
Kesimpta   476
Ketorolac Micro Labs   613
Ketovision   613
Keytruda   113
Kinderlax elektrolytfrei   351
Kinecteen   517
Kiovig   472
Kisplyx Eisai   110
Kisqali   111
Kleodina   775
Kliogest N   771
Klismacort Rektal   465
Klistier Fresenius   353
Klisyri   718
Klysma-Salinisch   353
Kochsalz Pädia/Pädia Salin   635
Kollagenase   729
Kombinationspräparate   653, 710, 720
Komboglyze   298
Konjunktivitis   741
Kontrazeptiva   766, 773
Koronare Herzerkrankung   201, 208, 236, 314
Koronarmittel   236
Kortikoid-ratiopharm   698
Kovaltry   275
Krebstherapie   100
Kreon   344
Kryptorchismus   783

Stichwortverzeichnis

Kurzwirkende Insulinanaloga 304
Kurzwirkende Insuline 303
Kyprolis 109

L

Lacosamid 563
Lacosamid UCB 559
Lactulose 350
Lactulose AbZ 350
Lactulose AL 350
Lactulose-1 A Pharma 350
Ladivella 772
Lafamme 772
Laif 519
Laktazidose 293
Lamictal 556
Lamotrigin 554, 556
Lamotrigin acis 556
Lamotrigin Aristo 556
Lamotrigin Aurobindo 556
Lamotrigin Desitin 556
Lamotrigin dura 556
Lamotrigin Heumann 556
Lamotrigin-1 A Pharma 556
Lamotrigin-neuraxpharm 556
Lamotrigin-ratiopharm 556
Lamuna 775
Langwirkende Beta2-Rezeptoragonisten (LABA) 645
Langwirkende Epoetinanaloga 250
Langwirkende Insulinanaloga 304
Lanicor 228
Lanitop 228
Lansoprazol 331
Lansoprazol- 1 A Pharma 331
Lansoprazol AbZ 331
Lansoprazol Aurobindo 331
Lansoprazol-ratiopharm 331
Lantarel 457
Lantus 304
Larbex 648
Latanelb 620
Latano Vision 620
Latanoprost 620
Latanoprost AL 620
Latanoprost Pfizer 620
Latanoprost STADA 620
Latanoprost-ratiopharm 620
Latanoprost-ratiopharm comp 621
Latanotim Vision 621
Laticort 698
Laventair Ellipta 653
Laxans AL 353
Laxans-ratiopharm 353
Laxans-ratiopharm Pico 353
Laxanzien 350
Laxbene/- junior 351

Laxoberal 353
Laxofalk 351
LDL-Cholesterin 311
Lecicarbon CO2-Laxans 353
Lefax 342
Leflunomid 457
Leflunomid Aristo 457
Leflunomid Bluefish 457
Leflunomid Heumann 457
Leflunomid medac 457
Leios 775
Lenabdor 109
Lenalidomid 122
Lenalidomid AbZ 109
Lenalidomid Accord 109
Lenalidomid AL 109
Lenalidomid beta 109
Lenalidomid HEXAL 109
Lenalidomid Mylan 109
Lenalidomid PUREN 109
Lenalidomid STADA 109
Lenalidomid Zentiva 109
Lenalidomid-ratiopharm 109
Lendormin 583
Lenvima 110
Lenzetto 770
Leponex 505
Lercanidipin 206
Lercanidipin Omniapharm 206
Lercanidipin STADA 206
Letroblock 115
LetroHEXAL 115
Letropuren/Letrozol-PUREN 115
Letrozol 115
Letrozol AbZ 115
Letrozol Accord 115
Letrozol Amarox 115
Letrozol Aristo 115
Letrozol beta 115
Letrozol Bluefish 115
Letrozol Denk 115
Letrozol Devatis 115
Letrozol Glenmark 115
Letrozol Heumann 115
Letrozol STADA 115
Letrozol Sun 115
Letrozol Winthrop 115
Letrozol-1 A Pharma 115
Letrozol-ratiopharm 115
Leugon 116
Leukase N Puder/Salbe 706
Leukotrienantagonisten 654
Leupro Sandoz 116
Leuprolin-ratiopharm 116
Leuprone HEXAL 116
Leuprorelin 116
Levemir 304

Levetiracetam 556, 562
Levetiracetam Accord 556
Levetiracetam AL 556
Levetiracetam Aristo 556
Levetiracetam Aurobindo 556
Levetiracetam BASICS 556
Levetiracetam beta 556
Levetiracetam Desitin 556
Levetiracetam Glenmark 556
Levetiracetam Heumann 556
Levetiracetam Hormosan 556
Levetiracetam UCB 556
Levetiracetam Winthrop 556
Levetiracetam Zentiva 556
Levetiracetam-1 A Pharma 556
Levetiracetam-neuraxpharm 556
Levetiracetam-PUREN 556
Levetiracetam-ratiopharm 556
Levocarb-1 A Pharma 572
Levocetirizin 743
Levocetirizin Micro Labs 743
Levocetirizin TAD 743
Levocomp/-retard 572
Levodopa 571
Levodopa Benserazid beta 571
Levodopa Benserazid neuraxpharm 571
Levodopa Benserazid-CT 571
Levodopa plus Benserazid AL 571
Levodopa/Benserazid Devatis 571
Levodopa/Benserazid-ratiopharm 571
Levodopa/Carbidopa/Entacapon beta 575
Levodopa/Carbidopa/Entacapon Heumann 575
Levodopa/Carbidopa/Entacapon neurax 575
Levodopa/Carbidopa/Entacapone Orion 575
Levodopa/Carbidopa-ratiopharm 572
Levodop-neuraxpharm 572
Levofloxacin 402, 403
Levofloxacin Aurobindo 403
Levofloxacin HEC Pharm 403
Levofloxacin Heumann 403
Levofloxacin STADA 403
Levofloxacin-1 A Pharma 403
Levomepromazin 505
Levomepromazin-neuraxpharm 505
Levomethadon 428
Levo-Methasan 423
Levomin 775
Levopar 571
Levothyroxin 760
Libtayo 113
Lidocain 803
Limptar N 545
Linola Fett-N Ölbad 730
Linola H N/-H fett N 697
Linola/-Fett 730
Linoladiol N Creme 770
Linoladiol-H N Creme 770

Lioresal 542
Liothyroninpräparate 760
Lipidil 322
Lipidsenker 14
Lipidstoffwechselstörungen 312
Lipocol 322
Lipotalon 467
Liprolog 304
Liprolog Mix 304
Liraglutid 301
Lisdexamfetam 517
Lisi Lich 184
Lisi Lich comp 186
LisiHEXAL 184
Lisinopril 184, 187
Lisinopril AbZ 184
Lisinopril AL 184
Lisinopril comp AbZ 186
Lisinopril STADA 184
Lisinopril-1 A Pharma 184
Lisinopril-1 A Pharma plus 187
Lisinopril-comp-PUREN 187
Lisinopril-ratiopharm 184
Liskantin 555
Litalir 109
Lithiumsalze 500
Livocab Augentropfen 614
Livocab Nasenspray, Nasenspray/Augentropfen 662
Lixiana 258
Locacorten-Vioform 707
Lodotra 465
Lokalantimykotika 701
Lokalantiseptika 708
Lonolox 216
Lonsurf 106
Lopedium 348
Loperamid 348
Loperamid /-akut Aristo 348
Loperamid AL 348
Loperamid Heumann 348
Loperamid STADA 348
Loperamid-1 A Pharma 348
Loperamid-Puren 348
Loperamid-ratiopharm 348
Lora ADGC 743
Lorazepam 487
Lorazepam Aristo 487
Lorazepam dura 487
Lorazepam-neuraxpharm 487
Lormetazepam 583
Losamlo 200
Losartan 194
Losartan AbZ 194
Losartan Aristo 194
Losartan Axiromed 194
Losartan comp Axiromed 196
Losartan HCT Aristo 196

L–M

Losartan HCT Dexcel 196
Losartan HEXAL 194
Losartan-1 A Pharma 194
Losartan-HCT Zentiva 196
Losartan-Kalium HCTad 196
Losartan-Kalium TAD 194
Lotemax 613
Lotricomb 704
Lovabeta 318
L-Poladdict 423
L-Polaflux 423
L-Polamidon 424
L-Polamidon zur Substitution 423
L-Thyrox HEXAL 760
L-Thyrox Jod HEXAL 761
L-Thyroxin AL 760
L-Thyroxin Aristo 760
L-Thyroxin Aventis 760
L-Thyroxin BC 760
L-Thyroxin beta 760
L-Thyroxin Henning 760
L-Thyroxin Henning plus 761
L-Thyroxin Jod Aristo 761
L-Thyroxin Jod Winthrop 761
L-Thyroxin Winthrop 760
L-Thyroxin Zentiva 760
L-Thyroxin-1 A Pharma 760
L-Thyroxin-Na AbZ 760
L-Thyroxin-Na-ratiopharm 760
Lucentis 623
Lumigan 621
Luminal/Luminaletten 555
Lunivia 584
Lupus erythematodes 475
Lutrate depot 116
Lutropin 781
Luvyna 776
Lygal Kopftinktur N 697
Lynparza 111
Lyrica 557
Lyumjev 304

M

Mabthera 112
Macitentan 217
Macrogol AbZ 351
Macrogol AL 351
Macrogol beta plus Elektrolyte 351
Macrogol dura 351
Macrogol HEXAL plus/Macrogol HEXAL 351
Macrogol-1 A Pharma 351
Macrogolpräparate 351
Macrogol-ratiopharm Balance 351
Madopar 571
Maexeni/-mite 775
Magnesium Verla N Drag. 385

Magnesiumpräparate 384, 385
Magnetrans forte/extra 385
Makrolidantibiotika 399
Makrolide 798
Mammakarzinom 154
Maninil 296
MAO-B-Hemmer 575
MAO-Inhibitoren 500
Maprotilin-neuraxpharm 493
Marcumar 258
Marktsteuerungsmaßnahmen 64
Mavenclad 534
Maxalt 446
Maxim 776
Mayzent 534
MCP AbZ 341
MCP AL 341
MCP HEXAL 341
MCP STADA 341
MCP-ratiopharm 341
Mebeverin 340
Mebeverin-PUREN 341
Medikinet 517
Medikinet adult 517
Meditonsin 637
Medoxa 107
Mekinist 111
Mektovi 111
Melatonerge Antidepressiva 501
Melatonin 584
Melatonin PUREN 585
Melatonin-ratiopharm 585
Melisse 586
Melneurin 505
Meloxicam 436
Meloxicam AL 436
Meloxicam STADA 436
Melperon 505
Melperon AL 505
Melperon Aristo 505
Melperon-1 A Pharma 505
Melperon-neuraxpharm 505
Melperon-ratiopharm 505
Memantin 603
Memantin Abdi 601
Memantin AbZ 601
Memantin Aurobindo 601
Memantin BASICS 601
Memantin Heumann 601
Memantinhydrochlorid beta 601
Memantinhydrochlorid/Memantin PUREN 601
Memolan 601
Menogon 783
Mepilex Ag 727
Mepolizumab 643, 655
Mesalazin 346
Metamizol 430, 801, 802

Metamizol AbZ   432
Metamizol Aristo   432
Metamizol Heumann   432
Metamizol HEXAL   432
Metamizol Zentiva   432, 802
Metex   457
Metformin   293, 294
Metformin AL   294
Metformin Atid   294
Metformin axcount   294
Metformin HEXAL   294
Metformin Lich   294
Metformin STADA   294
Metformin-1 A Pharma   294
Metformin-ratiopharm   294
Methaddict   423
Methadon   428
Methaliq   423
Methizol   763
Methocarbamol   544, 545
Methocarbamol AL   545
Methocarbamol Aristo   545
Methocarbamol HEXAL   545
Methocarbamol-neuraxpharm   545
Methotrexat   457
Methotrexat Lederle Tabl.   105
Methyldopa   218
Methyldopa STADA   218
Methylpheni TAD   517
Methylphenidat   517
Methylphenidat AL   517
Methylphenidat Zentiva   517
Methylphenidat-1 A Pharma   517
Methylphenidathydrochlorid neuraxpharm   517
Methylphenidat-ratiopharm   517
Methylprednisolon   465, 466
Methylprednisolon JENAPHARM   465
Methylprednisolut   465
Methysym   517
Metigalen   698
Metobeta   210
Metoclopramid   341, 342
Metodura comp   213
Metodura/Metoprololsuccinat dura   210
MetoHEXAL comp/MetoHEXAL succ comp   213
MetoHEXAL/MetoHEXAL Succ   210
Metoprolol   210, 449
Metoprolol comp AbZ   213
Metoprolol/Metoprololsuccinat AbZ   210
Metoprolol/Metoprololsuccinat Heumann   210
Metoprolol/Metoprololsuccinat/-Z AL   210
Metoprolol/Metoprololsuccinat/-Zot STADA   210
Metoprolol/Metoprololsuccinat-1 A Pharma   210
Metoprolol/Metoprololsuccinat-ratiopharm   210
Metoprololsuccinat plus-1 A Pharma/Metoprolol plus HCT-1 A Pharma   213
Metrogalen   725

Metrogel/-creme/-lotion   725
Metronidazol   404, 795, 798
Metronidazol AL   405, 795
Metronidazol Aristo   405, 795
Metypred GALEN   465
Mezavant   346
Miconazol   407, 702
Miconazol acis   702
Microgynon   775
Microlax   353
Mictonorm/Mictonetten   678
Midazolam Ethypharm   583
Midazolam HEXAL   583
Midazolam-ratiopharm   583
Miflonide   648
Migräneprophylaktika   446
Migräneprophylaxe   449
Milnacipran   499
Milnacipran Holsten   499
Milnaneurax   499
Mineralocorticoide   463, 467
Minirin   785
Minisiston/-fem   775
Minjuvi   113
Minocyclin   398, 399
Minoxidil   217
Mircera   250
Mirfulan   726
Mirta Lich   500
Mirta TAD   500
Mirtazapin   500
Mirtazapin AbZ   500
Mirtazapin AL   500
Mirtazapin Aurobindo   500
Mirtazapin beta   500
Mirtazapin Heumann   500
Mirtazapin Hormosan   500
Mirtazapin STADA   500
Mirtazapin-1 A Pharma   500
Mirtazapin-ratiopharm   500
Mirvaso   725
Mischinsuline   304
Mit Chlormadinonacetat   776
Mit Desogestrel   775
Mit Dienogest   776
Mit Drospirenon   776
Mit Levonorgestrel   775
Mit Nomegestrol   776
Mitomycin   104
Mitomycin medac/Mito medac   104
Mittel für skelettbezogene Tumorkrankheiten   372
Mittel zur Behandlung der essentiellen Thrombozythämie   109
Mittel zur Behandlung des Multiplen Myeloms   109
Mittel zur Behandlung von Alkoholfolgekrankheiten   519
Mizollen   743

M–N

Stichwortverzeichnis

Mobloc 213
Moclobemid-1 A Pharma 500
Moclobemid-neuraxpharm 500
Modigraf 476
Molsidomin 238, 239
Molsidomin STADA 239
MomeAllerg/MomeGalen Nasenspray 663
Momecutan 699
Momegalen 699
MometaHEXAL 663
Mometason 663, 699
Mometason/Mometasonfuroat Glenmark 699
Mometason/Mometasonfuroat-ratiopharm 663
Mometasonfuroat Abz 663
Mometasonfuroat AL 663
Monodex 613
Mono-Embolex 262
Monofer 247
Monoklonale Antikörper 102, 346, 654, 710, 720
Monopräparate 367, 585, 647, 664
Monoprost 620
Monostep 775
Montelukast 654
Montelukast AbZ 654
Montelukast Aurobindo 654
Montelukast dura 654
Montelukast Heumann 654
Montelukast-1 A Pharma 654
Montelukast-ratiopharm 654
Monuril 405, 406
Morbus Addison 463
Morbus Crohn 344
Morbus Parkinson 569
Morphin 420, 425
Morphin AL 420
Morphin Aristo 420
Morphin Hameln 420
Morphin HEXAL 420
Morphin Merck 420
Morphin-ratiopharm 420
Morphinsulfat-GRY 420
Motilium 341
Moventig 353
Movicol 351
Moviprep 352
Mowel 474
Moxifloxacin 402, 403, 798
Moxifloxacin HEC Pharm 403
Moxifloxacin Heumann 403
Moxifloxacin-1 A Pharma 403
Moxonidin 218
Moxonidin AAA Pharma 218
Moxonidin AbZ 218
Moxonidin AL 218
Moxonidin Heumann 218
Moxonidin STADA 218
Moxonidin-1 A Pharma 218

Moxonodin 218
MPA Gyn HEXAL 773
MST/MSR/MSI Mundipharma 420
M-STADA 420
m-TOR-Inhibitoren 111, 473, 475, 476
MTX HEXAL 457
MTX-ratiopharm 457
Mucoclear 635
Mucofalk 353
Mucosolvan 635
Mukoviszidose 636
Multaq 232
Multifokale Leukenzephalopathie 724
Multilind Heilpaste 704
Multiple Sklerose 531
Multiples Myelom 121
Munalea 30 775
Mupirocin 705
Muscarinrezeptorantagonisten 576, 577, 591, 644, 651
Muskelrelaxanzien 544
Mutaflor Kapseln 349
Mutaflor Suspension 349
Mvasi 112
Mycirq 777
Mycophenolat Mofetil Tillomed 474
Mycophenolat-1 A Pharma 474
Mycophenolatmofetil 473
Mycophenolatmofetil AL 474
Mycophenolatmofetil Ascend 474
Mycophenolatmofetil/Mycophenolsäure Accord 474
Mycophenolatmofetil/Mycophenolsäure HEXAL 474
Mycophenolatmofetil-biomo 474
Mycophenolsäure 474
Myditin 545
Mydriaticum Stulln 623
Mydriatika 623
Myfenax 474
Myfortic 474
Mykoderm Heilsalbe 704
Mykoderm Miconazolcreme 702
Mykoderm Mundgel 407
Mykosen 701
Mykundex Heilsalbe 704
Mylepsinum 555
Myopridin 545
Myotonolytikum 544

N

NAC AL 635
NAC-1A Pharma 635
Nacom 572
NAC-ratiopharm 635
Nadifloxacin 714
Nadixa 712
Naloxon 427
Naltrexonhydrochlorid Accord 519

Naproxen 436
Naproxen AL 436
Naproxen Aristo 436
Naproxen HEXAL 436
Naproxen STADA 436
Naproxen-1 A Pharma 436
Naratriptan 446
Naratriptan Hormosan 446
Naratriptan STADA 446
Naratriptan-1 A Pharma 446
Naratriptan-ratiopharm 446
Nasacort 663
Nasenduo 662
Nasengel/-spray/-tropfen AL 662
Nasenspray Heumann 662
Nasenspray Zentiva 662
Nasenspray/-tropfen-ratiopharm 662
Nasic/-neo 662
Nasipral 664
Nasivin 662
Nasonex 663
Natalizumab 537
Natriumfluorid 804
Natrovit 382
Nebido 767
Nebilet 211
Nebivolol 211
Nebivolol AL 211
Nebivolol Glenmark 211
Nebivolol STADA 211
Neocarbo 106
Neorecormon 250
NeoTaxan 108
Nephral 687
Nephropathie 191, 193, 201
Nepresol 216
Neprilysin-Inhibitoren 228, 230
Nerisona 699
Neupro 574
Neuroderm akut 698
Neuroderm Mandelölbad 730
Neurofibrillenbündel 598
Neurokinin-1-Antagonisten 593
Neuroplant 519
Nevanac 613
Nexium 331
Nichtnukleosid-Reverse-Transkriptase-Inhibitoren (NNRTI) 409
Nichtopioide Analgetika 417
Nichtsteroidale Antiphlogistika 335, 613
Niedermolekulare Heparine 261
Nifedipin 205
Nifedipin AbZ 205
Nifedipin AL 205
Nifedipin-ratiopharm 205
Nifurantin B6 405
Nifurantin/Nifuretten 405

Nilemdo 322
Nilotinib 119
Nitrate 238
Nitrazepam 583
Nitrazepam AL 583
Nitrazepam-neuraxpharm 583
Nitrendipin 205
Nitrendipin AL 205
Nitrendipin Aristo 205
Nitrendipin-ratiopharm 205
Nitrofural 708
Nitrofurantoin 404, 405
Nitroimidazole 404, 405, 798
Nitrolingual 237
Nitronal 237
Nitroxolin MIP Pharma 405
NMDA-Rezeptorantagonisten 601
Nocutil 785
Nolvadex 113
Nordimet 457
Norditropin 785
Norflex 545
Norfloxacin AL 403
Norspan 421
Nortase 344
Nortriptylin Glenmark 493
Noscapin 632
Novalgin 432
Novaminsulfon AbZ 432
Novaminsulfon Lichtenstein 432, 802
Novaminsulfon-1 A Pharma 432, 802
Novaminsulfon-ratiopharm 432, 802
Novodigal 228
Novomix 304
Novopulmon 648
Novorapid 304
Novothyral 760
Nplate 275
Nubeqa 117
Nucala 654
Nukleosid-Reverse-Transkriptase-Inhibitoren (NRTI) 408
Nulojix 476
Nurofen 435, 800
Nustendi 322
NuvaRing 777
Nystaderm 702
Nystaderm comp 704
Nystaderm Mundgel 702
Nystaderm/-S 407
Nystalocal 704
Nystatin 407, 702
Nystatin Holsten Softpaste 704

O

Obsidan 211
Ocrevus 534
Octagam 472
Octanate 275
Octenisept 707
Octreotid 784
Odefsey 409
Ödeme 683
Oekolp Vaginal 770
Oestro-Gynaedron/M 770
Ofev 110
Ofloxacin 402, 403, 610
Ofloxacin Stulln 610
Ofloxacin-ophtal 610
Ofloxacin-ratiopharm 403
Ofloxacin-ratiopharm AT 610
Ofloxa-Vision 610
Oftaquix 610
Okrido 465
Olanzapin 506
Olanzapin Aurobindo 506
Olanzapin BASICS 506
Olanzapin Glenmark 506
Olanzapin Heumann 506
Olanzapin-1 A Pharma 506
Olanzapin-neuraxpharm 506
Olmeamlo HCT TAD 199
Olmeamlo TAD 200
Olmecor HCT TAD 198
Olmesardipin Mylan plus 200
Olmesartan 195
Olmesartan AL 195
Olmesartan Amlodipin HCT beta 200
Olmesartan Amlodipin HCT Zentiva 199
Olmesartan Amlodipin Zentiva 200
Olmesartan Glenmark 195
Olmesartan HEXAL 195
Olmesartan Medoxomil Accord 195
Olmesartan/Amlodipin AL 199
Olmesartan/Amlodipin/HCT Accord 200
Olmesartan/Amlodipin/HCT AL 199
Olmesartan/Amlodipin/HCT ratiopharm 200
Olmesartan/Amlodipin-1 A Pharma 200
Olmesartan/Hydrochlorothiazid AL 198
Olmesartan-1 A Pharma 195
Olmesartanmedoxomil/Amlodipin Accord 199
Olmesartanmedoxomil/Amlodipin Mylan 199
Olopatadin Micro Labs 614
Olumiant 457
Olynth 662
Omalizumab 643, 655
Omep 330
Omeprazol 330
Omeprazol AL 330
Omeprazol Dexcel/Omepradex 330
Omeprazol Heumann 330
Omeprazol Mylan 330
Omeprazol STADA 330
Omeprazol-1 A Pharma 330
Omeprazol-ratiopharm 330
Omnitrope 785
Omsan 775
Oncofolic 105
Ondansetron 593
Ondansetron Aristo 593
Ondansetron Bluefish 593
Ondansetron STADA 593
Ongentys 575
Onglyza 298
Onivyde 107
Onkologika 9
Onkologische Erkrankungen 100
Onsetron Denk 593
Ontozry 559
Ontruzant 112
Onychomykosen 408, 701
Opatanol 614
Opdivo 113
Ophthalmika 13
Opicapon 575
Opioide 417
Opioide zur Substitution 423
Opioidmissbrauch 425
Opipram 492
Opipramol 492
Opipramol AL 492
Opipramol Heumann 492
Opipramol-1 A Pharma 492
Opipramol-neuraxpharm 492
Oprymea 574
Opsumit 216
Optiderm 710
Oralair 748
Oralcephalosporine 396, 795
Orale Psoriasismittel 720
Orale Retinoide 710, 712
Oralpädon 240 349
Oralpenicilline 793
Oramorph 420
Oraycea 398
Orencia 460
Orfiril 558
Orgalutran 783
Organmykosen 701
Ortoton/-forte 545
Ospolot 559
Osteoanabolika 365
Osteomalazie 366
Osteoporosemittel 365
Osteotriol 380
Östrogene 768
Östrogene (vaginal) 770

Östrogenpflaster 769
Osvaren 369
Otalgan 666
Otezla 720
Otitis externa 665
Otobacid N 666
Otoflamm 666
Otologika 665
Otriven 662
Ovaleap 783
Ovarialinsuffizienz 782
Ovestin Creme/Ovula 770
Ovestin Tabl. 770
Ovitrelle 783
Ovulationsauslöser 783
Ovulationshemmer 773
Ovulationsinduktion 784
Oxaliplatin 107
Oxaliplatin Accord 107
Oxaliplatin HEXAL 107
Oxaliplatin Kabi 107
Oxaliplatin Ribosepharm 107
Oxazepam 487
Oxazepam AL 487
Oxazepam-ratiopharm 487
Oxcarbazepin 557, 563
Oxcarbazepin AL 557
Oxcarbazepin-1 A Pharma 557
Oxcarbazepin-neuraxpharm 557
Oxybugamma 678
Oxybutynin 678
Oxybutynin HCL Aristo 678
Oxycocomp-ratiopharm 422
Oxycodon 421, 427
Oxycodon comp AbZ 422
Oxycodon comp. Hennig 422
Oxycodon comp-1 A Pharma 422
Oxycodon HCL Aristo 422
Oxycodon HCL beta 421
Oxycodon HCL Zentiva 422
Oxycodon/Naloxon Aristo 422
Oxycodon/Naloxon Krugmann 422
Oxycodon-HCL AbZ 422
Oxycodon-HCL AL 421
Oxycodon-HCL ratiopharm 422
Oxycodon-HCL Winthrop 422
Oxycodon-HCL/Naloxon-HCL AL 422
Oxycodon-HCL/Naloxon-HCL beta 422
Oxycodon-HCL/Naloxon-HCL Ethypharm 422
Oxycodon-HCL/Naloxon-HCL Mylan 422
Oxycodon-HCL/Naloxon-HCL STADA 422
Oxycodon-HCl/Naloxon-HCl-PUREN 422
Oxycodonhydrochlorid Heumann 422
Oxycodonhydrochlorid-1 A Pharma 422
Oxycodonhydrochlorid-PUREN 421
Oxyconoica 421
Oxygesic 422

Oxytetracyclin AS JENAPHARM 610
Oxytetracyclin-Prednisolon JENAPHARM 611
Oyavas 112
Ozempic 299
Ozurdex 623

P

Paclitaxel 108
Paclitaxel Aqvida 108
Paclitaxel Kabi 108
Paclitaxel Onkovis 108
Palbociclib 154
Palexia 424
Paliperidon 506
Palivizumab 472
Palladon 423
Palladon injekt 423
Palonosetron Accord 593
Palonosetron beta 593
Pamorelin 116
Pangrol 344
Pankreasenzympräparate 343
Pankreatan 344
Pankreatin 343
Pankreatin Nordmark 344
Pankreatinpräparate 344
Pankreatin-ratiopharm 344
Panoral 397
Panotile cipro 666
Panthenol Cr. JENAPHARM 726
Panthenol Heumann 726
Panthenol-ratiopharm 726
Panto/Pantoprazol Aristo 330, 800
Pantopra-Q 330
Pantoprazol 330
Pantoprazol AbZ 331
Pantoprazol ADGC 331
Pantoprazol AL 330
Pantoprazol Aurobindo 330
Pantoprazol BASICS 330
Pantoprazol beta 330
Pantoprazol Denk 330
Pantoprazol dura 330
Pantoprazol Hennig 330
Pantoprazol Heumann 330
Pantoprazol HEXAL 330
Pantoprazol Micro Labs 330
Pantoprazol Nyc 330
Pantoprazol STADA 330
Pantoprazol TAD 330
Pantoprazol Winthrop 330
Pantoprazol-1 A Pharma 330
Pantoprazol-biomo 331
Pantoprazol-CT 331
Pantoprazol-PUREN protect 330
Pantoprazol-ratiopharm 330

Pantozol 331
Panzytrat 344
Paracetamol 430, 432, 802
Paracetamol AbZ 432
Paracetamol ADGC 432
Paracetamol AL 432
Paracetamol AL comp 431
Paracetamol BC 432
Paracetamol comp STADA 431
Paracetamol Sanavita 432
Paracetamol STADA 432
Paracetamol-1 A Pharma 432
Paracetamol-ratiopharm 432, 802
Paracodin/-N 632
Parenterale Eisenpräparate 247
Pari NaCl Inhalationslösung 635
Paricalcitol 379, 380
Paricalcitol Accord 380
Parkinsonmittel 570
Parkopan 576
Paroxedura 496
Paroxetin 496
Paroxetin beta 496
Paroxetin STADA 496
Paroxetin-1 A Pharma 496
Paroxetin-neuraxpharm 496
PARP-Inhibitoren 111
Parsabiv 369
Paspertin 341
Patentarzneimittel 4, 17
Patientenrelevante Endpunkte 315
Pazenir 108
PCSK9-Inhibitoren 322, 323
PD-1-Rezeptorantikörper 113
PDE-4-Hemmer 651
Pelargoniumwurzelextrakt 638
Pemetrexed NeoCorp 105
Pen Mega-1 A Pharma 394, 793
PenHEXAL 394, 793
Penicillin V AL 394, 793
Penicillin V STADA 394, 793
Penicillin V-ratiopharm 394, 793
Pentaerythrityltetranitrat 236, 237
Pentalong 237
Pentasa 346
Pentoxyverin 632
Perazin-neuraxpharm 507
Perchlorat 763
Perenterol 349
Pergoveris 783
Perindopril dura plus 187
Perindopril Indapamid-ratiopharm 187
Perindopril/Indapamid-1 A Pharma 187
Perjeta 112
Perniziöse Anämie 381
Petnidan 559
Pflanzliche Mittel 341

Phenhydan 557
Phenobarbital 561
Phenoxymethylpenicillin 394, 796
Phenprocoumon 257
Phenprocoumon acis 258
Phenprogamma 258
Phenpro-ratiopharm 258
Phenytoin 557, 561
Phenytoin AWD 557
Phosphatbinder 368
Phosphonorm 369
Picoprep 353
Pilomann 616
Pilzinfektionen 701
Pimecrolimus 709
Pipamperon 506
Pipamperon HEXAL 506
Pipamperon-1 A Pharma 506
Pipamperon-neuraxpharm 506
Piracetam 603, 604
Piracetam AL 603
Piretanid 688
Pirfenidon 477
Piritramid Hameln 424
Piroxicam 436
Piroxicam AbZ 436
Piroxicam HEXAL 436
Pivmelam Apogepha 394
Platinverbindungen 102
Plegridy 534
Plenvu 351
Pneumonie 398
Polidocanol 711
Polihexanid 729
Polycythaemia vera 118
Polydimethylsiloxan 343
Polysept Lösung/Salbe 707
Polyspectran 610
Pomalidomid 122
Posiformin 623
Postmenopausale Hormonsubstitution 768
Povidon-Iod 707
Pradaxa 258
Praluent 322
Pramipexol 573, 574
Pramipexol AL 574
Pramipexol Aurobindo 574
Pramipexol biomo 574
Pramipexol TAD 574
Pramipexol Winthrop 574
Pramipexol-1 A Pharma 574
Pramipexol-neuraxpharm 574
Pramipexol-ratiopharm 574
Prasillt TAD 268
Prasugrel 256, 272
Prasugrel Accord 268
Prasugrel AL 268

Prasugrel beta 268
Prasugrel-PUREN 268
Prasugrel-ratiopharm 268
Prava TEVA 317
Pravastatin 317
Pravastatin Heumann 317
Pravastatin HEXAL 317
Pravastatin-1 A Pharma 317
Pravastatin-ratiopharm 317
Pravidel Tabl. 786
Predni H Injekt/-Lichtenstein N 465
Predni H Tablinen 465
Prednicarbat 698
Prednicarbat acis 698
Prednicarbgalen 698
Predni-Ophtal 613
Predni-POS 613
Prednisolon 464, 465, 613, 697, 801
Prednisolon acis 465
Prednisolon AL 465
Prednisolon AS JENAPHARM 613
Prednisolon Galen 465
Prednisolon JENAPHARM 465
Prednisolon LAW 697
Prednisolut/-L 465
Prednison 465
Prednison acis 465
Prednison GALEN 465
Prednitop 698
Pregabalin 557, 564
Pregabalin AbZ 558
Pregabalin AL 558
Pregabalin Aristo 557
Pregabalin Ascend 557
Pregabalin Aurobindo 557
Pregabalin BASICS 557
Pregabalin beta 557
Pregabalin Laurus 557
Pregabalin Pfizer 557
Pregabalin ratiopharm 557
Pregabalin Sandoz 557
Pregabalin STADA 557
Pregabalin Tillomed 557
Pregabalin Vivanta 557
Pregabalin Zentiva 557
Pregabalin-1 A Pharma 557
Pregabalin-neuraxpharm 557
Pregabin 557
Pregatab 557
Preis-Link 65
Preismoratorium 9
Presinol 218
Preterax/Bipreterax 187
Primär biliäre Zirrhose 339
Primäre Lipidstoffwechselstörungen 313
Primidon 561
Primidon Holsten 555

Privigen 472
Profact 116
Progestan 773
Progesteron 772, 773
Progestogel 773
Prograf 476
Progressive multifokale Leukenzephalopathie 537
Progynova 770
Prolia 373
Prolutex 773
Promethazin 506
Promethazin-neuraxpharm 506
Proneurin 506
Prontosan akut 727
Propafenon 232
Propafenon AL 232
Propafenon Heumann 232
Propafenon-ratiopharm 232
Propiverin 678
Propiverin AL 678
Propiverin Aristo 678
Propranolol 211, 449
Propranolol AL 211
Propranolol PUREN 211
Propra-ratiopharm 211
Propycil 763
Propylthiouracil 763
Prospan 636
Prostatahyperplasie 671
Prostatakarzinom 156
Prostatamittel 671
Protaphane 303
Proteasehemmer 409
Proteasominhibitor 122
Proteinkinaseinhibitoren 102
Prothyrid 760
Protopic 710
Prucaloprid 341
Psoriasis 719, 723
Psychopharmaka 13
Pulmicort 648
Puregon 783
Purethal Bäume 750
Purethal Birke 750
Purethal Gräser 748
Purethal Milbenmischung 750
Purin 359
Puri-Nethol 106
PVP Jod AL 707
Pylera 333
Pyrazolderivate 432
Pyrilax 353

Q

Qlaira 777
Quellstoffe 353

Quensyl 457
Quetiapin 506
Quetiapin AbZ 506
Quetiapin Accord 506
Quetiapin Aristo 507
Quetiapin Devatis 507
Quetiapin Glenmark 506
Quetiapin Heumann 506
Quetiapin HEXAL 506
Quetiapin Hormosan 506
Quetiapin-1 A Pharma 506
Quetiapin-neuraxpharm 507
Quetiapin-ratiopharm 507
Quilonum 500
Quimbo 632
Quinaplus AL 187
Quinapril 188

R

Rabeprazol 331
Rabeprazol-PUREN 331
Rachitis 366
Raloxifen 373
Raloxifen AL 373
Ramidipin 188
RamiLich 184
RamiLich comp 186
Ramiplus AL 186
Ramipril 184
Ramipril AbZ 184
Ramipril AL 184
Ramipril Aristo plus Amlodipin 188
Ramipril comp AbZ 186
Ramipril HEXAL 184
Ramipril HEXAL comp 186
Ramipril HEXAL plus Amlodipin 188
Ramipril Piretanid Winthrop 186
Ramipril STADA 184
Ramipril/Amlodipin AbZ 188
Ramipril/Amlodipin AL 188
Ramipril/Amlodipin-ratiopharm 188
Ramipril-1 A Pharma 184
Ramipril-1 A Pharma plus 186
Ramipril-comp PUREN 186
Ramipril-CT 184
Ramipril-PUREN 184
Ramipril-ratiopharm 184
Ramipril-ratiopharm comp 186
Ranexa 239
Ranitidin 337
Ranolazin 239
Rantudil 436
Rapamune 476
Rasagilin Micro Labs 575
Rasilez 202
Reagila 507

Rebif 534
Reblozyl 106
Rectodelt 465
Reducto-Spezial 680
Refluxkrankheit 335
Refobacin 706
Reinalkaloid 363
Reisediarrhö 348
Rektale Laxantien 353
Relvar Ellipta 649
Remestan 583
Remicade 460
Remsima 460
Renagel 369
Renavit 382
Renin-Angiotensin-System 183
Renininhibitoren 13, 201, 202
Repaglinid 296
Repaglinid AL 296
Repaglinid-1 A Pharma 296
Repatha 322
Requip 574
Resistenzentwicklung 391
Reslizumab 643
Resolor 341
Restex 571
Restless-Legs-Syndrom 572
Retacrit 250
Revinty Ellipta 649
Revlimid 109
Revolade 275
Rezeptor-Tyrosinkinaseinhibitoren 110
Rezepturarzneimittel 6
Rezepturpräparate 752
Rhinisan 663
Rhinitis 660, 741
Rhinokonjunktivitis 745
Rhinologika 659
Rhophylac 472
Ribocarbo L 106
Ribociclib 154
Riboepi 107
Ribofluor 105
Ribofolin 105
Ribosofol 105
Rifaximin 348
Rinvoq 476
Risedronat Bluefish 371
Risedronsäure 371
Risedronsäure-1 A Pharma 371
Risperdal 507
Risperidon 507
Risperidon Aristo 507
Risperidon Atid 507
Risperidon Heumann 507
Risperidon-1 A Pharma 507
Risperidon-PUREN 507

Risperidon-ratiopharm 507
Ritalin adult 517
Ritalin/-LA 517
Rivanol 707
Rivastigmin 601, 602
Rivastigmin Aurobindo 601
Rivastigmin Glenmark 601
Rivastigmin Heumann 601
Rivastigmin Luye 601
Rivastigmin-1 A Pharma 601
Rivastigmin-neuraxpharm 601
Rivotril 555
Rixathon 112
Rizatriptan 446
Rizatriptan AL 446
Rizatriptan Glenmark 446
Rizatriptan Heumann 446
Rizatriptan-neuraxpharm 446
Rizatriptan-PUREN 446
Roactemra 460
Robinul 652
Rocaltrol 380
Roflumilast 651
Roflumilast AL 651
Roflumilast Heumann 651
Rohypnol 583
Rolenium 649
Rolufta Ellipta 652
Ropinirol 574
Ropinirol AL 574
Ropinirol Heumann 574
Ropinirol-1 A Pharma 574
Ropinirol-neuraxpharm 574
Rosazeamittel 725
Rosiced 725
RosuHEXAL 318
Rosuvastatin 318
Rosuvastatin Aristo 318
Rosuvastatin Aurobindo 318
Rosuvastatin Axiromed 318
Rosuvastatin Denk 318
Rosuvastatin Elpen 318
Rosuvastatin/Ezetimib Elpen 321
Rosuvastatin-1A Pharma 318
Rosuvastatin-ratiopharm 318
Rosuzet 321
Rotigotin 573
Roxi Aristo 400
Roxi-1 A Pharma 400
Roxithromycin 400
Roxithromycin AL 400
Roxithromycin Heumann 400
Rudotel 487
Rupafin 743
Rupatadin 743
Rupatadin AL 743
Rupatadin Bluefish 743

Ruxience 112
Ruxolitinib 117
Rytmonorm 232

S

Sab simplex 342
Sabril 559
Sacubitril/Valsartan 230
Safinamid 576
Salbu Easyhaler 646
Salbubronch 647
SalbuHEXAL 646
Salbutamol 646
Salbutamol AL 646
Salbutamol STADA 646
Salbutamol-1 A Pharma 646
Salbutamol-ratiopharm 646
Salflutin 649
Salicylate 432
Salicylsäure 715, 716
Salmeterol 647
Salmeterol/Fluticasonpropionat AL 649
Salofalk 346
Samsca 785
Sanacutan Basiscreme/-salbe 730
Sanasthmax 648
Sancuso 593
Sandimmun 476
Sandostatin 785
Sarclisa 113
Sativex 542
Schilddrüsenhormone 759
Schlafstörungen 579
Schlaganfallrisiko 192
Schleifendiuretika 687, 691
Scopoderm TTS 591
Sebexol 730
Sebiprox 702
Secalealkaloide 786
Sedativa 580
Sedierende H1-Antihistaminika 745
Sedotussin 632
Seebri Breezhaler 652
Sehr stark wirksame Corticosteroide 699
Sekundäre Lipidstoffwechselstörungen 313
Selektiver Östrogenrezeptormodulator 374
Selenase 385
Selenpräparate 385
Selgamis 712
Semglee 304
Sensodyne 803
Sequenzialpräparate 777, 778
Serasept 707
Serevent 647
Serotoninrezeptoragonisten 444
Serroflo 649

Sertralin 496
Sertralin AbZ 497
Sertralin Accord 497
Sertralin AL 497
Sertralin Aurobindo 496
Sertralin BASICS 496
Sertralin Bluefish 496
Sertralin- CT 497
Sertralin dura 497
Sertralin Heumann 496
Sertralin Puren 497
Sertralin STADA 497
Sertralin TAD 496
Sertralin Winthrop 496
Sertralin-1 A Pharma 496
Sertralin-neuraxpharm 496
Sevelamer 368, 369
Sevelamercarbonat AL 369
Sevelamercarbonat HEXAL 369
Sevelamercarbonat Winthrop 369
Sevikar 199
Sevikar HCT 199
Sevredol 420
Sexualhormone 765
SGLT2-Inhibitoren 297, 298, 684
Sibilla 776
Siklos 109
Silapo 250
Silbesan 673
Sildenafil Heumann PAH 216
Silkis 720
Silodosin AL 673
Silodosin Zentiva 673
Silomat Reizhusten 632
Simbrinza 619
Simponi 460
Simva Aristo 316
Simva BASICS 316
Simvabeta 316
SimvaHEXAL 316
Simvastatin 316
Simvastatin AbZ 316
Simvastatin AL 316
Simvastatin STADA 316
Simvastatin-1 A Pharma 316
Simvastatin-ratiopharm 316
Singulair 654
Sinupret 664
Siofor 294
Sirdalud 542
Sirolimus 475
Sisare Gel 770
Sitagavia 298
Sitagavia Met 298
Sitagliptin AL 298
Sitagliptin HEXAL 298
Sitagliptin Metformin HEXAL 298

Sitagliptin Zentiva 298
Sitagliptin-ratiopharm 298
Sixantone 116
Skid 398
Skilarence 720
Skinoren 712
Skyrizi 476
Slenyto 585
Slinda 777
Sobelin 401, 795
Sobelin Vaginal 401
Soderm 699
Soderm plus 700
Softacort 613
Solacutan 718
Solaraze 718
Solera 776
Solgest 777
Solifenacin 678, 679
Solifenacin Accord 678
Solifenacin Micro Labs 678
Solifenacin Succinat Zentiva 678
Soliris 476
Solu-Decortin H 465
Soluvit N 383
Somatostatin 784
Somatostatinanaloga 785
Somatuline 785
Sonstige Dermatika 730
Sonstige Mittel 623
Soolantra 725
Sormodren 576
SotaHEXAL 232
Sotalol 232, 233
Sotalol AbZ 232
Sotalol-1 A Pharma 232
Spasmex 677
Spasmolyt 677
Spasmolytika 340, 341
Spasmo-Mucosolvan 647
Spastizität 544
Spätdyskinesien 577
Spermiogenese 782
Spersacarpin 616
Sphingosin-1P-Agonist 534
Sphingosin-1-Phosphat 538
Spiolto Respimat 653
Spirapril 188
Spiriva 652
Spiro comp-ratiopharm 689
Spironolacton 688, 689
Spironolacton Accord 689
Spironolacton AL 689
Spironolacton Aristo 689
Spironolacton HEXAL 689
Spironolacton-1 A Pharma 689
Spironolacton-ratiopharm 689

Sprycel 110
Srivasso 652
Stalevo 575
Stark wirksame Opioidanalgetika 425
Statine 315, 318
Statinunverträglichkeit 320
Steglatro 298
Steglujan 298
Stelara 720
Sublinguale Immuntherapie (SLIT) 746
Suboxone 423
Substitol 423
Subutex 423
Sucrabest 333
Sulfasalazin 457
Sulfasalazin HEXAL 457
Sulfasalazin medac 457
Sulfasalazin-Heyl 457
Sulfonamide 401
Suliqua 299
Sulmycin mit Celestan-V 706
Sulpirid 507
Sulpirid-1 A Pharma 507
Sulpirid-neuraxpharm 507
Sultamicillin 797
Sultamicillin-ratiopharm 395
Sultanol 646
Sumatriptan 444, 445
Sumatriptan Aurobindo 445
Sumatriptan beta 445
Sumatriptan Bluefish 445
Sumatriptan dura 445
Sumatriptan Hormosan 445
Sumatriptan STADA 445
Sumatriptan-1 A Pharma 445
Supertendin 467
Swingo 775
Switch-Studien 87
Symbicort 649
Sympal 436, 800
Symtuza 409
Synagis 472
Syneudon 492
Syntaris 663
α-Synuclein 569
Syrea 109

T

Tacrolimus 475, 476, 709
Tacrolimus Dermapharm 710
Tadalafil Mylan 678
Tafil 487
Tafinlar 111
Taflotan 621
Tagrisso 110
Takrozem 710

Talazoparib 155
Taltz 476
Talvosilen 431
Tambocor 232
Tamiflu 410
Tamoxifen 113
Tamoxifen AL 113
Tamoxifen Aristo 113
Tamoxifen Farmos 113
Tamoxifen Heumann 113
Tamoxifen HEXAL 113
Tamsublock 673
Tamsublock duo 675
Tamsulosin 673, 674
Tamsulosin AbZ 673
Tamsulosin AL 673
Tamsulosin Aristo 673
Tamsulosin BASICS 673
Tamsulosin Heumann 673
Tamsulosin Zentiva 673
Tamsulosin-1 A Pharma 673
Tamsunar 673
Tannolact 710
Tannosynt 710
Tapentadol 428
Tapentadol Libra-Pharm 424
Taptiqom 621
Tardocillin 394
Tardyferon 247
Tardyferon-Fol 247
Targin 422
Tasigna 110
Tau-Aggregate 598
Tavegil 745
Tavor 487
Tavu 621
Taxane 102
Tecentriq 113
Tecfidera 534
Tegretal 555
Telmisartan 195
Telmisartan AbZ 195
Telmisartan AL 195
Telmisartan Fair-Med 195
Telmisartan Glenmark 195
Telmisartan Heumann 195
Telmisartan HEXAL 196
Telmisartan Micro Labs 195
Telmisartan STADA 195
Telmisartan Zentiva 195
Telmisartan/HCT Micro Labs 198
Telmisartan/HCT Zentiva 197
Telmisartan/Hydrochlorothiazid Aximored 197
Telmisartan/Hydrochlorothiazid Heumann 198
Telmisartan-1 A Pharma 195
Telmisartan-ratiopharm 196
Temazepam 583

Temazep-CT 583
Temgesic 421
Temomedac 104
Temozolomid 104
Temozolomid Accord 104
Tempil 445
Tenofovirdisoproxil Heumann 340
Tensoflux 687
Tera TAD 673
Terazosin 673
Terazosin Aristo 673
Terbigalen 702
Terbinafin 408, 703
Terbinafin (oral) 702
Terbinafin Aurobindo 702
Terbinafin Heumann 702
Terbinafin-1 A Pharma 702
Terbinafin-PUREN 702
Testogel 767
Testosteron-Depot GALEN 767
Testosteronundecanoat 767
Testotop 767
Tetracycline 398
Tevacidol 380
Thalidomid 122
Theophyllin 650, 651
Theophyllin Aristo 651
Theophyllin-ratiopharm 651
Therapieallergene 751
Thiamazol 762, 763
Thiamazol Aristo 763
Thiamazol HEXAL 763
Thiaziddiuretika 685, 691
Thrombinantagonisten 258
Thromboembolieprophylaxe 256
Thrombopoetin-Rezeptoragonisten 275
Thrombosen 255
Thromboseprophylaxe 261
Thrombozytenaggregationshemmer 256
Thrombozythämie 118
Thybon 760
Thymianextrakt 636
Thymianöl 637
Thyronajod 761
Tianeurax 492
Tiaprid 577
Tiaprid AL 576
Ticagrelor 256, 273
Tilidin 429
Tilidin AL comp 430
Tilidin comp HEXAL 430
Tilidin comp STADA 430
Tilidin-1 A Pharma 430
Tilidin-ratiopharm plus 430
Tillhepo 340
Timo-Comod 617
Timolol 617

Timolol Micro Labs 617
Timolol-1 A Pharma 617
Timonil 555
Tim-Ophtal 617
Timo-Stulln 617
Timox/-extent 557
Tiotropiumbromid 652
Titretta 431
Tivicay 409
Tizanidin 542, 544
Tizanidin TEVA 542
TNF-Inhibitoren 15, 347
Tobradex 611
Toctino 710
Tolak 718
Tolperison 545
Tolperison HCL dura 545
Tolperison HCL STADA 545
Tolperisonhydrochlorid AL 545
Tolterodin 678
Tolterodin/-tartrat Aristo 678
Tolvaptan 785
Tonotec 188
Tonotec HCT 189
Topamax 558
Tophi 359
Topiramat 558, 562
Topiramat Aurobindo 558
Topiramat Glenmark 558
Topiramat Heumann 558
Topiramat-PUREN 558
Topische Antibiotika 712
Topische Antihistaminika 745
Topische Antiphlogistika 800
Topische Antirheumatika 439
Topische fluoridhaltige Zahngele 803
Topische Lokalanästhetika 802
Topoisomerasehemmstoffe 102
Torasemid 688
Torasemid AAA Pharma 688
Torasemid AbZ 688
Torasemid AL 688
Torasemid Denk 688
Torasemid HEXAL 688
Torasemid-1 A Pharma 688
Toujeo 304
Tovedeso 678
Tramabeta 429
Tramabian 429
Tramadol 428, 429
Tramadol AbZ 429
Tramadol AL 429
Tramadol Librapharm 429
Tramadol STADA 429
Tramadol/Paracetamol Aristo 429
Tramadol-1 A Pharma 429
Tramadolor 429

Tramadol-ratiopharm 429
Tramagit 429
Tramal 429
Transdermale Kontrazeptiva 777
Transplantationsmedizin 471
Transtec 421
Tranxilium 487
Traumeel S Salbe 439
Travatan 620
Travocort 704
Travoprost 620
Travoprost Heumann 620
Travoprost HEXAL 620
Travoprost/Timolol Heumann 621
Travoprost/Timolol Zentiva 621
Travoprost-1 A Pharma 620
Travotim-Vision 621
Trazimera 112
Trazodon Glenmark 493
Trazodon HEXAL 493
Trazodon-neuraxpharm 493
Trelegy Ellipta 653
Tremfya 720
Trenantone 116
Tresiba 304
Trevicta 506
Trexject 457
Triam Injekt Lichtenstein 467
Triamcinolon AbZ 698
Triamcinolonacetonid 467, 801
Triamgalen 698
TriamHEXAL 467
Triampur comp 687
Triamteren comp-ratiopharm 687
Trileptal 557
Trimacinolonacetonid 698
Trimbow 653
Trimethoprim 401, 402
Trimipramin 492
Trimipramin Aristo 492
Trimipramin-1 A Pharma 492
Trimipramin-neuraxpharm 492
Triptane 444
Triumeq 409
Trixeo 653
Trodelvy 113
Trospiumchlorid 677
Trulicity 299
Trusopt/-S 618
Truxima 112
Tryasol Codein 632
Turfa gamma 687
Turixin 706
Tussamag Hustensaft 636
Tussoret 632
Twynsta 200
Typ-2-Diabetes 291

Tyrosur 706
Tyrothricin 707
Tysabri 534

U

Überlaufinkontinenz 676
Ulkusmittel 333
Ultibro Breezhaler 653
Ultomiris 476
Ultracortenol 613
Ulunar 653
Umckaloabo 636
Umeclidiniumbromid 653
Unacid PD 395, 793
Unfraktionierte Heparine 262
Unguentum Oxytetracyclini Pharmachem 706
Unterschenkelekzeme 705
Urapidil Stragen 216
Uratsteinen 359
Urbason/-solubile 465
Ureotop + VAS 716
Urgotül 727
Urgotül Silver 727
Urikosurikum 360
Urivesc 677
Urolithiasismittel 680
Urologika 671
Urologische Spasmolytika 671, 676
Uromitexan 104
Uroprotektor 104
Urso Heumann 340
Urso-1A Pharma 340
Ursodesoxycholsäure 339, 340
Ursofalk 340
Ursonorm 340
Urtikaria 741
Urtimed 743
Utrogest 773

V

Vagantin 730
Vaginale Kontrazeptiva 777
Valaciclovir Bluefish 410
Valaciclovir-1 A Pharma 410
Valpro AL 558
Valpro beta 558
Valproat AbZ 558
Valproat Aristo 558
Valproat chrono Winthrop 558
Valproat STADA 558
Valproat-/chrono CT 558
Valproat-1 A Pharma 558
Valproat-biomo 558
Valproat-neuraxpharm 558
Valproinsäure 558

Valproinsäure-ratiopharm/Valproat-ratiopharm chrono 558
Valsacor 194
Valsacor comp 196
Valsamtrio 198
Valsartan 194
Valsartan AL 194
Valsartan BASICS 194
Valsartan dura 194
Valsartan HCT STADA 197
Valsartan HEXAL 194
Valsartan STADA 194
Valsartan Zentiva 194
Valsartan Zentiva comp 196
Valsartan/HCT AL 196
Valsartan/HCT Mylan 196
Valsartan-1 A Pharma 194
Valsartan-1 A Pharma plus 196
Vancomycin Eberth oral 405
Vargatef 110
Vasodilatatoren bei pulmonaler Hypertonie 216
Vasomotal 591
Vasopressinanaloga 785
Vasopressinantagonisten 785
Vasopressinrezeptorantagonist 785
Vectibix 112
VEGF-Antikörper 112
Velafee 776
Velbienne 772
Velmetia 298
Velphoro 369
Veltassa 369
Venclyxto 111
Venlafaxin 499
Venlafaxin AAA Pharma 499
Venlafaxin AL 499
Venlafaxin Aristo 499
Venlafaxin Atid 499
Venlafaxin beta 499
Venlafaxin Bluefish 499
Venlafaxin Heumann 499
Venlafaxin HEXAL 499
Venlafaxin TAD 499
Venlafaxin-1 A Pharma 499
Venlafaxin-neuraxpharm 499
Ventilastin Novolizer 646
Ventolair 648
VeraHEXAL 204
Verapamil 204
Verapamil AbZ 204
Verapamil AL 204
Verapamil Hennig 204
Verapamil-1 A Pharma 204
Verapamil-ratiopharm 204
Veregen 709
Vergentan 591
Veri Aristo 777

Verordnungsquoten 80
Verrucid 716
Verrucutan 716
Verrumal 716
Vertigo Vomex plus Cinnarizin 591
Verzenios 111
Verzögerungsinsuline 303
Vesikur 678
Viacoram 188
Viacorind 189
Viani 649
Viant 383
Viburcol N 585
Victoza 299
Vigamox 610
Vigantol/Vigantoletten 380
Vimovo 436
Vimpat 559
Vincaalkaloide 102
Virgan 610
Virostatika 13, 409, 610
Visanne 773
Vitagamma Vitamin D3 380
Vitalipid 382
Vitamin B1 383
Vitamin B1-ratiopharm 383
Vitamin B12 381
Vitamin B12 JENAPHARM 381
Vitamin B12 Lichtenstein 381
Vitamin D3 378
Vitamin D3 AL 380
Vitamin-B12-ratiopharm 381
Vitamin-D3-Analoga 719
Vitamin-D-Analoga 720
Vitamine 377
Vitamin-K-Antagonisten 258
Vobaderm 704
Vocado 199
Vocado HCT 199
Volon A Haftsalbe 467, 800
Volon A Tinktur N 700
Volon A/-Kristallsusp. 467
Voltaren 435, 800
Voltaren ophtha 613
Voltaren plus 431
Voltaren topisch 439
Vomacur 591
Vomex A/N 591
Vorhofflimmern 235
Votrient 110
Votubia 111
Vumerity 534

W

Wachstumshormone 784, 785
Warfarin 257

Warzenmittel 715
Weitere Zytostatika 102
Wellnara 771
WHO-Stufenschema für die Tumorschmerztherapie 418
Wilate 275
Wundauflagen 727, 728
Wundbehandlungsmittel 728
Wunddesinfektion 708
Wynzora 720

X

Xadago 575
Xagrid 109
Xalacom 621
Xalatan 620
Xarelto 258
Xelevia 298
Xeljanz 457
Xeomin 542
Xeplion 506
Xgeva 373
Xifaxan 349
Xigduo 298
Xipagamma 685
Xipamid 685, 686
Xipamid AAA Pharma 685
Xipamid-ratiopharm 685
Xolair 654
Xonvea 591
X-Systo 394
Xtandi 117
Xusal/-akut 743
Xylometazolin 662

Y

Yervoy 113
Yiznell 776
Yomogi 349

Z

Zacpac 331
Zaditen ophtha 614
Zafrilla 773
Zaldiar 429
Zaleplon 582, 583

Zanipress 189
Zebinix 559
Zejula 111
Zenon 321
Zindaclin 712
Zineryt 712
Zinkoxid/Zinkpaste LAW 726
Zinkoxidpräparate 726
Zinksalbe etc. Bombastus 726
Ziprasidon-neuraxpharm 507
Zirabev 112
Zoely 776
Zoladex 116
Zoledro-Denk 372
Zoledronsäure 370
Zoledronsäure Mylan 372
Zoledronsäure-1 A Pharma 372
Zolmitriptan 446, 447
Zolmitriptan AL 446
Zolmitriptan Glenmark 446
Zolmitriptan-1 A Pharma 446
Zolmitriptan-neuraxpharm 446
Zolpidem 582, 584
Zolpidem AL 584
Zolpidem STADA 584
Zolpidem-1 A Pharma 584
Zolpidem-ratiopharm 584
Zolpi-Lich 584
Zonegran 558
Zonisamid 558
Zonisamid Glenmark 558
Zopiclodura 584
Zopiclon 582, 584
Zopiclon AbZ 584
Zopiclon AL 584
Zopiclon Aristo 584
Zopiclon axcount 584
Zopiclon-neuraxpharm 584
Zopiclon-PUREN 584
Zopiclon-ratiopharm 584
Zostergalen 410
Zostex 410
Zovirax 410
Zyklolat EDO 623
Zymafluor D 380
Zypadhera 506
Zytiga 117
Zytostatika 100